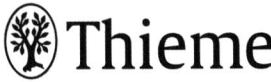

Referenz Intensivmedizin

Herausgegeben von
Gernot Marx, Kai Zacharowski, Stefan Kluge

Unter Mitarbeit von

Jens Aberle
Michael Adamzik
Sebastian Allgäuer
Hany Ashmawy
Gunter Balling
Martin Bergold
Johannes Bickenbach
Tobias Michael Bingold
Jonas Blumenstiel
Marc Bodenstein
Andreas Bohn
Jörg Bojunga
Boris Böll
Julian Bösel
Bernd W. Böttiger
Stephan Braune
Michael Buerke
Volker Burst
Christian Byhahn
Suma Choorapoikayil
Geraldine de Heer
Dominic Dellweg
Rolf Dembinski
Matthias Derwall
Sebastian M. Dietz
Boris Dörner
Michael Dreher
Torben Esser
Santiago Ewig
Fabian Finkelmeier
Mireen Friedrich-Rust
Sebastian Fritsch
Christoph Füllenbach
Valentin Fuhrmann
Roland Gärtner
Jens Gerhard Geiseler
Christian Giesa
Daniel Gerd Gill-Schuster
Andreas Goetzenich
Nils Gosau
Jens Gottlieb
Reinhart T. Grundmann
Markus Guba
Ulf Günther
Michael Gugel
Oliver Hackmann
Carsten Hafer

Hans-Christian Hansen
Johannes Hensen
Moritz Hentschke
Thorsten Hess
Frank Hildebrand
Lars Holzer
Wolfgang Huber
Lars Hüter
Hagen B. Huttner
Michael Jacobs
Thorsten Janisch
Onno E. Janßen
Uwe Janssens
Johannes Jochum
Achim Jörres
Harald Kaemmerer
Gerrit Kann
Konstantinos Karatolios
Harald Keller
Malte Kelm
Werner Kern
Thoralf Kerner
Alexander Kersten
Ralph Kettritz
Jan T. Kielstein
Matthias Klages
Wolfram Trudo Knoefel
Philipp Kobbe
Alexander Koch
Matthias Kochanek
Martin Kolditz
Jürgen Konczalla
Rüdger Kopp
Jürgen Koscielny
Drosos Kotelis
Michael Kreuter
Mira Küllmar
Peter Kujath
Christoph Kuppe
Joji Kuramatsu
Natalia Kurka
Christian Lanckohr
Michael Lehrke
Philipp M. Lepper
Christoph Lichtenstern
Gösta Lotz
Friedrich C. Luft

Heiko Mahrholdt
Bernhard Maisch
Andreas Margraf
Spiros Lukas Marinos
Klaus-Asmus Matzen
Melanie Meersch
Mario Menk
Patrick Meybohm
Julia Magdalena Moser
Ajay Kumar Moza
Tobias Müller
Haitham Mutlak
Rhoia Neidenbach
Andreas Neisius
Omid Nikoubashman
Jan Christoph Oehler
Alexandru Ogica
Jens Panse
Nestoras Papadopoulos
Waltraud Pfeilschifter
Miguel Pishnamaz
Aron-Frederik Popov
Florian Prätsch
Tim Rahmel
Amir-Hossein Rahvar
Florian Raimann
Martin Reincke
Sebastian Reith
Daniel A. Reuter
Christian Reyher
Daniel Richter
Jan Patrick Roesner
Gernot Rohde
Holger Rohde
Felix Rosenow
Jan Rossaint
Christian Roth
Bettina Ruf
Heiner Ruschulte
Christoph Salewski
Bernd Saugel
Andreas Schaper
Mark Schieren
Dieter Schilling
Achim Schindler
Ruben Schleberger
Stefan Schmiedel

Thomas Schmitz-Rixen
Andreas A. Schnitzbauer
Bernd Schönhofer
Holger Schöppenthau
Gerrit Alexander Schubert
Lina Schulte-Güstenberg
Tobias Schürholz
Volker Seifert
Tim-Philipp Simon
Philipp Sommer
Thomas Standl
Clara Stegmann
Christian Stoppe
Nadja Struß
Adam Strzelczyk
Frank Tacke
Franziska Trudzinski
Tom Florian Ulmer
Andreas Unterberg
Mariuca Vasa-Nicotera
Verena Veulemans
Felix Walcher
Johannes Walter
Frank Wappler
Christian Weber
Steffen Weber-Carstens
Alexander Weidemann
Markus A. Weigand
Helge Weiler
Arved Weimann
Jens Werner
Michael Westhoff
Wolfgang A. Wetsch
Dominic Wichmann
Dagobert Wiemann
Martin Wiesmann
Stephan Willems
Holger S. Willenberg
Gabriele Wöbker
Timo Wolf
Nadine Wunder
Alexander Zarbock
Klaus Zweckberger

366 Abbildungen

Georg Thieme Verlag
Stuttgart · New York

Bibliografische Information der Deutschen Nationalbibliothek
Die Deutsche Nationalbibliothek verzeichnet diese Publikation in der Deutschen Nationalbibliografie; detaillierte bibliografische Daten sind im Internet über http://dnb.d-nb.de abrufbar.

Ihre Meinung ist uns wichtig! Bitte schreiben Sie uns unter:
www.thieme.de/service/feedback.html

Wichtiger Hinweis: Wie jede Wissenschaft ist die Medizin ständigen Entwicklungen unterworfen. Forschung und klinische Erfahrung erweitern unsere Erkenntnisse, insbesondere was Behandlung und medikamentöse Therapie anbelangt. Soweit in diesem Werk eine Dosierung oder eine Applikation erwähnt wird, darf der Leser zwar darauf vertrauen, dass Autoren, Herausgeber und Verlag große Sorgfalt darauf verwandt haben, dass diese Angabe **dem Wissensstand bei Fertigstellung des Werkes** entspricht.
Für Angaben über Dosierungsanweisungen und Applikationsformen kann vom Verlag jedoch keine Gewähr übernommen werden. **Jeder Benutzer ist angehalten,** durch sorgfältige Prüfung der Beipackzettel der verwendeten Präparate und gegebenenfalls nach Konsultation eines Spezialisten festzustellen, ob die dort gegebene Empfehlung für Dosierungen oder die Beachtung von Kontraindikationen gegenüber der Angabe in diesem Buch abweicht. Eine solche Prüfung ist besonders wichtig bei selten verwendeten Präparaten oder solchen, die neu auf den Markt gebracht worden sind. **Jede Dosierung oder Applikation erfolgt auf eigene Gefahr des Benutzers.** Autoren und Verlag appellieren an jeden Benutzer, ihm etwa auffallende Ungenauigkeiten dem Verlag mitzuteilen.
Geschützte Warennamen (Warenzeichen ®) werden nicht immer besonders kenntlich gemacht. Aus dem Fehlen eines solchen Hinweises kann also nicht geschlossen werden, dass es sich um einen freien Warennamen handelt.

© 2020 Georg Thieme Verlag KG
Rüdigerstr. 14
70469 Stuttgart
Deutschland
www.thieme.de

Printed in Germany

Umschlaggestaltung: Thieme Group
Fotograf: Daniel Carreño, Aachen
Zeichnungen: Roland Geyer; Möttingen
Satz: Druckhaus Götz GmbH, Ludwigsburg, gesetzt in 3B2, Version 9.1 Unicode
Druck: Aprinta Druck GmbH, Wemding
Redaktion: Ingrid Ahnert, Kunreuth
Projektmanagement: Angela Bandeili, Bielefeld

DOI 10.1055/b-006-160290

ISBN 978-3-13-241498-3   1 2 3 4 5 6

Auch erhältlich als E-Book:
eISBN (PDF) 978-3-13-241500-3
eISBN (epub) 978-3-13-241502-7

Das Werk, einschließlich aller seiner Teile, ist urheberrechtlich geschützt. Jede Verwendung außerhalb der engen Grenzen des Urheberrechtsgesetzes ist ohne Zustimmung des Verlages unzulässig und strafbar. Das gilt insbesondere für Vervielfältigungen, Übersetzungen, Mikroverfilmungen oder die Einspeicherung und Verarbeitung in elektronischen Systemen.
Wo datenschutzrechtlich erforderlich, wurden die Namen und weitere Daten von Personen redaktionell verändert (Tarnnamen). Dies ist grundsätzlich der Fall bei Patienten, ihren Angehörigen und Freunden, z. T. auch bei weiteren Personen, die z. B. in die Behandlung von Patienten eingebunden sind.

Vorwort

- Intensivmedizin bedeutet sich um besonders kranke, oft lebensbedrohte Patienten kümmern
- Intensivmedizin bedeutet oft mit maximalem Einsatz Patienten zurück ins Leben zu bringen
- Intensivmedizin bedeutet Teamwork – interdisziplinär und interprofessionell

Es gibt in der modernen Medizin kaum einen Bereich, der sich dynamischer verändert und entwickelt als die Intensivmedizin. Ein klares Indiz dafür: 2019 wurden in pubmed 23 722 neue Publikationen im Bereich Intensivmedizin verzeichnet. Immer mehr Leitlinien und deren häufige Aktualisierungen, die fortschreitendende Digitalisierung und Anwendung von künstlicher Intelligenz, um nur einige Felder zu nennen, die verdeutlichen, dass es für eine/n in der Intensivmedizin tätige/n Ärztin/Arzt kaum möglich ist, sich angesichts des rasant wachsenden Wissens *up to date* zu halten und die Patienten auf neuester Evidenzgrundlage zu diagnostizieren oder zu behandeln.

Dennoch bietet ein Standardlehrbuch eine substanzielle und umfassende Grundlage zur Fort- und Weiterbildung sowie ein Nachschlagewerk für besonders herausfordernde klinische Situationen. Viele Inhalte werden aber nach einiger Zeit nicht mehr aktuell sein.

Der Thieme Verlag begegnet dieser Herausforderung mit einem sehr durchdachten langfristigen Aufbau eines digitalen Informationsangebotes. Alle Bücher der Referenzreihe sind hinsichtlich Aufbau und Struktur für die digitale Anwendung entwickelt. Dem kontinuierlichen Wissenszuwachs wird Rechnung getragen, indem die Inhalte von den Autoren mindestens einmal jährlich aktualisiert werden. Für die Nutzer der Lizenzpakete der Online-Wissensplattform eRef wird dieses Werk somit auf einzigartige Weise aktuell gehalten.

Das Konzept hat uns als Herausgeber absolut überzeugt und wir konnten fast 200 führende Experten gewinnen, denen wir für ihre hervorragenden Artikel ganz herzlich danken möchten.

Intensivmedizin bedeutet im Grunde genommen nicht mehr und nicht weniger, als sich intensiv um einen schwerkranken Patienten zu kümmern. Wir wünschen Ihnen, dass Ihnen die Referenz Intensivmedizin dabei ein wertvoller Ratgeber ist.

Viel Freude beim Lesen und Erfolg bei Ihrer Arbeit.

Aachen, Frankfurt am Main, Hamburg
im Frühjahr 2020

Gernot Marx
Kai Zacharowski
Stefan Kluge

Anmerkung

Dieses Werk steht im Austausch mit anderen Referenz-Werken, sodass es Kapitel und Inhalte aus folgenden Werken enthalten kann:

- **Referenz Hämatologie.** Herausgeber: Karl-Anton Kreuzer. Link zur Buchstartseite: https://eref.thieme.de/ebooks/2414283?fromSearch=true#/ebook_2414283_SL90214284
- **Referenz Notfallmedizin.** Herausgeber: Jens Scholz, Jan-Thorsten Gräsner, Andreas Bohn. Link zur Buchstartseite: https://eref.thieme.de/ebooks/cs_9839224?fromSearch=true#/ebook_cs_9839224_cs173
- **Referenz Gastroenterologie.** Herausgeber: Jürgen Ferdinand Riemann, Wolfgang Fischbach, Peter R. Galle, Joachim Mössner. Link zur Buchstartseite: https://eref.thieme.de/ebooks/cs_10115503?fromSearch=true#/ebook_cs_10115503_cs196
- **Referenz Gynäkologie.** Herausgeber: Tanja Fehm, Achim Rody, Peyman Hadji, Erich-Franz Solomayer, Holger Fischer. Geplanter Erscheinungstermin: Juli 2020
- **Referenz Neurologie.** Herausgeber: Hans Christoph Diener, Helmuth Steinmetz, Oliver Kastrup. Link zur Buchstartseite: https://eref.thieme.de/ebooks/cs_9846568?fromSearch=true#/ebook_cs_9846568_cs217
- **Referenz Anästhesie.** Herausgeber: Kai Zacharowski, Gernot Marx. Geplanter Erscheinungstermin: Juli 2020 Referenz Nephrologie. Herausgeber: Mark Dominik Alscher. Link zur Buchstartseite: https://eref.thieme.de/ebooks/cs_10014213?fromSearch=true#/ebook_cs_10014213_cs90

Inhaltsverzeichnis

Renale Erkrankungen

1 Prärenale Nierenschädigung 32
Jan Rossaint, Mira Küllmar, Alexander Zarbock

2 Akute Nierenschädigung 38
Jan T. Kielstein

3 Postrenale akute Nierenschädigung 45
Melanie Meersch, Andreas Margraf, Alexander Zarbock

4 Kontrastmittelinduzierte Nephropathie 50
Daniel Gerd Gill-Schuster

5 Nierenschädigung durch Medikamente 55
Achim Jörres, Alexander Weidemann

6 Rhabdomyolyse 62
Jan T. Kielstein, Carsten Hafer

7 Rapid progressive Glomerulonephritis 69
Jan T. Kielstein, Carsten Hafer

8 Infektionen der Nieren und ableitenden Harnwege, Urosepsis .. 78
Christian Lanckohr

Wasser- und Elektrolythaushalt

9 Hyponatriämie 86
Volker Burst

10 Hypernatriämie 92
Volker Burst

11 Hypokaliämie 97
Ralph Kettritz, Friedrich C. Luft

12 Hyperkaliämien 103
Ralph Kettritz, Friedrich C. Luft

13 Hyperkalzämie 109
Jens Panse, Christoph Kuppe

| 14 | **Hypokalzämie** | 117 |

Christoph Kuppe, Jens Panse

| 15 | **Metabolische Azidose** | 122 |

Sebastian Fritsch, Johannes Bickenbach

| 16 | **Respiratorische Azidose** | 129 |

Sebastian Fritsch, Johannes Bickenbach

| 17 | **Metabolische Alkalose** | 135 |

Sebastian Fritsch, Johannes Bickenbach

| 18 | **Respiratorische Alkalose** | 141 |

Sebastian Fritsch, Johannes Bickenbach

Blutgerinnung

| 19 | **Plasmatische Gerinnungsstörungen** | 148 |

Jürgen Koscielny

| 20 | **Thrombozytäre Gerinnungsstörungen** | 155 |

Jürgen Koscielny

| 21 | **Komplexe Gerinnungsstörungen** | 165 |

Jürgen Koscielny

| 22 | **Venöse Thrombose** | 173 |

Matthias Klages

| 23 | **Hämolytisch-urämisches Syndrom (HUS)** | 177 |

Dagobert Wiemann

| 24 | **Thrombotisch-thrombozytopenische Purpura (TTP)** | 183 |

Dagobert Wiemann

Schock

| 25 | **Septischer Schock** | 188 |

Tobias Schürholz

| 26 | **Volumenmangelschock** | 196 |

Thomas Standl

| 27 | **Kardiogener (kardialer) Schock** | 203 |

Uwe Janssens

| 28 | **Anaphylaxie** | 218 |

Jonas Blumenstiel, Andreas Bohn

| 29 | **Neurogener Schock** | 224 |

Gabriele Wöbker, Oliver Hackmann

Respiratorische Erkrankungen

| 30 | **Akutes Lungenversagen (ARDS)** | 232 |

Mario Menk, Steffen Weber-Carstens

| 31 | **Exazerbation einer chronisch obstruktiven Lungenerkrankung (COPD)** | 241 |

Michael Dreher, Tobias Müller

| 32 | **Ambulant erworbene Pneumonie** | 247 |

Gernot Rohde, Martin Kolditz

| 33 | **Nosokomiale Pneumonie** | 255 |

Santiago Ewig, Christian Giesa

| 34 | **Lungenembolie** | 266 |

Wolfgang A. Wetsch, Bernd W. Böttiger

| 35 | **Rechtsherzinsuffizienz** | 273 |

Michael Buerke, Sebastian M. Dietz

| 36 | **Interstitielle Lungenerkrankungen** | 287 |

Bernd Schönhofer, Michael Kreuter

| 37 | **Mukoviszidose** | 294 |

Franziska Trudzinski, Bernd Schönhofer, Philipp M. Lepper

| 38 | **Lungentransplantation** | 301 |

Jens Gottlieb

Kardiovaskuläre Erkrankungen

39 Koronare Herzkrankheit (KHK) 306
Mariuca Vasa-Nicotera, Helge Weiler

40 Herzinsuffizienz 313
Christoph Salewski, Aron-Frederik Popov

41 Herzrhythmusstörungen 321
Sebastian Reith

42 Endokarditis 327
Nestoras Papadopoulos, Spiros Lukas Marinos, Aron-Frederik Popov

43 Myokarditis 337
Heiko Mahrholdt, Sebastian Allgäuer

44 Perikarditis 344
Heiko Mahrholdt, Sebastian Allgäuer

45 Erwachsene mit angeborenen Herzfehlern 351
Harald Kaemmerer, Rhoia Neidenbach, Bettina Ruf, Gunter Balling

46 Erworbene Herzklappenfehler 359
Verena Veulemans, Boris Dörner, Malte Kelm

47 Herztransplantation und Transplantatversagen 371
Christoph Salewski, Aron-Frederik Popov

48 Akutes Aortensyndrom 385
Drosos Kotelis, Michael Jacobs

49 Hypertensiver Notfall, hypertensive Krise 390
Jan Patrick Roesner

Erkrankungen des Nervensystems

50 Koma 394
Hans-Christian Hansen

51 Erhöhter intrakranieller Druck bei Schädel-Hirn-Trauma 405
Andreas Unterberg, Johannes Walter, Klaus Zweckberger

52	**Schädel-Hirn-Trauma**	411
	Johannes Walter, Klaus Zweckberger, Andeas Unterberg	
53	**Akutes Wirbelsäulentrauma**	419
	Miguel Pishnamaz, Philipp Kobbe, Frank Hildebrand	
54	**Ischämischer Schlaganfall**	427
	Julian Bösel, Christian Roth	
55	**Hirnblutung**	436
	Martin Wiesmann, Omid Nikoubashman	
56	**Subarachnoidalblutung und intrakranielle Aneurysmen**	440
	Jürgen Konczalla, Volker Seifert	
57	**Zerebrale Sinus- und Hirnvenenthrombose**	449
	Natalia Kurka, Waltraud Pfeilschifter	
58	**Epileptische Anfälle und Status epilepticus**	460
	Adam Strzelczyk, Felix Rosenow	
59	**Meningitis – Enzephalitis**	469
	Waltraud Pfeilschifter, Natalia Kurka	
60	**Guillain-Barré-Syndrom**	478
	Hagen B. Huttner, Joji Kuramatsu	
61	**Myasthenia gravis**	487
	Mark Schieren, Frank Wappler	
62	**Tollwut**	494
	Stefan Schmiedel, Johannes Jochum	
63	**Delir**	498
	Ulf Günther	
64	**Affektive Psychosen**	505
	Oliver Hackmann, Gabriele Wöbker	
65	**Schizophrene Psychosen**	511
	Oliver Hackmann, Gabriele Wöbker	
66	**Akinetische Krise**	516
	Oliver Hackmann, Gabriele Wöbker	
67	**Malignes neuroleptisches Syndrom**	521
	Oliver Hackmann, Gabriele Wöbker	

Gastrointestinale Erkrankungen

68 Akutes Abdomen 528
Peter Kujath

69 Gastrointestinale Blutungen 539
Valentin Fuhrmann

70 Perforationen des Gastrointestinaltrakts 545
Wolfram Trudo Knoefel, Hany Ashmawy

71 Peritonitis 551
Tom Florian Ulmer

72 Diarrhö 556
Fabian Finkelmeier, Mireen Friedrich-Rust, Jörg Bojunga

73 Toxisches Megakolon 566
Fabian Finkelmeier, Mireen Friedrich-Rust, Jörg Bojunga

74 Pankreastransplantation 573
Jens Werner, Markus Guba

75 Dünndarm- und multiviszerale Transplantation 577
Jens Werner, Markus Guba

76 Nierentransplantation 585
Jens Werner, Markus Guba

77 Lebertransplantation 592
Jens Werner, Markus Guba

78 Akute Pankreatitis 600
Wolfgang Huber

79 Akutes Leberversagen 608
Alexander Koch, Frank Tacke

80 Dekompensierte Leberzirrhose und akut-auf-chronisches Leberversagen 617
Alexander Koch, Frank Tacke

81 Ileus 628
Andreas A. Schnitzbauer

82	**Akute mesenteriale Ischämie**	633

Thomas Schmitz-Rixen, Reinhart T. Grundmann

83	**Abdominelles Kompartment**	640

Andreas A. Schnitzbauer

Endokrine Störungen

84	**Hyperglykäme Entgleisung**	646

Jens Aberle, Amir-Hossein Rahvar

85	**Hypoglykämie**	652

Werner Kern, Michael Lehrke, Alexander Kersten

86	**Hypothyreose: Myxödemkoma**	659

Onno E. Janßen, Roland Gärtner

87	**Hyperthyreose: thyreotoxische Krise**	664

Onno E. Janßen, Roland Gärtner

88	**Cushing-Syndrom (Hypothalamus und Hypophyse)**	671

Martin Reincke

89	**Primärer Aldosteronismus (Morbus Conn)**	680

Holger S. Willenberg

90	**Diabetes insipidus**	688

Johannes Hensen

Systemische Erkrankungen

91	**Tumorlysesyndrom**	698

Matthias Kochanek, Boris Böll

92	**Polytrauma**	703

Florian Prätsch, Torben Esser, Felix Walcher

93	**Intoxikationen**	715

Nadja Struß, Lina Schulte-Güstenberg, Andreas Schaper

94	**Botulismus**	720

Johannes Jochum, Stefan Schmiedel

Systemische Infektionen

95 **Sepsis** 728
Tobias Schürholz

96 **ZVK-assoziierte Infektionen** 734
Christian Lanckohr

97 **Haut- und Weichteilinfektionen** 738
Michael Adamzik, Tim Rahmel

98 **Invasive Pilzinfektionen** 744
Daniel Richter, Christoph Lichtenstern, Markus A. Weigand

99 **Malaria** 753
Dominic Wichmann

100 **Infektionen bei Immunsuppression durch HIV/AIDS** 759
Timo Wolf, Gerrit Kann

101 **Influenza** 763
Timo Wolf, Gerrit Kann

102 **Tetanus** 768
Stefan Schmiedel, Johannes Jochum

103 **Anthrax** 774
Johannes Jochum, Stefan Schmiedel

Invasive Maßnahmen

104 **Venöse Zugänge** 785
Christian Reyher, Kai Zacharowksi

105 **Arterielle Zugänge** 792
Christian Reyher, Kai Zacharowksi

106 **Intraossärer Zugang** 797
Thorsten Hess, Thoralf Kerner

107 **Laryngoskopie** 803
Christian Byhahn, Martin Bergold

108	**Maskenbeatmung**	805

Christian Byhahn, Martin Bergold

109	**Endotracheale Intubation**	807

Christian Byhahn, Martin Bergold

110	**Fiberoptische Intubation**	810

Christian Byhahn, Martin Bergold

111	**Extubation**	813

Rüdger Kopp, Thorsten Janisch

112	**Weaning der Langzeitbeatmung**	816

Johannes Bickenbach

113	**Tracheotomie**	820

Stefan Kluge, Stephan Braune

114	**Dekanülierung nach Tracheotomie**	830

Jens Gerhard Geiseler, Dominic Dellweg

115	**Pleurapunktion**	835

Klaus-Asmus Matzen, Thoralf Kerner

116	**Thoraxdrainage**	840

Lars Holzer

117	**Perkutane Perikardpunktion**	847

Konstantinos Karatolios, Bernhard Maisch

118	**Kardioversion und Defibrillation**	853

Stephan Willems, Julia Magdalena Moser

119	**Einsatz temporärer transvenöser und transkutaner Herzschrittmacher**	858

Nils Gosau, Ruben Schleberger

120	**Perkutan implantierbare Herzunterstützungssysteme**	863

Ajay Kumar Moza, Andreas Goetzenich

121	**Transurethrale Verweilkatheter**	868

Andreas Neisius, Nadine Wunder

| 122 | **Suprapubische perkutane Harnableitung** | 873 |

Andreas Neisius, Nadine Wunder

| 123 | **Kontinuierliche Nierenersatzverfahren (CRRT)** | 877 |

Jan Christoph Oehler

| 124 | **Spezielle Dialysefilter** | 881 |

Jan Christoph Oehler

| 125 | **Intermittierende Nierenersatzverfahren (IHD, SLEDD)** | 884 |

Jan Christoph Oehler

| 126 | **Magensonden** | 887 |

Geraldine de Heer, Alexandru Ogica, Arved Weimann

| 127 | **Gastrointestinale Sonden** | 890 |

Geraldine de Heer, Alexandru Ogica, Arved Weimann

| 128 | **Perkutane Gastrostomie (PEG)** | 893 |

Dieter Schilling

Intensivmedizinische Untersuchung und Monitoring

| 129 | **Erweitertes hämodynamisches Monitoring** | 898 |

Daniel A. Reuter, Bernd Saugel

| 130 | **Elektrokardiogramm (EKG)** | 906 |

Philipp Sommer, Clara Stegmann

| 131 | **Echokardiografie** | 909 |

Gösta Lotz, Daniel Gerd Gill-Schuster

| 132 | **Zerebrales Monitoring** | 914 |

Matthias Derwall, Gerrit Alexander Schubert

| 133 | **Gastrointestinale Endoskopie** | 918 |

Fabian Finkelmeier, Mireen Friedrich-Rust, Jörg Bojunga

| 134 | **Bronchoskopie** | 926 |

Michael Gugel, Lars Hüter

| 135 | **Laborchemisches Basismonitoring** | 932 |

Heiner Ruschulte

| 136 | **Point-of-Care-Verfahren zur bettseitigen Gerinnungsdiagnostik** | 934 |

Christian Weber, Kai Zacharowski

| 137 | **Mikrobiologische Diagnostik** | 936 |

Holger Rohde, Moritz Hentschke

| 138 | **Elektrische Impedanztomografie (EIT)** | 943 |

Haitham Mutlak, Marc Bodenstein

Intensivtherapie und Beatmungstherapie

| 139 | **Reanimation** | 948 |

Wolfgang A. Wetsch, Bernd W. Böttiger

| 140 | **Maschinelle Beatmung** | 953 |

Rolf Dembinski

| 141 | **Nicht invasive Beatmung bei akuter respiratorischer Insuffizienz** | 956 |

Michael Westhoff

| 142 | **Extrakorporale Membranoxygenierung (ECMO)** | 963 |

Tobias Michael Bingold, Harald Keller, Kai Zacharowski

| 143 | **Extrakorporale CO_2-Elimination** | 970 |

Johannes Bickenbach, Gernot Marx

| 144 | **Hyperbare Oxygenierung** | 975 |

Thorsten Janisch, Holger Schöppenthau

| 145 | **Volumentherapie** | 979 |

Achim Schindler

| 146 | **Patient Blood Management (PBM)** | 984 |

Patrick Meybohm, Suma Choorapoikayil, Christoph Füllenbach, Kai Zacharowski

| 147 | **Ernährungstherapie** | 989 |

Christian Stoppe, Andreas Goetzenich

| 148 | **Sedierung** | 994 |

Ulf Günther

Spezielle Themen in der Intensivmedizin

149 **Intensivpatienten in speziellen diagnostischen Bereichen** 1000
Lars Holzer, Florian Raimann

150 **Intensivtransport** 1003
Tim-Philipp Simon, Achim Schindler

Sachverzeichnis 1006

Anschriften

Herausgeber

Prof. Dr. med. Gernot **Marx**, FRCA
Uniklinik RWTH Aachen
Klinik für Operative Intensivmedizin und
Intermediate Care
Pauwelsstr. 30
52074 Aachen

Prof. Dr. Dr. med. Kai **Zacharowski**, ML FRCA
Universitätsklinikum Frankfurt
Klinik für Anästhesiologie,
Intensivmedizin & Schmerztherapie
Theodor-Stern-Kai 7
60590 Frankfurt

Prof. Dr. med. Stefan **Kluge**
Universitätsklinikum Hamburg-Eppendorf
Klinik für Intensivmedizin
Martinistr. 52
20251 Hamburg

Mitarbeiter

Prof. Dr. med. Jens **Aberle**
Universitäts-Krankenhaus Eppendorf
Innere Medizin, III. Medizinische Klinik
Martinistr. 52
20246 Hamburg

Prof. Dr. med. Michael **Adamzik**
Universitätsklinikum Knappschaftskrankenhaus Bochum
Klinik für Anästhesiologie,
Intensivmedizin und Schmerztherapie
In der Schornau 23–25
44892 Bochum

Dr. med. Sebastian **Allgäuer**
Robert-Bosch-Krankenhaus
Abteilung für Kardiologie
Auerbachstr. 110
70376 Stuttgart

Dr. med. Hany **Ashmawy**
Universitätsklinikum Düsseldorf
Klinik für Allgemein-, Viszeral- und Kinderchirurgie
Moorenstr. 5
40225 Düsseldorf

Dr. med. Gunter **Balling**
Klinik für Kinderkardiologie und angeborene Herzfehler
Deutsches Herzzentrum München –
Klinik an der TU München
Lazarettstr. 36
80636 München

Dr. med. Martin **Bergold**
Evangelisches Krankenhaus Oldenburg
Klinik für Anästhesiologie,
Intensivmedizin und Schmerztherapie
Medizinischer Campus Universität Oldenburg
European Medical School Oldenburg-Groningen
Steinweg 13–17
26122 Oldenburg

Prof. Dr. med. Johannes **Bickenbach**
Uniklinik RWTH Aachen
Klinik für Operative Intensivmedizin und
Intermediate Care
Pauwelsstr. 30
52074 Aachen

PD Dr. med. Tobias Michael **Bingold**
HELIOS Dr. Horst Schmidt Kliniken
Interdis. Intensivmedizin u. Intermediate Care
Ludwig-Erhard-Str. 100
65199 Wiesbaden

Dr. med. Jonas **Blumenstiel**
Universitätsklinikum Münster
Klinik für Anästhesiologie,
operative Intensivmedizin und Schmerztherapie
Albert-Schweitzer-Campus 1
Gebäude A1
48149 Münster

PD Dr. med. Marc **Bodenstein**
Universitätsmedizin Mainz
Klinik für Anästhesiologie
Langenbeckstr. 1
55131 Mainz

PD Dr. med. Boris **Böll**
Universitätsklinikum Köln
Klinik I für Innere Medizin
Kerpener Str. 62
50937 Köln

Prof. Dr. med. Julian **Bösel**
Klinik für Neurologie
Klinikum Kassel
Gesundheit Nordhessen Holding AG
Möncheberstr. 41–43
34125 Kassel

Univ.-Prof. Dr. med. Bernd W. **Böttiger**
Universitätsklinikum Köln (AöR)
Klinik für Anästhesiologie und Operative Intensivmedizin
Kerpener Str. 62
50937 Köln

Anschriften

Prof. Dr. med. Andreas **Bohn**
Prins-Claus-Str. 99
48159 Münster

Prof. Dr. med. Jörg **Bojunga**
Universitätsklinikum Frankfurt
Zentrum Innere Medizin, Medizinische Klinik I
Theodor-Stern-Kai 7
60596 Frankfurt

Dr. med. Stephan **Braune**
St. Franziskus-Hospital Münster
IV. Medizinische Klinik – Internistische Intensivmedizin und Notaufnahme
Hohenzollernring 70
48145 Münster

Prof. Dr. med. Michael **Buerke**
Medizinische Klinik II
Herz- und Gefäßzentrum Südwestfalen
St. Marien Krankenhaus Siegen
Kampenstr. 51
57072 Siegen

PD Dr. med. Volker **Burst**
Uniklinik Köln
Klinik II für Innere Medizin
Kerpener Str. 62
50937 Köln

Prof. Dr. med. Christian **Byhahn**
Evangelisches Krankenhaus Oldenburg
Klinik für Anästhesioloigie, Intensivmedizin und Schmerztherapie
Medizinischer Campus Universität Oldenburg
Steinweg 13–17
26122 Oldenburg

Dr. rer. nat. Suma **Choorapoikayil**
Universitätsklinikum Frankfurt
Anästhesie, Intensivmedizin, Schmerztherapie
Theodor-Stern-Kai 7
60590 Frankfurt

Dr. med. Geraldine **de Heer**
Universitätsklinikum Hamburg-Eppendorf
Klinik für Intensivmedizin
Zentrum für Anästhesiologie u. Intensivmedizin
Martinistr. 52
20246 Hamburg

PD Dr. med. Dominic **Dellweg**
Fachkrankenhaus Kloster Grafschaft GmbH
Pneumologie I
Annostr. 1
57392 Schmallenberg

Prof. Dr. med. Rolf **Dembinski**
Klinikum Bremen Mitte
Klinik für Intensiv- und Notfallmedizin
St.-Jürgen-Str. 1
28205 Bremen

Priv.-Doz. Dr. med. Matthias **Derwall**
Uniklinik RWTH Aachen
Klinik für Anästhesiologie
Pauwelsstr. 30
52074 Aachen

Dr. med. Sebastian M. **Dietz**
St. Marien Krankenhaus
Medizinische Klinik II
Kampenstr. 51
57072 Siegen

Dr. med. Boris **Dörner**
Himmelgeister Str. 70
40225 Düsseldorf

Prof. Dr. med. Michael **Dreher**
Universitätsklinikum Aachen
Medizinische Klinik V
Pauwelsstr. 30
52074 Aachen

Dr. Torben **Esser**
Otto-von-Guericke Universität
Magdeburg Klinik für Anästhesie
Intensivmedizin
Leipziger Str. 44
39120 Magdeburg

Prof. Dr. med. Santiago **Ewig**
Thoraxzentrum Ruhrgebiet
Kliniken für Pneumologie und Infektiologie
EVK Herne und Augusta-Kranken-Anstalt Bochum
Bergstr. 26
44791 Bochum

PD Dr. med. Fabian **Finkelmeier**
Universitätsklinikum Frankfurt
Zentrum Innere Medizin, Medizinische Klinik I
Theodor-Stern-Kai 7
60596 Frankfurt

Prof. Dr. med. Mireen **Friedrich-Rust**
Universitätsklinikum Frankfurt
Zentrum Innere Medizin, Medizinische Klinik I
Theodor-Stern-Kai 7
60596 Frankfurt

Dr. med. Sebastian **Fritsch**
Universitätsklinikum RWTH Aachen
Klinik für Operative Intensivmedizin und
Intermediate Care
Pauwelsstr. 30
52074 Aachen

Dr. rer. nat. Christoph **Füllenbach**
Universitätsklinikum Frankfurt
Anästhesie, Intensivmedizin, Schmerztherapie
Theodor-Stern-Kai 7
60590 Frankfurt

Prof. Dr. Valentin **Fuhrmann**
Klinik für Intensivmedizin
Universitätsklinikum Hamburg-Eppendorf
Martinistr. 52
20246 Hamburg
und
Medizinische Klinik B
Universitätsklinikum Münster
Albert-Schweitzer-Campus 1, Geb. A14
48149 Münster

Prof. Dr. med. Roland **Gärtner**
Klinikum der Universität München
Medizinische Klinik IV
Klinische Endokrinologie
Ziemssenstr. 1
80336 München

Dr. med. Jens Gerhard **Geiseler**
Klinikum Vest GmbH
Behandlungszentrum Paracelsus-Klinik Marl
Pneumologie, Beatmungs- u. Schlafmedizin
Lipper Weg 11
45770 Marl

Dr. med. Christian **Giesa**
Ev. Krankenhaus Herne/Thoraxzentrum Ruhrgebiet
Klinik für Innere Medizin, Pneumologie und Infektiologie
Hordeler Str. 7–9
44651 Herne

Dr. med. Daniel Gerd **Gill-Schuster**
Universitätsklinikum Frankfurt
Anästhesie, Intensivmedizin und Schmerztherapie
Theodor-Stern-Kai 7
60590 Frankfurt

PD Dr. Dr. med. Andreas **Goetzenich,** MBA
Hasenfeld 37
52066 Aachen

Dr. Nils **Gosau**
Asklepios Klinik St. Georg
Kardiologie
Lohmühlenstr. 5
20099 Hamburg

Prof. Dr. med. Jens **Gottlieb**
Medizinische Hochschule Hannover
Klinik für Pneumologie OE6870
Carl-Neuberg-Str. 1
30625 Hannover

Prof. Dr. Reinhart T. **Grundmann**
In den Grüben 144
84489 Burghausen

Prof. Dr. med. Markus **Guba**
Sektion Transplantation und Hepatobiliäre Chirurgie
Klinik für Allgemein-, Viszeral- und
Transplantationschirurgie
Klinikum der Universität München
Marchioninistr. 15
81377 München

PD Dr. med. Ulf **Günther**
Universitätsklinik für Anästhesiologie, Intensivmedizin,
Notfallmedizin, Schmerztherapie
Klinikum Oldenburg AöR
Rahel-Straus-Str. 10
26133 Oldenburg

Dr. med. Michael **Gugel**
Zentralklinik Bad-Berka GmbH
Anästhesie/Intensiv-/Notfallmedizin
Robert-Koch-Allee 9
99438 Bad Berka

Oliver **Hackmann**
St. Lukas Klinikum Solingen
Neurologische Klinik
Schwanenstr. 132
42697 Solingen

Dr. med. Carsten **Hafer**
Klinikum Braunschweig gGmbH
Medizinische Klinik V – Nephrologie, Rheumatologie,
Blutreinigungsverfahren
Salzdahlumer Str. 90
38126 Braunschweig

Prof. Dr. med. Hans-Christian **Hansen**
Friedrich-Ebert-Krankenhaus GmbH
Klinik für Neurologie
Friesenstr. 11
24534 Neumünster

Anschriften

Prof. Dr. med. Johannes **Hensen**
endokrinologikum Hannover
Rundestr. 10
30161 Hannover

PD Dr. med. Moritz **Hentschke**
Labor Dr. Fenner und Kollegen
Bergstr. 14
20095 Hamburg

Dr. med. Thorsten **Hess**
Asklepios Klinikum Harburg
Anästhesiologie, Intensiv-, Notfallmedizin
Eißendorfer Pferdeweg 52
21075 Hamburg

Prof. Dr. med. Frank **Hildebrand**
Universitätsklinikum Aachen
Unfall- und Wiederherstellungschirurgie
Pauwelsstr. 30
52074 Aachen

Dr. med. Lars **Holzer**
Universitätsklinikum Frankfurt
Anästhesie, Intensivmedizin, Schmerztherapie
Theodor-Stern-Kai 7
60590 Frankfurt

Prof. Dr. med. Wolfgang **Huber**
Klinikum rechts der Isar
Klinik und Poliklinik für Innere Medizin II
Ismaninger Str. 22
81675 München

PD Dr. med. Lars **Hüter**
Saale-Unstrut Klinikum Naumburg
Anästhesiologie und Intensivmedizin
Humboldtstr. 31
06618 Naumburg

Prof. Dr. med. Hagen B. **Huttner**
Uniklinikum Erlangen
Neurologische Klinik – Kopfklinik
Schwabachanlage 6
91054 Erlangen

Prof. Dr. med. Michael **Jacobs**
Universitätsklinikum RWTH Aachen
Klinik für Gefäßchirurgie
Pauwelsstr. 30
52074 Aachen

Dr. med. Thorsten **Janisch**
Universitätsklinikum RWTH Aachen
Klinik für Operative Intensivmedizin und
Intermediate Care
Pauwelsstr. 30
52074 Aachen

Prof. Dr. med. Onno E. **Janßen**
endokrinologikum Hamburg
Lornsenstr. 4–6
22767 Hamburg

Prof. Dr. med. Uwe **Janssens**
St. Antonius-Hospital gGmbH
Klinik für Innere Medizin u. Intern. Intensivmedizin
Dechant-Deckers-Str. 8
52249 Eschweiler

Dr. med. Johannes **Jochum**
Universitätsklinikum Hamburg-Eppendorf
Zentrum für Innere Medizin
Martinistr. 52
20246 Hamburg
und
Bernhard-Nocht-Institut für Tropenmedizin
Abteilung Klinische Forschung
Bernhard-Nocht-Str. 74
20359 Hamburg

Prof. Dr. med. Achim **Jörres**
Klinikum Köln-Merheim
Medizinische Klinik I für Nephrologie,
Transplantationsmedizin und internistische
Intensivmedizin
Ostmerheimer Str. 200
51109 Köln

Prof. Dr. Dr. Harald **Kaemmerer**
Deutsches Herzzentrum München
Klinik für angeborene Herzfehler und Kinderkardiologie
Lazarettstr. 36
80636 München

Dr. med. Gerrit **Kann**
Universitätsklinikum Frankfurt
Medizinische Klinik II / Infektiologie
Theodor-Stern-Kai 7
60596 Frankfurt

PD Dr. med. Konstantinos **Karatolios**
Universitätsklinikum Gießen und Marburg
Kardiologie, Angiologie u. internistische Intensivmedizin
Baldingerstraße
35043 Marburg

Harald **Keller**
Universitätsklinikum Frankfurt
Thorax-, Herz- und Thorak. Gefäßchirurgie/
Kardiotechnik
Theodor-Stern-Kai 7
60596 Frankfurt

Anschriften

Prof. Dr. med. Malte **Kelm**
Universitätsklinikum Düsseldorf
Kardiologie, Pneumologie und Angiologie
Moorenstr. 5
40225 Düsseldorf

Prof. Dr. med. Werner **Kern**
Endokrinologikum Ulm
Keltergasse 1
89073 Ulm

Prof. Dr. med. Thoralf **Kerner**
Asklepios Klinikum Harburg
Klinik für Anästhesiologie, Intensivmedizin,
Notfallmedizin, Schmerz- und Palliativmedizin
Eißendorfer Pferdeweg 52
21075 Hamburg

Dr. med. Alexander **Kersten**
Uniklinik RWTH Aachen
Kardiologie, Angiologie, Intensivmedizin
Pauwelsstr. 30
52074 Aachen

Prof. Dr. med. Ralph **Kettritz**
Medizinische Klinik mit Schwerpunkt Nephrologie und
Internistische Intensivmedizin
Charité – Universitätsmedizin Berlin und
Experimental and Clinical Research Center,
Charité und Max-Delbrück-Centrum für Molekulare
Medizin in der Helmholtz-Gemeinschaft (MDC)
Lindenberger Weg 80
13125 Berlin

Prof. Dr. med. Jan T. **Kielstein**
Klinikum Braunschweig gGmbH
Medizinische Klinik V
Nephrologie, Rheumatologie, Blutreinigungsverfahren
Salzdahlumer Str. 90
38126 Braunschweig

Dr. med. Matthias **Klages**
Evangelisches Krankenhaus Düsseldorf
Anästhesiologie, Operative Intensiv- u. Schmerztherapie
Kirchfeldstr. 40
40217 Düsseldorf

Prof. Dr. med. Wolfram Trudo **Knoefel**
Universitätsklinikum Düsseldorf
Allgemein-, Thorax-, Viszeral- und Kinderchirurgie
Moorenstr. 5
40225 Düsseldorf

Prof. Dr. med. Philipp **Kobbe**
Uniklinik RWTH Aachen
Unfall- und Wiederherstellungschirugie
Pauwelsstr. 30
52074 Aachen

Prof. Dr. med. Alexander **Koch,** MHBA
Uniklinik RWTH Aachen
Medizinische Klinik III, Gastroenterologie, Stoffwechsel-
erkrankungen und Internistische Intensivmedizin
Pauwelsstr. 30
52074 Aachen

PD Dr. med. Matthias **Kochanek**
Universitätsklinikum Köln (AöR)
Klinik I für Innere Medizin
Kerpener Str. 62
50937 Köln

PD Dr. med. Martin **Kolditz**
Universitätsklinikum Carl Gustav Carus
Medizinische Klinik I
Fetscherstr. 74
01307 Dresden

apl. Prof. Dr. med. Dr. med. habil. Jürgen **Konczalla**
Universitätsklinikum Frankfurt
Klinik für Neurochirurgie
Schleusenweg 2–16, Haus 95
60528 Frankfurt

Priv.-Doz. Dr. med. Rüdger **Kopp**
Uniklinik RWTH Aachen
Klinik für Operative Intensivmedizin und
Intermediate Care
Pauwelsstr. 30
52074 Aachen

Priv.-Doz. Dr. med. Jürgen **Koscielny**
Charité – Universitätsmedizin Berlin
Gerinnungsambulanz mit Hämophiliezentrum
Charitéplatz 1
10117 Berlin

Prof. Dr. med. Drosos **Kotelis**
Universitätsklinikum RWTH Aachen
Klinik für Gefäßchirurgie
Pauwelsstr. 30
52074 Aachen

Prof. Dr. med. Michael **Kreuter**
Thoraxklinik, Universitätsklinikum Heidelberg
Zentrum für interstitielle und seltene
Lungenerkrankungen, Pneumologie
Röntgenstr. 1
69126 Heidelberg

Mira **Küllmar**
Universitätsklinikum Münster
Klinik für Anästhesiologie, Op. Intensivmedizin und Schmerztherapie
Albert-Schweitzer-Campus 1, Gebäude A1
48149 Münster

Prof. Dr. med. Peter **Kujath**
Gustav-Falke-Str. 11a
23562 Lübeck

Dr. med. Christoph **Kuppe**
Uniklinik RWTH Aachen, Med. Klinik II
Nieren- und Hochdruckkrankheiten
Pauwelsstr. 30
52074 Aachen

PD Dr. med. Joji **Kuramatsu**
Universitätsklinikum Erlangen
Neurologische Klinik
Schwabachanlage 6
91054 Erlangen

Dr. med. Natalia **Kurka**
Klinik für Neurologie
Universitätsklinikum Frankfurt
Zentrum für Neurologie und Neurochirurgie
Schleusenweg 2–16
60528 Frankfurt

Dr. med. Christian **Lanckohr**, EDIC
Antibiotic Stewardship (ABS)-Team
Institut für Hygiene
Universitätsklinikum Münster
Robert-Koch-Str. 41
48149 Münster

Prof. Dr. med. Michael **Lehrke**
Uniklinik RWTH Aachen
Kardiologie, Angiologie, Intern. Intensiv
Pauwelsstr. 30
52074 Aachen

Prof. Dr. med. Philipp M. **Lepper**
Universitätsklinikum des Saarlandes
Innere Medizin V –
Pneumologie, Allergologie und Intensivmedizin
Kirrberger Str. 100
66424 Homburg

PD Dr. med. Christoph **Lichtenstern**
Universitätsklinikum Heidelberg
Klinik für Anästhesiologie
Im Neuenheimer Feld 110
69120 Heidelberg

Dr. med. Gösta **Lotz**
Klinik für Anästhesiologie, Intensivmedizin und Schmerztherapie
Universitätsklinikum Frankfurt
Goethe Universität, Frankfurt
Theodor-Stern-Kai 7
60590 Frankfurt

Prof. Dr. med. Friedrich C. **Luft**
Experimental and Clinical Research Center
MDC/Charité
Lindenberger Weg 80
13125 Berlin

Prof. Dr. med. Heiko **Mahrholdt**
Robert-Bosch-Krankenhaus
Abteilung für Kardiologie
Auerbachstr. 110
70376 Stuttgart

Prof. Dr. med. Bernhard **Maisch**
Herz- und Gefäßzentrum Marburg
Erlenring 19
35037 Marburg

Dr. med. Andreas **Margraf**
Universitätsklinikum Münster
Klinik für Anästhesiologie, operative Intensivmedizin und Schmerztherapie
Albert-Schweitzer-Campus 1,
Gebäude A1
48149 Münster

Dr. med. Spiros Lukas **Marinos**
Johann-Wolfgang-Goethe University
Cardiovascular Surgery,
Frankfurt am Main
Theodor-Stern-Kai 7
60590 Frankfurt

Dr. med. Klaus-Asmus **Matzen**
Asklepios Klinikum Harburg
Anästhesiologie, Intensivmedizin, Notfallmedizin
Eißendorfer Pferdeweg 52
21075 Hamburg

Priv.-Doz. Dr. med. Melanie **Meersch**
Universitätsklinikum Münster
Anästhesiologie/Op. Intensivmedizin
Albert-Schweitzer-Campus 1,
Gebäude A1
48149 Münster

Anschriften

PD Dr. med. Mario **Menk**
Charité – Klinik für Anästhesiologie
mit Schwerpunkt operative Intensivmedizin
Campus Charité Virchow-Klinikum
Augustenburger Platz 1
13353 Berlin

Prof. Dr. med. Patrick **Meybohm**
Universitätsklinikum Würzburg
Klinik und Poliklinik für Anästhesiologie
Oberdürrbacher Str. 6
97080 Würzburg

Dr. med. Julia Magdalena **Moser**
Universitäres Herz- und Gefäßzentrum UKE Hamburg
Klinik für Kardiologie-Elektrophysiologie
Martinistr. 52
20246 Hamburg

Priv.-Doz. Dr. med. Ajay Kumar **Moza**
Universitätsklinikum Aachen
Klinik für Thorax-, Herz- und Gefäßchirurgie
Pauwelsstr. 30
52074 Aachen

PD Dr. med. Tobias **Müller**
Klinik für Pneumologie und
Internistische Intensivmedizin (Medizinische Klinik V)
Universitätsklinikum Aachen
Pauwelsstr. 30
52074 Aachen

PD Dr. med. Haitham **Mutlak**
Universitätsklinikum Frankfurt
Anästhesie, Intensivmedizin, Schmerztherapie
Theodor-Stern-Kai 7
60590 Frankfurt

Dr. Rhoia **Neidenbach**
Deutsches Herzzentrum
Kinderkardiologie/Angeborene Herzfehler
Lazarettstr. 36
80636 München

PD Dr. med. Andreas **Neisius**
Krankenhaus der Barmherzigen Brüder
Klinik für Urologie und Kinderurologie
Nordallee 1
54292 Trier

Prof. Dr. med. Omid **Nikoubashman**
Klinik für Diagnostische und
Interventionelle Neuroradiologie
Universitätsklinikum Aachen
Pauwelsstr. 30
52074 Aachen

Dr. med. Jan Christoph **Oehler**
Universitätsklinikum Frankfurt
Anästhesieie, Intensivmedizin, Schmerztherapie
Theodor-Stern-Kai 7
60590 Frankfurt

Doctor-medic. Alexandru **Ogica**
Universitätsklinikum Hamburg-Eppendorf
Anästhesiologie u. Intensivmedizin
Martinistr. 52
20251 Hamburg

Dr. med. Jens **Panse**
Uniklinik RWTH Aachen
Klinik für Onkologie, Hämatologie, Hämostaseologie und
Stammzelltransplantation
Pauwelsstr. 30
52074 Aachen

Prof. Dr. Dr. Nestoras **Papadopoulos**
Stadtspital Triemli
Klinik für Herzchirurgie
Birmensdorferstrasse 497
8063 Zürich
Schweiz

Prof. Dr. med. Waltraud **Pfeilschifter**
Universitätsklinikum Frankfurt
Klinik für Neurologie
Schleusenweg 2–16, Haus 95, 4.OG
60528 Frankfurt

Priv.-Doz. Dr. med. Miguel **Pishnamaz**
Universitätsklinikum Aachen
Unfall- und Wiederherstellungschirurgie
Pauwelsstr. 30
52074 Aachen

Prof. Dr. med. Aron-Frederik **Popov**
Universitätsklinikum Tübingen
Klinik für THG-Chirurgie
Hoppe-Seyler-Str. 3
72076 Tübingen

Dr. med. Florian **Prätsch**
Universitätsklinikum Magdeburg A.ö.R.
Klinik für Anästhesiologie und Intensivtherapie
Leipziger Str. 44
39120 Magdeburg

Dr. med. Tim **Rahmel**
Universitätsklinikum Knappschaftskrankenhaus Bochum
Klinik für Anästhesiologie, Intensivmedizin und
Schmerztherapie
In der Schornau 23–25
44892 Bochum

Anschriften

Dr. med. Amir-Hossein **Rahvar**
Universitätsklinikum Hamburg-Eppendorf
IIII. Medizinische Klinik
Martinistr. 52
20246 Hamburg

Dr. med. Florian **Raimann**
Universitätsklinikum Frankfurt
Klinik für Anästhesiologie, Intensivmedizin,
Schmerztherapie
Haus 13
Theodor-Stern-Kai 7
60590 Frankfurt

Prof. Dr. med. Martin **Reincke**
Klinikum der Universität München
Medizinische Klinik und Poliklinik IV
Ziemssenstr. 1
80336 München

PD Dr. med. Sebastian **Reith**
St. Franziskus-Hospital GmbH
Klinik für Innere Medizin III
Kardiologie & Angiologie
Hohenzollernring 70
48145 Münster

Prof. Dr. med. Daniel A. **Reuter**
Universitätsmedizin Rostock
Klinik und Poliklinik für Anästhesiologie und
Intensivtherapie
Schillingallee 35
18057 Rostock

Dr. med. Christian **Reyher**
Klinikum Kassel
Anästhesie und Intensivmedizin
Möncheberstr. 41–43
34125 Kassel

Dr. med. Daniel **Richter**
Universitätsklinikum Heidelberg
Klinik für Anästhesiologie
Im Neuenheimer Feld 110
69120 Heidelberg

Prof. Dr. med. Jan Patrick **Roesner**
Klinikum Südstadt Rostock
Klinik für Anästhesie und Intensivmedizin
Südring 81
18059 Rostock

Prof. Dr. med. Gernot **Rohde**
Universitätsklinikum Frankfurt
Medizinische Klinik 1
Pneumologie/Allergologie
Theodor-Stern-Kai 7
60596 Frankfurt

Prof. Dr. Holger **Rohde**
Universitätsklinikum Hamburg-Eppendorf
Institut für Medizinische Mikrobiologie,
Virologie und Hygiene
Martinistr. 52
20251 Hamburg

Prof. Dr. med. Felix **Rosenow**
Universitätsklinikum Frankfurt
Epilepsiezentrum Frankfurt Rhein-Main
Schleusenweg 2–16 (Haus 95)
60528 Frankfurt

PD Dr. med. Jan **Rossaint**
Universitätsklinikum Münster
Klinik für Anästhesiologie,
operative Intensivmedizin und Schmerztherapie
Albert-Schweitzer-Campus 1, Gebäude A1
48149 Münster

PD Dr. med. Christian **Roth**
DRK-Kliniken Nordhessen
Klinik für Neurologie und klinische Elektrophysiologie
Hansteinstr. 29
34121 Kassel

Dr. med. Bettina **Ruf**
Deutsches Herzzentrum
Kinderkardiologie/Angeborene Herzfehler
Lazarettstr. 36
80636 München

Dr. med. Heiner **Ruschulte**
Sana-Klinikum Hameln-Pyrmont
Klinik für Anästhesie
Saint-Maur-Platz 1
31785 Hameln

Dr. med. Christoph **Salewski**
Universitätsklinikum Tübingen
Klinik für THG-Chirurgie
Hoppe-Seyler-Str. 3
72076 Tübingen

Prof. Dr. med. Bernd **Saugel**
Zentrum für Anästhesiologie und Intensivmedizin
Universitätsklinikum Hamburg-Eppendorf
Martinistr. 52
20251 Hamburg

Prof. Dr. med. Andreas **Schaper**
Universitätsklinikum Göttingen
GIZ-Nord
Robert-Koch-Str. 40
37075 Göttingen

Dr. med. Mark **Schieren**
Kliniken der Stadt Köln gGmbH
Anästhesiologie und operative Intensivmedizin
Ostmerheimer Str. 200
51109 Köln

Prof. Dr. med. Dieter **Schilling**
Diakonissenkrankenhaus Mannheim
Darmkrebs-Zentrum, Medizinische Klinik II
Speyerer Str. 91–93
68163 Mannheim

Dr. med. Achim **Schindler**
Vianobis – Die Fachklinik
Katharina-Kasper-Str. 6
52538 Gangelt

Dr. med. Ruben **Schleberger**
Universitäres Herz- und Gefäßzentrum,
UKE Hamburg GmbH
Gebäude O50/O70
Martinistr. 52
20246 Hamburg

Dr. med. Stefan **Schmiedel**
Universitätsklinikum Eppendorf
Zentrum für Innere Medizin
I. Medizinische Klinik und Poliklinik
Martinistr. 52
20251 Hamburg

Prof. Dr. med. Thomas **Schmitz-Rixen**
Klinikum der Goethe-Universität
Klinik für Gefäß- und Endovascularchirurgie
Theodor-Stern-Kai 7
60596 Frankfurt am Main

Prof. Dr. med. Andreas A. **Schnitzbauer**
Universitätsklinikum Frankfurt
Klinik für Allgemein- und Viszeralchirurgie
Theodor-Stern-Kai 7
60596 Frankfurt

Prof. Dr. med. Bernd **Schönhofer**
An der Masch
30880 Laatzen

Dr. med. Holger **Schöppenthau**
BG-Unfallklinik Murnau
Anästhesiologie, Intensivmedizin
Professor-Küntscher-Str. 8
82418 Murnau

Prof. Dr. med. Gerrit Alexander **Schubert**
Universitätsklinikum Aachen
Klinik für Neurochirurgie
Pauwelsstr. 30
52074 Aachen

Dr. med. Lina **Schulte-Güstenberg**
Universitätsklinikum Göttingen
GIZ-Nord
Robert-Koch-Str. 40
37075 Göttingen

Prof. Dr. med. Tobias **Schürholz**
Universitätsmedizin Rostock
Klinik für Anästhesiologie und Intensivtherapie
Schillingallee 35
18057 Rostock

Prof. Dr. med. Volker **Seifert**
Universitätsklinikum Frankfurt
Klinik für Neurochirurgie
Schleusenweg 2–16
60528 Frankfurt

Priv.-Doz. Dr. med. Tim-Philipp **Simon**
Uniklinik RWTH Aachen
Klinik für Operative Intensivmedizin und
Intermediate Care
Pauwelsstr. 30
52074 Aachen

Prof. Dr. med. Philipp **Sommer**
Herz- und Diabeteszentrum NRW
Georgstr. 11
32545 Bad Oeynhausen

Prof. Dr. med. Thomas **Standl**, MHBA
Klinik für Anästhesie, Operative Intensiv- und
Palliativmedizin
Städtisches Klinikum Solingen gGmbH
Akademisches Lehrkrankenhaus der Universität zu Köln
Gotenstr. 1
42653 Solingen

Dr. med. Clara **Stegmann**
Herzzentrum Leipzig
Rhythmologie
Strümpellstr. 39
04289 Leipzig

Prof. Dr. med. Christian **Stoppe**
Uniklinik RWTH Aachen
Klinik für Operative Intensivmedizin und
Intermediate Care
Pauwelsstr. 30
52074 Aachen

Anschriften

Nadja **Struß**
Fraunhofer-Institut für Toxikologie und
Experimentelle Medizin ITEM
Klinische Atemwegsforschung
Feodor-Lynen-Str. 15
30625 Hannover

Prof. Dr. med. Adam **Strzelczyk**
Universitätsklinikum Frankfurt
Epilepsiezentrum Frankfurt Rhein-Main
Schleusenweg 2–16, Haus 95
60528 Frankfurt

Prof. Dr. med. Frank **Tacke**
Charité Universitätsmedizin Berlin
Medizinische Klinik m. S. Hepatologie und
Gastroenterologie
Campus Virchow-Klinikum (CVK) und
Campus Charite Mitte (CCM)
Augustenburger Platz 1
(Auf dem Gelände: Mittelallee 11, I. OG)
13353 Berlin

Dr. med. Franziska **Trudzinski**
Universitätsklinikum des Saarlandes
Innere Medizin V
Kirrberger Str. 100
66424 Homburg

PD Dr. med. Tom Florian **Ulmer**
Klinik für Allgemein-, Viszeral- und
Transplantationschirurgie
Universitätsklinikum Aachen
Pauwelsstr. 30
52074 Aachen

Prof. Dr. med. Andreas **Unterberg**
Universitätsklinikum Heidelberg
Neurochirurgische Klinik
Im Neuenheimer Feld 400
69120 Heidelberg

PD Dr. med. Mariuca **Vasa-Nicotera**
Universitätsklinikum Frankfurt
Med. Klimik III: Kardiologie, Angiologie und Nephrologie
Theodor-Stern-Kai 7
60596 Frankfurt

Dr. med. Verena **Veulemans**
Universitätsklinikum Düsseldorf
Kardiologie, Pneumologie und Angiologie
Moorenstr. 5
40225 Düsseldorf

Prof. Dr. med. Felix **Walcher**
Universitätsklinikum Magdeburg A.ö.R.
Klinik für Unfallchirurgie
Leipziger Str. 44
39120 Magdeburg

Dr. med. Johannes **Walter**
Universitätsklinikum Heidelberg
Neurochirurgische Klinik
Im Neuenheimer Feld 400
69120 Heidelberg

Prof. Dr. med. Frank **Wappler**
Klinikum der Universität Witten/Herdecke – Köln
Klinik für Anästhesiologie und operative Intensivmedizin
Abteilung für Kinderanästhesie
Kliniken der Stadt Köln gGmbH
Ostmerheimer Str. 200
51109 Köln

Prof. Dr. Dr. Christian **Weber**, MHBA
Asklepios Kliniken Hamburg
AK Wandsbek
Abteilung für Anästhesiologie, Intensiv- und
Notfallmedizin
Alphonsstrasse 14
22043 Hamburg

Prof. Dr. med. Steffen **Weber-Carstens**
Charité – Campus Virchow-Klinikum
Anästhesiologie m. S. operative Intensivmedizin
Augustenburger Platz 1
13353 Berlin

Priv.-Doz. Dr. med. Alexander **Weidemann**
Medizinische Klinik I
Nephrologie, Transplantationsmedizin und
internistische Intensivmedizin
Kliniken der Stadt Köln, Krankenhaus Merheim
Klinikum der Universität Witten/Herdecke
Ostmerheimer Str. 200
51109 Köln

Prof. Dr. med. Markus **Weigand**
Universitätsklinikum Heidelberg
Klinik für Anästhesiologie
Im Neuenheimer Feld 110
69120 Heidelberg

Dr. med. Helge **Weiler**
Universitätsklinikum Frankfurt
Medizinische Klinik III: Kardiologie, Angiologie
Theodor-Stern-Kai 7
60596 Frankfurt

Prof. Dr. med. Arved **Weimann**
Klinikum St. Georg gGmbH
Allg.-, Visz.- u. Onkologische Chirurgie
Delitzscher Str. 141
04129 Leipzig

Univ.-Prof. Dr. Jens **Werner**, MBA
Klinik für Allgemein-, Viszeral- und
Transplantationschirurgie
LMU, Klinikum der Universität München
Campus Großhadern
Marchioninistr. 15
81377 München
Campus Innenstadt
Nußbaumstr. 20
80336 München

Dr. med. Michael **Westhoff**
Klinik für Pneumologie
Lungenklinik Hemer – Zentrum für Pneumologie und
Thoraxchirurgie
Theo-Funccius-Str. 1
58675 Hemer

PD Dr. med. univ. Wolfgang A. **Wetsch**
Universitätsklinikum Köln (AöR)
Klinik für Anästhesiologie und Operative Intensivmedizin
Kerpener Str. 62
50937 Köln

PD Dr. med. Dominic **Wichmann**
Universitätsklinikum Hamburg-Eppendorf
Klinik für Intensivmedizin
Martinistr. 52
20251 Hamburg

Dr. med. Dagobert **Wiemann**
Universitätsklinikum Magdeburg
Universitätskinderklinik
Leipziger Str. 44
39120 Magdeburg

Prof. Dr. med. Martin **Wiesmann**
Universitätsklinikum Aachen
Klinik für Neuroradiologie
Pauwelsstr. 30
52074 Aachen

Prof. Dr. med. Stephan **Willems**
Asklepios Klinik St. Georg
Lohmühlenstr. 5
20099 Hamburg

Prof. Dr. med. Holger S. **Willenberg**
Sektion Endokrinologie und Stoffwechsel
Zentrum Innere Medizin
Universitätsmedizin Rostock
Ernst-Heydemann-Str. 6
18057 Rostock

Dr. med. Gabriele **Wöbker**
HELIOS Universitätsklinikum Wuppertal
Universität Witten/Herdecke
Klinik für Intensivmedizin
Heusnerstr. 40
42283 Wuppertal

PD Dr. med. Timo **Wolf**
Universitätsklinikum Frankfurt
Medizinische Klinik II / Infektiologie
Theodor-Stern-Kai 7
60596 Frankfurt

Nadine **Wunder**
Krankenhaus der Barmherzigen Brüder
Klinik für Urologie und Kinderurologie
Nordallee 1
54292 Trier

Prof. Dr. med. Alexander **Zarbock**
Universitätsklinikum Münster
Klinik für Anästhesiologie, operative Intensivmedizin
und Schmerztherapie
Albert-Schweitzer-Str. 1, Gebäude A 1
48149 Münster

Prof. Dr. med. Klaus **Zweckberger**
Ruprecht-Karls-Universität
Neurochirurgische Klinik
Im Neuenheimer Feld 400
69120 Heidelberg

Teil I
Renale Erkrankungen

1	Prärenale Nierenschädigung	32
2	Akute Nierenschädigung	38
3	Postrenale akute Nierenschädigung	45
4	Kontrastmittelinduzierte Nephropathie	50
5	Nierenschädigung durch Medikamente	55
6	Rhabdomyolyse	62
7	Rapid progressive Glomerulonephritis	69
8	Infektionen der Nieren und ableitenden Harnwege, Urosepsis	78

1 Prärenale Nierenschädigung

Jan Rossaint, Mira Küllmar, Alexander Zarbock

1.1 Steckbrief

Die akute Nierenschädigung ist eine plötzlich auftretende (im Zeitraum Stunden bis Tage), prinzipiell reversible Verschlechterung der Nierenfunktion. Klassischerweise wird die akute Nierenschädigung je nach Ätiologie in die prärenale, intrarenale und postrenale Nierenschädigung eingeteilt. Die prärenale Nierenschädigung kann durch ischämische oder systemische Effekte bedingt sein. Obwohl die Gründe für das Auftreten einer akuten Nierenschädigung unterschiedlich sein können, bestehen große Gemeinsamkeiten in Bezug auf die pathophysiologische Endstrecke. In diesem Kapitel werden Epidemiologie, Ätiologie, Symptomatik, Diagnostik und Therapie der prärenalen Nierenschädigung dargestellt.

1.2 Synonyme

- AKI
- acute kidney injury
- akute Nierenschädigung
- akute Niereninsuffizienz

1.3 Keywords

- akute Nierenschädigung
- prärenal

1.4 Definition

- Die akute Nierenschädigung ist definiert als akut innerhalb von Stunden bis Tagen eintretende Verschlechterung der Nierenfunktion.
- Die Verminderung der Nierenfunktion spiegelt sich in einer Abnahme der glomerulären Filtrationsrate (GFR) wider. Veränderungen des Kreatininwerts sind erst ersichtlich, wenn die GFR auf Werte unter 50 % des Ausgangswerts gesunken ist. Die Urinproduktion kann vermindert oder auch normo- bis polyurisch sein.
- Die Einteilung des Schweregrads der akuten Nierenschädigung erfolgt nach der KDIGO-Klassifikation (KDIGO, Kidney Disease: Improving Global Outcomes).

1.5 Epidemiologie

1.5.1 Häufigkeit

- Die prärenale Nierenschädigung besitzt mit 40–60 % aller Fälle einer akuten Nierenschädigung die größte Häufigkeit, gefolgt von der intrarenalen Nierenschädigung (30–40 %) und der postrenalen Nierenschädigung (etwa 5 %).
- Die Inzidenz der akuten Nierenschädigung liegt bei chirurgischen Patienten zwischen 18 und 47 %. Etwa bei der Hälfte dieser Fälle handelt es sich um eine prärenale Nierenschädigung. Bei allgemeinchirurgischen Patienten liegt die Inzidenz der prärenalen Nierenschädigung bei 7 %. Patienten nach herzchirurgischen Eingriffen haben ein noch höheres Risiko, an einer prärenalen Nierenschädigung zu erkranken; hier liegt die Inzidenz bei 15 %.
- Bei kritisch kranken Patienten auf der Intensivstation liegt die Inzidenz bei ca. 25 %. Meist geht dies mit einer Sepsis einher. Eine genaue Differenzierung zwischen prä- und intrarenaler akuter Nierenschädigung ist oft nicht eindeutig möglich.
- Die akute Nierenschädigung ist ein unabhängiger Risikofaktor für ein verschlechtertes Überleben. Das Auftreten einer akuten Nierenschädigung erhöht das Mortalitätsrisiko bei Patienten nach großen chirurgischen Eingriffen um den Faktor 5–10. Geht die akute Nierenschädigung mit einer Sepsis einher, liegt die Mortalität bei über 70 %.
- Kritisch kranke Patienten sterben nicht *mit*, sondern *aufgrund* einer akuten Nierenschädigung.

1.5.2 Altersgipfel

- Mit zunehmendem Alter sinkt die GFR. Dazu steigt entsprechend das Risiko, an einer akuten Nierenschädigung zu erkranken.
- Ein Alter über 65 Jahre gilt als Risikofaktor.

1.5.3 Geschlechtsverteilung

- Männer sind häufiger von einem prärenalen Nierenversagen betroffen aus Frauen.

1.5.4 Prädisponierende Faktoren

- Die intravasale Hypovolämie mit konsekutiver Hypotension ist in der Akutsituation der häufigste Risikofaktor. Traumata oder große chirurgische Eingriffe stellen ein besonderes Risiko dar.

- Weitere akute Risikofaktoren sind Infektionen, Hämolyse, Rhabdomyolyse, disseminierte intravasale Gerinnung (DIC, disseminated intravascular coagulation) und abdominelles Kompartmentsyndrom.
- Ein unbehandelter arterieller Hypertonus, Diabetes mellitus, kardiovaskuläre Erkrankungen, Leberfunktionsstörungen, eine Hypoalbuminämie und ein hohes Lebensalter stellen chronische Risikofaktoren dar.

1.6 Ätiologie und Pathogenese

- Die prärenale Nierenschädigung ist eine funktionelle Störung und beruht auf einer Ischämie, bedingt durch renale Minderperfusion.
- Das Blutvolumen, das Herzzeitvolumen und der renale arterielle Blutdruck sind die drei wesentlichen Komponenten, welche die *renale Perfusion* bestimmen. Bei einem mittleren arteriellen Druck (MAP) zwischen 70 und 100 mmHg ist die Niere durch physiologische Autoregulationsmechanismen (Bayliss-Effekt, Renin-Angiotensin-Aldosteron-System) in der Lage, die renale Gewebeperfusion konstant zu halten und die glomeruläre Filtration zu gewährleisten. Fällt der MAP weiter ab, können diese Autoregulationsmechanismen dies nicht mehr in hinreichender Weise kompensieren. Die renale Perfusion sinkt und mit ihr entsprechend die GFR.
- Alle Mechanismen, die zu einer verminderten renalen Perfusion führen, können eine akute Nierenschädigung verursachen:
  - *Hypovolämie*: große Blutverluste bei Traumata oder Hämorrhagien anderer Ursache, Exsikkose z. B. durch verminderte Flüssigkeitsaufnahme, Flüssigkeitsverluste im Gastrointestinaltrakt (Diarrhö, Erbrechen) oder renale Volumenverluste (osmotische Diurese, Diabetes insipidus). Auch relative Hypovolämien aufgrund von Flüssigkeitsverschiebungen oder- umverteilungen bei Schock, Sepsis, Verbrennung, Pankreatitis, Peritonitis oder Hypoproteinämie können eine renale Minderperfusion verursachen.
  - *Zirkulation*: Herzinsuffizienz, Lungenembolie oder dekompensierte Leberzirrhose. Der arterielle Blutdruckabfall führt zur Minderperfusion der Niere.
  - *Renale Vasokonstriktion*: Eine verminderte renale Perfusion kann durch Nierenarterienstenosen oder das hepatorenale Syndrom verursacht sein. Auch Symptomkomplexe wie das Hyperviskositätssyndrom können zu einer verminderten Nierenperfusion führen.
- Auf der Grundlage dieser Mechanismen wird klar, dass große chirurgische Eingriffe häufig eine renale Minderperfusion zur Folge haben und sich hieraus ein akutes prärenales Nierenversagen entwickeln kann. Insbesondere bei kardiochirurgischen Eingriffe unter extrakorporaler Zirkulation ist dieses Risiko hoch.
- In der Folge kann es zu intrarenalen, strukturellen Schäden (Tubulusnekrosen) kommen.
- Eine prärenale akute Nierenschädigung kann in eine intrarenale Nierenschädigung übergehen. Beides kann sich gegenseitig bedingen und auch gleichzeitig auftreten. Eine exakte Trennung ist daher nicht immer möglich.

1.7 Klassifikation und Risikostratifizierung

- Einen ersten Schritt zu einer einheitlichen Klassifikation der akuten Nierenschädigung stellten die im Jahr 2004 veröffentlichten *RIFLE-Kriterien* dar.
- Um die Sensitivität der RIFLE-Kriterien zu erhöhen, wurden diese weiterentwickelt und das Acute Kidney Injury Network (AKIN) veröffentlichte 2007 die *AKIN-Kriterien*. Hier wurde schon ein Anstieg des Serumkreatinins um 0,3 mg/dl innerhalb von 48 Stunden als akute Nierenschädigung eingestuft. Dies fand auch Ausdruck im Wandel der Begrifflichkeit vom „akuten Nierenversagen" in den seither gebräuchlichen Begriff der „akuten Nierenschädigung".
- 2012 wurden die bis heute aktuellen KDIGO-Leitlinien veröffentlicht. Neben der *KDIGO-Klassifikation* enthalten diese Guidelines auch evidenzbasierte Handlungsempfehlungen zur Diagnose, Prävention und Therapie der akuten Nierenschädigung (▶ Tab. 1.1).

Tab. 1.1 KDIGO-Kriterien (KDIGO, Kidney Disease: Improving Global Outcomes) der akuten Nierenschädigung.

Stadium	Serumkreatinin	Urinproduktion
1	Anstieg 1,5- bis 1,9fach × Baseline innerhalb von 7 Tagen *oder* Anstieg ≥ 0,3 mg/dl innerhalb von 48 Stunden	< 0,5 ml/kg/h innerhalb von 6–12 Stunden
2	Anstieg 2- bis 2,9fach × Baseline	< 0,5 ml/kg/h ≥ 12 Stunden
3	Anstieg ≥ 3fach × Baseline *oder* absolutes Serumkreatinin ≥ 4 mg/dl mit akutem Anstieg ≥ 0,5 mg/dl *oder* Beginn einer Nierenersatztherapie *oder* eGFR < 35 ml/1,73m² Körperoberfläche	< 0,3 ml/kg/h ≥ 24 Stunden *oder* Anurie ≥ 12 Stunden

eGFR: geschätzte glomeruläre Filtrationsrate

1.8 Symptomatik

- Die akute prärenale Nierenschädigung kann sich normo- oder polyurisch manifestieren, geht klinisch jedoch in den meisten Fällen mit einer verminderten Diurese einher.
- Die Oligurie bis hin zur Anurie führt zu einer Flüssigkeitsakkumulation und einem Anstieg der Retentionsparameter Kreatinin und Harnstoff im Blut.
- Durch die Flüssigkeitsüberladung kann es zu kardiovaskulären und respiratorischen Komplikationen (Hypertonie, verminderter kardialer Pumpleistung, Lungenödem, Pleuraergüssen und peripheren Ödemen bis hin zum Hirnödem), Elektrolytveränderungen (z. B. Hypo- oder Hyperkaliämien) und Störungen des Säure-Basen-Haushalts (metabolische Azidose) kommen. Dies bedeutet eine massive Verschlechterung der Gesamtsituation des Patienten und erhöht das Mortalitätsrisiko.
- Weiterhin kann es zu urämischen Symptomen wie Enzephalopathie, Neuropathie oder Perikarditis kommen.
- In Folge einer akuten Nierenschädigung kann es weiterhin zu gastrointestinalen Ulzera, Anämien oder Gerinnungsstörungen durch eine pathologisch veränderte Thrombozytenfunktion kommen.

1.9 Diagnostik

1.9.1 Diagnostisches Vorgehen

- Die Diagnostik der prärenalen Nierenschädigung setzt sich zusammen aus *klinischem Bild* und *Laborparametern* (▶ Abb. 1.1). Zur Therapieoptimierung ist die frühzeitige Erkennung entscheidend.
- Die klinische Vorgeschichte und das individuelle Risiko des Patienten für eine prärenale akute Nierenschädigung sind wegweisend.
- Laborparameter im Blut und Urin: GFR, Retentionsparameter (Kreatinin, Harnstoff), Blutgasanalyse (Kalium, metabolische Azidose), fraktionelle Natriumexkretion
- Urinausscheidung
- Zur Abgrenzung von prä-, intra- und postrenaler Nierenschädigung bedarf es weiterer Diagnostik.
- Als bildgebende Diagnostik ist die *Sonografie* das wichtigste Hilfsmittel zur Ursachenabklärung und zum Ausschluss von Differenzialdiagnosen. Die Notwendigkeit eines MRT oder CT stellen eher die Ausnahme dar.

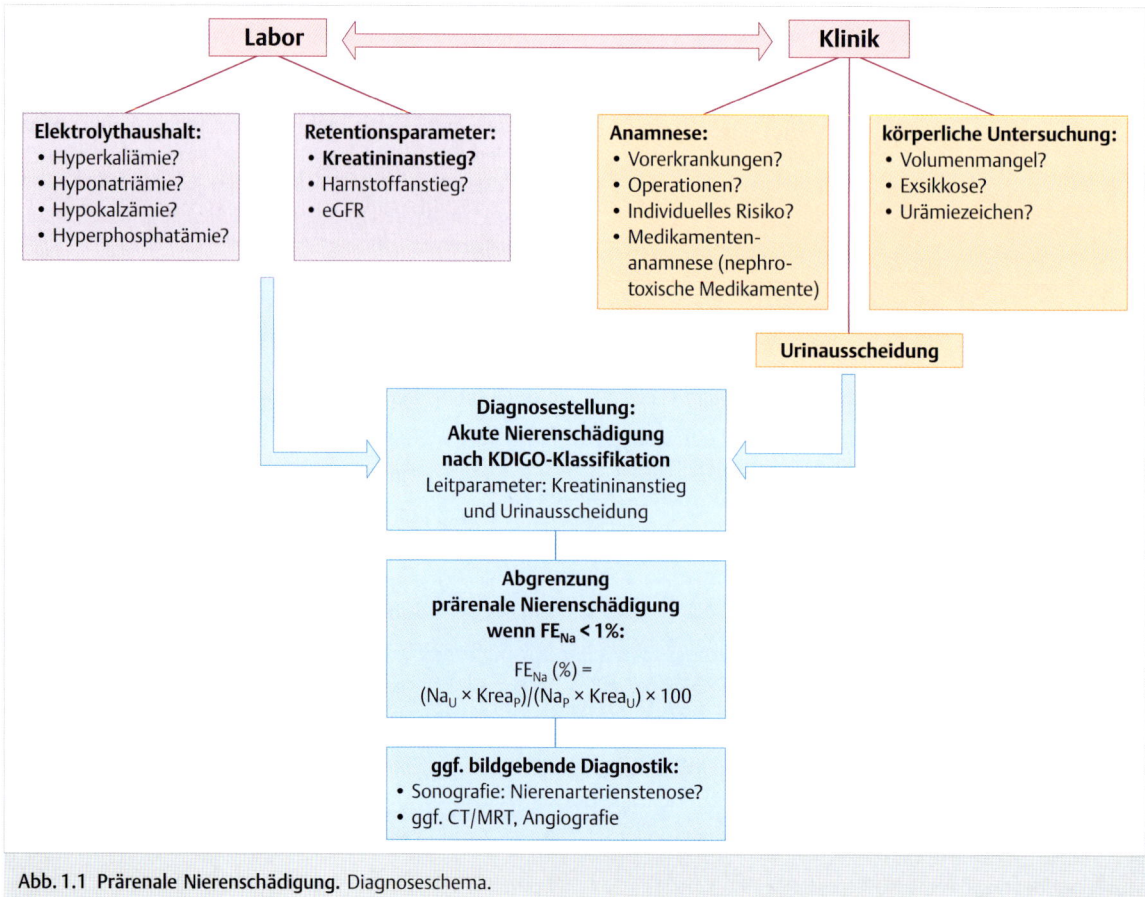

Abb. 1.1 Prärenale Nierenschädigung. Diagnoseschema.

1.9.2 Anamnese

- Die Anamnese sollte die *klinische Vorgeschichte* und *Risikostratifizierung* des jeweiligen Patienten für eine prärenale Nierenschädigung beinhalten. Hier spielen Vorerkrankungen, Voroperationen bzw. der Grund des Krankenhausaufenthalts eine wichtige Rolle.
- Der *Medikamentenanamnese* kommt eine wichtige Bedeutung zu. Nephrotoxische Medikamente (nicht steroidale Antirheumatika oder diverse Antibiotika wie Aminoglykoside oder Amphotericin B) oder andere nierenschädigende Substanzen (Kontrastmittel, Toxine) müssen eruiert werden. Hierbei ist die Abgrenzung zur intrarenalen Nierenschädigung zu beachten.

1.9.3 Körperliche Untersuchung

- Die körperliche Untersuchung beschränkt sich auf die Messung von Vitalparametern, die eine Aussage über einen intravasalen Volumenmangel oder Schockzustand erlauben. Insbesondere ein *verminderter Blutdruck* und eine *gesteigerte Herzfrequenz* geben wichtige Hinweise.
- Der Hautturgor und die Schleimhäute sind zu beurteilen. Ein *verminderter Hautturgor* und *trockene Schleimhäute* sind ein Indiz für Exsikkose und somit mögliche Ursache für eine prärenale Nierenschädigung.
- Zur Diagnosestellung ist die Analyse der *Diuresemenge* essenziell. Anhand des Urinvolumens lässt sich eine Oligurie oder Anurie schnell beurteilen.
- Der Kliniker sollte bei der körperlichen Untersuchung auf leicht erkennbare Urämiezeichen wie *urämischer Geruch* oder *beginnende Enzephalitis* achten.

1.9.4 Labor

- *GFR*: Diese wird meist über die Cockroft-Gault- oder MDRD-Formel berechnet.
- *Kreatinin und Harnstoff*: steigen im Serum an, da sie vermindert ausgeschieden werden. Beide Parameter unterliegen Störfaktoren und Schwankungen (z. B. falsch hohe Werte durch Einfluss anderer Medikamente wie Analgetika oder Antibiotika, Abhängigkeit der Kreatininkonzentration von Muskelmasse sowie der Harnstoffkonzentration vom Proteinstoffwechsel etc).
- Eine *Blutgasanalyse* (BGA) gibt einen wichtigen Überblick über den Säure-Basen- und Elektrolythaushalt. Besonders von Bedeutung sind Kalium (Hyperkaliämie), Natrium (Hyponatriämie), Kalzium (Hypokalzämie) und Phosphat (Hyperphosphatämie). Diese Parameter geben wichtige Hinweise auf eine verminderte Nierenfunktion und eine mögliche prärenale Nierenschädigung.
- Zur weiteren Beurteilung der Nierenfunktion und zur Abgrenzung einer prärenalen von einer intrarenalen Nierenschädigung ist der *Vergleich der Urin- und Serumosmolalität* hilfreich. So lassen sich Rückschlüsse auf die Konzentrationsfähigkeit der Niere ziehen.
  - Liegt eine *prärenale* Nierenschädigung vor, ist die *fraktionelle Natriumexkretion* (FENa) prinzipiell niedriger. Aufgrund eines Volumenmangels wird Natrium vermehrt rückresorbiert mit einer daraus resultierenden Wasserretention. Der Urin wird natriumarm, aber konzentrierter. Handelt es sich um eine *intrarenale* Nierenschädigung, ist die FENa prinzipiell höher aufgrund der verminderten Konzentrationsfähigkeit der Niere.
  - Dies lässt sich mit folgender Formel berechnen:

$$FENa(\%) = \frac{NaU \times KreaP}{NaP \times KreaU} \times 100$$

- (FENa: fraktionelle Natriumextraktion, NaU: Natriumkonzentration im Urin, KreaP: Kreatininkonzentration im Plasma, NaP: Natriumkonzentration im Plasma, KreaU: Kreatininkonzentration im Urin)
  Ist die FENa < 1 %, spricht dies für eine prärenale Nierenschädigung.
- Für Harnstoff erfolgt die Berechnung in gleicher Weise. Liegt die *fraktionelle Harnstoffexkretion* unter 35 %, spricht dies für eine prärenale Nierenschädigung. Die Harnstoffexkretion wird durch Diuretika weniger beeinflusst als die Natriumexkretion (▶ Tab. 1.2).

1.9.5 Bildgebende Diagnostik

Sonografie

- Um eine Nierenarterienstenose als Ursache für eine prärenale Nierenschädigung auszuschließen, hat sich die *Farbduplexsonografie* als Goldstandard etabliert. Ebenso lässt sich mit dieser Methode der intrarenale Blutfluss darstellen und quantifizieren.

Tab. 1.2 Differenzierung zwischen prä- und intrarenaler akuter Nierenschädigung.

Parameter	prärenale AKI	intrarenale AKI
Natrium im Urin (mmol/l)	< 20	> 40
FENa (%)	< 1	> 1
Urinosmolalität (mosm/l)	> 500	< 400
Harnstoff-Stickstoff/KreatininP	> 20	< 20

AKI: akute Nierenschädigung, FENa: fraktionelle Natriumextraktion, KreatininP: Kreatininkonzentration im Plasma

CT und MRT

- In Ausnahmefällen bei besonderen Fragestellungen im Hinblick auf prärenale Ursachen für eine Nierenschädigung (z. B. tumorbedingt) ist die weitere Diagnostik durch MRT oder CT sinnvoll.

Angiografie

- Die Angiografie der Nierengefäße kann bei speziellen Fragestellungen in Betracht gezogen werden.

1.10 Differenzialdiagnosen

Tab. 1.3 Differenzialdiagnosen der prärenalen Nierenschädigung.

Differenzialdiagnose	Bemerkungen
intrarenale Nierenschädigung	siehe Kap. 2
	Die Urinosmolalität, die Natriumkonzentration im Urin und die fraktionelle Natriumexkretion sind wegweisend für die Unterscheidungen. Eine Urinosmolalität > 500 mosm/kg, eine Natriumkonzentration im Urin < 20 mmol/l und eine fraktionelle Natriumexkretion < 1 % sprechen für eine prärenale Nierenschädigung.
postrenale Nierenschädigung	siehe Kap. „Postrenale akute Nierenschädigung (S. 45)"

1.11 Therapie

1.11.1 Therapeutisches Vorgehen

- Die Behandlungsstrategie der bestehenden akuten prärenalen Nierenschädigung beruht auf der Beseitigung der Ursachen und symptomatischer Therapie (▶ Abb. 1.2).
- Das Nierenersatzverfahren ist die einzige therapeutische Option einer manifesten schweren Nierenschädigung jeglicher Genese.
- Der erste Schritt ist die *Beseitigung der zugrunde liegenden Ursache*. Dies ist meist ein Zusammenspiel verschiedener Faktoren und nicht sofort klar abzugrenzen. Die Abgrenzung zur intrarenalen Nierenschädigung ist oft nicht eindeutig zu treffen. Daher ist es sowohl präventiv bei Hochrisikopatienten als auch im akuten Geschehen einer Nierenschädigung sinnvoll, die Empfehlungen der KDIGO-Leitlinie stufenweise abzuarbeiten:
  - Nephrotoxische Medikamente, z. B. nicht steroidale Antirheumatika (NSAR), Antibiotika (z. B. Aminoglykoside), sollten vermieden oder sofern möglich abgesetzt werden.
  - Der Einsatz von Röntgenkontrastmittel sollte kritisch hinterfragt und wenn möglich vermieden werden.
  - Der Volumenstatus sollte optimiert und ein ausreichender Perfusionsdruck hergestellt werden. Hierzu sollten isotonische kristalloide Lösungen und Vasopressoren verwendet werden. Zur optimalen hämodynamischen Überwachung sollte ein invasives Monitoring und eine intensivmedizinische Betreuung in Betracht gezogen werden.
  - Die Serumkreatininkonzentration und die Urinausscheidung sollten regelmäßig geprüft werden.
  - Eine regelmäßige Kontrolle des Blutglukosespiegels sollte erfolgen, um Hyperglykämien zu vermeiden.
  - Zur Prävention und Therapie werden Diuretika nicht empfohlen. Sie sollten lediglich zur Therapie einer Volumenüberladung eingesetzt werden.
- Die *Nierenersatztherapie* ist als rein supportive Maßnahme die einzige therapeutische Option im Rahmen der schweren akuten Nierenschädigung. Der optimale Zeitpunkt des Beginns ist jedoch umstritten. Eine generelle Empfehlung abseits absoluter Indikationen ist derzeit nicht möglich. Bei lebensbedrohlichen Komplikationen soll unverzüglich ein Nierenersatzverfahren begonnen werden.

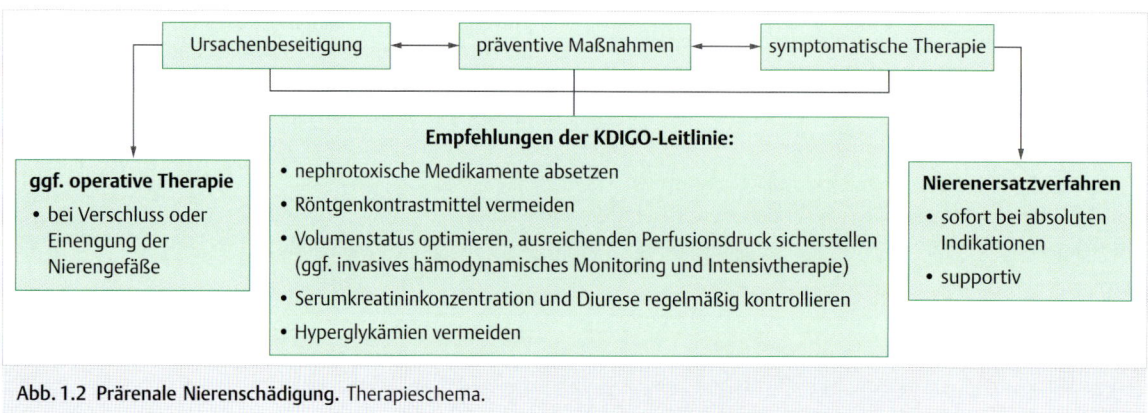

Abb. 1.2 Prärenale Nierenschädigung. Therapieschema.

1.11.2 Interventionelle Therapie

Hämodialyse/Hämofiltration

- siehe Kapitel „Akute Nierenschädigung" Hämodialyse/Hämofiltration

1.11.3 Operative Therapie

- Eine operative Option zur Therapie einer prärenalen Nierenschädigung besteht in der Regel nur bei Verschluss oder Einengung einer Nierenarterie oder -vene.

1.12 Verlauf und Prognose

- Die akute Nierenschädigung ist eine prinzipiell reversible Erkrankung. Die renale Erholung kann verschiedene Verläufe nehmen. Rund ein Viertel bis ein Drittel der Patienten mit akuter dialysepflichtiger Nierenschädigung sind nach einem Jahr immer noch dialysepflichtig.
- Insgesamt ist nach einer akuten Nierenschädigung das Risiko für eine chronische Nierenerkrankung erhöht.

1.13 Quellenangaben

[1] Benad HM. Akutes Nierenversagen in der Intensivmedizin. Anästh Intensivmed 2011; 52: 757–770
[2] Hoste EA, Bagshaw SM, Bellomo R et al. Epidemiology of acute kidney injury in critically ill patients: the multinational AKI-EPI study. Intensive Care Med 2015; 41: 1411–1423
[3] Lameire N, Van Biesen W, Vanholder R. Acute renal failure. Lancet 2005; 365: 417–30
[4] Hausberg M, Schaefer RM. Management of acute renal failure in intensive care patients. Med Klin 2006; 101 Suppl 1: 90–94
[5] Zarbock A, John S, Jörres A et al. Neue KDIGO-Leitlinien zur akuten Nierenschädigung – Praktische Handlungsempfehlungen. Anästhesist 2014; 63: 578–588

1.14 Literatur zur weiteren Vertiefung

[1] KDIGO-Leitlinien: http://www.kdigo.org

1.15 Wichtige Internetadressen

- Kidney Disease: Improving Global Outcomes (KDIGO): http://www.kdigo.org

2 Akute Nierenschädigung

Jan T. Kielstein

2.1 Steckbrief

Die akute Nierenschädigung (acute kidney injury; AKI) ist ein zunehmendes Problem im ambulanten und stationären Umfeld. Drei Schweregrade reichen von einer Schädigung der Niere ohne Funktionsverlust bis zum vollständigen Verlust der Organfunktion [6]. AKI bei Intensivpatienten (bis zu 50% sind betroffen) geht mit einer Mortalität von bis zu 60% einher. Nur 50% der Patienten, die die Erkrankung überleben, erreichen wieder ihre Ausgangsnierenfunktion. AKI mit Nierenersatztherapie erhöht das Risiko einer chronischen Niereninsuffizienz um den Faktor 28. Die Patienten haben ein erhöhtes Risiko, nach der Entlassung aus dem Krankenhaus innerhalb von 30 Tagen erneut hospitalisiert zu werden. 28% der Patienten, die die Erkrankung überleben, versterben innerhalb eines Jahres. Eine nephrologische Nachbetreuung vermindert die Mortalität um 24% [4].

2.2 Synonyme

- „Akutes Nierenversagen" ist KEIN Synonym, da es sich um eine anders definierte Entität handelt – der Begriff ist obsolet.

2.3 Keywords

- Multiorganversagen
- Biomarker
- Kreatinin
- Urinausscheidung
- tissue-inhibitor of metalloproteinase 2 (TIMP-2) und urine insulin-like growth factor binding protein 7 (IGFBP-7)
- Furosemid-Stresstest

2.4 Definition

- abrupt einsetzende und potenziell reversible Störung der exkretorischen Nierenfunktion gegenwärtig definiert als:
  - Erhöhung des Serumkreatinins um ≥ 0,3 mg/dl (≥ 26,5 µmol/l) innerhalb von 48 Stunden oder
  - Erhöhung des Serumkreatinins um ≥ 1,5fach des Ausgangswerts, der entweder bekannt ist oder innerhalb der letzten 7 Tage geschätzt wird, *oder*
  - Harnvolumen < 0,5 ml/kgKG/h für > 6 Stunden
- ▶ Tab. 2.1 zeigt die Stadien der akuten Nierenschädigung und deren Kodierung im DRG-System.

2.5 Epidemiologie

2.5.1 Häufigkeit

- In Populationsstudien kommt die akute Nierenschädigung mit einer Häufigkeit von 250 pro 10 000 Einwohner pro Jahr vor. Es ist eine dramatische Altersabhängigkeit zu beobachten, die von ca. 20 pro 10 000 Einwohner pro Jahr (bei < 40-Jährigen) bis ca. 550 pro 10 000 Einwohner pro Jahr bei ≥ 70-Jährigen reicht [14].
- Die Rate aller AKI-Stadien im Krankenhaus beträgt 10–12% [1].
- Auf der Intensivstation sind bis zu 50% der Patienten an einer akuten Nierenschädigung erkrankt.

2.5.2 Altersgipfel

- Der Altersgipfel liegt zwischen 70 und 80 Jahren [5], [16].

2.5.3 Geschlechtsverteilung

- Frauen erleiden häufiger eine akute Nierenschädigung als Männer.
- In einer Analyse aus den USA war das Risiko, eine akute Nierenschädigung mit der Notwendigkeit einer Nierenersatztherapie zu erleiden bei Männern jedoch doppelt so wie bei Frauen [12].

Tab. 2.1 Stadien der akuten Nierenschädigung und deren Kodierung im DRG-System.

Stadium	Serumkreatinin	Harnzeitvolumen
AKIN 1 (N 17.91)	Anstieg des Serumkreatinins um > 50 bis < 100 % vom Ausgangswert innerhalb von 7 Tagen **oder** um mindestens 0,3 mg/dl innerhalb von 48 Stunden	< 0,5 ml/kgKG/h für mindestens > 6 Stunden bis < 12 Stunden
AKIN 2 (N 17.92)	Anstieg des Serumkreatinins um > 100 bis < 200 % vom Ausgangswert innerhalb von 7 Tagen	< 0,5 ml/kgKG/h für mindestens 12 Stunden
AKIN 3 (N 17.93)	Anstieg des Serumkreatinins um > 200 % vom Ausgangswert innerhalb von 7 Tagen **oder** Anstieg auf > 4 mg/dl **oder** Abfall der geschätzten glomerulären Filtrationsrate (eGFR) < 35 ml/min **oder** Einleitung einer Nierenersatztherapie	< 0,3 ml/kg/h für mindestens 24 Stunden **oder** Anurie > 12 Stunden

2.5.4 Prädisponierende Faktoren

- hierzu zählen:
    - vorbestehende Minderung der glomerulären Filtrationsrate (GFR) (insbesondere bei eGFR < 60 ml/min) *und/oder* vorbestehende Proteinurie (Kombination beider Faktoren potenziert das Risiko!)
    - hohes Lebensalter
    - kardiale Dekompensation oder Herzinsuffizienz
    - Sepsis
    - (perioperative) Entzündung
    - anhaltende Hypotonie (insbesondere bei vorbestehender Hypertonie und Arteriosklerose)
    - mechanische Beatmung
    - Medikamente (z. B. Vancomycin im Kombination mit Tazobactam, Cisplatin) und Toxine
    - Diabetes mellitus
    - Rhabdomyolyse
- Für Patientenkollektive mit einer häufig vorkommenden akuten Nierenschädigung, z. B. Patienten mit herzchirurgischen Eingriffen, wurden Risikoscores erarbeitet (▶ Tab. 2.2). Gleiches gilt für Patienten, die Cisplatin erhalten (▶ Tab. 2.3). ▶ Abb. 2.1 zeigt den Simple Postoperative AKI Risk (SPARK) Score für operative Eingriffe außerhalb der Herzchirurgie.

Tab. 2.2 Thakar-Risikoscore das Auftreten einer postoperativen akuten Nierenschädigung bei herzchirurgischen Patienten.

Risikofaktor	Punkte
weibliches Geschlecht	1
Herzinsuffizienz	1
linksventrikuläre Ejektionsfraktion < 35 %	1
präoperative intraaortale Ballonpumpe (IABP)	2
chronisch-obstruktive Lungenerkrankung (COPD)	1
insulinpflichtiger Diabetes mellitus	1
frühere kardiale Operationen	1
Notfalloperation	2
nur Herzklappenoperation	1
koronarer Bypass und Herzklappe	2
andere kardiale Operationen	2
präoperatives Kreatinin 1,2 bis < 2,1 mg/dl	2
präoperatives Kreatinin ≥ 2,1	5
minimaler Score: 0 Punkte, maximaler Score: 17 Punkte	

präoperative Risikofaktoren	Score
Alter (Jahre)	
< 40	0
≥ 40 bis < 60	6
≥ 60 bis < 80	9
≥ 80	13
eGFR (ml/min/1,73 m²)	
≥ 60	0
≥ 45 bis < 60	8
≥ 30 bis < 45	15
≥ 15 bis < 30	22
Teststreifen Albuminurie Urinalbumin ≥ 1+	6
Geschlecht	
weiblich	0
männlich	8
Operationsfaktoren	
zu erwartende OP-Länge (Stunden)	× 5
Notoperation	7
Diabetes/RAAS-Blocker	
Diabetes mellitus	4
Einnahme von RAAS-Blockern	6
Laborparameter	
Hypoalbuminämie (< 3,5 g/dl)	8
Anämie (< 12 g/dl [weiblich], < 13 g/dl [männlich])	4
Hyponatriämie (< 135 mmol/l)	3

Klasse A
Score < 20
AKI < 2 %
kritische AKI < 2 %

Klasse B
Score 20–39
AKI ≥ 2 %
kritische AKI < 2 %

Klasse C
Score 40–59
AKI ≥ 10 %
kritische AKI ≥ 2 %

Klasse D
Score ≥ 60
AKI ≥ 20 %
kritische AKI ≥ 10 %

Abb. 2.1 Akute Nierenschädigung (AKI). (eGFR: geschätzte glomeruläre Filtrationsrate, RAAS: Renin-Angiotensin-Aldosteron-System-Blocker).

Tab. 2.3 Motwani-Risikoscore für die Entwicklung einer akuten Nierenschädigung nach dem ersten Cisplatinkurs.

Risikofaktor	Punkte
Alter < 60 Jahre	0
Alter 61–70 Jahre	1,5
Alter 71–90 Jahre	2,5
Albumin > 3,5 g/dl	0
Albumin 1,3–3,5 g/dl	2,5
Cisplatindosis < 100 mg	0
Cisplatindosis 100–150 mg	1
Cisplatindosis > 150 mg	3
keine arterielle Hypertonie	0
arterielle Hypertonie	2
minimaler Score: 0 Punkte, maximaler Score: 10 Punkte	

2.6 Ätiologie und Pathogenese

- Die frühere Einteilung in prärenales, intrarenales und postrenales Nierenversagen kommt außer bei der postrenalen Nierenschädigung selten in Reinform vor. Häufig liegt eine Mischung mehrerer Komponenten oder deren zeitlich versetzte Abfolge vor: Ersatz einer Aortenklappe mit intraoperativem Blutdruckabfall (prärenal), Gabe von Erythrozytenkonzentraten (intrarenal) und Gabe eine nephrotoxischen Antibiotikums (intrarenal).

- Die größte multinationale Studie bei Intensivpatienten identifizierte folgende Gründe für eine akute Nierenschädigung mit der Notwendigkeit einer Nierenersatztherapie: Sepsis (40,7 %), Hypovolämie (34,1 %), medikamenteninduzierte Schädigung/Nephrotoxine (14,4 %) akute Herzinsuffizienz/kardiogener Schock (13,2 %), hepatorenales Syndrom (3,2 %), Abflusshindernis (1,4 %).

2.7 Symptomatik

- Die akute Nierenschädigung geht leider mit keinen spezifischen Symptomen einher, weshalb ein bewusstes Screening von Risikopatienten wichtig ist. Nur bei Sonderformen der Erkrankung können Symptome auftreten, wie z. B. Muskelschmerzen bei Rhabdomyolyse oder die typischen Symptome eines Harnverhalts bei postrenaler Nierenschädigung.

2.8 Diagnostik

2.8.1 Diagnostisches Vorgehen

- Regelmäßige Bestimmung von Kreatinin(-verläufen) und der Urinausscheidung sind bei Risikopatienten unerlässlich. Hilfreich sind automatisierte Systeme (Nephro-Alert), die bei entsprechenden Veränderungen des Serumkreatinins automatische Warnhinweise auf das Vorliegen einer akuten Nierenschädigung geben. Die

E-Alert-Stufe	Klinik	Labor	Medikamente
1 Kreatininanstieg > 0,3 mg/dl < 48 Stunden (Kreatinin > 1,5–2 × Baseline)	• Hydratationsstatus bestimmen (Klinik, Sonografie, ggf. Bioimpedanzanalyse) • 1 × täglich Gewicht, Temperatur, Atemfrequenz • 3 × täglich Blutdruck und Puls • Flüssigkeitsbilanzierung (Einfuhr und Ausfuhr)	• erneutes Serumkreatinin • Urinuntersuchung (Status und Sediment) → bei Infekt Urinkultur • Urinelektrolyte (Na, K, Cl) und Urinkreatinin • Serumelektrolyte (Na, K, Cl) • (venöse) Blutgasanalyse • Blutbild	• NSAR ggf. absetzen • Indikation nephrotoxischer Substanzen prüfen • ACE-Hemmer/AT_1-Blocker bei Hypotonie pausieren • bei Exsikkose balancierte Lösungen • ggf. Furosemid-Stresstest
2 Kreatinin > 2–3 × Baseline innerhalb von 7 Tagen	• Sonografie der Harnblase und der Nieren • EKG • ggf. nephrologisches Konsil	• GOT, GPT, LDH, Troponin • Harnstoff und Harnsäure	• RAAS-Blocker pausieren bei Hypotonie und Kalium > 5,5 mmol/l • Dosierung von Medikamenten überprüfen
3 Kreatinin > 3 × Baseline innerhalb von 7 Tagen ODER Kreatinin > 1,5 × Baseline UND Kreatinin > 4,0 mg/dl	• Duplexsonografie der Nieren • nephrologisches Konsil	• Hepatitisserologie • HIV • INR und PTT	• NSAR absetzen • Schleifendiuretika nur bei erhaltener Diurese geben! • RAAS-Blocker bei Hyperkaliämie und Hypotonie absetzen • Indikation für iodhaltige Kontrastmittel überprüfen

Abb. 2.2 Akute Nierenschädigung. Diagnostisches und therapeutisches Vorgehen bei E-Alert (INR: International Normalized Ratio, NSAR: nicht steroidale Antiphlogistika, PTT: partielle Thromboplastinzeit, RAAS: Renin-Angiotensin-Aldosteron-System).

Nutzung eines solchen Clinical-Decision-Support-Systems reduziert die Sterblichkeit, die Notwendigkeit einer Nierenersatztherapie und die stationäre Verweildauer [1].

2.8.2 Anamnese

- Frage nach prädisponierenden Faktoren (S. 39)
- Dosis und Verlauf der bisherigen Medikation (der Anruf beim Hausarzt ist häufig sinnvoller als eine teure und unnötige Diagnostik).
- in Kurvenblättern und OP-Berichten auf vorangegangene Episoden mit Hypotonie und/oder febrile Ereignisse sowie die Flüssigkeitsbilanzen achten
- Hinsichtlich des Volumenstatus ist (sofern vorhanden) der Gewichtsverlauf bzw. die kumulative Flüssigkeitsbilanz ein wertvoller Parameter.
- **A**ddress drugs
- **B**lood pressure
- **C**alculate fluid balance
- **D**ip urine (Proteinurie, Erythrozyturie etc.)
- **E**xclude obstruction

2.8.3 Körperliche Untersuchung

- Beurteilung der aktuellen Vitalparameter, der Hämodynamik und des Volumenstatus
- Insbesondere beim Volumenstatus sind klinische Untersuchung und apparative Verfahren (PiCCO [Pulse Contour Cardiac Output], Lungenultraschall, Bioimpedanzmessung, Sonografie der V. cava inferior) komplementär zu verwenden.
- Suche nach Faktoren, die die renale Perfusion zusätzlich zu einem niedrigen arteriellen Mitteldruck reduzieren können, wie z. B. ein hoher PEEP (positive end-expiratory pressure)/hohe Beatmungsdrücke (reduzieren den venösen Abfluss aus der Niere) oder ein erhöhter intraabdomineller Druck (abdominelles Kompartment)

2.8.4 Labor

- *Nierenretentionsparameter* (Kreatinin, Harnstoff) im Verlauf
- makroskopische und mikroskopische *Urinanalyse*
- *Blutgasanalyse*: metabolische Azidose mit erhöhter Anionenlücke auch häufig bei Vergiftungen (GOLDMARK):
  - G: Glykole (Ethylenglykol, Propylenglykol)
  - O: Oxoprolin, ein Paracetamolmetabolit
  - L: L-Laktat, Laktatazidose
  - D: D-Laktat
  - M: Methanol
  - A: Aspirin
  - R: Niereninsuffizienz (renal failure)
  - K: Ketoazidose
- *Kalium*: einer der wichtigen Parameter, der auch die Einleitung einer Nierenersatztherapie notwendig machen kann
- *Blutbild und Laktatdehydrogenase* (LDH): Thrombopenie und Erhöhung der LDH als Hinweis auf thrombotische Mikroangiopathie
- *Muskelenzyme/Kreatinkinase*: Kennzeichen der Rhabdomyolyse
- *Gerinnungsparameter*: wichtig für die Anlage von Zugängen für die Nierenersatztherapie

2.8.5 Urinanalyse

- Die Urinanalyse ist die „Flüssigbiopsie" der Niere!
- Mit dem Schweregrad der akuten Nierenschädigung nehmen die zellhaltigen Bestandteile im Urin zu. Mit hoher Spezifität lassen sich sogar das Fortschreiten der Erkrankung und die Notwendigkeit einer extrakorporalen Therapie sowie die Mortalität prognostizieren.
- Der Nachweis von Erythrozytenzylindern und Akanthozyten im Rahmen einer akuten Glomerulonephritis hat gravierende therapeutische Konsequenzen, wie die unmittelbare Einleitung einer intensiven immunsuppressiven Therapie.
- Weder die fraktionellen Exkretionen von Natrium oder Harnstoff (FENa, FEHst) noch der Urin-/Plasmakreatinin-Quotient bzw. der Urin-/Plasmaharnstoff-Quotient sind bei Intensivpatienten in der Lage, eine transiente akute Nierenschädigung (> 3 Tage) von einer länger andauernden akuten akuten Nierenschädigung zu differenzieren. Diese Indizes sind daher obsolet!

2.8.6 Mikrobiologie und Virologie

- Eine mikrobiologische und virologische Diagnostik ist nur bei speziellen Unterformen der akuten Nierenschädigung notwendig. Bei Verdacht auf thrombotische Mikroangiopathie sollte eine Untersuchung auf Shigatoxin im Stuhl erfolgen. Bei Verdacht auf Hantavirusinfektion sind entsprechende virologische Untersuchungen notwendig.

2.8.7 Toxikologie

- Insbesondere bei unklarer akuter Nierenschädigung sollten auch toxikologische Untersuchungen in Betracht gezogen werden, da nicht nur häufige Vergiftungen mit Paracetamol, Aspirin und Ethylenglykol (siehe GOLDMARK), sondern auch zunehmend Drogen wie Kokain, Ecstasy und synthetische Cannabinoide zu einer akuten Nierenschädigung führen können [13].

2.8.8 Furosemid-Stresstest

- Der Test kann bei einer bereits vorliegenden leichten Nierenschädigung (AKIN 1) die Notwendigkeit einer Nierenersatztherapie mit einer Sensitivität von 87,1 % und einer Spezifität von 84,1 % vorhersagen.
- Durchführung beim euvolämen Patienten mit einer Ausgangs-GFR > 30 ml/min:
  - einmalige Bolusgabe von Furosemid in einer Dosis 1 mg/kgKG. Falls vorher bereits ein Schleifendiuretikum verabreicht wurde sind 1,5 mg/kgKG zu applizieren.
  - Liegt die Urinausscheidung bei 100 ml in der ersten Stunde bzw. bei 200 ml in den ersten beiden Stunden nach der Furosemidgabe, ist das Voranschreiten der akuten Nierenschädigung vom Stadium 1 das Stadium 3 unwahrscheinlich [8].

2.8.9 Bildgebende Diagnostik

- Die Sonografie ist *das* bildgebende Verfahren bei akuter Nierenschädigung. Auf andere Verfahren wie eine Kontrastmittel- oder Kernspinnuntersuchung mit Gadolinium sollte bei entsprechender Indikation nicht verzichtet werden.

Sonografie

- Die rasche bettseitige Bildgebung mittels Sonografie erlaubt den Ausschluss einer postrenalen Störung (die zwingend vor der Einleitung einer Nierenersatztherapie erfolgen sollte!).
- Zusätzlich können rasch wichtige Informationen über den Flüssigkeitsstatus (Füllung der V. cava inferior) und den Status der pulmonalen Überwässerung (lung cones) damit erhoben werden.
- Erfahrene Untersucher können allein anhand der Sonomorphologie der Nieren gut beurteilen, ob eine Vorschädigung der Nieren (Größe, Oberflächenkontur) besteht.
- Die Duplexsonografie der Niere ist die einzige bettseitig anwendbare Untersuchung zur Beurteilung der renalen Perfusion (z. B. bei Aortendissektion).

CT

- Auf eine Kontrastmittel-CT-Untersuchung sollte bei entsprechender Indikation nicht mit dem Hinweis auf eine akute Nierenschädigung verzichtet werden!

MRT

- Auf eine MRT-Untersuchung mit Gadolinium sollte bei entsprechender Indikation nicht mit dem Hinweis auf eine akute Nierenschädigung verzichtet werden!

2.8.10 Histologie, Zytologie und klinische Pathologie

Histologische Diagnostik

- Vor allen bei Verdacht auf ein pulmorenales Syndrom/eine rasch progressive Glomerulonephritis ist eine Nierenbiopsie indiziert. Wichtig ist es, bei dringendem klinischem Verdacht den Beginn der immunsuppressiven Therapie nicht zu verzögern. Die histologische Diagnosesicherung ist auch nach der Gabe von Steroidboli möglich!

2.9 Therapie

2.9.1 Therapeutisches Vorgehen

- Eine pharmakologische Therapie der akuten Nierenschädigung existiert trotz jahrzehntelanger intensiver Forschungsarbeit derzeit nicht. Der Ersatz der exkretorischen Nierenfunktion mit Nierenersatzverfahren ist daher die einzige apparative, zur Verfügung stehende Therapie.
- Liegt eine akute Nierenschädigung mit niedrigem Stadium vor, ist eine gezielte Diagnostik sowie eine Optimierung von Hämodynamik und Volumenstatus erforderlich.
- Eine Vermeidung von „Second Hits" (z. B. Gabe von nephrotoxischen Antibiotika oder Tolerierung niedriger Blutdruckwerte) ist wichtig, um eine Nierenersatztherapie abzuwenden.
- Für die Gabe von Furosemid, Dopamin in „Nierendosis", Levosimendan oder Fenoldopam gibt es keine Evidenz, sondern Beweise für negative Effekte.

2.9.2 Monitoring

- *Diurese, Bilanz, Körpergewicht*: Die kumulative Flüssigkeitsbilanz (bezogen und normiert auf das Körpergewicht) ist eine wichtige Größe, die täglich, besser noch alle 12 Stunden, erhoben werden sollte.
- *Retentionsparameter*: Bei erhaltener Diurese ist die Verlaufsdynamik der Retentionsparameter wichtiger als der Absolutwert.
- *Blutgasanalyse*: Da die Zunahme der metabolischen Azidose eine Indikation für den Beginn einer Nierenersatztherapie sein kann, ist hier ähnlich wie bei der Beatmung eine mehrmalige Bestimmung täglich notwendig.
- *Elektrolyte*: Kalium ist ebenfalls zu bestimmen (häufig im Rahmen der Blutgasanalyse), da es für die kardiale Reizleitung wichtig ist.

2.9.3 Allgemeine Maßnahmen

- Metabolischem Management und Ernährung kommen besondere Rollen zu. Eine Anpassung der nutritiven Versorgung (kalorische Zufuhr berechnen, Protein-, Salz- und Phosphatzufuhr beurteilen, Hyperglykämie vermeiden) gilt insbesondere für Patienten, die eine Nierenersatztherapie erhalten, da diese Aminosäuren und Spurenelemente entfernt, d. h. katabol ist [2].

2.9.4 Interventionelle Therapie

Hämodialyse/Hämofiltration

- Vor Beginn einer Nierenersatztherapie sollte insbesondere bei multimorbiden Patienten mit generell limitierten Therapieoptionen die Sinnhaftigkeit einer solchen Maßnahme diskutiert werden [11].
- Leider geht es schneller, eine Nierenersatztherapie zu initiieren als den mutmaßlichen oder dokumentierten Patientenwillen zu eruieren.
- Alle Nierenersatzverfahren (intermittierende Dialyse [IHD], kontinuierliche venovenöse Hämofiltration [CVVH] und verlängerte intermittierende Dialyse [PIRRT]) sind in Bezug auf das Überleben von Patienten mit AKI 3 als gleichwertig zu betrachten. Die CVVH und die PIRRT gewährleisten eine bessere Kreislaufstabilität als die IHD.
- Das beste Verfahren zur Nierenersatztherapie ist dasjenige, mit dem das gesamte Intensivteam vertraut ist.
- Der richtige Zeitpunkt für die Einleitung einer Nierenersatztherapie ist Gegenstand zahlreicher Diskussionen und Studien. Sicher ist, dass es stets der Würdigung aller Umstände, der Dynamik des Krankheitsverlaufs, aber auch der personellen und apparativen Ressourcen bedarf, um den Beginn der Therapie festzulegen.
- Es gibt keinen singulären Laborwert, der per se eine Indikation zur Nierenersatztherapie darstellt.
- Ein hoher Serumharnstoff ist keine Urämie und sollte kein (alleiniges) Kriterium für den Start einer Nierenersatztherapie sein [10]! Dies gilt auch für das Serumkreatinin.
- Nur ca. 50 % aller beatmeten und/oder katecholaminpflichtigen Intensivpatienten, die die AKIN-3-Kriterien erfüllen, bedürfen überhaupt einer Nierenersatztherapie [3].
- Renal Replacement Trauma: Sowohl die Anlage des Gefäßzuganges als auch die Nierenersatztherapie können Schäden nach sich ziehen und negative Auswirkungen haben. Die (ungewollte) Entfernung von Antiinfektiva, Phosphat, Aminosäuren und Spurenelementen muss ebenfalls mit in Betracht gezogen werden [7]. Dies ist wohl auch die Erklärung, warum eine Erhöhung der Intensität der Nierenersatztherapie über ein bestimmtes Maß hinaus keinen günstigen Einfluss auf die Prognose von Intensivpatienten hat.

Tab. 2.4 Renale und nicht renale Indikationen für eine Nierenersatztherapie.

renale Indikationen	nicht renale Indikationen
therapierefraktäre Hyperkaliämie	Intoxikation mit dialysierbaren Substanzen
therapierefraktäre Azidose (Bikarbonat < 15 mmol/l)	diuretikaresistente Organödeme
therapierefraktäre Hypervolämie	Hyperkalziämie
progrediente Azetonämie	Alternative zum Temperaturmanagement-System Cool-Gard bei Hyperthermie oder Hypothermie
Symptome der Urämie (sehr schwierig zu beurteilen)	Elimination von Leichtketten bei Plasmozytom (?)

- In ▶ Tab. 2.4 sind renale und nicht renale Indikationen für eine Nierenersatztherapie aufgeführt.

2.9.5 Operative Therapie

- Der operativen Therapie kommt nur in seltenen Spezialfällen eine Bedeutung zu. Dies betrifft das postrenale Nierenversagen, d. h. die Beseitigung der Obstruktion (Anlage einer DJ-Harnleiterschiene etc.), aber auch die Beseitigung des abdominellen Kompartmentsyndroms.

2.10 Nachsorge

- Die Patienten sollten (unabhängig vom Stadium) innerhalb von 3 Monaten nach der Entlassung aus dem Krankenhaus eine Kontrolle der Nierenfunktion erhalten. Werden die Patienten nach der Entlassung aus dem Krankenhaus nephrologisch weiterbetreut, vermindert sich die Mortalität um 24 % [4].

2.11 Verlauf und Prognose

- Nur 50 % der Patienten, die auf der Intensivstation eine akute Nierenschädigung überleben, erreichen wieder ihre Ausgangsnierenfunktion.
- Die Patienten haben ein erhöhtes Risiko, nach der Entlassung aus dem Krankenhaus innerhalb von 30 Tagen erneut hospitalisiert zu werden.
- 28 % der Patienten, die eine akute Nierenschädigung überleben, versterben innerhalb des ersten Jahres nach Entlassung aus dem Krankenhaus. Die häufigsten Ursachen sind kardiovaskuläre Ereignisse und Karzinome mit jeweils 28 % [15].
- Besteht die Notwendigkeit zur Nierenersatztherapie, erhöht sich das Risiko einer chronischen Niereninsuffizienz (eGFR < 30 ml/min) um den Faktor 28. Das Risiko zu versterben, verdoppelt sich [9].

2.12 Quellenangaben

[1] Al-Jaghbeer M, Dealmeida D, Bilderback A et al. Clinical decision support for in-hospital AKI. J Am Soc Nephrol 2018; 2: 654–660
[2] Druml W, Joannidis M, John S et al. Metabolische Führung und Ernährung von Intensivpatienten mit renaler Dysfunktion. Empfehlungen der Sektion Niere der DGIIN, ÖGIAIN und DIVI. Med Klin Intensivmed Notfmed 2018; 5: 393–400
[3] Gaudry S, Hajage D, Schortgen F et al. Initiation strategies for renal-replacement therapy in the intensive care unit. N Engl J Med 2016; 2: 122–133
[4] Harel Z, Wald R, Bargman JM et al. Nephrologist follow-up improves all-cause mortality of severe acute kidney injury survivors. Kidney Int 2013; 5: 901–908
[5] Holmes J, Rainer T, Geen J et al. AKISG. Acute kidney injury in the era of the AKI e-alert. Clin J Am Soc Nephrol 2016; 12: 2123–2131
[6] Kellum JA, Lameire N, KDIGO AKI Guideline Work Group. Diagnosis, evaluation, and management of acute kidney injury: a KDIGO summary. Part I. Crit Care 2013; 1: 204
[7] Kielstein JT, David S. Pro: Renal replacement trauma or Paracelsus 2.0. Nephrol Dial Transplant 2013; 11: 2728–2731; discussion 2731–2723
[8] Koyner JL, Davison DL, Brasha-Mitchell E et al. Furosemide stress test and biomarkers for the prediction of AKI severity. J Am Soc Nephrol 2015; 8: 2023–2031
[9] Lo LJ, Go AS, Chertow GM et al. Dialysis-requiring acute renal failure increases the risk of progressive chronic kidney disease. Kidney Int 2009; 8: 893–899
[10] Mackenzie J, Chacko B. An isolated elevation in blood urea level is not "uraemia" and not an indication for renal replacement therapy in the ICU. Crit Care 2017; 1: 275
[11] Neitzke G, Burchardi H, Duttge G et al. Grenzen der Sinnhaftigkeit von Intensivmedizin. Positionspapier der Sektion Ethik der DIVI. Med Klein Intensivmed Notfmed 2016; DOI 10.1007/s00063-016-0202-8
[12] Neugarten J, Golestaneh L, Kolhe NV. Sex differences in acute kidney injury requiring dialysis. BMC Nephrol 2018; 1: 131
[13] Pendergraft WF 3rd, Herlitz LC, Thornley-Brown D et al. Nephrotoxic effects of common and emerging drugs of abuse. Clin J Am Soc Nephrol 2014; 11: 1996–2005
[14] Sawhney S, Robinson HA, van der Veer SN et al. Acute kidney injury in the UK: a replication cohort study of the variation across three regional populations. BMJ Open 2018; 6: e019435
[15] Silver SA, Harel Z, McArthur E et al. Causes of death after a hospitalization with AKI. J Am Soc Nephrol 2018; 3: 1001–1010
[16] Wei Q, Liu H, Tu Y et al. The characteristics and mortality risk factors for acute kidney injury in different age groups in China – a cross sectional study. Ren Fail 2016; 9: 1413–1417

2.13 Literatur zur weiteren Vertiefung

[1] Mehta AN, Emmett JB, Emmett M. GOLD MARK: an anion gap mnemonic for the 21st century. Lancet 2008; 9642: 892
[2] Motwani SS, McMahon GM, Humphreys BD et al. Development and validation of a risk prediction model for acute kidney injury after the first course of cisplatin. J Clin Oncol 2018; 7: 682–688
[3] Park S, Cho H, Park S et al. Simple postoperative AKI risk (SPARK) classification before noncardiac surgery: a prediction index development study with external validation. J Am Soc Nephrol 2019; 1: 170–181
[4] Thakar CV, Arrigain S, Worley S et al. A clinical score to predict acute renal failure after cardiac surgery. J Am Soc Nephrol 2005; 1: 162–168

3 Postrenale akute Nierenschädigung

Melanie Meersch, Andreas Margraf, Alexander Zarbock

3.1 Steckbrief

Die postrenale akute Nierenschädigung ist bedingt durch Abflussbehinderungen in den der Niere nachgeschalteten anatomischen Strukturen. Ursachen sind neben der benignen Prostatahyperplasie und Tumorleiden die Nephrolithiasis, nerval bedingte Entleerungsstörungen, Traumata und Strikturen. Diagnostisch steht neben einer ausführlichen Anamnese und der körperlichen Untersuchung die Bildgebung im Vordergrund. Die Therapie beinhaltet primär die Behebung des Abflusshindernisses. Eine Katheterisierung oder eine anderweitige Überbrückung kann erfolgen, um einen funktionellen Abfluss zu gewährleisten. Die Prognose ist bei frühzeitiger Erkennung und Ursachenbekämpfung gut, jedoch abhängig von der zugrunde liegenden Erkrankung. Bei später Diagnosestellung und fortgeschrittener Schädigung kann sich eine irreversible Beeinträchtigung der Nierenfunktion entwickeln.

3.2 Aktuelles

- Der Terminus „akutes Nierenversagen" wurde durch den Begriff der „akuten Nierenschädigung" ersetzt. Dieser Begriff umfasst sowohl einen Funktionsverlust als auch eine Schädigung der Niere bei noch normaler Funktion. Seit der Einführung von Klassifizierungssystemen ist man von der Einteilung in prä-, intra- und postrenales Nierenversagen abgekommen.

3.3 Synonyme

- postrenales Nierenversagen
- acute kidney failure, postrenal
- acute kidney injury with postrenal causes
- acute kidney injury caused by urinary obstruction

3.4 Keywords

- acute kidney injury (AKI)
- akute Nierenschädigung
- Harnwegsobstruktion

3.5 Definition

- Die postrenale akute Nierenschädigung definiert sich über eine akute Verschlechterung der Nierenfunktion durch ein strukturelles Abflusshindernis im Harntrakt.

3.6 Epidemiologie

- Die Epidemiologie der postrenalen akuten Nierenschädigung ist abhängig von der beobachteten Subpopulation.

3.6.1 Häufigkeit

- postrenale akute Nierenschädigung: ca. 5–10 % aller AKI-Patienten
- bis zu 10 % der hospitalisierten Patienten
- ca. 7 % der kritisch kranken Patienten
- infolge von Urolithiasis: ca. 1–2 % aller akuten Nierenschädigungen, jedoch Hinweise auf erhöhtes Vorkommen in pädiatrischen Subpopulationen (bis zu 30 % bei pädiatrischen Patienten zwischen 2 und 12 Jahren)
- häufigste Ursachen: Prostatahyperplasie und Prostataneoplasien, Zervix- und Ovarialkarzinom, Steinleiden

3.6.2 Altersgipfel

- Eine Obstruktion des Harntrakts tritt sowohl bei jungen als auch bei alten Patienten auf.
- Eine postrenale akute Nierenschädigung entwickelt sich jedoch vor allem bei älteren und/oder pflegebedürftigen Patienten (> 60. Lebensjahr).

3.6.3 Geschlechtsverteilung

- je nach Ursache und Alter unterschiedliche Geschlechterverteilung
- Im frühen und mittleren Lebensabschnitt: Schwangerschaften sowie gynäkologische Erkrankungen übertreffen die Inzidenz der Prostata- und Tumorerkrankungen bei Männern.
- bei älteren Patienten: Überwiegen der männlichen Patienten
- leicht erhöhte Prävalenz bei älteren Männern
- bei Kindern mit Nierensteinen: Häufigkeit Jungen > Mädchen in der ersten Lebensdekade; Mädchen > Jungen in der zweiten Lebensdekade

3.6.4 Prädisponierende Faktoren

- Vorerkrankungen der ableitenden Harnwege
- Prostatahyperplasie
- gynäkologische Voroperationen
- neurogene Grunderkrankungen
- Steinerkrankungen des Urogenitaltrakts
- Hospitalisierung mit Katheterisierung
- Tumorleiden des Urogenitaltrakts
- anatomische Anomalien
- Sexualpraktiken, die die Manipulation der ableitenden Harnwege beinhalten

Postrenale akute Nierenschädigung

3.7 Ätiologie und Pathogenese

- Ursache ist eine Abflussbehinderung der harnableitenden Wege (▶ Tab. 3.1).
- Beide Nieren müssen gleichzeitig betroffen sein, da eine einseitige Abflussbehinderung nicht zu einer postrenalen akuten Nierenschädigung führt.
- Bei funktioneller oder anatomischer Einzelniere kann auch eine einseitige Obstruktion zu einer postrenalen akuten Nierenschädigung führen.
- Eine fortwährende Urinproduktion bei ausbleibendem Abfluss führt zu Harnaufstau.
- Hierdurch kommt es zu einer aufsteigenden Rückstauung bis zur Niere und zu einer (unterschiedlich ausgeprägten) Dilatation des Nierenbeckens.
- Durch einen erhöhten intratubulären Druck und verminderten kapillären Filtrationsdruck kommt es letztendlich zu einer Zellschädigung und einer Abnahme der diuretischen Leistung.

Cave

Nach Beseitigung des Abflusshindernisses kommt es unter Umständen zu einer Polyurie infolge der durch die Zellschädigung bedingten verminderten Rückresorptionsmechanismen.

Tab. 3.1 Ursachen einer postrenalen akuten Nierenschädigung.

Einteilung	Ursache	Diagnostik	Therapie	Bemerkung
postrenale akute Nierenschädigung	Obstruktion der ableitenden Harnwege	Anamnese → körperliche Untersuchung → Laboruntersuchungen → Bildgebung	Entfernung des Abflusshindernisses oder anderweitige Überbrückung zur Wiederherstellung der Urinausleitung	–
Fremdkörper	Urolithiasis/Nephrolithiasis	Anamnese, Ultraschall	Steinentfernung/-destruktion	–
	Koagelbildung	Anamnese, Ultraschall, Urinstix	Spülung/ mechanische Entfernung	explizit nach Blut im Urin in jüngerer Vergangenheit fragen; chirurgische Vorgeschichte abklären
	andere mechanische Hindernisse (autoerotische Unfälle etc.)	Anamnese, Inspektion, Ultraschall	–	cave: oft primäre Negierung aufgrund von Schamgefühlen
Manipulation	Katheterisierung und Wandödembildung	Anamnese, Ultraschall	–	–
	intraoperative Manipulation (Ligatur, traumatische Schädigung)	Anamnese, Ultraschall, Urogramm/CT/MRT	–	–
Raumforderungen	Prostatahyperplasie, Prostatakarzinom	Anamnese, digital-rektale Untersuchung, Ultraschall	–	urologische Anamnese; bisheriges Ausscheidungsverhalten
	Zervixkarzinom	Anamnese, Gynäkologische Untersuchung	–	–
	Blasenkarzinom	Anamnese, Ultraschall, urologische Abklärung	–	–
andere	infektbedingte Nekrotisierung der ableitenden Harnwege	Anamnese, Ultraschall, Labor	Infektsanierung, Überbrückung	–
	Retroperitonealfibrose	Anamnese, CT/MRT, Labor	–	Verhältnis Männer zu Frauen: 2:1
	Zustand nach Bestrahlung der Beckenregion	Anamnese, Bildgebung (CT/MRT)	–	–
	autonome Neuropathie mit Blasenhalsobstruktion/neurogene Blasenentleerungsstörung	je nach Ursache: Anamnese, Bildgebung/Dopplersonografie, Manometrie	–	–
	Stenosen der ableitenden Harnwege	Anamnese, Ultraschall	–	–
	Urethralklappen und -strikturen	Anamnese, Ultraschall/Urogramm	–	–

3.8 Klassifikation und Risikostratifizierung

- Die Einteilung der akuten Nierenschädigung erfolgt unabhängig von der Ätiologie (prä-, intra- oder postrenal) gemäß der KDIGO-Klassifikation (▶ Tab. 1.1).

3.9 Symptomatik

- Oligo- bis Anurie (häufig)
- Symptomatik der Grunderkrankung (häufig)
- dumpfer Druckschmerz im Unterbauch mit Ausstrahlung in die Flanken möglich (durch Dilatation der ableitenden Harnwege mit Aufstieg bis zum Nierenbecken) (selten)

3.10 Diagnostik

3.10.1 Diagnostisches Vorgehen

- Diagnostisch empfiehlt sich folgende Vorgehensweise (▶ Abb. 3.1):
  - Anamnese
  - körperliche Untersuchung
  - Labor- und Urinanalyse
  - Sonografie der Nieren
  - Pyelografie (intravenös/retrograd)
  - Diuresenephrogramm (z. B. bei Ureterabgangsstenose)
  - Harnzytologie (bei Tumorverdacht)
  - Computertomografie

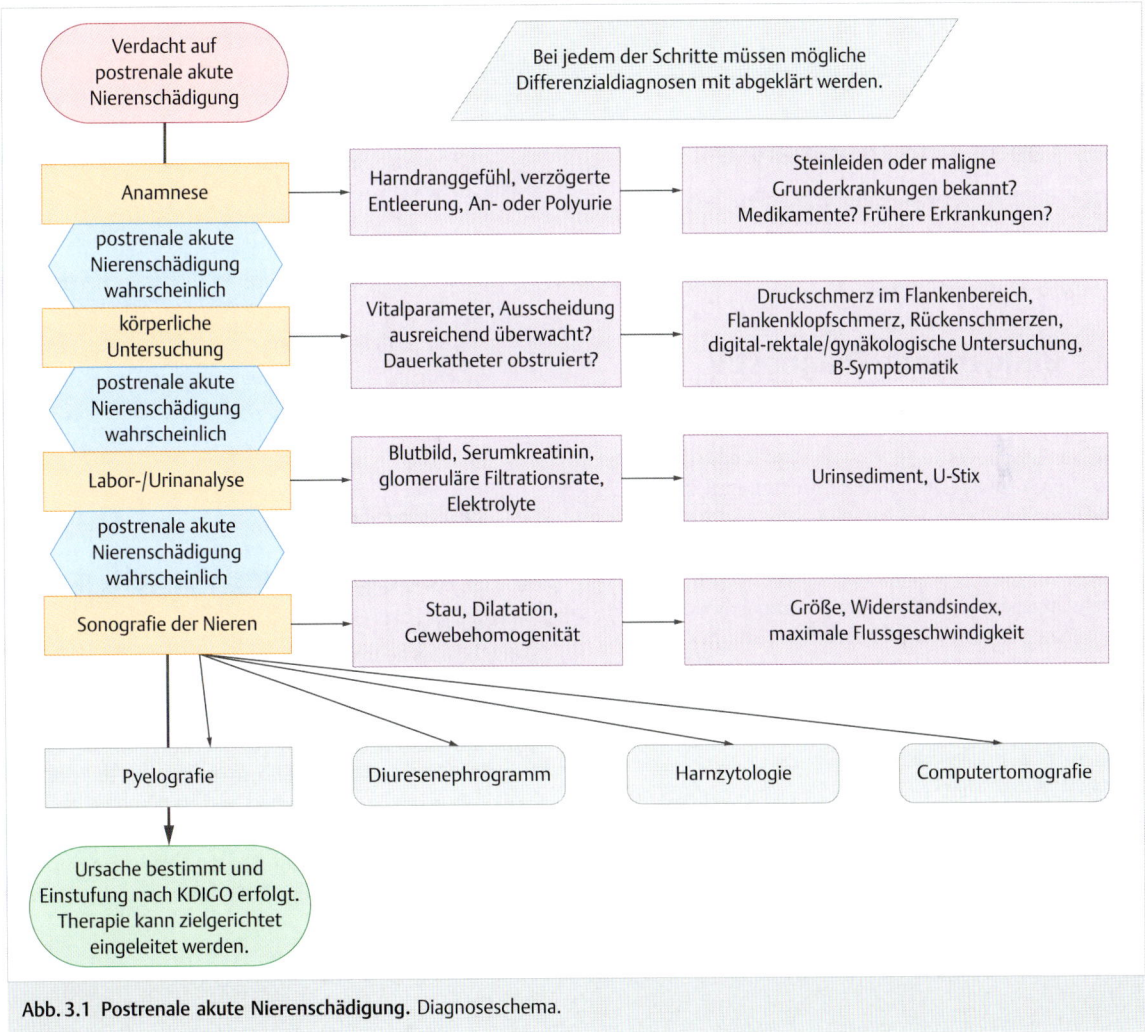

Abb. 3.1 Postrenale akute Nierenschädigung. Diagnoseschema.

3.10.2 Anamnese

- Harndranggefühl, verzögerte Entleerung; Anurie oder (aufgrund gestörter Resorptionsmechanismen) Polyurie
- Hämaturie
- Steinleiden
- maligne Grunderkrankungen
- Medikamentenanamnese
- Voroperationen

3.10.3 Körperliche Untersuchung

- digital-rektale Untersuchung bei männlichen Patienten (Prostatavergrößerung?)
- gynäkologische Untersuchung (Zervixkarzinom?)
- Druckschmerz im Flankenbereich, Flankenklopfschmerz
- Rückenschmerzen (Klopfschmerz → Metastasen; konstant/dumpf mit Ausstrahlung → ggf. Retroperitonealfibrose)
- auf B-Symptomatik achten (z. B. Gewichtsverlust)

3.10.4 Labor- und Urinanalyse

- *Labor*: Blutbild, Serumkreatinin, glomeruläre Filtrationsrate, Elektrolyte
- *Urin*: Sediment (Hämaturie, Leukozyturie, Kristallurie), U-Stix (bakterieller Infekt?)

3.10.5 Bildgebende Diagnostik

Sonografie

- Die Nierensonografie erlaubt eine Größenbestimmung der Nieren sowie ein Screening für Tumoren, Zysten und Steine. Mithilfe der parametrischen Sonografie kann die Homogenität des Gewebes beurteilt, und mithilfe des Dopplers können vaskuläre Veränderungen nachgewiesen werden. Bei der postrenalen akuten Nierenschädigung ist insbesondere ein Nierenbeckenaufstau zu beobachten. Ebenfalls sollte die Harnblase sonografisch beurteilt werden (Harnblase leer: Obstruktion suprapubisch, Harnblase voll: Obstruktion subpubisch).
- *Normwerte* der Nierensonografie:
  - Nierenlänge: 90–125 mm
  - Parenchymbreite: 15–20 mm
  - Resistive Index (RI): 0,5–0,7
  - maximale Flussgeschwindigkeit: < 200 cm/s

Pyelografie

- *Intravenöse* Pyelografie (Darstellung Nieren, Ureteren und Harnblase): Zunächst erfolgt eine Röntgenleeraufnahme des Abdomens, dann werden Kontrastmittelgabe und serielle Abdomen-Übersichtsaufnahme zu unterschiedlichen Zeitpunkten durchgeführt.
- *Retrograde* Pyelografie (Darstellung Ureteren und Pelvis renalis): Nach Zystoskopie wird ein Ureterkatheter in das entsprechende Ostium gelegt und unter Durchleuchtung langsam Kontrastmittel appliziert.

CT

- Bei Verdacht auf Tumorerkrankung sollte ein CT ggf. mit Kontrastmittel durchgeführt werden.

3.11 Differenzialdiagnosen

Tab. 3.2 Differenzialdiagnosen der postrenalen akuten Nierenschädigung.

Differenzialdiagnose	Bemerkungen
prä- und intrarenale akute Nierenschädigung	Dies sind die häufigeren Formen der akuten Nierenschädigung; sie sollten primär ausgeschlossen werden.
Katheterdislokation	Vor allem bei kritisch kranken Patienten mit Blasenkatheter sollte eine Katheterdislokation durch Spülen des Katheters und Sonografie der Blase ausgeschlossen werden.

3.12 Therapie

3.12.1 Therapeutisches Vorgehen

- Im Vordergrund steht die Therapie der zugrunde liegenden Ursache und damit die Entfernung der Obstruktion (▶ Abb. 3.2).
- Weitere Optionen sind:
  - unilaterale retrograde innere Ureterschiene bei *einseitiger* Obstruktion und normaler Nierenfunktion
  - bilaterale retrograde innere Ureterschiene bei *beidseitiger* Obstruktion (z. B. Kompression durch Tumor)
  - Bei infauster Prognose können die perkutane Nephrostomie oder die einseitige Ureterokutaneostomie erwogen werden.

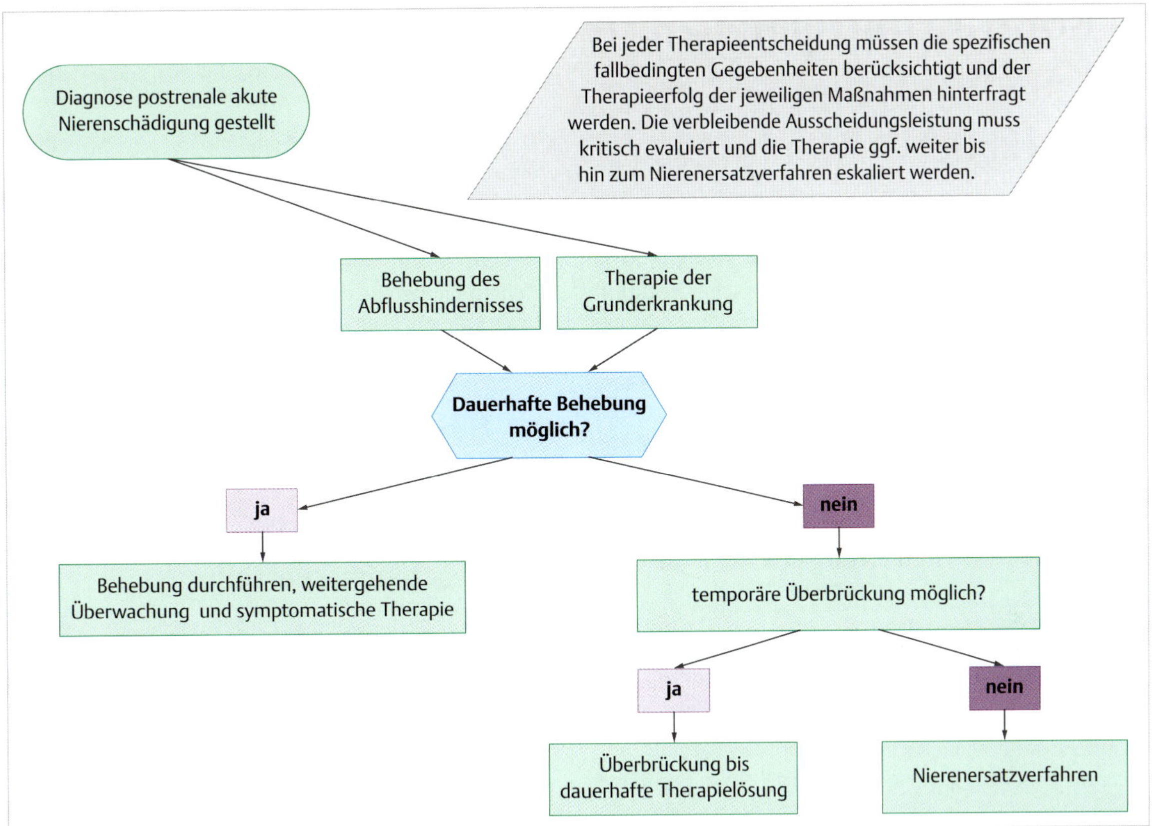

Abb. 3.2 Postrenale akute Nierenschädigung. Therapieschema.

3.13 Verlauf und Prognose

- *Verlauf mit Behandlung*: Abhängig von Schweregrad, Zusatzerkrankungen und vorheriger Dauer der akuten Nierenschädigung kommt es nach Ursachenbehebung und ggf. erforderlicher erweiterter (invasiver) Therapie im Schnitt innerhalb von 7–10 Tagen zu einer Normalisierung der Nierenfunktion. Diese kann sich je nach Ausmaß der Schädigung wieder vollständig normalisieren oder in eine chronische Nierenschädigung übergehen.
- *Verlauf ohne Behandlung*: Bei Nichtbehebung der Ursache kommt es zu einer fortschreitenden akuten Nierenschädigung mit Dialysepflichtigkeit bis hin zur terminalen Niereninsuffizienz.
- *Komplikationen*: postobstruktive Diurese (Polyurie, meist selbstlimitierend; ca. 5 % nach Behebung des Abflusshindernisses)
- Die *Mortalität* der akuten Nierenschädigung ist abhängig vom Schweregrad; bei erforderlicher Dialyse: ca. 50 % Mortalität (bei Serumkreatinin ≥ 3 mg/dl: ca. 64 %; bei Serumkreatinin ≤ 2 mg/dl ohne Oligurie: 5–20 %).

Cave

Meist besteht eine limitierte Lebenserwartung aufgrund der Grunderkrankung bei tumorbedingten Abflussbehinderungen.

3.14 Wichtige Internetadressen

- http://www.kdigo.org
- http://www.bundesverband-niere.de

4 Kontrastmittelinduzierte Nephropathie

Daniel Gerd Gill-Schuster

4.1 Steckbrief

Die Darstellung von Gefäß- und Gefäßsystemen ist durch die Gabe von Kontrastmittel ein Standard in der Diagnostik und der Therapie. Die Gabe von Kontrastmittel kann neben der Gefahr von allergischer Reaktion oder kontrastmittelinduzierten Schilddrüsenfunktionsstörungen eine Niereninsuffizienz auslösen, die bis zur Dialysepflichtigkeit führen kann. Ursache ist wahrscheinlich eine Hypoxie auf molekularer Ebene an den Tubulusschleifen. Prädisponierend hierfür sind Patienten mit Diabetes mellitus und chronischer Niereninsuffizienz. Andere Faktoren werden kontrovers diskutiert. Zur Prävention sollte die Gabe von Volumen und die Gabe von N-Acetylcystein in Betracht gezogen werden.

4.2 Synonyme

- kontrastmittelinduzierte Nephropathie
- contrast-induced nephropathy (CIN)
- contrast-induced acute kidney injury

4.3 Keywords

- Niereninsuffizienz, Kontrastmittel, Diabetes mellitus, N-Acetylcystein (NAC), Acetylcystein (ACC), Dialyse, CIN

4.4 Definition

- Von einer kontrastmittelinduzierten Nephropathie spricht man, wenn 24–48 Stunden nach intravaskulärer Gabe eines Kontrastmittels ein akutes Nierenversagen eintritt, das nicht auf andere Faktoren zurückzuführen ist. Meist ist es lediglich im Labor nachzuweisen. Die qualitative Insuffizienz erreicht ihre Spitze am 3.–5. Tag und ist innerhalb von 14 Tagen regredient. Das Serumkreatinin steigt in dieser Zeit um mehr als 0,5 mg/dL ausgehend vom ursprünglichen Kreatinin an.

4.5 Epidemiologie

4.5.1 Häufigkeit

- Mit einer Rate von 12 % galt die kontrastmittelinduzierte Nephropathie vor einigen Jahren noch als dritthäufigste Ursache eines krankenhausinduzierten akuten Nierenversagens. Mittlerweile geht man davon aus, dass eine kontrastmittelinduzierte Nephropathie bei 5 % aller hospitalisierten Patienten vorkommt.
- Das Risiko für ambulante Patienten mit einer Kreatininclearence von > 45 ml/min/1,73m^2 liegt bei unter 2 %. Das Risiko steigt deutlich, wenn die Patienten unter chronischem Nierenversagen oder diabetischer Nephropathie leiden. Studien haben gezeigt, dass es bei Patienten mit bereits geschädigten Nieren eine 10 %ige Wahrscheinlichkeit gibt, permanent oder intermittierend dialysepflichtig zu werden.

4.5.2 Altersgipfel

- Grundsätzlich sind ältere Patienten häufiger betroffen als jüngere.

4.5.3 Geschlechtsverteilung

- Beide Geschlechter sind gleich betroffen.

4.5.4 Prädisponierende Faktoren

- Risikofaktoren für eine kontrastmittelinduzierte Nephropathie sind eine bereits *bestehende Niereninsuffizienz* mit eine GFR von kleiner 60 ml/min/1,73m^2, *Diabetes mellitus*, besonders, wenn er in Kombination mit einer chronischen Niereninsuffizienz auftritt, *kongenitale Herzfehler*, *Leberzirrhose*, *Salzverwertungsstörungen*, die mit hohen Volumenmangel einhergehen, *Dehydratation*, *prolongierte Hypotension* und *multiples Myelom* mit erniedrigtem Beta-2-Mikroglobulin (< 2,8 mg/ml).
- Weitere Risikofaktoren sind die *Dosis des Kontrastmittels*, die *Menge des Kontrastmittels*, die kumulativ in 72 Stunden injiziert wurde, die *Art der Injektion* (bei arterieller Injektion besteht ein deutlich höheres Risiko einer kontrastmittelinduzierten Nephropathie als bei intravenöser Injektion), das *Alter* (Patienten > 70 Jahre), das Vorliegen einer *Sepsis* und einer *Anämie* (28,8 % der Patienten entwickelten eine kontrastmittelinduzierte Nephropathie, wenn die GFR und der Hämatokrit erniedrigt waren gegenüber Patienten mit hohem Hämatokrit und erniedrigter GFR).
- Diskutiert werden weiterhin verschiedene andere Risikofaktoren wie die Einnahme von *nephrotoxischen Medikamenten* wie Cisplatin, Aminoglykosiden, Ciclosporin A, Amphotericin oder nicht steroidalen Antirheumatika. Weiterhin gibt es Hinweise darauf, dass die Einnahme von *ACE-Hemmern* oder *AT 2-Blockern* das Risiko erhöht. Die *Osmolalität des Kontrastmittels* scheint ebenso einen negativen Einfluss zu haben. Hochosmolares Kontrastmittel begünstigt eine kontrastmittelinduzierte Nephropathie gegenüber nieder- oder isoosmolaren Kontrastmitteln. Zwischen den beiden Kontrastmitteln scheint es keinen Unterschied zu geben.

4.6 Ätiologie und Pathogenese

- Die Pathogenese ist bis jetzt nicht genau geklärt. Wahrscheinlich handelt es sich um eine Kombination aus einer direkten *Schädigung des Tubulussystems* durch das toxische Kontrastmittel und einer *Hypoxie*, die aufgrund eines verminderten Blutflusses durch das medulläre System der Niere zustande kommt. Nach Injektion des Kontrastmittels kommt es initial zu einer Steigerung des renalen Blutflusses, gefolgt von einem Abfall; dadurch sinkt die GFR. Die Gabe des Kontrastmittels führt im extrarenalen peripheren Gefäßsystem zuerst zu einer Vasokonstriktion und danach zu einer Vasodilatation. Dadurch wird der renale Blutfluss vermindert. Das Ergebnis ist eine *renale Ischämie* besonders mit einer Schädigung des medullären Systems, da diese Region auch unter normalen Bedingungen einen erniedrigten Sauerstoffanteil aufweist. Bei zusätzlich vorliegender Dehydratation, erhöhter Sauerstoffausschöpfung, erniedrigtem tubulärem Druck, Tubulusobstruktion oder erniedrigter Urinviskosität wird die Ausbildung der Ischämie zusätzlich unterstützt.
- In Tierversuchen konnte dargestellt werden, dass das Kontrastmittel zum einen direkt die Gefäße am aufsteigenden Tubulus durch Bindung von NO konstringiert und zusätzlich das Angiotensin-II-System aktiviert. Dadurch kommt es zusätzlich zu einer Hypoxie in diesem Gebiet. Es fällt nun vermehrt Nitritperoxid, ein bedeutendes Oxidans, an, welches in diesem hypoxischen Milieu deutlichen Schaden anrichtet. Weiterhin werden *Endothelzellen zerstört*, was zur Apoptose führt. Dadurch kommt es zu einer Ausschüttung von Endothelin und einer Reduktion von Prostaglandinen. Auch dies wird als prädisponierender Faktor für eine kontrastmittelinduzierte Nephropathie gesehen.
- Weiterhin stört das Kontrastmittel selbst *mitochondriale Enzyme* und das *mitochondriale Membranpotenzial* im proximalen Tubulus. Im distalen Nierenanteil kann dies eine Apoptose auslösen. Ein körpereigener Schutzfaktor könnte der Hypoxie-induzierter Faktor (HIF) sein. HIF ist ein Transkriptionsfaktor, der Proteine wie Hämoxygenase I aktiviert. Diese aktiviert Antioxidanzien wie Eisen aus Ferritin, Bilirubin aus Biliverdin, CO und Häm. Diese Stoffe wirken antioxidativ, antientzündlich, vasodilatatorisch und antiapoptotisch; dies dämpft die kontrastmittelinduzierte Nephropathie ab.

4.7 Symptomatik

- Im Rahmen der kontrastmittelinduzierten Nephropathie kann es nach Kontrastmittelgabe zu einer akuten Niereninsuffizienz kommen. Diese kann zu einem Filtrationsdefizit, d. h. zu einer Kreatininerhöhung, bis zu einem kompletten Nierenversagen führen.

4.8 Diagnostik

4.8.1 Diagnostisches Vorgehen

- Zur Diagnostik sind der Kreatininwert und die Stundendiurese zu erheben (▶ Abb. 4.1). Der Kreatininwert und der eGFR-Wert sollte einmal vor der Intervention und einmal täglich für 5 Tage nach der Intervention erhoben werden. Die Einteilung des Nierenversagens erfolgt nach den KDIGO-Leitlinien. Eine kontrastmittelinduzierte Nephropathie liegt vor, wenn als Ursache des Nierenversagens keine weiteren Ursachen vorliegen. Der maximale Anstieg des Kreatininwerts ist zwischen dem 3. und 5. Tag zu erwarten. Der Ausgangswert sollte ab dem 14. Tag wieder erreicht sein.

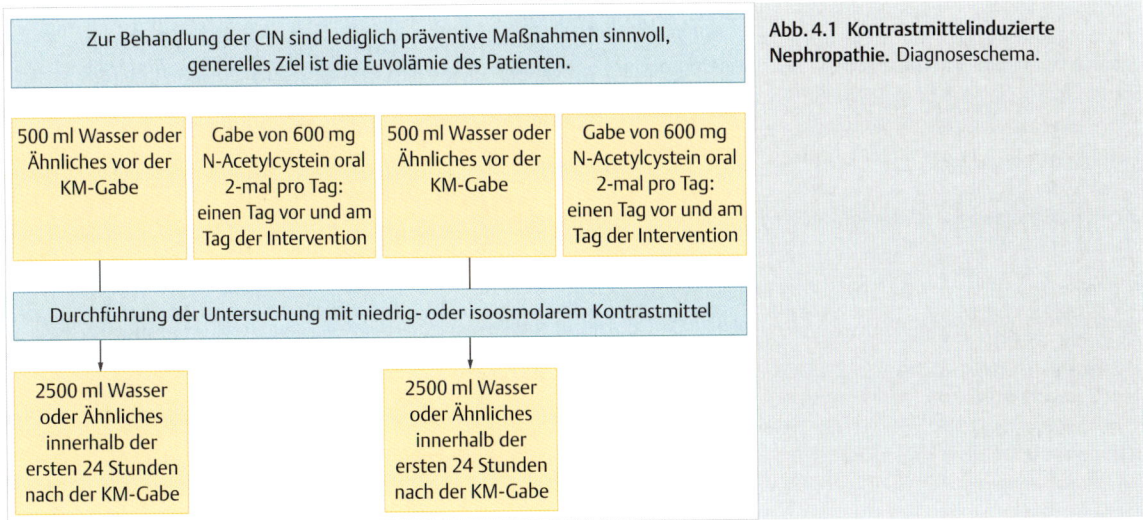

Abb. 4.1 Kontrastmittelinduzierte Nephropathie. Diagnoseschema.

4.8.2 Anamnese

- keine Angabe möglich

4.8.3 Körperliche Untersuchung

- keine Angabe möglich

4.9 Differenzialdiagnosen

Tab. 4.1 Differenzialdiagnosen der kontrastmittelinduzierten Nephropathie.

Differenzialdiagnose	Bemerkungen
prärenales Nierenversagen	k.A.
intrarenales Nierenversagen	k.A.
postrenales Nierenversagen	k.A.
akutes auf chronisches Nierenversagen	k.A.

4.10 Therapie

4.10.1 Therapeutisches Vorgehen

- Grundsätzlich gibt es außer einer adäquaten Diuresesteigerung kein therapeutisches Mittel (▶ Abb. 4.2). Neuere Publikationen stellen generell die Diagnose der kontrastmittelinduzierten Nephropathie infrage. Es stellte sich heraus, dass es sowohl nach einer MRT-Untersuchung mit als auch ohne Kontrastmittel bei den Patienten zu einem Kreatininanstieg kam.

4.11 Verlauf und Prognose

- Die Prognose ist häufig günstig. Die wenigsten Krankheitsfälle münden in eine Dialysebehandlung. Die Laborwerte sollten nach 14 Tagen wieder regredient auf den Ausgangswert zurückgefallen sein.

4.12 Prävention

- Nachfolgend werden die präventiven Maßnahmen auf Grundlage der derzeitigen Empfehlung vorgestellt:
  - Die Prävention ist das probateste Mittel, um eine kontrastmittelinduzierte Nephropathie zu verhindern oder abzumildern. Der Patient sollte normovolämisch sein. Durch ein *adäquates Volumen* wird das *Gefäßsystem geweitet*, dadurch werden die Renin-Angiotensin-Kaskade unterdrückt und somit Vasokonstriktion und Hypoperfusion vermindert. Weiterhin wird die Diurese gesteigert, wodurch das Tubulusepithel dem toxischen Kontrastmittel weniger ausgesetzt ist. Es wird empfohlen, 500 ml Wasser oder Ähnliches vor der Kontrastmittelgabe zu verabreichen und 2500 ml innerhalb der ersten 24 Stunden danach. Hochrisikopatienten sollten 6–12 Stunden vor der Gabe und 12–24 Stunden danach 1 ml/kg/h kristalloide Volumenlösung intravenös erhalten. Diese Empfehlung wird aktuell auch kritisch gesehen. Studien haben gezeigt, dass Patienten mit Vorerkrankungen wie Herzinsuffizienz oder niedriger GFR < 30 ml/min/1,73 m^2 von dieser *zusätzlichen Volumenüberladung* nicht profitierten.

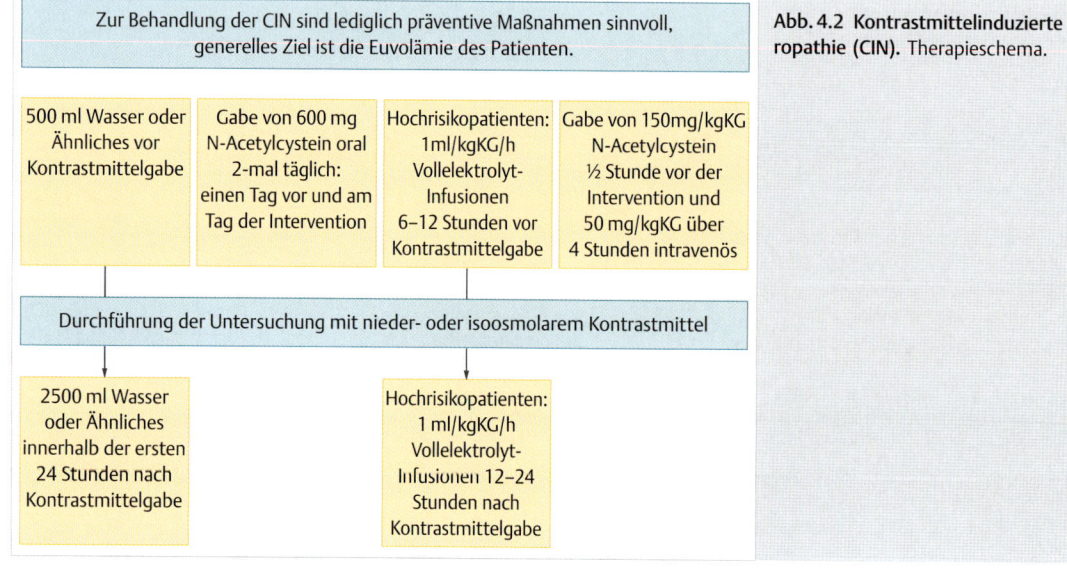

Abb. 4.2 Kontrastmittelinduzierte Nephropathie (CIN). Therapieschema.

4.12 Prävention

- Studien zufolge profitierten Patienten, die sich notfallmäßig einer Herzkatheteruntersuchung unterzogen, von der Gabe von *Natriumhydrogencarbonat* in einer Dosis von 3 ml/kg/h für eine Stunde vor der Untersuchung und 1 ml/kg/h für weitere 6 Stunden während und nach der Untersuchung. Der beste Effekt wurde bei Gabe von niederosmolarem gegenüber isoosmolarem Kontrastmittel erzielt.
- Vor der Kontrastmittelexposition sollten alle potenziell *nephrotoxischen Substanzen abgesetzt* werden wie *Aminoglykoside, Vancomycin, Amphotericin B* oder *nicht steroidale Antirheumatika*. Sollten Aminoglykoside erforderlich sein, empfiehlt die KDIGO-Leitlinie möglichst eine Einmalgabe oder eine spiegelgesteuerte Mehrfachgabe. Es wird empfohlen, Metformin für 12 Stunden vor der Kontrastmittelgabe abzusetzen und danach für 36 Stunden zu pausieren. Sollte nach Kontrastmittelgabe eine Niereninsuffizienz auftreten, kann dies zu einem toxischen Metforminspiegel und einer Laktatazidose führen, da Metformin die intestinale Laktatausschüttung im intestinalen Gewebe fördert.
- Weiterhin wird die Gabe des *Antioxidans N-Acetylcystein* (NAC) empfohlen, da es die Hypoxie verbessert und freie Radikale abfängt. Es konnte zwar experimentell gezeigt werden, dass der Einsatz von NAC Vorteile bringt, jedoch sehen einige Autoren darin keine Vorteile. Dennoch wird die orale Gabe von 600 mg NAC 2-mal täglich am Tag vor und direkt am Tag der Intervention bzw. von 150 mg/kgKG eine halbe Stunde vor und 50 mg/kgKG über 4 Stunden intravenös nach der Untersuchung empfohlen. Auch hier zeigen neuere Studien, dass die Gabe von NAC zu keiner signifikanten Reduktion der kontrastmittelinduzierten Nephropathie führt.
- Einer Studie zufolge hatte die orale Gabe von 3 g *Vitamin C* 2 Stunden vor der Intervention und 2 g abends und morgens nach der Intervention bei Herzkatheterpatienten protektive Eigenschaften. Die Gabe von hoch dosiertem Vitamin C war jedoch der von N-Acetylcystein unterlegen.
- Die Gabe von *Vitamin E* (Alpha- oder Gamma-Tocopherol) als Antioxidans in einer Dosis 300–350 mg/d 5 Tage vor und 2 Tage nach Herzkatheterintervention bewirkte gegenüber der Plazebogruppe eine deutliche Reduktion der kontrastmittelinduzierten Nephropathie.
- Studien zufolge zeigten Patienten unter einer kontinuierlichen Statinbehandlung weniger Erkrankungsfälle als Patienten ohne Statin. Ursache ist hierfür wahrscheinlich die gefäßverändernde Wirkung bei Hypercholesterinämie. Zusätzlich scheint es eine NO-assoziierte vasodilatatorische, antientzündliche und antioxidative Komponente des Statins zu geben. Bei einer geplanten Herzkatheteruntersuchung wird daher eine kurzfristige Gabe von einmalig 80 mg 12 Stunden vor der Intervention, danach für 5 Tage 40 mg/d empfohlen.
- Die Gabe des Beta1-Blockers *Nebivolol* mit antioxidativen und vasodilatatorischen Eigenschaften scheint in Tierversuchen den zellulären Schaden nach Kontrastmittelgabe zu verringern. Die Gabe von 5 mg Nebivolol alle 24 Stunden für eine Woche reduzierte bei Patienten, die sich einer Herzkatheteruntersuchung unterzogen, die Erkrankungsinzidenz.
- Die Gabe von *hoch dosierten Steroiden* (1 mg/kgKG Prednisolon) 12–24 Stunden vor der Intervention und die Weiterführung bis abends nach der Intervention kann die KM-induzierte Nephropathie verhindern. Grund hierfür ist wahrscheinlich eine Einwirkung auf das entzündliche System.
- Die Gabe von *niederosmolarem* oder *isoosmolarem Kontrastmittel* ist vorteilhafter als die Gabe von hochmosmolarem Kontrastmittel. Zwischen den beiden Kontrastmitteln besteht kein Unterschied.
- Die Wahrscheinlichkeit für eine kontrastmittelinduzierte Nephropathie nimmt ab, wenn *weniger Kontrastmittel verabreicht* wird.
- Der Einsatz von Manitol, Furosemid, atrial natriuretischem Peptid, Kalziumkanalblocker, Adenosinantagonisten (Theophyllin, Aminophylline), Endothelinrezeptorblocker sowie der Einsatz einer prophylaktischen Hämodialyse und von Prostaglandin E1 zeigte in Studien keinen Einfluss auf die Entwicklung einer kontrastmittelinduzierten Nephropathie.

- Abschließend kann man folgende Empfehlungen geben:
  - Patienten mit einem erhöhten Risiko für eine kontrastmittelinduzierte Nephropathie sollen ggf. ein alternatives *bildgebendes Verfahren* erhalten.
  - *Nierenretentionsparameter* und *glomeruläre Filtrationsrate* sollen vor und 5 Tage nach der Intervention bestimmt werden.
  - *Nephrotoxische Substanzen* wie Aminoglykoside, Vancomycin, Amphotericin B, Metformin und nicht steroidale Antirheumatika sollen – wenn möglich – abgesetzt werden.
  - Es sollen *isosomolare* oder *niederosmolare Kontrastmittel* verabreicht werden.
  - Die *Dosis* des Kontrastmittels soll *möglichst gering* sein.
  - Bisher wird geraten, mindestens 500 ml Wasser, Soft Drinks oder Tee oral vor der Intervention und 2500 ml für 24 Stunden nach der Intervention zu verabreichen. Zusätzlich soll 6–12 Stunden nach der Intervention 1 ml/kgKG *kristalloide Infusionslösung IV* verabreicht werden. Diese Dosis ist für 24 Stunden beizubehalten, sofern der kardiale Zustand es zulässt.
  - Die Gabe von *N-Acetylcystein* wird für Hochrisikopatienten in einer Dosis von 600 mg oral 2-mal täglich vor und einen Tag nach der Intervention empfohlen. Falls keine orale Gabe möglich ist, sollen 150 mg/kgKG über eine halbe Stunde vor der Intervention oder 50 mg/kgKG über 4 Stunden nach der Intervention verabreicht werden.

4.13 Literatur zur weiteren Vertiefung

[1] Andreucci M, Solomon R, Tasanarong A. Side effects of radiographic contrast media: pathogenesis, risk factors, and prevention. Biomed Res Int 2014; 2014: 741018

[2] Azzouz M, Romsing J, Thomsen HS. Fluctuations in eGFR in relation to unenhanced and enhanced MRI and CT outpatients. Eur J Radiol 2014; 83: 886–892

[3] Chamsuddin AA, Kowalik KJ, Bjarnason H. et al., "Using a dopamine type 1A receptor agonist in high-risk patients to ameliorate contrast-associated nephropathy," American Journal of Roentgenology, vol. 179, no. 3, pp. 591–596, 2002

[4] Fishbane S. "N-acetylcysteine in the prevention of contrast-induced nephropathy," Clinical Journal of the American Society of Nephrology, vol. 3, no. 1, pp. 281–287, 2008

[5] Hans SS, Hans BA, Dhillon R. et al. "Effect of dopamine on renal function after arteriography in patients with pre-existing renal insufficiency," American Surgeon, vol. 64, no. 5, pp. 432–436, 1998

[6] Hinson JS, Ehmann MR, Fine DM et al.: Risk of acute kidney injury after intravenous contrast media administration. Ann Emerg Med 2017; 69: 577–586

[7] Katholi RE, Taylor GJ, McCann WP et al., "Nephrotoxicity from contrast media: attenuation with theophylline," Radiology, vol. 195, no. 1, pp. 17–22, 1995

[8] K.D.I.G.O. K.A.K.I.W. Group, "KDIGO clinical practice guideline for acute kidney injury," Kidney Interantional, vol. 2, pp. 1–138, 2012.

[9] KDIGO-Leitlinie: https://link.springer.com (Stichwort: contrast-induced nephropathy)

[10] Kumar S, Allen DA, Kieswich JE et al., "Dexamethasone ameliorates renal ischemia-reperfusion injury," Journal of the American Society of Nephrology, vol. 20, no. 11, pp. 2412–2425, 2009

[11] Lameire N, Kellum JA. Contrast-induced acute kidney injury and renal support for acute kidney injury: a KDIGO summary (Part 2). Crit Care 2013; 17(1): 205

[12] Nijssen EC, Rennenberg RJ, Nelemans PJ et al.: Prophylactic hydration to protect renal function from intravascular iodinated contrast material in patients at high risk of contrast-induced nephropathy (AMACING): a prospective, randomised, phase 3, controlled, open-label, non-inferiority trial. Lancet 2017; 389: 1312–1322

[13] Nikolsky E, Mehran R, Lasic Z et al., "Low hematocrit predicts contrast-induced nephropathy after percutaneous coronary interventions," Kidney International 2005; 67(2): 706–713

[14] Scanlon PJ, Faxon DP, Audet AM et al. ACC/AHA guidelines for coronary angiography. A report of the American College of Cardiology/American Heart Association Task Force on practice guidelines (Committee on Coronary Angiography). Developed in collaboration with the Society for Cardiac Angiography and Interventions. Journal of the American College of Cardiology, vol. 33, pp. 1756–1824, 1999.

[15] Schoolwerth AC, Sica DA, Ballermann BJ et al. "Renal considerations in angiotensin converting enzyme inhibitor therapy: a statement for healthcare professionals from the council on the kidney in cardiovascular disease and the council for high blood pressure research of the american heart association," Circulation, vol. 104, no. 16, pp. 1985–1991, 2001

[16] Thomsen HS, Morcos SK. Contrast media and the kidney: European Society of Urogenital Radiology (ESUR) guidelines. Br J Radiology 2003; 76(908): 513–518

4.14 Wichtige Internetadressen

- Kidney Disease: Improving Global Outcomes (KDIGO): http://www.kdigo.org

5 Nierenschädigung durch Medikamente

Achim Jörres, Alexander Weidemann

5.1 Steckbrief

Medikamente können auf verschiedenen Wegen zu einer akuten Nierenschädigung führen, nämlich über eine toxisch bedingte Schädigung unterschiedlicher Nephronsegmente (z. B. akute Tubulusnekrose, ATN), aber auch indirekt über die Auslösung einer akuten interstitiellen Nephritis (AIN). In der klinischen Praxis ist die kausale Zuordnung mitunter schwierig, da häufig mehrere potenziell nephrotoxische Medikamente verabreicht werden. Zudem liegen bei kritisch kranken Patienten häufig weitere prädisponierende Faktoren wie Exsikkose, Herzinsuffizienz oder eine vorbestehende Nierenerkrankung vor. Da es keinen spezifischen diagnostischen Test gibt, sind die sorgfältige Evaluierung aller potenziellen Risikofaktoren und die Exposition nephrotoxischer Substanzen für die Diagnosestellung wesentlich. Therapeutisch ist das Absetzen oder Umsetzen dieser Medikamente essenziell.

5.2 Aktuelles

- Da die akute Nierenschädigung bei kritisch kranken Patienten häufig multifaktoriell bedingt ist, wird ein möglicher Beitrag von Medikamenten hierzu oft unterschätzt.
- Es gibt keine spezifischen diagnostischen Marker für die medikamenteninduzierte Nierenschädigung.
- Aufgrund der steigenden Zahl organtransplantierter Patienten gibt es eine Zunahme von Nierenschädigung durch Immunsuppressiva.
- Eine Nephrotoxizität von neuen Substanzen in der Krebstherapie ist häufig.

5.3 Synonyme

- drug-induced acute kidney injury
- drug-induced acute interstitial nephritis
- medikamenteninduziertes akutes Nierenversagen
- medikamentös bedingt akute Nierenschädigung

5.4 Keywords

- Nephrotoxizität
- nephrotoxic medications
- Hypersensitivitätsreaktion
- Nebenwirkung
- Medikamenteninteraktion
- Tubulustoxizität
- akutes Nierenversagen
- akute Nierenschädigung
- acute kidney injury

5.5 Definition

- Die akute Nierenschädigung (acute kidney injury, AKI) ist ein heterogenes Syndrom, das durch einen rapiden Abfall der glomerulären Filtrationsrate (GFR) über Stunden oder Tage gekennzeichnet ist. Definiert ist die akute Nierenschädigung als
  - Anstieg des Serumkreatinins um mehr als 0,3 mg/dl innerhalb von 48 Stunden
  - Anstieg des Serumkreatinins um das 1,5fache des Ausgangswerts des Patienten innerhalb von 7 Tagen
  - Reduktion des Urinvolumens auf weniger als 0,5 ml/kgKG/h über 6 Stunden
- Die akute Nierenschädigung führt zu einem Anstieg der metabolischen Stoffwechselprodukte und zur Dysregulation des Flüssigkeits-, Elektrolyt- und Säure-Basen-Haushalts.
- Zu den vielfältigen Ursachen der akuten Nierenschädigung zählen auch Medikamente. Das Ausmaß der Nephrotoxizität eines Medikaments hängt sowohl von dem spezifischen Schädigungsmechanismus als auch von dem geschädigten Nephronsegment ab. Es können daher vaskuläre, glomeruläre, tubuläre und interstitielle Schädigungen unterschieden werden. Darüber hinaus können Medikamente auch ein prä- oder postrenales Nierenversagen induzieren. Eine Hypersensitivitätsreaktion führt vorwiegend zu interstitiellen Schädigungen.

5.6 Epidemiologie

5.6.1 Häufigkeit

- Etwa 57 % der kritisch kranken Patienten entwickeln eine akute Nierenschädigung [3].
- 14–26 % der Fälle von akuter Nierenschädigung sind durch Medikamente verursacht.
- In einer Studie wurde bei Diagnosestellung eines akuten Nierenversagens 1 Drittel der Patienten mit einem Diuretikum behandelt, 10 % mit NSAR, ca. 7 % mit Aminoglykosiden, 1,4 % mit Glykopeptiden und ca. 2,1 % mit Kontrastmittel [3].
- Vor allem bei Kindern ist die medikamenteninduzierte Nierenschädigung mit 16 % ein signifikantes Problem.

Nierenschädigung durch Medikamente

5.6.2 Altersgipfel

- Das Risiko einer akuten Nierenschädigung steigt mit zunehmendem Alter (physiologischer Verlust von Nephronen und damit Abnahme der Nierenfunktion).

5.6.3 Geschlechtsverteilung

- Es besteht eine leichte Häufung bei Männern (63 %).

5.6.4 Prädisponierende Faktoren

- Sepsis
- vorbestehende chronische Nierenerkrankung
- Herzinsuffizienz
- Diabetes mellitus
- Operationen
- Exsikkose
- Medikamentenkombinationen
- periprozedurale Hypotonie
- intravenöse Gabe von Röntgenkontrastmitteln

5.7 Ätiologie und Pathogenese

5.8 Klassifikation und Risikostratifizierung

- KDIGO-Klassifikation der akuten Nierenschädigung (▶ Tab. 5.1)
- Risikostratifizierung vor Kontrastmittelexposition (▶ Abb. 5.3)

5.9 Symptomatik

- Oligurie bis hin zur Anurie
- Dyspnoe aufgrund von Hypervolämie bis hin zum respiratorischen Versagen
- Dyspnoe aufgrund von respiratorischer Kompensation der metabolischen Azidose
- Elektrolytstörungen und dadurch bedingte Herzrhythmusstörungen bis hin zum Pumpversagen
- Urämie (Verwirrung, Somnolenz, Foetor uraemicus, urämische Perikarditis)
- Ödeme, Anasarka, Aszites

Tab. 5.1 Nierenschäden durch Medikamente.

Mechanismus	Substanz
Volumendepletion, Hypotonie	Diuretika, ACE-Hemmer, Angiotensin-II-Rezeptor-Blocker, Vasodilatatoren (Hydralazin, Kalziumkanalblocker, Minoxidil, Diazoxid), Vasopressoren, Interleukin-2, Amphotericin B, Röntgenkontrastmittel
renale Minderperfusion durch Änderung der renalen Hämodynamik	NSAR, ACE-Hemmer, Angiotensin-Rezeptoren-Blocker, Ciclosporin, Tacrolimus, Röntgenkontrastmittel, Amphotericin B, Interleukin-2
direkte Tubulotoxizität	Aminoglykoside, Röntgenkontrastmittel, Ciclosporin, Tacrolimus, Cisplatin, Glykopeptide, Amphotericin B, Methotrexat, Foscarnet, Pentamidin, EGFR-Inhibitoren, BRAF-Inhibitoren, organische Lösungsmittel, Schwermetalle, intravenöse Immunglobuline
pigmentinduzierte Tubulustoxizität	Rhabdomyolyse (durch Kokain, Ethanol, Statine)
allergische interstitielle Nephritis	Penicilline, Cephalosporine, Sulfonamide, Rifampicin, Ciprofloxacin, NSAR, Thiaziddiuretika, Furosemid, Cimetidin, Phenytoin, Allopurinol, Thalidomid
mikroangiopathische Hämolyse	Ciclosporin, Tacrolimus, Mitomycin, Kokain, Chinin, konjugierte Östrogene, Proteasom-Inhibitoren
Glomerulopathien	Captopril, Carbimazol, Chloroquin, Interferone, Lithium, NSAID, inkl. COX-2-Hemmer, Pamidronat (und andere Bisphosphonate), Penicillamin, Probenecid, Propylthiouracil
intraluminale Obstruktion durch Präzipitation der Arzneimittel	Aciclovir, Foscarnet, Ganciclovir, Ciprofloxacin, Sulfonamide, Mercaptopurin, Methotrexat, Triamteren, Röntgenkontrastmittel
intraluminale Obstruktion durch Präzipitation von Harnsäurekristallen	Ciclosporin, Probenecid, Salizylate, Thiazid- und Schleifen-Diuretika, Zytostatika (Tumorlyse-Syndrom)
intraluminale Obstruktion durch Präzipitation von Oxalatkristallen	Ascorbinsäure, Ethylenglykol, Warfarin

5.10 Diagnostik

5.10.1 Diagnostisches Vorgehen

- *Diagnose der akuten Nierenschädigung* (Kriterien s. Kap. 5.8): Bereits jetzt sollte eine erste Einschätzung erfolgen, inwieweit die Einleitung eines Nierenersatzverfahrens notwendig ist bzw. notwendig werden kann.
- *Medikamentenanamnese, Anamnese der prädisponierenden Faktoren*: Bereits jetzt sollte die Verordnung typischer Medikation (z. B. Vancomycin, NSAR) wenn möglich beendet, umgestellt oder dosisangepasst werden. Selbst wenn die akute Nierenschädigung nicht durch Medikamente ausgelöst wurde, kann eine nephrotoxische Medikation eine Nierenschädigung verschlimmern.
- *Erheben des klinischen Status* mit Fokus auf Volumenhaushalt und Zeichen einer allergischen (Medikamenten-)Reaktion wie z. B. Exanthem
- *Sonografie der Nieren*: Diese sollte unmittelbar nach Diagnose einer akuten Nierenschädigung im Rahmen der klinischen Einschätzung durchgeführt werden, um andere Differenzialdiagnosen schnell auszuschließen (Volumenmangel, postrenales Nierenversagen). Auch sollte hierbei die Perfusion zumindest orientierend dargestellt werden (vor allem bei Gefäßoperationen).
- *Urinuntersuchung* mittels Streifentest, quantitativer Proteinuriemessung und mikroskopischer Beurteilung des Sediments: Für die Diagnose der medikamenteninduzierten Nierenschädigung müssen häufig andere Ursachen ausgeschlossen werden.
  - *Streifentest* mit steriler Leukozyturie und entsprechender Medikation: Verdachtsdiagnose einer interstitiellen Nephritis
  - *fraktionierte Natriumausscheidung* (FeNa): Differenzierung von prärenalem Nierenversagen (< 1 %) und akuter Tubulusnekrose (> 1 %)
  - *Urinmikroskopie*: Der Nachweis eines aktiven Sediments (Akanthozyten oder Erythrozytenzylinder im Urin) sollte umgehend zur weiteren Diagnostik einer akuten Glomerulonephritis führen (Laborserologie). Eine Nierenbiopsie zur weiteren Abklärung der glomerulären Schädigung ist häufig indiziert.
- *Radiologische Untersuchungen* wie z. B. Röntgen-Thorax tragen nicht zur Diagnosesicherung einer medikamentösen Nierenschädigung bei, helfen aber bei der klinischen Einschätzung, der Diagnostik prädisponierender Faktoren und der Entscheidung zur Initiierung eines Nierenersatzverfahrens (z. B. Lungenödem).
- Spezialuntersuchungen (z. B. Echokardiografie) oder invasives Monitoring dienen ebenfalls zur Diagnostik prädisponierender Faktoren.
- Das diagnostische Vorgehen ist in ▶ Abb. 5.1 zusammengefasst.

5.10.2 Anamnese

- Medikamentenanamnese
- Vorliegen einer chronischen Nierenschädigung
- Vorliegen prädisponierender Faktoren (siehe oben)
- relevante Kreislaufbeeinträchtigungen
- relevante Flüssigkeitsverluste
- Kontrastmittelexposition

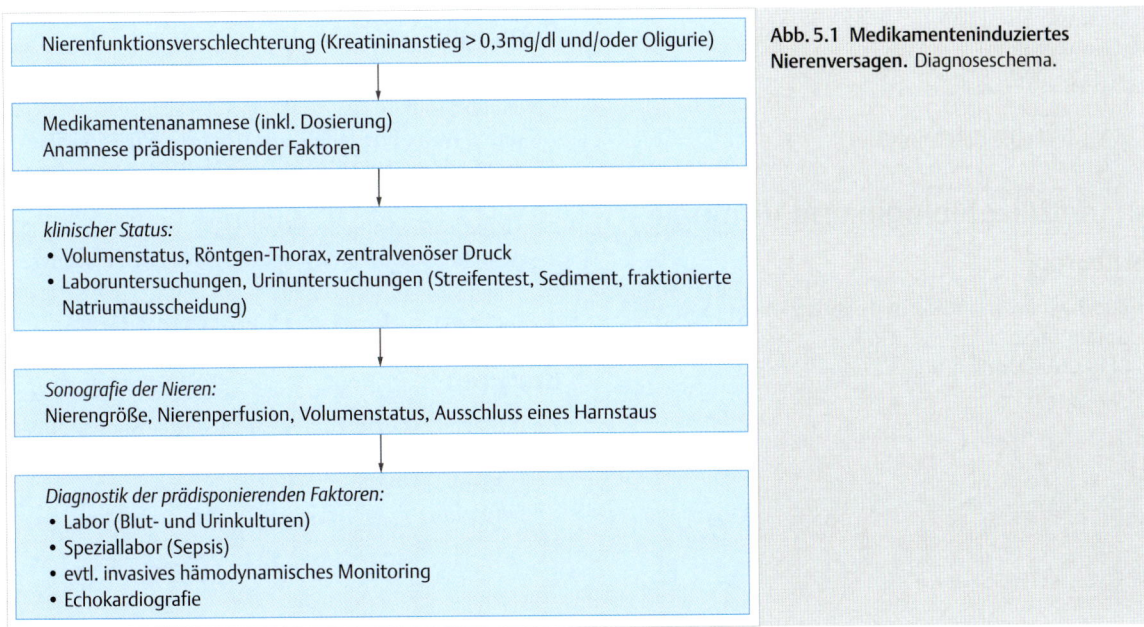

Abb. 5.1 Medikamenteninduziertes Nierenversagen. Diagnoseschema.

5.10.3 Körperliche Untersuchung

- (intravasaler) Volumenstatus
- Halsvenen-Einflussstauung
- Ödeme, Anasarka
- Verlagerung des Herzspitzenstoßes nach lateral, 3. Herzton
- Perikardreiben
- pulmonale feuchte Rasselgeräusche durch Lungenödem
- abgeschwächtes Atemgeräusch durch Pleuraerguss
- Zeichen verminderter Organperfusion
- Zeichen akuter Infektion (SIRS/Sepsis)
- Hinweise auf ein immunologisches Geschehen: allergisches Exanthem, Petechien, Gelenkbeschwerden
- Hinweise auf Leberfunktionsstörung (Aszites, portale Hypertension)
- Gelenkbefund
- Urinmenge
- Körpergewicht

5.10.4 Labor

- *Blutuntersuchungen:*
  - Kreatinin (daraus errechnet: eGFR)
  - Harnstoff
  - Elektrolyte (Na, K, Cl, Ca, P)
  - Kreatinkinase (Rhabdomyolyse)
  - Laktatdehydrogenase (Hämolyse, Organischämie)
  - Blutbild, ggf. Blutausstrich (Fragmentozyten)
  - Differenzialblutbild: Eosinophilie
  - arterielle Blutgasanalyse
  - C-reaktives Protein (CRP), Prokalzitonin (PCT)
  - Gerinnungsparameter
  - Lipase
- *Urinuntersuchungen:*
  - Streifentest: Hämaturie, Proteinurie, (sterile) Leukozyturie
  - Urinkultur
  - Elektrolyte
  - Osmolalität
  - Mikroskopie des Sediments

5.10.5 Mikrobiologie und Virologie

Kulturen

- Zur Diagnostik der Sepsis als potenzieller prädisponierender Faktor:
  Blutkultur, Urinkultur

5.10.6 Bildgebende Diagnostik

Sonografie

- Nierengröße und Echogenität (Vorliegen einer chronischen Nierenschädigung)
- (Ausschluss) Aufstau
- (Ausschluss) Perfusionsproblem
- Diagnostik Volumenstatus
  - Weite der V. cava inferior
  - Aszites
  - Pleuraerguss
- Blasenfüllung

Echokardiografie

- Pumpfunktion
- (Ausschluss) Perikarderguss
- Trikuspidalinsuffizienz

Röntgen

- Diagnostik Volumenstatus
  - Herzgröße
  - Lungenödem
  - Pleuraerguss

5.10.7 Instrumentelle Diagnostik

EKG

- Zeichen der Hyperkaliämie (hohe T-Wellen, QRS-Verbreiterung)

5.10.8 Histologie, Zytologie und klinische Pathologie

Sonstiges

- Phasenkontrastmikroskopie des Urins
- Nierenbiopsie
  - nur in Ausnahmefällen; zur Diagnose einer (medikamenteninduzierten) interstitiellen Nephritis, wenn sich das Nierenversagen nach Absetzen des nephrotoxischen Medikaments nicht erholt
  - Ausschluss anderer Ursachen des Nierenversagens

5.10.9 Mikrobiologie und Virologie

Kulturen

- Zur Diagnostik bzw. zum Ausschluss prädisponierender Faktoren (Harnwegsinfektion, Urosepsis, Sepsis)
  - Urinkultur
  - Blutkultur

5.11 Differenzialdiagnosen

Tab. 5.2 Differenzialdiagnosen der medikamenteninduzierten Nierenschädigung.

Differenzialdiagnose	Bemerkungen
septisches Nierenversagen	Im Rahmen von Sepsis oder septischem Schock. Die Differenzierung fällt häufig schwer, da gleichzeitig mehrere ätiologisch bedeutsame Ereignisse vorliegen (Entzündung, Hypotonie, oxidativer Stress, Mikrozirkulationsstörung, Antibiotikaverordnung).
prärenales Nierenversagen	akute Blutungsanämie bei gastrointestinalen Blutungen
	Exsikkose (ohne begleitende diuretische Therapie) bei Diarrhö oder Stomaverlusten (auch bei Kurzdarmsyndrom)
	schwere Herzinsuffizienz mit reduziertem effektivem Blutvolumen
	Hypotonie
akute Glomerulonephritis (RPGN)	immer auszuschließen bei akutem Nierenversagen: Mikroskopie des Urinsediments (aktives Sediment mit Akanthozyten und/oder Erythrozytenzylinder), Proteinurie quantitativ
	laborchemisch (Vaskulitis: cANCA, pANCA, Anti-GBM-Antikörper)
postrenales Nierenversagen	Sonografie sofort nach Aufnahme; prompte Initiierung einer Ableitung (Dauerkatheter, Nierenfistel)
Tumorlysesyndrom	Lymphome mit hoher Tumorlast, Zustand nach Chemotherapie
hepatorenales Syndrom	Zeichen einer Leberinsuffizienz (klinisch und laborchemisch)
hämolytisch-urämisches Syndrom (HUS), thrombotisch-thrombozytopenische Purpura (TTP), atypisches hämolytisch-urämisches Syndrom (aHUS)	TTP: Bestimmung von ADAMTS 13-Antikörper und -Aktivität; STEC-HUS: Nachweis von shigatoxinbildenden E. coli (STEC), aHUS: Störungen des Komplementsystems, ggf. genetische Diagnostik
schwangerschaftsassoziiertes Nierenversagen	Präeklampsie, Eklampsie, HELLP, thrombotische Mikroangiopathien, bilaterale Rindennekrosen (z. B. bei Plazentaablösung)
infektiöses Nierenversagen	Hantavirus-Infektion (Endemiegebiete, serologischer Nachweis von Hantaan-, Puumala-, Dobrava- oder Sin-Nombre-Virus), Leptospirose (zusätzliches Auftreten von Ikterus), HIV-Infektion
Cholesterinembolie-Syndrom (CES)	zeitlicher Zusammenhang mit chirurgischen oder kathetergestützten Gefäßeingriffen
Sichelzellkrise	typische Anamnese

5.12 Therapie

5.12.1 Therapeutisches Vorgehen

- Absetzen des nephrotoxischen Medikaments
- wenn nicht möglich: Dosisanpassung
- Korrektur aggravierender Faktoren:
  ○ Verbesserung des systemischen Blutflusses (und damit des renalen Blutflusses)
  ○ bilanzierte Flüssigkeitsgabe
  ○ Suche und Behandlung von Infektionen
  ○ Behandlung von Komplikationen (Elektrolytstörungen, Überwässerung, Azidose)
- Einleitung eines Nierenersatzverfahrens:
  ○ Hyperkaliämie, Oligurie/Anurie, metabolische Azidose, Urämie, Intoxikation
  ○ Volumensteuerung, metabolische Kontrolle, Elektrolytkontrolle
- Das Therapieschema ist in ▶ Abb. 5.2 zusammengefasst.

5.12.2 Allgemeine Maßnahmen

- balancierte Flüssigkeitstherapie
- Optimierung der Kreislaufsituation
- Behandlung vorbestehender prädisponierender Faktoren

5.12.3 Pharmakotherapie

- Ersetzen bzw. Absetzen der potenziell nephrotoxischen Medikation
- Steroide nur unter Risiko-Nutzen-Abwägung bei gesicherter interstitieller Nephritis

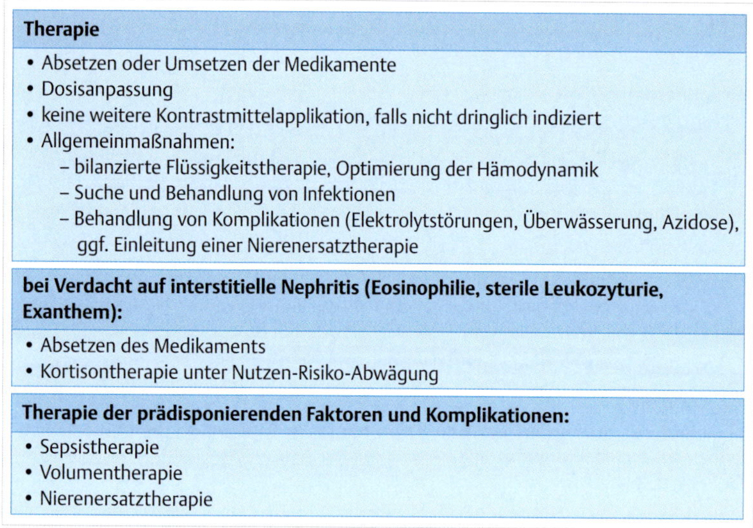

Therapie

• Absetzen oder Umsetzen der Medikamente
• Dosisanpassung
• keine weitere Kontrastmittelapplikation, falls nicht dringlich indiziert
• Allgemeinmaßnahmen:
  – bilanzierte Flüssigkeitstherapie, Optimierung der Hämodynamik
  – Suche und Behandlung von Infektionen
  – Behandlung von Komplikationen (Elektrolytstörungen, Überwässerung, Azidose), ggf. Einleitung einer Nierenersatztherapie

bei Verdacht auf interstitielle Nephritis (Eosinophilie, sterile Leukozyturie, Exanthem):
• Absetzen des Medikaments • Kortisontherapie unter Nutzen-Risiko-Abwägung
Therapie der prädisponierenden Faktoren und Komplikationen:
• Sepsistherapie • Volumentherapie • Nierenersatztherapie

Abb. 5.2 Medikamenteninduzierte Nierenschädigung. Schematische Übersicht der Therapie sowie deren Komplikationen.

5.13 Nachsorge

- Überprüfung der Nierenfunktion nach Entlassung
- nephrologische Mitbehandlung, wenn eine Nierenfunktionseinschränkung zurückbleibt

5.14 Verlauf und Prognose

- Oft ist eine medikamentös bedingte Nierenschädigung reversibel, wenn das Medikament abgesetzt wird und die Nierenfunktion zu Beginn unbeeinträchtigt war.
- Eine Studie hat allerdings gezeigt, dass bis zu 47 % der Patienten mit eingeschränkter Nierenfunktion (eGFR weniger als 60 ml/min) entlassen werden.

5.15 Prävention

- nephrologische Konsultation
- Dosis an Nierenfunktion anpassen
- wenn möglich (z. B. Vancomycin, Aminoglykoside): Dosierung nach Spiegel
- gleichzeitige Gabe mehrerer nephrotoxischer Substanzen vermeiden
- Kontrastmittelexposition vermeiden oder minimieren (▶ Abb. 5.3)
- alternative Therapien kritisch überprüfen
- Indikation bei Antibiotikatherapie überprüfen: täglich Antibiogramm sichten
- Übertherapie vermeiden
- Therapie prädisponierender Faktoren
- Dokumentation bekannter Unverträglichkeiten bzw. vorangegangener Ereignisse
- *Zukunft:*
  - Biomarker? (noch nicht validiert)
  - Real-Time-Messung der eGFR (Kreatinin überschätzt Nierenfunktion bei akutem Nierenversagen)
  - elektronische Verordnungshilfen, Warnsysteme mit Triggerfunktion (Electronic Health Records, EHR)
  - Identifikation einer genetischen Prädisposition

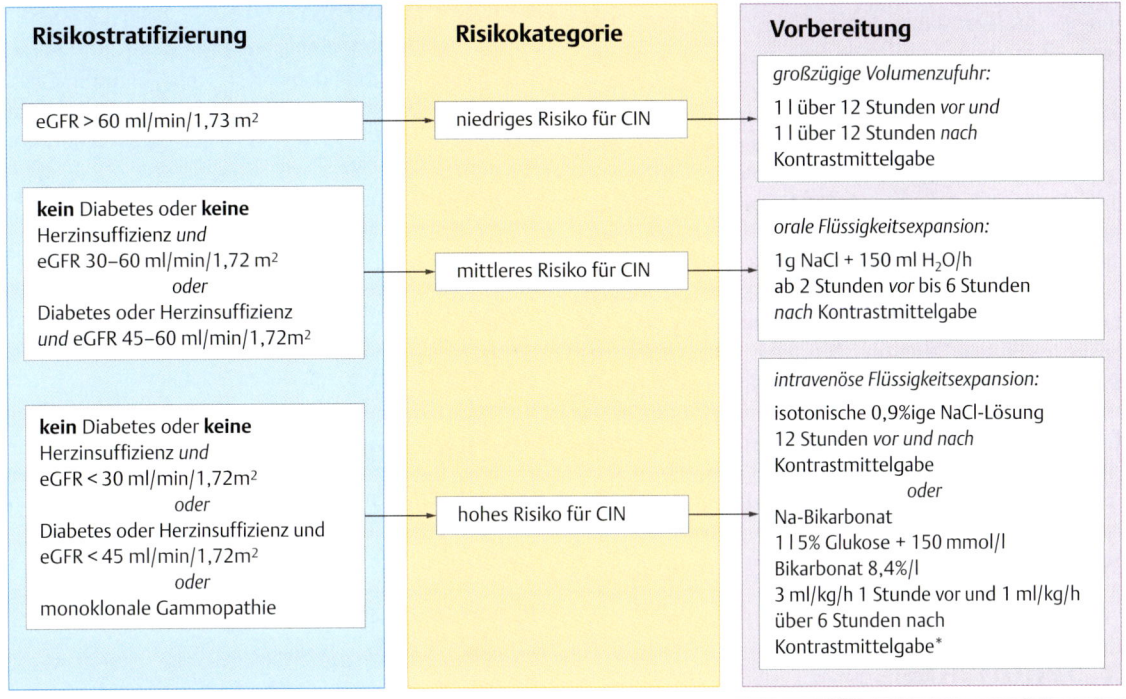

Abb. 5.3 Kontrastmittelinduziertes Nierenversagen (CIN). Flussdiagramm der Prävention (* maximale Laufrate 300 ml/h vor und 100 ml/h nach der Kontrastmittelexposition. Halbieren der Laufrate bei Herzinsuffizienz NYHA III oder IV) [6].

5.16 Quellenangaben

[1] Awdishu L. Drug-induced kidney disease in the ICU: mechanisms, susceptibility, diagnosis and management strategies. Curr Opin Crit Care 2017; 23: 484–490
[2] Drungs A. Medikamentös bedingte akute Nierenschädigung. Therapeutische Umschau 2015; 72: 717
[3] Hoste EA, Bagshaw SM, Bellomo R et al. Epidemiology of acute kidney injury in critically ill patients: the multinational AKI-EPI study. Intensive Care Med 2015; 8: 1411–1423
[4] KDIGO Leitlinien AKI. Kidney International Supplements 2012; 2: 19–36 (DOI:10.1038/kisup.2011.32)
[5] Malysko J, Kozlowska K, Kozlowski L et al. Nephrotoxicity of anticancer treatment. Nephrol Dial Transplant 2017; 32: 924–936
[6] Vanmassenhove J, Kielstein J, Jörres A et al. Management of patients at risk of acute kidney injury. Lancet 2017; 398: 2139–2151

5.17 Wichtige Internetadressen

- http://www.dosing.de

6 Rhabdomyolyse

Jan T. Kielstein, Carsten Hafer

6.1 Steckbrief

Als Rhabdomyolyse wird der häufig schmerzhafte Untergang quergestreifter Muskulatur bezeichnet. Mit dem Zelluntergang kommt es zur Freisetzung von Substanzen aus den Muskelzellen in die systemische Zirkulation (z. B. Kreatinkinase, Kalium, Phosphat, Myoglobin). Kalium (!), Phosphat, Kreatinphosphokinase und Myoglobin können zu sekundären Schäden führen. Die klinische Manifestation und der Schweregrad der Erkrankung reichen von einer milden Erhöhung der Muskelenzyme ohne klinische Symptome bis hin zur lebensbedrohlichen schweren Säure-Basen-Störungen (metabolische Azidose mit hoher Anionenlücke), lebensbedrohlichen Elektrolytstörungen (Hyperkaliämie, Hypokalzämie) mit resultierenden Herzrhythmusstörungen und/oder neuromuskulären Störungen (Krampfanfälle) und extremen Muskelschmerzen. Schwerwiegende Komplikationen sind eine akute Nierenschädigung mit der Notwendigkeit einer Nierenersatztherapie und eine disseminierte intravasale Gerinnung.

6.2 Synonyme

- Crush-Syndrom
- Kompartmentsyndrom

6.3 Keywords

- Rhabdomyolyse
- Hyperkaliämie
- Hypokalzämie
- Hyperphosphatämie
- akute Nierenschädigung

6.4 Definition

- Rhabdomyolyse bezeichnet eine Zerstörung der quer gestreiften Muskulatur mit resultierender Freisetzung intrazellulärer Muskelzellkomponenten in die systemische Zirkulation.

6.5 Epidemiologie

6.5.1 Häufigkeit

- Etwa 7 % aller Aufnahmen einer unfallchirurgischen Klinik haben eine Rhabdomyolyse, wobei im traumatologischen Setting eine resultierende akute Nierenschädigung bei etwa 13–50 % der Fälle mit Rhabdomyolyse gesehen wird.
- Die Inzidenz einer Rhabdomyolyse ist erhöht, wenn mehrere auslösende Ursachen zusammentreffen (▶ Tab. 6.1).
- Abhängig von der Genese der Rhabdomyolyse variiert die Mortalität: Bei einer kritischen Ischämie als Ursache liegt die Sterblichkeit bei ca. 32 %, während sie als Folge von Medikamenten nur bei ca. 3,2 % liegt.

6.5.2 Altersgipfel

- Keine Angaben möglich.

Tab. 6.1 Ursachen einer Rhabdomyolyse.

Ursache	Beispiele
Trauma	Crush-Syndrom
Belastung	Krampfanfälle, Alkoholentzug, Leistungsmarsch
Muskelhypoxie	Kompressionsschaden, arterielle Verschlüsse
genetische Defekte	Störungen der Glykolyse oder Glykogenolyse
	Störungen des Lipidstoffwechsels
	Mitochondriopathien
Infektionen	*viral*: Influenza-A- und B-Virus, Coxsackievirus, HIV, Epstein-Barr-Virus (EBV)
	bakteriell: Streptokokken, Staphylokokken, Legionellen, Clostridien
Änderungen der Körpertemperatur	maligne Hyperthermie, malignes neuroleptisches Syndrom
	Hypothermie
metabolische Störungen/Elektrolytstörungen	Hypokaliämie, Hypophosphatämie, Hypokalzämie
	diabetische Ketoazidose, hyperosmolare Störungen
Medikamente und Toxine	Statine und Fibrate, Alkohol, Heroin, Kokain, Pestizide
	Kombinationen von Medikamenten

6.5.3 Geschlechtsverteilung

- Männer haben häufiger eine Rhabdomyolyse, die durch Pestizide, Toxine oder exzessives körperliches Training verursacht wird. (Ältere) Frauen haben häufiger eine durch Statine bedingte Rhabdomyolyse.

6.5.4 Prädisponierende Faktoren

- Die Ursachen einer Rhabdomyolyse lassen sich in acht verschiedene Entitäten kategorisieren: Trauma, Belastung, Muskelhypoxie, genetische Defekte, Infektionen, Änderungen der Körpertemperatur, metabolische Störungen und toxische Einflüsse inklusive Medikamente (▶ Tab. 6.1).
- *traumatisch:*
  - Liegedauer, Ausmaß des Traumas
  - Beginn der Flüssigkeitssubstitution
- *nicht traumatisch:*
  - Polypharmazie mit Einnahme von mehreren myotoxischen Präparaten, insbesondere Fettsenker (Statine), zentralnervöse Substanzen
  - Elektrolytstörungen: Hyponatriämie, Hypokaliämie, Hypophosphatämie
  - arterielle Verschlusskrankheit mit Perfusionsminderung
  - Immobilisation
  - Hautnekrosen

6.6 Ätiologie und Pathogenese

- Akute nicht traumatische Rhabdomyolysen entstehen, wenn eine außergewöhnliche Belastung („Leistungsmarsch") und/oder zusätzliche exogene/toxische Einflüsse (Alkohol und „Drogen", Lipidsenker) oder virale Infektionen vorliegen. Begünstigend sind Medikamenteninteraktionen und Elektrolytstörungen.
- Regelhaft wird eine Rhabdomyolyse im Rahmen von Polytraumata gesehen. Die Höhe der Kreatinkinase korreliert mit dem muskulären Schaden.
- Folge der Sequestration von Wasser in die geschädigten Muskeln ist eine funktionelle Volumendepletion. Eine resultierende Nierenschädigung ist Folge einer Kaskade von Ereignissen, wobei die intrarenale Vasokonstriktion sowie die direkte tubuläre Toxizität und tubuläre Okklusion durch Tamm-Horsfall-Proteinzylinder mit Myoglobinpräzipitaten hervorzuheben sind.
- Anhand der in ▶ Tab. 6.2 genannten, schnell zu erhebenden Parameter ist das Risiko für eine akute Nierenschädigung mit Dialysenotwendigkeit und die Sterblichkeit einzuschätzen. Bei einem Score von ≤ 5 liegt das Risiko für ein dialysepflichtiges Nierenversagen oder eine Mortalität be < 10 %, bei einem Score von ≥ 12 jedoch bei über 60 %.

Tab. 6.2 Risikoscore bei Rhabdomyolyse [3].

Variable	Wert	Score
Alter	50–70	1,5
	70–80	2,5
	> 80	3
Geschlecht	weiblich	1
initiales Kreatinin	1,4–2,2 mg/dl	1,5
	> 2,2 mg/dl	3
initiales Kalzium	1,88 mmol/l	2
initiale Kreatinkinase	> 40 000 U/l	2
Ursache	NICHT: Krampf, Synkope, Statine, Belastung, Myositis	3
initiales Phosphat	1,29–1,44 mmol/l	1,5
	≥ 1,73 mmol/l	3
initiales Bikarbonat	< 19 mmol/l	2

6.7 Symptomatik

- Eine milde Muskelzerstörung verursacht meist keine Beschwerden oder nur diskrete muskelkaterartige Schmerzen. Eine Nierenfunktionsverschlechterung wird dabei nicht beobachtet.
- Massive Muskelnekrosen gehen dagegen mit Muskelschwäche und auch Muskelschmerzen sowie Schwellung der Extremität einher.
- Abhängig vom Ausmaß des Traumas und der Myoglobinfreisetzung kommt es zu einer Verfärbung des Urins (S. 65).

6.8 Diagnostik

6.8.1 Diagnostisches Vorgehen

Das diagnostische Vorgehen bei Rhabdomyolyse ist in ▶ Abb. 6.1 dargestellt.

6.8.2 Anamnese

- Die anamnestischen Angaben fokussieren auf die Genese und das Ausmaß der muskulären Schädigung. Bei traumatologischen Patienten sind der Unfallhergang und der einhergehende Blutverlust sowie das Ausmaß der operativen Versorgung wesentlich.
- Beschwerden sind Muskelschmerzen und -schwäche, bei Beeinträchtigung der Vigilanz ist die Liegedauer zu eruieren.
- Bei nicht traumatologischen Patienten ist eine detaillierte Durchsicht von Medikation und möglichen Interaktionen sinnvoll. Auch die Exposition gegenüber Toxinen ist zu erfragen.
- Strukturelle muskuläre Erkrankungen und metabolische Probleme bzw. Elektrolytstörungen sind zu su-

Anamnese
- (Liege-)Trauma, Medikation
- Schmerzen, Schwäche

klinische Beurteilung
- muskulärer Schaden mit fokussierter Suche nach Kompartmentsyndrom und Ulzerationen
- Nierenfunktion/Urinausscheidung
- Zeichen der kardiopulmonalen Beeinträchtigung

Laborbestimmungen
- Kreatinkinase
- Nur fakultativ (Myoglobin, Aldolase, Laktatdehydrogenase, Alanin-Aminotransferase und Aspartat-Aminotransferase)
- Kreatinin, Harnstoff, Harnsäure, Albumin
- Blutgasanalyse: (Bikarbonat!) mit ionischem Kalzium und Chlorid
- Elektrolyte: Natrium, Kalium, Kalzium (inklusive ionischem Kalzium), Magnesium, Phosphat
- Blutbild, Gerinnung
- Urin: Kreatinin mittels Streifentest und Urinsediment
- Bei einer relevanten Rhabdomyolyse ist der Urin sichtbar bräunlich verfärbt (Myoglobinurie).

Abb. 6.1 Rhabdomyolyse. Diagnoseschema.

chen (▶ Tab. 6.1). Auch nach Virusinfekten (Influenza!) ist zu fragen.
- Die Familienanamnese kann für stoffwechselassoziierte Rhabdomyolysen (nach körperlicher Belastung) wichtig sein.
- Bezüglich der Nierenfunktion ist nach einer bekannten vorbestehenden Einschränkung der Nierenfunktion zu fahnden (z. B. alte Briefe, Sonografie (S. 65)).

6.8.3 Körperliche Untersuchung
- Die körperliche Untersuchung fokussiert sich auf drei Bereiche:
  - *muskulärer Schaden* per se mit der fokussierten Suche nach einem Kompartmentsyndrom, Ulzerationen nach längerer Liegendauer und akrale Perfusion
  - *Nierenfunktion/Urinausscheidung*
  - *Zeichen der kardiopulmonalen Beeinträchtigung*
- Üblicherweise präsentieren sich Patienten mit Rhabdomyolyse mit klinischen Zeichen einer Volumendepletion, die auf die Sequestration von Wasser in den geschädigten Muskeln zurückzuführen ist. Daher ist unbedingt der Urin zu begutachten, der bei Volumendepletion zwar konzentriert bräunlich erscheint, bei deutlicherer Rhabdomyolyse jedoch eine Farbe ähnlich wie schwarzer Tee aufweist. Makroskopisch sind oft Schwebepartikel sichtbar. Parallel zur Intensität des renalen Schadens wird der Urin zunehmend dunkler und trüber und ähnelt dann zunehmend eher einer flüssigen Speisewürze oder Sojasauce.
- Klinische Zeichen sind bei traumatologischen Patienten entstandene Wunden und Frakturen.
- Bei älteren Patienten ist bei der Untersuchung auf Zeichen einer kardiovaskulären Insuffizienz, einer peripheren arteriellen Minderversorgung und pulmonal auf Zeichen einer pulmonalvenösen Kongestion zu achten, um abzuschätzen, ob eine ausgiebige Volumengabe tolerabel ist.

6.8.4 Labor
- *Muskelenzyme/Kreatinkinase*: Kennzeichen der Rhabdomyolyse sind die Erhöhung der Kreatinkinase (CK) und anderer Muskelenzyme (Myoglobin, Aldolase, Aspartat-Aminotransferase, Laktatdehydrogenase). Eine CK über 5000 U/l wird dabei oft als Schwellenwert für einen schwerwiegenderen Muskelschaden angesehen.
- *Entzündungsmarker* (C-reaktives Protein, Leukozyten) sind bei infektiösen und traumatischen Ursachen meist erhöht, während sie bei hereditären Myopathien oder auf dem Boden von medikamentenassoziierten Schädigungen oder Elektrolytstörungen oft normal oder nur gering erhöht sind.
- *Nierenretentionsparameter* (Kreatinin, Harnstoff)
- *Blutgasanalyse*: metabolische Azidose mit erhöhter Anionenlücke; häufig auch Laktaterhöhung
- *Phosphat und Kalium*: Hyperphosphatämie und Hyperkaliämie korrelieren mit dem Ausmaß des Zellzerfalls. Der Anstieg kann dabei sehr schnell und überraschend hoch sein. Bei einer gleichzeitigen Oligurie ist aufgrund der fehlenden Kaliurese die Dynamik ausgeprägter.

- *Kalzium*: Eine Hypokalzämie ist ein typisches Phänomen in den ersten Tagen einer Rhabdomyolyse. In der Erholungsphase wird ein Großteil des Kalziums wieder freigesetzt, und es kommt mitunter sogar zu Hyperkalzämien.
- *Hyperurikämie*: Harnsäure wird im Rahmen der Zerstörung purinhaltiger Zellen freigesetzt. Bei einem Anstieg auf > 8 mg/dl (476 μmol/l) sollte eine Therapie mit einem Xanthinoxidaseinhibitor erwogen werden.
- *Gerinnungsparameter*: Bei schwerer Rhabdomyolyse kann es zu einer disseminierten intravasalen Gerinnung kommen.
- vgl. hierzu ▶ Tab. 6.2 „Risikoscore bei Rhabdomyolyse"

6.8.5 Urin

- Bei einer relevanten Rhabdomyolyse ist der Urin sichtbar bräunlich verfärbt (Myoglobinurie) (▶ Tab. 6.3). Typische Medikamente, die den Urin verfärben, sind Rifampicin, Doxorubicin, Ibuprofen, Methyldopa, Levodopa und Metronidazol.
- Im Urinstreifentest ist das Feld für Blut positiv. In der mikroskopischen Untersuchung finden sich granulierte und Myoglobinzylinder, jedoch wenig Erythrozyten.

6.8.6 Mikrobiologie und Virologie

- Infektionen sind selten Ursache einer Rhabdomyolyse. Bei Influenza A Infektionen werden aber zunehmend schwere Rhabdomyolysen beschrieben, so dass bei entsprechender Grippesymptomatik mit nachfolgender Rhabdomyolyse eine Influenzadiagnostik sinnvoll ist. Mikrobiologische Untersuchungen sind nur im Rahmen der klassischen Routinediagnostik oder bei Verdacht auf eine sekundäre Infektion.

6.8.7 Bildgebende Diagnostik

- Ultraschall und MRT werden beide genutzt, um den Grad der Muskelschädigung einzuschätzen.
- Die bettseitige bildgebende Diagnostik fokussiert sich auf die Sonografie.

Tab. 6.3 Urinuntersuchung: Differenzialdiagnose dunkler oder brauner Urin.

Ursache	Teststreifen	Sediment*	Überstand
Hämaturie	+ bis +++	rot	gelblich
Myoglobinurie	+ bis +++	normal	rot bis braun
Hämoglobinurie	+ bis +++	normal	rot bis braun
Porphyrie	negativ	normal	rot
Gallenpigmente	negativ	normal	braun
Nahrung, Medikamente	negativ	normal	rot bis braun

* Sedimentbeurteilung von 10 ml Urin nach Zentrifugation (3000 Umdrehungen/Minute über 5 Minuten)

- Eine Computertomografie der Extremitäten ist bei Traumapatienten sinnvoll.

Sonografie

- Die Sonografie der Extremitäten ist ein exzellentes Tool, das bettseitig und mit niedrigen Kosten eine Rhabdomyolyse bereits in der Notaufnahme diagnostisch bestätigen kann. Der normale Muskel lässt sich mit einem Linearschallkopf (8–12 MHz) darstellen und wird von hyperechogenen linearen Septen begrenzt. Bei einer Rhabdomyolyse sind klare Strukturen aufgehoben, bei begleitendem Ödem erscheint der Muskel hypoechogen, und die begrenzenden Septen sind aufgelockert bzw. aufgehoben. Das umgebende Gewebe weist liquide hypoechogene Areale auf (Ödem). Frische Abszedierungen und Hämatome sind ebenfalls hypoechogen und sollten differenzialdiagnostisch bedacht werden.

CT

- Bei allen Patienten mit einem Polytrauma sollte eine umfassende CT durchgeführt werden. Der Fokus dieser Untersuchung liegt dabei naturgemäß auf dem Ausmaß der Beteiligung innerer Organe und der Frakturen, begleitende Weichteilschäden und ischämische Areale sind jedoch ebenfalls darstellbar (zum Beispiel beim Verdacht auf Kompartmentsyndrom).

MRT

- Mit der MRT gelingt eine exzellente Beurteilung einer Rhabdomyolyse. Die T2-gewichteten Bildern betroffener Areale zeigen eine deutlich erhöhte Signalintensität. Sie ermöglicht zudem eine Abgrenzung oder den Nachweis umgebender struktureller Schädigungen. Die MRT ist daher insbesondere bei Patienten mit unklaren (entzündlichen, schmerzhaften, ischämischen) Prozessen der Extremitäten zur Differenzialdiagnostik geeignet. Die Limitationen liegen in der (unmittelbaren) Verfügbarkeit und der begleitenden Logistik.

6.8.8 Histologie, Zytologie und klinische Pathologie

Histologische Diagnostik des Muskels

- Bei der Fragestellung nach hereditären Myopathien kann eine Muskelbiopsie sinnvoll sein. Zu beachten ist jedoch, dass eine Biopsie erst einige Monate nach dem Ereignis sinnvolle Ergebnisse liefern kann. In der akuten Phase mit Myonekrosen ist eine Muskelbiopsie daher NICHT sinnvoll.

6.9 Therapie

6.9.1 Therapeutisches Vorgehen

- Ziel der Therapie ist es, eine höhergradige Nierenschädigung zu verhindern. Die Eckpfeiler der Therapie sind die frühzeitige und aggressive Volumenrepletion mit kristalloiden Infusionslösungen (▶ Abb. 6.2). Ergänzend kann der Einsatz von *bikarbonathaltigen Infusionen* und *Mannitol* erwogen werden.
- Ein positiver Effekt von Bikarbonat und einer osmotischen Diurese mit Mannitol ist in erster Linie bei schweren Rhabdomyolysen zu erwarten (mit einer CK > 35 000 U/l).
- Bei unzureichendem Erfolg und ausgeprägter Schädigung oder resultierenden Elektrolytstörungen (Hyperkaliämie) ist eine *Nierenersatztherapie* sinnvoll.
- *Volumenrepletion*: Der primäre therapeutische Ansatz ist die ausgiebige Volumengabe zum Erhalt einer Diurese. Ziele sind eine Urinausscheidung von mehr als 2 ml/kgKG stündlich und die strikte Vermeidung einer Hypovolämie und einer intratubulären Obstruktion durch Myoglobin. Initial sind hohe Infusionsmengen (abhängig von der Klinik und der Hämodynamik) anzustreben, die dann im weiteren Verlauf reduziert werden müssen. Infusionsraten von bis zu 500–2000 ml/h kristalloider Vollelektrolytlösungen für die ersten 2–4 Stunden sind möglich. Im Verlauf sollte die Infusionsmenge so adaptiert werden, dass der Urin klar bleibt (siehe oben).
- Eine *Reduktion der Volumenzufuhr* ist sinnvoll, sobald
  - der Urin hell und klar ist,
  - die Hämodynamik keine Zeichen eines Volumenmangels mehr aufweist,
  - und ist notwendig, falls Zeichen einer respiratorischen Verschlechterung oder kardialen Dekompensation bestehen.

  Insbesondere bei herzinsuffizienten Patienten birgt eine (zu) aggressive Hydratationsstrategie das Risiko einer kardiorespiratorischen Dekompensation. In etwa 10 % der Fälle kommt es in Folge eines „Nephroprotektionsprotokolls" zu ernsteren Komplikationen.
- Es gibt keinen eindeutigen laborchemischen Schwellenwert (CK), der die präventive Volumentherapie notwendig macht. Bei traumatologischen Patienten steigt das Risiko für eine Nierenschädigung ab einer CK von 15–20 000 U/l. Bei einer CK < 20 000 U/l ist das Risiko für eine Nierenersatztherapie auf dem Boden einer Rhabdomyolyse sehr gering (hier sollte intensiv nach begleitenden Ursachen gesucht werden). Bei einer CK zwischen 10 und 20 000 U/l entwickeln etwa 10–15 % der Patienten eine akute Nierenfunktionseinschränkung (Kreatinin > 176 μmol/l / > 2 mg/dl). Ungeachtet dessen empfehlen viele Zentren ein Behandlungsprotokoll zum erhöhten Umsatz bereits ab einem Schwellenwert einer CK größer 5000 U/l.
- *Bikarbonatgabe*: Myoglobin präzipitiert in konzentriertem (bei Hypovolämie) und saurem Urin leichter. Wird aus diesem Grund ein Urin-pH von ≥ 6 angestrebt, sollte die Infusionstherapie vorzugsweise mit Kristalloiden erwogen werden (150 ml 8,4 %ige Natriumbikarbonat-Lösung in 850 ml G5 %). Einfacher ist jedoch der Volumenersatz mit Vollelektrolytlösungen.
- Bei einer Volumenüberladung und einer schweren metabolischen Alkalose ist neben der forcierten Diurese die additive Gabe von *Acetazolamid* sinnvoll.
- *Urinalkalisierung*: Bei einer Alkalisierungstherapie müssen engmaschige Kontrollen der Elektrolyte erfolgen (cave: Verstärkung oder Induktion einer Hypokalzämie, Abfall des Kaliums; überschießende Alkalisierung); insbesondere eine Akzentuierung der Hypokalzämie kann zur erheblichen Steigerung der neuromuskulären Erregbarkeit mit Rhythmusstörungen und Krampfanfällen führen.
- Darüber hinaus sollte angesichts der meist großen Infusionsmenge bedacht werden, dass die *alleinige Gabe von NaCl 0,9 %* eine vorbestehende metabolische Azidose deutlich verstärkt.
- *Mannitol*: Es soll unter anderem einen erhöhten Urinfluss sichern und dadurch die tubuläre Kontaktzeit von Myoglobin und dessen Toxizität reduzieren. Positive Effekte von Mannitol sind jedoch allenfalls *bei frühzeitigem Einsatz* zu erwarten. Nach Ansicht der Autoren kann Mannitol bei Patienten mit sehr hohen CK-Spiegeln (> 20 000 U/l) erwogen werden, sofern die Diurese noch erhalten ist (50 ml einer 20 %igen Mannitollösung auf jeden Liter Infusionslösung).

  Mannitol ist kontraindiziert bei anurischen oder oligurischen Patienten mit unzureichender Besserung der Diurese trotz Mannitolgabe. In einem Konsensusstatement wird die Gabe von Mannitol/Bikarbonat explizit *nicht* empfohlen.
- *Schleifendiuretika*: Furosemid sollte nur zur Optimierung der Volumenbilanzierung bei Zeichen der Überwässerung oder bei Hyperkaliämie eingesetzt werden. Nachteilige Effekte sind die Verstärkung einer ohnehin bestehenden Hypovolämie und eine Aggravation der bestehenden Hypokalzämie.
- *Therapie der Hyperkaliämie*: Das individuelle Risiko einer hyperkaliämieassoziierten Rhythmusproblematik lässt sich nicht sicher vorhersagen. Vorbestehende kardiale Erkrankungen sind ein entscheidender Risikofaktor, ein EKG ist unabdingbarer Bestandteil der Basisdiagnostik.

  Maßnahmen fokussieren in erster Linie auf die Elimination des freigesetzten Kaliums: forcierte Diurese und ggf. Nierenersatztherapie. Die sonst üblichen Therapiemaßnahmen zur Verschiebung von Kalium in den intrazellulären Raum (Insulin, Betamimetika) sind angesichts des bestehenden Traumas wenig (gar nicht) effektiv. Die Gabe von oralen Kaliumbindern macht keinen Sinn.

6.9 Therapie

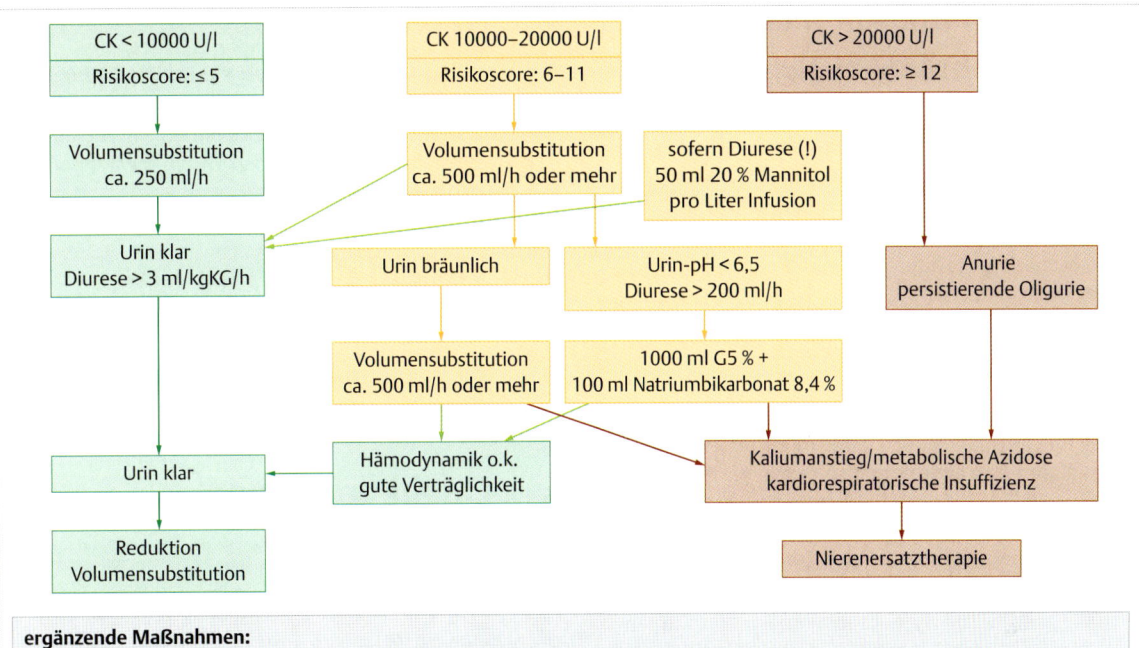

Abb. 6.2 Rhabdomyolyse. Therapieschema.

ergänzende Maßnahmen:
- Monitoring Blutgasanalyse alle 2 Stunden mit Kalium, ionischem Kalzium (Kontrolle Osmolalität bei Einsatz von Mannitol)
- Korrektur Hypokalzämie nur bei Symptomatik (z.B. Tetanie oder Krampfanfälle)
- Korrektur Hyperkaliämie → Furosemid i.v., ggf. Dialyse (keine Anionenaustauscher)
- Behandlung mit Mannitol (bis zu 200 g pro Tag und kumulative Dosis bis zu 800 g)
- Plasmaosmolalität und Plasmaosmolalität-Lücke prüfen. Unterbrechen, wenn keine Diurese (> 20 ml pro Stunde) festgestellt wird.

- Die *Gabe von Kalzium* sollte auf Notfallindikationen beschränkt bleiben. Dies sind zum einen die symptomatische Hyperkaliämie, zum anderen hypokalzämieinduzierte neuromuskuläre Erregungszustände (Krampfanfälle, Rhythmusstörungen). Ansonsten wird injiziertes Kalzium vorwiegend im geschädigten Muskel abgelagert und erhöht das Risiko von Hyperkalzämien in der Erholungsphase.

6.9.2 Monitoring

- *Diurese und Urindiagnostik*: Die visuelle Beobachtung des Urins ist sehr hilfreich. Ein struktureller Nierenschaden wird durch dunklen Urin und nachlassende Diurese schneller sichtbar als dies Änderungen der Nierenretentionsparameter anzeigen.
- Eine Kontrolle des Urin-pH (Ziel > 6,5) wird in zahlreichen Publikationen zwar empfohlen, aber Hinweise für deren Effizienz stehen nach wie vor aus. Die Autoren empfehlen diese Kontrolle daher nicht.
- *Kreatinkinase*: Die Bestimmung von CK, Glutamat-Oxalazetat-Transaminase (GOT), (Aspartat-Aminotransferase; AST) und Laktatdehydrogenase (LDH) sind als Verlaufsparameter sinnvoll, wobei die Kreatinkinase der wichtigste Marker ist. Bei etwa 2 Drittel der Patienten ist der CK-Gipfel bereits nach 24 Stunden erreicht, bei 86 % nach 48 Stunden.
- *Elektrolyte*: Initial sollten mindestens zweistündliche Kontrollen der Blutgasanalyse mit Kalium und ionischem Kalzium erfolgen. Nach Stabilisierung können diese Kontrollen auf einen größeren Zeitraum ausgedehnt werden.
- *Serumosmolalität*: Sie sollte beim Einsatz von Mannitol 2-mal täglich kontrolliert werden.

6.9.3 Allgemeine Maßnahmen

- Neben den oben genannten Maßnahmen haben Patienten mit einer Rhabdomyolyse ein erhöhtes Risiko einer Thrombose und benötigen daher eine *Thromboseprophylaxe*.
- Bei operativer Wundversorgung ist eine antiinfektiöse Therapie sinnvoll.

6.9.4 Interventionelle Therapie
Hämodialyse/Hämofiltration

- *Nierenersatztherapie*: Patienten mit persistierender Anurie trotz/unter aggressiver Volumensubstitution sollten eine Nierenersatztherapie erhalten. Eine fortgesetzte Volumengabe ist bei bereits manifester Anurie zum Erhalt der Nierenfunktion nicht mehr hilfreich.
  - Insbesondere bei älteren Patienten mit vorbestehender kardialer Beeinträchtigung ist bei nachlassender Diurese frühzeitig eine Nierenersatztherapie zu diskutieren. Die Verfahrensauswahl ist sekundär (CRRT, Continuous Renal Replacement Therapy; PIRRT, Prolonged Intermittent Renal Replacement Therapy), wenig hilfreich sind jedoch kurze intermittierende Hämodialysen an alternierenden Tagen. Als Antikoagulation sollte bei kontinuierlichen Verfahren eine regionale Antikoagulation mit Zitrat zum Einsatz kommen.
  - Das Risiko für die Notwendigkeit einer Dialyse/CVVH liegt (je nach Studie und Patientenkollektiv) bei 15–45 %. Bedrohliche Hyperkaliämien, Hypokalzämien und eine metabolische Azidose sollten in die Therapieentscheidung einbezogen werden.
  - Für eine präventive Elimination gibt es bislang nur unzureichend Daten, die diesen Ansatz rechtfertigen würden, wenngleich sowohl Myoglobin als auch Kreatinin durch Nierenersatztherapien eliminiert werden. Der Einsatz einer „High-Cut-off-Membran" kann deren Elimination darüber hinaus beträchtlich steigern.

6.9.5 Operative Therapie

- Bei einem Kompartmentsyndrom durch die Rhabdomyolyse wird eine *Fasziotomie* notwendig. Weitere häufige Komplikationen und Indikationen zu einem operativen Eingreifen sind Myonekrosen mit sekundärer bakterieller Abszedierung.

6.10 Nachsorge

- Bei Patienten mit einer akuten Nierenschädigung sollte (unabhängig von der Notwendigkeit einer passageren Nierenersatztherapie) poststationär eine ambulante Kontrolle der Nierenfunktion erfolgen (idealerweise innerhalb von 3 Monaten).

6.11 Verlauf und Prognose

- Die Prognose der Rhabdomyolyse hängt vom Grad der akuten Nierenschädigung ab. Das Langzeitüberleben ist gut, und die meisten Patienten erholen sich auch hinsichtlich ihrer Nierenfunktion.

6.12 Quellenangaben

[1] Bosch X, Poch E, Grau JM. Rhabdomyolysis and acute kidney injury. New Engl J Med 2009; 1: 62–72
[2] Kasaoka S, Todani M, Kaneko T et al. Peak value of blood myoglobin predicts acute renal failure induced by rhabdomyolysis. J Crit Care 2010; 4: 601–604
[3] McMahon GM, Zeng X, Waikar SS. A risk prediction score for kidney failure or mortality in rhabdomyolysis. JAMA Intern Med 2013; 19: 1821–1827
[4] Melli G, Chaudhry V, Cornblath DR. Rhabdomyolysis: an evaluation of 475 hospitalized patients. Medicine (Baltimore) 2005; 84: 377–385
[5] Nielsen JS, Sally M, Mullins RJ et al. Bicarbonate and mannitol treatment for traumatic rhabdomyolysis revisited. Am J Surg 2017; 1: 73–79
[6] Sorrentino SA, Kielstein JT, Lukasz A et al. High permeability dialysis membrane allows effective removal of myoglobin in acute kidney injury resulting from rhabdomyolysis. Crit Care Med 2011; 1: 184–186
[7] Zimmerman JL, Shen MC. Rhabdomyolysis. Chest 2013; 144: 1058–1065

7 Rapid progressive Glomerulonephritis

Jan T. Kielstein, Carsten Hafer

7.1 Steckbrief

Die rapid progressive Glomerulonephritis ist gekennzeichnet durch einen rasch progredienten Nierenfunktionsverlust (Tage bis Wochen) und typische Urinbefunde einer glomerulären Erkrankung (nephritisches Urinsediment [glomeruläre Hämaturie und Proteinurie]). Die weitaus häufigsten Ursachen sind Autoimmunerkrankungen, meist ANCA-assoziierte Vaskulitiden (GPA: Granulomatose mit Polyangiitis, mikroskopische Polyangiitis), seltener das Goodpasture-Syndrom (mit Antikörpern gegen die glomeruläre Basalmembran, GBM). Weitere Ursachen können infektiöse und postinfektiöse Glomerulonephritiden, systemischer Lupus erythematodes, Kryoglobulinämien und eine IgA-Vaskulitis sein. Wichtig ist die unverzügliche Einleitung einer immunsuppressiven Induktionstherapie mit Steroiden und Cyclophosphamid und/oder Rituximab, ergänzend ggf. eine Plasmaaustauschtherapie (bei Patienten mit diffuser alveolärer Hämorrhagie). Unbehandelt liegt die Sterblichkeit eines pulmorenalen Syndroms bei > 90 %.

7.2 Aktuelles

- 2017 erschien die S1-Leitlinie zur Diagnostik und Therapie der ANCA-assoziierten Vaskulitiden
- Ergebnisse einer multizentrischen Studie zur Effektivität einer frühzeitigen Plasmapheresetherapie (PEXIVAS) bei rapid progressiver Glomerulonephritis stehen aus http://www.clinicaltrials.gov NCT00987389).

7.3 Synonyme

- akutes nephritisches Syndrom
- ANCA-assoziierte Vaskulitis (ANCA: antineutrophile zytoplasmatische Antikörper)
- pulmorenales Syndrom
- alveoläre Hämorrhagie
- Goodpasture-Syndrom

7.4 Keywords

- rapid progressive Glomerulonephritis
- diffuse alveoläre Hämorrhagie
- ANCA-assoziierte Vaskulitiden
- Goodpasture-Syndrom
- Plasmaaustausch
- Granulomatosis mit Polyangiitis (GPA; früher: Morbus Wegener)
- mikroskopische Polyangiitis
- eosinophile Granulomatosis mit Polyangiitis (Churg-Strauss-Syndrom)

7.5 Definition

- Ein *akutes nephritisches Syndrom* ist gekennzeichnet durch das akute Auftreten folgender Symptome:
  - glomeruläre Hämaturie (mit Nachweis von dysmorphen Erythrozyten und/oder Akanthozyten) und Zylindrurie (Erythrozytenzylinder sind beweisend)
  - Proteinurie (mild bis moderat, meist nicht nephrotisch)
  - Hypertonie
  - Oligurie und Ödeme
  - Abnahme der Nierenfunktion
- Die *rapid progressive Glomerulonephritis* beinhaltet:
  - akzelerierte akute rasche Nierenfunktionsabnahme
  - Hypertonie (meist weniger ausgeprägt)
  - Oligurie (variabel)
  - Proteinurie (variabel)
- Die Kombination aus alveolärer Hämorrhagie und rapid progressiver Glomerulonephritis wird als *pulmorenales Syndrom* bezeichnet:
  - ANCA-assoziierte Vaskulitiden
  - Goodpasture-Syndrom
  - ANCA-negative Vaskulitiden (Kyroglobulinämie, IgA-Vaskulitis [Purpura Schönlein-Henoch], systemischer Lupus erythematodes [SLE])
- Intensivmedizinisch relevant ist insbesondere die rapid progressive Glomerulonephritis als Folge der Kleingefäßvaskulitiden, da sie häufig mit respiratorischer Beeinträchtigung einhergeht. Rasch progrediente Verläufe können innerhalb kurzer Zeit zum hypovolämischen und hypoxischen Kreislaufversagen und zur respiratorischen Insuffizienz mit Beatmungsnotwendigkeit führen.
- Kritisch und die Prognose beeinflussende Komplikationen sind vor allem Infektionen.

7.6 Epidemiologie

7.6.1 Häufigkeit

- Inzidenz der ANCA-assoziierten Vaskulitis (AAV) in Mitteleuropa: etwa 10–20/Million Einwohner/Jahr
  - pulmorenale Syndrome: 10–40 % bei AAV, etwa 12–25 % fulminant mit Beatmungspflicht
- Ursachen eines pulmorenalen Syndroms:
  - ANCA-assoziierte Vaskulitiden: ca. 60–70 %
  - Goodpasture-Syndrom: ca. 10 %
  - ANCA-negative Vaskulitiden: ca. 10–20 %

- Inzidenz des Goodpasture-Syndroms: ca. 1/Million Einwohner/Jahr; hauptsächlich Kaukasier, Männer häufiger

7.6.2 Altersgipfel
- Goodpasture-Syndrom: meist junge erwachsene Männer (Raucher)
- ANCA-assoziierte Vaskulitiden: 5.–6. Lebensjahrzehnt

7.6.3 Geschlechtsverteilung
- ANCA-assoziierte Vaskulitiden: keine Geschlechtsprädisposition
- Goodpasture-Syndrom: Menschen jeden Alters, häufiger bei Männern (Raucher!)

7.6.4 Prädisponierende Faktoren
- Hämorrhagische Alveolitis bei Anti-GBM-Antikörpern: Nikotinkonsum, Infektionen, Inhalationen toxischer Substanzen
- ANCA-assoziierte Vaskulitiden: Infektionen, die zur Leukozytenaktivierung führen (häufig Sinusitiden, Staphylokokkeninfektionen), Drogen (Kokain!)

7.7 Ätiologie und Pathogenese
- Genetische Faktoren, infektiöse Trigger mit molekularem Mimikry spielen neben B- und T-Zell-Response, endothelialen Veränderungen, der Beteiligung von Zytokinen und dem Komplementsystem eine Rolle.
- Ätiologisch wird eine akute Glomerulonephritis durch immunologische Mechanismen mediiert:
  - *Subendotheliale Ablagerungen von Immunkomplexen* mit daraus resultierender Aktivierung des Komplementsystems finden sich bei Immunkomplexnephritiden (z. B. Poststreptokokken- Glomerulonephritis, Shunt-Nephritis) oder systemischem Lupus erythematodes.
  - Eine *Dysregulation der T-Zell-vermittelten Immunität* (bei gleichzeitiger Abwesenheit von Immunkomplexen) mit entzündlicher Mitbeteiligung der glomerulären Kapillaren (daher „pauciimmune" Vaskulitis) finden sich bei den Kleingefäßvaskulitiden (ANCA-assoziierte Vaskulitiden). *Sekundäre Mediatoren* modulieren die lokale Immunantwort, die bei diesen Kleingefäßvaskulitiden auch pulmonale Schädigungen im Sinne einer hämorrhagischen Alveolitis hervorrufen können.
  - *mesangiale Immunkomplexablagerungen* (IgA-Nephropathie): intensivmedizinisch weniger relevant
  - *glomeruläre Schädigungen durch Autoantikörper gegen die glomeruläre Basalmembran* (Goodpasture-Syndrom)
- *sekundäre Mediatoren der Entzündung*:
  - Komplementaktivierung mit konsekutiver Zellschädigung oder -lyse, Opsonierung
  - Zytokine

7.8 Klassifikation und Risikostratifizierung
- Erkrankungen mit akutem nephritischem Syndrom oder rapid progredienter Glomerulonephritis lassen sich grob in drei Kategorien einteilen:
  - assoziiert mit Infektionen:
    - akute Poststreptokokken-Glomerulonephritis
    - bakterielle Endokarditis
    - Immunkomplexnephritiden bei diversen bakteriellen Erkrankungen (vor allem nach Staphylokokkeninfektionen)
  - akute Autoimmunerkrankungen und Vaskulitiden → rapid progrediente Glomerulonephritis:
    - Typ I (Anti-GBM): etwa 10–30 % (viele Patienten sind zusätzlich ANCA-positiv)
    - Typ II (Immunkomplex oder primäre Glomerulopathie): ca. 40 %
    - Typ III („pauciimmune" Vaskulitis): ca. 45 %
  - primäre idiopathische Glomerulonephritiden:
    - IgA-Nephropathie
    - C3-Glomerulopathie

7.9 Symptomatik
- Im Vordergrund steht das *akute nephritische Syndrom* mit *rascher renaler Funktionsminderung, Proteinurie, Hämaturie und arterieller Hypertonie.*
- An Allgemeinsymptomen bestehen eine progrediente Verschlechterung des Allgemeinzustands mit schwerem Krankheitsgefühl, Fieber (> 38,0 °C), Gewichtsverlust (> 2 kg) sowie muskuläre und Gelenkbeschwerden. Kutane Manifestationen sind palpable Purpura, Livedo reticularis, akrale Nekrosen und Infarkte, Pyoderma gangraenosum, Ulzerationen oder subkutane Knoten (Erythema nodosum).
- *häufig zusätzlich extrarenale Manifestation:*
  - Hals-Nasen-Ohren-Beteiligung
  - Otitis, Rhinitis mit blutigem Schnupfen, rezidivierende Sinusitiden: 70–90 % der Patienten haben eine HNO-Symptomatik mit Rhinorrhö, Sinusitis, Otitis media und Ulzerationen im Nasen-Rachen-Bereich.
  - pulmonale Beteiligung (in 50 % der Fälle):
    - Nur ein Drittel der Patienten mit ANCA-assoziierter Vaskulitis hat primär keine pulmonale Symptomatik.
    - Dyspnoe, Husten, Hämoptysen, Pleuritis oder sekundäre Infekte
    - ggf. Blutungsanämie

- Augensymptome (Skleritis, Uveitis) und Sehverlust
- Symptome einer Mononeuritis multiplex bzw. Polyneuropathie
- Serositiden (Perikarditis, Pleuritis) und Ergussbildung
- ggf. Lymphadenopathie
- ggf. intravasaler Volumenmangel
- *Intensivpatienten mit ANCA-assoziierter Vaskulitis haben eine höhere Beteiligung von Herz, ZNS und Lunge.* Organunterstützung ist häufig nötig:
  - Beatmungsnotwendigkeit: ca. 70 %
  - Nierenersatztherapie: ca. 60 %
  - Vasopressoren: ca. 30 %
  - Plasmaaustausch: 50 %

7.10 Diagnostik

7.10.1 Diagnostisches Vorgehen

- *laborchemische Untersuchungen:*
  - Urinsediment (!): Nephritisches Sediment mit stechapfelförmigen, dysmorphen Erythrozyten (Akanthozyten) glomerulären Ursprungs, Erythrozytenzylindern, ggf. hyalinen Zylindern. Eine unauffällige Urinmikroskopie spricht gegen eine Glomerulonephritis.
  - Biopsie (!): Eine Nierenbiopsie sollte immer angestrebt werden, sofern keine absoluten Kontraindikationen vorliegen.
- *Alternativen:*
  - Biopsie aus dem Nasenraum
  - bei pulmorenalen Syndrom ggf. bronchoalveoläre Lavage
- *technische Untersuchungen:*
  - Computertomografie von Thorax und Nasennebenhöhlen (eventuell auch Kopf und Hals)
  - Echokardiografie
- ▶ Abb. 7.1 zeigt das Diagnoseschema bei rapid progressiver Glomerulonephritis.

7.10.2 Anamnese

- Sowohl zur Differenzialdiagnose als auch zur Verlaufskontrolle und Einschätzung des klinischen Schweregrades ist der BVAS (Birmingham Vasculitis Activity Score) hilfreich (http://golem.ndorms.ox.ac.uk/calculators/bvas.html).
- Fragen nach extrarenalen Symptomen sind hilfreich bei der Differenzialdiagnose. Insbesondere *Gewichtsverlust, Fieber und Arthralgien* sowie Beschwerden aus dem HNO-Bereich mit *rezidivierenden Sinusitiden* lassen an eine ANCA-assoziierte Vaskulitis denken.
- Raucheranamnese
- Asthma

7.10.3 Körperliche Untersuchung

- Abseits der gängigen körperlichen Untersuchung mit Fragen nach vorangegangenen oder persistierenden Infekten sollte insbesondere nach Hinweisen für eine Vaskulitis gesucht werden; ferner ist gerade bei intensivmedizinischen Patienten immer nach Hinweisen für eine Pneumonie zu forschen.
- *pneumonische Rasselgeräusche:*
  - Dyspnoe, Husten, Hämoptysen
  - pfeifendes Atemgeräusch
  - Serositiden (Perikarditis, Pleuritis) und Ergussbildung
- *kutane Manifestationen:*
  - palpable Purpura, Livedo reticularis
  - subkutane Knoten
  - akrale Nekrosen und Ulzerationen, Infarkte
- *Schleimhäute und Augen:*
  - Ulzera, (Epi-)Skleritis, Uveitis, Konjunktivitis, retinale Veränderungen (Einblutungen, Thrombosen, Exsudate)
- ggf. Lymphadenopathie
- ggf. Blutungsanämie
- Symptome einer Mononeuritis multiplex bzw. Polyneuropathie

Klinik
• glomeruläre Hämaturie + akute Nierenschädigung
• außerdem → BVAS

Labor
• Mikroskopie Urin: Sediment – Akanthozyten, dysmorphe Erythrozyten
• ANCA: PR3, MPO
• Anti-GBM
• ANA, ENA
• Immunglobuline IgA, IgG, IgM
• Komplement: C3/C4
• Hepatitisserologie: Hepatitis-B-, Hepatitis-C-Virus (HBV, HCV)

Bildgebung
• Sonografie
• Röntgen, CT: Thorax, Nasennebenhöhlen
• Bronchoskopie
• Abstriche

histologische Sicherung durch Nierenbiopsie
• ggf. andere klinisch betroffene Organe

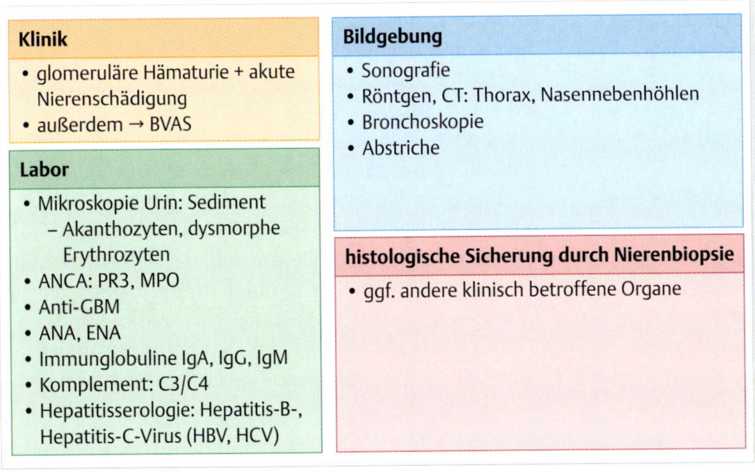

Abb. 7.1 Rapid progressive Glomerulonephritis. Diagnoseschema (ANA: antinukleäre Antikörper, BVAS: Birmingham Vasculitis Activity Score, GBM: glomeruläre Basalmembran, MPO: Myeloperoxidase, PR3: Proteinase 3).

- *HNO -Beteiligung*: Hörminderung, Stridor (bei subglottischer Stenose), Nasennebenhöhlen-Klopfschmerz, (eventuell blutige) Rhinorrhö, Otitis, rezidivierende Sinusitiden, Ulzerationen im Nasen-Rachen-Bereich.

7.10.4 Labor

- Nierenfunktionsparameter, venöse Blutgasanalyse
- Differenzialblutbild (Eosinophilie!)
- Eisenstatus → hypochrome, mikrozytäre Anämie (Eisenmangelanämie) häufig
- Laktatdehydrogenase (LDH)
- Immunoassay für PR3-ANCA, MPO-ANCA (Goldstandard), ANCA-ELISA (PR3: Proteinase 3, MPO: Myeloperoxidase)
- Anti-GBM-Antikörper (GBM: glomeruläre Basalmembran)
- Komplementspiegel (C 3, C 4)
- antinukleäre Antikörper (ANA)
- Anti-DNA-Antikörper
- Kryoglobuline
- Hepatitisserologie (Hepatitis B und C)
- Proteinurie
- Mikrobiologie und Virologie
- Antistreptolysintiter

7.10.5 Mikrobiologie und Virologie

Kulturen

- Blutkulturen
- Nasen-Rachen-Abstriche (Frage nach Staphylokokkenbesiedelung → häufigere Rate an Rezidiven)
- Bronchoskopie mit bronchoalveolärer Lavage: Pneumocystis (!)

Serologie

- Herausragende differenzialdiagnostische Bedeutung durch die Antikörperdiagnostik (und vor allem ANCA) in der ätiologischen Zuordnung des pulmorenalen Syndroms, denn bei 80–90 % aller Patienten mit pulmorenalem Syndrom sind Autoantikörper im Serum nachweisbar.
    - ANCA: bei 55–70 %
    - Anti-GBM-Antikörper oder beide Autoantikörper: bei 20 %
- *Immunoassay für PR3-ANCA, MPO-ANCA (Goldstandard)*, ANCA-ELISA
    - Die Suche mithilfe hochqualitativer Immunoassays sollte nach den internationalen Leitlinien von 2017 die bevorzugte Screeningmethode zur ANCA-Detektion bei Patienten mit Verdacht auf eine ANCA-assoziierte Vaskulitis darstellen.
    - PR3-ANCA: granulomatöse Polyangiitis (GPA; früher: Morbus Wegener)
    - MPO-ANCA: mikroskopische Polyangiitis (MPA; früher: Morbus Wegener)
    - Anti-GBM-Antikörper
- *Komplement:*
    - Verminderte Komplementfaktoren zeigen deren Verbrauch an.
        – Immunkomplexnephritis (z. B. Endokarditis)
        – systemischer Lupus erythematodes
        – Kryoglobulinämie
    - normale Komplementfaktoren (C 3 und C 4 regelhaft normal)
        – ANCA-assoziierte Vaskulitiden, Goodpasture-Syndrom, IgA-Vaskulitis (Purpura Schönlein-Henoch), IgA-Nephritis und Antiphospholipidsyndrom

7.10.6 Bildgebende Diagnostik

Sonografie

- Bei der rasch progressiven Glomerulonephritis finden sich meist leicht vergrößerte Nieren mit betonter Renkulierung, mit verbreitertem und geschwollenem Parenchym. Die Renkulierung wird durch ein interstitielles Ödem verursacht. Das Nierenparenchym ist mehr oder weniger verdichtet, die Markpyramiden sind gut sichtbar und kommen betont und prominent zur Darstellung. Aufgrund des erhöhten intrarenalen Druckes im Rahmen der Nierenschwellung ist der intrarenale Widerstandsindex häufig im Vergleich zu den Voruntersuchungen erhöht.

Röntgen

- Computertomografie, Röntgenuntersuchung des Thorax und der Nasennebenhöhlen (ggf. auch Kopf und Hals)
- Bei *hämorrhagischer Alveolitis* sieht man bei der konventionellen Röntgenuntersuchung ein diffuses, fleckiges Muster mit azinärer Zeichnungsvermehrung. Häufig finden sich auch transiente Infiltrate oder noduläre Verrichtungen.
- *ANCA-assoziierte Vaskulitiden*: Bei ca. 70 % finden sich multiple Rundherde, Infiltrate oder ein solitärer Herd sowie diffuse feine oder fleckige Verschattungen (Bild ähnelt dem eines Lungenödems oder einer interstitiellen Erkrankung).
    - Knoten haben einen Durchmesser von 3–5 cm, auch bis zu 10 cm, mit zentraler Einschmelzung werden diese meist bald zystisch.
    - Bei 10 % zeigt sich ein Pleuraerguss.
- *Goodpasture-Syndrom*: Beidseits findet sich ein alveoläres bis fleckiges, bei leichtgradiger Ausprägung auch ein feinretikuläres Muster. Mitunter sich konfluierende Infiltrate sichtbar, die zu flächenhaften Verschattungen führen. Das Bild kann dem eines Lungenödems ähnlich sehen.

7.10 Diagnostik

Tab. 7.1 Serologische Marker in der ätiologischen Zuordnung bei ANCA-assoziierter Vaskulitis.

Befund	GPA	MPA	EGPA	Goodpasture-Syndrom	SLE	IgA-Vaskulitis/HSP	Kryoglobulinämie, Vaskulitis
PR3-ANCA	+++	(+)	+	(+)	–	–	–
MPO-ANCA	(+)	+++	++	+	–	–	–
Anti-GBM-Antikörper	–	–	–	+++	–	–	–
ANA	–	–	–	–	+++	–	+
Kryoglobuline	–	–	–	–	(+)	–	+++
Komplement (C3/C4)	normal	normal	normal	normal	↓	normal	↓
Sonstiges						IgA ↑	

ANA: antinukleäre Antikörper, ANCA: antineutrophile zytoplasmatische Antikörper, EGPA: eosinophile Granulomatose mit Polyangiitis, GBM: glomeruläre Basalmembran, GPA: granulomatöse Polyangiitis, HSP: Purpura Schönlein-Henoch, MPA: mikroskopische Polyangiitis, MPO: Myeloperoxidase, PR3: Proteinase 3: SLE: systemischer Lupus erythematodes

CT

- *Hochauflösendes CT des Thorax (HR-CT)*: Peribronchitis und sternförmige kleine Gefäße als Vaskulitiszeichen; dazu kleinste Dreiecke pleurastandig, also auch vaskulitisbedingte Infarkte. Granulome mit Einschmelzung und zuführendem Gefäß, Flecken bei Einblutung und reaktiv vergrößerte Lymphknoten. Die peripheren Areale („Lungenmantel") zeigen meist wenig oder keine Veränderungen.
- *Nasennebenhöhlen*: Die Computertomografie des Halses und vor allem der Nasennebenhöhlen und des Mastoids sind häufig sinnvoll, um eine Beteiligung im HNO-Trakt bei granulomatöser Polyangiitis nachzuweisen.

Echokardiografie

- orientierende Einschätzung der biventrikulären Funktion
- krankheitsspezifisch: Frage nach Perikarditis

7.10.7 Instrumentelle Diagnostik

Bronchoskopie

- Bei niedriger Blutungsaktivität können einsehbare Abschnitte des Bronchialbaums frei von Blutungszeichen sein, die fraktionierte bronchoalveoläre Lavage (BAL) zeigt aber häufig eine progredient blutige Spülflüssigkeit.
  - BAL: bei *frischer* Blutung → massenhaft Erythrozyten; bei *protrahierter* Blutung → zusätzlich Erythrophagozytose und Siderophagen
  - Subklinische alveoläre Blutungen sind wahrscheinlich deutlich häufiger als klinisch manifeste Blutungsereignisse.
  - Infektiöse Pneumonie: Exzessive Neutrophilenerhöhungen (> 30 % der kernhaltigen Zellen) sprechen für eine Infektion (und nicht für eine Kapillaritis).

7.10.8 Histologie, Zytologie und klinische Pathologie

Histologische Nierendiagnostik

- Der typische *lichtmikroskopische Befund* ist eine nekrotisierende Glomerulonephritis mit intra- und extrakapillären halbmondförmigen Proliferationen („Crescents"), ergänzend finden sich fibrinoide Nekrosen, selten auch tubulointerstitielle Granulome.
- *Immunhistologie*: Bei Anti-GBM-Nephritis findet sich eine lineare IgG-Deposition an der glomerulären Basalmembran; dieser Befund ist weitgehend spezifisch (zusammen mit dem Nachweis von Anti-GBM-Antikörpern). Wenn die IgG-Deposition lückenhaft ist, spricht dies gegen ein Goodpasture-Syndrom.

Histologische Diagnostik der Haut, Schleimhaut (HNO)

- Die transbronchiale Biopsie ist meist unspezifisch (Alveolitis) → dann offene Lungenbiopsie
- *Lungenbiopsie* (Goodpasture-Syndrom):
  - alveoläre Einblutungen, bei langem Krankheitsverlauf mit Fibrosierungen → Differenzialdiagnose: blutgefüllte Alveolen als Biopsieartefakt
  - keine Nekrosen, Vaskulitiden oder entzündliche Exsudationen sichtbar
- histopathologische Kennzeichen der *pulmonalen Kapillaritis*:
  - interstitielle Erythrozyten und/oder Hämosiderinablagerungen
  - fibrinoide Nekrose von Kapillarwänden
  - Kapillarokklusion durch Fibrinthromben
  - Neutrophilie, Zeichen der Leukozytoklasie („Kernstaub") im Lungeninterstitium und den Alveolarwänden
  - Nekrosen der Alveolarsepten
  - ± Vaskulitisläsionen weiterer kleiner und mittelgroßer Pulmonalgefäße

- In 50 % der Fälle ist eine *Biopsie im HNO-Bereich* diagnostisch: granulomatöse Vaskulitis der mittleren und kleinen Arteriolen und Venolen
- Bei palpabler Purpura ist eine *Hautbiopsie*, eventuell auch durch eine reine Stanzbiopsie, eine einfache, bettseitig schnell und auch bei schlechter Gerinnung durchzuführende Diagnostik. Häufig zeigt sich histologisch eine leukozytoklastische Vaskulitis.

Urinmikroskopie

- *Die Urinmikroskopie ist die „Flüssigbiopsie" der Niere und unverzichtbarer Bestandteil jeder Glomerulonephritisdiagnostik!*
- Mikroskopisch finden sich dysmorphe Erythrozyten und Akanthozyten sowie Zylinder. Erythrozytenzylinder sind beweisend für das Vorliegen einer aktiven Glomerulonephritis.
- Eine unauffällige Urinmikroskopie spricht gegen eine Glomerulonephritis

7.11 Differenzialdiagnosen

- *diffuse alveoläre Hämorrhagie und Nephritis:*
  - ANCA-assoziierte Vaskulitiden (GPA alias Wegener-Granulomatose; MPA alias mikroskopische Polyarteriitis; EGPA alias Churg-Strauss-Syndrom)
  - systemischer Lupus erythematodes
  - Lungenödem bei Niereninsuffizienz
  - penicillamininduzierte diffuse alveoläre Hämorrhagie (DAH)
  - Goodpasture-Syndrom
  - Kryoglobulinämien, systemischer Lupus erythematodes, IgA-Vaskulitis (Purpura Schönlein-Henoch)
- *Hämoptysen* :
  - Entzündungen aller Art (Starke Entzündungen der meist ödematos-verschwollenen Bronchialschleimhaut können reichlich hämorrhagisches Sekret produzieren.)
  - schaumig-blutig tingiertes Sputum bei kardialem Rückstau
  - Lungenembolie
  - Tumoren
  - Koagulopathien
  - toxisch (Kokain, Rauchgas)
  - AV-Fisteln:
    - Lymphangioleiomyomatose
    - idiopathische Lungenhämosiderose
    - Morbus Behçet
- In ▶ Tab. 7.2 sind Differenzialdiagnosen der rapid progredienten Glomerulonephritis aufgeführt.

Tab. 7.2 Differenzialdiagnosen der rapid progredienten Glomerulonephritis.

Differenzialdiagnose	Bemerkungen
Glomerulonephritiden	Urinsediment!
	Proteinurie im nephrotischen Bereich: bei ANCA-assoziierten systemischen Vaskulitiden (AASV) und Goodpasture-Syndrom untypisch
	serologische Marker (Autoantikörperdiagnostik!)
	extrarenale Symptomatik (HNO-Bereich!), Gewichtsverlust
	Nierenbiopsie
akuter Tubulusschaden/-nekrose	Urinsediment mit Fehlen einer glomerulären Hämaturie
postrenale Problematik	sonografische Diagnose
Sepsis	klassische Klinik, qSOFA-Score
Pneumonie	bronchoalveoläre Lavage: Neutrophilenzahl
	Bildgebung: unilaterale Verschattung spricht für Pneumonie
	Urin: keine Hämaturie

7.12 Therapie

7.12.1 Therapeutisches Vorgehen

- Eine intensive und unverzügliche Einleitung der Immunsuppression ist die Basis der Therapie sowohl bei der rapid progredienten Glomerulonephritis als auch bei dem damit häufig einhergehenden pulmorenalen Syndrom (▶ Abb. 7.2). Nach Empfehlung der European League Against Rheumatism (EULAR) gliedert sich die Therapie der ANCA-assoziierten Vaskulitis in zwei Phasen:
  - Induktionsphase
  - Erhaltungsphase
- Die EULAR definiert 5 Krankheitskategorien bzw. -stadien, die die Krankheitsausprägung (abhängig von Art und Zahl der befallenen Organsysteme) beschreiben:
  - lokalisiertes Stadium
  - frühsystemisches Stadium ohne organbedrohende Manifestation
  - *generalisiertes Stadium mit organbedrohendem Befall*
  - *systemisches Stadium mit schwerem Organversagen*
  - refraktäres Stadium
- Die vaskulitisassoziierte Glomerulonephritis ist daher immer ein organbedrohender Befund. Bei Intensivpatienten und insbesondere bei einer akuten Nierenschädigung besteht immer eine *organbedrohende Manifestation*, so dass die *Indikation zu einer intensivierten Immunsuppression* besteht. Die mittel- und langfristige renale Prognose hängt von einer raschen Unterbrechung

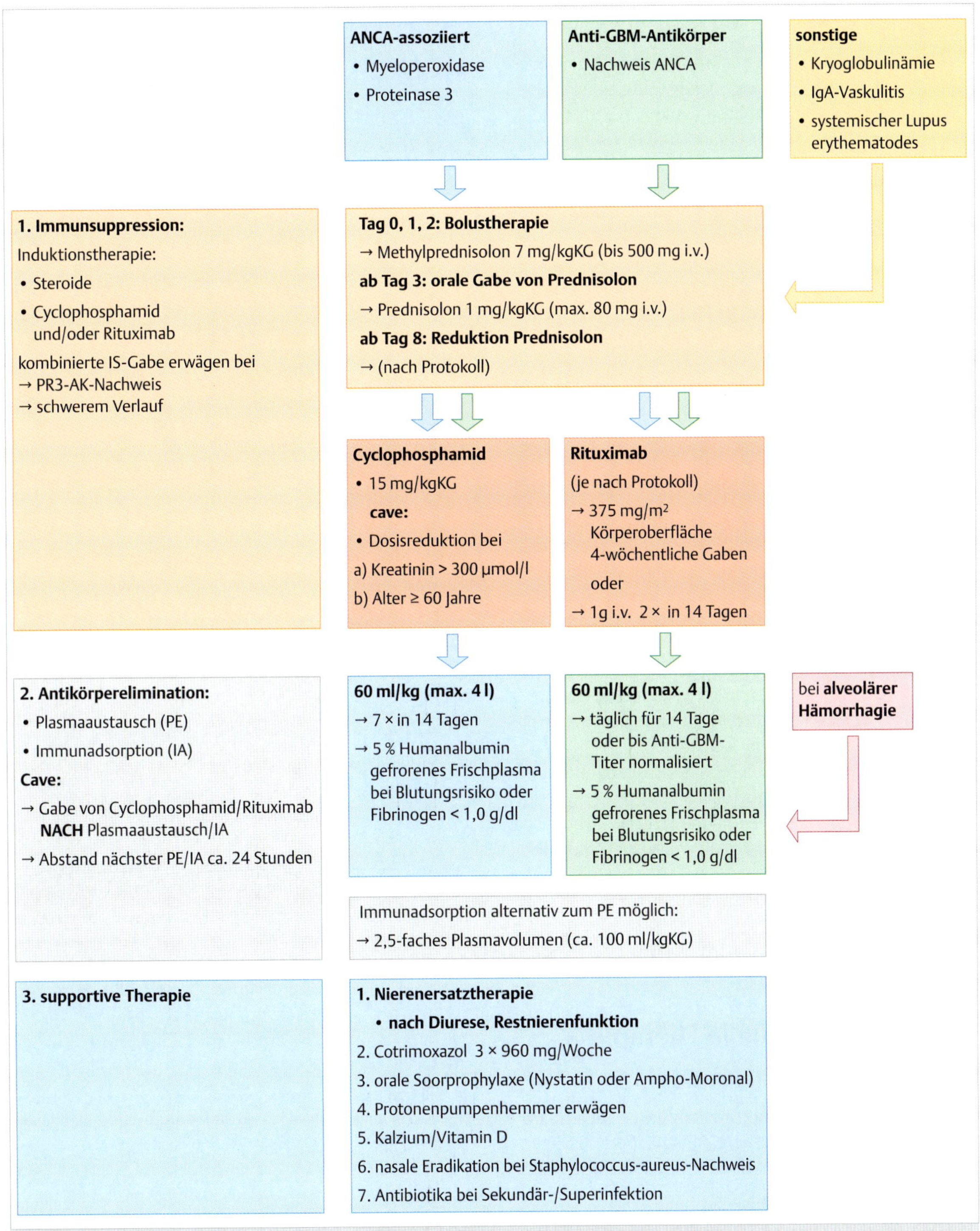

7.12 Therapie

	ANCA-assoziiert	Anti-GBM-Antikörper	sonstige
	• Myeloperoxidase • Proteinase 3	• Nachweis ANCA	• Kryoglobulinämie • IgA-Vaskulitis • systemischer Lupus erythematodes

1. Immunsuppression:

Induktionstherapie:
- Steroide
- Cyclophosphamid und/oder Rituximab

kombinierte IS-Gabe erwägen bei
→ PR3-AK-Nachweis
→ schwerem Verlauf

Tag 0, 1, 2: Bolustherapie
→ Methylprednisolon 7 mg/kgKG (bis 500 mg i.v.)
ab Tag 3: orale Gabe von Prednisolon
→ Prednisolon 1 mg/kgKG (max. 80 mg i.v.)
ab Tag 8: Reduktion Prednisolon
→ (nach Protokoll)

Cyclophosphamid
- 15 mg/kgKG
  cave:
- Dosisreduktion bei
  a) Kreatinin > 300 µmol/l
  b) Alter ≥ 60 Jahre

Rituximab
(je nach Protokoll)
→ 375 mg/m² Körperoberfläche 4-wöchentliche Gaben
oder
→ 1 g i.v. 2 × in 14 Tagen

2. Antikörperelimination:
- Plasmaaustausch (PE)
- Immunadsorption (IA)

Cave:
→ Gabe von Cyclophosphamid/Rituximab **NACH** Plasmaaustausch/IA
→ Abstand nächster PE/IA ca. 24 Stunden

60 ml/kg (max. 4 l)
→ 7 × in 14 Tagen
→ 5 % Humanalbumin gefrorenes Frischplasma bei Blutungsrisiko oder Fibrinogen < 1,0 g/dl

60 ml/kg (max. 4 l)
→ täglich für 14 Tage oder bis Anti-GBM-Titer normalisiert
→ 5 % Humanalbumin gefrorenes Frischplasma bei Blutungsrisiko oder Fibrinogen < 1,0 g/dl

bei **alveolärer Hämorrhagie**

Immunadsorption alternativ zum PE möglich:
→ 2,5-faches Plasmavolumen (ca. 100 ml/kgKG)

3. supportive Therapie

1. Nierenersatztherapie
   - nach Diurese, Restnierenfunktion
2. Cotrimoxazol 3 × 960 mg/Woche
3. orale Soorprophylaxe (Nystatin oder Ampho-Moronal)
4. Protonenpumpenhemmer erwägen
5. Kalzium/Vitamin D
6. nasale Eradikation bei Staphylococcus-aureus-Nachweis
7. Antibiotika bei Sekundär-/Superinfektion

Abb. 7.2 **Rapid progrediente Glomerulonephritis.** Behandlungsschema (bei gleichzeitigem Nachweis von Anti-GBM-Antikörpern und antineutrophilen zytoplasmatischen Antikörpern [ANCA]: Behandlung wie bei ANCA-assoziierter Vaskulitis).

des destruktiven entzündlichen Prozesses in den Glomeruli ab.
- *Bei hoher Krankheitsaktivität mit Organbeteiligung oder lebensbedrohlicher Organbeteiligung* sollte eine Remissionsinduktion mit Cyclophosphamid (CYC) und/oder Rituximab (RTX) erfolgen, ergänzt durch Steroide (▶ Tab. 7.3, ▶ Tab. 7.4, ▶ Tab. 7.5). Zusätzlich ist bei hämorrhagischer Alveolitis und rasch progredienter Glomerulonephritis (mit Kreatinin > 500 µmol/l oder Oligurie) eine Plasmaaustauschtherapie zu erwägen.
- *Refraktäres Stadium*: Bei Patienten mit unzureichender Besserung trotz intensiver Immunsuppression ist ein Wechsel der Präparate empfehlenswert. Nach primärer Induktionstherapie mit CYC und anschließendem Rezidiv sollte ein RTX-basiertes Therapieregime erwogen werden (und umgekehrt).

7.12.2 Allgemeine Maßnahmen

- Bei *Rituximabgabe*:
  - Prämedikation: 30 Minuten vor Infusionsbeginn: 1 Ampulle H1- und H2-Blocker, 500 mg Paracetamol i. v. + 100 mg Solu-Decortin; Infusionsgeschwindigkeit: bei Erstinfusion Beginn der Infusion mit 50 mg/h für eine Stunde, dann halbstündlich um je 50 mg/h steigern bis maximal 400 mg/h.
  - unbedingt Hepatitisserologie bestimmen und Ausschluss einer aktiven Hepatitis B (Kontraindikation), bei positiver Serologie Prophylaxe mit antiviralem Begleitschutz (Lamivudin)
  - Immunglobuline kontrollieren (IgG), da sekundärer Antikörpermangel möglich
- Infektionsprophylaxe: Pneumocystis-carinii-Prophylaxe mit Cotrimoxazol 960 mg 3-mal/Woche bis 6 Monate nach Rituximab-Therapieende
- Steroidstoß: Magenschutz erwägen
- Osteoporoseprophylaxe
- Ampho-Moronal-Suspension gegen Pilze
- antihypertensive und antidiabetische Therapie

7.12.3 Interventionelle Therapie

Hämodialyse/Hämofiltration

- Die Indikation zur Nierenersatztherapie ergibt sich anhand der auch sonst bestehenden Indikationen: Oligurie, progrediente Azotämie/Urämie, Säure-Basen- und Elektrolytstörungen.
- Bei hämorrhagischer Alveolitis sollte die Nierenersatztherapie Bestrebungen zu einer restriktiven Volumentherapie unterstützen („dry you fly")
- Plasmaseparation
- Der Einsatz zur Plasmapherese bei rasch progressiver Glomerulonephritis ist eine individuelle Einzelfallentscheidung.
  Indikation:
  - Sinnvoll erscheint der Einsatz bei diffuser alveolärer Hämorrhagie.

Tab. 7.3 Remissionsinduktion bei rapid progressiver Glomerulonephritis: Variante Cyclophosphamid.

Woche	Puls	Cyclophosphamiddosis (mg/kgKG)[1]	Steroiddosis (mg/kgKG) (maximal 80 mg/d)
0	1	15	1,0
2	2	15	0,5
4	3	15	0,4
7	4	15	0,3
10	5	15	0,2
13	6	15	0,2

Plan: Fortsetzung mit remissionserhaltender Therapie (z. B. Azathioprim)
1) Cyclophosphamid-Dosisanpassung:
- Leukozytennadir an Tag 10–14: < 2000/µl → Dosisreduktion nächster Stoß um 40 %
- Leukozytennadir an Tag 10–14: 2000–3000/µl → Dosisreduktion um 20 %

Tab. 7.4 Cyclophosphamiddosis-Anpassung

Alter (Jahre)	Cyclophosphamiddosis (mg/kgKG)	
	bei Kreatinin < 300 µmol/l	bei Kreatinin > 300 µmol/l
< 60	15	12,5
60–70	12,5	10
> 70	10	7,5

Tab. 7.5 Remissionsinduktion mit Rituximab bei rapid progressiver Glomerulonephritis: Variante Rituximab (nach RAVE-ITN).

Tag	Puls	Rituximabdosis (mg/m² Körperoberfläche)[1]	Steroiddosis (maximal 60 mg/d)
0	1	375	einmalig 1000 mg i. v., danach 1,0 mg/kgKG[1]
7	2	375	0,75 mg/kgKG
14	3	375	0,5 mg/kgKG
21	4	375	0,4 mg/kgKG

1) in den weiteren Wochen Steroidtapering und nach 6 Monaten Erhaltungstherapie, Rave: Rituximab for ANCA-associated Vasculitis

- Bei Goodpasture-Syndrom sollte die Plasmaaustauschtherapie so lange durchgeführt werden, bis eine relevante Reduktion des Anti-GBM-Antikörper erfolgt ist (Ziel: < 10 IU/ml).
- ANCA-assoziierte Vaskulitis: Nach MEPEX: 7 Behandlungen im Zeitraum von 10–14 Tagen, nach PEXIVAS-Studie Plasmaaustausch mit 7 Behandlungen à 60 ml Austauschvolumen (NCT 00987389).

- *wichtige festzulegende Kriterien:*
  - Austauschsubstanz: vorzugsweise Albumin, bei diffuser alveolärer Hämorrhagie ggf. gefrorenes Frischplasma
  - Frequenz bei diffuser alveolärer Hämorrhagie: tägliche Behandlung bis zum Sistieren der makroskopisch sichtbaren Blutung als Ausdruck der pulmonalen Kapillaritis

7.12.4 Sonstige

- Flüssigkeitsrestriktion zur Reduktion der pulmonalen Schädigung
- ggf. intensivierte diuretische Therapie bei Persistenz einer Urinausscheidung
- Meiden toxischer Substanzen

7.13 Nachsorge

- *Aufgrund der hohen Rezidivrate* ist eine immunsuppressive Therapie mindestens für einen Zeitraum von 24 Monaten indiziert.
  - Rezidivrate bei ANCA-assoziierter systemischer Vaskulitis: bis zu 50 % innerhalb der ersten 4 Jahre
- *ambulante nephrologische Nachbetreuung:*
  - regelmäßige Bestimmung von Differenzialblutbild, ANCA-Titer (alle 3 Monate), Immunglobulinen

7.14 Verlauf und Prognose

- Letalität bei beatmungspflichtiger diffuser alveolärer Hämorrhagie: etwa 50 %
- Von den initial dialysepflichtigen Patienten erlangt etwa 1 Viertel eine unabhängige Nierenfunktion wieder.
- Die renale Prognose ist bei ANCA-assoziierter systemischer Vaskulitis mit Nierenversagen besser als beim Goodpasture-Syndrom mit Nierenversagen.
- *Kreatinin* bei Erstdiagnose ist der entscheidende *Prädiktor* für die Nierenrestfunktion.
- Die häufigsten zur Intensivtherapie führenden Komplikationen sind *Pneumonien* (ca. 75 %), die wiederum eine hämorrhagische Alveolitis begünstigen.
- In etwa 70 % der Fälle finden sich Bakterien als Auslöser einer Pneumonie, wobei der häufigste Erreger erwartungsgemäß *Staphylococcus aureus* ist (in vielen Fällen mit Methicillinresistenz!). Häufig finden sich auch Acinetobacter baumanii und Pneumocystis jirovecii sowie Pilze. Eine Bronchoskopie mit bronchoalveolärer Lavage zur mikrobiologischen Diagnostik sollte daher wann immer möglich angestrebt werden.

7.15 Prävention

- Nasen-Rachen-Abstriche auf Staphylokokken: Eradikation bei Staphylokokkennachweis
- Pneumocystis-jiroveci-Pneumonie: Prophylaxe mit Cotrimoxazol

7.16 Literatur zur weiteren Vertiefung

[1] Berden AE, Ferrario F, Hagen EC et al. Histopathologic classification of ANCA-associated glomerulonephritis. J Am Soc Nephrol 2010; 10: 1628–1636

[2] Bossuyt X, Cohen Tervaert JW, Arimura Y et al. Position paper: Revised 2017 international consensus on testing of ANCAs in granulomatosis with polyangiitis and microscopic polyangiitis. Nat Rev Rheumatol 2017; 11: 683–692

[3] de Groot K, Schnabel A. Das pulmorenale Syndrom. Der Internist 2005; 7: 769–782

[4] Demiselle J, Auchabie J, Beloncle F et al. Patients with ANCA-associated vasculitis admitted to the intensive care unit with acute vasculitis manifestations: a retrospective and comparative multicentric study. Ann Intensive Care 2017; 1: 39

[5] Frausova D, Brejnikova M, Hruskova Z et al. Outcome of thirty patients with ANCA-associated renal vasculitis admitted to the intensive care unit. Ren Fail 2008; 9: 890–895

[6] Haubitz M. Rituximab bei Vaskulitiden. Der Nephrologe 2012; 3: 227–232

[7] Haubitz M. Vaskulitiden. Der Nephrologe 2015; 2: 124–133

[8] Szpirt WM. Plasma exchange in antineutrophil cytoplasmic antibody-associated vasculitis – a 25-year perspective. Nephrology Dialysis Transplantation 2015; 30 (Suppl. 1): i146–i149

[9] Walsh M. PEXIVAS Investigators. Plasma exchange and glucocorticoid dosing in the treatment of anti-neutrophil cytoplasm antibody associated vasculitis (PEXIVAS): protocol for a randomized controlled trial. Trials 2013; 14: 73. DOI: 10.1186/1745-6215-14-73

[10] Yates M, Watts RA, Bajema IM et al. EULAR/ERA-EDTA recommendations for the management of ANCA-associated vasculitis. Ann Rheum Dis 2016; 9: 1583–1594

7.17 Wichtige Internetadressen

- Birmingham Vasculitis Activity Score: http://golem.ndorms.ox.ac.uk/calculators/bvas.html
- Selbsthilfegruppe: https://www.se-atlas.de/id/SE328

8 Infektionen der Nieren und ableitenden Harnwege, Urosepsis

Christian Lanckohr

8.1 Steckbrief

Infektionen der ableitenden Harnwege sind häufig und können sowohl ambulant als auch im nosokomialen Umfeld erworben werden. Der Harntrakt gehört nach den Atemwegen und dem Magen-Darm-Trakt zu den häufigen Infektionsorten bei septischen Krankheitsbildern. Neben der Antibiotikatherapie sind bei Harnwegsobstruktionen chirurgische Maßnahmen ein wichtiger Teil des Behandlungskonzepts. Der rationale Umgang mit Harnblasenkathetern ist ein wichtiger Schritt zur Prävention nosokomialer Harnwegsinfektionen.

8.2 Synonyme

- keine Angabe möglich

8.3 Keywords

- unkomplizierte und komplizierte Harnwegsinfektion
- Zystitis
- Pyelonephritis
- Urolithiasis
- Nephrolithiasis
- Urosepsis

8.4 Definition

- Bei einer *unkomplizierten* Harnwegsinfektion liegen im Harntrakt keine relevanten funktionellen oder anatomischen Anomalien, keine relevanten Nierenfunktionsstörungen und keine relevanten Begleiterkrankungen/Differenzialdiagnosen vor, die eine Infektion bzw. eine gravierende Komplikation begünstigen. Alle anderen Fälle werden als *komplizierte* Harnwegsinfektionen angesehen.
- Harnwegsinfektion bei *Männern* werden in der Regel als komplizierte Infektionen angesehen, da die Prostata als parenchymatöses Organ betroffen sein kann.
- Unkomplizierte und komplizierte Harnwegsinfektionen unterscheiden sich in ihrem *Risiko für Komplikationen, Therapieversagen und Rezidive*.
- Eine *untere* Harnwegsinfektion (Zystitis) wird angenommen, wenn sich die Symptome nur auf den unteren Harntrakt beziehen, z. B. neu aufgetretene Schmerzen beim Wasserlassen (Algurie), imperativer Harndrang, Pollakisurie und Schmerzen oberhalb der Symphyse.
- Eine *obere* Harnwegsinfektion (Pyelonephritis) sollte angenommen werden, wenn sich auch Flankenschmerz, ein klopfschmerzhaftes Nierenlager und/oder Fieber (> 38 °C) finden.
- Eine allgemein akzeptierte Definition der *Urosepsis* als eigenständiges Krankheitsbild existiert nicht. Der Begriff Urosepsis beschreibt im klinischen Alltag die schwere, systemische Verlaufsform von Infektionen mit Ausgangspunkt im Urogenitaltrakt. In der Regel entsteht die Urosepsis bei Übergreifen einer von den Harnwegen ausgehenden Infektion auf die parenchymatösen Organe Niere oder Prostata.

8.5 Epidemiologie

- Harnwegsinfektionen gehören zu den häufigen Infektionserkrankungen des Menschen, die in allen Regionen der Welt, allen Altersklasse und allen sozioökonomischen Umständen vorkommen.

8.5.1 Häufigkeit

- Exakte Zahlen zur Häufigkeit von ambulant erworbenen Harnwegsinfektionen sind schwer verfügbar. Die *Zystitis* ist insbesondere bei Frauen häufig, > 50 % aller Frauen leiden einmal in ihrem Leben an einer unteren Harnwegsinfektion. Rezidive sind nicht ungewöhnlich. Bei der *Pyelonephritis* geht man von jährlichen Raten im Bereich von 2–3 Fällen (Männer) bis 12–13 Fällen (Frauen) pro 10 000 Personen aus.
- Prävalenzanalysen auf deutschen Intensivstationen haben ergeben, dass bei der Sepsis etwa 6–12 % der Fälle von Infektionen im Bereich der Nieren und ableitenden Harnwege ausgehen.

8.5.2 Altersgipfel

- Harnwegsinfektionen kommen in allen Altersklassen vor. Ein Ansteigen der Inzidenz findet sich insbesondere bei Frauen mit Beginn der sexuellen Aktivität. Nach einem Rückgang im mittleren Lebensalter wird bei beiden Geschlechtern ein Zunehmen der Häufigkeit mit höherem Lebensalter beobachtet.

8.5.3 Geschlechtsverteilung

- Bei unteren Harnwegsinfektionen überwiegt das weibliche Geschlecht in allen Altersklassen.
- Im nosokomialen Umfeld ist der Geschlechterunterschied weniger ausgeprägt. Bei ausschließlicher Be-

trachtung eines urologischen Patientenkollektivs überwiegen männliche Patienten, insbesondere bei der Urosepsis.

8.5.4 Prädisponierende Faktoren

- Bei ambulant erworbenen Harnwegsinfektionen sind Alter, eine positive Anamnese, sexuelle Aktivität und Diabetes mellitus die wichtigsten Risikofaktoren.
- Bei den nosokomialen Formen ist neben den oben genannten Aspekten vor allem das Vorhandensein eines Harnblasenkatheters ein prädisponierender Faktor. Die Liegedauer des Katheters korreliert positiv mit dem Risiko der Infektion.
- Infektionen der Harnwege sind Komplikationen von Harnsteinleiden sowie von Tumoren der Harnwege. Viele Fälle von Urosepsis sind mit Obstruktionen der ableitenden Harnwege assoziiert.

8.6 Ätiologie und Pathogenese

- Die Öffnung der Urethra ist keimbesiedelt, durch Nähe zum Rektum kommt es unvermeidbar zu einer Kolonisation mit Darmbakterien. Dies wird begünstigt durch Inkontinenz, Pflegebedürftigkeit sowie Veränderungen der Vaginalflora.
- Typischerweise geht den meisten Formen der Harnwegsinfektionen eine Aszension von Erregern in Richtung der Harnblase und des Nierenbeckens voran.
- Einige Erreger (insbesondere E. coli) besitzen Eigenschaften, die ihnen die Adhäsion, Invasion sowie eine Immunevasion im Harntrakt erleichtern.
- Die Rolle der hämatogenen Aussaat von Erregern in die Harnwege spielt wahrscheinlich eine untergeordnete Rolle. Abszedierungen in der Niere im Zusammenhang mit Bakteriämien (Staphylococcus-aureus-Bakteriämie, Endokarditis) werden nicht als Harnwegsinfektion im eigentlichen Sinne klassifiziert.
- Manipulationen der Harnwege inklusive Dauerkatheterisierung sind wichtige Mechanismen bei der Entstehung von nosokomialen Harnwegsinfektionen.
- Künstliche Oberflächen von Blasenkathetern, Harnleiterschienen und sonstigen endoluminalen „Devices" werden mit zunehmender Liegedauer durch Erreger kolonisiert („Biofilme"). Diese Erreger können im weiteren Verlauf Infektionen auslösen.
- Konkremente bei Harnsteinleiden können bakteriell kolonisiert werden und als Reservoir für Infektionen dienen.
- Harnabflussbehinderungen können durch Infektion des gestauten Urins kompliziert werden (Fehlbildungen, Konkremente, Tumoren, Prostatahyperplasie und Prostatakarzinom, Koagel, extraluminale Kompression der Harnwege, Blockade eines Katheters).

8.7 Symptomatik

- Typische Symptome der *unteren Harnwegsinfektion* (Zystitis) sind Schmerzen beim Wasserlassen, imperativer Harndrang, Pollakisurie und Schmerzen oberhalb der Symphyse. Gelegentlich findet sich eine Hämaturie.
- Bei (zusätzlichem) Auftreten von Flankenschmerzen, einem Klopfschmerz des Nierenlagers und/oder Fieber sollte eine *obere Harnwegsinfektion* (Pyelonephritis) angenommen werden.
- Gehen diese Symptome mit den klinischen Zeichen der Sepsis einher (qSOFA, Organversagen, Schock), besteht der Verdacht der *Urosepsis*.

8.8 Diagnostik

8.8.1 Diagnostisches Vorgehen

- Der Goldstandard zur Diagnose der Harnwegsinfektion ist bei entsprechender Anamnese und typischen Beschwerden die *Urinuntersuchung* einschließlich quantitativer Urinkultur und deren Beurteilung (▶ Abb. 8.1).
- In Abhängigkeit von der klinischen Situation wird die Diagnostik durch *bildgebende Verfahren* und weitere Laboruntersuchungen ergänzt.

8.8.2 Anamnese

- Neben der Erhebung von Risikofaktoren (Alter, Geschlecht, Diabetes mellitus, Harnsteinleiden) ist eine Anamnese bezüglich vorheriger Harnwegsinfektionen und urologischer Vorerkrankungen sinnvoll.
- Ein wichtiger Aspekt der Anamnese bei Infektionen ist die Abklärung von Risikofaktoren für eine Kolonisation bzw. Infektion mit *multiresistenten Erregern* (MRE). Hier ist auf vorherige Antibiotikatherapien, Nachweise von MRE in der Vorgeschichte, Reisen in Länder mit hoher Prävalenz von MRE sowie Kontakt zum Gesundheitswesen (Hospitalisierung) zu achten.

8.8.3 Körperliche Untersuchung

- Die körperliche Untersuchung fokussiert auf lokalisierende Symptome. Ein *Druckschmerz* im Bereich der *Symphyse* weist auf eine Zystitis (untere Harnwegsinfektion) hin, während (Klopf-)Schmerzen im Bereich der *Nierenlager* auf eine Pyelonephritis (obere Harnwegsinfektion) deuten. Diese Symptome können bei vigilanzgeminderten Patienten (Demenz, Delir, Enzephalopathie, Analgosedierung) unter Umständen nicht adäquat erhoben werden.
- Bei Patienten mit *Dauerkathetern* sollten diese inspiziert werden. Dies gilt ebenso für sonstige Harnableitungen, Urostomata etc.
- Bei Männern soll eine *rektale Untersuchung der Prostata* erfolgen.

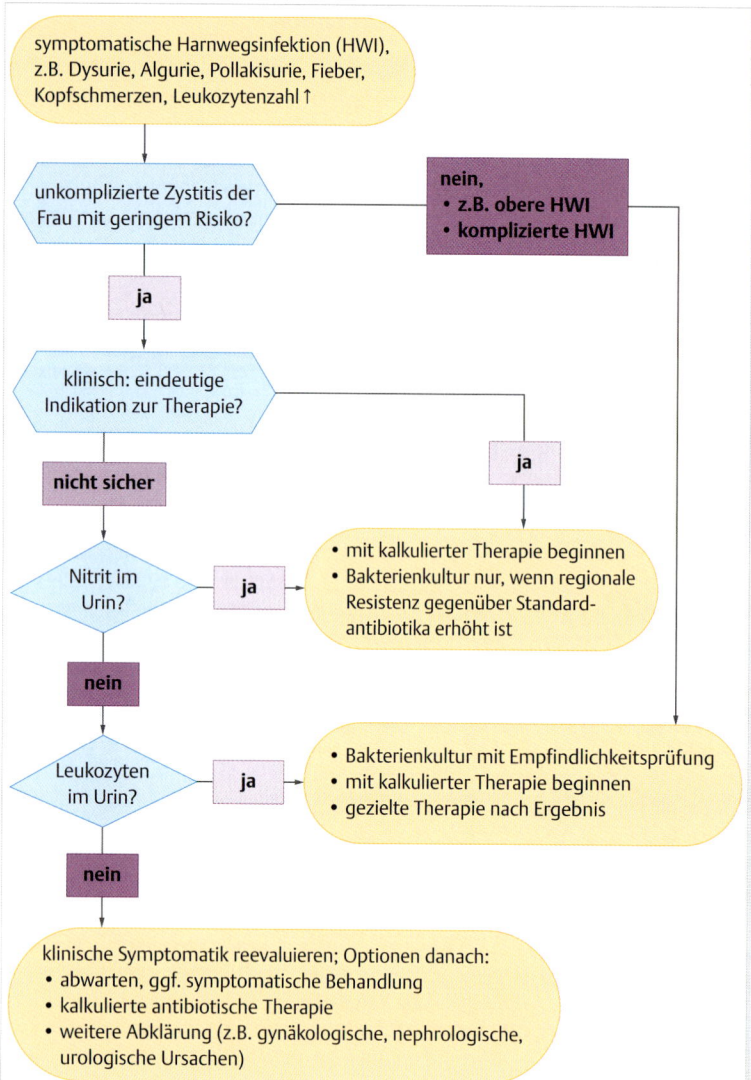

Abb. 8.1 **Harnwegsinfektionen.** Algorithmus zum klinischen Management.

8.8.4 Labor

- Mit *Urin-Teststreifen* können bei klinischem Verdacht Hinweise auf eine Harnwegsinfektion gewonnen werden. Die Nutzung von Urin-Teststreifen als Screeninguntersuchung bei asymptomatischen Patienten wird nicht empfohlen. Diese Empfehlung gilt insbesondere auch für Intensivpatienten.
- Das Vorhandensein eines *Katheters* kann einen positiven Leukozytennachweis auf dem Teststreifen ergeben, ohne dass eine Infektion vorliegt.
- Durch Bestimmung von *Infektionsparametern im Serum* (Leukozyten, CRP, Prokalzitonin) kann ein Infektionsverdacht objektiviert werden.
- Die Bestimmung von *Nierenwerten* (Kreatinin, Harnstoff) ist insbesondere bei obstruktiven Problemen im Bereich der ableitenden Harnwege relevant („postrenales Nierenversagen"). Die laborchemische Bewertung der Nierenfunktion wird durch Erhebung der Diuresemenge ergänzt (AKI-Kriterien).

8.8.5 Mikrobiologie

Urinkulturen

- Die *Gewinnung von Urin* zur mikrobiologischen Kultur ist ein essenzieller Schritt in der Diagnostik aller Harnwegsinfektionen.
- Bei der Gewinnung von Urin ist darauf zu achten, dass die Kontamination durch Flora der Urethra bzw. der Umgebung möglichst gering gehalten wird. Vor Gewinnung von Urin sollte eine *desinfizierende Reinigung der Harnröhrenöffnung* inklusive der unmittelbaren Umgebung vorgenommen werden.

- Anzustreben ist die Gewinnung von *Mittelstrahlurin*.
- Erregerzahlen von > 10^3–10^4 koloniebildenden Einheiten pro Milliliter (KBE/ml) werden bei entsprechender klinischer Symptomatik als relevant angesehen. Voraussetzung ist, dass es sich um eine *Reinkultur* (nur *eine* Erregerspezies) typischer Uropathogene handelt.
- Urin aus einer *sterilen suprapubischen Punktion* ist als qualitativ hochwertiges Material anzusehen. Hierbei gilt jede Erregerzahl mit Uropathogenen als signifikant.
- Bei Urinkulturen aus *liegenden Blasenkathetern* weist ein Keimnachweis nicht zwangsläufig auf eine therapiepflichtige Infektion hin, sondern vielmehr auf die Besiedelung des „Devices".
- Es gibt keine Anhaltpunkte, dass *routinemäßige Urinkulturen* bei Intensivpatienten klinische Vorteile bringen.

Blutkulturen

- Die Gewinnung von Blutkulturen folgt den allgemeinen Grundsätzen der Sepsisbehandlung. Es existieren keine Empfehlungen, bei Harnwegsinfektionen außerhalb der Sepsis eine Blutkulturdiagnostik durchzuführen.

Sonstige Materialien

- Bei Nachweis von Abszessformationen ist im Fall einer Drainage auf die Gewinnung von Proben zur mikrobiologischen Untersuchung zu achten.
- Bei Infektionen mit Beteiligung von Prostata, Samenblasen und Hoden ist unter Umständen eine Untersuchung der entsprechenden Sekrete sinnvoll. Dies bedarf einer Einbindung urologischer Expertise.

8.8.6 Bildgebende Diagnostik

Sonografie

- Die Sonografie spielt eine wichtige Rolle bei der Abklärung komplizierender Faktoren bei Harnwegsinfektionen.
- Es wird vordringlich nach Störungen des Harnabflusses gesucht, die einer weiteren Diagnostik bzw. operativen Therapie bedürfen.

Röntgen

- Projektionsradiografische Untersuchungen spielen aufgrund der Verbreitung von Sonografie und CT nur noch eine untergeordnete Rolle in der allgemeinen Diagnostik.
- Im Rahmen von spezialisierten Untersuchungen (z. B. endourologische Interventionen) sind Durchleuchtungen ein häufig eingesetztes diagnostisches Verfahren.

CT

- Die Computertomografie ergänzt sonografische Methoden bei der Darstellung von anatomischen Fehlbildungen, Harnwegsobstruktionen sowie Veränderungen in der Umgebung von Nieren und Harnwegen.

8.8.7 Instrumentelle Diagnostik

Ureterozystoskopie

- Die transurethrale Endoskopie der ableitenden Harnwege ist in ausgewählten Situationen sowohl von diagnostischem als auch therapeutischem Wert. In Abhängigkeit von der klinischen Fragestellung bzw. den anatomischen Voraussetzungen kann die Endoskopie auch über eine transkutane Punktion des Nierenbeckens erfolgen.

8.9 Differenzialdiagnosen

- keine Angaben möglich

8.10 Therapie

8.10.1 Therapeutisches Vorgehen

- Die Behandlung der verschiedenen Formen der Harnwegsinfektionen basiert auf der systemischen Gabe von Antibiotika und (falls nötig) der operativen Fokussanierung.
- Die intensivmedizinische Therapie der Urosepsis folgt allgemeinen Konzepten der Sepsisbehandlung.

8.10.2 Pharmakotherapie

- Bei *leichten* (ambulanten) Formen der Harnwegsinfektionen ist eine *orale Antibiotikatherapie* möglich. Hierbei muss auf die orale Bioverfügbarkeit der Substanzen geachtet werden.
- *Schwerere* Formen der Harnwegsinfektion werden *intravenös* therapiert.
- Die Substanzauswahl orientiert sich an den erwarteten Erregern.
  - Bei ambulant erworbenen Harnwegsinfektionen werden mit > 80 % überwiegend *gramnegative Erreger* gefunden. Hierbei handelt es sich vor allem um Escherichia coli, Proteus spp. und Klebsiella spp. In deutlich geringerem Maße werden *grampositive Erreger* identifiziert, wobei es sich dann typischerweise um Staphylokokken und Enterokokken handelt.
  - *Multiresistente Erreger* finden sich bei ambulant erworbenen Harnwegsinfektionen fast ausschließlich bei Vorhandensein von Risikofaktoren. Hierzu zählen das Vorhandensein eines Dauerkatheters sowie der Aufenthalt in einem Pflegeheim. Diese Risikokonstel-

lation gilt sowohl für gramnegative Erreger als auch für multiresistente grampositive Erreger (MRSA).
- Bei der Substanzwahl muss berücksichtigt werden, dass eine ausreichend hohe Wahrscheinlichkeit die für *therapeutische Wirksamkeit* gegeben ist. Dies ist insbesondere bei der Sepsis essenziell. Gleichzeitig muss darauf geachtet werden, dass Substanzen mit breitem Wirkspektrum nicht unkritisch eingesetzt werden, um keinen unnötigen Resistenzdruck auszuüben.
- Wichtige Grundlage für die Antibiotikaauswahl ist die *Kenntnis der lokalen Resistenzlage* zur Abschätzung der erwarteten Wirksamkeit einer Substanz.
- Es existieren keine allgemeinen Richtwerte, welche *Erfolgswahrscheinlichkeit* in bestimmten Situationen akzeptabel ist. In der Regel wird man auch bei leichten Infektionen eine Wirksamkeit von wenigstens 70 % anstreben. Mit zunehmender Krankheitsschwere wird diese Anforderung steigen. Am Ende des Spektrums stehen hier Sepsis/septischer Schock, bei denen eine inadäquate Antibiotikatherapie ein Risikofaktor für das Versterben ist. Hier ist eine erwartete Wirksamkeit von > 90 % zwingend anzustreben.
- Da die *Resistenzlage* für Cephalosporine der dritten Generation, Chinolone und Breitspektrum-Penizilline bei vielen typischen Erregern von Harnwegsinfektionen eher zugenommen hat, ist der *Einsatz von Carbapenemen* bei der Urosepsis oft unvermeidlich.
- Nach Erhalt der mikrobiologischen Untersuchungen muss eine Deeskalation der kalkulierten Initialtherapie angestrebt werden, um Kollateralschäden der Therapie zu verringern. Dieses Ziel unterstreicht die Relevanz der Materialgewinnung für mikrobiologische Untersuchungen.
- Die *Behandlungsdauer* bei Harnwegsinfektionen ist abhängig von der Lokalisation und dem klinischen Schweregrad.
    - *Unkomplizierte untere Harnwegsinfektionen* werden mittlerweile innerhalb von *3–5 Tagen* ausbehandelt, unter Umständen ist eine Einzelgabe von *Fosfomycin* möglich.
    - *Komplizierte Harnwegsinfektionen* und *Pyelonephritiden* werden länger behandelt; hier liegt die empfohlene Behandlungsdauer bei *5–10 Tagen*.
    - Bei der *Urosepsis* werden ebenfalls Therapiezyklen im Bereich von *5–10 Tagen* angestrebt. Es existiert Evidenz auf Niveau einer Metaanalyse, dass längere Therapien keine Vorteile gegenüber kürzeren Behandlungen haben. Eine wichtige Voraussetzung für die Verkürzung der Therapie ist neben einer adäquaten Pharmakologie (Wirksamkeit, Dosis) die effektive Fokussanierung.

8.10.3 Interventionelle Therapie

Deobstruktion des gestauten Harntrakts

- Falls technisch möglich, wird eine interventionelle Deobstruktion des gestauten Harntrakts den offenen chirurgischen Verfahren vorgezogen.
- Typischerweise erfolgt in Allgemeinanästhesie eine *transurethrale Endoskopie*, während der unterschiedliche Techniken zur Beseitigung einer Obstruktion angewendet werden können. Die Entfernung von obstruierenden Konkrementen kann durch die nachfolgende Anlage von *Ureterschienen* unterstützt werden, die ein Offenbleiben der Harnleiter gewährleisten.

Interventionelle Abszessdrainage

- Bei Nachweis von Abszessformationen besteht die Option, anstelle einer offenen Abszessdrainage eine interventionelle Ableitung anzustreben. Diese Methoden erfolgen in der Regel unter bildgebender Kontrolle (Sonografie, CT).

8.11 Nachsorge

- Bei *rezidivierenden* Harnwegsinfektionen ist eine urologische Vorstellung zur weiteren Abklärung sinnvoll. In bestimmten klinischen Situationen ist eine orale Antibiotikaprophylaxe über einen längeren Zeitraum indiziert.
- Sind *Harnleiterschienen* implantiert worden, ist darauf zu achten, dass ein *Konzept zur Entfernung* der Schienen festgelegt wird. Unnötig lange belassene Harnleiterschienen können als Infektionsfokus Probleme erzeugen.

8.12 Verlauf und Prognose

- Es existieren keine Erkenntnisse darüber, wie häufig *untere Harnwegsinfektionen* unbehandelt einen schweren Verlauf nehmen und beispielsweise zur Pyelonephritis werden.
- Die Prognose *schwerer (oberer) Harnwegsinfektionen* ist durch das Auftreten einer Sepsis beeinflusst, bei der der auslösende Fokus eher in den Hintergrund tritt.

8.13 Prävention

- Im nosokomialen Setting fokussiert sich die Prävention von Harnwegsinfektionen vor allem auf den rationalen Umgang mit Blasenkathetern:
    - *strenge ärztliche Indikationsstellung* jeder Anlage eines Blasenkatheters
    - regelmäßige *Schulungen des Personals* erforderlich, damit sowohl die Technik der Anlage als auch der

alltägliche Umgang mit Blasenkathetern adäquat erfolgen
- Anlegen des Katheters unter *aseptischen Bedingungen*
- Verwendung von *sterilen und geschlossenen Systemen* zur Harnableitung
- *frühzeitige Entfernung des Katheters*, tägliche Evaluation über die Notwendigkeit der Harnableitung (z. B. während der Visite)

8.14 Quellenangaben

[1] Interdisziplinäre S3 Leitlinie: Epidemiologie, Diagnostik, Therapie, Prävention und Management unkomplizierter, bakterieller, ambulant erworbener Harnwegsinfektionen bei erwachsenen Patienten. AWMF Registernummer: 043/044. 2017
[2] Prävention und Kontrolle Katheter-assoziierter Harnwegsinfektionen. Empfehlung der Kommission für Krankenhaushygiene und Infektionsprävention (KRINKO) beim Robert Koch-Institut. Bundesgesundheitsblatt 2015; 58: 641–650
[3] Ubrig B, Böhme M, Merklinghaus A et al. Ambulant erworbene Harnwegsinfektionen – Assoziation zu Risikofaktoren. Urologe 2017, 56: 773–778

8.15 Wichtige Internetadressen

- Leitlinien mit Bezug zum Management von Harnwegsinfektionen: http://www.awmf.org
- Das Antibiotika-Resistenz-Surveillance-Netzwerk (ARS) des Robert Koch-Instituts erhebt bundesweite Resistenzdaten, die in einer Datenbank abgefragt werden können: https://ars.rki.de

Teil II

Wasser- und Elektrolythaushalt

9	Hyponatriämie	86
10	Hypernatriämie	92
11	Hypokaliämie	97
12	Hyperkaliämien	103
13	Hyperkalzämie	109
14	Hypokalzämie	117
15	Metabolische Azidose	122
16	Respiratorische Azidose	129
17	Metabolische Alkalose	135
18	Respiratorische Alkalose	141

9 Hyponatriämie

Volker Burst

9.1 Steckbrief

Die Hyponatriämie ist die häufigste Elektrolytstörung und kann lebensbedrohlich sein. Die Ätiologie ist vielschichtig. Anhand des Volumenstatus kann eine hinsichtlich der Therapie relevante Einteilung in hypo, eu- und hypervoläme Hyponatriämie erfolgen. Bei schweren Symptomen (Krampfanfälle, Koma etc.) besteht die Therapie in der Gabe von hypertonen Infusionen. Ein zu rascher Anstieg der Natriumkonzentration kann zur osmotischen Demyelinisierung mit schweren Folgeschäden führen und muss daher vermieden werden.

9.2 Aktuelles

- In der Notfalltherapie (S. 91) wird heute der Bolustherapie mit hypertoner Kochsalzlösung und fixen Einzeldosen der Vorzug gegenüber einer kontinuierlichen Infusion gegeben.
- Mit dem Vasopressin-2-RezeptorAntagonisten Tolvaptan steht eine effektive Therapie des Syndroms der inadäquaten ADH-Sekretion (SIADH) zur Verfügung.

9.3 Synonyme

- keine Angabe möglich

9.4 Keywords

- Hyponatriämie
- hypotone Hyponatriämie
- hypovoläme Hyponatriämie
- euvoläme Hyponatriämie
- hypervoläme Hyponatriämie
- SIADH
- Tolvaptan
- hypertone Lösung
- osmotisches Demyelinisierungssyndrom

9.5 Definition

- Die Hyponatriämie ist definiert als ein Serumnatrium < 135 mmol/l.

9.6 Epidemiologie

9.6.1 Häufigkeit

- Die Prävalenz der Hyponatriämie in der *Bevölkerung* beträgt 2–7 %.
- Die Prävalenz bei *hospitalisierten Patienten* beträgt ca. 20 %, wobei bei etwa 2 Dritteln der Patienten die Hyponatriämie bereits bei Aufnahme in das Krankenhaus vorliegt.
- Bei Patienten auf der *Intensivstation* beträgt die Inzidenz ca. 12 %, die Prävalenz bis zu 30 %.
- Die Prävalenz von *schweren Hyponatriämien* liegt deutlich niedriger: ca. 3 % für Na^+ < 125 mmol/l und weniger als 1 % für Na^+ < 120 mmol/l.

9.6.2 Altersgipfel

- Die Prävalenz steigt mit dem Alter an, ebenso der Anteil an schweren Hyponatriämien.

9.6.3 Geschlechtsverteilung

- Uneinheitliche Angaben: Frauen sind wahrscheinlich häufiger betroffen.

9.6.4 Prädisponierende Faktoren

- weibliches Geschlecht
- Alter
- Multimedikation
- postoperative Zustände

9.7 Ätiologie und Pathogenese

- Die Hyponatriämie stellt immer einen relativen Wasserexzess dar. Letztlich ist die Hyponatriämie Ausdruck einer Hypoosmolalität → *hypotone Hyponatriämie*.
- In der großen Mehrheit der Fälle ist dafür eine im Verhältnis zur Serumosmolalität inadäquat zu hohe Konzentration des antidiuretischen Hormons (ADH, Syn.: Vasopressin) verantwortlich.
- *ADH wird freigesetzt bei*:
  1. Reduktion des effektiven arteriellen Blutvolumens bei Volumenmangel → klinisch *hypovoläm*
  2. Reduktion des effektiven arteriellen Blutvolumens bei Herzinsuffizienz, Leberzirrhose, nephrotischem Syndrom → klinisch *hypervoläm*
     (1. und 2. → über Barorezeptoren und Vagusnerv vermittelte hypophysäre ADH-Freisetzung)
  3. Syndrom der inadäquaten ADH-Freisetzung (SIADH) → klinisch *euvoläm*

- Entwicklung einer Hyponatriämie *ohne ADH-Einwirkung*: Wasserintoxikation bei psychogener Polydipsie, Bierpotomanie („binge drinking"), Tee-und-Zwieback-Diät → klinisch euvoläm
- fortgeschrittene Niereninsuffizienz
- nicht hypotone Hyponatriämie: Hyperglykämie, Mannitol etc.
- *Pseudohyponatriämie*: Laborartefakt bei Hyperlipidämie, Paraproteinämie (nur bei indirekter Messung)

9.8 Klassifikation und Risikostratifizierung

- arbiträre, aber gebräuchliche Einteilung:
  - *leicht* (Na^+ 130–134 mmol/l)
  - *moderat* (Na^+ 125–129 mmol/l)
  - *schwer* (Na^+ < 125 mmol/l)
- Einteilung entsprechend des Volumenstatus:
  - *hypovoläm* (ca. 35 %)
  - *euvoläm* (ca. 40 %)
  - *hypervoläm* (ca. 25 %)
- Klinisch bedeutsam ist die Erfassung einer schwer symptomatischen Hyponatriämie, die unabhängig vom Wert des Na^+ auftreten kann und vital bedrohlich ist. Die Geschwindigkeit der Entwicklung ist hierbei wichtig:
  - *akute* Hyponatriämie: Entwicklung in < 48 Stunden
  - *chronische* Hyponatriämie: Entwicklung in > 48 Stunden

9.9 Symptomatik

- *schwere* Symptome: Erbrechen, Vigilanzminderung → Koma, Grand-mal-Anfall, nicht kardial bedingtes Lungenödem

Diese Symptome können Ausdruck eines beginnenden Hirnödems sein, treten jedoch häufiger auch ohne Hirndruck auf, dann als Zeichen des gestörten „milieu intérieur".

- *weniger schwere* Symptome: Gangstörung, Schwindel, Fallneigung (auch bei leichter Hyponatriämie), Kopfschmerzen, kognitive Einschränkung, Depressionen etc.

9.10 Diagnostik

9.10.1 Diagnostisches Vorgehen

- Die Diagnostik einer Hyponatriämie ist komplex und die publizierten Algorithmen führen nicht immer zur eindeutigen Identifizierung der zugrunde liegenden Ursache. Vor allem bei schwer symptomatischer Hyponatriämie – bei Patienten auf Intensivstation der wohl wahrscheinlichste Fall – ist zudem häufig zunächst eine Notfallbehandlung nötig.
- Leider erschwert der therapeutische Einsatz von Infusionslösungen die spätere diagnostische Auswertung, da die Interpretation der Urinelektrolyte hierdurch stark verfälscht wird. Daher sollte immer versucht werden, *eine Urinprobe vor oder unmittelbar nach Beginn einer (Notfall-)Behandlung zu asservieren*.
- Folgende Parameter sollten immer erhoben werden: *Serum*: Na^+, K^+, Kreatinin, Harnsäure, Osmolalität, Glukose, Thyreotropin (TSH), Kortisol; *Urin*: Na^+, K^+, Kreatinin, Harnsäure, Osmolalität.
- ▶ Abb. 9.1 zeigt einen vereinfachten Algorithmus, der in den meisten Fällen die Diagnosestellung ermöglichen sollte. In Einzelfällen ist eine detailliertere Aufarbeitung aber nötig.
- Schritt 1:
  - Prinzipiell sollte zunächst verifiziert werden, dass eine hypotone Hyponatriämie vorliegt. Klinisch am

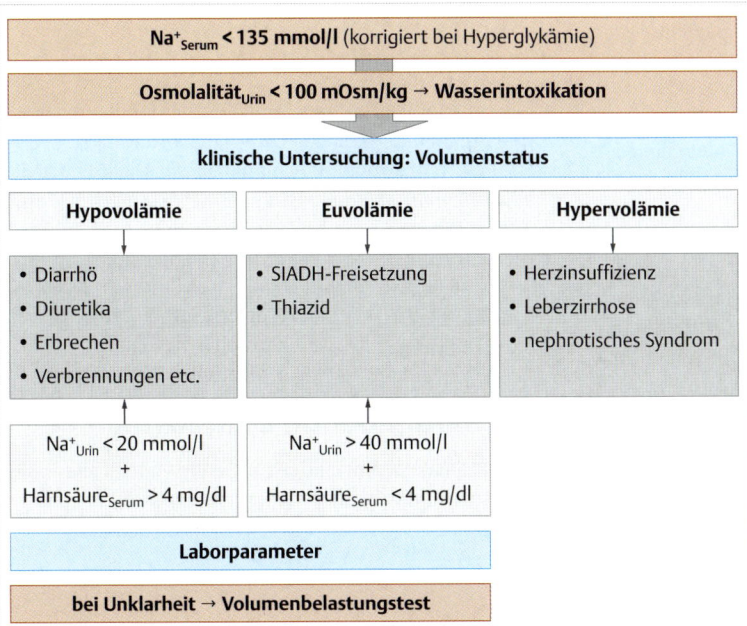

Abb. 9.1 Hyponatriämie. Diagnostisches Vorgehen (SIADH: Syndrom der inadäquaten ADH-Freisetzung).

relevantesten ist hier die Korrektur des Na⁺ für Glukose mit:

$$Na^+_{korr}\left[\frac{mmol}{l}\right] = Na^+\left[\frac{mmol}{l}\right] + 2{,}4\,\frac{mmol}{l} \times \frac{Glukose\left[\frac{mg}{dl}\right] - 100\left[\frac{mg}{dl}\right]}{100\left[\frac{mg}{dl}\right]}$$

- Alternativ kann die Serumosmolalität bestimmt werden.
- Eine hypotone Hyponatriämie mit Werten ≥ 125 mmol/l wird selten schwere Symptome aufweisen, prinzipiell ist jedoch die Geschwindigkeit des (Na⁺-)Abfalls entscheidend.

- *Schritt 2:*
  - Eine pathologisch gesteigerte Wasserzufuhr (bei gleichzeitig geringer oder fehlender Aufnahme von Soluten) führt zu einer Überforderung der renalen Urinverdünnung und auf diesem Weg zur Hyponatriämie; ADH spielt hier keine relevante Rolle. Diese Zustände (z. B. psychogene Polydipsie) sind insgesamt selten, führen aber zu schweren und akuten Hyponatriämien. Sie zu erkennen ist wichtig, da eine Beendigung der Wasserzufuhr rasch zu einer Beseitigung der Hyponatriämie führt.
  - Wasserintoxikationen (bzw. die Abwesenheit einer ADH-Wirkung) sind leicht zu identifizieren durch den Nachweis eines *maximal verdünnten Urins → Urinosmolalität < 100 mOsm/kg*. Ist die Bestimmung der Urinosmolalität nicht verfügbar, kann eine grobe Abschätzung der Osmolalität mit 2 × (Na⁺_Urin + K⁺_Urin) erfolgen. Urinelektrolyte können mit für die Klinik ausreichender Genauigkeit schnell und unkompliziert in der Blutgasanalyse bestimmt werden, allerdings kann dies die nachfolgende Reinigung/Kalibrierung des Geräts notwendig machen!

- *Schritt 3:*
  - Zentrale klinische Untersuchung ist die sorgfältige *Erfassung des Volumenstatus*: Ödeme, Anasarka, Aszites, Rasselgeräusche oder ein elevierter V.-jugularis-interna-Puls sind in der Regel einfach zu erfassen und machen so die Identifikation einer hypervolämen Hyponatriämie meist einfach.
  - Die Differenzierung zwischen hypo- und euvolämer Hyponatriämie ist deutlich schwieriger und gelingt oft nicht.

- *Schritt 4:*
  - In letzterem Fall werden zusätzliche laborchemische Parameter genutzt, um die Unterscheidung zu ermöglichen. Während beim SIADH die resultierende Volumenexpansion zu einer renalen Hyperfiltration mit niedrigen Serumkreatinin- und Harnsäurewerten sowie erhöhter Urinnatriumkonzentration (meist > 40 mmol/l) führt, bedingt eine Hypovolämie genau gegensinnige Bewegungen der Werte mit einem häufig deutlich reduzierten Urinnatrium (< 20 mmol/l).
  - Urinnatriumbestimmungen sind leider störanfällig und beispielsweise bei Diuretikamedikation oft nicht aussagekräftig. In diesen Fällen kann die *fraktionelle Harnsäureexkretion* bestimmt werden, wobei ein Wert < 12 % für eine Hypovolämie spricht:

$$FE_{Harnsäure} = \frac{Harnsäure_{Urin} \times Kreatinin_{Serum}}{Harnsäure_{Serum} \times Kreatinin_{Urin}}$$

- *Schritt 5:*
  - In manchen Fällen ist trotz Ausschöpfung dieser Maßnahmen eine klare ätiologische Zuordnung nicht möglich. Hier kann eine Volumenbelastung mit 1–2 L NaCl 0,9 % hilfreich sein. Cave: Bei SIADH mit hoher Urinosmolalität (> 500 mOsm/kg) kann die Gabe von isotoner NaCl-Lösung zu einer Aggravierung der Hypotonie führen → engmaschige Überwachung!

- *Sonderfälle:*
  - *zerebrales Salzverlustsyndrom (CSW)*: selten nach neurochirurgischen Eingriffen, intrakranieller Blutung oder Trauma → gesteigerte Diurese mit Hypovolämie bei gleichzeitig ausgeprägt hohem Na⁺_Urin (oft > 100 mmol/l).
  - *Nebenniereninsuffizienz*: oft Hyponatriämie + Hyperkaliämie + Hypotonie → Kortisolbestimmung, ggf. ACTH-Test
  - *Hypothyreose*: nur bei schwerer Ausprägung: Myxödemkoma, Thyreotropin > 50 U/l

9.10.2 Anamnese

- Anamnestisch sollten folgende, eine Hyponatriämie *auslösende oder unterhaltende Zustände* und Faktoren erfasst werden: Herzinsuffizienz, Leberzirrhose, Diarrhö, Erbrechen, Medikation, Tumorerkrankungen, Lungenerkrankungen etc.
- Außerdem sollte immer versucht werden, die *zeitliche Entwicklung* der Hyponatriämie zu eruieren (akut ← → chronisch).

9.10.3 Körperliche Untersuchung

- Eine sorgfältige Untersuchung des Volumenhaushalts ist essenziell für die diagnostische Zuordnung zu hypo-, eu- bzw. hypervolämer Hyponatriämie. Die Erfassung *hypervolämer* Zustände ist in der Regel einfach (Ödeme, Aszites, Anasarka etc.).
- Die Unterscheidung von *Eu- und Hypovolämie* fällt hingegen oft schwer. Daher sollte hier sorgfältig untersucht werden; ein Orthostaseversuch (Schellong-Test) ist dabei oft hilfreich.

9.10.4 Bildgebende Diagnostik

- Eine kraniale Schnittbildgebung ist in vielen Fällen mit Vigilanzminderung und epileptischen Anfällen zum Ausschluss möglicher Differenzialdiagnosen nötig.

9.11 Differenzialdiagnosen

Tab. 9.1 Differenzialdiagnosen der Hyponatriämie.

Krankheitsbild	Differenzialdiagnose und Ursachen
Hypovolämie	*extrarenaler (Na⁺)-Verlust:*
	Diarrhö
	Erbrechen
	exzessives Schwitzen
	Verbrennungen
	hämorrhagischer Schock
	Verlust in den 3. Raum • Pankreatitis • Peritonitis • Rhabdomyolyse • Ileus
	renaler (Na⁺)-Verlust:
	Diuretika
	Salzverlustsyndrome
	zerebrales Salzverlustsyndrom
	osmotische Diurese
	Mineralokortikoid-Mangel
Euvolämie	*SIADH*
	Tumoren • Lunge (SCLC) • Gastrointestinaltrakt • Oropharynx • Lymphome
	Medikamente • ZNS-aktive Medikamente (z. B. SSRI, Antikonvulsiva, trizyklische Antidepressiva, Neuroleptika) • Chemotherapie (z. B. Vincristin, Cyclophosphamid, Ifosfamid) • Opiate, Opioide • NSAR • Ecstasy (MDMA) • Desmopressin • Oxytocin
	ZNS-Erkrankungen • Infektionen • Blutung • ischämischer Insult • Trauma • AIDS
	Lungenerkrankungen • chronisch obstruktive Lungenerkrankung (COPD) • Pneumonie • zystische Fibrose • akutes Atemnotsyndrom • Überdruckbeatmung
	Stress • Schmerzen • Übelkeit • Ausdauersport • postoperative Zustände
	hereditär
	Thiazide
	Hypothyreose
	Nebennierenrinden-Insuffizienz

Tab. 9.1 Fortsetzung

Krankheitsbild	Differenzialdiagnose und Ursachen
	psychogene Polydipsie
	ernährungbedingter Solutmangel • Tee-und-Toast-Diät • Bierpotomanie
	elektrolytfreie Spüllösungen
Hypervolämie	Herzversagen
	Leberzirrhose
	nephrotisches Syndrom
	Nierenversagen

MDMA: Methylendioxy-N-Metamphetamin, NSAR: nicht steroidale Antirheumatika, SCLC: Small Cell Lung Cancer, SIADH: Syndrom der inadäquaten ADH-Sekretion, SSRI: selektive Serotonin-Wiederaufnahmehemmer

9.12 Therapie

9.12.1 Therapeutisches Vorgehen

- *schwere symptomatische Hyponatriämie* (Bewusstlosigkeit, Krampfanfall, Lungenödem) → Notfall, da potenzielle Gefahr der Einklemmung
    - umgehende Therapieeinleitung mit NaCl 3 %: Bolusgabe 100 ml NaCl 3 % über 10 Minuten, ggf. zweimal wiederholen, bis Symptomatik gebessert (▶ Abb. 9.2) (Zubereitung von NaCl 3 %: 445 ml NaCl 0,9 % + 55 ml NaCl 20 %)
    - Die Gefahr der Entwicklung eines Hirnödems und nachfolgender Herniierung ist meist nur bei akuter Hyponatriämie zu erwarten, vor allem, wenn die Entwicklung der Hyponatriämie nur wenige Stunden (< 12–24 Stunden) umfasst. Folgende Situationen sind hier relevant:
        – postoperative Zustände
        – Wasserüberladung bei Ausdauersport (Marathonläufer!)
        – psychogene Polydipsie oder Schizophrenie
        – Ecstasy (Methylendioxy-N-Metamphetamin)
        – zerebrale Raumforderung
- *moderate Symptome* (Kopfschmerzen, Verwirrtheut, Übelkeit, Erbrechen): kontinuierliche Infusion von NaCl 3 % auf 1–2 ml/kgKG/h
- Ein Anstieg des Na$^+$ von 4–6 mmol/l innerhalb der ersten 6 Stunden wird angestrebt, hierdurch wird die Gefahr vital bedrohlicher Zustände effektiv eliminiert.
- Bei *gesicherter akuter Hyponatriämie* ist die weitere Anstiegsgeschwindigkeit von untergeordneter Bedeutung (→ Was sich schnell entwickelt, darf auch schnell ausgeglichen werden!). In den meisten Fällen ist die *sichere Identifizierung einer akuten Entwicklung nicht möglich.*
- Darüber hinaus sind *chronische Hyponatriämien* deutlich häufiger. Durch zelluläre Adaptationsvorgänge kommt es dabei zu einer effektiven Wiederherstellung des Zell- und damit des Hirnvolumens durch Externalisierung von Osmolyten. Eine zu rasche Korrektur des Na$^+$ kann in diesen Fällen zum *osmotischen Demyelinisierungssyndrom (ODS)* mit teilweise permanenten zerebralen Schäden führen.
- Das Risiko für ein ODS ist besonders hoch bei Hypokaliämie, Alkoholismus, Unterernährung, fortgeschrittenen Lebererkrankungen.
- bei chronischer Hyponatriämie oder wenn, wie häufig, die zeitliche Entwicklung unklar ist und bei schweren Symptomen: wie oben, jedoch Anstieg des Na$^+$ um 4–6 mmol/l in den ersten 6 Stunden, dann stabil halten (!)
- *allgemeine Therapieziele bei chronischer Hyponatriämie*: Grenze des Na$^+$-Anstiegs pro 24 Stunden: bei hohem ODS-Risiko 8 mmol/l, sonst 10–12 mmol/l, aber maximal 18 mmol/l in 48 Stunden)
- Bei *milden oder fehlenden Symptomen* sowie nach der initialen Notfallbehandlung bei schwerer Hyponatriämie erfolgt die Therapie entsprechend der Ätiologie. Prinzipiell ist die Therapie mit hypertoner Kochsalzlösung nur der Notfallsituation vorbehalten.
- Behandlung der auslösenden Grunderkrankung, Absetzen von potenziell auslösenden Medikamenten (Thiazide!)
- bei *SIADH*: Flüssigkeitsrestriktion (maximal 500–1000 ml/d) → nur erfolgversprechend, wenn (Na$^+_{Urin}$ + K$^+_{Urin}$) < Na$^+_{Serum}$; ansonsten oder bei ausbleibendem Effekt: Tolvaptan (siehe unten)
- Alternativ kann Harnstoff 30–60 g in Orangensaft pro Tag versucht werden; dies wird aber wegen des Geschmacks nur schlecht toleriert.
- cave: aufgrund häufig auftretender Autokorrekur (nach Beseitigung eines Auslösers, z. B. Thiazid) engmaschige Kontrolle der Natriumwerte zur Vermeidung eines ODS
- *Maßnahmen bei Überkorrektur*: Ersatz des Wasserverlustes (Erfassung des Urinvolumens nach Beginn einer Therapie ist daher wichtig) als Glukose 5 %: 3 ml/kgKG/h; Vermeidung eines weiteren Wasserverlustes durch Desmopressin (Minirin) i. v. 2–4 µg alle 8 Stunden

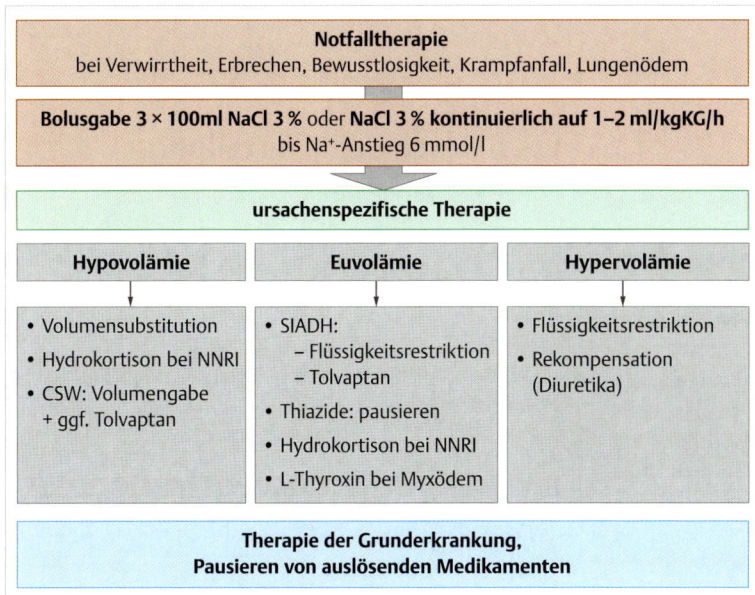

Abb. 9.2 **Hyponatriämie.** Therapiealgorithmus (CSW: zerebrales Salzverlustsyndrom, NNRI: Nebennierenrindeninsuffizienz, SIADH: Syndrom der inadäquaten ADH-Freisetzung).

9.12.2 Pharmakotherapie

- Der Vasopressin-2-Rezeptor-Antagonist Tolvaptan (Samsca) ist zur Behandlung der euvolämen Hyponatriämie (SIADH) ohne schwere Symptome zugelassen.
  - Dosierung: 7,5-mg-Tabletten bei Gefahr eines zu raschen Na$^+$-Anstiegs (in der Praxis z. B. bei Na$^+$ < 120 mmol/l), sonst 15-mg-Tabletten einmal täglich
- Na$^+$-Kontrolle 4–6 Stunden nach Einnahme
- Maßnahmen zur Na$^+$-Senkung einleiten, wenn Na$^+$-Anstieg > 6 mmol/l in den ersten 6 Stunden oder > 10 mmol/l in 24 Stunden
- Bei Einsatz von Tolvaptan keine gleichzeitige Trinkmengenrestriktion

9.13 Verlauf und Prognose

- In Fällen von akuter, schwer symptomatischer Hyponatriämie besteht *vitale Gefahr*.
- Es besteht eine eindeutige *Assoziation zwischen Hyponatriämie und Mortalität*. Inwiefern die Hyponatriämie selbst (und nicht die auslösende Pathologie) einen kausalen Einfluss auf die Mortalität hat, ist ungeklärt.
- Hyponatriämie führt zu *Gangunsicherheit* mit häufigen Stürzen und Frakturen, unterhält oder induziert eine *Osteoporose* und hat möglicherweise einen Einfluss auf die *Entwicklung einer Demenz*.
- Es liegen keine Daten vor, ob die Therapie der Hyponatriämie einen *prognostischen Einfluss* hat.

10 Hypernaträmie

Volker Burst

10.1 Steckbrief

Die Hypernaträmie ist in den meisten Fällen Ausdruck eines Wasserverlustes, seltener einer gesteigerten Elektrolytzufuhr. Bei intensivmedizinisch versorgten Patienten, die aufgrund von Sedierung etc. häufig dem bei Hypernaträmie physiologisch einsetzenden Durstgefühl nicht nachkommen können, ist meist der unzureichende Ausgleich von Wasserverlusten zu beobachten. Unbehandelte Hypernaträmien können – vor allem, wenn sie sich innerhalb von wenigen Stunden entwickeln – lebensbedrohlich sein oder zu neurologischen Schäden führen.

10.2 Synonyme

- keine Angabe

10.3 Keywords

- Hypernaträmie
- Diabetes insipidus
- Wasserhaushalt

10.4 Definition

- Hypernaträmie ist definiert als ein Serumnatrium > 145 mmol/l.

10.5 Epidemiologie

10.5.1 Häufigkeit

- Die Prävalenz bei hospitalisierten Patienten beträgt ca. 1–3 %.
- Bei Patienten auf der Intensivstation (ICU) beträgt die Prävalenz 9–25 %, die meisten Fälle entstehen erst im Lauf des Aufenthalts!
- Die Prävalenz der Hypernaträmien auf Intensivstationen hat sich über die letzten 10 Jahre fast verdoppelt, ggf. als Folge einer zurückhaltenderen Infusionsstrategie.

10.5.2 Altersgipfel

- Die Prävalenz steigt im Alter an.
- Darüber hinaus sind Kleinkinder aufgrund ihrer eingeschränkten Fähigkeit zur selbstständigen Wasserzufuhr gefährdet.
- Bei Intensivpatienten sind alle Altersklassen gleich vertreten.

10.5.3 Geschlechtsverteilung

- Beide Geschlechter sind vergleichbar betroffen.

10.5.4 Prädisponierende Faktoren

- Alter
- Demenz
- eingeschränkte glomeruläre Filtrationsrate (GFR)
- Diabetes mellitus

10.6 Ätiologie und Pathogenese

- Eine Hypernaträmie stellt immer eine *Hyperosmolalität* und *Hypertonizität* dar.
- Im Verhältnis zum Natriumgehalt des Körpers besteht eine Mangel an freiem Wasser, wobei der Natriumgehalt erniedrigt, normal oder erhöht sein kann.
- Da die Tonizität (= Osmolalität – [Harnstoff]) in allen Flüssigkeitskompartimenten gleich sein muss und Na$^+$ sowie K$^+$ die beiden bedeutenden effektiven Osmole extra- bzw. intrazellulär sind, gilt:

$$Na^+_{Serum} = \frac{(Gesamtkörper - Na^+ + Gesamtkörper - K^+)}{Gesamtkörperwasser}$$

- Bei Betrachtung der Hypernaträmie muss daher immer die Konzentration dieser beiden Elektrolyte in den ausgeschiedenen und zugeführten Flüssigkeiten berücksichtigt werden!
- Es gibt drei mögliche Szenarien (siehe auch Differenzialdiagnose):
  - *Fehlender Ausgleich von Wasserverlusten* (bei weitem häufigste Genese, vor allem auf der ICU) über Haut, Gastrointestinaltrakt oder Niere. Schweiß und die gastrointestinalen Flüssigkeiten (Magensaft, nicht sekretorische Diarrhö) sind hypoton mit Na$^+$ + K$^+$ meist < 100 mmol/l. Renale Wasserverluste finden sich bei Diabetes insipidus, osmotischer Diurese und bei aggressiver Therapie mit Schleifendiuretika. Bei Diabetes insipidus handelt es sich um einen reinen Wasserverlust, in allen anderen Fällen verliert der Patient hypotone Flüssigkeit → hier liegt also auch eine Hypovolämie vor.
  - *Überladung mit Natrium* durch fehlerhafte Ernährung bei Kindern (Salzvergiftung) oder iatrogen durch natriumreiche Infusionen (z. B. Natriumbikarbonat, Fosfomycin)

○ *Wasserverschiebung nach intrazellulär* bei Krampfanfällen, schwerer körperlicher Anstrengung → selten, rasche Selbstterminierung innerhalb von Minuten, daher klinisch wenig relevant
- Auf der ICU sind Wasserverluste bei 2 Drittel, iatrogene Salzüberladung bei 50 % der Patienten für die Hypernatriämie verantwortlich.
- Normalerweise wird die Entwicklung einer Hypernatriämie durch Freisetzung von antidiuretischem Hormon (ADH, Vasopressin) und Stimulation des Durstgefühls verlässlich verhindert. Nur wenn das *Durstempfinden pathologisch gestört* ist oder der Patient *keine Möglichkeit zum Trinken* hat (Sedierung, Immobilität, Kleinkind, hypothalamischer Schaden etc.), kann sich eine Hypernatriämie entwickeln. Diese Situation ist auf der ICU häufig gegeben.

10.7 Klassifikation und Risikostratifizierung

- *Akute Hypernatriämie*: Ähnlich wie bei der Hyponatriämie ist der zeitliche Rahmen der Entwicklung von großer Bedeutung. Bei akuter Hypernatriämie (< 48 Stunden, meist innerhalb von 12 Stunden) ist aufgrund einer Zellschrumpfung die Möglichkeit der intrakraniellen Gefäßzerreißung gegeben. Eine solche Situation wird bei akzidenteller Salzüberladung beobachtet.
- *Chronische Hypernatriämie* (> 48 Stunden): Hier führen Adaptationsvorgänge zu einer Wiederherstellung des Zellvolumens. Eine zu rasche therapeutische Korrektur kann in diesen Fällen zu schweren neurologischen Schäden (Hirnödem, Einklemmung) führen.

10.8 Symptomatik

- *akute Hypernatriämie*: Lethargie, Müdigkeit, Schwäche, Reizbarkeit, Unruhe, kognitive Defizite, fokalneurologische Ausfälle, Kopfschmerzen, Faszikulationen, Tremor, Koma (meist erst ab Na$^+$ > 160 mmol/l) → Gefahr der intrazerebralen oder subarachnoidalen Blutung
  ○ Epileptische Anfälle sind nicht typisch, sondern werden eher bei zu schneller Korrektur, gelegentlich bei akzidenteller Salzüberladung beobachtet.
  ○ Das Ausmaß der Bewusstseinsstörung korreliert mit der Schwere der Hypernatriämie.
- *chronische Hypernatriämie*: oft wenige und unspezifische Symptome

10.9 Diagnostik

10.9.1 Diagnostisches Vorgehen

- In der Regel ist die Krankengeschichte ausreichend, um die Ätiologie zu klären. Gesteigerte Wasserverluste über die Haut (z. B. bei Fieber) oder den Gastrointestinaltrakt (Erbrechen, Diarrhö) bei fehlender Supplementation von freiem Wasser sowie eine aggressive Diuretikatherapie zur Ödembehandlung nach initial liberaler Volumenadministration sind für die meisten Fälle in der ICU verantwortlich. Trotz ausreichender Volumenbilanzierung besteht das Infusionsregime hierbei oft ausschließlich aus isotonen (oder sogar hypertonen) Lösungen. Da sich diese Bilanzstörung über die Zeit entwickelt, ist jede Hypernatriämie, die sich erst im Lauf eines Intensivaufenthalts entwickelt, bis zum Beweis des Gegenteils auf diesen Pathomechanismus zurückzuführen.
- Anderweitige renale Wasserverluste bei *Diabetes insipidus* oder *osmotischer Diurese* (z. B. Glukose, Harnstoff, Mannitol) werden seltener beobachtet, müssen jedoch ausgeschlossen werden.
- Generell sind Patienten betroffen, die aufgrund einer Sedierung, einer mentalen Erkrankung oder aus anderen Gründen einem imperativen Trinkverlangen nicht nachkommen oder dies nicht kommunizieren können.
- Bei *wachen*, alerten Patienten mit Hypernatriämie sollte immer eine *Schädigung des Durstzentrums* im Hypothalamus vermutet werden; entweder mit oder ohne gleichzeitig bestehenden Diabetes insipidus.
- Bei rascher Entwicklung (akute Hypernatriämie) und schweren Symptomen ist von einer Salzüberladung, bei chronischer Hypernatriämie eher von einem Wasserverlust auszugehen. Daneben hilft die Bestimmung der Urinosmolalität bei der weiteren Abklärung (▶ Abb. 10.1).

10.9.2 Anamnese

- Anamnestisch bzw. fremdanamnestisch sollten die Komorbiditäten, die Medikation sowie die Trinkmenge und Urinausscheidung eruiert werden. Daneben ist die genaue Analyse des Infusionsregimes wichtig.

10.9.3 Körperliche Untersuchung

- Die körperliche Untersuchung ist von untergeordneter Bedeutung. Die Evaluation des Körpergewichtverlaufs sowie die sorgfältige Untersuchung des Volumenhaushalts können hilfreich sein, um eine Salzüberladung (führt zur Hypervolämie) bzw. eine Hypovolämie (bei Verlust hypotoner Flüssigkeiten) zu identifizieren.

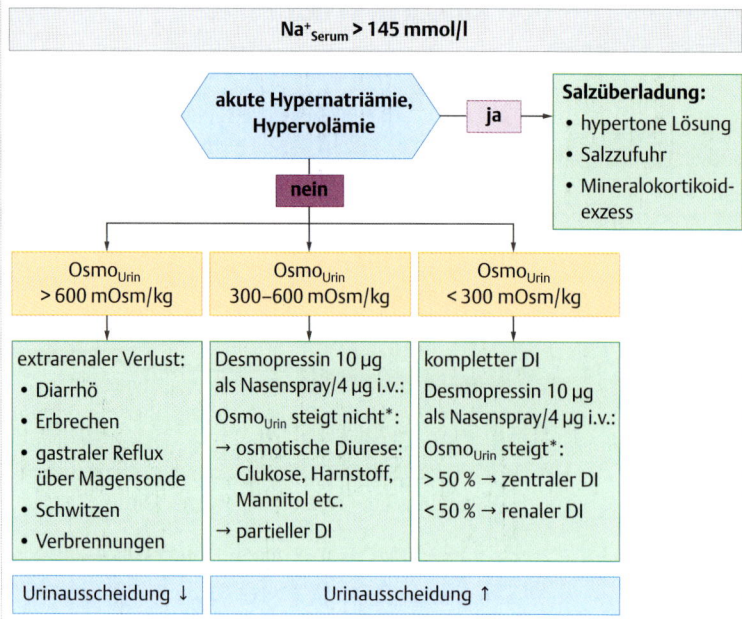

Abb. 10.1 Hypernatriämie. Diagnosealgorithmus (* Urinosmolalität alle 30 Minuten für 2 Stunden messen, DI: Diabetes insipidus).

10.9.4 Labor

- Die Bestimmung der *Urinosmolalität* ist für die Differenzialdiagnose essenziell.
- Bei extrarenalen Wasserverlusten findet sich eine maximale Urinkonzentration (maximale ADH-Wirkung) mit einer Osmolalität von *>600 mOsm/kg, oft >800 mOsm/kg*. Darüber hinaus führt der meist bestehende Volumenmangel zu einem Na^+_{Urin} <20 mmol/l. Die Urinausscheidung unter diesen Bedingungen (und einer normalen westlichen Diät) sollte nicht über 30 ml/h liegen. Die Applikation von Desmopressin hat keinen Effekt auf die Urinosmolalität.
- Bei einer Urinosmolalität *<300 mOsm/kg* liegt ein *Diabetes insipidus* vor, der durch Desmopressingabe weiter differenziert werden kann. Ein niedriger Serumharnstoff (<30 mg/dl) sowie ein niedriger Copeptinspiegel (<4,4 pmol/l) ermöglichen zudem die sichere Identifikation eines zentralen Diabetes insipidus.
- Liegt die Urinosmolalität *zwischen 300 und 600 mOsm/l*, kann neben einem Diabetes insipidus auch eine *osmotische Diurese* (Hyperglykämie, Azotämie etc.) bestehen. Letztere kann diagnostiziert werden, wenn die Ausscheidung von Osmolen (= Urinvolumen × Urinosmolalität) >40 mOsm/h beträgt. Im letzteren Fall bleibt auch ein Desmopressinversuch ohne Wirkung.

10.10 Differenzialdiagnosen

Tab. 10.1 Differenzialdiagnosen der Hypernatriämie.

Krankheitsbild	Differenzialdiagnose und Ursachen
reiner Wasserverlust	*zentraler Diabetes insipidus:*
	idiopathisch
	posttraumatisch
	Tumor
	Sarkoidose
	Tuberkulose
	Enzephalitis
	renaler Diabetes insipidus:
	idiopathisch/kongenital
	Hyperkalzämie
	Hypokaliämie
	Medikamente (Lithium, Foscarnet, Amphotericin B)
Verlust hypotoner Flüssigkeit	*renale Verluste:*
	Schleifendiuretika
	osmotische Diurese • Glukose • Harnstoff (proteinreiche Ernährung, nach akutem Nierenversagen) • Mannitol
	Polyurie nach akutem Nierenversagen
	Polyurie nach Harnverhalt
	gastrointestinale Verluste:
	Erbrechen
	gastrale Drainage (Magensonde)
	Diarrhö
	Laktulose
	Fistel
	dermale Verluste:
	Perspiratio insensibilis
	Schwitzen
	Verbrennung
Salzüberlagung	hypertone NaCl-Infusion
	Natriumbikarbonat
	Salztabletten
	Meerwassertrinken
	Mineralkortikoidexzess
	Morbus Cushing
primäre Hypodipsie	Hypothalamusschädigung
Wassershift nach intrazellulär	*Krampfanfall*
	schwere körperliche Belastung

10.11 Therapie

10.11.1 Therapeutisches Vorgehen

- Prinzipiell gilt (▶ Abb. 10.2):
  - *akute Hypernatriämie* (< 48 Stunden, meist < 12 Stunden) → aggressive Korrektur zu Normalwerten in 24 Stunden, sonst Gefahr von intrakranieller Blutung und permanenten neurologischen Schäden → keine Gefahr der Überkorrektur (!)
  - *chronische Hypernatriämie* (> 48 Stunden): vorsichtige Korrektur (maximal 8–10 mmol/l/24 h), sonst Gefahr des Hirnödems. Insgesamt scheint das Risiko eines schnellen Ausgleichs geringer als bei der Hyponatriämie.
- *akute, symptomatische Hypernatriämie*: fast immer Salzüberladung (Entwicklung innerhalb weniger Stunden), selten Diabetes insipidus
  - Glukose 5 % i. v. peripher: 5 ml/kgKG/h (Kontrolle des Serum-Na^+ alle 1–2 Stunden).
  - wenn Na^+ < 145 mmol/l → G5 %: 1 ml/kgKG/h (Kontrolle des Serum-Na^+ alle 2–4 Stunden)
  - wenn Na^+ < 140 mmol/l → Stopp (!)
  - Ziel: Normalisierung des Na^+ innerhalb von 24 Stunden, Na^+-Reduktion von 1–2 mmol/l/h
  - bei *zentralem Diabetes insipidus* zusätzlich *Desmopressin* (Minirin): 10–20 µg als Nasenspray (= 1–2 Hübe) oder 2 µg i. v. (über 2 Minuten) oder 1 µg s. c. alle 12 Stunden
  - *Desmopressin* kann auch bei *renalem Diabetes insipidus* versucht werden.
  - Bei Salzüberladung kann alternativ eine *Hämodialyse* rasch zu einer Korrektur der Hypernatriämie eingesetzt werden. Dabei kann auch eine ggf. bei Salzüberladung bestehende Hypervolämie effektiv behandelt werden.
- *chronische Hypernatriämie:*
  - Glukose 5 % i. v. peripher: 1–1,5 ml/kgKG/h (Kontrolle des Serum-Na^+ alle 4–6 Stunden, später alle 12 Stunden)
  - Ziel: Na^+-Reduktion von maximal 8–10 mmol/l/24 h
  - Behandlung der Ursache
- Fortlaufende *Wasserverluste* müssen zusätzlich berücksichtigt werden (sowohl bei der Therapie der akuten als auch der chronischen Hypernatriämie). Die oben angegebenen Laufraten sind daher in der Regel zu niedrig!
- Bei *renalem* Wasserverlust lässt sich dieser berechnen mit:

$$\text{Wasserverlust} = \text{Volumen}_{\text{Urin}} \times \left(1 - \frac{Na^+_{\text{Urin}} + K^+_{\text{Urin}}}{Na^+_{\text{Serum}}}\right)$$

- Bei *extrarenalen* Verlusten ist die Berechnung nicht einfach möglich; obligatorische Verluste über Fäzes und Haut: ca. 40 ml/h.
  - pragmatisch daher: Start mit oben angegebener Laufrate + 50 ml/h

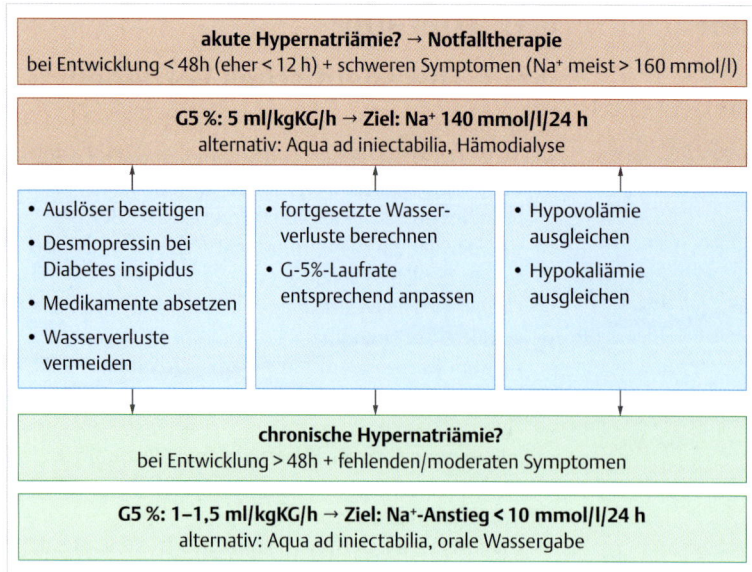

Abb. 10.2 Hypernatriämie. Therapiealgorithmus.

- Infusionsrate steigern (oder reduzieren) entsprechend dem gewünschten Effekt
- Formeln zur Berechnung des tatsächlichen Wasserdefizits sind wenig praktikabel.
- *Hypernatriämie und Hypovolämie*: Neben der Infusion von freiem Wasser (G5 %) sollte ein Volumendefizit durch isotone Elektrolytlösungen ausgeglichen werden. Bei schwerer, den Kreislauf kompromittierender Hypovolämie sollte zunächst die Volumengabe im Vordergrund stehen (20 ml/kgKG NaCl 0,9 %) und erst danach das Wasserdefizit ersetzt werden.
- *Hypernatriämie und Hypokaliämie*: 1 l G5 % + 40 mmol KCl → nur ca. 0,75 l der Infusion sind freies Wasser. Die errechnete Laufrate muss daher mit dem Faktor 1,3 multipliziert werden.
- *cave*: Gefahr der Hyperglykämie bei Einsatz von G5 % und Laufraten > 250 ml/h → engmaschige Kontrolle und frühzeitiger Einsatz von Insulin, alternativ G5 % ersetzen durch Aqua ad iniectabilia (über zentralen Venenkatheter!)

10.12 Verlauf und Prognose

- hohe Mortalität bei Hypernatriämie mit Na^+ > 160 mmol/l und schweren Symptomen
- chronische Hypernatriämie oft wenig symptomatisch
- gute Prognose bei erkanntem Diabetes insipidus (vor allem zentraler DI)

11 Hypokaliämie

Ralph Kettritz, Friedrich C. Luft

11.1 Steckbrief

Die Hypokaliämie (Serumkaliumkonzentration < 3,5 mmol/l) ist ein potenziell lebensbedrohlicher Zustand, dessen Letalität in manchen Studien die der Hyperkaliämie sogar übersteigt. Kliniker müssen nach renalen, aber auch nach extrarenalen Ursachen, wie verminderter diätetischer Zufuhr, Erkrankungen des Magen-Darm-Trakts, massivem Schwitzen oder Verbrennungen fahnden. Darüber hinaus sind erhebliche Kaliumverschiebung von extra- nach intrazellulär möglich. Störungen des Säure-Basen-Haushalts sind häufig der Schlüssel zur Diagnose und sollten deshalb gleichzeitig erfasst werden. Die begleitende Alkalose oder Azidose besitzt darüber hinaus wichtige therapeutische Konsequenz, denn hieraus leitet sich die Art der Kaliumsubstitution bezüglich des erforderlichen Begleitanions ab. Auswirkungen einer Kaliumsubstitution auf den Serumnatriumspiegel sind ebenfalls zu bedenken.

11.2 Aktuelles

- Etwa 75 mmol (3 g) Kalium werden pro Tag über den Magen-Darm-Trakt aufgenommen. Renale Filtrations-, Rückresorptions- und Sekretionsmechanismen bewirken, dass sogar bei geringer Kaliumzufuhr die Serumspiegel im Normbereich (> 3,5–5,0 mmol/l) bleiben.
- Das Gesamtkörperkalium beträgt etwa 3500 mmol, wobei sich 98 % im intrazellulären (27 l) und nur etwa 2 % im extrazellulären Kompartiment (13 l) befinden.
- Die Kaliumverteilung über Zellmembranen wird über die Na-K-ATPase geregelt und ist durch deren Aktivität, die H-Ionen-Konzentration (pH), Osmolaritätsverschiebungen und Zellzerfall beeinflusst.
- Abgesehen von seltenen Ionenkanalsyndromen (paroxysmale periodische Paralysen) gehen Hypokaliämien immer mit Störungen des Säure-Basen-Haushalts einher. Deshalb sollte bei der diagnostischen Aufarbeitung auch eine Blutgasanalyse erfolgen.
- Mit der zeitgleichen Bestimmung von Kalium, Kreatinin und Osmolarität im Plasma und Urin können Ursachen einer Hypokaliämie schnell erfasst werden.
- Die konzeptionelle Aufarbeitung von Hypo- und Hyperkaliämie sind identisch. Die Ursachen sollten ermittelt werden, bevor Behandlungsmaßnahmen durchgeführt werden.

11.3 Synonyme

- Hypokaliämie mit metabolischer Alkalose
- Hypokaliämie mit metabolischer Azidose
- Hypokaliämie ohne Störungen des Säure-Basen-Haushalts

11.4 Keywords

- Hypokaliämie
- Säure-Basen-Haushalt
- chronisches Nierenversagen (CKI)
- Renin-Angiotensin-Aldosteron-System (RAAS)
- Mineralokortikoidrezeptor
- epithelialer Natriumkanal (ENaC)
- Schleifendiuretika
- Thiaziddiuretika
- chronische Diarrhö

11.5 Definition

- Als Hypokaliämie wird eine Elektrolytstörung bezeichnet, die durch zu wenig Kalium im Blut gekennzeichnet ist *(< 3,5 mmol/l Kalium im Blutserum)*. Je nach Ausprägung kann die Hypokaliämie harmlos bis lebensbedrohlich sein.
- Hypokaliämie kann eine Vielzahl von Ursachen haben. Eine mangelnde Kaliumzufuhr mit der *Nahrung* ist selten die alleinige Ursache. Häufiger sind Kaliumverluste, die meist mit übermäßigem Wasserverlust verbunden sind, wobei das darin gelöste Kalium aus dem Körper „gespült" wird. Die krankheitsassoziierte Steigerung *renaler Verluste*, insbesondere durch Stimulation der aldosteronvermittelten Kaliumsekretion, spielt eine wesentliche Rolle. Medikamente wie Schleifendiuretika steigern ebenfalls die renale Kaliumausscheidung.
- *Extrarenale Verluste* durch Durchfall sowie die Umverteilung von Kalium aus dem extra- in den intrazellulären Raum sind weitere Mechanismen, die zur Hypokaliämie führen können. Darüber hinaus sinkt der Serumkaliumspiegel aber auch infolge von *Veränderungen im Säure-Basen-Haushalt*. Ein pH-Anstieg von 0,1 bewirkt einen Abfall des Serumkaliums um ca. 0,4 mmol/l.

11.6 Epidemiologie

11.6.1 Häufigkeit

- Angaben zur Häufigkeit hängen sehr von der untersuchten Kohorte ab. In der gesunden Allgemeinbevölkerung ist die Hypokaliämie selten, wohingegen bei mehr als 100 000 Patienten einer großen Notaufnahme 5,5 % der Patienten eine Hypokaliämie aufwiesen. Damit war die Hypokaliämie immerhin häufiger als eine Hyperkaliämie, die bei 3,6 % der Patienten festgestellt wurde.
- Sogar in einer Kohorte von Patienten mit chronischen Nierenerkrankungen mit einer eGFR von 25 ml/min, waren 14 % der Patienten hypokaliämisch, während bei 6 % eine Hyperkaliämie vorlag.
- Verglichen mit Werten zwischen 4,0 und 5,5 mmol/l war bei moderat erhöhtem Kaliumspiegel von 5,6–6,1 mmol/l kaum ein Anstieg des Sterberisikos festzustellen, während die Mortalität bei Kalium < 3,0 mmol/ um das 4fache erhöht war.
- *Fazit: Eine Hypokaliämie darf nicht ignoriert oder unterschätzt werden!*

11.6.2 Altersgipfel

- Da ältere Menschen viel häufiger kaliuretische Medikamente (Thiazid- und Schleifendiuretika) einnehmen, ist bei diesen Patienten eine Hypokaliämie eher zu erwarten. Dennoch kann die Hypokaliämie in jedem Alter, inklusive bei Säuglingen und Kleinkindern, auftreten.

11.6.3 Geschlechtsverteilung

- Die Ursachen einer Hyperkaliämie sind geschlechtsunabhängig.

11.6.4 Prädisponierende Faktoren

- verminderte Kaliumzufuhr bei Anorexia nervosa, massiver Unterernährung, Laxanzienabusus, entzündlichen Darmerkrankungen, Zöliakie oder villanösem Adenom
- Verluste über Schweiß bei Mukoviszidose
- intrazelluläre Verschiebung, Stimulation der Na-K-ATPase durch Insulin, Adrenalin, Kaliumkanal-Blockade, Bariumvergiftung, hypokaliämische periodische Paralyse (HPP), Ionenkanalerkrankungen (Natrium-, Kalium- oder Kalziumkanäle), Hyperthyreose
- erhöhte Kaliumausscheidung über die Nieren, wie bei erhöhter Mineralokortikoidrezeptor-Stimulation, hohe Aldosteronspiegel, Morbus Cushing, kongenitale adrenale Hyperplasie, erhöhte Natriumlieferung zum Sammelrohr (z. B. bei Diuretika, Magnesiummangel, Bartter- und Gitelman-Syndrom)
- chronische metabolische Azidose

11.7 Ätiologie und Pathogenese

- Kalium ist für viele Körperfunktionen wichtig, besonders für die Muskel- und Nerventätigkeit. Kalium kommt als Kation mit einer Konzentration von etwa 150 mmol/l vor allem *intrazellulär* vor, die *extrazelluläre* Konzentration beträgt etwa 3,5–5,0 mmol/l, auch im Blut. Mehr als 98 % des Kaliums im Körper befindet sich im Intrazellulärraum. Verminderte Aufnahme, renale und extrarenale Verluste sowie Umverteilungen zwischen extra- und intrazellulärem Kompartiment können zu einer Hypokaliämie führen.
- *Renale Kaliumverluste*:
  - Kalium wird frei glomerulär filtriert, tubulär reabsorbiert und im distalen Nephron sezerniert. Die Sekretion ist abhängig von der Natriumanlieferung am distalen Nephron, nämlich zum epithelialen Natriumkanal (ENaC), und von der Mineralokortikoidrezeptor-(Aldosteron-)Aktivität. Renale Kaliumverluste gehören zu den häufigsten Ursachen einer Hypokaliämie. Da die Kaliumsekretion aldosteronabhängig ist, führt ein *Hyperaldosteronismus* (primär oder sekundär) folgerichtig zur Hypokaliämie.
  - Der Mineralokortikoidrezeptor wird auch durch Kortisol aktiviert, und eine Überproduktion von Kortisol (Morbus Cushing) sowie die fehlende Umwandlung zu Kortison (11β-HSD-Mangel, starke Lakritze) können ebenfalls eine Hypokaliämie bewirken.
  - Aber auch *genetische Erkrankungen* oder *Medikamente* können die Kaliumresorption an verschiedenen Nephronabschnitten verhindern. Hierzu gehören Schleifen- und Thiaziddiuretika, aber auch ein diuretikabedingter Magnesiummangel, Cisplatin und Amphotericin. Seltenere Ursachen sind das Bartter- und das Gitelman-Syndrom.
- *Nicht renale Kaliumverluste*: Weniger als 10 % des Kaliums werden über den Stuhl und die Haut ausgeschieden. Massive *Durchfälle* und exzessives *Schwitzen* können zu Hypokaliämie führen. Allerdings sind diese Kaliumverluste nicht nur direkt, sondern es kommt darüber hinaus durch den resultierenden Volumenverlust zur *Aldosteronstimulation* und damit zur gesteigerten renalen Kaliumsekretion.
- *Kaliumumverteilung*: Nur 2 % des Kaliums befinden sich im Extrazellärraum (13 l), 98 % sind Intrazellulär (27 l). Die Zellverteilung ist abhängig von der Na-K-ATPase, Aldosteron, Insulinrezeptoren, adrenergen Rezeptoren, Natriumprotonenaustauschern, Kalium und sogar Kalziumkanälen. Krankheiten und Medikamente, die Aldosteron stimulieren, Insulin, betaadrenerge Agonisten und eine Alkalose können diese Mechanismen aktivieren und eine Hypokaliämie bewirken.

- *Kaliumaufnahme*: Etwa 75–100 mmol Kalium werden täglich über den Darm absorbiert. Nur selten ist eine Mangelernährung die alleinige Ursache einer Hypokaliämie.
- Die hypokaliämieauslösenden Faktoren verursachen fast alle eine *Störung des Säure-Basen-Haushalts*. Deshalb sind Aufklärung und Behebung dieser Störung bei der Aufklärung und Behebung von Hypokaliämien unerlässlich. Wenn dies nicht erfolgt, können therapeutische Fehlentscheidungen resultieren, da das zu wählende Begleitanion einer Kaliumsubstitution von der Störung des Säure-Basen-Haushalts abhängt.

11.8 Klassifikation und Risikostratifizierung

- Eine einheitliche Stadieneinteilung der Hypokaliämie existiert nicht, da das Risiko der resultierenden elektrischen Abnormalitäten individuell sehr verschieden ist.
- Klassifikation nach *Ursachen*:
  - Hypokaliämie bei verminderter diätetischer Zufuhr
  - Hypokaliämie bei Verlusten über den Gastrointestinaltrakt
  - Hypokaliämie bei Verschiebung in Zellen durch Insulin und Katecholamine
  - Hypokaliämie bei Ionenkanalvergiftung (Barium, Thallium, Cäsium)
  - Hypokaliämie bei Ionenkanalerkrankungen (HPP) mit oder ohne Hyperthyreose
  - Hypokaliämie ohne Störung des Säure-Basen-Haushalts (Ionenkanalerkrankungen)
  - Hypokaliämie bei erhöhter Natriumlieferung zum ENaC durch Thiazide oder Schleifendiuretika
  - Hypokaliämie bei chronischem Erbrechen (Chlorid- und Volumenmangel)
  - Hypokaliämie bei metabolischer Azidose (distale und proximale renale tubulärer Azidose)
  - Hyperkaliämie bei metabolischer Azidose durch Diarrhö oder Laxanzien
  - Hypokaliämie bei metabolischer Alkalose durch Erbrechen
  - Hypokaliämie bei metabolischer Alkalose durch Diuretika
  - Hypokaliämie bei metabolischer Alkalose durch verschiedene Genmutationen

11.9 Symptomatik

- Der Konzentrationsgradient des Kaliums zwischen intrazellulärem und extrazellulärem Raum ist für die *Funktion der Nervenzellen* entscheidend. Insbesondere wird Kalium benötigt, um die Zellmembran zu repolarisieren und damit das Ruhepotenzial wiederherzustellen, nachdem ein Aktionspotenzial aufgebaut wurde.
- Ebenso ist Kalium wichtig für die *Muskelfunktion*. Große Abweichungen vom normalen Kaliumspiegel können *Lähmungserscheinungen* an der Skelettmuskulatur hervorrufen (hypokaliämische Lähmung) und die Herzfunktion kompromittieren. Die intensivmedizinisch relevanteste Wirkung der Hypokaliämie sind daher auch *kardiale Effekte*. Eine Hypokaliämie sensibilisiert das Herz für die arrhythmogene Wirkung von Digitalispräparaten und Katecholaminen. Hypokaliämie prädisponiert zu *Rhythmusstörungen*. Häufig sind Extrasystolen, aber auch Vorhofflimmern und Kammerflimmern bis hin zum Herzstillstand und Tod möglich.
- Bei den Effekten einer Hypokaliämie am Herzen muss zwischen Schrittmacher- und Arbeitsherzmuskelgewebe unterschieden werden. Am *Schrittmacher* verursacht eine niedrige extrazelluläre Kaliumkonzentration ein vermindertes Nernst-Potenzial. Die spannungsgesteuerten Kationenkanäle, so genannte Funny Channels, reagieren bei Hypokaliämie überschießend und öffnen sich bei negativeren Membranpotenzialen stärker. Das Schrittmacher-Aktionspotenzial steigt daher steiler an, der Schrittmacher gibt sein Signal nun öfter ab – die Folgen sind *positive Chronotropie* und *Tachykardie*.
- Am Kammergewebe ist Kalium wichtig bei der *Repolarisation nach einem Aktionspotenzial*. Da die Kaliumkanäle dort nur aktiv sind, wenn auf der Außenseite Kalium gebunden ist, sinkt die Leitfähigkeit für Kalium bei Hypokaliämie ab. Der Einfluss der anderen Ionen auf das Membranpotenzial nimmt zu (gemäß der Goldman-Gleichung). So kommt es zu einer Depolarisation der Herzmuskelzellen. Nachdem einmal ein Aktionspotenzial ausgelöst wurde, sind die Zellen für die kaliumabhängige Repolarisation nicht mehr empfänglich genug; die Herzmuskelzelle verbleibt depolarisiert und ist damit in der Systole arretiert. Dieser Vorgang an der Einzelzelle ist natürlich zunächst statistischer Natur, einzelne Zellen geraten aus dem Takt, womit die resultierenden Rhythmusstörungen gut erklärbar sind.
- Häufig ist die Hypokaliämie ein Laborbefund ohne erkennbare klinische Symptome. Dennoch führen Störungen des Kaliumspiegels zu gestörten Membranpotenzialen (Nernst-Gleichung). Hierdurch wird die Funktion von Herz, Blutgefäßen, Nerven, Muskeln, Darm, Nieren und endokrinen Drüsen gestört. Im Vordergrund stehen allerdings eher unspezifische Symptome wie *Muskelschwäche* und *Parästhesien*. Es kann sogar zur *Rhabdomyolyse* kommen. Gefürchtet sind *Herzrhythmusstörungen*, wobei der Herz-Kreislauf-Stillstand das einzige und erste Symptom sein kann. EKG-Befunde sind hilfreich und müssen gesucht werden. Es finden sich T-Wellen-Abflachung, ST-Strecken-Senkung, QT-Zeit-Verlängerung durch U-Wellen sowie Extrasystolen.
- Es gibt eine *hypokaliämiebedingte Nephropathie*. So sind vakuoläre Tubulusschäden bei Patienten mit chronischen Erkrankungen des Magen-Darm-Traktes beschrieben worden. Conn hat diese tubulären Läsionen

selbst beim Conn-Syndrom beobachtet. Hierzu müssen die Patienten monatelang hypokaliämisch sein, was bei Anorexia nervosa, Unterernährung und Diuretikaabusus durchaus vorkommt.

11.10 Diagnostik

11.10.1 Diagnostisches Vorgehen

- Die diagnostische Aufgabe ist es, die Ursache der Hypokaliämie zu erfassen, um kausale Maßnahmen ergreifen zu können (▶ Abb. 11.1).

11.10.2 Anamnese

- Die Anamnese sollte folgende Punkte erfassen:
  - Bestehen prädisponierende Erkrankungen wie Erbrechen und Durchfall?
  - Werden Medikamente eingenommen, die mit der Kaliumverteilung (Aufnahme in die Zellen) interferieren oder zu einer erhöhten Kaliumausscheidung führen?

11.10.3 Körperliche Untersuchung

- Eine gründliche körperliche Untersuchung, inklusive neurologischer Untersuchung, ist notwendig. Hierbei müssen insbesondere Reflexe und Muskelschwäche geprüft werden. Eine orientierende neurologische Untersuchung sollte Sprache, Orientierungssinn, Gangbild und Augenbewegungen prüfen („watch them talk, watch them walk, and look into their eyes"). Klinische Abweichungen weisen auf eine Störung im Nernst-Verhältnis über Zellmembranen hin.

11.10.4 Labor

- Die Kaliumbestimmung erfolgt routinemäßig im Serum.
- Zusätzliche Blutwerte sind hilfreich: Na, Cl, Mg, Ph, Ca, Kreatinin, Harnstoff, Kreatinkinase, (arterielle) Blutgasanalyse mit pH, $PaCO_2$, paO_2, HCO_3
- zusätzlich Urinwerte: Na, K, Osmolarität, Kreatinin, Urinstix
- Berechnung folgender Werte:

$$\text{transtubulärer Kaliumgradient} = \frac{\frac{U}{P}\text{Kalium}}{\frac{U}{P}\text{Osmolarität}},$$

wobei U = Urin und P = Plasma

$$\text{Kalium} - \text{Kreatinin} - \text{Quotient} = \frac{\text{Kalium}}{\text{Kreatinin}}\left(\frac{\text{mmol}}{\text{mmol}}\right)$$

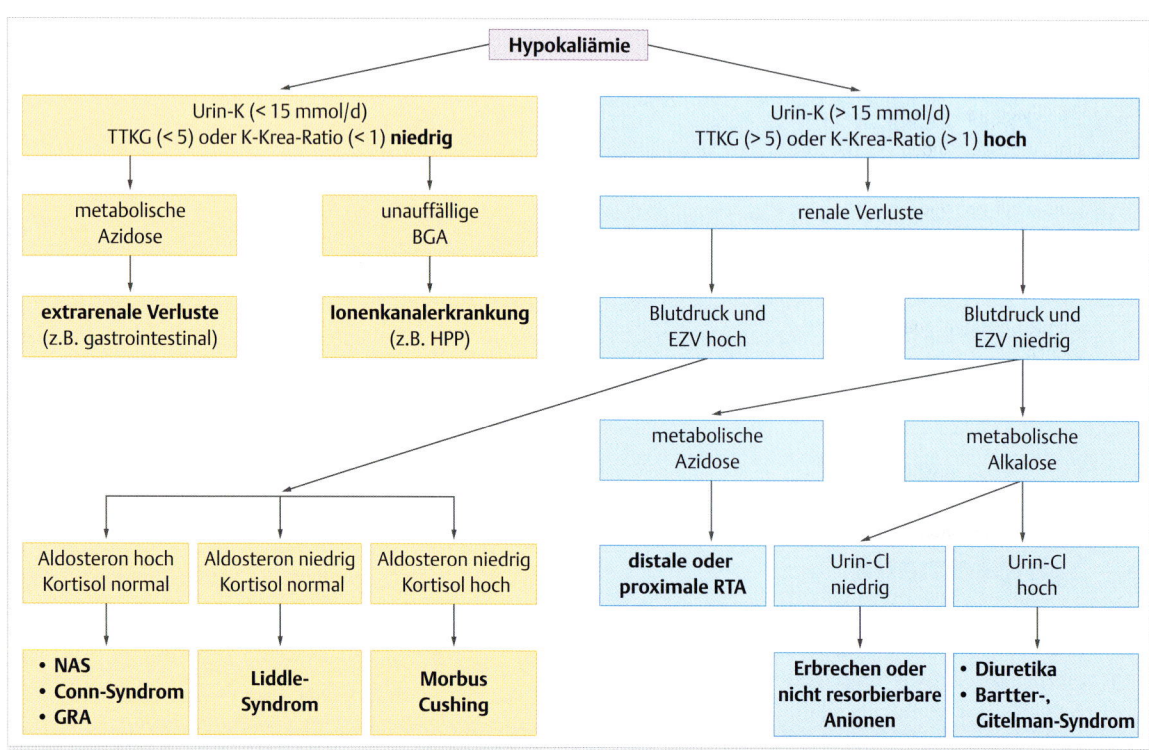

Abb. 11.1 Hypokaliämie. Diagnostischer Algorithmus (BGA: Blutgasanalyse, Cl: Chlorid, EZV: Extrazellulärvolumen, GRA: Glukokortikoid-heilbarer Aldosteronismus, HPP: hypokaliämische periodische Paralyse, K: Kalium, Krea: Kreatinin, NAS: Nierenarterienstenose, RTA: renale tubuläre Azidose, TTKG: transtubulärer Kaliumgradient).

fraktionelle Kaliumexkretion (FEK[%])
$$= UK \times \frac{PCr}{PK} \times UCr \times 100,$$

UK = Urin-Kalium, PCr = Plasma-Kreatinin, PK = Plasma-Kalium, UCr = Urin-Kreatinin

- Ein TTKG > 5 und ein Kalium-Kreatinin-Quotient > 1,5 sprechen bei Vorliegen einer Hypokaliämie für eine unter dieser Situation inadäquat hohe renale Kaliumausscheidung. Die Wertigkeit des Kaliumgradienten ist höher, wenn die Urinnatriumkonzentration > 20 mmol/l beträgt.

11.10.5 Bildgebende Diagnostik

Sonografie

- Ultraschall des Abdomens und der Nieren

11.10.6 Instrumentelle Diagnostik

EKG

- Das Elektrokardiogramm ist häufig, aber nicht immer hilfreich. Typische Veränderungen bei Hypokaliämie umfassen T-Wellen-Abflachung, ST-Strecken-Senkung, QT-Zeit-Verlängerung durch U-Wellen sowie das Auftreten von Extrasystolen.

11.11 Differenzialdiagnosen

Tab. 11.1 Differenzialdiagnosen der Hyperkaliämie.

Differenzialdiagnose	Bemerkungen
Hypokaliämie bei verminderter Zufuhr	Fehlernährung selten alleinige Ursache einer Hypokaliämie
Hypokaliämie bei Verschiebung in Zellen	Katecholamine, Insulingabe, Alkalose
Hypokaliämie bei Ionenkanalinhibitoren	Barium, Thallium, Cäsium
Hypokaliämie bei Ionenkanalerkrankungen	hypokaliämische periodische Paralyse ohne und mit Hyperthyreose
Hypokaliämie bei enteralen Verlusten	Diarrhö
Hypokaliämie bei chronischem Erbrechen	Chlorid- und Volumenmangel
Hypokaliämie bei erhöhter Natriumlieferung zum epithelialen Natriumkanal	Thiazid- und Schleifendiuretika
Hypokaliämie bei metabolischer Azidose	Diarrhö, Laxanzien
	renale tubuläre Azidosen
Hypokaliämie bei metabolischer Alkalose	Diuretika, Erbrechen
	Bartter- und Gitelman-Syndrom
Hypokaliämie ohne Störung des Säure-Basen-Haushalts	Ionenkanalerkrankungen

11.12 Therapie

11.12.1 Therapeutisches Vorgehen

- Erster Schritt ist es, die auslösenden Ursachen einer Hypokaliämie zu beseitigen (▶ Abb. 11.2). Das bedeutet:
  - hypokaliämieinduzierende Medikamente absetzen
  - Volumenkontraktion beheben
  - Für jeden Abfall im Kaliumspiegel von 0,3 mmol/l ist mit einem Gesamtkaliumdefizit von 100 mmol zu rechnen (Ausnahme ist die plötzliche Kaliumverschiebung durch Ionenkanalstörungen). Eine Serumkaliumkonzentration von < 3 mmol/l bedeutet ein Gesamtkaliumdefizit von 200–500 mmol.

11.12.2 Pharmakotherapie

- *Akuttherapie der Hypokaliämie:*
  - Wenn ein Notfall besteht, müssen zuerst die Zellmembranen stabilisiert werden. Dies erfolgt durch die *intravenöse Infusion von Kalium*. Wenn eine metabolische Alkalose vorliegt, ist Kaliumchlorid die richtige Wahl. Wenn zusätzlich ein Chloridmangel besteht, ist das Kaliumchlorid in einer 0,9 %igen Kochsalzlösung zu substituieren. Glukose sollte als Trägerlösung vermieden werden, da die resultierende Insulinausschüttung Kalium in die Zelle transportiert und der Anhebung des Serumkaliumspiegels entgegenwirkt.
  - Bei *schwerer Hypokaliämie* ist ein zentraler Zugang erforderlich, und die Infusion sollte unter EKG-Monitoring sowie häufigen Kaliumkontrollen erfolgen. Die maximale Kaliumdosis sollte über eine periphere Vene 10 mmol/h und über einen ZVK 20 mmol/h nicht überschreiten. Der notwendige Substitutionsbedarf kann (wie oben aufgeführt) eingeschätzt werden. Dies sind Näherungswerte, da das Gesamtkörperkalium in der klinischen Routine nicht exakt bestimmt werden kann. Kaliumchlorid kann auch oral verabreicht werden, obwohl die Menge an Kalium gering ist (8 mmol/Kapsel) und die gastrointestinale Verträglichkeit großer Mengen eingeschränkt ist.
  - Bei Hypokaliämie durch *zelluläre Verschiebungen* muss die Ursache beseitigt werden. Hier sollte Kalium nur sehr langsam verordnet werden (nicht mehr als 10 mmol/h), da die Behebung der Ursachen zu einem Rebound mit Kaliumfreisetzung aus den Zellen führt. Die thyreotoxische Form der hypokaliämischen periodischen Paralyse spricht auf eine Betarezeptorenblockade an.
  - Hypokaliämie bei *metabolischer Azidose* wird am besten mit *Kaliumzitrat* behoben. Eine Kaliumphosphatlösung mit 4,5 mmol Kalium per ml steht ebenfalls zur Verfügung. Kalinor Brausetabletten (40 mmol) oder Kalium Verla (20 mmol) sind geeignet, wenn eine orale Zufuhr möglich ist.

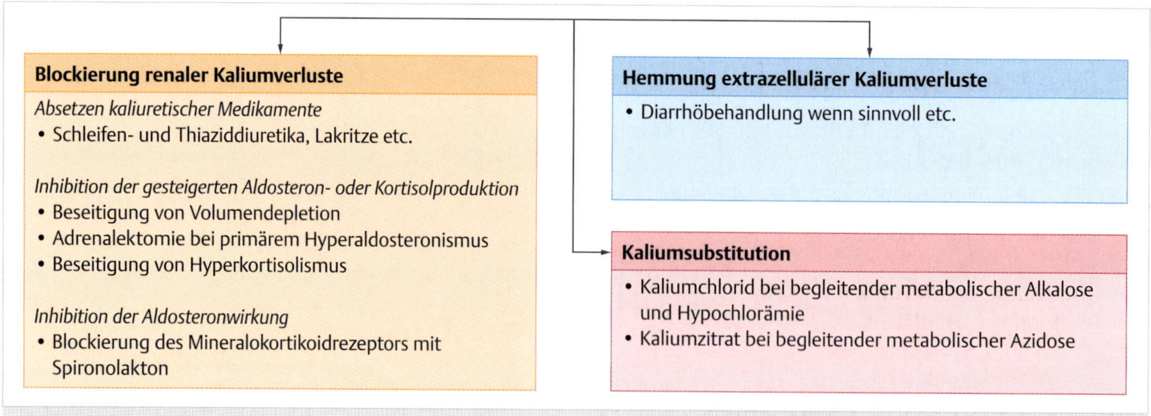

Blockierung renaler Kaliumverluste	Hemmung extrazellulärer Kaliumverluste
Absetzen kaliuretischer Medikamente • Schleifen- und Thiaziddiuretika, Lakritze etc. *Inhibition der gesteigerten Aldosteron- oder Kortisolproduktion* • Beseitigung von Volumendepletion • Adrenalektomie bei primärem Hyperaldosteronismus • Beseitigung von Hyperkortisolismus *Inhibition der Aldosteronwirkung* • Blockierung des Mineralokortikoidrezeptors mit Spironolakton	• Diarrhöbehandlung wenn sinnvoll etc.
	Kaliumsubstitution • Kaliumchlorid bei begleitender metabolischer Alkalose und Hypochlorämie • Kaliumzitrat bei begleitender metabolischer Azidose

Abb. 11.2 Hypokaliämie. Wichtige Therapieprinzipien (NSAR: nicht steroidale Antirheumatika, RAAS: Renin-Angiotensin-Aldosteron-System).

- Es ist wichtig, die *Auswirkung* einer Kaliumsubstitution auf die *Serumnatriumkonzentration* zu berücksichtigen. Bei Patienten mit gleichzeitig bestehender Hyponatriämie und Hypokaliämie führt selbst die alleinige Gabe von Kalium zum Anstieg der Serumnatriumkonzentration. Diese Zusammenhänge sind insbesondere dann wichtig, wenn ein zu schneller Anstieg der Serumnatriumkonzentration vermieden werden soll.
- *chronische Therapie der Hypokaliämie:*
  - Wenn möglich sind die Ursachen der Hypokaliämie zu beheben. Wie oben bereits erwähnt, kann die renale Kaliumausscheidung medikamentös gebremst werden. Eine diätetische Kaliumrestriktion kann helfen. Bananen enthalten etwa 8 mmol Kalium, Datteln sind besonders kaliumreich. Der Ausgleich einer gleichzeitig bestehenden Hypomagnesiämie (z. B. diuretikainduziert) kann dazu beitragen, einen weiteren renalen Kaliumverlust zu reduzieren.
- *Prophylaxe der Hypokaliämie:*
  - Ursachen und prädisponierende Faktoren der Hypokaliämie ausschalten, kaliumreiche Diät einhalten

11.13 Verlauf und Prognose

- Gesamtkörper-Kaliumdefizite sind selbst bei milderen Formen häufig größer als vermutet. Für jeden Abfall im Kaliumspiegel von 0,3 mmol/l ist mit einem Gesamtkaliumdefizit von 100 mmol zu rechnen. Entsprechend hoch sind die benötigten Substitutionsmengen, die verabreicht werden müssen.

- Die Hypokaliämie wird in der Regel gut toleriert, und Arrhythmien treten meist eher bei Patienten mit zugrunde liegenden Herzerkrankungen auf. Dennoch deuten große epidemiologische Studien darauf hin, dass eine ignorierte chronische Hypokaliämie zu einer erhöhten Letalität führt und eventuell sogar eine arterielle Hypertonie begünstigt.

11.14 Literatur zur weiteren Vertiefung

[1] Aronson PS, Giebisch G. Effects of pH on potassium: New explanations for old observations. J Am Soc Nephrol 2011; 21: 1981–1989
[2] Elitok S, Bieringer M, Schneider W et al. Kaliopenic nephropathy revisited. Clin Kidney J 2016; 9: 543–546
[3] Kamel KS, Schreiber M, Halperin ML. Renal potassium physiology: integration of the renal response to dietary potassium depletion. Kidney Int 2017; 93: 41–53
[4] Kettritz R, Gollasch B, Zaks M et al. The case – nonneurological tetraplegia. Kidney Int 2016; 89: 727–728
[5] Korgaonkar S, Tilea A, Gillespie BW et al. Serum potassium and outcomes in CKD: insights from the RRI-CKD cohort study. Clin J Am Soc Nephrol 2010; 5: 762–769
[6] Polzin D, Oppert M, Luft FC et al. The case – atrial fibrillation after a soccer match. Kidney Int 2011; 79: 1033–1034
[7] Singer AJ, Thode HC, Peacock WF. A retrospective study of emergency department potassium disturbances: severity, treatment, and outcomes. Clin Exp Emerg Med 2017; 4: 73–79
[8] Tsimihodimos V, Kakaidi V, Elisaf M. Cola-induced hypokaleamia: pathophysiological mechanisms and clinical observations. Int J Clin Pract 2009; 63: 900–902
[9] Unwin RJ, Luft FC, Shirley DG. Pathophysiology and management of hypokalemia: a clinical perspective. Nat Rev Nephrol 2011; 7: 75–84

12 Hyperkaliämien

Ralph Kettritz, Friedrich C. Luft

12.1 Steckbrief

Die Hyperkaliämie (Serumkalium > 5,1 mmol/l) ist eine potenziell lebensbedrohliche Elektrolytstörung, da der Herz-Kreislauf-Stillstand das erste und einzige Symptom sein kann. Die Serumkaliumkonzentration wird durch Aufnahme, zelluläre Verteilung und die vorwiegend renale Elimination bestimmt. Auch bei reduzierter GFR sind die Nieren meist in der Lage, den Kaliumspiegel im Normbereich zu halten. Bei Hyperkaliämie sind folgende Fragen hilfreich: Ist die Hyperkaliämie in einer zweiten Blutabnahme reproduzierbar? Können Medikamente und Infusionen abgesetzt werden? Ist der Zustand lebensbedrohlich? Wenn ja, dann müssen Zellmembranen elektrisch stabilisiert werden, Kalium aus dem Extrazellulärraum in die Zellen verschoben und renal (und enteral) eliminiert werden.

12.2 Aktuelles

- Etwa 75 mmol (3 g) Kalium werden pro Tag über den Magen-Darm-Trakt aufgenommen und enorm effektiv über die Nieren ausgeschieden (etwa 90 %), so dass sogar bei stark eingeschränkter Nierenfunktion die Plasmaspiegel im Normbereich (3,6–5,0 mmol/l) bleiben.
- Das Gesamtkörperkalium beträgt etwa 3500 mmol, wobei sich 98 % des Kaliums im intrazellulären Raum (27 l) und nur etwa 2 % im Extrazellulärraum (13 l) befinden.
- Die Kaliumverteilung über Zellmembranen wird über die Na-K-ATPase geregelt und ist durch deren Aktivität, die H-Ionen Konzentration (pH), Osmolaritätsverschiebungen und Zellzerfall beeinflusst.
- Abgesehen von seltenen Ionenkanalsyndromen (paroxysmale periodische Paralysen) gehen Hyperkaliämien immer mit Störungen des Säure-Basen-Haushalts einher. Deshalb sollte bei der Diagnostik gleichzeitig eine Blutgasanalyse erfolgen.
- Mit einfachen Bestimmungen (Kreatinin, Elektrolyte, Osmolarität) in Plasma und Urin können in kurzer Zeit viele Ursachen einer Hyperkaliämie erfasst werden.

12.3 Synonyme

- Hyperkaliämie mit EKG-Veränderungen
- Hyperkaliämie mit metabolischer Azidose
- Hyperkaliämie ohne Störungen des Säure-Basen-Haushalts

12.4 Keywords

- Hyperkaliämie
- Säure-Basen-Haushalt
- akutes Nierenversagen (AKI)
- chronische Niereninsuffizienz (CKI)
- Renin-Angiotensin-Aldosteron-System
- Mineralokortikoidrezeptor
- epithelialer Natriumkanal (ENaC)
- ACE-Hemmer
- Spironolakton
- Tumorlysesyndrom
- Rhabdomyolyse

12.5 Definition

- Hyperkaliämie bezeichnet eine mitunter lebensgefährliche Elektrolytstörung, bei der die Konzentration von Kalium im Blut erhöht ist. Von einer Hyperkaliämie wird bei *Werten über 5,1 mmol/l* (bei Kindern 5,4 mmol/l) im Blutserum gesprochen. Ein einzelner erhöhter Wert sollte kontrolliert werden, da durch Hämolyse bei unsachgemäßer Blutabnahme zu hohe Kaliumwerte gemessen werden.
- Hyperkaliämie kann eine Vielzahl von *Ursachen* haben. Eine zu hohe Kaliumzufuhr mit der Nahrung ist selten die alleinige Ursache einer Hyperkaliämie. Häufiger sind Störungen der renalen Kaliumelimination. Aber auch schwere Verletzungen der Muskulatur mit Rhabdomyolyse oder Verbrennungen führen durch Verschiebung großer Mengen intrazellulären Kaliums in den Extrazellularraum zur Hyperkaliämie. Nicht organische metabolische Azidosen führen ebenfalls zum Kaliumausstrom aus den Zellen.
- Eine Hyperkaliämie äußert sich häufig unspezifisch, gelegentlich durch *Parästhesien* oder *Muskelzuckungen*. Im weiteren Verlauf sind *Herzrhythmusstörungen* typisch. Oft ist der plötzliche *Herz-Kreislauf-Stillstand* das einzige und erste Symptom.

12.6 Epidemiologie

12.6.1 Häufigkeit

- Angaben zur Häufigkeit hängen sehr von der untersuchten Kohorte ab. In der Allgemeinbevölkerung ist die Hyperkaliämie eher selten. In einer epidemiologischen Untersuchung kam Hyperkaliämie dagegen bei etwa 3,6 % der Patienten einer Notaufnahme vor.

- Hyperkaliämie wurde bei 3,5 % der stationären Patienten gefunden, obwohl eine chronische Niereninsuffizienz bei 10 % dieser Patienten vorlag.
- Da Hyperkaliämie eher vorübergehend ist, taucht diese Diagnose nicht unbedingt in den ICD-10-Kodierungen auf, so dass die Inzidenz wahrscheinlich höher ist.
- Bei Diabetikern, Patienten mit chronischer Niereninsuffizienz und akutem Nierenversagen, Patienten unter Blockern des Renin-Angiotensin-Aldosteron-Systems, des Mineralokortikoidrezeptors, des epithelialen Natriumkanals, Blockern von betaadrenergen Rezeptoren oder unter NSAR-Behandlung ist die Inzidenz erhöht.

12.6.2 Altersgipfel

- Da ältere Menschen viel eher eine eingeschränkte Nierenfunktion aufweisen und sehr viel eher Medikamente erhalten, die mit der Kaliumausscheidung interferieren, steigt die Häufigkeit einer Hyperkaliämie mit zunehmendem Alter.

12.6.3 Geschlechtsverteilung

- Die Ursachen der Hyperkaliämie sind geschlechtsunabhängig.

12.6.4 Prädisponierende Faktoren

- eingeschränkte Nierenfunktion (geht mit zunehmenden Alter einher)
- Krankheiten wie Diabetes mellitus, Hypertonus, koronare Herzerkrankung, die mit Renin-Angiotensin-Aldosteron-Blockade behandelt werden (z. B. ACE Hemmer, Angiotensinrezeptorblocker, Spironolakton und betaadrenerge Rezeptorblocker)
- Krankheiten, die mit nicht steroidalen Antirheumatika (NSAR) oder Kalzineurininhibitoren behandelt werden
- Nebennierenrindeninsuffizienz (Morbus Addison)
- Krebstherapien, die zu Tumorlysesyndrom führen
- Harnstau aller Ursachen
- metabolische Azidose
- Digitalis
- Heparin
- diätetische Exzesse, aber nur, wenn gleichzeitig die renale Kaliumausscheidung vermindert ist

12.7 Ätiologie und Pathogenese

- In der Steinzeit ernährten sich die Jäger und Sammler meist von Früchten und Beeren. Diese Nahrung war hoch an Kalium und niedrig an Natrium und Chlorid. Evolutionär waren deshalb Mechanismen der Natriumretention und Kaliumausscheidung sowie schnelle zelluläre Umverteilungsmechanismen erforderlich. Um sich akut vor hohen Kaliummengen zu schützen, benutzt der Körper zusätzlich schnelle Umverteilungsmöglichkeiten, wie etwa eine Kaliumverschiebung aus dem Extrazellulärraum in Leber- und Muskelzellen, wo bereits eine hohe Kaliumkonzentration besteht. Erhöhte Kaliumaufnahme, Störungen der renalen Elimination sowie Verschiebungen vom intra- in den extrazellulären Raum können zu einer Hyperkaliämie führen.
- *verminderte renale Kaliumausscheidung:*
  - Kalium wird frei glomerulär filtriert, tubulär reabsorbiert und im distalen Nephron sezerniert. Eine verminderte renale Kaliumelimination durch Einschränkungen der glomerulären Filtrationsrate und der tubulären Kaliumsekretion sind die häufigsten Ursachen einer Hyperkaliämie. Die distale Kaliumsekretion ist abhängig von der Natriumanlieferung am distalen Nephron, nämlich zum epithelialen Natriumkanal (ENaC) und von der Mineralokortikoidrezeptor-(Aldosteron-)Aktivität. Aldosteron ist das natriumretinierende und kaliuretische Hormon, dessen Produktion zum großen Teil durch Angiotensin (Ang) II kontrolliert wird, wobei auch betaadrenerge Rezeptoren eine Rolle spielen.
  - Viele *Medikamente* reduzieren die Renin- und Aldosteronfreisetzung (NSAR, Betarezeptorenblocker, ACE-Hemmer, AT 1-Rezeptor-Blocker, Heparin), und es kommt zum so genannten hyporeninämischen Hypoaldosteronismus mit Hyperkaliämie und metabolischer Azidose. Andere Medikamente blockieren die Aldosteronwirkung am Mineralokortikoidrezeptor (Spironolakton) oder den ENaC (Amilorid) und führen ebenfalls zur Hyperkaliämie. Kalzineurininhibitoren aktivieren den NaCl-Kotransporter im distalen Tubulus und reduzieren die Natriumanlieferung – und damit die Kaliumsekretion – im Sammelrohr.
  - Die *primäre Nebenniereninsuffizienz* (Morbus Addison) geht ebenfalls mit einer verminderten Mineralokortikoidwirkung einher.
- *Kaliumumverteilung:*
  - Da 98 % des Kaliums innerhalb der Zellen gespeichert ist, ist es offensichtlich, dass ein schneller Zellzerfall (z. B. von Erythrozyten, Muskel- oder Tumorzellen) zur Hyperkaliämie führen kann. *Trauma, Hämolyse, Chemotherapie* und *Verbrennungen* kommen als Auslöser infrage.
  - Kalium wird innerhalb der Zellen durch eine negative intrazelluläre Spannung gehalten und erreicht dort hohe Konzentrationen. Dazu brauchen die Zellen Na-K-ATPasen, Insulinrezeptoren, betaadrenerge Rezeptoren, Natriumprotonenaustauscher, Monocarboxylat- und Laktattransporter. *Medikamente, die Aldosteron reduzieren, Insulinmangel, alphaadrenerge Agonisten* und eine *nicht organische Azidose* können diese Mechanismen kompromittieren und eine Hyperkaliämie bewirken.

- Es besteht ein enger mechanistischer Zusammenhang zwischen Kaliumregulation und Säure-Basen-Haushalt. Häufig ist eine Hyperkaliämie mit metabolischer Azidose vergesellschaftet.
- Rasche Verschiebungen der Serumosmolarität beeinflussen ebenfalls die Verteilung des Kaliums. *Hyperosmolarität des Serums* (hohe Blutzucker, Mannitolgabe) begünstigt den Efflux von Kalium aus der Zelle durch konvektive Transportmechanismen und kann damit zur Hyperkaliämie führen.
- *Kaliumaufnahme:*
  - Etwa 75–100 mmol Kalium werden täglich über den Darm absorbiert. Nur selten ist ein *diätetischer Kaliumexzess* die alleinige Ursache einer Hyperkaliämie. Allerdings kann eine hohe Kaliumaufnahme in Kombination mit stark eingeschränkter GFR (< 20 ml/min), wie es bei Dialysepatienten vorkommt, zu lebensbedrohlichen Hyperkaliämien führen.

12.8 Klassifikation und Risikostratifizierung

- Eine einheitliche Stadieneinteilung der Hyperkaliämie existiert nicht, da das Risiko der resultierenden elektrischen Abnormalitäten individuell sehr verschieden ist und bei verschiedenen Erkrankungen (z. B. chronischer Niereninsuffizienz) Adaptationsmechanismen bestehen. Serumkaliumkonzentrationen bis 6 mmol/l werden allgemein als eher *mild* angesehen, Werte zwischen 6 und 7 mmol/l als *moderat* und > 7 mmol/ als *stark erhöht*.
- *Klassifikation nach Ursachen:*
  - Hyperkaliämie bei eingeschränkter Nierenfunktion
  - Hyperkaliämie bei Hemmung der renalen Kaliumelimination
  - Hyperkaliämie bei Hemmung des epithelialen Natriumkanals durch Amilorid oder Triamteren
  - Hyperkaliämie bei Eikosanoidstoffwechselhemmung, wie bei NSAR
  - Hyperkaliämie bei Na-K-ATPase-Hemmung, wie bei Digitalis und Insulinresistenz
  - Hyperkaliämie nach Transplantation durch Kalzineurininhibitoren
  - Hyperkaliämie bei Nebennierenrindeninsuffizienz
  - Hyperkaliämie nach Trauma (Rhabdomyolyse)
  - Hyperkaliämie nach Tumortherapie (Tumorlysesyndrom)
  - Pseudohyperkaliämie (Stauband und Hämolyse)
  - Hyperkaliämie ohne Störung des Säure-Basen-Haushalts (Ionenkanalerkrankungen)

12.9 Symptomatik

- Meist ist die Hyperkaliämie ein Laborbefund ohne klinische Symptome. Dennoch führen Störungen im Kaliumspiegel zu gestörten Spannungspotenzialen über Zellmembranen (abgeleitet von der Nernst-Gleichung). Eine Hyperkaliämie äußert sich klinisch häufig unspezifisch, wobei *Muskelschwäche*, *Parästhesien* und *Muskelzuckungen* vorkommen können. Im weiteren Verlauf sind *Herzrhythmusstörungen* typisch. Oft ist der *Herz-Kreislauf-Stillstand* das einzige und erste Symptom. Deshalb sind EKG-Befunde hilfreich und erforderlich. Leider treten sie erst bei einem sehr hohen Kaliumspiegel auf (siehe Kap. EKG (S. 106)).

12.10 Diagnostik

12.10.1 Diagnostisches Vorgehen

- Die diagnostische Aufgabe ist es, die Ursache der Hyperkaliämie zu erfassen, um kausale Maßnahmen ergreifen zu können (▶ Abb. 12.1).

12.10.2 Anamnese

- Die Anamnese sollte folgende Punkte erfassen:
  - Bestehen prädisponierende Erkrankungen, wie chronische Nierenkrankheiten, Diabetes mellitus, solide oder hämatologische Malignome?
  - Werden Medikamente eingenommen, die mit der Kaliumverteilung (Aufnahme in die Zellen) oder Kaliumelimination interferieren?

12.10.3 Körperliche Untersuchung

- Eine gründliche körperliche Untersuchung, inklusive neurologische Untersuchung, ist notwendig. Hierbei müssen insbesondere Reflexe und Muskelschwäche geprüft werden. Eine orientierende neurologische Untersuchung sollte Sprache, Orientierungssinn, Gangbild und Augenbewegungen prüfen („watch them talk, watch them walk, and look into their eyes"). Klinische Abweichungen weisen auf eine Störung im Nernst-Verhältnis von Zellmembranen hin.

12.10.4 Labor

- Die Kaliumbestimmung erfolgt routinemäßig im Serum; ggf. Wiederholung unter Vermeidung von Stauung und Muskelarbeit („Pumpen"). Bei Verdacht auf Pseudohyperkaliämie sind Bestimmungen im Plasma bzw. in der BGA-Maschine hilfreich.
- zusätzliche Blutwerte: Na, Kreatinin, Harnstoff, Osmolarität, Blutzucker, (arterielle) Blutgasanalyse mit pH, $PaCO_2$, paO_2, HCO_3

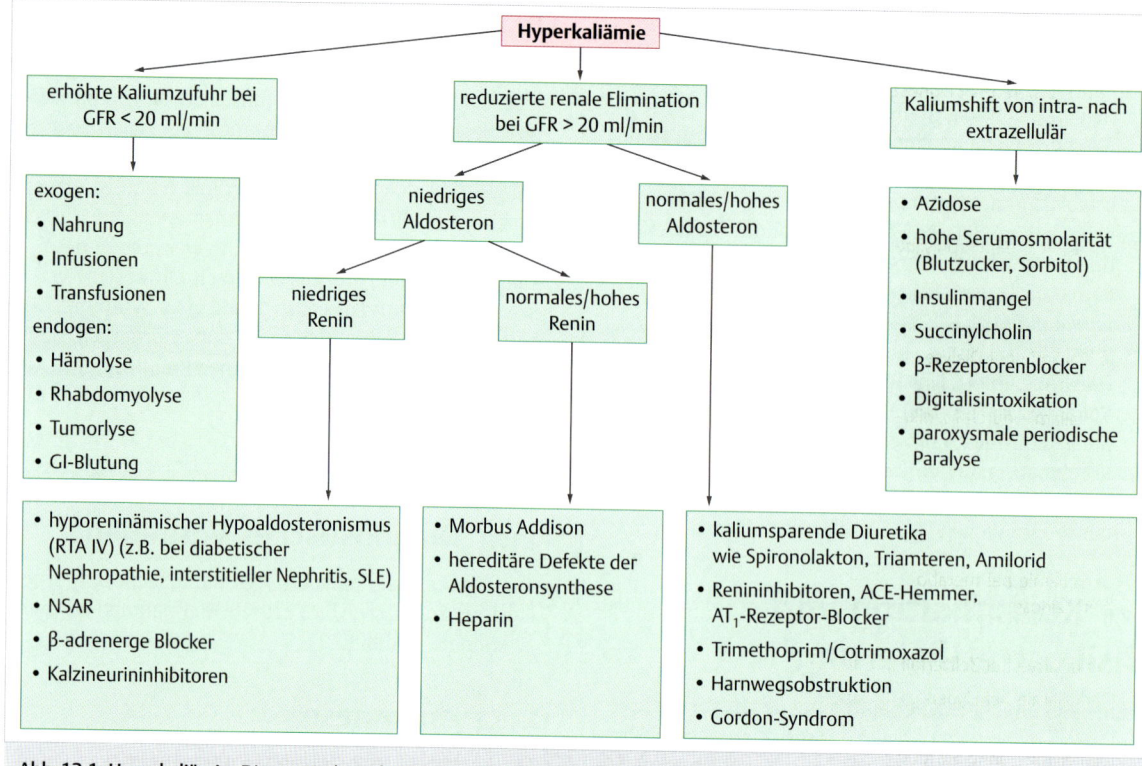

Abb. 12.1 **Hyperkaliämie.** Diagnostischer Algorithmus (GFR: glomeruläre Filtrationsrate, GI: Gastrointestinaltrakt, NSAR: nicht steroidale Antirheumatika, RTA: renale tubuläre Azidose, SLE: systemischer Lupus erythematosus).

- zusätzlich Urinwerte: Na, K, Osmolarität, Kreatinin, Urinstix
- Berechnung folgender Werte:
  - transtubulärer Kaliumgradient (TTKG): (U/P Kalium)/ (U/P Osmolarität), U = Urin, P = Plasma
  - Kalium-Kreatinin-Quotient: Kalium/Kreatinin (mmol/ mmol)
  - fraktionelle Kaliumexkretion (FEK [%]): UK × PCr/ PK × UCr × 100 (UK = Urin-Kalium, PCr = Plasma-Kreatinin, PK = Plasma-Kreatinin und UCr = Urin-Kreatinin)
  - Ein TTKG < 5 und ein Kalium-Kreatinin-Quotient < 1 sprechen bei Vorliegen einer Hyperkaliämie für eine unter dieser Situation inadäquat niedrige renale Kaliumelimination. Die Wertigkeit des TTKG ist höher, wenn die Urinnatriumkonzentration > 20 mmol/l beträgt.

12.10.5 Bildgebende Diagnostik

Sonografie

- Ultraschall der Nieren und ableitenden Harnwege. Kleine Nieren mit schmalem Parenchymsaum weisen auf eine chronische Nierenerkrankung hin. Postrenale Harnstauung ausschließen.

Urinmikroskopie

- Da Hyperkaliämie häufig mit Nierenerkrankungen vergesellschaftet ist, kann eine Urinmikroskopie wegweisende Befunde zur Aufarbeitung der renalen Grundkrankheit liefern.

12.10.6 Instrumentelle Diagnostik

EKG

- Das Elektrokardiogramm ist häufig, aber nicht immer hilfreich. Leider kommen die typischen Veränderungen wie verlängerte PQ-Zeit, flache P-Wellen, spitze-T Wellen, QRS-Verbreiterung und sinuswellenförmige Deformierung meist nur bei schwerer Hyperkaliämie vor.
- Bei 90 konsekutiven Patienten mit Serumkaliumwerten zwischen 6,0 und 7,2 mmol/l war das EKG in der Diagnostik der Hyperkaliämie nicht sensitiv. In diesem Bereich konnte kein Schwellwert für pathologische Befunde festgestellt werden. Ebenfalls war die Spezifizität der EKG-Befunde nicht hilfreich.

12.11 Differenzialdiagnosen

Tab. 12.1 Differenzialdiagnosen bei Hyperkaliämie.

Differenzialdiagnose	Bemerkungen
Hyperkaliämie bei akutem Nierenversagen	plötzlich auftretende Niereninsuffizienz prärenaler, renaler oder postrenaler Ursache
Hyperkaliämie bei chronischer Niereninsuffizienz	chronische Nierenerkrankungen mit verminderter glomerulärer Filtrationsrate (meist < 30 ml/min)
Hyperkaliämie bei Dialysepatienten	Diätentgleisungen bedenken (Obst, Obstsäfte etc.)
Hyperkaliämie durch Medikamente	ACE-Hemmer, AT 1-Rezeptor-Blocker, Betarezeptorenblocker, nicht steroidale Antirheumatika, Triamteren, Spironolakton, Amilorid, Kalzineurininhibitoren
Hyperkaliämie bei metabolischer Azidose	eher nicht organische Säuren als Ursache einer Hyperkaliämie
Hyperkaliämie bei Zellzerfall	Rhabdomyolyse, Tumorlyse
Hyperkaliämie bei Hyperosmolarität	hyperosmolares diabetisches Koma, Mannitolgaben
Hyperkaliämie ohne Störung im Säure-Basen-Haushalt	Ionenkanalerkrankungen
Hyperkaliämie bei monogener Hypertonie	With-no-Lysine-Kinasen-Mutationen bei Gordon-Syndrom, zusätzlich bestehen Hypertonie und metabolische Azidose

12.12 Therapie

12.12.1 Therapeutisches Vorgehen

- Erster Schritt ist die Beseitigung der Ursachen (▶ Abb. 12.2). Hierzu gehören:
  - Absetzen von kaliumhaltigen Infusionen und Medikamenten, die mit der renalen Kaliumausscheidung interferieren
  - Beseitigung einer bestehenden Volumenkontraktion
  - Behebung einer postrenalen Harnabflussstörung (z. B. Blasenkatheter)

12.12.2 Pharmakotherapie

- *Akuttherapie der Hyperkaliämie:*
  - *Kalziumglukonat*: Wenn eine klinisch relevante Hyperkaliämie (z. B. EKG-Veränderungen, Bradykardie, Paresen etc.) besteht, müssen zuerst die Zellmembranen durch die intravenöse Gabe von Kalziumglukonat stabilisiert werden. Hierzu z. B. 10 ml 10 % Kalziumglukonat über 3 Minuten injizieren, kann nach 5 Minuten wiederholt werden; EKG-Monitoring erforderlich. Nicht bei Digitalisintoxikation anwenden!
  - *Glukose/Insulin*: Die nächste Strategie ist eine transzelluläre Verschiebung des Kaliums von extra- nach intrazellulär mithilfe von kurzwirkendem Insulin: z. B. intravenöse Gabe von 10 U Altinsulin und 50 ml 50 % Glukose – danach Glukoseinfusion je nach Blutzuckerspiegel. Der Haupteffekt ist nach etwa 30 Minuten zu beobachten. Hypoglykämie ist ein Risiko und erfordert ein Monitoring. Alternativ eine kleinere 5-U-Altinsulin-Bolusdosis verordnen; danach 20 U

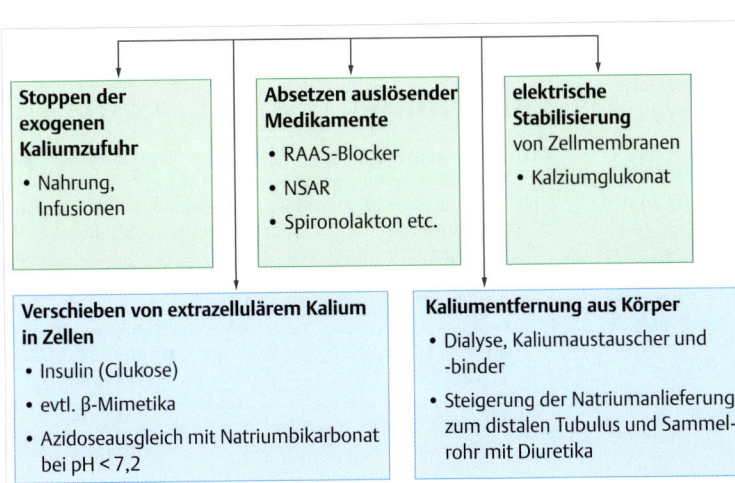

Abb. 12.2 Hyperkaliämie. Wichtige Therapieprinzipien (NSAR: nicht steroidale Antirheumatika, RAAS: Renin-Angiotensin-Aldosteron-System).

Altinsulin in einer Infusion mit 60 g Glukose (z. B. 300 ml 20 % Glukose) innerhalb von 60 Minuten infundieren. Cave: Größere Mengen niedrigprozentiger Glukoseinfusionen enthalten Wasser, aber keine effektiven Osmole und bergen damit die Gefahr der Hyponatriämie (Blutzucker, Kalium und Natrium kontrollieren).
- *Betaagonisten*: Sie sind insbesondere bei Kinderärzten beliebt, wie z. B. Inhalation hochdosierter Beta-2-Mimetika, z. B. 10 mg Albuterol; cave: Tachykardie.
- *Natriumbikarbonat (Nabic)*: Es gibt zwei Gründe, eine großzügige Natriumbikarbonat-Substitutionsstrategie zu verlassen:
  – Bikarbonat kann Komplexe mit Kalzium bilden, die die Wirkung von Kalziuminfusionen neutralisieren.
  – Die Effektivität ist – zumindest bei Hyperkaliämie mit moderater Azidose – nicht überzeugend. In einer randomisierten Studie führte eine Natriumbikarbonatinfusion nicht zu einer Kaliumsenkung, wobei in dieser Studie nur eine milde metabolische Azidose vorlag. Bei pH < 7,2 und Bikarbonatwerten unter 10 mmol/l kann die Infusion von 100 ml 8,4 % Nabic sinnvoll sein. Cave: Diese Maßnahme generiert bei azidotischen Patienten CO_2. Die Möglichkeit einer Volumenexpansion und einer Hypernatriämie sind ebenfalls zu beachten.
- *Hämodialyse* führt zu einem raschen Kaliumabfall. Allerdings ist mit einem Rebound-Phänomen nach Dialyseende zu rechnen (Kalium nach Dialyseabschluss weiterhin kontrollieren). Um zu starke Kaliumschwanken innerhalb kurzer Zeit zu vermeiden und damit Arrhythmien zu provozieren, sollte die Dialyse gegen ein Kalium von ≥ 2 mmol/l erfolgen.
- chronische Therapie der Hyperkaliämie:
  ○ Häufig werden Natriumpolystyrenpräparate wie Resonium verordnet, dessen Wirksamkeit jedoch infrage gestellt wurde. Eine Akutwirkung (24 Stunden) wurde nie in randomisierten Studien gezeigt. Eine orale Verabreichung von 30 g/d über 7 Tage senkte den Kaliumspiegel um 1,25 mmol/l an Tag 7, was 1 mmol/l niedriger lag als unter Plazebogabe. Eine Verabreichung durch rektalen Einlauf (z. B. 30 g Resonium in 250 ml Wasser) ist ebenfalls möglich. Allerdings gibt es mehrere Fallberichte über nekrotisierende Darmläsionen bei Resoniumzufuhr (mit und ohne Sorbitol). Diese Nebenwirkung ist selten, aber mit einer hohen Letalität (> 30 %) behaftet.
  ○ Mit Patiromer und Natrium-Zirkonium-Zyklosilikat (ZS-9) sind zwei neue, effektive orale Kaliumsenker in randomisierten Studien getestet. Patiromer (Veltassa) ist in Deutschland bereits zugelassen. Verordnet werden 8,4 g/Dosis 1–2 × pro Tag.
  ○ Bei Patienten mit Hyperkaliämieneigung und chronischer Niereninsuffizienz und/oder Medikamenten, die mit der renalen Kaliumelimination interferieren, sollte die diätetische Kaliumzufuhr eingeschränkt werden.
- *Prophylaxe der Hyperkaliämie:*
  ○ Eine medikamentöse Prophylaxe ist indiziert, wenn sie andere lebensverlängernde Therapiemaßnahmen ermöglicht. Experten hoffen, dass mithilfe neuer Kaliumsenker Hyperkaliämien künftig besser vorgebeugt werden kann. Dadurch wäre es möglich, dass auch Patienten mit Neigung zu erhöhten Kaliumspiegeln eine leitliniengerechte Therapie erhalten, z. B. mit Medikamenten, die das Renin-Angiotensin-Aldosteron-Systemhemmen. Eine Diätkarenz kommt hier ebenfalls infrage.

12.13 Verlauf und Prognose

- Kontrollierte Daten zu Verlauf und Prognose sind nicht verfügbar. Patienten mit Kaliumspiegel > 6 mmol/l werden in der Regel stationär aufgenommen; bei einem Kaliumspiegel > 6,5 mmol/l sollte ein EKG-Monitoring erfolgen. Die meisten Beobachtungsstudien zeigen einen Anstieg der Letalität ab einem Kaliumspiegel von 5,5 mmol/l. Dabei ist jedoch unklar, ob es sich um eine kausale Assoziation handelt, da die Patienten mit erhöhtem Kaliumspiegel im Allgemeinen auch kränker sind.

12.14 Literatur zur weiteren Vertiefung

[1] Ellison DH, Terker AS, Gamba G. Potasssium and ist discontents: new insight, new treatments. J Am Soc Nephrol 2016; 27: 981–989
[2] Kamel KS, Schreiber M, Halperinml. Integration of the response to a dietary potassium load in a paleolithic perspective. Nephrol Dial Transplant 2014; 29: 982–989
[3] Kovesdy CP. Updates in hyperkalemia: outcomes and therapeutic strategies. Rev Endocr Metab Disord 2017; 18: 41–47
[4] Montague BT, Ouellette JR, Buller GK. Retrospective review of the frequency of ECG changes in hyperkalemia. Clin J Am Soc Nephrol 2008; 3: 324–330
[5] Sterns RH, Grieff M, Bernstein PL. Treatment of hyperkalemia: something old, something new. Kidney Int 2016; 89: 546–554

13 Hyperkalzämie

Jens Panse, Christoph Kuppe

13.1 Steckbrief

Hyperkalzämie ist eine in der Intensivmedizin durch Routineerhebung des ionisierten Kalziums (Ca_{io}) mittels Blutgasanalyse (BGA) häufig erfasste Elektrolytstörung. Kritische, klinisch bedeutsame Hyperkalzämien erfordern eine sofortige Intervention, die primär aus einer forcierten intravenösen Flüssigkeitsgabe in Kombination mit weiteren Therapeutika wie Bisphosphonaten, Kalzitonin, Steroiden und anderen besteht. Wichtig ist die Erfassung der zugrunde liegenden Pathophysiologie bzw. Erkrankung (meist Malignom oder Hyperparathyreoidismus) und die Vermeidung kalziumerhöhender Medikamente. Eine milde Hyperkalzämie ist häufig Ausdruck des intensivmedizinischen Geschehens und immobilen Zustands des Patienten und bedarf meist keiner spezifischen Therapie.

13.2 Aktuelles

- Auch im Zeitalter zielgerichteter und immunmodulierender onkologischer Therapien ist eine kritische malignomassoziierte Hyperkalzämie bei Patienten mit soliden Tumoren weiterhin Ausdruck eines fortgeschrittenen Tumorleidens mit meist ungünstiger Prognose.

13.3 Synonyme

- Kalziumerhöhung
- Hypercalcämie

13.4 Keywords

- Hyperkalzämie
- hyperkalzämische Krise
- Pseudohyperkalzämie
- Hyperparathyreoidismus (HPT)
- Parathormon (PTH)
- Parathormon-related-Protein (PTHrP)
- malignomassoziierte Hyperkalzämie (MAH)

13.5 Definition

- Eine Hyperkalzämie ist definiert als eine Erhöhung des Serumkalziums oberhalb des Laborreferenzwerts. Sie entsteht, wenn die Kalziumaufnahme/-freisetzung über den Magen-Darm-Trakt bzw. aus dem Knochenstoffwechsel die Kalziumausscheidung/-speicherung durch Niere, Magen-Darm-Trakt und Knochen überschreitet. Meist ist eine unzureichende Ausscheidung über die Niere der limitierende Faktor.
- Eine Hyperkalzämie wird über eine Erhöhung des Gesamtkalziums (meist > 2,5 mmol/l) oder des ionisierten Kalziums (S. 110) (Ca_{io} > 1,4 mmol/l) gemessen. Ein Grenzwert ist nicht klar definiert, ein 2fach bestimmtes Serumkalzium > 2,65 mmol/l wird von manchen Autoren als Definition einer Hyperkalzämie angesehen. Die klinische bedeutsame und albuminunabhängige Fraktion des Ca_{io} soll zur Diagnostik des Kalziumspiegels unbedingt mitbestimmt werden, die Einteilung der Hyperkalzämie erfolgt allerdings primär anhand des Gesamtkalziumspiegels.

13.6 Epidemiologie

13.6.1 Häufigkeit

- In der Allgemeinbevölkerung liegt die Prävalenz einer messbaren, klinisch nicht zwangsläufig bedeutsamen Hyperkalzämie bei 0,5–1 %, bei hospitalisierten Patienten bei etwa 3 %.
- Klare Daten zur Häufigkeit im intensivmedizinischen Setting fehlen. Klinisch bedeutsame Hyperkalzämien treten bei bis zu 5 % der Patienten auf. Prävalenz auf chirurgischen Intensivstationen: bis zu 15 %. Begünstigende Risikofaktoren: andauernde Immobilisation (> 3 Wochen), ausgedehnte Verbrennungen und Niereninsuffizienz.
- Bei Patienten mit Malignomen zeigen ältere Daten eine Prävalenz von 10–30 %, die konsequente Prävention mit Bisphosphonaten und wirksamere Systemtherapien haben aber zu einem Rückgang geführt. Dennoch ist die malignomassoziierte Hyperkalzämie im Klinikalltag die häufigste Form der Hyperkalzämie.

13.6.2 Altersgipfel

- Klare Angaben zur Altersverteilung fehlen, bei Patienten mit Malignomen steigt die Inzidenz mit zunehmendem Alter durch Immobilisierung, Niereninsuffizienz und Multimedikation.

13.6.3 Geschlechtsverteilung

- Ein primärer Hyperparathyreoidismus wird häufiger bei weiblichen Patienten beobachtet (w:m = 3:1), bei postmenopausalen Frauen findet sich eine gegenüber der Allgemeinbevölkerung 5fach höhere Inzidenz der Hyperkalzämie.

13.6.4 Prädisponierende Faktoren

- Malignome
- osteolytische Knochenmetastasen
- fortgeschrittene, häufig therapieresistente Tumorerkrankung
- Medikamente
- orale Kalziumeinnahme, Vitamin-D-Einnahme (Milch-Alkali-Syndrom)
- Niereninsuffizienz
- Immobilisierung (> 3 Wochen)

13.7 Ätiologie und Pathogenese

- Kalzium ist das fünfthäufigste Element des menschlichen Körpers; 99 % liegen im Skelett in gebundener Form vor, 1 % verteilt sich zum größten Teil auf den extrazellulären Raum (2,15–2,55 mmol/l, 8,6–10,2 mg/dl) und zum geringeren Teil auf den intrazellulären Raum (0,1 µmol/l).
- Extrazelluläres Kalzium wird in drei Fraktionen unterteilt:
  - 40 % eiweißgebunden (Albumin: 80 %, Globine: 20 %)
  - 10 % komplexiert (anorganische und organische Anionen wie Bikarbonat, Laktat, Phosphat, Zitrat)
  - zur Hälfte als physiologisch aktives Kalzium ionisiert (Ca_{io})
- Der extrazelluläre Anteil wird primär hormonell durch Parathormon und Kalzitriol (1α,25[OH]$_2$-Colecalciferol oder 1α,25[OH]$_2$Vitamin D$_3$, kurz 1,25[OH]$_2$D$_3$) sowie durch Kalzitonin und weitere Faktoren (z. B. pH, Steroide, Schilddrüsenhormone, Prostaglandine, Wachstumsfaktoren) eng reguliert (▶ Tab. 13.1).
- Entsprechend ▶ Tab. 13.1 führt eine vermehrte PTH-Sekretion oder eine Vermehrung von Vitamin D$_3$ (endogen oder durch exogene Zufuhr) zu einer Kalziumerhöhung. Erhöhtes Kalzium führt zu vermehrter Diurese (nephrogener Diabetes insipidus), die daraus resultierende Exsikkose führt zu einer weiteren Zunahme der Hyperkalzämie, es entsteht ein Circulus vitiosus.

- *Ursachen* der Hyperkalzämie in der Reihenfolge ihrer Häufigkeit:
  - *malignomassoziierte Hyperkalzämie* (MAH) in 80 % der Fälle durch paraneoplastische Freisetzung des Parathormon-related-Proteins (PTHrP; bindet am PTH-Rezeptor an Zielorganen) aus Tumoren und Metastasen → humorale Hyperkalzämie; auch ohne nachweisbare Knochenmetastasen. PTH-rP führt bei Osteoblastenvorläufern zur RANKL-Expression (RANKL: Receptor Activator of Nuclear Factor-kappa B Ligand), diese binden am RANKL-Rezeptor an Osteoklastenvorläufern und führen zur Reifung von Osteoklasten, die die Knochenresorption und damit die Kalzium- und Phosphatfreisetzung fördern. Prinzipiell ist dies bei allen Malignomen möglich, am häufigsten bei Lungenkarzinom, Mammakarzinom, Kopf-Hals-Tumoren, Ösophaguskarzinom und gynäkologischen Tumoren. Auch eine *beningnomassoziierte Hyperkalzämie* (BAH) ist beschrieben (z. B. HIV, systemischer Lupus erythematodes); hier wird PTHrP ebenfalls als Verursacher betrachtet.
  - malignomassoziierte Hyperkalzämie in 20 % der Fälle durch Osteolysen und lokale sowie systemische Freisetzung kalziumsteigernder Zytokine wie Interleukin-1, Interleukin-6 (IL-1, IL-6), Transforming Growth Factor alpha und beta (TGF-α, TGF-β).
  - *hämatologische Neoplasien*: häufig multiples Myelom (lokal osteolytische Wirkung der Plasmazellen sowie myelombedingte Niereninsuffizienz); selten 1,25-Dihydroxy-Colecalciferol-sezernierende Lymphome.
  - sehr selten auch bei Tumorpatienten *ektope PTH-Produktion* möglich; zudem kalziumsteigernde Medikamente, z. B. Tamoxifen, Retinoide
  - malignomassoziierte Hyperkalzämie bei Patienten mit soliden Tumoren oft Ausdruck einer fortgeschrittenen Erkrankung (→ begrenzte Lebenserwartung); aber durch adäquate Senkung des Kalziums Verbesserung der Lebensqualität (auch bei Palliativpatienten); immer Evaluation der Prognose durch interdisziplinäres Team vor intensiver/invasiver Therapie der Hyperkalzämie

Tab. 13.1 Physiologische Kalziumregulatoren.

Hormon	Effekt auf					
	Knochen	Magen-Darm-Trakt	Nieren	1,25(OH)$_2$D$_3$	Kalzitonin	Blutspiegel
Parathormon	Resorption ↑	indirekter Effekt, Ca^{2+}-/PO_4-Absorption ↑	Ca^{2+}-Reabsorption ↑, PO_4-Reabsorption ↓	Kalzitriolbildung über 1α-Hydroxylase ↑	antagonisierender Effekt	Ca^{2+} ↑, PO_4 ↓
Kalzitriol	Resorption gering ↑	Ca^{2+}-/PO_4-Absorption ↑	schwacher Effekt auf Ca^{2+}-Reabsorption	–	kein direkter Effekt	Ca^{2+} ↑, PO_4 ↑
Kalzitonin	Resorption ∅, Mineralisation ↑	kein direkter Effekt	Ca^{2+}-/PO_4-Reabsorption ↓	kein direkter Effekt	–	Ca^{2+} ↓, PO_4 ↓

Ca^{2+}: Gesamtkalzium im Serum, PO_4: Phosphat, ↑: erhöht, ↓: reduziert, ∅: unverändert

- *Hyperparathyreoidismus* (HPT): primärer HPT (Adenom der Nebenschilddrüse), multiple endokrine Hyperplasie (MEN) 1, MEN 2A, MEN 4, familiärer HPT, Nebenschilddrüsenkarzinom (sehr selten)
- *seltene Ursachen*: granulomatöse Erkrankungen (z. B. Tbc, Sarkoidose), Endokrinopathien (Nebenniereninsuffizienz, Hyperthyreose, Phäochromozytom, Akromegalie)

13.8 Klassifikation und Risikostratifizierung

- Eine allgemein anerkannte Klassifizierung existiert nicht, klinisch bewährt sich folgende Unterteilung:
  - *milde* Hyperkalzämie: Serum-Ca^{2+} → 2,5–3,0 mmol/l (Ca_{io} → 1,4–1,9 mmol/l)
  - *moderate* Hyperkalzämie: Serum-Ca^{2+} → 3,1–3,4 mmol/l (Ca_{io} → 2–2,4 mmol/l)
  - Serum-Ca^{2+} > 3,5 mmol/l (Ca_{io} > 2,5 mmol/l) gilt als *kritisch*.
  - *hyperkalzämische Krise*: rascher Anstieg von Serum-Ca^{2+} > 4,0 mmol/l (Ca_{io} > 3 mmol/l)

13.9 Symptomatik

- Kalzium ist physiologisch beteiligt bei der Signaltransduktion, insbesondere im neuronalen Bereich und bei der Muskelkontraktion, sowie als enzymatischer Kofaktor an Hormonfreisetzung, Glykogenmetabolismus, Zellteilung und humoraler Blutgerinnung. Daraus ergeben sich die in ▶ Tab. 13.2 aufgeführten Symptome.

Tab. 13.2 Symptome bei Hyperkalzämie.

Körperbereich	Symptomatik
ZNS	Fatigue, Lethargie, Schwäche, Persönlichkeitsveränderung, Psychosen, Angstzustände, Bewusstseinstrübung, Verwirrung, Stupor, Koma
Gastrointestinaltrakt	Übelkeit, Erbrechen, Obstipation, abdominelle Schmerzen, Magenulzera, Pankreatitis
Herz-Gefäß-System	Hypertonus (durch Dehydratation im Verlauf Hypotonie), verkürztes QT-Intervall, AV-Block, Bradykardie, verstärkter Digitaliseffekt
Niere	Polyurie, Nykturie, Polydipsie, Dehydrierung, Nephrokalzinose, Nierensteine, Nierenversagen
Skelett	Knochenschmerzen, Osteoporose, Ostitis fibrosa cystica generalisata (Morbus Recklinghausen des Knochens bei primärem Hyperparathyreoidismus), Arthritis

- Patienten mit milder und/oder chronischer Hyperkalzämie sind häufig asymptomatisch.
- Wichtig ist, dass neben dem Ausmaß der Hyperkalzämie auch die *Anstiegskinetik* den Schweregrad der Symptomatik bestimmt. Zudem können gerade im intensivmedizinischen Setting sedierende Medikamente neurologische Symptome verschleiern oder potenzieren.
- *hyperkalzämische Krise*: akut lebensbedrohlicher Zustand mit meist führender zentralnervöser Symptomatik

13.10 Diagnostik

13.10.1 Diagnostisches Vorgehen

- Der diagnostischer Algorithmus ist in ▶ Abb. 13.1 dargestellt.
- Zunächst erfolgt der Ausschluss einer Pseudohyperkalzämie durch Hyperalbuminämie, kalziumbindende Paraproteine, z. B. bei multiplem Myelom (Ca_{io} normwertig!), oder durch In-vitro-Ca^{2+}-Freisetzung aus aktivierten Thrombozyten (z. B. bei essenzieller Thrombozytopenie).

13.10.2 Anamnese

- Im klinischen Setting ist der überwiegende Anteil klinisch relevanter Hyperkalzämien durch Malignome bedingt. Zunehmende Ursachen sind aus Sorge vor Osteoporose eingenommene Kalzium- und Vitamin-D-Präparate bzw. diesbezüglich optimierte Lebensmittel. Anamnestisch unerlässlich sind daher Fragen nach Vorerkrankungen und Medikamentenanamnese:
  - bekanntes Malignom? (z. B. Lungenkarzinom, Mammakarzinom, HNO-Plattenepithelkarzinom, multiples Myelom, Lymphom), Raucher? Gewichtsverlust?
  - bekannte Niereninsuffizienz?
  - bekannter Hyperparathyreoidismus (sporadisch, familiär, im Rahmen einer multiplen endokrinen Hyperplasie)?
  - bekannte granulomatöse Erkrankung (z. B. Tbc, Sarkoidose, Berylliose)?
  - bekannte familiäre hypokalziurische Hyperkalzämie?
  - Medikamente (z. B. Thiazide, Lithium, Theophyllin, Vitamin A, Vitamin D, Foscarnet, Omperazol) und kalziumhaltige Life-Stile-Präparate

13.10.3 Körperliche Untersuchung

- Lymphadenopathie? Kachexie? Neurologischer Status? Abdomineller Druckschmerz? Nierenstatus? Skelettschmerzen?

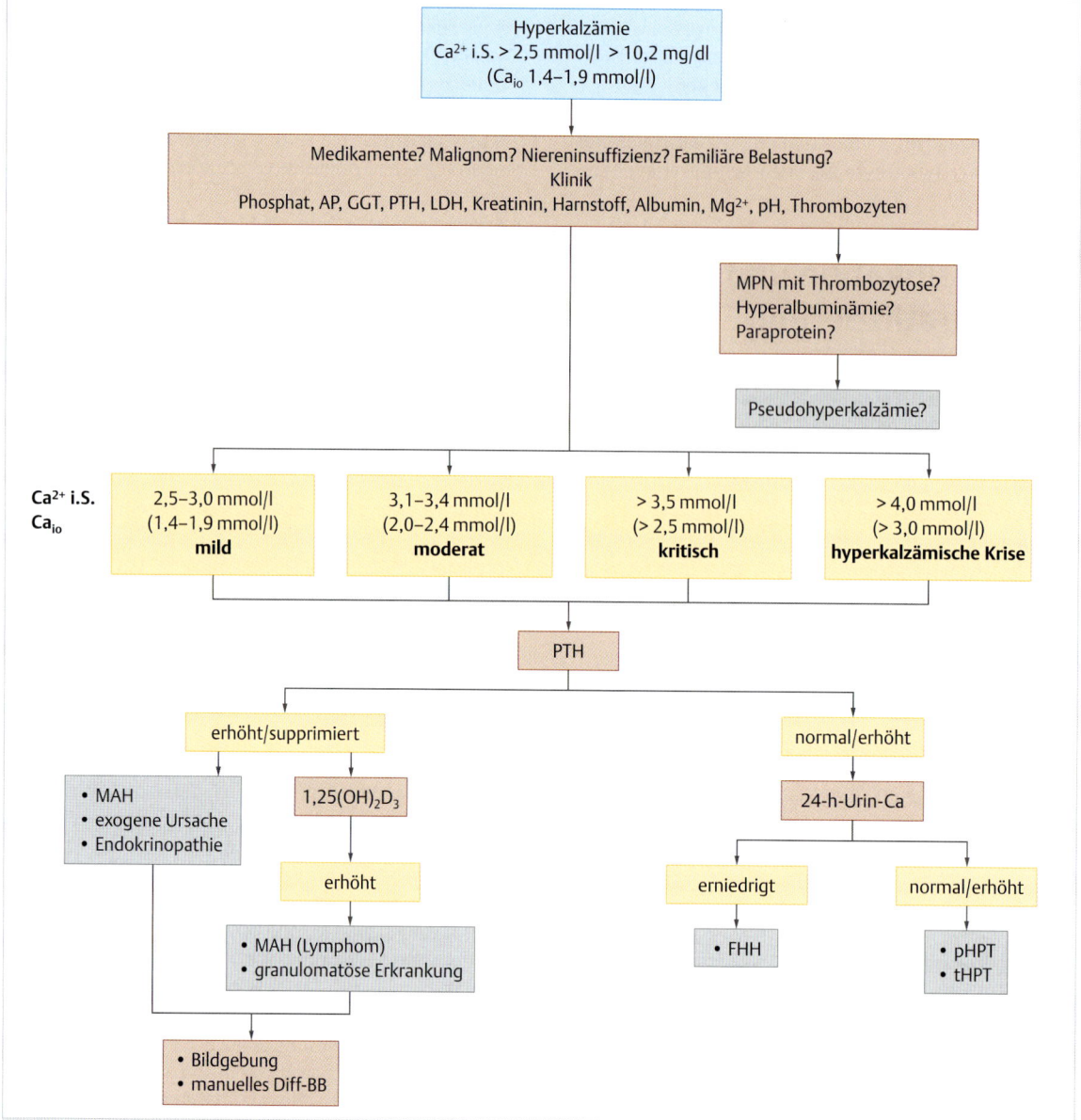

Abb. 13.1 Hyperkalzämie. Diagnostischer Algorithmus (AP: alkalische Phosphatase, Diff-BB: manuelles Differenzialblutbild, FHH: familiäre hypokalziurische Hyperkalzämie, GGT: Gamma-Glutamyltransferase, i. S.: im Serum, LDH: Laktatdehydrogenase, MAH: malignomassoziierte Hyperkalzämie, Mg^{2+}: Magnesium, MPN: myeloproliferative Neoplasie, pHPT: primärer Hyperparathyreoidismus, PTH: Parathormon, tHPT: tertiärer Hyperparathyreoidismus).

13.10.4 Labor

- *präanalytische Faktoren*: Gesamtkalzium bei zu langer Stauung erhöht, Muskelkontraktion kann zu Azidose führen → Ca_{io} erhöht (siehe pH), Hyperventilation → Alkalose → Ca_{io} erniedrigt (siehe pH)
- *pH*: Die Kalziumbindung an Anionen ist pH-abhängig. Eine *Azidose* führt zu einer Erhöhung des Ca_{io} → etwa 0,05 mmol/l pH-Abfall um 0,1 Einheiten; eine *Alkalose* führt in etwa gleichem Maß zu einem Abfall des Ca_{io}.

Metabolische Alkalose + Kaliumerhöhung → Milch-Alkali-Syndrom wahrscheinlich.
- *grundsätzlich zu bestimmen*: Serumkalzium und Ca_{io}, Kreatinin, Harnstoff, Albumin, Phosphat, alkalische Phosphatase, GGT, PTH (Halbwertszeit: 5 Minuten), LDH, Thrombozyten
- *Magnesium zudem sinnvoll*: Magnesium bindet am Calcium-sensing-Rezeptor → hemmt PTH-Sekretion, akuter Magnesiummangel stimuliert PTH-Sekretion → Hyperkalzämie; chronischer Magnesiummangel → para-

doxe Hemmung der PTH-Sekretion (relativer Hypoparathyreoidismus, periphere PTH-Resistenz → Hypokalzämie)
- *PTHrP*: Erkenntnisgewinn durch Bestimmung marginal, da bei Patienten mit bekanntem Malignom und normalem oder erniedrigtem PTH die Diagnose einer malignomassoziierten Hyperkalzämie gesichert ist; zudem ist PTHrP bei lokal parakrinem Mechanismus normal oder nur gering erhöht. Bestimmung und Messmethoden laborabhängig → Rücksprache mit Labor.
- *Albumin*: Ein Abfall des Albumins unter 40 g/l führt zu einer Reduktion des Gesamtkalziums (etwa 0,2 mmol/l Kalziumabfall pro 10 g/l Albuminreduktion); Berechnungsalgorithmen sind unzuverlässig, daher vermeiden. Albumin bei Tumorpatienten häufig reduziert (Kachexie, Mangelernährung), insbesondere bei dieser Patientengruppe Bestimmung des Ca_{io}.
- *Kalzitriol* bei PTHrP-assoziierter Hyperkalzämie oft normal oder erniedrigt, da PTHrP im Gegensatz zu PTH nicht auf Vitamin D_3 wirkt. Kalzitriol kann bei multiplem Myelom, Hodgkin-Lymphom, Non-Hodgkin-Lymphom erhöht sein, PTH dann erniedrigt (negativer Feedback Loop).
- *Kalzitonin*: Bestimmungen sind nicht sinnvoll.

13.10.5 Bildgebende Diagnostik

- Die bildgebende Diagnostik bei nachgewiesener Hyperkalzämie dient zum Nachweis bisher *unerkannter Malignome, Osteolysen* oder *granulomatöser Erkrankungen*.

Sonografie
- Die Sonografie kann zur Identifikation von *Nierensteinen, Nebenschilddrüse, Lymphadenopathie, Splenomegalie* und *abdominellen Metastasen* genutzt werden.

Röntgen
- Nativradiologisch kann eine *bihiläre Lymphadenopathie*, ein *Lungenkarzinom* oder eine *pulmonale Metastasierung* identifiziert werden.

CT
- Die CT (Hals/Thorax/Abdomen) gilt als Bildgebung der Wahl zum Nachweis von *Malignomen, Metastasen, Osteolysen* und *granulomatösen Entzündungen*.

MRT
- Bei Kontraindikationen für eine CT kann eine MRT ebenfalls zum Nachweis von *abdominellen Raumforderungen* inklusive Lymphadenopathie genutzt werden. Auffälligkeiten des *Knochenmarks* (z. B. bei malignen hämatologischen Neoplasien lassen sich ebenfalls mittels MRT nachweisen).

Szintigrafie
- Die Skelettszintigrafie ist die Methode der Wahl zum Nachweis von *Knochenmetastasen*.

PET/PET-CT
- PET/PET-CT gelten als sensitivste Methode zum Nachweis von *Malignomen* und *entzündlichen Erkrankungen*, müssen aber nur in (seltenen) Ausnahmefällen zur Ursachenabklärung einer Hyperkalzämie genutzt werden.

13.10.6 Instrumentelle Diagnostik

- Mithilfe der instrumentellen Diagnostik wird die Organbeteiligung entsprechender Symptome einer Hyperkalzämie erfasst (z. B. EKG bei Bradykardie, Ösophago-Gastro-Duodenoskopie bei abdominellen Schmerzen) und die Diagnose bei malignomassoziierter Hyperkalzämie und histologisch unbekannten Malignomen oder granulomatösen Erkrankungen gesichert.

EKG
- bei Hyperkalzämie obligatorisch (verkürztes QT-Intervall, AV-Block, Bradykardie)

EEG
- bei neurologischer Symptomatik

Ösophago-Gastro-Duodenoskopie (ÖGD)
- bei abdominellen Schmerzen zum Ausschluss gastrointestinaler Ulzera

Bronchoskopie
- bei histologisch ungesichertem Lungenkarzinom, Verdacht auf Sarkoidose und Tbc

Weitere
- bei unbekannten Malignomen und entsprechenden bildmorphologischen Befunden (Raumforderung) CT- oder sonografiegestützte Biopsie zur Histologiegewinnung

13.10.7 Histologie, Zytologie und klinische Pathologie

Zervixzytologie
- bei Verdacht auf Zervixkarzinom

Knochenmarkdiagnostik
- bei Verdacht auf multiples Myelom und Non-Hodgkin-Lymphom

Lymphknotendiagnostik
- bei Verdacht auf Non-Hodgkin-Lymphom, Sarkoidose, Tbc

Ergussdiagnostik
- bei Verdacht auf malignen Erguss

Histologische und zytologische Mammadiagnostik
- bei Verdacht auf Mammakarzinom

Histologische Leberdiagnostik
- bei malignomassoziierter Hyperkalzämie und Leberraumforderung, wenn keine sonstige Ursache erkennbar

Molekulargenetische Diagnostik
- Bei malignomassoziierter Hyperkalzämie und entsprechendem Malignomnachweis, z. B. Mamma-, Lungenkarzinom ist die molekulardiagnostische Diagnostik zur Planung möglicher zielgerichteter Therapieverfahren unerlässlich.

Sonstiges
- Bei Verdacht auf eine hämatologische Neoplasie als Ursache der Hyperkalzämie ist zudem ein manueller Blutausstrich unerlässlich.

13.10.8 Mikrobiologie und Virologie
Kulturen
- bei Verdacht auf Tbc bakteriologischer Nachweis des Erregers aus Sputum, Bronchialsekret, Magensaft, Urin, Liquor oder Biopsaten

Sonstiges
- eventuell Quantiferon-Test zum Nachweis einer latenten tuberkulösen Infektion

13.11 Differenzialdiagnosen
- Die Hyperkalzämie ist eine laborchemische Diagnose, die meist einem unspezifischen klinischen Bild vorausgeht. Sämtlichen klinischen Symptomen einer Hyperkalzämie können unzählige differenzialdiagnostische Krankheitsbilder zugrunde liegen. Wichtig ist der Ausschluss einer Pseudohyperkalzämie (▶ Tab. 13.3).

Tab. 13.3 Differenzialdiagnose der Hyperkalzämie.

Differenzialdiagnose	Bemerkungen
Pseudohyperkalzämie	Hyperalbuminämie und kalziumbindenden Paraproteinen (multiples Myelom, lymphoplasmazytisches Lymphom) Ca_{io} nicht erhöht; bei myeloproliferativer Neoplasie In-vitro-Kalziumfreisetzung durch aktivierte Thrombozyten

13.12 Therapie
- Angesichts zahlreicher zugrunde liegender Ursachen mit teilweise multifaktorieller Pathophysiologie gilt: Nur eine *Behebung der Grunderkrankung* führt zur langfristigen Normalisierung erhöhter Kalziumwerte.
- Im intensivmedizinischen Setting führen regelmäßige Blutgasanalysen häufig zur Diagnose einer (meist milden) Hyperkalzämie. Diese sind oft Ausdruck der Immobilisierung und des intensivmedizinischen Zustands der Patienten, bedürfen nicht grundsätzlich einer Behandlung und können oft bereits durch Absetzen von Medikamenten, die zu einer Kalziumerhöhung führen (z. B. parenterale Ernährung), korrigiert werden (▶ Abb. 13.2).

13.12.1 Therapeutisches Vorgehen
- Es gibt vier grundsätzliche Behandlungsziele:
  - Korrektur der Exsikkose/des Flüssigkeitsdefizits
  - Hemmung der ossären Kalziumresorption
  - Verbesserung der Kalziumausscheidung über die Niere
  - Therapie der Grunderkrankung

13.12.2 Allgemeine Maßnahmen
- Die wichtigste Therapiemaßnahme ist eine *adäquate Rehydrierung* und *Kalziurie* mittels intravenöser Gabe physiologischer Kochsalzlösung (NaCl 0,9 %). Meist sind initial mehrere Liter pro 24 Stunden notwendig, generell sollte eine Diurese von mindestens 200 ml/h (4–6 l/Tag) erzielt werden. Der Zusatz von Schleifendiuretika wird nur bei Volumenbelastung erforderlich, kein Einsatz vor Ausgleich des Flüssigkeitsdefizits. Die postulierte Hemmung der renalen Kalziumrückresorption ist therapeutisch unbedeutend.
- Darüber hinaus muss eine *exogene Kalziumzufuhr* z. B. durch parenterale Ernährung oder kalziumerhöhende Medikamente *abgesetzt werden*.

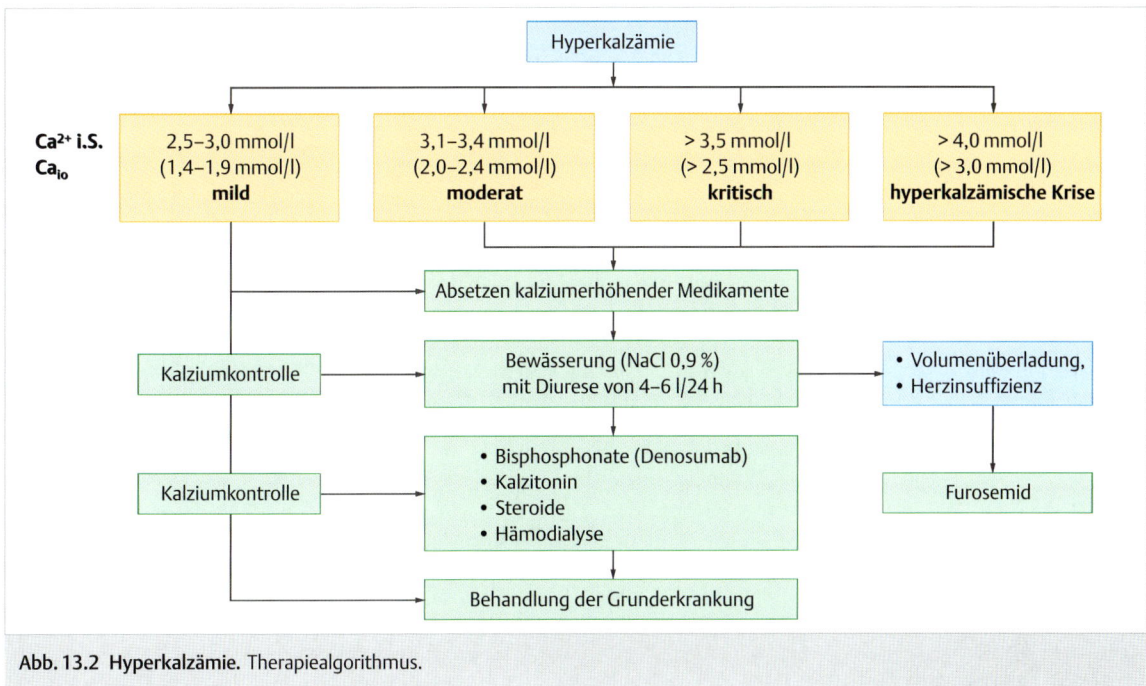

Abb. 13.2 Hyperkalzämie. Therapiealgorithmus.

13.12.3 Pharmakotherapie

- Osteotrope *Bisphosphonate* sind die Therapeutika der Wahl bei malignomassoziierter Hyperkalzämie, Wirkungseintritt nach 24–48 Stunden; Wiederholung frühestens nach einer Woche; zugelassen sind *Pamidronat* und *Zoledronat*.
- *Denosumb*, ein humaner RANKL-Antikörper, ist in Deutschland nicht zur Behandlung der MAH zugelassen (Zulassung in den USA vorhanden), zeigte aber in einer kleinen Phase-II-Studie sowie zahlreichen Fallsammlungen eine gute Wirksamkeit bei Patienten mit MAH, auch bei Patienten, die auf Bisphosphonate nicht angesprochen hatten. Wirkungseintritt nach 24–48 Stunden; Wiederholung frühestens nach einer Woche.
- *Kalzitonin* (Wirkungseintritt nach 5–14 Stunden) kann initial unterstützend eingesetzt werden, wenn eine rasche Kalziumsenkung trotz adäquater Flüssigkeitsgabe nicht erreicht werden kann. Meist kommt es nach 48 Stunden zu Tachyphylaxie, maximaler Kalziumabfall: 0,5 mmol/l.
- *Steroide* werden primär zur Behandlung der Hyperkalzämie in Assoziation mit Non-Hodgkin-Lymphomen, multiplem Myelom und granulomatösen Erkrankungen eingesetzt. Primär verwendet wird *Prednison* in einer Dosierung von 1 mg/kg KG über mehrere Tage, bei multiplem Myelom hat sich *Dexamethason* 20–40 mg täglich über 4 Tage bewährt.

13.12.4 Interventionelle Therapie

Hämodialyse/Hämofiltration

- Als Ultima Ratio kann eine Zitratdialyse bzw. eine Dialyse mit kalziumarmer Flüssigkeit eingesetzt werden. Bei malignomassoziierter Hyperkalzämie vorher Prognose der Grunderkrankung und Patientenwunsch klären.

13.13 Verlauf und Prognose

- Eine adäquate Behandlung führt meist zu einer raschen Besserung der Hyperkalzämie, die malignomassoziierte Hyperkalzämie gilt im Fall solider Tumoren nach wie vor als prognostisch ungünstig. Wenn keine Therapie der meist fortgeschrittenen, metastasierten Krebserkrankung gelingt, bleibt auch die Hyperkalzämie bestehen (und ermöglicht teilweise einen würdevollen Sterbeprozess!).
- Der primäre Hyperparathyreoidismus ist operativ sanierbar, sonstige Ursachen entsprechen in ihrer Prognose der Grunderkrankung.

13.14 Prävention

- Die Prävention der malignomassoziierten Hyperkalzämie besteht in der Gabe von *Bisphosphonaten* oder *Denosumab* bei Osteolysen oder zur Prävention skelettassoziierter Ereignisse.
- Die *frühzeitige Mobilisierung* bettlägeriger Patienten spielt ebenfalls eine Rolle.

Tab. 13.4 Therapeutika zur Behandlung der Hyperkalzämie.

Substanz	Dosierung	Häufigste Nebenwirkungen	Kontraindikationen
Bisphosphonate:			
• Pamidronat[1]	60–90 mg i.v. über 4 Stunden	Fieber (grippeähnliche Symptome), Anämie, Thrombopenie, Lymphopenie, allergische Reaktion, Exanthem Konjunktivitis, Hypokalzämie, Hypophosphatämie, Hypertonie	Niereninsuffizienz, Kreatininclearence < 30 ml/min, Schwangerschaft, Stillzeit
• Zoledronat	4 mg i.v. über 15–30 Minuten		
• Ibandronat[2]	3 mg		
Denosumab[3]	120 mg s.c.	Übelkeit, Erbrechen, Knochenschmerzen, Luftnot	Überempfindlichkeit gegen den Wirkstoff oder einen der sonstigen Bestandteile, Schwangerschaft, Stillzeit
Kalzitonin	100–150 IE s.c./i.m. alle 6–8 Stunden (maximal 400 IE alle 6–8 Stunden) Notfall: bis zu 10 IE/kgKG in 500 ml 0,9 %iger NaCl-Lösung i.v. über mindestens 6 Stunden	Übelkeit, Erbrechen, Hautrötung (Flush) und Schwindel	Überempfindlichkeit gegen den Wirkstoff oder einen der sonstigen Bestandteile
Prednison	0,5–1 mg/kgKG p.o./i.v.	Hyperglykämie, Hypertension, Psychose, Muskelschwäche, Magenulkus	gastroduodenale Ulzera, Osteoporose, aktive Infektion, Glaukom
Dexamethason	20–40 mg p.o./i.v.		

1) bei niereninsuffizienten Patienten kann Pamidronat in Einzelgaben von 30 mg als Infusion über mindestens 4 Stunden über mehrere Tage oder als 24-Stunden-Infusion (Maximaldosis: 90 mg) gegeben werden. Es existiert hierfür keine Zulassung.
2) in dieser Indikation nicht zugelassen, Off-Label-Use
3) Denosumab kann auch bei Patienten mit Niereninsuffizienz gegeben werden, Dosis ggf. auf 60 mg reduzieren.

13.15 Quellenangaben

[1] Berend K, de Vries AP, Gans RO et al. Physiological approach to assessment of acid-base disturbances. N Engl J Med 2014; 371: 1434–1445
[2] Lundgren E, Hagström EG, Lundin J et al. Primary hyperparathyroidism revisited in menopausal women with serum calcium in the upper normal range at population-based screening 8 years ago. J. World J Surg 2002; 8: 931–936
[3] Meng QH, Wagar EA. Laboratory approaches for the diagnosis and assessment of hypercalcemia. Crit Rev Clin Lab Sci 2015; 3: 107–119
[4] Thosani S, Hu MI. Denosumab: a new agent in the management of hypercalcemia of malignancy. Future Oncol 2015; 21: 2865–2871

13.16 Literatur zur weiteren Vertiefung

[1] http://www.awmf.org/uploads/tx_szleitlinien (Stichwort: primärer Hyperparathyreoidismus)
[2] Panse J. Akute Hyperkalzämie. Intensivmed 2010; 47: 494

13.17 Wichtige Internetadressen

• Leitlinien zur Diagnostik und Therapie von Blut- und Krebserkrankungen der Deutschen Gesellschaft für Hämatologie und Medizinische Onkologie e.V.: http://www.Onkopedia.com

14 Hypokalzämie

Christoph Kuppe, Jens Panse

14.1 Steckbrief

Eine Hypokalzämie ist eine laborchemische Diagnose und häufig in der Intensivmedizin anzutreffen. Wie bei der Hyperkalzämie kann die Hypokalzämie sekundär mit einem Albuminmangel (Pseudohypokalzämie) entstehen oder bedingt sein durch eine Reduktion der ionisierten Serumkalziumkonzentration (echte Hypokalzämie). Die Unterscheidung gelingt mittels Blutgasanalyse (BGA) und Bestimmung der Albuminkonzentration. Die akute Hypokalzämie tritt häufig bei Hyperventilation (unter anderem durch kardiopulmonale oder zerebrale Erkrankungen) und entsprechender respiratorischer Alkalose auf. Nach Ausschluss einer Pseudohypokalzämie kann die Hypokalzämie ursächlich weiter mittels Serumparathormonspiegeln unterteilt werden.

14.2 Aktuelles

- Aktuelle Studien aus der Intensivmedizin zeigen, dass eine generelle Kalziumsubstitution bei schwer kranken Patienten keinen Einfluss auf die Gesamtmortalität hat [2], [3].
- Daher gibt es aktuell keine klare Empfehlung zur routinemäßigen Kalziumsubstitution bei klinisch asymptomatischer Hypokalzämie [1].
- Bei Hypokalzämie sollte eine BGA durchgeführt werden, um die Konzentration des ionisierten Kalziums (Ca_{io}) zu bestimmen. Albuminkorrekturformeln sind zu ungenau [3], [4].

14.3 Synonyme

- Pseudohypokalzämie
- Hypokalzämie mit erhöhtem Serumparathormonspiegel
- Hypokalzämie mit erniedrigtem Serumparathormonspiegel

14.4 Keywords

- Hypokalzämie
- Pseudohypokalzämie

14.5 Definition

- Die Hypokalzämie ist definiert als eine Erniedrigung des Gesamtkalziums im Serum < 2,2 mmol/l (8,8 mg/dl) oder eine Erniedrigung des ionisierten Kalziums (Ca_{io}) < 1,1 mmol/l (4,4 mg/dl).

14.6 Epidemiologie

14.6.1 Häufigkeit

- Systematische epidemiologische Untersuchungen zur Hypokalzämie wurden bisher nicht durchgeführt.
- Die Angaben zur Häufigkeit einer Hypokalzämie in der Intensivmedizin schwanken zwischen 15 und 80 % [1], [4].

14.6.2 Altersgipfel

- Eine Hypokalzämie kann in jedem Alter auftreten. Genetische Ursachen sind im Kindesalter häufiger.

14.6.3 Geschlechtsverteilung

- Frauen und Männer sind gleich häufig betroffen.

14.6.4 Prädisponierende Faktoren

- Massentransfusion
- Medikamente (Bisphosphonate, Denosumab, Diuretika)
- Operation mit Herz-Lungen-Maschine
- Nierenerkrankungen
- enterale Absorptionsstörungen
- Vitamin-D-Mangel
- Magnesiummangel
- Hypothermie
- Hyperventilation
- verminderte Leberdurchblutung
- Zitrat-Dialysebehandlung (Zitrat-CVVH)

14.7 Ätiologie und Pathogenese

- Niedrige Serumkalziumkonzentrationen werden häufig durch Störungen des Parathormon- oder Vitamin-D-Stoffwechsels verursacht. Die weitere ätiologische Einteilung erfolgt anhand der Serumparathormonkonzentration.

- *Kalziumhomöostase*: Die Serumkalziumkonzentration wird durch verschiedene Mechanismen engmaschig reguliert. Bei einer Hypoalbuminämie schwanken die Gesamtkalziumspiegel im Blut beträchtlich, wobei das ionisierte Kalzium (hormonell reguliert) im Blut konstant bleibt (z. B. bei Hypervolämie, nephrotischem Syndrom oder Malnutrition).
- *Hormonregulation*: Die wichtigsten Faktoren, die die Serumkalziumkonzentration beeinflussen, sind Parathormon (PTH), Vitamin D und die Serumkalziumkonzentration selbst. PTH und Vitamin D wirkten hierbei via Knochen, Nieren und Gastrointestinaltrakt. Kalzium wirkt über einen kalziumsensitiven Rezeptor in den Nebenschilddrüsen und inhibiert hier die PTH-Sekretion; in der Henle-Schleife in der Niere erhöht es die Kalziumexkretion.
- Die PTH-Spiegel im Blut reagieren sehr sensitiv auf Erniedrigungen des Serumkalziumspiegels und wirken über drei Mechanismen:
  - reduzierte Urinkalziumexkretion durch Stimulation der Kalziumresorption im distalen Tubulus
  - erhöhte intestinale Kalziumresorption durch erhöhte renale Produktion von 1,25-Dihydroxy-Vitamin D (Kalzitriol)
  - erhöhte Knochenresorption

14.8 Klassifikation und Risikostratifizierung

- *Normokalzämie* (Ca_{io}: 1,1–1,3 mmol/l); *milde* Hypokalzämie (Ca_{io}: 0,9–1,1 mmol/l); *schwere* Hypokalzämie ($Ca_{io} < 0,9$ mmol/l)
- Eine schwere Hypokalzämie ist mit reduziertem Gesamtüberleben auf der Intensivstation assoziiert.

14.9 Symptomatik

- Die Symptomatik hängt stark vom Ausmaß der Hypokalzämie, aber auch von der Dynamik der Entwicklung ab. Das Spektrum bewegt sich zwischen lediglich milden Symptomen bis hin zu Krampfanfällen, refraktärem Herzversagen oder akutem lebensbedrohlichem Laryngospasmus (▶ Tab. 14.1).
- Bei *chronischer* Hypokalzämie treten Hautveränderungen, Katarakte und Kalzifikationen in den Basalganglien auf (z. B. bei chronischem Hypoparathyreoidismus).
- Kardinalsymptom einer *akuten* Hypokalzämie ist die Tetanie (erhöhte neuromuskuläre Erregbarkeit). Die Symptome der Tetanie reichen von mild (periorale Taubheit, Parästhesien der Hände und Füße, muskuläre Krämpfe) bis hin zu schweren Symptomen (Laryngospasmus, Papillenödem, fokale oder generalisierte Krampfanfälle). Einige Patienten zeigen lediglich unspezifische Symptome wie Müdigkeit, Angstgefühl, Depression.

Tab. 14.1 Klinische Manifestationen einer Hypokalzämie.

Krankheitsform	Symptome
akut	neuromuskuläre Erregbarkeit (Tetanie):
	• Parästhesien (perioral)
	• Muskelzuckungen
	• Karpopedalspasmus
	• Trousseau-Zeichen (S. 119)
	• Chvostek-Zeichen (S. 119)
	• Krampfanfälle
	• Laryngospasmus
	• Bronchospasmus
	kardiale Manifestationen:
	• verlängertes QT-Intervall
	• Hypotension
	• akute Herzinsuffizienz
	• Arrhythmien
	Sonstiges: Papillenödem
chronisch	ektope Kalzifikationen (z. B. in den Basalganglien)
	extrapyramidale Zeichen
	Katarakt
	trockene Haut
	Demenz
	Parkinsonismus

14.10 Diagnostik

14.10.1 Diagnostisches Vorgehen

- In ▶ Abb. 14.1 wird das diagnostische Vorgehen erläutert.

14.10.2 Anamnese

- Bei der Anamnese sollte nach *prädisponierenden Faktoren* für eine Hypokalzämie gefragt werden, z. B. chronische Niereninsuffizienz, Schilddrüsenoperationen, Diuretika-, Bisphosphonat- oder Denosumab-Therapie.
- Weiterhin sollte nach den klassischen *Symptomen* einer Hypokalzämie gefragt werden wie Parästhesien perioral oder an Händen und Füßen. Besteht eine offensichtliche Hyperventilation, kann dies bereits als diagnostisches Zeichen gewertet werden. (Zahlreiche Ursachen einer Hyperventilation auf der Intensivstation sind möglich.)

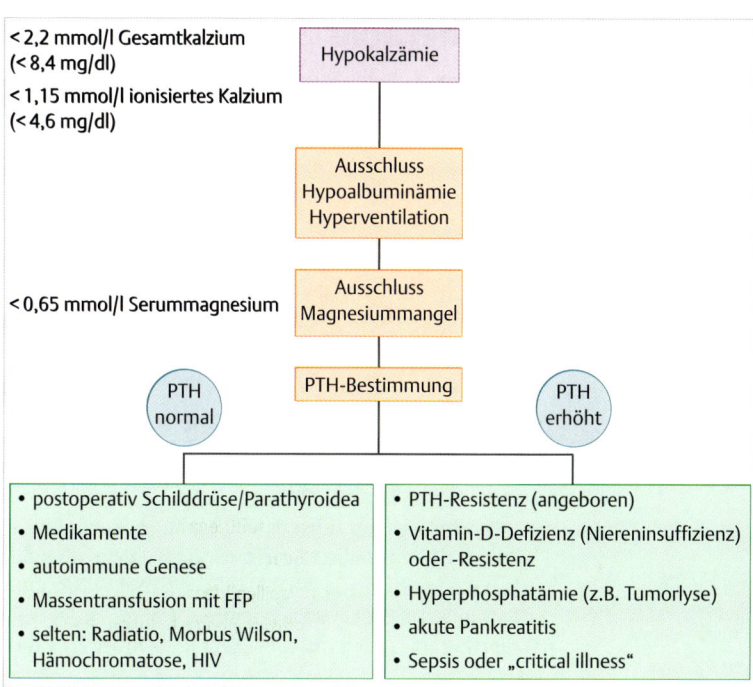

Abb. 14.1 Hypokalzämie. Diagnostisches Vorgehen (FFP: gefrorenes Frischplasma, HIV: humanes Immundefizienzvirus, PTH: Parathormon).

14.10.3 Körperliche Untersuchung

- Generell kann bei der körperlichen Untersuchung eine *Hyperreflexie* beobachtet werden.
- Zudem kann die gesteigerte neuromuskuläre Erregbarkeit auch mit dem Chvostek- oder Trousseau-Tests überprüft werden.
  - *Chvostek-Test*: Bei Beklopfen des N. facialis 1–2 cm ventral des Ohrläppchens und anschließender Kontraktion der Gesichtsmuskulatur ist das Zeichen positiv.
  - *Trousseau-Test*: Eine Blutdruckmanschette wird an einem Oberarm angelegt und so lange Druck aufgebaut, bis der systolische Blutdruck erreicht ist. Bei einer Hypokalzämie kommt es zu einer krampfartigen Kontraktion der Beugemuskulatur am Unterarm bzw. zur Pfötchenstellung.

14.10.4 Bildgebende Diagnostik

- Im 12-Kanal-Oberflächen-EKG sind eine verlängerte QT-Zeit und eine Bradykardie zu beobachten.
- Zudem treten im EEG Auffälligkeiten auf (Spikes und Bursts von High-Voltage Waves mit paroxysmalen Slow Waves).
- Beim idiopathischen Hypoparathyreoidismus werden bei bis zu 20 % der Fälle Verkalkungen der Basalganglien beobachtet.

14.11 Differenzialdiagnosen

- Hypokalzämie mit *erniedrigtem PTH* (Hypoparathyreoidismus):
  - Am häufigsten entsteht ein Hypoparathyreoidismus *postoperativ* nach Para-/Thyreoidektomie oder radikaler Neck Dissection (▶ Tab. 14.2). Dies betrifft ca. 20 % aller Patienten, die eine Para-/Thyreoidektomie erhalten. Hierbei ist der Hypoparathyreoidismus häufig transient.
  - Als weitere Ursache kommt eine *autoimmune* Genese infrage. Hierbei werden die Nebenschilddrüsen durch die Immunreaktion geschädigt und letztlich zerstört. Alternativ können auch aktivierende Autoantikörper entstehen, die den Calcium-sensing Receptor (CaSR) stimulieren, was zu einer verminderten PTH-Sekretion führt. Diese Autoantikörper führen nicht zu einer Destruktion der Nebenschilddrüse.
  - *Genetische Störungen* (z. B. Mutationen im Transkriptionsfaktor Glial-Cell Missing B [GCMB]) können zu einem angeborenen Hypoparathyreoidismus führen.
- Hypokalzämie mit *erhöhtem PTH*:
  - Bei chronischer Niereninsuffizienz wird weniger Kalzitriol in der Niere gebildet, was ein erniedrigtes Serumkalzium zur Folge hat. Parallel kommt es bei reduzierter GFR (ab ca. 40 ml/min/1,73 m²) zu einem progressiven Anstieg des Serumphosphats. Selten kommt es auch beim akutem Nierenversagen zu diesen Elektrolytstörungen von Phosphat und Kalzium (vor allem bei Rhabdomyolyse oder Pankreatitis).
  - Bei einer Pankreatitis kann es zu extravaskulären Verkalkungen kommen, die zu einer Hypokalzämie führen können.

Hypokalzämie

Tab. 14.2 Differenzialdiagnosen der Hypokalzämie (PTH: Parathormon).

Veränderung des PTHs	Ursache
mit niedrigem PTH-Werten (Hypoparathyreoidismus)	postoperativ (Thyreoidektomie, Neck Dissection), auch z. B. Hungry-Bone-Syndrom
	autoimmune Ursachen (z. B. gegen den kalziumsensitiven Rezeptor)
	genetische Mutationen
	HIV-Infektion
	Strahlenschäden der Nebenschilddrüsen, Infiltration durch Tumormetastasen
mit erhöhtem PTH-Werten (Hyperparathyreoidismus)	Vitamin-D-Mangel oder Resistenz
	PTH-Resistenz (Pseudohypoparathyreoidismus)
	chronische Niereninsuffizienz
medikamentös bedingt	Inhibitoren der Knochenresorption (Bisphosphonate, Denosumab, Kalzitonin) vor allem bei Vitamin-D-Mangel
	Cinacalcet (bei Patienten mit chronischer Niereninsuffizienz und sekundärem Hyperparathyreoidismus)
	Foscarnet (bei der Behandlung einer refraktären Zytomegalievirus- oder Herpesinfektion; das Medikament komplexiert Kalzium)

14.12 Therapie

14.12.1 Therapeutisches Vorgehen

- Die Therapie richtet sich nach der zugrunde liegenden Ursache (▶ Abb. 14.2). Bei einer schweren Hypokalzämie (z. B. Tetanie oder Laryngospasmus) ist eine sofortige Therapie notwendig. Eine akute respiratorische Alkalose sollte ausgeschlossen werden. Ggf. ist hierbei eine vorsichtige Sedierung indiziert bzw. eine Rückatmung in einen Plastikbeutel. Hierbei ist keine intravenöse Kalziumsubstitution notwendig.

14.12.2 Pharmakotherapie

- Akuttherapie (z. B. Krampfanfälle/Bewusstlosigkeit und schwere Hypokalzämie):
  - intravenöser Bolus über 10–20 Minuten: Kalziumglukonat-10%-Ampulle 10 ml (entspricht 1 g Kalziumglukonat oder 90 mg Ca^{2+}), 90–180 mg Ca^{2+} (1–2 Ampullen) in 50 ml 5% Glukose oder 0,9% NaCl
- Dauertherapie (nach intravenösem Bolus über 24 Stunden):
  - 11 g Kalziumglukonat in 5% Glukose oder 0,9% NaCl 1000 ml, 50 ml/Stunde; typische Substitutionsrate: Kalzium 0,5–1,5 mg/kg/h
- cave:
  - Kalzium muss *unbedingt verdünnt* werden, da es sehr venenreizend ist bzw. schwere Gewebenekrosen bei Paravasat drohen!

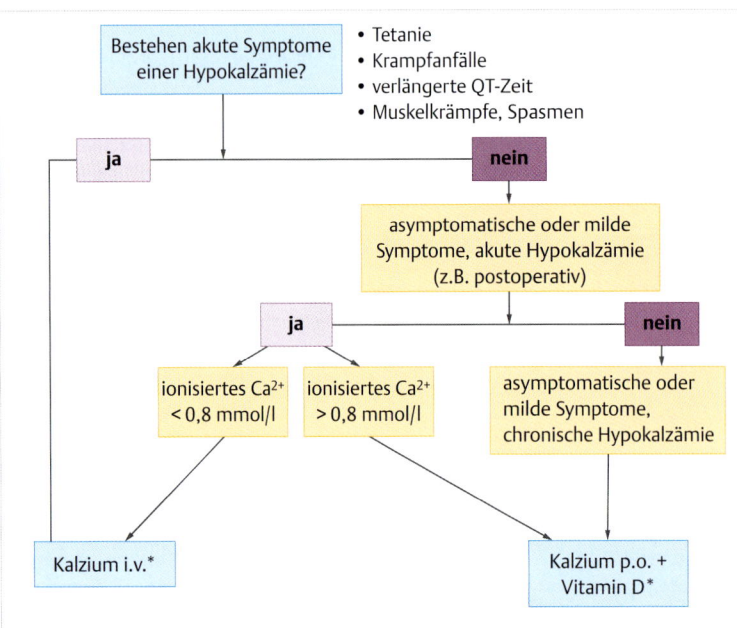

Abb. 14.2 Hypokalzämie. Therapeutisches Vorgehen; * Bestimmung von Magnesium und Kalium und zusätzlich ggf. Ausgleich durch Substitution.

* Bestimmung von Magnesium und Kalium und zusätzlich ggf. Ausgleich durch Substitution

- Die Kalziumsubstitution darf *nicht zusammen mit Natriumbikarbonat oder Phosphat* laufen, da unlösliche Kalziumsalze entstehen können!
- Kalzium bei *digitalisierten Patienten niemals intravenös* verabreichen, da möglicherweise Kammerflimmern induziert wird.

- Die intravenöse Therapie ist fortzuführen, bis eine effektive orale Substitution möglich ist, z. B. bei Patienten mit postoperativem Hypoparathyreoidismus mit Kalzitriol 0,25–0,5 µg 2-mal täglich bzw. und 1–4 g orales Kalzium.
- Eine intravenöse Substitution darf nicht bei Patienten mit asymptomatischer Hypokalzämie bei z. B. chronischer Niereninsuffizienz erfolgen. Hier stehen die Korrektur der Hyperphosphatämie mittels oraler Phosphatbinder und die Substitution von Vitamin D im Vordergrund.

14.13 Verlauf und Prognose

- Der Verlauf und die Prognose einer Hypokalzämie hängen von der zugrunde liegenden Ursache ab. Eine symptomatische akute Hypokalzämie kann lebensbedrohlich sein (Laryngospasmus) und erfordert sofortiges Handeln. Eine Hypokalzämie bei chronischer Niereninsuffizienz erfordert in der Regel lediglich eine adäquate Vitamin-D-Substitution und eine Behandlung mit Phospatbindern.
- Die Notwendigkeit der regelmäßigen Messung richtet sich nach dem klinischen Zustand des Patienten (z. B. Zitrat-CVVH-Behandlung, Massentransfusion). Generell sollte bei den regelmäßig stattfindenden Blutgaskontrollen das ionisierte Kalzium mitgemessen werden.

14.14 Literatur zur weiteren Vertiefung

[1] Aberegg SK. Ionized calcium in the ICU: should it be measured and corrected? Chest 2016; 149: 846–855
[2] Hastbacka J, Pettila, V. Prevalence and predictive value of ionized hypocalcemia among critically ill patients. Acta Anaesthesiol Scand 2003; 47: 1264–1269
[3] Slomp J, van der Voort PH, Gerritsen RT et al. Albumin-adjusted calcium is not suitable for diagnosis of hyper- and hypocalcemia in the critically ill. Crit Care Med 2003; 31: 1389–1393
[4] Steele T, Kolamunnage-Dona R, Downey C et al. Assessment and clinical course of hypocalcemia in critical illness. Crit Care 2013; 17; R106

15 Metabolische Azidose

Sebastian Fritsch, Johannes Bickenbach

15.1 Steckbrief

Die metabolische Azidose wird durch vermehrten Anfall saurer Valenzen, seltener durch Verlust von Bikarbonat ausgelöst. Eine Säurebelastung erfolgt durch endogene Stoffwechselprodukte oder exogene Säuren. Zu den häufigsten Azidosen gehören die Laktatazidose und die diabetische Ketoazidose. Weitere häufige Ursachen sind ein Nierenversagen und Intoxikationen. Auffälligstes Symptom der metabolischen Azidose ist die kompensatorische Hyperventilation. Die sonstige Symptomatik ist eher unspezifisch und besteht meist aus zerebralen und kardialen Auffälligkeiten. Zentrales Element der Therapie ist die Identifikation und Behandlung der auslösenden Grunderkrankung. Bei schwerer Azidose erfolgt als symptomatische Therapie die Anhebung des pH-Wertes durch Gabe von $NaHCO_3$ oder TRIS-Puffer.

15.2 Synonyme

- nicht respiratorische Azidose

15.3 Keywords

- Azidose
- metabolische Azidose
- nicht respiratorische Azidose
- Basenüberschuss (Base Excess, BE)
- Anionenlücke
- osmotische Lücke

15.4 Definition

- Die metabolische Azidose ist definiert als ein Abfall des Serum-pHs < 7,36 und einer Bikarbonatkonzentration (HCO_3^-) < 22 mmol/l bzw. mit Vorliegen eines negativen Base Excess.
- Im Rahmen einer respiratorischen Kompensation kann eine Hyperventilation mit Hypokapnie vorliegen. Der pH-Wert kann in diesem Fall physiologisch sein.

15.5 Epidemiologie

- Zur Epidemiologie der metabolischen Azidose liegen keine Daten vor.

15.6 Ätiologie und Pathogenese

- Mehrere Mechanismen können zu einer metabolischen Azidose führen: ein *vermehrter Anfall von H^+-Ionen*, ein *übermäßiger Verlust von Bikarbonat* oder eine *verminderte renale Ausscheidung von sauren Valenzen*.
- Bei der initialen Beurteilung und ätiologischen Einordnung einer metabolischen Azidose kommt der so genannten *Anionenlücke* eine besondere Rolle zu. Sie gibt einen Hinweis darauf, ob die Azidose auf dem vermehrten Anfall von Säuren (mit erhöhter Anionenlücke) oder einem Bikarbonatmangel (Anionenlücke normal) beruht. Eine Azidose mit vergrößerter Anionenlücke kann durch Bestimmung der osmotischen Lücke und des „Δ über Δ" weiter differenziert werden. Die Berechnungen sind im Kapitel Diagnostik (S. 124) näher erläutert.
- Eine vermehrte Belastung mit sauren Valenzen, auch *Additionsazidose* genannt, geht in der Regel durch eine erhöhte Konzentration von organischen Anionen mit einer erhöhten Anionenlücke einher. Eine häufig verwendete Merkhilfe für die Ursachen einer metabolischen Azidose mit erhöhter Anionenlücke ist das Akronym KUSSMAUL; es steht für: Ketoazidose, Urämie, Salizylatintoxikation, Methanolintoxikation, Ethylenglykolintoxikation, Laktatazidose. Auch Patienten nach Zystektomie mit Anlage eines Ileumconduits können durch Resorption von Säuren aus dem Urin eine Azidose entwickeln. Zu den häufigsten Ursachen gehören die Laktat- und Ketoazidose sowie Intoxikationen (z. B. Methanol, Ethylenglykol und Salizylate).
  - Die *Laktatazidose* ist die häufigste Azidose bei kritisch Kranken. Man unterscheidet eine hypoxische von einer nicht hypoxischen Laktatazidose.
    - Die *hypoxische* Form ist Folge einer unzureichenden Gewebeperfusion, wie sie bei einem Schock auftritt. Im intensivmedizinischen Umfeld ist besonders der septische Schock zu nennen. Auch eine gestörte Oxygenierung der Peripherie bei CO-Intoxikation verursacht diese Form der Laktatazidose.
    - Bei der *nicht hypoxischen* Form liegt ein gestörter Laktatmetabolismus vor. Ursachen sind ein Thiaminmangel bei Malnutrition (z. B. bei Alkoholismus) oder die Wirkung bestimmter Medikamente, wie Metformin oder Propofol, wodurch der Abbau von Laktat behindert wird. Eine *metformininduzierte* Laktatazidose tritt vor allem im Zusammenhang mit einer Niereninsuffizienz bzw. einem akuten Nierenversagen auf. Das Auftreten eines Propofolinfusionssyndroms wird durch lang andauernde und hoch dosierte Propofolgabe begünstigt: Da beide

Formen aber verhältnismäßig seltene Ereignisse sind, sollte eine gründliche Differenzialdiagnostik zum Ausschluss anderer Azidoseauslöser erfolgen.
- Die *Ketoazidose* ist Folge des Anfalls von Ketonkörpern aus dem Fettstoffwechsel, der bei entgleistem Diabetes mellitus die Energieversorgung sicherstellt.
- Eine *Intoxikation mit Salizylaten* stellt eine direkte Belastung mit sauren Valenzen dar. Bei Vergiftungen mit toxischen Alkoholen entwickelt sich die Azidose erst durch Metabolisierung des Alkohols zu sauren Metaboliten.
- Eine weitere für die Intensivmedizin wichtige Azidose entsteht im Rahmen einer *Rhabdomyolyse*.

- Bei einer metabolischen *Azidose ohne Anionenlücke* besteht häufig ein Verlust von Bikarbonat bzw. dessen Vorstufen. Dies hat häufig gastrointestinale Ursachen, wie rezidivierende Diarrhöen oder Verluste über Fisteln. Auch Erbrechen kann langfristig eine Azidose auslösen, wenn proportional mehr Duodenalsekret als Magensekret verloren geht. Auch die noch immer anzutreffende Infusionstherapie mit isotoner NaCl-Lösung bedingt durch Belastung des Organismus mit Chlorid eine Azidose. Seltene Ursachen sind eine gestörte Säuresekretion bzw. Bikarbonatverluste über die Nieren bei der renal-tubulären Azidose. Auch bei Therapie mit Acetazolamid geht HCO_3^- über die Nieren verloren.
- Ein *akutes* oder *chronisches Nierenversagen* führt über verschiedene Mechanismen ebenfalls regelhaft zur Azidose. Es werden weniger H^+-Ionen ausgeschieden, gleichzeitig aber auch weniger Bikarbonat resorbiert. Auch zahlreiche harnpflichtige Substanzen verstärken die Azidose.
- Ein Abfall der HCO_3^--Konzentration um 10 mmol/l bewirkt eine Reduktion des pH-Wertes um 0,15 Einheiten. Die respiratorische Kompensation einer metabolischen Azidose mittels Hyperventilation erfolgt meist innerhalb von 12–24 Stunden. Der zu erwartende p_aCO_2-Wert kann mithilfe der folgenden Formel abgeschätzt werden. In der Praxis liegt der niedrigste Wert, der erreicht werden kann, jedoch bei einem p_aCO_2 von etwa 15 mmHg.

$$p_aCO_2 = 1{,}5 \times [HCO_3^-] + 8 \pm 2 \,\text{mmHg}$$

- Die Azidose bedingt durch Austausch der extrazellulären H^+-Ionen gegen intrazelluläre K^+-Ionen eine mitunter bedrohliche *Hyperkaliämie*. Die Azidose selbst bedingt an Herz und Gefäßen ein reduziertes Ansprechen auf Katecholamine und reduziert die kardiale Inotropie. Zerebral wird eine Vasodilatation verursacht, die zahlreiche neurologische Symptome, wie Bewusstseinsstörungen, auslösen kann. Im peripheren Gewebe wird O_2 bei Azidose – bedingt durch eine Rechtsverschiebung der O_2-Bindungskurve – verbessert abgegeben.

15.7 Klassifikation und Risikostratifizierung

- Klassifikation nach dem Auslösemechanismus:
  - *Additionsazidosen* werden durch vermehrten endogenen oder exogenen Anfall saurer Valenzen ausgelöst.
  - *Subtraktionsazidosen* entstehen durch übermäßigen Verlust von Bikarbonat.
  - *Retentionsazidosen* entstehen durch reduzierte renale H^+-Ausscheidung und unzureichende renale Bikarbonatresorption sowie durch vermehrten Anfall saurer, harnpflichtiger Substanzen
- Klassifikation nach der Anionenlücke bzw. dem Chloridhaushalt:
  - *Azidosen mit erhöhter Anionenlücke*: Die Azidose wird von einem vermehrten Anfall organischer Anionen begleitet, die die Anionenlücke vergrößern.
  - *Hyperchlorämische Alkalose*: Sie entsteht durch Bikarbonatverluste, die mit einer Erhöhung der Chloridkonzentration einhergehen. Die Anionenlücke ist daher nicht vergrößert.

15.8 Symptomatik

- Ein eindringliches Symptom der metabolischen Azidose ist eine respiratorische Kompensation mittels Hyperventilation. Sie wird auch als „Kussmaul"-Atmung bezeichnet. Es handelt sich hierbei um eine regelmäßige, in Frequenz und Tidalvolumen gesteigerte Atmung. In vielen Fällen wird die metabolische Azidose von den Symptomen der auslösenden Grunderkrankung bestimmt.
- Die Symptome der Azidose selbst sind häufig eher unspezifisch. Ihre Ausprägung korreliert meist mit dem Schweregrad der Azidose und der Geschwindigkeit, mit der sich die Azidose entwickelt hat. Eine milde Azidose führt primär zu einem *Blutdruckanstieg* durch vermehrte Katecholaminausschüttung. Da aber die Empfindlichkeit von Gefäßen und Herz für Katecholamine mit zunehmender Azidose (pH < 7,1) abfällt, bedeutet ein konsekutiver Blutdruckabfall ein Warnsignal für ein Fortschreiten der Azidose. Eine azidosevermittelte *Vasodilatation* zeigt sich häufig als gerötete, warme Haut, die im Extremfall eine Hypothermie bedingen kann.
- Die azidosebedingte Hyperkaliämie geht häufig mit *kardialen Arrhythmien* einher. Häufig bestehen *zerebrale Symptome* in Form von Apathie bis hin zu Stupor und Koma.
- Insbesondere im Rahmen einer diabetischen Ketoazidose werden häufig abdominelle Symptome im Sinne einer „*Pseudoperitonitis*" beobachtet.

15.9 Diagnostik

15.9.1 Diagnostisches Vorgehen

- Eine metabolische Azidose ist – abhängig von der Grunderkrankung – ein *akut lebensbedrohlicher* Zustand. Daher ist die Diagnose der auslösenden Pathologie zeitkritisch und stellt das zentrale Ziel der Diagnostik dar (▶ Abb. 15.1). Häufig sind bereits durch eine sorgfältige Anamnese in Kombination mit einer klinischen Untersuchung eine weitere zielgerichtete Diagnostik und Therapie möglich.
- Insbesondere bei der Vielzahl möglicher Laboruntersuchungen richtet sich die Reihenfolge nach der klinisch wahrscheinlichsten Diagnose. *Eine kausale Therapie darf durch umfassende Diagnostik nicht verzögert werden.*

15.9.2 Anamnese

- Es werden die aktuelle Symptomatik, klar erkennbare Auslöser, der Zeitverlauf sowie eine mögliche zeitliche Veränderung der aktuellen Symptomatik erfragt. Hierbei können auslösende Grunderkrankungen häufig bereits identifiziert und genauer evaluiert werden.
- Auf Hinweise einer möglichen Intoxikation muss besonders geachtet werden. Das Erfragen von Vorerkrankungen und die Medikamentenanamnese sind obligatorisch.

15.9.3 Körperliche Untersuchung

- Die körperlichen Befunde der metabolischen Azidose sind in der Regel unspezifisch. Sie umfassen Bewusstseinsstörungen, Herzrhythmusstörungen und Hyper- bzw. Hypotonie. Allen Auslösern der Azidose gemein ist eine regelmäßige, *vertiefte Atmung*, teilweise ohne ausgeprägte Atemnot.
- Weitere klinische Symptome ergeben sich ggf. aus der Grunderkrankung. Eine diabetische Ketoazidose weist häufig massive *peritonitische Beschwerden* (Pseudoperitonitis diabetica) und *Azetongeruch* der Atemluft auf. Eine Niereninsuffizienz kann Symptome einer *Überwässerung* verursachen. Die verschiedenen Schockformen gehen ebenfalls mit ihren spezifischen Symptomen einher.

15.9.4 Labor

- *Blutgasanalyse*: Die arterielle BGA zeigt einen pH-Wert < 7,36 bei einer Bikarbonatkonzentration [HCO_3^-] < 22 mmol/l bzw. dem Vorliegen eines negativen Base Excess (BE). Der p_aCO_2-Wert kann durch kompensatorische Hyperventilation erniedrigt sein. Ggf. zeigt bereits die BGA erhöhte Laktatwerte, eine Hyperglykämie oder ein erhöhtes CO-Hb.
- *Routinelabor*: Die Routinelabordiagnostik kann Hinweise auf den Auslöser der Azidose bieten. Zu nennen sind hier besonders Anzeichen einer Niereninsuffizienz und Blutzucker, aber auch z. B. Infektparameter bei einem

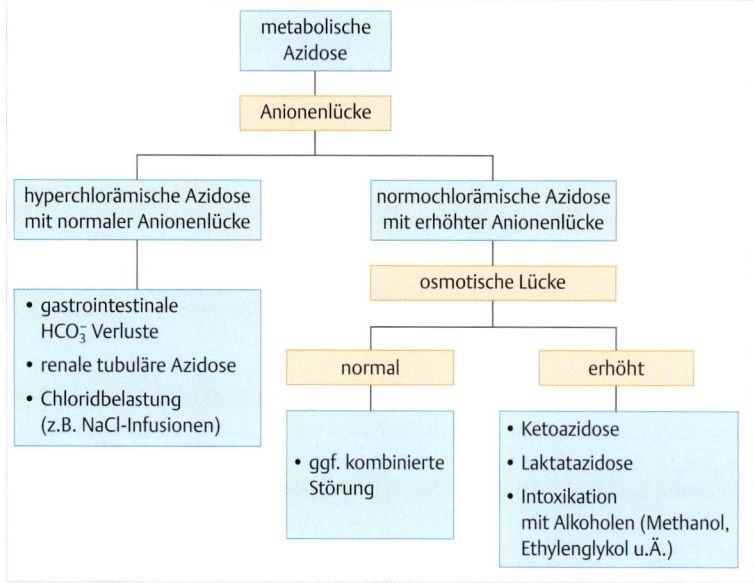

Abb. 15.1 Metabolische Azidose. Diagnostik [3].

septischen Schock. Obligatorisch ist eine *Bestimmung der Serumelektrolyte* (vor allem K^+ und Cl^-).
- *Toxikologie*: Bei begründetem Verdacht und erhöhter Anionen- und osmotischer Lücke kann eine toxikologische Untersuchung auf *Alkohole* (Methanol, Ethylenglykol) oder *Salizylate* erwogen werden.
- *Anionenlücke:*
  - Im Plasma stehen den Kationen aus Gründen der Elektroneutralität Anionen im summengleichen Verhältnis gegenüber. Letztere setzen sich aus Cl^- und HCO_3^- sowie einem Anionenrest (Proteine, SO_4^-, PO_4^{3-} und organische Säuren) zusammen, der im Routinelabor üblicherweise nicht bestimmt wird. Die Differenz zwischen den gemessenen Kationen und gemessenen Anionen wird als Anionenlücke bezeichnet. Da in ihre Berechnung nur die mengenmäßig am häufigsten vorkommenden Ionen einbezogen werden, ergibt sich unten stehende Formel. Der Normwert der Anionenlücke liegt zwischen 8 und 18 mmol/l. Bei Hypo-/Hyperalbuminämie ist die Anionenlücke um ±2,5 mmol/l pro 1 g/dl Abweichung vom Normwert zu korrigieren.
  - Eine vergrößerte Anionenlücke weist hin auf eine Zunahme von Anionen, die üblicherweise im Anionenrest subsumiert werden, oder aber auf das Vorliegen von üblicherweise nicht vorhandenen Anionen. Ist die Anionenlücke hingegen normal, beruht die Azidose häufig auf Bikarbonatverlusten, die durch Rückresorption von Chlorid kompensiert werden. Man bezeichnet dies als *hyperchlorämische Azidosen*.

$$\text{Anionenlücke} = [Na^+] - ([Cl^-] + [HCO_3^-])$$

- *osmotische Lücke:*
  - Sie beschreibt die Differenz zwischen gemessener und errechneter Osmolarität des Plasmas:

$$\text{osmotische Lücke} = [\text{Osmolarität}]_{gemessen} - [\text{Osmolarität}]_{kalkuliert}$$

  - Die *Osmolarität* des Plasmas lässt sich mit folgender Formel errechnen, alle Konzentrationen sind in mmol/l. Zur Umrechnung hilft die 2. Formel:

$$2 \times [Na^+] + [\text{Glukose}] + [\text{Harnstoff}]$$

$$\text{Glukose}\left[\frac{mg/dl}{18}\right] = \text{Glukose}\left[\frac{mmol}{l}\right]$$

$$\text{Harnstoff}\left[\frac{mg/dl}{6}\right] = \text{Harnstoff}\left[\frac{mmol}{l}\right]$$

  - In der Literatur existieren zahlreiche weitere Formeln; dies ist bei der Beurteilung von Normwerten zu berücksichtigen. Der Normwert der osmotischen Lücke beträgt ±10 mosmol/l.
  - Eine Vergrößerung der osmotischen Lücke weist auf das Vorliegen von nicht in der Formel erfassten, osmotisch wirksamen Substanzen, wie z. B. Ketone oder Alkohole, hin.
- *„Δ über Δ":*
  - Δ über Δ beschreibt den Quotienten der jeweiligen Differenzen zwischen dem aktuell gemessenen und dem Normwert für Anionenlücke und Bikarbonat. Die Berechnung des Δ über Δ hilft bei der Differenzierung gemischter Störungen des Säure-Basen-Haushalts. ΔAL beschreibt den Anstieg der Anionenlücke, ΔHCO$_3^-$ steht für den entsprechenden Abfall des Bikarbonats. Bei einer Laktatazidose wird das ΔAL um den Korrekturfaktor 0,6 ergänzt.

$$\text{"Δ über Δ"} = \frac{[AL_{akt.}] - [AL_{norm.}]}{[HCO_3^-{}_{akt.}] - [HCO_3^-{}_{norm.}]}$$

  - Der Δ über Δ-Wert liegt für metabolische Azidosen mit einer erhöhten Anionenlücke üblicherweise zwischen 1 und 2, für Azidosen ohne Anionenlücke bei < 0,4. Liegt der Wert bei 0,4–1, sollte eine Azidose mit zwei kombinierten Auslösern – einerseits mit erhöhter, andererseits mit normaler Anionenlücke – in Erwägung gezogen werden. Bei einem Wert > 2 liegt eine vorbestehende Bikarbonaterhöhung vor, entweder bei metabolischer Alkalose oder chronischer respiratorischer Azidose.

15.9.5 Mikrobiologie und Virologie

Kulturen

- Bei Verdacht auf einen septischen Schock ist eine mikrobiologische Diagnostik mit Blutkulturen, Sputum- und Urinkultur sowie ggf. Wundabstrichen, möglichst noch vor Erstgabe der Antibiose, indiziert.

15.9.6 Bildgebende Diagnostik

Echokardiografie

- Sie erlaubt eine Beurteilung der kardialen Auswurfleistung bei einer Laktatazidose, die meist auf einer unzureichenden Perfusion des Gewebes beruht.

Sonografie, Röntgen, CT, PET, PET-CT

- Die Indikation weiterer bildgebender Verfahren ergibt sich aus der vermuteten Grunderkrankung. Dies beinhaltet beispielsweise die Fokussuche bei Verdacht auf ein infektiöses Geschehen oder die Beurteilung der Nieren bei Nierenversagen.

15.10 Differenzialdiagnosen

Tab. 15.1 Differenzialdiagnosen der metabolischen Azidose und ihrer auslösenden Grunderkrankungen.

Differenzialdiagnose	Anamnestische Befunde und wegweisende Untersuchungen
Gewebehypoxie	Schock (septisch, kardiogen, hypovolämisch, anaphylaktisch), Hinweise auf CO-Intoxikation, ausgeprägte Anämie
Nierenversagen	An-/Oligurie, Überwässerung; *Labor*: erhöhte Nierenwerte
diabetische Ketoazidose	Polyurie/-dipsie, Azetongeruch der Atemluft, Koma; *Labor*: Hyperglykämie
Malnutrition	chronischer Alkoholismus, Kachexie, Hunger; *Labor*: Thiaminmangel
Intoxikationen	toxische Alkohole (Ethylenglykol, Methanol, Paraldehyd), Salizylate
gastrointestinale Bikarbonatverluste	Erbrechen, biliäre Drainagen, Pankreasfistel
Infusionstherapie	Infusionen mit NaCl 0,9 %, unzureichend gepufferte Lösungen
mitochondriale Funktionsstörungen	Zyanid-, Salizylatintoxikation, mitochondriale Enzymdefekte
Medikamente	Metformin, Propofol

15.11 Therapie

15.11.1 Therapeutisches Vorgehen

- Die *kausale* Therapie besteht in der Behandlung der Grunderkrankung (▶ Abb. 15.2).
- Eine Pufferung mit Natriumbikarbonat oder TRIS-Puffer stellt in den meisten Fällen nur eine *symptomatische* Therapie dar; dennoch kann sie in schweren Fällen lebensrettend sein. Eine schwere Azidose sollte – vor allem, wenn sie sich über einen längeren Zeitraum entwickelt hat – nur langsam und zunächst nur teilweise ausgeglichen werden, um dem Körper ausreichend Zeit zur Verschiebung der Protonen bzw. Elektrolyte zu geben.
- In speziellen Situationen kann der Säure-Basen-Haushalt durch eine *Nierenersatztherapie* stabilisiert werden.

15.11.2 Allgemeine Maßnahmen

- Allgemeine Maßnahmen richten sich nach der zugrunde liegenden Erkrankung. Insbesondere bei intoxikierten oder komatösen Patienten ist eine engmaschige Überwachung obligat. Ein eventuell bestehendes Volumendefizit sollte nur mit balancierten Vollelektrolytlösungen ausgeglichen werden.
- Bei einer *hypoxischen Laktatazidose* sollte der Schwerpunkt auf einer Optimierung der Oxygenierung und Wiederherstellung der Perfusion des Gewebes liegen. Abhängig vom jeweiligen Auslöser sind hierzu eine differenzierte Katecholamintherapie und/oder eine Volumentherapie erforderlich. Letztere sollte möglichst nicht mit NaCl-0,9 %-Lösungen erfolgen, um eine Verstärkung einer hyperchlorämischen Azidose zu vermeiden.
- Die Therapie einer *diabetischen Ketoazidose* besteht in einer langsamen Absenkung des Blutzuckerspiegels in Verbindung mit einem Ausgleich des Volumendefizits.

15.11.3 Pharmakotherapie

- Bei lebensbedrohlichen Azidosen (pH < 7,1) ist eine *Anhebung des pH-Wertes* durch Pufferung indiziert. Bei diabetischer Ketoazidose werden sogar pH-Werte < 6,9 toleriert. Im Gegensatz dazu wird bei einer hyperchlorämischen Azidose die Gabe von $NaHCO_3$ liberaler gehandhabt, da hier zumeist ein echter Bikarbonatmangel vorliegt. Eine Kalkulation des Bikarbonatbedarfs ist mit folgender Formel möglich:

$$\text{Basenbedarf}\left(\frac{\text{mmol}}{\text{l}}\right) = \text{Base Excess} \times 0,3 \times \text{Körpergewicht (kg)}$$

- Die Therapie erfolgt primär mit *Natriumbikarbonat*; bei Kontraindikationen für $NaHCO_3$, wie einer Hypernatriämie, ist auch die Gabe von *TRIS-Puffer* (Trishydroxymethylaminomethan, THAM) möglich (▶ Tab. 15.2). Es ist zu beachten, dass beide Lösungen hyperosmolar sind, was zu einer Volumenbelastung des Kreislaufs führen kann. Wie bereits erwähnt, erfolgt die Pufferung zunächst nur schrittweise und unter engmaschiger BGA-Kontrolle.
- Trotz der oft lebensrettenden Wirkung hat die Pufferung auch gravierende *Nebenwirkungen*. Ein zu rascher Ausgleich der Azidose kann zu einer *Hypokaliämie* und *Alkalose* mit entsprechenden unerwünschten Symptomen führen. Auch bei zeitgerechter Azidosekorrektur ist häufig eine Kaliumsubstitution erforderlich.
- Insbesondere bei pulmonal erkrankten Patienten ist darauf zu achten, dass Natriumbikarbonat zu H_2O und CO_2 zerfällt und so eine *Hyperkapnie* auslösen kann. Diese führt auch zu einer paradoxen ZNS-Azidose, da CO_2 die Blut-Hirn-Schranke leichter permeieren kann als Bikarbonat und so intrazerebral eine Azi-

15.11 Therapie

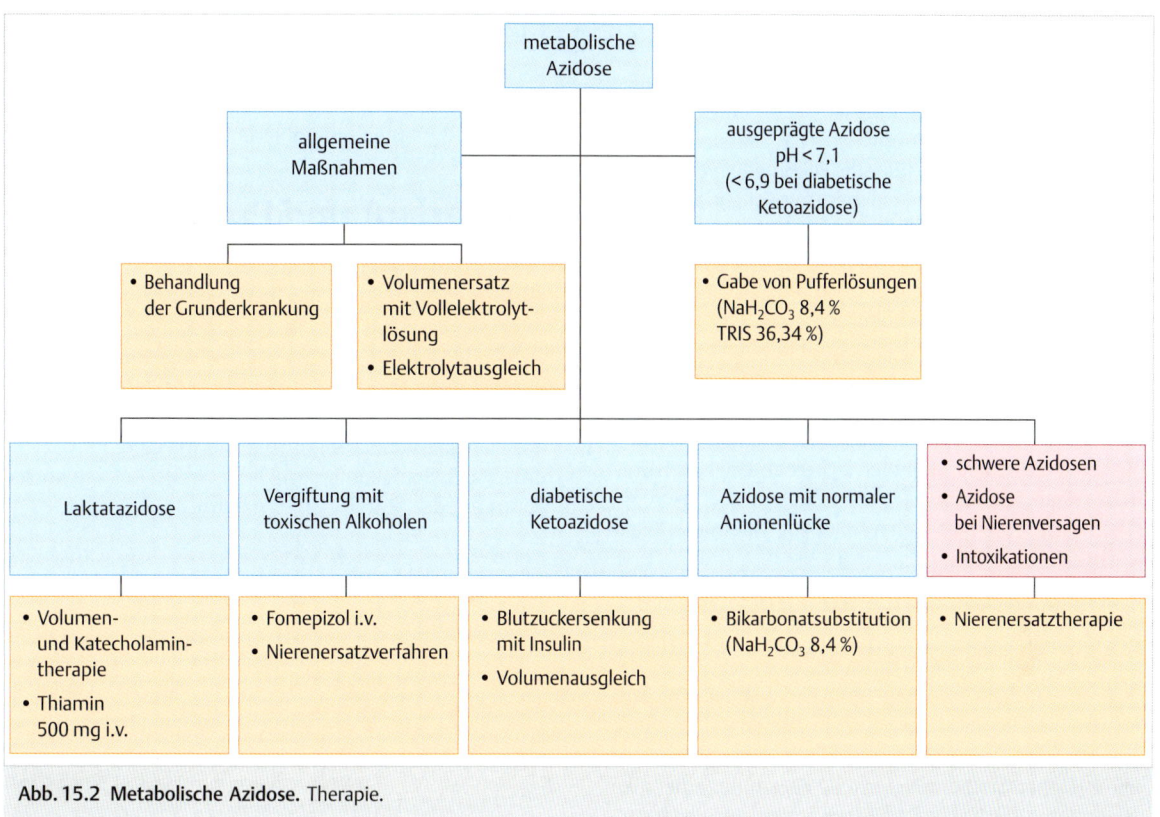

Abb. 15.2 Metabolische Azidose. Therapie.

Tab. 15.2 Medikamente zur Behandlung der metabolischen Azidose.

Arzneimittel	Dosierung	Indikation	Nebenwirkungen	Kontraindikationen
Natriumbikarbonat 8,4 %	i.v., laut Formel (S. 126)	schwere Azidose (pH < 7,1)	Volumenbelastung, Hypernatriämie, Hyperkapnie	Überempfindlichkeit, Alkalosen, Hypernatriämie, Hypokaliämie
TRIS-Puffer 36,34 %	i.v., laut Formel (S. 126)	schwere Azidose (pH < 7,1)	Volumenbelastung, Hypernatriämie, Hyperkapnie, Hypoglykämie, Erbrechen, Atemdepression, Kumulation bei Niereninsuffizienz	Überempfindlichkeit, Alkalosen, Nierenversagen/schwere Niereninsuffizienz (außer bei Nierenersatzverfahren), Hyperkaliämie, alleinige oder chronische respiratorische Azidose
Fomepizol	i.v., initial 15 mg/kg (weitere Gaben nach Fachinformation)	Ethylenglykolintoxikation (Off-Label-Use: andere toxische Alkohole)	Benommenheit, Kopfschmerzen, Eosinophilie, Anämie, Unruhezustände, Vertigo, epileptische Anfälle, Nystagmus, Sprach- und Sehstörungen, Brady-/Tachykardie, Hypertonie, Übelkeit, Erbrechen, Durchfall, Anstieg der Transaminasen, Juckreiz, Hautausschlag	Überempfindlichkeit
Thiamin	i.v., 500 mg einmalig	–	Exantheme, anaphylaktoide Reaktionen	Überempfindlichkeit

dose auslösen kann, die mit Symptomen des ZNS einhergeht.
- Bei einer *Intoxikation mit Ethylenglykol* und *Methanol* bestand die Standardtherapie lange Zeit in der Gabe von Ethanol, um die Bildung toxischer Abbauprodukte der toxischen Alkohole über die Alkoholdehydrogenase zu hemmen. Inzwischen existiert mit *Fomepizol* ein kompetitiver Hemmstoff der Alkoholdehydrogenase (ADH), der im Vergleich zu Ethanol eine 500- bis 1000fach höhere Affinität zur ADH besitzt. Er kann so die Bildung toxischer Metaboliten verhindern. Je nach Ausprägungsgrad der Vergiftung ist ergänzend eine *Dialysebehandlung* erforderlich. In Deutschland ist Fomepizol lediglich zur Therapie der Ethylenglykolintoxikation zugelassen. Eine Therapie bei Intoxikation mit anderen toxischen Alkoholen erfolgt als Off-Label-Use.
- Kann ein *Thiaminmangel* nicht ausgeschlossen werden, kann ein Therapieversuch mit 500 mg Thiamin erfolgen.

15.11.4 Interventionelle Therapie

Hämodialyse/Hämofiltration

- Bei einer ausgeprägten metabolischen Azidose im Rahmen eines Nierenversagens ist ein *Nierenersatzverfahren* indiziert. Auch bei Azidosen anderer Genese besitzt die Nierenersatztherapie Vorteile gegenüber einer alleinigen Gabe von Natriumbikarbonat. Der Ausgleich der Azidose findet ohne Verschiebungen der Osmolarität statt und insbesondere bei Anwendung eines kontinuierlichen Verfahrens kann der Elektrolyt- und Säure-Basen-Haushalt langanhaltend stabilisiert werden. Auch zahlreiche Säuren, wie Laktat oder Ketone und Auslöser einer Azidose, wie Alkohole, Metformin und Salizylate, können hierdurch eliminiert werden. Vor allem bei Intoxikationen sollte ihr Einsatz daher sehr liberal erfolgen.

15.12 Nachsorge

- Bei Auslösung der Azidose durch eine zugrunde liegende Nierenerkrankung wird eine nephrologische Anbindung der Patienten empfohlen.

15.13 Verlauf und Prognose

- Die Azidose selbst geht in der Regel nicht mit einer verschlechterten Prognose einher. Dennoch wird die Prognose der metabolischen Azidose wesentlich durch die zugrunde liegende Erkrankung, die Vorerkrankungen des Patienten und das Ansprechen auf eine eingeleitete Therapie bestimmt. So ist die Prognose einer Laktatazidose beispielsweise ungünstiger als die einer Ketoazidose. Auch der Laktatspiegel bzw. dessen Anstieg korrelieren mit der Mortalität der Azidose.

15.14 Quellenangaben

[1] Berend K, De Vries APJ, Gans ROB. Physiological approach to assessment of acid-base disturbances. N Engl J Med 2014; 371: 1434–1445
[2] Brubaker RH, Meseeha M. High anion gap metabolic acidosis. In: StatPearls [Internet]. Treasure Island (FL): StatPearls Publishing; 2017
[3] Kimmel M, Alscher MD. Störungen des Säure-Basen-Haushaltes und der Anionenlücke. Dtsch Med Wochenschr 2016; 141: 1549–1554
[4] Morris CG, Low J. Metabolic acidosis in the critically ill. Part 1: Classification and pathophysiology. Anaesthesia 2008; 63: 294–301
[5] Morris CG, Low J. Metabolic acidosis in the critically ill. Part 2: Causes and treatment. Anaesthesia 2008; 63: 396–411

15.15 Literatur zur weiteren Vertiefung

[1] Hafer C. Säure-Basen-Störungen. Intensivmedizin up2date 2016; 12: 111–134
[2] Hofmann-Kiefer K, Conzen P, Rehm M. Säure-Basen Status. In: Burchardi H, Larsen R, Marx G, Hrsg. Die Intensivmedizin. 11. Aufl. Berlin: Springer; 2011
[3] Schmidt M. Säure-Basen-Haushalt. In: Arastéh K, Baenkler HW, Bieber C et al. Innere Medizin. 3. Aufl. Stuttgart: Thieme; 2013: 443–453

16 Respiratorische Azidose

Sebastian Fritsch, Johannes Bickenbach

16.1 Steckbrief

Ursache einer respiratorischen Azidose ist eine alveoläre Hypoventilation, die zu einer Hyperkapnie mit Abfall des pH-Wertes im Serum führt. Es gibt zahlreiche Umstände, die zu einer insuffizienten Atmung führen. Häufigste Ursache ist die Ermüdung der Atemmuskulatur im Rahmen schwerer Erkrankungen. Häufig beklagen die Patienten eine schwere Dyspnoe. Eine zerebrale Vasodilatation verursacht neurologische Symptome bis hin zur CO_2-Narkose. Folge der Azidose ist eine Hyperkaliämie; mit fortschreitender Azidose sind Katecholaminwirkung und kardiale Inotropie reduziert. Die kausale Therapie ist die Wiederherstellung einer ausreichenden Ventilation mittels maschineller Beatmung. Teilweise kann eine Therapie der Grunderkrankung kausal wirken.

16.2 Synonyme

- nicht metabolische Azidose
- akute hyperkapnische respiratorische Insuffizienz

16.3 Keywords

- Azidose
- respiratorische Azidose
- nicht metabolische Azidose

16.4 Definition

- Die respiratorische Azidose ist definiert als ein Abfall des Serum-pHs < 7,36 mit gleichzeitigem Anstieg des CO_2-Partialdruck (p_aCO_2) > 44 mmHg.
- Bei einem physiologischen pH-Wert unter erhöhtem p_aCO_2 liegt eine metabolisch kompensierte Form vor.

16.5 Epidemiologie

- Zur Epidemiologie der respiratorischen Azidose liegen keine Daten vor.

16.6 Ätiologie und Pathogenese

- Einer respiratorischen Azidose liegt stets eine *alveoläre Hypoventilation* im Rahmen einer respiratorischen Globalinsuffizienz zugrunde. Diese beinhaltet neben einer Hyperkapnie stets auch eine Hypoxämie unter Raumluft. Die Ursache der Hypoventilation kann dabei auf Ebene des zentralen Atemantriebs, der neuromuskulären Überleitung oder der Atemmechanik liegen. Auch Erkrankungen des Lungenparenchyms, des Herz-Kreislauf-Systems, Medikamentenwirkungen (Sedativa, Opiate) oder Kombinationen verschiedener Auslöser können ursächlich sein.
- Eine *akute* respiratorische Azidose entsteht meist durch eine Ermüdung der Atemmuskulatur im Rahmen schwerer Erkrankungen. Dazu gehören das Lungenödem, Pneumonien, Atemwegsobstruktionen mit konsekutiver Atelektase und in der Extremvariante ein akutes Atemnotsyndrom (ARDS).
- Eine *chronische* respiratorische Azidose findet sich häufig bei pulmonalen Erkrankungen, z. B. der chronisch obstruktiven Lungenerkrankung (COPD). Da sich die Erkrankung über einen langen Zeitraum entwickelt hat, ist der pH-Wert durch Kompensation oft normwertig.
- Lediglich in sehr seltenen Ausnahmefällen beruht die Azidose nicht auf einer Hypoventilation, sondern auf einem *vermehrten Anfall von CO_2*, wie bei der malignen Hyperthermie oder der thyreotoxischen Krise. Bei maschinell beatmeten Patienten tritt eine respiratorische Azidose bei zu niedrigem Atemminutenvolumen auf.
- Im Körper anfallendes CO_2 verbindet sich für den Transport im Blut unter Beteiligung des Enzyms Karboanhydrase mit H_2O zu Kohlensäure (H_2CO_3), die in ein Proton (H^+) und ein Bikarbonation (HCO_3^-) dissoziiert.

$$H_2O + CO_2 \leftrightharpoons H_2CO_3 \leftrightharpoons H^+ + HCO_3^-$$

Die Retention von CO_2 im Rahmen der respiratorischen Insuffizienz bewirkt einen vermehrten Anfall von H^+-Ionen. Ein Anstieg des p_aCO_2 um 10 mmHg bewirkt eine Abnahme des pH-Wertes um 0,08 Einheiten.

- Eine *metabolische Kompensation* erfolgt innerhalb von 2–5 Tagen durch eine verstärkte renale Ausscheidung von sauren Valenzen bzw. eine verstärkte Rückresorption von Bikarbonat. Pro Anstieg des p_aCO_2 um 10 mmHg kommt es bei einer akuten respiratorischen Azidose zu einem Anstieg der HCO_3^--Konzentration um 1 mmol/l, bei einer chronischen respiratorischen Azidose hingegen um 4–5 mmol/l. Weichen die kompensatorischen Veränderungen deutlich von den rechnerisch zu erwartenden Werten ab, sollte eine kombinierte respiratorisch/metabolische Störung ausgeschlossen werden [1].

- Durch den Überschuss an H^+-Ionen im Extrazellulärraum kommt es zu einem Einstrom von H^+-Ionen in die Zellen. So kann durch Ausstrom von K^+-Ionen eine mitunter bedrohliche *Hyperkaliämie* entstehen. Die Azidose selbst bedingt ein reduziertes Ansprechen der Gefäße auf Katecholamine und reduziert die kardiale Inotropie. Zerebral verursacht die respiratorische Azidose eine *Vasodilatation*, die sich in Kombination mit der Hyperkapnie in zahlreichen neurologischen Symptomen, wie Verwirrtheit, Bewusstseinsstörung bis hin zur CO_2-Narkose, äußern kann. Im peripheren Gewebe verursacht die Azidose eine verbesserte Abgabe des O_2 durch eine Rechtsverschiebung der O_2-Bindungskurve.

16.7 Klassifikation und Risikostratifizierung

- *Akute respiratorische Azidose*: Sie entwickelt sich häufig rasch im Rahmen von schweren, lebensbedrohlichen Erkrankungen, so dass die Zeit für eine vollständige metabolische Kompensation nicht ausreicht.
- *Chronische respiratorische Azidose*: Chronische Erkrankungen, die mit einer respiratorischen Insuffizienz vergesellschaftet sind, gehen mit einer chronischen respiratorischen Azidose einher. Der pH-Wert ist durch Kompensationsvorgänge meist ausgeglichen.

16.8 Symptomatik

- Die Symptomatik der *akuten* respiratorischen Azidose umfasst schwere Dyspnoe und Tachypnoe; die Patienten setzen vermehrt die Atemhilfsmuskulatur ein. Diese Symptome fehlen jedoch bei gestörter zentraler Atemregulation mitunter. Die Patienten sind meist tachykard und hyperton. Neurologische Veränderungen, wie Verwirrtheit und Vigilanzstörungen, können bereits Warnsignale einer sich entwickelnden CO_2-Narkose sein. Weitere neurologische Symptome können Kopfschmerzen, Sehstörungen im Rahmen eines Papillenödems und ein Tremor bzw. Asterixis sein. Zum Teil kommen Symptome der Grunderkrankung hinzu.
- Eine *chronische* respiratorische Azidose zeigt aufgrund abgelaufener Adaptationsvorgänge häufig nur diskrete Symptome, wie morgendliche Kopfschmerzen, verminderte Leistungsfähigkeit, Gedächtnisstörungen und psychische Veränderungen (z. B. Ängste, Persönlichkeitsveränderungen). Durch Adaptationsvorgänge können selbst p_aCO_2-Werte von 80–90 mmHg, die im Akutverlauf bereits einen Bewusstseinsverlust verursacht hätten, toleriert werden.

16.9 Diagnostik

16.9.1 Diagnostisches Vorgehen

- Da es sich bei einer respiratorischen Azidose um ein lebensbedrohliches Krankheitsbild handelt, liegt der Schwerpunkt früh auf der Entscheidung, ob eine *maschinelle Beatmung* erforderlich oder ob ein Zuwarten zunächst verantwortbar ist. Häufig erlauben Anamnese und körperliche Untersuchung bereits erste Rückschlüsse auf die Ursache der Störung. Sie geben auch die Reihenfolge der erforderlichen Diagnostik vor (▶ Abb. 16.1).

16.9.2 Anamnese

- Die Anamnese umfasst Fragen zur aktuellen Symptomatik, ihrer Dynamik, zu auslösenden Faktoren und zum zeitlichen Verlauf. Weiterhin werden die Krankheitsgeschichte und die aktuelle Medikation erfragt. Auf Warnhinweise für eine sich *entwickelnde CO_2-Narkose* ist besonders zu achten.
- Weiterhin beinhaltet die Anamnese die Suche nach möglichen *Grunderkrankungen*, die zu einer akuten respiratorischen Verschlechterung geführt haben, wie z. B. Husten und Fieber bei akuten pulmonalen Infekten.

16.9.3 Körperliche Untersuchung

- Die körperliche Untersuchung legt den Schwerpunkt auf das *pulmonale System*. So kann der Auskultationsbefund der Lunge bereits erste wichtige Hinweise geben. Weitere wichtige Befunde sind ein Einsatz der Atemhilfsmuskulatur oder gestaute Halsvenen.
- Ödeme oder Herzgeräusche weisen auf *kardiale Ursachen* des respiratorischen Versagens hin.

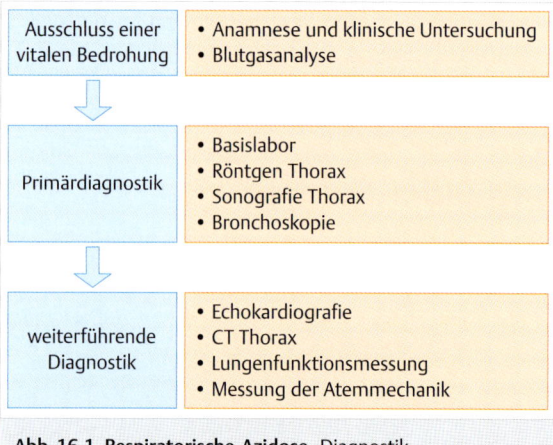

Abb. 16.1 Respiratorische Azidose. Diagnostik.

16.9.4 Labor

- *BGA*: Die arterielle Blutgasanalyse zeigt einen pH-Wert < 7,36 bei einem p_aCO_2 > 44 mmHg. Der HCO_3^--Wert ist bei akuten Veränderungen meist normwertig, bei chronischen Verläufen meist erhöht.
- Weiterführende Laboruntersuchungen können Hinweise auf die Ursache der Störung geben, wie z. B. erhöhte Infektparameter. Eine Polyglobulie stellt bereits einen Kompensationsmechanismus dar.

16.9.5 Mikrobiologie und Virologie

Kulturen

- Bei einer infektiösen Ursache der respiratorischen Azidose ermöglichen Kulturen des Trachealsekrets oder Blutkulturen eine gezielte antiinfektive Therapie.

16.9.6 Bildgebende Diagnostik

Röntgen

- Eine Röntgenaufnahme des Thorax zeigt Infiltrate, Lungengerüstveränderungen, eine pulmonalvenöse Stauung oder einen Pneumothorax, die die Azidose auslösen können.

Sonografie

- Ein Pleuraerguss kann mit der Sonografie des Thorax zuverlässig dargestellt werden. Gleiches gilt für die Darstellung eines Pneumothorax. Insbesondere bei Vorliegen eines ventralen Pneumothorax ist die Methode einer konventionellen Röntgenaufnahme überlegen.

Echokardiografie

- Eine Herzinsuffizienz oder eine Mitralklappeninsuffizienz als Ursache der gestörten Respiration können mittels Echokardiografie nachgewiesen werden.

CT

- Wenn weniger aufwendige radiologische Verfahren keine klaren Befunde ergeben, kann der Zustand der Lunge mit Hilfe einer CT des Thorax dargestellt werden.
- Wird bei einem gestörten Atemantrieb eine zentrale Ursache vermutet, kann eine cCT wichtige Informationen liefern.

16.9.7 Instrumentelle Diagnostik

Spirometrie

- Insbesondere bei der diagnostischen Abklärung einer chronischen respiratorischen Azidose ist die Spirometrie bzw. Ganzkörper-Plethysmografie eine Standarduntersuchung. Mit ihr kann das Ausmaß von restriktiven und obstruktiven Veränderungen sowie einer möglichen pulmonalen Überblähung festgestellt werden. Atemmechanische Messungen wie P0.1 und PImax können Schwächen der Atempumpe differenzieren.

Bronchoskopie

- Bei Hinweisen auf eine Atemwegsverlegung kann diese durch eine Bronchoskopie diagnostiziert und in vielen Fällen zugleich auch therapiert werden.

Polysomnografie

- Da eine chronische respiratorische Insuffizienz häufig mit einem Schlafapnoesyndrom einhergeht, hilft eine Polysomnografie, die respiratorische Situation während des Schlafes einzuschätzen.

NLG, EMG

- Wird eine Störung der neuromuskulären Überleitung vermutet, kann diese mittels Messung der Nervenleitgeschwindigkeit und Elektromyografie bestätigt werden.

16.10 Differenzialdiagnosen

Tab. 16.1 Differenzialdiagnostik der Grunderkrankungen, die zu einer respiratorischen Azidose führen können.

Differenzialdiagnose	anamnestische Befunde und wegweisende Untersuchungen
Erschöpfung der Atemmuskulatur	sehr häufiger Auslöser (!) pulmonale Vorerkrankung, Dyspnoe, Einsatz der Atemhilfsmuskulatur
Pneumonie, akutes Atemnotsyndrom (ARDS), Infektexazerbation einer Lungenerkrankung	Rasselgeräusche; *Labor*: Infektwerte, *Röntgen-Thorax*: Infiltrate
chronisch obstruktive Lungenerkrankung (COPD)	Nikotinabusus; *Lungenfunktion*: bronchiale Obstruktion
Asthma bronchiale, Status asthmaticus	Allergie, rezidivierende Infekte; *Lungenfunktion*: Obstruktion
Pneumothorax	Thoraxtrauma, Habitus (schlanke Männer bis 35 Jahre); *Röntgen-Thorax*: Pneumothorax
Atelektasen	Immobilisation, gestörte Atemexkursion; *Röntgen-Thorax*: Belüftungsstörungen
Pleuraerguss	*Auskultation*: asymmetrisches Atemgeräusch, Überwässerung; *Sonografie*: Erguss
Obesitas-Hypoventilations-Syndrom, Schlafapnoesyndrom	Adipositas, Schlafstörungen, Tagesschläfrigkeit
Störungen des Atemantriebs	neurologische Veränderungen
Meningitis, Enzephalitis	Meningismus; *Labor*: Infektparameter, *Liquorpunktion*: Zellzahl und Protein erhöht
Apoplex, Epilepsie, zerebrale Raumforderungen, Schädel-Hirn-Trauma	neurologische Auffälligkeiten, Trauma, Verletzung in cCT oder cMRT erkennbar
Medikamente, Drogen	Sedativa, Opiate, Muskelrelaxanzien
Herzinsuffizienz	Ödeme, gestaute Halsvenen; *Röntgen-Thorax*: Stauung, *Echokardiografie*: reduzierte Pumpfunktion
Lungenödem	*Auskultation*: feuchte Rasselgeräusche, *Röntgen-Thorax*: Lungenödem
Lungenembolie	Thoraxschmerzen, Hinweise auf Thrombose; *Echokardiografie*: Zeichen einer Rechtsherzbelastung
Rückenmarkläsionen, Critical-Illness-Polyneuropathie/-Polymyopathie, Poliomyelitis, Guillain-Barré-Syndrom, Myasthenia gravis, Muskeldystrophie	neurologische Ausfälle; *EMG, NLG*: auffällige Befunde
Elektrolytstörungen	*Labor*: Hypokaliämie, Hypophosphatämie, Hypermagnesiämie, Hyperkalzämie
Erkrankung des Thorax	Skoliose, Deformation, Verletzung
interstitielle Lungenerkrankungen	*Auskultation*: Knisterrasseln, *Röntgen-Thorax*: Milchglasinfiltrate
Verlegung der Atemwege	*Bronchoskopie*: Tumor, Fremdkörper
Phrenikusparese	Zustand nach Hals-OP oder Regionalanästhesie (Skalenus), Tumoren
maligne Hyperthermie	Triggersubstanzen, Hyperthermie, Muskelspasmen
thyreotoxische Krise	Iodbelastung, Tremor, Tachykardie, Hyperthermie; *Labor*: T 3, T 4 erhöht

16.11 Therapie

16.11.1 Therapeutisches Vorgehen

- Die *kausale* Therapie einer respiratorischen Azidose besteht in der Reduktion des p_aCO_2 (▶ Abb. 16.2). Bei der überwiegenden Mehrheit der Patienten ist hierzu eine Unterstützung der Ventilation im Sinne einer *Beatmung* erforderlich.
- Reversible Ursachen sollten frühzeitig therapiert werden. Kausale therapeutische Interventionen sind z. B. die Punktion eines Pleuraergusses oder die Anlage einer Thoraxdrainage bei Pneumothorax.
- Bei der Therapie der chronischen respiratorischen Azidose kann bereits eine intermittierende Beatmung ausreichen. So kommt es meist zu einer Verbesserung von Atemmechanik und Kraft bzw. Ausdauer der Atemmuskulatur. Eine Beatmung während der Nacht vermindert Hypoventilationen im Schlaf und verbessert so die Schlafqualität. In Kombination resultieren auch unter Spontanatmung bessere Blutgase.

16.11.2 Allgemeine Maßnahmen

- Auch wenn allgemeine Maßnahmen häufig keine nachhaltige Verbesserung der Situation erzielen, kann versucht werden, die Atemarbeit des Patienten zu erleichtern. Dies beinhaltet eine *Hochlagerung des Oberkörpers*, eine *Entfernung beengender Kleidung* und eine *beruhigende Betreuung*.
- Weitere allgemeine Maßnahmen richten sich nach der auslösenden Störung.
- Tritt die respiratorische Azidose bei einem maschinell beatmeten Patienten auf, kann sie in der Regel durch eine Erhöhung des Atemminutenvolumens behandelt werden.

16.11.3 Pharmakotherapie

- Eine kausale pharmakologische Therapie der respiratorischen Azidose existiert nicht. Dennoch soll eine optimale *Pharmakotherapie der Grunderkrankung* erfolgen. Dies beinhaltet z. B. eine leitliniengerechte Therapie bei COPD oder Asthma sowie die Einleitung einer antibiotischen Therapie bei einer Infektion.
- Bei ausgeprägter Dyspnoe kann durch eine *Stressabschirmung mit gleichzeitiger Linderung der Atemnot*, z. B. mit Morphin, durch Reduktion des O_2-Verbrauchs und Verbesserung der Atemmechanik die Situation häufig deutlich gebessert werden. Ist eine invasive maschinelle Beatmung nicht zu umgehen, ist die Einleitung einer Narkose nach gängigen Standards erforderlich. Eine Muskelrelaxation kann die Beatmung erleichtern und die CO_2-Produktion der Muskulatur weiter senken, um die Hyperkapnie zumindest vorübergehend zu mildern.

16.11.4 Interventionelle Therapie

Mechanische Ventilation

- Die maschinelle Beatmung dient der Sicherung eines ausreichenden pulmonalen Gasaustausches. Grundsätzlich kann die Beatmung als nicht invasive Beatmung (NIV) über Maske oder NIV-Helm oder als invasive Beatmung (IV) via Tubus oder Trachealkanüle durchgeführt werden.
- Für die *nicht invasive Beatmung* bei akutem hyperkapnischem Versagen auf dem Boden einer COPD-Exazerbation konnten viele Studien von guter Qualität einen signifikanten Effekt auf eine Vielzahl von relevanten Endpunkten wie der Sterblichkeit zeigen. Daher sollte bei fehlenden Kontraindikationen für NIV diese primär durchgeführt werden.
- Die Beatmung wird anhand wiederholt durchgeführter Blutgasanalysen gesteuert. Bei bereits erfolgter Kompensation wird empfohlen, die Hyperkapnie langsam abzusenken, um das Auftreten einer metabolischen Alkalose mit den daraus resultierenden Problemen zu vermeiden.

Extrakorporale CO_2-Eliminationsverfahren

- In den letzten Jahren erhalten Verfahren zur extrakorporalen Elimination von CO_2 vermehrte Aufmerksamkeit. Sie sind als Ultima Ratio bei respiratorischer Azidose zu werten, wenn diese auch durch Beatmung nicht kontrollierbar ist.
- Wissenschaftliche Evidenz für ihren Einsatz liegt derzeit noch nicht vor. Dennoch empfehlen einzelne Experten ihren Einsatz im Sinne eines Bridging-Verfahrens, wenn trotz optimierter Therapie eine schwere respiratorische Azidose nicht kontrolliert werden kann. Dies schafft Zeit, um so das Anschlagen einer Therapie abzuwarten oder die Wartezeit bis zu einer Lungentransplantation zu überbrücken [3].

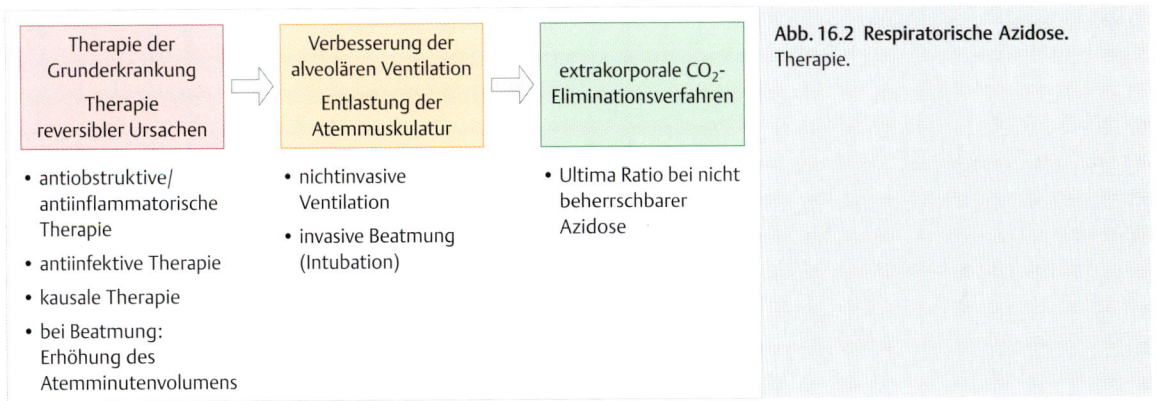

Abb. 16.2 Respiratorische Azidose. Therapie.

16.12 Nachsorge

- Insbesondere Patienten mit chronischer respiratorischer Azidose sollten zur Verlaufskontrolle pulmonologisch angebunden werden.

16.13 Verlauf und Prognose

- Die Prognose der respiratorischen Azidose hängt eng mit der zugrunde liegenden Grunderkrankung und den Vorerkrankungen des Patienten zusammen. Grundsätzlich kann eine *akute* respiratorische Azidose bei adäquater Therapie *folgenlos ausheilen*.
- Patienten mit einer *chronischen* respiratorischen Azidose weisen bereits eine deutliche Schädigung der Lunge auf. Ihre *Lebenserwartung* ist gegen über der Normalbevölkerung *verkürzt*. Dennoch kann die Prognose durch eine frühzeitige optimale Therapie (Langzeit-O_2-Therapie, nicht invasive Beatmung) deutlich verbessert werden. Dies gilt jedoch nicht bei persistierendem Nikotinabusus. Die meisten Patienten versterben an einer *respiratorischen Insuffizienz* oder einem *Cor pulmonale*.

16.14 Prävention

- Zur Prävention der respiratorischen Azidose sollten insbesondere pulmonale Risikofaktoren minimiert werden; an erster Stelle ist hierbei der *Nikotinverzicht* zu nennen.
- Auch die Prophylaxe pulmonaler Infekte spielt eine entscheidende Rolle. Dies beinhaltet im stationären Bereich intensive Maßnahmen zur *Pneumonieprophylaxe*, wie Atemgymnastik und frühzeitige Mobilisation. Im ambulanten Bereich werden pulmonal vorerkrankten Patienten Impfungen gegen Influenza und Pneumokokken empfohlen.

16.15 Quellenangaben

[1] Berend K, De Vries APJ, Gans ROB. Physiological approach to assessment of acid-base disturbances. N Engl JMed 2014; 371: 1434–1445
[2] Haverkamp W, Herth F, Messmann H. Internistische Intensivmedizin Stuttgart: Thieme; 2008
[3] Seiler F, Trudzinski FC, Kredel M et al. Update: acute hypercapnic respiratory failure. Med Klin Intensivmed Notfmed 2017 [ohne Seitenzahl]. DOI: 10.1007/s00063-017-0318-5
[4] Windisch W, Brambring J, Budweiser S et al. Nichtinvasive und invasive Beatmung als Therapie der chronischen respiratorischen Insuffizienz. Pneumologie 2010; 64: 207–240

16.16 Literatur zur weiteren Vertiefung

[1] Hafer C. Säure-Basen-Störungen. Intensivmedizin up2date 2016; 12: 111–134
[2] Hofmann-Kiefer K, Conzen P, Rehm M. Säure-Basen Status. In: Burchardi H, Larsen R, Marx G, Muhl E, Schölmerich J, Hrsg. Die Intensivmedizin. 11. Aufl. Berlin: Springer; 2011
[3] Kimmel M, Alscher MD. Störungen des Säure-Basen-Haushaltes und der Anionenlücke. Dtsch Med Wochenschr 2016; 141: 1549–1554
[4] Schmidt M. Säure-Basen-Haushalt. In: Arastéh K, Baenkler HW, Bieber C, Brandt R, Chatterjee T, Hrsg. Innere Medizin. 3. Aufl. Stuttgart: Thieme; 2013: 443–453
[5] Westhoff M, Schönhofer B, Neumann P et al. Nicht-invasive Beatmung als Therapie der akuten respiratorischen Insuffizienz. Pneumologie 2015; 69: 719–756

17 Metabolische Alkalose

Sebastian Fritsch, Johannes Bickenbach

17.1 Steckbrief

Die metabolische Alkalose entsteht bei Verlusten von sauren Valenzen oder Chlorid, meist als Folge gastrointestinaler Verluste (z. B. bei Erbrechen), eines Volumenmangels oder einer Diuretikatherapie. Seltener ist eine übermäßige renale Retention von Bikarbonat, wie sie bei Chloridverarmung des Körpers oder übermäßiger Aldosteronwirkung auftritt. Die metabolische Alkalose wird anhand der Chloridkonzentration des Urins in chloridsensitive und -resistente Formen eingeteilt. Die Symptomatik ist häufig diskret. Meist steht eine Hypokaliämie mit kardialen Arrhythmien und Muskelschwäche im Vordergrund. Die Therapie erfolgt abhängig vom Chloridstatus durch Substitution von Chlorid oder durch Steigerung der renalen Bikarbonatausscheidung. Ultima Ratio ist eine parenterale Gabe von Salzsäure.

17.2 Synonyme

- nicht respiratorische Alkalose

17.3 Keywords

- Alkalose
- metabolische Alkalose
- nicht respiratorische Alkalose
- Basenüberschuss
- Base Excess (BE)

17.4 Definition

- Die metabolische Alkalose ist definiert als ein Anstieg des Serum-pHs > 7,44 und einer Bikarbonatkonzentration [HCO_3^-] > 26 mmol/l bzw. mit Vorliegen eines positiven Base Excess.
- Im Rahmen einer respiratorischen Kompensation kann eine Hypoventilation mit Hyperkapnie vorliegen. Der pH-Wert kann in diesem Fall physiologisch sein.

17.5 Epidemiologie

- Zur Epidemiologie der metabolischen Alkalose liegen keine Daten vor.

17.6 Ätiologie und Pathogenese

- Eine metabolische Alkalose kann durch einen übermäßigen Verlust von H^+- und Cl^--Ionen oder eine übermäßige Zufuhr bzw. eine gestörte Ausscheidung von Bikarbonat ausgelöst werden.
- H^+- und Cl^--Ionen gehen durch anhaltendes Erbrechen oder die Drainage von Magensaft verloren, häufig begleitet von einer Hypovolämie. Renal bedingt diese eine verstärkte Natriumrückresorption. Da Chlorid, das primär mit Natrium resorbiert wird, meist nicht in ausreichender Menge vorhanden ist, wird stattdessen Bikarbonat resorbiert. Dieser Pathomechanismus bedingt auch die meisten Alkalosen im Zusammenhang mit einer Diuretikatherapie.
- Weiterhin kommt es bei schwerer Hypokaliämie zur Verlagerung von H^+-Ionen nach intrazellulär im Austausch gegen K^+-Ionen. Die verstärkte renale Resorption von Kalium erfolgt aus Gründen der Elektroneutralität zulasten einer H^+-Ausscheidung, was die Alkalose weiter verstärkt.
- Eine vermehrte Zufuhr von Bikarbonat erfolgt meist iatrogen durch Gabe von Bikarbonat (z. B. Milch-Alkali- oder Burnett-Syndrom). Aber auch zahlreiche sonstige organische Anionen, wie Zitrat, Glukonat, Azetat und Laktat, können zu Bikarbonat verstoffwechselt werden. Dies ist z. B. bei Gabe von Blutprodukten und einer Nierenersatztherapie mit Zitrat zu beachten.
- In seltenen Fällen lösen *angeborene Erkrankungen* eine metabolische Alkalose aus. Zu nennen sind hier das Bartter- oder Gitelmann-Syndrom (renaler Transporterdefekt mit Hypokaliämie), das Liddle-Syndrom (vermehrte renale Na^+-Resorption) und eine angeborene Chloriddiarrhö (gestörte intestinale Chloridresorption).
- Die metabolische Alkalose kann anhand der Chloridkonzentration im Urin weiter unterteilt werden:
  - Wie oben erläutert, wird bei Volumen- oder Chloridmangel vermehrt Chlorid resorbiert, wodurch die Cl^--Konzentration des Urins niedrig ist. Da die Therapie hier in der Zufuhr von Chlorid besteht, spricht man von einer *chloridsensitiven Alkalose*.
  - Ein Mineralokortikoidexzess, z. B. im Rahmen eines Conn-Syndroms, bedingt eine chloridunabhängige Natriumresorption. Aldosteron bedingt über einen vermehrten Einbau von Natriumkanälen und -transportern im Sammelrohr die Resorption von Na^+ und die Ausscheidung von K^+- und H^+-Ionen, was letztlich die Alkalose auslöst. Da die Chloridkonzentration des Urins hier höher ist und eine Chloridgabe erfolglos bleibt, spricht man von einer *chloridresistenten Alka-*

lose. Gleiches gilt für die Alkalose bei Hypokaliämie, bei der durch K⁺-Resorption mehr H⁺-Ionen ausgeschieden werden.
- Eine metabolische Alkalose, die bei extrazellulärem Volumenmangel auftritt, beruht auf einer Kombination einer verminderten renalen Filtration von Bikarbonat bei gleichzeitiger starker Aldosteronwirkung.
- Ein Anstieg der HCO_3^--Konzentration um 10 mmol/l bewirkt eine Erhöhung des pH-Wertes um 0,15 Einheiten. Eine respiratorische Kompensation einer metabolischen Alkalose erfolgt innerhalb von 24–36 Stunden durch Hypoventilation. Der zu erwartende p_aCO_2-Wert kann mithilfe der Formel abgeschätzt werden:

$$p_aCO_2 = 0{,}7 \times (HCO_3^- - 24) + 40 \pm 2 \, mmHg$$

- Deutliche Abweichungen sprechen für eine kombinierte Störung. Es ist jedoch zu berücksichtigen, dass die respiratorische Kompensation limitiert ist. Die Hypoventilation führt zur Hypoxämie und aktiviert so O_2-sensitive Chemorezeptoren, die die Ventilation wieder steigern. In der Regel kommt es deshalb nicht zu einem Anstieg des pCO_2 auf mehr als 55 mmHg.
- Die Alkalose verursacht letztlich eine *Hypokaliämie*, die das klinische Bild der metabolischen Alkalose prägt, häufig in Form von *kardialen Arrhythmien* und allgemeiner *Muskelschwäche*. Eine neuromuskuläre Übererregbarkeit, die bei einer respiratorischen Alkalose nahezu regelhaft auftritt, ist bei der metabolischen Form ebenfalls möglich, aber seltener. Eine zerebrale und kardiale Vasokonstriktion kann entsprechende Symptome verursachen.

17.7 Klassifikation und Risikostratifizierung

- Klassifikation nach dem Auslösemechanismus:
  - *Subtraktionsalkalosen* entstehen durch übermäßigen Verlust von sauren Valenzen.
  - *Additionsalkalosen* werden durch endogenen oder exogenen Anfall basischer Valenzen ausgelöst.
  - *Retentionsalkalosen* entstehen durch vermehrte renale Bikarbonatresorption.
  - *Kontraktionsalkalosen* bilden sich bei Dehydratation durch verminderte glomeruläre Bikarbonatfiltration und Aldosteronwirkung [5].
- Klassifikation nach dem Ansprechen auf Chloridgabe:
  - *chloridsensitive Alkalose*: Es liegt ein Chloridmangel vor, der zu einer reduzierten Chloridkonzentration im Urin führt. Auslöser sind meist gastrointestinale HCl-Verluste oder Diuretikatherapie. Sie kann durch Gabe von Chlorid therapiert werden.
  - *chloridresistente Alkalose*: Die Chloridkonzentration im Urin ist normal und eine Chloridgabe hat keinen Effekt. Diese Form entsteht meist durch verstärkte Aldosteronwirkung [2].

17.8 Symptomatik

- Die Symptomatik der metabolischen Alkalose ist meist *unspezifisch* und in der Regel weniger eindrucksvoll als bei der respiratorischen Form. Häufig wird sie von den Symptomen der Grundkrankheit überlagert. Oft sind die Symptome der begleitenden Hypokaliämie führend.
- Die Patienten leiden häufig unter einer allgemeinen *Muskelschwäche* und *Herzrhythmusstörungen*, wie Extrasystolen. Selten kann die koronare Vasokonstriktion Angina-pectoris-Beschwerden und EKG-Veränderungen verursachen. In extremen Fällen kann die kompensatorische Hypoventilation eine *Zyanose* bedingen. *Muskelkrämpfe* und *Tetanie* kommen – anders als bei der respiratorischen Form – nur selten vor.
- *Neurologische* Symptome, wie Apathie oder Verwirrtheit bis hin zu Bewusstseinsstörungen, treten bei schwereren Ausprägungen auf.

17.9 Diagnostik

17.9.1 Diagnostisches Vorgehen

- In vielen Fällen können die gezielte Anamnese und körperliche Untersuchung bereits Hinweise auf den Auslöser einer metabolischen Alkalose liefern (▶ Abb. 17.1). Gezielte laborchemische Untersuchungen helfen bei der Differenzialdiagnostik. Weitere diagnostische Maßnahmen ergeben sich aus der vermuteten Grunderkrankung.

17.9.2 Anamnese

- Im Rahmen der Anamnese werden die aktuelle Symptomatik, mögliche Auslöser, der Zeitverlauf sowie eine mögliche Dynamik der aktuellen Symptomatik erfragt.
- Auslöser der metabolischen Alkalose wie gastrointestinale Verluste durch starkes Erbrechen oder eine eventuell kürzlich neu verordnete oder angepasste Diuretikatherapie können durch gezieltes Nachfragen identifiziert werden. Auch Fragen zu Trinkverhalten und Diurese können diagnostisch wegweisend sein. Oft unterschätzt wird ein *Laxanzienabusus*, der über eine Hypokaliämie auch zu einer metabolischen Alkalose führen kann.

17.9.3 Körperliche Untersuchung

- Die körperliche Untersuchung umfasst zunächst die Erhebung der Vitalparameter, insbesondere Atemfrequenz und Blutdruck. So bedingt die respiratorische Kompensation meist eine *Bradypnoe* und ggf. eine *Zyanose*. Bei deutlicher *Hypertonie* ist an einen Hyperaldosteronismus zu denken.

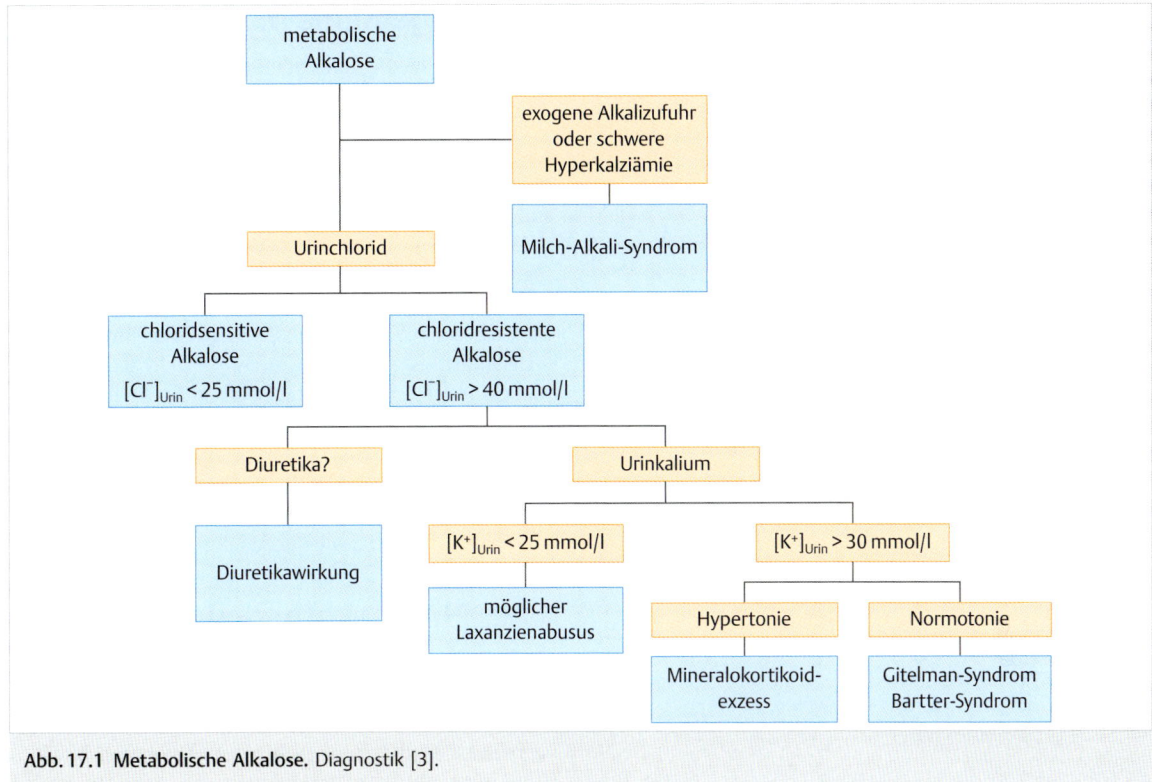

Abb. 17.1 Metabolische Alkalose. Diagnostik [3].

- Kardial treten häufig *Extrasystolen*, aber auch höhergradige Arrhythmien auf. Auf eine stabile Hämodynamik muss daher geachtet werden.
- *Neurologische* Symptome, wie Verwirrtheit oder Bewusstseinsstörungen, weisen auf schwere Formen der Alkalose hin. Häufig ist eine hypokaliämiebedingte allgemeine Muskelschwäche diagnostizierbar.
- Bei ausgeprägter Hypovolämie finden sich zum Teil entsprechende klinische Zeichen, wie *stehende Hautfalten*.

17.9.4 Labor

- *BGA*: Die arterielle Blutgasanalyse zeigt einen pH-Wert > 7,44 bei einem HCO_3^- > 26 mmol/l. Der p_aCO_2-Wert ist bei chronischen Verläufen häufig erhöht, eine Hypoxämie ist möglich.
- *Serumelektrolyte*: Sie werden bestimmt, um vor allem das Ausmaß der Hypokaliämie abzuschätzen. Begleitend können sich auch eine Hypochlorämie, Hyponatriämie und Hypokalzämie (vor allem erniedrigtes ionisiertes Kalzium) zeigen.
- *Urinelektrolyte*: Eine Bestimmung der Elektrolyte im Urin erlaubt die Unterscheidung zwischen chloridsensitiver und -resistenter Alkalose.
  - Eine Chloridkonzentration von < 25 mmol/l in einer Einzelprobe bzw. < 10 mmol/l im 24-Stunden-Sammelurin weist auf eine *chloridsensitive* Alkalose hin.
  - Von einer *chloridresistenten* Formen kann bei Werten von > 40 mmol/l bzw. > 20 mmol/l im 24-Stunden-Sammelurin ausgegangen werden.
  - Ein Sonderfall liegt vor, wenn die Alkalose unter kürzlich begonnener Diuretikatherapie auftritt. Hier steigt die Chloridkonzentration im Urin initial an und fällt erst im Verlauf mit Abklingen des diuretischen Effekts ab.
- Eine laborchemische *Bestimmung des Aldosterons* ist nur in seltenen Fällen erforderlich, z. B. bei dringendem Verdacht auf eine endokrinologische Ursache der Alkalose.

17.9.5 Instrumentelle Diagnostik

EKG

- Zum Ausschluss höhergradiger, potenziell bedrohlicher Arrhythmien wird ein EKG durchgeführt. Es bestehen häufig hypokaliämiebedingte EKG-Veränderungen (Extrasystolen, ST-Strecken-Veränderungen, U-Wellen).

17.9.6 Bildgebende Diagnostik

Sonografie, CT, MRT

- Wurde die metabolische Alkalose durch anhaltendes Erbrechen verursacht, gehört eine Sonografie des Abdomens zur Standarddiagnostik. Sie ist auch bei Verdacht

auf ein aldosteronproduzierendes Nebennierenadenom indiziert.
- Besteht trotz unauffälliger Sonografie weiterhin der Verdacht auf eine abdominelle Ursache der Symptomatik, können weitergehende radiologische Untersuchungen (CT, MRT) notwendig sein.

17.10 Differenzialdiagnosen

Tab. 17.1 Differenzialdiagnosen der metabolischen Alkalose und ihrer auslösenden Grunderkrankungen.

Differenzialdiagnose	anamnestische Befunde und wegweisende Untersuchungen
posthyperkapnische Alkalose	vorangegangene Lungenerkrankung, Zustand nach Beatmung
gastrointestinale Säureverluste	rezidivierendes Erbrechen, Magensaftdrainage, Ileuszeichen
Diuretikatherapie	Medikamentenanamnese
Volumenmangel	klinische Zeichen der Dehydratation
Hypokaliämie	Diuretika, Mangelernährung, Laxanzien-, Alkoholabusus
primärer Hyperaldosteronismus (Conn-Syndrom)	klassische Trias: Hypertonie, Hypokaliämie, metabolische Alkalose
sekundärer Hyperaldosteronismus, verstärkte Mineralokortikoidwirkung	maligne Hypertonie, reninproduzierende Tumoren, Herzinsuffizienz, Leberzirrhose, Morbus Cushing, exogene Zufuhr von Mineralokortikoiden, adrenogenitales Syndrom
Milch-Alkali-Syndrom	Ernährung, Medikamentenanamnese
Bartter-/Gitelmann-Syndrom, Liddle-Syndrom, kongenitale Chloriddiarrhö	Hinweis für kongenitale Erkrankung; *Labor*: Elektrolytverschiebungen

17.11 Therapie

17.11.1 Therapeutisches Vorgehen

- Bei milden Verläufen einer metabolischen Alkalose kann eine Therapie der Grunderkrankung mitunter ausreichend sein. Bei zugrunde liegenden Elektrolytverschiebungen oder Dehydratation stellt deren Ausgleich in der Regel eine kausale Therapie dar. Lediglich in schwersten Fällen einer Alkalose ist eine pH-Wert-Korrektur erforderlich.

17.11.2 Allgemeine Maßnahmen

- Ein bestehendes Volumendefizit sollte großzügig ausgeglichen werden. Hierbei kommen *Vollelektrolytlösungen*, bei Hypochlorämie ggf. auch isotone NaCl-Lösung zum Einsatz (▶ Abb. 17.2). Durch Ausgleich des Flüssigkeitsmangels sinkt die Aldosteronaktivität, und die glomeruläre Filtration von Bikarbonat steigt.
- Weitere Elektrolytstörungen werden durch bedarfsgerechte Gabe von *Elektrolytkonzentraten* (z. B. KCl 1mol/l) ausgeglichen, wobei insbesondere ein Ausgleich des Chloridspiegels die renale Bikarbonatelimination erleichtert.
- Bei chloridresistenten Alkalosen und ausgeglichenem Volumenhaushalt sollte *keine Volumensubstitution* erfolgen.
- Besteht in der akuten Phase eine kompensatorische Hypoventilation mit Hypoxie ist eine *Sauerstoffgabe* erforderlich, bis die Therapie der Alkalose greift.

17.11.3 Pharmakotherapie

- Die Medikation bei metabolischer Alkalose ist in ▶ Tab. 17.2 zusammengefasst.
- Gastrointestinale Chloridverluste sollten durch *Antiemetika* so weit wie möglich reduziert werden. Ist die Therapie unwirksam oder eine Drainage des Magensaftes unumgänglich, kann durch Gabe von *Protonenpumpenhemmern* der Chloridverlust reduziert werden.
- Bei chloridresistenten Alkalosen werden *Aldosteronantagonisten* empfohlen (z. B. Spironolakton), häufig in Kombination mit einer Kaliumsubstitution.
- Bei einer posthyperkapnischen Alkalose kann die Bikarbonatausscheidung durch Gabe des Carboanhydrasehemmers *Acetazolamid* gesteigert werden. Unter dieser Therapie kann es aber zu Hypokaliämie und Erbrechen kommen, was die Alkalose erneut verschlimmert. Ihr Einsatz wird daher zunehmend *kritisch bewertet*.
- Bei schwersten Fällen und Versagen der oben genannten Therapien kann ein Ausgleich der Alkalose mittels *parenteraler HCl-Gabe* erwogen werden. Ihr Einsatz sollte stets als *Ultima Ratio* erfolgen, da es auch bei ordnungsgemäßer Gabe zu Gefäßverletzungen und -verschlüssen kommen kann.
  - Die erforderliche Stoffmenge an Säure berechnet sich anhand unten stehender Formel. Der Faktor 0,3 entspricht dem grob geschätzten Verteilungsraum der infundierten Säure im Körper. Es wird empfohlen, eine 0,2-molare Lösung zu verwenden und nicht mehr als 0,25 mmol/kg/h über einen zentralen Venenkatheter zu infundieren. Der Ausgleich sollte langsam erfolgen, um dem Körper einen Ausgleich zwischen Intra- und Extrazellulärraum zu ermöglichen.

$$\text{Säurebedarf (mmol)} = 0{,}3 \times \text{Körpergewicht (kg)} \times \text{Base Excess (mmol)}$$

17.11 Therapie

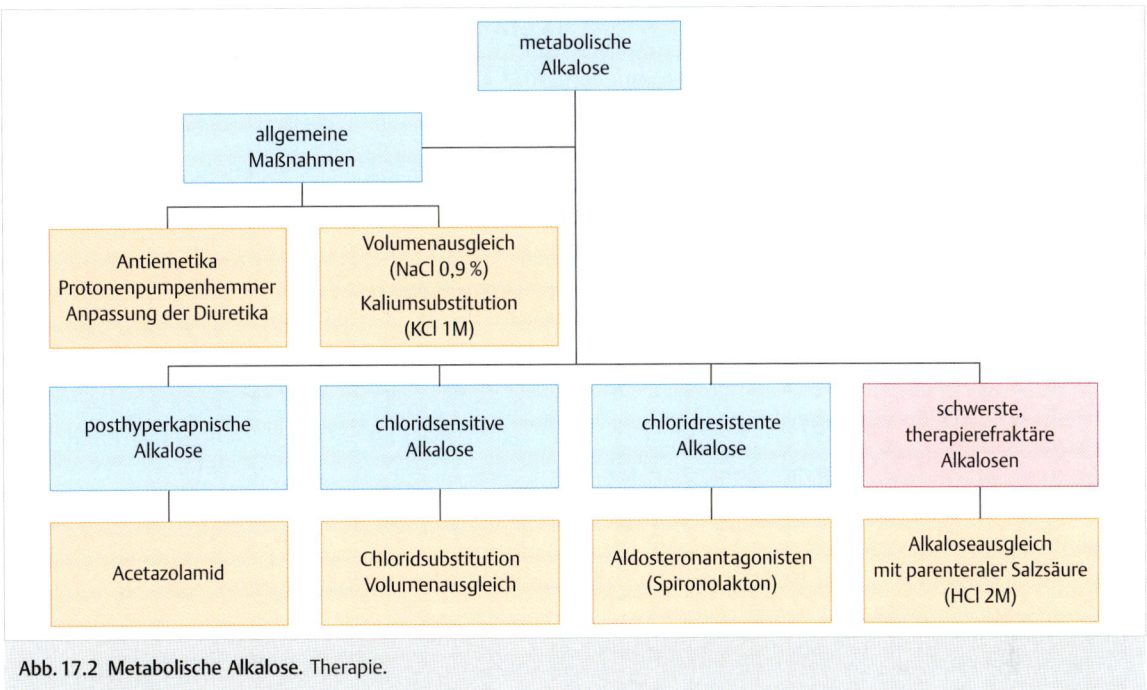

Abb. 17.2 Metabolische Alkalose. Therapie.

Tab. 17.2 Medikation bei metabolischer Alkalose

Arzneimittel	Dosierung	Indikation	Nebenwirkungen	Kontraindikationen
Pantozol	40 mg p. o., i. v., 1-mal täglich	gastrointestinale Cl-Verluste	gastrointestinale Störungen, Transaminasenanstieg, Schwindel, Schlafstörungen, Kopfschmerzen	Überempfindlichkeit, Kombination mit Atazanavir
Spironolakton	initial: 50 mg p. o., 1- bis 2-mal täglich, maximal 400 mg/d	Cl$^-$-resistente Alkalose	Hyperkaliämie, Herzrhythmusstörungen, Gynäkomastie, Kopfschmerzen, Schläfrigkeit, Verwirrung, Ataxie, Schwindel, gastrointestinale Störungen, Potenzstörungen, Zyklusstörungen	Überempfindlichkeit, akutes Nierenversagen, schwere Niereninsuffizienz, Anurie, Morbus Addison, Hyperkaliämie, Hyponatriämie,
Acetazolamid	250–500 mg p. o., i. v. einmalig	posthyperkapnische Alkalose	Müdigkeit, Schwindel, Kopfschmerzen, Übelkeit, Durchfall, Erbrechen, Hypokaliämie, Parästhesien	Überempfindlichkeit (auch gegen Sulfonamide), Hyponatriämie, Hypokaliämie, Leber- und Niereninsuffizienz, Nebenniereninsuffizienz, hyperchlorämische Azidose
Salzsäure (HCl) 7,258 % (2-molar)	laut Formel (siehe Text)	schwerste metabolische Alkalosen	Gefäßverletzungen, -verschlüsse, Nekrosen, Hämolyse	metabolische Azidose, Hyperkaliämie

- Eine engmaschige Überwachung des Patienten und regelmäßige Blutgasanalysen sind zwingend erforderlich. Aktuell bietet nur ein Hersteller HCl in Deutschland an [1].

17.11.4 Operative Therapie

- Konnte ein Nebennierenadenom als Ursache eines Hyperaldosteronismus als Ursache diagnostiziert werden, kann eine operative Entfernung erwogen werden.

17.12 Verlauf und Prognose

- Die Prognose der metabolischen Alkalose steht in engem Zusammenhang mit der auslösenden Grunderkrankung. Dennoch ist das Ausmaß der pH-Verschiebung bereits prognostisch relevant. Wilson et al. konnten zeigen, dass ab einem pH von 7,5 die Mortalität intensivmedizinischer Patienten progressiv anstieg – von 41 % bei pH 7,55–7,56, über 65 % bei pH 7,6–7,64 auf 80 % bei pH > 7,65 [6].
- Grundsätzlich kann eine metabolische Alkalose bei adäquater Therapie *folgenlos ausheilen*.

17.13 Quellenangaben

[1] B. Braun Melsungen AG. Fachinformation Salzsäure 7,25 % Braun (Stand 07/2014). Im Internet: https://www.bbraun.de
[2] Berend K, De Vries APJ, Gans ROB. Physiological approach to assessment of acid-base disturbances. New Engl J Med 2014; 371: 1434–1445
[3] Kimmel M, Alscher MD. Störungen des Säure-Basen-Haushaltes und der Anionenlücke. Dtsch Med Wochenschr 2016; 141: 1549–1554
[4] Koball S, Hinz, M, Gloger M et al. Die metabolische Alkalose-Diagnostik und Therapie. Intensivmed 2005; 45: 396–401
[5] Rothe KF, Guggenberger H. Ergebnisse der Therapie schwerer metabolischer Alkalosen mit Salzsäureinfusion. Anästhesiol Intensivmed Notfallmed Schmerzther 1984; 19: 60–64
[6] Wilson RF, Gibson D, Percinel AK et al. Severe alkalosis in critically ill surgical patients. Arch Surg 1972; 105: 197–203

17.14 Literatur zur weiteren Vertiefung

[1] Hafer C. Säure-Basen-Störungen. Intensivmedizin up2date 2016; 12: 111–134
[2] Hofmann-Kiefer K, Conzen P, Rehm M. Säure-Basen Status. In: Burchardi H, Larsen R, Marx G, Hrsg. Die Intensivmedizin. 11. Aufl. Berlin: Springer; 2011
[3] Schmidt M. Säure-Basen-Haushalt. In: Arastéh K, Baenkler HW, Bieber C, Brandt R, Chatterjee T, Innere Medizin. 3. Aufl. Stuttgart: Thieme; 2013: 443–453

18 Respiratorische Alkalose

Sebastian Fritsch, Johannes Bickenbach

18.1 Steckbrief

Die respiratorische Alkalose ist Folge einer alveolären Hyperventilation. Die resultierende Hypokapnie führt zu einem Anstieg des pH-Wertes im Serum. Sie gilt als die häufigste Säure-Basen-Störung des kritisch kranken Patienten. Hier ist sie – anders als im ambulanten Setting, wo sie mehrheitlich auf einer Hyperventilation bei psychischer Erregung beruht – Ausdruck einer schwerwiegenden organischen Störung, z.B. im Rahmen einer Hypoxie. Ein typisches Symptom ist eine neuromuskuläre Übererregbarkeit mit Parästhesien und Tetanie. Therapeutisch wird eine Therapie der Grunderkrankung angestrebt. Bei einer primären Hyperventilation ist die Durchbrechung des pathologischen Atemmusters meist ausreichend.

18.2 Synonyme

- nicht metabolische Alkalose

18.3 Keywords

- Alkalose
- respiratorische Alkalose
- nicht metabolische Alkalose
- Hyperventilation

18.4 Definition

- Die respiratorische Alkalose ist definiert als ein Anstieg des Serum-pHs > 7,44 mit gleichzeitigem Absinken des CO_2-Partialdruck (p_aCO_2) < 35 mmHg. Ursache der respiratorischen Alkalose ist eine alveoläre Hyperventilation mit vermehrter Abatmung von CO_2.
- Bei einem physiologischen pH-Wert unter erniedrigtem p_aCO_2 liegt eine metabolisch kompensierte Form vor.

18.5 Epidemiologie

- Zur Epidemiologie der respiratorischen Alkalose liegen keine Daten vor.

18.6 Ätiologie und Pathogenese

- Ursache einer respiratorischen Alkalose ist eine *alveoläre Hyperventilation*, die im intensivmedizinischen Rahmen meist Ausdruck einer schwerwiegenden Erkrankung. Hierzu zählen pulmonale Erkrankungen, wie eine Pneumonie oder eine Lungenembolie, die mit einer Hypoxie einhergehen, aber auch eine schwere Anämie. Kardiale Erkrankungen, wie eine Herzinsuffizienz oder ein Lungenödem, können ebenfalls eine Hyperventilation bedingen. Bei zentralnervösen Störungen, wie einem Apoplex oder einer Meningitis, kann es zu einer direkten Beeinflussung des Atemzentrums kommen. Auch eine Intoxikation mit Salizylaten führt über eine direkte Stimulation des Atemzentrums zunächst zu einer respiratorischen Alkalose.
- Davon abzugrenzen ist eine *primäre Hyperventilation*, die durch eine starke psychovegetative Erregung ausgelöst wird.
- Bei einem mechanisch beatmeten Patienten kann es auch durch *Beatmung mit einem erhöhten Atemminutenvolumen* zu einer respiratorischen Alkalose kommen.
- Unter Beteiligung des Enzyms Karboanhydrase verbindet sich CO_2 mit H_2O zu Kohlensäure, die in ein Proton (H^+) und ein Bikarbonation (HCO_3^-) dissoziiert:

$$H_2O + CO_2 \leftrightharpoons H_2CO_3 \leftrightharpoons H^+ + HCO_3^-$$

- Wird vermehrt CO_2 abgeatmet und so aus dem System entfernt, verschiebt sich das Reaktionsgleichgewicht und die Konzentration an H^+-Ionen sinkt. So bewirkt eine Reduktion des p_aCO_2 um 10 mmHg eine Erhöhung des pH-Wertes um 0,08 Einheiten.
- Eine *metabolische Kompensation* einer respiratorischen Alkalose erfolgt innerhalb von 2–5 Tagen durch eine verstärkte renale Rückresorption von sauren Valenzen bzw. verstärkte Ausscheidung von Bikarbonatvorstufen. Pro Abfall des p_aCO_2 um 10 mmHg kommt es bei einer akuten respiratorischen Alkalose zu einem Rückgang der HCO_3^--Konzentration um 2 mmol/l, bei einer chronischen hingegen um 4–5 mmol/l. Weichen die kompensatorischen Veränderungen deutlich von den rechnerisch zu erwartenden Werten ab, sollte eine kombinierte respiratorisch/metabolische Störung ausgeschlossen werden [1].
- Der Mangel an H^+-Ionen im Extrazellulärraum bedingt einen Ausstrom von H^+-Ionen aus den Zellen, der aus Gründen der Elektroneutralität im Austausch gegen K^+-Ionen erfolgt. In den Nieren geht die vermehrte Resorption von H^+-Ionen aus dem gleichen Grund mit

einer vermehrten K⁺-Ausscheidung einher. Diese Mechanismen verursachen eine *Hypokaliämie*.
- Im Rahmen der Alkalose kommt es zu einer erhöhten neuromuskulären Erregbarkeit, die für die Mehrzahl der klinischen Symptome verantwortlich ist, deren genaue Ursache aber letztlich unklar bleibt. Der weithin angenommene Abfall an ionisiertem Kalzium durch Bindung des freien Ca^{2+} an Serumproteine konnte bei kurzfristiger Hyperventilation bisher nicht nachgewiesen werden. Ein Abfall des ionisierten Serumkalziums tritt erst nach mehreren Stunden auf. Vielmehr wird ein direkter Einfluss von Alkalose und Hypokapnie auf die Nervenzellen vermutet [5]. Die Hypokapnie bedingt weiterhin eine zerebrale Vasokonstriktion, die mit Symptomen unterschiedlicher Schwere einhergehen kann. Durch Vasokonstriktion der Koronarien sind Arrhythmien und vereinzelt Angina-pectoris-Beschwerden möglich. Gleichzeitig kommt es zu einer Verschiebung der O_2-Bindungskurve an Hämoglobin, was eine verschlechterte O_2-Abgabe in das Gewebe zur Folge hat.

18.7 Klassifikation und Risikostratifizierung

- Akute versus chronische respiratorische Alkalose: Da eine metabolische Kompensation der respiratorischen Alkalose mehrere Tage in Anspruch nimmt, können ggf. bereits eingetretene Kompensationsvorgänge ein Hinweis auf den zeitlichen Verlauf der Störung sein.

18.8 Symptomatik

- Nahezu pathognomonisch ist der Symptomenkomplex der *Hyperventilationstetanie*, deren Pathomechanismus unklar ist. Sie beinhaltet periorales Kribbeln mit Taubheitsgefühl, Schwindel, Zittern und Karpopedalspasmen („Pfötchenstellung"). Eine leichte oder chronische Form der respiratorischen Alkalose zeigt jedoch häufig nur diskrete klinische Symptome.

- Eine akut auftretende, ausgeprägte Hypokapnie kann über die zerebrale Vasokonstriktion zu *Schwindel, Verwirrtheitszuständen, Bewusstseinsstörungen* und *zerebralen Krampfanfällen* führen.
- Durch Vasokonstriktion der Koronarien können kardiale *Arrhythmien* und vereinzelt *Angina-pectoris-Beschwerden* auftreten.
- Die Symptome der Grunderkrankung stehen häufig im Vordergrund. Viele Patienten beklagen diffuse Symptome wie ein Gefühl der *Luftnot*, ein *thorakales Engegefühl* oder ein *Globusgefühl*. Insbesondere bei primärer Hyperventilation beklagen viele Patienten *Ängste* und *Panik*, die durch weitere oder neu auftretende Symptome meist noch verstärkt werden.

18.9 Diagnostik

18.9.1 Diagnostisches Vorgehen

- Ziel der Diagnostik ist eine frühzeitige Identifikation der die Alkalose verursachenden Erkrankung. Die Reihenfolge der erforderlichen Diagnostik ergibt sich anhand der in Anamnese und körperlichen Untersuchung erhobenen Befunde (▶ Abb. 18.1). Im stationären Umfeld sollte erst nach Ausschluss einer organischen Störung eine primäre Hyperventilation diagnostiziert werden. Diese kann häufig ex juvantibus diagnostiziert werden.

18.9.2 Anamnese

- Die Anamnese umfasst eine Evaluation der aktuellen Symptomatik mit Fragen zu *Auslöser*, zeitlichem Verlauf und Dynamik der aktuellen Symptomatik.
- Hinweise auf weitere Auslöser einer Hyperventilation wie pulmonale oder zentralnervöse Erkrankungen sowie aktuelle *Infektionskrankheiten* sollten bei Erhebung der Anamnese ebenfalls berücksichtigt werden.

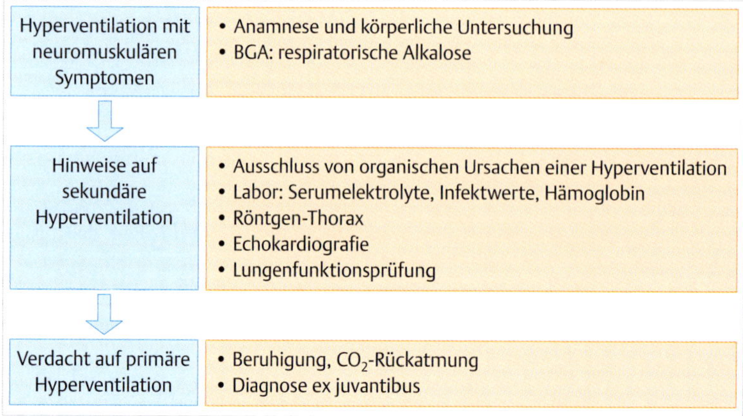

Hyperventilation mit neuromuskulären Symptomen	• Anamnese und körperliche Untersuchung • BGA: respiratorische Alkalose
Hinweise auf sekundäre Hyperventilation	• Ausschluss von organischen Ursachen einer Hyperventilation • Labor: Serumelektrolyte, Infektwerte, Hämoglobin • Röntgen-Thorax • Echokardiografie • Lungenfunktionsprüfung
Verdacht auf primäre Hyperventilation	• Beruhigung, CO_2-Rückatmung • Diagnose ex juvantibus

Abb. 18.1 Respiratorische Alkalose. Diagnostik (BGA: Blutgasanalyse).

- Bei Erfragen der *aktuellen Medikation* sollten ebenfalls mögliche Nebenwirkungen erfragt und auf Anzeichen für eine Intoxikation geachtet werden.
- Bei Verdacht auf eine *primäre Hyperventilation* kann eine *psychiatrische Evaluation* erwogen werden. In einer schweizerischen Untersuchung zeigten 50 % der Patienten, die sich mit einer primären Hyperventilation in einer Notaufnahme vorstellten, psychiatrische Komorbiditäten und etwa ein Drittel hatte bereits früher einen akuten Hyperventilationsanfall erlitten [4].

18.9.3 Körperliche Untersuchung

- Die körperliche Untersuchung umfasst zunächst die Erhebung der *Vitalparameter* zum Ausschluss einer vitalen Bedrohung.
- Anschließend werden klinische Hinweise für das Vorliegen *kardiopulmonaler* (z. B. Pneumonie, Herzinsuffizienz) oder *zentralnervöser Erkrankungen* (z. B. Meningitis, Apoplex) gesucht.
- Bei einer respiratorischen Alkalose auf dem Boden einer *primären Hyperventilation* ist die klinische Untersuchung mit Ausnahme der oben genannten Symptome in der Regel unauffällig.

18.9.4 Labor

- Die arterielle Blutgasanalyse zeigt einen pH-Wert > 7,44 bei einem p_aCO_2 < 35 mmHg. Der HCO_3^--Wert ist bei akuten Veränderungen meist normwertig, kann bei chronischen Verläufen jedoch reduziert sein.
- Ergeben sich Hinweise auf eine sekundäre Hyperventilation als Ursache der respiratorischen Alkalose können weiterführende Laboruntersuchungen, wie Serumelektrolyte, Infektparameter oder Hämoglobin, erwogen werden.

18.9.5 Bildgebende Diagnostik

Echokardiografie

- Bei klinischen Hinweisen auf eine Lungenembolie oder eine Herzinsuffizienz liefert eine Echokardiografie wertvolle Informationen.

Röntgen

- Zum Ausschluss einer pulmonalen Erkrankung als Ursache der respiratorischen Alkalose kann eine Röntgenaufnahme des Thorax erwogen werden.

18.9.6 Instrumentelle Diagnostik

Spirometrie

- Bestehen Hinweise auf eine gravierende pulmonale Erkrankung, liefert eine Überprüfung der Lungenfunktion Hinweise auf pulmonale Ursachen der Beschwerden. Etwa die Hälfte aller Asthmaanfälle geht mit einer respiratorischen Alkalose einher.

EKG

- Insbesondere bei thorakalen Schmerzen ist ein EKG indiziert. So können Rechtsherzbelastungszeichen auf eine Lungenembolie deuten. ST-Strecken- und T-Wellen-Veränderungen können im Rahmen der Alkalose, aber auch im Rahmen einer kardialen Ischämie auftreten.

18.10 Differenzialdiagnosen

Tab. 18.1 Differenzialdiagnosen der respiratorische Alkalose sowie Ursachen einer sekundären Hyperventilation.

Differenzialdiagnose	anamnestische Befunde und wegweisende Untersuchungen
Hypokalzämie	Hypoparathyreoidismus, Durchfälle mit Malabsorption, Mangelernährung, Osteomalazie
weitere Elektrolytstörungen	*Labor, BGA*: Hypokapnie, Hyperkaliämie, Hypomagnesiämie
respiratorische Kompensation einer metabolischen Azidose	Hinweise auf Vorliegen einer Azidose
Schwangerschaft	physiologische Hyperventilation, chronische respiratorische Alkalose
Sepsis, Fieber	Fieber, Tachykardie; *Labor*: Infektparameter
sonstige Erregungszustände	starke Schmerzen, Angst, Entzug
Salizylatintoxikation	Anamnese
Lungenembolie	Thoraxschmerzen, Hinweise auf Thrombose; *Echokardiografie*: Rechtsherzbelastungszeichen
Pneumonie	Rasselgeräusche; *Labor*: Infektwerte, *Röntgen-Thorax*: Infiltrate
Asthma, chronisch obstruktive Lungenerkrankung (COPD)	Anamnese, Giemen; *Lungenfunktion*: Obstruktion
andere pulmonale Erkrankungen	*Röntgen-Thorax*: Pneumothorax, Lungenödem
Meningitis, Enzephalitis	Meningismus; *Labor*: Infektparameter, *Liquorpunktion*: Zellzahl und Protein erhöht
Apoplex, Epilepsie, zerebrale Raumforderungen, Schädel-Hirn-Trauma	neurologische Auffälligkeiten, Trauma, Verletzung in cCT oder cMRT erkennbar
Herzinsuffizienz	Ödeme, gestaute Halsvenen; *Röntgen-Thorax*: Stauung, *Echokardiografie*: reduzierte Pumpfunktion
andere Ursachen einer Hypoxie	Kohlenmonoxid-/Zyanidintoxikation, schwere Anämie, Aufenthalt in großer Höhe

18.11 Therapie

18.11.1 Therapeutisches Vorgehen

- Ist die Hyperventilation als Symptom einer organischen Störung zu werten, hat die kausale Behandlung der Grunderkrankung den Vorrang (▶ Abb. 18.2). Die kausale Therapie der respiratorischen Alkalose besteht darin, die Hyperventilation zu beenden.

18.11.2 Allgemeine Maßnahmen

- Eine respiratorische Alkalose bei *maschinell beatmeten Patienten* wird durch Erhöhung der Totraumventilation oder Verminderung des Atemminutenvolumens behandelt.
- Bei einer *primären Hyperventilation* ist meist eine Beruhigung des Patienten („talk down") mit Aufklärung über die Pathomechanismen und die Harmlosigkeit der beängstigenden Symptome ausreichend. Eine Anleitung zu ruhigem Atmen, eventuell ergänzt um CO$_2$-Rückatmung („Tütenatmung") – sofern vom Patienten toleriert –, kann die Symptome häufig bereits durchbrechen.

18.11.3 Pharmakotherapie

- Wird die Alkalose durch eine *organische Störung* ausgelöst, richtet sich die Pharmakotherapie nach der Grunderkrankung. Dies beinhaltet z. B. eine antiobstruktive und antientzündliche Therapie bei Asthma oder eine antiinfektive Therapie bei Pneumonie. Andere Grunderkrankungen werden nach den gängigen Standards (siehe dort) behandelt.
- In Fällen von starker psychischer Erregung kann die Gabe von *Sedativa*, z. B. Benzodiazepinen, erforderlich sein (▶ Tab. 18.2).
- Von einer *intravenösen Gabe von Kalzium* zur Therapie der Tetanien wird abgeraten, da bei kurzfristiger Hyperventilation kein Abfall ionisierten Kalziums vorliegt. Vermeintliche Effekte sind eher einem Plazeboeffekt zuzuschreiben.

18.12 Nachsorge

- Eine Nachsorge ist nach Behebung der akuten Alkalose in der Regel nicht erforderlich. Bei rezidivierenden Fällen von Hyperventilation mit respiratorischer Alkalose sollte den Patienten eine psychologische/psychiatrische Vorstellung empfohlen werden.

18.13 Verlauf und Prognose

- Liegt der respiratorischen Alkalose eine *organische Erkrankung* zugrunde, wird die Prognose durch die Grunderkrankung bestimmt. Das Ausmaß der Alkalose ist ebenfalls ein für die Prognose relevanter Faktor: So ist eine Alkalose mit einem pH > 7,48 mit einer erhöhten klinischen Sterblichkeit assoziiert.
- Die respiratorische Alkalose bei *primärer Hyperventilation* ist in aller Regel gut therapierbar. Bei Patienten mit psychiatrischen Begleiterkrankungen kommen vereinzelt chronische Verläufe vor. Da die respiratorische Alkalose aber metabolisch vollständig kompensiert werden kann, können diese Patienten nahezu asymptomatisch bleiben. Sie haben keine Einschränkung ihrer Lebenserwartung zu erwarten.

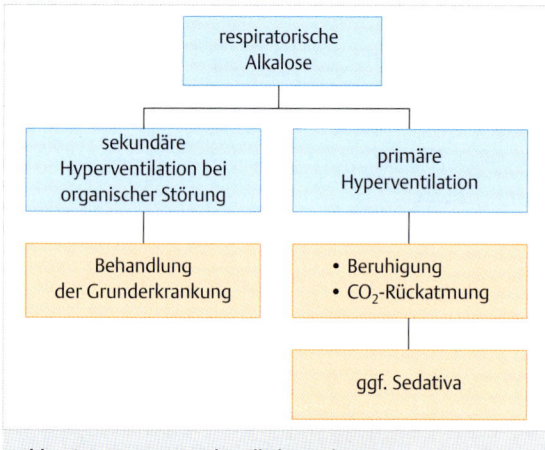

Abb. 18.2 Respiratorische Alkalose. Therapie.

Tab. 18.2 Sedativa bei schweren Verläufen der primären Hyperventilation.

Arzneimittel	Dosierung	Nebenwirkungen	Kontraindikationen
Lorazepam	0,5–2 mg peroral, sublingual, intravenös	psychiatrische Störungen und paradoxe Reaktionen, Müdigkeit, Schläfrigkeit, Beeinträchtigung der Reaktionsfähigkeit, Schwindel, Kopfschmerzen, anterograde Amnesie, Gedächtnis-, Seh-, Atemstörungen, Atemdepression, Hypotonie, Übelkeit, Erbrechen, Muskelschwäche, Ataxie, Sturzgefahr	Myasthenia gravis, Ataxie, Engwinkelglaukom, Abhängigkeit in der Anamnese, Schlafapnoesyndrom
Midazolam	3,75–15 mg peroral, 2–5 mg intravenös	wie Lorazepam	wie Lorazepam

18.14 Prävention

- Bei psychiatrisch vorerkrankten Patienten mit rezidivierenden Hyperventilationsanfällen können Rezidive durch psychiatrische Behandlungstechniken, wie Entspannungsübungen oder Verhaltenstherapie, vermindert werden. In schwerwiegenden Fällen kann ein Therapieversuch mit Psychopharmaka wie trizyklischen oder serotonergen Antidepressiva indiziert sein [2].

18.15 Quellenangaben

[1] Berend K, De Vries APJ, Gans ROB. Physiological approach to assessment of acid-base disturbances. New Engl JMed 2014; 371: 1434–1445
[2] Hermann JM, Radvila A. Funktionelle Atemstörungen. Dt Ärztebl 1999; 96: A-694–697
[3] Jones M, Harvey A, Marston L et al. Breathing exercises for dysfunctional breathing/hyperventilation syndrome in adults. Cochrane Database Syst Rev 2013; 5: CD009041
[4] Pfortmueller CA, Pauchard-Neuwerth SE, Leichtle AB et al. Primary Hyperventilation in the emergency department: a first overview. PLoS ONE 2015; 10: e0129562
[5] Steurer J, Pei P, Vetter W. Einfluß einer kurzzeitigen Hyperventilation auf die Konzentration des ionisierten Serumcalciums. Dtsch Med Wochenschr 1997; 122: 887–889

18.16 Literatur zur weiteren Vertiefung

[1] Hafer C. Säure-Basen-Störungen. Intensivmedizin up2date 2016; 12: 111–134
[2] Hofmann-Kiefer K, Conzen P, Rehm M. Säure-Basen Status. In: Burchardi H, Larsen R, Marx G, Hrsg. Die Intensivmedizin. 11. Aufl. Berlin: Springer; 2011
[3] Kimmel M, Alscher MD. Störungen des Säure-Basen-Haushaltes und der Anionenlücke. Dtsch Med Wochenschr 2016; 141: 1549–1554
[4] Schmidt M. Säure-Basen-Haushalt. In: Arastéh K, Baenkler HW, Bieber C, Brandt R, Chatterjee T, Hrsg. Innere Medizin. 3. Aufl. Stuttgart: Thieme; 2013: 443–453

Teil III
Blutgerinnung

19	Plasmatische Gerinnungsstörungen	*148*
20	Thrombozytäre Gerinnungsstörungen	*155*
21	Komplexe Gerinnungsstörungen	*165*
22	Venöse Thrombose	*173*
23	Hämolytisch-urämisches Syndrom (HUS)	*177*
24	Thrombotisch-thrombozytopenische Purpura (TTP)	*183*

19 Plasmatische Gerinnungsstörungen

Jürgen Koscielny

19.1 Steckbrief

Bei einer Gefäßverletzung gewährleistet ein intaktes Gerinnungssystem eine adäquate Blutstillung und stellt somit die Gefäßintegrität bei Erhaltung der Organperfusion sicher. Im Wesentlichen werden beim Prozess der Blutgerinnung zwei verschiedene Systeme unterschieden, die in vivo nahezu parallel ablaufen und zahlreiche Interaktionen aufweisen: primäre (thrombozytäre) und sekundäre (plasmatische) Hämostase (Gerinnung). Der Prozess der plasmatischen Gerinnung umfasst die Fibrinbildung und die Fibrinstabilisierung. Die Störung dieser Prozesse ist mit einer erhöhten Blutungsneigung verbunden. Die Diagnostik erfasst zahlreiche einzelne Gerinnungsfaktoren, und die Therapie richtet sich nach dem jeweiligen Gerinnungsfaktorenmangel aus.

19.2 Aktuelles

- Bei der Pathophysiologie der plasmatischen Gerinnungsstörungen spielt das Ausmaß des jeweiligen Faktorenmangels eine wichtige Rolle.
- In der Akuttherapie (Blutung) oder ggf. bei der Prophylaxe bei Blutungen sind die Gerinnungsfaktorenpräparate für den jeweiligen Gerinnungsfaktorenmangel wirksam; Ausnahme: Faktor-V- und Faktor-XI-Mangel.
- Die Gerinnungsfaktorenpräparate, die für den jeweiligen Gerinnungsfaktorenmangel eingesetzt werden, unterscheiden sich in ihrer Wirkung und in ihrem Nebenwirkungsspektrum.
- Einige Gerinnungsfaktorenpräparate sind rekombinant hergestellt.

19.3 Synonyme

- plasmatische Gerinnungsstörungen
- sekundäre Gerinnungsstörungen
- plasmatische Hämostasestörungen
- sekundäre Hämostasestörungen
- hämorrhagische Diathese
- Koagulopathien

19.4 Keywords

- plasmatische Gerinnungsstörungen
- sekundäre Gerinnungsstörungen
- hämorrhagische Diathese
- Gerinnungsfaktorenmangelzustände
- Blutungsanamnese
- Gerinnungstests
- Gerinnungsfaktorenkonzentrate
- gefrorenes Frischplasma (fresh frozen plasma; FFP)

19.5 Definition

- Angeborene plasmatische Gerinnungsstörungen, die zu einer Störung der Fibrinbildung oder Fibrinstabilisierung führen, sind durch einen Mangel von Gerinnungsfaktoren gekennzeichnet. Ganz überwiegend ist hierbei ein einzelner Gerinnungsfaktor betroffen. Bekannteste Krankheitsbilder sind die *Hämophilie A* und *B* (Faktor-VIII- und Faktor-IX-Mangel), von denen aufgrund des X-chromosomalen Erbgangs nahezu ausschließlich Männer betroffen sind.
- Neben den Hämophilien können auch andere seltene *Faktorenmängel* (Fibrinogen-, Faktor-II-, -V-, -VII-, -X-, -XI- und -XIII-Mangel) zu einer vermehrten Blutungsneigung führen. Es ist zu beachten, dass der recht häufige Faktor-XII-Mangel hingegen nicht mit einer gesteigerten Blutungsneigung assoziiert ist und somit klinisch nicht relevant ist.
- Erworbene plasmatische Gerinnungsstörungen sind durch die jeweilige Grunderkrankung fast immer komplex und werden im Kapitel komplexe Gerinnungsstörungen (S. 155) abgehandelt.

19.6 Epidemiologie

19.6.1 Häufigkeit

- Die Häufigkeiten der hereditären plasmatischen Gerinnungsstörungen mit Blutungsneigung finden sich in ▶ Tab. 19.1.

Tab. 19.1 Plasmatische Gerinnungsstörung, Häufigkeiten und Chromosomenlokalisation mit Vererbung.

Art der Gerinnungsstörung	Häufigkeiten	Chromosom/Vererbung
Fibrinogenmangel	1:1 000 000	4/autosomal
Faktor-II-Mangel	1:2 000 000	11/autosomal
Faktor-V-Mangel	1:1 000 000	1/autosomal
Faktor-VII-Mangel	1:500 000	13/autosomal
Hämophilie A	1:10 000 (Männer)	X-chromosomal
Hämophilie B	1:60 000 (Männer)	X-chromosomal
Faktor-X-Mangel	1:1 000 000	13/autosomal
Faktor-XI-Mangel	1:1 000 000	4/autosomal
Faktor-XIII-Mangel	1:1 000 000	6 (A), 1 (B)/autosomal

- Für die Hämophilie A und B existieren folgende Prävalenzen:
  - Hämophilie A: 5:100 000 Einwohner
  - Hämophilie B: 1:100 000 Einwohner

19.6.2 Altersgipfel

- Es existieren keine spezifischen Altersgipfel für die angeborenen und erworbenen plasmatischen Gerinnungsstörungen.

19.6.3 Geschlechtsverteilung

- Jungen bzw. Männer und Mädchen bzw. Frauen sind bezüglich Fibrinogen-, Faktor-II-, -V-, -VII-, -X-, -XI- und -XIII-Mangel gleich häufig betroffen.
- In Deutschland gibt es schätzungsweise ca. 5000 Patienten mit Hämophilie A und ca. 800 Patienten mit Hämophilie B. Frauen sind Konduktorinnen und in der Regel symptomlos.

19.6.4 Prädisponierende Faktoren

- Außer einer positiven Blutungsanamnese in der Familie existieren keine spezifischen prädisponierenden Faktoren für die *angeborenen* plasmatischen Gerinnungsstörungen.
- Prädisponierende Faktoren für *erworbene* plasmatische Gerinnungsstörungen sind von der jeweiligen Grunderkrankung abhängig und damit nicht spezifisch.

19.7 Ätiologie und Pathogenese

- Plasmatisch verursachte Gerinnungsstörungen sind für etwa 20 % der hämorrhagischen Diathesen verantwortlich. Die sekundäre Blutstillung verläuft zeitverzögert und hat die Stabilisierung des Thrombus als Ziel.
- Diese Stabilisierung gelingt durch Fibrin und Faktor XIII, doch bis dahin muss erst eine komplexe Kaskade aktiviert werden.
- Die Kaskade des plasmatischen Gerinnungssystems mündet über den *intrinsischen* (Faktor XII, XI, IX, VIII, X und V) oder *extrinsischen* Weg (Faktor III, VII, X und V) in die Bildung eines Prothrombinaktivator-Komplexes. Dieser wandelt Prothrombin in Thrombin (aktivierter Faktor II) um. Das aktivierte Thrombin kann Fibrinogen spalten, und das lösliche Fibrin bildet letztendlich mit dem fibrinstabilisierenden Faktor XIII ein festes Netz.

19.8 Klassifikation

- Die Hämophilie A und B wird eindeutig klassifiziert (▶ Tab. 19.2).
- Ein schwerer angeborenen *Faktor-V-Mangel* weist Faktor-V-Restaktivitäten unter 5 % auf, bei Faktor-V-Restaktivitäten von 5–20 % wird ein leichter Faktor-V-Mangel definiert. Die gleiche Einteilung gilt für den Faktor-XI-Mangel.
- *Homozygote* Träger eines Mangels an *Faktor II, VII und X* sind durch erniedrigte Einzelfaktoraktivitäten (< 10 %) gekennzeichnet, während Heterozygote verminderte Aktivitäten von 10–50 % aufweisen. Bei homozygotem Mangel besteht meist eine erhebliche Blutungsbereitschaft.
- *Heterozygote* Anlageträger für *Faktor II, VII und X* sind in der Regel klinisch unauffällig, können jedoch bei Operationen und Unfällen blutungsgefährdet sein.
- Eine angeborene *Hypofibrinogenämie* weist Fibrinogenspiegel zwischen 0,5 und 1,5 g/l auf. Eine angeborene *Afibrinogenämie* weist kein funktionelles Fibrinogen (< 0,5 g/l) mehr auf und verursacht Spontanblutungen.
- Im Allgemeinen kommt es bei angeborenem Mangel und *Faktor-XIII-Spiegeln* über 7 % zu keiner spontanen Blutungsneigung. Allerdings wurden vereinzelt bei heterozygoten Patienten mit Faktor-XIII-Spiegeln um 50 % postoperativ oder nach Traumen schwere Blutungen und Wundheilungsstörungen beobachtet.

19.9 Symptomatik

- Der klinische Blutungstyp gibt häufig Hinweise auf den Ort der Hämostasestörung. *Plasmatische Gerinnungsstörungen* zeigen sich häufig durch große, flächige Hämatome. Diese großflächigen Blutungen sind meist scharf begrenzt. Betroffene Organe sind beispielsweise Muskeln, Gelenke oder die Haut.
- Patienten mit ausgeprägtem *angeborenem Faktor-XIII-Mangel* neigen insbesondere zu Nabelschnurstumpfblutungen, Wundheilungsstörungen und intrakraniellen Blutungen, Frauen zu habituellen Aborten.

Tab. 19.2 Einteilung der Hämophilie A und B.

Typ	Aktivität von Faktor VIII oder IX	Blutungen
Subhämophilie	> 25–50	nach schwerem Trauma
mild	5–25	nach leichtem Trauma
mittelschwer	1–4	nach Minimaltrauma
schwer	< 1	spontan

19.10 Diagnostik

19.10.1 Diagnostisches Vorgehen

- Die Stufendiagnostik bei plasmatischen Gerinnungsstörungen ist in ▶ Abb. 19.1 dargestellt.

19.10.2 Anamnese

- Nach dem aktuellen Literaturstand ist eine *standardisierte Blutungsanamnese* einem alleinigen Screening mit der Erhebung von Routinegerinnungstests (Thrombozytenzahl, Quick-Wert, aPTT) in der präoperativen Hämostaseabklärung deutlich überlegen. Die enorme Bedeutung der standardisierten Blutungsanamnese mithilfe eines strukturierten Fragebogens (S. 154) wird durch eine Reihe von Arbeiten zur präoperativen Risikoabklärung belegt (▶ Tab. 19.3).

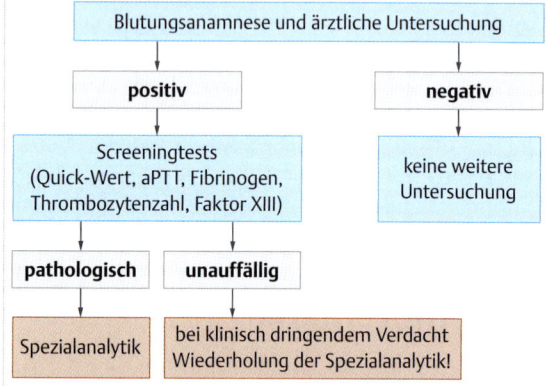

Abb. 19.1 Plasmatische Gerinnungsstörungen. Stufendiagnostik (aPTT: aktivierte partielle Thromboplastinzeit, Spezialanalytik siehe Labor (S. 150)).

Tab. 19.3 Prädiktivität für das Vorliegen einer Gerinnungsstörung für prospektiv geprüfte Fragen in einer standardisierten Blutungsanamnese.

Gegenstand einer Frage	Prädiktivität für das Vorliegen einer Gerinnungsstörung (%)
Nasenbluten	40–50
blaue Flecken oder punktförmige Blutungen bzw. Hämarthrose	68 bzw. 90
Nachbluten aus Schnittwunden, Schürfwunden, beim Zahnziehen	40–60
verstärkte Blutung während oder nach Operationen	40–53
gestörte Wundheilung	40
Familienanamnese	79
gerinnungshemmende Medikamente	60–70
Menometrorrhagie	55–65

- Daraus ergibt sich, dass in der klinischen Routine verpflichtend eine einheitliche, standardisierte, präoperative Blutungsanamnese erhoben werden soll und darauf basierend die gezielte Durchführung von Gerinnungstests anzufordern ist, die auch die Funktion der primären Hämostase beurteilen.
- Durch die Implementierung eines Fragebogens bezüglich der Blutungsanamnese sollte es möglich sein, neben den plasmatischen Gerinnungsstörungen auch die häufigen Störungen der Thrombozytenfunktion und das Von-Willebrand-Syndrom sicherer zu erfassen. Durch eine gezielte Laboranforderung bei positiver Blutungsanamnese können direkte Kosten eingespart werden.
- Ein sehr geringes Restrisiko, potenziell blutungsgefährdende Pathologien bei unauffälliger Blutungsanamnese zu übersehen, bleibt dennoch bestehen. Hier kann bei eingetretener Blutung nur symptomatisch und fallspezifisch therapiert werden.
- Im Juli 2006 publizierte bereits der wissenschaftliche Arbeitskreis Kinderanästhesie der Deutschen Gesellschaft für Anästhesie und Intensivmedizin (DGAI) mit Verständigung der Deutschen Gesellschaft für Hals-Nasen-Ohren-Heilkunde, Kopf- und Hals-Chirurgie (DGHNOKC) und der Gesellschaft für Thrombose und Hämostasestörung (GTH) eine *Empfehlung zum präoperativen Screening*.
- Der *Zeitaufwand* für den Interviewer pro Fragebogen (in Abhängigkeit von den für eine mögliche Gerinnungsstörung gegebenen positiven Antworten) und ärztliche Untersuchung kann mit *2 bis maximal 10 Minuten* angegeben werden. Dem möglichen zeitlichen Mehraufwand für die Anamnese steht die Verbesserung der perioperativen Patientenversorgung gegenüber.

19.10.3 Körperliche Untersuchung

- Bei einer plasmatischen Gerinnungsstörung sind internistische und neurologische Untersuchung in der Regel normal. Die Patienten haben ein erhöhtes Risiko für Blutungen. Aus diesem Grund sollte bei der Inspektion auf *Blutungszeichen*, insbesondere an Rumpf, Muskulatur oder Gelenken geachtet werden. Patienten mit schweren Formen können bereits *Arthropathien* an den großen Gelenken aufweisen.

19.10.4 Labor

- Die *aktivierte partielle Thromboplastinzeit* (aPTT) spiegelt das intrinsische, plasmatische Gerinnungssystem und die gemeinsame Endstrecke wieder und dauert normalerweise 20–40 Sekunden. Eine Verlängerung dieser Zeit ist möglich bei Funktionsverlust oder Verminderung der Gerinnungsfaktoren II, V, VIII, IX, X, XI und XII.

- Die *Prothrombinzeit* (Thromboplastinzeit, TPZ, Quick-Wert) zeigt die Funktion des schnelleren, extrinsischen Gerinnungssystems und der gemeinsamen Endstrecke an. Die Angabe erfolgt in Prozent, geringere Prozentränge als 70 % zeigen einen Funktionsverlust oder eine Verminderung der Gerinnungsfaktoren II, VII, IX und X an. Der Quick-Wert ist labor- und reagenzabhängig. Um vergleichbare Werte, insbesondere unter einer Antikoagulation mit Vitamin-K-Antagonisten, zu erhalten, wird im klinischen Alltag der *INR-Wert* angegeben (International Normalized Ratio).
- Die reine gemeinsame Endstrecke wird über die Thrombinzeit (PTZ) ermittelt. Aktives Thrombin soll das Fibrinogen aktivieren. Bei einem bestehenden Fibrinogenmangel ist die PTZ verlängert.
- Eine andere Möglichkeit zur Feststellung eines Fibrinogenmangels ist die Beurteilung der *Reptilasezeit*. Die Reptilase ist ein Schlangengift, das Fibrinogen spalten kann. Besteht ein Fibrinogenmangel, ist die Reptilasezeit verlängert.
- Faktoren XII, XI, X, IX, VIII, VII, V, II: Bei pathologischem Ausfall der oben aufgeführten globalen Gerinnungstests sind entsprechende *Faktorenmangelzustände* auszuschließen bzw. zu bestätigen. Kommerziell erhältliche Mangelplasmen werden mit Patientenplasma gemischt, durch Zusatz eines Gerinnungsreagenzes werden Gerinnungszeiten gemessen, die abhängig von der Konzentration der einzelnen Gerinnungsfaktoren im Patientenplasma sind. Es wird eine Konzentrationsreihe von Pool- und Mangelplasma hergestellt und an einer Standardkurve abgelesen.
- Faktor XIII wird durch Thrombin zu Faktor XIIIa aktiviert und z. B. mit einem Agglutinationstest erfasst. Er ist als fibrinstabilisierender Faktor für die Quervernetzung von Fibrin verantwortlich und wird durch die Globaltests aPTT und den Quick-Wert nicht erfasst.
- *Fibrinogen nach Clauss* (für Werte < 1,0 g/l) ist die *Methode der Wahl*. Nach Zugabe von Thrombin zum 1:10 vorverdünnten Plasma steht die Gerinnungszeit im umgekehrten Verhältnis zur Fibrinogenkonzentration. Abgeleitetes Fibrinogen durch eine quantitative Trübungsmessung im Rahmen der TPZ-Bestimmung ist ungeeignet zur Erfassung der Fibrinogenmangelzustände.
- Lediglich der Fibrinogenmangel kann in der Rotationsthrombelastometrie erfasst werden, alle anderen plasmatischen Gerinnungsstörungen nicht.
- Die spezifische Abklärung plasmatischer oder thrombozytärer Gerinnungsstörungen wird überwiegend in Speziallaboratorien oder Gerinnungszentren durchgeführt.

19.10.5 Bildgebende Diagnostik

- Der Einsatz bildgebender Verfahren bei Komplikationen im Rahmen der Hämophilie kann einerseits ausschließlich diagnostisch sein, andererseits die Bestätigung eines klinischen Verdachts oder die Dokumentation pathologischer Veränderungen zum Ziel haben.
- Bei der Diagnose einer Blutung oder Blutungsfolge geht es neben dem Nachweis pathologischer Veränderungen um die Bestimmung der exakten Lokalisation und des Ausmaßes.
- Bei klinisch gesicherter Blutung dienen bildgebende Verfahren nur noch der Festlegung der genauen Lokalisation und deren Ausdehnung. Daher richtet sich die Wahl des bildgebenden Verfahrens nach der Lokalisation der Blutung.

19.11 Differenzialdiagnosen

- Mit Ausnahme der komplexen Gerinnungsstörungen existieren neben den angeborenen plasmatischen Gerinnungsstörungen keine anderen spezifischen Krankheitsbilder.

19.12 Therapie

19.12.1 Therapeutisches Vorgehen

- Die Therapie hat die Wiederherstellung des Gerinnungsgleichgewichts zum Ziel (▶ Abb. 19.2). Die Vorstellung des Gleichgewichts ist hier wieder wichtig, da eine Übertherapie direkt in das Gegenteil umschlagen kann und eine erhöhte Gerinnungstendenz mit sich führt. Die Therapieindikation richtet sich nach der Klinik. Leicht ausgeprägte Störungen können oft abgewartet werden, anstehende Operationen oder relevante Blutungen müssen dringender therapiert werden.
- Aus den oben beschriebenen Erläuterungen ergeben sich unterschiedliche Behandlungsprinzipien:
  - Störungen des *intrinsischen* Systems (z. B. Hämophilie A und B) können je nach Klinik und Notwendigkeit substituiert werden. Störungen im *extrinsischen* System können wie beim intrinsischen System ausgeglichen werden. Hierbei sind die plasmatischen Halbwertszeiten der jeweiligen Gerinnungsfaktoren zu beachten (▶ Tab. 19.4).
  - Zunächst sollte eine bestehende Grunderkrankung therapiert werden. Beispielsweise nützt die Gabe von (kostspieligen) Gerinnungsfaktoren bei erworbenen Gerinnungsstörungen wenig, solange die Grunderkrankung nicht therapiert ist.

Plasmatische Gerinnungsstörungen

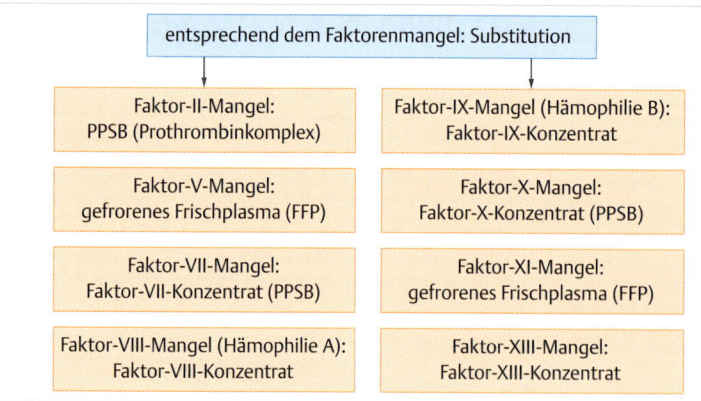

Abb. 19.2 Plasmatische Gerinnungsstörungen. Therapie (siehe auch ▶ Tab. 19.5).

Tab. 19.4 Biologische Halbwertszeiten der plasmatischen Gerinnungsfaktoren.

Gerinnungsfaktor	biologische Halbwertszeit (h)
Fibrinogen	96–120
Faktor II (Prothrombin)	48–60
Faktor V	12–15
Faktor VII	1,5–6
Faktor VIIa	3
Faktor VIII	8–12
Faktor IX	20–24
Faktor X	24–48
Faktor XI	60–80
Faktor XIII	100–120
Von-Willebrand-Faktor-Aktivität (VWF)	6–12

19.12.2 Pharmakotherapie

- In ▶ Tab. 19.5 ist das therapeutische Vorgehen für die Faktorensubstitution bei plasmatischen Gerinnungsstörungen entsprechend dem jeweiligen Mangel und Schweregrad für Operationen mit hohem Blutungsrisiko bzw. akute Blutungen und für Operationen mit geringerem Blutungsrisiko aufgeführt.

19.13 Nachsorge

- So genannte Hämophiliezentren und Hämophiliebehandlungsmöglichkeiten sowie das interdisziplinäre Behandlungsangebot in den verschiedenen Regionen sind über die Deutsche Hämophiliegesellschaft (DHG) für Ärzte und Patienten dokumentiert. Gleichzeitig wird damit ein Beitrag zur Qualitätssicherung der Therapie bei Gerinnungsstörungen geleistet. In Anlehnung an Vorschläge internationaler Arbeitsgruppen wurde eine Einteilung in drei Kategorien vorgenommen.
  - CCC (Comprehensive Care Center, Referenzzentrum), derzeit 14 in Deutschland
  - HBE (Hämophiliebehandlungseinrichtung)
  - HB (Hämophiliebehandlung regional)
- Hierbei werden zahlreiche Qualitätskriterien gefordert:
  - 24-Stunden-Erreichbarkeit
  - Notfalldepot über 24 Stunden verfügbar
  - Arzt für Hämostaseologie
  - qualifizierter Stellvertreter
  - stationäre interdisziplinäre Versorgung vor Ort
  - Vereinbarung eines Zusatzentgelts für die stationäre Abrechnung von behandlungsnotwendigen Gerinnungsfaktorenkonzentraten
  - eigenkontrollierte Labordiagnostik vor Ort mit 24-Stunden-Präsenz
  - Teilnahme am Deutschen Hämophilie-Register (DHR)
  - ambulante Versorgung
  - Möglichkeit zur Heimselbstbehandlung, inklusive Schulung der Patienten

Tab. 19.5 Perioperative Therapie hämorrhagischer Diathesen für Operationen mit hohem Blutungsrisiko (kursiv in Klammern: Angaben für Operationen mit geringerem Blutungsrisiko).

hämorrhagische Diathese	therapeutisches Vorgehen (Präparat, Dosisberechnung, Zielwert)
Fibrinogenmangel	*Fibrinogenkonzentrat*
	Dosis (g): erwünschter Anstieg (g/l) × Plasmavolumen (l), Plasmavolumen (ca. 40 ml/kgKG), Folgedosis nach ca. 36 Stunden
	> 1 g/l *(0,5–1 g/l)*
Faktor-II-Mangel	*PPSB*: 1 IE/kgKG hebt die Aktivitäten der Faktoren VII und IX um 0,5–1 %, der Faktoren II und X um 1–2 % an
	Initialdosis (IE): Körpergewicht (kg) × gewünschter Faktorenanstieg (%), maximal 40 *(20)* IE/kgKG, Folgedosis nach ca. 24 Stunden
	> 50 % *(20–50 %)*
Faktor-V-Mangel	*Frischplasma*
	15–20 ml/kgKG, Folgedosis nach ca.12 Stunden
	> 20 %
Faktor-VII-Mangel	*Faktor-VII-Konzentrat (plasmatisch)*
	Dosis (IE): Körpergewicht (kg) × gewünschter F-VII-Anstieg (%) × 0,6; Folgedosis nach ca. 3–5 Stunden
	präoperativ > 50 % *(20–30 %)*, dann 25–45 % *(20–30 %)*
	oder:
	aktiviertes rekombinantes Faktor-VII-(rFVIIa-)Konzentrat
	15–30 µg/kgKG alle 6 Stunden als Bolus für 2 Tage, dann im Verlauf alle 8–12 Stunden
	kein Zielwert, *keine PPSB-Gabe (nur im Notfall)*
Faktor-VIII/IX-Mangel	*Faktor-VIII/IX-Konzentrate (plasmatisch/rekombinant)*
	• Initialdosis (IE): Körpergewicht (kg) × 80–100 *(40–50)*; (schwere Hämophilie < 1 %)
	• Initialdosis (IE): Körpergewicht (kg) × 60–80 *(30–40)*; (mittelschwere Hämophilie 1–5 %)
	• Initialdosis (IE): Körpergewicht (kg) × 50 *(25)*; (leichte Hämophilie > 5–15 %)
	Folgedosis: 2- bis 3-mal täglich bei Hämophilie A, 1- bis 2-mal täglich bei Hämophilie B (nach individueller Genesung)
	> 50–100 % *(30–50 %)*, keine PPSB-Gabe bei F-IX-Mangel (nur im Notfall)
Faktor-X-Mangel	*PPSB*: 1 IE/kgKG hebt die Aktivitäten der Faktoren II und X um 1–2 % an
	Initialdosis (IE): Körpergewicht (kg) × gewünschter Faktorenanstieg (%), maximal 40 *(20)* IE/kgKG, Folgedosis nach ca. 24 Stunden
	> 50 % *(20–50 %)*
	Faktor-X-Präparat mit mindestens 1000 IE (2 × 500 IE) einsetzen! Folgedosis nach etwa 24 Stunden
	> 50 % *(20–50 %)*
Faktor-XI-Mangel	*Frischplasma (alternativ DDAVP)*
	20 ml/kgKG, Folgedosis nach ca. 24 Stunden
	> 20 % *(15–20 %)*
Faktor-XIII-Mangel	*Faktor-XIII-Konzentrat*
	Dosis: präoperativ bis zu 35 IE/kgKG, dann 10–20 IE/kgKG, Folgedosis meist nach ca. 72 Stunden
	> 50–100 % *(30–50 %)*

DDAVP: Desmopressin, PPSB: Prothrombinkomplex-Konzentrat
Faktor-XI-Konzentrate stehen in Deutschland nicht zur Verfügung und werden verdächtigt, thromboembolische Komplikationen zu verursachen.

19.14 Verlauf und Prognose

- Der Schweregrad der plasmatischen Gerinnungsstörung und die adäquate Betreuung in einem fachspezifisch qualifizierten Zentrum bestimmen den Verlauf und die Prognose. Patienten, die nicht in einem fachspezifisch qualifizierten Zentrum therapiert werden, weisen eine höhere Frequenz von Blutungen mit Folgeschäden und eine signifikant reduzierte Adhärenz in der Therapie auf.

19.15 Quellenangaben

[1] Koscielny J, Rutkauskaite E. Präinterventionelle Änderung der Gerinnungsmedikation. Viszeralmedizin 2013; 29: 266–278

19.16 Literatur zur weiteren Vertiefung

[1] Bundesärztekammer. Querschnitts-Leitlinien (BÄK) zur Therapie mit Blutkomponenten und Plasmaderivaten. 4. Aufl. Köln: Deutscher Ärzte-Verlag; 2009
[2] Koscielny J, Tempelhoff GF, Ziemer S et al. A practical concept for preoperative management in patients with impaired primary hemostasis. Clinical and Applied Thrombosis/Hemostasis 2004; 2: 155–166
[3] Koscielny J, Ziemer S, Radtke et al. A practical concept for preoperative identification in patients with impaired primary hemostasis. Clinical and Applied Thrombosis/Hemostasis 2004; 3: 195–204
[4] Pfanner G, Koscielny J, Pernerstorfer T et al. Die präoperative Blutungsanamnese. Empfehlungen der Arbeitsgruppe perioperative Gerinnung (AGPG) der Österreichischen Gesellschaft für Anästhesiologie, Reanimation und Intensivmedizin (ÖGARI). Anästhesist 2007; 6: 604–611
[5] Strauß J, Becke K, Schmidt J (stellvertretend für den wissenschaftlichen Arbeitskreis Kinderanästhesie der Deutschen Gesellschaft für Anästhesie und Intensivmedizin (DGAI). Auf die Anamnese kommt es an. Deutsches Ärzteblatt 2006; 28–29: A1948

19.17 Wichtige Internetadressen

- Bundesärztekammer: http://bundesaerztekammer.de/aerzte/medizin-ethik/wissenschaftlicher-beirat/veroeffentlichungen/haemotherapie-transfusionsmedizin
- Deutsche Gesellschaft für Hämophilie (DHG): https://www.dhg.de
- Standardisierter Fragebogen (Blutungsanamnese): https://www.zwp-online.info/sites/default/files/users/katja/anamnesefragebogen_fuer_erwachsene_abreissblock.pdf

20 Thrombozytäre Gerinnungsstörungen

Jürgen Koscielny

20.1 Steckbrief

Die primäre Hämostase umfasst den Prozess der Thrombozytenaktivierung, der Thrombozytenanlagerung (Adhäsion) und der Thrombozytenzusammenlagerung (Aggregation) bei einer Endothelläsion. Die primäre Hämostase wird bei einer Gefäßläsion durch Kontakt der subendothelialen Matrix mit dem zirkulierenden Blut ausgelöst. Unter Vermittlung eines Adhäsivproteins, des Von-Willebrand-Faktors (VWF) kommt es zu einer Adhäsion von Thrombozyten. Diese initial nach schwache Verbindung wird durch weitere Interaktion der Thrombozyten mit der subendothelialen Matrix durch thrombozytäre Rezeptoren gefestigt. Durch Aktivierungsprozesse kommt es im weiteren Verlauf zur Thrombozytenaggregation. Diese wird wiederum durch den Von-Willebrand-Faktor oder Fibrinogen vermittelt. Die Diagnostik erfasst zahlreiche Funktionsdefekte und die Therapie orientiert sich an den unterschiedlichen Störungen.

20.2 Aktuelles

- Bei der Pathophysiologie der thrombozytären Gerinnungsstörungen spielen die funktionellen Störungen eine wichtige Rolle.
- In der Akuttherapie (Blutung) oder ggf. bei der Prophylaxe bei Blutungen sind Desmopressin, Antifibrinolytika, Thrombozytenkonzentrate, rekombinante Faktor-VIIa- oder VWF-haltige Faktorenkonzentrate wirksam.

20.3 Synonyme

- thrombozytäre Gerinnungsstörungen
- primäre Gerinnungsstörungen
- thrombozytäre Hämostasestörungen
- primäre Hämostasestörungen
- Blutplättchenfunktionsstörungen
- Thrombozytopathien

20.4 Keywords

- thrombozytäre Gerinnungsstörungen
- primäre Gerinnungsstörungen
- Thrombozytopathien
- Von-Willebrand-Syndrom (VWS)
- Von-Willebrand-Faktor (VWF)
- Blutungsanamnese
- Gerinnungstests
- Tranexamsäure
- Desmopressin (DDAVP)
- Thrombozytenkonzentrate
- VWF-haltige Faktorenkonzentrate
- rekombinanter Faktor VIIa

20.5 Definition

- *Angeborene* thrombozytäre Gerinnungsstörungen, wie Thrombozytopenien und Thrombozytenfunktionsstörungen („Thrombozytopathien"), sind eine Rarität. Es wurden zahlreiche verschiedene Defekte beschrieben, die verschiedene Strukturen des Thrombozyten betreffen können.
  - Klinisch relevante thrombozytäre Rezeptordefekte betreffen meist den Fibrinogen- bzw. Aggregationsrezeptor der Thrombozyten (Glykoprotein IIb-IIIa, Integrin αIIbβ3) oder den thrombozytären Rezeptor für Von-Willebrand-Faktor (Glykoprotein-Ib-V-IX-Komplex). Die entsprechenden Störungen, die als *Glanzmann-Thrombasthenie* und *Bernard-Soulier-Syndrom* bezeichnet werden, sind selten. Je nach Ausprägung der heterogenen Defekte können Patienten eine milde bis stark ausgeprägte Blutungsneigung aufweisen.
  - Das angeborene *Von-Willebrand-Syndrom* (VWS) ist die häufigste, mit einer Blutungsneigung assoziierte Gerinnungsstörung. Durch Verminderung (Typ 1), Dysfunktion (Typ 2) oder Fehlen des Von-Willebrand-Faktors kommt es zu einer Beeinträchtigung der Thrombozytenadhäsion und -aggregation. Da der Von-Willebrand-Faktor zudem das Träger- und Schutzprotein für den plasmatischen Gerinnungsfaktor VIII darstellt, kann beim VWS zudem eine deutliche Verminderung der Faktor-VIII-Aktivität resultieren, was dann auch zu einer Störung der Fibrinbildung führt. Aufgrund geringer Blutungssymptome im Alltag und Schwächen der Routinegerinnungsdiagnostik ist die Diagnose eines Von-Willebrand-Syndroms häufig nicht bekannt. Schwere Fälle, insbesondere das Vorliegen eines Von-Willebrand-Syndroms Typ 3 (Fehlen des VWF), sind ausgesprochen selten.
- Thrombozytopenien sind nahezu ausnahmslos *erworben*. Häufigste Ursache im Erwachsenenalter sind Immunthrombozytopenien (ITP), die entweder idiopathisch (früher: idiopathisch-thrombozytopenische Purpura) oder im Rahmen einer Grunderkrankung auftreten können. Nicht immunologisch bedingte Thrombozytopenien kommen etwa bei Lebererkrankungen, insbesondere bei gleichzeitigem Vorliegen einer Splenomegalie, hämatologischen oder soliden Neoplasien sowie Verlust, Verbrauchs- und Verdünnungskoagulopathie sowie medikamenteninduziert vor.

Thrombozytäre Gerinnungsstörungen

- Erworbene thrombozytäre Gerinnungsstörungen sind meist *medikamentös induziert*. Hierbei kann die Hemmung der Plättchenfunktion erwünschter Effekt der Medikation sein (insbesondere beim Einsatz von Plättchenfunktionshemmern wie Azetylsalizylsäure, Thienopyridinen oder Ticagrelor) oder als unerwünschter Nebeneffekt einer medikamentösen Behandlung auftreten. Eine klinisch relevante unerwünschte Plättchenfunktionshemmung wird insbesondere beim Einsatz von Analgetika (Azetylsalizylsäure, nicht steroidalen Antirheumatika) und Antidepressiva (insbesondere selektiven Serotonin-Wiederaufnahmehemmern) beobachtet.
- Neben medikamentös induzierten Thrombozytenfunktionen kommt eine gestörte Thrombozytenfunktion bei Patienten mit *fortgeschrittenen Leber- und Nierenerkrankungen* sowie bei Patienten mit *hämatologischen Systemerkrankungen* vor.
- Das *erworbene Von-Willebrand-Syndrom* ist ätiologisch und pathophysiologisch äußerst heterogen und kommt insbesondere bei Patienten mit hämatologischen Systemerkrankungen, Autoimmunerkrankungen, Tumorerkrankungen sowie kardialen Vitien mit hohen Scherkräften vor.

20.6 Epidemiologie

20.6.1 Häufigkeit

- Das *Von-Willebrand-Syndrom* ist die häufigste angeborene Erkrankung des Blutgerinnungssystems (ca. 1 % der Bevölkerung). Die Erkrankung tritt bei Frauen und Männern etwa gleich häufig auf. Bei etwa 70 % der Betroffenen handelt es sich um die leichte Verlaufsform. Die schwere Form, das VWS Typ 3, tritt mit einer Prävalenz von 1:100 000 in der Normalbevölkerung auf. Etwa 1–10 % der Fälle des VWS sind erworben.
- Die verschiedenen Formen der angeborenen thrombozytären Gerinnungsstörungen sind jeweils nur bei einer kleinen Anzahl von Patienten beschrieben worden. Nach aktuellen Daten treten diese Erkrankungen in Deutschland bei etwa 2 Kindern pro 1 Million Einwohner auf. Erworbene thrombozytäre Gerinnungsstörungen werden präoperativ bei bis zu 4 % der erwachsenen Patienten gefunden.
- Bei Erwachsenen liegt die Inzidenz von *Immunthrombozytopenien* (ITP) zwischen 0,2 und 0,4 Neuerkrankungen pro 100 000 Personen pro Jahr und die Prävalenz bei ca. 2 chronischen ITP-Patienten pro 100 000 Personen. Bei Kindern und Jugendlichen beträgt die ITP-Inzidenz ebenfalls ca. 0,3 pro 10 000 Personen pro Jahr. Da die chronische ITP in der Pädiatrie selten ist, gibt es dazu keine Prävalenzangaben.

20.6.2 Altersgipfel

- Es existieren keine spezifischen Altersgipfel für die angeborenen und erworbenen thrombozytären Gerinnungsstörungen. Die angeborenen thrombozytären Gerinnungsstörungen und auch das VWS zeigen bereits im Kindesalter Symptome.

20.6.3 Geschlechtsverteilung

- Jungen bzw. Männer und Mädchen bzw. Frauen sind bezüglich thrombozytärer Gerinnungsstörungen oder eines erworbenen Von-Willebrand-Syndroms gleich häufig betroffen.

20.6.4 Prädisponierende Faktoren

- Bis auf eine positive Blutungsanamnese in der Familie existieren keine spezifischen prädisponierenden Faktoren für die *angeborenen* thrombozytären Gerinnungsstörungen.
- Prädisponierende Faktoren für *erworbene* thrombozytären Gerinnungsstörungen oder ein erworbenes Von-Willebrand-Syndrom sind von der jeweiligen Grunderkrankung abhängig und damit nicht spezifisch.

20.7 Ätiologie und Pathogenese

- Ein oder mehrere der Aktivierungsschritte, die zur Thrombozytenaggregation führen, können von einer Störung betroffen sein. In den meisten Fällen führt dies zu einer Einschränkung der Thrombozytenfunktion und damit zur Blutungsneigung, in seltenen Fällen auch zu einer gesteigerten Thrombozytenaktivierung mit dem Risiko neuer Gefäßverschlüsse, wie z. B. beim Plättchentyp des Von Willebrand-Syndroms.
- *Störung der Thrombozytenadhäsion:*
  - Die Adhäsion der Thrombozyten wird vor allem über die Kollagenrezeptoren GPVI und GPIa/IIa und den Von-Willebrand-Rezeptor (VW-Rezeptor) GPIb/IX vermittelt, mit geringerer Bedeutung auch über den Fibrinogenrezeptor GPIIb/IIIa, der auch an andere Proteine, wie z. B. Fibronektin, binden kann.
  - Im arteriellen Gefäßsystem unter hohen Scherkräften ist die Interaktion des Von-Willebrand-Faktors mit seinem Rezeptor GPIb/IX/V von entscheidender Bedeutung für die Adhäsion der Thrombozyten. Das Fehlen oder die reduzierte Expression des Rezeptors für den Von-Willebrand-Faktor (VWF) auf der Thrombozytenoberfläche (Bernard-Soulier-Syndrom) führt zu einer erhöhten Blutungsneigung, weil die Thrombozyten nicht ausreichend an VWF adhärieren können.

- *Störung der Signaltransduktion:*
  - Die aktivierten Rezeptoren der Thrombozytenoberfläche induzieren in der Zelle weitere Signalkaskaden. Diese Aktivierungsschritte induzieren den Formenwandel der Thrombozyten (Shape Change). Störungen in der Signaltransduktion betreffen oft mehrere Aktivierungsschritte.
- *Störung der Granulasekretion:*
  - Während der Aktivierung der Thrombozyten werden die Inhaltsstoffe der Granula freigesetzt. Dies ist ein weiterer wichtiger Verstärkungsmechanismus der Thrombozytenaggregation, aber auch der plasmatischen Gerinnung.
- *Störung der prokoagulatorischen Oberfläche:*
  - Ein wichtiger Katalysator der Gerinnungskaskade ist die Phospholipidoberfläche aktivierter Thrombozyten. In Situationen, in denen die volle Aktivität des Hämostasesystems benötigt wird (z. B. größere operative Eingriffe), können schwere Blutungskomplikationen auftreten.
- *Störung der Thrombusfestigkeit:*
  - Die fehlende oder reduzierte Expression von aktivem GPIIb/IIIa, wie z. B. bei der Glanzmann-Thrombasthenie, und Störungen der Reorganisation des thrombozytären Zytoskeletts verursachen Thrombozytenfunktionsstörungen. Defekte im Fibrinogen (z. B. erworbener Mangel an Fibrinogen bei schweren Blutungen oder Leberfunktionsstörungen) sowie eine Hyperfibrinolyse beeinträchtigen die Gerinnselfestigkeit.
- *angeborenes Von-Willebrand-Syndrom:*
  - Der VWF ist ein aus einer variablen Anzahl von Untereinheiten bestehendes Proteinmultimer mit einem Molekulargewicht zwischen 550 000 und 20 Millionen Dalton. Nach der Translation wird das Vorläuferprotein in das endoplasmatische Retikulum von Endothelzellen und Megakaryozyten eingeschleust. Hier werden durch mehrere Prozessierungsschritte hochmolekulare Multimere gebildet und anschließend in endothelialen Weibel-Palade-Körperchen oder thrombozytären α-Granula gespeichert. Der VWF besitzt Bindungsstellen für subendotheliale Matrixproteine wie Kollagen und den Gerinnungsfaktor VIII:C.
  - Neben der Trägerfunktion für den Gerinnungsfaktor VIII:C vermittelt der VWF die initiale Thrombozytenadhäsion an die subendotheliale Matrix. Durch die Bindung an Kollagen kommt es zu einer Konformationsänderung des VWF, die zu einer gesteigerten Affinität gegenüber dem thrombozytären VW-Rezeptor führt. Eine Verminderung oder eine funktionelle Beeinträchtigung des VWF wird nach ihrem Erstbeschreiber als Von-Willebrand-Syndrom bezeichnet.
  - Beim angeborenen VWS unterscheidet man *drei Formen*: Typ 1 (60–70 % der Fälle) ist durch eine Verminderung des VWF gekennzeichnet, beim seltenen Typ 3 fehlt dieses Adhäsivprotein. Der heterogene Typ 2 beinhaltet qualitative Veränderungen des VWF (Verminderung oder Verlust der hochmolekularen Multimere).
- *erworbenes Von-Willebrand-Syndrom:*
  - Ätiologie und Pathogenese des erworbenen VWS sind äußerst heterogen und können auf verschiedenartige Mechanismen in Assoziation zur Grunderkrankung zurückgeführt werden.
  - Inhibitoren (Autoantikörper) können gegen funktionelle oder nicht funktionelle Domänen des VWF-Moleküls gerichtet sein. Beim erworbenen VWS sind *Inhibitoren besonders im Rahmen hämatologischer Systemerkrankungen* von Bedeutung. Hierbei handelt es sich meist um monoklonale Gammopathien unterschiedlicher Ätiologie (multiples Myelom, Morbus Waldenström, monoklonale Gammopathie unklarer Signifikanz) und myeloproliferative Erkrankungen (essenzielle Thrombozythämie und Polycythaemia vera), seltener um maligne Lymphome sowie akute und chronische Leukämien.
  - Bei reaktiven Thrombozytosen und essenzieller Thrombozythämie kann es durch abnorm erhöhte Aktivität thrombozytärer Proteasen zu einer selektiven Reduktion hochmolekularer Multimere und somit zu einem erworbenen VWS kommen.
  - Auch bei *erhöhten Scherkräften* im Gefäßsystem kann es zu einer gesteigerten Proteolyse des VWF kommen. Dieser Pathomechanismus ist bei kardialen Vitien, insbesondere bei Aortenstenose, von Bedeutung. Infolge der Stenosierung der Aortenklappe kommt es zu einer veränderten Hämodynamik mit hohen Scherraten. Durch eine scherkraftinduzierte Konformationsänderung des VWF und eine gesteigerte Aktivität der VWF-spaltenden Metalloprotease (ADAMTS 13) wird die Proteolyse des VWF, die bevorzugt die hochmolekularen Multimere betrifft, gefördert. Beim *Heyde-Syndrom* (Kombination einer Aortenstenose mit gastrointestinalen Blutungen aus Angiodysplasien) wird durch vermehrte Proteolyse des VWF die Blutungsneigung verstärkt. Auch bei chronischen Anämien wie der *Thalassämie* wurde ein erworbenes VWS mit Proteolyse des VWF beschrieben.
  - Dem erworbenen VWS bei *Hypothyreose* liegt eine Syntheseminderung des VWF zugrunde. Dieser Pathomechanismus wurde auch beim erworbenen VWS unter *antiepileptischer Therapie mit Valproinsäure* angenommen.
- Die primäre Immunthrombozytopenie (ITP) oder auch die medikamentinduzierte Thrombozytopenie (DITP) sind *erworbene Thrombozytopenien*. Ein weit verbreitetes Eponym ist der Begriff Morbus Werlhof. Man unterscheidet die primären Formen, bei der keine auslösende Ursache für die ITP erkennbar ist, von den sekundären, bei denen die ITP oder DITP durch Medikamente oder andere Erkrankungen ausgelöst wird: medikamentös-induzierte Autoimmunerkrankungen (z. B. systemischer Lupus erythematodes, rheumatoide Arthritis) Anti-

phospholipidsyndrom, variables Immundefektsyndrom, Lymphom (z. B. chronische lymphatische Leukämie, Morbus Hodgkin), Evans-Syndrom, autoimmunes lymphoproliferatives Syndrom, Infektionen (HIV, Hepatitis B oder C, Helicobacter-pylori-Infektion) oder nach Impfung (z. B. Masern-Röteln-Mumps, 1:40 000).

20.8 Klassifikation

Die Einteilung der thrombozytären Gerinnungsstörungen ist in ▶ Tab. 20.1 dargestellt.
- *Erworbene Thrombozytopathien:*
  - *Systemerkrankungen*, wie die terminale Niereninsuffizienz, Leberinsuffizienz, myeloproliferative Erkrankungen, Dysproteinämien, oder auch *therapeutische Maßnahmen*, wie Operationen an der Herz-Lungen-Maschine oder extrakorporale Detoxikationsverfahren, sind häufig mit komplexen Thrombozytenfunktionsstörungen assoziiert.
  - Wenn *Medikamente* zur Anwendung kommen, die die Thrombozytenfunktion beeinflussen, sind unerwartete Blutungen häufige Komplikationen. Die Pharmakokinetik der verschiedenen Substanzen und ihr Wirkspektrum bestimmen die Wirkdauer. Das Absetzen der Medikamente unter Berücksichtigung ihrer Indikation ist eine Einzelfallentscheidung.

– *Azetylsalizylsäure* (ASS): Die Halbwertszeit (HWZ) ist mit 2 Stunden sehr kurz, allerdings azetyliert ASS die Zyklooxygenase (COX) *irreversibel* und hemmt damit den ersten Schritt der Prostaglandinsynthese. Durch die blockierte Thromboxan-A2-Produktion werden die Thrombozytenaggregation und Vasokonstriktion gehemmt. Dafür reicht bereits eine Dosis von 50–100 mg/Tag (COX-1-Hemmung). Das Blutungsrisiko im Alltag ist gering (0,3–1,7 pro 1000 Patientenjahre). Die häufigste Nebenwirkung sind obere gastrointestinale Blutungen. Mit einer Normalisierung der Thrombozytenfunktion ist nach Absetzen von ASS nach ca. 7 Tagen zu rechnen. Berücksichtigt werden kann, dass bei einer gesunden Megakaryozytopoese täglich ca. 7 % der zirkulierenden Thrombozyten neu gebildet werden, deren Zyklooxygenase nicht gehemmt ist.

– Andere *nicht steroidale Antiphlogistika* (NSAR; Ibuprofen, Diclofenac, Indometacin, Naproxen, Piracetam, Piroxicam) inhibieren die COX-1 *reversibel* und in der Regel mit einem geringeren Antithrombozyteneffekt als ASS. Die Eliminationshalbwertszeit der einzelnen Substanzen variiert zwischen 2 und 4 Stunden (Ibuprofen, Diclofenac), 10–18 Stunden (Indometacin, Naproxen) bzw. bis 50 Stunden (Piroxicam). Nach Absetzen dieser Substanzen kann mit einer Normalisierung der Thrombozytenfunktion je nach HWZ nach einem Tag bis 5 Tagen gerechnet werden.

Tab. 20.1 Einteilung der thrombozytären Gerinnungsstörungen.

Thrombozytopenie	Thrombozytopathie	Thrombozytopathie und -penie
angeboren	angeboren	angeboren
hereditäre Makrothrombozytopenien, z. B. MYH9-assoziiert	Glanzmann-Thrombasthenie	Bernard-Soulier-Syndrom
	GPVI-Mangel	Wiskott-Aldrich-Syndrom
	ADP-Rezeptor-Defekte	Gray-Platelet-Syndrom
	Storage-Pool-Erkrankungen (Hermansky-Pudlak-, Chediak-Higashi-Syndrom)	Montreal-Platelet-Syndrom
	Scott-Syndrom	Jacobson/Paris-Trousseau-Syndrom
	Stormorken-Syndrom	
erworben	erworben	erworben
medikamentinduzierte Thrombozytopenie (DITP)	medikamentenassoziierte Thrombozytopathie, z. B. durch Azetylsalizylsäure, nicht steroidale Antiphlogistika	myeloproliferative Erkrankungen
Immunthrombozytopenie (ITP)	medikamentenassoziierte Thrombozytopathie, z. B. durch ADP-Rezeptor-Antagonisten wie Clopidogrel, Serotonin-Wiederaufnahmehemmer, GPIIb/IIIa-Antagonisten	hochgradige Aortenklappenstenose (erworbenes Von-Willebrand-Syndrom)
posttransfusionelle Purpura (PTP)	Urämie	chronische Leberkrankheiten
thrombotisch-thrombozytopenische Purpura (TTP)		Leberzirrhose
		disseminierte intravasale Koagulopathie (DIC)
		traumainduzierte Koagulopathie (TIC)

- Die *Thienopyridine* Clopidogrel, Prasugrel und Ticlopidin sind selektive, irreversible ADP-Rezeptor-Antagonisten. Ticlopidin hat eine Halbwertszeit von 96 Stunden (4 Tage), Clopidogrel von 8 Stunden, die sich wegen seiner Umwandlung in einen wirksamen Metaboliten weiter verlängert. Nach Absetzen kann mit einer Normalisierung der Plättchenfunktion nach ca. 7 Tagen gerechnet werden. Ticagrelor ist reversibel. Hier ist ein Pausieren von 5 Tagen ausreichend.
- *GPIIb/IIIa-Rezeptor-Antagonisten* (Abciximab, Eptifibatid, Tirofiban) führen zu einer vollständigen Hemmung der Thrombozytenaggregation. Sie imitieren das klinische Bild einer Glanzmann-Thrombasthenie. Abciximab bindet mit hoher Affinität an den Rezeptor und wird mehrfach recycelt. Seine Wirkung lässt erst nach ca. 2 Tagen langsam nach, die von Tirofiban nach 4–8 Stunden und von Eptifibatid nach ca. 4 Stunden. Tirofiban und Eptifibatid binden reversibel an den GPIIb/IIIa-Komplex; sie werden daher im Überschuss gegeben. GPIIb/IIIa-Inhibitoren können schwere Immunthrombozytopenien innerhalb der ersten 24 Stunden nach Gabe des Medikaments induzieren (0,3–1,6 % der Patienten, bei Reexposition bis zu 4 %). Bei Blutungskomplikationen sind Thrombozytentransfusionen die einzige therapeutische Option.
- (Selektive) *Serotonin-Wiederaufnahmehemmer* (SRI, Antidepressiva; z. B. Citalopram, Fluoxetin, Fluvoxamin, Paroxetin, Sertralin) greifen als unerwünschte Wirkung negativ in den Amplifikationsmechanismus der Thrombozytenaggregation ein. Thrombozyten können Serotonin nicht selbst synthetisieren. Durch die Hemmung der Serotoninaufnahme in die thrombozytären Granula können die Thrombozyten ihre Speicher nicht mehr füllen, was einer erworbenen Delta-Storage-Pool-Erkrankung gleichkommt. Beschrieben wurden Blutungskomplikationen während operativer Eingriffe unter der Einnahme von SRI sowie ein 2fach erhöhtes Risiko für obere gastrointestinale Blutungen insbesondere unter selektiven SRI.
  Diese Antidepressiva haben eine HWZ von 50–70 Stunden und werden teilweise noch in weiter wirksame Metaboliten umgewandelt, was die HWZ auf bis zu 7 Tage verlängert. Es ist daher davon auszugehen, dass frühestens 14 Tage nach Absetzen des Medikaments eine Normalisierung der Thrombozytenfunktion zu erwarten ist.
- *Von-Willebrand-Syndrom:*
  - 1926 beschrieb der finnische Internist Erik von Willebrand eine ausgeprägte Blutungsneigung bei einer schwedischen Familie von den Åland-Inseln. Im Unterschied zur klassischen Hämophilie zeigte diese hämorrhagische Diathese keine Geschlechtsbindung und war heterogen in Bezug auf den Schweregrad der Blutungsneigung innerhalb der Familie. Von Willebrand bezeichnete die Erkrankung als „erbliche Pseudohämophilie". Erst in den 1970er-Jahren gelang die Identifikation des Von-Willebrand-Faktors.
  - Die *Hauptklassifikation* des VWS in drei Haupttypen hat sich über die Jahre nicht geändert. Die Differenzierung zwischen *Typ 1* mit einem niedrigen VWF-Antigen, *Typ 3* mit praktisch völligem Fehlen des VWF-Antigens und *Typ 2* mit qualitativen Defekten, unabhängig von der Menge an VWF-Antigen.
  - Neben den Typen 1 und 3 als quantitativen Defekten wurde der *Typ 2* in vier Untergruppen unterteilt.
    - Der *Typ 2A* bezieht sich auf Varianten mit gestörter plättchenabhängiger Funktion auf Basis eines Verlustes oder einer relativen Verminderung der hochmolekularen Multimere, die funktionell die aktivsten der primären Hämostase sind.
    - Varianten mit einer erhöhten Affinität für Thrombozyten-GPIb wurden als *Typ 2B* bezeichnet, der den Phänotyp mit einem Fehlen der großen VWF-Multimere, aber auch solche mit einem normalen Multimermuster einschließt.
    - Der *Typ 2M* schließt Varianten mit plättchenabhängigen funktionellen Defiziten des VWF ein, doch sind bei dieser Form die großen Multimere vorhanden.
    - Schließlich werden Varianten mit einer defekten FVIII-Bindung des VWF als *Typ 2N* bezeichnet.
- Die *Immunthrombozytopenie* (ITP) und die *medikamentinduzierte Thrombozytopenie* (DITP) werden verursacht durch einen vermehrten Thrombozytenabbau, eine Hemmung der Thrombozytopoese und einen relativen Thrombopoietinmangel. Es wird eine *akute* ITP oder DIPT definiert, wenn die Blutungsneigung anamnestisch erst vor kurzer Zeit aufgetreten ist, während die *chronische* ITP (oder DIPT) schon länger besteht, meist keine oder nur wenige Blutungssymptome zeigt und manchmal nur zufällig bei einer Blutuntersuchung auffällt.

20.9 Symptomatik

- Der klinische Blutungstyp gibt häufig Hinweise auf den Ort der Hämostasestörung. Der Blutungstyp ist beim Von-Willebrand-Syndrom oder bei thrombozytärer Gerinnungsstörung nahezu identisch.
- Der thrombozytäre Blutungstyp ist gekennzeichnet durch multiple, kleinere Hämatome an Stellen mit mechanischer Belastung, Nachblutungen nach Zahnextraktionen und Tonsillektomie, Menorrhagien, die oft zur Eisenmangelanämie führen, und Blutungskomplikationen während oder nach operativen Eingriffen. Spontane Schleimhautblutungen und vor allem Blutblasen im Mundbereich sind das wichtigste klinische Zeichen für eine bedrohliche Blutungsgefährdung. Die Ausprägung der Symptome ist allerdings sehr variabel. Bei heredität-

ren Thrombozytenstörungen variieren sie selbst zwischen Patienten mit dem gleichen genetischen Defekt bzw. innerhalb einer Familie stark.
- Aus klinischer Sicht ist wichtig, dass nicht mit Spontanblutungen zu rechnen ist, solange die Thrombozytenzahl oberhalb von 30000/μl liegt, keine Verminderung der Gerinnungsfaktoren besteht und die Gefäßpermeabilität nicht gestört ist. Nach Bagatellverletzungen können flächenhafte Hautblutungen als Ekchymosen hinzutreten.

20.10 Diagnostik

20.10.1 Diagnostisches Vorgehen

- ▶ Abb. 20.1 und ▶ Abb. 20.2 zeigen die Stufendiagnostik bei thrombozytären Gerinnungsstörungen und beim Von-Willebrand-Syndrom.

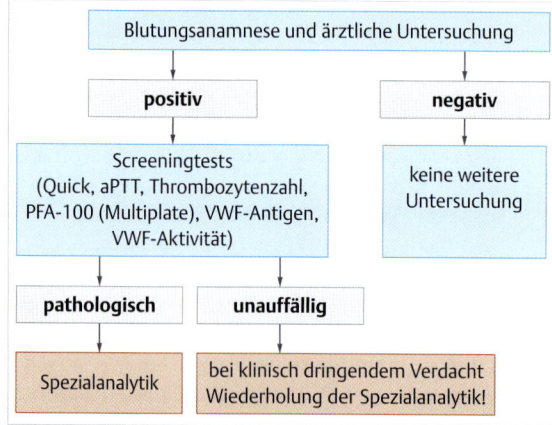

Abb. 20.1 Thrombozytäre Gerinnungsstörungen. Stufendiagnostik (siehe auch Kap. 20.10.4) (aPTT: aktivierte partielle Thromboplastinzeit, PFA-100: Platelet Function Analyser, VWF: Von-Willebrand-Faktor).

20.10.2 Anamnese

- siehe Kapitel „Plasmatische Gerinnungsstörungen" (S. 150)

20.10.3 Körperliche Untersuchung

- Bei einer thrombozytären Gerinnungsstörung sind internistische und neurologische Untersuchung in der Regel normal. Da die Patienten ein erhöhtes Risiko für Blutungen haben, sollte bei der Inspektion auf Blutungszeichen (z. B. Petechien, Hämatome, Sugillationen), insbesondere an Rumpf, Schleimhäuten oder Haut, geachtet werden.
- Gezielt ist nach Konjunktival- oder Schleimhautblutungen (Epistaxis, Zahnfleischbluten) und nach Blutungen aus dem Gastrointestinal- oder Urogenitaltrakt zu fahnden. Retinale Blutungen weisen auf eine besondere Gefährdung des Patienten hin.

20.10.4 Labor

- Es gibt keinen Labortest, mit dem alle Thrombozytenfunktionsstörungen identifiziert und differenziert werden können. Die Basis für die Diagnose ist eine gerichtete Anamnese des Patienten und seiner Verwandten. Die *Medikamenteneinnahme* innerhalb der letzten 2–3 Wochen sollte besonders berücksichtigt werden, da sie der häufigste Grund für eine erworbene Thrombozytopathie darstellt.
- Thrombozytenfunktionsstörungen werden durch die globalen Gerinnungstests nicht erfasst. Bei verstärkter Blutungsneigung und normalen Globalgerinnungstests sind die Ursachen mit folgender Wahrscheinlichkeit: Thrombozytopathie > Von-Willebrand-Syndrom > Hyperfibrinolyse. Die *Thrombozytenmorphologie* im einfachen Blutausstrich sowie das *Thrombozytenvolumen* und die -verteilungskurve sind weitere Parameter, die

Basistests	erweiterte Analytik	Spezialanalytik
aPTT	VWF:Ag (Von-Willebrand-Faktor: Antigen)	RIPA (ristocetininduzierte Thrombozytenaggregation)
Faktor VIII:C (Clotting-Aktivität)	VWF:RCo (Von-Willebrand-Faktor: Ristocetinkofaktor)	Multimerelektrophorese
Thrombozytenzahl	VWF:CBA (Von-Willebrand-Faktor: kollagenbindende Aktivität)	VWF in Thrombozyten
PFA-100 (200)		VWF: Faktor VIII BA (Von-Willebrand-Faktor: Faktor-VIII-bindende Aktivität)
Blutungszeit		Gendiagnostik

Abb. 20.2 Von-Willebrand-Syndrom. Stufendiagnostik (aPTT: aktivierte partielle Thromboplastinzeit, PFA-100: Platelet Function Analyser).

es bereits erlauben, einen großen Teil der Thrombozytenstörungen einzugrenzen.
- Bei häufig unauffälliger Blutungsanamnese ist der Nachweis einer isolierten Thrombozytopenie < 100 × 10^9/l bei normalen übrigen hämatologischen Parametern (Erythrozyten-, Leukozytenzahl, Differenzialblutbild, Basisgerinnungswerte) ausreichend für die Diagnose einer ITP oder DIPT (Medikamentenanamnese: Chinin, Chinidin, Trimethoprim/Sulfamethoxazol, Vancomycin, Penizilline, Rifampicin, Carbamazepin, Ceftriaxon, Ibuprofen, Mirtazapin, Oxaliplatin, Suramin, Abciximab, Tirofiban, Eptifibatid und Heparin). Eine *Knochenmarkpunktion* ist bei typischen Befunden zunächst nicht notwendig, jedoch bei Patienten über 60 Jahre wegen der zunehmenden Häufigkeit alternativer Diagnosen wie Lymphome, myelodysplastische Syndrome, Plasmozytom. Eine Untersuchung auf *thrombozytäre Autoantikörper* ist im Verlauf indiziert.
- Die *Plättchenfunktionsdiagnostik* selbst ist aufwändig und für die meisten Tests sind frisch entnommene Blutproben aus einer Vene erforderlich. Aufgrund der begrenzten Verfügbarkeit sollte diese Diagnostik nur in erfahrenen Gerinnungslaboratorien oder in einem Gerinnungszentrum erfolgen.
- Eine verlängerte *In-vivo-Blutungszeit* ist ein erster Hinweis auf eine Störung der primären Hämostase. Die Sensitivität und Spezifität der Methode ist jedoch stark abhängig vom Untersucher. In der Regel erlaubt sie keine prädiktive Aussage über das individuelle Blutungsrisiko eines Patienten im Rahmen operativer Eingriffe.
- Die Bestimmung der *In-vitro-Blutungszeit* mit dem *PFA-100* (Platelet Function Analyser 100 bzw. 200) eignet sich als Screeningtest für Thrombozytenfunktionsstörungen unter hohen Scheerkräften einschließlich eines VWS und einer ASS-induzierten Thrombozytopathie. Sowohl für die Beurteilung der In-vitro-Blutungszeit als auch der klassischen Aggregometrie nach Born ist eine Thrombozytenzahl von mindestens 100 000/μl erforderlich. In der Aggregometrie nach Born oder im Multiplate kann die Reaktion der Thrombozyten auf verschiedene Induktoren (ADP, Kollagen, Epinephrin, Ristocetin, Arachidonsäure, Thromboxan, Thrombinrezeptor-aktivierendes Peptid) überprüft werden.
- Im *Durchflusszytometer* können die Expression der wichtigsten Rezeptoren (GPIIb/IIIa, GPIb/IX) auf der Thrombozytenoberfläche und die Anfärbbarkeit der dichten Granula relativ einfach bestimmt werden. Darüber hinaus gehende Thrombozytenuntersuchungen umfassen weitere durchflusszytometrische Analysen, Immunfluoreszenzuntersuchungen, Plättchenadhäsionstests, Serotoninassays, Lumiaggregometrie zur Messung der ATP-/ADP-Freisetzung, Plättchenproteom- und Transkriptomanalysen sowie genetische Untersuchungen zur Feststellung von Mutationen.

- Lediglich eine ausgeprägte Thrombopenie kann in der *Rotationsthrombelastometrie* erfasst werden, alle anderen thrombozytären Gerinnungsstörungen nicht!
- Eine normale aPTT und ein normaler Faktor VIII schließen ein Von-Willebrand-Syndrom nicht aus!
- Die *In-vitro-Verschlusszeit* (PFA-100) ist ein weiterer Screeningtest. Die Verdachtsdiagnose wird bestätigt durch erniedrigtes Antigen (VWF:Ag), einen erniedrigten Ristocetinkofaktor (VWF: RCo) und/oder die erniedrigte Kollagenbindungsaktivität (VWF: CBA). Mit diesen Messgrößen lässt sich in den meisten Fällen ein Von-Willebrand-Syndrom diagnostizieren. So weisen Träger der Blutgruppe 0 niedrigere Konzentrationen und Aktivitäten als Individuen anderer Blutgruppenmerkmale im AB0-System auf. Zur erweiterten Diagnostik gehören die *ristocetininduzierte Plättchenagglutination* (RIPA), bei der patienteneigenes plättchenreiches Plasma unter Zusatz unterschiedlicher Konzentrationen von Ristocetin im Aggregometer gemessen wird. Durch diesen Test lässt sich ein Von-Willebrand-Syndrom Typ 2A von einem Typ 2B unterscheiden.
- Die Typen 2A bis 2H des Von-Willebrand-Syndroms lassen sich auch durch die *Multimeranalyse* des Von-Willebrand-Faktors mittels SDS-Agarose-Gelelektrophorese darstellen. Der Faktor-VIII-Bindungsassay misst die Bindung von Faktor VIII an den VWF des Patienten. Er dient der Diagnose des Typs 2N.
- Durch übliche Screeninguntersuchungen, wie Prothrombinzeit nach Quick/INR, aktivierte partielle Thromboplastinzeit (aPTT), Thrombinzeit, wird ein erworbenes Von-Willebrand-Syndrom nicht erfasst. Hierbei sind die In-vivo-Blutungszeit und In-vitro-Verschlusszeit (PFA-100/-200) häufig verlängert und im Multiplate nicht reproduzierbar. Zudem lässt sich gerade beim erworbenen Von-Willebrand-Syndrom oft eine Diskordanz zwischen Konzentration und Aktivität des VWF feststellen. So kann bei variabler Antigenkonzentration (VWF:Ag) die Aktivität des VWF, gemessen als Ristocetinkofaktoraktivität (VWF:RCo) oder kollagenbindende Aktivität (VWF:CBA), absolut oder relativ zur Antigenkonzentration des VWF vermindert sein, wobei Quotienten unter 0,7 Hinweise auf einen funktionellen Defekt bieten. Nach elektrophoretischer Auftrennung des VWF im Agarosegel zeigt die proteinchemische Charakterisierung (Multimeranalyse) häufig eine abnorme Multimerstruktur. In manchen Fällen lassen sich im Plasmaaustauschversuch Inhibitoren gegen den VWF nachweisen.

20.10.5 Bildgebende Diagnostik

- siehe Kapitel „Plasmatische Gerinnungstörungen" (S. 151)

20.11 Differenzialdiagnosen

- Mit Ausnahme der komplexen Gerinnungsstörungen existieren neben den thrombozytären Gerinnungsstörungen keine anderen spezifischen Krankheitsbilder.

20.12 Therapie

20.12.1 Therapeutisches Vorgehen

- ▶ Tab. 20.2 und ▶ Abb. 20.3 zeigen die Therapie beim Von-Willebrand-Syndrom und bei der Autoimmunthrombozytopenie.
- Die primäre Hämostase ist auch vom Hämatokrit abhängig, da die Thrombozyten durch die Erythrozyten an die Gefäßwand gedrückt werden. Eine Anämie (besonders häufig bei Frauen mit Thrombozytopathie!) verstärkt die Blutungsneigung. Der Ausgleich des Eisenmangels und die Normalisierung des Hämatokrits sind daher grundlegender Bestandteil des Managements aller Thrombozytopathien.

20.12.2 Pharmakotherapie

- In ▶ Tab. 20.3 ist das therapeutische Vorgehen für die Faktorensubstitution bei plasmatischen Gerinnungsstörungen entsprechend dem jeweiligen Mangel und Schweregrad für Operationen mit hohem Blutungsrisiko bzw. akute Blutungen und für Operationen mit geringerem Blutungsrisiko aufgeführt.
- *Von-Willebrand-Syndrom:*
  - Zwei Behandlungsprinzipien stehen zur Verfügung (▶ Tab. 20.3): Die Ausschüttung des endogenen Von-Willebrand-Faktors aus Speicherorganellen (Weibel-Palade-Körperchen) durch Desmopressin sowie der Ersatz des VWF durch entsprechende Plasmapräparate. Diese müssen eine ausreichende Menge an biologisch aktivem VWF enthalten. Ferner hat sich die zusätzliche Gabe eines Antifibrinolytikums (z.B. Tranexamsäure) als effektiv erwiesen. In bedrohlichen Fällen, insbesondere bei Frauen mit VWS Typ 3, ist die prophylaktische Gabe von VWF-haltigen Faktorenkonzentraten erforderlich.
  - Für die Therapie des erworbenen Von-Willebrand-Syndroms existieren bislang keine verbindlichen Richtlinien. Eine Behandlung wird erforderlich, wenn

Tab. 20.2 Therapie des Von-Willebrand-Syndroms (VWS; VWF: Von-Willebrand-Faktor).

Typ	Therapie der Wahl	zusätzliche Gabe
Typ 1	Desmopressin, Faktor-VIII/VWF-Konzentrate	Tranexamsäure
Typ 2	Faktor-VIII/VWF-Konzentrate, Desmopressin	Tranexamsäure
Typ 2A	Faktor-VIII/VWF-Konzentrate, Desmopressin	Tranexamsäure
Typ 2B	Faktor-VIII/VWF-Konzentrate, Desmopressin	Tranexamsäure
Typ 2N	Desmopressin	Tranexamsäure
Typ 3	Faktor-VIII/VWF-Konzentrate	Thrombozytenkonzentrate, Tranexamsäure
erworbenes VWS	Faktor-VIII/VWF-Konzentrate	Therapie der Grunderkrankung

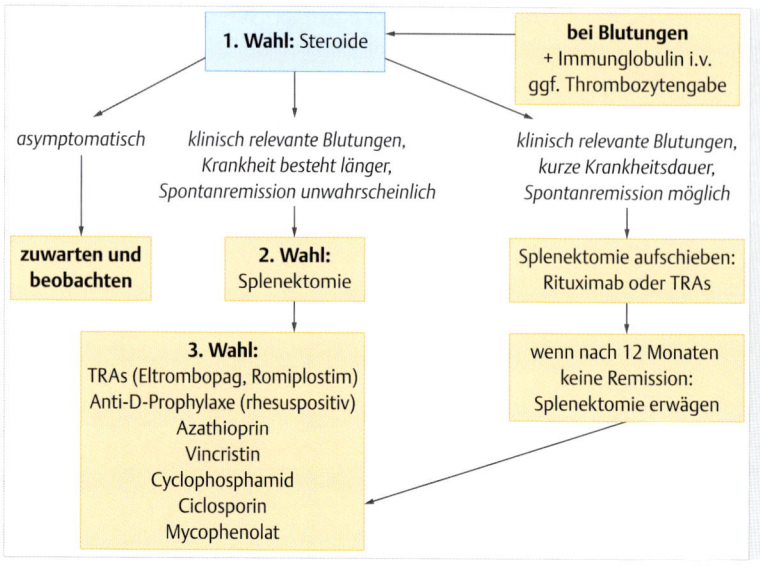

Abb. 20.3 Autoimmunthrombozytopenie. Therapie (TRAs: Thrombopoietinrezeptor-Agonisten).

Tab. 20.3 Therapie der angeborenen und erworbenen Thrombopenien sowie thrombozytären Gerinnungsstörungen.

hämorrhagische Diathese	therapeutisches Vorgehen (Präparat, Dosisberechnung, Zielwert)
Thrombopenien	wenn < 50000/µl:
	Thrombozytenkonzentrate (TK)
	TK ohne Effekt → Prednisolongabe: 100 mg präoperativ über 4 Tage
	Prednisolon ohne Effekt → Immunglobulingabe: 0,4 g/kgKG präoperativ über 4 Tage
	> 80 000/µl; Zielwerte abhängig von Ursache der Thrombopenie und vom geplanten Eingriff
	wenn ≥ 50 000–100 000/µl:
	Desmopressin (0,3 µg/kgKG) i. v. als Kurzinfusion in 50 ml NaCl-Lösung
	Tranexamsäure 500 mg i. v. präoperativ, dann 250 mg/h i. v. intraoperativ bis 4 Stunden nach OP-Ende
	dann 3 × 2 Tbl. à 500 mg p. o. bis 3 Tage postoperativ
erworbene thrombozytäre Gerinnungsstörungen (meist medikamenteninduziert oder organassoziiert)	Desmopressin (0,3 µg/kgKG) i. v. als Kurzinfusion in 50 ml NaCl-Lösung
	Desmopressin ohne Effekt → Tranexamsäure 500 mg i. v. präoperativ, dann 250 mg/h i. v. intraoperativ bis 4 Stunden nach OP-Ende
	dann 3 × 2 Tbl. à 500 mg bis 3 Tage postoperativ
	Tranexamsäure ohne Effekt → Aprotinin
	Initialdosis: 500 000 KIE i. v., Folgedosis: 200 000 KIE/h i. v. über 6–8 Stunden (KIE: Kallikrein-Inhibitor-Einheiten)
	alle Medikamente ohne Effekt → Thrombozytenkonzentrat: ein Apheresekonzentrat präoperativ, ein zweites intraoperativ
	Ziel: Normalisierung der jeweiligen pathologischen Thrombozytenfunktionstests
angeborene thrombozytäre Gerinnungsstörungen	Desmopressin (0,3 µg/kgKG) i. v. als Kurzinfusion in 50 ml NaCl-Lösung
	Desmopressin ohne Effekt → Tranexamsäure 500 mg i. v. präoperativ, dann 250 mg/h i. v. intraoperativ bis 4 Stunden nach OP-Ende
	dann 3 × 2 Tbl. à 500 mg bis 3 Tage postoperativ
	Medikamente ohne Effekt und Thrombozytenkonzentrate nicht kontraindiziert → TK: ein Apheresekonzentrat präoperativ, ein zweites intraoperativ
	TK ohne Effekt oder kontraindiziert → 3-malige Bolusgabe aktiviertes rekombinantes Faktor-VII-(rFVIIa-)Konzentrat (80–120 µg/kgKG) im Abstand von 2 Stunden (z. B. Glanzmann-Thrombasthenie)
	Ziel: Verbesserung oder ggf. Normalisierung der jeweiligen pathologischen Thrombozytenfunktionstests
Von-Willebrand-Syndrom	Faktor-VIII-Konzentrate mit Von-Willebrand-Faktor (1:1, 1:2,4, > 1:10) (plasmatisch)
	Initialdosis (IE): Körpergewicht (kg) × 50 (40–60), Folgedosis: 1- bis 2-mal täglich (nach individueller Genesung)
	> 50–100 % (40–50 %) oder Desmopressin (Dosis siehe oben)

eine Blutungskomplikation eingetreten oder in Provokationssituationen wie Traumata oder invasiven Eingriffen zu befürchten ist.
- *Autoimmunthrombozytopenie (ITP):*
  - Bei Thrombozytenwerten über 50 × 109/l ist eine langfristige Therapie kontraindiziert. Das Vorgehen bei niedrigeren Werten wurde nicht stringent vorgegeben. Die Experten der ASH-Leitlinie (American Society of Hematology) von 2010 empfehlen einen Schwellenwert von 30 × 109/l allein aufgrund der Tatsache, dass dieser Wert allgemein akzeptiert ist. Vor einem geplanten operativen Eingriff gilt: Wenn die Thrombozytenzahlen < 50 000/µl sind → *Anti-D-Präparate* (Rhophylac, Rhesonativ u. a.) bei rhesuspositiven Patienten oder alternativ die *Immunglobulingabe* über 3 Tage präoperativ mit Dosierung: Es stehen jeweils 200 mg/kgKG i. v. pro Tag mit Kontrolle der Thrombozytenzahlen als mögliche Therapieoptionen zur Verfügung. Bei schweren Blutungen (WHO III, VI) kann mit Thrombozytenkonzentraten bei manchen Patienten ein kurzfristiger Anstieg der Thrombozytenzahl und ein Sistieren der Blutung erreicht werden. Gleichzeitig sollten immer *Steroide* und *Immunglobuline* verabreicht werden.
  - Die *Splenektomie* ist die Zweitlinientherapie mit der höchsten Rate an dauerhaften Remissionen in dem Sinne, dass keine weitere Behandlung notwendig ist

(partielle oder komplette Remissionen in zwei Drittel der Fälle).
- ○ *Thrombopoietinrezeptor-Agonisten* erreichen noch höhere Remissionsraten, wenn nur das Ansprechen der Thrombozytenzahl betrachtet wird. Bei persistierender Blutungsneigung kann Romiplostim als subkutane Injektion einmal pro Woche oder Eltrombopag täglich oral verabreicht werden.

20.13 Nachsorge

- siehe Kapitel „Plasmatische Gerinnungsstörungen" (S. 152)

20.14 Verlauf und Prognose

- Die Prognose ist abhängig von der Grunderkrankung, die der jeweiligen thrombozytären Gerinnungsstörung zugrunde liegt. Wie die Krankheit eines einzelnen Patienten verlaufen wird, lässt sich anhand von Statistiken nicht vorhersagen.
- Die *richtige Diagnose* einer hereditären thrombozytären Gerinnungsstörung hat entscheidende Bedeutung für die Prognose, verhindert nicht indizierte Therapien, z. B. die Splenektomie, eröffnet Heilungschancen, z. B. durch Stammzelltransplantation, und erlaubt eine rationale Therapie in speziellen Situationen. Die Remissionsrate bei plötzlich aufgetretener Immunthrombozytopenie oder medikamentinduzierter Thrombozytopenie mit Blutungsneigung ist höher als bei einem schleichenden Beginn.
- Das Risiko tödlicher Blutungen steigt besonders nach dem 60. Lebensjahr an.

20.15 Quellenangaben

[1] Koscielny J, Rutkauskaite E. Präinterventionelle Änderung der Gerinnungsmedikation. Viszeralmedizin 2013; 29: 266–278

20.16 Literatur zur weiteren Vertiefung

[1] Koscielny J, Tempelhoff GF, Ziemer S et al. A practical concept for preoperative management in patients with impaired primary hemostasis. Clinical and Applied Thrombosis/Hemostasis 2004; 2: 155–166
[2] Koscielny J, Ziemer S, Radtke et al. A practical concept for preoperative identification in patients with impaired primary hemostasis. Clinical and Applied Thrombosis/Hemostasis 2004; 3: 195–204
[3] Pfanner G, Koscielny J, Pernerstorfer T et al. Die präoperative Blutungsanamnese. Empfehlungen der Arbeitsgruppe perioperative Gerinnung (AGPG) der Österreichischen Gesellschaft für Anästhesiologie, Reanimation und Intensivmedizin (ÖGARI). Anästhesist 2007; 6: 604–611

20.17 Wichtige Internetadressen

- Bundesärztekammer: http://bundesaerztekammer.de/aerzte/medizin-ethik/wissenschaftlicher-beirat/veroeffentlichungen/haemotherapie-transfusionsmedizin
- Standardisierter Fragebogen (Blutungsanamnese): https://www.zwp-online.info/sites/default/files/users/katja/anamnesefragebogen_fuer_erwachsene_abreissblock.pdf

21 Komplexe Gerinnungsstörungen

Jürgen Koscielny

21.1 Steckbrief

Die Vorstellungen vom Gerinnungssystem haben sich in den letzten Jahren verändert. Dies bedeutet, dass gerade die erworbenen Gerinnungsstörungen, z. B. traumaassoziiert, operativ bedingt, organassoziiert oder infektassoziiert, eine multifaktorielle, komplexe klinische Situationen darstellen, in denen auch die Hämostase extremen, meist lebensbedrohlichen Einflüssen ausgesetzt ist. Die Hämostase benötigt eine funktionierende, kontinuierliche Produktion, funktionierende Aktivierungs- und Deaktivierungsprozesse, ausreichend vorhandene und funktionierende Reaktionspartner und ein stabil funktionierendes physiologisches „Umfeld", in dem unter anderem enzymatische Reaktionen überhaupt funktionieren können. Diese Voraussetzungen werden bei komplexen Hämostasestörungen mehrfach auf unterschiedlichste Weise gestört, um aber gleichartige Veränderungen in der Hämostase zu bewirken.

21.2 Aktuelles

- Bei der Pathophysiologie der komplexen Gerinnungsstörungen spielen die funktionellen Störungen eine wichtige Rolle.
- In der Akuttherapie (Blutung) sind multinodale Diagnostik- und Therapiekonzepte indiziert.

21.3 Synonyme

- komplexe Koagulopathien

21.4 Keywords

- traumainduzierte Koagulopathie (TIC)
- Verbrauchskoagulopathie (DIC)
- organassoziierte Koagulopathie

21.5 Definition

- Eine *traumainduzierte Koagulopathie* (trauma-induced coagulopathy, TIC) beruht auf einer massiven Endothelverletzung mit Freisetzung des Gewebefaktors (Tissue Factor, TF) in Kombination mit einer systemischen Hypoperfusion.
  - Die TIC entsteht während Massivblutungen in erster Linie durch Verlust von Gerinnungsfaktoren und Thrombozyten. Eine begleitende Hämodilution und lokalisierter Verbrauch von Gerinnungsfaktoren und Thrombozyten aggravieren bestehende Defizite. Eine Steigerung der Fibrinolyse und/oder Hypothermie, Azidose und Hypokalzämie beeinträchtigen das hämostatische Potenzial zusätzlich und ausgeprägt. Die Haupttodesursache polytraumatisierter Patienten ist bei Behandlung in spezialisierten Zentren neben dem Schädel-Hirn-Trauma das Verbluten.
- Im Gegensatz dazu ist eine *disseminierte intravasale Koagulopathie* (disseminated intravascular coagulation, DIC) ein erworbener lebensbedrohlicher Zustand, bei dem durch eine übermäßig stark ablaufende Blutgerinnung im Blutgefäßsystem Gerinnungsfaktoren verbraucht werden und daraus schließlich eine Blutungsneigung resultiert. Die DIC ist keine eigenständige Erkrankung, sondern tritt als zusätzliche Komplikation bei einer Vielzahl unterschiedlicher Krankheitsbilder auf. Sie wird unterschieden in eine akute und eine chronische Form. Die DIC gehört zur Gruppe der *Vaskulopathien*.
- Die Leber als „Chemiefabrik des Körpers" ist ein zentraler Produktions- und auch Abbauort unter anderem für die meisten Gerinnungsfaktoren, die Gerinnungsinhibitoren und die Thrombozytenbildung sowie die Regulation des Säure-Basen-Haushalts. Eine fortgeschrittene Hepatopathie – unabhängig von der Genese – zieht unter anderem zwangsläufig eine organassoziierte komplexe Gerinnungsstörung (*organassoziierte Koagulopathie*) nach sich, die allerdings nicht immer therapiebedürftig ist.

21.6 Epidemiologie

21.6.1 Häufigkeit

- Erworbene komplexe Gerinnungsstörungen werden nur unzureichend oder gar nicht in Registern erfasst. Daher existieren bestenfalls grobe Abschätzungen. Es besteht auch keine gesetzliche Meldepflicht (§ 21 Transfusionsgesetz; TFG) wie bei hereditären plasmatischen Gerinnungsstörungen oder dem Von-Willebrand-Syndrom.
- Bei zivilen Polytraumatisierten in Westeuropa liegt der Prozentsatz für eine TIC bei etwa 1 %; 30–40 % aller Patienten, die nach einem Trauma versterben, verbluten in den ersten Stunden.
- Bei Schwangeren in Westeuropa liegt der Prozentsatz für eine DIC unter 0,1 %.
- Bei organassoziierten Koagulopathien können keine zuverlässigen Daten genannt werden.

21.6.2 Altersgipfel

- Es existieren keine spezifischen Altersgipfel für komplexe Gerinnungsstörungen (TIC, DIC, organassoziierte Koagulopathien).

21.6.3 Geschlechtsverteilung

- Jungen bzw. Männer und Mädchen bzw. Frauen sind bezüglich komplexer Gerinnungsstörungen (TIC, DIC, organassoziierte Koagulopathien) anscheinend gleich häufig betroffen.

21.6.4 Prädisponierende Faktoren

- Prädisponierende Faktoren für komplexe Gerinnungsstörungen sind von der jeweiligen Grunderkrankung abhängig und damit nicht spezifisch. Eine Blutungsanamnese ist im Vorfeld häufig jahrelang vollständig unauffällig.
- Bei *organassoziierten Koagulopathien* hängt das Ausmaß der Gerinnungsstörungen vorwiegend von folgenden Faktoren ab: endotheliale Dysfunktion (Stickoxid und Prostazyklin – Plättchenaggregation), Pfortaderthrombose (kompensiert: ca. 1 %, dekompensiert: 8–25 %) sowie Ausmaß der renalen Dysfunktion (z. B. Thrombozytopathie).

21.7 Ätiologie und Pathogenese

- Der primäre Auslöser der *TIC* ist eine massive Endothelverletzung mit Freisetzung des Gewebefaktors (TF) in Kombination mit einer systemischen Hypoperfusion. Am Endothel wird dabei Thrombomodulin exprimiert, das mit freiem Thrombin einen stabilen Komplex bildet, der antikoagulatorisch wirkt. Zusätzlich führt dies zur Aktivierung von Protein C, einem effektiven Antikoagulans. Dies hemmt die Faktoren Va und VIIIa, und in der Folge nimmt die Thrombinbildung ab. Das massive Gewebetrauma in Verbindung mit einem Schock kann zu einer verstärkten Freisetzung von Plasminogenaktivator führen. Dadurch wird vermehrt Plasmin gebildet und die Fibrinolyse in Gang gesetzt. Insbesondere wenn die Leberperfusion reduziert ist (Schockleber), kann es jedoch zu einer gesteigerten Fibrinolyse kommen, auch zu einer Hyperfibrinolyse (bei 20–30 % der Polytraumata) mit verstärkter Blutungsneigung. Verbrauch, Hämodilution, Hypothermie und Azidose verstärken erst sekundär die Gerinnungsstörung, können sich dann aber zu einem fatalen Circulus vitiosus entwickeln.
- Die Pathogenese der *akuten DIC* wird in drei Stadien eingeteilt:
  - Im 1. Stadium findet die *pathologische Aktivierung der Hämostase* statt: Hier ist die unphysiologische Reaktion klinisch und diagnostisch noch kompensiert, das heißt, man erkennt noch keine Abweichung von der Norm, obwohl der Fehlprozess schon in Gang gesetzt wurde; Tissue Factor Pathway Inhibitor (TFPI) und Antithrombin werden jedoch schon verbraucht. Eingeleitet wird die Verbrauchskoagulopathie durch die gerinnungsfördernde Wirkung verschiedener Bestandteile der Gerinnungskaskade, die durch einen abnormal hohen Spiegel körpereigener Botenstoffe, wie Histamin, Serotonin und Adrenalin, durch bakterielle Endotoxine oder direkt durch die Zerstörung von Blutplättchen in zu großer Menge freigesetzt werden. Im Bereich von Blutkapillaren, Venolen und Arteriolen kommt es in der Folge zur Ausbildung kleiner Blutgerinnsel (Mikrothromben). Am stärksten gefährdet sind hiervon die stark durchbluteten Organe Lunge, Nieren und Herz, auch die Funktion von Leber und Nebennieren kann stark beeinträchtigt werden. Das Herzzeitvolumen verringert sich.
  - Das 2. Stadium ist durch die *Defizite* geprägt: Jetzt kommt es durch den Verbrauch zu einem deutlichen Abfall von Thrombozyten, Gerinnungsfaktoren und -inhibitoren. Dies geht einher mit Fibrinolyse und labordiagnostisch erhöhten Werten für Fibrinspaltprodukte (D-Dimer) und einem Abfall von Fibrin. Die ungerichtete Gerinnung innerhalb der Gefäße führt zu einem Verbrauch von zur Blutgerinnung nötigen Blutbestandteilen, hier entsteht eine Thrombozytopenie, ein weiterer Mangel an Fibrinogen, Prothrombinkomplex und weiteren Gerinnungsfaktoren V, VIII und X. Als Konsequenz ist der Organismus nicht mehr in der Lage, beschädigte Blutgefäße eigenständig zu verschließen. Jetzt tritt die (massive) Blutungsneigung ein.
  - Im 3. Stadium zeigt sich eine *Defibrinierung*: Thrombozyten, Gerinnungsfaktoren und Antithrombin sind nun sehr stark vermindert. Es entsteht das Vollbild eines Schocks. Dieser kann entweder mit Multiorganversagen (meist durch Mikroembolien) oder mit einer Blutungsneigung einhergehen oder sogar mit beiden. Frische Wunden verschließen sich nicht mehr. Es kommt zu verstärkten Nachblutungen vor allem nach operativen Eingriffen. Es treten spontan Blutungen auf, d. h. Blutungen ohne entsprechende Verletzung zum Beispiel in Haut und Schleimhäuten, Magen, Darm, Nieren und Gehirn.
- Die *organassoziierte Koagulopathie* basiert auf zahlreichen Pathomechanismen. Der Funktionsverlust der Leber betrifft vor allem die Proteinsynthese. Kritisch ist vor allem die verminderte Produktion von Albumin und Gerinnungsfaktoren. Dies erklärt die Entstehung von Ödemen und Blutungen. Die Blutungsneigung wird verstärkt unter anderem durch die verminderte Absorption von Vitamin K, das für die Bildung einiger Gerinnungsfaktoren erforderlich ist. Ikterus, Aszites, Blutungen und hepatische Enzephalopathie sind Zeichen einer dekompensierten Hepatopathie, z. B. Leberzirrhose. Die Folge ist der Funktionsausfall eines zweiten Organs neben der Leber (hepatorenales Syndrom) unter anderem mit einer weiter verstärkten Blutungsneigung.

Tab. 21.1 Einteilung der Leberinsuffizienz nach der Child-Pugh-Klassifikation.

klinische und biochemische Variablen	1 Punkt	2 Punkte	3 Punkte
Serumbilirubin (mg/dl)	< 2,0	2,0–3,0	> 3,0
Serumalbumin (g/dl)	> 3,5	2,8–3,5	< 2,8
Quick/Prothrombinzeit (s)	< 4	4–6	> 6
Enzephalopathie (Grad)	keine	1–2	3–4
Aszites	nein	leicht	mittelschwer

Auswertung: Stadium A (mild): 5–6 Punkte, Stadium B (mittelschwer): 7–9 Punkte, Stadium C (schwer): 10–15 Punkte. Dagegen sagt das MELD-Klassifizierungssystem das Sterberisiko innerhalb von 3 Monaten bei Patienten vorher, die auf eine Lebertransplantation warten. Das Modell betrachtet Serumbilirubin und -kreatinin, Thromboplastinzeit und die Ursache der Lebererkrankung.

21.8 Klassifikation

- *TIC*: Die TIC ist ein heterogenes eigenständiges Krankheitsbild. Hierbei spielen neben der langjährig bekannten „lethal triad of trauma" (Hypothermie, Azidose und Koagulopathie) auch Dilution und Hypoperfusion mit den Folgen einer Protein-C-Aktivierung eine maßgebliche Rolle.
- Neben den hinlänglich bekannten Folgen der Hypothermie und Azidose wie auch einer möglichen Dilution, die lange allein oder in Kombination als ursächlich für die Koagulopathie (z. B. Hyperfibrinolyse, Verlust von Gerinnungsfaktoren, Folgen der Massivtransfusion) angesehen wurden, spielen die Folgen der Hypoperfusion eine große Rolle – die resultierende primär Protein-C-vermittelte Fibrinolyse als Folge der Hypoperfusion, die mit hohen Mortalitätsraten einhergeht.
- *DIC*: Zur Klassifikation von akuter bzw. chronischer DIC ist die Identifizierung einer infrage kommenden Grundkrankheit sowie laboranalytischer Zeichen des gesteigerten Umsatzes mit oder ohne Zeichen von Organdysfunktionen notwendig.
  - Die *akute DIC* entwickelt sich durch Dekompensation aus Hyperkoagulabilität oder selten Hyperfibrinolyse. Während laboranalytisch die Hyperkoagulabilität meist unveränderte Globaltests, aber erhöht Marker der Umsatzsteigerung zeigt, ist die frühe Verbrauchszahl durch verlängerte Gerinnungszeiten und abnehmende Werte für Fibrinogen, Antithrombin und Thrombozyten gekennzeichnet. Darüber hinaus können Zeichen der Organdysfunktion (insbesondere renal, pulmonal und zerebral) bestehen. Die späte Verbrauchsphase ist durch deutliche Verlängerung der Gerinnungszeiten und gravierende Erniedrigungen für Fibrinogen, Antithrombin und Thrombozyten gekennzeichnet. Abhängig vom Ausmaß des Organversagens stehen Organdysfunktionen und/oder Blutungsmanifestationen klinisch im Vordergrund.
  - Die Abgrenzung der *chronischen DIC* von der erworbenen Hyperkoagulabilität ist künstlich. Bei Tumoren, insbesondere bei Adenokarzinomen und Hämangiomen (Kasabach-Merrit-Syndrom), kann die chronische Hyperkoagulabilität (mit eher gesteigerten Thrombozytenzahlen und hohen Fibrinogenwerten) zur Ausbildung einer leichten Thrombozytopenie, Hypofibrinogenämie oder erhöhten Fibrin-, Fibrinogenspaltprodukten und Gerinnungszeitverlängerung führen.
- Organassoziierte Koagulopathie nach *Child-Pugh-Klassifikation*: Hiermit werden Komplikationen und Mortalitätsrisiko bei einer Hepatopathie für einen individuellen Patienten abgeschätzt. Die Klassifizierung berücksichtigt fünf Variablen: Serumalbumin, -bilirubin, Prothrombinzeit (Quick) sowie das Vorliegen von Enzephalopathie und Aszites (▶ Tab. 21.1).

21.9 Symptomatik

- Der klinische Blutungstyp ist gemischt und weist alle Merkmale von thrombozytären und plasmatischen Gerinnungsstörungen auf.
- siehe Kapitel „Plasmatische Gerinnungsstörungen" (S. 149) und „Thrombozytäre Gerinnungsstörungen" (S. 159)

21.10 Diagnostik

21.10.1 Diagnostisches Vorgehen

- Die Diagnostik komplexer Hämostasestörungen ist in ▶ Abb. 21.1 dargestellt.

21.10.2 Anamnese

- siehe Kapitel „Plasmatische Gerinnungsstörungen" (S. 150)

Komplexe Gerinnungsstörungen

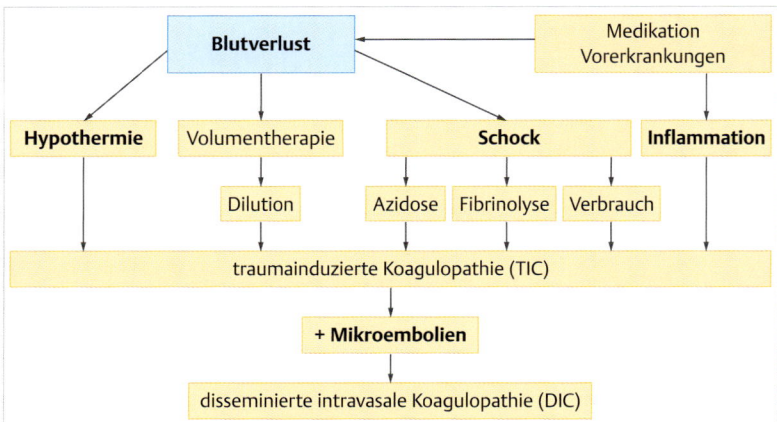

Abb. 21.1 Komplexe Hämostasestörungen. Diagnostik.
Typ: Abbildung

21.10.3 Körperliche Untersuchung

- Bei einer komplexen Gerinnungsstörung sind internistische und neurologische Untersuchung in der Regel bereits auffällig. Patienten mit einer komplexen Gerinnungsstörung haben ein erhöhtes Risiko für Blutungen aller Art und in einem Spätstadium auch ggf. für Thrombosen. Deshalb sollte bei der Inspektion auf Blutungszeichen (z. B. Petechien, Hämatome, Sugillationen), insbesondere an Rumpf, Schleimhäuten, Organen oder Haut geachtet werden.
- Gezielt ist nach Blutungen aus Punktionsstellen, Konjunktival- oder Schleimhautblutungen (Epistaxis, Zahnfleischbluten), zerebralen Blutungen und nach Blutungen aus dem Gastrointestinal- oder Urogenitaltrakt zu fahnden.

21.10.4 Labor

- Die Diagnose einer *TIC* kann durch die klassischen Laborparameter (Prothrombinzeit/Quick, aktivierte partielle Thromboplastinzeit [aPTT], Thrombozytenzahl) nur ungenügend gestellt werden. Der Einsatz einer Point-of-Care-Diagnostik (POC) kann diese diagnostische Lücke größtenteils schließen. Die *Rotationsthrombelastometrie* ist ein POC-Verfahren zur raschen Gerinnungsanalytik. Im Unterschied zu den Standardgerinnungstests werden hier nicht nur die Zeit bis zum Einsetzen der Gerinnung, sondern auch die Geschwindigkeit der Clotbildung sowie die maximale Festigkeit und Stabilität des Gerinnsels erfasst.
  - Ein weiterer Vorteil ist das Erkennen einer gesteigerten Fibrinolyse. Hierzu gibt es an Standardtests keine Alternativen. In der Rotationsthrombelastometrie lassen sich bei etwa 20 % der Schockraumpatienten *Hyperfibrinolysen* nachweisen.
  - Das *Messprinzip* des Rotationsthrombelastometrie basiert auf einer Testküvette mit Zitratblut, in der sich ein Stempel mit einer definierten Geschwindigkeit dreht. Nach Zugabe verschiedener Aktivatoren startet die Gerinnung. Die Viskosität nimmt zu, und der Widerstand, den der Stempel zur Rotation in der Küvette aufbringen muss, vergrößert sich. Diese Veränderung des Drehmoments wird grafisch gegen die Zeit aufgetragen. Standardmäßig werden drei oder vier Testansätze gleichzeitig durchgeführt.
  - Die Stärke des Rotationsthrombelastometrie liegt in der Beurteilung der Dynamik und Qualität der *gesamten Gerinnung* (Gerinnungsinitiation, -bildung, -stabilität) sowie in der Erfassung einer *vorzeitigen Lyse*. Innerhalb von Minuten lassen sich Fibrinogenmangel, Fibrinpolymerisationsstörungen, Thrombozyten-, Faktorendefizit und Hyperfibrinolysen differenzieren. Die Schwere des Injury Severity Score wie auch Messergebnisse des Rotationsthrombelastometrie lassen eine Vorhersage für den Verbrauch von Blutprodukten zu.
- Während laboranalytisch die Hyperkoagulabilität meist unveränderte Globaltests, aber erhöht Marker der Umsatzsteigerung zeigt, ist die frühe Verbrauchszahl durch verlängerte Gerinnungszeiten und abnehmende Werte für Fibrinogen, Antithrombin und Thrombozyten gekennzeichnet. Die späte Verbrauchsphase ist durch deutliche Verlängerung der Gerinnungszeiten und gravierende Erniedrigungen für Fibrinogen, Antithrombin und Thrombozyten gekennzeichnet.
- Die wichtigsten Laborparameter sind demnach *D-Dimer*, *Thrombozytenzahl* und *Quick-Wert* sowie *Fibrinogen*, die anhand eines *DIC-Scores* einen Wert von ≥ 5 bei einer möglicherweise manifesten und < 5 bei einer nicht manifesten DIC erreichen (▶ Tab. 21.2).
- Bei organassoziierten Koagulopathien, wie bei *akuten und chronischen Hepatopathien*, sind laboranalytisch die Erniedrigung des Quick-Werts, der Antithrombin-(ATIII-)Mangel und die aPTT- Verlängerung führend. Insbesondere bei den verschiedenen Formen der Hepatopathie werden unterschiedlich ausgeprägte Grade der Thrombozytopenie (und Thrombozytopathie) beobach-

Tab. 21.2 DIC-Score nach ISTH-Kriterien (DIC: disseminierte intravasale Koagulopathie, ISTH: Internationale Gesellschaft für Thrombose und Hämostase).

Untersuchung	Ergebnis	Punkte
Thrombozytenzahl/μl	> 100 000	0
	50 000–100 000	1
	< 50 000	2
D-Dimere[1]	normal	0
	leicht erhöht	1
	stark erhöht	2
Fibrinogenspiegel (mg/dl)	> 100	0
	≤ 100	1
Quick-Wert (PT) (%)	70–100	0
	50–70	1
	< 50	2

1) Grenzen für D-Dimere, z. B. normal: < 500 μg/l, leicht erhöht: 500–2000 μg/l, stark erhöht: > 2000 μg/l

tet. Zur differenzialdiagnostischen Abgrenzung von Vitamin-K-Mangelzuständen etwa im Rahmen von Resorptionsstörungen (z. B. Sprue) dient die Einzelfaktorbestimmung Vitamin-K-abhängiger und -unabhängiger Gerinnungsfaktoren (z. B. Faktor II, Faktor V, Faktor VII) sowie die Beeinflussung des Quick-Werts durch probatorische parenterale Vitamin-K-Gabe.

- Die Abgrenzung zur *Verbrauchskoagulopathie* wird ermöglicht durch Verlaufsuntersuchungen (Dynamik des Faktorenmangels) sowie die Faktor-VIII-Bestimmung, die bei Lebererkrankung meist erhöhte Werte liefert. Zusätzlich zu den Bestimmungen von Bilirubin und Transaminasen erlauben die unterschiedlichen Halbwertszeiten der Gerinnungsfaktoren in ihrem Verhältnis zueinander (Faktor VII und Faktor II) Aussagen über die Dynamik und das Ausmaß einer akuten Leberzellschädigung. Die Fibrinogenwerte sind sehr unterschiedlich und repräsentieren das unterschiedliche Ausmaß von Akutphasereaktion, verminderter Synthese, Dysfibrinogenämie und gesteigertem Verbrauch. Die als verkürzt bestimmte Halbwertszeit von Fibrinogen sowie die vermehrt nachweisbaren Fibrin- und Fibrinogenspaltprodukte führten zum Konzept der Umsatzsteigerung im Sinne einer „low grade disseminated intravascular coagulation".

21.10.5 Bildgebende Diagnostik

- siehe Kapitel „Plasmatische Gerinnungsstörungen" (S. 151) und „Thrombozytäre Gerinnungsstörungen" (S. 161)

21.11 Differenzialdiagnosen

- Es existieren keine spezifischen anderen Krankheitsbilder anstelle der komplexen Gerinnungsstörungen.

21.12 Therapie

21.12.1 Therapeutisches Vorgehen

- Die Aufrechterhaltung bzw. zeitnahe Korrektur der hämostaseologischen Rahmenbedingungen ist eine Basismaßnahme jeder Gerinnungstherapie bei komplexen Gerinnungsstörungen (▶ Abb. 21.2).
- *Damage Control Surgery:*
  - Die chirurgische, ggf. interventionelle Blutstillung ist eine Basismaßnahme bei der Therapie einer komplexen Gerinnungsstörung, insbesondere bei der TIC und DIC.
  - Keine hämostaseologische Maßnahme kann allein eine chirurgische Blutung stoppen. Damage Control Surgery bedeutet schnelle chirurgische Blutstillung durch Gefäßnaht, Abklemmung, Kompression, Fixateur externe. Wenn die physiologischen Rahmenbedingungen wieder erreicht sind, erfolgt die definitive operative Versorgung zu einem späteren Zeitpunkt (Mortalitätsreduktion).
- *Damage Control Resuscitation (DCR):*
  - Analog zum Prinzip der Damage Control Surgery wurde das Konzept der Damage Control Resuscitation entwickelt. Diese Strategie beinhaltet restriktiven Volumenersatz, permissive Hypotension, (Wieder-)Erwärmen, Ausgleich von Azidose und Hypokalzämie, Transfusion von Blutprodukten sowie Substitution gerinnungsaktiver Produkte (haemostatic resuscitation).
- *Volumentherapie:*
  - Die Volumensubstitution zur Aufrechterhaltung der Gewebeperfusion ist ein elementarer Bestandteil der Traumatherapie. Allerdings ist dabei eine Dilution der verbleibenden Gerinnungsfaktoren unvermeidlich. Es besteht ein signifikanter Zusammenhang zwischen der Menge des substituierten Volumens und dem Ausprägungsgrad der Koagulopathie. Eine präklinische Volumengabe von mehr als 3000 ml und ein Kolloid-Kristalloid-Verhältnis von > 1:2 sind unabhängige Risikofaktoren für die Entstehung z. B. einer TIC.
- *Permissive Hypotension:*
  - Bei aktiver Blutung soll bis zum Erreichen einer chirurgischen Blutstillung ein niedriger Blutdruck nicht nur toleriert, sondern ggf. aktiv angestrebt werden. Dadurch wird einerseits der Blutverlust reduziert, andererseits können der Volumenersatz und damit die Dilution geringer gehalten werden.
  - Bis zur chirurgischen Blutstillung wird ein mittlerer arterieller Druck von 60–65 mmHg empfohlen. Bei

Komplexe Gerinnungsstörungen

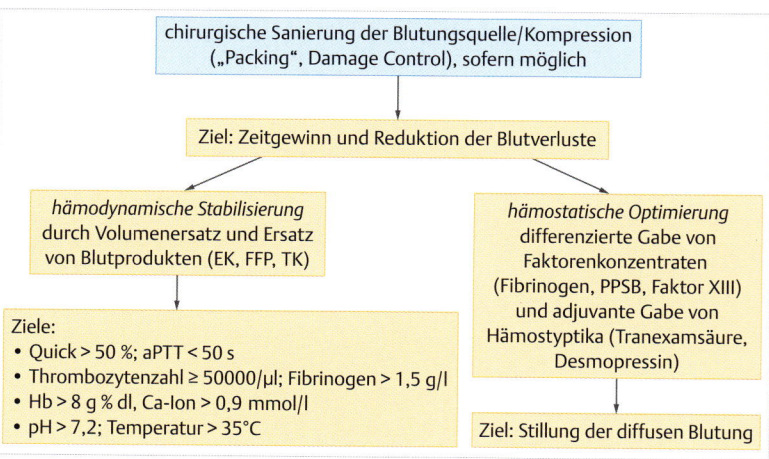

Abb. 21.2 Komplexe Gerinnungsstörungen. Therapie (aPTT: aktivierte partielle Thromboplastinzeit, EK: Erythrozytenkonzentrat, FFP: gefrorenes Frischplasma, PPSB: Prothrombinkomplex, TK: Thrombozytenkonzentrat).

Verletzungen des zentralen Nervensystems sind höhere Werte anzustreben.
- **Hypothermie:**
  - Ein massives Trauma führt immer zu einer deutlichen Beeinträchtigung der körpereigenen Thermoregulation. Das Entkleiden für den „Body Check" verstärkt die Auskühlung zusätzlich.
  - Eine Körpertemperatur < 35 °C verlangsamt die primäre Hämostase sowie die plasmatische Gerinnung. Pro 1 °C Temperaturverlust reduziert sich die Aktivität der Gerinnungsfaktoren um 10 %. Aggraviert wird die hypothermiebedingte Thrombozytopathie. Die Bemühungen müssen initial darauf abzielen, die Körpertemperatur im Normbereich zu halten. Volumenersatzmittel und Erythrozytenkonzentrate sind mittels Wärmesystemen (z. B. Level 1) zu infundieren. Die Entkleidung des traumatisierten Patienten ist zwar obligat, unnötige Kälteexposition aber zu vermeiden. Die Temperatur sollte angehoben werden (bis auf 28 °C). Ein *Temperaturmonitoring* ist obligat.
- **Azidose:**
  - Hypovolämie und die damit einhergehende Minderperfusion des Gewebes generieren zwangsläufig eine Azidose. Eine Azidose von < 7,2 beeinflusst die primäre Hämostase und führt zu einer signifikanten Reduktion der thrombozytären Adhäsions- und Aggregationsfähigkeit. Gleichzeitig wird auch die Geschwindigkeit der Thrombinbildung reduziert. Da die gestörte Mikroperfusion die Ursache der Azidose ist, wird diese bis zur Wiederherstellung einer suffizienten Gewebedurchblutung anhalten. Eine Pufferung führt als Einzelmaßnahme zu keiner Gerinnungsverbesserung, ist aber bei Gabe von Gerinnungsfaktoren sinnvoll, da diese in ihrer Wirkung pH-abhängig sind. Auch Transfusionen erhöhen die Belastung mit sauren Valenzen (der Base Excess von frischen Erythrozytenkonzentraten liegt bei –20 mmol/l, der von Erythrozytenkonzentraten nahe dem Verfalldatum bei –50 mmol/l).
  - Bei einem Base Excess von –15 mmol/l liegt die Aktivität der Gerinnungsfaktoren nur noch bei 50 %. Der Base Excess ist ein *prognostischer Parameter für die Mortalität*.
- **Kalzium (Faktor IV):**
  - Kalzium ist als Kofaktor essenziell für die Gerinnung. Die Reduktion des ionisierten Kalziums nach Transfusionen ist durch das als Antikoagulans genutzte Zitrat bedingt; sie tritt bei Frischplasmen eher und massiver auf als bei Erythrozytenkonzentraten. Dabei ist die Abnahme umso deutlicher, je schneller die Produkte transfundiert werden (> 50 ml/min). Es besteht ein inverses Verhältnis zwischen Laktat und Kalzium, so dass sich bei metabolischer Azidose eine relevante Hypokalzämie entwickelt.
  - Die Plasmakonzentration des ionisierten Kalziums sollte über 1,0 mmol/l gehalten werden.
- **Erythrozytenkonzentratgabe:**
  - Die wichtigste Funktion der Erythrozyten beim Trauma liegt in der Aufrechterhaltung eines adäquaten globalen Sauerstoffangebots bei einer durch Schock eingeschränkten Mikrozirkulation. Darüber hinaus beeinflussen Erythrozyten jedoch auch die Gerinnung, so dass für eine suffiziente Hämostase auch ein ausreichender Hämatokrit notwendig ist. Ab einem Hämatokrit kleiner 20 ist immer mit einer klinisch relevanten Beeinträchtigung der Hämostase zu rechnen. Besteht gleichzeitig eine Thrombozytopenie, wird dieser Effekt noch verstärkt. Eine Alternative zur Transfusion von Fremd-Erythrozytenkonzentraten ist der Einsatz des Cell Savers.
- **Antifibrinolytika:**
  - Eine systemische überschießende Aktivierung der Fibrinolyse wird als *Hyperfibrinolyse* bezeichnet und kann durch die Auflösung von gebildeten Gerinnseln und dem Verbrauch des Fibrinogens zu einer lebensbedrohenden Blutung führen. Die Hyperfibrinolyse scheint häufiger zu sein als bislang angenommen. Je

schwerer das Verletzungsmuster ist (Injury Severity Score > 16), desto höher ist die Wahrscheinlichkeit einer Hyperfibrinolyse. Einziges Antifibrinolytikum ist derzeit die *Tranexamsäure*. Bereits bei dem Verdacht auf eine Hyperfibrinolyse sollte die nebenwirkungsarme Tranexamsäure eingesetzt werden. Sie sollte vor Faktorenkonzentraten bzw. Frischplasmen gegeben werden, da sonst bei einer Hyperfibrinolyse die Gerinnungsfaktoren umgehend wieder verbraucht werden.

- *Fibrinogen:*
  - Fibrinogen (Faktor I) stellt die Endstrecke der Gerinnung dar, ermöglicht die Gerinnselbildung und gewährt dessen Stabilität. Hohe Fibrinogenspiegel haben eine protektive Wirkung auf das Ausmaß des Blutverlustes. Obwohl 90 % der Gesamtmasse der plasmatischen Gerinnungsfaktoren auf Fibrinogen entfallen, erreicht es im Rahmen einer Blutung oder Dilution seine kritische Konzentration früher als alle anderen Faktoren. Daher sollte frühzeitig mit der Substitution begonnen werden. Mit dem Konzentrat gelingt dies effektiver und schneller.

- *Prothrombinkomplex (PPSB):*
  - Als Mehrfaktorenpräparat steht der Prothrombinkomplex zur Verfügung. Es enthält die Vitamin-K-abhängigen Faktoren II, VII, IX und X. Zusätzlich werden Gerinnungsinhibitoren wie Protein C, S, Z und Antithrombin zugesetzt. Ein wesentlicher Vorteil ist die rasche Verfügbarkeit und die vergleichsweise gute Standardisierung des Produkts.

- *Gefrorenes Frischplasma (GFP, auch FFP), Lyoplasma:*
  - FFP entspricht etwa einer 8 %igen Eiweißlösung und besteht hauptsächlich aus Wasser, Albumin (40–50 g/l), ca. 0,5 g Fibrinogen und anderen Plasmaproteinen. Es enthält ein ausgewogenes Verhältnis von pro- und antikoagulatorischen Gerinnungsfaktoren. Schwankungen von 60–140 % des Normwerts kommen allerdings vor, da das Produkt aus einer Einzelblutspende gewonnen wird, so dass die Qualität vom jeweiligen Einzelspender abhängt.
  - Die Effektivität bezüglich Reversierung einer klinisch relevanten Gerinnungsstörung und Verringerung des Blutverlusts konnte jedoch trotz jahrzehntelangen Einsatzes nicht nachgewiesen werden. Daher gibt es in zunehmenden Maße Diskussionen darüber, den Einsatz von FFP zugunsten der Faktorenpräparate zurückzunehmen.
  - Die einzig wissenschaftlich belegbare Indikation für FFP liegt bei der *Massivtransfusion* (ab 10 EK/24 Stunden). Im Fall von Massivtransfusionen deutet viel auf den Vorteil eines hohen Verhältnisses von FFP:EK im Bereich von 1:1,5 hin. Die Erfahrungen der US-Streitkräfte aus dem Irakkrieg deuten darauf hin, dass ein nahezu ausgewogenes Verhältnis von EK zu FFP mit einer Letalitätsreduktion verbunden sind. Um klinisch wirksam zu sein, müssen große FFP-Mengen transfundiert werden: ca. 30 ml/kgKG. Selbst dann kann die Konzentration kritisch reduzierter Faktoren nur begrenzt zunehmen (auf etwa 15–20 %). Bei diesen Mengen besteht ein erhebliches Nebenwirkungsrisiko, z. B. für eine transfusionsbedingte Lungenschädigung (TRALI), eine Infektion oder ein Multiorganversagen.

- *Faktor XIII:*
  - Faktor XIII stabilisiert das Gerinnsel durch Quervernetzung der Fibrinfäden. Er wird durch die klassischen Gerinnungstests wie Quick und PTT nicht erfasst. Faktor XIII lässt sich durch FXIII-Konzentrat substituieren. Bleibt die Clotfestigkeit in der Rotationsthrombelastometrie unter anhaltender und ausreichender Fibrinogengabe bei suffizienter Thrombinbildung unzureichend, liegt der Schluss nahe, dass spezifisch die F-XIII-Aktivität kritisch vermindert ist.

- *Desmopressin (DDAVP):*
  - DDAVP führt zu einer Verdreifachung der Konzentration bzw. der Aktivität des Von-Willebrand-Faktors sowie des Faktors VIII aus dem Endothel. Damit werden die Adhäsion und die Aggregation der Thrombozyten verbessert, z. B. bei einer medikamentösen Thrombozytopathie durch Azetylsalizylsäure. Es wird in der Regel in Kombination mit Tranexamsäure eingesetzt. DDAVP wird als Kurzinfusion über 15–30 Minuten infundiert und erreicht nach etwa 90 Minuten sein Wirkmaximum. DDAVP wirkt in vitro auch gegen eine hypothermiebedingte Thrombozytopathie.

- *Thrombozytenkonzentrate:*
  - Eine Thrombozytopenie stellt initial beim Trauma oder der DIC – im Gegensatz zur organassoziierten komplexen Gerinnungsstörung – meist kein Problem dar, da Thrombozyten aus Milz, Leber und Knochenmark zusätzlich freigesetzt werden können. Die Thrombozytenzahl sollte beim akut blutenden Patienten zumindest 50 000/μl, besser bis 100 000/μl betragen. Für die individuelle Einschätzung der Substitutionsbedürftigkeit kann die Rotationsthrombelastometrie wertvolle Hinweise liefern (EXTEM/FIBTEM = Thrombelastometrie extrinsisch/Thrombelastometrie nach Hemmung der Thrombozyten).

- *Rekombinanter Faktor VIIa (rFVIIa):*
  - Faktor VIIa beträgt im Plasma nur etwa 1 % der Gesamtmenge von Faktor VII.
  - Bei Blutungen, die konventionell, chirurgisch oder interventionell radiologisch nicht behandelbar sind, und/oder bei Versagen einer umfassend durchgeführten Gerinnungstherapie kann rFVIIa in Erwägung gezogen werden. Für eine erfolgreiche Therapie mit rFVIIa müssen allerdings einige Voraussetzungen erfüllt sein: Hb > 7g%, Fibrinogen > 1 g/dl, pH > 7,2, Thrombozyten > 50 000/μl.

Tab. 21.3 Medikamentöse Optionen zur Gerinnungstherapie bei komplexen Gerinnungsstörungen.

Hämostaseologische Maßnahmen	Zielgrößen
Stabilisierung der Rahmenbedingungen (Prophylaxe und Therapie)	Kerntemperatur ≥ 34 °C
	pH-Wert ≥ 7,2
	ionisierte Ca^{2+}-Konzentration ≥ 0,9 mmol/l
Substitution von Sauerstoffträgern	Gabe von Erythrozytenkonzentrat (EK) → funktionelles Ziel: Hb 6 [–8]g/dl
	aber hämostaseologisches Ziel bei massiver Blutung → Hämatokrit ≥ 30 % bzw. Hämoglobin ca. 10 g/dl (6,2 mmol/l)
Hemmung einer potenziellen (Hyper-)Fibrinolyse (immer *vor* Gabe von Fibrinogen!)	Tranexamsäure initial 2 g (15–30 mg/kgKG) oder 1 g, als Aufsättigung über 10 Minuten + 1 g über 8 Stunden
	gefrorenes Frischplasma (FFP) ≥ 20 (eher 30)ml/kgKG
	wird die Gerinnungstherapie bei Massivtransfusionen durch die Gabe von FFP durchgeführt, sollte ein Verhältnis von FFP:EK im Bereich von 1:2 bis 1:1 angestrebt werden
	und Fibrinogen (2–) 4 (–8) g (30–60 mg/kgKG); Ziel: ≥ 150 mg/dl bzw. ≥ 1,5 g/l)
	und Prothrombinkomplex initial 1000–2500 IE (25 IE/kgKG)
Substitution von weiteren Gerinnungsfaktoren (bei fortbestehender schwerer Blutungsneigung)	1- bis 2-mal Faktor XIII 1250 IE (15–20 IE/kgKG)
	und (bei Verdacht auf Thrombozytopathie) unspezifische Thrombozytenaktivierung sowie Freisetzung des Von-Willebrand-Faktors und des Faktors VIII aus dem Endothel *und* Desmopressin: 0,3 µg/kgKG über 30 Minuten („eine Ampulle pro 10 kgKG")
Substitution von Thrombozyten für die primäre Hämostase	Thrombozytenkonzentrate → Ziel bei transfusionspflichtigen Blutungen: 100 000/µl
Thrombinburst mit Thrombozyten- und Gerinnungsaktivierung (cave: Voraussetzungen pH, Kerntemperatur u. a.)	im Einzelfall und bei Erfolglosigkeit aller anderen Therapieoptionen → aktiviertes rekombinantes Faktor-VII-(rFVIIa-)Konzentrat initial 90 µg/kgKG
	bei aktiver Blutung keine Gabe von Antithrombinkonzentrat (!)

21.12.2 Pharmakotherapie

- In ▶ Tab. 21.3 ist das therapeutische, hämostaseologisch ausgerichtete Vorgehen für die Gerinnungstherapie bei komplexen Gerinnungsstörungen aufgeführt.

21.13 Nachsorge

- siehe Kapitel „Plasmatische Gerinnungsstörungen" (S. 152)

21.14 Verlauf und Prognose

- Die Prognose ist abhängig von der Ursache, also der Grunderkrankung, die der jeweiligen komplexen Gerinnungsstörung zugrunde liegt. Das Risiko tödlicher Blutungen steigt vor allem nach dem 60. Lebensjahr an.

21.15 Quellenangaben

[1] Kozek-Langenecker SA, Afshari A, Albaladejo P et al. Management of severe perioperative bleeding. Guidelines from the European Society of Anaesthesiology. Eur J Anaesthesiol 2013; 30: 270–382

21.16 Literatur zur weiteren Vertiefung

[1] Rossaint R, Bouilon B, Cerny V et al. Management of bleeding following major trauma: an updated European guideline. Crit Care 2010; 14: 52
[2] Shander A, Hofmann A, Isbister J et al. Best Patient blood management – the new frontier. Pract Res Clin Anaesthesiol 2013; 27: 5–10

21.17 Wichtige Internetadressen

- Bundesärztekammer: http://bundesaerztekammer.de/aerzte/medizin-ethik/wissenschaftlicher-beirat/veroeffentlichungen/haemotherapie-transfusionsmedizin

22 Venöse Thrombose

Matthias Klages

22.1 Steckbrief

Der Begriff der venösen Thrombose beschreibt eine Gefäßerkrankung, die aufgrund einer pathologischen Aktivierung des Gerinnungssystems zur Ausbildung eines Thrombus im venösen System führt. Prinzipiell können alle venösen Gefäßabschnitte betroffen sein, am häufigsten jedoch finden sich Thrombosen der tiefen Beinvenen. Auf diese fokussiert der folgende Beitrag. Das klinische Erscheinungsbild ist vielfältig. Auch asymptomatische Verläufe kommen häufig vor. Schwerwiegende Komplikationen sind Lungenembolie und postthrombotisches Syndrom, weshalb der medikamentösen Prophylaxe unter Berücksichtigung des individuellen Risikoprofils besondere Bedeutung zukommt.

22.2 Synonyme

- Venenthrombose
- Phlebothrombose
- tiefe Beinvenenthrombose (TBVT)
- deep vein thrombosis (DVT)

22.3 Keywords

- Venenthrombose, tiefe Beinvenenthrombose, venöse Thromboembolie (VTE), VTE-Prophylaxe

22.4 Definition

- Ausbildung eines Thrombus im venösen Gefäßsystem infolge einer Aktivierung des Gerinnungssystems

22.5 Epidemiologie

22.5.1 Häufigkeit

- Die jährliche *Inzidenz* symptomatischer, tiefer Beinvenenthrombosen liegt in der Normalbevölkerung im Mittel bei etwa 0,1 %.
- Die *Prävalenz* tiefer Beinvenenthrombosen bei Patienten im Krankenhaus erreicht in Abhängigkeit vom betrachteten Patientenkollektiv ohne medikamentöse Prophylaxe Werte bis zu 80 % (Intensivpatienten, Patienten mit Rückenmarkverletzungen oder multiplen Traumata).

22.5.2 Altersgipfel

- keine Angabe möglich

22.5.3 Geschlechtsverteilung

- keine Angabe möglich

22.5.4 Prädisponierende Faktoren

- frühere tiefe Beinvenenthrombose
- thrombophile Hämostasedefekte (Antithrombin-, Protein-C-, Protein-S-Mangel, Resistenz gegen aktiviertes Protein, Prothrombinpolymorphismus und heterozygote Faktor-V-Leiden-Mutation)
- aktive Krebserkrankung
- Bettruhe, Immobilisation
- Übergewicht
- akute Infektionen
- chronische Herzinsuffizienz
- Therapie mit Sexualhormonen bzw. deren Blockade
- Schwangerschaft und Postpartalperiode
- ausgeprägte Varikosis
- nephrotisches Syndrom

22.6 Ätiologie und Pathogenese

- Die Entstehung einer venösen Thrombose ist multifaktoriell. Sowohl *dispositionelle* (im Patienten selbst liegende) als auch *expositionelle* (von außen einwirkende) Faktoren sind von Bedeutung und bedingen das individuelle Thromboserisiko eines Patienten. Ätiopathologisch besitzt die von Rudolf Virchow aufgestellte Trias nach wie vor Gültigkeit – Änderung der Blutzusammensetzung, herabgesetzte Strömungsgeschwindigkeit des Blutes und Schäden am vaskulären Endothel sind Ursachen für die Entstehung eines venösen Thrombus.

22.7 Klassifikation und Risikostratifizierung

- Im Bereich der tiefen Beinvenenthrombosen werden klassischerweise *distale* von *proximalen* Thrombosen unterschieden. Zum proximalen Venensystem gehören die Vv. femorales und die V. poplitea, zum distalen die V. tibialis anterior und posterior sowie die Vv. fibulares.
- Während *asymptomatische* Thrombosen nahezu überall im tiefen Beinvenensystem auftreten können, entwickeln sich *symptomatische* Thrombosen nahezu ausschließlich in den Sinus der Venenklappen des unteren Venengeflechts. Erhalten betroffene Patienten keine medikamentöse Prophylaxe oder Therapie, kommt es in

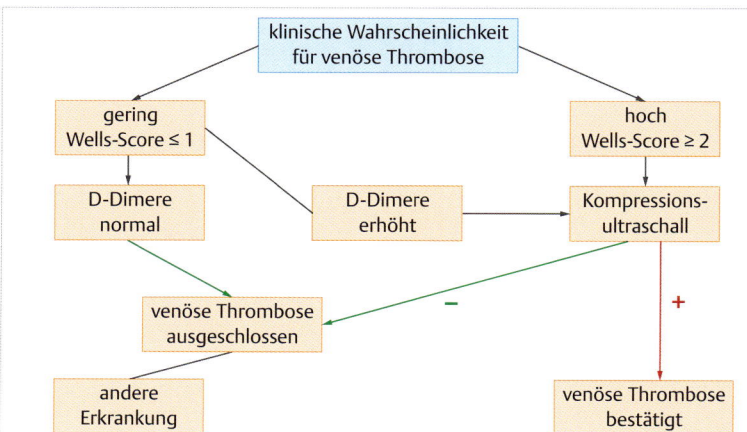

Abb. 22.1 Venöse Thrombose. Diagnosealgorithmus.

bis zu 20 % der Fälle zu einer appositionellen Ausdehnung der Thrombose auf das proximale Venensystem.
- Proximale Thrombosen sind häufiger mit einer *Lungenembolie assoziiert*, und das Risiko für ein Rezidiv ist höher.
- Aus phlebografischen Untersuchungen ist bekannt, dass die Prävalenz tiefer Beinvenenthrombosen bei symptomatischen Patienten bis zu 35 % betragen kann.
- Auf der Basis der Leitlinie des American College of Chest Pysicians weist die aktuelle, deutsche S 3-Leitlinie zur Prophylaxe der venösen Thrombembolie beispielhaft Risikokategorien aus und empfiehlt analog zur Risikoklassifizierung die Durchführung von Basismaßnahmen, physikalischen oder medikamentösen Maßnahmen.

22.8 Symptomatik

- Wadenschmerz, -schwellung
- lokale Überwärmung
- Schmerz, Druckschmerz
- Erythem
- Ödem
- unterschiedlicher Wadenumfang
- Homans-Zeichen (Dorsalflexion des Fußes bei gestrecktem Bein löst Wadenschmerz aus)

22.9 Diagnostik

22.9.1 Diagnostisches Vorgehen

- Anamnese und klinische Untersuchung begründen häufig den klinischen Verdacht auf eine bestehende Thrombose, sind alleine jedoch nicht geeignet, diese zu diagnostizieren oder sicher auszuschließen.
- Während Scoringsysteme wie der modifizierte *Wells-Score* bei symptomatischen, ambulanten Patienten zur Entscheidungsfindung beitragen können, ob eine weiterführende Diagnostik notwendig ist, waren entsprechende Untersuchungen bei klinischen Patienten enttäuschend. Dies gilt im Wesentlichen auch für die *Bestimmung der D-Dimere*, deren Interpretation bei einer Reihe von Begleiterkrankungen, aber insbesondere auch im postoperativen Bereich erschwert ist. Beide Testverfahren zusammengenommen, können eine vermutete, symptomatische tiefe Beinvenenthrombose nur dann ausschließen, wenn sich die D-Dimere im Normalbereich befinden und der Wells-Score einen Wert ≤ 2 ergibt.
- Folglich muss der Patient bei bestehendem klinischem Verdacht einer *Ultraschalldiagnostik* zugeführt werden (▶ Abb. 22.1). Zur Anwendung kommt die Kompressionssonografie. Diese wird wahlweise am ganzen Bein oder aber nur isoliert im Bereich der proximalen Strombahn durchgeführt. Zwei Studien haben beide Vorgehensweisen randomisiert miteinander verglichen und vergleichbare Ergebnisse gefunden. Der initiale Aufwand ist für die Komplettuntersuchung im Vergleich zur isoliert proximal durchgeführten Untersuchung etwas höher, Letztere muss aber zum Ausschluss appositionell gewachsener Thrombosen nach 5–7 Tagen wiederholt werden.

22.10 Differenzialdiagnosen

Tab. 22.1 Differenzialdiagnosen der Venenthrombose.

Differenzialdiagnose	Bemerkungen
Thrombophlebitis	Thrombose und Entzündung oberflächlicher Venen; klinische Symptome sind Schmerzen, Rötung und Schwellung im betroffenen Bereich. Es sollte eine Sonografie zur Feststellung der Ausdehnung und zum Ausschluss eines appositionellen Wachstums in das tiefe Venensystem erfolgen.
rheumatoide Arthritis	Entzündliche Erkrankung, in der Regel zunächst ausgehend von den kleinen Gelenken der Finger und Zehen. Erst im späteren Verlauf sind auch größere Gelenke betroffen. Klinisch imponieren Schmerz und Schwellung, die jedoch auf den Bereich der betroffenen Gelenke beschränkt sind. Nachweis von Antikörpern gegen citrullinierte Peptide (CPP-Essay) haben die klassische Serumdiagnostik verbessert. Radiologisch, bildgebende Verfahren erlauben die Abschätzung der Knochendestruktion. Die Ultraschalldiagnostik kann zusätzliche Informationen über die Beteiligung der Gelenkweichteile geben, etwa eine Verdickung der Synovialmembran, bzw. den begleitenden Gelenkerguss.
Ödeme/Lymphödem	Flüssigkeitsansammlung im Gewebe. Während eine einseitige Schwellung auf eine venöse oder lymphatische Abflussstörung hinweist, sprechen symmetrische Schwellungen eher für eine systemische Ursache (z. B. Herzinsuffizienz oder Nierenerkrankungen). Schwellungen sind zumindest im Anfangsstadium häufig eindrückbar, beim Lymphödem gelingt dies in der Regel nicht. Die zyanotische Verfärbung der Haut deutet auf eine venöse Abflussstörung hin.
Baker-Zyste	Ausstülpung der dorsalen Gelenkkapsel des Kniegelenks am Ort des geringsten Widerstands zwischen M. gastrocnemius und M. semimembranosus aufgrund vermehrter Produktion von Gelenkflüssigkeit infolge chronischer Entzündung. Symptome sind lokale Schmerzen und Schwellung im Bereich der Kniekehle. Bei entsprechender Ausdehnung können durch Druck auf Nerven und Gefäße Taubheitsgefühl, Lähmungen und Durchblutungsstörungen im Bereich des Unterschenkels und des Fußes resultieren. Die Diagnose erfolgt mithilfe der Sonografie.
Zellulitis	Hierbei handelt es sich um eine bakterielle Infektion der Haut und des subkutanen Gewebes, die meist unilateral auftritt. Als Hauptbefund findet sich ein lokales Erythem, oft mit begleitender Lymphangitis und regionaler Lymphadenopathie. Die Palpation ist druckschmerzhaft. Im Gegensatz zur tiefen Venenthrombosen ist die Haut lokal überwärmt, ödematos und gerötet.

22.11 Therapie

22.11.1 Therapeutisches Vorgehen

- Sofort nach Diagnosestellung soll eine therapeutische *Antikoagulation* begonnen werden. Dabei erfolgt die Initialbehandlung zur Überwindung des akuten, prothrombotischen Geschehens in der Regel mit *unfraktioniertem Heparin*, *niedermolekularem Heparin* oder *Fondaparinux*. Direkte orale Antikoagulanzien stellen bei entsprechender Indikation eine Alternative dar. Primär soll das Risiko einer Embolisation in die Lungenstrombahn minimiert werden, das appositionelle Thrombuswachstum unterbunden und die Voraussetzungen für die Thrombusauflösung durch die körpereigene Fibrinolyse geschaffen werden.
- An die initiale, therapeutische Antikoagulation schließt sich eine Phase der *Erhaltungstherapie* an, die für die Dauer von 3–6 Monaten fortgeführt wird.
- Bei Vorhandensein einer entsprechenden Risikokonstellation wird die Antikoagulation gegebenenfalls fortgeführt. Die Indikation soll jedoch in regelmäßigen Abständen reevaluiert werden.
- Um die Häufigkeit und Schwere eines postthrombotischen Syndroms zu reduzieren, sollte frühzeitig mit einer *Kompressionstherapie* begonnen werden. Zum Einsatz kommen angepasste Kompressionsstrümpfe der Klasse II.
- Patienten mit einer venösen Thrombose sollen nicht immobilisiert werden, es sei denn, die Mobilisation ist mit starken Schmerzen verbunden.

22.11.2 Allgemeine Maßnahmen

- Studien zufolge laufen etwa 80 % der tödlichen Lungenembolien ohne klinische Thrombosezeichen ab. Gleichzeitig existiert kein Testverfahren, um das individuelle Risiko eines Patienten exakt zu bestimmen. Eine *Einschätzung des Risikos* erfolgt auf der Basis von expositionellen und dispositionellen Risikofaktoren, wobei drei Risikokategorien unterschieden werden.
- *Basismaßnahmen* beinhalten die Frühmobilisation von Patienten und Eigenübungen.
- *Physikalische Maßnahmen* sehen die intermittierende pneumatische Kompression (IPK) sowie die Anlage medizinischer Thromboseprophylaxe-Strümpfe (MTPS) vor.
- Die Datenlage für MTPS ist unsicher, die aktuelle Leitlinie empfiehlt deren Anwendung nicht mehr als alleinige Maßnahme.
- Bei Patienten mit *niedrigem Risiko* einer venösen Thromboembolie (VTE) sollten Basismaßnahmen regelmäßig angewendet werden.
- Bei Patienten mit *mittlerem und hohem VTE-Risiko* soll eine medikamentöse VTE-Prophylaxe durchgeführt werden.

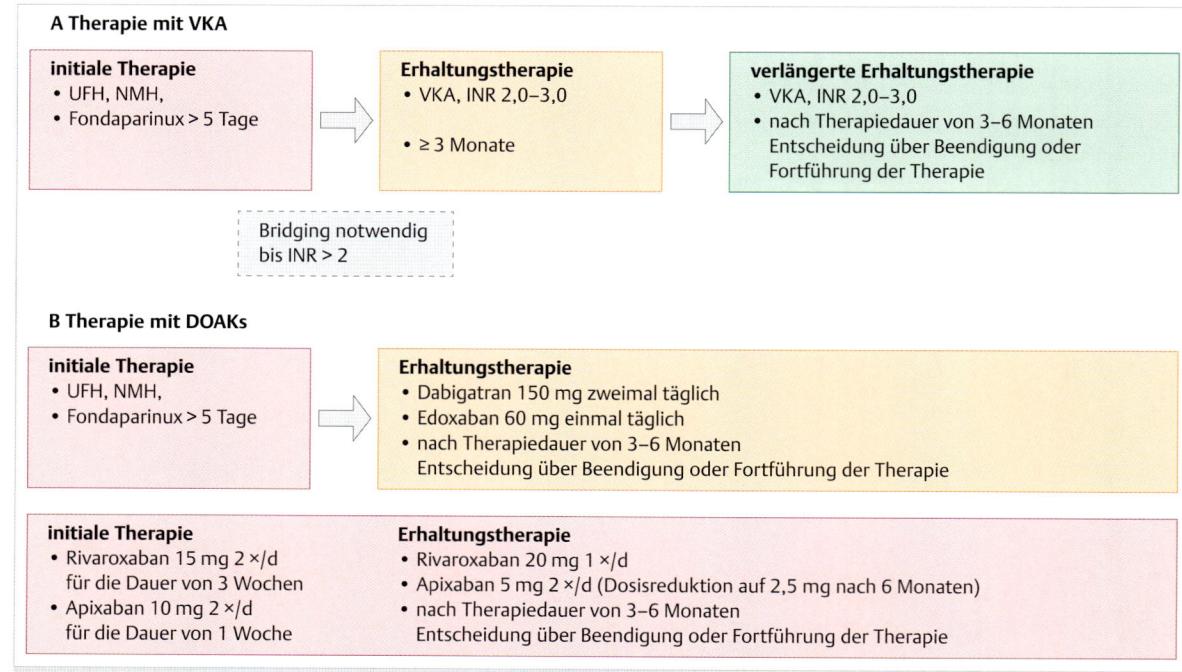

Abb. 22.2 Venöse Thrombose. Therapieoptionen (DOAK: direkte orale Antikoagulanzien, INR: International Normalized Ratio, NMH: niedermolekulares Heparin, UFH: unfraktioniertes Heparin, VKA: Vitamin-K-Antagonisten) [1].

- Die getroffene Risikoeinschätzung und die sich daraus ergebenden Maßnahmen zur VTE-Prophylaxe müssen dem Patienten mitgeteilt und dieser hinsichtlich Nutzen, Risiken und Alternativen *aufgeklärt* werden. Wesentliche Inhalte dieses Gespräches müssen *schriftlich dokumentiert* werden.
- Intensivmedizinische Patienten sollen aufgrund der hohen Prävalenz venöser Thrombosen eine VTE-Prophylaxe erhalten. Das individuelle Blutungsrisiko muss dabei Berücksichtigung finden. Dies gilt auch für die Auswahl und Anwendung entsprechender Antikoagulanzien im Hinblick auf die Leber- und Nierenfunktion des Patienten.

22.12 Verlauf und Prognose

- Auch bei Durchführung einer adäquaten, therapeutischen Antikoagulation erkranken etwa 20–50 % der Patienten mit stattgehabter, tiefer Venenthrombose an einem *postthrombotischen Syndrom* (PTS). Pathogenetisch spielt die venöse Hypertension eine zentrale Rolle, die bedingt ist durch eine inkomplette, venöse Rekanalisation. Folgen sind Ödeme, Entzündung, Hyperpigmentation der Haut und Ekzeme bis hin zu venösen Ulzera.
- Die Lebensqualität der betroffenen Patienten ist zum Teil erheblich beeinträchtigt.
- Lokalisation und Ausmaß der initialen Thrombose sind die wichtigsten Prädiktoren für die Entstehung des PTS. Proximale Thrombosen haben ein höheres Risiko als distale Thrombosen.
- Grundprinzip der Behandlung des PTS ist die Anwendung von Kompression durch angepasste Kompressionsstrümpfe, intermittierende pneumatische Kompression und krankengymnastische Therapie. Dabei sollen der Venenquerschnitt reduziert und konsekutiv die Venenklappenfunktion verbessert werden, außerdem der venöse Rückstrom beschleunigt und die Ausbildung von Ödemen reduziert oder verhindert werden.

22.13 Quellenangaben

[1] S 3-Leitlinie Diagnostik und Therapie der Venenthrombose und der Lungenembolie, awmf.org 2015: http://www.awmf.org/uploads/tx_szleitlinien/065–002l_S 2k_VTE_2016–01.pdf

22.14 Wichtige Internetadressen

- S 3-Leitlinie Prophylaxe der venösen Thrombembolie, awmf.org 2015: http://www.awmf.org/uploads/tx_szleitlinien/003–001l_S 3_VTE-Prophylaxe_2015–12.pdf

23 Hämolytisch-urämisches Syndrom (HUS)

Dagobert Wiemann

23.1 Steckbrief

Das hämolytisch-urämische Syndrom ist die häufigste Ursache des akuten dialysepflichtigen Nierenversagens im Kindesalter. 4,5 % der Kinder mit chronischer Nierenersatztherapie haben als Primärerkrankung ein HUS. Die klassischen Leitsymptome sind hämolytische Anämie, Thrombozytopenie und akute Niereninsuffizienz. Der Nachweis einer Anämie, Thrombopenie, Hämolyse und Anstieg der Nierenretentionsparameter ist für die Diagnosestellung wegweisend. Die therapeutischen Optionen sind vom Schweregrad und Verlauf des HUS abhängig und reichen von einer supportiven und spezifischen Behandlung bis zur Nierenersatztherapie.

23.2 Synonyme

- hämolytisch-urämisches Syndrom
- hemolytic uraemic syndrome
- HUS
- Gasser-Syndrom

23.3 Keywords

- hämolytisch-urämisches Syndrom (HUS)
- Infektion durch shigatoxinbildende enterohämorrhagische E. coli (STEC-HUS)
- atypisches HUS (aHUS)
- komplementvermitteltes HUS
- weitere HUS-Formen

23.4 Definition

- Das hämolytisch-urämische Syndrom ist definiert durch die Trias mikroangiopathische hämolytische Anämie, Thrombozytopenie und akute Niereninsuffizienz. Für die Diagnose ist diese Trias sensitiv, jedoch nicht spezifisch. Die wichtigste Differenzialdiagnose zum HUS ist die thrombozytopenische Purpura.

23.5 Epidemiologie

23.5.1 Häufigkeit

- Die Inzidenz des HUS liegt zwischen 0,7 und 1,5 pro 100 000 Kinder < 15 Jahren.
- Das atypische HUS (aHUS) ist sehr selten, mit einer Prävalenz von etwa 0,5/1 000 000/Einwohner/Jahr

23.5.2 Altersgipfel

- Das HUS kann in jedem Alter auftreten, der Altersgipfel liegt jedoch zwischen dem 2. und 3. Lebensjahr. Beim atypischen HUS treten etwa 60 % der Erkrankungen vor dem 18. Lebensjahr auf.

23.5.3 Geschlechtsverteilung

- Im Kindesalter besteht eine gleichmäßige Verteilung des HUS zwischen Mädchen und Jungen.
- Im Erwachsenenalter nach der Ausbruchswelle 2011 sind überdurchschnittlich mehr Frauen betroffen.

23.5.4 Prädisponierende Faktoren

- Risikofaktoren sind derzeit nur für die Manifestation eines atypischen HUS gesichert. Sie bestehen in Genmutationen der Komplementregulatoren und der Komplementproteine sowie in erworbenen Faktor-H-Funktionsstörungen durch Faktor-H-Antikörper.

23.6 Ätiologie und Pathogenese

- *infektionsbedingt:*
  - diarrhöassoziierte Form als Folge einer Infektion durch shigatoxinbildende enterohämorrhagische Escherichia coli (EHEC) → als STEC-HUS oder D+HUS bezeichnet
  - Selten durch invasive Pneumokokkeninfektion (Meningitis, Pneumonie). Die Pneumokokken bilden N-Acetyl-Neuramidase, die zur thrombotischen Mikroangiopathie führt.
- *nicht infektionsbedingt:*
  - angeborene und erworbene Ursachen durch Mutationen in den komplementregulierenden Genen, die zu einer Regulationsstörung der alternativen Komplementaktivierung auf der Endothelzellebene führen
  - Erworbene Faktor-H-Antikörper sind ebenso ursächlich für die HUS-Erkrankung verantwortlich.
  - Cobalamin-C-Mangel: Er führt bei 25 % dieses Gendefekts zu einer reduzierten Enzymaktivität von Methylmalonyl-CoA-Mutase und Methioninsynthetase. Das hat eine Methylmalonazidämie und eine Homozystinämie zur Folge.

23.7 Klassifikation und Risikostratifizierung

- STEC-HUS:
  - Infektion mit shigatoxinbildenden enterohämorrhagischen E. coli in ca. 90% der HUS-Erkrankung
- komplementvermitteltes HUS:
  - In ca. 5–10% der HUS-Erkrankungen kommt es zu einer genetisch bedingten oder erworbenen unkontrollierten Komplementaktivierung über den alternativen Weg mit Schädigung der Endotheloberfläche, die zur thrombotischen Mikroangiopathie an den Nieren führt. Andere Organe können ebenfalls betroffen sein.
- andere HUS-Formen:
  - pneumokokkenassoziiertes HUS: bei invasiver Infektion durch Streptococcus pneumoniae im Säuglings- und Kleinkindesalter, oft als Pneumonie oder Meningitis beginnend
  - Cobalamin-C-Mangel: führt bei 25% dieses Gendefekts zu einer Methylmalonazidämie und einer Homozystinämie und somit zu einem HUS im 1. Lebensjahr
  - DGKE-Mutation: seltene hereditäre Form, durch Mutation der Diacylglycerolkinase-ε, meist Säuglinge betroffen, wiederholte HUS-Schübe, die oft spontan sistieren; führen aber zu einer nephrotischen Proteinurie und progredienter Niereninsuffizienz
  - HUS bei anderen Grunderkrankungen: medikamentenassoziiert, z. B. bei Kalzineurininhibitoren oder systemischem Lupus erythematodes, oder nach Knochenmarktransplantationen

23.8 Symptomatik

- Beim typischen Fall eines STEC-HUS tritt 2–3 Tage nach oraler Aufnahme eines shigatoxinbildenden Erregers eine Durchfallerkrankung auf, die im Verlauf oft blutig ist. Nach 6–10 Tagen kommt es zur Einschränkung der Nierenfunktion, Thrombozytopenie und Anämie (▶ Abb. 23.1)
- Vigilanzminderung und zerebrale Anfälle weisen auf eine extrarenale Beteiligung in ca. 20% der Fälle hin. Seltener treten kardiale Funktionseinschränkungen (2–5%) und Komplikationen am Magen-Darm-Trakt (Darmperforation, Ileus) auf.

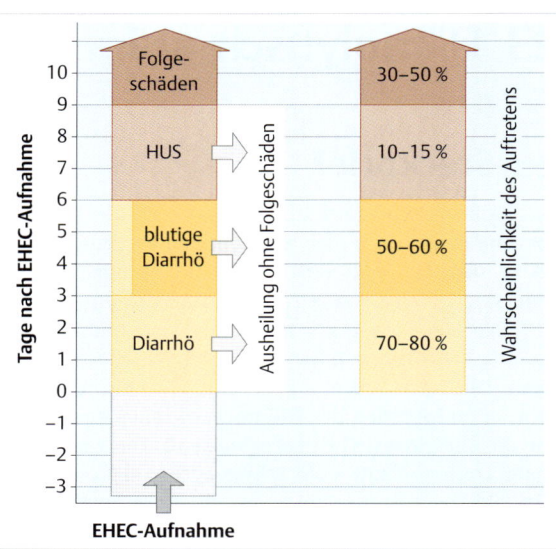

Abb. 23.1 Enterohämorrhagische Escherichia-coli-Infektion (EHEC). Krankheitsverlauf.

23.9 Diagnostik

23.9.1 Diagnostisches Vorgehen

- Das diagnostische Vorgehen zeigt ▶ Abb. 23.2.
- Bei allen HUS-Erkrankungen finden sich im peripheren Blutausstrich Fragmentozyten (▶ Abb. 23.3) als Ausdruck der mikroangiopathischen Anämie und einer Thrombozytopenie.
- Als Ausdruck der Hämolyse sind Laktatdehydrogenase (LDH) und Bilirubin erhöht.
- Die akute Niereninsuffizienz zeigt sich in erhöhten Kreatinin- und Harnstoffkonzentrationen bzw. in einer erniedrigten glomerulären Filtrationsrate (GFR) und/oder einer Oligurie mit Störungen des Säure-Basen-Haushalts und der Elektrolyte.
- Sonografie der Nieren: hyperechogenes Nierenparenchym mit akzentuierter kortikomedullärer Differenzierung und verminderter Perfusion der intrarenalen Gefäße; deutliche Abflachung der Diastole bis auf die Nulllinie, damit Erhöhung des Resistance-Index (RI) auf bis zu 1,0
- Häufig finden sich hypertone Blutdruckwerte.
- Bei extrarenaler Manifestation sind weiterführende Untersuchungen wie kraniale MRT, EEG, Echokardiografie und EKG indiziert.

23.9.2 Anamnese

- In der Anamnese werden folgende Punkte erfragt:
  - zeitlicher Verlauf der Durchfallerkrankung, blutige Diarrhö

23.9 Diagnostik

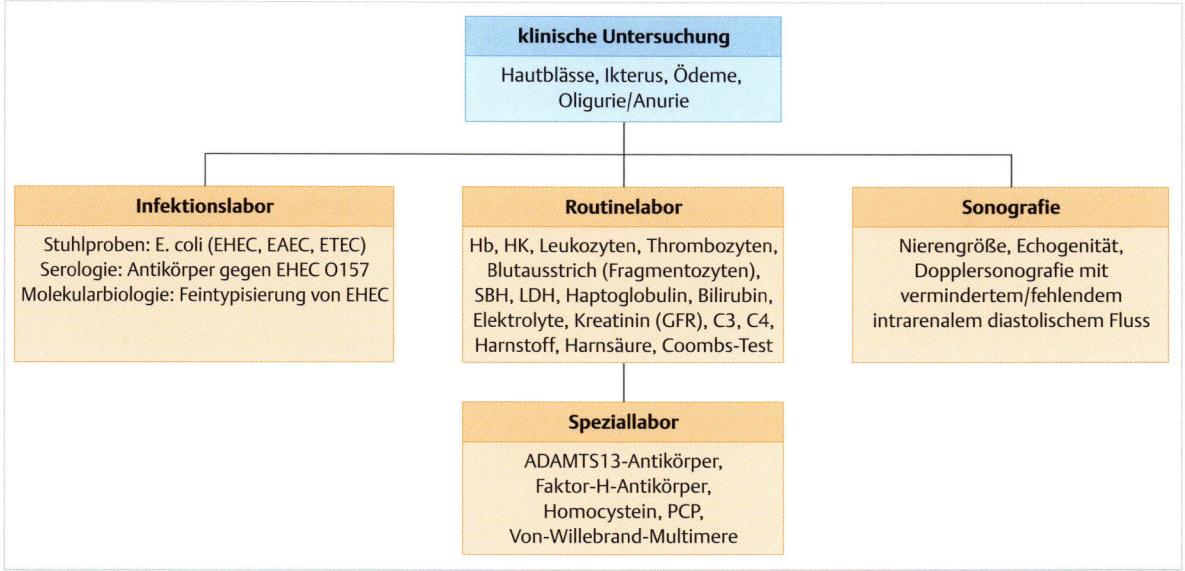

Abb. 23.2 Hämolytisch-urämisches Syndrom (HUS). Diagnostisches Vorgehen (C: Komplement, EAEC: enteroaggregative Escherichia coli, EHEC: enterohämorrhagische Escherichia-coli-Infektion, ETEC: enterotoxische Escherichia coli, GFR: glomeruläre Filtrationsrate, LDH: Laktatdehydrogenase, PCP: Anti-Pneumokokken-Kapsel-Polysaccharid IgG, SBH: Säure-Basen-Haushalt).

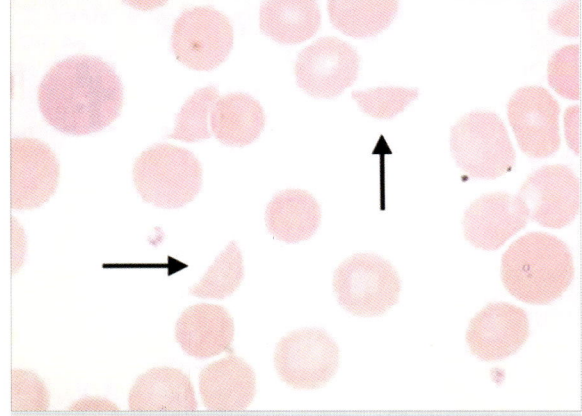

Abb. 23.3 Hämolytisch-urämisches Syndrom (HUS). Fragmentozyten im Blutausstrich.

- Kontakt zu kontaminierten Nahrungsmitteln, z. B. durch Verzehr nicht pasteurisierter Rohmilchprodukte, Fleisch, Gemüse oder Wasser (Baden)
- direkter Kontakt mit Tieren auf Bauernhöfen (Schaf, Rind, Ziege)
- verminderte Urinausscheidung, Frage nach trockenen Windeln bei Säuglingen
- familiäre Häufung von HUS-Erkrankungen

23.9.3 Körperliche Untersuchung

- Bei Verdacht auf eine HUS-Erkrankung erfolgt eine normale internistische Untersuchung mit Blutdruckmessung. Bei Vigilanzminderung oder zerebralen Anfällen ist eine neurologische Untersuchung angezeigt.

23.9.4 Labor

- *Basisdiagnostik beim STEC-HUS:*
  - Hämoglobin, Thrombozyten, Retikulozyten, Blutausstrich (Nachweis von Fragmentozyten), Coombs-Test (negativ)
  - LDH, Haptoglobin, Bilirubin, Säure-Basen-Status, Elektrolyte
  - Kreatinin, Harnstoff, Komplement (C 3)
  - Urinstatus (Erythrozyten, Protein)
  - Gerinnungsuntersuchung mit ADAMTS 13
- *erweiterte Diagnostik bei anderen HUS-Formen:*
  - ADAMTS 13-Antikörper und -Genetik
  - Homocystein (Cobalamin-C-Defekt)
  - Nachweis der Komplementaktivierung (CH50, APH50, C 3D, TCC)
  - Komplementfaktor H: Autoantikörper (anti-CFH), Genetik
  - „complement factor H related proteins" (CFHR1, CFHR3)
  - Komplementfaktor I und B
  - „membrane cofactor protein" (MCP)
  - Thrombomodulin
  - Coombs-Test (fast immer positiv beim pneumokokkenassoziierten HUS)

23.9.5 Mikrobiologie und Virologie
Kulturen
- Beim STEC-HUS sollte versucht werden, den Erreger nachzuweisen, auch wenn der Beginn der Diarrhö einige Tage zurückliegt. Bei etwa zwei Drittel der Erkrankungen gelingt der Erregernachweis.
- Bereits der Verdacht der Erkrankung ist *meldepflichtig*.
- Isolierung und kultureller Nachweis von enterohämorrhagischen E. coli (EHEC: enterohämorrhagische Escherichia coli) und weiteren darmpathogenen E. coli (EAEC: enteroaggregative Escherichia coli, ETEC: enterotoxische Escherichia coli, EIEC: enteroinvasive Escherichia coli) aus Stuhlproben
- beim pneumokokkenassoziierten hämolytischen urämischen Syndrom entsprechender Erregernachweis in Blutkultur, Liquor

Serologie
- Nachweis von Serumantikörpern (IgM und IgG) gegen Lipopolysaccharide von EHEC O157

Molekularbiologie
- Feintypisierung von EHEC, spezifischer Nachweis von Stx-Genen

23.9.6 Bildgebende Diagnostik
Sonografie
- Die Sonografie des Abdomens und des Urogenitaltrakts gehört zur Standarduntersuchung bei Verdacht auf eine HUS-Erkrankung.
- Nachweis von freier Flüssigkeit im Abdomen (Aszites) und Darmwandverdickung im Rahmen der Diarrhö (▶ Abb. 23.4). Die mikroangiopathischen Veränderungen an den Nierengefäßen führen zu einer Echogenitätserhöhung des Nierenparenchyms und zur akzentuierten kortikomedullären Differenzierung. Durch die Gefäßverschlüsse in den kleinen Nierenarterien kommt es dopplersonografisch zum Anstieg des Gefäßwiderstandes, sichtbar im Abfall der Enddiastole. Der Resistance Index (RI) steigt bis auf 1,0 an (▶ Abb. 23.5).

23.10 Differenzialdiagnosen

Tab. 23.1 Wichtigste Differenzialdiagnose des hämolytisch-urämischen Syndroms.

Differenzialdiagnose	Bemerkungen
thrombozytopenische Purpura (TTP)	Hohe Letalität bei verzögerter Therapie. Der positiv-prädiktive Wert für das Vorhandensein einer TTP liegt bei 98,7 % und einer Spezifität bei 98,1 % wenn Thrombozytenzah < 30 Gpt/l, Serumkreatinin < 200 µmol/l und antinukleäre Faktoren (ANA) nachgewiesen werden.
	ADAMTS 13-Mangel bei angeborener TTP im Neugeborenenalter
	ADAMTS 13-Antikörper bei erworbener TTP bei Jugendlichen und Schwangeren

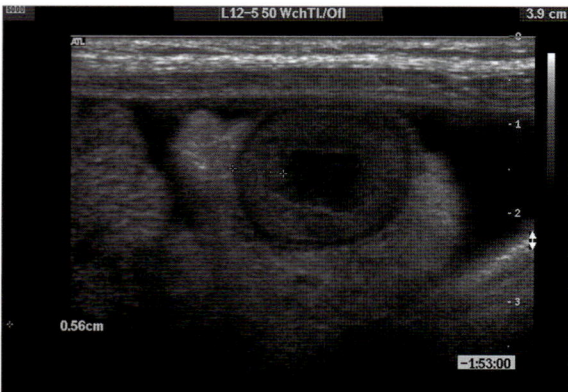

Abb. 23.4 Hämolytisch-urämisches Syndrom (HUS). Massive Darmwandverdickung bei hämorrhagischer Diarrhö. 3½-jähriger Junge mit HUS und schwerer gastrointestinaler Beteiligung. Auf 7–8 mm verdickte Dünndarmwand mit echoreicher Fibrinablagerung bei Aszites.

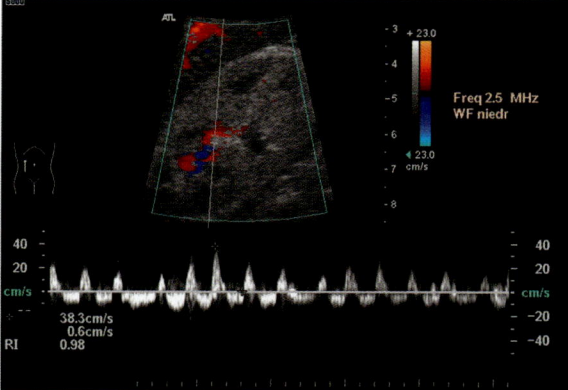

Abb. 23.5 Hämolytisch-urämisches Syndrom (HUS). Dopplersonografie der intrarenalen Gefäße. 3½-jähriger Junge mit HUS seit 4 Tagen, hyperechogenes Nierenparenchym mit echoarmen Markkegeln. Stark verminderter enddiastolischer Fluss, damit erhöhter Resistance Index (RI) in der A. interlobares.

23.11 Therapie
23.11.1 Therapeutisches Vorgehen

- Zur Therapie des HUS gehört ein *supportiver* Arm, der unabhängig von der Ätiologie der Erkrankung ist und die akute Niereninsuffizienz behandelt, sowie ein *spezifischer* Arm entsprechend der Verdachtsdiagnose (▶ Abb. 23.6).
- *supportive Therapie:*
  - engmaschige Kontrollen von Elektrolyten und Blutdruck, strenges Flüssigkeitsmanagement mit Bilanzierung, diuretischer Therapie, wenn Restdiurese noch vorhanden ist
  - Eine *Nierenersatztherapie* ist indiziert, wenn im Rahmen der konservativen Therapie eine nicht beherrschbare Azidose, Volumenüberladung, Hyperkaliämie, Urämie oder arterielle Hypertonie auftritt. Die *Peritonealdialyse* ist bei Kleinkindern die Methode der Wahl.
  - Die Indikation zur Transfusion sollte wegen der Volumenüberladung und Zunahme der Hämolyse streng gestellt werden. Außerdem droht die Gefahr einer Alloimmunisierung, falls im Verlauf eine Nierentransplantation notwendig wird.
  - Die Indikation zur Transfusion von *Thrombozytenkonzentraten* sollte ebenfalls zurückhaltend, ggf. nur vor interventionellen Eingriffen, gestellt werden.
- *spezifische Therapie:*
  - STEC-HUS: Eine antibiotische Therapie ist wegen der weiteren Toxinfreisetzung nicht indiziert.
  - komplementvermitteltes HUS: First-Line-Therapie mit Eculizumab wegen des spezifischen komplementinhibierenden Effekts (▶ Abb. 23.7); beim Nachweis von CFH-Antikörpern (CFH: Komplementfaktor H) zusätzlich immunsuppressive Therapie
  - andere HUS-Formen: rasche antibiotische Therapie beim pneumokokkenassoziierten HUS, keine Evidenz für die Wirksamkeit einer Plasmapherese oder für Eculizumab beim DGKE-HUS; parenterale Therapie mit Hydroxycobalamin und Folsäure sind effektiv beim Cobalamin-C-HUS

23.12 Verlauf und Prognose

- Derzeit versterben < 5 % in der Akutphase des HUS. Der Hauptgrund liegt in neurologischen Komplikationen durch eine thrombotische Mikroangiopathie im ZNS. Die langfristige Prognose ist vom Ausmaß der renalen Beteiligung abhängig. Bei ca. einem Drittel der

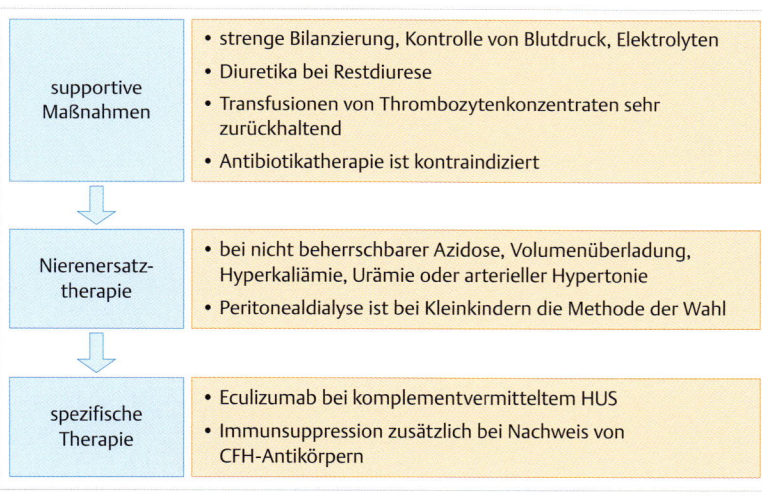

Abb. 23.6 Hämolytisch-urämisches Syndrom (HUS). Therapeutisches Vorgehen (CFH: Komplementfaktor H).

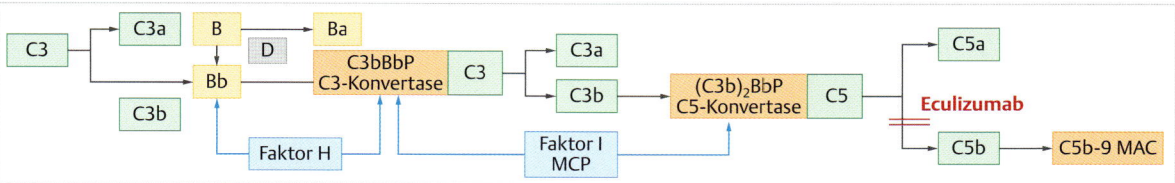

Abb. 23.7 Komplementvermitteltes hämolytisch-urämisches Syndrom (HUS). Alternative Komplementkaskade: effektiver Therapieansatz zur Blockierung des aktivierten alternativen Komplementsystems durch den C5-Antikörper Eculizumab (B: Faktor B, C: Komplement, D: Faktor D – Serinprotease, MAC: Membrane Attack Complex, MCP: Membrane Cofaktor Protein).

Patienten heilt die Erkrankung nicht vollständig ab. Auch nach Jahren kann sich eine Proteinurie, eine arterielle Hypertonie und eine Nierenfunktionseinschränkung entwickeln.

23.13 Quellenangaben

[1] AWMF Leitlinien. 166/002 S 2k-Leitlinie: hämolytisch-urämisches Syndrom im Kindesalter
[2] Coppo P, Schwarzinger M, Buffet M et al. Predictive features of severe acquired ADAMTS 13 deficiency in idiopathic thrombotic microangiopathies: the French TMA reference center experience. PLOSONE 2010; 5: e10208
[3] Holle J, Lange-Sperandio B, Mache C et al. Hämolytisch-urämisches Syndrom im Kindes- und Jugendalter. Monatsschrift Kinderheilkunde 2017; 11: 1005–1016
[4] Lapeyraque AL, Malina M, Fremeaux-Bacchi V et al. Eculizumab in severe Shiga-toxin-associated HUS. N Engl J Med 2011; 354: 2561–2563
[5] Picard C, Burtney S, Bornet C et al. Pathophysiology and treatment of typical and atypical hemolytic uremic syndrome. Pathol Biol 2015; 63: 136–143
[6] Wiemann D. Das hämolytisch-urämische Syndrom. Intensivmedizin up2date 2012; 8: 129–134

23.14 Wichtige Internetadressen

- Robert Koch Institut: http://www.rki.de
- Konsiliarlabor HUS Münster: http://www.medizin.uni-muenster.de
- Innsbrucker HUS-Arbeitsgruppe: http://www.hus-online.at

24 Thrombotisch-thrombozytopenische Purpura (TTP)

Dagobert Wiemann

24.1 Steckbrief

Die thrombotisch-thrombozytopenische Purpura ist eine schwere Erkrankung mit einer generalisierten Mikrothrombosierung in den Arteriolen und Kapillaren. Unbehandelt führt die Erkrankung in ca. 90 % der Fälle zum Tod. Die klassischen Leitsymptome sind Thrombozytopenie, hämolytische Anämie, neurologische Symptome, häufig auch mit Niereninsuffizienzzeichen und Fieber. Wegweisend für die Diagnosestellung ist eine verminderte Aktivität von ADAMTS 13 und der Nachweis der supergroßen Von-Willebrand-Multimere. Bei der primären TTP ist der Plasmaaustausch die Therapie der Wahl.

24.2 Synonyme

- thrombotic thrombocytopenic purpura
- thrombozytopenische Purpura
- TTP
- Moschcowitz-Syndrom
- Upshaw-Shulman-Syndrom

24.3 Keywords

- thrombotisch-thrombozytopenische Purpura (TTP)
- thrombozytopenische Purpura
- primäre und sekundäre TTP
- hereditäre und idiopathische TTP
- ADAMTS 13-Mangel

24.4 Definition

- Die TTP ist definiert durch eine thrombotische Mikroangiopathie (mit bevorzugter Beteiligung des ZNS, aber auch anderer Organsysteme), hämolytische Anämie und Thrombozytopenie.
- Die TTP wird in eine primäre und sekundäre Form unterteilt (▶ Abb. 24.1).

24.5 Epidemiologie

24.5.1 Häufigkeit

- Die Prävalenz liegt zwischen 1,5 und 4 pro 1 000 000, der Anteil an der erworbenen TTP beträgt > 90 %. Die Prävalenz der angeborenen TTP liegt bei 1 pro 1 000 000.
- Die Inzidenz liegt etwa bei 3–10 pro 1 000 000 pro Jahr.

24.5.2 Altersgipfel

- Der Altersgipfel bewegt sich zwischen dem 30. und 40. Lebensjahr.

24.5.3 Geschlechtsverteilung

- Die Erkrankung tritt vorwiegend bei Frauen mit einer Relation von 2:1 bis 3,5:1 auf.

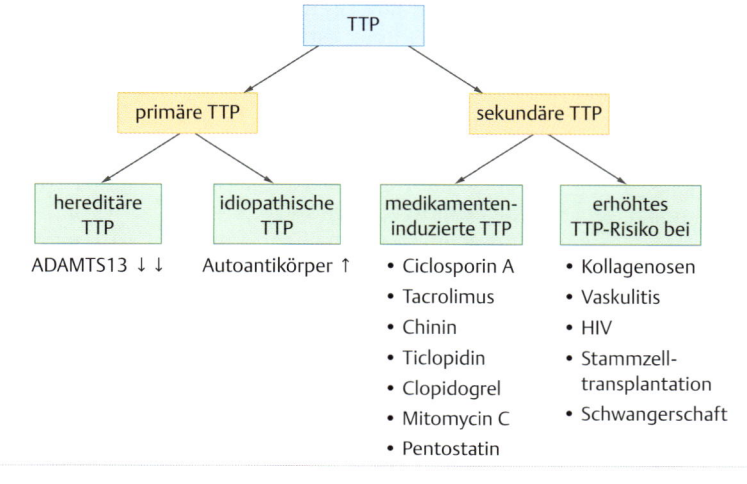

Abb. 24.1 Thrombotisch-thrombozytopenische Purpura (TTP). Einteilung.

24.5.4 Prädisponierende Faktoren

- Verschiedene Erkrankungen verursachen Endothelschädigungen, die zur Vermehrung der Multimere führen können: Kollagenosen, Vaskulitiden, Sepsis, akute Nephritis, Rejektionskrisen, Präeklampsie, Eklampsie, Spätgestosen.
- Weitere prädisponierende Faktoren sind Pharmakotherapie, Adipositas und Rauchen.

24.6 Ätiologie und Pathogenese

- Die Ursache für das Auftreten von Mikrothromben in den Arteriolen und Kapillaren verschiedener Organe ist das Vorhandensein ultragroßer Von-Willebrand-Multimere, die bei einer Endothelverletzung mit den Thrombozyten zur Mikrothrombosierung führen. Da die Aktivität der Metalloprotease ADAMTS 13 bei der TTP stark vermindert ist, kann die Bildung der Mikrothromben nicht verhindert werden.

24.7 Klassifikation und Risikostratifizierung

- *primäre TTP:*
  - hereditäre Form (Upshaw-Shulman-Syndrom): angeborener ADAMTS 13-Mangel mit autosomal-rezessivem Erbgang. Manifestation in den ersten 20 Lebensjahren, oft ausgelöst durch eine Infektion, einen operativen Eingriff oder eine Schwangerschaft
  - idiopathische Form: ist die häufigere Form, oft durch Autoantikörper verursacht, führt zum Funktionsverlust der Metalloprotease ADAMTS 13
- *sekundäre TTP:*
  - durch Medikamente oder Erkrankungen ausgelöst, Aktivität der ADAMTS 13 leicht erniedrigt oder normal

24.8 Symptomatik

- Die Zeichen multipler Organschäden entwickeln sich im Verlauf der Mikroangiopathie. Sie können sich in Schwäche, Verwirrtheit oder Koma, Übelkeit, Erbrechen, Durchfall mit abdominellen Schmerzen äußern. Bei Schädigungen des Myokards können Arrhythmien auftreten. Bei Kindern beginnt die Erkrankung eher mit Bauchschmerzen, Erbrechen und blutigen Durchfällen. Die Symptome von TTP und hämolytisch-urämischem Syndrom (HUS) sind nicht voneinander unterscheidbar, außer dass neurologische Symptome beim HUS seltener auftreten.
- Thrombozytopenie, mikroangiopathische hämolytische Anämie, ZNS-Symptomatik (60%) von Kopfschmerzen, Vigilanzstörungen, zerebralen Anfällen, Apoplex bis hin zum Koma
- Niereninsuffizienzzeichen bei etwa 50% der Patienten, gelegentlich petechiale Hautblutungen und Fieber

24.9 Diagnostik

24.9.1 Diagnostisches Vorgehen

- Die Diagnosestellung einer primären TTP erfolgt anhand klinischer Symptome und typischer Laborveränderungen (▶ Abb. 24.2). Bei der klinischen Untersuchung fallen eine Anämie, ein leichter Ikterus, petechiale Hautveränderungen, Fieber und neurologische Symptome (Kopfschmerzen, Vigilanzstörungen, zerebrale Anfälle, Koma) auf (▶ Tab. 24.1). Zu den typischen Laborveränderungen gehören: Thrombozytopenie mit Fragmentozytennachweis, hämolytische Anämie mit Abfall von Hämoglobin und Haptoglobin, LDH- und Bilirubinerhöhung sowie die Erhöhung harnpflichtiger Substanzen sowie der Serumelektrolyte Natrium und Kalium.
- Beweisend für die Diagnose einer primären TTP ist die verminderte Enzymaktivität oder das völlige Fehlen von ADAMTS 13 bzw. der Gennachweis einer hereditären Form sowie der Nachweis supergroßer Von-Willebrand-Multimere.

24.9.2 Anamnese

- In der Anamnese werden Risikofaktoren erfragt, die einen akuten Schub der TTP auslösen können wie Infektionen, Fieber, maligne Hyperthermie, Medikamenteneinnahme, Ovulationshemmer, Antibiotika.
- Frage nach vorangegangenen ikterischen Phasen, Krebserkrankungen, neurologischen Symptomen wie Kopfschmerzen, Vigilanzstörungen

24.9.3 Körperliche Untersuchung

- Bei Verdacht auf TTP erfolgen eine normale internistische Untersuchung mit Blutdruckmessung sowie zwingend eine neurologische Untersuchung.

24.9.4 Labor

- Blutbild mit Thrombozyten, peripherer Blutausstrich (Fragmentozytennachweis)
- Bestimmung der Hämolyseparameter: LDH, Haptoglobin, Retikulozyten, Bilirubin
- negativer direkter Coombs-Test
- Bestimmung der Retentionsparameter: Cystatin C, Kreatinin, Harnstoff
- Urindiagnostik: Erythrozyturie, Albumin- und Proteinurie
- Bestimmung der ADAMTS 13-Aktivität und der ultragroßen Von-Willebrand-Multimere als Diagnosesicherung
- Gennachweis einer hereditären Form

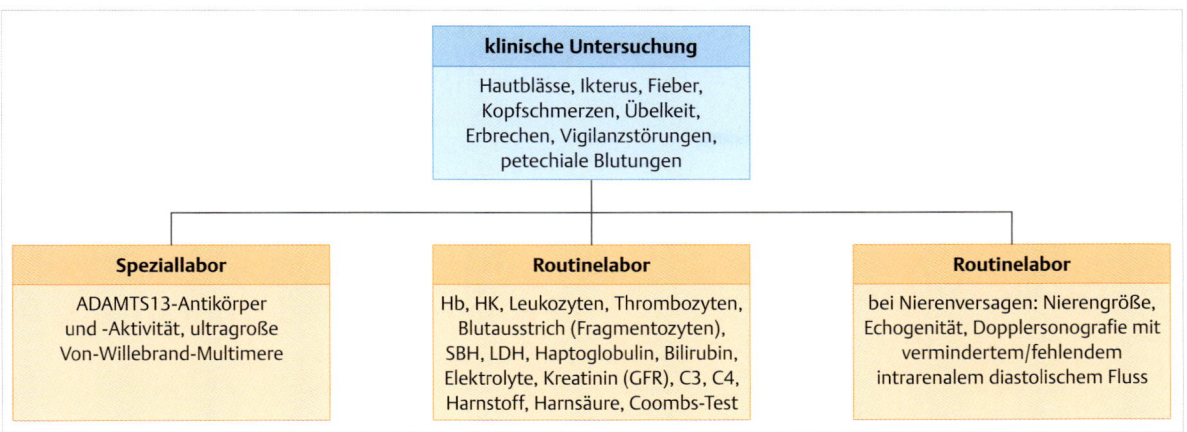

Abb. 24.2 Thrombotisch-thrombozytopenische Purpura (TTP). Diagnostischer Ablauf (C: Komplement, GFR: glomeruläre Filtrationsrate, LDH: Laktatdehydrogenase, SBH: Säure-Basen-Haushalt).

Tab. 24.1 Klinische Symptome und Laborveränderungen bei thrombotisch-thrombozytopenischer Purpura (TTP).

klinisches Bild	Laborveränderungen
Petechien, Purpura	Thrombozytopenie
Anämie (mikroangiopathisch, hämolytisch), Ikterus, Schwindel, Abgeschlagenheit, Tachykardie	Hämoglobin ↓, Fragmentozyten ↑, Haptoglobin ↓, Bilirubin ↑, Laktatdehydrogenase ↑, ADAMTS 13 ↓, ADAMTS 13-Antikörper + +
Oligo-/Anurie, gelegentlich Bauchschmerz und Fieber	Kreatinin ↑, Harnstoff ↑, Na ↑, K ↑

24.10 Differenzialdiagnosen

Tab. 24.2 Differenzialdiagnosen der thrombotisch-thrombozytopenischen Purpura (TTP).

Differenzialdiagnose	Bemerkungen
hämolytisch-urämisches Syndrom (HUS)	Nierenversagen wesentlich häufiger, extrarenale Manifestation am ZNS eher selten; ADAMTS 13-Aktivität normal
immunthrombozytopenische Purpura (ITP)	thrombozytäre Antikörper
disseminierte intravaskuläre Koagulation (DIC)	Gerinnungsstörung mit verlängerter partieller Thromboplastinzeit (PTT), International Normalized Ratio (INR) ↑, Fibrinmonomere ↑, D-Dimere ↑, Fibrinogen ↓

24.11 Therapie

24.11.1 Therapeutisches Vorgehen

- Beim klinischen Vollbild einer primären TTP sollte nicht auf das Ergebnis der ADAMTS 13-Aktivität gewartet werden. Die Therapie der Wahl ist der Plasmaaustausch/Plasmapherese gegen gefrorenes Frischplasma (FFP), die mit Kortikosteroiden kombiniert werden kann. Durch den Plasmaaustausch werden einerseits Antikörper gegen ADAMTS 13 und ultragroße Von-Willebrand-Multimere eliminiert und anderseits über FFP ADAMTS 13 zugeführt. Durch die Plasmapherese kommt es zu einer Reduktion der Letalität von 90 auf 20 %.
- Bei therapierefraktären Rezidiven nach Plasmapherese hat sich in den letzten Jahren der Einsatz des CD20-Antikörpers Rituximab bewährt.
- Bei häufig rezidivierenden TTP-Verläufen konnte die Anzahl der Rezidive nach Splenektomie reduziert werden.
- Neue Therapiestudien mit Caplacizumab zeigen bei der seltenen, aber lebensbedrohlichen Form der erworbenen TTP mit Autoantikörper gegen ADAMTS 13 eine Reduktion der akuten Morbidität und Mortalität.
- Bei begründetem Verdacht auf eine hereditäre TTP ist die alleinige Transfusion von gefrorenem Frischplasma indiziert. Eine Plasmapherese ist hier nicht angebracht, da keine Antikörper vorhanden sind.

24.12 Verlauf und Prognose

- Letalität: bis 1992 ca. 90%, nach Einführung der Plasmapherese Abfall auf 20%
- Rezidivhäufigkeit: ca. 40%
- therapierefraktär: ca. 20%
- Kognitive Störungen können als Folge der TTP die Lebensqualität einschränken.

24.13 Quellenangaben

[1] Hellmann M, Hallek M, Scharrer I. Thrombotisch-thrombozytopenische Purpura. Der Internist 2010; 51(9): 1138–1144. DOI: 10.1007/s00108-010-2599-0
[2] Kremer Hovinga JA, Heeb SR, Skowronska et al. Pathopysiology of thrombocytopenic purpura and hemolytic uremic syndrome, J Thromb Haemost 2018; DOI: 10.1111/jth. 13956
[3] Page EE, Kremer Hovinga JA, Terell DR et al. Thrombotic thrombocytopenic purpura: diagnostic criteria, clinical features, and long-term outcomes from 1995 through 2015. Blood Advances 2017; 1: 590–600
[4] Peyvandi F, Scully M, Kremer Hovinga JA et al. Caplacizumab reduces the frequency of major thromboembolic events, exacerbations and death in patients with acquired thrombotic thrombocytopenic purpura. J Thromb Haemost 2017; 15: 1449–1452
[5] Schaller M, Studt J-D, Voorberg J et al. Acquired thrombotic thrombocytopenic purpura. Hämostaseologie 2013; 33: 121–130

24.14 Literatur zur weiteren Vertiefung

[1] Fox L, Cohney SJ, Kausmann JY et al. Consensus opinion on diagnosis and management of thrombotic microangiopathy in Australia and new Zealand. Nephrology 2018; DOI: 1111/nep. 13234
[2] Hassenpflug WA, Angerhaus D, Budde U et al. Thrombotisch-thrombozytopenische Purpura im Kindesalter. Hämostaseologie 2004; 23: 71–76

24.15 Wichtige Internetadressen

- TTP-Forum: http://ttpforum.de

Teil IV
Schock

25	Septischer Schock	*188*
26	Volumenmangelschock	*196*
27	Kardiogener (kardialer) Schock	*203*
28	Anaphylaxie	*218*
29	Neurogener Schock	*224*

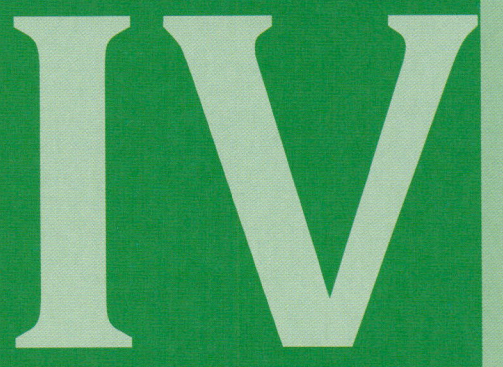

25 Septischer Schock

Tobias Schürholz

25.1 Steckbrief

Trotz intensiver Forschung ist es in den vergangenen Jahrzehnten nicht gelungen, spezifische Medikamente für die Therapie des septischen Schocks zu entwickeln. Durch die Etablierung der frühen zielgerichteten Therapie (early goal directed therapy, EGDT) und die Einführung von Maßnahmenbündeln im Rahmen der Surviving Sepsis Campaign ist es zwar möglich, die Letalität der Patienten im septischen Schock zu senken, aber zumindest in Deutschland ist die Letalität noch immer inakzeptabel hoch. Der Schwerpunkt muss daher auf intensiver Schulung des medizinischen Personals zur frühzeitigen Erkennung und Therapie der Sepsis und des septischen Schocks liegen. Der Umsetzung des Maßnahmenbündels innerhalb der ersten 3 Stunden kommt besondere Bedeutung zu.

25.2 Aktuelles

- Die schon immer bestehende geringe Spezifität der SIRS-Kriterien (SIRS: systemisch-entzündliches Response-Syndrom) mit bis zu 15 % SIRS-negativen Fällen an Sepsis führten 2016 zu einer neuen Definition (▶ Tab. 25.1). Einbezogen wurde hier der SOFA-Score (sequential organ failure assessment) und als Neuerung wurde zur Identifikation potenziell an Sepsis erkrankter Patienten, die nicht auf der Intensivstation sind, der quick-SOFA-Score (qSOFA-Score) eingeführt. Der qSOFA beurteilt nur 3 Parameter bei Vorhandensein mit einem Punkt (Atemfrequenz ≥ 22/min, Glasgow Coma Scale ≤ 13, systolischer Blutdruck ≤ 100 mmHg), wobei ab 2 Punkten eine Sepsis möglich ist und auch ein erhöhtes Letalitätsrisiko vorliegt.

25.3 Synonyme

- septischer Schock
- Septikämie

25.4 Keywords

- septischer Schock
- Therapiebündel
- systemische Infektion

25.5 Definition

- Neue Definition (Sepsis-3) seit 2016 [5]: Infektion(sverdacht) und trotz adäquater Volumenzufuhr Vasopressoreinsatz notwendig bei sepsisinduzierter Hypotension (MAP ≤ 65 mmHg) und Serumlaktat > 2 mmol/l (▶ Tab. 25.1). Es gibt Befürchtungen, dass Sepsis-3 zu einer späteren Diagnose führt. Andere sehen eine verbesserte prädiktive Validität durch die Sepsis-3-Definition.

25.6 Epidemiologie

25.6.1 Häufigkeit

- Anhand der letzten aus Deutschland publizierten Zahlen liegt die Letalität (Sepsis-3-Definition) noch immer bei etwa 51 %.
- Die Inzidenz der Sepsis (inklusive septischer Schock) liegt in verschiedenen Ländern Europas zwischen 66 und 114/100 000 Einwohner pro Jahr.
- Die hohe Variabilität ist bedingt durch unterschiedliche Falldefinitionen; dadurch in den USA geschätzt zwischen 300 und 1000 Sepsisfälle pro 100 000 Einwohner!
- Zirka 12 *neu* identifizierte Sepsisfälle pro 1000 Behandlungstage treten auf der Intensivstation auf.

Tab. 25.1 Definition der Sepsis [3].

Definition	Sepsis	schwere Sepsis	septischer Schock
bis 2015	Infektion vermutet oder bewiesen **und** ≥ 2 SIRS-Kriterien	Sepsis **und** ≥ 1 Organdysfunktion	Sepsis und Organversagen **und** Blutdruck < 90 mmHg oder Vasopressorbedarf (trotz adäquater Volumengabe)
ab 2016	Infektion vermutet oder bewiesen und ein akuter Anstieg von SOFA von ≥ 2 Punkten		Sepsis **und** Vasopressorbedarf für MAP ≥ 65 mmHg **und** Laktat > 2 mmol/l (trotz adäquater Volumengabe)

MAP: mittlerer arterieller Druck, SIRS: systemisch-entzündliches Response-Syndrom, SOFA: sequential organ failure assessment

- Eine aktuelle Übersicht hat weltweite, publizierte Daten über Sepsisinzidenz und -letalität zusammengetragen. Überträgt man die verfügbaren Daten aus den Industrienationen (die lediglich 13 % der Weltbevölkerung stellen) auf die restliche Bevölkerung aus Schwellen- und Entwicklungsländern, kommen fast 51 Millionen Krankenhausfälle an Sepsis und schwerer Sepsis weltweit zusammen. Bei einer Letalität wie im letzten Jahrzehnt entspräche das etwa 5,3 Millionen Todesfällen jährlich weltweit. Genaue Zahlen sind aber für einen weltweiten verlässlichen Vergleich nicht verfügbar. Für europäische Länder wird die Inzidenz der Sepsis (inklusive septischer Schock) zwischen 66 und 114 neue Fälle pro 100 000 Einwohner pro Jahr angegeben.

25.6.2 Altersgipfel

- Das Risiko, an Sepsis und septischem Schock zu erkranken, folgt einer zweiphasigen Verteilung mit Spitzen im Kindesalter und einer Abnahme in der Jugend, um dann ab dem 5. Lebensjahrzehnt wieder steil anzusteigen. In vielen Studien liegt das mittlere Alter der Erkrankten bei ≥ 65 Jahre.

25.6.3 Geschlechtsverteilung

- Durch alle Studien hindurch ist die Inzidenz eher mit dem *männlichen* Geschlecht assoziiert.

25.6.4 Prädisponierende Faktoren

- Eine hohe Anzahl an Komorbiditäten prädisponiert für die Entwicklung eines septischen Schocks. Zu diesen prädisponierenden Erkrankungen gehören Diabetes mellitus, chronisches Nierenversagen, chronische Lungenerkrankungen, Lebererkrankungen, Immunsuppression und Malignome, also insgesamt Erkrankungen, die den Weg für eine Infektion bereiten können.

25.7 Ätiologie und Pathogenese

- Infektionen durch Bakterien, seltener auch durch Viren können eine schwere Infektion verursachen.
- Der septische Schock ist eine auf die Infektion folgende inadäquate Reaktion mit nachfolgender exzessiver Freisetzung von Zytokinen.
- Neue Erkenntnisse messen dem Schaden im Gewebe und hier den Zelloberflächen (Glykokalix) besondere Bedeutung bei.
- Konsekutiv Organversagen: frühes Auftreten einer septischen Enzephalopathie und eines akuten Nierenversagens, zusätzlich Kreislaufversagen (Vasopressoreinsatz, wie in der Definition enthalten). Das Letalitätsrisiko steigt mit der Anzahl der Organversagen.

25.8 Risikostratifizierung

- Aussagen über Krankheitsschwere und Prognose des septischen Schocks können mithilfe verschiedener Scoresysteme (▶ Tab. 25.2) getroffen werden. Falls nicht eigene elektronische Akten (Patient Data Management System, PDMS) die Berechnung automatisch durchführen, gibt es über das Internet diverse Seiten, um die Punkte zu errechnen (Beispiel http://www.sfar.org [Englisch/Französisch] oder https://www.divi.de/empfehlungen/publikationen/intensivmedizin [Deutsch]). Für Smartphones sind mittlerweile Apps verfügbar, die eine Errechnung der Punkte, z. B. des Sequential Organ Failure Assessment (SOFA), ermöglichen.

Tab. 25.2 Scoresysteme für intensivstationäre Patienten.

Kurzbezeichnung	Name	Beurteilung von	benötigte Variablen
APACHE II	Acute Physiology and Chronic Health Evaluation II	Schwere der Erkrankung und Überlebensprognose	Alter, operativer Status, Gesundheitsstatus, akute Physiologie-/Laborparameter
SAPS II	Simplified acute Physiology Score II	Schwere der Erkrankung, auch im Verlauf	Alter, Aufnahmestatus, chronische Erkrankung, akute Physiologie-/Laborparameter
MODS	Multiple Organ Dysfunction Score	Überlebensprognose, Ausmaß der Organschädigung	paO_2/FiO_2, Thrombozyten, Bilirubin, Herzfrequenz, GCS, Serumkreatinin
SOFA	Sequential Organ Failure Assessment	wiederholte Beurteilung des Ausmaßes der Organschädigung bei Sepsis	paO_2/FiO_2, GCS, Thrombozyten, Bilirubin, Serumkreatinin, Blutdruck (MAP), Katecholamindosierung

Alle Scores lassen sich nach Eingabe der Variablen auch im Internet berechnen (siehe Text).
GCS: Glasgow Coma Scale, MAP: mittlerer arterieller Blutdruck

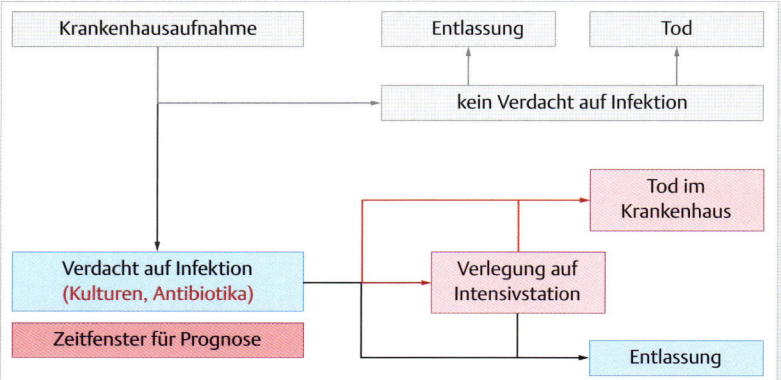

Abb. 25.1 Septischer Schock. Identifikation von Risikopatienten.

25.9 Symptomatik

- Symptome der systemischen Infektion (SIRS) treten bei der Mehrheit der Patienten auf; bis zu 15 % zeigen keine SIRS-Kriterien!
- Entscheidend ist die frühzeitige Diagnose, damit der Patient noch im Zeitfenster einer günstigeren Prognose therapiert werden kann (▶ Abb. 25.1).

25.10 Diagnostik

25.10.1 Diagnostisches Vorgehen

- Die in ▶ Tab. 25.1 aufgeführte Definition gibt bereits einen Teil des diagnostischen Vorgehens an, da die Sepsisdiagnose primär klinisch gestellt wird. Sobald eine Infektion vermutet werden kann oder gar beweisbar ist (z. B. durch purulentes Sekret, sichtbare, schmutzige Sekretionen) und der SOFA-Score um wenigstens 2 Punkte angestiegen ist, liegt die Diagnose einer Sepsis vor. Für das Organsystem Atmung sind bereits 2 Punkte zu bewerten, wenn der Oxygenierungsindex (paO_2/FiO_2) unter 300 mmHg sinkt. Bei Vorliegen eines septischen Schocks mit Vasopressorbedarf (Noradrenalin ≤ 0,1 μg/kg/min) sind schon 3 SOFA-Punkte zu vergeben.
- Wird so bereits der Verdacht eines septischen Schocks geäußert, muss sich zuerst die Blutkulturdiagnostik anschließen. Um zu etwa 90 % eine Bakteriämie nachzuweisen, sind 3 Blutkulturpaare abzunehmen. Aus anderen erreichbaren Kompartimenten müssen ebenfalls ohne Zeitverzug Proben entnommen werden (Abnahme von Sekreten und Urin).
- Gleichzeitige Blutentnahmen, um Biomarker bestimmen zu lassen, sind mit der Blutkultur durchzuführen. Der Biomarker mit der besten Sensitivität und Spezifität ist derzeit das Prokalzitonin (PCT). Im Hinblick auf einen septischen Schock ist beispielsweise das C-reaktive Protein (CRP) unterlegen, da die Kinetik ungünstiger (langsamer) ist.
- Ist der Fokus unklar, müssen bildgebende Verfahren (Sonografie, CT, ggf. MRT) eingesetzt werden, um den Fokus zu identifizieren und unter Umständen einer operativen Sanierung zuzuführen.
- Die Blut- und Blutkulturentnahmen sind der weiteren Diagnostik vorzuschalten, da unmittelbar nach Blutkulturentnahmen die Antibiotikatherapie initiiert werden muss (▶ Abb. 25.2).

25.10.2 Anamnese

- Die Anamnese ist für die Feststellung des Fokus und damit auch klinisch-infektiologisch wichtig! Beispiel:
  - Bagatellverletzungen als Eintrittspforte für Hautbakterien
  - iatrogene Verletzungen, z. B. durch Endoskopien
  - zurückliegende Implantation von Fremdmaterial
  - Auslandsaufenthalt im Hinblick auf Erreger mit besonderem Resistenzmuster (z. B. NDM-1; Neu-Delhi Metallobetalaktamase)
  - berufliche Exposition mit Tieren, Ausscheidungen von Tieren (z. B. Psittakose [Papageienkrankheit], Hantaviren aus Nagerkot).

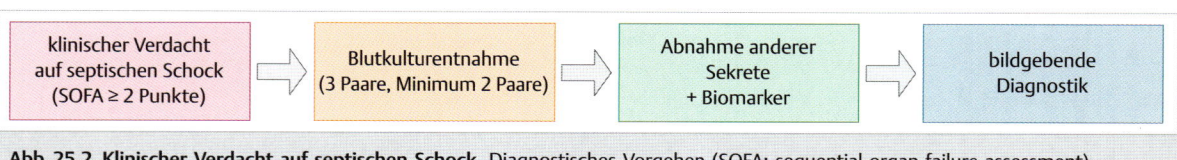

Abb. 25.2 Klinischer Verdacht auf septischen Schock. Diagnostisches Vorgehen (SOFA: sequential organ failure assessment).

25.10.3 Körperliche Untersuchung

- *Bewusstsein*: Glasgow Coma Scale (GCS)
- *Kreislauf*: Herzfrequenz und Blutdruck, ggf. passives Anheben der Beine, um Volumenreagibilität zu prüfen, Mottling (marmorierte Haut, lokale Durchblutungsstörung an Extremitäten, Knien)
- *Lunge*: Atemfrequenz, Zyanose
- *Haut, Schleimhäute*: Farbe, Temperatur, Ödembildung (prätibial, Knöchel)
- *Wundinspektion/Punktate*: Beurteilung von Quantität, Qualität, Farbe und Geruch sowie bei Drainage von liquiden Formationen

25.10.4 Labor

- *Blutbild*:
  - Leukozytenzahl: geringe Spezifität und Sensitivität, sowohl Leukozytose als auch Leukopenie möglich; Linksverschiebung bei akuter Entzündung
  - Thrombozytenzahl: geringe Spezifität, Abfall bei Sepsis, fehlender Anstieg im Verlauf spiegelt ungünstige Prognose wider
- *Prokalzitonin (PCT)*: Anstieg nach 4 Stunden, Halbwertszeit: 24 Stunden, bei sequenzieller Bestimmung negativer prädiktiver Wert > 90 %, positiv prädiktiver Wert nur 50 %; am besten im Rahmen eines Algorithmus zur Steuerung der Antibiotikatherapie (z. B. PCT reduziert um mehr als 80 % oder unter 0,5 µg/l → Antibiotika absetzen, ▶ Abb. 25.3); Interpretation immer im Zusammenhang mit Klinik und Anamnese sowie anderen Befunden
- *C-reaktives Protein (CRP)*: erhöht bei Sepsis, aber auch bei Trauma, Autoimmunerkrankungen, Malignomen; verzögerter Anstieg nach Infektion (sekundär nach IL-6 Anstieg) und Halbwertszeit bis 48 Stunden; Schweregrad spiegelt nicht Schwere der Infektion wider; im Vergleich zu PCT niedrigere Spezifität und Sensitivität
- *Interleukin-6*: schneller Anstieg und kurze Halbwertszeit (etwa 1 Stunde); auch nach Trauma, Operation und bei Autoimmunerkrankung erhöht; korreliert mit Schweregrad und Prognose der Sepsis
- Andere Laborparameter wie Presepsin (sCD14) wurden bislang in kleineren Studien erprobt. Es fehlen aber große Validierungsstudien zur klinischen Etablierung.
- *Laktatclearance*: prozentuale Differenz zwischen dem Serumlaktat zu Beginn und nach 6 Stunden Volumentherapie; Beispiel: Laktat initial 3 mmol/l, nach 6 Stunden bei 2,7 mmol/l = 11 % Laktatclearance.

25.10.5 Mikrobiologie und Virologie

- vor Einleitung einer antiinfektiven Therapie bei unbekanntem Fokus unbedingt Proben aus allen erreichbaren und/oder verdächtigen Kompartimenten nehmen

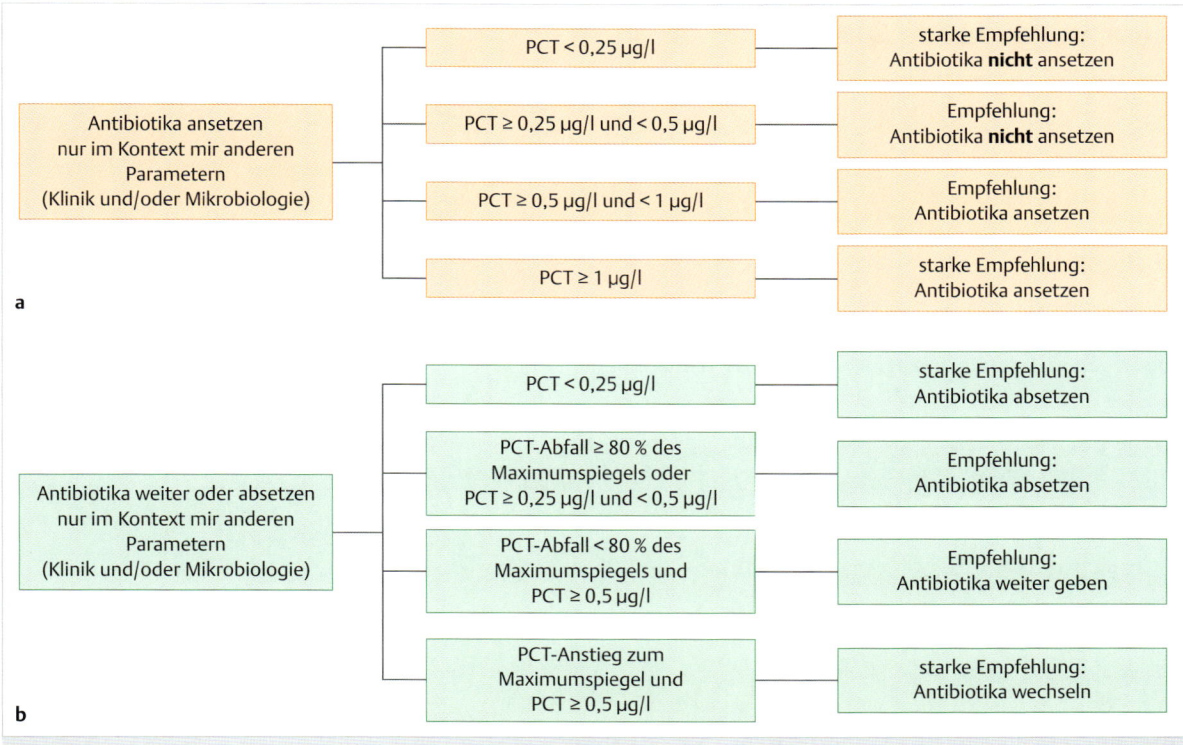

Abb. 25.3 Septischer Schock. Prokalzitoningesteuerte Antibiotikatherapie (PCT: Prokalzitonin). (Quelle: Schürholz T. Diagnostik der Sepsis. Intensivmedizin up2date 2018; 1: 23–33)

Kulturen

- Mindestens 2 Flaschenpaare als Blutkulturen möglichst aus verschiedenen Entnahmeorten gewinnen, aber nicht aus bereits liegenden Kathetern. Bei 3 Flaschenpaaren ist der Nachweis einer Bakteriämie in bis zu 90 % der Fälle möglich.
- Verdächtige Wundsekrete oder intraoperativ gewonnene Abstriche müssen ebenfalls unter Beachtung kurzer Transportzeiten zur Kultivierung eingesendet werden.
- Besser als Abstriche sind native Flüssigkeiten oder Gewebe aus den verdächtigen Arealen.
- Bei hochgradigem Verdacht einer Pilzinfektion ist auch an die Verwendung spezieller Blutkulturen für Pilze denken!

Serologie

- Nachweis von viralen Infektionen aus 5–10 ml Serum möglich; je nach Labor auch Polymerase-Kettenreaktion (PCR) einsetzbar, dadurch ist Zeitgewinn möglich, Beispiel: Herpes-Konsensus-PCR.

Molekularbiologie

- Wie unter „Serologie" erwähnt, können mithilfe der PCR innerhalb eines Arbeitstages Pathogene identifiziert werden. Bei sehr hoher Sensitivität können Kontaminationen zu falsch positiven Befunden führen. Resistenzgene können je nach Produkt aber schneller identifiziert werden.

25.10.6 Bildgebende Diagnostik

- Die Anwendung bildgebender Diagnostik muss nach folgenden Kriterien durchgeführt werden:
  - Zeitaufwand
  - Transportrisiko
  - Einfluss auf die Therapie

Sonografie

- Bei abdominellem Verhalt, aber auch bei pulmonalem Fokus kann die Sonografie schnell zur Diagnosefindung beitragen. Eine schnelle Diagnose von Erguss, Hämatom oder soliden Strukturen ist damit möglich. Bei unkompliziert erreichbaren fokusverdächtigen Strukturen ist auch eine Probepunktion möglich, um den Fokus sicher zu identifizieren.

Echokardiografie

- Bei Verdacht auf Endokarditis oder bei Nachweis von Bakteriämie mit Staphylococcus aureus ist eine transösophageale Echokardiografie (TEE) unumgänglich. Immer ist an eine TTE/TEE (TTE: transthorakale Echokardiografie) bei persistierendem Fieber oder persistierender Bakteriämie zu denken!

Röntgen

- Röntgen-Thorax a. p. wird häufig bei Aufnahme auf die Intensivstation nach Anlage eines zentralen Venenkatheters durchgeführt.
- Bei Verdacht auf eine Pneumonie ist durch gleichzeitig bestehende kardiale Stauung und/oder Ergussbildung die Diagnose nicht immer sicher zu stellen. Hier kann die Anwendung des Clinical Pulmonary Infection Score (CPIS) zur Sicherung der Diagnose einer beatmungsassoziierten Pneumonie beitragen (▶ Tab. 25.3).
- selten: Abdomenübersicht in Linksseitenlage zum Ausschluss von freier Luft oder Flüssigkeitsspiegeln in Dünn- und Dickdarm; limitierte Aussagekraft

CT

- zur Suche eines unbekannten Fokus bei Patienten im septischen Schock
- CT von Thorax/Abdomen mit Kontrastmittel mit Rücksicht auf Strahlenbelastung erwägen, z. B., wenn invasive/operative Sanierung wahrscheinlich ist
- CT-Schädel inklusive Nasennebenhöhlen: selten im septischen Schock zur Diagnose führend
- Zeitaufwand (damit verzögerte Intervention) und Transportrisiko besonders bei Beatmung und hoher Katecholamindosierung bedenken

Tab. 25.3 Modifizierter Clinical Pulmonary Infection Score (CPIS).

	0 Punkte	1 Punkt	2 Punkte
Leukozyten (10³/µl)	4,0–11,0	<4,0 oder >11,0	<4,0 oder >11,0 und Linksverschiebung
Trachealsekret	wenig (nicht eitrig)	reichlich (nicht eitrig)	eitrig
paO$_2$/FiO$_2$-Quotient	>240 oder ARDS	–	≤240 und kein ARDS
Röntgen-Thorax	keine Infiltrate	diffuse Infiltrate	lokalisierte Infiltrate
Temperatur (°C)	36,0–38,4	38,5–38,9	<36,0 oder >38,9

Eine beatmungsassoziierte Pneumonie (VAP) ist bei ≥6 Punkte wahrscheinlich.
ARDS: akutes Atemnotsyndrom

MRT
- nicht als Notfalldiagnostik im septischen Schock.

PET/PET-CT
- Nur bei speziellen Fragestellungen und bei sonst versagender Diagnostik sowie fehlender Verbesserungstendenz des Patienten. Ohne therapeutische Konsequenz sollte kein PET-CT durchgeführt werden.

25.10.7 Instrumentelle Diagnostik
Bronchoskopie
- bei vermuteter Aspiration als auslösende Ursache einer Sepsis oder zur Sicherung einer Pneumoniediagnose und Gewinnung von Sekret zur Kultur oder PCR (sofern möglich); Vorsicht bei Patienten mit respiratorischer Instabilität, in diesen Fällen Nutzen-Risiko-Abwägung.

25.11 Differenzialdiagnosen

Tab. 25.4 Differenzialdiagnosen des septischen Schocks.

Differenzialdiagnose	Bemerkungen
kardiogener Schock	Gewebeminderperfusion durch kardiale Dysfunktion und damit Kreislaufzentralisation, cave Volumenüberladung, unbedingt transthorakale/transösophageale Echokardiografie bei Verdacht, kann bei Myokardinfarkt in bis zu 15 % der Fälle auftreten
Volumenmangelschock	intravasaler Volumenmangel und verminderte kardiale Vorlast durch Blutverlust, unter Umständen keine äußere Blutungsquelle sichtbar, anhand von Anamnese differenzierbar, Sonografie (FAST: Focused Assessment with Sonography in Trauma und/oder FATE: Focused Assessed Transthoracic Echocardiography)
anaphylaktischer Schock	klinische Symptome nicht immer typisch, charakteristische Hauterscheinungen zusammen mit Störungen der Respiration (Stridor, Atemnot) und Blutdruckabfall, cave bei Volumentherapie, wenn Kolloide Auslöser sein können
neurogener Schock	gestörte Kreislaufregulation durch Vasodilatation, Verlust des zentralen Sympathikus bei erhaltenem Parasympathikusantrieb, relativ volumenresistenter Blutdruckabfall mit Bradykardie

25.12 Therapie
25.12.1 Therapeutisches Vorgehen

- Ebenso wie bei der Diagnostik sind auch bei den Therapiemaßnahmen *Schulungen* des pflegerischen und ärztlichen Personals unumgänglich, um die Letalität wirksam zu senken. Dabei kommt nicht nur den einzelnen Maßnahmen, sondern auch den gesammelten Maßnahmen (Bündel) besondere Bedeutung zu. Selbst eine relativ niedrige Compliance mit den Bündelmaßnahmen der Surviving Sepsis Campaign (SSC) kann die Letalität signifikant senken.
- Jede Verzögerung bei der Initiierung der Therapie resultiert in einer *erhöhten Letalität*; damit ist der septische Schock in der Dringlichkeit der Therapie dem hämorrhagischen Schock gleichzusetzen.
- Die *antiinfektive Therapie* muss innerhalb einer Stunde nach Probenentnahme für Mikrobiologie und/oder Virologie (S. 191) beginnen; jede Stunde Verzögerung mindert die Überlebensrate um ca. 8 %.
  - Therapie *kalkuliert* (möglichen Fokus und lokale Resistenzen beachten) oder gezielt *nach Antibiogramm* bei Erregernachweis durchführen
- *Volumenersatz:*
  - kristalloider Volumenersatz als balancierte Vollelektrolytlösung initial mit 30 ml/kgKG über 30 Minuten
  - Kolloidaler Volumenersatz mit balancierter Gelatine zur initialen Stabilisierung, bis Volumendefizit ausgeglichen ist; effektiv ist dabei die Anwendung eines Algorithmus, wie in ▶ Abb. 25.4 dargestellt.
  - nach Erreichen der Kreislaufstabilität keine weitere Applikation von Kolloiden; keine Anwendung von hyperonkotischen Lösungen!
- Bis zu diesem Punkt sollte die Therapie innerhalb der ersten 6 Stunden nach Diagnosestellung erfolgt sein (▶ Abb. 25.5).
- Zielparameter für die Volumentherapie sind bevorzugt dynamische oder volumetrische Parameter, z. B. die Schlagvolumenvariation (SVV), die kleiner als 12 % sein sollte. Weitere Zielparameter zur Stabilisierung sind mittlerer arterieller Druck ≥ 65 mmHg, zentralvenöse Sauerstoffsättigung (ScvO$_2$) ≥ 70 %, Urinausscheidung ≥ 0,5 ml/kg/h sowie eine Laktatclearance von mindestens 10 %.
- Transfusion von *Erythrozytenkonzentraten* oder anderen Blutprodukten nur bei strenger Indikation.
  - bei Hb < 8 g/dl (5 mmol/l), myokardialer Ischämie, akuter Hämorrhagie oder Subarachnoidalblutung Hb von 10 g/dl (6,3 mmol/l) anstreben
  - Die Gabe von *gefrorenem Frischplasma* ist nur bei Blutung oder geplanter Operation/Intervention zu vertreten und niemals zum Volumenersatz oder zur Laborkorrektur!

Septischer Schock

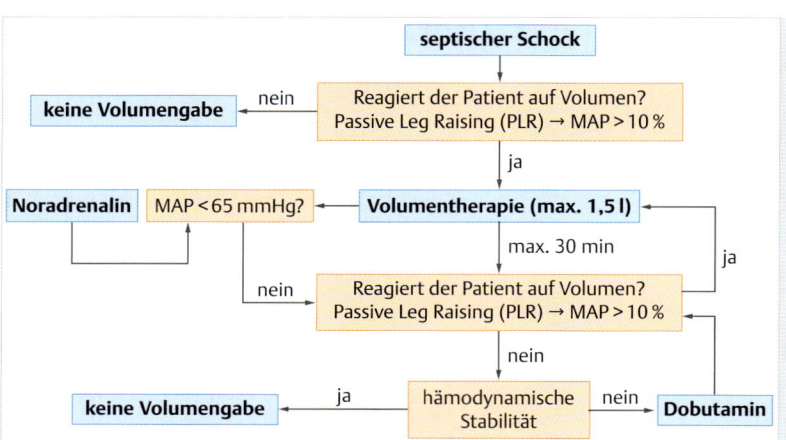

Abb. 25.4 Septischer Schock. Algorithmus zur initialen Stabilisierung (MAP: mittlerer arterieller Druck). (Quelle: Schürholz T, Marx G. Sepsis. In: Leuwer M, Marx G, Trappe H et al., Hrsg. Checkliste Intensivmedizin. 5., überarbeitete Aufl. Stuttgart: Thieme; 2017)

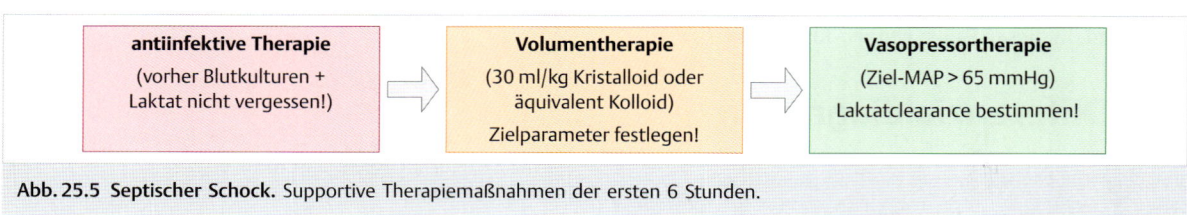

Abb. 25.5 Septischer Schock. Supportive Therapiemaßnahmen der ersten 6 Stunden.

- Auch die Transfusion von *Thrombozytenkonzentraten* sollte erst unter 10 000/µl zwingend erfolgen (zerebrales Blutungsrisiko). Bei chirurgischen Patienten oder geplanten invasiven Prozeduren sind mehr als 50 000/µl, bei Blutungsrisiko mehr als 30 000/µl anzustreben.
  - Merke: Alles sind empirisch gewonnene Werte!
- sofortige Fokussanierung auch bei vermutetem Fokus, d. h.:
  - operative/interventionelle Sanierung, Drainage (bei Verhalt)
  - intravasale, venöse Katheter wechseln, dabei an Abnahme von Blutkulturen (sofern noch nicht erfolgt) denken
  - ggf. Harnblasenkatheter wechseln
- Traditionell wird intensivmedizinisch die *Temperatur* bei Fieber (z. B. > 38,5 °C) gesenkt. Dieses tradierte Vorgehen ist unbedingt zu überdenken!
- Eine jüngst publizierte Studie zur Hypothermie (Cooling and Surviving Septic Shock; CASS) wurde abgebrochen. Sie konnte belegen, dass eine *induzierte Hypothermie* im septischen Schock mit einer ca. 8 %igen höheren Sterblichkeit einhergeht.
- Dieses Ergebnis bestätigte die vorhergehenden Analysen von mehr als 600 000 Patienten (ANZICS), die zeigten, dass bei Vorliegen einer Infektion eine Hypothermie (< 35 °C) und eine Hyperthermie erst ab 39,5 °C mit einer erhöhten Letalität assoziiert sind.

25.12.2 Pharmakotherapie

- *Noradrenalin* ist Vasopressor der Wahl. Applikation per Perfusor (z. B. 1 mg/50 ml NaCl 0,9 %) bis ein Ziel-MAP von wenigstens 65 mmHg erreicht ist. Bei vorbestehendem Hypertonus kann zur Vermeidung negativer Folgen (akutes Nierenversagen, höheres Risiko für Nierenersatzverfahren) auch ein höherer Ziel-MAP von 75 mmHg in Betracht kommen.
- *Dobutamin* (250 mg/50 ml NaCl 0,9 %) bei trotz ausreichender Volumengabe bestehenden Zeichen der Hypoperfusion (Serumlaktat ↑) und O_2-Ausschöpfung ($ScvO_2$ ↓), maximal 20 µg/kg/min dosieren
- Vorsicht bei nicht ausreichender Volumentherapie: Dobutamin kann zur Hypotension und Tachykardie führen!
- *Levosimendan* zeigt bei der Therapie des septischen Schocks (der septischen Kardiomyopathie) keinen positiven Effekt auf Organdysfunktion oder Letalität. Es kann sogar zu einer Verzögerung beim Weaning und einem erhöhten Risiko für supraventrikuläre Tachykardien kommen.
- *Vasopressin* bietet im septischen Schock keine Vorteile gegenüber der Anwendung von Noradrenalin, daher dient es allenfalls als Reservetherapeutikum bei therapierefraktärem, septischem Schock.
- Ist trotz adäquater Volumentherapie mehr als 0,5 µg/kg/min Noradrenalin nötig, kann man *Hydrokortison* erwägen: initiale Loading Dose mit 100 mg als Kurzinfu-

sion; dann 2 × 100 mg/d i. v. über Perfusor; Dosierung nach 5–7 Tagen langsam reduzieren.
- Bis 24 Stunden Einstellung des Blutzuckers mit *Insulin i. v.* auf Werte bis 180 mg/dl (10 mmol/l). Eine intensivierte Insulintherapie wird nicht mehr empfohlen. Neue Publikationen empfehlen auch in diesem Bereich eine personalisierte Therapie (dem chronischen Blutzucker angepasster Zielwert) insbesondere bei bestehendem Diabetes mellitus Typ 2.

25.13 Verlauf und Prognose

- Bei entschlossener und zeitgerechter Therapie lassen sich die an Sepsis und septischen Schock erkrankten Patienten meist rasch stabilisieren. Wie aber die nationale Studie zur Inzidenz der Sepsis in Deutschland (INSEP) zeigte, beträgt die *Letalität* je nach Definition (alte oder neue Definition) immer noch 37–44 %.
- Über die Spätfolgen ist relativ wenig bekannt. Nur etwa 43 % der Patienten sollen sich komplett erholen und innerhalb eines Jahres wieder dem Beruf nachgehen. Etwa 30 % leiden nach der Entlassung von der Intensivstation für Monate unter *Angstzuständen* und *Depressionen* oder zeigen sogar noch häufiger Zeichen eines *posttraumatischen Stresssyndroms* (PTSD).

25.14 Quellenangaben

[1] Rhodes A, Evans LE, Alhazzani W et al. Surviving sepsis campaign: international guidelines for management of sepsis and septic shock: 2016. Intensive Care Med 2017; 43: 304–377
[2] Schürholz T, Marx G. Sepsis. In: Checkliste Intensivmedizin. 5. Aufl. Stuttgart: Thieme; 2017: 349–354
[3] Schürholz T. Diagnostik der Sepsis. Intensivmedizin up2date 2018; 1: 2–33
[4] SepNet Critical Care Trials Group. Incidence of severe sepsis and septic shock in German intensive care units: the prospective, multicentre INSEP study. Intensive Care Med 2016; 42: 1980–1989
[5] Singer M, Deutschman CS, Seymour CW et al. The Third International Consensus Definitions for Sepsis and Septic Shock (Sepsis-3). J Am Med Assoc 2016; 315: 801–810

25.15 Wichtige Internetadressen

- http://www.survivingsepsis.org/Pages/default.aspx
- http://www.awmf.org/leitlinien
- https://www.dgai.de/expertengruppen (Stichwort: Intensivmedizin)
- http://www.sepsis-gesellschaft.de
- S 3-Leitlinie Volumentherapie beim Erwachsenen: http://www.awmf.org/leitlinien/detail/ll/001–020.html

26 Volumenmangelschock

Thomas Standl

26.1 Steckbrief

Dem Volumenmangelschock liegen ein absoluter Volumenmangel im Intravasalraum und damit assoziiert ein kritischer Abfall der kardialen Vorlast zugrunde. Ursache sind akute oder chronische Volumenverluste durch Blutungen mit oder ohne Gewebeschädigung sowie durch nicht hämorrhagische Plasmaverluste. Das gravierende Missverhältnis von Sauerstoffangebot und -bedarf führt zu Gewebehypoxie und kritischer Reduktion des Gewebestoffwechsels. Verletzungsmuster, bestehende Begleiterkrankungen und klinische Symptome führen neben hämodynamischem Monitoring zur Diagnose. Ziele der Therapie sind die rasche Wiederherstellung eines adäquaten intravasalen Füllungsvolumens durch Infusion balancierter kristalloider Infusionslösungen und die Behebung der Ursache des Volumenverlustes.

26.2 Aktuelles

- In der letzten Überarbeitung der S 3-Leitlinie Polytrauma/Schwerverletztenbehandlung (2016) [2] wurde die Volumensubstitution mit balancierten HES-Lösungen (HES: Hydroxyethylstärke) gestrichen. Es sollten demnach nur noch balancierte, isotone, kristalloide Infusionslösungen verwendet werden. Für besondere Indikationen wie stumpfe und penetrierende Verletzungen oder ein schweres Schädel-Hirn-Trauma mit Hypotension können hypertone Infusionslösungen verwendet werden.

26.3 Synonyme

- Volumenmangelschock
- hypovolämischer Schock

26.4 Keywords

- Volumenmangelschock
- hypovolämischer Schock
- hämorrhagischer Schock
- Polytrauma
- Blutung
- Verbrennung
- Volumenersatz
- Kristalloide
- Kolloide

26.5 Definition

- Der Volumenmangelschock oder hypovolämische Schock entsteht durch akute oder chronische intravasale Volumenverluste und ist gekennzeichnet durch eine kritisch verminderte kardiale Vorlast und eine unzureichende Organdurchblutung. Die kritische Reduktion der Makro- und Mikrozirkulation und das schockbedingte Missverhältnis von O_2-Angebot (DO_2) und O_2-Bedarf (VO_2) führen zur Gewebehypoxie, reduzieren den Gewebestoffwechsel und sind Schrittmacher für eine systemische Entzündung.

26.6 Epidemiologie

26.6.1 Häufigkeit

- Es existieren keine wissenschaftlich erhobenen Daten zur Häufigkeit des Volumenmangelschocks. Aus dem Traumaregister der Deutschen Gesellschaft für Unfallchirurgie (DGU) kann man vorsichtige Rückschlüsse auf die Häufigkeit zumindest des traumatisch-hypovolämischen und des traumatisch-hämorrhagischen Schocks ziehen. Der Jahresbericht 2017 mit Daten aus 2016 erfasst insgesamt 40836 Patienten, von denen 27147 (66%) einen maximalen Schweregrad der Verletzungen von AIS 3 (Abbreviated Injury Scale) oder mehr hatten, 10639 (26%) lebensgefährlich verletzt waren (Injury Severity Score; ISS ≥ 11) und 31504 (77%) einer Intensivtherapie bedurften. Nicht erfasst dürften hier andere Ursachen des Volumenmangelschocks sein, wie z. B. internistische Erkrankungen. Der Volumenmangelschock ist die häufigste Schockform im Notarztdienst.

26.6.2 Altersgipfel

- Der hypovolämische Schock ist die häufigste Schockform im *Kindesalter*.

26.6.3 Geschlechtsverteilung

- *Männer* sind mit 70%, was traumatisch bedingte Verletzungen und wahrscheinlich auch die Häufigkeit des Volumenmangelschocks betrifft, deutlich in der Überzahl.

26.6.4 Prädisponierende Faktoren

- 76% der im Traumaregister 2017 erfassten Patienten waren < 70 Jahre.

26.7 Ätiologie und Pathogenese

- Der Volumenmangelschock kann aus ätiologischer und pathogenetischer Sicht in vier Untergruppen eingeteilt werden:
  - *Hämorrhagischer Schock*: Er entsteht durch akute äußere oder innere Blutungen ohne wesentliches Gewebetrauma. Beispiele sind isolierte Stichverletzung größerer Blutgefäße oder Blutungen aus Organen. Das kritische Missverhältnis von DO_2 und VO_2 wird durch die perakute Abnahme des zirkulierenden Blutvolumens verursacht, wobei der zusätzliche massive Verlust von Erythrozyten die Gewebehypoxie aggraviert.
  - *Traumatisch-hämorrhagischer Schock*: Er wird verursacht durch physikalische oder chemische Noxen, die eine weitere Aggravierung des Blutungsschocks hervorrufen. Das zusätzliche Gewebetrauma führt zu lebensbedrohlichen Gerinnungsstörungen, ausgeprägten Basendefiziten sowie zur postakuten Entzündung. Auf mikrozirkulatorischer Ebene verursacht die Destruktion der endothelialen Glykokalix eine mikrovaskuläre Dysfunktion mit Capillary-Leak-Syndrom. Hypothermie ≤ 34 °C und eine persistierende Tachykardie ≥ 120/min kennzeichnen eine ungünstige Prognose.
  - *Hypovolämischer Schock im engeren Sinne*: Er wird durch massive äußere bzw. innere Flüssigkeitsverluste, z. B. durch Fieber, Diarrhö, anhaltendes Erbrechen, renale Verluste oder eine inadäquate Flüssigkeitszufuhr, verursacht. Die massiven Plasmaverluste führen zu einem pathologisch erhöhten Hämatokrit, Leukozyten- und Thrombozyteninteraktionen und einer verschlechterten Rheologie des Blutes.
  - *Traumatisch-hypovolämischer Schock*: Er entsteht durch großflächige Verbrennungen und tiefreichende Hautläsionen mit ebenfalls kritischer Verminderung des zirkulierenden Plasmavolumens. Die durch das Gewebetrauma freigesetzten Aktivatoren der Gerinnung und des Immunsystems beeinträchtigen zusätzlich die Mikrozirkulation, initiieren entzündliche Reaktionen mit Endothelschäden und einem Capillary-Leak-Syndrom. Hierdurch kommt es zum Austritt enormer Flüssigkeitsmengen von intravasal nach außen und zu Koagulopathien.

26.8 Klassifikation und Risikostratifizierung

- Der Volumenmangelschock kann – wie oben dargestellt – in vier Untergruppen klassifiziert werden (▶ Abb. 26.1):
  - *hämorrhagischer Schock* infolge akuter Blutung ohne wesentliche Gewebeschädigung
  - *traumatisch-hämorrhagischer Schock* infolge akuter Blutung mit Gewebeschädigung und zusätzlicher Aktivierung des Immunsystems
  - *hypovolämischer Schock im engeren Sinne* infolge einer kritischen Abnahme des zirkulierenden Plasmavolumens ohne akute Blutung
  - *traumatisch-hypovolämischer Schock* infolge kritischer Abnahme des zirkulierenden Plasmavolumens ohne akute Blutung durch Gewebeschädigung
- Normalerweise besteht zwischen DO_2 (1 l O_2/min) und VO_2 (250 ml O_2/min) ein Gleichgewicht dergestalt, dass die VO_2 etwa 25 % der DO_2 beträgt, d. h., es werden nur etwa 25 % des angebotenen O_2 verbraucht (SaO_2 = 100 %, SvO_2 = 75 %). Beim hypovolämischen Schock im engeren Sinne und beim traumatisch-hypovolämischen Schock wird dieses Gleichgewicht in erster Linie durch die volumenverlustbedingte Abnahme des Herzzeitvolumens (HZV) gestört, beim hämorrhagischen und traumatisch-hämorrhagischen Schock zusätzlich durch einen Abfall der Sauerstoffträger (Hb). Hierdurch muss der Körper mehr O_2 extrahieren, die O_2-Balance kommt zunehmend in Schieflage (▶ Abb. 26.2). Mangelperfusion, Mikrozirkulationsstörungen, Gewebehypoxie und Entzündung führen zu Gewebe- und Organschäden.

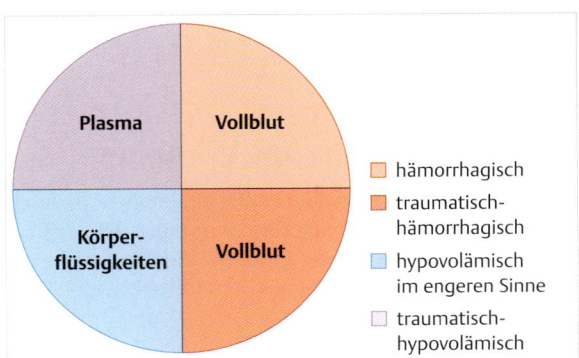

Abb. 26.1 Volumenmangelschock. Klassifikation in vier Untergruppen nach Ätiologie und Pathogenese. Die hauptsächlich betroffenen Kompartimente finden sich in den Kreissektoren.

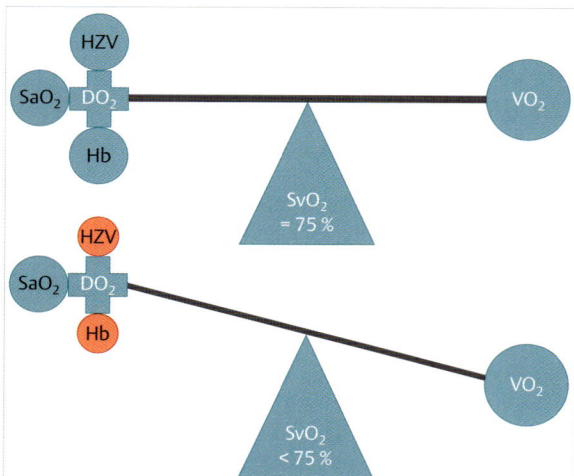

Abb. 26.2 **Pathophysiologie des Volumenmangelschocks.** Im oberen Teil der Abbildung ist das normale Gleichgewicht aus Sauerstoffangebot (DO_2) und Sauerstoffverbrauch (VO_2) dargestellt. Im Volumenmangelschock kommt es durch das kritisch verminderte Herzzeitvolumen (HZV) und den Hb-Abfall zur Sauerstoffdysbalance mit verminderter zentralvenöser Sauerstoffsättigung (SvO_2), zunächst vermehrter Sauerstoffextraktion und schließlich Hypoxie.

Prähospitalphase
Anamnese: Unfall- und Verletzungshergang, Begleiterkrankungen
Inspektion, Palpation, nicht invasives Kreislaufmonitoring, Pulsoxymetrie, bei Intubation und Beatmung: Kapnometrie

Notaufnahme/Schockraum
invasives Kreislaufmonitoring (Arterie und ZVK), arterielle und venöse Blutgasanalysen, Notfalllabor, Sonografie (FAST), Diurese (Blasenkatheter), Körperkerntemperatur, Notfallröntgen (Thorax und Becken)

erweiterte Diagnostik
(kraniale) CT, Endoskopie, Operation, Intensivstation (PiCCO)

Abb. 26.3 **Volumenmangelschock.** Diagnostische Schritte (FAST: Focused Assessment with Sonography for Trauma, PiCCO: Pulse Contour Cardiac Output, ZVK: zentraler Venenkatheter).

26.9 Symptomatik

- Agitiertheit oder Bewusstseinstrübung
- Tachykardie
- Hypotension
- Hautblässe
- Zyanose
- Kaltschweißigkeit
- Tachypnoe

26.10 Diagnostik

26.10.1 Diagnostisches Vorgehen

- Die Diagnostik kann in eine Prähospitalphase z. B. durch den Notarzt (NEF), die Notfallversorgung in der Zentralen Notaufnahme (Schockraum) und eine erweiterte Phase z. B. Schnittbildgebung (CT) unterteilt werden (▶ Abb. 26.3).

26.10.2 Anamnese

- unbedingt beim Erstkontakt des Patienten erheben (am Unfallort oder Aufenthaltsort bei Erkrankung)
- bei Ansprechbarkeit des Patienten: Eigenanamnese
- bei Bewusstlosigkeit: nach Möglichkeit Fremdanamnese
- bei Trauma: Unfall- bzw. Verletzungshergang
- bei Erkrankungen: Art und Dauer, Komorbiditäten, Medikation
- Frage nach Schmerzen und aktuellen Beschwerden

26.10.3 Körperliche Untersuchung

- Inspektion auf äußere sichtbare Verletzungen (z. B. Prellmarken, Blutungen, Verbrennungen)
- Inspektion und Palpation zum Ausschluss oder zur Verifizierung von Frakturen im Bereich von Thorax, Becken, Wirbelsäule und Extremitäten
- Anzeichen für gastrointestinale Blutungen (z. B. orale oder rektale Blutabgänge)
- Ausmaß und Schwere der verletzten Körperoberfläche (Kutis) z. B. bei Verbrennungen, Verätzungen, Decollement
- Anzeichen für schwere Exsikkose (z. B. stehende Hautfalten, eingefallene Bulbi, trockene Zunge)
- Kapillarfüllungszeit zur groben Einschätzung der Perfusion
- neurologischer Status z. B. Glasgow Coma Scale (GCS), Hirnnerven und periphere Reflexe bei Verdacht auf Schädel-Hirn-Trauma (SHT) oder Wirbelsäulentrauma
- Palpation des Abdomens (Abwehrspannung?)
- Auskultation des Thorax (seitengleiche Belüftung, Hämato- und/oder Pneumothorax?)
- Anlage eines Blasenverweilkatheters zur Messung der Diurese

26.10.4 Labor

- arterielle Blutgasanalyse (BGA): paO_2, SaO_2, pCO_2, Basendefizit (als prognostischer Faktor bei Traumen)
- arterielles Laktat zur Diagnostik einer Laktazidose als Parameter für die Schwere des Schocks und dessen Prognose (vor allem im Verlauf)
- Hämatologie: Hb, Hkt, Thrombozytenzahl
- Kreuzblut für die Bestimmung der Blutgruppe und Testung homologer Blutpräparate
- Blutgerinnung (cave: Patienten mit Antikoagulanzien und Thrombozytenaggregationshemmern!)
- klinische Chemie: vor allem Kreatinin, Leberwerte, Glukose, Kreatinkinase
- venöse BGA nach Insertion eines zentralen Venenkatheters (ZVK) zur Beurteilung der Schwere des Schocks und der Höhe der O_2-Ausschöpfung bzw. O_2-Extraktion (ERO_2)

26.10.5 Mikrobiologie und Virologie

- beim hypovolämischen Schock im engeren Sinne z. B. bei schwerem Erbrechen oder massiver Diarrhö zum Ausschluss oder Nachweis bakterieller, viraler oder parasitärer Infektionen

26.10.6 Bildgebende Diagnostik

Sonografie

- Bei traumatologischen Patienten spielt die FAST-Technik (Focused Assessment with Sonography for Trauma) im Schockraum, in Bälde wahrscheinlich auch schon prähospital, eine herausragende Rolle. Schwerpunkte dieser systematischen Ultraschalluntersuchung von Abdomen und Herz/Pleura sind Nieren, Milz und Leber, die in bis zu bis 50, 45 und 30 % bei Traumen verletzt sind.

Echokardiografie

- im Rahmen des FAST zur Diagnostik von Perikardverletzungen sowie zur Beurteilung der myokardialen Pumpfunktion und des Volumenstatus

Röntgen

- im Rahmen der Schwerverletztenversorgung im Schockraum Röntgenaufnahmen von Thorax und Becken zum Nachweis/Ausschluss von (Spannungs-)Pneumothorax und Beckenfrakturen

CT

- Standard in der Diagnostik von Schwerverletzten und Polytraumata bzw. Schädel-Hirn-Trauma

Angiografie

- zur Lokalisation von Blutungen bei (traumatisch-)hämorrhagischem Schock (z. B. gastrointestinal, Mund-Kiefer-Gesichts- und HNO-Bereich) inklusive der Möglichkeit einer anschließenden Intervention (z. B. Embolisation der A. uterina bei postpartaler Hämorrhagie)

26.10.7 Instrumentelle Diagnostik

- Beim Volumenmangelschock jedweder Genese ist ein nicht invasives (prähospital) und invasives (Zentrale Notaufnahme, Schockraum, OP, Intensivstation) Kreislaufmonitoring obligat. Dies beinhaltet neben einem kontinuierlichen 3-Kanal-EKG, der oszillometrischen Blutdruckmessung und der pulsoxymetrischen Sauerstoffmessung die Insertion einer arteriellen Verweilkanüle (z. B. A. radialis, A. brachialis oder A. femoralis) und eines 3-Lumen-ZVK (z. B. V. jugularis interna oder V. subclavia). Im OP oder auf der Intensivstation wird für eine weitere Differenzialdiagnostik der Herz-Kreislauf-Funktion ein transpulmonales Thermodilutionssystem etabliert.

EKG

- Standarduntersuchung, beim hypovolämischen Schock unter anderem auch zur Beurteilung kardialer Begleiterkrankungen und Pathologien durch Elektrolytstörungen

Ösophago-Gastro-Duodenoskopie (ÖGD)

- beim hämorrhagischen Schock zur Diagnostik und meist gleichzeitigen Therapie gastrointestinaler Blutungen

Bronchoskopie

- beim (traumatisch-)hämorrhagischen Schock zur Diagnostik von Blutungen aus dem unteren Respirationstrakt

26.10.8 Intraoperative Diagnostik

- In seltenen Fällen kann bei Patienten mit (traumatisch-)hämorrhagischem Schock eine operative Suche der Blutungsquelle nötig sein, wenn bildgebende Verfahren keine eindeutige Diagnose erbringen. Dies gilt insbesondere für intraabdominale oder intrathorakale Blutungen.

26.11 Differenzialdiagnosen

Tab. 26.1 Differenzialdiagnosen des Volumenmangelschocks.

Differenzialdiagnose	Bemerkungen
Distributionsschock	septischer, anaphylaktischer oder neurogener Schock mit relativer Hypovolämie durch primär intravasale Volumenverteilungsstörung (Vasodilatation) mit sekundärer absoluter Hypovolämie durch intravasale Volumenverluste (z. B. Capillary-Leak-Syndrom)
	Bei polytraumatisierten Patienten mit Schädel-Hirn-Trauma oder Rückenmarktrauma können sowohl ein Volumenmangelschock als auch ein neurogener Schock bestehen, der sich in einer trotz Volumenmangels vorhandenen Vasodilatation manifestiert und die Prognose erheblich verschlechtert.
	Beim anaphylaktischen oder anaphylaktoiden Schock ist auf Zeichen einer Histaminfreisetzung (Flush, Hyperämie, Urtikaria, Bronchospastik) zu achten.
	Beim septischen Schock sollten rasch ein Screening mittels SOFA-Score, eine Laktatbestimmung, spezifische Labordiagnostik (Prokalzitonin, Interleukin-6) und eine Fokussuche (z. B. Röntgen-Thorax, Blutkulturen) erfolgen.
kardiogener Schock	Schock infolge eines primären kardialen Pumpversagens (z. B. durch akutes Koronarsyndrom oder Herzrhythmusstörungen). Zur Verifizierung eines akuten Koronarsyndroms werden kardioselektives Troponin- und Kreatinkinase-MB-Konzentrationen bestimmt sowie ein 12-Kanal-EKG durchgeführt, das auch für die Diagnostik entsprechender Herzrhythmusstörungen unerlässlich ist. Weiterführende Untersuchungen sind die Echokardiografie und Koronarangiografie.
obstruktiver Schock	Mechanisch intra- oder extravasal verursachte kritische Einschränkung des Blutflusses in den großen Blutgefäßen (z. B. Leriche-Syndrom, Aortendissektion) oder des Auswurfs des Herzens (z. B. Lungenembolie, Perikardtamponade). Aufgrund des rasant verlaufenden Krankheitsbilds steht man diagnostisch unter enormem Zeitdruck (z. B. Sonografie, Röntgen-Thorax, Angio-CT).

SOFA: sequential organ failure assessment

26.12 Therapie

26.12.1 Therapeutisches Vorgehen

- Da allen Formen des Volumenmangelschocks eine kritische Hypovolämie und Vorlastsenkung zugrunde liegt, steht die Restitution des intravasalen Volumens neben der Beseitigung der Ursache für den akuten oder chronischen intravasalen Volumenverlust an erster Stelle (▶ Abb. 26.4).

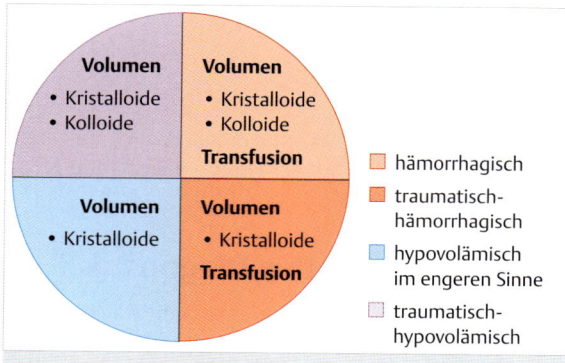

Abb. 26.4 Volumenmangelschock. Volumenersatz bei den vier Untergruppen. In den Kreissegmenten sind die führenden Therapieansätze der Volumensubstitution eingetragen.

- Hierzu sind mindestens zwei großlumige Venenverweilkanülen (1,7–2,0 mm) notwendig. Alternativ kann bei Säuglingen, Kleinkindern oder Unmöglichkeit der Venenpunktion eine *intraossäre* (EZ-IO) Volumengabe durchgeführt werden.
- Volumenverluste werden primär durch die schnelle Infusion von *balancierten Kristalloiden*, in bestimmten Fällen auch zusätzlich durch Infusion von *Kolloiden* (balancierte HES- oder Gelatinelösungen) ausgeglichen.
- Eine äußere wie innere *Blutungsquelle* sollte synchron hierzu identifiziert und operativ oder interventionell *gestillt* werden.
- Bei unter Volumensubstitution anhaltender gravierender Hypotension sollte parallel zum kontinuierlichen Volumenersatz ein *potenter Vasokonstriktor* (z. B. Noradrenalin) über Perfusor verabreicht werden.
- Bei gravierender und insbesondere anhaltender Blutung müssen unterhalb alters- und vor allem komorbiditätsspezifischer Hb-Grenzwerte *Erythrozytenkonzentrate* (EK) als O_2-Träger transfundiert werden.
- Bei traumatischen Blutungen sollte möglichst frühzeitig *Tranexamsäure* verabreicht werden.
- Bei gravierender und insbesondere anhaltender Blutung müssen *Gerinnungsfaktoren* entweder in Form von Einzelfaktoren, z. B. F II, F VII, F IX und F X, vor allem aber Fibrinogen, oder als *gefrorenes Frischplasma* (FFP) substituiert werden.

- Bei einem Blutverlust > 2 l müssen in der Regel auch *Thrombozytenkonzentrate* (TKZ) transfundiert werden.
- Bei Transfusionsmengen > 2 EK, bei Massivtransfusion (> 10 Konserven) muss die mehrfache Substitution von *Kalzium* intravenös erfolgen.

26.12.2 Allgemeine Maßnahmen

- *Schocklagerung*: Beine in 60-Grad-Anhebung oder Trage in 15-Grad-Kopftieflage
- Restitution der Isovolämie durch *intravenöse Volumensubstitution* entsprechend Pathogenese der vier Untergruppen (▶ Tab. 26.2)
- Medikament der Wahl zur Volumensubstitution: *balancierte kristalloide Infusionslösungen*
- Malat und Azetat haben einen Vorteil bei der Pufferung der Dilutionsazidose gegenüber Laktat.
- Auf eine *ausreichende Infusionsmenge* (4- bis 5fache Menge des Volumenverlustes) ist bei balancierten Kristalloiden zu achten.
- Bei größeren Verbrennungen wird nach der modifizierten *Brooke-Formel* in den ersten 24 Stunden substituiert: 2 ml Kristalloid × kgKG × % (zweit- und drittgradig) verbrannte Körperoberfläche
- *Hypertone Infusionslösungen* können bei stumpfen und penetrierenden Verletzungen oder einem schweren Schädel-Hirn-Trauma mit Hypotension verabreicht werden.
- *Kolloide* wie moderne, niedrig substituierte und balancierte HES-Lösungen (130/0,4–0,42) sowie Gelatinelösungen können zusätzlich verabreicht werden, wenn mit balancierten Kristalloiden allein keine hämodynamische Stabilisierung erreicht werden kann.
- *Stabilisierung der Kreislauffunktion*: systolischer arterieller Druck (SAP) > 100 mmHg, Herzfrequenz < 100/min, bei Schädel-Hirn-Trauma: mittlerer arterieller Druck (MAP) > 80 mmHg bzw. zerebraler Perfusionsdruck (CPP) = MAP-IC ≥ 60 mmHg (ICP: intrakranieller Druck)
- *permissive Hypotension* (SAP = 70–80 mmHg) bei unstillbaren Blutungen, z. B. durch Schuss- oder Stichverletzungen oder ein rupturiertes Aortenaneurysma, mit *Noradrenalininfusion* und moderater Volumensubstitution
- Gasaustausch durch frühzeitige *Intubation* und *Beatmung* sichern. Eine Beatmung mit 100 % O_2 erhöht neben der Sättigung des Hämoglobins auch den Anteil des physikalisch gelösten O_2 in geringem Umfang.
- *Diurese* > 50 ml/h, ansonsten frühzeitig Hämofiltration anstreben
- Bei postinterventionell fortbestehenden relevanten Blutungen (Drainagen, Verbände, Songografie ect.) Fortführung der Transfusion, Gerinnungstherapie und ggf. operative Revision oder radiologische Intervention
- *Normothermie* sollte wegen der ansonsten ungünstigen Beeinflussung der Blutgerinnung aufrecht bzw. wiederhergestellt werden (z. B. durch konvektive Wärme bereits im Schockraum, angewärmte Infusionslösungen und Blutprodukte)

26.12.3 Pharmakotherapie

- Katecholamine, vor allem Noradrenalin, bei anhaltender Hypotension trotz Volumensubstitution
- Tranexamsäure 1–2 g frühzeitig (prähospital) bei traumatisch-hämorrhagischem Schock, eventuell auch bei hämorrhagischem Schock sowie bei peripartalem Blutungsschock
- Gerinnungsfaktoren, vor allem Fibrinogen (F II) 2–4 g und Prothrombinkomplex-Konzentrat (F II, F VII, F IX, F X) 2000–4000 IE, F XIII 1250–2500 IE, sehr selten rF VIIa 90 μg/kgKG
- Kalzium bei Transfusion von > 2 EK
- Natriumbikarbonat 8,4 %: 100 ml, bei metabolischer Azidose und Katecholamintherapie (cave Linksverschiebung der O_2-Dissoziationskurve mit Verschlechterung der Gewebeoxygenierung)

Tab. 26.2 Differenzialtherapie der vier Untergruppen des Volumenmangelschocks. Der Begriff Volumensubstitution beinhaltet die Infusion von Kristalloiden und ggf. Kolloiden, der Begriff Transfusion die stufenweise Verabreichung von Erythrozytenkonzentraten, gefrorenem Frischplasma und Thrombozytenkonzentraten.

Klassifikation/Einteilung	allgemeine Therapie	spezielle Therapie	Besonderheiten
hämorrhagischer Schock	Volumensubstitution, Transfusion	Blutstillung operativ oder interventionell (endoskopisch oder radiologisch)	peripartale Blutung (Uterotonika und Tranexamsäure), permissive Hypotension bei unstillbarer Blutung
traumatisch-hämorrhagischer Schock	Volumensubstitution, Tranexamsäure, Transfusion	Blutstillung durch Tourniquet prähospital und operativ, hypertone Infusionslösungen bei stumpfem und penetrierendem Trauma sowie schwerem Schädel-Hirn-Trauma	Blutstillung interventionell (Milz, HNO-Bereich), Damage Control Surgery bei persistierender hämodynamischer Instabilität
hypovolämischer Schock im engeren Sinne	Volumensubstitution	Elektrolytsubstitution	bei Infektion Antibiotika, Antimykotika, Antiparasitika
traumatisch-hypovolämischer Schock	Volumensubstitution	Berechnung nach der modifizierten Brooke-Formel in den ersten 24 Stunden, evtl. danach zusätzlich Humanalbumin 20 %	Transport in Verbrennungszentrum bzw. Zentrum für plastische Chirurgie

- geburtshilfliche Blutung: Uterotonika (Oxytocin, Sulproston, Tranexamsäure)

26.12.4 Interventionelle Therapie

Embolisation

- In speziellen Situationen des Volumenmangelschocks können Embolisationen arterieller Blutgefäße eine lebensbedrohliche Blutung stoppen:
- A. lienalis bei Milzblutung
- A. hepatica bei Leberblutung
- A. mesenterica superior oder inferior bzw. deren Äste bei bestimmten intestinalen Blutungen
- A. uterina bei postpartaler Blutung
- A. carotis externa bzw. deren Äste bei Blutungen im HNO-Bereich
- A. iliaca externa oder interna bei bestimmten Blutungen im Becken- oder Beinbereich

26.12.5 Operative Therapie

- Blutungsquellen z. B. aus Gefäßen oder Organen werden in der Regel operativ saniert. Dies gilt auch für Beckenfrakturen und die meisten Thoraxtraumen. Intrakranielle Blutungen wie Epidural-, akute Subdural- sowie bestimmte intrazerebrale Blutungen führen nicht zu einem Volumenmangelschock, müssen aber häufig wegen des ansonsten deletären Verlaufs zügig operativ entfernt werden.

26.13 Nachsorge

- Patienten, die einen Volumenmangelschock erlitten haben, werden zur weiteren Überwachung und Stabilisierung der hämodynamischen und anderer Vitalparameter (z. B. Kreislauftherapie mit Katecholaminen, Gerinnungssubstitution, Transfusion, Beatmung und Weaning, Hämofiltration) auf eine Intensivstation aufgenommen. Die Intensivtherapie kann im Fall von Organversagen viele Wochen notwendig sein, so dass sich hieran häufig eine längere Rehabilitationsbehandlung anschließt.

26.14 Verlauf und Prognose

- Der Volumenmangelschock ist eine lebensgefährliche Situation mit unterschiedlichen Ätiologien. Da durch den intravasalen Volumenmangel und die ausgeprägte Hypotension die Organ- und Gewebeperfusion gefährdet sind, drohen durch Malperfusion und Hypoxie irreversible Organschäden. Aggraviert werden die hypovolämiebedingten Gewebeschäden durch die auf Mikrozirkulationsebene getriggerte systemische Entzündung und Reperfusionsschäden. Gelingt eine Wiederherstellung einer stabilen intravasalen Situation nicht in der frühen Schockphase, drohen ein Multiorganversagen und schlimmstenfalls ein letaler Ausgang.

26.15 Quellenangaben

[1] S 3-Leitlinie Intravasale Volumentherapie beim Erwachsenen. AWMF-Register-Nr. 001/020. Stand 31.07.2014
[2] S 3-Leitlinie Polytrauma/Schwerverletzten-Behandlung. AWMF Register-Nr. 012/019. Stand 01.07.2016
[3] Traumaregister DGU. Jahresbericht 2016
[4] Entschließungen, Empfehlungen, Vereinbarungen der DGAI. 5. Aufl. 2016

26.16 Literatur zur weiteren Vertiefung

[1] Adams HA, Baumann G, Cascorbi I et al. Interdisziplinäre Behandlungspfade: Hypovolämischer Schock. Eine Empfehlung der IAG Schock der DIVI. Köln: Monografie Deutscher Ärzteverlag; 2010
[2] Deitch, E, Condon M, Feketeova E et al. Trauma-hemorrhagic shock induces a CD36-dependent RBC endothelial-adhesive phenotype. Crit Care Med 2014; 3: e200–210
[3] Gänsslen A, Adams HA, Baumann G et al. Hämostase im Schock. Teil 4: Spezielle pathophysiologische Aspekte. Anästh Intensivmed 2016; 57: 58–67
[4] Jacobsen J, Secher NH: Heart rate during haemorrhagic shock. Clin Physiol 1992;12: 659–666
[5] Kashuk J, Moore E, Sawyer M et al. Primary fibrinolysis is integral in the pathogenesis of the acute coagulopathy of trauma. Ann Surg 2010; 3: 22–33
[6] Mitra B, Wasiak J, Cameron PA, O'Reilly et al. Early coagulopathy of major burns. Injury 2013; 44: 40–43
[7] Mutschler M, Nienaber U, Brockamp T et al.: Renaissance of base deficit for the initial assessment of trauma patients: a base deficit based classification for hypovolemic shock developed on data from 16.305 patients derived from the Trauma Register DGU®. Crit Care 2013; 17: R42
[8] Rixen D, Raum M, Bouillion B et al. Base deficit develpment and its prognostic significance in posttrauma critical illness. Shock 2001; 15: 83–89
[9] Sherren PB, Hussey J, Martin R et al. Acute burn induced coagulopathy. Burns 2013; 6: 1157–1161
[10] Standl T, Annecke T, Cascorbi I et al. Nomenklatur, Definition und Differenzierung der Schockformen. Dtsch Arztebl Int 2018; 115: 757–768
[11] Watts DD, Trask A, Soeken K et al. Hypothermic coagulopathy in trauma: effect of varying levels of hypothermia on enzyme speed, platelet function, and fibrinolytic activity. J Trauma 1998: 44: 846–854

26.17 Wichtige Internetadressen

- http://www.awmf.org/leitlinien
- http://www.dgu-online.de/qualitaet-sicherheit/schwerverletzte/traumaregister-dgur.html
- https://www.dgai.de/publikationen/vereinbarungen
- https://www.awmf.org/uploads/tx_szleitlinien/015-063k_S2k_Peripartale_Blutungen_Diagnostik_Therapie_PPH_2018-09.pdf

27 Kardiogener (kardialer) Schock

Uwe Janssens

27.1 Steckbrief

Der kardiogene Schock bleibt trotz vieler Fortschritte in Diagnostik und Therapie ein akut lebensbedrohliches Krankheitsbild mit einer unverändert hohen Sterblichkeit. Einer der Hauptursachen bleibt der infarktbedingte kardiogene Schock; hier steht im Vordergrund die unverzügliche Reperfusion des verschlossenen infarktbezogenen Gefäßes. Mechanische Ursachen wie akute Mitralklappeninsuffizienz, Ventrikelseptumdefekt oder Perikardtamponade müssen ebenfalls unverzüglich chirurgisch oder interventionell therapiert werden. Dobutamin und Noradrenalin sind die positiv inotropen Substanzen der Wahl zu Stabilisierung des Herzzeitvolumens und des Blutdrucks und werden differenziert durch Levosimendan, Phosphodiesterasehemmer sowie Adrenalin ergänzt. Miniaturisierte extrakorporale Herz-Kreislauf-Unterstützungssysteme gewinnen in therapierefraktären Situationen an Bedeutung, der Nachweis einer tatsächlichen Sterblichkeitsreduktion steht aber noch aus.

27.2 Synonyme

- kardialer Schock
- infarktbedingter kardiogener Schock
- refraktärer kardiogener Schock
- Linksherzversagen
- Rechtsherzversagen
- cardiogenic shock

27.3 Keywords

- kardiogener Schock
- Multiorganversagen
- Herzinfarkt
- Diagnostik
- Echokardiografie
- Hämodynamik
- Monitoring
- Herzkatheteruntersuchung

27.4 Definition

- *kardiogener Schock:*
  - primäre kritische Verminderung der kardialen Pumpleistung mit konsekutiver inadäquater Sauerstoffversorgung der Organe
  - Diagnose wird anhand klinischer und/oder hämodynamischer Kriterien gestellt und erfordert
    - Ausschluss anderer korrigierbarer Faktoren (z. B. Hypovolämie oder arterielle Hypoxie),
    - gleichzeitigen Nachweis einer kardialen Dysfunktion [1].
  - Der vielfach genutzte Begriff „*kardiogener*" Schock trifft im eigentlichen Wortsinn nur auf primäre kardiale Funktionsstörungen zu. Der Begriff „*kardialer*" Schock umfasst alle kardialen und extrakardialen Erkrankungen, die zu einer unmittelbaren Funktionsstörung des Herzens mit nachfolgendem Schockzustand führen.
- *infarktbedingter kardiogener Schock (ikS):*
  - im Zusammenhang mit einem akuten ST-Strecken-Elevations-Myokardinfarkt (STEMI) oder einem Nicht-ST-Strecken-Elevations-Myokardinfarkt (NSTEMI) bzw. generell im Rahmen eines akuten Koronarsyndroms (ACS) auftretender kardiogener Schock

27.5 Epidemiologie

27.5.1 Häufigkeit

- Viele Patienten mit einem kardiogenen Schock versterben, bevor sie das Krankenhaus erreichen.
- Die Angaben zur tatsächlichen Inzidenz sind nur ungenau.
- Die Aufnahme von Patienten mit kardiogenem Schock auf eine Intensivstation hat sich zwischen 1997 und 2012 von 4,1 auf 7,7 % nahezu verdoppelt [16].
- Ungefähr 8–9 % der Patienten mit einem STEMI haben einen infarktbedingten kardiogenen Schock, bei Patienten mit NSTEMI tritt diese Komplikation nur in 2,5 % der Fälle auf [19].
- Zwischen 1997 und 2006 lag die Rate des infarktbedingten kardiogenen Schocks bei Aufnahme von Patienten mit akutem Koronarsyndrom (ACS) unverändert bei 2 %.
- Die Inzidenz des infarktbedingten kardiogenen Schocks nach stationärer Aufnahme wegen akuten Koronarsyndroms nahm im gleichen Zeitraum von 10,6 auf 2,7 % ab.
- Diese positive Entwicklung ist vor allem das Ergebnis der zunehmend flächendeckend eingesetzten perkutanen Koronarintervention (PCI) [11]. Zwischen 1997 und 2012 wurden die Daten von 316905 französischen Intensivpatienten analysiert. 19461 (6,1 %) wurden wegen eines kardiogenen Schocks behandelt. Die Hauptursache in diesem Kollektiv war eine dekompensierte Herzinsuffizienz (▶ Tab. 27.1).

Kardiogener (kardialer) Schock

Tab. 27.1 Hauptursache eines kardiogenen Schocks bei 19461 Intensivpatienten (nach [16]).

Ursache [n (%)]	1997–2000 (n = 3248)	2001–2004 (n = 4602)	2005–2008 (n = 5179)	2009–2012 (n = 6387)
dekompensierte Herzinsuffizienz	964 (30)	1105 (24)	1327 (26)	1705 (27)
Herzstillstand	586 (18)	989 (21,5)	1225 (24)	1397 (22)
akuter Myokardinfarkt	461 (14)	534 (12)	535 (10)	763 (12)
Lungenembolie	148 (5)	120 (3)	131 (2,5)	186 (3)
Medikamentenintoxikation	160 (5)	230 (5)	265 (5)	269 (4)
Endokarditis	49 (1,5)	66 (1)	126 (2)	153 (2)
Myokarditis	28 (0,9)	51 (1)	83 (2)	76 (1)

Tab. 27.2 Ursache des infarktbedingten kardiogenen Schocks bei 1422 Patienten des SHOCK Trial und des SHOCK Registers (nach [5]).

Schockursache	Häufigkeit (%)
myokardiale Pumpfunktionseinschränkung:	
• linksventrikuläres Pumpversagen	78,5
• rechtsventrikuläres Pumpversagen	2,8
mechanische Infarktkomplikationen:	
• schwerwiegende Mitralinsuffizienz	6,9
• Ventrikelseptumruptur	3,9
• Tamponade der freien Wand	1,4
andere Ursachen	6,7

Tab. 27.3 Vorerkrankungen bei 219 Patienten mit kardiogenem Schock ischämischer (n = 177) und nicht ischämischer (n = 42) Ätiologie [3].

Vorerkrankungen	n (%)
koronare Herzkrankheit	76 (35)
Myokardinfarkt anamnestisch	54 (25)
perkutane Koronarintervention	32 (15)
Bypassoperation	16 (7)
Herzinsuffizienz	36 (16)
arterielle Hypertonie	132 (60)
Diabetes mellitus	62 (28)
Asthma/chronisch obstruktive Lungenerkrankung (COPD)	25 (11)
Niereninsuffizienz	25 (11)
Vorhofflimmern	32 (15)
Insult/transitorisch-ischämische Attacke	20 (9)
Raucher	87 (40)

- Das SHOCK Trial Register analysierte die verschiedenen Ursachen eines kardiogenen Schocks [5]. Hier war die häufigste Ursache ein akutes Linksherzversagen bei STEMI (▶ Tab. 27.2).

Merke

Trotz aller Fortschritte in Diagnostik und Therapie der letzten Jahrzehnte liegt die Krankenhaussterblichkeit bei Patienten mit kardiogenem Schock unverändert hoch bei 50 % [19].

27.5.2 Altersgipfel

- Bei den Patienten des SHOCK Registers lag das mittlere Alter bei 68,7 ± 11,8 Jahre [5].
- 6387 Intensivpatienten zwischen 1997 und 2012 mit kardiogenem Schock hatten ein Alter von 63,7 ± 16,6 Jahre [16].
- Ischämische Herzkrankheit und die Herzinsuffizienz spielen eine wesentliche Rolle bei der Entstehung des kardiogenen Schocks, daher sind die meisten Patienten über 60 Jahre alt.

27.5.3 Geschlechtsverteilung

- Männer erleiden häufiger einen kardiogenen Schock. 63,5 % von 19461 französischen Intensivpatienten waren männlich [16].
- In einer aktuellen Studie über infarktbedingten kardiogenen Schock betrug der Männeranteil 76,5 % [23].

27.5.4 Prädisponierende Faktoren

- Die Mehrheit der Fälle eines kardiogenen Schocks weist eine ischämische Ursache auf.
- Viele Patienten zeigen die klassischen Risikofaktoren einer koronaren Herzkrankheit.
- Häufig ist eine koronare Herzkrankheit schon bekannt bzw. ist im Vorfeld ein Herzinfarkt aufgetreten oder es wurde eine Bypassoperation durchgeführt.
- Arterielle Hypertonie und Raucherstatus sind relevante Faktoren (▶ Tab. 27.3).

27.6 Ätiologie und Pathogenese

- Pathogenetisch liegen dem kardialen Schock *myogene*, *mechanische* oder *rhythmogene* Ursachen zugrunde. Darüber hinaus kann es auch beim schweren hypovolämischen Schock und im Rahmen eines septischen oder anaphylaktischen Schocks zu einer Myokarddepression kommen [1].

> **Merke**
>
> Die genaue Kenntnis der Ätiologie des kardiogenen Schocks ist für die weitere Diagnostik, aber vor allem für die Therapie von herausragender Bedeutung.

- myogen:
  - Linksherzinfarkt, Rechtsherzinfarkt
  - Ischämische, dilatative, restriktive Kardiomyopathie
  - Myokarditis
  - Pharmakokardiotoxizität bzw. Intoxikationen:
    – Zytostatika, speziell Anthrazykline
    – Kalziumantagonisten, Betarezeptorenblocker, Antiarrhythmika, Digitalis, Antidepressiva, Neuroleptika, Drogen
  - ventrikuläre Hypertrophie
  - stumpfes Herztrauma
- mechanisch:
  - Herzklappenerkrankung (Stenose, Insuffizienz, kombiniertes Vitium)
  - Papillarmuskeldysfunktion bzw. -ruptur
  - Ventrikelseptumruptur
  - Ruptur der freien Ventrikelwand
  - hypertrophe Kardiomyopathie
  - intrakavitäre Flussbehinderung:
    – Vorhof-, Ventrikelthromben
    – Myxom, andere Herztumoren
  - extrakardiale Flussbehinderung:
    – Lungenembolie
  - kardiale bzw. extrakardiale Füllungsbehinderung:
    – Perikardtamponade
    – Spannungspneumothorax
  - Aortendissektion
  - traumatische Herzschädigung
- rhythmogen:
  - tachykarde Rhythmusstörungen:
    – supraventrikuläre bzw. ventrikuläre Tachykardie
  - bradykarde Rhythmusstörungen

27.7 Pathophysiologie

- Beim infarktbedingten kardiogenen Schock erfolgt der Untergang vitalen Myokards einzeitig, aber auch mehrzeitig (Infarktextension, Reinfarzierung, Reokklusion nach Reperfusion). Auch beim kardiogenen Schock

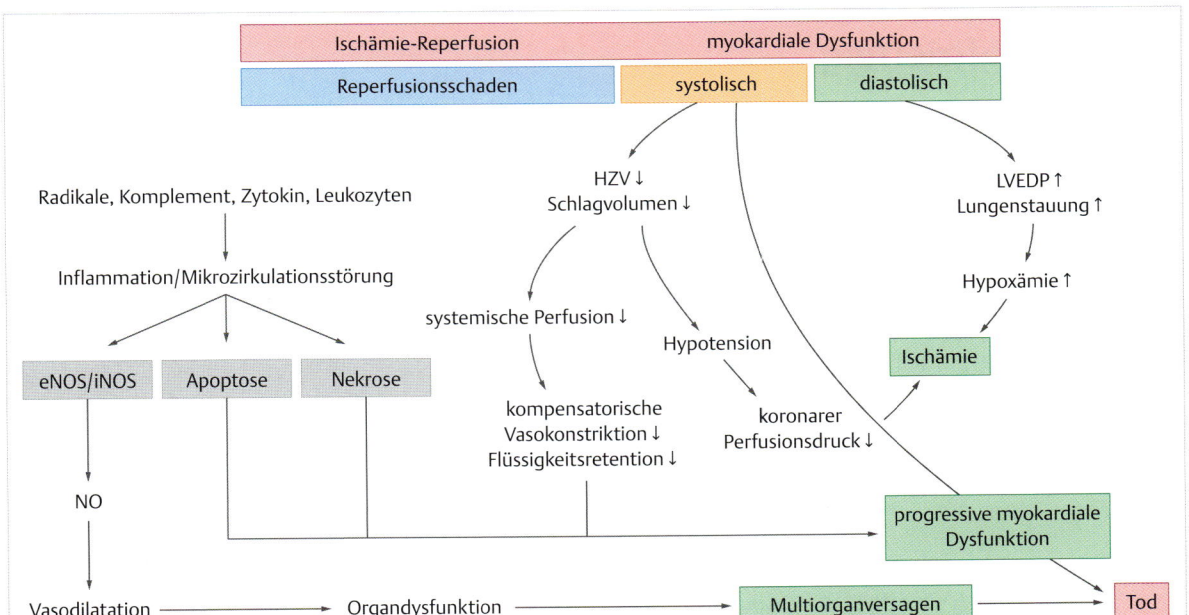

Abb. 27.1 Pathophysiologie des (infarktbedingten) kardiogenen Schocks. Ausgangspunkt ist eine schwere systolische/diastolische linksventrikuläre Dysfunktion. Durch Reduktion des Herzzeitvolumens, Hypotension und Reduktion des koronaren Perfusionsdrucks wird die myokardiale Ischämie verstärkt, was weiter zur progressiven myokardialen Dysfunktion beitragen kann. Über die gesteigerte Inflammation kann der Zelluntergang durch Apoptose und Nekrose am Myokard vermittelt werden. Weiterhin ist die systemische Inflammation in der Lage, zur Organschädigung an Niere, Lunge, Darm und Leber beizutragen, woraus sich das Multiorganversagen entwickeln kann, was letztendlich für den kardiogenen Schock prognosebestimmend ist (eNOS: endotheliale NO-Synthase, HZV: Herzzeitvolumen, iNOS: induzierbare NO-Synthase, LVEDP: linksventrikulärer enddiastolischer Druck, NO: Stickstoffmonoxid). (Quelle: Buerke M, Weilemann LS, Blank R. Myokardinfarkt und kardiogener Schock. Dtsch Med Wochenschr 2014; 139 Suppl 1: S31-35)

nicht ischämischer Genese führen das verminderte Herzzeitvolumen (HZV) und der herabgesetzte mittlere arterielle Druck (MAD) zu einem Circulus vitiosus mit konsekutiver Abnahme der myokardialen Durchblutung, aber auch aller nachgeschalteten Organsysteme. Somit begünstigen die hämodynamischen Folgen des Pumpversagens (Tachykardie, Hypotonie, Anstieg des diastolischen Ventrikeldrucks) deren Progression. Die reflektorische Aktivierung des sympathischen Nervensystems sowie neurohumorale und vaskuläre Kompensationsmechanismen verstärken im ungünstigen Fall das Pumpversagen und verschlechtern die Organperfusion bis zum Multiorganversagen (MOV) [17] (▶ Abb. 27.1).

- Eine systemische inflammatorische Antwort, Freisetzung proinflammatorischer Zytokine, Expression der induzierbaren NO-Synthase und eine inadäquate Vasodilatation bestimmen nicht nur den Verlauf, sondern auch die Prognose von Patienten mit kardiogenem Schock nachhaltig [6].

Merke

Der Patient mit infarktbedingtem kardiogenem Schock verstirbt nicht an der verschlossenen Kranzarterie, sondern am Multiorganversagen.

27.8 Klassifikation und Risikostratifizierung

- *klinische Zeichen:*
  - pulmonale Stauung
  - Hydratationszustand
  - Temperatur
  - Feuchtigkeit der Haut
- Beurteilung des Volumenstatus anhand *hämodynamischer Variablen*; daraus ergeben sich 4 Kategorien (▶ Abb. 27.2):
  - Zwei Drittel der Patienten mit infarktbedingtem kardiogenem Schock präsentieren sich mit einer kühlen und feuchten Haut bzw. klinischen Zeichen der (Lungen)Stauung. Damit ist der „kalte und feuchte" Patient am häufigsten.

Tab. 27.4 CardShock-Risiko-Score zur Vorhersage der intrahospitalen Sterblichkeit (nach [3]).

Variable	Punktwert
Alter > 75 Jahre	1
Verwirrtheit bei Aufnahme	1
vorangegangen: Myokardinfarkt/Bypassoperation	1
ACS-Ätiologie	1
LVEF < 40 %	1
Serumlaktat:	
• < 1 mmol/l	0
• 2–4 mmol/l	1
• > 4 mmol/	2
eGFR:	
• > 60 ml/min/1,73m²	0
• 30–60 ml/min/1,73m²	1
• < 30 ml/min/1,73m²	2
maximale Punktzahl	9

ACS: akutes Koronarsyndrom, LVEF: linksventrikuläre Ejektionsfraktion, eGFR: geschätzte glomeruläre Filtrationsrate

- Euvoläme „kalte und trockene" Patienten sind typischerweise diuretikasensibel und werden in 28 % der Fälle beobachtet.
- Durch eine systemische entzündliche Reaktion kommt es bei vielen Patienten zu einer Vasodilatation, so dass diese Patienten „warm und feucht" sind.
- Davon abzugrenzen ist der reine vasodilatatorische Schock bei Sepsis; hier sind die Patienten „warm und trocken" [24].
- Ein aktuelles Risikomodell kann mit ausreichend hoher Zuverlässigkeit die intrahospitale Sterblichkeit von Patienten mit kardiogenem Schock vorhersagen. Unabhängig mit der Sterblichkeit sind assoziiert:
  - akutes Koronarsyndrom
  - Alter
  - vorangegangener Myokardinfarkt
  - stattgehabte Bypassoperation
  - Verwirrtheit
  - niedrige linksventrikuläre Ejektionsfraktion
  - Laktatwerte
- Maximal können 9 Punkte mit dem CardShock-Risiko-Score erzielt werden (▶ Tab. 27.4), bei diesen Patienten liegt die Krankenhaussterblichkeit bei 100 % [3].

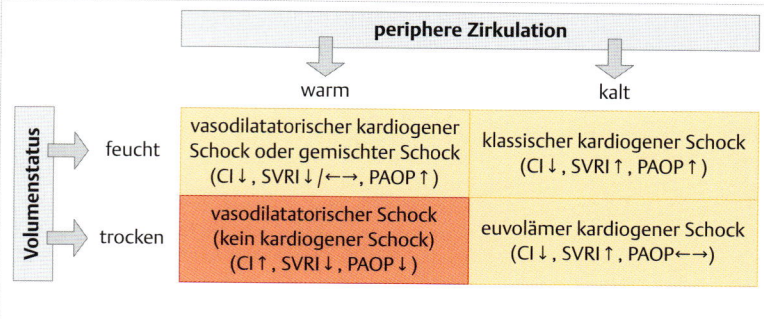

Abb. 27.2 Kardiogener Schock und Hämodynamik. Vierfeldertafel zur Einteilung und Beurteilung von Patienten mit kardiogenem Schock. Die periphere Zirkulation wird als „warm" oder „kalt" beurteilt. Außerdem wird der Volumenstatus als „feucht" oder „trocken" eingeschätzt. Hilfreich können zusätzlich erhobene Parameter des invasiven hämodynamischen Monitorings sein (CI: Herzindex, SVRI: systemischer Gefäßwiderstandsindex, PAOP: pulmonalarterieller Okklusionsdruck) [24].

27.9 Symptomatik

- Klinisch finden sich folgende Zeichen der Kreislaufzentralisation und der Organdysfunktion [25]:
  - Volumenüberladung (klinisch meist Lungenödem)
  - Zeichen der Endorgan-Hypoperfusion mit mindestens einem der folgenden Kriterien:
    – veränderter Bewusstseinszustand
    – kühle, blasse, schweißige Haut und Extremitäten
    – Oligurie (Urinvolumen < 30 ml/h)
    – Serumlaktat > 2,0 mmol/l (> 18 mg/dl)
- *Hämodynamisch* gelten nach Ausschluss einer Hypovolämie folgende Kriterien [25]:
  - systolischer Blutdruck < 90 mmHg für mindestens 30 Minuten
  - oder ein Blutdruckabfall um mindestens 30 mmHg vom Ausgangswert für mindestens 30 Minuten
  - Bei Patienten mit einem systolischen Blutdruck über 90 mmHg, die zur Stabilisierung des Blutdrucks Vasopressoren und/oder ein linksventrikuläres Unterstützungssystem (LVAD)/ eine extrakorporale Membranoxygenierung (ECMO) benötigen, liegt bei entsprechenden klinischen Zeichen ebenfalls ein kardiogener Schock vor.

Merke

Die Parameter des erweiterten invasiven hämodynamischen Monitorings, wie z. B. Herzzeitvolumen (HZV) oder pulmonalarterieller Okklusionsdruck (PAOP), sind zur Diagnosestellung nicht zwingend erforderlich. Die Diagnose des kardiogenen Schocks erfolgt somit nach einfachen klinischen Befunden. Keine Zeit sollte mit aufwendigen invasiven Messungen vergeudet werden [25].

27.10 Diagnostik

27.10.1 Diagnostisches Vorgehen

- Bei den schwerstkranken Patienten erfolgen Anamnese, körperliche Untersuchung, Blutentnahmen, Anlage von Verweilkanülen und Etablierung eines schweregradadaptierten Monitorings idealerweise parallel durch ein entsprechend geschultes Behandlungsteam (▶ Abb. 27.3). Die Sicherstellung der Vitalfunktionen steht im Vordergrund. Eine koronare Ursache des kardiogenen Schocks sollte immer ausgeschlossen werden [13]. Ebenfalls sind nicht kardiale Ursachen wie Sepsis oder Hypovolämie sowie andere Schockformen auszuschließen.

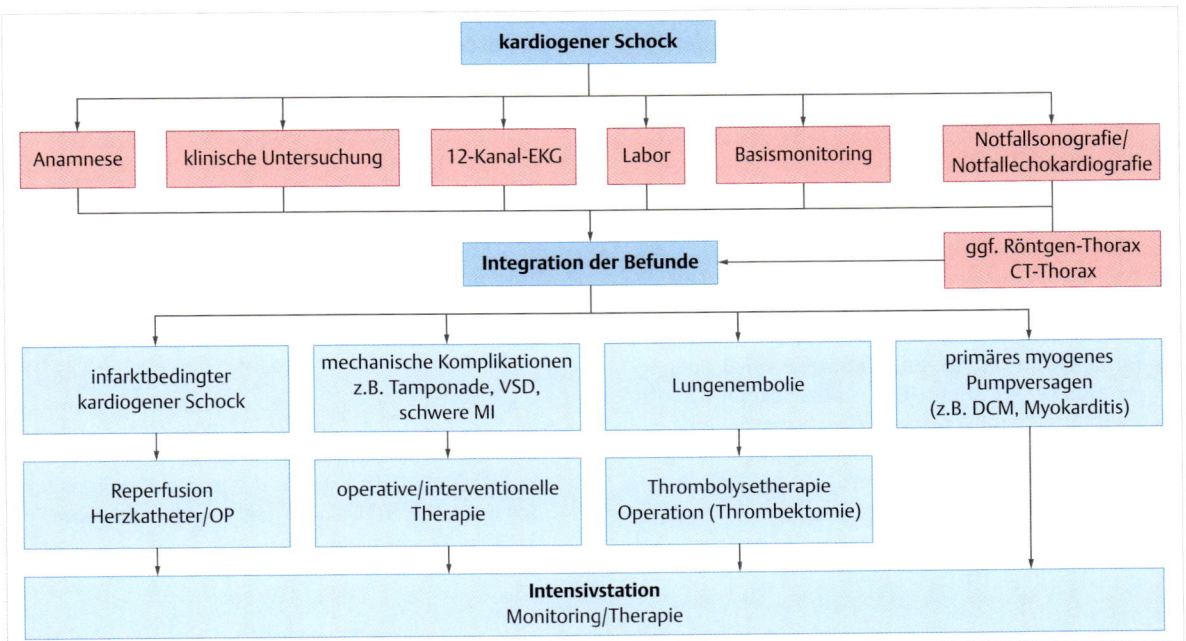

Abb. 27.3 Initiale Diagnostik bei kardiogenem Schock. Dem Ergebnis der unverzüglich und im Einzelfall gleichzeitig eingeleiteten Diagnostik folgend, ergibt sich die Indikation zu weiterführenden Maßnahmen. Ein erweitertes Monitoring wird in der Regel auf der Intensivstation eingeleitet bzw. fortgeführt (CT: Computertomografie, DCM: dilatative Kardiomyopathie, MI: Mitralinsuffizienz, VSD: Ventrikelseptumdefekt).

Merke

Angesichts der hohen Frühsterblichkeit der Patienten mit kardiogenem Schock muss die Diagnose umgehend gestellt und die zugrunde liegende Ursache unmittelbar und wenn möglich bettseitig ermittelt werden.

27.10.2 Anamnese

- Die Eigen- und ggf. die Fremdanamnese sind unverzichtbar; hierzu zählen:
  - Vorgeschichte (Risikofaktoren, kardiale Vorerkrankungen, Interventionen, kardiochirurgische Eingriffe)
  - aktuelle Anamnese (Art, Beginn und Dauer der Symptome, Medikation)

Merke

Auf eine ausreichende und präzise, standardisierte Dokumentation der erhobenen Befunde ist zu achten.

27.10.3 Körperliche Untersuchung

- Sofern möglich, ist der Patient für die körperliche Untersuchung vollständig zu entkleiden. Der Allgemeinzustand und das Bewusstsein sollten rasch beurteilt werden. Auf Operationsnarben (Bypassoperation, Venenentnahmen) ist zu achten. Des Weiteren sind zu erfassen:
  - klinische Zeichen der Hypoperfusion (Hautdurchblutung, Zyanose [Marmorierung], Hauttemperatur [kühl/kaltschweißig], kapilläre Wiederfüllungszeit, verändertes Sensorium), Pulsqualität (Pulsus alternans, peripheres Pulsdefizit), Herzrhythmus (tachykard/bradykard, regulär/irregulär)
  - Zeichen des Rückwärtsversagens (gestaute Halsvenen, periphere, skrotale und präsakrale Ödeme, Aszites, Lungenödem, Pleuraergüsse)
  - Auskultation des Herzens (Extratöne wie 3. oder 4. Herzton bei schwerer Herzinsuffizienz und Galopprhythmus, systolische Geräusche insbesondere bei Mitralklappeninsuffizienz, Aortenklappenstenose und Ventrikelseptumdefekt etc.)

27.10.4 Elektrokardiogramm (EKG)

Merke

Spätestens 10 Minuten nach Krankenhausaufnahme sollte ein EKG geschrieben und auf myokardiale Ischämien hin beurteilt werden.

- Eine erneute EKG-Registrierung ist bei jeder neuen Schmerzepisode bzw. klinischen Änderung und im zeitlichen Verlauf erforderlich. Bei Verdacht auf einen inferioren Infarkt sollte das normale 12-Kanal-EKG um V4r,5r,6r (rechtsventrikuläre Infarktbeteiligung) bzw. V7–V9 (posteriorer Infarkt) erweitert werden. Im Weiteren werden auf die Empfehlungen zum STEMI [7] und NSTEMI [18] verwiesen.

27.10.5 Labor

- Unverzüglich nach Aufnahme ist Blut für Laboruntersuchungen abzunehmend; dabei sollen folgende Werte bestimmt werden:
  - Blutbild
  - Serumelektrolyte
  - Transaminasen
  - Bilirubin
  - Blutzucker
  - Harnstoff
  - Kreatinin
  - C-reaktives Protein
  - kardiale Biomarker (Troponin T oder I), hochsensitives Troponin
  - Laktat
  - arterielle Blutgasanalyse mit Säure-Basen-Status
- Der Laktatbestimmung kommt eine besondere Bedeutung zu, da Serumlaktat der einzige Parameter ist, der eine Beurteilung der Gewebehypoxie bzw. Mikrozirkulation erlaubt. Die serielle Messung des Laktats und die Berechnung der Laktatclearance haben eine zusätzliche prognostische Bedeutung.

Merke

- Ein Laktatwert über 2 mmol/l (18 mg/dl) deutet auf eine relative Gewebehypoxie hin.
- Das Warten auf das Ergebnis der Troponinbestimmung soll den weiteren Diagnose- und Therapieprozess bei STEMI nicht verzögern.

27.10.6 Notfallsonografie/-echokardiografie

- Bei jedem Patienten mit kardiogenem Schock sollte frühzeitig eine fokussierte Ultraschalluntersuchung bei Erstkontakt in der Notaufnahme oder im Herzkatheterlabor bzw. auf der Intensivstation durchgeführt werden. Eine notwendige Herzkatheteruntersuchung darf dadurch nicht verzögert werden, dennoch sind die Informationen der bettseitigen Bildgebung auch für den interventionellen Kardiologen von besonderer Bedeutung.
- Die Untersuchungen sollten fokussiert und strukturiert durchgeführt werden.
  - *Fokussierter Lungenultraschall*: Hier sind differenzialdiagnostisch ein Pneumothorax, eine pulmonalvenöse Stauung (bilaterale B-Linien) und ein Pleuraerguss auszuschließen bzw. nachzuweisen.
  - *Fokussierte Echokardiografie*: Hier sind differenzialdiagnostisch ein Perikarderguss, eine Rechtsherzbelastung, relevante Klappenvitien (Aortenklappenstenose, Mitralklappeninsuffizienz), eine Aortendissektion der Aorta ascendens und eine linksventrikuläre Dysfunktion nachzuweisen bzw. auszuschließen.
  - *Fokussierte Abdomensonografie*: Hier ist differenzialdiagnostisch freie Flüssigkeit (insbesondere unter kardiopulmonaler Reanimation mit maschinellen Hilfsgeräten) auszuschließen bzw. nachzuweisen.
  - Vor Anlage eines linksventrikulären Herzunterstützungssystems, z. B. Impella, sind Aortenklappenvitien und ein linksventrikulärer Thrombus auszuschließen bzw. nachzuweisen.
- Die gewonnenen Zusatzinformationen sind nicht nur für die zielgerichtete Therapie außerordentlich wertvoll, sondern unterstützen das Behandlungsteam auch richtungsweisend in der Abklärung weiterer Differenzialdiagnosen. So kann der Nachweis eines Perikardergusses vor einer notfallmäßig geplanten Herzkatheteruntersuchung ganz entscheidend für die weiteren Behandlungsschritte im Herzkatheterlabor sein. Auch der Nachweis einer Rechtsherzbelastung bei einem Patienten im Schock deutet auf die wichtige Differenzialdiagnose einer Lungenembolie hin.

27.10.7 Röntgenuntersuchungen

- Je nach klinischer Fragestellung ist eine Röntgenuntersuchung des Thorax indiziert. Auch diese Untersuchung sollte keinesfalls eine notwendige Herzkatheteruntersuchung verzögern. Folgende Zusatzinformationen werden gewonnen:
  - Herzgröße, Herzform
  - zentrale Gefäße, Aneurysma
  - Lungenödem, Pleuraergüsse
  - Infiltrate
  - Pneumothorax
  - Kontrolle zentraler Venenzugänge
- Ergeben sich bei der Anamnese, der klinischen Untersuchung und der fokussierten Sonografie/Echokardiografie entsprechende Hinweise, ist auch eine CT-Untersuchung des Thorax indiziert. Folgende relevante Fragen können hierbei geklärt werden:
  - Nachweis/Ausschluss einer Lungenembolie
  - Nachweis/Ausschluss einer Aortendissektion
  - relevante pulmonale Infiltrate, weitere pulmonale Pathologien
  - Pleuraerguss, Perikarderguss, Pneumothorax

27.10.8 Monitoring

- Man unterscheidet zwischen einem *Basismonitoring*, mit dem alle Patienten auf der Notaufnahmestation bzw. Intensivstation überwacht werden sollten, und einem *erweiterten (invasiven) Monitoring*, das im weiteren Verlauf in der Regel auf der Intensivstation zum Einsatz kommt.

Basismonitoring

- Folgende apparative Untersuchungen (kontinuierlich oder verlaufsorientiert/intermittierend) sind bei Patienten mit kardiogenem Schock zwingend erforderlich:
  - kontinuierliches EKG-Monitoring der Herzfrequenz und des Herzrhythmus
  - Blutdruckmessung: In der Regel wird präklinisch und in der Notaufnahme die Blutdruckmessung mit einer nicht invasiven oszillometrischen Messmethode durchgeführt.
  - Atemfrequenz
  - Pulsoxymetrie
  - Urinvolumen
  - Körpertemperatur
  - bei beatmeten Patienten ggf. Kapnometrie

Cave

- Im Rahmen von Hypotonie und Schock resultieren geringe Oszillationen, die nur eine valide Bestimmung der maximalen Amplitude und somit des arteriellen Mitteldrucks bei der oszillometrischen Blutdruckmessung erlauben. Ebenfalls ist diese Methode anfällig für Schwankungen der Oszillation im Rahmen von tachykarden Herzrhythmusstörungen, Extrasystolie und Bewegungsartefakten bei rhythmischer Oszillation (Muskelzittern, Transport etc.).
- Die Verlässlichkeit der Pulsoxymetrie ist im kardiogenen Schock wegen der peripheren Vasokonstriktion oft nicht gegeben. Bei pathologisch niedrigen Werten oder unzureichenden Signalen ist deshalb die arterielle Blutgasanalyse zu verwenden

Erweitertes hämodynamisches Monitoring

- Das erweiterte (invasive) hämodynamische Monitoring kommt in der Regel auf der Intensivstation zur Anwendung.

>
> **Merke**
> Die Kenntnis des Herzzeitvolumens (HZV) und der invasiv gemessene arterielle Druck sind zur Therapiebeurteilung und Verlaufskontrolle des Patienten zwingend erforderlich.

- Das HZV ist die Regelgröße des Herz-Kreislauf-Systems und wird durch Vorlast, Nachlast und Kontraktilität sowie die Herzfrequenz bestimmt. Klassische klinische Zeichen wie Blutdruck, Urinausscheidung, Halsvenenfüllung, Hautperfusion und Hautturgor erlauben keine zuverlässige Einschätzung der Hämodynamik beim schwerkranken Intensivpatienten [25].
    - Eine invasive HZV-Messung ist immer dann sinnvoll, wenn Patienten im Schock nicht adäquat auf die Initialtherapie mit Volumen und Inotropika/Vasopressoren ansprechen.
    - Bei Notwendigkeit einer HZV-Messung ist die Pulskonturanalyse aktuell das führende System.
    - Der Pulmonalarterienkatheter mit abgeleiteten Messverfahren ist aufgrund seiner größeren Invasivität Reserveindikationen (unklare Schocksituationen, Vitien, unklare pulmonale Hypertonie, schweres ARDS mit rechtsventrikulärer Dysfunktion) vorbehalten [9].

>
> **Merke**
> Im manifesten Schock wird das Basismonitoring regelhaft ergänzt durch eine invasive Blutdruckmessung. Das invasive Monitoring muss frühzeitig geplant werden. Sehr häufig wird primär eine invasive Druckmessung etabliert, die nur kurz danach durch eine invasive HZV-Messung ersetzt wird und damit zu einer Neuanlage eines oder mehrerer Katheter führt. Diese Doppelbelastung des Patienten gilt es definitiv zu vermeiden [9].

Zentralvenöser Druck (ZVD)

- Der ZVD ist zur Beurteilung der Volumenreagibilität bzw. zur Steuerung der Volumengabe nicht geeignet. Ein sehr niedriger ZVD ist in der Lage, einen Volumenmangel mit ausreichender Genauigkeit vorauszusagen. Umgekehrt deutet ein sehr hoher ZVD (> 20 cm H_2O) auf eine Volumenüberladung bzw. andere pathophysiologische Zustände wie Perikarderguss/Perikardtamponade bzw. eine relevante pulmonalarterielle Hypertonie hin. Eine routinemäßige Messung des ZVD wird jedoch nicht empfohlen.

Pulmonalarterieller Okklusionsdruck (PAOP)

- Eine routinemäßige Messung des PAOP insbesondere zur Abschätzung der Volumenreagibilität wird nicht empfohlen.

Zentralvenöse Sauerstoffsättigung

- Die zentralvenöse Sauerstoffsättigung unterliegt sehr vielen Einflussgrößen und sollte daher nicht als einziger Parameter zur Überwachung herangezogen werden [9].

Cardiac Power Index

- Der Cardiac Power Index (CPI) stellt die Leistung des Herzens in Watt dar. Er berechnet sich als

$$CPI = CI \times MAD \times 0{,}0022 [W/m^2]$$

Der Normwert liegt bei 0,5–0,7 W/m². Ein Wert unter 0,5 W/m² kennzeichnet einen kardiogenen Schock. Der CPI hat als abgeleiteter, nicht direkt ablesbarer Parameter aktuell trotz guter Datenlage seinen Nutzen vor allem in wissenschaftlichen Analysen. Da der CPI ein berechneter Wert ist, muss bei erniedrigtem Wert getrennt geklärt werden, ob HZV, MAD oder beide Parameter gestört sind [9].

Transpulmonale Thermodilution in Kombination mit arterieller Pulskonturanalyse und abgeleitete Größen

- Die transpulmonale Thermodilution in Kombination mit der arteriellen Pulskonturanalyse ermöglicht neben der HZV-Messung auch die Bestimmung des intrathorakalen Blutvolumens (ITBV) und des globalen enddiastolischen Volumens (GEDV), welche als volumetrische Vorlastparameter den statischen Vorlastparametern ZVD/PAOP (siehe oben) vorgezogen werden. ITBV und GEDV eignen sich allerdings nur eingeschränkt zur intraindividuellen Verlaufsbeurteilung. Die Nutzung von Absolutwerten ist nicht ausreichend validiert. Für den Einsatz der transpulmonalen Thermodilution fehlen für Patienten mit kardiogenem Schock ebenso validierte hämodynamische „Zielkorridore" wie für den Pulmonalarterienkatheter.

>
> **Cave**
> Bei Patienten mit intraaortaler Gegenpulsation wird die Pulskontur durch die diastolische Insufflation gravierend verändert; in dieser Situation ist die HZV-Bestimmung mit Pulskonturanalyse nicht zuverlässig und auch nicht validiert, ebenso wenig wie bei Patienten mit absoluter Arrhythmie bei Vorhofflimmern und bei Patienten mit Klappenvitien [25].

Dynamische Vorlastparameter

- Bei invasiv beatmeten Patienten mit positivem inspiratorischem und exspiratorischem Beatmungsdruck kann eine Vorlastabhängigkeit während der Inspiration zusätzlich demaskiert und die hämodynamischen Effekte auf das Schlagvolumen (SV) und nachfolgende Surrogatparameter wie die systolische Druckvariation (SPV), die arterielle Pulsdruckvariation (PPV) oder die Schlagvolumenvariation (SVV) verstärkt werden [8].
- Als volumenreagibel gelten folgende Ergebnisse:
  - SVV ≥ 10 %
  - SPV ≥ 10 %
  - PPV ≥ 13 %
- Voraussetzungen bezüglich der Interpretation der schlagvolumenbasierten Parameter sind zum einen das Vorhandensein einer kontrollierten Beatmung und zum anderen das Vorliegen eines Sinusrhythmus. Bei der kontrollierten Beatmung sollte berücksichtigt werden, dass bei einer so genannten Low-Tidal-Volume-Beatmung (Atemzugvolumen 6 ml/kg vorhergesagtem Körpergewicht) die Aussagekraft ebenfalls eingeschränkt ist. Das Gleiche gilt für eine Spontanatmung. Weitere Störfaktoren, wie intraabdominelle Hypertension, pulmonale Hypertonie oder Rechtsherzversagen, sollten ebenfalls berücksichtigt werden [9].

Cave
Da bei kardiologischen Intensivpatienten gehäuft Arrhythmien vorliegen, ist ein Volumenmanagement mittels dynamischer Vorlastparameter deutlich eingeschränkt bzw. unmöglich.

Sonografie der V. cava inferior

- Die bettseitige Größenbestimmung der V. cava inferior (VCI) direkt unterhalb des Diaphragmas kann grundsätzlich auf eine Hyper- oder Hypovolämie hinweisen. Der Atemzyklus, das Blutvolumen und die rechtsventrikuläre Funktion beeinflussen den Durchmesser der V. cava inferior. Aus dem maximalen und minimalen Durchmesser in Endexspiration und Endinspiration wird der so genannte VCI-Kollaps-Index bestimmt (% = berechnet: VCI-Durchmesser$_{max}$ – (VCI-Durchmesser$_{min}$)/VCI-Durchmesser$_{max}$ × 100; Normwert: 12–40 % bei beatmeten Patienten) [4]. Eine Variation des Durchmessers der V. cava inferior um mehr als 50 % erlaubt eine Diskriminierung volumenreagibler Patienten.

Passives Anheben der Beine

- Das passive Anheben der Beine (passive leg raising, PLR) führt zu einer reversiblen Autotransfusion von 300–450 m. Der oft auch schädliche Volumenüberschuss durch häufige Infusionsboli bei vermuteter Hypovolämie kann durch das PLR-Manöver vermieden werden. Voraussetzung ist aber die Überprüfung mit einer invasiven Bestimmung des Schlagvolumens. Als Schwellenwerte für das Ansprechen auf Volumen wird ein Anstieg des HZV um 8–15 % diskutiert [9].

27.10.9 Hämodynamische Zielkorridore

- Folgende Zielparameter werden empfohlen [25]:
  - MAD 65–75 mmHg bei SVR 800–1000 dyn × s × cm^{-5} oder
  - MAD 65–75 mmHg bei CI > 2,5 l/m^2 oder
  - MAD 75 mmHg bei SvO^2 > 65 % oder
  - CP > 0,6 W (CPI > 0,4 W/m^2) (CP: cardiac power, Herzleistung)
- Voraussetzung ist ein minimaler Einsatz von Katecholaminen und eine Besserung der klinischen Zeichen des kardiogenen Schocks.
- Schon zu Beginn der Überwachung sollte klar festgelegt werden, welcher Zielwert der einzelnen Messungen erreicht werden soll. Gleichzeitig müssen individuelle Alarmgrenzen festgelegt werden.
- Da sich der gesamte Prozess aus vielen einzelnen Messwerten wie in einem Puzzle zusammensetzt, wäre es fatal, die Beurteilung einer effektiven Therapie an einzelnen Parametern auszurichten [8].

Merke
Keine in der Literatur vorgeschlagenen kritischen Grenzwerte bzw. Zielwerte des hämodynamischen Monitorings sind ausreichend validiert.

- Allgemeine Übereinstimmung herrscht bei vielen Expertengruppen mittlerweile für den mittleren arteriellen Druck; dieser sollte 65 mmHg nicht unterschreiten.
- Auf keinen Fall sollten supranormale Werte angesteuert werden, da es hierunter sogar zu einer Prognoseverschlechterung kommen kann.
- Neben der Beurteilung der hämodynamischen Zielparameter wird man sich auch am klinischen Zustandsbild des Patienten orientieren und den Laktatwert in die Beurteilung mit einbeziehen. Eine Zunahme der Urinausscheidung, eine Abnahme des Laktatwerts und klinische Hinweise auf eine Verbesserung der Hautperfusion deuten auf eine effektive Therapie hin.

27.11 Therapie

27.11.1 Therapeutisches Vorgehen

- Alle Patienten mit kardiogenem Schock sollten schnell in ein Behandlungszentrum mit 24/7 Herzkatheterbereitschaft, ausgewiesener Intensivstation und Möglichkeit der Anlage einer mechanischen Kreislaufunterstützung verlegt werden [15].
- Die Therapie des kardiogenen Schocks hängt ganz wesentlich von der zugrunde liegenden Ursache ab (▶ Abb. 27.4). Beim infarktbedingten kardiogenen Schock stehen die Revaskularisierung und die darauf abgestimmten Maßnahmen ganz im Vordergrund. Die Therapie der übrigen Ursachen des kardiogenen Schocks richten sich danach, ob ein operativ zu korrigierender Befund (z. B. Ventrikelseptumdefekt), ein interventionell anzugehender Befund (z. B. Perikardtamponade) oder eine spezifische medikamentöse Therapie (Thrombolyse bei Lungenembolie) primär zielführend ist. Selbst nach interventioneller/operativer Korrektur müssen die Patienten regelhaft auf der Intensivstation weiter überwacht und therapiert werden.

27.11.2 Allgemeine Maßnahmen

- Alle primär bestehenden Organkomplikationen (Atemversagen, Nierenversagen etc.) werden entsprechend der üblichen Vorgaben durch intensivmedizinische Maßnahmen (Beatmung, Nierenersatztherapie) therapiert. Das gilt auch für alle sich sekundär einstellenden Komplikationen wie pneumogene Sepsis, Blutstrominfektion, neurologische Komplikationen oder akute Komplikationen des Gastrointestinaltrakts. Auf diese Therapieverfahren wird in den entsprechenden Kapiteln eingegangen.

27.11.3 Interventionelle Therapie

- Besteht ein kardiogener Schock als Folge eines akuten Koronarsyndroms (ACS), ist leitliniengerecht unverzüglich eine Koronarangiografie mit der Option der interventionellen oder – selten – operativen Revaskularisierung anzustreben. Die möglichst rasche Wiedereröffnung des verschlossenen Infarktgefäßes erfolgt in der Regel mittels *perkutaner Koronarintervention* (PCI).
- Die Zeit zwischen der Diagnosestellung eines STEMI und der Rekanalisation des infarktbezogenen Gefäßes sollte 120 Minuten nicht überschreiten. Bei Patienten mit akutem Koronarsyndrom und anhaltender hämodynamischer Instabilität ist die perkutane Koronarintervention immer anzustreben. Sollte eine interventionelle Diagnostik und Therapie nicht möglich sein, ist als Alternative eine *Fibrinolysetherapie* durchzuführen [7], [24]. Es liegen jedoch keine suffizienten Daten zur Effektivität der Fibrinolysetherapie beim infarktbedingten kardiogenen Schock vor. Daher sollte die Entscheidung zur Fibrinolyse sehr individuell erfolgen und der mögliche Nutzen gegen relevante Nebenwirkungen (zum Beispiel Blutungen) abgewogen werden.

> **Merke**
>
> Der Goldstandard beim infarktbedingten kardiogenen Schock sollte immer die *perkutane Koronarintervention* mit Wiedereröffnung des infarktbezogenen Gefäßes sein.

- Die perkutane Koronarintervention der „Infarktarterie" erfolgt in aller Regel mit einer *Stentimplantation* unter intensiver Thrombozytenaggregationshemmung (Aspirin und P2Y12-Hemmer). Gelingt keine interventionelle Revaskularisierung, sollte schnellstmöglich die *operative Versorgung* durchgeführt werden. Liegen mehrere signifikante Stenosierungen vor, muss im Einzelfall entschieden werden, ob neben der „Infarktarterie" auch andere relevant stenosierte Gefäße revaskularisiert werden oder ob dies im Intervall interventionell oder operativ durchgeführt werden kann. Eine aktuelle Studie zeigte keinen Vorteil einer sofortigen Mehrgefäßintervention im Vergleich zur alleinigen perkutanen Koronarintervention des infarktbezogenen Gefäßes [22].
- Liegt eine schwere koronare Dreigefäßerkrankung oder eine Hauptstammstenose zusätzlich zum Infarktgefäß vor und eine interventionelle Therapie gelingt nicht bzw. erscheint wenig erfolgversprechend, sollte unverzüglich eine *Bypassoperation* durchgeführt werden.
- Die Begleittherapie mit gerinnungsaktiven Substanzen orientiert sich an den aktuellen Leitlinien zum STEMI bzw. NSTEMI [7], [18].

27.11.4 Medikamentöse Kreislaufunterstützung

- Die Therapie mit vasoaktiven und positiv inotropen Substanzen sollte immer unter einer kontinuierlichen arteriellen Blutdrucküberwachung und idealerweise unter kontinuierlicher Messung des Schlagvolumens (siehe oben) erfolgen.
- Bevor eine Katecholamintherapie beim kardiogenen Schock gestartet wird, sollte auf ein ausreichendes intravaskuläres Volumen geachtet werden. Ein Volumentest (NaCl 0,9 % oder Ringer-Laktat > 200 ml/15–30 min) gilt als erste Therapiemaßnahme, wenn keine Zeichen der Volumenüberladung vorliegen [15].

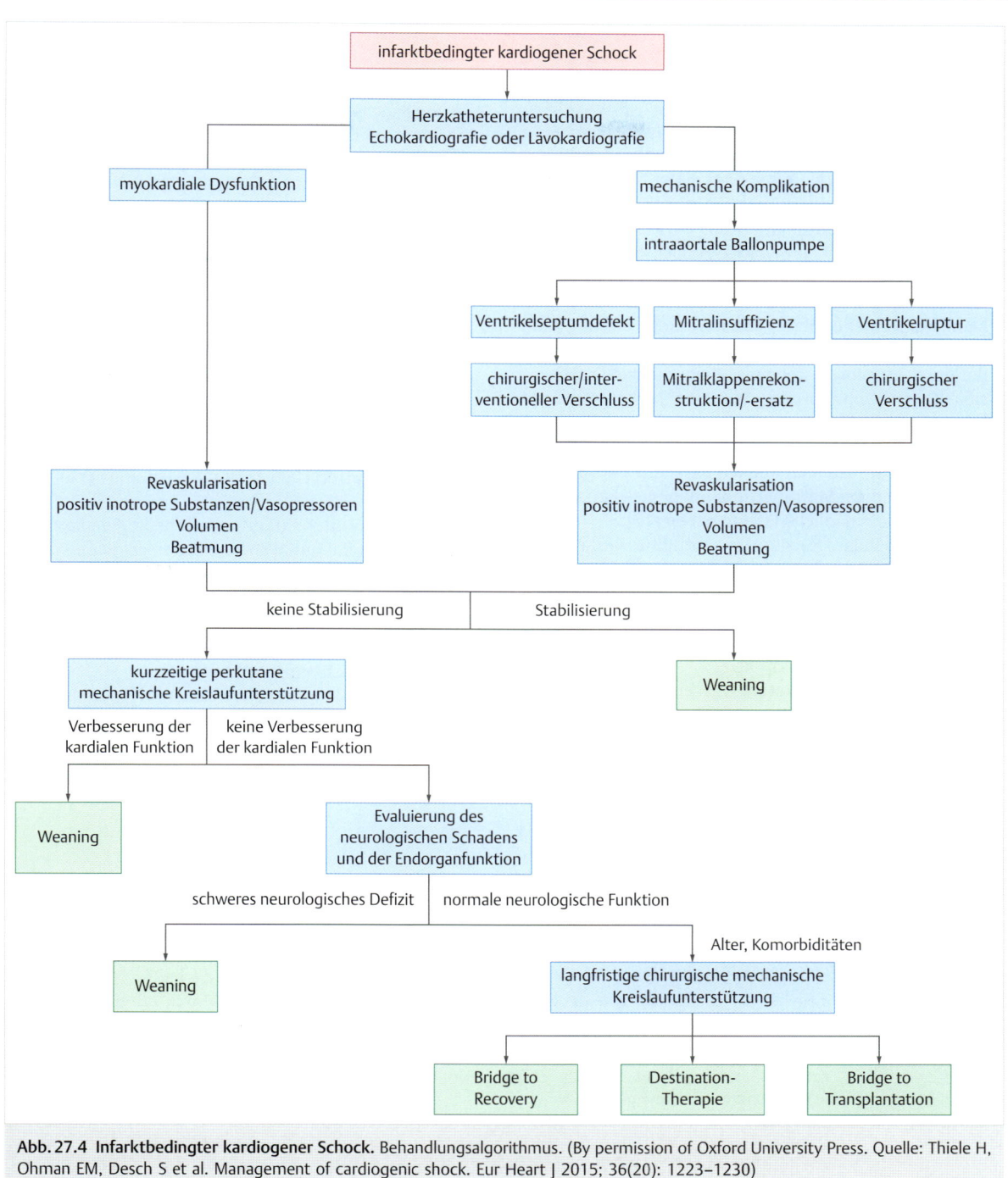

Abb. 27.4 Infarktbedingter kardiogener Schock. Behandlungsalgorithmus. (By permission of Oxford University Press. Quelle: Thiele H, Ohman EM, Desch S et al. Management of cardiogenic shock. Eur Heart J 2015; 36(20): 1223–1230)

- Die Indikation zur Einleitung einer medikamentösen Kreislaufunterstützung ergibt sich bei Patienten, die trotz Volumenoptimierung und Revaskularisierung weiterhin hypoton sind und alle oben genannten Kriterien des kardiogenen Schocks erfüllen. Üblicherweise erfolgt die Einleitung einer solchen Therapie relativ frühzeitig, schon präklinisch oder in der Notaufnahme, bevor eine zielgerichtete Therapie eingeleitet wird.
- Beim akuten Myokardinfarkt führt ein Mangel an Sauerstoff bzw. ATP im Myokard zunächst zu einem Verlust der Kontraktilität („Hibernation"), der bei anhaltender Ischämie in eine Myokardnekrose übergehen kann. Nach einer erfolgreichen Revaskularisierung kann sich ein zusätzlicher Reperfusionsschaden entwickeln, der durch eine fortbestehende, aber potenziell reversible Kontraktionsstörung („Stunning") gekennzeichnet ist.
- Werden in diesen Phasen inotrop wirksame Katecholamine oder intrazellulär ähnlich wirkende Phosphodiesterasehemmer (Milrinon, Enoximon) gegeben, kann dies folgende schädliche Effekte haben [10]:
  - Die intrazelluläre Kalziumkonzentration wird gesteigert.
  - Es entsteht oxidativer Stress in den Mitochondrien.
  - Die Herzfrequenz wird erhöht.
  - Der Sauerstoffbedarf der Zelle nimmt zu.
  - Ischämien werden verstärkt.
  - Die myokardiale Relaxation wird eingeschränkt.
  - Supraventrikuläre und ventrikuläre Arrhythmien werden vermehrt ausgelöst.
  - Kardiodepressiv und kardiotoxisch wirkende proinflammatorische Zytokine – wie Interleukin-6 – werden induziert.

Merke

Daher sollte die Indikation für Inotropika bei Patienten mit kardiogenem Schock unabhängig von der Ätiologie sehr streng gestellt werden. Bei Hinweisen für eine Funktionsverschlechterung des Myokards unter der Therapie sollte die Therapie, wenn möglich, rasch wieder beendet bzw. reduziert werden.

- Für den inotropen Support sollte *Dobutamin* eingesetzt werden.
- *Noradrenalin* sollte insbesondere in der Initialphase ohne hämodynamisches Monitoring in Kombination mit Dobutamin eingesetzt werden, wenn unter Dobutamin allein kein ausreichender Perfusionsdruck zu erzielen ist (▶ Tab. 27.5).
- *Levosimendan* kann bei nicht ausreichendem hämodynamischem Ansprechen auf Katecholamine versucht werden.
- Im katecholaminrefraktären infarktbedingten kardiogenen Schock sollte initial *Levosimendan* gegenüber PDE-III-Inhibitoren (Enoximon) bevorzugt werden.
- PDE-III-Inhibitoren wie *Enoximon* oder *Milrinon* können bei unzureichendem Ansprechen auf Katecholamine versucht werden.
- *Dopamin* soll nicht eingesetzt werden.
- *Adrenalin* kann bei therapierefraktärer Hypotension zum Einsatz kommen, falls unter Dobutamin und Noradrenalin keine ausreichende hämodynamische Stabilisierung zu erreichen ist.

Tab. 27.5 Einsatz vasoaktiver und inotroper Substanzen beim kardiogenen Schock.

	Substanz
1. Wahl	*Vasopressor*: Noradrenalin intravenöse Infusionen von 0,1–1 µg/kg/min: meist effektive Anhebung des MAD (Ausnahme: unkorrigierte Azidose)
	Inotropikum: Dobutamin: Beginn mit 2–3 µg/kg/min, Dosis-Wirkungs-Beziehung im Bereich 2,5–10 µg/kg, zusätzliche Wirksteigerung von Dosen > 20 µg/kg erscheint fraglich
zusätzlich	*Inodilatator*: Levosimendan: 24 Stunden dauernde Infusion mit Dosierungen von 0,05–0,2 µg/kg/min
	cave: bei Bolusgabe Hypotoniegefahr („Loading"-Dosis 12–24 µg/kg über 10 Minuten), ggf. mit Volumengabe oder Vasopressorsteigerung auffangen
Ultima Ratio	*Adrenalin*: • 0,005–0,02 µg/kg/min: überwiegend betamimetische Wirkung mit Steigerung des HZV • 0,03–0,15–0,3–0,5 µg/kg/min: mit steigender Konzentration zunehmende Dominanz der alphaadrenergen vasokonstriktorischen Effekte
	PDE-Hemmer: • Milrinon: kontinuierliche Infusion in einer Dosierung von 0,375–0,75 µg/kg/min • Enoximon: kontinuierliche Infusion in einer Dosierung von 1,25–7,5 µg/kg/min
	cave: keine Bolusgabe bei PDE-Hemmern wegen der ausgeprägten Hypotoniegefahr
HZV: Herzzeitvolumen, MAD: mittlerer arterieller Druck, PDE: Phosphodiesterase	

> **Merke**
>
> *Adrenalin* ist bei Patienten im kardiogenen Schock mit einer erhöhten Sterblichkeit assoziiert und sollte deshalb – wenn überhaupt – nur *mit äußerster Vorsicht* eingesetzt werden.

27.11.5 Mechanische Kreislaufunterstützung

- Trotz Optimierung der interventionellen Therapie ist die Sterblichkeit bei Patienten mit infarktbedingtem kardiogenem Schock weiterhin unverändert hoch. Aus diesem Grund hat das Konzept der passageren Kreislaufunterstützung durch den Einsatz perkutaner mechanischer Unterstützungssysteme im kardiogenen Schock in den vergangenen Jahren an Interesse gewonnen. Man unterscheidet Systeme zur *linksventrikulären Volumenunterstützung* von *perkutanen Herz-Lungen-Maschinen* (extracorporeal life support, ECLS) mit integrierter extrakorporaler Membranoxygenierung (ECMO) [12].
- Derzeit gibt es keine randomisierten Daten, die einen Letalitätsvorteil für linksventrikuläre Unterstützungssysteme bei kardiogenem Schock zeigen konnten. Gerade vor diesem Hintergrund ist die Indikation zur Implantation eines perkutanen Unterstützungssystems jedweder Art besonders kritisch zu stellen.
- Die intraaortale Gegenpulsation besitzt nur noch eine marginale Bedeutung bei Schockpatienten mit mechanischen Komplikationen nach Myokardinfarkt (z. B. Ventrikelseptumdefekt, schwere ischämische Mitralklappeninsuffizienz). Die IABP-SHOCK-II-Studie zeigte keinen Vorteil bis zu einem Jahr für den Einsatz der intraaortaler Ballonpumpe (IABP) bei infarktbedingtem kardiogenem Schock [20].
- Die Indikation zur Implantation einer ECMO beruht in erster Linie auf klinischen Kriterien, des Weiteren spielen die lokale Verfügbarkeit und Expertise sowie die vorhandenen Ressourcen eine entscheidende Rolle. Grundsätzlich besteht eine Indikation bei Versagen der konservativen Therapie (Volumenersatz, Inotropika, Vasopressoren) bzw. der intraaortalen Ballonpumpe bei Patienten mit kardiogenem Schock oder Patienten mit therapierefraktärem Herz-Kreislauf-Versagen. Prinzipiell gibt es keine allgemein gültigen hämodynamischen Kriterien zum Einsatz einer ECMO. HZV-Grenzwerte, die für den Einsatz einer ECMO erfüllt sein müssen, sind nicht praxisrelevant [14].
    - ECMO-Einsatz *sinnvoll*: bei therapierefraktärem kardiogenem Schock infolge eines Myokardinfarkts/akuten Koronarsyndroms oder einer Myokarditis: bei anzustrebender erfolgreicher Revaskularisierung (Bypass oder perkutane Koronarintervention) und verfügbaren Folgeprogrammen (HTX-VAD)
    - ECMO-Einsatz *vermutlich sinnvoll*: bei therapierefraktärem kardiogenem Schock infolge einer chronischen Kardiomyopathie bei weiterführenden Programmen wie HTX und LVAD, sofern ein ECMO-Weaning nicht erfolgreich ist
    - ECMO-Einsatz *fraglich sinnvoll* (da mit einer deutlich höheren Mortalität assoziiert):
        – wenn Zeichen eines Multiorganversagens (Leber, Niere) vorliegen
        – wenn Patienten protrahiert reanimiert werden
    - ECMO-Einsatz *wenig sinnvoll*: bei Patienten, die im kardiogenen Schock protrahiert reanimiert werden und bei denen in Analogie zur Situation bei Patienten mit kardiopulmonaler Reanimation ein $ScvO_2 < 8\%$, ein Serumlaktat > 21 mmol/l oder eine Pupillengröße > 6 mm vorliegen
- Die Versorgung mit einem perkutanen mechanischen Unterstützungssystem kann je nach Erholung der kardialen Funktion als „Bridge to PCI/Surgery", „Bridge to Recovery" und „Bridge to Transplant" angewendet werden. Bei Patienten mit unklarem neurologischem Outcome sollte vor weiterführenden Schritten nach hämodynamischer Stabilisierung der neurologische Status evaluiert werden („Bridge to Decision") [12].
- Dilemma der Indikationsstellung: Bei einem Patienten mit infarktbedingtem kardiogenem Schock kann bei periinterventioneller Implantation eines ECLS die eigentliche „Therapierefraktärität" trotz Revaskularisierung nicht abschließend beurteilt werden. Anderseits ist es wahrscheinlich elementar, die Kreislaufsituation nachhaltig zu stabilisieren, um das drohende Multiorganversagen bei ansonsten therapierefraktärem Schock zu verhindern. Nicht zu vergessen ist hierbei auch der potenziell katecholaminsparende Effekt solcher Systeme.
- Eine „zu späte" Implantation könnte dann nach Eintritt in das Multiorganversagen den deletären Verlauf trotz scheinbarer Kreislaufstabilisierung nicht mehr aufhalten. Hier gilt sicher auch das Prinzip der „Golden Hour" wie bei allen Schockzuständen. Unabhängig davon steht die Validierung dieses Konzepts in prospektiv randomisierten Studien definitiv aus und ist angesichts der Kosten und auch möglichen Nebenwirkungen zwingend erforderlich.

27.11.6 Hub-Spoke-Arrangement: regionales Netzwerk „kardiogener Schock"

- Für eine optimale, zeitnahe Versorgung der Patienten sollten Krankenhäuser untereinander regionale Netzwerke bilden (▶ Abb. 27.5). Ein Zentrum (so genannter „Hub", z. B. Krankenhaus der Maximalversorgung, Uni-

Kardiogener (kardialer) Schock

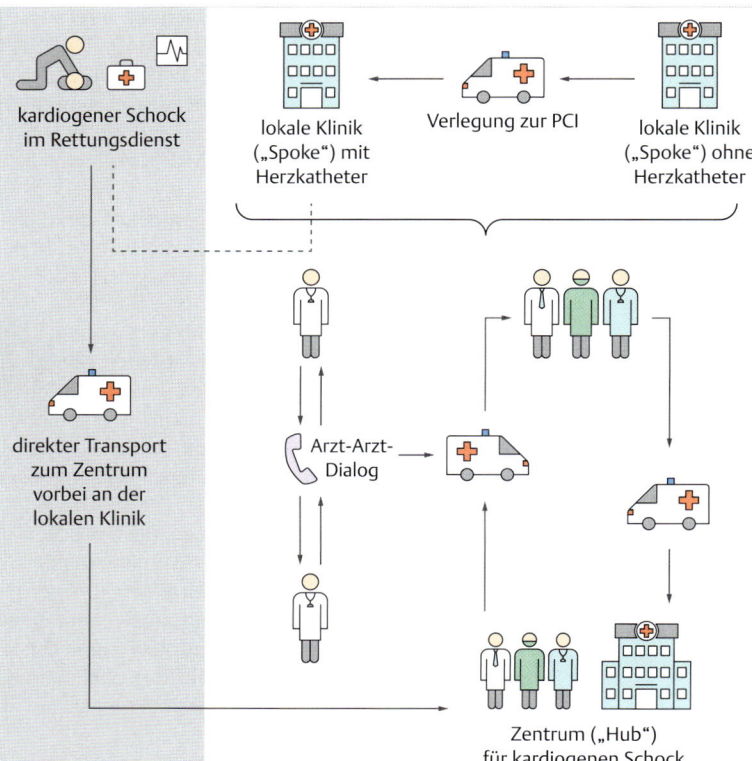

Abb. 27.5 Regionales Netzwerk „Kardiogener Schock". Mögliche Abläufe bei einem ambulanten Patienten mit infarktbedingtem kardiogenem Schock, der zunächst von einem Notfallteam vor Ort versorgt wird. Im Rahmen eines regionalen Netzwerks mit mehreren Krankenhäusern („Spoke") mit und ohne Herzkatheterlabor und einem übergeordneten Zentrum („Hub"); (PCI: perkutane Koronarintervention).

versitätsklinik) bietet 24/7 alle Möglichkeiten der Versorgung von Patienten mit kardiogenem Schock. Einige Krankenhäuser der Region verfügen über ein Herzkatheterlabor mit der Möglichkeit der akuten Koronarintervention (so genannter „Spoke" mit Herzkatheter). Weitere Krankenhäuser verfügen über kein Herzkatheterlabor.
- Wird ein Notfallteam zu einem ambulanten Patienten mit infarktbedingtem kardiogenem Schock gerufen, kann das Behandlungsteam vor Ort entscheiden, ob es den Patienten direkt in das übergeordnete Zentrum (▶ Abb. 27.5 A) oder in das näher gelegene Krankenhaus mit Herzkatheterlabor (▶ Abb. 27.5 B) verbringt. Patienten mit einem Schock unklarer Ursache sollten in das nächstgelegene Krankenhaus transportiert werden.
- Konnte der Patient erfolgreich interventionell versorgt werden, sollte sobald wie möglich mit dem übergeordneten Zentrum Kontakt aufgenommen werden und ärztlicherseits das weitere Vorgehen telefonisch abgestimmt werden (▶ Abb. 27.5 C). Ein mobiles Team des übergeordneten Zentrums kann dann den Patienten zur weiteren definitiven Versorgung abholen (▶ Abb. 27.5 D). Patienten in nachgeordneten Krankenhäusern ohne Herzkatheterlabor sollten so rasch wie möglich in das nächst gelegene Krankenhaus mit der Möglichkeit einer perkutanen Koronarintervention verlegt werden.

27.12 Verlauf und Prognose

- Trotz aller Maßnahmen (medikamentös und interventionell) ist die Sterblichkeit weiterhin außerordentlich hoch. Die unverzügliche Revaskularisierung ist die einzige Maßnahme, die eine Sterblichkeitsreduktion beim infarktbedingten kardiogenen Schock nachweisen konnte.
- Die Prognose der Patienten wird im Wesentlichen durch ein sich entwickelndes Multiorganversagen bestimmt.
- Patienten mit einem refraktären kardiogenen Schock haben eine schlechte Prognose mit Sterblichkeitsraten unverändert über 50%. Bei diesem Patienten sollte diskutiert werden, ob weiterführende invasive Maßnahmen, wie zum Beispiel extrakorporale Unterstützungssysteme (S. 215), zum Einsatz kommen sollen.

27.13 Quellenangaben

[1] Adams HA, Baumann G, Cascorbi I et al. Empfehlungen zur Diagnostik und Therapie der Schockformen der IAG Schock der DIVI. Teil 3: Kardialer Schock. Intensivmed 2005; 42: 196–210
[2] Buerke M, Weilemann LS, Blank R. Myokardinfarkt und kardiogener Schock. Dtsch Med Wochenschr 2014; 139 (Suppl. 1): S 31–35
[3] Harjola VP, Lassus J, Sionis A et al. Clinical picture and risk prediction of short-term mortality in cardiogenic shock. Eur J Heart Fail 2015; 17: 501–509
[4] Hempel D, Pfister R, Michels G. Hämodynamisches Monitoring in der Intensiv- und Notfallmedizin Integration klinischer und sonographischer Befunde. Med Klin Intensivmed Notfmed 2016; 111: 596–604
[5] Hochman JS, Buller CE, Sleeper LA et al. Cardiogenic shock complicating acute myocardial infarction – etiologies, management and outcome: a report from the SHOCK Trial Registry. Should we emergently revascularize Occluded Coronaries for cardiogenic shocK? J Am Coll Cardiol 2000; 36: 1063–1070
[6] Hochman JS. Cardiogenic shock complicating acute myocardial infarction: expanding the paradigm. Circulation 2003; 107: 2998–3002
[7] Ibanez B, James S, Agewall S et al. 2017 ESC Guidelines for the management of acute myocardial infarction in patients presenting with ST-segment elevation: The Task Force for the management of acute myocardial infarction in patients presenting with ST-segment elevation of the European Society of Cardiology (ESC). Eur Heart J 2017, DOI: 10.1093/eurheartj/ehx393
[8] Janssens U. Hämodynamisches Monitoring kritisch Kranker – Bettseitige Integration von Messdaten. Med Klin Intensivmed Notfmed 2016; 111: 619–629
[9] Janssens U, Jung C, Hennersdorf M et al. Empfehlungen zum hämodynamischen Monitoring in der internistischen Intensivmedizin. Kardiologe 2016; 10: 149–169
[10] Janssens U, Riessen R. Inotrope Substanzen beim infarktbedingten kardiogenen Schock. Dtsch Med Wochenschr 2017; 142: 811–815
[11] Jeger RV, Radovanovic D, Hunziker PR et al. Ten-year trends in the incidence and treatment of cardiogenic shock. Ann Intern Med 2008; 149: 618–626
[12] Langwieser N, Ibrahim T, Laugwitz K-L. Kardiogener Schock – perkutane Unterstützungsverfahren. Aktuel Kardiol 2017; 6: 66–71
[13] Levy B, Bastien O, Karim B et al. Experts' recommendations for the management of adult patients with cardiogenic shock. Ann Intensive Care 2015; 5: 52
[14] Pichler P, Antretter H, Dünser M et al. Positionspapier der Österreichischen Kardiologischen Gesellschaft zum Einsatz der extrakorporalen Membranoxygenation (ECMO) bei erwachsenen kardiologischen Patienten. Med Klin Intensivmed Notfmed 2015; 110: 407–420
[15] Ponikowski P, Voors AA, Anker SD et al. 2016 ESC Guidelines for the diagnosis and treatment of acute and chronic heart failure: The Task Force for the diagnosis and treatment of acute and chronic heart failure of the European Society of Cardiology (ESC)Developed with the special contribution of the Heart Failure Association (HFA) of the ESC. Eur Heart J 2016; 37: 2129–2200
[16] Puymirat E, Fagon JY, Aegerter P et al. Cardiogenic shock in intensive care units: evolution of prevalence, patient profile, management and outcomes, 1997–2012. Eur J Heart Fail 2017; 19: 192–200
[17] Rasche S, Georgi C. Kardiogener Schock. Herz 2013; 38: 173–186
[18] Roffi M, Patrono C, Collet JP et al. 2015 ESC Guidelines for the management of acute coronary syndromes in patients presenting without persistent ST-segment elevation: Task Force for the Management of Acute Coronary Syndromes in Patients Presenting without Persistent ST-Segment Elevation of the European Society of Cardiology (ESC). Eur Heart J 2016; 37: 267–315
[19] Tewelde SZ, Liu SS, Winters ME. Cardiogenic Shock. Cardiol Clin 2018; 36: 53–61
[20] Thiele H, Zeymer U, Neumann FJ et al. Intraaortic balloon support for myocardial infarction with cardiogenic shock. N Engl J Med 2012; 367: 1287–1296
[21] Thiele H, Ohman EM, Desch S et al. Management of cardiogenic shock. Eur Heart J 2015; 36: 1223–1230
[22] Thiele H, Akin I, Sandri M et al. PCI Strategies in Patients with Acute Myocardial Infarction and Cardiogenic Shock. N Engl J Med 2017; 377: 2419–2432
[23] Thiele H, Jobs A, Ouweneel DM et al. Percutaneous short-term active mechanical support devices in cardiogenic shock: a systematic review and collaborative meta-analysis of randomized trials. Eur Heart J 2017, DOI: 10.1093/eurheartj/ehx363
[24] van Diepen S, Katz JN, Albert NM et al. Contemporary management of cardiogenic shock: a scientific statement from the American Heart Association. Circulation 2017; 136: e232–e268
[25] Werdan K, Ruß M, Buerke M et al. Deutsch-österreichische S 3-Leitlinie „Infarktbedingter kardiogener Schock – Diagnose, Monitoring und Therapie". Intensivmed 2011; 48: 291–344

27.14 Wichtige Internetadressen

- Deutsche Gesellschaft für Kardiologie – Herz- und Kreislaufforschung: https://dgk.org
- European Society of Cardiology: https://www.escardio.org
- Deutsche Gesellschaft für Internistische Intensivmedizin und Notfallmedizin: http://www.dgiin.de
- Deutsche Gesellschaft für Anästhesiologie und Intensivmedizin: https://www.dgai.de
- Deutschen Interdisziplinären Vereinigung für Intensiv- und Notfallmedizin (DIVI): https://www.divi.de

28 Anaphylaxie

Jonas Blumenstiel, Andreas Bohn

28.1 Steckbrief

Die Anaphylaxie ist eine akute, potenziell lebensbedrohliche, systemische Reaktion nach Allergenexposition. Der Begriff Anaphylaxie subsumiert gleichzeitig die in der Vergangenheit häufig als Synonym verwendeten Begriffe wie anaphylaktischer Schock oder anaphylaktische Reaktion. Bei einer Anaphylaxie können verschiedene Organsysteme betroffen sein. Die gemeinsame pathophysiologische Grundlage besteht in einer inadäquaten Sekretion von Histamin, Betatryptase und plättchenaktivierendem Faktor. Zentraler Bestandteil bei der Behandlung ist die frühzeitige Gabe von Adrenalin. In der korrekten Diagnose der Anaphylaxie konnten in der Vergangenheit zum Teil erhebliche Defizite festgestellt werden.

28.2 Synonyme

- Anaphylaxie
- anaphylaktischer Schock
- anaphylaktische Reaktion
- allergischer Schock

28.3 Keywords

- Anaphylaxie

28.4 Definition

- Die Anaphylaxie ist eine akute, systemische Reaktion nach Allergenexposition oder eine akute Hypersensitivitätsreaktion, die potenziell lebensbedrohlich ist. Es können Haut und Schleimhäute, das kardiovaskuläre System, das respiratorische System, das gastrointestinale System sowie das zentrale Nervensystem betroffen sein. Dabei ist für das Vorliegen einer Anaphylaxie kein einzelnes Symptom obligat.

28.5 Epidemiologie

- Aufgrund von uneinheitlichen Definitionen in den vorliegenden Studien sowie einer nur unvollständigen Abbildung sämtlicher Auslöser und Symptome in der ICD-10 ist eine verbindliche Aussage zur Epidemiologie der Anaphylaxie schwierig zu treffen.

28.5.1 Häufigkeit

- Je nach Studienlage liegt die Inzidenz zwischen 2 und 3 sowie 40 und 50 pro 100 000 Einwohner und Jahr.
- 2008 betrug die Häufigkeit in einer Erhebung aus Deutschlang 4,5 pro 100 000 Einwohner und Jahr.

28.5.2 Altersgipfel

- Die Anaphylaxie kommt in allen Altersklassen vor.
- Im *Kindesalter* spielen vor allem *Nahrungsmittel* als Auslöser eine Rolle.
- Im *Erwachsenenalter* dominieren *Insektengifte*, gefolgt von *Arzneimitteln*.

28.5.3 Geschlechtsverteilung

- Frauen haben ein leicht erhöhtes Risiko, an einer Anaphylaxie zu erkranken, insbesondere in Bezug auf Kontrastmittel, Latex und Muskelrelaxanzien.
- Männer haben ein erhöhtes Risiko, allergisch auf Insektengifte zu reagieren.

28.5.4 Prädisponierende Faktoren

- Prädisponierende Faktoren spielen bei bis zu einem Viertel der Fälle eine Rolle, z. B.:
  - Asthma bronchiale
  - Mastozytose
  - kardiovaskuläre Erkrankungen
  - Einnahme von nicht steroidalen Antiphlogistika (NSAR), ACE-Hemmern und Betablockern
  - Alkoholkonsum
  - körperliche und psychische Belastungen

28.6 Ätiologie und Pathogenese

- Der *IgE-vermittelte Weg* ist der klassische Auslöser der Anaphylaxie. Durch Bindung des entsprechenden Antigens auf den FcεRI-Rezeptor auf Mastzellen und basophilen Granulozyten kommt es zur Ausschüttung von Histamin, plättchenaktivierendem Faktor (PAF) und Betatryptase.
- Ein zweiter, *IgE-unabhängiger Mechanismus* wurde bislang nur im Tiermodell nachgewiesen. Die grundlegenden Mechanismen existieren jedoch auch beim Menschen. Hierbei bilden sich nach der Aufnahme großer Mengen eines Antigens Komplexe aus IgG-Antikörpern und Antigenen. Diese binden an den FcγRIII-Rezeptor auf Makrophagen und basophilen Granulozyten und

lösen damit ebenfalls die Ausschüttung von PAF, jedoch nicht von Histamin aus.
- Ist die aufgenommene Antigenmenge gering, besteht die Möglichkeit, dass diese von zirkulierenden IgG-Antikörpern abgefangen wird und eine Anaphylaxie als Reaktion ausbleibt.
- Es existieren auch *antikörperunabhängige Ursachen*, die zur Degranulation von Mastzellen und basophilen Granulozyten führen können. Deren Mechanismen sind bisher weitgehend ungeklärt. Ein typischer antikörperunabhängiger Auslöser der Anaphylaxie ist *Kontrastmittel*.
- *Histamin* sowie *PAF* sind die *wichtigsten Mediatoren* der Anaphylaxie.
- Es existieren darüber hinaus noch einige weitere hemmende und verstärkende Faktoren. Dies erklärt das heterogene Bild der Anaphylaxie.

28.7 Symptomatik

- ▶ Abb. 28.1 gibt eine Übersicht über die pathophysiologischen Vorgänge und die daraus folgende Symptomatik
- *Haut und Schleimhäute*: in 90 % der Fälle betroffen; häufig Prodromalstadium mit Brennen und Kribbeln der Hände, Füße und des Genitalbereichs sowie metallischem Geschmack. Es folgen Urtikaria, Angioödem und Juckreiz. Lebensbedrohliche Schleimhautschwellungen insbesondere der Atemwege sind die häufigste Todesursache der Anaphylaxie.
- *Atemwege*: in 70 % der Fälle betroffen; Bronchokonstriktion sowie vermehrte Sekretproduktion führen zusammen mit einem Schleimhautödem zu obstruktiver Ventilationsstörung.
- *Herz-Kreislauf-System*: in 10–45 % der Fälle betroffen; Reduktion des systemvaskulären Widerstands durch Vasodilatation sowie Hypovolämie durch ausgeprägte Extravasation von Flüssigkeit. Der reduzierte venöse Rückstrom führt zu einem verringerten Herzzeitvolumen. Normalerweise kommt es zu einer kompensatorischen Tachykardie. Bradykardien, atrioventrikuläre Überleitungsstörungen sowie negativ inotrope Wirkung durch PAF werden ebenfalls beschrieben. Außerdem kann es zu Koronarspasmen und bei entsprechender Disposition zu einer Plaqueruptur kommen.
- *Gastrointestinaltrakt*: In 30–45 % der Fälle betroffen; vermehrte Sekretproduktion sowie Kontraktion glatter Muskelzellen. Die Folge sind Übelkeit, Erbrechen, kolikartige Krämpfe und Diarrhö.
- *Zentrales Nervensystem*: In 10–15 % der Fälle betroffen; es kommt zu Kopfschmerzen, Schwindel sowie Desorientiertheit.

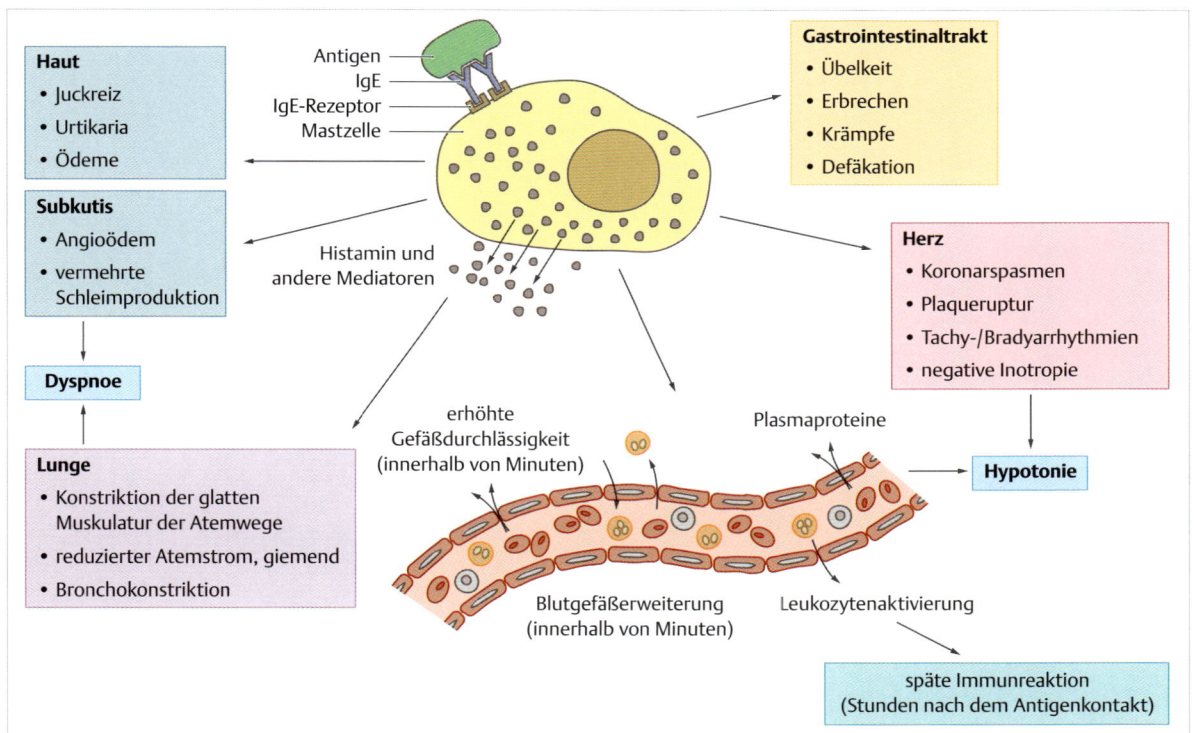

Abb. 28.1 Anaphylaxie. Pathophysiologie und daraus folgende Symptomatik. (Quelle: Blumenstiel J, Bohn A. Anaphylaxie. Notfallmedizin up2date 2014; 9 (4): 339–354)

28.8 Diagnostik

28.8.1 Diagnostisches Vorgehen

- Die Diagnose der Anaphylaxie wird rein klinisch gestellt.
- Die Kriterien zur Diagnose der Anaphylaxie werden in ▶ Tab. 28.1 zusammengefasst.
- Bei Vorliegen entsprechender Symptome lässt sich eine Anaphylaxie mit einer Spezifität von 97 % und einer Sensitivität von 82 % diagnostizieren.

28.8.2 Anamnese

- Da es sich bei der Anaphylaxie um einen Notfall handelt, ist eine ausführliche Anamnese selten möglich.
- Besteht der Verdacht auf das Vorliegen einer Anaphylaxie, sollte nach einer entsprechenden Prädisposition sowie einer akuten Exposition gegenüber dem entsprechenden Auslöser gefragt werden.

28.8.3 Körperliche Untersuchung

- Da eine Anaphylaxie häufig vital gefährdend ist, finden Diagnostik und Therapie in der Regel zeitgleich statt.
- Bei der Untersuchung sollte auf das Vorliegen von *Ödemen* und *Juckreiz* geachtet werden. Eine Inspektion der Mundhöhle kann Hinweise auf eine Schleimhautschwellung liefern.
- Bei Atemwegsbeteiligung leiden die Patienten unter Dyspnoe, oft mit Einsatz der Atemhilfsmuskulatur. Auskultatorisch findet sich häufig ein *exspiratorisches Giemen*, in schweren Fällen kann ein *Atemgeräusch auch vollständig fehlen*.
- Ist das Kreislaufsystem betroffen, lässt sich ein *schneller, flacher Puls* tasten. Schlägt die oszillometrische Blutdruckmessung fehl, kann dies ein Warnsignal für das Vorliegen eines Schocks sein. Erst in zweiter Linie sollte an einen Gerätefehler gedacht werden.
- *Übelkeit, Erbrechen* und *Defäkation* sind Zeichen einer gastrointestinalen Beteiligung.
- Bei normalem Blutdruck sind *Desorientiertheit* und *Schwindel* Zeichen dafür, dass das zentrale Nervensystem betroffen ist.
- Die Anaphylaxie wird in vier Schweregrade eingeteilt. Eine Übersicht findet sich in ▶ Tab. 28.2.

Tab. 28.1 Klinische Kriterien zur Diagnose der Anaphylaxie [1].

Kriterium	Symptom
1	plötzlicher Krankheitsbeginn (Minuten bis Stunden) mit Beteiligung der Haut und/oder Schleimhaut und mindestens eines der folgenden Kriterien: • Hypotension • respiratorische Symptome
2	innerhalb von Minuten bis Stunden nach Kontakt zu einem vermutlichen Antigen treten Symptome an mindestens 2 der folgenden Organe auf: • Haut • Atemwege • Kreislauf • Gastrointestinaltrakt
3	innerhalb von Minuten bis Stunden nach Kontakt zu einem bekannten Antigen kommt es zu einem Abfall des systolischen Blutdrucks um mehr als 30 % bzw. bei Erwachsenen auf 90 mmHg

Wenn mindestens 1 der 3 Kriterien erfüllt ist, handelt es sich um eine Anaphylaxie.

Tab. 28.2 Schweregradeinteilung der allergischen Reaktion [1].

Grad	Haut und subjektive Allgemeinsymptome	Gastrointestinaltrakt	Atemwege	Herz-Kreislauf-System
I	Juckreiz, Flush, Urtikaria, Angioödem	–	–	–
II	Juckreiz, Flush, Urtikaria, Angioödem	Nausea, Krämpfe, Erbrechen	Rhinorrhö, Heiserkeit, Dyspnoe	Tachykardie, Hypotension
III	Juckreiz, Flush, Urtikaria, Angioödem	Erbrechen, Defäkation	Larynxödem, Bronchospasmus, Zyanose	Schock
IV	Juckreiz, Flush, Urtikaria, Angioödem	Erbrechen, Defäkation	Atemstillstand	Kreislaufstillstand

Die Einteilung erfolgt nach den schwersten aufgetretenen Symptomen (kein Symptom ist obligatorisch)

28.8.4 Instrumentelle Diagnostik

- Bei Verdacht auf Anaphylaxie sollte wie bei jedem Notfall ein Standardmonitoring, bestehend aus Pulsoxymetrie, EKG und regelmäßiger Blutdruckmessung, durchgeführt werden.
- Weitere Diagnostik sollte nach Bedarf erfolgen, darf aber den zügigen Beginn der Therapie nicht verzögern.
- Bei Verdacht auf kardiale Komplikationen empfiehlt sich die zeitnahe Ableitung eines 12-Kanal-EKG sowie eine Echokardiografie.

28.8.5 Labor

- Eine Labordiagnostik ist nicht zwingend notwendig.
- Zur Diagnosesicherung können die Plasmaspiegel von Betatryptase oder Histamin bestimmt werden. Aufgrund der kurzen Halbwertszeit vor allem von Histamin muss dies jedoch unmittelbar nach Beginn der Anaphylaxie geschehen.
- Bei Verdacht auf eine kardiale Beteiligung erfolgt eine Kontrolle der Ischämiemarker.

28.9 Differenzialdiagnosen

Wurde die Diagnose Anaphylaxie anhand der Kriterien aus ▶ Tab. 28.1 gestellt, sind andere Ursachen für die Symptomatik unwahrscheinlich.

Tab. 28.3 Differenzialdiagnosen der Anaphylaxie.

Differenzialdiagnose	Bemerkungen
C1-Esterase-Inhibitormangel	Sehr selten, ca. 500 Patienten in Deutschland. Es können, ähnlich der Anaphylaxie, lebensbedrohliche Schwellungen unter anderem im Bereich der Atemwege auftreten. Gastrointestinale Symptome kommen ebenfalls vor. Typischerweise klagen die Patienten nicht über Juckreiz. Neben einer symptomatischen Behandlung erfolgt die kausale Therapie durch die intravenöse Gabe von C1-Inhibitor-Konzentrat.
Asthma	Eine klare Unterscheidung zwischen anaphylaxiebedingter Dyspnoe und Asthma kann schwierig sein. Maßgeblich ist der Kontakt zu einem Antigen. Bei einer Anaphylaxie liegen häufig weitere Symptome vor. Die Behandlung Unterscheidet sich nicht.
Schock und Synkope	Eine Anaphylaxie ist wahrscheinlich, wenn ein Kollaps nach gesichertem Kontakt des Patienten zu einem Anaphylaxieauslöser auftritt. Ansonsten kommen differenzialdiagnostisch alle bekannten Ursachen für Synkopen und Schockzustände in Betracht.

28.10 Therapie

28.10.1 Therapeutisches Vorgehen

- Es bietet sich an, analog zu anderen lebensbedrohlichen Krankheitsbildern einem ABC-Schema zu folgen.
- Ein an den jeweiligen Schweregraden ausgerichteter Therapiealgorithmus findet sich in ▶ Abb. 28.2.

28.10.2 Allgemeine Maßnahmen

- Falls noch nicht geschehen, sollte die weitere *Zufuhr des Antigens*, z. B. Medikamentengabe, *gestoppt* werden.
- Es sollten möglichst großlumige *Venenzugänge* etabliert werden. Gelingt dies nicht, sollte frühzeitig die Indikation für einen intraossären Zugang gestellt werden.
- Die *Lagerung* des Patienten erfolgt gemäß der führenden Symptomatik. Möglichst in Oberkörper-Hochlage bei respiratorischen Symptomen, bei Hypovolämie in flacher Oberkörperlage mit erhöhten Beinen.
- Kommt es zu einem Stillstand von Atmung oder Kreislauf, ist entsprechend den gültigen Leitlinienempfehlung zur *Reanimationsbehandlung* zu verfahren.

28.10.3 Pharmakotherapie

- *Adrenalin*: Spielt eine zentrale Rolle in der Therapie der Anaphylaxie.
  - Adrenalin bewirkt eine Vasokonstriktion, eine Bronchodilatation, hat positiv chronotrope und inotrope Wirkung und stabilisiert Mastzellen sowie basophile Granulozyten. Somit wirkt Adrenalin den meisten Pathomechanismen der Anaphylaxie kausal entgegen.
  - Ist bereits ein Gefäßzugang vorhanden, kann auch direkt mit einer kontinuierlichen Adrenalingabe begonnen werden. Bolusgaben sollten vermieden werden.
  - Die beste Evidenz besteht für die *intramuskuläre Injektion von 0,5 mg Adrenalin* (bei Kindern entsprechend weniger) in den M. vastus lateralis bis zur Etablierung eines vaskulären Zugangs.
  - Durch die intramuskuläre Injektion wird gegenüber der intravenösen Gabe eine gleichmäßigere Resorption erreicht. Die Wirkdauer verlängert sich, gleichzeitig wird die Gefahr von Blutdruckspitzen reduziert. Außerdem kann die Therapie sehr zügig erfolgen, da hierfür die Anlage eines Gefäßzugangs nicht notwendig ist.
  - Bei Symptompersistenz kann die Adrenalingabe auch mit 0,2–0,5 µg/kg/min kontinuierlich erfolgen.
  - Adrenalin kann bei respiratorischer Symptomatik zusätzlich zur intramuskulären Gabe über entsprechende *Masken vernebelt werden*.
- Bei ausschließlich bronchialer Symptomatik kann zunächst auch ein alleiniger Therapieversuch mit *inhalativen Betamimetika* erfolgen.

Anaphylaxie

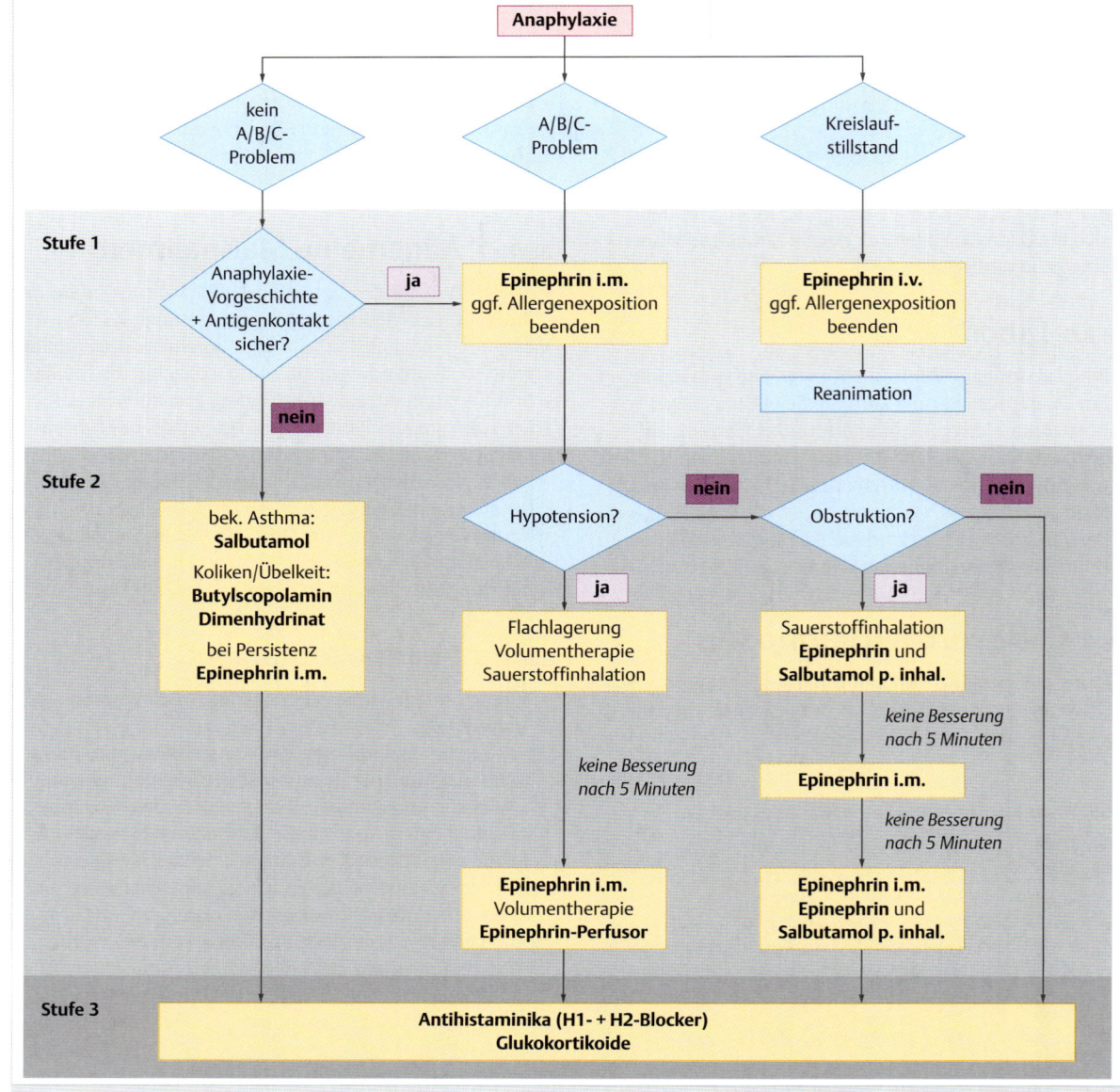

Abb. 28.2 Anaphylaxie. Therapiealgorithmus. (Quelle: Blumenstiel J, Bohn A. Anaphylaxie. Notfallmedizin up2date 2014; 9(04): 339–354)

- *Volumensubstitution*: Liegt ein Schockzustand mit intravasalem Volumenmangel vor, sollte dieser mit der forcierten Infusion von balancierten Vollelektrolytlösungen behandelt werden. Auf die Verwendung von kolloidalen Lösungen sowie reinen Kochsalzlösungen sollte verzichtet werden.
- *Sauerstoff*: Die aktuellen Leitlinien zur Anaphylaxie empfehlen die hochdosierte Gabe von Sauerstoff. Analog zu anderen Notfällen kann ein symptomorientierter Einsatz von Sauerstoff orientiert an SpO_2 bzw. paO_2 empfohlen werden.
- *H1- und H2-Blocker*: Die Datenlage zur Gabe von Antihistaminika (H1- und H2-Blockern) ist unzureichend. Aus rein pathophysiologischen Überlegungen ist deren Anwendung jedoch sinnvoll. Da die Nebenwirkungen gering sind, kann daher eine Gabe empfohlen werden. Gebräuchlich sind zum Beispiel die Gabe von Clemastin 0,05 mg/kg oder Dimetinden 0,1 mg/kg sowie Ranitidin 1 mg/kg oder Cimetidin 5 mg/kg.

- *Kortikosteroide*: Diese spielen in der Akutsituation keine Rolle, die Gabe darf daher die Durchführung anderer Maßnahmen nicht verzögern. Möglicherweise verhindert die Gabe von Steroiden jedoch das Auftreten von Spätreaktionen, weshalb deren Einsatz nach Anwendung aller anderen Therapiemaßnahmen dennoch erfolgen sollte, zum Beispiel durch die Gabe von 250 mg Prednisolon.
- *Andere Vasopressoren*: Die Gabe anderer Vasopressoren kann im Einzelfall sinnvoll sein; aufgrund fehlender Daten kann deren Anwendung jedoch nicht allgemein empfohlen werden.
- *Glukagon*: Die Gabe von Glukagon findet zwar Erwähnung in den Leitlinien, es existieren jedoch lediglich Einzelfallberichte. Die Gabe kann unter Umständen bei einer therapierefraktären Anaphylaxie Sinn machen, wenn der Patient gleichzeitig Betablocker eingenommen hat. Generell kann der *Einsatz von Glukagon nicht empfohlen werden*. Die Dosis beträgt 1 mg intramuskulär.

28.11 Verlauf und Prognose

- Durch verschiedene pathophysiologische Prozesse kann es im weiteren Verlauf zu einer Spätreaktion kommen. Dies kann auch bei initial nur leichter oder sogar vollständig fehlender Reaktion auf das Antigen stattfinden.
- Dies geschieht unter anderem durch eine Migration von Leukozyten in das Lungengewebe und eine dortige Ausschüttung von Zytokinen.
- Spätreaktionen treten im zeitlichen Abstand von 1–72 Stunden auf.
- Begünstigend für das Auftreten von Spätreaktionen ist ein vorbestehendes Asthma.
- Es wird daher empfohlen, die Patienten nach gesichertem Antigenkontakt für bis zu 24 Stunden zu überwachen.

28.12 Nachsorge

- Patienten, die ein Risiko für die Entwicklung einer Anaphylaxie haben, sollten mit einem *Notfall-Kit* ausgestattet werden. Dieser enthält einen Adrenalin-Pen mit 0,3 mg bzw. 0,5 mg sowie Antihistaminika und Kortisontabletten.
- Die Patienten und deren Angehörige sollten im Umgang mit den Medikamenten geschult werden. Empfehlenswert ist zudem das *Aushändigen eines Notfallplans*.

28.13 Quellenangaben

[1] Blumenstiel J, Bohn A. Anaphylaxie. Notfallmedizin up2date 2014; 9 (4): 339–354

28.14 Wichtige Internetadressen

- S 2-Leitlinie zur Akuttherapie und Management der Anaphylaxie der deutschen Gesellschaft für Allergologie und klinische Immunologie (DGAKI): https://www.awmf.org/uploads/tx_szleitlinien/061-025l_S 2k_Akuttherapie_anaphylaktischer_Reaktionen_2013-12-abgelaufen.pdf
- Leitlinie Anaphylaxie der European Academy of Allergy and Clinical Immunology (EAACI): http://www.eaaci.org/attachments/Anaphylaxis%20guidelines%20Draft%204.5%202013%2006%20.pdf

29 Neurogener Schock

Gabriele Wöbker, Oliver Hackmann

29.1 Steckbrief

Der neurogene Schock bezeichnet im deutschen Sprachraum den akut auftretenden Schockzustand, der durch eine supraspinale Schädigung der vegetativen Regulationszentren im Hirnstammbereich ausgelöst wird. Beim neurogenen Schock erfolgt aufgrund eines Ungleichgewichts zwischen parasympathischer und sympathischer Innervation der glatten Gefäßmuskulatur eine generalisierte, ausgedehnte Vasodilatation, die zu einer Umverteilung des Volumens führt und als distributiver Schock imponiert. Somit verändert sich das globale Blutvolumen nicht, nur die Kapazität des venösen Systems steigt deutlich an, da der systemische Venendruck merkbar abfällt. Die Diagnose stützt sich auf die Anamnese, die neurologische Untersuchung, die Befunde der bildgebenden Diagnostik und auf die Kreislaufparameter. Die Therapie setzt sich aus forcierter Volumengabe und der Gabe von Katecholaminen zusammen.

29.2 Aktuelles

- Zu unterscheiden ist der neurogene Schock vom spinalen Schock; die Begrifflichkeiten werden gerne parallel verwendet, obwohl es sich pathophysiologisch um zwei unterschiedliche Entitäten handelt.
- Beim *spinalen Schock* handelt es sich um eine Unterbrechung/Beeinträchtigung der auf- und absteigenden spinalen Nervenbahnen, was bei einer kompletten Querschnittslähmung zunächst zu einer schlaffen Lähmung mit Areflexie und fehlendem Muskeltonus führt. Im weiteren Verlauf kann es zu einer Hyperreflexie mit pathologisch gesteigerten Reflexen, Spastizität und Hypertonie kommen. Treten Hyperreflexie oder Spastizität perakut ein, ist dies als prognostisch sehr ungünstig zu werten. Der spinale Schock kann bis zu 4–6 Wochen andauern.

29.3 Synonyme

- distributiver Schock
- neurogenic shock

29.4 Keywords

- spinal cord injury
- Hypotension
- Bradykardie
- neurogenic shock

- spinales Trauma
- neurogener Schock
- Rückenmarkverletzung
- spinal injury

29.5 Definition

- Der *neurogene Schock* bezeichnet im deutschen Sprachraum den akut auftretenden Schockzustand, der durch eine Schädigung der vegetativen Regulationszentren im Hirnstammbereich, eine Schädigung oder Unterbrechung der Efferenzen der Vasomotorenzentren (zervikal und thorakal) mit Ausfall der Regulation arterieller und venöser Kapazitätsgefäße im Splanchnikus und Skelettmuskelbereich ausgelöst wird oder durch eine Veränderung der Aktivität mit raschem Wechsel von sympathischer und parasympathischer Stimulation oder supranukleäre Fehlimpulse von Hypothalamus und limbischem System, z. B. bei schweren neurologischen und neurochirurgischen Erkrankungen (Trauma, Ischämie, Blutung, Meningitis, epileptischem Anfall).
- Beim neurogenen Schock erfolgt aufgrund eines Ungleichgewichts zwischen parasympathischer und sympathischer Innervation der glatten Gefäßmuskulatur eine generalisierte, ausgedehnte Vasodilatation, die zu einer Umverteilung des Volumens führt und als distributiver Schock imponiert. Somit verändert sich das globale Blutvolumen nicht, nur die Kapazität des venösen Systems steigt deutlich an, da der systemische Venendruck merkbar abfällt.
- Beim *spinalen Schock* handelt es sich um eine Unterbrechung/Beeinträchtigung der auf- und absteigenden spinalen Nervenbahnen und dies führt bei einer kompletten Querschnittslähmung zunächst zu einer schlaffen Lähmung mit Areflexie und fehlendem Muskeltonus. Im weiteren Verlauf kann es zu einer Hyperreflexie mit pathologisch gesteigerten Reflexen, Spastizität und Hypertonie kommen. Treten Hyperreflexie oder Spastizität perakut ein, ist dies als prognostisch sehr ungünstig zu werten. Der spinale Schock kann bis zu 4–6 Wochen andauern.

29.6 Epidemiologie

29.6.1 Häufigkeit

- Die jährliche Inzidenz traumatischer Rückenmarkläsionen liegt bei 10–30 Fällen pro 1 Million Einwohner. Die Inzidenz nicht traumatischer Querschnittslähmungen ist nicht bekannt. Die jährliche Inzidenz der akuten traumatischen Rückenmarkverletzung (RMV) wird für

die Vereinigten Staaten von Amerika (USA) auf 43–55 (–71) pro 1 Million Einwohner (inklusive der präklinischen Todesfälle) geschätzt. Jährlich erleiden in den USA somit über 10 000–14 000 Patienten eine Rückenmarkläsion; die Prävalenz beträgt hier über 200 000 Patienten. Nach Schätzungen der Deutschen Stiftung Querschnittslähmung treten in der BRD jährlich ca. 1500 Rückenmarkläsionen auf, und aktuell leben rund 50 000 Rückenmarkverletzte in der BRD.
- Die Häufigkeit eines neurogenen Schocks bei zervikal komplette Querschnittslähmung liegt bei Aufnahme in ein Krankenhaus bei ca. 20 %, nach 24 Stunden bei fast 90 %. Bei zervikal inkompletter Querschnittslähmung tritt ein neurogener Schock bei ca. 50 % der Patienten nach 24 Stunden auf. Bei thorakaler Querschnittssymptomatik ist bei ca. 7 % akut und bei 21 % nach 24 Stunden ein neurogener Schock vorhanden. Die höchste Prävalenz ist nach 4 Tagen, der neurogene Schock ist jedoch akut und jederzeit möglich. Da der neurogene Schock nicht nur nach einem spinalen Trauma auftritt, sondern auch nach zerebralen Erkrankungen auftreten kann, ist die Häufigkeit insgesamt deutlich höher, es lassen sich aber keine genauen Zahlen für die zerebralen Ursachen ermitteln.

29.6.2 Altersgipfel

- Patienten mit Rückenmarkläsionen sind in 50–70 % der Fälle zwischen 15 und 35 Jahre alt. Der Altersgipfel für die traumatischen Ursachen des neurogenen Schocks liegt bei ca. 35–40 Jahren, für die weiteren Ursachen liegen keine Zahlen vor.

29.6.3 Geschlechtsverteilung

- Die Geschlechtsverteilung (männlich:weiblich) bei den traumatischen Rückenmarkverletzungen wird mit 4:1 für die USA und mit 3:2 für die BRD angegeben. Bei nicht traumatischen Querschnittlähmungen ist die Geschlechtsverteilung ausgeglichen.

29.6.4 Prädisponierende Faktoren

- Prädisponierende Faktoren sind traumatische Querschnittsverletzungen vor allem zervikal und thorakal

29.7 Ätiologie und Pathogenese

- Abzugrenzen sind drei führende pathogenetische Mechanismen:
  - *Schädigung der zentralen Vasomotorenzentren*: z. B. bei einer Hirnstammischämie durch eine Basaristhrombose oder einen Vasospasmus vor allem bei Subarachnoidalblutung, einer infratentoriellen Erhöhung des intrakraniellen Druckes (ICP) bei zerebraler Ischämie, Schädel-Hirn-Trauma oder dekompensierten Tumoren oder auch bei entzündlichen Hirnstammprozessen.
  - *Verlust der zentralen Sympathikusbahnen zwischen Th 1 und L 2 mit Ausfall der Regulation arterieller und venöser Kapazitätsgefäße im Splanchnikus und Skelettmuskelbereich*: Auslöser können sein: Traumen des Rückenmarks mit oder ohne begleitende Wirbelsäulenverletzung (Verletzungen im Bereich des Atlantookzipitalgelenks der HWS, der oberen BWS bis Th 6 und (selten) der LWS, akute Ischämien des Rückenmarks oder Einblutungen, schwere Guillain-Barré-Syndrome oder eine totale hohe Spinalanästhesie.
  - *rascher Wechsel von sympathischer und parasympathischer Stimulation oder supranukleäre Fehlimpulse von Hypothalamus und limbischem System*: z. B. bei neurokardialen Synkopen und Karotissinussyndrom, als kombinierte Schmerz- und Angstreaktion mit vagaler Aktivität sowie bei Epilepsie

29.8 Symptomatik

- Zu den führenden Symptomen und Befunden zählen: plötzlicher Blutdruckabfall, Überwiegen des Vagotonus mit Bradykardie, langsamer, „springender" Puls, ggf. Bewusstseinsverlust, blasse, warme und trockene Haut sowie Hypothermie. Die klassische Trias des neurogenen Schocks beinhaltet die Hypotonie zusammen mit einer Bradykardie und Hypothermie; zusätzlich Verlust der spinalen Reflexe und Sensibilität bei hoher medullärer Läsion.

29.9 Diagnostik

29.9.1 Diagnostisches Vorgehen

- Die Basisdiagnostik umfasst die *klinische Beurteilung* von Bewusstsein, Hautkolorit, Atmung, Atemmuster, Temperatur und vor allem die Beurteilung des Volumenstatus (▶ Abb. 29.1). Die regelmäßige Kontrolle des Blutdruckes mit Systole, Diastole und Mitteldruck ist obligatorisch. Überwachung der Herzfrequenz mit kontinuierlicher EKG-Ableitung sowie die kontinuierliche Pulsoxymetrie.
- Als Erstes wird die klinische Beurteilung nach dem ABCDE-Schema, soweit möglich die Bestimmung der Glasgow Coma Scale (GCS) und die ausführliche neurologische Untersuchung erfolgen.
- Nachfolgend wird den klinischen Bedingungen angepasst die *bildgebende Diagnostik* erfolgen, im Regelfall zunächst die Spiral-CT des Schädels und der Wirbelsäule und dann, falls klinisch erforderlich, ggf. nachfolgend eine MRT zur genaueren Differenzierung einer Rückenmarkverletzung (Blutung, Ödem, Defekte, diskoligamentäre Verletzungen etc.).

Neurogener Schock

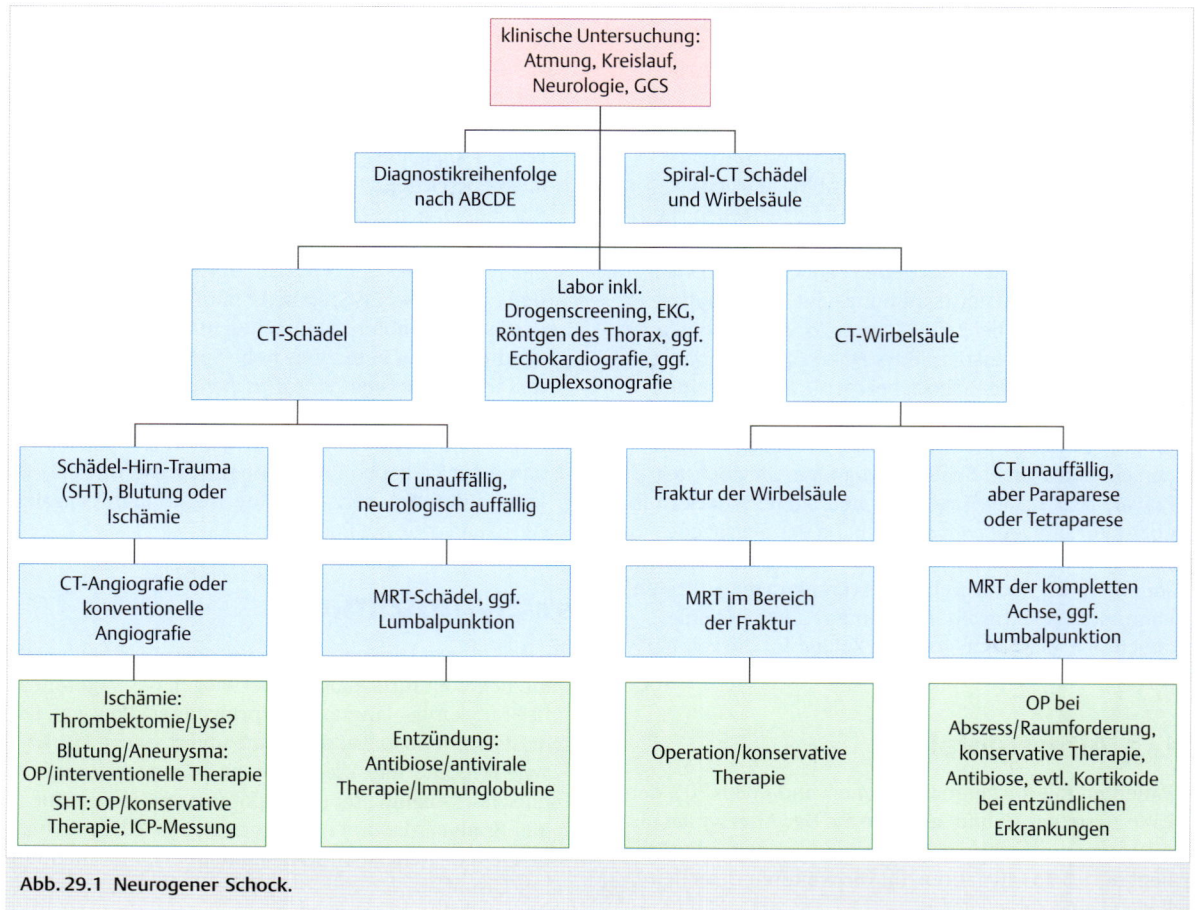

Abb. 29.1 Neurogener Schock.

- Bei Nachweis einer intrazerebralen Blutung im cCT wird sich eine CT-Angiografie anschließen.
- Bei Verdacht auf eine entzündliche Genese erfolgt eine Lumbalpunktion, bei Intoxikationen ein Drogenscreening.
- Auch die *Elektrophysiologie* kann einen wertvollen Beitrag zur Ursachensuche beitragen.
- Als Folge des autonomen Ausfalls können sich im Verlauf ggf. ein gestörter Glukose-, Lipid- und Kalziummetabolismus, ein Hypothyreoidismus („low T 3 syndrome"), eine Hyperprolaktinämie, ein Verlust des ADH-Tagesrhythmus (ADH: antidiuretisches Hormon), eine gestörte adrenokortikale Stressreaktion und Hypotestosteronämie zeigen, die durch *Laboruntersuchungen* zu verifizieren sind.
- Auf der Intensivstation wird bei instabilem Kreislauf ein erweitertes *hämodynamisches Monitoring* erfolgen mit Anlage einer invasiven Blutdruckmessung sowie eine ZVK-Anlage erfolgen, um den Volumenstatus und die kardiale Funktion beurteilen zu können.
- Die bildgebende Diagnostik umfasst eine Spiral-CT von Schädel und Wirbelsäule.
- Die Reihenfolge der Untersuchungen bestimmt sich zum einen aus der klinischen Situation des Patienten und zum anderen aus der Dringlichkeit, orientiert unter anderem am ABCDE-Schema.

29.9.2 Anamnese

- Eine detaillierte (neurologische) Anamnese insbesondere mit Exploration auf relevante Vorerkrankungen (Medikamente, Traumen, Epilepsie, Entzündungen) und auf den genauen Verlauf der Symptomatik sowie die Beurteilung der Vigilanz und des GCS sind obligatorisch.

29.9.3 Körperliche Untersuchung

- Die körperliche Untersuchung umfasst zunächst die Kontrolle der Körperfunktionen nach dem ABCDE-Schema, dann nach Stabilität des Patienten eine ausführliche neurologische Untersuchung mit Prüfung von Meningismus (nach Ausschluss einer HWS-Fraktur), der Pupillomotorik, des okulozephalen Reflexes, des Hustenreflexes, der Pyramidenbahnzeichen. Beurteilt werden die Spontan- und Abwehrbewegungen, Streck- und Beugesynergismen sowie eventuell spontane und induzierbare Myoklonien. Auch die Prüfung der motorischen und sensiblen Funktionen für alle Qualitäten ist durchzuführen.

29.9.4 Labor

- Die Routine-Laboruntersuchungen einschließlich der Herzenzyme werden durch eine ausführliche Gerinnungsdiagnostik (inklusive AT III, Fibrinogen und D-Dimer) und durch ein Drogenscreening ergänzt. Zusätzlich erfolgen bei Verdacht auf entzündliche Hirnerkrankung die Untersuchung des Liquors mit Zellzahl, Eiweiß, Glukose und Laktat sowie die mikrobiologische Untersuchung des Liquors auf Bakterien und neurotrope Viren sowie ggf. auf Tuberkulose. Bei immunsupprimierten Patienten sollten auch atypische Erreger (Legionellen, Kryptokokken, Aspergillen, Candida, Toxoplasmen) in die Untersuchung einbezogen werden.

29.9.5 Bildgebende Diagnostik

Sonografie

- Bisher hat die Sonografie in der Diagnostik des neurogenen Schocks eine festen Platz, um andere Schockursachen (Volumenmangel, Blutung) auszuschließen und ggf. weitere Verletzungen zu detektieren.

Echokardiografie

- Die *transthorakale* Echokardiografie sollte schnellst möglich auf der Intensivstation oder in der Notaufnahme erfolgen, um die kardiale Funktion, die häufig im neurogenen Schock reduziert ist, zu beurteilen. Eine Verlaufskontrolle ist sinnvoll.

Röntgen

- Eine Röntgenuntersuchung der *Lunge* ist obligatorisch, um Aussagen über das Lungenparenchym zu ermöglichen und ein potenzielles neurogenes Lungenödem auszuschließen, das additiv zum neurogenen Schock auftreten kann.

CT

- Ein *zerebrales* Notfall-CT ist bei Verdacht auf eine zerebrale Ursache indiziert. Bei Verdacht auf ein spinales Trauma ist ein Spiral-CT der *Wirbelsäule* anzufertigen.

MRT

- Ebenfalls ist in den ersten Stunden ein MRT der Wirbelsäule zwingend indiziert, wenn ein neurogener Schock oder eine andere neurologische Symptomatik vorliegt. Die knöchernen Verletzungen lassen sich im CT besser beurteilen, die Weichteilstrukturen wie z. B. der Bandapparat oder auch der Spinalkanal sind im MRT besser zu erkennen.

Sonstiges

- Bei entsprechenden vaskulären Ursachen oder Stenosen sollte eine Duplexsonografie der Halsgefäße erfolgen, ggf. mit transkranieller Untersuchung.

29.9.6 Instrumentelle Diagnostik

EKG

- Das EKG ist zur Detektion potenzieller Rhythmusstörungen in der Aufnahmesituation indiziert.

EEG

- In der Stabilisierungsphase ist ein EEG zur Aufdeckung von möglicher epileptischer Aktivität sinnvoll.

Weitere

- Auch elektrophysiologische Untersuchungen in Form von somatosensibel evozierten Potenzialen (SSEP) sind in der Stabilisierungsphase notwendig, um eine eventuell genauere Lokalisation der Querschnittssymptomatik bei bewusstseinsgetrübten Patienten zu ermöglichen.

29.9.7 Histologie, Zytologie und klinische Pathologie

- Bei einer notwendigen Lumbalpunktion bei Verdacht auf eine Enzephalitis oder Meningitis oder auch bei tumoröser Genese der Symptomatik ist die zytologische Untersuchung des Liquors erforderlich, um das Zellbild beschreiben zu können sowie maligne Zellen zu detektieren.

29.10 Differenzialdiagnosen

- Die Differenzialdiagnose umfasst alle anderen Schockformen (▶ Tab. 29.1), insbesondere:
  - Volumenmangelschock
  - kardiogener Schock
  - septischer Schock
  - anaphylaktischer Schock
  - endokriner Schock
  - spinaler Schock

Neurogener Schock

Tab. 29.1 Differenzialdiagnosen des neurogenen Schocks.

Differenzialdiagnose	Bemerkungen
Volumenmangelschock	Vasokonstriktion, kalte Haut, Puls im Gegensatz zum neurogenen Schock beschleunigt, nach Verletzung suchen, Sonografie
kardiogener Schock	Atembeschwerden, rasselnde Rassegeräusche, blass, kaltschweißig, EKG schnellst möglich, venöse Stauung
septischer Schock	hyperdyname und hypodyname Form beachten, Infektfokus suchen, Labor mit Leukozyten und Entzündungswerten, Herzfrequenz erhöht, peripherer Widerstand erniedrigt
anaphylaktischer Schock	Bronchospasmus, Atemnot, Tachykardie vorliegend, Urtikaria, Hautrötung, Larynxödem, Blutdruckabfall, Unruhe
endokriner Schock	Hypothermie, Bradykardie, wenig Mimik, meist längere Vorgeschichte
spinaler Schock	schlaffe Lähmung, Sensibilitätsverlust, Areflexie

29.11 Therapie

29.11.1 Therapeutisches Vorgehen

- Im Vordergrund stehen die Stabilisierung des Kreislaufs durch Volumen und ggf. auch Katecholamine, bei respiratorischer Insuffizienz auch die Intubation und kontrollierte Beatmung
- Folgende allgemein therapeutische Maßnahmen sind Grundlage der Therapie (▶ Abb. 29.2):
  - Sauerstoffzufuhr über eine Maske mit Reservoir
  - Anlage von mindestens 2 großlumigen Zugängen
  - Anlage eines zentralen Venenkatheters
  - zügige Gabe von kristalloiden Lösungen
  - ggf. Katecholamine mit einer Anfangsdosis von 0,05 µg/kg/min
  - ggf. Dobutamin (2,5–15 µg/kg/min) zur Kontraktilitätssteigerung bei kardialer Dysfunktion
  - weitere Therapie nach dem zugrunde liegenden Krankheitsbild (Thrombektomie, Kraniektomie, Osmotherapie, spinale Dekompression)
  - wenn sich der Zustand stabilisiert ggf. Mineralokortikoide (Fludrocortison 200 µg/d) zur Verhinderung von Natriumverlusten

29.11.2 Allgemeine Maßnahmen

- Sauerstoffzufuhr über eine Maske mit Reservoir
- Anlage von mindestens 2 großlumigen Zugängen
- Anlage eines zentralen Venenkatheters

29.11.3 Pharmakotherapie

- zügige Gabe von kristalloiden Lösungen (maximal 2000 ml)
- Noradrenalin mit einer Anfangsdosierung von 0,05 µg/kg/min
- ggf. Dobutamin (2,5–15 µg/kg/min) zur Kontraktilitätssteigerung bei kardialer Dysfunktion

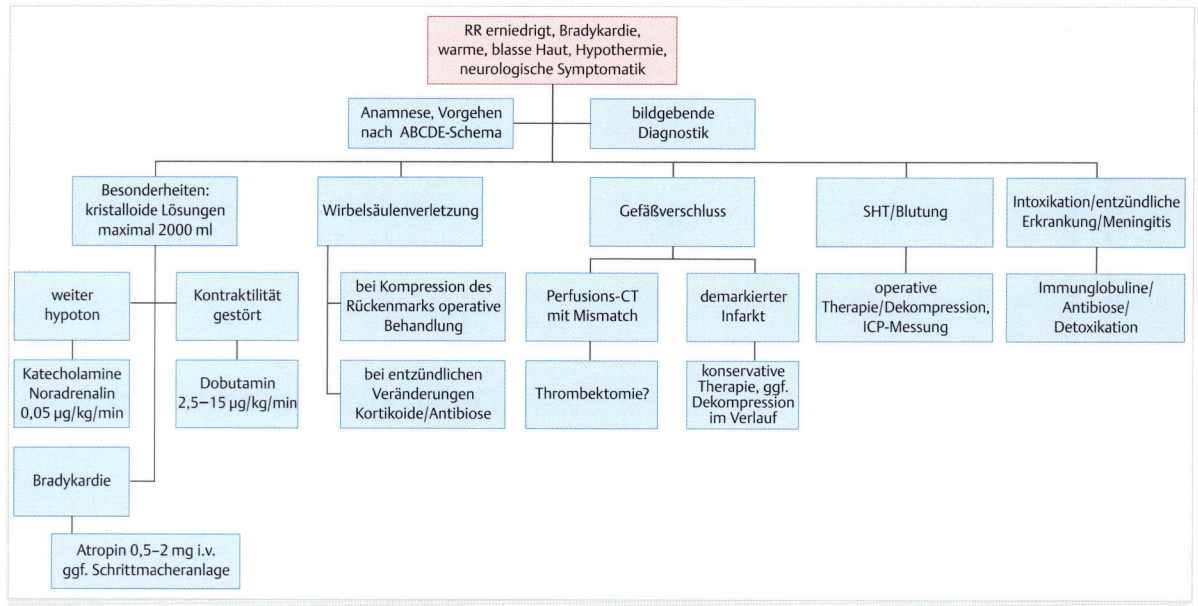

Abb. 29.2 Neurogener Schock. Therapeutisches Vorgehen (ICP: intrakranieller Druck, SHT: Schädel-Hirn-Trauma).

- Bei akuten intrakraniellen Drucksteigerungen mit der Symptomatik einer Einklemmung (Anisokorie, Streck- oder Beugesynergismen, ICP-Anstieg > 30 mmHg) kann die Gabe von Osmotherapeutika indiziert sein:
  - *Mannitol* 20 % 0,25–0,5 g/kgKG (entspricht 1,25–2,5 ml/kgKG) als Bolusgabe innerhalb von 10–30 Minuten, maximale Tagesdosis: 1,5 g/kgKG (entspricht 7,5 ml/kgKG)
  - oder hypertones *NaCl* 7 % (einmalig 125 ml innerhalb von 5 Minuten)

29.11.4 Interventionelle Therapie

- Bei intrakraniellen Gefäßverschlüssen (A. basilaris, A. cerebri media, A. carotis interna) sind Thrombektomie, Stenteinlage oder intraarterielle Lyse (nur bei A.-basilaris-Verschlüssen) zu erwägen.

29.11.5 Operative Therapie

- Eine Kraniektomie kommt bei Einblutungen in das Groß- oder Kleinhirn oder bei raumfordernden Infarkten supra- oder auch infratentoriell in Betracht. Haben diese zu einem Hydrocephalus occlusus geführt, ist unter Umständen die Anlage einer externen Ventrikeldrainage oder die Liquorableitung über eine endoskopische Ventrikulostomie indiziert.

29.12 Verlauf und Prognose

- Bei rascher Wiederherstellung suffizienter Kreislaufverhältnisse ist die Prognose des neurogenen Schocks in Bezug auf die Kreislaufparameter gut, die letztendliche Prognose hängt von der Grunderkrankung ab.

29.13 Quellenangaben

[1] Adams HA, Baumann G, Cascorbi I et al. Zur Diagnostik und Therapie der Schockformen, Empfehlungen der interdisziplinären Arbeitsgruppe Schock der DIVI. Teil VI. Neurogener Schock. Anästh Intensivmed 2005; 46: 353–357

[2] Gervais H, Dick W. Neurogener und anaphylaktischer Schock. Klin Anästhesiol Intensivther 1987; 33: 137–151

Teil V
Respiratorische Erkrankungen

30	Akutes Lungenversagen (ARDS)	*232*
31	Exazerbation einer chronisch obstruktiven Lungenerkrankung (COPD)	*241*
32	Ambulant erworbene Pneumonie	*247*
33	Nosokomiale Pneumonie	*255*
34	Lungenembolie	*266*
35	Rechtsherzinsuffizienz	*273*
36	Interstitielle Lungenerkrankungen	*287*
37	Mukoviszidose	*294*
38	Lungentransplantation	*301*

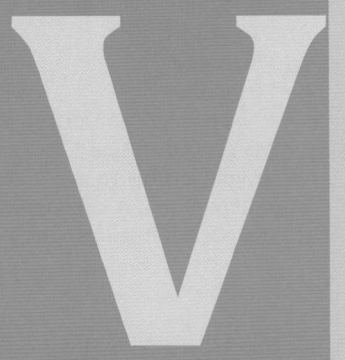

30 Akutes Lungenversagen (ARDS)

Mario Menk, Steffen Weber-Carstens

30.1 Steckbrief

Das akute Lungenversagen (respiratory distress syndrome, ARDS) tritt bei Erwachsenen auf. Klinisches Leitsymptom ist die akute, respiratorische Insuffizienz aufgrund einer pulmonalen Gasaustauschstörung. Diagnostisch wegweisend ist die schwere, teils lebensbedrohliche, arterielle Hypoxämie. Häufige Ursachen sind Pneumonien, Polytraumata oder die Aspiration von Magensäure. Basis der Therapie ist die Beseitigung des auslösenden Agens, eine lungenprotektive Beatmung sowie die Anwendung spezieller Lagerungsmanöver wie Bauchlagerung. Die inhalative Applikation von Stickstoffmonoxid (NO) und der Einsatz extrakorporaler Lungenersatzverfahren ergänzen die Therapie. Trotz dieser multimodalen Behandlungskonzepte weist das ARDS hohe Mortalitätsraten von bis zu 60 % auf.

30.2 Synonyme

- respiratorisches Versagen

30.3 Keywords

- arterielle Hypoxämie
- Gasaustauschstörung
- pulmonale Infiltrate
- respiratorische Insuffizienz
- Berlin-Definition
- inspiratorische Sauerstofffraktion (FiO_2)
- arterielle Sauerstoffsättigung (SpO_2)
- arterieller Sauerstoffpartialdruck (paO_2)
- paO_2/FiO_2-Verhältnis

30.4 Definition

- Das akute Lungenversagen ist ein akut auftretendes, rasch progredient verlaufendes Syndrom, das auf dem Boden zahlreicher verschiedener Ursachen zu einer schwerwiegenden, pulmonalen Gasaustauschstörung führt. Leitsymptom ist die schwere arterielle Hypoxämie. Nach der aktuellen Berlin-Definition werden in Abhängigkeit von der Oxygenierungsstörung drei verschiedene Schweregrade (mild, moderat, schwer) unterschieden. Die respiratorische Insuffizienz entwickelt sich innerhalb einer Woche nach einer Schädigung und ist gekennzeichnet durch beidseitige Infiltrate im Röntgen-Thorax, die nicht auf einer kardialen Ursache beruhen [1].

30.5 Epidemiologie

30.5.1 Häufigkeit

- In einer internationalen prospektiven Kohortenstudie erfüllten bis zu 23 % aller beatmeten Patienten auf einer Intensivstation die ARDS-Kriterien nach der Berlin-Definition. Eine Inzidenz von 5–34/100 000 Einwohner wurde für Europa berichtet. US-amerikanische Studien geben Inzidenzen von bis zu 58/100 000 Einwohner an [2], [4].

30.5.2 Altersgipfel

- Ältere Patienten sind häufiger von einem ARDS betroffen als jüngere. Genaue Angaben zur Altersverteilung fehlen.

30.5.3 Geschlechtsverteilung

- Männer und Frauen sind annähernd gleich häufig betroffen.

30.5.4 Prädisponierende Faktoren

- Pneumonie
- höheres Alter
- Alkoholmissbrauch
- Tabakkonsum
- Ozonexposition
- genetische Varianten und Polymorphismen

30.6 Ätiologie und Pathogenese

- *direkte pulmonale Schädigung* durch:
  - Pneumonie
  - Aspiration von Mageninhalt
  - Aspiration von Salz-/Süßwasser (Beinahe-Ertrinken)
  - Inhalation toxischer Gase
  - Lungentrauma (Kontusion)
- *indirekte pulmonale Schädigung* durch:
  - extrapulmonale Sepsis
  - Pankreatitis
  - Polytrauma
  - Fettembolie
  - Knochenmarktransplantation
  - Massentransfusion
  - prolongierter Schock
  - selten: Autoimmunerkrankungen (z. B. Lupus erythematodes) mit pulmonaler Beteiligung

- *Pathogenese und Pathophysiologie:*
  - Im Zentrum der ARDS-Pathogenese steht die Schädigung der alveolokapillären Einheit durch direkte oder indirekte Mechanismen (▶ Abb. 30.1).
  - Es entsteht eine generalisierte Entzündungsreaktion der Lunge mit Einwanderung von Immunzellen und der massiven Freisetzung proinflammatorischer Zytokine und Chemokine.
  - Der Endothelschaden und die Entzündung führen über eine Erhöhung der Membranpermeabilität zum Einstrom proteinreicher Flüssigkeit und damit zur Entwicklung eines interstitiellen (und später alveolären) Lungenödems (*exsudative Frühphase*).
  - Durch die Entzündung und die lokale Schädigung der Alveole kommt es zum Untergang von Typ-II-Pneumozyten und zur Deaktivierung von Surfactant. Es entstehen Mikroatelektasen und hyaline Membranen. Die pulmonale Gasaustauschfläche verkleinert sich und die alveolokapilläre Diffusionsstrecke wird größer.
  - In der Folge nimmt das intrapulmonale Rechts-links-Shuntvolumen deutlich zu. Es entwickelt sich die für das ARDS typische Klinik mit einer schweren, sauerstoffrefraktären, arteriellen Hypoxämie.
  - In der Spätphase des ARDS kommt es zu einem narbigen Umbau der Lunge. Es entsteht eine irreversible Lungenfibrose (*proliferativ-fibrosierende Spätphase*).

30.7 Symptomatik

- arterielle Hypoxämie
- zunehmende Dyspnoe, Orthopnoe, Tachypnoe bei wachen Patienten
- ggf. initial Hyperventilation mit respiratorischer Alkalose

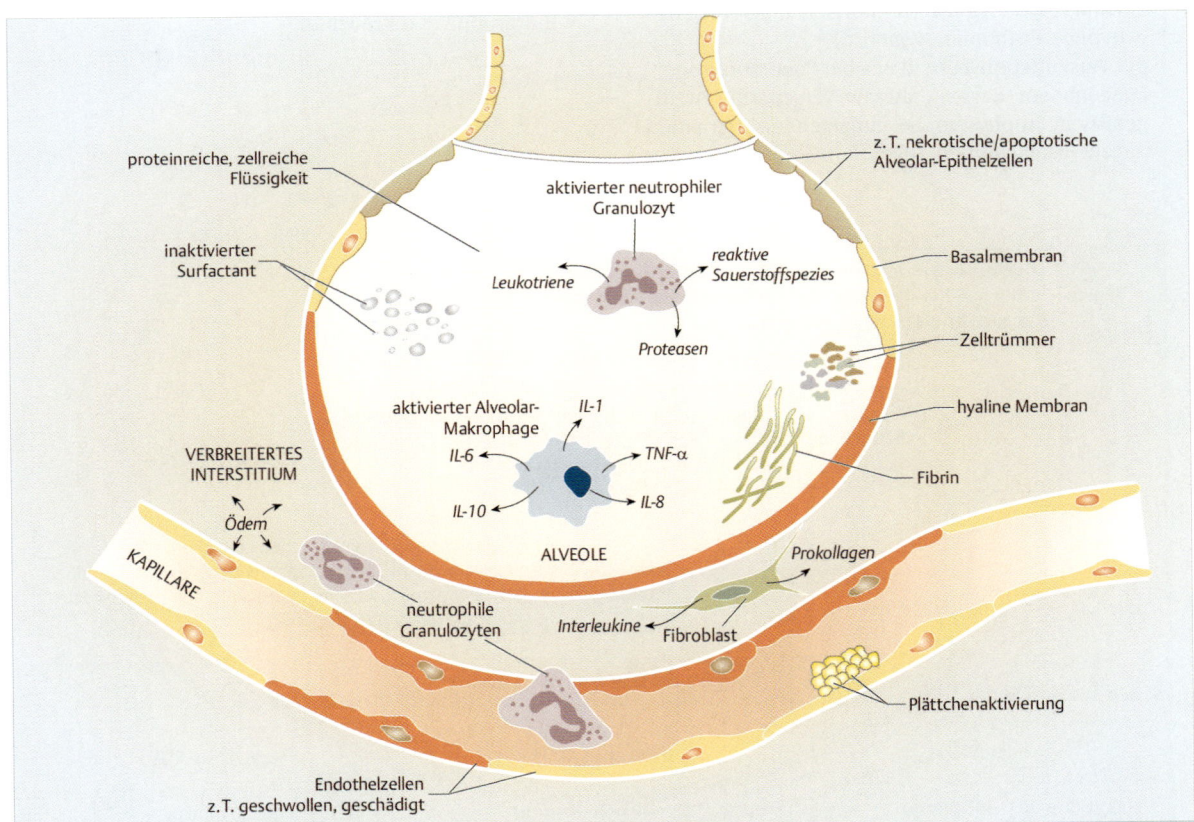

Abb. 30.1 **Pathophysiologie des akuten Lungenversagens.** Im Zentrum steht die Schädigung der alveolokapillären Einheit. Zahlreiche Immunzellen, vor allem Granulozyten, wandern in die Alveole ein und setzen dort massiv proinflammatorische Zytokine und Chemokine frei. Durch diese generalisierte Entzündungsreaktion kommt es zum apoptotischen und nekrotischen Untergang von Alveolarepithelzellen und zur Schädigung von Endothelzellen. Eine erhöhte Permeabilität ist die Folge und begünstigt den Einstrom von Flüssigkeit aus dem Kapillarbett nach interstitiell und später in die Alveole. Es entsteht ein Lungenödem. Die pulmonale Gasaustauschfläche wird kleiner und der intrapulmonale Recht-links-Shunt nimmt zu. Es resultiert die ARDS-typische, sauerstoffrefraktäre Hypoxämie (IL: Interleukin, TNF: Tumor-Nekrose-Faktor). (Quelle: Deja M, Lojewski C, Hommel M et al. Epidemiologie und Pathophysiologie des akuten Lungenversagens (ARDS). AINS 2008; 43 (11/12): 758–768)

30.8 Diagnostik

30.8.1 Diagnostisches Vorgehen

In ▶ Abb. 30.2 ist der diagnostische Algorithmus bei akutem Lungenversagen dargestellt.

30.8.2 Anamnese

- Vorhandensein einer Exposition oder eines auslösenden Faktors
- ggf. typische Symptome einer Pneumonie im Vorfeld (Husten, Fieber, Auswurf)
- Vorhandensein eines prädisponierenden Faktors
- frühere Episoden von schweren Lungenerkrankungen oder chronische Lungenerkrankungen
- bekannte Autoimmunerkrankungen

30.8.3 Körperliche Untersuchung

- *neurologisch*: ggf. Agitation, Somnolenz, Koma
- *pulmonal*: Zeichen der respiratorischen Insuffizienz (Tachypnoe, Orthopnoe, Zyanose)
  - ggf. Auskultationsbefund wie bei Pneumonie oder Lungenödem (Rasselgeräusche, verschärftes Atemgeräusch; Emphysem; bei einliegenden Thoraxdrainagen: Fistelvolumen, Lage)
- *Herz-/Kreislauf*: ggf. Zeichen eines septischen Schocks (Tachykardie, Hypotonie, Katecholaminpflichtigkeit, Zentralisierung, kalte Extremitäten), ggf. Zeichen der Rechtsherzinsuffizienz (Einflussstauung, Ödeme)
- *Niere*: ggf. Zeichen eines akuten Nierenversagens mit Oligurie/Anurie
- *Leber*: ggf. Zeichen der Leberinsuffizienz

30.8.4 Labor

- Blutgasanalyse (arteriell und zentralvenös)
- Blutbild
- Infektzeichen: C-reaktives Protein (CRP), Leukozyten, Prokalzitonin (PCT), Interleukin-6 (IL-6)
- Gerinnung: Quick, aktivierte partielle Thromboplastinzeit (aPTT), Antithrombin III (AT III), Fibrinogen, Thrombozyten
- Kreatinin, Harnstoff, Bilirubin, Protein, Albumin, Aspartat-Aminotransferase (ASAT), Alanin-Aminotransferase (ALAT), Alkalische Phosphatase (AP), Gamma-Glutamyl-Transferase (GGT), Kreatinkinase (CK), Myoglobin
- Blutgruppe und Kreuzblut

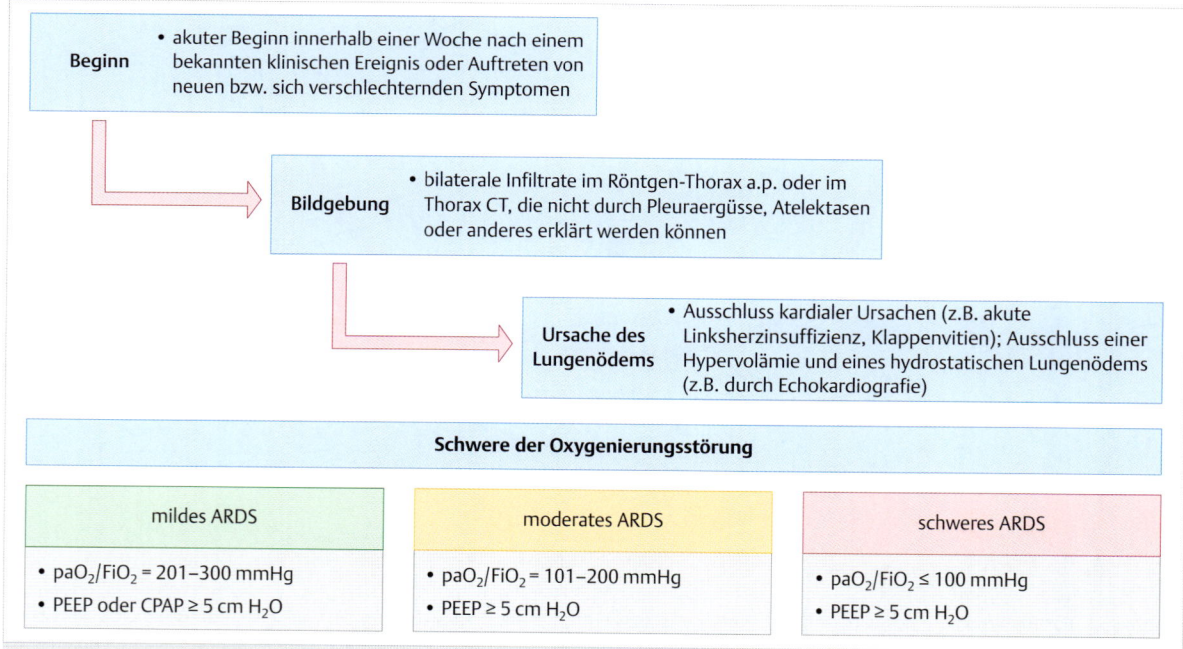

Abb. 30.2 Diagnostischer Algorithmus bei akutem Lungenversagen. Bei Vorhandensein eines auslösenden Faktors, arterieller Hypoxie und akut aufgetretenen, beidseitigen Infiltrationen im Röntgen-Thorax (bei Ausschluss einer kardialen Ursache) ist die Diagnose eines ARDS praktisch gesichert. Je nach Schwere der Oxygenierungsstörung erfolgt die Einteilung in 3 Schweregrade (mild, moderat, schwer) gemäß der aktuellen Berlin-Definition (CPAP: continuous positive airway pressure; kontinuierlicher positiver Atemwegsdruck, paO$_2$/FiO$_2$: Quotient aus arteriellem Sauerstoffpartialdruck (paO$_2$) und der inspiratorischen Sauerstofffraktion (FiO$_2$); p/F-Ratio; Horovitz-Quotient, PEEP: positive end-expiratory pressure; positiver endexspiratorischer Druck).

30.8.5 Mikrobiologie und Virologie

Kulturen

- mehrfache Blutkulturen zur Erregerdiagnostik (z. B. bei Neuanlage von zentralen Kathetern): aerobe/anaerobe Bakterien (Erreger und Resistenz), Pilze
- Trachealsekret/bronchoalveoläre Lavage (BAL): aerobe/anaerobe Bakterien (Erreger und Resistenz), Pilze
- säurefeste Stäbchen, TBC-Kultur
- Pneumocystis jirovecii (PJP-Diagnostik)
- Urinkultur

Serologie

- Mycoplasma-pneumoniae-Antikörper
- Legionella-pneumophila-, -nonpneumophila-Antikörper
- Chlamydia-pneumoniae-Antikörper
- Chlamydia-psittaci-Antikörper
- Aspergillen-Antigen
- Candida-Antigen
- Urin: Legionella-pneumophila- und Pneumokokken-Antigen

Virologie

- Trachealsekret/BAL:
  - HSV1/2-IgM
  - VZV-IgM
  - CMV-IgM
  - Adenovirus-IgM
  - CMV-DNA quantitativ
  - CMV-Ag (pp65)
  - EBV-IgM
  - Adenovirus-IgM
  - RSV-IgA
  - Influenza-A/B-IgA, neue Influenza („Schweinegrippe" H1N1)
  - Parainfluenza-IgA
  - Hepatitisserologie

> **Abkürzungen**
>
> CMV: Cytomegalovirus, EBV: Epstein-Barr-Virus, HSV: Herpes-simplex-Virus, RSV: respiratory syncytial virus, VZV: Varizella-Zoster-Virus

Autoimmunlabor

- In seltenen Fällen verlaufen bestimmte Autoimmunerkrankungen unter Beteiligung und Schädigung der Lunge. Hierzu zählen das Goodpasture-Syndrom, die granulomatöse Polyangiitis (GPA; früher: Wegener-Granulomatose) oder der Lupus erythematodes. Das klinische Bild kann dem eines ARDS entsprechen. Ein Ausschluss dieser Erkrankungen ist deshalb bei unklarer Genese ratsam.
  - Rheumafaktoren IgA/M
  - antinukleäre-Ak (ANA/HEp2)
  - anti-dsDNS-Ak/ELISA
  - Glomeruläre-Basalmembran-Ak
  - antimitochondriale-Ak (AMA)
  - cANCA-ELISA (PR3)
  - pANCA-ELISA (MPO)

> **Abkürzungen**
>
> cANCA: cytoplasmatische antineutrophile Antikörper, AMA: anti-mitochondriale Antikörper, anti-dsDNS-Ak: anti-DNA-Doppelstrang Antikörper, ANA: antinukleäre Antikörper, ELISA: enzyme-linked immunosorbent assay; enzymgekoppelter Immunadsorptionstest, MPO: Myeloperoxidase, pANCA: perinukleäre anti-neutrophile Antikörper, PR3: Proteinase 3

30.8.6 Bildgebende Diagnostik

Röntgen und CT

- Ein Röntgen-Thorax a. p. ist obligat (▶ Abb. 30.3).
- Insbesondere bei schweren Verlaufsformen ist die Durchführung einer CT des Thorax indiziert. Hier zei-

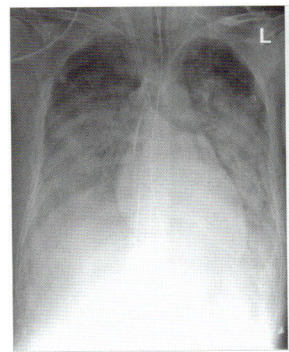
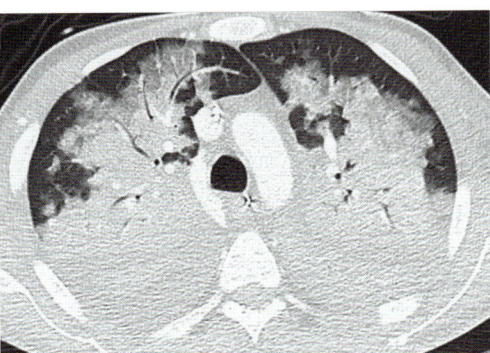

Abb. 30.3 Akutes Lungenversagen. Typische röntgenologische Befunde. *Links*: Röntgen-Thorax a. p., beidseits diffuse Infiltrate; *rechts*: CT-Thorax, beidseits massive Infiltrate, angedeuteter ARDS-typischer dorsoventraler Gradient.

gen sich auch möglicherweise gleichzeitig bestehende Ergüsse, ventrale Pneumothoraces oder Atelektasen, die im konventionellen Röntgenbild oft nur schwierig zu differenzieren sind.

Echokardiografie (TTE/TEE)

- Mit einer Echokardiografie können wesentliche, relevante kardiale Ursachen rasch ausgeschlossen werden. Hierzu zählt ein akutes Linksherzversagen oder ein (dekompensiertes) Klappenvitium mit konsekutivem Lungenödem.
- Besonders bei schweren Verlaufsformen des ARDS kommt es auf dem Boden eines erhöhten pulmonalarteriellen Druckes häufig zu einer Rechtsherzbelastung bis hin zum Rechtsherzversagen. Auch hierzu liefert die Echokardiografie wegweisende Befunde (pulmonalarterieller Druck, Rechtsherzfunktion, TAPSE [tricuspid annular plane systolic excursion; Messwert zur Einschätzung der Rechtsherzfunktion], globale Ejektionsfraktion und weitere).
- Auch andere hämodynamisch relevante Befunde können mit der Echokardiografie rasch erhoben werden, z. B. Perikardergüsse.

Pulmonalarterienkatheter (PAK)

- Im Einzelfall kann die Anlage eines Pulmonalarterienkatheters (Swan-Ganz-Katheter) sinnvoll sein. Besonders in der Akutphase des ARDS erlaubt dieser nicht nur ein erweitertes hämodynamisches Monitoring, sondern auch die engmaschige Überwachung des pulmonalarteriellen Druckes. Eine komplexe Therapie des pulmonalarteriellen Hypertonus lässt sich hierdurch oft besser steuern.

30.8.7 Instrumentelle Diagnostik

Bronchoskopie

- Eine Bronchoskopie ist aus diagnostischen Gründen fast immer wertvoll.
- Zum Ausschluss bestimmter Erkrankungen, z. B. einer Pneumocystis-jirovecii-Pneumonie, ist die Gewinnung von Untersuchungsmaterial mittels (tiefer) Bronchoskopie unerlässlich.
- Eine bronchoalveoläre Lavage (BAL) kann differenzierte Aussagen über das immunzelluläre Bild in der Alveole liefern und ist für die Abgrenzung von Autoimmunerkrankungen mit Lungenbeteiligung essenziell.

30.9 Differenzialdiagnosen

Tab. 30.1 Differenzialdiagnosen der akuten Lungenversagens.

Differenzialdiagnose	Bemerkungen
Linksherzversagen	Ein rascher Ausschluss ist durch Echokardiografie oder Messung des Lungenkapillaren-Verschlussdrucks (PCWP) über einen eingeschwemmten Pulmonalarterienkatheter möglich.
Lungenarterienembolie	Ausschluss durch ein Kontrastmittel-CT des Thorax, Angiografie oder Ventilations- und Perfusionsszintigrafie
fibrosierende Alveolitiden	Sehr seltene Differenzialdiagnosen aus dem autoimmunen Formenkreis. Diese Erkrankungen verlaufen oft rasch progredient, können in ihrer klinischen Manifestation einem ARDS sehr ähnlich sein und gehen in der Mehrzahl der Fälle mit einer sehr schlechten Prognose für den Patienten einher. Eine bronchoalveoläre Lavage oder eine transbronchiale Biopsie sind für eine genauere Diagnose oft unerlässlich.
exzessive Hypervolämie	z. B. bei Niereninsuffizienz

30.10 Therapie

30.10.1 Therapeutisches Vorgehen

- Es existiert keine kausale Therapie des akuten Lungenversagens.
- Die zielgerichtete und zeitnahe Behandlung der Grunderkrankung ist entscheidend für den Therapieerfolg (▶ Abb. 30.4).
- Der Fokus der intensivmedizinischen Maßnahmen richtet sich primär neben der konsequenten Beseitigung der auslösenden Ursache auf die Vermeidung eines zusätzlichen Lungenschadens durch *leitliniengerechte Beatmungsstrategien* mit niedrigen Tidalvolumina und reduzierten Atemwegsdrücken sowie die Rekrutierung von pulmonaler Gasaustauschfläche durch spezielle Lagerungsmanöver und die Anwendung eines positiven endexspiratorischen Druckes (PEEP).
- Die *Bauchlagerungstherapie* ist bei Patienten mit ARDS und einem paO_2/FiO_2-Verhältnis < 150 mm mit einem signifikanten Überlebensvorteil assoziiert.
- Die inhalative Applikation von Stickstoffmonoxid (NO) und der Einsatz *extrakorporaler Lungenersatzverfahren* wie der *extrakorporalen Membranoxygenierung* (ECMO) sind adjunktive Therapien in der Akutphase, die nach Ausschöpfung der beschriebenen Maßnahmen in der therapierefraktären Hypoxämie erwogen werden können.

30.10 Therapie

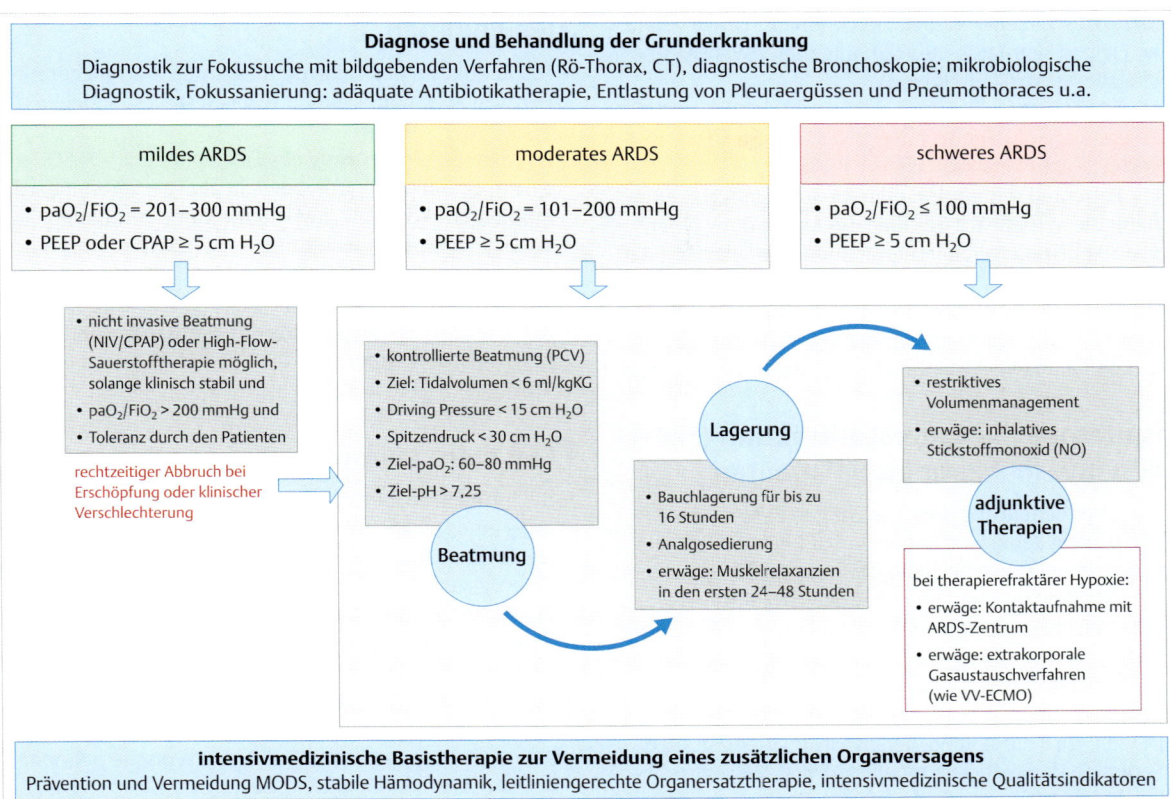

Abb. 30.4 Akutes Lungenversagen. Therapeutischer Algorithmus. Neben der konsequenten Behandlung der Grunderkrankung stehen die lungenprotektive Beatmung mit kleinen Tidalvolumina und begrenzten Atemwegsdrücken sowie die Lagerungstherapie im Mittelpunkt der Versorgung. Adjuvante Therapien wie inhalatives Stickstoffmonoxid (NO) ergänzen die Therapie. Bei refraktärer Hypoxie kann eine venovenöse extrakorporale Membranoxygenierung (ECMO) und die Verlegung in ein ARDS-Zentrum erwogen werden (MODS: Multiorganversagen, NIV/CPAP: nicht invasive Ventilation/continuous positive airway pressure, paO$_2$/FiO$_2$: Quotient aus arteriellem Sauerstoffpartialdruck [paO$_2$] und der inspiratorischen Sauerstofffraktion [FiO$_2$]; p/F-Ratio; Horovitz-Quotient, VV-ECMO: veno-venöse extrakorporale Membranoxygenierung, PCV: pressure-controlled ventilation; druckkontrollierte Beatmung, KG: Körpergewicht).

- Alle weiteren Maßnahmen der modernen Intensivmedizin sind supportiv und zielen vor allem auf die Vermeidung eines zusätzlichen Organversagens ab.

30.10.2 Beatmung

Nicht invasive Ventilation, High-Flow-Sauerstofftherapie

- Der Stellenwert von nicht invasiver Beatmung (NIV) und der High-Flow-Sauerstofftherapie ist bislang unklar. Randomisierte, kontrollierte Studien fehlen. Zwar gibt es Hinweise, dass NIV die Oxygenierung verbessern und die Rate an notwendigen Intubationen senken kann. Eine allgemeine Empfehlung zur Anwendung von NIV bei akuter respiratorischer Insuffizienz gibt es jedoch nicht.
- In spezialisierten Zentren, unter strengem kontinuierlichem Monitoring, in ständiger Intubationsbereitschaft und bevorzugt bei Patienten mit mildem ARDS kann jedoch ein Therapieversuch mit NIV oder High-Flow-Sauerstofftherapie erwogen werden (schwache Empfehlung S 3-Leitlinie; https://www.awmf.org/leitlinien/detail/ll/001-021.html)
- Ein Therapieversuch mit NIV oder High-Flow-Sauerstofftherapie darf eine notwendige Intubation nicht verzögern.

Invasive Beatmung

- Eine invasive Beatmung mit positiven Beatmungsdrücken kann negative Auswirkungen auf die Lunge selbst haben. Durch Überdehnung und Überblähung von belüfteten Lungenarealen einerseits und die zyklische Wiedereröffnung von exspiratorisch verschlossenen Lungenarealen andererseits entsteht mechanischer

Stress, der die entzündliche Reaktion der Lunge verstärken kann (ventilator-induced lung injury; ventilator-assoziierter Lungenschaden).
- Lungenprotektive Beatmungsstrategien zielen auf eine Begrenzung des Tidalvolumens und des endinspiratorischen Drucks bei optimalem PEEP ab.
- Für Patienten mit *mildem* oder *moderatem* ARDS empfiehlt die aktuelle S3-Leitlinie die Anwendung einer druckkontrollierten Beatmung mit der Möglichkeit der Spontanatmung.
- Für Patienten mit *schwerem* ARDS kann nach aktuellem Stand keine eindeutige Empfehlung für oder gegen die Ermöglichung von Spontanatmung abgegeben werden.

Inspiratorische Sauerstofffraktion (FiO$_2$) beim invasiv beatmeten Patienten

- Trotz der Bedeutung dieses wichtigen Parameters liegen bislang keine kontrollierten Studien vor, die die optimale inspiratorische Sauerstofffraktion untersuchen.
- Einzelfallberichte und nicht kontrollierte Studien legen eine Verschlechterung der Prognose unter hohen Sauerstoffkonzentrationen nahe. Eine Evidenz für eine mögliche Sauerstofftoxizität bei erwachsenen Patienten gibt es jedoch nicht.
- Derzeit wird empfohlen, bei invasiv beatmeten ARDS-Patienten den niedrigst möglichen FiO$_2$-Wert zu wählen, bei dem eine arterielle Sauerstoffsättigung (SpO$_2$) von 90–94 % bzw. ein arterieller Sauerstoffpartialdruck (paO$_2$) von 60–80 mmHg (8,0–10,7 kPa) erreicht wird.

Inspiratorischer Beatmungsdruck

- Derzeit wird empfohlen, bei der invasiven Beatmung von Patienten mit ARDS den endinspiratorischen Atemwegsdruck PIP ≤ 30 cmH$_2$O zu halten.
- Ebenso wird empfohlen, bei der invasiven Beatmung eine inspiratorische Druckdifferenz von ≤ 15 cmH$_2$O anzustreben. Diese Druckdifferenz entspricht dem Konzept des „driving pressures", bei dem hohe Werte über 15 cmH$_2$O mit einer signifikanten Zunahme der Mortalität assoziiert sind.

Tidalvolumen

- Die Reduktion des Tidalvolumens trägt zur lungenprotektiven Beatmung bei und verbessert die Überlebensprognose.
- Es wird eine Begrenzung des Tidalvolumens von VT ≤ 6 ml/kg Standardkörpergewicht als Therapiestandard empfohlen (Konzept: „low-tidal volume ventilation").
- näherungsweise Berechnung des Standardkörpergewichts bei Frauen: 45,5 + 0,91 (Größe in cm minus 152,4)
- näherungsweise Berechnung des Standardkörpergewichts bei Männern: 50,0 + 0,91 (Größe in cm minus 152,4)

PEEP beim invasiv beatmeten Patienten

- Bei intubierten, beatmeten Patienten wirkt die Anwendung eines positiven endexspiratorischen Druckes (PEEP) der Abnahme der funktionellen Residualkapazität entgegen.
- PEEP führt zu einer Verbesserung der pulmonalen Funktion und des alveolären Gasaustauschs und damit zur Verringerung der Hypoxämie.
- Ebenso fördert PEEP die Umverteilung von extravaskulärer Flüssigkeit von alveolär in das interstitielle oder vaskuläre Kompartiment. Das ARDS-typische pulmonale Ödem wird damit günstig beeinflusst.
- Mögliche Nebenwirkungen von PEEP sind die Überblähung und Überdehnung von belüfteten Arealen, eine mögliche Füllungsbehinderung, besonders des rechten Ventrikels, sowie die Zunahme des intrakraniellen Drucks (ICP).
- Gegenwärtig existieren keine sicheren Daten zur optimalen Einstellung des PEEP bei ARDS.
- Es bestehen mehrere Möglichkeiten, den PEEP am Patientenbett individuell an die aktuelle Situation und den Patienten anzupassen. Dazu gehört z. B. die PEEP-Einstellung entlang des endexspiratorischen Ösophagusdrucks zur Vermeidung von negativen transpulmonalen Drücken.
- Als einfachere Orientierungshilfe kann der PEEP nach der Tabelle des ARDS-Networks anhand der benötigten inspiratorischen Sauerstoffreaktion eingestellt werden (▶ Tab. 30.2).

Tab. 30.2 Einstellung von FiO$_2$/PEEP nach Werten des ARDS-Network.

Maßnahme	Wert													
inspiratorische Sauerstofffraktion (FiO$_2$)	0,3	0,4	0,4	0,5	0,5	0,6	0,7	0,7	0,7	0,8	0,9	0,9	0,9	1,0	1,0	1,0
positiver endexspiratorischer Druck (PEEP)	5	5	8	8	10	10	10	12	14	14	14	16	18	20	22	24

- Die Kombination aus hohem PEEP und niedrigem Tidalvolumen führt im Vergleich zu einer Beatmung mit niedrigem PEEP und hohen Tidalvolumina zu einer signifikant höheren Überlebensrate. Es wird daher aktuell empfohlen, ARDS-Patienten mit höherem PEEP zu beatmen.

30.10.3 Bauchlagerung

- Bauchlagerung, also die Umlagerung des Patienten um 180 Grad von der Rückenlage, ist bei Patienten mit ARDS und einem $paO_2/FiO_2 < 150$ mit einem deutlichen Überlebensvorteil assoziiert. Dies ist durch klinische Studien und verschiedene Metaanalysen gut belegt.
- Insbesondere die frühe Anwendung einer prolongierten Lagerung (16 Stunden) kann in Kombination mit einer lungenprotektiven Beatmungsstrategie zu einer signifikanten *Senkung der Mortalität* führen.
- Relative *Kontraindikationen* sind offenes Abdomen, Wirbelsäuleninstabilität, erhöhter intrakranieller Druck sowie instabile Hämodynamik oder massiver Schock.
- *Komplikationen* durch Bauchlagerung umfassen vor allem Lagerungsschäden wie Druckulzerationen, Tubus- oder Katheterdislokationen oder Nervenschäden.
- Dennoch gehört die Bauchlagerung bei Patienten mit ARDS zur Standardtherapie und *wird in aktuellen Leitlinien ausdrücklich empfohlen*.

30.10.4 Volumenmanagement

- Internationale Studien weisen auf eine erhöhte Sterblichkeit von Patienten mit hoher, kumulativer Flüssigkeitsbilanz hin.
- Die aktuelle Studienlage zeigt einen Vorteil einer Flüssigkeitsrestriktion an. Es wird daher aktuell empfohlen, bei Patienten mit ARDS ein restriktives Volumenregime anzuwenden.

30.10.5 Extrakorporaler Lungenersatz

- Bei der extrakorporalen Membranoxygenierung (ECMO) wird venöses Blut dem Kreislauf entnommen, außerhalb des Körpers über eine Membran mit Sauerstoff angereichert und letztlich über eine Pumpe dem Körperkreislauf venös (vor das rechte Herz) zurückgegeben. Bei Patienten mit schwerem ARDS wird regelhaft diese venovenöse Kanülierung gewählt (vvECMO).
- Bei therapierefraktärem ARDS mit lebensbedrohlicher Hypoxie und/oder Hyperkapnie kann die vvECMO lebensrettend sein.
- Die erfolgreiche Anwendung von ECMO während der H1N1-Pandemie 2010 und einige positive Resultate aus klinischen Kohortenstudien haben weltweit zu einer deutlichen Zunahme der Anwendungszahlen dieses invasiven Verfahrens geführt.
- Bislang gibt es keine prospektiven, randomisierten Studien, die einen Überlebensvorteil für den Einsatz der extrakorporalen Gasaustauschverfahren im ARDS zeigen können.
- Der Einsatz der venovenösen ECMO bei Patienten mit schwerem ARDS und therapierefraktärer Hypoxämie ist deshalb bislang nur als Rescue-Therapie in dafür spezialisierten Zentren empfohlen.

30.10.6 Supportive Pharmakotherapie

- Die inhalative Applikation von Stickstoffmonoxid (iNO) kann in niedriger Dosierung (5–20 parts per million, ppm) zu einer Verbesserung der Oxygenierung führen. Ebenso kann inhalatives NO den pulmonalarteriellen Druck senken.
- Der iNO Effekt ist zeit- und dosisabhängig sowie individuell verschieden. Bei etwa einem Drittel aller Patienten zeigt iNO keine Wirkung.
- Inhalatives NO wird in einigen spezialisierten Zentren für eine kurze Zeitspanne von 24–48 Stunden als Rescue-Intervention angewendet.
- Ebenso kommt iNO bei ARDS-Patienten mit Zeichen einer akuten Rechtsherzbelastung oder -dekompensation zum Einsatz.
- Der *routinemäßige Einsatz* von iNO zur Behandlung der Hypoxämie wird aufgrund fehlender Evidenz für eine Verringerung der Sterblichkeit bei einer gleichzeitig beobachteten erhöhten Rate von akutem Nierenversagen *nicht empfohlen*.

30.11 Verlauf und Prognose

- Je nach initialem Schweregrad des Lungenversagens liegen die *Mortalitätsraten* bei 35–57 %.
- Nicht die Schwere der Gasaustauschstörung, sondern vielmehr die vorbestehenden Komorbiditäten und die Entwicklung sekundärer Organversagen bestimmen wesentlich das Risiko, im akuten Lungenversagen zu versterben.
- Das *akute Rechtsherzversagen*, meist auf dem Boden eines pulmonalarteriellen Hypertonus, und das *Multiorgan-Dysfunktionssyndrom* sind für die immer noch hohe Sterblichkeit im ARDS wesentlich mitverantwortlich.
- Bei vor der Erkrankung lungengesunden ARDS-Überlebenden verbleiben oft nur geringe Lungenfunktionsstörungen und meist nur milde röntgenologische Veränderungen. Allerdings kommt es bei einem Teil der Patienten auch zu einer *Langzeitabhängigkeit von der künstlichen Beatmung* mit allen daraus folgenden, schwerwiegenden Einschränkungen der körperlichen Belastbarkeit und Unabhängigkeit.

- *Psychische* und *neuropsychologische Defekte* beeinflussen in erheblichem Ausmaß die Lebensqualität von Patienten nach ARDS.
- *Posttraumatische Belastungsstörungen* können lange persistieren und nehmen oft noch Jahre nach dem Aufenthalt auf der Intensivstation Einfluss auf das Leben und die Arbeitsfähigkeit der Patienten.
- Die Einschränkung der körperlichen Leistungsfähigkeit und die schnelle Ermüdbarkeit führen dazu, dass 1 Jahr nach Entlassung von der Intensivstation etwa 50 % der Überlebenden eines ARDS einer regelmäßigen Arbeit nicht nachgehen können. Auch nach 5 Jahren lässt sich eine Verminderung der Gehstrecke im 6-Minuten-Gehtest auf etwa 75 % der zurückgelegten Gehstrecke einer alters- und geschlechtsbezogenen Kontrollgruppe nachweisen [3].

30.12 Literatur zur weiteren Vertiefung

[1] ARDS Definition Task Force, Ranieri VM, Rubenfeld GD et al. Acute respiratory distress syndrome: the Berlin Definition. JAMA 2012; 23: 2526–2533
[2] Bellani G, Laffey JG, Pham T et al. Epidemiology, patterns of care, and mortality for patients with acute respiratory distress syndrome in intensive care units in 50 countries. JAMA 2016; 8: 788–800
[3] Herridge M. Long-Term Follow-up after acute respiratory distress syndrome. insights for managing medical complexity after critical illness. Am J Respir Crit Care Med 2017; 11: 1380–1384
[4] Pham T, Rubenfeld GD; Fifty Years of Research in ARDS. The Epidemiology of Acute Respiratory Distress Syndrome. A 50th Birthday Review. Am J Respir Crit Care Med 2017; 7: 860–870

30.13 Wichtige Internetadressen

- http://ardsnetzwerk.de
- S 3-Leitlinie Invasive Beatmung und Einsatz extrakorporaler Verfahren bei akuter respiratorischer Insuffizienz: https://www.awmf.org/leitlinien/detail/ll/001–021.html

31 Exazerbation einer chronisch obstruktiven Lungenerkrankung (COPD)

Michael Dreher, Tobias Müller

31.1 Steckbrief

Akute Exazerbationen bestimmen maßgeblich den Verlauf der COPD und machen häufig eine intensivmedizinische Behandlung notwendig. Entwickelt sich im Rahmen einer akuten Exazerbation eine respiratorische Insuffizienz, ist dies für den Patienten lebensbedrohlich. Therapiert wird die akute Exazerbation mit Bronchodilatatoren, Kortikosteroiden und ggf. Antibiotika. Bei Patienten mit einer pulmonalen Insuffizienz ist eine supplementäre Sauerstoffgabe, bei einem akuten hyperkapnischen Atempumpversagen eine Beatmung notwendig. Bei Fehlen von Kontraindikationen sollte frühzeitig die nicht invasive Beatmung zum Einsatz kommen, da sich hiermit häufig eine Intubation vermeiden und somit eine Verbesserung der Prognose erzielen lässt.

31.2 Synonyme

- akut exazerbierte COPD
- COPD-Exazerbation

31.3 Keywords

- COPD
- chronisch obstruktive Lungenerkrankung
- Exazerbation
- respiratorische Insuffizienz

31.4 Definition

- Gemäß der Global Initiative for Chronic Obstructive Lung Disease (GOLD) wird eine Exazerbation als akute Zunahme der respiratorischen Symptome definiert, die eine Eskalation der Therapie zur Folge hat.

31.5 Epidemiologie

31.5.1 Häufigkeit

- Die Prävalenz der COPD ist hoch und wird auf ca. 5 % der Weltbevölkerung geschätzt.
- Die Häufigkeit akuter Exazerbationen ist vom untersuchten Patientenkollektiv abhängig. In der Literatur finden sich Werte von 30 bis über 100 pro 100 Patientenjahre.

31.5.2 Altersgipfel

- CODP wird meist nach dem 40. Lebensjahr diagnostiziert. Exazerbationen treten häufiger bei Patienten mit fortgeschrittener COPD auf, der Altersgipfel dürfte etwa zwischen dem 60. und 70. Lebensjahr liegen, allerdings sind diesbezüglich relativ wenig Daten vorhanden.

31.5.3 Geschlechtsverteilung

- COPD kommt bei beiden Geschlechtern vor und ist bei Männern etwas häufiger als bei Frauen.

31.5.4 Prädisponierende Faktoren

- Exazerbationen in der Vergangenheit
- unzureichende Inhalationstechnik beim Gebrauch einer inhalativen Dauertherapie
- fortgeschrittene Grunderkrankung
- höheres Lebensalter
- chronische Bronchitis
- Vorhandensein von Komorbiditäten (insbesondere Herz-Kreislauf-Erkrankungen)

31.6 Ätiologie und Pathogenese

- Die häufigste Ursache von COPD-Exazerbationen sind *Infektionen der Atemwege*. Auslöser sind vor allem Viren (insbesondere Rhinoviren), seltener Bakterien. Weiterhin kommen auch *Umwelteinflüsse* (z. B. Luftverschmutzung) in Betracht.
- Exazerbationen sind mit einer Zunahme der Entzündungsreaktion in den Atemwegen und teilweise auch mit systemischer Entzündung assoziiert. Bezüglich der Pathophysiologie der Entzündungsreaktion auf zellulärer Ebene kann dabei von einem sehr heterogenen Geschehen ausgegangen werden. Letztendlich führt die vermehrte Entzündung der Atemwege dazu, dass über Bronchokonstriktion, Schwellung und vermehrte Bildung von zähem Schleim die Atemwegsobstruktion zunimmt, was schließlich in *dynamischer Überblähung* resultiert. Diese ist die Hauptursache für die Zunahme der Atemnot. Neben der klinischen Symptomatik hat die dynamische Überblähung aber auch gravierende Auswirkungen auf die Atemmechanik, den pulmonalen Gasaustausch und das Herz-Kreislauf-System.
- COPD-Exazerbationen führen häufig zu einer *respiratorischen Insuffizienz*. Das respiratorische System besteht

aus zwei voneinander unabhängig limitierbaren Anteilen: der Lunge und der Atempumpe. Die Lungen sind für den Gasaustausch verantwortlich, während die primäre Aufgabe der Atempumpe darin besteht, die Lungen zu belüften. Erkrankungen der Lunge, auch pulmonale Insuffizienz genannt, führen primär zu einem *hypoxischen Versagen* (respiratorische Insuffizienz Typ I). Demgegenüber führt die Atempumpinsuffizienz oder ventilatorische Insuffizienz zu einem *hyperkapnischen Versagen* (respiratorische Insuffizienz Typ II).

- Im Rahmen einer COPD-Exazerbation kann es sowohl zu einer respiratorischen Insuffizienz Typ I (hypoxisch) als auch zu einer respiratorische Insuffizienz Typ II (hyperkapnisch) kommen. Klinisch imponiert bei beiden Entitäten eine *Tachypnoe*. Allerdings liegt im Rahmen einer pulmonalen Insuffizienz aufgrund der fehlenden Beeinträchtigung der Atempumpe eine Bedarfshyperventilation mit tendenziell hohen Atemzugvolumina vor, wohingegen die Atemzugvolumina bei einer Atempumpinsuffizienz niedrig sind, da dieses so genannte „rapid shallow breathing" eine weitere Ermüdung der Atemmuskulatur verhindert.
  - Häufige Ursachen einer akut aufgetretenen *respiratorischen Insuffizienz Typ I* bei obstruktiven Lungenerkrankungen sind eine Pneumonie, ein Lungenödem, eine Lungenembolie, ein ARDS oder ein Pneumothorax. Pathophysiologisch sind hier eine verminderte Gasaustauschfläche, ggf. eine erhöhte Shuntperfusion, ein Ventilations-Perfusions-Missmatch und/oder eine Atelektasenbildung ursächlich. All diese Punkte können nur bedingt durch eine supplementäre Sauerstoffgabe verbessert werden. Dennoch stellt die *supplementäre Sauerstoffgabe die primäre Therapieform* der respiratorischen Insuffizienz Typ I dar. Lässt sich durch sie keine ausreichende Verbesserung der Oxygenierung erzielen, muss eine Beatmung in Erwägung gezogen werden.
  - Die *respiratorische Insuffizienz Typ II* ist ein häufiges Phänomen bei der fortgeschrittenen COPD. Im Rahmen einer akuten Exazerbation kommt es nicht selten zu einer akuten Atempumpinsuffizienz mit akuter Hyperkapnie und respiratorischer Azidose. Grund hierfür ist ein Missverhältnis zwischen Last und Kapazität der Atempumpe. Im Rahmen einer akuten Exazerbation steigt die Last der Atempumpe an (Zunahme der Obstruktion, Überblähung, Zunahme der Dyspnoe und hierdurch Steigerung der Atemfrequenz etc.), während die eingeschränkte Kapazität unverändert bleibt.

31.7 Klassifikation und Risikostratifizierung

- *leichte* Exazerbationen: Therapie mit kurzwirksamen Bronchodilatatoren
- *mittelschwere* Exazerbationen: Therapie mit kurzwirksamen Bronchodilatatoren und Antibiotika oder Kortikosteroiden
- *schwere* Exazerbationen: Vorstellung in einer Notaufnahme oder stationäre Behandlung

31.8 Symptomatik

- Das Hauptsymptom einer Exazerbation ist die Zunahme oder das Auftreten von *Dyspnoe*.
- Zusätzlich kommt es zu einer Erhöhung der Atemfrequenz (*Tachypnoe*).
- Daneben können auch weitere typische COPD-Symptome wie *Husten*, *Auswurf* und *obstruktive Atemnebengeräusche* auftreten oder sich verstärken.

31.9 Diagnostik

31.9.1 Diagnostisches Vorgehen

- Das diagnostische Vorgehen bei exazerbierter COPD ist in ▶ Abb. 31.1 dargestellt.

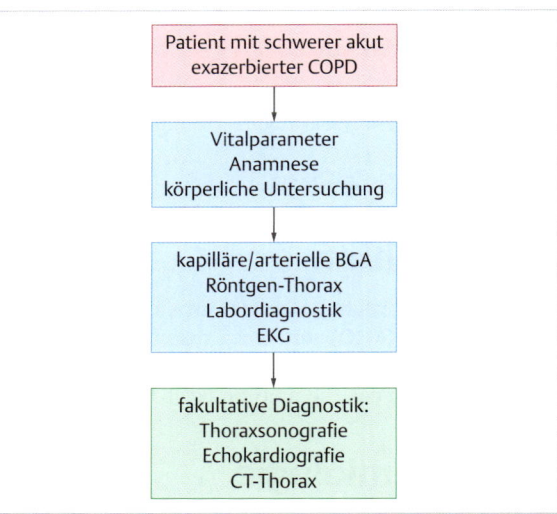

Abb. 31.1 Chronisch obstruktive Lungenerkrankung (COPD). Diagnostisches Vorgehen bei akuter Exazerbation (BGA: Blutgasanalyse).

31.9.2 Anamnese

- Folgende Punkte sollten in der Anamnese erfasst werden:
    - Beginn der Symptomatik (langsam progredient oder akut? nächtliche Dyspnoe?)
    - grippaler Infekt in der Vorgeschichte
    - Ausmaß der Atemnot
    - Sputummenge und -qualität
    - Häufigkeit von Exazerbationen in der Vergangenheit
    - Vormedikation, insbesondere auch inhalative Therapie
    - Raucheranamnese
    - Anamnese zur differenzialdiagnostischen Abgrenzung von anderen Erkrankungen: Vorhandensein von thorakalen Beschwerden, peripheren Ödemen, Nykturie etc.
    - sonstige Vorerkrankungen
    - Allergien

31.9.3 Körperliche Untersuchung

- Erfassung der *Vitalparameter*: Blutdruck, Puls, Atemfrequenz, Sauerstoffsättigung
- *Inspektion* (in Abhängigkeit vom Schweregrad der Exazerbation): erhöhte Atemfrequenz, Orthopnoe, Einsatz der Atemhilfsmuskulatur, periphere Ödeme (bei hyperkapnischem Atempumpversagen auch unabhängig von der kardialen Funktion)
- *Perkussion*: tief stehende Lungengrenzen, hypersonorer Klopfschall
- *Auskultation*: spastische Nebengeräusche (Giemen, Pfeifen, Brummen), bei ausgeprägter Überblähung ggf. auch nur sehr leises oder aufgehobenes Atemgeräusch („silent chest")

31.9.4 Labor

- Labordiagnostik: Blutbild, Entzündungsparameter, ggf. kardiale Biomarker (pro-BNP [„brain natriuretic peptide"])
- kapilläre oder arterielle Blutgasanalyse

31.9.5 Bildgebende Diagnostik

Sonografie

- falls entsprechende Expertise vorhanden ist, kann die Thoraxsonografie wertvolle Informationen zu möglichen Differenzialdiagnosen liefern: Pneumothorax, Stauung, Pleuraerguss

Echokardiografie

- Die Echokardiografie kann wertvolle Informationen zu Differenzialdiagnosen liefern: Rechtsherzbelastung im Rahmen einer Lungenembolie, Linksherzinsuffizienz.

Röntgen

- Die Röntgenaufnahme des Thorax ist nicht geeignet, um die Diagnose einer akut exazerbierten COPD zu bestätigen. Im Rahmen von Exazerbationen sind häufig nur die chronischen durch die COPD bedingten Veränderungen des Lungenparenchyms sichtbar (Überblähung, tiefstehende Zwerchfellkuppen, Transparenzerhöhung des Lungenparenchyms). Sie sollte dennoch bei jedem Patienten mit schwerer Exazerbation *zur Abgrenzung gegenüber anderen Krankheitsbildern* (Pneumonie, Pneumothorax, Linksherzinsuffizienz) durchgeführt werden.

CT

- Eine Computertomografie des Thorax ist nicht zwingend notwendig zur diagnostischen Abklärung einer CODP-Exazerbation. Bei klinischem *Verdacht auf eine Lungenembolie* ist sie jedoch die Methode der Wahl. Im Falle von Kontraindikationen (Niereninsuffizienz, Hyperthyreose) kann alternativ auch die Ventilations-/Perfusionsszintigrafie zum Einsatz kommen.

31.9.6 Instrumentelle Diagnostik

EKG

- Ein EKG kann wichtige Informationen zu Differenzialdiagnosen bzw. Komorbiditäten (koronare Herzerkrankung, Herzinsuffizienz, Rhythmusstörungen) liefern. Aufgrund der fehlenden Invasivität und der breiten Verfügbarkeit sollte die Indikation großzügig gestellt werden.

31.10 Differenzialdiagnosen

Tab. 31.1 Differenzialdiagnosen der chronisch obstruktiven Lungenerkrankung.

Differenzialdiagnose	Klinik	sinnvolle apparative Untersuchungen
Pneumonie	ggf. atemabhängig bei gleichzeitiger Pleuritis	Röntgen Thorax, ggf. Computertomografie
	eitriger Auswurf	Thoraxsonografie
	typischer Auskultationsbefund	Labordiagnostik (Infektparameter)
Linksherzinsuffizienz	periphere Ödeme	Labordiagnostik (natriuretische Peptide, Troponin)
	kardialer und pulmonaler Auskultationsbefund	Echokardiografie
	Herzerkrankung in der Vorgeschichte	–
Lungenembolie	Thoraxschmerz, eventuell atemabhängig bei gleichzeitiger Pleuritis	Computertomografie mit Pulmonalisangiografie
	plötzlicher Beginn	Echokardiografie
	klinische Zeichen einer tiefen Venenthrombose	Blutgasanalyse (Hypoxie mit kompensatorischer Hyperventilation)
Pneumothorax	Thoraxschmerz, ggf. atemabhängig	Röntgen-Thorax
	plötzlicher Beginn	Thoraxsonografie
Asthmaexazerbation	bekanntes Asthma bronchiale	–
	Anamnese für allergische Erkrankungen	–

31.11 Therapie

31.11.1 Therapeutisches Vorgehen

- Das therapeutische Vorgehen ist in ▶ Abb. 31.2 dargestellt.

31.11.2 Allgemeine Maßnahmen

- *Atemerleichternde Lagerung*: aufrechte Sitzposition; Kutschersitz, um den Einsatz der Atemhilfsmuskulatur zu ermöglichen. Ggf. Patienten zur Lippenbremse anleiten, um den endexspiratorischen Kollaps der Atemwege zu verhindern.
- *Supplementäre Sauerstoffgabe*: Die supplementäre Gabe von Sauerstoff, z. B. über Nasenbrille, ist ein elementarer Bestandteil der Therapie schwerer COPD-Exazerbationen. Dabei sollte eine periphere Sauerstoffsättigung zwischen 88 und 92 % angestrebt werden. Eine unkritische Sauerstoffgabe ist zu vermeiden und eine regelmäßige Kontrolle mittels arterieller bzw. kapillärer Blutgasanalyse sollte erfolgen.
  - Vorsicht ist insbesondere *bei chronischer Hyperkapnie* geboten – eine unreflektierte hohe Sauerstoffgabe kann eine Hypoventilation verstärken und zu einer Zunahme der Hyperkapnie bis hin zum hyperkapnischen Koma führen.

31.11.3 Pharmakotherapie

- *Bronchodilatatoren*: COPD-Patienten mit akuter Exazerbation erhalten als Bronchodilatator vorzugsweise *kurzwirksame Beta-2-Sympathomimetika*, ggf. in Kombination mit kurzwirksamen Anticholinergika. Patienten mit einer entsprechenden Vormedikation können ihre eigenen Treibgasinhalatoren durchaus weiterverwenden. Alternativ können die Substanzen auch vernebelt werden, z. B. über Druckluftvernebler, was bei respiratorisch kompromittierten Patienten unter Umständen von Vorteil sein kann. Die Häufigkeit der Gabe der inhalativen Medikamente ist maßgeblich vom klinischen Zustand des Patienten abhängig, initial sollte alle 2–4 Stunden inhaliert werden. Insbesondere bei kardiovaskulär vorerkrankten Patienten sollte dabei eine *Überwachung der Herzfrequenz* erfolgen.
- *Glukokortikoide*: Die kurzzeitige Gabe von Glukokortikoiden während akuter Exazerbationen beschleunigt die Erholung und verbessert die Lungenfunktion. Nach aktuellem Stand ist eine Therapie über *5 Tage* in der Regel ausreichend, spätestens nach 14 Tagen sollte die Steroidtherapie beendet werden, da die Gabe über einen längeren Zeitraum keinen zusätzlichen klinischen Nutzen bringt. Dabei wird eine Dosis von 40 mg Prednisolon pro Tag empfohlen. Die intravenöse Gabe ist nicht wirksamer als die orale Gabe.
- *Antibiotika*: Die meisten akuten Exazerbationen werden von viralen und nicht von bakteriellen Infektionen ausgelöst, weshalb eine antibiotische Therapie nicht standardmäßig erfolgen sollte. Gemäß internationalen Leitlinien sollte bei Vorliegen von purulentem Sputum

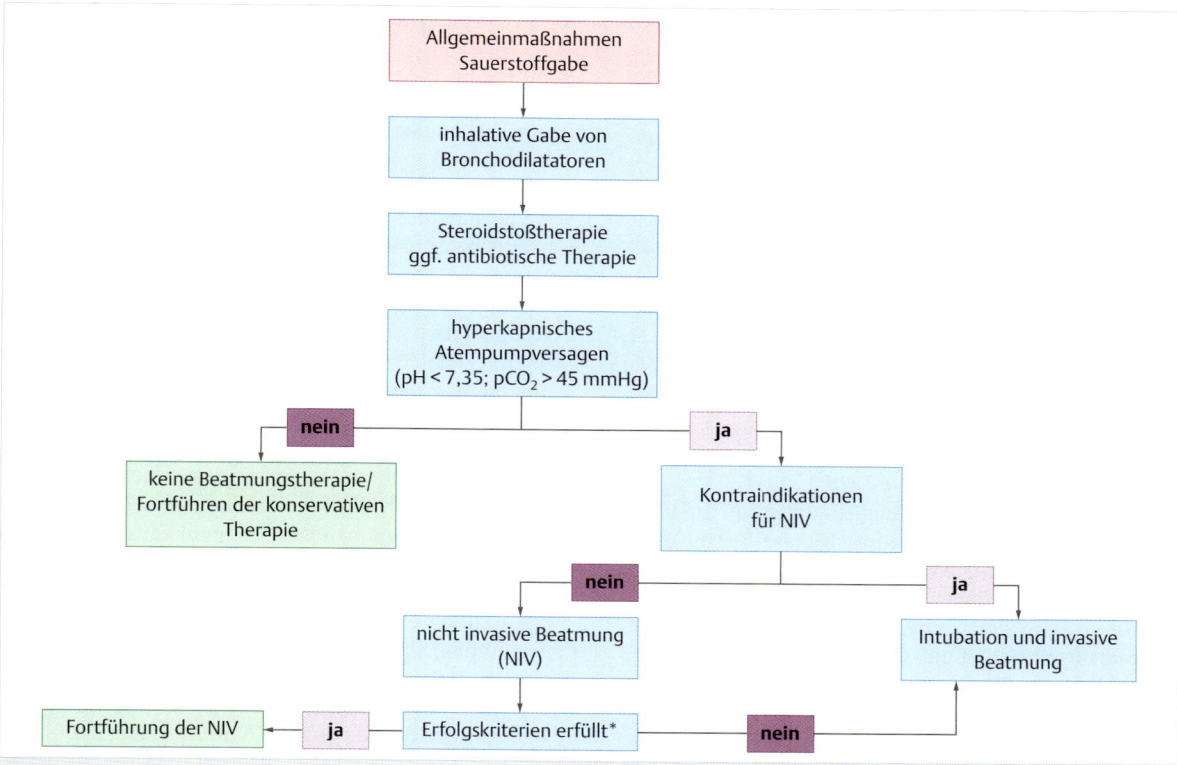

Abb. 31.2 Chronisch obstruktive Lungenerkrankung (COPD). Therapeutisches Vorgehen bei akuter Exazerbation (NIV: nicht invasive Beatmung); * Erfolgskriterien einer NIV sind: Verbesserung der Dyspnoe/Vigilanz/Oxygenierung/pH; Abnahme der Atem-/Herzfrequenz/paCO$_2$.

oder Beatmungspflichtigkeit eine antibiotische Therapie eingeleitet werden.
- Falls rasch verfügbar, kann die *Bestimmung des Prokalzitonins*, das spezifischer für bakterielle Infektionen ist als das C-reaktive Protein, hilfreich sein. Auch wenn noch Uneinigkeit bezüglich des optimalen Cut-off-Werts besteht, wird eine antibiotische Therapie dann empfohlen, wenn Prokalzitonin größer als 0,5 µg/l ist, wohingegen bei Patienten mit einem Wert von weniger als 0,1 µg/l eine antibiotische Therapie unterbleiben sollte. Bei Werten zwischen 0,1 und 0,5 µg/l liegt die Entscheidung im Ermessen des behandelnden Arztes.
- Als mögliche Substanzen kommen beispielsweise *Aminopenicilline*, kombiniert mit einem Beta-Laktamase-Inhibitor, Makrolide oder *Chinolone* (Levofloxacin oder Moxifloxacin) in Betracht. Liegt eine bekannte Besiedelung mit Pseudomonas aeruginosa oder einem multiresistenten Keim vor, sollte die Auswahl des Medikaments daran angepasst werden. Eine Therapiedauer von 5–7 Tagen wird als ausreichend angesehen.

31.11.4 Beatmungstherapie

- *Invasive versus nicht invasive Beatmung bei akuter Exazerbation einer obstruktiven Lungenerkrankung:*
  - Die häufigste Ursache einer akuten respiratorischen Insuffizienz Typ II sind akute Exazerbationen einer COPD. Primär kann die akute Hyperkapnie sowohl durch invasive als auch durch nicht invasive Beatmung therapiert werden, wobei diese keine konkurrierenden, sondern sich ergänzende Therapiestrategien darstellen. Ausschlaggebend für die Entscheidungsfindung ist unter anderem die Schwere der akuten Hyperkapnie; so verbietet sich im hyperkapnischen Koma ohne adäquate Schutzreflexe eine nicht invasive Beatmung. Auf der anderen Seite muss bei Einleitung einer nicht invasiven Beatmung immer wieder eine Reevaluation des Therapieerfolgs durchgeführt werden, um gegebenenfalls eine frühzeitig notwendige Umstellung auf eine invasive Beatmung nicht zu verpassen.
  - Die nicht invasive Beatmung zur Therapie der akuten respiratorischen Insuffizienz sollte primär eingesetzt werden, um die Komplikationen einer invasiven Beatmung zu vermeiden. Hier ist vor allem die *ventilator-*

assoziierte Pneumonie zu nennen, die stark prognoserelevant ist, da es mit zunehmender Dauer der invasiven Beatmung zu einer Abnahme des Langzeitüberlebens kommt. Dennoch stellt die nicht invasive Beatmung keinen Ersatz für eine invasive Beatmung dar.
- *Kontraindikationen* für eine nicht invasive Beatmung sind neben fehlender Spontanatmung eine fixierte oder funktionelle Verlegung der Atemwege, eine gastrointestinale Blutung oder ein Ileus. Außerdem gibt es relative Kontraindikationen, die hauptsächlich von der Erfahrung des ärztlichen und nicht ärztlichen Teams abhängig sind. So stellt beispielsweise eine Hypersekretion primär keine absolute Kontraindikation dar, wenn Expertise bezüglich Bronchoskopie unter nicht invasiver Beatmung vorhanden ist.
- *Nicht invasive Beatmung (NIV) zur Therapie einer akut hyperkapnisch exazerbierten COPD:*
  - Die nicht invasive Beatmung zusätzlich zur Standardtherapie bei akut hyperkapnisch exazerbierter COPD führt zu einer Reduktion der Intubationsrate, zu weniger Komplikationen im Vergleich zur invasiven Beatmung und zu einer deutlichen Reduktion der Krankenhausmortalität und ist somit eine äußerst effektive und komplikationsarme Therapie. Demnach sollte sie bevorzugt und frühzeitig (pH 7,30–7,35) für die Behandlung der akuten Atempumpinsuffizienz zum Einsatz kommen. Eine sichere Ventilation sollte in den ersten 1–2 Stunden erreicht werden, und dies muss anhand vordefinierter Erfolgskriterien, z. B. Abnahme der Luftnot, Zunahme der Vigilanz, Abnahme der Atemfrequenz, Abnahme des pCO_2 oder Zunahme des pH-Wertes sichergestellt werden.
  - Auch wenn durch die nicht invasive Beatmung eine Intubation bei hyperkapnisch exazerbierter COPD vermieden werden kann, sollte immer in Betracht gezogen werden, dass ein NIV-Versagen auch zu einem späteren Zeitpunkt entstehen kann.

31.12 Verlauf und Prognose

- Wie bereits erwähnt, stellt die Therapie der akuten hyperkapnischen respiratorischen Insuffizienz mittels nicht invasiver Beatmung bei exazerbierter COPD eine sehr wirksame Therapieform dar; dennoch ist die *Einjahresmortalität* nach erfolgreicher Therapie mit *50 %* weiterhin sehr schlecht. Hinzu kommt, dass die *Rehospitalisierungsrate* dieser Patienten bei *80 %* innerhalb der ersten 12 Monate nach Entlassung aus dem Krankenhaus liegt.

31.13 Prävention

- Zur Prävention von erneuten Exazerbationen sollte unbedingt eine leitliniengerechte Therapie der COPD erfolgen. Hierzu gehören zunächst Allgemeinmaßnahmen wie Nikotinkarenz und die Durchführung der empfohlenen Schutzimpfungen. Weiterhin kann eine optimale medikamentöse Therapie das Risiko für erneute Exazerbationen vermindern, weshalb diese unbedingt überprüft werden sollte. Zudem sollte unbedingt auf die Einweisung des Patienten in den *korrekten Gebrauch von Inhalativa* geachtet werden. COPD-Patienten profitieren zudem von einer pneumologischen Rehabilitation im Anschluss an eine Exazerbation.
- Eine aktuelle Studie konnte zeigen, dass bei prolongierter Hyperkapnie nach Beendigung einer Akutbeatmung im Rahmen einer hyperkapnisch exazerbierten COPD die Durchführung einer außerklinischen nicht invasiven Beatmung den kombinierten Endpunkt aus Krankenhauswiederaufnahme und Tod signifikant reduzierte. Die positiven Ergebnisse wurden in der revidierten S 2K-Leitlinie zur außerklinischen Beatmung aufgenommen. Ein Indikationskriterium für die Einleitung einer außerklinischen Beatmung stellt demnach eine persistierende Tageshyperkapnie ($PaCO_2$ > 53 mmHg) 14 Tage nach Beendigung der Akutbeatmung dar.

31.14 Quellenangaben

[1] From the Global Strategy for the Diagnosis, Management and Prevention of COPD, Global Initiative for Chronic Obstructive Lung Disease (GOLD) 2019
[2] Leitlinie zur Diagnostik und Therapie von Patienten mit chronisch obstruktiver Bronchitis und Lungenemphysem (COPD) herausgegeben von der Deutschen Gesellschaft für Pneumologie und Beatmungsmedizin e. V. und der Deutschen Atemwegsliga e. V.
[3] Management of COPD exacerbations: a European Respiratory Society/American Thoracic Society guideline. Eur Respir J 2017; 49: 1600791. https://doi.org/10.1183/13993003.00791–2016
[4] Nicht-invasive Beatmung als Therapie der akuten respiratorischen Insuffizienz. S 3-Leitlinie herausgegeben von der Deutschen Gesellschaft für Pneumologie und Beatmungsmedizin e. V.
[5] Nichtinvasive und invasive Beatmung als Therapie der chronischen respiratorischen Insuffizienz. Revision 2017. S 2k-Leitlinie herausgegeben von der Deutschen Gesellschaft für Pneumologie und Beatmungsmedizin e. V.

31.15 Wichtige Internetadressen

- http://goldcopd.org
- https://www.atemwegsliga.de
- https://www.pneumologie.de

32 Ambulant erworbene Pneumonie

Gernot Rohde, Martin Kolditz

32.1 Steckbrief

Die ambulant erworbene Pneumonie ist als akute mikrobielle Infektion des Lungenparenchyms und angrenzender Organe definiert, die im privaten oder beruflichen Umfeld erworben wurde. Sie ist der häufigste Grund für eine Krankenhausaufnahme und die häufigste zum Tod führende Infektionskrankheit. Die durchschnittliche Letalität hospitalisierter Patienten beträgt ca. 10 % und steigt auf bis zu 50 % auf der Intensivstation an. Der Schweregrad wird mittels klinischer Scoringsysteme bestätigt, wobei bei allen Patienten mit akuter Organdysfunktion eine akute Notfallsituation besteht. Sepsismanagement, die Sicherung der respiratorischen und extrapulmonalen Organfunktion sowie die rasche Einleitung einer adäquaten antimikrobiellen Kombinationstherapie stehen dann gleichberechtigt im Vordergrund.

32.2 Aktuelles

- Neben der bekannten Risikostratifizierung mittels C(U)RB-65-Score wird der Funktionalität der Patienten eine zunehmende Bedeutung zugemessen. Patienten mit ausreichender Funktionalität (< 50 % des Tages bettlägerig) werden von Patienten mit in pflegerischen Einrichtungen erworbenen Pneunonien (nursing-home acquired pneumonia; nhap) oder schlechter Funktionalität (> 50 % des Tages bettlägerig) abgegrenzt.
- Immer sollten zusätzlich zum C(U)RB-65-Score die Oxygenierung und potenziell instabile Komorbiditäten mitbeurteilt werden.

32.3 Synonyme

- ambulant erworbene Lungenentzündung
- community acquired pneumonia (CAP)

32.4 Keywords

- Pneumonie
- Lungenentzündung
- Bronchopneumonie
- Lobärpneumonie
- interstitielle Pneumonie
- bakterielle Pneumonie
- virale Pneumonie

32.5 Definition

- akute mikrobielle Infektion des Lungenparenchyms und angrenzender Organe
- Die Infektion wurde im privaten oder beruflichen Umfeld „zu Hause" erworben.
- Anmerkungen:
  - Pneumonien, die < 4 Wochen nach Krankenhausentlassung oder > 48 Stunden nach Krankenhausaufnahme diagnostiziert werden, werden nicht als ambulant erworben, sondern als *nosokomial* definiert.
  - Pneumonien immunsupprimierter Patienten stellen eine eigene Entität dar und sollten von ambulant erworbenen Pneumonie abgegrenzt werden.

32.6 Epidemiologie

32.6.1 Häufigkeit

- Die Inzidenz beträgt 1–10 pro 1000 Einwohner.
- häufigster Grund für eine Krankenhausaufnahme
- häufigste zum Tode führende Infektionskrankheit in den Industrienationen
- Die Letalität ist bei ambulant behandelten Fällen niedrig, bei hospitalisierten Patienten liegt sie zwischen 5 und 10 % und bei 30–50 % bei Patienten auf der Intensivstation.
- dritthäufigste Todesursache weltweit
- Etwa 290 000 Krankenhausbehandlungen in Deutschland, wahrscheinlich insgesamt über 600 000 Behandlungsfälle sind der Pneumonie geschuldet.

32.6.2 Altersgipfel

- Inzidenz und Mortalität nehmen im Erwachsenenalter mit der Lebenszeit kontinuierlich zu.

32.6.3 Geschlechtsverteilung

- Männer und Frauen haben ein vergleichbares Risiko für die Entwicklung einer ambulant erworbenen Pneumonie.

32.6.4 Prädisponierende Faktoren

- Das Risiko für eine ambulant erworbene Pneumonie steigt mit dem Lebensalter an. Rauchen und eine chronische Exposition gegenüber Luftverschmutzung stellen prädisponierende Faktoren dar. Weitere Faktoren sind Mangelernährung, vorangegangene Pneumonie(n), chronische Atemwegserkrankungen (COPD, Asthma), funktionelle Einschränkungen, schlechte Mundhygiene, immunsuppressive Therapie, orale Kortikosteroide und Magensäureblocker.

32.7 Ätiologie und Pathogenese

- *Streptococcus pneumoniae* („Pneumokokken") ist der mit Abstand häufigste Erreger einer CAP und muss deshalb immer antibiotisch abgedeckt werden.
- Weitere häufige Erreger sind *Haemophilus influenzae*, *Influenzaviren* während der Saison und bei jüngeren Patienten (< 60 Jahre) *Mycoplasma pneumoniae*.
- *Legionellen* gehören zu den selteneren Erregern zusammen mit *Chlamydien* und *Coxiellen* (im Sommer), wobei der Anteil an Legionellen mit zunehmender Krankheitsschwere ansteigt.
- *Pseudomonas aeruginosa* sollte vor allem bei Patienten mit COPD und/oder Bronchiektasen berücksichtigt werden.
- *Staphylococcus aureus* und *Enterobakterien* finden sich bei schwereren Pneumonien.
- *Multiresistente Erreger* (MRE), wie MRSA, *ESBL-Bildner* (ESBL: extended spectrum Betalaktamase) und *Pseudomonas aeruginosa*, finden sich insgesamt sehr selten (< 1 %).
  - Risikofaktoren für MRE sind die Übertragung resistenter Erreger sowie eine vorhergehende antimikrobielle Therapie.
  - Eine vorhergehende Hospitalisation ist ein *starker* Risikofaktor, Dialyse und Pflegeheim sind *mögliche* Risikofaktoren für die Übertragung resistenter Erreger. Häufigkeit, Dauer, Setting (z. B. Intensivstation) und Intervention (z. B. invasive Beatmung) sind modifizierende Faktoren.
  - Bei der vorhergehenden antimikrobiellen Therapie stellen abgedecktes Spektrum, Häufigkeit, Dosis und Dauer die modifizierenden Faktoren dar.

32.8 Klassifikation und Risikostratifizierung

- Ziel ist die Identifikation von Patienten, die durch zeitnahe Intensivierung des Managements (Pneumonie als Notfall → Organersatztherapie, Sepsismanagement) eine individuelle Prognoseverbesserung erfahren.
- parallel Evaluation des individuellen Therapieziels und ggf. resultierender Therapielimitationen insbesondere bei multimorbiden oder hochbetagten Patienten
- umgehendes intensivmedizinisches Management von Patienten mit akuter Notwendigkeit einer maschinellen Beatmung oder Vasopressortherapie (*Majorkriterien*)
- bei Patienten ohne Majorkriterien: Risikoevaluation der akuten Organdysfunktion unter Zuhilfenahme der *Minorkriterien*, des Laktatwerts (> 2 mmol/l) und der Er-

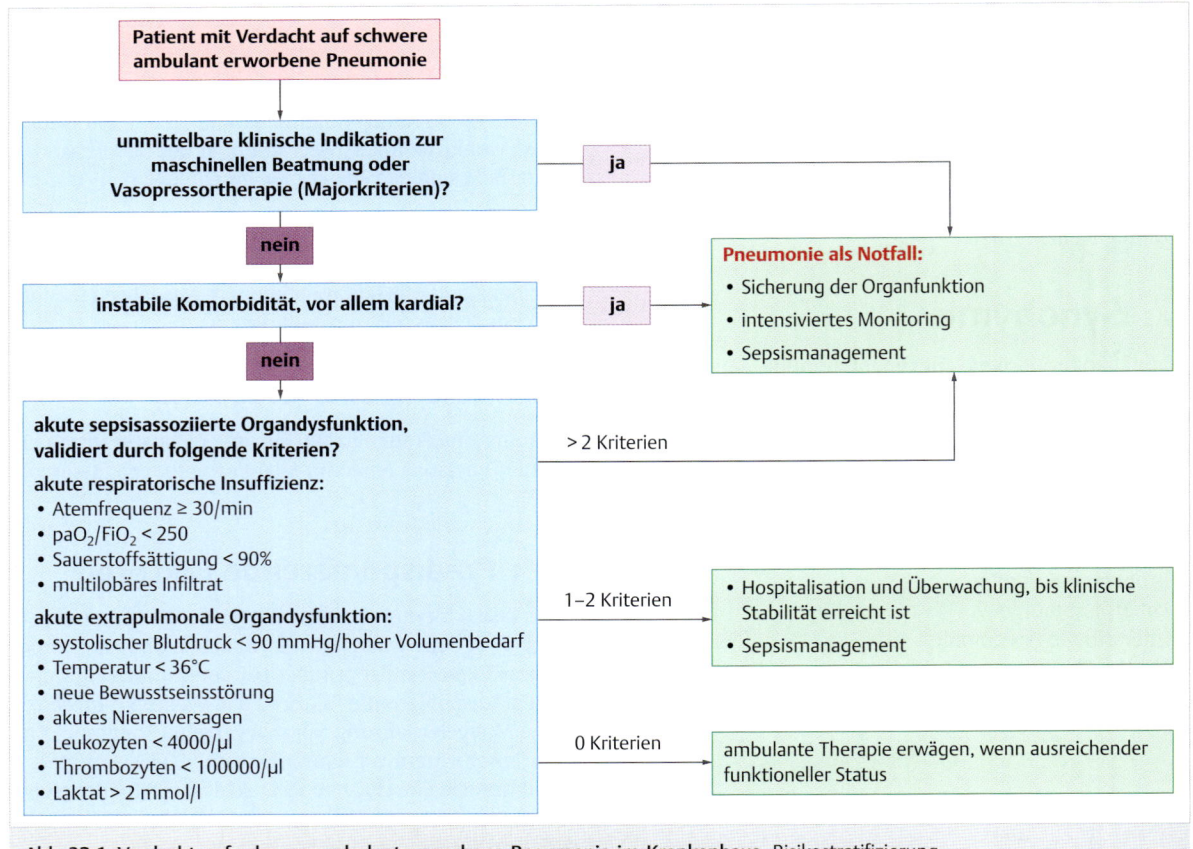

Abb. 32.1 Verdacht auf schwere ambulant erworbene Pneumonie im Krankenhaus. Risikostratifizierung.

fassung akut dekompensierter Komorbiditäten (vor allem kardial). Zu den Minorkriterien zählen:
- schwere akute respiratorische Insuffizienz ($paO_2 \leq 55$ mmHg bzw. ≤ 7 kPa bei Raumluft)
- Atemfrequenz ≥ 30/Minute
- multilobäre Infiltrate in der Röntgen-Thoraxaufnahme
- neu aufgetretene Bewusstseinsstörung
- systemische Hypotension mit Notwendigkeit der aggressiven Volumentherapie
- akutes Nierenversagen (Serumharnstoff ≥ 20 mg/dl)
- Leukopenie (Leukozyten < 4000 Zellen/mm³)
- Thrombozytopenie (Thrombozyten < 100 000 Zellen/mm³)
- Hypothermie (Körpertemperatur < 36 °C)
- Patienten mit > 2 Minorkriterien haben ein hohes Risiko für eine Organersatztherapie und profitieren prognostisch von einem frühzeitigen intensiven Sepsismanagement.
- Vor dem Hintergrund der Dynamik der septischen Organdysfunktion ist eine kontinuierliche Verlaufskontrolle aller Patienten mit Schweregradkriterien bzw. abnormen Vitalparametern bis zum Eintreten einer klinischen Besserung notwendig.
- Ein resultierender Algorithmus zur Risikostratifizierung bei Verdacht auf schwere ambulant erworbene Pneumonie im Krankenhaus ist in ▶ Abb. 32.1 dargestellt.

32.9 Symptomatik

- allgemeines Krankheitsgefühl
- Fieber oder Hypothermie
- Husten mit oder ohne eitrigen Auswurf
- Dyspnoe
- Thoraxschmerz
- Bewusstseinsstörung
- „grippale" Symptome wie Myalgien, Arthralgien, Zephalgien

32.10 Diagnostik

32.10.1 Diagnostisches Vorgehen

- Bei klinischem Verdacht auf Pneumonie ist zur Diagnosebestätigung der Infiltratnachweis in der Lunge mittels Bildgebung (Röntgen, Sonografie oder CT) gefordert.
- Parallel sollte bereits bei Verdacht auf eine schwere Pneumonie eine individuelle Therapiezielevaluation sowie eine objektivierbare Risikostratifizierung (S. 248) eingeleitet werden.
- Ebenso wird parallel die mikrobiologische Diagnostik durchgeführt.
- Insbesondere bei Patienten mit sepsisassoziierter Organdysfunktion oder Schock dürfen diagnostische Maßnahmen den umgehenden Beginn der Sicherung der Organfunktion, eines adäquaten Sepsismanagements und der antimikrobiellen Therapie nicht verzögern.

Das initiale diagnostische Vorgehen bei Verdacht auf schwere ambulant erworbene Pneumonie ist in ▶ Abb. 32.2 dargestellt.

32.10.2 Anamnese

- Anamnestische Angaben sollten insbesondere bezüglich der Risikofaktoren für einen schweren Verlauf sowie seltene und/oder multiresistente Erreger erhoben werden:
  - Vorliegen potenziell dekompensierender Komorbiditäten (dann Evaluation der jeweiligen Organfunktion)
  - Vorliegen einer Immunsuppression (erweitertes Erregerspektrum)
  - Kontakt zu seltenen und/oder ansteckenden Erregern (z. B. zu Patienten mit Influenza oder Tuberkulose, zu Vögeln → Psittakose, zu Schafen → Coxiellose)
  - Reiseanamnese (ggf. Legionellose; medizinische Versorgung in Süd- und Osteuropa, Afrika, Naher Osten, Asien → Risiko für multiresistente Erreger)

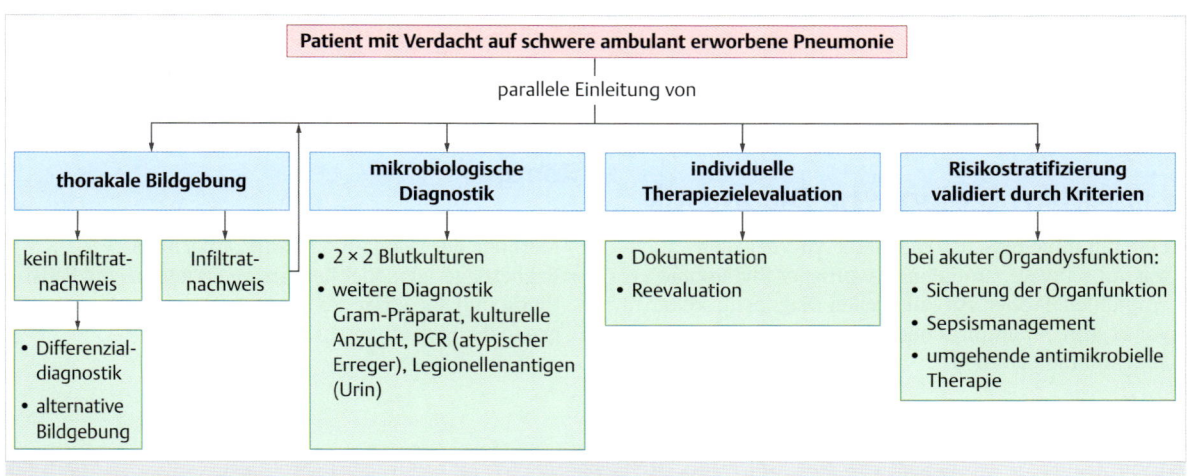

Abb. 32.2 Verdacht auf schwere ambulant erworbene Pneumonie im Krankenhaus. Diagnostisches Vorgehen.

- Vorliegen einer strukturellen Lungenerkrankung, Bronchiektasen → Risiko für Pseudomonas spp.
- Antibiotikavortherapie in den letzten 90 Tagen → Risiko für resistente Erreger
- Krankenhausaufenthalt in den letzten 4 Wochen (nosokomiale Pneumonie)
- Risikofaktoren für eine Aspirationspneumonie

32.10.3 Körperliche Untersuchung

- *Inspektion:*
  - Dyspnoe mit erhöhter Atemfrequenz
  - Zyanose
  - verminderte Atemexkursionen der betroffenen Seite
- *Palpation:*
  - verstärkter Stimmfremitus über dem betroffenen Areal
  - Tachykardie
  - abgeschwächter Puls, ggf. bei arterieller Hypotonie
- *Perkussion:*
  - ggf. abgeschwächter Klopfschall (bei ausgedehnten Infiltrationen und/oder parapneumonischem Pleuraerguss)
- *Auskultation:*
  - fein- bis mittelblasige, klingende, ohrnahe Rasselgeräusche
  - Bronchialatmen

32.10.4 Labor

- Die Labordiagnostik dient der Evaluation der akuten sepsisassoziierten Organdysfunktion sowie der Verlaufsbeurteilung entzündlicher Parameter.
- Die minimale Labordiagnostik bei schwerer ambulant erworbener Pneumonie umfasst daher arterielle (ggf. auch kapilläre) Blutgasanalyse, Laktat, Blutzucker, Differenzialblutbild, Gerinnung, Elektrolyte, Leber- und Nierenfunktionsparameter sowie mindestens einen Entzündungsparameter wie C-reaktives Protein (CRP) oder Prokalzitonin (PCT).
- Weitere Parameter, wie z. B. Marker der kardialen Funktion (Troponin, Kreatinkinase [CK], Kreatinkinase Isoenzym MB [CK-MB], Brain natriuretic Peptide [BNP]), Schilddrüsenfunktionsparameter oder Immunmarker, können bei entsprechender Fragestellung und/oder Komorbidität indiziert sein.

32.10.5 Mikrobiologische Diagnostik

- Eine mikrobiologische Diagnostik wird bei allen Patienten mit schwerer ambulant erworbener Pneumonie empfohlen. Proben zur kulturellen Diagnostik sollten vor Beginn der empirischen antimikrobiellen Therapie abgenommen werden.

Kulturen

- Obligat ist die umgehende Entnahme von mindestens zwei Pärchen Blutkulturen vor Antibiotikaerstgabe.
- Bei purulentem Sputum soll eine mikroskopische und kulturelle Sputumuntersuchung erfolgen. Dabei sind Organismen der Normalflora wie vergrünende Streptokokken, Neisserien, Corynebakterien, Enterokokken und Staphylococcus epidermidis sowie Candida spp. nicht als Pneumonieerreger zu werten.
- Bei punktablem Pleuraerguss ist eine rasche diagnostische Pleurapunktion mit Mikroskopie und Kultur sowie pH-Bestimmung aus dem Punktat indiziert.
- Eine Bronchoskopie ist routinemäßig nicht notwendig, insbesondere sollte sie den umgehenden Beginn einer empirischen Antibiotikagabe nicht verzögern. Eine bronchoskopische Diagnostik ist indiziert bei Immunsuppression, Verdacht auf poststenotische Pneumonie, Lungenabszess oder Verdacht auf seltene Erreger und/oder Tuberkulose.

Urinantigene

- Bestimmung des *Legionellenantigens* im Urin bei allen Patienten mit schwerer ambulant erworbener Pneumonie (cave: Sensitivität nur 75 %, bei weiterbestehendem Verdacht PCR/Kultur aus respiratorischen Materialien)
- Bestimmung des *Pneumokokkenantigens* im Urin zur Therapiefokussierung

Molekularbiologie

- Während einer Influenzasaison sollte bei allen Patienten eine Diagnostik auf Influenzaviren mittels Polymerase-Kettenreaktion (PCR) erfolgen.
- Die Verwendung molekularer Detektionsverfahren zum gleichzeitigen Nachweis von mehreren bakteriellen oder viralen Erregern aus respiratorischen Materialien (Multiplex-PCR) ist derzeit aufgrund schwieriger Differenzierung einer asymptomatischen Besiedlung kein Routineverfahren.

32.10.6 Bildgebende Diagnostik

- Zur Diagnosestellung einer Pneumonie wird der bildgebende Nachweis eines Lungeninfiltrats gefordert.

Röntgen

- Die Röntgenaufnahme im Stehen in 2 Ebenen gilt als Methode der Wahl für den Infiltratnachweis.
- Bei bettlägerigen oder beatmeten Patienten sind Sensitivität und Spezifität des Röntgen-Thorax im Liegen dagegen deutlich eingeschränkt.

CT

- Die CT ist sensitiver und auch spezifischer für den Infiltratnachweis als das Röntgenbild.
- Insbesondere bei Vorliegen einer Immunsuppression, unklarem Röntgenbefund, unklarer Differenzialdiagnose, fehlendem Therapieansprechen oder Verdacht auf Abszedierung sollte daher eine CT des Thorax durchgeführt werden.

Thoraxsonografie

- Zum schnellen und sicheren Nachweis von Pleuraergüssen und größeren Konsolidierungen bis in die Peripherie ist die Thoraxsonografie die Methode der Wahl.
- Ein Vorteil besteht in der raschen Verfügbarkeit und der parallelen Detektion weiterer Pathologien (Differenzierung von Atelektase, Erguss oder Empyem mit Punktionsplanung, peripherer Raumforderung, Lungenembolie).
- Der positiv-prädiktive Wert ist bei Nachweis von Pneumobronchogrammen hoch, bei fehlendem sonografischen Infiltratnachweis muss aber eine weitere Bildgebung angeschlossen werden (fehlende Möglichkeit der Detektion zentraler Infiltrate).

32.11 Differenzialdiagnosen

32.12 Therapie

32.12.1 Therapeutisches Vorgehen

- Das initiale Management von Patienten mit schwerer ambulant erworbener Pneumonie erfolgt in Abhängigkeit von der individuellen Risikostratifizierung.
- Bei allen Patienten mit akuter Organdysfunktion besteht eine akute Notfallsituation: Sepsismanagement, Sicherung der respiratorischen und extrapulmonalen Organfunktion sowie rasche Einleitung einer adäquaten antimikrobiellen Kombinationstherapie innerhalb der ersten Stunde sind essenziell und prognostisch bedeutend (▶ Abb. 32.3).
- Diagnostische Prozeduren dürfen diese wichtigsten therapeutischen Maßnahmen nicht verzögern.

32.12.2 Sepsismanagement

- Bei Patienten mit Pneumonie und akuter Organinsuffizienz besteht definitionsgemäß eine Sepsis, wofür das *Sepsisbündel* Anwendung findet, d. h., schnellstmöglich abgeschlossen innerhalb von spätestens 60 Minuten sollten sein:
- Laktatbestimmung
- Entnahme von Blutkulturen

Tab. 32.1 Differenzialdiagnosen der ambulant erworbenen Pneumonie.

Differenzialdiagnose	Bemerkungen
nosokomiale Pneumonie	liegt vor bei Entwicklung der Pneumonie innerhalb von 48 Stunden nach Aufnahme oder 4 Wochen nach Entlassung aus dem Krankenhaus
	erweitertes Erregerspektrum (S. aureus, P. aeruginosa, Enterobakterien, Schimmelpilze)
Tuberkulose	bei epidemiologischen Risikofaktoren oder Kontakt → Diagnostik aus Sputum oder bronchoalveolärer Lavage
Lungenembolie, Infarktpneumonie	Echokardiografie, Duplex-Sonografie der Beinvenen, CT mit Pulmonalisangiografie; D-Dimere bei Pneumonie unspezifisch
Herzinsuffizienz, Koronarsyndrom	Anamnese, Labor, EKG, Echokardiografie; cave: Herzerkrankung und Pneumonie können auch parallel auftreten und sich jeweils begünstigen
pulmonale Mitbeteiligung bei Vaskulitis/ Kollagenose	CT, Autoantikörper, Biopsie
	cave pulmorenales Syndrom: Nierenversagen kann Ausdruck einer Sepsis bei Pneumonie sowie einer Mitbeteiligung einer Autoimmunerkrankung sein.
maligne Lungenerkrankung	CT, Bronchoskopie mit Biopsie
	radiologisch Infiltratcharakter bei Lungenkarzinom mit lepidischem Wachstumsmuster, Lymphangiosis carcinomatosa, pulmonalem Lymphombefall; ferner Möglichkeit der poststenotischer Pneumonie berücksichtigen
interstitielle Lungenerkrankung	CT, pneumologisches Konsil
	breite Differenzialdiagnose inklusive Bronchiolitis obliterans mit organisierender Pneumonie (BOOP – auch als Komplikation nach Pneumonie! – oder kryptogener organisierender Pneumonie [COP]), idiopathische Lungenfibrose (IPF), exogen allergische Alveolitis, Sarkoidose, Histiozytose X, eosinophile Pneumonien, Lungenbeteiligungen bei rheumatischen Erkrankungen und medikamentös induzierte Alveolitiden

Ambulant erworbene Pneumonie

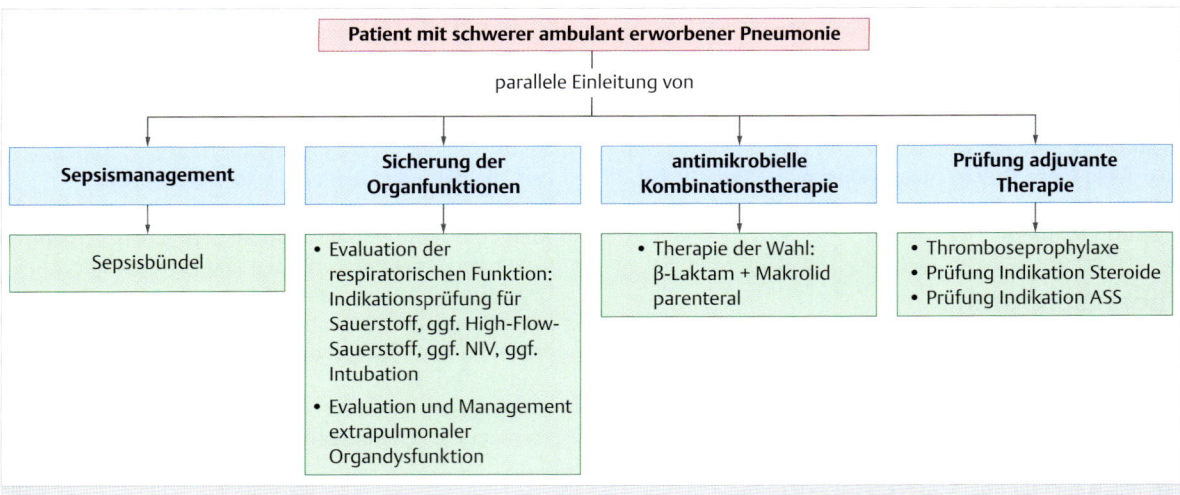

Abb. 32.3 Schwere ambulant erworbene Pneumonie im Krankenhaus. Initialer Therapiealgorithmus (ASS: Azetylsalizylsäure, NIV: nicht invasive Beatmung).

- intravenöse Gabe eines adäquaten (in der Regel kombinierten) Breitspektrumantibiotikums
- bei arterieller Hypotension oder Laktaterhöhung rasche intravenöse Gabe von Kristalloiden
- Evaluation (inklusive Blutgasanalyse) und ggf. Therapie der akuten respiratorischen Insuffizienz
- Gabe von Vasopressoren, um mittleren arteriellen Druck (MAP) von ≥ 65 mmHg zu erzielen
- Wiederholung der Laktatmessung, wenn initial erhöhte Werte

32.12.3 Management der respiratorischen Insuffizienz

- Die akute respiratorische Insuffizienz ist ein prognostisch relevantes Schweregradkriterium bei Pneumonie, eine *Evaluation der Blutgasanalyse* ist daher bei allen stationären Patienten notwendig.
- Bei Patienten mit einer Sauerstoffsättigung < 90 % und/oder einem arteriellen Sauerstoffpartialdruck < 8 kPa besteht die Indikation zur *Sauerstoffgabe* sowie zeitnahen Reevaluation der Blutgasanalyse.
- Bei Patienten mit Pneumonie und COPD-bedingter akuter hyperkapnischer respiratorischer Insuffizienz oder kardialem Lungenödem soll ein Versuch mittels *nicht invasiver Beatmung* (NIV) erfolgen.
- Bei Patienten mit Pneumonie und hypoxischem Versagen ohne kardiales Lungenödem kann ein *NIV-Versuch* oder bei Verfügbarkeit ggf. ein Versuch mittels nasaler *High-Flow-Sauerstofftherapie* durchgeführt werden. Verbessert sich die respiratorische Situation nicht innerhalb einer Stunde, darf eine *Intubation* nicht verzögert werden.

32.12.4 Antimikrobielle Initialtherapie

- Die Antibiotikatherapie bei Pneumonie mit akuter Organdysfunktion ist schnellstmöglich zu beginnen (Ziel: innerhalb einer Stunde), so dass eine empirische Therapie die Regel ist.
- initiale Therapie in ausreichend hoher Dosis und immer parenteral
- breites Spektrum mit guter Wirksamkeit sowohl gegen Pneumokokken und Legionellen als auch gegen Staphylococcus aureus und Enterobakterien
- Piperacillin/Tazobactam, Cefotaxim oder Ceftriaxon in Kombination mit einem modernen Makrolid sind Mittel der ersten Wahl. Monotherapie mit Moxifloxacin oder hochdosiertem Levofloxacin ist eine mögliche Alternative bei Patienten ohne septischen Schock und ohne invasive Beatmung
- Multiresistente Erreger (S. 248) sind bei der ambulant erworbenen Pneumonie sehr selten, also nur in Ausnahmefällen bei bestimmten Risikofaktoren zu berücksichtigen.
- Die antivirale Therapie mit Oseltamivir bei Patienten mit akuter Organdysfunktion und erhöhtem Risiko (Komorbiditäten, Schwangere) ist während der Influenzasaison zu erwägen, nach Vorliegen eines negativen Testergebnisses in der PCR wieder zu beenden.
- Bei Niereninsuffizienz sollte zumindest in den ersten 24 Stunden in voller Dosierung therapiert werden.
- Bei intermediär empfindlichen Erregern kann die Wirksamkeit von Betalaktamantibiotika durch Verlängerung der Infusionszeit gesteigert werden (z. B. auf 4 Stunden).

Tab. 32.2 Empirische Initialtherapie bei schwerer ambulant erworbener Pneumonie.

	Wirkstoff	Dosierung (pro Tag)
Therapie der Wahl		
Betalaktam plus	Piperacillin/Tazobactam	3 × 4,5 g i. v.
	Ceftriaxon	1 × 2,0 g i. v.
	Cefotaxim	3 × 2,0 g i. v.
Makrolid	Clarithromycin	2 × 500 mg i. v.
	Azithromycin	1 × 500 mg i. v.
Alternative		
Fluorchinolon	Levofloxacin	2 × 500 mg i. v.
	Moxifloxacin	1 × 400 mg i. v.
bei Patienten mit Beatmung oder Schock: plus Betalaktam	s. o.	

- ▶ Tab. 32.2 gibt die aktuellen Empfehlungen zur Initialtherapie bei schwerer ambulant erworbener Pneumonie wider.

32.12.5 Adjuvante Therapieoptionen

- routinemäßig Thromboseprophylaxe, frühzeitige Mobilisierung und Atemtherapie
- Systemische Steroide werden aufgrund der unklaren Evidenzlage derzeit nicht empfohlen. Indiziert sind systemische Steroide bei exazerbierter obstruktiver Atemwegserkrankung und bei Patienten mit septischem Schock ohne Ansprechen auf Volumen- und Katecholamintherapie.
- Überprüfen einer kardiovaskulären Indikation für Azetylsalizylsäure (ASS)
- eventuell IgM-angereichertes Immunglobulin (noch experimentell)

32.13 Verlauf und Prognose

32.13.1 Verlaufsevaluation

- kontinuierliche Verlaufskontrolle der Vitalparameter und ggf. der Parameter der Organdysfunktion aller Patienten bis zum Eintreten einer klinischen Besserung (höchstes Risiko einer Verschlechterung der Organfunktion in den ersten 72 Stunden nach Krankenhausaufnahme)
- Mindestens tägliche Evaluation der klinischen Stabilitätskriterien. Sind alle 7 Kriterien erfüllt, ist das Risiko des Auftretens einer erneuten akuten Organdysfunktion gering. Die *Zeichen der klinischen Stabilität* sind definiert als:
  - Herzfrequenz ≤ 100/min
  - Atemfrequenz ≤ 24/min
  - systolischer Blutdruck ≥ 90 mmHg
  - Körpertemperatur ≤ 37,8 °C
  - Fähigkeit zur oralen Nahrungsaufnahme
  - normaler Bewusstseinszustand
  - keine Hypoxämie (pO_2 ≥ 60 mmHg bzw. SaO_2 ≥ 90 %)
- bei kardialer Komorbidität symptombezogenes kardiales Monitoring
- Identifikation pneumonieassoziierter Komplikationen (komplizierter parapneumonischer Erguss bzw. Empyem, Abszess)
- Verlaufskontrolle mindestens eines Entzündungswerts nach 2–3 Tagen, bei fehlendem Abfall nach adäquater Latenz (PCT: 24–48 Stunden, CRP: 48–72 Stunden) klinische Reevaluation bezüglich eines Therapieversagens

32.13.2 Deeskalation, Fokussierung, Dauer der antimikrobiellen Therapie

- Bei klinischer Stabilisierung und mindestens 3-tägiger parenteraler Therapie sollen die Möglichkeit der Deeskalation sowie die Fokussierung der Antibiotikatherapie überprüft werden:
  - *Makrolide* können im Rahmen einer Kombinationstherapie bei fehlendem Nachweis atypischer Erreger nach 3 Tagen beendet werden.
  - bei Pneumokokkennachweis über Blutkultur und/oder Antigentest im Urin und klinischer Besserung unter kalkulierter Therapie *Fokussierung auf Penicillin*.
  - bei gewährleisteter enteraler Absorption Umstellung auf *orale Antibiotika mit guter oraler Bioverfügbarkeit* (z. B. Amoxicillin/Clavulansäure)
- Die antimikrobielle Therapie sollte bei Fehlen von Komplikationen 2–3 Tage nach Erreichen der klinischen Stabilität beendet werden, eine *Therapiedauer von 5–7 Tagen* ist somit auch bei schwerer Pneumonie in der Regel ausreichend. *Längere* Therapiedauern sind notwendig bei Staphylococcus-aureus-Bakteriämie, Abszess, Pleuraempyem oder ggf. bei poststenotischer Pneumonie
- Eine PCT-gesteuerte Strategie zur Bestimmung der Therapiedauer kann in erfahrenen Zentren unter Einsatz entsprechender Therapieprotokolle verwendet werden (Therapieende bei Abfall des PCT unter 20 % des Ausgangswertes oder auf 0,5 ng/ml).
- Antibiotic-Stewardship-Interventionen können bei der Implementierung dieser Maßnahmen helfen.

32.13.3 Therapieversagen

- Bei fehlendem Erreichen einer klinischen Stabilität nach 3–5 Tagen adäquater Therapie bzw. klinischer Verschlechterung muss ein Therapieversagen überprüft werden.

- Abgrenzung der verzögert einsetzenden klinischen Stabilität von der klinisch progredienten Pneumonie (Verschlechterung der Vitalfunktion und/oder Organfunktionen, Anstieg der Entzündungsparameter) mit schlechter Prognose
- Bei klinischem Progress wird eine zeitnahe erweiterte Diagnostik inklusive Reevaluierung der Schweregradkriterien und Organfunktionen, Verlaufskontrolle der Entzündungsparameter sowie Ausschluss möglicher Komplikationen wie Abszedierung oder Pleuraerguss erforderlich. Ferner erneute mikrobiologische Diagnostik, ggf. inklusive Bronchoskopie, sowie eine sorgfältige Evaluation extrapulmonaler infektiöser und nicht infektiöser Differenzialdiagnosen oder Komplikationen wie einer Lungenembolie und einer bisher unbekannten Immunsuppression (inklusive HIV).
- Das intensivmedizinische Management zur Stabilisierung der Organfunktion und die Umstellung der antimikrobiellen Therapie stehen im Vordergrund. Die Antibiotikatherapie bei einer progredienten Infektion sollte Lücken im antimikrobiellen Spektrum der Ersttherapie schließen und stets als parenterale Kombinationstherapie in ausreichender Dosierung verabreicht werden.

32.13.4 Prognose

- Vor allem hospitalisierte CAP-Patienten haben ein erhöhtes Mortalitätsrisiko. Die Sterblichkeit steigt hier von 3,5 % in der Gruppe der 40- bis 49-Jährigen auf über 25 % in den über 90-Jährigen.
- Die Prognose wird weiterhin maßgeblich durch Komorbiditäten beeinflusst. Je mehr Komorbiditäten vorhanden sind, desto höher ist das Mortalitätsrisiko.
- Im Krankheitsverlauf scheinen vor allem kardiovaskuläre Ereignisse die weitere Prognose zu beeinflussen. Hierbei wird die ambulant erworbene Pneumonie als proinflammatorisches Ereignis gesehen, das zum Beispiel zu einer Ruptur eines atherosklerotischen Plaques führen kann.

32.14 Prävention

- Durchführung der Grippeschutzimpfung
- Durchführung der Pneumokokkenimpfung zur Primärprävention einer Pneumokokkenpneumonie als Standardimpfung bei Personen > 60 Jahren und als Indikationsimpfung bei Risikogruppen (chronische Krankheiten, angeborene oder erworbene Immundefekt bzw. Immunsuppression)
- Raucherentwöhnung
- Überprüfung der Indikation für Protonenpumpeninhibitoren und deren eventuelles Absetzen
- Beurteilung des Schluckaktes und des Aspirationsrisikos
- Mundhygiene zur Verminderung der Aspiration pathogener oraler Keime

32.15 Quellenangaben

[1] Ewig S, Hoffken G, Kern WV et al. Management of adult community-acquired pneumonia and Prevention – Update 2016. Pneumologie 2016; 3: 151–200

32.16 Literatur zur weiteren Vertiefung

[1] Almirall J, Serra-Prat M, Bolibar I et al. Risk factors for community-acquired pneumonia in adults: a systematic review of observational studies. Respiration 2017; 3: 299–311
[2] Kolditz M, Ewig S, Schutte HG et al. Assessment of oxygenation and comorbidities improves outcome prediction in patients with community-acquired pneumonia with a low CRB-65 score. J Intern Med 2015; 2: 193–202
[3] Dumke R, Schnee C, Pletz MW et al. Mycoplasma pneumoniae and Chlamydia spp. infection in community-acquired pneumonia, Germany, 2011–2012. Emerging Infectious Diseases 2015; 3: 426–434
[4] Pakhale S, Mulpuru S, Verheij TJ et al. Antibiotics for community-acquired pneumonia in adult outpatients. Cochrane Database of Systematic Reviews 2014; 10: Cd002109
[5] Ewig S, Klapdor B, Pletz MW et al. Nursing-home-acquired pneumonia in Germany: an 8-year prospective multicentre study. Thorax 2012; 2: 132–138

32.17 Wichtige Internetadressen

- http://www.capnetz.de
- http://www.awmf.org/leitlinien/detail/ll/020–020.html

33 Nosokomiale Pneumonie

Santiago Ewig, Christian Giesa

33.1 Steckbrief

Die nosokomiale Pneumonie umfasst die im Krankenhaus erworbene Pneumonie des spontan atmenden und des beatmeten Patienten. Pathogenetisch liegt meist eine Aspiration kontaminierten oropharyngealen (seltener gastralen) Sekrets vor. Die häufigsten Erreger sind entsprechend bei Patienten ohne Risikofaktoren solche, die den oberen Respirationstrakt kolonisieren (Staphylococcus aureus, MSSA), Haemophilus influenzae und Streptococcus pneumoniae), bei Patienten mit Risikofaktoren zusätzlich potenziell multiresistente Erreger (MRSA, Enterobakterien, Nonfermenter). Die klinische Verdachtsdiagnose sollte eine mikrobiologische Diagnostik unter Einschluss zumindest semiquantitativer Kulturen respiratorischen Sekrets nach sich ziehen. Die kalkulierte initiale antimikrobielle Therapie basiert auf der Kenntnis des Erreger- und Resistenzspektrums des eigenen Behandlungssettings sowie auf Risikofaktoren des Patienten für multiresistente Erreger.

33.2 Synonyme

- hospital-acquired pneumonia (HAP)
- ventilator-associated pneumonia (VAP)

33.3 Keywords

- nosocomial pneumonia (NP)
- hospital-acquired pneumonia (HAP)
- ventilator-associated pneumonia (VAP)
- Sepsis
- septischer Schock
- Bronchoskopie
- quantitative Kulturen
- Multiresistenz
- antimikrobielle Behandlung

33.4 Definition

- Die nosokomiale Pneumonie ist definiert als eine im Krankenhaus erworbene Pneumonie. Traditionell erfolgt die Abgrenzung zur ambulant erworbenen Pneumonie durch das Zeitfenster von 48 Stunden nach Krankenhausaufnahme. Diese Definition bedarf jedoch einiger Modifizierungen.
- Das therapeutisch inspirierte Konzept der *Early-Onset-* versus *Late-Onset-Pneumonie* definiert Erstere als eine Pneumonie vom Aufnahmezeitpunkt im Krankenhaus bis zu 96 Stunden danach. Demnach ist die 48-Stunden-Grenze aufgehoben.
- Zudem werden Patienten, die eine Pneumonie außerhalb des Krankenhauses erwerben, jedoch innerhalb von 3 Monaten vor der Ausbildung einer Pneumonie im Krankenhaus behandelt worden sind, wie Patienten mit nosokomialer Pneumonien behandelt.
- Schließlich muss zwischen nosokomialen Pneumonien des *spontan atmenden Patienten* (hospital-acquired pneumonia) und solchen des *(invasiv) beatmeten Patienten* (ventilator-associated pneumonia) unterschieden werden. Letzterer Begriff ist irreführend, da nicht der Ventilator, sondern die (invasive) Ventilation bzw. der Tubus mit der Pneumonie assoziiert ist.
- Zusätzliche, noch wenig untersuchte Formen der Pneumonie umfassen die Pneumonie unter *nicht invasiver Beatmung* sowie die des *langzeitbeatmeten Patienten*.
- Alle hier dargelegten Konzepte beziehen sich auf den immunkompetenten, nicht schwergradig immunsupprimierten Patienten (d. h. Patienten ohne Risiko für opportunistische Erreger). Im Fall einer schwergradigen Immunsuppression bleiben diese gültig, es müssen jedoch zusätzlich die Besonderheiten von Patienten mit ihrer jeweils spezifischen Immunsuppression beachtet werden.
- Die meisten Daten zur nosokomialen Pneumonie stammen von invasiv beatmeten Patienten bzw. der VAP. Unterschiede zu nicht beatmeten Patienten bestehen in erster Linie prognostisch und weniger hinsichtlich des Erregerspektrums bzw. der antimikrobiellen Therapie.

33.5 Epidemiologie

33.5.1 Häufigkeit

- Angaben zur Häufigkeit der nosokomialen Pneumonie sind aufgrund ihrer Abhängigkeit von Behandlungssetting, Patientengut und Diagnosekriterien mit Vorsicht zu interpretieren. Das Behandlungssetting determiniert die Häufigkeit durch bauliche Gegebenheiten (Einzel- oder Mehrbettzimmer), Pflegeschlüssel und Hygiene. Brandverletzte und chirurgische Patienten entwickeln häufiger eine Pneumonie als Patienten mit internistischen oder neurologischen Erkrankungen. Ein allgemein akzeptierter Diagnosestandard ist nicht verfügbar, so dass die Zahlen epidemiologisch, klinisch oder klinisch-mikrobiologisch begründet sein können.
- Nach jüngsten KISS-Daten beträgt die Inzidenz der Pneumonie in Deutschland unter invasiver Beatmung 3,65/1000 invasive bzw. unter nicht invasiver Beatmung 1,26/1000 nicht invasive Beatmungstage bzw. 0,6/1000 Behandlungstage ohne Beatmung. Diesen Daten liegen allerdings die klinisch-mikrobiologisch wenig validen CDC-Kriterien zugrunde und dürften eher eine Unterschätzung darstellen.

- Die CDC (Centers für Disease Control and Prevention) hat diese selbst zugunsten des Konzepts der „ventilator-associated complications" (VAC) bzw. „infectious ventilator-associated complications" (IVAC) verlassen. Demnach wird auf eine radiologische Diagnose verzichtet und das Ereignis Pneumonie anhand von Veränderungen der Beatmungsintensität und inflammatorischen Parametern erfasst, „mögliche" und „wahrscheinliche" Pneumonie werden durch zusätzliche mikrobiologische Kriterien definiert. Nach dieser Definition werden sowohl klinisch relevante Tracheobronchitiden, Pneumonien als auch diffuse Alveolarschäden (ARDS) gemeinsam gewertet. Nicht beatmungsassoziierte Pneumonien werden gar nicht erfasst.

33.5.2 Geschlechtsverteilung

- Ein Häufigkeitsunterschied zwischen Männern und Frauen ist nicht gesichert.

33.5.3 Prädisponierende Faktoren

- Eine Reihe von Risikofaktoren für die Ausbildung einer nosokomialen Pneumonie sind bekannt; dabei sollte in präventiver Perspektive zwischen nicht modifizierbaren und modifizierbaren Faktoren unterschieden werden.
- Die nosokomiale Pneumonie entzieht sich aufgrund der Vielfalt der nicht modifizierbaren Faktoren der vollständigen präventiven Kontrolle. Eine zwischenzeitliche „Zero-VAP"-Strategie in den USA darf als gescheitert angesehen werden. Dennoch kann durch konsequente Umsetzung präventiver Bündel eine deutliche Reduktion der Häufigkeit erreicht werden.
- Die Bedeutung des Behandlungssettings wurde bereits ausgeführt. Eine Übersicht über definierte Risikofaktoren gibt ▶ Tab. 33.1.

Tab. 33.1 Risikofaktoren der nosokomialen Pneumonie.

nicht modifizierbare Risikofaktoren	modifizierbare Risikofaktoren
• höheres Lebensalter • allgemein hoher Schweregrad der Morbidität • speziell akut bestehende Komorbidität (beeinträchtigter Bewusstseinszustand bzw. Koma, Sinusitis, Trauma, Verbrennungen, akutes Atemnotsyndrom [ARDS], Multiorganversagen) • chronische Komorbidität (chronische Lungenerkrankungen bzw. COPD) • schwere Aspiration • kardiopulmonale Reanimation, besonders unter Kühlung • Herbst- und Wintersaison	• liegende nasogastrische Sonde • nasale Intubation • infektiöse Sinusitis • kontinuierliche (tiefe) Sedierung, Gabe von Muskelrelaxanzien • prolongierte invasive Beatmung • Alkalisierung des Magensafts • Reintubation • häufige Wechsel der Beatmungsschläuche • intrakraniale Druckmessung • Bluttransfusionen • horizontale Körperlage • Patiententransporte • Bronchoskopie

33.6 Ätiologie und Pathogenese

- Die nosokomiale Pneumonie kann über drei Wege entstehen. Die mikrobielle Kolonisation des aerodigestiven Traktes und die schleichende Aspiration oropharyngealen, zuweilen auch gastralen Sekrets sind die entscheidenden Voraussetzungen zur Ausbildung einer nosokomialen Pneumonie. Bei beatmeten Patienten stellt der liegende Tubus unter Umgehung der unspezifischen Abwehrmechanismen eine Via Regia der schleichenden Aspiration dar. Deutlich seltener sind hämatogene Streuungen. Exogene Infektionswege über kontaminierte Aerosole sind möglich, spielen bei konsequenter Hygiene jedoch kaum eine Rolle.
- Bei Patienten mit Early-Onset-Pneumonie (bis zu 96 Stunden nach Krankenhausaufnahme) ohne Risikofaktoren sind *Staphylococcus aureus* (methycillinsensibler S. aureus; MSSA), *Haemophilus influenzae* und *Streptococcus pneumoniae*, weniger auch *Escherichia coli* die häufigsten Erreger. Diese reflektieren die Aspiration des Sekrets bzw. der typischen Kolonisationskeime der oberen Atemwege. Bei Patienten mit Risikofaktoren für multiresistente Erreger (vor allem schwere COPD, vorhergehende Hospitalisation bzw. antimikrobielle Therapie) sowie mit Late-Onset-Pneumonie unabhängig von Risikofaktoren finden sich entsprechend mit methycillinresistentem S. aureus (MRSA), Enterobakterien, Nonfermentern zusätzlich häufig Erreger einer typischen nosokomialen Kolonisation der oberen Atemwege; diese weisen heute häufiger eine Multiresistenz auf.
- Die Bedeutung der *Anaerobier* ist ungeklärt. Eine sichere Rolle spielen sie im Rahmen von Empyemen, wohl auch bei Abszessen, häufig im Rahmen von Mischinfektionen.
- Während Kolonisationen der Atemwege durch *Candida* häufig vorgefunden werden, sind Candida spp. nie Erreger einer nosokomialen Pneumonie. Jedoch muss bei Risikopatienten (schwere Immunsuppression, aber auch Leberzirrhose, Autoimmunerkrankungen, niedrigdosierte prolongierte systemische Steroidtherapie) mit Pneumonien durch *Aspergillus* spp. gerechnet werden.
- Nosokomiale *Viruspneumonien* können in Zeiten der Influenzasaison relevant sein, meist im Rahmen einer Ausbruchssituation. Herpesviren (Herpes simplex, Zytomegalievirus) werden bei Patienten nach schwerem septischem Schock bzw. ARDS gefunden. Ihre ätiologische Bedeutung ist im Einzelfall zu klären. Risikofaktoren sind prolongierter ICU-Aufenthalt > 14 d, Katabolie, persistierende Inflammation und Lymphopenie (< 800/µl).
- Keine Erreger von Pneumonien sind: koagulasenegative Staphylokokken, Streptokokken (andere als Streptococcus pneumoniae), Neisserien und Corynebakterien sowie Enterokokken (auch nicht vancomycinresistente Enterokokken!) sowie – wie erwähnt – Candida spp.

33.7 Klassifikation und Risikostratifizierung

- Die wesentlichen Klassifikationen wurden bereits im Abschnitt „Definition (S. 255)" vorgestellt.
- Das Konzept der Early-Onset- und Late-Onset-Pneumonie wurde zuletzt in Frage gestellt. Die meisten Untersuchungen zur Validierung des Konzepts haben jedoch keine korrekten Definitionen zugrunde gelegt; so wurde sowohl der Zeitpunkt (korrekt: Hospitalisation, nicht Intubation!) als auch Risikofaktoren nicht adäquat berücksichtigt. Daten, die auch für die Early-Onset-Pneumonie hohe Raten an multiresistenten Erregern zeigen, sind in ihrer externen Validität zu bezweifeln, da andernfalls vergleichbare Raten auch bei Patienten mit ambulant erworbener Pneumonie zu erwarten wären, was aber nicht beobachtet wird. Es trifft jedoch zu, dass das Kriterium Late Onset aktuell unter eine Reihe anderer Risikofaktoren subsumiert werden sollte, somit nicht mehr den alleinigen Faktor der Risikostratifizierung darstellt.
- Die klinisch zentrale Risikostratifizierung bezieht sich auf das Risiko für multiresistente Erreger. Nach der aktuellen Leitlinie umfasst diese folgende Faktoren:
  - (intravenöse) antimikrobielle Therapie in den letzten 90 Tagen
  - Hospitalisation ≥ 5 Tage (Late Onset)
  - Kolonisation durch multiresistente Erreger (MRSA oder multiresistente gramnegative Bakterien [MRGN])
  - medizinische Versorgung in Süd- und Osteuropa, Afrika, Naher Osten, Asien
  - septischer Schock, sepsisassoziierte akute Organdysfunktion
  - zusätzliche Risikofaktoren für Pseudomonas aeruginosa: strukturelle Lungenerkrankung (fortgeschrittene COPD, Bronchiektasen), bekannte Kolonisation durch P. aeruginosa
- Die Datenlage hinsichtlich der Relevanz der Kolonisation durch multiresistente Erreger ist dabei nicht eindeutig; die meisten Patienten mit einer solchen Kolonisation (vor allem mit MRSA) weisen keine Pneumonie durch diese Erreger auf.

33.8 Symptomatik

- Die Symptomatik der nosokomialen Pneumonie umfasst Fieber oder Hypothermie, purulentes Tracheobronchialsekret sowie eine Verschlechterung des Gasaustauschs mit entsprechenden Folgen. Im Falle eines septischen Schocks besteht eine Hypotonie mit (Multi)Organversagen.

33.9 Diagnostik

33.9.1 Diagnostisches Vorgehen

- Die Diagnose einer nosokomialen Pneumonie ist immer eine Verdachts- bzw. Arbeitsdiagnose, die der weiteren Evaluation im kurzfristigen Verlauf bedarf.
- Die klassischen Kriterien nach Johanson sind in ▶ Tab. 33.2 genannt. Eine Verdachtsdiagnose ist gegeben, wenn ein neu aufgetretenes Infiltrat in der Röntgen-Thoraxaufnahme plus zwei der drei weiteren Kriterien vorliegen.
- Offenkundig sind diese Kriterien sehr störanfällig. Insbesondere das neu aufgetretene Infiltrat in der Röntgen-Thoraxaufnahme weist eine nur mäßige Validität auf. Im Fall von vorbestehenden ausgeprägten Lungenverschattungen, etwa im Rahmen eines ARDS, sind neu aufgetretene Infiltrate nicht mehr zuverlässig differenzierbar.
- Trotz vieler Versuche ist es bis heute nicht gelungen, bessere Kriterien für die Verdachtsdiagnose einer nosokomialen Pneumonie zu etablieren. Auch der komplexere Clinical Pulmonary Infection Score (CPIS) stellt hier keine bessere Alternative dar.
- Daher sollte die Verdachtsdiagnose immer durch eine *mikrobiologische Diagnostik* ergänzt werden. Dieses Vorgehen entspricht dem klinisch-mikrobiologischen Diagnosekonzept.

Tab. 33.2 Kriterien des Verdachts auf eine nosokomiale Pneumonie nach Johanson.

Kriterium	Störfaktor
neu aufgetretenes (und persistierendes) Infiltrat in der Röntgen-Thoraxaufnahme	Limitationen der Liegendaufnahme
	breite Differenzialdiagnose einer Verschattung bei beatmeten Patienten
	Der Zusatz „persistierend" impliziert, dass ein Infiltrat immer nur im Verlauf gesichert werden kann.
Fieber ≥ 38,3 °C (oder Hypothermie < 36 °C)	breite Differenzialdiagnose bei Intensivpatienten
	nicht alle Patienten mit Pneumonie entwickeln Fieber (vor allem nicht unter Nierenersatztherapie)
purulentes Tracheobronchialsekret	häufig bei Tracheobronchitis, Patienten mit chronisch obstruktiver Lungenerkrankung und/oder Bronchiektasen, Patienten unter Langzeitbeatmung
Leukozytose ≥ 12 000/µl (oder Leukopenie < 4000/µl)	breite Differenzialdiagnose bei Intensivpatienten
	Kriterium mit dem geringsten diagnostischen Wert

- Nach Jahrzehnten intensiver Forschung ist allerdings deutlich geworden, dass auch die mikrobiologische Diagnostik (bzw. die Ergebnisse quantitativer Kulturen respiratorischer Sekrete) kein unabhängiges Kriterium für die Pneumoniediagnose darstellt. Sie muss vielmehr als *komplementär zu klinischen Kriterien* interpretiert werden.
- Darüber hinaus implizieren invasive Verfahrensweisen der Sekretgewinnung zumindest keinen prognostischen Vorteil, so dass die Frage nach nicht invasiver oder invasiver Diagnostik pragmatisch und individuell entschieden werden kann.
- Wenn die Kriterien der Verdachtsdiagnose erfüllt sind, muss sich eine mikrobiologische Diagnostik anschließen. Zur Gewährleistung einer optimalen diagnostischen Ausbeute sind folgende Regeln zu beachten:
  ○ Die Gewinnung diagnostischer Materialien sollte möglichst vor Beginn einer antimikrobiellen Therapie erfolgen
  ○ Wenn eine solche bereits besteht, erfolgt die Modifikation der antimikrobiellen Therapie erst nach Gewinnung der diagnostischen Materialien.
  ○ Ein „antibiotisches Fenster" vor einer Diagnostik ist nicht schlüssig. Entweder der Patient benötigt weiterhin eine antimikrobielle Therapie – dann stellt ein solches Fenster ein hohes Risiko dar – oder er benötigt sie nicht – dann sollte sie auch nicht gegeben werden.
- Die mikrobiologische Diagnostik erfolgt im Wesentlichen über die Gewinnung respiratorischer Sekrete. Eine Überlegenheit der diagnostischen Ausbeute invasiv-bronchoskopisch gewonnener Sekrete über nicht invasiv gewonnene Tracheobronchialsekrete ist nicht belegt. Allerdings sollte in beiden Fällen mindestens eine semiquantitative Aufarbeitung der Kulturen erfolgen.
- Blutkulturen sollten zusätzlich gewonnen werden, sind jedoch nur in ca. 5 % der Fälle positiv.
- Die Ergebnisse der Diagnostik ergeben die in ▶ Tab. 33.3 dargelegten sechs Konstellationen. Offenbar beruht die Diagnostik einer nosokomialen Pneumonie auf einem definierten Umgang mit Wahrscheinlichkeiten. Diese so definierten Wahrscheinlichkeiten lassen sich in Beziehung zu therapeutischen Entscheidungen setzen.
- Die so gewonnene klinisch-mikrobiologische Diagnose bedarf täglich der Überprüfung im Angesicht der klinischen Entwicklung des Patienten.

33.9.2 Anamnese

- Die Anamnese sollte immer Fragen zu früheren Krankenhausaufenthalten, antimikrobieller Vortherapie und Risikofaktoren für multiresistente Erreger beinhalten.

33.9.3 Körperliche Untersuchung

- Klassische Befunde bei der Pneumonie sind Dyspnoe mit erhöhter Atemfrequenz sowie fein- bis mittelblasige, ohrnahe Rasselgeräusche bei der Auskultation. Selten findet sich ein Bronchialatmen. Im Fall parapneumonischer Ergüsse ist der Klopfschall abgeschwächt.
- Die Auskultationsbefunde sind jedoch nur bei *kooperationsfähigen Patienten* erhebbar; unter invasiver Beatmung sind diese nicht valide.

33.9.4 Labor

- Der Beitrag von Laborparametern zur Diagnostik der nosokomialen Pneumonie ist gering und umfasst primär die Bestimmung der *Leukozytenzahlen*.
- Der prokalzitoninbasierte Behandlungsansatz verzichtet auf eine mikrobiologische Basierung der Diagnose zugunsten eines definierten Algorithmus entlang von Prokalzitoningrenzwerten. Er ist dabei offen für klinisches Ermessen unter Berücksichtigung der sonstigen klinischen Daten. Dieser Ansatz ist jedoch nicht etabliert und in erster Linie als Instrument der Therapiezeitbegrenzung und weniger der Diagnosestellung geeignet.
- Prokalzitonin sollte zur Unterstützung der Diagnose einer Sepsis bestimmt werden. Wiederholte Bestimmungen des Prokalzitonin, unter Umständen auch des C-reaktiven Proteins nach 72 Stunden, sind als Instrument zur Überprüfung des Therapieansprechens geeignet.

33.9.5 Mikrobiologie

- Die mikrobiologische Diagnostik basiert auf der Anfertigung eines *Gram-Präparats* und (semi)quantitativer Kulturen respiratorischer Sekrete. Blutkulturen sollten zusätzlich untersucht werden. Pleuraergusspunktate oder Biopsien sind ebenfalls wichtige Materialien.
  ○ Die Untersuchung erfolgt auf Bakterien und ggf. Pilze (Aspergillus spp.).

Tab. 33.3 Mögliche Konstellationen nach mikrobiologischer Diagnostik.

	Histologie/ Röntgen	quantitative Kultur BALF[1)]
sicher (I)	Histologie positiv, eindeutiges Infiltrat	$\geq 10^4$ KbE/ml
wahrscheinlich (II)	eindeutiges Infiltrat	$\geq 10^4$ KbE/ml
möglich (III)	eindeutiges Infiltrat	$\geq 10^2$, $< 10^4$ KbE/ml
fraglich (IV)	fragliches Infiltrat	jedwedes positive Ergebnis
ausgeschlossen (V)	Infiltrat nicht persistierend	negativ
unklar (VI)	eindeutiges Infiltrat	negativ

BALF: bronchoalveoläre Flüssigkeit, KbE: koloniebildende Einheit
1) Im Fall eines Tracheobronchialsekrets gilt als Trennwert 10^5 oder 10^6 KbE/ml.

- Das Gram-Präparat erlaubt eine Beurteilung der Qualität des Untersuchungsmaterials sowie eine Untersuchung auf intrazelluläre Erreger. Mehr als 5 % intrazelluläre Erreger sind ein starker Hinweis auf eine Pneumonie; dabei können grampositive bzw. -negative Erreger identifiziert werden.
- Bei begründetem Verdacht sind eine *Polymerase-Kettenreaktion* (PCR) auf Influenzaviren sowie ein Urinantigentest sowie Kulturen respiratorischer Sekrete auf Legionellen angezeigt.
- Multiplex-PCR-Systeme sind in einigen Studien vielversprechend, hinsichtlich der Erregerdiagnostik aber nicht hinreichend validiert. Die Relevanz vieler Nachweise über PCR bleibt in vielen Fällen unklar.

33.9.6 Bildgebende Diagnostik

Röntgen

- Die Röntgen-Thoraxaufnahme im Liegen weist eine Fülle von Problemen auf. Dies erklärt die begrenzte Aussagekraft und geringe Validität der Methode. Gerade aufgrund dieser Limitationen sollte ein Standard für die Durchführung der Röntgenaufnahme etabliert werden.
- Beispiel für einen technischen Standard der Röntgen-Thoraxaufnahme:
  - *Vorbereitung*: symmetrische Rückenlage des Patienten; Entfernung aller Kabel, Katheter und sonstigen, auf dem Thorax gelegenen schattengebenden Fremdkörper, soweit klinisch vertretbar, unter fortgesetzter klinischer Beobachtung
  - Sicherstellung eines möglichst konstanten Röhren-Film- und Film-Patienten-Abstands, um möglichst verlässliche Voraussetzungen zur Beurteilung von Variationen der Verschattung von Mediastinum und Herz zu gewährleisten
  - Die *Belichtung* sollte zum Zeitpunkt der maximalen Inspiration erfolgen (Respiratoren bieten entsprechende Hold-Tasten); Belichtung: 120–130 kV, kurze Expositionszeit
  - *Dokumentation* der jeweiligen Beatmungseinstellungen (vor allem der inspiratorischen Beatmungsdrücke und des PEEP)

CT

- Die CT ist in der Diagnostik der nosokomialen Pneumonie nicht etabliert, kann aber in unklaren Fällen zusätzlich zum Einsatz kommen. Sie erweist ihren Wert insbesondere in der Aufdeckung von Infiltraten, die in der Röntgen-Thorax-Liegendaufnahme nicht zur Darstellung kommen, sowie von Abszedierungen.
- Zu bedenken ist allerdings, dass die CT auch viele Befunde liefern kann, die im Hinblick auf die Fragestellung Pneumonie nur schwer interpretierbar sind.

Sonografie

- Die Sonografie des Thorax findet zunehmend Verbreitung; als einfache und beliebig wiederholbare Methode weist sie große Vorteile auf. Sie ist etabliert zur Diagnose von Pleuraergüssen, aber auch von Infiltraten. Limitationen bestehen immer noch in der begrenzten Eindringtiefe und somit der Diagnose zentral gelegener Prozesse.

33.9.7 Instrumentelle Diagnostik

Bronchoskopie

- Die Durchführung der Bronchoskopie mit Gewinnung einer bronchoalveolären Lavage erfordert ein standardisiertes Vorgehen und eine hohe Sorgfalt.

Sonstige

Tracheobronchialsekret

- Die Gewinnung des Tracheobronchialsekrets erfolgt nach Absaugung des Sekrets innerhalb des Tubus und ohne vorherige Anspülung. Transport und mikrobiologische Verarbeitung müssen innerhalb von 4 Stunden erfolgen.

33.10 Differenzialdiagnosen

- In der Diagnostik der nosokomialen Pneumonie sind eine Reihe von Differenzialdiagnosen zu berücksichtigen (▶ Tab. 33.4).

Tab. 33.4 Differenzialdiagnosen der nosokomialen Pneumonie.

Differenzialdiagnose	Bemerkungen
Tracheobronchitis	schwierigste Differenzialdiagnose, Abgrenzung nicht immer möglich
Atelektase	Diagnose und Therapie durch Bronchoskopie
Lungenblutungen	Diagnose und Therapie durch Bronchoskopie
chronisch obstruktive Lungenerkrankung (COP)	nur histologisch oder empirisch durch Steroidtherapie abzugrenzen
akute Lungenversagen (ARDS) bzw. diffuser Alveolarschaden (DAD)	über Ausschlussdiagnostik abzugrenzen
Lungenarterienembolie	vermutlich hohe Dunkelziffer, Diagnose durch Kontrast-CT
Lungentumoren	seltener überraschender Befund
andere Infektionen	Sinusitis, Katheterinfektionen, Harnwegsinfektionen, abdominelle Infektionen

- *ventilatorassoziierte Tracheobronchitis* (VAT):
  - Die Erkrankung ist *nicht einheitlich definiert*. Das zentrale Unterscheidungskriterium zur Pneumonie ist das Fehlen des Infiltrats in der Röntgen-Thoraxaufnahme, zur tracheobronchialen bakteriellen Kolonisation eine definierte Keimlast. Einige Studien legen nahe, dass die VAT mit einer erheblichen Morbidität und Letalität belastet ist, die derjenigen der ventilatorassoziierten Pneumonie (VAP) nahekommt.
  - Aufgrund der vielfältigen Limitationen der Röntgen-Thorax-Liegendaufnahme ist diese Definition (und damit der Umgang mit dieser Entität) jedoch mit großen Unsicherheiten belastet. Sie könnte einerseits, vor allem bei Patienten mit vorbestehenden Lungenverschattungen, bei denen neu aufgetretene Infiltrate häufig nicht dargestellt werden können, eine *„Untertherapie"* implizieren. Andererseits könnte sie im Hinblick auf die Morbiditätslast der VAT zu einer Aufgabe der Unterscheidung von VAT und VAP verleiten und damit die Büchse der Pandora einer *„Übertherapie"* mit allen assoziierten negativen Konsequenzen öffnen helfen.
- Vor diesem Hintergrund sollten zwei Forderungen im klinischen Alltag erfüllt werden:
  - Es sollte in jedem einzelnen Fall unverändert die Anstrengung unternommen werden, Kolonisation, VAT und VAP zu unterscheiden. Dies impliziert eine hochwertige Röntgenaufnahme, ggf. auch die Zuhilfenahme der Sonografie des Thorax.
  - In der Regel sollte nur eine VAP eine umgehende kalkulierte antimikrobielle Therapie nach sich ziehen. Die antimikrobielle Therapie einer VAT sollte Ausnahmefällen vorenthalten bleiben, in denen eine Differenzierung zur VAP definitiv nicht möglich ist, die andererseits mit einer Verschlechterung des klinischen Zustands assoziiert sind; in diesen Fällen sollte jedoch auf dem Boden eines Erregernachweises bereits initial eine gezielte Therapie möglich sein. Statt einer intravenösen Therapie kann auch eine alleinige inhalative Therapie eine Option sein, diese sollte allerdings in therapeutischer Dosierung erfolgen.
- Untersuchungen von offen bzw. über die videoassistierte Thorakoskopie gewonnenen Biopsien in diagnostisch unklaren Fällen haben eine weite Palette von Diagnosen erbracht. Zieht man jedoch diejenigen ab, die durch eine kalkulierte Steroidtherapie behandelbar sind, bleiben überwiegend der *diffuse Alveolarschaden* (DAD), *fibrotische Umbauprozesse* sowie *seltenere Tumoren* übrig.

33.11 Therapie

33.11.1 Therapeutisches Vorgehen

- Die Verdachtsdiagnose einer nosokomialen Pneumonie zieht nach Gewinnung der diagnostischen Materialien stets die Einleitung einer kalkulierten antimikrobiellen Therapie nach sich.
- Binnen 48–72 Stunden und nach Vorliegen der mikrobiologischen Ergebnisse muss eine Reevaluation der Wahrscheinlichkeit einer vorliegenden nosokomialen Pneumonie erfolgen; diese orientiert sich an den Vorgaben gemäß ▶ Tab. 33.3. Entsprechend gelten die in ▶ Tab. 33.5 genannten Konsequenzen.

Tab. 33.5 Verdacht auf nosokomiale Pneumonie: klinische Konstellationen im Rahmen der Reevaluation nach Beginn der kalkulierten antimikrobiellen Therapie und ihre Konsequenzen.

klinische Konstellation	Strategie	Rationale
klinischer Verdacht auf ventilatorassoziierte Pneumonie (VAP)	quantitative Kulturen respiratorischer Sekrete, sonstige Materialien; kalkulierte antimikrobielle Therapie	Vorgehen evident
Reevaluation nach 48–72 Stunden, vier klinische Konstellationen:		
VAP sicher oder wahrscheinlich (I oder II)	Fortführung der antimikrobiellen Therapie, Adjustierung nach Kulturen	Vorgehen evident
VAP möglich (III), kein septischer Schock	individuelle Abwägung	Vorgehen nicht gesichert; antimikrobielle Therapie eher fortführen, ggf. verkürzen
VAP fraglich (IV), kein septischer Schock	individuelle Abwägung	Vorgehen nicht gesichert; antimikrobielle Therapie eher absetzen, ggf. verkürzen Reduktion des Selektionsdrucks und der Exzessletalität durch Übertherapie
VAP ausgeschlossen oder alternative Infektionsquelle (V) oder septischer Schock	Fortsetzen bzw. Adjustieren der antimikrobiellen Therapie	Vorgehen evident
unklare Situation (VI), kein septischer Schock	individuelle Abwägung	–
	zweite kalkulierte Therapie oder	Gründe für fehlenden Erregernachweis wahrscheinlich
	Steroidkurs oder	mögliche COP
	Biopsie (Kryo oder VATS) oder	therapeutische Konsequenz wahrscheinlich
	Beendigung der Therapie	DAD wahrscheinlich

Auswahl der kalkulierten initialen antimikrobiellen Therapie

- Grundsätzlich stehen für die initiale kalkulierte antimikrobielle Therapie drei Optionen zur Verfügung:
  ○ Monotherapie mit engem Spektrum
  ○ Monotherapie mit erweitertem Spektrum
  ○ Kombinationstherapie als Zweifach- oder Dreifachkombination
- In ▶ Tab. 33.6 sind diese Optionen im Einzelnen aufgelistet.
- Generell sollten antipseudomonal wirksame Cephalosporine aufgrund ihrer erheblichen Nebeneffekte (ESBL [extended spectrum β-Laktamasen]-Selektion, Risiko für Clostridium difficile) eher gezielt eingesetzt werden. Zudem eignen sie sich aufgrund ihrer Schwäche im grampositiven Bereich nicht als Monotherapie. Colistin und Cotrimoxazol bleiben der gezielten Therapie von multiresistenten Erregern vorbehalten.
- *Exkurs: Monotherapie versus Kombinationstherapie*: Die Rationale für eine Kombinationstherapie liegt darin, in der Erwartung einer relevanten Wahrscheinlichkeit des Vorliegens einer Multiresistenz die Wahrscheinlichkeit einer inadäquaten initialen kalkulierten Therapie zu reduzieren, indem zwei Substanzen mit unterschiedlichem Wirkspektrum eingesetzt werden. Synergistische oder gar überadditive Wirkungen sind jedoch nicht zu erwarten.
- Die aktuellen Leitlinien der IDSA/ATS sowie der ERS/ESICM/ESCMID/ALAT (im Internet unter https://erj.ersjournals.com/content/erj/50/3/1700582.full.pdf) basieren ihre Empfehlungen zur initialen kalkulierten antimikrobiellen Therapie auf Inzidenzen multiresistenter Erreger im jeweiligen Behandlungssetting sowie das Letalitätsrisiko der jeweiligen klinischen Konstellation. Dies führt im Ergebnis fast regelhaft zur Empfehlung von mindestens Zweifach-, ggf. auch Dreifachkombinationen, zuweilen unter Einschluss von Colistin.
- Gegen Empfehlungen mit solcher Konsequenz sprechen mehrere gewichtige Gründe:
  ○ Die tatsächliche Inzidenz multiresistenter Erreger in der jeweiligen Behandlungseinheit bei Patienten mit nosokomialer Pneumonie ist nur den wenigsten Zentren bekannt; die Zugrundelegung der allgemeinen Resistenzstatistik unter Einschluss aller eingesandten Isolate ist jedoch sehr problematisch und dürfte zu einer Überschätzung der Resistenzlage führen.
  ○ Das tatsächlich beträchtliche Letalitätsrisiko nosokomialer Pneumonien impliziert keineswegs notwendigerweise, dass eine aggressive antimikrobielle Therapie dieses Risiko senken kann. Zweifelsfrei belegt ist dies für die Pneumonie mit septischem Schock. Das geringe Risiko der Exzessletalität, dies auch nur in definierten Subgruppen, spricht jedoch dafür, dass einer antimikrobiellen Kombinationstherapie nur ein limitiertes Potenzial zukommt, das Letalitätsrisiko zu senken.
  ○ In einem Setting mit hohen Multiresistenzraten sinkt auch die Chance einer Kombinationstherapie, einer Resistenz zu entgehen. Im Gegenzug droht eine Zunahme der Resistenzraten durch eine regelhafte Kombinationstherapie.
  ○ Tatsächlich gibt es irritierende Daten, die eine Exzessletalität gerade der von der IDSA/ATS in ihrer Leitlinie 2005 empfohlenen Strategien belegen, ohne dass allerdings die Gründe dafür aufgezeigt werden konnten. Ähnliche Trends konnten auch für die Behandlung von Patienten gefunden werden, die die (heute obsoleten) Kriterien einer HCAP („healthcare-associated pneumonia") erfüllten.
- Aus Sicht der Autoren scheint es daher angezeigt, die Indikationen für Monotherapien nicht vorschnell zu schließen. So gibt es zumindest in Deutschland keinen Anhalt dafür, dass Patienten mit Early-Onset-Pneumonien ohne Risikofaktoren für multiresistente Erreger ein erhöhtes Risiko für diese aufweisen. Zudem dürfte in den meisten Behandlungssettings in Deutschland bei hämodynamisch stabilen, spontan atmenden Patienten mit nosokomialer Pneumonie und Risiko für multiresistente Erreger eine initiale kalkulierte Monotherapie mit

Tab. 33.6 Optionen der initialen antimikrobiellen Therapie der nosokomialen Pneumonie.

Therapieoption	Substanzen
Monotherapie mit limitiertem Spektrum	Aminopenicillin plus Betalaktamaseinhibitor (Amoxicillin/Clavulansäure, Ampicillin/Sulbactam)
	Chinolone (Moxifloxacin, Levofloxacin)
Monotherapie mit erweitertem antipseudomonalem Spektrum	Acylureidopenicillin (Piperacillin/Tazobactam)
	Carpapenem (Imipenem/Cilastatin, Meropenem)
Kombinationstherapie, zweifach (antipseudomonal)	Acylureidopenicillin oder Carbapenem *plus* Chinolon (Ciprofloxacin) oder Aminoglykosid (Tobramycin oder Amikacin)
Kombinationstherapie, dreifach (antipseudomonal plus MRSA-wirksam)	Vancomycin oder Linezolid *plus* Acylureidopenicillin oder Carbapenem *plus* Chinolon (Ciprofloxacin) oder Aminoglykosid
MRSA: methycillinresistenter Staphylococcus aureus	

erweitertem antipseudomonalem Spektrum ausreichend sein.
- Die Notwendigkeit des Einschlusses einer MRSA-wirksamen Substanz ist schwierig zu beurteilen, da eine Kolonisation durch MRSA keinen guten Prädiktor für eine Pneumonie durch MRSA darstellt. Hier kann nur individuell entschieden werden.
- Im Update der deutschsprachigen Leitlinie zur nosokomialen Pneumonie haben diese Überlegungen Eingang gefunden (siehe Internetadressen (S. 265)).
- Die Auswahl der antimikrobiellen Therapie erfolgt demnach entsprechend den unterschiedlichen Risikofaktoren. Ausschlaggebend sind dabei die Faktoren hämodynamische Situation (i. e. septischer Schock), Beatmung sowie Risikofaktoren für multiresistente Erreger. Für die initiale kalkulierte antimikrobielle Therapie ergeben sich folgende Konstellationen:
  - hämodynamisch instabil, septischer Schock → Zweifach-, Dreifachtherapie
  - hämodynamisch stabil, kein MRE-Risiko, nicht beatmet oder beatmet → Monotherapie mit limitiertem Spektrum
  - hämodynamisch stabil, MRE-Risiko, nicht beatmet → Monotherapie mit erweitertem antipseudomonalem Spektrum
  - hämodynamisch stabil, MRE-Risiko, beatmet → Zweifach-, Dreifachtherapie
- Es muss jedoch betont werden, dass die konkreten Gegebenheiten hinsichtlich Patientengut und Resistenzlage im eigenen Behandlungssetting bei hämodynamisch stabilen und spontan atmenden Patienten mit Risiko für multiresistente Erreger auch Kombinationstherapien begründen können.
- Entscheidend für eine adäquate antimikrobielle Therapie ist jedoch nicht nur die Auswahl der kalkulierten initialen antimikrobiellen Therapie, sondern eine konsequente Deeskalation bzw. Fokussierung und Begrenzung der Therapiezeit.
- Die Etablierung eines Standards zur Deeskalation/Fokussierung bzw. zur Therapiezeitverkürzung gehört zu den wichtigen Aufgaben des Antimicrobial Stewardships (ABS).

Deeskalation/Fokussierung der antimikrobiellen Therapie

- Die Deeskalation ist eine eminent wichtige Methode der Begrenzung des Selektionsdrucks. Sie kann in mehrfacher Weise erfolgen:
  - *Absetzen einer kalkuliert begonnenen antimikrobiellen Therapie*:
    - Ein Absetzen kann in den unter ▶ Tab. 33.5 angegebenen Konstellationen erfolgen bzw. erwogen werden.
  - *Absetzen eines Kombinationspartners bei Kombinationstherapie*:
    - Eine Reduktion auf eine Monotherapie kann erfolgen, wenn ein möglicher Erreger, der durch die Kombinationstherapie erfasst werden sollte, nicht nachgewiesen werden kann, oder wenn die Kombinationstherapie das Risiko einer inadäquaten Therapie senken sollte, nach Erregernachweis und Resistogramm jedoch eine wirksame Monotherapie definiert ist. Typische Beispiele sind MRSA bzw. Pseudomonas aeruginosa.
  - *Reduktion des Spektrums einer Monotherapie*:
    - Diese kann in der Regel nur im Fall eines Erregernachweises erfolgen und ist eine Form der Fokussierung. Unter Fokussierung wird die gezielte antimikrobielle Therapie nach Erregernachweis verstanden.

Therapiezeitbegrenzung

- Für eine Therapiezeitbegrenzung wurden mehrere Strategien evaluiert.
  - *Regeltherapiezeit von 7 Tagen*:
    - In einer klassischen Studie wurde gezeigt, dass bei Patienten mit VAP eine antimikrobielle Therapie über 8 Tage im Vergleich zu einer Therapie über 15 Tage gleich wirksam ist. 7–8 Tage sind daher die Regeltherapiezeit, die nur in begründeten Ausnahmefällen überschritten werden sollte.
    - Solche Ausnahmefälle können z. B. abszedierende Entzündungen darstellen, aber auch Pneumonien mit Bakteriämie durch Staphylococcus aureus und Aspergilluspneumonien.
    - Die 8-tägige Therapie von Pneumonien durch Nonfermenter wie Pseudomonas aeruginosa und Acinetobacter spp. war in obiger Studie mit einem höheren Rezidivrisiko, nicht aber einer erhöhten Letalität verbunden. Es besteht daher kein Grund, Pneumonien durch Nonfermenter länger als 7 Tage zu behandeln, wohl jedoch, bei fortgesetzter Beatmung ein engmaschiges Monitoring hinsichtlich möglicher Rezidive zu veranlassen. Diese sollten dann (auch wenn die letzte Substanz erfolgreich war) mit einer Substanz aus einer anderen Substanzgruppe behandelt werden.
  - *prokalzitoningestützte Strategien*:
    - Diese Strategien basieren auf Stoppregeln für die antimikrobielle Therapie bei Erreichen definierter Trennwerte des Prokalzitonins. Dies impliziert eine wiederholte serielle Bestimmung des Prokalzitonins zu definierten Zeitpunkten. Trotz gegebener (und häufig genutzter) Freiheit des Behandlers, die Stoppregel zu übergehen, kann durch eine solche Strategie eine mäßige Verkürzung der Therapiezeit über 1–2 Tage erreicht werden. Dies setzt jedoch zwingend die Etablierung eines Protokolls voraus;

andernfalls wird die Regeltherapiezeit eher überschritten und der Patient potenziell gefährdet.
- *definierte Regeln der Kurzzeittherapie:*
  - In Studien wurden einige Protokolle evaluiert, die in definierten klinischen Konstellationen eine kurze bzw. ultrakurze Therapiezeit vorsahen; diese sind bislang jedoch nicht validiert worden.

Dosierung und Applikation der antimikrobiellen Therapie

- Der adäquaten Dosierung der antimikrobiellen Therapie kommt bei kritisch kranken Patienten eine nicht zu überschätzende Bedeutung zu. Insbesondere Patienten mit hämodynamischer Instabilität weisen häufig eine pharmakokinetisch stark veränderte Konstellation auf. In der Konsequenz resultiert zumindest für hydrophile antimikrobielle Substanzgruppen die Notwendigkeit einer initialen Bolusgabe und einer höheren Dosierung. Insbesondere Patienten mit Niereninsuffizienz sollten initial keine Dosisreduktion erfahren. Eine veränderte Pharmakokinetik macht auch bei stark adipösen Patienten eine Anpassung der Dosierung notwendig (Grundsatz: Dosierung nach Ideal- oder adjustiertem Gewicht bei hydrophilen Substanzen, nach tatsächlichem Körpergewicht bei lipophilen Substanzen).
- Die Applikation der antimikrobiellen Therapie sollte grundsätzlich intravenös erfolgen. Pharmakokinetische und klinische Daten sprechen dafür, Betalaktamsubstanzen über kontinuierliche bzw. prolongierte Infusion zu applizieren. Ein therapeutisches Medikamentenmanagement (TDM, Messung der Wirkspiegel) erweist sich dabei zunehmend als unverzichtbar.
- Für Einzelheiten wird auf die entsprechenden Kapitel verwiesen.
- Für die Applikation antimikrobieller Substanzen über Inhalation (zusätzlich oder in Kombination) gibt es einige gute experimentelle und klinische Daten. Dennoch wird sie aktuell allenfalls in Ausnahmesituationen empfohlen. Eine solche besteht etwa in der Therapie von Pneumonien durch multiresistente Nonfermenter oder – wie erwähnt – von klinisch symptomatischen Tracheobronchitiden.
- Grundsätzlich zur Inhalation geeignet sind Ceftazidim, Aztreonam, Gentamicin, Tobramycin, Amikacin, Ciprofloxacin und Colistin. Wird eine inhalative Therapie in Betracht gezogen, muss jedoch sehr auf die Grundlagen der Inhalationstherapie (Device, Teilchengröße, Beatmungsmodus, Dosis) geachtet werden.

33.12 Nachsorge

33.12.1 Therapieversagen

- Eine allgemein anerkannte Definition des Therapieversagens ist nicht etabliert.
- Verschiedene Ebenen (und entsprechend Kriterien) des therapeutischen Ansprechens können zur Beurteilung der Wirksamkeit einer antimikrobiellen Therapie herangezogen werden:
  - *klinische Kriterien*: Temperatur (bzw. Entfieberung), verminderte Sekretbildung, Aufklaren des Sekrets
  - *laborchemische Kriterien*: Rückgang der Leukozytose, Rückgang von Biomarkern (CRP, PCT)
  - *radiologische Kriterien*: fehlende Progredienz und Rückbildung der Verschattungen
  - *mikrobiologische Kriterien*: Eradikation des Erregers bzw. der ursächlichen Erreger
  - *beatmungsassoziierte Kriterien*: Stabilisierung des Gasaustauschs, Reduktion der Sauerstoffmenge (FIO_2), Reduktion der Beatmungsintensität (PEEP, Beatmungsdrücke)
  - *Kriterien der Hämodynamik*: Stabilisierung der Hämodynamik, Reduktion der Vasopressordosis
- Unmittelbar klinisch relevant für ein Therapieansprechen sind neben klinischen und laborchemischen Kriterien solche der Beatmung und der Hämodynamik. Ein Therapieversagen liegt demnach vor, wenn
  - keine Entfieberung und/oder kein Rückgang der (eitrigen) Sekretbildung vorliegt
  - und/oder Biomarker keine Rückbildung zeigen (und keine anderen Gründe dafür vorliegen)
  - und/oder keine Besserung des Gasaustauschs bzw. der Hämodynamik erfolgt.
- Die erste Evaluation des klinischen Ansprechens muss spätestens nach 72 Stunden erfolgen. Dabei muss jedoch berücksichtigt werden, dass die Zeitfenster der Rückbildung von Symptomen, Laborwerten, Parametern der Hämodynamik und Intensität der Beatmung sowie der Erregereradikation sehr divers ausfallen.
- Das Therapieversagen der nosokomialen Pneumonie ist mit annähernd 30 % ein häufiges Ereignis. Es stellt eine vital bedrohliche Komplikation dar. Ein systematischer diagnostischer Zugang ist daher von großer Bedeutung.
- Muster des Therapieversagens umfassen die rasche Progredienz innerhalb der ersten 72 Stunden (progressive pneumonia), das fehlende Ansprechen nach 72 Stunden (nonresolving pneumonia) sowie das Therapieversagen nach initialem Ansprechen (sekundäres Therapieversagen).
- Ursachen können sein:
  - inadäquate kalkulierte antimikrobielle Therapie, die auf einer Reihe von Ebenen bestehen kann:
    - Vorliegen primär oder sekundär resistenter Erreger
    - unerwartete bzw. ungewöhnliche Erreger
    - Superinfektion

- inadäquate Auswahl der antimikrobiellen Therapie in Indikation und Dosierung bzw. Applikation
  ○ gleichzeitig vorliegende andere Infektionsfokusse:
    - Respiratorische Fokusse umfassen Sinusitis, Abszesse, komplizierte parapneumonische Ergüsse oder Empyeme.
    - Extrapulmonale Fokusse umfassen katheterassoziierte Infektionen, Harnwegsinfektionen, abdominale Infektionen sowie Haut- und Weichteilinfektionen
  ○ nicht infektiöse Ursachen → siehe Differenzialdiagnosen (S. 259)
  ○ Ursachen, die mit der Immunantwort des Wirtes in Zusammenhang stehen → Komorbiditäten, Schock, sekundäre Immunparalyse
- Ursächliche Erreger entsprechen weitgehend dem für die jeweilige Behandlungseinheit gegebenen Spektrum; aber auch Fadenpilze und Herpesviren sind mögliche Erreger.
- Die diagnostische Evaluation sollte primär bronchoskopisch und durch Gewinnung einer bronchoalveolären Lavage (BAL) erfolgen. Transbronchiale Biopsien oder offene bzw. VATS-Lungenbiopsien können im Einzelfall erwogen werden. Histologisch ergeben sich am häufigsten eine Pneumonitis bzw. Fibrose und ein diffuser Alveolarschaden.
- Nach abgeschlossener Diagnostik sollte eine kalkulierte antimikrobielle Zweitlinientherapie eingeleitet werden. Nach initialer Monotherapie sollte eine Erweiterung des umfassten Spektrums auf eine Substanz mit breiterem Spektrum erfolgen, bei hämodynamischer Instabilität auf eine Kombinationstherapie. Ein Substanzklassenwechsel ist angezeigt.
- Eine antimykotische Therapie sollte nur bei Hinweisen auf Aspergillus spp. erfolgen. Eine kalkulierte Therapie von Candida spp. ist nie indiziert.
- Erbringt bei einem hämodynamisch stabilen Patienten eine adäquate und umfangreiche diagnostische Aufarbeitung keinen Nachweis eines pathogenen Erregers, ist die Wahrscheinlichkeit einer persistierenden unerkannten bakteriellen pulmonalen Infektion sehr gering. Sehr viel wahrscheinlicher liegt ein diffuser Alveolarschaden vor.
- In diesen Fällen kann erwogen werden, die antibakterielle Therapie abzusetzen. Die fortgesetzte Gabe „zur Sicherheit" birgt ein Risiko der Selektion resistenter Erreger bzw. einer Toxizität und wirkt sich daher eher nachteilig aus.

33.13 Verlauf und Prognose

- Die Prognose eines Patienten mit nosokomialer Pneumonie ist ernst. Es werden Letalitätsraten von 10–20 % für die nosokomiale Pneumonie spontan atmender Patienten und bis zu 20–40 % für Patienten mit VAP berichtet. Liegt zusätzlich ein septischer Schock vor, dürfte die Letalität 50 % erreichen.
- Viele Patienten entwickeln eine nosokomiale Pneumonie jedoch im hohen Alter und im Zuge einer schweren Komorbidität; ein erheblicher Teil von diesen dürfte mit und nicht an der Pneumonie versterben. Im Gegensatz zur ambulant erworbenen Pneumonie sind Daten zur Häufigkeit der Pneumonie als terminales Ereignis nicht verfügbar.
- Studien zur Exzessletalität der nosokomialen Pneumonie haben entsprechend widersprüchliche Ergebnisse ergeben. Eine Reihe von Studien konnten keine Exzessletalität gefunden. Eine methodisch sehr aufwändige Studie hat eine Exzessletalität von ca. 13 % gefunden [1]; diese war jedoch nur gegeben bei mittelschwer erkrankten chirurgischen Patienten, nicht jedoch bei leicht- und schwererkrankten. Für internistische Patienten konnte keine Exzessletalität gezeigt werden.

33.14 Prävention

- Hinsichtlich der Präventionsstrategien der nosokomialen Pneumonie wird auf die aktualisierten Empfehlungen der KRINKO [2] verwiesen.

33.15 Quellenangaben

[1] Melsen WG, Rovers MM, Groenwold RH et al. Attributable mortality of ventilator-associated pneumonia: a meta-analysis of individual patient data from randomised prevention studies. Lancet Infect Dis 2013; 13(8): 665–671

[2] Prävention der nosokomialen beatmungsassoziierten Pneumonie. Empfehlung der Kommission für Krankenhaushygiene und Infektionsprävention (KRINKO) beim Robert Koch-Instiutut. Bundesgesundheitsbl 2013; 56: 1578–1590

33.16 Literatur zur weiteren Vertiefung

[1] Baselski VS, el-Torky M, Coalson JJ et al. The standardization of criteria for processing and interpreting laboratory specimens in patients with suspected ventilator-associated pneumonia. Chest 1992; 102 (5 Suppl 1): 571S–579S

[2] Bouadma L, Luyt CE, Tubach F et al. PRORATA trial group. Use of procalcitonin to reduce patients' exposure to antibiotics in intensive care units (PRORATA trial): a multicentre randomised controlled trial. Lancet 2010; 375: 463–474

[3] Canadian Critical Care Trials Group. A randomized trial of diagnostic techniques for ventilator-associated pneumonia. N Engl J Med 2006; 355: 2619–2630

[4] Chastre J, Wolff M, Fagon JY et al. PneumA Trial Group. Comparison of 8 vs 15 days of antibiotic therapy for ventilator-associated pneumonia in adults: a randomized trial. JAMA 2003; 290: 2588–2598
[5] De Waele JJ, Lipman J, Carlier M et al. Subtleties in practical application of prolonged infusion of β-lactam antibiotics. Int J Antimicrob Agents 2015; 45: 461–463
[6] Ewig S, Torres A, El-Ebiary M et al. Bacterial colonization patterns in mechanically ventilated patients with traumatic and medical head injury. Incidence, risk factors, and association with ventilator-associated pneumonia. Am J Respir Crit Care Med 1999; 159: 188–198
[7] Ewig S. (Hrsg.), Nosokomiale Pneumonie, Heidelberg: Springer; 2017
[8] Ewig S. The pneumonia triad. Eur Respir Mon 2014; 63: 13–24
[9] Fàbregas N, Ewig S, Torres A et al. Clinical diagnosis of ventilator associated pneumonia revisited: comparative validation using immediate post-mortem lung biopsies. Thorax 1999; 54: 867–873
[10] Fagon JY, Chastre J, Wolff M et al. Invasive and noninvasive strategies for management of suspected ventilator-associated pneumonia. A randomized trial. Ann Intern Med. 2000; 132: 621–630
[11] Ioanas M, Ewig S, Torres A. Treatment failures in patients with ventilator-associated pneumonia. Infect Dis Clin North Am 2003; 17: 753–771
[12] Ioanas M, Ferrer M, Cavalcanti M et al. Causes and predictors of nonresponse to treatment of intensive care unit-acquired pneumonia. Crit Care Med 2004; 32: 938–945
[13] Johanson WG, Pierce AK, Sandford JP et al. Nosocomial respiratory infections with gram-negative bacilli: the significance of colonization of the respiratory tract. Ann Intern Med 1972; 77:701–706
[14] Lu Q, Luo R, Bodin L et al. Nebulized Antibiotics Study Group. Efficacy of high-dose nebulized colistin in ventilator-associated pneumonia caused by multidrug-resistant Pseudomonas aeruginosa and Acinetobacter baumannii. Anesthesiology 2012; 117: 1335–1347
[15] Melsen WG, Rovers MM, Groenwold RH et al. Attributable mortality of ventilator-associated pneumonia: a meta-analysis of individual patient data from randomised prevention studies. Lancet Infect Dis 2013; 13: 665–671
[16] Raman K, Nailor MD, Nicolau DP et al. Early antibiotic discontinuation in patients with clinically suspected ventilator-associated pneumonia and negative quantitative bronchoscopy cultures. Crit Care Med 2013; 41: 1656–1663
[17] Roberts JA, Abdul-Aziz MH, Davis JS et al. Continuous versus Intermittent β-Lactam Infusion in Severe Sepsis: A Meta-analysis of Individual Patient Data From Randomized Trials. Am J Respir Crit Care Med 2016 Sep 15; 194(6): 681-91
[18] Roberts JA, Paul SK, Akova M et al. DALI Study. DALI: defining antibiotic levels in intensive care unit patients: are current β-lactam antibiotic doses sufficient for critically ill patients? Clin Infect Dis 2014; 58: 1072–1083
[19] Rouby JJ, Bouhemad B, Monsel A et al. Nebulized Antibiotics Study Group. Aerosolized antibiotics for ventilator-associated pneumonia: lessons from experimental studies. Anesthesiology 2012; 117: 1364–1180
[20] Souweine B, Veber B, Bedos JP et al. Diagnostic accuracy of protected specimen brush and bronchoalveolar lavage in nosocomial pneumonia: impact of previous antimicrobial treatments. Crit Care Med 1998;26: 236–244
[21] Vincent JL, Brealey D, Libert N et al. Rapid diagnosis of infection in the critically ill, a multicenter study of molecular detection in bloodstream infections, pneumonia, and sterile site infections. Crit Care Med 2015; 43:2283–2291
[22] Winer-Muram HT, Rubin SA, Miniati M et al. Guidelines for reading and interpreting chest radiographs in patients receiving mechanical ventilation. Chest 1992; 102: 565S–570S

33.17 Wichtige Internetadressen

- Deutsche Leitlinie: https://www.ncbi.nlm.nih.gov/pubmed/23225407
- ERS = European Respiratory Society/ESICM = European Society of Intensive Care Medicine/ESMID = European Society of Microbiology and Infectious Diseases/ALAT = Asociacion Latinoamerica de Torax: https://www.ncbi.nlm.nih.gov/pubmed/28890434
- IDSA = Infectious Diseases Society of America/ATS = American Thoracic Society (Langfassung): https://www.ncbi.nlm.nih.gov/pubmed/27418577
- IDSA/ATS (Kurzfassung): https://www.ncbi.nlm.nih.gov/pubmed/27521441

34 Lungenembolie

Wolfgang A. Wetsch, Bernd W. Böttiger

34.1 Steckbrief

Die Lungenembolie zählt zu den häufigsten Todesursachen in Europa. Dabei ist sie aufgrund der fehlenden Leitsymptomatik immer noch unterdiagnostiziert, was sich in einer vielfach höheren Inzidenz in autoptischen Studien niederschlägt. Die Erkrankung tritt im höheren Lebensalter gehäuft auf, möglicherweise aufgrund der zunehmenden Komorbiditäten. Am häufigsten geht das Krankheitsbild von einer tiefen Venenthrombose der Becken- und Beinarterien aus. Klinisch zeigen sich oft Synkopen, Dyspnoe bzw. Tachypnoe, Tachykardie und Zyanose. Diagnostisches Mittel der Wahl ist die CT-Pulmonalisangiografie, alternativ die Ventilations-Perfusions-Szintigrafie. Die Therapie besteht in der Antikoagulation sowie – abhängig vom Schweregrad – einer Thombolysebehandlung.

34.2 Synonyme

- Lungenembolie (LE)
- Lungenarterienembolie (LAE)
- Pulmonalembolie (PE)
- Pulmonalarterienembolie (PAE)

34.3 Keywords

- Lungenembolie
- Lungenarterienembolie
- Pulmonalembolie
- Pulmonalarterienembolie
- Thrombembolie
- Thrombose
- Embolie
- Thrombolyse
- Rechtsherzversagen

34.4 Definition

- Eine Lungenembolie ist definiert als eine akute, meist thrombembolisch versursachte, partielle oder totale Okklusion einer Pulmonalarterie durch Fremdmaterial (z. B. Thrombus, Fett, Luft, Tumorgewebe) und die daraus resultierenden hämodynamischen Veränderungen. Je nach Größe des embolischen Materials kann der Verschluss sich auf Ebene einer peripheren Subsegment- oder Segmentarterie befinden oder auch zentral im Lobär-, Pulmonalarterien- oder Hauptstammbereich. Entsprechend der Okklusionsebene ist auch die Nomenklatur der Lungenembolie. Allgemein gilt: Je zentraler und größer eine Lungenembolie ist, desto ausgeprägter sind in der Regel ihre hämodynamischen Auswirkungen [5]. Die Lungenembolie ist die dritthäufigste Todesursache in der Gruppe der kardiovaskulären Erkrankungen in Europa. Dabei ist sie die aufgrund der fehlenden Leitsymptome und der klinisch oft untypisch ausgeprägten Symptomatik immer noch deutlich unterdiagnostiziert und wird häufig übersehen.

34.5 Epidemiologie

34.5.1 Häufigkeit

- 100–200 Fälle/100 000 Einwohner/Jahr [3]; deutlich höhere Inzidenz in autoptischen Studien [9].

34.5.2 Altersgipfel

- Die Erkrankung tritt mit zunehmendem Lebensalter häufiger auf (Altersgipfel: 70–89 Jahre).

34.5.3 Geschlechtsverteilung

- Männer sind mit 56/100 000/Jahr etwas häufiger betroffen als Frauen mit 48/100 000/Jahr.

34.5.4 Prädisponierende Faktoren

- primäre Risikofaktoren:
  - Faktor-V-Mutation Typ Leiden (APC-Resistenz)
  - Prothrombin-Genmutation (20210A)
  - Protein-C-Mangel
  - Protein-S-Mangel
  - Antithrombin-III-Mangel
  - Vorliegen von Antikardiolipin-Antikörpern
- sekundäre Risikofaktoren:
  - höheres Lebensalter
  - stattgehabter operativer Eingriff
  - Immobilisierung
  - Trauma
  - Frakturen oder Gelenkersatz der unteren Extremität
  - Wirbelsäulenverletzungen
  - Tumorerkrankungen
  - Chemotherapie
  - Hormontherapie, Einnahme oraler Kontrazeptiva
  - Adipositas
  - Schwangerschaft und Wochenbett
  - Nikotinabusus
  - venöse Thrombembolie in der Anamnese [5]

34.6 Ätiologie und Pathogenese

- Eine Thrombembolie auf dem Boden entsprechender prädisponierender Faktoren ist die häufigste Ursache einer Lungenembolie. Meist handelt es sich primär um *tiefe Venenthrombosen*, bei denen sich thrombotisches Material löst und als Embolus in die Lungenarterienstrombahn gelangt. Zu über 90 % kommen diese aus dem Stromgebiet der Becken- und Beinvenen, zu weniger als 10 % aus dem oberen Einstromgebiet – und hier häufig fremdkörperassoziiert (zentrale Katheter, Schrittmachersonden etc.).
- Wenn sich ein Thrombus im venösen Gefäßsystem ablöst, erreicht er über die V. cava, den rechten Vorhof und den rechten Ventrikel die pulmonalarterielle Strombahn. Je nach Größe okkludiert er dort eine Pulmonalarterie (auf Hauptstamm-, Lobär-, Segment- oder Subsegmentebene). Die vom betreffenden Gefäß versorgten Lungenareale werden nicht mehr perfundiert, wohl aber noch ventiliert. Hierdurch resultiert eine *Gasaustauschstörung* mit *Hypoxämie* und *Hyperkapnie*.
- Als weitere Konsequenz kommt es zu einem akuten Anstieg des pulmonalarteriellen Widerstands durch die mechanische Obstruktion, die vom muskelschwachen rechten Ventrikel nur schlecht bis gar nicht kompensiert werden kann. Es resultiert eine vermehrte rechtsventrikuläre Füllung. Durch die hohe Wandspannung kommt es zu einer verminderten Perfusion des rechten Ventrikels. Darüber hinaus kann es zum Shift des Septums in Richtung des linken Ventrikels kommen, was das linksventrikuläre Schlagvolumen akut deutlich reduzieren kann. Bei ausgeprägten Lungenembolien kommt es so neben dem *Rechtsherzversagen* zu einem *konsekutiven Linksherzversagen* mit Entstehen eines *kardiogenen Schocks*. Durch Hypoxämie und Hypotonie entsteht so rasch ein lebensbedrohliches Krankheitsbild.

34.7 Klassifikation und Risikostratifizierung

- Charakteristisch für die Lungenembolie ist eine hohe Frühletalität: 45–90 % aller Todesfälle ereignen sich innerhalb der ersten beiden Stunden. Deshalb sollte eine initiale Risikostratifizierung durchgeführt werden.
- Die Europäische Gesellschaft für Kardiologie (ESC) empfiehlt in ihren aktuellen Leitlinien ein praxisorientiertes Vorgehen: Eine *Nicht-Hochrisiko-Lungenembolie* liegt vor bei hämodynamisch stabilen Verhältnissen (RR systolisch > 90 mmHg), während bei hämodynamisch instabilen Verhältnissen (RR systolisch < 90 mmHg oder Abfall um mehr als 40 mmHg innerhalb von 15 Minuten ohne Vorliegen einer Hypovolämie, Sepsis oder neuaufgetretenen Arrhythmie) eine *Hochrisiko-Lungenembolie* besteht [5]. Diese praxisorientierte Risikostratifizierung ist klinisch leicht durchzuführen und entscheidet über das weitere therapeutische Vorgehen.

34.8 Symptomatik

- Größtes Problem bei der Diagnostik der Lungenembolie ist es, bei der häufig klinisch nicht eindeutigen Präsentation der Symptome überhaupt an die Diagnose einer Lungenembolie zu denken. Die Lungenembolie gilt nicht umsonst als „Chamäleon" der Medizin und kann sich klinisch mit einer extremen Varianz an klinischen Symptomen präsentieren – so kann sie klinisch völlig stumm verlaufen oder innerhalb kürzester Zeit zum kardiogenen Schock und Tod führen. Darüber hinaus gibt es *kein Leitsymptom*, das für die Lungenembolie typisch wäre.
- Häufige klinische Symptome:
  - Synkope
  - Dyspnoe, Tachypnoe
  - Zyanose
  - thorakale, atemabhängige Schmerzen
  - Husten
  - gelegentlich Hämoptysen
  - Symptome einer tiefen Beinvenenthrombose
- Diese sind jedoch *inkonstant* und können – auch bei zentralen Lungenembolien – *völlig fehlen*. Auch eine Synkope kann erstes Anzeichen einer Lungenembolie sein. Daher ist es besonders wichtig, bei Zustandsveränderungen und insbesondere bei Vorliegen eines oder mehrerer Risikofaktoren differenzialdiagnostisch eine Lungenembolie in Bedacht zu ziehen und eine weitere Diagnostik zur Bestätigung oder zum Ausschluss der Diagnose zu veranlassen.

34.9 Diagnostik

34.9.1 Diagnostisches Vorgehen

- Bei klinischem Verdacht auf eine Lungenembolie sollte bei jedem Patienten eine (orientierende) körperliche Untersuchung, eine Blutentnahme (Labor: insbesondere D-Dimere), ein 12-Kanal-EKG, ein validierter klinischer Score zur Ermittlung der Wahrscheinlichkeit (z. B. Wells-Score, ▶ Tab. 34.1, oder Revised Geneva-Score, ▶ Tab. 34.2) sowie ein bildgebendes Verfahren Anwendung finden [5] (▶ Abb. 34.1). Zur Diagnostik der Lungenembolie gehört aufgrund der unspezifischen Symptome und Untersuchungsbefunde auch die Diagnostik der wichtigsten Differenzialdiagnosen.
- Bei vermuteter *Hochrisiko-Lungenembolie* sollte sofort eine CT-Pulmonalisangiografie-Diagnostik angestrebt werden, wenn der Patient dafür stabil genug erscheint und dieses sofort verfügbar ist. Auf jeden Fall muss dieser Transport von einem intensivmedizinisch erfahrenen Arzt und entsprechendem Pflegepersonal mit Monitoring und Notfallausrüstung durchgeführt werden. Bei kritischer kardiopulmonaler Instabilität oder fehlender sofortiger CT-Bereitschaft sollte bettseitig die Echokardiografie erfolgen. Zeigt diese ein akutes

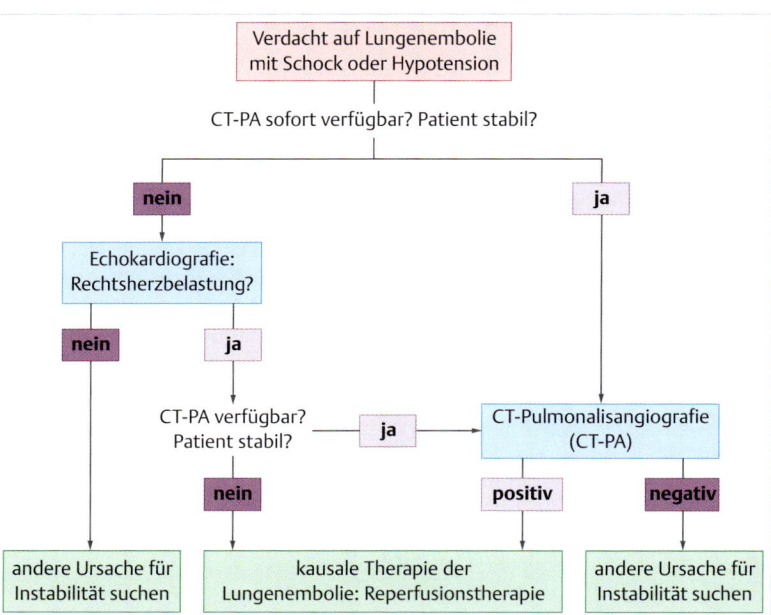

Abb. 34.1 Hochrisiko-Lungenembolie. Diagnostischer Algorithmus.

Rechtsherzversagen, kann der sofortige Therapiebeginn indiziert sein [5].
- Bei vermuteter *Nicht-Hochrisiko-Lungenembolie* empfiehlt sich folgendes Vorgehen:
  - Ergibt der angewendete klinische Score (z. B. Wells-Score oder Revised Geneva-Score) eine *hohe Wahrscheinlichkeit* einer Lungenembolie oder ist eine Lungenembolie wahrscheinlicher als jede andere Diagnose, sollte unmittelbar ein bildgebendes Verfahren (CT-Pulmonalisangiografie oder Ventilations-Perfusions-Szintigrafie) angestrebt werden.
  - Bei *niedriger* oder *mittlerer Wahrscheinlichkeit* für eine Lungenembolie sollte das Laborergebnis der D-Dimere abgewartet werden: Sind diese positiv, ist eine Bildgebung (CT-Pulmonalisangiografie) anzustreben, bei negativem Ergebnis der D-Dimere kann darauf verzichtet werden [5].

Wells-Score

Tab. 34.1 Wells-Score zur klinischen Abschätzung der Wahrscheinlichkeit einer Lungenembolie.

Symptom	Punkte
Lungenembolie ist wahrscheinlicher als jede andere Differenzialdiagnose	+3
klinische Zeichen einer tiefen Venenthrombose	+3
Thrombose oder Lungenembolie in der Anamnese	+1,5
Immobilisierung >3 Tage oder kürzlich stattgehabte OP (<4 Wochen)	+1,5
Tachykardie >100/min	+1,5
aktives Tumorleiden	+1
Hämoptysen	+1
Gesamtpunktezahl: 0–1: geringe Wahrscheinlichkeit, 2–6: mittlere Wahrscheinlichkeit, ≥7: hohe Wahrscheinlichkeit	

Revised Geneva-Score

Tab. 34.2 Revised Geneva-Score zur klinischen Abschätzung der Wahrscheinlichkeit einer Lungenembolie.

Kriterium	Punkte
Herzfrequenz >95/min	+5
unilaterales Ödem der unteren Extremität und Schmerzen bei der Palpation der tiefen Venen	+4
Herzfrequenz 75–94/min	+3
unilateraler Beinschmerz	+3
Thrombose oder Lungenembolie in der Anamnese	+3
Hämoptysen	+2
chirurgischer Eingriff/Fraktur im letzten Monat	+2
aktiver Tumor	+2
Alter >65 Jahre	+1
Gesamtpunktezahl: 0–3: geringe Wahrscheinlichkeit, 4–10: mittlere Wahrscheinlichkeit, ≥11: hohe Wahrscheinlichkeit	

34.9.2 Anamnese

- Anamnestisch sollte das Vorliegen primärer und sekundärer Risikofaktoren (insbesondere derjenigen, die Eingang in die klinischen Scores finden, siehe oben) eruiert werden.

34.9.3 Körperliche Untersuchung

- Die körperliche Untersuchung sollte auf Hinweise auf eine tiefe Beinvenenthrombose (unilaterale Beinschwellung, Druckschmerzhaftigkeit der Wade oder des

Oberschenkels) fokussiert sein. Klinisch können weiterhin eine Tachypnoe (Atemfrequenz > 20/min), Tachykardie (Herzfrequenz > 100/min), eine Zyanose sowie gestaute Halsvenen imponieren.

34.9.4 Labor

- Im Labor sollten insbesondere die D-Dimere bestimmt werden; *negative D-Dimere schließen eine Lungenembolie nahezu aus*. Positive Werte sind insbesondere bei Patienten nach operativen Eingriffen und Trauma schwer zu interpretieren und bedürfen weiterer Abklärung.
- Eine *arterielle Blutgasanalyse* zeigt das Ausmaß der Oxygenierungsstörung zuverlässig an und sollte daher routinemäßig erfolgen.

34.9.5 EKG

- Ein 12-Kanal-EKG gehört auch zum Ausschluss wichtiger Differenzialdiagnosen zum diagnostischen Algorithmus. Im EKG können vor allem ein neu aufgetretener Rechtsschenkelblock und eine Veränderung der Herzachse nach rechts wichtige Hinweise geben. Typisch für eine Lungenembolie wäre das Vorliegen eines $S_I Q_{III}$-Lagetyps. Die beschriebenen EKG-Veränderungen finden sich allerdings nur bei etwa 50 % der Patienten mit Lungenembolie.

34.9.6 Bildgebende Diagnostik

- Der bildgebenden Diagnostik kommt eine Schlüsselrolle in der Diagnostik der Lungenembolie zu.

CT-Pulmonalisangiografie

- Die Multidetektor-CT-Pulmonalisangiografie (CT-PA) ist bei hoher klinischer Wahrscheinlichkeit das diagnostische *Verfahren der Wahl* und sollte zur Diagnosesicherung erfolgen [5]. Hierdurch gelingt selbst der Nachweis kleinster Lungenembolien. Das Verfahren ist allerdings mit einer Strahlenbelastung für den Patienten verbunden, außerdem kann es durch das verwendete Kontrastmittel zu einer *Kontrastmittelnephropathie* kommen.
- *Kontraindiziert* ist die CT-PA-Diagnostik bei einer relevanten Kontrastmittelallergie; ohne Kontrastmittel lässt das CT keine Diagnosesicherung zu. Hier muss ein alternatives Verfahren (z. B. Szintigrafie) angewendet werden. Bei vorbestehender Nierenschädigung muss die Indikation zur CT-PA im Sinne einer Nutzen-Risiko-Abwägung gestellt werden.

Ventilations-Perfusions-Szintigrafie

- Eine Ventilations-Perfusions-Szintigrafie ist grundsätzlich der *CT-Diagnostik ebenbürtig* und kann als diagnostisches Verfahren zum Nachweis bzw. zum Ausschluss einer Lungenembolie durchgeführt werden [5].
- Aufgrund des höheren Aufwands und der breiten Verfügbarkeit moderner CTs kommt die Szintigrafie meist nur bei Kontraindikationen zur CT-Pulmonalisangiografie (z. B. hochgradige Niereninsuffizienz, Allergie gegen iodhaltiges Kontrastmittel) zur Anwendung. Auch bei *schwangeren Patientinnen* ist die Szintigrafie aufgrund der niedrigeren Strahlenbelastung die Methode der Wahl.

Echokardiografie

- Die Echokardiografie sollte insbesondere im intensivmedizinischen Bereich zur schnellen bettseitigen Diagnostik bei Patienten mit Verdacht auf Lungenembolie zum Einsatz kommen. Diese eignet sich auch für Patienten, die für einen Transport zur CT zu instabil sind.
- Der Nachweis einer *akuten rechtsventrikulären Dysfunktion* ist dabei hinweisend auf die Diagnose. Fehlt eine rechtsventrikuläre Dysfunktion, ist zumindest eine Hochrisiko-Lungenembolie sehr unwahrscheinlich, schließt die Diagnose „Lungenembolie" jedoch nicht aus (negativ prädiktiver Wert 40–50 %) [5], [8]. Einen einzelnen verlässlichen diagnostischen Parameter für das Vorliegen einer Lungenembolie gibt es in der Echokardiografie jedoch bislang nicht.
- Die Echokardiografie eignet sich wegen der geringen Invasivität und der bettseitigen Durchführbarkeit auch zur *Verlaufskontrolle bei Therapie*.
- Mit der *transösophagealen* Echokardiografie ist bei großen zentralen Lungenembolien ein direkter Embolusnachweis am Pulmonalishauptstamm oder der Nachweis flottierender Thromben im rechten Herzen möglich [2].

Sonografie

- Eine *farbkodierte Duplexsonografie* (FKDS) der Beinvenen sollte bei Patienten mit Verdacht auf eine Lungenembolie erfolgen. Der Nachweis einer Emboliequelle gelingt in 50–70 % der Fälle.

Angiografie

- Eine *Pulmonalisangiografie* (DSA) ist prinzipiell möglich, wird jedoch aufgrund der Invasivität der Untersuchung und den damit verbundenen Risiken sowie der nahezu ubiquitären Verfügbarkeit moderner CT-Geräte heute kaum noch angewendet.

MRT-Angiografie

- Die MRT-Angiografie ist wegen ihrer geringen Spezifität derzeit noch nicht als Routinediagnostikmethode etabliert [5].

34.9.7 Intraoperative Diagnostik

- Bei hämodynamischer Instabilität bietet sich intraoperativ die transösophageale Echokardiografie zur Beurteilung einer rechtsventrikulären Dysfunktion an.

34.10 Differenzialdiagnosen

Tab. 34.3 Differenzialdiagnosen der Lungenembolie.

Differenzialdiagnose	Bemerkungen
Myokardinfarkt	Ebenfalls mit thorakalen Schmerzen, Dyspnoe und gelegentlich kollaptischen Ereignissen einhergehend. Differenzialdiagnostisch zeigen sich beim Myokardinfarkt jedoch meist typische EKG-Veränderungen (ST-Strecken-Hebungen), im Verlauf steigende Herzenzyme (Troponin T, Kreatinkinase [CK], erhöhter CK-MB-Anteil)
Aortendissektion	Oft bei körperlicher Belastung (Sport, schweres Heben) auftretend. Typischerweise einhergehend mit einem plötzlich als reißend-einschießend beschriebenem, stärkstem Vernichtungsschmerz. Die Patienten sind meist hyperton entgleist. Je nach Lokalisation präsentieren sie sich als schwerstkrank, der Zustand kann sich rasch verschlechtern. Bei Einbeziehung der Abgänge der großen Halsgefäße (Aortendissektion Typ Stanford A) ist eine Seitendifferenz des Blutdrucks zwischen rechtem und linkem Arm möglich.
Pneumonie	Fieber, im Labor Leukozytose, CPR- und Prokalzitoninerhöhung; hinweisender Auskultationsbefund, Befund im Röntgen-Thorax
kardiale Dekompensation	Häufig begleitend im Rahmen eines Herzvitiums (Aortenklappenstenose); in der Echokardiografie zeigt sich ein führendes Linksherzversagen, ebenso gelingt ein Nachweis des Vitiums. Im Labor erhöhte Herzinsuffizienzmarker NT-proBNP (N-terminal pro brain natriuretic peptide)
Perikardtamponade	akut nach entsprechendem spitzen oder stumpfen Trauma, postoperativ nach kardiochirurgischem Eingriff oder bei Aortendissektion Typ Stanford A, sonst eher langsam entstehend

34.11 Therapie

34.11.1 Therapeutisches Vorgehen

- Das akute Rechtsherzversagen mit konsekutivem Linksherzversagen und niedrigem Herzzeitvolumen ist die führende Todesursache der akuten Lungenembolie. Daher ist die *hämodynamische Stabilisierung* die wichtigste therapeutische Maßnahme (▶ Abb. 34.2).
- Patienten mit einer *Hochrisiko-Lungenembolie* müssen sofort auf die Intensivstation verlegt werden. Es soll unmittelbar mit der therapeutischen Antikoagulation begonnen werden, bei Zeichen eines Schocks wird die Katecholamintherapie initiiert. Wichtigste Therapie bei sich entwickelndem kardiogenem Schock ist die *Thrombolysetherapie*, bei absoluter Kontraindikation ist die operative Embolektomie oder eine katheterassoziierte Intervention indiziert.
- Patienten mit *Nicht-Hochrisiko-Lungenembolie* sollten jedenfalls auch auf einen Überwachungsbereich verlegt werden, um hämodynamische Veränderungen frühzeitig erkennen zu können. Hier ist die Antikoagulation im therapeutischen Bereich jedoch in der Regel ausreichend.

34.11.2 Allgemeine Maßnahmen

- Bei hämodynamischer Instabilität sind die *invasive Blutdruckmessung* mittels arterieller Kanülierung sowie die Anlage eines zentralvenösen Katheters meist indiziert.
- Die *Infusionstherapie* muss insbesondere beim Patienten im Schock *restriktiv erfolgen*, da eine zusätzliche Volumenbelastung den grenzbelasteten rechten Ventrikel zur akuten Dekompensation bringen kann und daher vermieden werden muss. Nach echokardiografischer Kontrolle kann die vorsichtige, langsame Gabe von 500 ml kristalliner Infusionslösung beim normotensiven Patienten das Herzzeitvolumen erhöhen.
- Die bei großen Lungenembolien fast immer vorliegende Hypoxämie sollte durch die *Gabe von Sauerstoff* korrigiert werden. Die Indikation zur Intubation und Beatmung muss kritisch gestellt werden, da es hierbei regelhaft zu einer Verschlechterung der hämodynamischen Situation kommt. Insbesondere der positive endexspiratorische Druck (PEEP) sollte niedrig gewählt werden, um den venösen Rückstrom zum Herzen nicht zu stark einzuschränken.

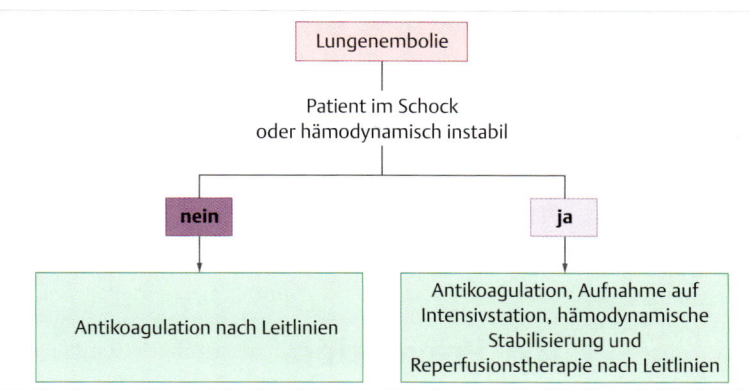

Abb. 34.2 Lungenembolie. Therapeutischer Algorithmus.

34.11.3 Pharmakotherapie

Antikoagulation

- Patienten mit hohem oder intermediärem Risiko für eine Lungenembolie sollten bereits vor Diagnosesicherung parenteral antikoaguliert werden. Hierfür zugelassen sind unfraktioniertes Heparin (UFH), eine Reihe niedermolekularer Heparine (LMWH; Enoxaparin, Tinzaparin, Dalteparin, Nadroparin) und Fondaparinux [5].
- Patienten mit *hohem Blutungsrisiko* (z. B. postoperative Patienten) sollten mit unfraktioniertem Heparin antikoaguliert werden, da hier Protamin als Antidot zur Verfügung steht. Die Dosis richtet sich nach Körpergewicht und angestrebter aktivierter partieller Thromboplastinzeit (aPTT) [7], die in der Regel auf das 1,5- bis 2,5fache der Norm verlängert sein soll. Bei LMWH richtet sich die Dosis nach Körpergewicht und verwendeter Substanz. Ein Monitoring der Anti-Xa-Aktivität sollte zur Therapiekontrolle erfolgen.
- Nach erfolgter Stabilisierung kann nach 5 Tagen die Umstellung auf *orale Vitamin-K-Antagonisten* erfolgen. Darüber hinaus sind mehrere neue orale Antikoagulanzien (NOAK) für die Antikoagulation nach tiefer Venenthrombose und Lungenembolie zugelassen [5]. Die Antikoagulation muss mindestens 3 Monate erfolgen, in besonderen Fällen auch länger [5].

Thrombolyse

- Die Thrombolyse stellt am raschesten und effektivsten die pulmonale Strombahn wieder her und normalisiert die Oxygenierung und die rechtsventrikuläre Funktion. Sie ist bei instabilen Patienten mit Hochrisiko-Lungenembolie indiziert, wenn keine Kontraindikationen vorliegen; zu den *absoluten Kontraindikationen* zählen:
  - bekannte Koagulopathie
  - stattgehabte gastrointestinale Blutung in den letzten 4 Wochen
  - aktive Blutung
  - stattgehabte intrakranielle Blutung
  - Zustand nach ischämischem Apoplex in den letzten 6 Monaten
  - intrakranielle Tumoren
  - Trauma, Schädel-Hirn-Trauma oder stattgehabte große Operation in den letzten 3 Wochen
- ▶ Tab. 34.4 zeigt die zugelassenen Thrombolytika bei Lungenembolie.
- Reteplase, Desmoteplase und Tenecteplase wurden zwar erfolgreich in Studien angewendet, sind aktuell jedoch nicht zur Thrombolysetherapie bei der Lungenembolie zugelassen („off-label use").
- Ob auch hämodynamisch stabile Patienten mit echokardiografisch nachgewiesener rechtsventrikulärer Dysfunktion von der Thrombolysetherapie profitieren, wird weiterhin kontrovers diskutiert. In der PEITHO-Studie zeigten sich zwar klare Vorteile für die Thrombolysegruppe bezüglich frühem Tod bzw. hämodynamischer Verschlechterung, jedoch auch ein deutlich erhöhtes Blutungsrisiko (2 % intrakranielle Blutungen!) [6].
- Führt die Lungenembolie zum Kreislaufstillstand, ist eine *Reanimation* keine Kontraindikation zur Thrombolyse – im Gegenteil: Da die Lungenembolie eine reversible Ursache für den Kreislaufstillstand darstellt, soll die Reanimation nach Gabe eines Thrombolytikums für mindestens 60–90 Minuten fortgeführt werden [1].

Tab. 34.4 Zugelassene Thrombolytika bei Lungenembolie.

Medikament	Dosierung
Streptokinase	250 000 IE über 30 Minuten, gefolgt von 100 000 IE/Stunde für 12–24 Stunden
Urokinase	4400 IE/kgKG über 10 Minuten, weitere 4400 IE/kgKG über 12 Stunden
rt-PA (Alteplase)	10-mg-Bolus über 1–2 Minuten, weitere 90 mg über 2 Stunden (bei Patienten > 65 kg) oder bis zum Erreichen der Maximaldosis von 1,5 mg/kgKG (bei Patienten < 65 kg)

Katecholamine

- Die Therapie mit Katecholaminen ist häufig erforderlich. *Noradrenalin* verbessert die rechtsventrikuläre Funktion über direkte positive inotrope Effekte, verbessert aber auch beim hypotensiven Patienten die rechtsventrikuläre koronare Perfusion. *Dobutamin* kann durch vasodilatatorische Effekte zum Abfall des systemischen Blutdrucks und zur Verschlechterung des Ventilations-Perfusions-Verhältnisses beitragen. Beim Patienten im manifesten Schock sollte daher stattdessen *Adrenalin* verwendet werden.
- Kleinere Studien zeigen eine mögliche Wirksamkeit von inhalativem NO und Levosimendan, hier fehlen jedoch noch ausreichende klinische Daten.

34.11.4 Interventionelle Therapie

Perkutane kathetergestützte Interventionen (PCI)

- Perkutane kathetergestützte Interventionen können in Kombination mit lokaler Thrombolyse die pulmonalarterielle Strombahn ebenfalls rasch und effektiv wiederherstellen. Bei Kontraindikationen zur Thrombolysetherapie sind Devices zur mechanischen Thrombusfragmentierung bzw. -absaugung verfügbar, jedoch nicht so effektiv. Daten von randomisierten Studien hierzu fehlen jedoch, so dass kathetergestützte Verfahren *nicht als Standardtherapie empfohlen werden*. Schwere bis letale Komplikationen werden in bis zu 2 % der Fälle berichtet.

Extrakorporale Membranoxygenierung (ECMO)

- Der Einsatz extrakorporaler Oxygenierungsverfahren kann bei fulminanten Lungenembolien mit Reanimationspflichtigkeit als lebensrettende Überbrückung zum Transport in ein Zentrum mit Herz-Thorax-Chirurgie dienen [4].

34.11.5 Operative Therapie

Thrombektomie

- Die chirurgische Thrombektomie ist zwar eine sehr invasive, aber grundsätzlich sehr effektive und sichere Therapie, sofern sie unter Einsatz der Herz-Lungen-Maschine (in Normothermie und ohne Klemmung der Aorta und Kardioplegie) erfolgt. Sie sollte bei Patienten erwogen werden, bei denen keine Thrombolyse durchgeführt werden kann oder wo die Thrombolyse keinen therapeutischen Erfolg gebracht hat.

34.12 Verlauf und Prognose

- Wird die Initialphase der Lungenembolie mit der akuten Rechtsherzbelastung überlebt, ist die Prognose im Allgemeinen gut. Die Patienten sollten jedoch weiter in kardiologischer Kontrolle bleiben, um den Verlauf der rechtsventrikulären Erholung zu überwachen. Bei bis zu 9,1 % der Patienten kann es zur chronischen thrombembolischen pulmonalen Hypertonie (CTEPH) kommen.

34.13 Prävention

- Die Prävention thrombembolischer Ereignisse, insbesondere von Lungenembolien, sollte bei allen gefährdeten hospitalisierten Patienten leitliniengerecht erfolgen (siehe S 3-Leitlinie Prophylaxe der venösen Thrombembolie (S. 272)).

34.14 Quellenangaben

[1] Böttiger BW, Arntz HR, Chamberlain DA et al. Thrombolysis during resuscitation for out-of-hospital cardiac arrest. N Engl J Med 2008; 359: 2651–2662
[2] Casazza F, Bongarzoni A, Centonze F et al. Prevalence and prognostic significance of right-sided cardiac mobile thrombi in acute massive pulmonary embolism. Am J Cardiol 1997; 79: 1433–1435
[3] Cohen AT, Agnelli G, Anderson FA et al. Venous thromboembolism (VTE) in Europe. The number of VTE events and associated morbidity and mortality. Thromb Haemost 2007; 98: 756–764
[4] Kjaergaard B, Rasmussen BS, de Neergaard S et al. Extracorporeal cardiopulmonary support may be an efficient rescue of patients after massive pulmonary embolism. An experimental porcine study. Thromb Res 2012; 129: e147–151
[5] Konstantinides SV, Torbicki A, Agnelli G et al. 2014 ESC guidelines on the diagnosis and management of acute pulmonary embolism. Eur Heart J 2014; 35: 3033–3069, 69a–69k
[6] Meyer G, Vicaut E, Danays T et al. Fibrinolysis for patients with intermediate-risk pulmonary embolism. N Engl J Med 2014; 370: 1402–1411
[7] Raschke RA, Gollihare B, Peirce JC. The effectiveness of implementing the weight-based heparin nomogram as a practice guideline. Arch Intern Med 1996; 156: 1645–1649
[8] Roy PM, Colombet I, Durieux P et al. Systematic review and meta-analysis of strategies for the diagnosis of suspected pulmonary embolism. BMJ 2005; 331: 259
[9] Stein PD, Henry JW. Prevalence of acute pulmonary embolism among patients in a general hospital and at autopsy. Chest 1995; 108: 978–981

34.15 Wichtige Internetadressen

- ESC Leitlinien zur akuten Lungenembolie: http://www.escardio.org/Guidelines/Clinical-Practice-Guidelines/Acute-Pulmonary-Embolism-Diagnosis-and-Management-of
- S 3-Leitlinie Prophylaxe der venösen Thromboembolie (VTE): http://www.awmf.org/leitlinien/detail/ll/003-001.html

35 Rechtsherzinsuffizienz

Michael Buerke, Sebastian M. Dietz

35.1 Steckbrief

Eine rechtsventrikuläre (RV) Dysfunktion bzw. ein RV-Versagen tritt auf, wenn der rechte Ventrikel den Blutfluss durch den Lungenkreislauf nicht mehr aufrechterhalten kann und so keine adäquate linksventrikuläre Füllung erreicht wird. Dies kann plötzlich in einem zuvor gesunden Herzen aufgrund einer massiven Lungenembolie oder eines rechtsseitigen Myokardinfarkts auftreten. In vielen Fälle auf der Intensivstation kommt es zu einer Verschlechterung eines vorbestehenden kompensierten RV-Versagens im Rahmen einer chronischen Herz- oder Lungenerkrankung. Beim Management des RV-Versagens ist darauf gerichtet, den rechtsseitigen Füllungsdruck zu optimieren und die Nachlast zu reduzieren.

35.2 Synonyme

- Rechtsherzversagen
- RV-Failure
- Rechtsherzinsuffizienz

35.3 Keywords

- Rechtsherzinsuffizienz
- pulmonale Hypertonie
- Intensivtherapie

35.4 Definition

- Mehrere Entwicklungen haben zu einer stärkeren Fokussierung auf die Funktion des rechten Ventrikels bei kritisch kranken Patienten geführt.
- Durch besseres Verständnis der Lungengefäßbiologie und die Entwicklung neuer Klassen von pulmonalen Vasodilatatoren hat sich die Behandlung von Patienten mit pulmonaler arterieller Hypertonie verbessert, die auch bei akutem Rechtsherzversagen genutzt werden können.
- Technische Fortschritte bei links- und rechtsventrikulären Unterstützungssystemen ermöglichen die erfolgreiche Behandlung von Patienten mit akutem RV-Versagen.
- Dargestellt werden Pathomechanismen und Behandlungsstrategien des akuten RV-Versagen auf der Intensivstation mit Schwerpunkt auf Flüssigkeitsmanagement, Nachlastreduktion, Erhöhung der Kontraktilität und Ausblick auf die extrakorporale Unterstützung des rechten Ventrikels.

35.5 Epidemiologie

35.5.1 Häufigkeit, prädisponierende Faktoren

- Die Rechtsherzinsuffizienz als primäre Ursache der akut dekompensierten Herzinsuffizienz und als Ursache des Krankenhausaufenthalts tritt in ca. 2,2 % der aufgenommenen Herzinsuffizienzpatienten auf (CHARITEM-Register) [12].
- Die sekundäre Rechtsherzinsuffizienz als Folge eines akuten linksventrikulären Versagens tritt in mehr als 20 % der Fälle auf. In ca. 8 % der Fälle findet sich eine Herzklappenerkrankung als Ursache [19]. Durch ein rheumatisches Fieber kann sich eine Mitralklappenstenose, aber auch eine Mitralinsuffizienz oder die Kombination beider entwickeln. Als Ursache der akuten und chronischen Rechtsherzinsuffizienz lassen sich 3 Gruppen von Ursachen identifizieren:
  - sekundäre pulmonale Hypertonie
  - Erkrankungen des rechten Ventrikels und der Klappen
  - Erkrankungen des Perikards
- Die pulmonale Hypertonie (PH) ist die häufigste Ursache für die Rechtsherzinsuffizienz. Die häufigste Ursache der pulmonalarteriellen Hypertonie ist die Linksherzinsuffizienz. Die systolische Herzinsuffizienz oder die Herzinsuffizienz mit erhaltener systolischer Pumpfunktion (HFrEF, Heart Failure with reduced Ejection Fraction) oder eine schwere Mitralklappenerkrankung können zum Lungenhochdruck und konsekutiv zur Rechtsherzinsuffizienz führen.
- Die PH-Typen 1, 3, 4 und die meisten von 5 nach der WHO-Klassifikation zeichnen sich durch einen präkapillaren Lungenhochdruck aus. Bei ihnen liegt ein niedriger oder normaler PCWP (engl. pulmonary capillary wedge pressure bzw. pulmonal-kapillärer Verschlussdruck) vor.
- Die zweithäufigste Ursache des Lungenhockdrucks findet sich sekundär bei einer Lungenkrankheit. Die häufigsten Lungenkrankheiten, die zum Lungenhochdruck führen, sind die obstruktive Atemwegerkrankung, gefolgt von der Lungenfibrose.
- Eine weitere wichtige Ursache ist das obstruktive Schlafapnoesyndrom (OSA). Lungenhochdruck betrifft ca. 17–53 % der Patienten mit obstruktiver Schlafapnoe. Bei den Lungenkrankheiten finden sich als pathogenetische Ursache der pulmonalen Hypertonie die Hypoxie, die Polyzytämie, die Vasokonstriktion und das vaskuläre Remodelling sowie Schäden des Lungenparenchyms mit Verlust des pulmonalen Gefäßbettes.

- Eine besondere Art des Lungenhochdrucks mit konsekutivem RF-Versagen kann sich bei einer akuten Lungenembolie durch einen flusslimitierenden Embolus in den großen Pulmonalarterie entwickeln. Rezidivierende kleinere pulmonale Embolien können zu einer chronischen thrombembolischen pulmonalen Hypertonie (CTEPH) führen. Werden diese Emboli durch die endogene Freisetzung von tPA (tissue plasminogen activator) in der Lungenstrombahn nicht vollständig aufgelöst, sondern nur teilweise rekanalisiert und die Areale zumindest zum Teil endothelialisiert, führt dies zur Entstehung einer irreversiblen pulmonalarteriellen Obstruktion des Gefäßbettes und zum Lungenhochdruck.
- Die pulmonale Hypertonie Typ 1 tritt idiopathisch als Folge einer Bindegewebekrankheit auf. Durch ein Ungleichgewicht von Vasodilatatoren und vasokonstriktiven Mediatoren kommt es zu einem erhöhten pulmonalen Gefäßwiderstand, der sich durch Remodelling bzw. Okklusion der pulmonalen Arteriolen fixiert.
- Ein akutes RV-Versagen kann bei Myokardinfarkt, Myokarditis, Kardiomyopathie, chronischen Ischämien oder durch Arrhythmie (Brady- und Tachykarde) auftreten. Der rechtsventrikuläre Infarkt tritt bei 30–50 % der inferioren Myokardinfarkte auf und wird durch die Okklusion der proximalen rechten Koronararterie verursacht. Der rechte Ventrikel toleriert eine myokardiale Ischämie deutlich besser. Dies lässt sich zum Teil durch den geringeren myokardialen Sauerstoffbedarf erklären. Zusätzlich liegt eine erhöhte Ischämietoleranz des rechten Ventrikels vor, die durch die koronare Perfusion des rechten Ventrikels während des gesamten Herzzyklus und die doppelte Blutversorgung (LAD versorgt die vorderen zwei Drittel des Septums) erklärt ist. Während der initialen Präsentation kann jedoch eine schwere Hypotonie und ein RV-bedingter kardiogener Schock auftreten.
- Erworbene Schädigungen der Trikuspidalklappe durch eine infektiöse Endokarditis oder eine chronische mechanische Belastung des Trikuspidal-Klappensegels durch eine die Klappenebene passierende Device-Sonde (Schrittmacher, Defibrillator usw.) können zu einer akuten (bei Endokarditis oder neu implantierter Sonde) oder chronischen höhergradigen Trikuspidalklappeninsuffizienz mit akuter oder chronischer Rechtsherzinsuffizienz führen. Endokarditiden der Trikuspidalklappe treten vorrangig als Folge eines i. v.-Drogenabusus auf.
- Bei Ansammlung von Flüssigkeit im Perikardbeutel wird der dünnwandige rechte Ventrikel als Erster komprimiert und seine Füllung behindert, was konsekutiv zur Rechtsherzinsuffizienz führt. Die Pericarditis constrictiva ist eine Diagnose, die häufig übersehen wird. Durch Fibrosierung und Verkalkung des umhüllenden Perikards wird das Zusammenspiel der beiden Ventrikel (ventrikuläre Interdependenz) beeinträchtigt. Früher wurde die Pericarditis constrictiva häufig durch Tuberkuloseinfektionen hervorgerufen. Heutzutage findet sich als Ursache meist eine vorangegangene Strahlentherapie des Brustkorbs/der Brust oder sie tritt frühzeitig nach herzchirurgischen Eingriffen auf.

35.6 Ätiologie und Pathogenese

- *anatomischer Hintergrund:*
  - Anatomisch ist der rechte Ventrikel dreieckig im Seitenteil und halbmondförmig im Querschnitt. Der rechte Ventrikel besteht aus oberflächlichen kreisförmigen und tieferen Längsfasern von Muskelgewebe. Die oberflächlichen Fasern umkreisen das Herz und sind mit den subepikardialen Fasern des linken Ventrikels verbunden. Die tiefen Längsfasern laufen vom Scheitel bis zur Basis des Herzens.
  - Der rechte Ventrikel kontrahiert sich auf drei Arten:
    – nach innen gerichtete Bewegung der RV-freien Wand
    – Verkürzung der Längsfasern vom Scheitel zur Basis des Herzens
    – Traktion durch die Kontraktion des linken Ventrikels
  - Die Kontraktion von Längsfasern trägt am meisten zur systolischen Leistung des rechten Ventrikels bei. Interessanterweise leistet die linksventrikuläre Traktionskomponente etwa 20–40 % des RV-Herzzeitvolumens. Der rechte Ventrikel wirft das gleiche Schlagvolumen aus wie der linke Ventrikel. Allerdings erfolgt der Auswurf des rechten Ventrikels gegen einen viel geringeren Widerstand des pulmonalen Gefäßsystems. Trotz der deutlich dünneren Wand des rechten Ventrikels beträgt seine Schlagarbeit etwa ein Viertel der des linken Ventrikels. Bei dem geringen Widerstand des pulmonalen Kreislaufs wirft der rechte Ventrikel einen großen Teil des Blutes in der frühen Phase der Systole aus. Beim Kontraktionsablauf des rechten Ventrikels gibt es keine isovolumetrische Entspannungsphase.
  - Die ventrikuläre Interdependenz zwischen dem rechten und linken Ventrikel hat eine große Bedeutung für die Pumpleistung. Daran beteiligt bzw. dafür bedeutsam sind die Teilung der beiden Ventrikel durch das interventrikuläre Septum (IVS), die Verbindung der anterioren und posterioren Enden der freien RV-Wand mit dem IVS, die umlaufenden Fasern und das Perikard.
- *Pathophysiologie des rechten Ventrikels:*
  - Eine akute Dilatation des rechten Ventrikels, z. B. bei einem RV-Infarkt oder einer fulminanten Lungenembolie, verlagert das Septum nach links. Diese Verschiebung erhöht den diastolischen Füllungsdruck des linken Ventrikels und beeinträchtigt seine Kontraktilität. Die hemmende Wirkung des Perikardsacks

wirkt sich in der Diastole aus. Dabei beschränkt der dilatierte rechte Ventrikel im bindegewebigen definierten Perikardsack die Füllung des linken Ventrikels.
- Der rechte Ventrikel toleriert eine akute Drucküberlastung nicht so gut wie eine Volumenüberlastung. Bei einem akuten Anstieg des Druckes in der Pulmonalarterie, z. B. bei einem akuten großen pulmonalen Embolus, wird die Kontraktionskraft des rechten Ventrikels erhöht, um das Herzzeitvolumen (HZV) aufrechtzuerhalten. Bei unzureichender Anpassung kommt es zum Versagen und konsekutiv zu einer Dilatation des rechten Ventrikels. Diese Dysfunktion kann klinisch zur Hypotonie und zum kardiogenen Schock führen. Wenn der pulmonale arterielle Druck (PAP) allmählich ansteigt, erweitert sich der rechte Ventrikel nach dem Franck-Starling-Gesetz, um die Herzleistung aufrecht zu erhalten. Es kommt zu einer gewissen Hypertrophie des rechten Ventrikels. Normalerweise wird eine ausreichende RV-Funktion bis zum späten Stadium der RV-Dysfunktion/RV-Herzinsuffizienz aufrecht erhalten. Beim Versagen des rechten Ventrikels verändert sich seine Form und er wird sphärisch. Es kommt zur Trikuspidalklappeninsuffizienz, was die venöse Stauung verschlimmert und zum Transaminasenanstieg durch die Leberstauung führen kann.
- Die Rechtsherzinsuffizienz muss analog der Linksherzinsuffizienz betrachtet werden. So lassen sich ähnliche Mechanismen bei der Rechtsherzinsuffizienz identifizieren:
  – ähnliche Pathologie: Ischämie/Infarkt, Kardiomyopathie oder Myokarditis
  – pulmonale Hypertonie bei linksventrikulärem Versagen erhöht die Nachlast, gegen die der rechte Ventrikel pumpen muss
  – schweres linksventrikuläres Versagen führt zu einer verminderten koronaren Perfusion des rechten Ventrikels
  – LV-Dilatation kann die RV-Funktion durch ventrikuläre Interdependenz beeinträchtigen
- Durch Einsatz von ACE-Hemmern und Betablockern hat sich die Behandlung der Linksherzinsuffizienz (LVHF) deutlich verbessert, und es überleben mehr Patienten länger. So kann sich heutzutage viel häufiger eine fortgeschrittene pulmonale Hypertonie und später eine RV-Belastung bis hin zur chronischen Rechtsherzinsuffizienz entwickeln [5].

35.7 Symptomatik

- *klinische Diagnose:*
  - Als Zeichen der Rechtsherzinsuffizienz finden sich häufig Symptome wie venöse Stauung und/oder niedriges Herzzeitvolumen. Weiterhin beobachtet man Dyspnoe, Müdigkeit, Schwindel, Knöchelschwellung, epigastrische Stauung und unspezifische Oberbauchbeschwerden.
- *klinische Zeichen der rechtsventrikulären Dysfunktion:*
  - erhöhter jugulärer venöser Puls (JVP)
  - linksparasternale Bewegung
  - akzentuierter zweiter Herzton im Pulmonalisbereich
  - rechtsventrikulärer Galopp
  - meist ein pansystolisches Geräusch über dem Trikuspidklappenbereich, das bei Inspiration zunimmt
  - diastolisches Geräusch als Zeichen der Pulmonalklappeninsuffizienz
  - vergrößerte Leber
  - Aszites
  - Knöchelödeme
- Das Zeichen des erhöhten jugulären venösen Pulses spielt eine wichtige Rolle. Es reflektiert den bei Rechtsherzinsuffizienz erhöhten rechtsatrialen (und somit zentral-venösen) Druck.
- Die Halsvenenstauung korreliert gut mit erhöhtem RV-Druck bei Rechtsherzinsuffizienz bzw. mit einer schwere Trikuspidalklappeninsuffizienz.
- Ein erhöhter jugulärer venöser Puls ist ein prognostischer Marker (in der SOLVD-Studie Korrelation mit Mortalität und dem Risiko einer Herzinsuffizienz).
- Das Kussmaul-Zeichen (Anstieg des jugulären venösen Pulses bei Inspiration) kann bei der Ursachenfindung der Rechtsherzinsuffizienz helfen. Es wird durch die gestörte Compliance des rechten Ventrikels bei erhöhtem venösem Rückfluss bei Pericarditis constrictiva und RV-Infarkt beobachtet.
- an einen Rechtsherzinfarkt ist zu denken, wenn folgende 3 Zeichen vorhanden sind:
  - erhöhter jugulärer venöser Puls
  - Hypotonie
  - freie Lungenfelder

35.8 Diagnostik

35.8.1 Diagnostisches Vorgehen

- Die mit einer Funktionsstörung des RV einhergehenden klinischen Symptome sind meist unspezifisch, wie z. B. Dyspnoe, Benommenheit, Synkopen oder thorakales Druckgefühl. Bei einer chronischen Belastung des rechten Herzens finden sich zudem ein Schmerz im Bereich des rechten Oberbauchs (als Zeichen einer Leberkapselspannung bei hepatischer Stauung) sowie symmetrische Schwellungen der unteren Extremität.

35.8.2 Anamnese

- Bei der Anamneseerhebung muss auf koronare Herzkrankheit, Emphysem, chronische Bronchitis, venöse Thrombembolie, rezidivierende Abtreibungen, Autoimmunerkrankungen, Sklerodermie, systemischen Lupus erythematodes (SLE) und Infektionen, z. B. HIV, Tuberkulose und Schistosomiasis, geachtet werden.

35.8.3 Körperliche Untersuchung

- Bei eindeutigen klinischen Zeichen ist die Diagnose der Rechtsherzinsuffizienz nicht schwer. Die zugrunde liegende Ätiologie der Rechtherzinsuffizienz ist jedoch manchmal schwer fassbar.
- So ist die Diagnose bei vorbestehender ischämische Kardiomyopathie oder chronisch obstruktiver Atemwegserkrankung einfacher als bei seltenen Ursachen wie pulmonalarterieller Hypertonie, CTEPH (chronisch-thrombembolischer pulmonaler Hypertonie) oder bei einer Pericarditis constrictiva.
- Röntgen Thorax:
  - Die Belastung der rechten Kavitäten führt zu einer Vergrößerung des rechten Vorhofs und Ventrikels mit Verlagerung der Herzsilhouette im a. p./p. a.-Röntgenbild nach rechts.
  - Im Seitenbild ist der Retrosternalraum verschmälert oder das Herz liegt dem Sternum vollständig an.
  - Kalibersprünge der Pulmonalarterien sind indirekte Zeichen einer pulmonalen Hypertonie. Begleitende Pleuraergüsse deuten auf eine Dekompensation einer Rechtsherzinsuffizienz hin.
  - Insgesamt sind die genannten Zeichen aber wenig sensitiv und spezifisch, so dass die konventionelle Röntgenthorax-Aufnahme primär dem Ausschluss wichtiger Differenzialdiagnosen dient.
- Im *EKG* bei Patienten mit pulmonaler Hypertonie finden sich folgende Zeichen:
  - Änderung des Lagetyps im EKG hin zum Steil- oder Rechtstyp bzw. der Drehung um die elektrische Transversalachse (SI,II,III-Typ) oder die Längsachse (SIQIII-Typ)
  - Sinustachykardie oder Vorhofflimmern
  - Rechtsschenkelblock
  - Änderungen der der ST-Strecke oder T-Welle häufig (aber unspezifisch)
  - RV-Hypertrophie in Form eines Steil- oder Rechtstyps
  - dominantes R in V1
  - dominantes S in V5 oder V6
  - P pulmonale
- Verlsut der R-Zacke sowie Erhöhung der ST-Strecke in V3 R und V4 R sind hinweisend auf einen RV-Myokardinfarkt.
- Mittels *Echokardiografie* lässt sich Größe und Form des rechten Ventrikels und der Vorhöfe, die Kontraktilität der freien RV-Wand sowie die Kinetik des intraventrikuläre Septums (IVS) beurteilen. Der RV-/LV-Basaldurchmesser von > 1 in Kombination mit einem Verlust der Sphärizität des linken Ventrikels (D-Zeichen) wird als Beweis für einen Anstieg des PAP (pulmonal-arteriellen Drucks) angenommen. Bei Volumenbelastung des rechten Ventrikels kommt es zur Abflachung des Septums in der Diastole (z. B. Shunts) und die Abflachung des Septums in der Systole/Diastole tritt bei Drucküberlastung auf.
- Wegen der systolischen Funktion und Auswurfleistung des rechten Ventrikels ist die Messung seiner Funktion eine Herausforderung. Die *Tricuspid Anular Systolic Exkursion* (TAPSE), die Messung der systolischen Aufwärtsbewegung des lateralen Trikuspidalklappenanulus im M-Mode, ist ein schneller und reproduzierbarer Parameter als Surrogat für die Funktion des rechten Ventrikels. Die TAPSE ist kaum vom Volumenstatus, aber vom Winkel abhängig. Eine Längsverschiebung ≤ 17 mm weist auf eine schlechte RV-Funktion und eine schlechte Prognose hin.
- Die Bestimmung des *pulmonalen Druckes* ist ein integraler Bestandteil der Evaluation von Patienten mit vermuteter RV-Insuffizienz. Der PASP (engl. pulmonary artery systolic pressure) kann nichtinvasiv in der Abwesenheit einer Pulmonalklappenstenose abgeschätzt werden, indem man die Geschwindigkeit des trikuspidalen Flusses bestimmt und über die vereinfachte Bernoulli-Gleichung plus den rechtsatrialen Druck berechnet. Bei symptomatischen Patienten ist eine trikuspidale Spitzenflussgeschwindigkeit > 2,8 m/s bei Zeichen der Rechtsherzbelastung hinweisend für eine pulmonale Hypertonie.
- Der Durchmesser der unteren Hohlvene (engl. inferior vena cava, IVC) und dessen Atemvariabilität (> 50 % oder < 50 %) bei der subkostalen Echoanlotung deutet bei einem VC > 21 mm mit vermindertem Inspirationskollaps auf eine pulmonale Hypertonie und einen erhöhten rechten atrialen Druck hin.

- Die Beurteilung des *Strömungsprofils über die Pulmonalklappe* gibt einen weiteren Hinweis für eine pulmonale Hypertonie. Wenn der rechtsventrikuläre Druck zunimmt, tritt die systolische Spitzenflussgeschwindigkeit früher in der Systole auf, was zu einer dreieckigeren Form des pulmonalen Strömungsprofils anstelle der normalen Kuppelform führt. Ein Wert < 100 ms für die pulmonalarterielle Beschleunigungszeit wird als weiterer Hinweis für einen Lungenhochdruck angesehen. Ein verbreitertes pulmonalarterielles Flussprofil > 25 mm in Kombination mit der frühen diastolischen pulmonalen Regurgitation > 2,2 m/s ist assoziiert mit einem erhöhten Lungenhochdruck.
- Bei der Pericarditis constrictiva kommt es zur Dissoziation von intrathorakalen und intrakardialen Drücken und echokardiografisch zeigt sich eine atemabhängige Modulation der Spitzenflussgeschwindigkeit über der Mitralklappe. Es gibt einen Druckabfall in den Lungenvenen während der Inspiration, aber nicht im linken Vorhof, was zu einer Verringerung des normalen Gradienten führt, der für die Füllung des linksventrikulären Ventrikels verantwortlich ist. So zeigt sich während der Inspiration eine Abnahme der initialen E-Zacke der transmitralen Strömungsgeschwindigkeitskurve. Während des Exspirationsvorgangs wird durch Zunahme des intrathorakalen Druckes der Gradient über der Lungenvene/des linken Vorhofs wiederhergestellt und im Echo zeigt sich ein ausgeprägter Anstieg der initialen E-Kurve. Bei schweren Fällen lässt sich ein Septumbounce darstellen.
- Mithilfe der *Kontrastechokardiografie* können intrakardiale Shunts als Übertritt von Bubbles erkannt werden.
- Der *Lungenfunktionstest* hilft bei der Diagnose eines Cor pulmonale und bei der Schwerebeurteilung der obstruktiven Atemwegerkrankung.
- Mithilfe der *hochauflösenden CT* des Thorax kann eine Lungenfibrose als mögliche Ursache eines Lungenhochdrucks und der Rechtsherzinsuffizienz nachgewiesen werden.
- Die *nächtliche Oxymetrie* hilft bei der Diagnose von Schlafapnoestörungen mit wiederholter Desaturierung von 10 bis über 40 Sekunden. Ein Anoxie-Hypoxie-Index (AHI) mit mindestens 15 pro Stunde sichert die Diagnose.
- Die *kardiale MRT* ist der Goldstandard zur Bestimmung der rechtsventrikulären Volumina und der Funktion. Bei der kardialen MRT besteht die Möglichkeit der Gewebecharakterisierung zum Nachweis einer arrhythmogenen rechtsventrikulären Dysplasie oder Myokarditis. Mithilfe der kardialen MRT und CT kann eine perikardiale Verdickung von mehr als 2 mm zum Nachweis einer Pericarditis constrictiva durchgeführt werden.
- Zum Nachweis einer chronischen thrombembolischen pulmonalen Hypertonie (CTEPH) erfolgt die *CT-Angiografie*. Typische CT-Merkmale bei CTEPH-Patienten sind: asymmetrische Vergrößerung der zentralen Pulmonalarterien, Variation der Größe der segmentalen Arterien und eine Mosaikstruktur des Lungenparenchyms.
- Der *Rechtsherzkatheter* (Swan-Ganz-Katheter) wird bei der Diagnose von Lungenhochdruck eingesetzt und hilft auch bei der Diagnose der Pericarditis constrictiva. Die invasive Messung der Drücke im kleinen Kreislauf durch die Rechtsherzkatheteruntersuchung ist der diagnostische Goldstandard bei Patientin mit Rechtsherzinsuffizienz. Über die Messungen der Drücke im rechten Vorhof, dem rechten Ventrikel, der Pulmonalarterie und des Wedge-Druckes (engl. pulmonary capillary wedge pressure, PCWP) lässt sich u. a. der pulmonalvaskuläre Widerstand berechnen. Diese gestattet die Unterscheidung zwischen den verschiedenen Formen der pulmonalen Hypertonie (primär vs. sekundär). Mit der Thermodilutionsmethode lässt sich im selben Untersuchungsgang der Cardiac Output (CO) bzw. Cardiac Index (CI) berechnen. Bei kritisch kranken Patienten auf Intensivstationen bieten spezielle RVEF-Pulmonalarterienkatheter die Möglichkeit einer kontinuierlichen Registrierung der rechtsventrikulären Funktion. Allerdings ist diese Technologie anfällig für Störeinflüsse (Störungen in der EKG-Ableitung, kardiale Arrhythmien, Tachykardien). Der präkapilläre Lungenhochdruck wird durch einen hohen PAP über 25 mmHg, einen PCWP-Druck < 15 mmHg und einen erhöhten pulmonalen Gefäßwiderstand (> 3 Wood-Einheiten) definiert. Bei der Pericarditis constrictiva findet man einen Druckangleich in allen vier Kammern plus eine Atemschwankung in der links- und rechtsventrikulären Druckkurve.
- biochemische Marker:
  - Die systemische venöse Stauung wirkt sich auf Leber und Niere aus. Erhöhte Transaminasen und erhöhtes Bilirubin plus verlängerte Prothrombinzeit finden sich bei Rechtsherzinsuffizienz und sind mit einer schlechten Prognose assoziiert [17]. Die erhöhten Nierenwerte spiegeln die eingeschränkte Nierenfunktion wider. Die Stauung kann durch Diuretika verbessert werden. Es gibt keinen spezifischen Biomarker für die isolierte Rechtsherzinsuffizienz, sondern erhöhte *BNP- und Troponinwerte* (BNP: engl. brain natriuretic peptide) spiegeln Wandstress und Myokardschädigung in verschiedenen Rechtsherzinsuffizienz-Szenarien wider. Die Höhe der Werte korreliert mit der Schwere der Erkrankung und einer schlechten Prognose.
- *diagnostischer Algorithmus der Rechtsherzinsuffizienz/ des rechtsventrikulären Versagens:*
  - Ziel des Algorithmus zur Diagnose der Rechtsherzinsuffizienz ist es, das Vorhandensein einer pulmonalen Hypertonie oder einer anderen Ursache einer primären myokardialen Krankheit oder Perikardkrankheit nachzuweisen.

Rechtsherzinsuffizienz

- Sorgfältige Anamnese, Symptome, klinische Zeichen, Röntgen-Thorax und EKG geben Hinweise auf eine pulmonale Hypertonie oder Rechtsherzinsuffizienz.
- Die transthorakale Echokardiografie dient der Beurteilung des linken und rechten Ventrikels, der systolischen bzw. diastolischen Funktion, der Klappenfunktion, dem Nachweis eines Lungenhochdrucks sowie und der Bestätigung eine Perikardergusses. Mittels Echokardiografie kann eine Linksherzinsuffizienz als häufigste Ursache nachgewiesen oder widerlegt werden.
- Wenn ein Lungenhochdruck vorhanden ist und keine signifikante linksventrikuläre Dysfunktion vorliegt, müssen wichtige Lungenkrankheiten nachgewiesen oder ausgeschlossen werden. Dazu gehören Lungenfunktionstest, Diffusionstest, hochauflösende CT und nächtliche Oxymetrie, um eine interstitielle Lungenerkrankung oder ein Schlafapnoesyndrom auszuschließen.
- Wenn die bisherigen Tests negativ oder unschlüssig waren, sollte ein Perfusions-Ventilations-Scan zum Ausschluss einer CTEPH erfolgen. Bei einem positivem V/Q-Scan ist eine CT-Lungenangiografie zur Bestätigung notwendig. Ein negativer Scan erhöht die Wahrscheinlichkeit für eine pulmonalarterielle Hypertonie Typ 1.
- RHC (Rechtsherzkatheteruntersuchung) wird zum Screening von Bindegewebeerkrankungen benötigt, einschließlich der Bestimmung von Antiphospholipidantikörpern, HIV-Test und einem Test auf Schistosomiasis.
- Das rechtsventrikuläre Versagen ist häufig die letzte Manifestationsform einer Linksherzinsuffizienz. Die pulmonale Hypertonie ist häufig die Ursache der Rechtsherzinsuffizienz. Weitere wichtige und häufige Ursachen sind RV-Myokarditis, RV-Kardiomyopathie, Ischämie sowie Perikarderkrankung. Aufgrund der ungewöhnlichen Anatomie des rechten Ventrikels ist die Einschätzung seiner Funktion eine Herausforderung. Die Beurteilung der RV-Funktion und der Volumina sowie die Messung des pulmonalen Arteriendrucks sind hilfreich und heutzutage durch die ubiquitäre Verfügbarkeit der Echokardiografie schnell bettseitig zu erheben.

35.9 Differenzialdiagnosen

- keine Angaben möglich

35.10 Therapie

- Behandlung des akuten RV-Versagens bei Patienten mit kritischem Krankheitsbild:
  - Die Ursachen eines RV-Versagens bei einer kritischen Erkrankung lassen sich in drei Hauptkategorien unterteilen:
    – übermäßige Vorlast
    – übermäßige Nachlast
    – unzureichende Myokardkontraktilität
  - In den meisten Fällen liegt beim akutem RV-Versagen auf der Intensivstation eine Kombination aus präexistenter Lungengefäßerkrankung und einer akuten Störung in einer oder mehrerer dieser drei Hauptkategorien vor. Beispiele: Der Patient mit Cor pulmonale durch ein Emphysem, der eine schwere Pneumonie entwickelt, oder der Patient mit chronischer Rechtsherzinsuffizienz bei pulmonalarterieller Hypertonie, der septisch wird.
  - In diesen Situationen können die Zustände, die für eine chronische RV-Dysfunktion verantwortlich sind, nicht reversibel verändert werden; deshalb sollte das Management auf eine Optimierung der RV-Funktion gerichtet sein.
  - In anderen Fällen ist ein akutes RV-Versagen das Ergebnis einer plötzlichen Zunahme der RV-Nachlast, wie sie beispielsweise bei einer massiven Lungenembolie auftritt. In dieser Situation sollte die Zunahme der Nachlast die erste Priorität sein und entsprechend angegangen werden.

35.10.1 Therapeutisches Vorgehen

- *Optimierung der RV-Vorlast:*
  - Ein *differenziertes Flüssigkeitsmanagement* ist entscheidend für ein erfolgreiches Management des RV-Versagens. In den frühen Stadien kritischer Erkrankungen kann das intravaskuläre Volumen als Reaktion auf Blutungen oder erhöhte Gefäßpermeabilität durch unmerkliche Verluste schnell abfallen. Dazu tragen auch noch Sedativa und Analgetika oder die fehlende sympathische Vasokonstriktion des Venensystems bei, was zu einem reduzierten rechtsseitigen Rückfluss führt. Durch eine PEEP-Beatmung kann auch die Vorspannung des rechten Ventrikels behindert werden, indem der intrathorakale Druck erhöht und der transmurale Füllungsdruck des rechten Ventrikels reduziert ist. Ein angemessener rechtsseitiger Fülldruck ist bei der Aufrechterhaltung der Herzleistung bei Patienten mit akutem RV-Versagen unerlässlich [59]. Bei Verdacht auf ein geringes intravasales Volumen sollte die Volumengabe so schnell wie möglich erfolgen. Die Anforderungen an die RV-Vorlast unterscheiden sich jedoch erheblich, je nachdem, ob die Nachlast normal oder erhöht ist.
  - Beim RV-Versagen mit normalem Lungengefäßwiderstand durch einen rechtsseitigen Myokardinfarkt muss der RV-enddiastolische Druck häufig auf hochnormale Werte eingestellt werden, um die Herzleistung aufrechtzuerhalten. Wenn jedoch ein RV-Versagen mit einer erhöhten RV-Nachlast auftritt, kann die Volumenbelastung zu einer Verlagerung des interventrikulären Septums führen und so die diastolische

Füllung des linken Ventrikels beeinträchtigten. Gleichzeitig erhöht die RV-Dilatation die freie Wandspannung, was zu einem erhöhten Sauerstoffbedarf und einer verminderten RV-Perfusion führt. In dieser Situation muss das intravasale Volumen möglicherweise verringert werden.
- Initiale Volumengaben können oft nur geringe Auswirkungen haben. Der rechte Ventrikel hat eine flachere Franck-Starling-Kurve als der linke Ventrikel, was bedeutet, dass sich die RV-Kontraktilität über einen größeren Bereich von Füllungsdrücken weniger verändert. Daher kann eine beträchtliche Volumengabe erforderlich sein, bevor sich eine Verbesserung der RV-Funktion einstellt. Gleichzeitig muss darauf geachtet werden, dass die Vorspannung des rechten Ventrikels nicht zu niedrig ist. Der optimale rechtsseitige Füllungsdruck kann je nach RV-Kontraktilität und -Nachlast stark variieren. Im Allgemeinen sollten die Vorlastziele darin bestehen die RV-Füllungsdrücke in einem mäßig erhöhten Bereich bei 8–12 mmHg zu halten und dann von dort aus sukzessive anzupassen, um die RV-Funktion und die Herzleistung zu optimieren.
- Ein zentralvenöser Zugang mit der Möglichkeit der Bestimmung der Sauerstoffsättigung der oberen Hohlvene (SvO_2) und des zentralen Venendrucks bietet die Möglichkeit der zusätzlichen Beurteilung der RV-Leistung. Die normale SvO_2 liegt bei ca. 70–80 % und niedrigere Werte bei normaler arterieller Oxygenierung können auf eine reduzierte Herzleistung hinweisen. Wenn die RV-Vorlast zu hoch ist, sollte eine Reduktion des zentralen Venendrucks über gesteigerte Diurese oder Dialyse mit einer Verbesserung der Herzleistung einhergehen, die durch die SvO_2-Bestimmung oder die systemische Organperfusion bestimmt wird. Auch die Echokardiografie kann hilfreich sein. Hinweise auf eine RV-Dilatation und Hinweise auf erhöhte LV-Füllungsdrücke legen nahe, dass eine weitere Reduzierung der Vorspannung notwendig sein könnte.
- Wenn diese Bewertungen der RV-Funktion unzureichend sind, kann die Platzierung eines Pulmonalarterienkatheters erforderlich sein. Obwohl dessen routinemäßige Verwendung nicht zur Verbesserung des Behandlungsergebnisses bei schwerer Sepsis geführt hat [10], [22] und bei der Behandlung des akuten RV-Versagens nicht gut untersucht wurde [44], kann eine serielle Messung der Hämodynamik hilfreich bei der klinischen Entscheidungsfindung sein. So kann durch den Rechtsherzkatheter die Schwere und Ätiologie des RV-Versagens bestimmt werden. Wenn bei einem Patienten festgestellt wird, dass die RV-Funktion stark von kleinen Änderungen der Vorspannung oder der Nachlast abhängt, kann der Katheter für eine längerfristige Behandlung belassen werden.

- *Optimierung der RV-Nachlast:*
  - Eine übermäßige Nachlast spielt in fast allen Fällen eines akuten RV-Versagens eine Rolle und ihre Verringerung ist normalerweise der effektivste Weg zur Verbesserung der RV-Funktion. Leider sind viele Fälle von akutem RV-Versagen mit chronischen Herz- oder Lungenerkrankungen verbunden, die nicht leicht reversibel sind bzw. nicht einfach behandelt werden können. In diesen Situationen sollte darauf geachtet werden, dass alle Faktoren beseitigt werden, die zu einem erhöhten Lungengefäßtonus beitragen durch die Kombination und gezielte Verwendung von selektiven pulmonalen Vasodilatatoren.
  - Eine Reihe von Bedingungen, die mit einer kritischen Erkrankung verbunden sind, führen zu einem erhöhten Lungengefäßwiderstand und damit zu einem Anstieg der RV-Nachlast. Hypoxische pulmonale Vasokonstriktion kann auftreten als Reaktion auf eine Abnahme der Sauerstoffspannung in den Alveolen, dem pulmonalen arteriellen Blut oder dem bronchialen arteriellen Blut und wird gesteigert durch Hyperkapnie oder Azidämie [21], [48]. Die vasokonstriktive Reaktion ist am größten bei der Sauerstoffspannung in der Alveolarluft, aber bei jedem Grad der alveolären Hypoxie ist die hypoxische pulmonale Vasokonstriktion bei Vorhandensein eines verringerten pulmonalen arteriellen O_2 größer [33]. Eine angemessene systemische SaO_2, die routinemäßig durch Pulsoxymetrie auf der Intensivstation überwacht wird, schließt eine Alveolarhypoxie effektiv aus, ist jedoch kein verlässlicher Indikator für die optimale pulmonalarterielle Oxygenierung.
  - Ein hohes oder niedriges Lungenvolumen kann die RV-Nachlast verschlechtern, da der pulmonale Gefäßwiderstand tendenziell am niedrigsten ist, wenn die Lunge nahe der funktionellen Restkapazität ist [25]. Mehrere vasoaktive Faktoren, die mit der Pathogenese der pulmonalarteriellen Hypertonie in Verbindung gebracht wurden, wie Endothelin und Thromboxan, sind während der Sepsis erhöht, und es wurde gezeigt, dass sie invers mit der Herzleistung korrelieren [53], [43]. Serotonin und Interleukin-6 (IL-6) sind auch bei der Sepsis und akutem Atemnotsyndrom (ARDS) hochreguliert [51], [20]. Eine verminderte Produktion von Stickstoffmonoxid in der Lunge trägt zu einem erhöhten Lungengefäßwiderstand bei Sepsis bei [38]. Endotoxin kann sogar den pulmonalarteriellen Gefäßwiderstand durch Unterdrückung der Stickoxidsynthese erhöhen [37]. Jede Verletzung des Lungengefäßendothels kann eine Thrombose in situ auslösen und den pulmonalen Gefäßwiderstand weiter erhöhen [2].

- Interventionen zur Verringerung der RV-Nachlast sollten mit der Korrektur von Hyperkapnie, Azidose und der Alveolarhypoxie beginnen. Im Idealfall sollte die SaO_2 über 92 % gehalten werden; die Einstellungen des Beatmungsgeräts sollten so angepasst werden, dass ein Lungenvolumen in der Nähe der funktionellen Restkapazität und eine pCO_2 sowie ein pH-Wert erreicht werden, die fast normal sind.
- In Anbetracht der günstigen Effekte der Beatmung mit geringen Volumina auf das Überleben [56] scheint es sinnvoll, diesen Ansatz bei Patienten mit ARDS anzuwenden, obwohl ein erhöhter pulmonalarterieller Druck in dieser Situation mit schlechteren Ergebnissen in Verbindung gebracht wurde [8].
- Wenn die Einstellung der Vorspannung und der Nachlast keine zufrieden stellende Verbesserung der RV-Funktion erzielt, kann die Verabreichung *pulmonaler Vasodilatatoren* angemessen sein. Für die Behandlung der pulmonalarteriellen Hypertonie wurden in den letzten 20 Jahren mehrere Klassen pulmonaler Vasodilatatoren entwickelt (▶ Tab. 35.1).

- Diese Medikamente zielen auf Wege ab, die mit der Pathogenese der pulmonalarteriellen Hypertonie in Verbindung gebracht wurden. Für die Behandlung des RV-Versagen bei kritisch kranken Patienten ist jedoch keines zugelassen. Jedes Medikament hat sowohl systemische als auch pulmonale vasorelaxierende Eigenschaften und kann eine systemische Hypotonie hervorrufen. Darüber hinaus kann die systemische Verabreichung den Gasaustausch verschlechtern, indem sie die hypoxische pulmonale Vasokonstriktion abschwächen und die V=Q-Anpassung beeinträchtigt [54], [7]. Eingeatmetes Stickstoffmonoxid ist ein potenter pulmonaler Vasodilatator mit einem schnellen Wirkungseintritt und einer extrem kurzen Halbwertszeit [45], was ihn zu einem idealen Mittel für die Entlastung des rechten Ventrikels auf der Intensivstation macht. Darüber hinaus kann durch die NO-Beatmung durch Vasodilatation der Blutgefäße in einer gut belüfteten Lunge die Oxygenierung verbessern, indem der Blutfluss aus Gebieten mit sehr niedrigem V=Q oder Shunts geshiftet wird [13].
- Obwohl *inhalatives Stickstoffmonoxid* das akute Atemnotsyndrom nicht verbessert [55], wurde gezeigt, dass es die RV-Ejektionsfraktion und das enddiastolische Volumen verbessert [47]. Weiterhin werden die pulmonale Hämodynamik und die gemischte venöse Sauerstoffsättigung bei Patienten mit akuter RV-Dysfunktion verbessert [6].
- Verschiedene *Prostazyklinderivate* sind gegenwärtig zur Behandlung der pulmonalarteriellen Hypertonie verfügbar. Wie inhalatives Stickstoffmonoxid sind diese Wirkstoffe potente pulmonale Vasodilatatoren mit schnellem Wirkungseintritt und kurzer Halbwertszeit. Sie üben ihre vasodilatatorischen Effekte durch Erhöhung der intrazellulären cAMP-Spiegel aus und haben auch inotrope Effekte auf die Herzfunktion. Alle verfügbaren Medikamente können durch Inhalation verabreicht werden, wodurch systemische vaskuläre Effekte und V=Q-Mismatch minimiert werden. Inhaliertes

Tab. 35.1 Vasoaktive Medikamente zur Behandlung der Lungenstrombahn.

Name	Wirkmechanismus	Wirkung	Verabreichung	HWZ
Ambrisentan	Endothelinrezeptorantagonist	blockt Endothelinrezeptor A	oral	15 Stunden
Bosentan	Endothelinrezeptorantagonist	blockt Endothelinrezeptor A und B	oral	5,4 h
Macitentan	Endothelinrezeptorantagonist	blockt Endothelinrezeptor A	oral	14–18 h
Sildenafil	Phosphodiesterase-5- Inhibitor	verlangsamt Abbau von intrazellulärem cGMP	oral	4 h (oral)
Tadalafil	Phosphodiesterase-5- Inhibitor	verlangsamt Abbau von intrazellulärem cGMP	oral	17,5 h
Epoprostenol	Prostazyklin	steigert intrazelluläres cAMP	inhalativ oder i. v.	6 min
Treprostinil	Prostazyklinderivat	steigert intrazelluläres cAMP	inhalativ, i. v., s. c. oder oral	4 h
Iloprost	Prostazyklinderivat	steigert intrazelluläres cAMP	inhalativ	20–30 min
Stickstoffmonoxid	Guanylatzyklasestimulator	steigert intrazelluläres cGMP	inhalativ	Sekunden
Riociguat	Guanylatzyklasestimulator	steigert intrazelluläres cGMP	oral	15 h

cGMP: zyklisches Guanosinmonophosphat

Epoprostenol wurde erfolgreich eingesetzt, um Patienten mit RV-Versagen nach Herzoperationen zu behandeln [35]. Der Einsatz erfolgte auch bei Patienten mit Sepsis zur Anpassung des pH-Wertes der Magenschleimhaut und zur Besserung der pulmonalarteriellen Hypertonie [14].

- *Phosphodiesterase-(PDE-)5-Inhibitoren* reduzieren den pulmonalen Gefäßwiderstand und können die RV-Kontraktilität verbessern; allerdings ist über ihre Verwendung bei kritisch Erkrankten wenig bekannt [18]. Diese Substanzen hemmen den Metabolismus von zyklischem Guanosinmonophosphat (cGMP), dem Second Messenger, der die gefäßerweiternden Effekte von Stickstoffmonoxid und den natriuretischen Peptiden vermittelt. In Tierstudien erhöhen PDE-5-Inhibitoren die Kontraktilität bei hypertrophiertem, jedoch nicht bei normalem rechtem Ventrikel [38]. Somit könnten diese Substanzen die RV-Funktion bei Patienten mit chronischer pulmonaler Hypertonie verbessern, die ein akutes RV-Versagen entwickeln. PDE-5-Inhibitoren müssen bei Patienten, die hämodynamisch instabil sind [3], [50], vorsichtig angewendet werden, da sie systemische vasodilatatorische Effekte haben und den Blutdruck senken können. Ihre Halbwertszeit liegt im Bereich von 4–18 Stunden. Eine intravenöse Form von Sildenafil mit kürzerer Halbwertszeit soll bald erhältlich sein.
- Andere pulmonale Vasodilatatoren wie etwa *Endothelinrezeptorantagonisten* und der lösliche *Guanylatzyklasestimulator Riociguat* sollten bei akutem RV-Versagen bei kritisch Kranken nicht eingesetzt werden. So wurde bei Endothelinrezeptorantagonisten eine erhöhte Letalität bei Linksherzinsuffizienz nachgewiesen. Riociguat hat erhebliche systemische Vasodilatatoreffekte, was zur Einstellung von Studien zur Herzinsuffizienz geführt hat.
- *Kalziumkanalblocker* sollten ebenfalls vermieden werden, da sie negative ionotrope Effekte haben und nachweislich den RV-Schlagarbeitsindex erhöhen [40].
- *Steigerung der RV-Kontraktilität:*
  - Der Verlust der RV-Kontraktionskraft bei akutem RV-Versagen wird hauptsächlich durch drei miteinander zusammenhängende Faktoren induziert:
    – Überdehnung der RV-freien Wand, wodurch die Myozytenvorspannung mechanisch benachteiligt wird
    – Störungen im Zellstoffwechsel, die zu reduzierten myokardialen Kontraktionskräften führen
    – unzureichende Sauerstoffzufuhr aufgrund einer verringerten Koronarperfusion
  - Die Zunahme der RV-Vorlast und/oder der Nachlast erhöht die freie Wandspannung und den O_2-Bedarf, während sie gleichzeitig die LV-Füllung behindert, die LV-Leistung reduziert und den koronaren Perfusionsdruck verringert. Stoffwechselstörungen, einschließlich Säure-Basen-Haushalt, Bildung von Sauerstoffradikalen, Freisetzung von Zytokinen, beeinträchtigen die Sauerstoffausnutzung und tragen zum RV-Versagen bei kritisch kranken Patienten bei [23]. Gleichzeitig führen Sepsis und andere kritische Krankheiten, die mit einem erhöhten metabolischen Bedarf und einem erhöhten Sauerstoffbedarf verbunden sind, zu einer Überforderung des rechten Ventrikels, mit einer angemessenen Steigerung der Herzleistung zu reagieren. Die Perfusion der RV-Wand wird durch den Unterschied in der RV-Wandspannung und dem Koronararteriendruck bestimmt [57]. Die koronare Perfusion des rechten Ventrikels sinkt während der Systole bei Patienten mit pulmonalarterieller Hypertonie und normalem systemischem Druck [58]. Eine ähnliche Beeinträchtigung tritt wahrscheinlich auf, wenn bei der systemischen Hypotonie ein akutes RV-Versagen auftritt. Übermäßige Flüssigkeitsgabe, die zu einer Vergrößerung des rechten Ventrikels führt und die RV-Wandspannung erhöht, ohne den systemischen arteriellen Druck zu verbessern, kann die RV-Perfusion tatsächlich verringern [29].
  - Patienten mit akutem RV-Versagen bei einer chronischen Lungengefäßerkrankung können rechtsventrikuläre systolische Drücke haben, die sich dem systemischen Druck nähern oder sogar übersteigen. In dieser Situation ist das erste Therapieziel, den systemischen Blutdruck auf Werte oberhalb des systolischen rechtsventrikulären Druckes zu senken [32]. Medikamente, die die myokardiale Kontraktilität erhöhen, sollten in dieser Situation zurückgehalten werden, bis das erste Ziel erreicht wurde.
- *Einsatz von Vasopressoren bei der RV-Dysfunktion*
  - Zur Behandlung des RV-Versagens auf der Intensivstation wurden mehrere vasoaktive Medikamente eingesetzt (▶ Tab. 35.2). Der ideale Vasopressor zur Verwendung bei Patienten mit akutem RV-Versagen wäre ein Mittel, das den systemischen arteriellen Druck und die RV-Kontraktilität erhöht, ohne den Lungengefäßwiderstand zu erhöhen.
- *Noradrenalin* zielt primär auf den Alpha-1-Rezeptor, was eine Vasokonstriktion mit begrenzter Beta-1-Rezeptor-Stimulation und Steigerung der Herzleistung verursacht [24]. Es wurde jedoch gezeigt, dass die Beta-1-Effekte auf die Kontraktilität die PA/RV-Kopplung in Tiermodellen der RV-Dysfunktion verbessern [27].
- *Phenylephrin* ist ein reiner Alpha-1-Rezeptor-Agonist, der die Perfusion der rechten Herzkranzgefäße erhöht, jedoch die RV-Kontraktilität nicht beeinträchtigt und den pulmonalen Gefäßwiderstand erhöhen kann. Es kann auch eine Reflexbradykardie auftreten, was angesichts des reduzierten RV-Schlagvolumens zu einer Reduktion des Herzzeitvolumens führen kann.
- *Adrenalin* ist ein gemischter Alpha-/Betarezeptoragonist, der eine Vasokonstriktion induzieren und die Inotropie steigern kann. Adrenalin verbesserte das Herzminutenvolumen in einer Tierstudie ohne schädliche

Tab. 35.2 Vasoaktive Medikamente zur Behandlung der akuten rechtsventrikulären Dysfunktion und deren Wirkmechanismen.

Substanz	Rezeptorbindung					anderer Mechanismus	Bemerkung
	α1	β1	β2	D	V1		
Noradrenalin	++	+	–	–	–	–	verbessert PA/RV-Coupling
Phenylephrin	++	–	–	–	–	–	steigert PVR, Bradykardie
Adrenalin	++	+	–	–	–	–	steigert PVR
Vasopressin	–	–	–	–	+	–	PA-Vasodilatation und -Konstriktion
Dopamin							
niedrig (< 5 µg/kg/min)	–	+	–	++	–	–	Arrhythmien
mittel (< 10 µg/kg/min)	+	++	–	++	–	–	Arrhythmien
hoch (> 10 µg/kg/min)	++	++	–	++	–	–	Arrhythmien
Dobutamin	–	–	+	–	–	–	Reduktion des PVR über β2
Milrinon	–	–	–	–	–	Phosphodiesterase-inhibitor	Vasodilatation und positiv inotrop, Tachykardie, Abfall von LVEDP und SVR, Arrhythmien
Levosimendan	–	–	–	–	–	Kalziumsensitizer	Vasodilatation und positiv inotrop, Abfall LVEDP, SVR und PVR

LVEDP: linksventrikulärer enddiastolischer Druck, PVR: pulmonalvaskulärer Widerstand, SVR: systemisch vaskulärer Gefäßwiderstand

Effekte auf den pulmonalen Gefäßwiderstand [9] und verbesserte die RV-Kontraktilität in einer kleinen Studie bei Patienten mit septischem Schock [30].
- *Vasopressin* bindet an V1-Rezeptoren der glatten Gefäßmuskelzellen [24]. Bei niedrigeren Dosen (z. B. 0,01–0,03 IE/min) verursacht es eine pulmonale Vasodilatation durch Stimulation von endothelialem Stickstoffmonoxid, erhöht jedoch bei höheren Dosen die Ansprechbarkeit auf Katecholamine und verursacht eine Vasokonstriktion der Lunge und der Koronararterien [30].

Fazit

Noradrenalin ist bei hypotensiven Patienten mit akutem RV-Versagen der initiale Vasopressor.

- *Einsatz von Inotropika bei RV-Dysfunktion:*
  - Es gibt zwar einige Studien, die für niedrig dosiertes *Dopamin* eine Verbesserung der RV-Kontraktilität bei Patienten mit RV-Dysfunktion gezeigt haben, dennoch hat Dopamin dosisabhängige Wirkungen auf verschiedene Rezeptoren: dopaminerge Rezeptoren in niedrigen Dosen (< 5 µg/kg/min), Beta-1-Rezeptoren in mittleren Dosen (5–10 µg/kg/min) und Alpha-1-Rezeptoren in hohen Dosen (> 10 µg/kg/min). Wegen der großen Variabilität und der unterschiedlichen Effekte spielt Dopamin keine Rolle bei der LV- oder RV-Dysfunktion.
  - *Dobutamin* ist das Inotropikum der ersten Wahl, das über die Beta-1-Rezeptor-Stimulation inotrope Effekte vermittelt, aber auch eine Vasodilatation aufgrund von Beta-2-Effekten hervorrufen kann [24]. Bei niedrigen Dosen (5–10 µg/kg/min) verbessert Dobutamin die PA/RV-Kopplung in Tierstudien, verbessert die Kontraktilität des Herzmuskels und reduziert den pulmonalen Gefäßwiderstand bei Patienten mit Linksherzinsuffizienz [31]. Es wurde gezeigt, dass Dobutamin die Hämodynamik bei Patienten mit pulmonaler Hypertonie bei Lebertransplantation und nach RV-Infarkt verbessert [16], [1]. Höhere Dosen sollten wegen des Risikos einer beta-2-vermittelten Vasodilatation und Hypotonie vermieden werden [21].
  - *Milrinon*, ein selektiver PDE-3-Inhibitor, der den intrazellulären cAMP-Metabolismus hemmt, wird zur Behandlung von pulmonalvaskulären Erkrankungen eingesetzt, da es die Inotropie steigert und eine pulmonale Vasodilatation vermittelt. Milrinon wurde erfolgreich bei Patienten mit pulmonaler Hypertonie bei biventrikulärem Versagen eingesetzt und unterstützt die LV- und RV-Erholung bei Patienten mit ventrikulärer Unterstützung oder Herztransplantation [28], [15]. Mehrere kleine Studien haben auch die inhalative Applikation von Milrinon bei Patienten mit pulmonaler Gefäßerkrankung untersucht, um eine systemische Hypotonie zu vermeiden [52].

35.10 Therapie

- *Levosimendan* als Kalziumsensitizer erhöht die Myokardkontraktilität, ohne den zytosolischen Kalzium- und Sauerstoffbedarf zu erhöhen, und verbessert die Herzkontraktilität bei Patienten mit Herzinsuffizienz. Randomisierte plazebokontrollierte Studien haben bei Patienten mit Linksherzinsuffizienz eine Verbesserung der systolischen und diastolischen RV-Aktivität gezeigt [41]. Neuere Berichte beschreiben eine verbesserte RV-Funktion als Reaktion auf Levosimendan bei Patienten mit RV-Versagen im Zusammenhang mit chronischer thrombembolischer pulmonaler Hypertonie und Herztransplantation [42], [3].
- Levosimendan als Kalziumsensitizer hat positive inotrope Effekte bei LV- und RV-Versagen durch myokardiale Ischämie [50], [49]. Gleichzeitig kann sowohl die pulmonale Strombahn als auch die systemische Nachlast verbessert werden. Levosimendan hat positive Effekte auf die prognoserelevanten Parameter des linken und rechten Ventrikel (CPI: Cardiac Power Index, RVCPI: rechtsventrikulärer Cardiac Power Index) [50], [49]. Inotropika erhöhen das Risiko von Tachyarrhythmien durch Anstieg des intrazellulären Kalziums. In diesem Zusammenhang führt Levosimendan nicht zu einer Steigerung des intrazellulären Kalziums und zeigte keinen Hinweis auf eine Steigerung maligner Rhythmusstörungen.
- Eine Sinustachykardie ist ein normaler Kompensationsmechanismus für eine unzureichende Herzleistung. Wenn die Kontraktilität abnimmt oder unzureichend wird, nimmt die Herzfrequenz zu, um mit der Nachfrage nach Sauerstoff Schritt zu halten. So ist die Sinustachykardie oft ein ungünstiger prognostischer Marker bei RV-Versagen.

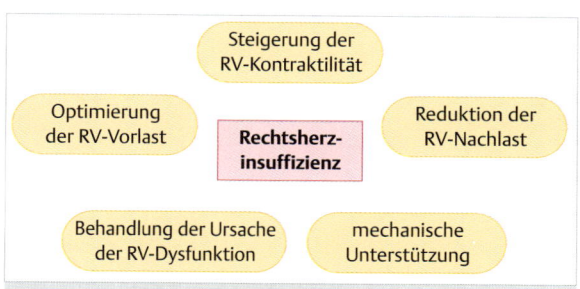

Abb. 35.1 Rechtsherzinsuffizienz. Therapie (RV: rechtsventrikulär).

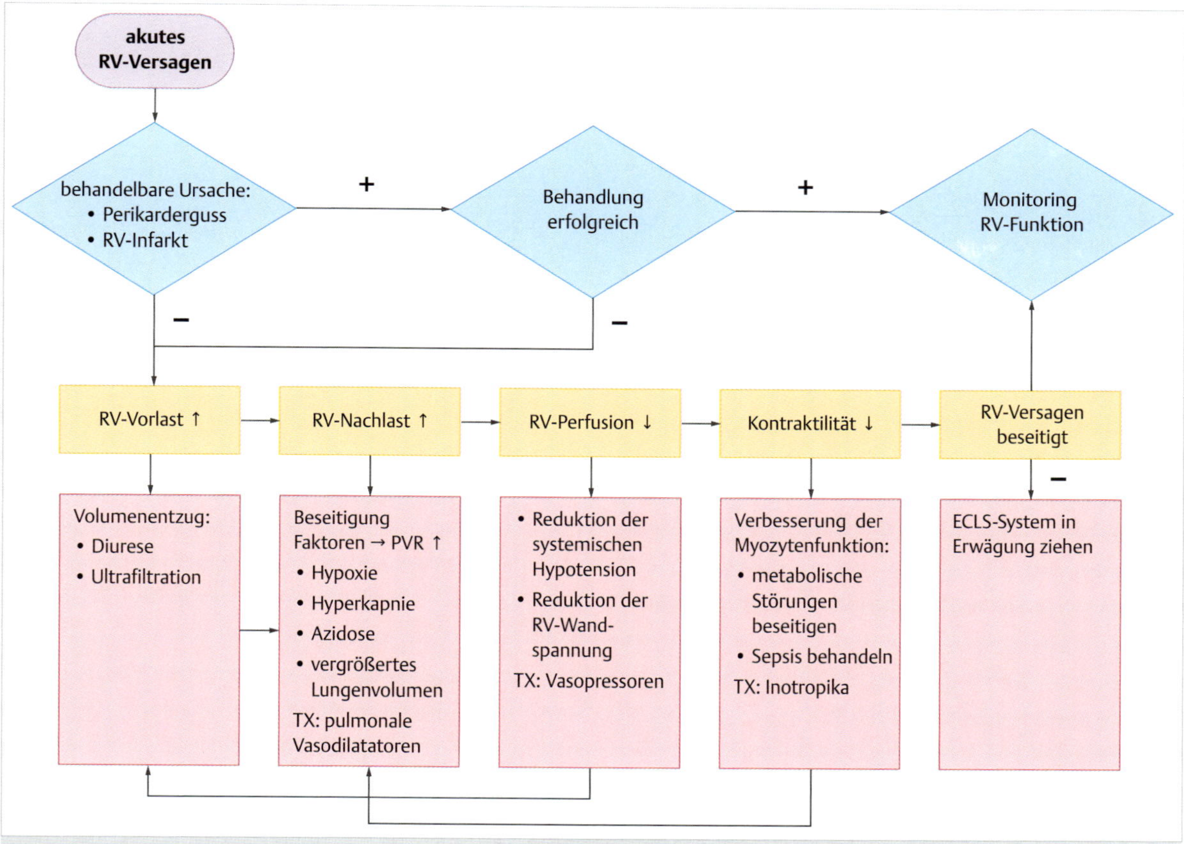

Abb. 35.2 Rechtsherzinsuffizienz. Therapie (ECLS: extracorporeal life support, PVR: pulmonalvaskulärer Widerstand).

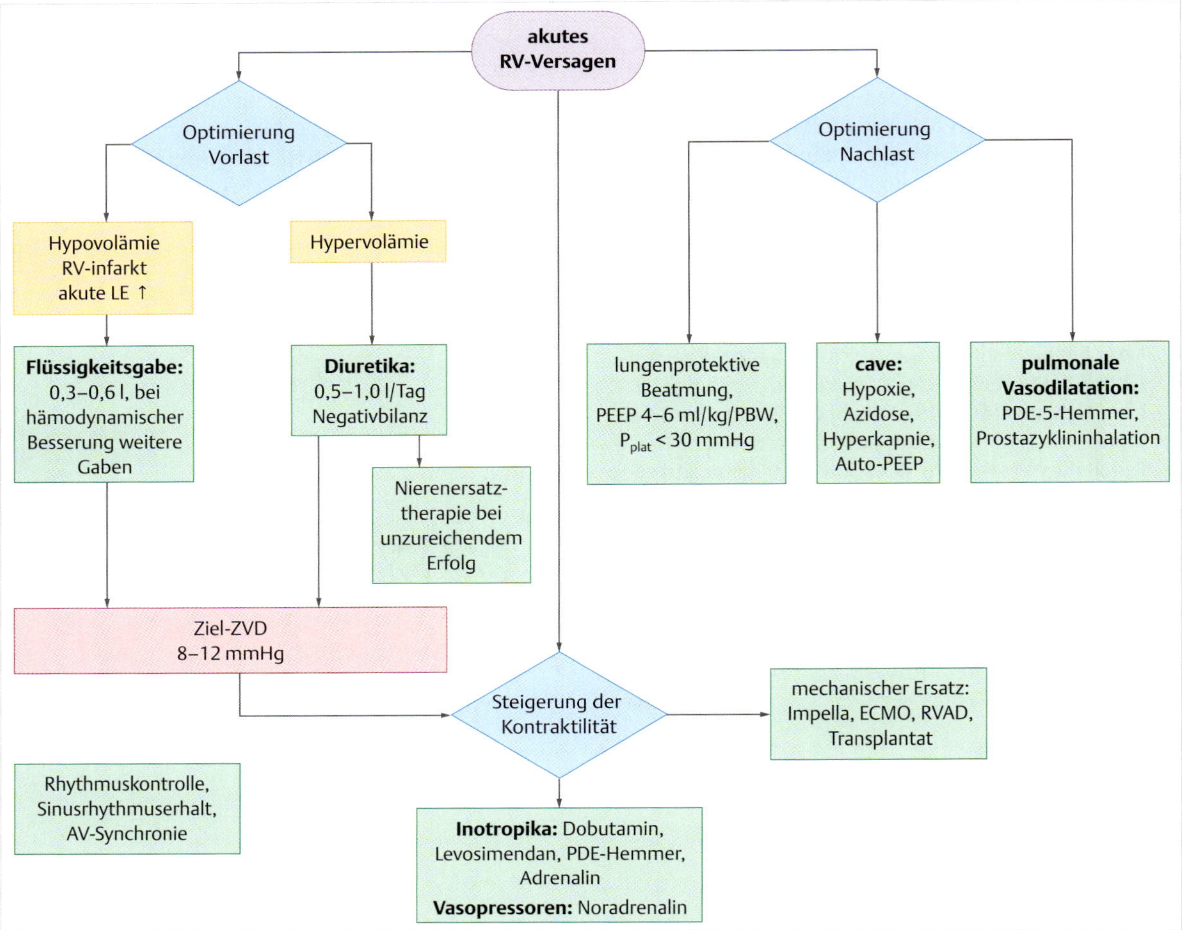

Rechtsherzinsuffizienz

Abb. 35.3 Rechtsherzinsuffizienz. Therapie (ECMO: extrakorporale Membranoxygenierung, P$_{plat}$: Plateaudruck, PDE: Phosphodiesterase, PEEP: positiver endexspiratorischer Druck, RV: rechtsventrikulär, RVAD: rechtsventrikuläres Unterstützungssystem, ZVD: zentralvenöser Druck).

Merke

Es ist wichtig, eine Erhöhung des Herzminutenvolumens über das normale Niveau hinaus zu vermeiden, da dies die pulmonalarteriellen Drücke erhöhen und so zu einer Steigerung der RV-Belastung beitragen würde.

- *Einsatz von mechanischen Unterstützungssystemen bei RV-Dysfunktion:*
  - Wenn die medikamentöse Therapie bei akutem RV-Versagen auf der Intensivstation unzureichend ist, sollte eine mechanische Unterstützung in Betracht gezogen werden. Die extrakorporale mechanische Unterstützung, insbesondere die venovenöse und venoarterielle extrakorporale Membranoxygenierung (ECMO), wurde erfolgreich bei Patienten mit RV-Versagen aufgrund massiver Lungenembolie, chronischer thrombembolischer pulmonalarterieller Hypertonie und pulmonalarterieller Hypertonie und Herzinfarkt eingesetzt [34], [11], [39], [4], [36].
  - Im Gegensatz zur *venovenösen* extrakorporalen Membranoxygenierung, die venöses Blut mit Sauerstoff versorgt, aber den rechten Ventrikel benötigt, um die gesamte Herzleistung durch den Lungenkreislauf zu pumpen, wird bei der *venoarteriellen* extrakorporalen Membranoxygenierung Blut vom venösen zum arteriellen Kreislauf gepumpt und so der rechte Ventrikel durch die maschinelle Oxygenierung entlastet. Die venoarterielle ECMO kann zu einer Verbesserung oder Entlastung des rechten Ventrikels führen, gleichzeitig

die Oxygenierung verbessern und erfolgreich beim wachen, spontan atmenden Patienten angewendet werden [36].
- Es gibt Berichte zum Einsatz der der *venoarteriellen* ECMO zur Unterstützung der RV-Funktion während der Initiierung einer pulmonalen Vasodilatatortherapie bei Patienten mit pulmonalarterieller Hypertonie und RV-Versagen. Weiterhin kann sie als Bridging-Therapie bei Patienten mit pulmonalarterieller Hypertonie mit einer akuten Verschlechterung des Lungenhochdrucks eingesetzt werden [46].
- Beim Einsatz der venoarteriellen ECMO wurden Komplikationen wie Blutungen, Infektionen, Thrombembolien und neurologische Komplikationen beschrieben [26]. In jüngerer Zeit wurden spezielle RV-Impellapumpen zur Entlastung bei RV-Dysfunktion erfolgreich in einzelnen Fällen eingesetzt, aber bisher noch nicht in randomisierten Studien untersucht.

35.11 Verlauf und Prognose

- keine Angaben

35.12 Quellenangaben

[1] Acosta F, Sansano T, Palenciano CG et al. Effects of dobutamine on right ventricular function and pulmonary circulation in pulmonary hypertension during liver transplantation. Transplant Proc 2005; 37: 3869–3870
[2] Aihara M, Nakazawa T, Dobashi K et al. A selective pulmonary thrombosis associated with sepsis- induced disseminated intravascular coagulation. Intern Med 1997; 36: 97–101
[3] Barisin S, Djuzel V, Barisin A et al. Levosimendan reverses right-heart failure in a 51-year old patient after heart transplantation. Wien Klin Wochenschr 126(15-16); 2014: 495-9
[4] Berman M, Tsui S, Vuylsteke A et al. Successful extracorporeal membrane oxygenation support after pulmonary thromboendarterectomy. Ann Thorac Surg 2008; 86: 1261–1267
[5] Bhattacharya J, Staub NC. Direct measurement of microvascular pressures in the isolated perfused dog lung. Science 1980; 210: 327–328
[6] Bhorade S, Christenson J, O'connor M et al. Response to inhaled nitric oxide in patients with acute right heart syndrome. Am J Respir Crit Care Med 1999; 159: 571–579
[7] Blanco I, Gimeno E, Munoz PA et al. Hemodynamic and gas exchange effects of sildenafil in patients with chronic obstructive pulmonary disease and pulmonary hypertension. Am J Respir Crit Care Med 2010; 181: 270–278
[8] Bull TM, Clark B, McFann K, Moss M; National Institutes of Health/National Heart, Lung, and Blood Institute ARDS Network. Pulmonary vascular dysfunction is associated with poor outcomes in patients with acute lung injury. Am J Respir Crit Care Med 2010; 182: 1123–1128
[9] Cheung PY, Barrington KJ. The effects of dopamine and epinephrine on hemodynamics and oxygen metabolism in hypoxic anesthetized piglets. Crit Care 2001; 5: 158–166
[10] Connors AF Jr, Speroff T, Dawson NV et al.; SUPPORT Investigators. The effectiveness of right heart catheterization in the initial care of critically ill patients. JAMA 1996; 276: 889–897
[11] Deehring R, Kiss AB, Garrett A et al. Extracorporeal membrane oxygenation as a bridge to surgical embolectomy in acute fulminant pulmonary embolism. Am J Emerg Med 2006; 24: 879–880
[12] Dell'Italia LJ. The right ventricle: anatomy, physiology, and clinical importance. Curr Probl Cardiol 1991; 16: 653–720
[13] Dembinski R, Max M, Lopez F et al. Effect of inhaled nitric oxide in combination with almitrine on ventilation– perfusion distributions in experimental lung injury. Intensive Care Med 2000; 26: 221–228
[14] Eichelbrönner O, Reinelt H, Wiedeck H et al. Aerosolized prostacyclin and inhaled nitric oxide in septic shock – different effects on splanchnic oxygenation? Intensive Care Med 1996; 22: 880–887
[15] Eichhorn EJ, Konstam MA, Weiland DS et al. Differenzial effects of milrinone and dobutamine on right ventricular preload, afterload and systolic performance in congestive heart failure secondary to ischemic or idiopathic dilated cardiomyopathy. Am J Cardiol 1987; 60: 1329–1333
[16] Ferrario M, Poli A, Previtali M et al. Hemodynamics of volume loading compared with dobutamine in severe right ventricular infarction. Am J Cardiol 1994; 74: 329–333
[17] Forfia PR, Fisher MR, Mathai SC et al. Tricuspid annular displacement predicts survival in pulmonary hypertension. Am J Respir Crit Care Med 2006; 174: 1034–1041
[18] Galie N, Brundage BH, Ghofrani HA et al.; Pulmonary Arterial Hypertension and Response to Tadalafil (PHIRST) Study Group. Tadalafil therapy for pulmonary arterial hypertension. Circulation 2009; 119: 2894–2903
[19] Greyson CR. Pathophysiology of right ventricular failure. Crit Care Med 2008; 36 (1, Suppl.) :S 57–S 65
[20] Hack CE, De Groot ER, Felt-Bersma RJ et al. Increased plasma levels of interleukin-6 in sepsis. Blood 1989; 74: 1704–1710
[21] Harvey RM, Enson Y, Betti R et al. Further observations on the effect of hydrogen ion on the pulmonary circulation. Circulation 1967; 35: 1019–1027
[22] Harvey S, Harrison DA, Singer M et al.; PAC-Man study collaboration. Assessment of the clinical effectiveness of pulmonary artery catheters in management of patients in intensive care (PAC-Man): a randomised controlled trial. Lancet 2005; 366: 472–477
[23] Hoffman MJ, Lazar JG, Sugerman HF et al. Unsuspected right ventricular dysfunction in shock and sepsis. Ann Surg 1983; 198: 307–318
[24] Hollenberg SM. Vasoactive drugs in circulatory shock. Am J Respir Crit Care Med 2011; 183: 847–855
[25] Howell JB, Permutt S, Proctor DF et al. Effect of inflation of the lung on different parts of pulmonary vascular bed. J Appl Physiol 1961; 16: 71–76
[26] Keogh AM, Mayer E, Benza RL et al. Interventional and surgical modalities of treatment in pulmonary hypertension. J Am Coll Cardiol 2009; 54 (1 Suppl): S 67–S 77
[27] Kerbaul F, Rondelet B, Motte S et al. Effects of norepinephrine and dobutamine on pressure load-induced right ventricular failure. Crit Care Med 2004; 32: 1035–1040
[28] Kihara S, Kawai A, Fukuda T et al. Effects of milrinone for right ventricular failure after left ventricular assist device implantation. Heart Vessels 2002; 16: 69–71.
[29] Kleinman WM, Krause SM, Hess ML. Differenzial subendocardial perfusion and injury during the course of gram-negative endotoxemia. Adv Shock Res 1980; 4: 139–152
[30] Le Tulzo Y, Seguin P, Gacouin A et al. Effects of epinephrine on right ventricular function in patients with severe septic shock and right ventricular failure: a preliminary descriptive study. Intensive Care Med 1997; 23: 664–670
[31] Leier CV, Heban PT, Huss P et al. Comparative systemic and regional hemodynamic effects of dopamine and dobutamine in patients with cardiomyopathic heart failure. Circulation 1978; 58: 466–475
[32] Lowensohn HS, Khouri EM, Gregg DE et al. Phasic right coronary artery blood flow in conscious dogs with normal and elevated right ventricular pressures. Circ Res 1976; 39: 760–766
[33] Lumb AB.The pulmonary circulation. In: Nunn's applied respiratory physiology. Woburn: Butterworth-Heinemann; 2000: 152
[34] Maggio P, Hemmila M, Haft J et al. Extracorporeal life support for massive pulmonary embolism. J Trauma 2007; 62: 570–576

[35] Muzaffar S, Shukla N, Angelini GD et al. Inhaled prostacyclin is safe, effective, and affordable in patients with pulmonary hypertension, right-heart dysfunction, and refractory hypoxemia after cardiothoracic surgery. J Thorac Cardiovasc Surg 2004; 128: 949–950

[36] Mydin M, Berman M, Klein A et al. Extracorporeal membrane oxygenation as a bridge to pulmonary endarterectomy. Ann Thorac Surg 2011; 92: e101–e103

[37] Myers PR, Wright TF, Tanner MA et al. EDRF and nitric oxide production in cultured endothelial cells: direct inhibition by E. coli endotoxin. Am J Physiol 1992; 262: H710–H718

[38] Nagendran J, Archer SL, Soliman D et al. Phosphodiesterase type 5 is highly expressed in the hypertrophied human right ventricle, and acute inhibition of phosphodiesterase type 5 improves contractility. Circulation 2007; 116: 238–248

[39] Olsson KM, Simon A, Strueber M et al.Extracorporeal membrane oxygenation in nonintubated patients as bridge to lung transplantation. Am J Transplant 2010; 10: 2173–2178

[40] Packer M, Medina N, Yushak M. Adverse hemodynamic and clinical effects of calcium channel blockade in pulmonary hypertension secondary to obliterative pulmonary vascular disease. J Am Coll Cardiol 1984; 4: 890–901

[41] Parissis JT, Paraskevaidis I, Bistola V et al. Effects of levosimendan on right ventricular function in patients with advanced heart failure. Am J Cardiol 2006; 98: 1489–1492

[42] Pitsiou G, Paspala A, Bagalas V et al. Inhaled iloprost plus levosimendan to decompensate right heart failure due to chronic thromboembolic pulmonary hypertension. Anaesth Intensive Care 2013; 41: 554–556

[43] Pittet JF, Morel DR, Hemsen A et al. Elevated plasma endothelin-1 concentrations are associated with the severity of illness in patients with sepsis. Ann Surg 1991; 213: 261–264

[44] Price LC, Wort SJ, Finney SJ et al. Pulmonary vascular and right ventricular dysfunction in adult critical care: current and emerging options for management: a systematic literature review. Crit Care 2010; 14: R169

[45] Rimar S, Gillis CN. Pulmonary vasodilation by inhaled nitric oxide after endothelial injury. J Appl Physiol (1985) 1992; 73: 2179–2183

[46] Rosenzweig EB, Brodie D, Abrams DC et al. Extracorporeal membrane oxygenation as a novel bridging strategy for acute right heart failure in group 1 pulmonary arterial hypertension. ASAIO J 2014; 60: 129–133

[47] Rossaint R, Slama K, Steudel W et al. Effects of inhaled nitric oxide on right ventricular function in severe acute respiratory distress syndrome. Intensive Care Med 1995; 21: 197–203

[48] Rudolph AM, Yuan S. Response of the pulmonary vasculature to hypoxia and H1 ion concentration changes. J Clin Invest 1966; 45: 399–411

[49] Russ MA, Prondzinsky R, Carter JM et al. Right ventricular function in myocardial infarction complicated by cardiogenic shock: Improvement with levosimendan. Crit Care Med 2009; 12: 3017–3023

[50] Russ MA, Prondzinsky R, Christoph A et al. Hemodynamic improvement following levosimendan treatment in patients with acute myocardial infarction and cardiogenic shock. Crit Care Med 2007; 12: 2732–2739

[51] Sibbald W, Peters S, Lindsay RM. Serotonin and pulmonary hypertension in human septic ARDS. Crit Care Med1980; 8: 490–494

[52] Singh R, Choudhury M, Saxena A et al. Inhaled nitroglycerin versus inhaled milrinone in children with congenital heart disease suffering from pulmonary artery hypertension. J Cardiothorac Vasc Anesth 2010; 24: 797–801

[53] Stewart DJ, Levy RD, Cernacek P et al. Increased plasma endothelin-1 in pulmonary hypertension: marker or mediator of disease? Ann Intern Med 1991; 114: 464–469

[54] Stolz D, Rasch H, Linka A et al. A randomised, controlled trial of bosentan in severe COPD. Eur Respir J 2008; 32: 619–628

[55] Taylor RW, Zimmerman JL, Dellinger RP et al.; Inhaled Nitric Oxide in ARDS Study Group. Low-dose inhaled nitric oxide in patients with acute lung injury: a randomized controlled trial. JAMA 2004; 291: 1603–1609

[56] The Acute Respiratory Distress Syndrome Network. Ventilation with lower tidal volumes as compared with traditional tidal volumes for acute lung injury and the acute respiratory distress syndrome. N Engl J Med 2000; 342: 1301–1308

[57] Urabe Y, Tomoike H, Ohzono K et al. Role of afterload in determining regional right ventricular performance during coronary underperfusion in dogs. Circ Res 1985; 57: 96–104

[58] van Wolferen SA, Marcus JT, Westerhof N et al. Right coronary artery flow impairment in patients with pulmonary hypertension. Eur Heart J 2008; 29: 120–127

[59] Zamanian RT, Haddad F, Doyle RL et al. Management strategies for patients with pulmonary hypertension in the intensive care unit. Crit Care Med 2007; 35: 2037–2050

35.13 Literatur zur weiteren Vertiefung

[1] Boxt LM. Radiology of the right ventricle. Radiol Clin North Am 1999; 37: 379–400

[2] Ghio S, Klersy C, Magrini G et al. Prognostic relevance of the echocardiographic assessment of right ventricular function in patients with idiopathic pulmonary arterial hypertension. Int J Cardiol 2010; 140: 272–278

[3] Hammarstrom E, Wranne B, Pinto FJ et al.Tricuspid annular motion. J Am Soc Echocardiogr 1991; 4: 131–139

[4] James TN. Anatomy of the crista supraventricularis: its importance for understanding right ventricular function, right ventricular infarction and related conditions. J Am Coll Cardiol 1985; 6: 1083–1095

[5] Kaul S, Tei C, Hopkins JM et al. Assessment of right ventricular function using two-dimensional echocardiography. Am Heart J 1984; 107: 526–531

[6] Maughan WL, Shoukas AA, Sagawa K et al. Instantaneous pressure-volume relationship of the canine right ventricle. Circ Res 1979; 44: 309–315

[7] Pouleur H, Lefevre J, Van Mechelen H et al. Free-wall shortening and relaxation during ejection in the canine right ventricle. Am J Physiol 1980; 239: H601–H613

[8] Rich JD, Shah SJ, Swamy RS et al. Inaccuracy of Doppler echocardiographic estimates of pulmonary artery pressures in patients with pulmonary hypertension: implications for clinical practice. Chest 2011; 139: 988–993

[9] Vlahakes GJ, Turley K, Hoffman JI. The pathophysiology of failure in acute right ventricular hypertension: hemodynamic and biochemical correlations. Circulation 1981; 63: 87–95

[10] Weyman AE, Wann S, Feigenbaum H et al. Mechanism of abnormal septal motion in patients with right ventricular volume overload: a cross-sectional echocardiographic study. Circulation 1976; 54: 179–186

36 Interstitielle Lungenerkrankungen

Bernd Schönhofer, Michael Kreuter

36.1 Steckbrief

Interstitielle Lungenerkrankungen repräsentieren eine heterogene Gruppe von teils akuten, zum Großteil aber chronischen Erkrankungen, die das Interstitium und/oder die Alveolen betreffen. Indikationen zur intensivmedizinischen Aufnahme umfassen akute Exazerbationen, Pneumothoraces, (pulmonale) Infekte, kardiovaskuläre Ereignisse sowie Rechtsherzdekompensationen. Die Diagnostik dieser Komplikationen umfasst in der Regel ein HRCT, Laborparameter und die Echokardiografie. Die Therapie richtet sich nach der Ursache, bei der akuten Exazerbation kommen i. d. R. hoch dosierte Steroide zum Einsatz.

36.2 Aktuelles

- Im Jahr 2013 wurde die deutsche S 2K-Leitlinie zur Diagnostik und Therapie der idiopathischen Lungenfibrose (IPF) publiziert [3]; sie wurde 2017 bezüglich der therapeutischen Möglichkeiten aktualisiert.

36.3 Synonyme

- diffus parenchymale Lungenerkrankungen (DPLD)
- interstitielle Lungenerkrankungen (ILE; international: ILD)

36.4 Keywords

- parenchymatöse Lungenerkrankung
- akutes und chronisches Lungenversagen
- idiopathische Lungenfibrose (IPF)
- akute Exazerbation (AE)
- Pharmakotherapie
- Beatmung
- Ethik am Lebensende

36.5 Definition

- Interstitielle Lungenerkrankungen (ILD) repräsentieren eine heterogene Gruppe von teils akuten, zum Großteil aber chronischen Erkrankungen, die das Interstitium und/oder die Alveolen betreffen und durch „spezifische" klinische, radiologische und pathologische Kriterien definiert sind. Der Krankheitsverlauf ist individuell sehr variabel und reicht von lange klinisch stabil bis sich langsam oder rasch progredient verschlechternd. Eine akute Exazerbation ist definiert als zunehmende Dyspnoe in weniger als einem Monat mit im CT neuem bilateralem Milchglas und/oder Konsolidierungen (auf dem Hintergrund einer Fibrose) sowie einer Verschlechterung, die nicht durch kardiale Faktoren oder Flüssigkeitsüberlagerung erklärbar ist.

36.6 Epidemiologie

Die nachfolgenden Ausführungen zur Epidemiologie beziehen sich auf akute Exazerbation der interstiellen Lungenfibrose (AE-IPF).

36.6.1 Häufigkeit

- Interstitielle Lungenerkrankungen zählen zu den seltenen Erkrankungen. Die Häufigkeit einer stationären Aufnahme der Patienten aufgrund akuter Verschlechterungen ist gemäß aktuellen Daten aus Deutschland relativ hoch: Jährlich werden etwa 10–20 % der Betroffenen wegen akuter respiratorischer Verschlechterungen aufgenommen.
- Aufgrund der wesentlichen Bedeutung der akuten Exazerbationen der idiopathischen Lungenfibrose (IPF) wird im Folgenden im Wesentlichen auf dieses Krankheitsbild näher eingegangen.
- akute Exazerbation der interstielle Lungenfibrose:
  - Die Krankenhausmortalität liegt bei ca. 50 % und die mittlere Überlebenszeit beträgt weniger als 3 Monate.
  - Die jährliche Inzidenz beträgt ca. 5–20 % [23]. AE-IPF sind mit einer hohen Krankenhausaufnahmerate und einer häufigen Indikation zur intensivmedizinischen Therapie verbunden.

36.6.2 Altersgipfel

- Der Altersgipfel der idiopathischen Lungenfibrose liegt jenseits des 60. Lebensjahrs.

36.6.3 Geschlechtsverteilung

- Es sind mehr Männer als Frauen von einer idiopathischen Lungenfibrose betroffen.

36.6.4 Prädisponierende Faktoren

- männliches Geschlecht
- operative, insbesondere thoraxchirurgische Eingriffe (z. B. chirurgische Lungenbiopsie, Lungenkarzinom-OP)
- bronchoskopische, diagnostische Eingriffe wie transbronchiale Biopsien und bronchoalveoläre Lavage (BAL)
- fortgeschrittene lungenfunktionelle Einschränkung

- pulmonale Hypertonie
- ausgeprägte Fibrose im hochauflösenden CT (HRCT)
- erhöhte Biomarker (KL 6)
- Immunsuppression und/oder Chemotherapie
- Mikroaspirationen im Rahmen einer Refluxerkrankung
- Infekte:
  - Viren (Herpesviren, Torque-Teno-Virus); saisonale Häufung (Jahreszeit mit einem erhöhten Risiko zwischen Dezember bis Mai)
  - möglicherweise auch bakteriell bei nachgewiesenem verändertem Mikrobiom während einer akuten Exazerbation im Vergleich zur stabilen Phase

36.7 Ätiologie und Pathogenese

- Die Ätiologie der *AE-IPF* ist weitgehend unklar, es sind jedoch die oben genannten Assoziationen bzw. Risikofaktoren bekannt. Die Pathophysiologie beinhaltet – soweit bekannt – chronische Faktoren wie eine epitheliale Zelldysfunktion, eine Fibroblastenakkumulation und -aktivierung sowie akute Faktoren wie akuten pulmonalen Stress und akute Lungenverletzungen (ALI).
- Die akute Exazerbation wird wahrscheinlich durch ein akutes Ereignis ausgelöst wie eine Infektion, Mikroaspirationen oder einen mechanischen Stress, was eine diffuse alveoläre Schädigung (DAD) zur Folge hat.

36.8 Klassifikation und Risikostratifizierung

- *Interstitielle Lungenerkrankungen* werden in verschiedene Gruppen unterteilt (▶ Abb. 36.1):
  - interstitielle Lungenerkrankungen bekannter Ursache, z. B. durch Medikamente oder kollagenoseassoziiert
  - idiopathische interstitielle Pneumonien, z. B. idiopathische Lungenfibrose (IPF)
  - granulomatöse Erkrankungen, z. B. Sarkoidose oder exogen allergische Alveolitis
  - weitere ILD, z. B. eosinophile Pneumonien, pulmonale Alveolarproteinose, pulmonale Langerhans-Zell-Histiozytose und Lymphangioleiomyomatose

36.9 Symptomatik

- akute Verschlechterung der *AE-IPF* im Sinne einer Zunahme der Dyspnoe innerhalb von wenigen Tagen bis maximal 4 Wochen

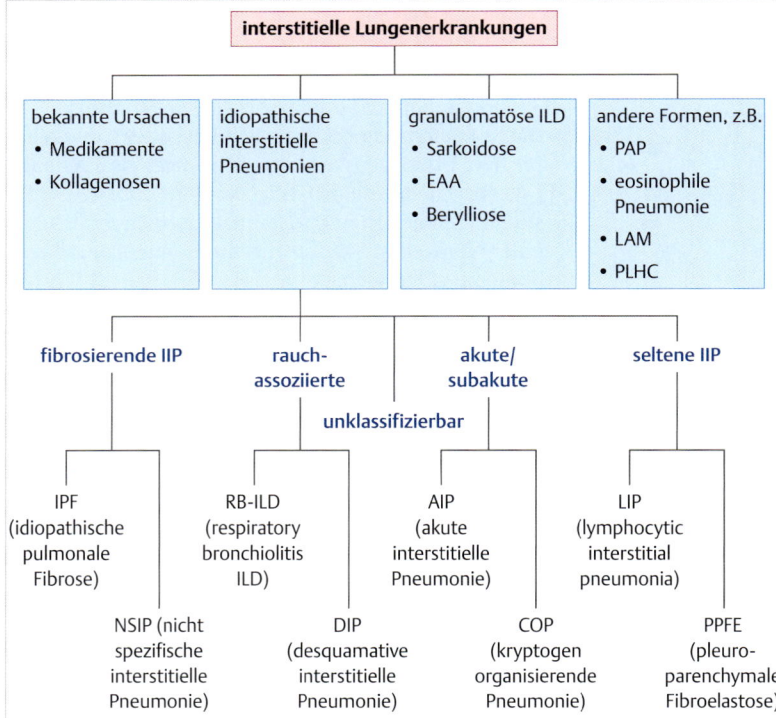

Abb. 36.1 Interstitielle Lungenerkrankungen (ILD). Klassifikation (EAA: exogen allergische Alveolitis, PAP: pulmonale Alveolarproteinose, LAM: Lymphangioleiomyomatose, PLHC: pulmonale Langerhanszell-Histiozytose, IIP: idiopathische interstitielle Pneumonie, RB-ILD: respiratorische bronchiolitisassoziierte ILD) [24].

36.10 Diagnostik der AE-IPF

36.10.1 Diagnostisches Vorgehen

- Die Diagnose vor allem der fibrosierenden interstitiellen Lungenerkrankungen (wie IPF, chronische exogen allergische Alveolitis, kollagenoseassoziierte ILD u. a.) wird nicht selten erst im fortgeschrittenen Stadium der Erkrankung gestellt und sollten interdisziplinär erfolgen.
- Bei Patienten mit dem Verdacht einer AE-IPF sollte neben einer Anamnese, der körperlichen Untersuchung und Auskultation ein hochauflösendes, natives CT (HRCT), d. h. obligat ohne Kontrastmittel, durchgeführt werden (▶ Abb. 36.2).
- Radiomorphologisch findet man bei einer akuten Exazerbation einer bestehenden Lungenfibrose Milchglasverschattungen, teilweise auch Konsolidierungen auf dem Boden fibrotischer Veränderungen (▶ Abb. 36.3a). Bei einer akuten interstitiellen Pneumonie (AIP), die sich klinisch ähnlich äußert, fehlen die fibrosierenden Veränderungen (▶ Abb. 36.3b).
- Ein HRCT-Verlauf eines Patienten vor, während und nach einer akuten Exazerbation bei bestehender IPF ist in ▶ Abb. 36.4 dargestellt.

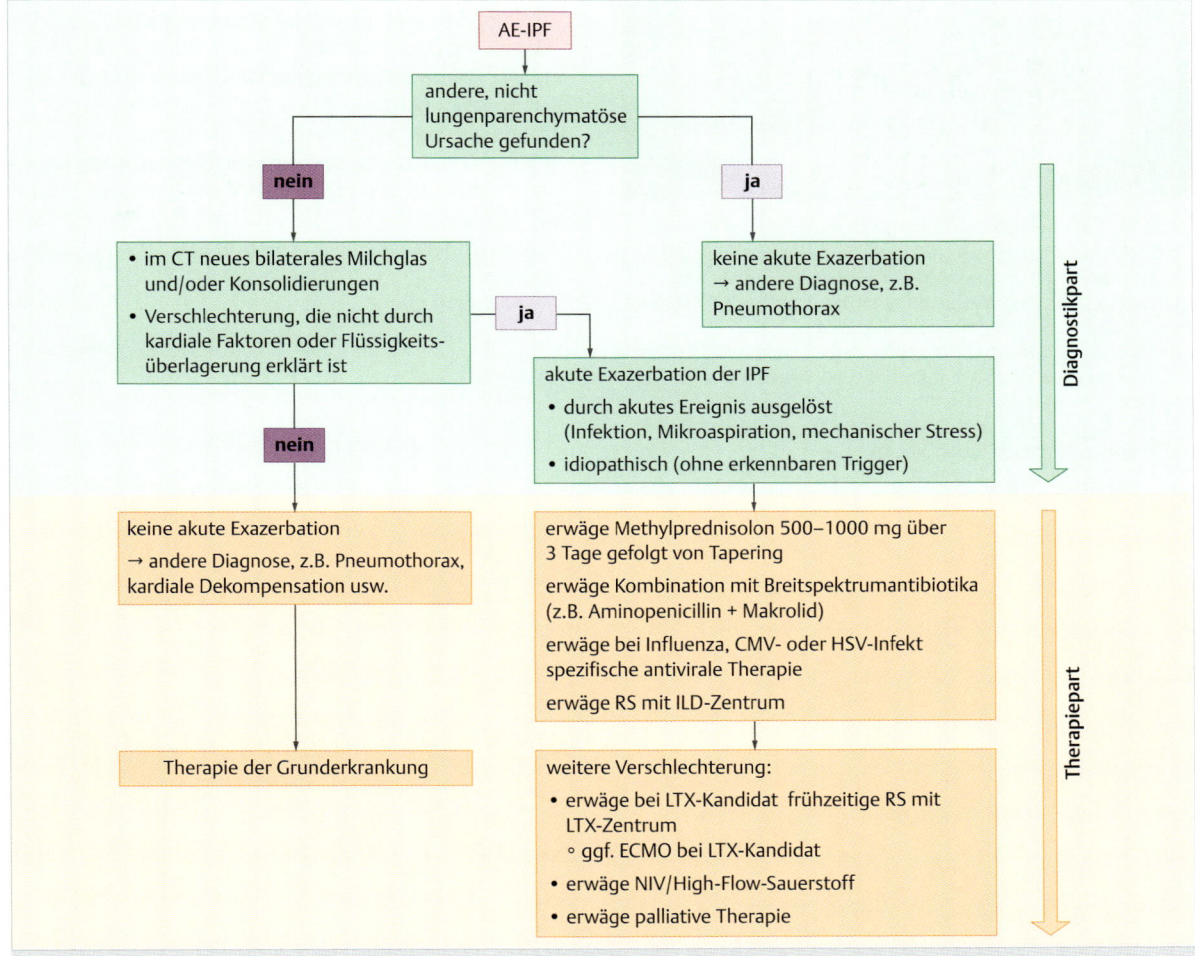

Abb. 36.2 Akute Exazerbation einer idiopathischen Lungenfibrose. Empfohlener Diagnose- und Therapiealgorithmus. Bei anderweitiger Ursache einer akuten Verschlechterung sollte die Grunderkrankung therapiert werden (AE-IPF: akute Exazerbation, CMV: Cytomegalievirus, ECMO: extrakorporale Membranoxygenierung, HSV: Herpes-simplex-Virus, ILD: interstitielle Lungenerkrankung, IPF: idiopathische Lungenfibrose, LTX: Lungentransplantation, NIV: nicht invasive Ventilation, RS: Rücksprache).

Interstitielle Lungenerkrankungen

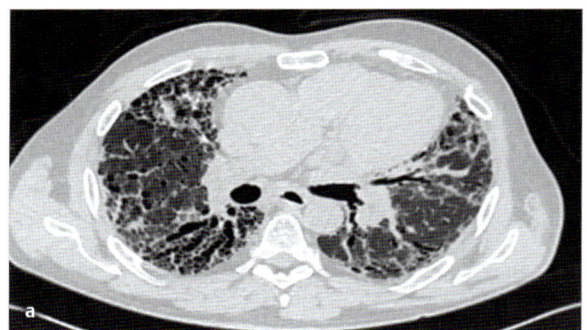

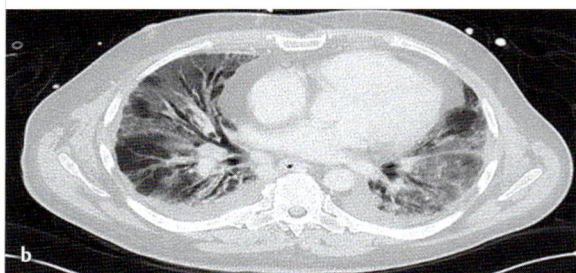

Abb. 36.3 Radiologie bei akuter Exazerbation einer idiopathischen Lungenfibrose (IPF) und akuter interstitieller Pneumonie (AIP). In beiden Fällen sieht man ausgedehntes Milchglas, jedoch nur bei der IPF auch das „UIP-Muster" mit den Honigwaben und Traktionsbronchiektasen).
a   HRCT eines Patienten mit akuter Exazerbation einer IPF. (Quelle: Prof. Heußel und Prof. Kreuter, Thoraxklinik Heidelberg)
b   HRCT eines Patienten mit AIP. (Quelle: Prof. Heußel und Prof. Kreuter, Thoraxklinik Heidelberg)

36.10.2 Anamnese
- Beschwerdezunahme innerhalb von 4 Wochen

36.10.3 Körperliche Untersuchung
- Bei fibrosierenden interstitiellen Lungenerkrankungen ist häufig ein inspiratorisches Knisterrasseln zu hören, die so genannte Sklerosiphonie, spezifische Zeichen der AE-ILD gibt es nicht. Klinisch sollten Aspekte der Differenzialdiagnosen beachtet werden.

36.11 Differenzialdiagnosen
- Eine Unterscheidung zwischen einer akuten Exazerbation einer chronisch verlaufenden interstitiellen Lungenerkrankung oder einer akuten interstitiellen Pneumonie (AIP) ist oft schwierig und kann bei klinisch ähnlichem Krankheitsbild durch das Vorliegen eines zugrunde liegenden Fibrosemusters in manchen Fällen differenziert werden. Bei beiden Krankheitsgruppen findet sich Milchglas als Ausdruck des typischen Alveolarschadens.
- Weitere Differenzialdiagnosen sind in ▶ Tab. 36.1 aufgeführt.

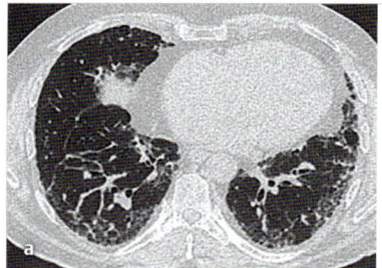 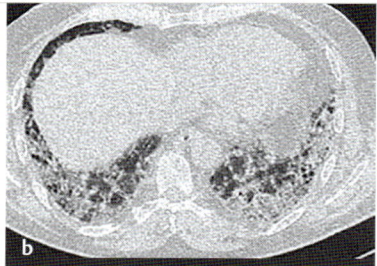 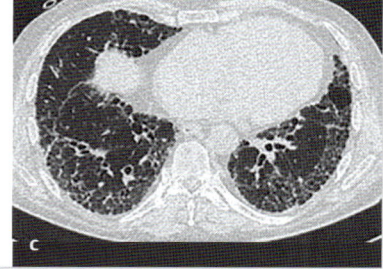

Abb. 36.4 Akute Exazerbation einer idiopathischen Lungenfibrose (AE-IPF) und akuter interstitieller Pneumonie (AIP). Radiologie (mit freundlicher Genehmigung von Prof. Heussel und Prof. Kreuter, Thoraxklinik Heidelberg).
a   3 Monate vor der akuten Exazerbation zeigt sich radiomorphologisch ein milde ausgeprägtes mögliches „UIP-Muster". (Quelle: Prof. Heußel und Prof. Kreuter, Thoraxklinik Heidelberg)
b   Zum Zeitpunkt der AE-IPF finden sich ausgedehnte bilaterale Milchglasverschattungen und Konsolidierungen. (Quelle: Prof. Heußel und Prof. Kreuter, Thoraxklinik Heidelberg)
c   6 Monate nach der AE-IPF zeigt sich eine deutliche Zunahme der fibrotischen Veränderungen mit nahezu kompletter Rückbildung der Milchglasveränderungen. (Quelle: Prof. Heußel und Prof. Kreuter, Thoraxklinik Heidelberg)

Tab. 36.1 Differenzialdiagnosen der akuten Exazerbation der interstitielle Lungenerkrankung (AE-ILD).

Differenzialdiagnose	Bemerkungen
Pneumonien, vor allem bei immunsupprimierten Patienten	Infekte können ebenfalls zu einer AE-ILD führen. Vor allem klinische und laborchemische Infektzeichen sind zu bedenken. Eine hochauflösende CT (HRCT) ist fast immer obligat, eine Unterscheidung zwischen einer idiopathischen AE-ILD und einem Infekt ist oft nicht möglich. Daher ist oft ein pragmatisches Vorgehen mit Antibiose und Steroidgabe notwendig.
Lungenarterienembolie	häufige Komplikation, ggf. D-Dimere und CT-Angiografie erwägen
Rechtsherzdekompensation bei neu aufgetretener oder vorbestehender pulmonaler Hypertonie	Eine pulmonale Hypertonie liegt oft auch im Rahmen der AE-ILD vor; klinische Zeichen u. a. Beinödeme, echokardiografischer Nachweis eines erhöhten Pulmonalisdrucks
Pneumothorax	klinisch zu erwägen, ggf. initial Röntgen-Thorax, Drainageeinlage in Lokalanästhesie, Thorakoskopie vermeiden
Mediastinalemphysem	prognostisch ungünstiges Zeichen, gelegentlich Zufallsbefund bei der HRCT
therapieassoziierte Toxizitäten (Medikamentenassoziation, infektiöse Komplikationen bei Leukozytopenie)	schwierige Differenzialdiagnose, vor allem klinisch zu erwägen

36.12 Therapie

36.12.1 Therapeutisches Vorgehen

- Zur Therapie von akuten Exazerbationen liegen bisher keine kontrollierten Studien vor, so dass sie vor allem empirisch erfolgt: Die Therapie gliedert sich in die Pharmakotherapie, antibiotische Therapie, experimentelle Therapie und Beatmungsmanagement sowie ggf. eine palliative Therapie.
- Grundsätzlich stehen neben pharmakologischen Maßnahmen (z. B. Immunsuppression, Antibiotika und antifibrotische Therapie) auch interventionelle Therapieverfahren (z. B. Beatmung) zur Verfügung. Ein Therapiealgorithmus ist in ▶ Abb. 36.2 dargestellt.

36.12.2 Pharmakotherapie

Immunsuppression/Steroidtherapie

- Trotz fehlender Daten empfiehlt die internationale wie auch die Deutsche Leitlinie für die Mehrzahl der Patienten mit einer akuten Exazerbation hoch dosierte Steroide [3]. Eine verbindliche Dosierungsempfehlung existiert nicht; viele Expertenzentren verwenden über 3 Tage 500–1000 mg *Methylprednisolon*, manche kombinieren dies mit Immunsuppressiva, hauptsächlich *Cyclophosphamid* i. v., während andere nur niedriger dosierte Steroidpulse (100 mg Prednison i. v. über 3 Tage) verwenden.
- Eine Empfehlung zur zusätzlichen Cyclophosphamidtherapie findet sich in den aktuellen Leitlinien nicht; sie sollte sehr zurückhaltend erfolgen. In einem kleinen Patientenkollektiv, das nach einer AE-IPF eine Kombinationstherapie erhielt, bestehend aus Kortikosteroiden und Immunsuppressiva wie Ciclosporin oder Cyclophosphamid, wurde eine verbesserte Überlebensrate nachgewiesen. Es lagen die 3-Monats-Überlebensrate bei 50 % und die 6-Monats-Überlebensrate bei 56 % [8], [16]. Einschränkend ist festzustellen, dass anhand der Daten der PANTHER-Studie von einer langfristigen immunsuppressiven Therapie abgeraten werden muss [18].

Antibiotische Therapie

- Da Patienten mit einer akuten Exazerbation häufig einen Symptomkomplex präsentieren, der einer infektiösen Genese ähnelt, erhalten viele Patienten zusätzlich zu der hochdosierten Steroidtherapie eine antibiotische Therapie; allerdings ist das Evidenzlevel zu diesem Vorgehen niedrig. Meist werden Breitbandantibiotika wie Aminopenicilline mit Makroliden kombiniert. Der Therapie mit Makroliden liegt die Annahme zugrunde, dass diese neben der antibiotischen auch eine antientzündliche Wirkung aufweisen. Jüngst wurde eine retrospektive Analyse zu einer Makrolidtherapie veröffentlicht [12], die über einen positiven Einfluss auf das Überleben im Vergleich zu einer Gyrasehemmergabe berichtete, prospektive Daten liegen allerdings nicht vor.

Antifibrotische Therapie

- Im Zusammenhang mit akuten Exazerbationen der idiopathischen Lungenfibrose (IPF) kommt antifibrotischen Therapieprinzipien eine wichtige Bedeutung zu. Aktuell sind zur Langzeittherapie der IPF zwei Antifibrotika zugelassen: Nintedanib und Pirfenidon. Im Rahmen der Zulassungsstudien zu *Nintedanib* waren akute Exazerbationen ein wichtiger sekundärer Endpunkt. Kombinierte Analysen aller bisherigen Studien für Nintedanib konnten signifikante Einflüsse auf eine niedrigere Inzidenz einer akuten Exazerbation (AE-IPF) zeigen [20].

- Für *Pirfenidon* ist dies weniger untersucht; Posthoc-Analysen zeigen jedoch einen positiven Effekt auf die Hospitalisationsrate [15]. Aus diesen Daten könnte man ableiten, dass 1. eine antifibrotische Therapie während einer akuten Exazerbation fortgeführt werden bzw. 2. falls noch nicht eingeleitet, im Rahmen der Exazerbation initiiert werden sollte. In retrospektiv erhobenen Daten ergaben sich Hinweise, dass der Beginn einer antifibrotischen Therapie mit Pirfenidon oder Nintedanib während oder zeitnah nach der AE-IPF zu einer Verbesserung der Prognose führen kann [6].

Neue Therapiemethoden

- Zudem wurden in letzter Zeit Ergebnisse zu neuen Behandlungsstrategien für akute Exazerbationen analysiert. Hierzu zählen der Einsatz von Thrombomodulin, ein Plasmaaustausch kombiniert mit Rituximab sowie eine Hämoperfusion mit Polymyxin-B-immobilisierten Fasersäulen. Jedoch liegen derzeit nur Daten aus retrospektiven Analysen vor, die noch in prospektiven Studien näher untersucht werden müssen [9], [10], [17].

36.12.3 Interventionelle Therapie

Beatmung und Ersatzverfahren

- Die Prognose von Patienten, die im Rahmen einer akuten Exazerbation *invasiv maschinell beatmet* werden, ist meist infaust. In der deutschen Leitlinie wird daher von einer mechanischen invasiven Beatmung abgeraten, wenn die Ursache in einer raschen Progression der IPF liegt [3]. Nur bei potenziell reversiblen Ursachen wie Lungenarterienembolie, bakterieller Pneumonie oder in der Vorbereitung einer Lungentransplantation sollte erwogen werden, die invasive Beatmung überbrückend durchzuführen. Die Anwendung einer nicht invasiven Beatmung kann – auch unter palliativen Gesichtspunkten – hilfreich sein; sie muss aber mit dem Patienten und den Angehörigen abgestimmt werden.
- Eine aktuelle Publikation vergleicht in einer retrospektiven Erhebung 1703 Patienten mit IPF, die invasiv beatmet wurden mit 778 Patienten, die eine *nicht invasive Beatmung (NIV)* erhielten; die Mortalitätsrate lag bei 51,6 % für invasive Beatmung versus 30,9 % für die Patienten mit NIV [21]. Auch unsere klinische Erfahrung legt nahe, dass sich im Einzelfall durch eine nicht invasive Beatmung eine Intubation von Patienten mit AE-IPF vermeiden lässt.
- Durch die Anwendung einer VV-ECMO (venovenösen extrakorporalen Membranoxygenierung) können Lungenschäden, die unter einer mechanischen Beatmung durch die hohen Beatmungsdrücke verursacht werden, möglicherweise verhindert werden. Bei Patienten, die keine Kandidaten für eine Lungentransplantation sind, scheint ein solches Vorgehen nicht mit einer Prognoseverbesserung assoziiert zu sein und sollte daher derzeit nur in klinischen Studien eingesetzt werden.

High-Flow-Sauerstofftherapie

- Eine High-Flow-Sauerstofftherapie kann eine Alternative zu einer nicht invasiven und invasiven Beatmung darstellen [4], zumal sie oft mit einer guten Patientenakzeptanz einhergeht.

Palliativmedizinische Maßnahmen

- In vielen Fällen ist die Prognose eines Patienten mit einer akuten Exazerbation einer interstitiellen Lungenerkrankung, insbesondere einer idiopathischen Lungenfibrose sehr schlecht. Bei Patienten, die nicht für eine Lungentransplantation infrage kommen, sollten frühzeitig auch palliativmedizinische Maßnahmen erwogen und diese, soweit möglich, mit dem Patienten und seiner Familie besprochen werden. Hier stehen symptomatische Therapien, zu der auch High-Flow-Sauerstofftherapie und ggf. eine NIV zählen können, sowie eine Linderung der schweren Dyspnoe mit Morphinderivaten und andere ähnliche pharmakotherapeutische Maßnahmen im Vordergrund [14].

36.13 Verlauf und Prognose

- Folgen der akuten Exazerbation sind neben einer hohen Letalität signifikante funktionelle und klinische Verschlechterungen (gemessen an der forcierten Vitalkapazität, der Diffusionskapazität und Parametern der Lebensqualität).
- Nach aktuellen Studienergebnissen liegt die Krankenhausmortalität bei > 50 % und die 1- bzw. 5- Jahres-Mortalität bei 56,2 bzw. 18,4 % [23].
- Ethische Aspekte: Die Entscheidung, ob ein Patient mit einer schweren, fibrosierenden ILD intubiert werden und oder eine ECMO zum Einsatz kommen soll, ist ethisch schwierig und sollte mit den Patienten und den Angehörigen ausführlich thematisiert werden. In den meisten Fällen wird hiervon Abstand genommen.

36.14 Prävention

- Impfungen gegen *Influenza* und *Pneumokokken* können möglicherweise eine akute Exazerbation der idiopathischen Lungenfibrose verhindern und werden daher generell empfohlen.
- Analysen der INPULSIS-Studien haben gezeigt, dass der Einsatz von *Nintedanib* die Zeit bis zur ersten akuten Exazerbation verlängert und dies insbesondere bei solchen Patienten, bei denen eine fortgeschrittene Erkrankung, d. h. FVC < 70 %, vorliegt [19]. Insbesondere die Rate der schwergradig verlaufenden AE-IPF, die zu einem Krankenhaus- und damit potenziell zu einem Intensivaufenthalt führen, kann signifikant reduziert werden. Für *Pirfenidon* lässt sich diesbezüglich noch keine eindeutige Aussage treffen, insbesondere, weil AE-IPF in den CAPACITY- und ASCEND-Studien kein Studienendpunkt war [13].

36.15 Quellenangaben

[1] Akira M, Kozuka T, Yamamoto S et al. Computed tomography findings in acute exacerbation of idiopathic pulmonary fibrosis. Am J Respir Crit Care Med 2008; 178: 372–378
[2] Antoniou KM, Wells AU. Acute exacerbations of idiopathic pulmonary fibrosis. Respiration 2013; 86: 265–274
[3] Behr J, Günther A, Ammenwerth W. S 2K-Leitlinie zur Diagnostik und Therapie der idiopathischen Lungenfibrose. Pneumologie 2013; 67: 81–111
[4] Boyer A, Vargas F, Delacre M et al. Prognostic impact of high-flow nasal cannula oxygen supply in an ICU patient with pulmonary fibrosis complicated by acute respiratory failure. Intensive Care Med 2011; 7: 558–559
[5] Collard HR, Ryerson CJ, Corte TJ et al. Acute exacerbation of idiopathic pulmonary fibrosis. Am J Respir Crit Care Med 2016; 194: 265–275
[6] Collard HR, Richeldi L, Kim DS et al. Acute exacerbations in the INPULSIS trials of nintedanib in idiopathic pulmonary fibrosis. Eur Respir J. 2017; 49: 1601339
[7] Fernández-Pérez ER, Yilmaz M, Jenad H et al. Ventilator settings and outcome of respiratory failure in chronic interstitial lung disease. Chest 2008; 133: 1113–1119
[8] Inase N, Sawada M, Ohtani Y et al. Cyclosporin A followed by the treatment of acute exacerbation of idiopathic pulmonary fibrosis with corticosteroid. Intern Med 2003; 42: 565–570
[9] Isshiki T, Sakamoto S, Kinoshita A et al. Recombinant human soluble thrombomodulin treatment for acute exacerbation of idiopathic pulmonary fibrosis: a retrospective study. Respiration 2015; 89: 201–207
[10] Itai J, Ohshimo S, Kida Y et al. A pilot study: a combined therapy using polymyxin-B hemoperfusion and extracorporeal membrane oxygenation for acute exacerbation of interstitial pneumonia. Sarcoidosis Vasculitis and Diffuse Lung Disease 2015; 31: 343–349
[11] Juarezmm, Chan AL, Norris AG. et al. Acute exacerbation of idiopathic pulmonary fibrosis – a review of current and novel pharmacotherapies. J Thorac Disease 2015; 7: 499–519
[12] Kawamura K, Ichikado K, Yasuda Y et al. Azithromycin for idiopathic acute exacerbation of idiopathic pulmonary fibrosis: a retrospective single-center study. BMC Pulm Med. 2017; 17: 94
[13] King TE, Bradford WZ, Castro-Bernardini S et al. A phase 3 trial of pirfenidone in patients with idiopathic pulmonary fibrosis. N Engl J Med. 2014; 370: 2083–2092
[14] Kreuter M, Bendstrup E, Russell AM et al. Palliative care in interstitial lung disease: living well. Lancet Respir Med 2017 Oct 12 [Epub ahead of print]
[15] Ley B, Swigris J, Day BM et al. Pirfenidone reduces respiratory-related hospitalizations in Idiopathic Pulmonary Fibrosis. Am J Respir Crit Care Med 2017; 196: 756–761
[16] Morawiec E, Tillie-Leblond I, Pansini V et al. Exacerbations of idiopathic pulmonary fibrosis treated with corticosteroids and cyclophosphamide pulses. Eur Respir J 2011; 38: 1487–1489
[17] Raghu G, Collard HR, Egan J. et al. An official ATS/ERS/JRS/ALAT statement: idiopathic pulmonary fibrosis: evidence-based guidelines for diagnosis and management. Am J Respir Crit Care Med 2011; 183: 788–824
[18] Raghu G, Anstrom KJ, King TE Jr et al. Prednisone, azathioprine, and N-acetylcysteine for pulmonary fibrosis. N Engl J Med. 2012; 366: 1968–1977
[19] Richeldi L, du Bois RM, Raghu G et al. Efficacy and safety of nintedanib in idiopathic pulmonary fibrosis. N Engl J Med. 2014 May 29; 370 (22): 2071–2082
[20] Richeldi L, Cottin V, du Bois RM et al. Nintedanib in patients with idiopathic pulmonary fibrosis: Combined evidence from the TOMORROW and INPULSIS® trials. Respir Med 2016; 113: 74–79
[21] Rush B, Wiskar K, Berger L, Griesdale D. The use of mechanical ventilation in patients with idiopathic pulmonary fibrosis in the United States: A nationwide retrospective cohort analysis. Respir Med 2016; 111: 72–76
[22] Ryerson CJ, Cottin V, Brown KK et al. Acute exacerbation of idiopathic pulmonary fibrosis: shifting the paradigm. Eur Respir J 2015; 46: 512–520
[23] Song JW, Hong SB, Limcm et al. Acute exacerbation of idiopathic pulmonary fibrosis: incidence, risk factors and outcome. Eur Respir J 2011 37: 356–363
[24] Travis WD, Costabel U, Hansell DM et al. An official American Thoracic Society/European Respiratory Society statement: update of the international multidisciplinary classification of the idiopathic interstitial pneumonias. Am J Respir Crit Care Med 2013; 188: 733–748

36.16 Wichtige Internetadressen

- www.lungenfibrose.de
- www.lungeninformationsdienst.de
- http://pneumologie.de

37 Mukoviszidose

Franziska Trudzinski, Bernd Schönhofer, Philipp Lepper

37.1 Steckbrief

Die Mukoviszidose ist eine autosomal-rezessiv vererbte Stoffwechselerkrankung. Mutationen im CFTR-Gen (CFTR: Cystic Fibrosis Transmembrane Conductance Regulator) führen zu einem gestörten transmembranären Wasser- und Ionentransport [11]. Die beeinträchtigte muköziliäre Clearance der Atemwege hat eine bakterielle Kolonisation zu Folge. Auf dem Boden struktureller Lungenveränderungen treten (infektbedingte) Exazerbationen, Hämoptysen und Pneumothoraces gehäuft auf [12]. Die invasive Beatmung bei Patienten mit fortgeschrittener Lungenbeteiligung ist mit einer hohen Mortalität assoziiert. Bei Pneumothoraces oder massiver Hämoptoe ist die Prognose nach kausaler Behandlung dieser Komplikationen günstiger. Die Lungentransplantation ist eine probate Therapieoption für geeignete Patienten. Neben der Therapie der jeweiligen Komplikation erfordert die spezifische Therapie der Grunderkrankung einen multidisziplinären Therapieansatz.

37.2 Aktuelles

- Aufgrund verbesserter Therapieoptionen besteht eine steigende Lebenserwartung. Mit Einführung der CFTR-Modulatoren Ivacaftor (2012) und Ivacaftor/Lumacaftor (2015) besteht die Möglichkeit einer direkten Verbesserung der CFTR-Funktion für ausgewählte Mutationen [13]. Neuere Daten zeigen, dass auch Patienten, die eine invasive Beatmung und/oder extrakorporale Membranoxygenierung benötigen, mit akzeptablen mittel- und langfristigen Ergebnissen lungentransplantiert werden können [2].

37.3 Synonyme

- Mukoviszidose
- zystische Fibrose
- Cystic Fibrosis (CF)

37.4 Keywords

- Mukoviszidose
- Cystic Fibrosis Transmembrane Conductance Regulator (CFTR)
- Hämoptysen
- Pneumothorax
- distales intestinales Obstruktionssyndrom (DIOS)
- respiratorische Insuffizienz
- allergische bronchopulmonale Aspergillose (ABPA)
- Lungentransplantation (LTX)
- extrakorporale Membranoxygenierung (ECMO)

37.5 Definition

- Es handelt sich um eine Multisystemerkrankung mit autosomal-rezessivem Erbgang.

37.6 Epidemiologie

37.6.1 Häufigkeit

- Prävalenz in Deutschland 1:3300–4800 Neugeborene [10]

37.6.2 Altersgipfel

- steigender Anteil erwachsener Patienten; stetige Verzögerung des Auftretens pulmonaler Komplikationen infolge verbesserter Therapieoptionen [3]

37.6.3 Geschlechtsverteilung

- keine wesentlichen Unterschiede [3]

37.6.4 Prädisponierende Faktoren

- Es bestehen ausgeprägte ethnische und lokoregionale Unterschiede bezüglich der Inzidenz und der am häufigsten vorkommenden Mutationen.

37.7 Ätiologie und Pathogenese

- Mutationen im CFTR-Gen (Chromosom 7) und Fehlfunktion des CFTR-Proteins, das einerseits selbst als Chloridkanal in der apikalen Membran epithelialer Zellen fungiert und andererseits den Ionentransport weiterer Kanäle reguliert, z. B. ENaC (epithelial Na^+-channel) [11]. Aktuell > 2000 bekannte Mutationen; 6 Mutationsklassen, Unterscheidung anhand der funktionellen Einschränkungen (personalisierte Therapieoptionen für bestimmte Mutationen). In Europa am häufigsten: Klasse-II-Mutation, Phe508de (alte Schreibweise: Delta F508) [10].
- *Pulmonale Manifestation*: veränderte Zusammensetzung der periziliären Flüssigkeitsschicht mit gestörter muköziliärer Clearance und Erregerabwehr → mikrobielle Kolonisation, chronische Infiltration von neutro-

philen Granulozyten mit Freisetzung von Zytokinen und Elastase [7]. Im Verlauf strukturelle Lungenerkrankung, Bronchiektasen, obstruktive Ventilationsstörung. ▶ Abb. 37.1 und ▶ Abb. 37.2 zeigen die pulmonalen Veränderungen der fortgeschrittenen Erkrankung. Die Kombination von Atemwegsobstruktion, Hyperinflation und Malnutrition führt bei fortgeschrittenem pulmonalem Krankheitsbild zur einem Atempumpenversagen. 80 % der Patienten versterben im respiratorischen Versagen [12].

- *extrapulmonale Manifestationen*:
  ○ Leber und Gallenwege: Steatose, Zirrhose
  ○ Darm: Mekoniumileus, distales intestinales Obstruktionssyndrom (DIOS)
  ○ Reproduktionstrakt: obstruktive Azoospermie
  ○ Pankreas: exokrine Pankreasinsuffizienz, cystic fibrosis-related diabetes (CFRD), Pankreatitis

37.8 Symptomatik

- *Atemwege*:
  ○ Rhinosinusitis (61 % [10]), Polyposis nasi (46 % [10]): nasale Obstruktion, Rhinorrhö, Kopfschmerzen, Anosmie, behinderte Nasenatmung; *pulmonale* (infektbedingte) *Exazerbation* (99 %), die wie folgt definiert ist:
    – Notwendigkeit einer *zusätzlichen Antibiotikatherapie*, die aufgrund einer Änderung von mindestens zwei der folgenden Symptome angezeigt ist: Veränderung der Sputummenge oder -farbe, vermehrter Husten, zunehmende Abgeschlagenheit und Krankheitsgefühl, signifikanter Gewichtsverlust, Abfall der Lungenfunktion um mehr als 10 % und/oder Zunahme der radiologischen Veränderungen, zunehmende Atemnot
  ○ allergische bronchopulmonale Aspergillose (ABPA) (5–25 %): Verschlechterung des Allgemeinzustands, Müdigkeit, thorakale Schmerzen, Verschlechterung der obstruktiven Ventilationsstörung, Zunahme von Sputum und bräunlicher Verfärbung, Gewichtsverlust, subfebrile Temperaturen, Fieber
  ○ Hämoptysen:
    – geringe Hämoptysen: ≤ 5 ml/Tag (60 % aller Patienten [12])
    – moderate Hämoptysen: 5–240 ml/Tag
    – Hämoptoe: > 240 ml/Tag (4,1 % aller Patienten) [5], [6]
  ○ Pneumothoraces: (3,4 % [4]), Risikofaktoren: fortgeschrittenes Alter, fortgeschrittene Lungenbeteiligung (FEV1 < 40 %) [4], [6]; respiratorisches Versagen: (80 % [12]): progrediente Luftnot, morgendliche Kopfschmerzen, Zyanose. ▶ Abb. 37.3 zeigt einen Spannungspneumothorax bei einem Patienten mit Mukoviszidose.
- *Leber und Gallenwege*: Steatose (25–60 % [10]), Zirrhose (10–24 %): häufig asymptomatisch, Hepatosplenomegalie, Ösophagusvarizen, portale Hypertension, Aszites, hepatische Enzephalopathie

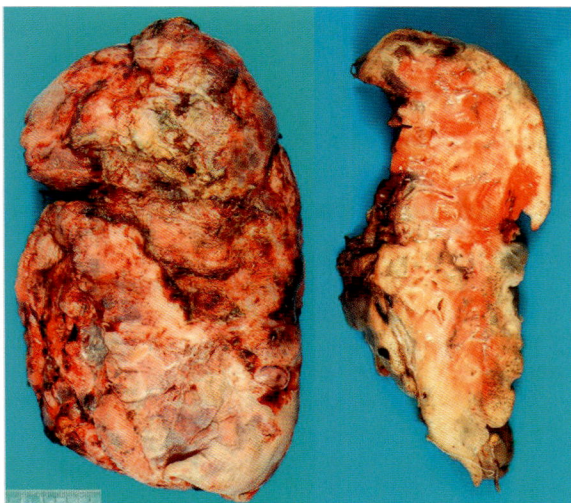

Abb. 37.1 Mukoviszidose. Makroskopische Aufnahmen einer explantierten Lunge (Aufsicht und Längsschnitt). (Quelle: Prof. Dr. R. M. Bohle, Institut für Pathologie, Universitätsklinikum des Saarlandes, Homburg)

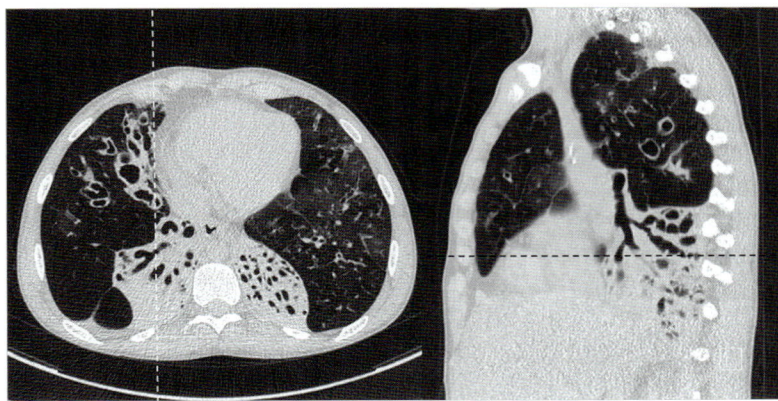

Abb. 37.2 Mukoviszidose.
a Computertomografie des Thorax, longitudinale Schnitte und sagittale Rekonstruktion bei fortgeschrittener Mukoviszidose.
b Mukoviszidose mit prädominantem Befall beider Unterlappen deutliche bronchiektatische Veränderungen bei einem 21-jährigen Patienten.

Mukoviszidose

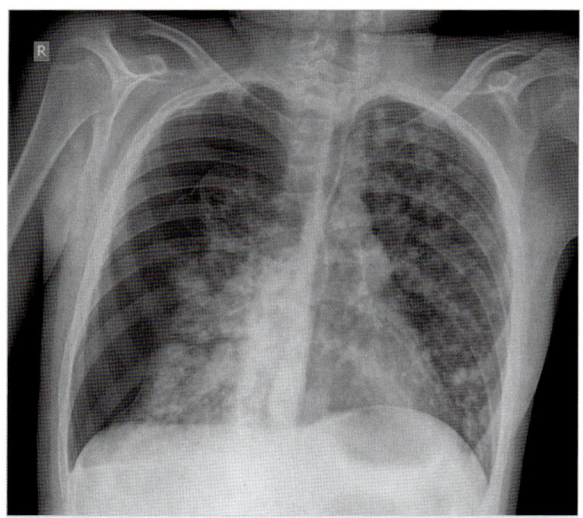

Abb. 37.3 **Mukoviszidose.** Konventionelle Röntgenaufnahme des Thorax. Man erkennt einen Spannungspneumothorax rechts sowie beidseits ausgeprägte Parenchymveränderungen infolge der Grunderkrankung.

37.9 Diagnostik

37.9.1 Diagnostisches Vorgehen

- Die Diagnosestellung erfolgt meist in der Kindheit; in Deutschland seit 2016 Teil des Neugeborenenscreenings. Zur Diagnosestellung müssen zwei Kriterien erfüllt sein:
  - diagnostischer Hinweis für das Vorliegen einer Mukoviszidose
  - CFTR-Funktionsstörung: pathologische Chloridkonzentration im Schweißtest: > 60 mmol/l oder
  - genetische Untersuchung, alternativ: nasale Potenzialdifferenzmessung bzw. intestinale Kurzschlussstrommessung
- ▶ Abb. 37.3 zeigt eine konventionelle Röntgenaufnahme des Thorax bei einem Patienten mit Mukoviszidose.
- Die Diagnose erfolgt in der Kindheit, der Algorithmus (▶ Abb. 37.4) zeigt das intensivmedizinische Vorgehen bei einer akuten klinischen Verschlechterung.

37.9.2 Anamnese

- Familienanamnese, Symptomatik (S. 295)

- *Pankreas*: exokrine Pankreasinsuffizienz (80–87 % [12]): Steatorrhö, Malnutrition, Gedeihstörung, Dystrophie, CFRD-Pankreatitis (2 % [5]).
- *Darm*: Mekoniumileus (10–20 %) geblähtes Abdomen, galliges Erbrechen
- distales intestinales Obstruktionssyndrom (DIOS) (4–35 %): schwere kolikartige Bauchschmerzen, Erbrechen, geblähtes Abdomen, Abwehrspannung, Stuhlwalze im rechten unteren Quadranten
- *Reproduktionstrakt*: obstruktive Azoospermie (97 %): Infertilität

37.9.3 Körperliche Untersuchung

- *allgemein*: Gedeihstörung, Malnutrition, Fassthorax, Trommelschlegelfinger, Zeichen der Rechtsherzinsuffizienz, Hepatomegalie, Beinödeme
- *Auskultation/Perkussion*: mittel- bis grobblasige Rasselgeräusche, kontinuierliche Nebengeräusche, verlängertes Exspirium, tiefstehende Zwerchfelle, geringe Atemverschieblichkeit

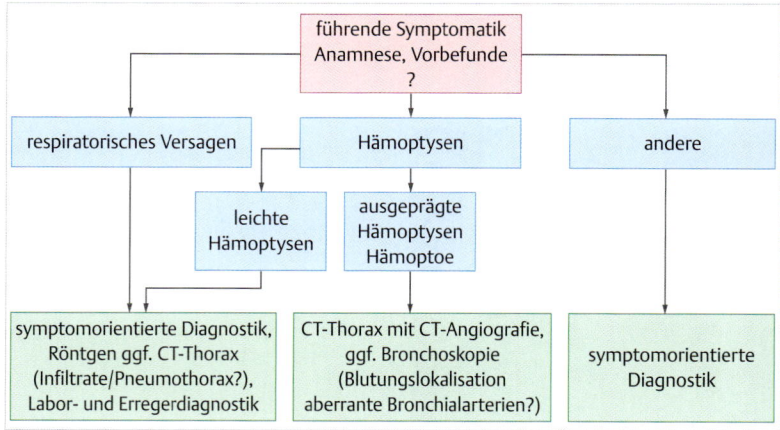

Abb. 37.4 **Mukoviszidose.** Diagnostischer Algorithmus bei Patienten mit Mukoviszidose und akuter klinischer Verschlechterung. Es empfiehlt sich eine symptomorientierte Diagnostik anhand der jeweiligen Beschwerdesymptomatik.

37.9.4 Labor

- Blutbild, Serum: GOT, GPT, Gamma-GT, LDH, alkalische Phosphatase, Bilirubin, Kreatinin Harnstoff, CRP, Leukozyten, BSG, Blutzucker und HbA_{1c} (CFRD)
- Elastase 1 im Stuhl (exokrine Pankreasinsuffizienz) bei Werten < 200 µg/g, 72-Stunden-Stuhlfettbestimmung (Norm < 7 g/24h)
- fettlösliche Vitamine A, D, E, K
- Vitamin-B_{12}-Spiegel (Zustand nach Ileumresektion)

37.9.5 Mikrobiologie

- Proben aus Atemwegssekreten, Erregernachweis und Resistenzbestimmung, (Voraussetzung einer gezielten antibiotischen Therapie)
- wichtige Erreger: Pseudomonas aeruginosa, Staphylococcus aureus, Haemophilus influenzae, Stenotrophomonas maltophilia, Achromobacter xylosoxidans und Burkholderia spp. [12], [7]; (ungünstige Verläufen bei Gruppe-III-Genomovaren, Burkholderia cenocepacia [14])
- mögliche Erreger antibiotikarefraktärer Infektexazerbationen: atypische Mykobakterien [7] oder Candida spp., Aspergillus spp., Scedosporium spp., Lomentospora spp.

Serologie

- bei Verdacht auf allergische bronchopulmonale Aspergillose (ABPA) → Bestimmung von Gesamt-IgE, spezifischem IgE (gegen die rekombinante Aspergillusallergene rAsp f 4 und rAsp f 6) sowie präzipitierende Aspergillus-(IgG-)Antikörper
- klinische Diagnose [8]:
  - Vollkriterien (klassische ABPA):
    - akute oder subakute klinische Verschlechterung (Husten, Giemen, verringerte körperliche Belastbarkeit, Abnahme der Lungenfunktionsparameter, zunehmende Sputummenge), die keiner anderen Ätiologie zuzuordnen ist
    - Gesamt-IgE > 1000 kU/l
    - positive Sofortreaktion im Pricktest oder erhöhtes spezifisches IgE auf Aspergillus fumigatus
    - präzipitierende oder IgG-Antikörper auf Aspergillus fumigatus positiv
    - neue Veränderungen im CT oder Röntgen-Thorax
  - Minimalkriterien:
    - akute oder subakute klinische Verschlechterung (Husten, Giemen, verringerte körperliche Belastbarkeit, Abnahme der Lungenfunktionsparameter, zunehmende Sputummenge), die keiner anderen Ätiologie zuzuordnen ist
    - Gesamt-IgE > 500 kU/l
    - positive Sofortreaktion im Pricktest oder erhöhtes spezifisches IgE auf Aspergillus fumigatus
    - entweder a) präzipitierende oder IgG-Antikörper auf Aspergillus fumigatus positiv oder b) neue Veränderungen im CT oder Röntgen-Thorax
  - Bei Vorliegen der Vollkriterien ist eine Therapie indiziert, bei Minimalkriterien ist eine solche zu erwägen oder es sind jedenfalls engmaschige Verlaufskontrollen erforderlich.

37.9.6 Bildgebende Diagnostik

- Die Bildgebung sollte nach klinischen Gesichtspunkten und entsprechend der jeweiligen Verdachtsdiagnose erfolgen.

Röntgen

- Röntgenaufnahme: zum Ausschluss eines Pneumothorax sowie von pneumonischen Infiltraten
- ABPA: flüchtige Infiltrate, Milchglastrübungen, Bronchiektasien, pleurale Verdickungen, fibrotische Veränderungen

CT

- bei schweren Hämoptysen: thorakale Computertomografie mit CT-Angiografie zur Detektion der Blutungslokalisation, Anatomie der Bronchialarterien vor Coil-Embolisation [5], [6].

Echokardiografie

- Bei fortgeschrittener Lungenbeteiligung zeigen sich echokardiografisch häufig Rechtsherzbelastungszeichen (pulmonale Hypertonie Gruppe 3).
- Bei Transplantationskandidaten erfolgt im Rahmen der Transplantationsabklärung eine Rechtsherzkatheteruntersuchung.

37.10 Differenzialdiagnosen

Tab. 37.1 Differenzialdiagnosen der Mukoviszidose.

Diagnose	Bemerkungen
Young-Syndrom	Azoospermie und sinubronchiales Syndrom
Asthma bronchiale	Husten, anfallsartige Atemnot, reversible Atemwegsobstruktion
primäre ziliäre Dyskinesie (PCD) und Kartagener-Syndrom	angeborene Ziliendysfunktion, gestörte Atemwegsclearance PCD mit Situs inversus (in ca. 50 % der Fälle)
Immundefekte	A-/Hypogammaglobulinämie
bronchopulmonale Dysplasie (BPD)	frühgeborene Kinder, Zustand nach maschineller Beatmung

37.11 Therapie

37.11.1 Therapeutisches Vorgehen

- Der therapeutische Algorithmus ist in ▶ Abb. 37.5 dargestellt.

37.11.2 Allgemeine Maßnahmen

- Neben der kausalen *Therapie der Akutkomplikation* beinhaltet die intensivmedizinische Betreuung der Patienten immer auch die spezifische Therapie der *Grunderkrankung*.
- *nicht medikamentöse Basistherapie*: Atem- und Physiotherapie (Lagerungsdrainage, Vibrationsmassage, endobronchiale Oszillation). Ernährungs-, Enzym- und Vitaminsubstitution (hochkalorische fettreiche Kost, 40 % Fettanteil mit hohem Anteil an mehrfach gesättigten Fettsäuren, fraktionierte Pankreasenzymgabe, abgestimmt auf die Nahrungsfettzufuhr, Vitamine A, D, E, K

37.11.3 Pharmakotherapie

- *inhalative Antibiotika*: Pseudomonas-aeruginosa-Eradikationstherapie bzw. Therapie der chronischen Infektion
  - Tobramycin: 2-mal täglich 300 mg, Zyklusdauer: 28 Tage
  - Colistin: 2-mal täglich 1 662 500 IE
  - Aztreonamlysin: 3-mal täglich 75 mg, Zyklusdauer: 28 Tage
  - experimenteller Einsatz von inhalativem NO (z. B. 4 × 160 ppm über 20 Minuten/Tag)
- *intravenöse Antibiotikatherapie*: immer Kombinationstherapie mit zwei Pseudomonas-wirksamen Antibiotika, Mindestdauer der Therapie: 14 Tage
  - etablierte Substanzgruppen: Aztreonam, Carbapeneme, Chinolone, Cephalosporine, Pseudomonas-wirksame Penizilline, Aminoglykoside, Colistin
  - Auch bei 4-MRGN-Pseudomonas ist eine intravenöse Therapie mit Colistin regelhaft wirksam (z. B. 3 × 2 Mio. IE/Tag).
  - Neuere Antibiotika/Penizillinaseinhibitorkombinationen sind häufig ebenfalls (noch) gut wirksam, z. B. Ceftolozan/Tazobactam und Ceftazidim/Avibactam.
- ▶ Tab. 37.2 zeigt die medikamentöse Basistherapie bei Mukoviszidose.

37.11.4 Beatmungstherapie

- Liegt ein primär hyperkapnisches Lungenversagen vor, wird in der Regel eine *nicht invasive Beatmung* (NIV) gut toleriert. Durch die NIV können der Gasaustausch gebessert und die Atelektasenbildung reduziert werden. Durch die forcierte Inspiration kann das Abhusten erleichtert werden.
- Die *invasive Beatmung* aufgrund septischer Komplikationen bei Patienten mit fortgeschrittener Lungenbeteiligung ist mit einer hohen Mortalität assoziiert. Das akute respiratorische Versagen aufgrund eines Pneumothorax oder einer massiven Hämoptoe ist nach kausaler Behandlung der Akutkomplikation (Drainagetherapie, VATS-Pleurodese [VATS: videoassistierte Thorakoskopie], Bronchialarterienembolisation) deutlich besser [9].
- Die *extrakorporale Membranoxygenierung* (ECMO) ist eine Maßnahme zur Überbrückung bis zur Restitutio oder Lungentransplantation. Die ECMO sollte an einem Zentrum mit der Möglichkeit zur Lungentransplantation erfolgen.

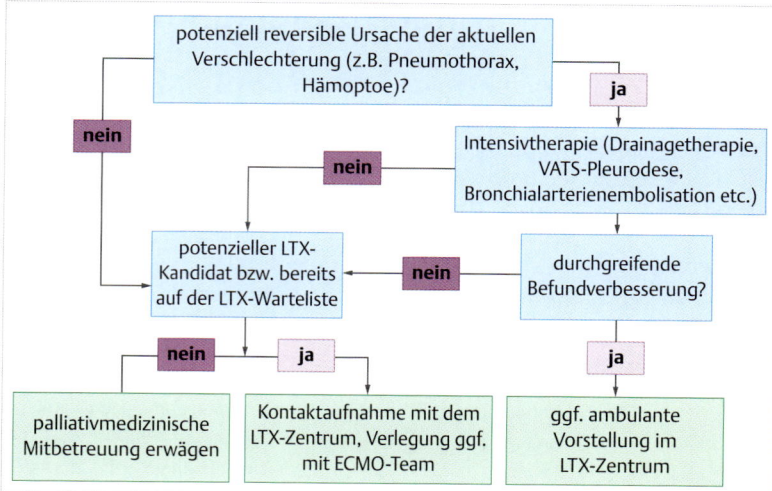

Abb. 37.5 Mukoviszidose. Therapeutischer Algorithmus bei Patienten mit Mukoviszidose und akuter respiratorischer Verschlechterung (ECMO: extrakorporale Membranoxygenierung, LTX: Lungentransplantation, VATS: videoassistierte Thorakoskopie).

Tab. 37.2 Medikamentöse Basistherapie der Mukoviszidose.

Substanzen	Besonderheiten/Dosierungen
CFTR-Modulatoren	Ivacaftor (Kalydeco) (zugelassen für folgende Mutationen: G551D, G1244E, G1349D, G178 R, G551S, S 1251N, S 1255 P, S 549N od. S 549 R und R117H); Dosierung: < 14 kg: 2-mal tgl. 50 mg, 14–25 kg: 2-mal tgl. 75 mg, > 25 kg: 2-mal tgl. 150 mg
	Lumacaftor/Ivacaftor (Orkambi) (zugelassen für homozygote F508del-Mutation); Dosierung: 2-mal tgl. 2 Tbl. Lumacaftor 200 mg/Ivacaftor 125 mg
hochkalorische Kost, Diabetestherapie, Pankreasenzymsubstitution	individuelle Dosierung der Enzympräparate (z. B. Kreon, Panzytrat, Corazym), ca. 2000–3000 IE Lipase/g Nahrungsfett
Sekretolytika	Dornase alfa (Pulmozyme); Dosierung: 1- bis 2-mal tgl. 2500 IE
	hypertone Kochsalzlösung (3 % NaCl); Dosierung: 2-bis 4-mal tgl. 4 ml
	Mannitol Trockenpulver Inhalation (Bronchitol); Dosierung: 2- bis 4-mal tgl. 400 mg (Erstanwendung unter ärztlicher Aufsicht, Bronchospasmen!)
inhalative Steroide	nur bei Asthma oder allergischer bronchopulmonaler Aspergillose
Bronchodilatatoren	kurz- und langwirksame Betarezeptoragonisten
	kurzwirksame inhalative Anticholinergika

37.11.5 Operative Therapie

- Die Lungentransplantation (LTX) ist eine lebensverlängernde Therapieoption für Patienten mit fortgeschrittener Lungenbeteiligung, allerdings ist es nicht immer einfach, den optimalen Zeitpunkt für eine Aufnahme auf die LTX-Warteliste zu finden.
- Bei Auftreten intensivpflichtiger respiratorischer Komplikationen ist die zeitnahe Evaluation bezüglich einer Lungentransplantation essenziell.
- Lungenersatzverfahren wie ECMO können bei geeigneten Kandidaten mit refraktärem respiratorischem Versagen unter invasiver Beatmung erwogen werden.
- Eine Transplantation dieser Kandidaten wird aufgrund des erhöhten perioperativen Risikos von vielen Zentren abgelehnt. Generell sollte bei Aufnahme auf eine Intensivstation Kontakt mit dem zuständigen Transplantationszentrum aufgenommen werden, um weitere Therapieziele festzulegen.

37.11.6 Pharmakologische und interventionelle Therapie ausgewählter Komplikationen

- *Hämoptysen*:
  - leichte Hämoptysen: antibiotische Therapie, NSAR pausieren
  - ausgeprägte Hämoptysen bzw. Hämoptoe: Bronchialarterienembolisation [5], [6], [12]
- *Pneumothorax*: Drainagetherapie, Analgesie, ggf. Antibiotika; bei persistierendem Luftleck oder Rezidivpneumothorax: chirurgische Pleurodese, meist als VATS-Eingriff [6]. Eine Pleurodese ist keine Kontraindikation für eine Lungentransplantation, zuvor Kontaktaufnahmen mit dem Lungentransplantationszentrum empfohlen.
- *Allergische bronchopulmonale Aspergillose*: orale Steroide, ggf. antimykotische Therapie (wird nicht allgemein empfohlen); eine Behandlung mit Omalizumab (Xolair) kann möglicherweise den Steroidbedarf verringern.
- *Distales intestinales Obstruktionssyndrom*: konservativ: Flüssigkeitssubstitution, Laxanzien (Macrogole oder Gastrografin p. o. oder p.s), eine Operation ist nur in Ausnahmefällen erforderlich.

37.12 Verlauf und Prognose

- Die mittlere Lebenserwartung liegt in Deutschland bei etwa 40 Jahren [10]. Durch eine Transplantation kann diese Lebenserwartung gesteigert werden.
- Patienten mit Mukoviszidose und akuter respiratorischer Insuffizienz haben eine hohe Mortalität. Diese Patienten sollten zur weiteren Behandlung in spezialisierte Zentren verlegt werden.
- In Anhängigkeit von der jeweiligen Prognose sollte aufgrund der hohen Belastung für Patienten und Angehörigen eine palliativmedizinische Mittbetreuung erwogen werden.

37.13 Quellenangaben

[1] Bilton D, Canny G, Conway S et al. Pulmonary exacerbation: towards a definition for use in clinical trials. Report from the EuroCareCF Working Group on outcome parameters in clinical trials. J Cyst Fibros 2011; 10 (Suppl. 2): S 79–81
[2] Biscotti M, Gannon WD, Agerstrand C et al. Awake extracorporeal membrane oxygenation as bridge to lung transplantation: a 9-year experience. Ann Thorac Surg 2017; 2: 412–419
[3] Cystic Fibrosis Foundation Patient Registry 2016, Annual Data Report; 2017
[4] Flume PA, Strange C, Ye X et al. Pneumothorax in cystic fibrosis. Chest 2005; 2: 720–728
[5] Flume PA, Yankaskas JR, Ebeling M et al. Massive hemoptysis in cystic fibrosis. Chest 2005; 2: 729–738

[6] Flume PA, Mogayzel jr. PJ, Robinson KA et al. Cystic fibrosis pulmonary guidelines: pulmonary complications: hemoptysis and pneumothorax. Am J Respir Crit Care Med 2010; 3: 298–306
[7] Gibson RL, Burns JL, Ramsey BW. Pathophysiology and management of pulmonary infections in cystic fibrosis. Am J Respir Crit Care Med 2003; 8: 918–951
[8] Huttegger IC, Eichler R, Müller I et al. Die allergischbronchopulmonale Aspergillose bei zystischer Fibrose, Evidenzbasiertes und konsensuelles Leitpapier zur Entscheidungsfindung bei der Diagnostik und Therapie. Monatsschr Kinderheilkd 2006; 54: 1003–1014
[9] Jones A, Bilton D, Evans TW et al. Predictors of outcome in patients with cystic fibrosis requiring endotracheal intubation. Respirology 2013; 4: 630–636
[10] Naehrig S, Chaocm, Naehrlich L. Cystic fibrosis. Dtsch Arztebl Int 2017; 33–34: 564–574
[11] Rowe SM, Miller S, Sorscher EJ. Cystic fibrosis. N Engl J Med 2005; 19: 1992–2001
[12] Schwarz C, Staab D. Cystic fibrosis and associated complications. Internist (Berl) 2015; 3: 263–274
[13] Tummler B. Treatment of cystic fibrosis with CFTR modulators. Pneumologie 2016; 5: 301–313
[14] Zlosnik JE, Zhou G, Brant R et al. Burkholderia species infections in patients with cystic fibrosis in British Columbia, Canada. 30 years' experience. Ann Am Thorac Soc 2015; 1: 70–78

37.14 Wichtige Internetadressen

- S 3-Leitlinie „Lungenerkrankung bei Mukoviszidose, Modul 1": http://www.awmf.org/leitlinien/detail/ll/026–022.html
- S 3-Leitlinie „Lungenerkrankung bei Mukoviszidose. Modul 2": http://www.awmf.org/leitlinien/detail/ll/020–018.html
- S 2k-Leitlinie „Diagnose der Mukoviszidose": http://www.awmf.org/leitlinien/detail/ll/026–023.html
- RKI-Empfehlungen zur Hygiene: http://edoc.rki.de/documents/rki_ab/reKNpBgNk2 ng/PDF/20e0n64scHA.pdf

38 Lungentransplantation

Jens Gottlieb

38.1 Steckbrief

Die Lungentransplantation stellt eine die Lebensqualität und bei einzelnen Erkrankungen auch die Überlebenszeit verbessernde Therapie bei weit fortgeschrittenen Lungenerkrankungen dar, wenn alle anderen Behandlungsoptionen ausgeschöpft sind. Weltweit werden jährlich etwa 4000, in Deutschland etwa 350 Lungentransplantationen durchgeführt [1]. Einer weitaus höheren Anzahl potenzieller Organempfänger steht eine zu geringe Anzahl an Spenderorganen gegenüber. So verstirbt jeder sechste Patient trotz Verbesserung der Allokation auf der Warteliste. Die Auswahl geeigneter Kandidaten für eine Transplantation erfolgt im Transplantationszentrum unter Berücksichtigung krankheitsspezifischer Faktoren und vorhandener Kontraindikationen.

38.2 Aktuelles

- Emphysem, Lungenfibrosen und zystische Fibrose sind die häufigsten Indikationen für eine Lungentransplantation. Der Anteil der Patienten, die aufgrund einer Lungenfibrose (etwa 50 % davon idiopathische Lungenfibrose, IPF) transplantiert wurden, hat in den letzten Jahren ständig zugenommen.
- Mit Umsetzung des Lung Allocation Scores (LAS) in Deutschland als neues Verteilungsverfahren im Dezember 2011 erhöhte sich die Zahl der Empfänger mit interstitiellen Lungenerkrankungen von 31 % aller Transplantationen auf 46 % [2].
- Der Anteil von mechanisch unterstützten Patienten vor Transplantation (also Patienten an invasiver Beatmung und/oder extrakorporalen Verfahren) stieg in Deutschland von 9 % im Jahr 2011 auf 13 % in den 3 Jahren nach LAS-Einführung. Er ist damit deutlich höher als in den USA (dort 8 %) [2]. Vor allem der Einsatz eines extrakorporalen Verfahrens nahm in dieser Gruppe von 67 auf 87 % zu. Das 1-Jahres-Überleben mechanisch unterstützter Patienten betrug in den Jahren 2011–2014 in Deutschland nur 56 % gegenüber 64 % in den USA. Die deutet auf ein Problem der Kandidatenselektion solcher Patienten in Deutschland hin [2].
- Ab November 2017 gilt in Deutschland eine neue Richtlinie zur Wartelistenführung zur Lungentransplantation.

38.3 Synonyme

- pulmonale Transplantation

38.4 Keywords

- Lungentransplantation
- Organ Allocation
- Emphysem
- idiopathische Lungenfibrose (IPF)
- zystische Fibrose
- Cystic Fibrosis (CF)

38.5 Definition

- Die Lungentransplantation ist ein operatives Verfahren, bei dem Spenderorgane in blutgruppen- und größenkompatible Empfänger verpflanzt werden.
- Bei der einseitigen Lungentransplantation (SLTX) wird lediglich ein Lungenflügel transplantiert.
- Bei der doppelseitigen bzw. bilaterale Lungentransplantation (DLTX) werden beide Lungenflügel transplantiert.
- Bei der kombinierten Lungentransplantation werden ein oder häufiger beide Lungenflügel mit einem anderen Organ, am häufigsten als Herz-Lungen-Transplantation (HLTX) oder Lungen-Leber-Transplantation, übertragen.

38.6 Epidemiologie

38.6.1 Häufigkeit

- Die Lungentransplantation ist ein seltenes Verfahren mit 4–5 Eingriffen pro 1 Million Einwohner (in Deutschland etwa 350 Lungentransplantationen) pro Jahr.
- Etwa 2000 Patienten sind in Deutschland in aktiver Nachsorge in 12 Zentren.

38.6.2 Altersgipfel

- Das mittlere Alter der Empfänger liegt in Deutschland bei 56 Jahren mit steigender Tendenz.
- International ist die Gruppe der über 60-jährigen Empfänger die am stärksten wachsende Altersgruppe.

38.6.3 Geschlechtsverteilung

- Männer und Frauen werden gleich häufig transplantiert.

38.6.4 Prädisponierende Faktoren

- *Rauchanamnese*: Etwa 30 % der Indikationen sind rauchassoziiert.
- *Höheres Lebensalter*: Die idiopathische Lungenfibrose ist mit steigendem Lebensalter häufiger.
- *Genetische Erkrankungen*: Die Mukoviszidose ist mit etwa 20 % die am häufigsten zur Lungentransplantation führende genetische Erkrankung.

38.7 Ätiologie und Pathogenese

- Eine Lungentransplantation ist angezeigt bei nicht rückbildungsfähiger, fortschreitender, das Leben des Patienten gefährdender Lungenerkrankung, wenn keine akzeptable Behandlungsalternative besteht und die Erkrankung durch die Transplantation mit hinreichender Aussicht auf Erfolg behandelt werden kann und keine Gegenanzeigen gegen eine Transplantation vorliegen.
- Patienten können in die Warteliste zur Lungentransplantation aufgenommen werden, wenn die Überlebenswahrscheinlichkeit oder die Lebensqualität mit Transplantation größer ist als ohne.
- Bei der großen Mehrzahl der Patienten liegt eine hochgradige, irreversible Einschränkung des respiratorischen Systems zugrunde. Ursachen können Störungen der Atemmechanik, des Gasaustausches und des pulmonalen Blutflusses sein.

38.8 Klassifikation und Risikostratifizierung

- einseitige Lungentransplantation, bilaterale Lungentransplantation oder kombinierte Lungentransplantation
- Lungenspende von Verstorbenen (in Deutschland ist hierfür der Hirntod Grundvoraussetzung) oder Lungenlebendspende (sehr selten, da zwei Spender je einen Unterlappen spenden)

38.9 Symptomatik

- Zeichen der endständigen Lungenerkrankung wie Luftnot (in Ruhe oder bei Belastung), Zyanose, Gewichtsverlust, Beinödeme

38.10 Diagnostik

38.10.1 Diagnostisches Vorgehen

Empfänger zur Lungentransplantation werden sorgfältig evaluiert mit Lungenfunktion, Blutgasbestimmung inkl. Sauerstofftitration, Belastungsuntersuchungen, Computertomografie des Thorax, mikrobiologischen und virologischen Untersuchungen, Ultraschalluntersuchungen von Herz, Gefäßen und Bauchorganen sowie umfangreicher Labordiagnostik u. a. mit der Frage nach Blutgruppenverträglichkeit und Histokompatibilität.

38.10.2 Anamnese

- Anamnese → Diagnose, Krankheitsverlauf, Begleiterkrankung, soziales Umfeld, Therapieadhärenz, Raucherstatus
- Die Notwendigkeit einer Transplantation ist anhand folgender Parameter zuverlässig zu objektivieren und zu quantifizieren:
  - *klinische Symptome*: Belastungseinschränkungen bereits in Ruhe oder bei minimaler Belastung im alltäglichen Leben, therapierefraktärem Pneumothorax oder therapierefraktären pulmonalen Blutungen
  - *Lungenfunktion*: forcierte Vitalkapazität (FVC), 1-Sekunden-Kapazität (FEV1)
  - *Blutgase*: Hypoxämie und/oder Hyperkapnie mit der Notwendigkeit zur Sauerstofftherapie oder Beatmung oder Behandlung mit extrakorporalen Verfahren
  - *Hämodynamik*: pulmonalarterieller Druck, Herzindex
  - *Belastungsuntersuchungen*: Spiroergometrie (maximale Sauerstoffaufnahme), 6-Minuten-Gehtest (6MWT)

38.10.3 Körperliche Untersuchung

- aktueller Zustand → Größe, Gewicht, Belastbarkeit (6-Minuten-Gehtest), Sauerstoffflussrate Ruhe/Belastung, nicht invasive Beatmung

38.10.4 Bildgebende Diagnostik

- Vor Lungentransplantation ist eine thorakale Computertertomografie obligat.
- Duplexsonografie der Bein-Becken-Arterien und -Venen vor einer eventuellen ECMO und bei Patienten über 45 Jahren (bei Rauchern: > 40 Jahre)
- quantitative Ventilations-Perfusions-Szintigrafie nur bei einseitiger Lungentransplantation
- Linksherzkatheter/Koronarangiografie bei Patienten über 45 Jahren (bei Rauchern: > 40 Jahre)

38.10.5 Instrumentelle Diagnostik

- Die Notwendigkeit einer Transplantation ist zuverlässig zu objektivieren und zu quantifizieren anhand folgender Parameter:
  - *Lungenfunktion*: forcierte Vitalkapazität (FVC), Ein-Sekunden-Kapazität (FEV1)
  - *Blutgase*: Hypoxämie und/oder Hyperkapnie mit der Notwendigkeit zur Sauerstofftherapie oder Beatmung oder Behandlung mit extrakorporalen Verfahren
  - *Hämodynamik*: pulmonalarterieller Druck, Herzindex
  - *Belastungsuntersuchungen*: Spiroergometrie (maximale Sauerstoffaufnahme), 6-Minuten-Gehtest (6MWT)

- Koloskopie → > 50 Jahre, bei zystischer Fibrose über 40 Jahre (inklusive Gastroskopie)
- Weitergehende Vorgaben des Zentrums vor Aufnahme in die Warteliste sind spezielle Laborwerte (z. B. HLA-Typisierung, Virusserologie), Sputumkultur.

38.11 Differenzialdiagnosen

- andere endgradige Lungenkrankheiten ohne Indikation zur Lungentransplantation (z. B. bösartige Lungenkrankheiten)

38.12 Therapie

38.12.1 Therapeutisches Vorgehen

- Zugang zum Brustkorb mittels anterolateraler Thorakotomie oder heute seltener über die so genannte Clamshellinzision (mit querer Sternotomie) oder mediane Sternotomie
- Entfernung des kranken Lungenflügels nach Durchtrennung des Hauptbronchus, der Lungenarterie sowie der Lungenvenen des entsprechenden Lungenflügels
- ggf. Anschluss an eine Herz-Lungen-Maschine oder heute häufiger eine intraoperative extrakorporale Membranoxygenierung (ECMO)
- Vorbereitung des Spenderorgans, ggf. Zurückkürzen der Bronchusmanschette und ggf. Größenreduktion des Spenderorgans
- Mithilfe von Nähten erfolgt die Verbindung von Hauptbronchus, Lungenarterie und Lungenvenen des Spenderorgans mit den entsprechenden Gefäßen des Empfängers.
- Die Blutzufuhr der Bronchien erfolgt dann über das Gefäßsystem der Lunge; Bronchialarterien werden in der Regel nicht anastomosiert.
- Platzierung von apikalen und basalen Thoraxdrainagen
- Reperfusion und Belüftung des Spenderorgans
- Wundverschluss

38.12.2 Pharmakotherapie

- *Immunsuppression*: üblicherweise Kombination aus Kalzineurininhibitoren, Glukokortikoiden und Zellzyklusinhibitoren
- *antiinfektive Prophylaxe*: z. B. Cotrimoxazol, Valganciclovir
- Behandlung von *Komorbiditäten*: z. B. Antihypertensiva, Magnesiumsubstitution, Antidiabetika

38.13 Nachsorge

- Die Transplantationszentren sind nach Transplantationsgesetz zu Kontrolluntersuchungen nach dem Verfahren zur Dokumentation der Nachsorge inklusive eventuell lebender Spender und zur Datenübermittlung nach § 10 Abs. 6–8, § 8 Abs. 3 Satz 1, § 12 Abs. 1 und § 15e verpflichtet. Außerdem unterliegen die Leistungserbringer der Lungentransplantation nach § 135a SGB V der Verpflichtung zur Qualitätssicherung.
- Die Nachsorge nach Lungentransplantation ist aber extrem komplex, sie erfordert die tägliche Einnahme von ca. 20 verschiedenen Präparaten und damit ein hohes Maß an Therapietreue des Empfängers.

38.14 Verlauf und Prognose

- Die 1-Jahres- Sterblichkeit nach der Transplantation liegt bei den Empfängern international bei 17 %, das 5-Jahres-Überleben bei 52 %. Ergebnisse in großen Zentren sind tendenziell besser (1- Jahres-Überleben: > 90 %, 5-Jahres-Überleben: 60–70 %). Häufigste Todesursachen im Langzeitverlauf sind Infektionen und chronisches Transplantatversagen.
- Die Empfänger haben 1 Jahr nach Lungentransplantation eine nahezu normale vorhergesagte 1-Sekunden-Kapazität und forcierte Vitalkapazität.
- Die Patienten können in der Regel ein normales Leben führen ohne funktionelle Einschränkungen während normaler Alltagsaktivitäten; 38 % der Patienten sind berufstätig.

38.15 Literatur zur weiteren Vertiefung

[1] Chambers DC, Cherikh WS, Goldfarb SB et al. The International Thoracic Organ Transplant Registry of the International Society for Heart and Lung Transplantation: Thirty-fifth adult lung and heart-lung transplant report-2018; J Heart Lung Transplant 2018; 37: 1169–1183

[2] Gottlieb J, Smits J, Schramm R et al. Lung transplantation in Germany since the introduction of the lung allocation score. Dtsch Arztebl Int 2017; 11: 179–185

[3] Suhling H. Employment after lung transplantation – a single-center cross-sectional study. Dtsch Arztebl Int 2015; 13: 213–219

[4] Weill D, Benden C, Corris PA et al. A consensus document for the selection of lung transplant candidates: 2014 – an update from the Pulmonary Transplantation Council of the International Society for Heart and Lung Transplantation. J Heart Lung Transplant 2015; 1: 1–15

38.16 Wichtige Internetadressen

- Deutsche Stiftung Organtransplantation (DSO): https://www.dso.de/servicecenter/krankenhaeuser/transplantationszentren.html
- International Society of Heart and Lung Transplantation: ishlt.org
- Eurotransplant: Eurotransplant.nl

Teil VI
Kardiovaskuläre Erkrankungen

39	Koronare Herzkrankheit (KHK)	*306*
40	Herzinsuffizienz	*313*
41	Herzrhythmusstörungen	*321*
42	Endokarditis	*327*
43	Myokarditis	*337*
44	Perikarditis	*344*
45	Erwachsene mit angeborenen Herzfehlern	*351*
46	Erworbene Herzklappenfehler	*359*
47	Herztransplantation und Transplantatversagen	*371*
48	Akutes Aortensyndrom	*385*
49	Hypertensiver Notfall, hypertensive Krise	*390*

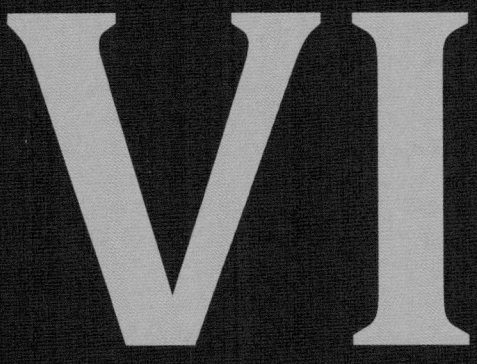

39 Koronare Herzkrankheit (KHK)

Mariuca Vasa-Nicotera, Helge Weiler

39.1 Steckbrief

Unter den kardiovaskulären Erkrankungen ist die koronare Herzerkrankung die führende Todesursache in den westlichen Industrienationen. Dabei reicht das klinische Spektrum der koronaren Herzerkrankungen von der stummen Ischämie über die stabile Angina pectoris bis hin zum akuten Koronarsyndrom mit ST-Hebungsinfarkt und plötzlichem Herztod.

39.2 Synonyme

- KHK
- acute coronary syndrome (ACS)
- akutes Koronarsyndrom
- ST-Hebungsinfarkt (STEMI)
- Nicht-ST-Hebungsinfarkt (NSTEMI)

39.3 Keywords

- KHK
- ACS
- akutes Koronarsyndrom
- STEMI
- NSTEMI
- Angina pectoris

39.4 Definition

- Die koronare Herzkrankheit bezeichnet die (klinisch relevante) Manifestation der Atherosklerose in den Herzkranzgefäßen. Durch die atherosklerotischen Veränderungen kommt es zu einer zunehmenden Stenosierung der betroffenen Koronararterien, was ab einem kritischen Ausmaß zu einer Flusslimitierung des koronaren Blutflusses und nachfolgend zur Ausbildung einer Ischämie im abhängigen Stromgebiet führt.
- Klinisch von größter Bedeutung ist dabei die Unterscheidung der stabilen KHK in Abgrenzung vom *akuten Koronarsyndrom* (ACS). Wohingegen die stabile KHK letztlich eine chronische Erkrankung darstellt, werden unter dem ACS teils dramatische Krankheitsverläufe subsumiert.
- Bei der stabilen Angina pectoris kommt es zu einem oft anfallsartig auftretenden thorakalen Schmerz oder Engegefühl. Andere Symptome können ein Schweregefühl, ein thorakales Brennen oder eine akute Dyspnoe sein. Auslöser der Angina sind dabei häufig Belastungen (körperlich wie emotional), ebenso können es äußere Einflüsse (Kälte) oder Nahrungsaufnahme (postprandiale Angina) sein.
- Das akute Koronarsyndrom wird anhand von elektrokardiografischen Kriterien unterteilt in *ACS-NSTEMI* (Troponin positiv bzw. mit Dynamik, aber keine ST-Strecken-Hebungen) und *ACS-STEMI* (ST-Strecken-Hebungen oder neu aufgetretener Linksschenkelblock).

39.5 Epidemiologie

39.5.1 Häufigkeit

- Anhaltend (Daten aus 2015) führen KHK und akuter Myokardinfarkt mit 12,2 bzw. 5,5 % die Todesursachenstatistik mit in Deutschland an.
- Dabei ist die Anzahl der Krankenhauseinweisungen für die KHK 806,5 pro 100 000 Einwohner. Für ACS-STEMI gab es 266 Krankenhausaufnahmen pro 100 000 Einwohner
- In Deutschland betrug im Jahr 2009 die Prävalenz der KHK 6,5 % bei Frauen und 9,2 % bei Männern.
- Bei Patienten im Alter von > 65 Jahren ist die Prävalenz bei Männern 28,3 %, bei Frauen 19,1 %.

39.5.2 Altersgipfel

- Die Lebenszeitprävalenz von KHK und ACS steigt mit dem Lebensalter. Während sie in der Gruppe der 40- bis 49-Jährigen 2,3 % beträgt, liegt sie in der Gruppe der 70- bis 79-Jährigen bei 22,3 %.

39.5.3 Geschlechtsverteilung

- Bei der stabilen KHK sind Männer mehr als doppelt so häufig betroffen wie Frauen.
- Beim ACS-STEMI beträgt das Geschlechterverhältnis etwa 1:2 (Frauen:Männer).

39.5.4 Prädisponierende Faktoren

- Für die KHK werden Hauptrisikofaktoren (Risikofaktoren 1. Ordnung, major risk factors) von andere Risikofaktoren (Risikofaktoren 2. Ordnung) unterschieden.
- Risikofaktoren 1. Ordnung sind Nikotinabusus (auch Passivrauchen), arterielle Hypertonie, Diabetes mellitus, Fettstoffwechselerkrankungen (Hypercholesterinämie: Gesamtcholesterin > 250 mg/dl, Lipoprotein niederer Dichte (LDL) > 160 mg/dl, Lipoprotein hoher Dichte (HDL) < 35 mg/dl, Hyperlipidämie) und eine familiäre/genetische Disposition (Herzinfarkte bei Verwandten 1. Grades).

- Risikofaktoren der 2. Ordnung sind Adipositas (> 30 % des Sollgewichts), erhöhte Lipoprotein(a)-Werte (> 30 mg/dl), Fibrinogenwerte und Homocysteinwerte (> 9 mmol/l) sowie Bewegungsmangel und emotionaler Stress.
- Die Diagnose erfolgt nach klinischen, elektrokardiografischen und laborchemischen Kriterien. Das therapeutische Spektrum reicht von der konservativen Therapie über interventionelle Verfahren bis hin zur operativen Myokardrevaskularisierung.

39.6 Ätiologie und Pathogenese

- Die Atherosklerose ist eine chronische, fibroproliferative und entzündliche Erkrankung der mittleren und großen Arterien. Im Wesentlichen kommt es in einem komplexen, multikausalen Prozess durch die Einlagerung von Entzündungszellen und Lipiden in die Gefäßwand zu einer *Plaquebildung*.
- Es gibt zwei verschiedene *Verlaufsformen* der Plaquebildung:
  - langsame (irreversible) Stenosierung des Gefäßlumens durch eine (langsame) Plaquebildung
  - plötzlicher (grundsätzlich reversibler) Verschluss (partiell oder komplett) des Gefäßlumens durch eine Plaqueruptur mit nachfolgender Thrombusbildung
- Die beiden verschiedenen Verlaufsformen unterscheiden sich auch hinsichtlich ihrer Klinik:
  - Während die langsame Stenosierung zur stabilen KHK (stabile Angina pectoris) führt,
  - führt die Plaqueruptur zum akuten Koronarsyndrom.
- Die *Plaqueruptur* ist ein komplexer Prozess. Letztlich kommt es zum oberflächlichen Aufreißen einer atherosklerotischen Plaque. Heute wird davon ausgegangen, dass die auslösende Ursache meist durch einen (lokalen) inflammatorischen Prozess (selten durch ein Trauma oder einen Vasospasmus) geschehen. Es kommt zur Destabilisierung der Plaque („plaque destabilization") und nachfolgend zum Aufreißen der Plaque mit Exposition des innerhalb der Plaque vorhandenen thrombogenen Materials (Entzündungszellen, Lipide). Hierdurch vermittelt, kommt es zur Thrombusbildung mit nachfolgender Gefäßokklusion.

39.7 Klassifikation und Risikostratifizierung

- Bei der stabilen *Angina pectoris* kommt es zu einem meist durch Belastung auslösbaren Thoraxschmerz, der unter vergleichbaren Umständen reproduzierbar ist und sich auf die Gabe von Nitroglyzerin oder in Ruhe bessert. Die Einteilung der stabilen Angina pectoris erfolgt nach der Klassifikation der Canadian Cardiovascular Society (CCS) (▶ Tab. 39.1).
- Beim *akuten Koronarsyndrom* ist das Leitsymptom ebenfalls der akute Thoraxschmerz. Die Einteilung erfolgt anhand von elektrokardiografischen und laborchemischen Kriterien in die instabile Angina pectoris, den *Nicht-ST-Hebungsinfarkt* (NSTEMI, Troponin positiv bzw. mit Dynamik, aber keine ST-Strecken-Hebungen) und den *ST-Hebungsinfarkt* (STEMI, ST-Strecken-Hebungen oder neu aufgetretener Linksschenkelblock). Eine Übersicht hierzu gibt ▶ Abb. 39.1.
- Sowohl für die stabile KHK als auch für das akute Koronarsyndrom gibt es verschiedene Modelle zur *Risikostratifizierung*. Für die stabile KHK sind die wichtigsten:
  - PROCAM: schätzt das Risiko für das Auftreten eines Herzinfarkts innerhalb der nächsten 10 Jahre ab
  - ESC-Score: schätzt das Risiko für tödliche kardiovaskuläre Ereignisse aufgrund von Herzinfarkt, Schlaganfall oder peripherer Gefäßerkrankung über die nächsten 10 Jahre ab
- Im akuten Koronarsyndrom kann die Risikostratifizierung erfolgen mit:
  - TIMI-Klassifikation für STEMI/NSTEMI
  - Killip-Klassifikation im kardiogenen Schock

Tab. 39.1 Klassifikation der Angina pectoris nach der Canadian Cardiovascular Society (CCS).

Stadium	Beschwerdebild
Grad 0	Myokardischämie ohne jegliche Symptomatik
Grad 1	Symptomatik nur bei schwerer körperlicher Belastung
Grad 2	Beschwerden bei moderater körperlicher Belastung
Grad 3	Beschwerden bei leichter körperlicher Belastung, deutliche Einschränkung der alltäglichen Aktivität
Grad 4	Beschwerden in Ruhe

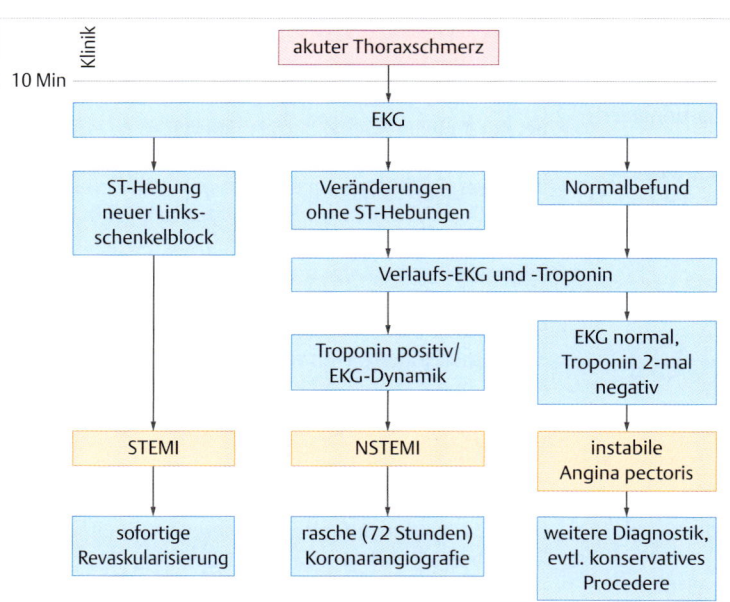

Abb. 39.1 Akute Koronarsyndom. Einteilung, Diagnose- und Therapiealgorithmus (NSTEMI: Nicht-ST-Hebungsinfarkt, STEMI: ST-Hebungsinfarkt) [1].

39.8 Symptomatik

- Das Beschwerdebild bei der *KHK* fällt sehr unterschiedlich aus. Bei nur leichter oder mäßiger Stenosierung der Koronarien kann eine KHK asymptomatisch bleiben.
- Bei einer stabilen KHK (*stabilen Angina pectoris*) ist das Leitsymptom der *belastungsabhängige* Brustschmerz.
- Auch beim *akuten Koronarsyndrom* ist der Brustschmerz das Leitsymptom, je nach Schwere des zugrunde liegenden Myokardinfarktes kann das erste Symptom allerdings auch ein kardiogener Schock bis hin zum plötzlichen Herztod bei malignen Rhythmusstörungen sein.

39.9 Diagnostik

39.9.1 Diagnostisches Vorgehen

- Eine schematische Übersicht über das diagnostische Vorgehen beim akuten Thoraxschmerz gibt ▶ Abb. 39.1.

39.9.2 Anamnese

- Die Anamnese ist von übergeordneter Bedeutung für die rasche Diagnose eines akuten Koronarsyndroms sowie für die Abgrenzung des akuten Koronarsyndroms zur stabilen KHK.
- Beim *akuten Koronarsyndrom* berichten die Patienten meist von *anhaltenden Brustschmerzen* (> 20 Minuten) mit drückendem oder brennendem Charakter. Dabei kann die Schmerzlokalisation auch im Epigastrium (Hinterwandinfarkt), im Hals und Unterkiefer oder im Rücken liegen. Ebenso ist ein ausstrahlender Schmerz in den linken Arm, den Hals oder den Rücken möglich.
- Zum Leitsymptom Thoraxschmerz besteht oft eine vegetative Begleitsymptomatik mit *Übelkeit*, *Erbrechen*, *Kaltschweißigkeit*.
- Daneben sind die *„stummen" Infarkte*, also Infarkt ohne typische Thoraxschmerzen, eine diagnostische Herausforderung. Hier treten *Schwäche*, *Abgeschlagenheit* und *Synkopen* auf.
- Atypische Verläufe treten auf bei jüngeren (25–40 Jahre) Patienten, bei Frauen sowie bei Patienten mit Diabetes mellitus oder fortgeschrittener Niereninsuffizienz.

39.9.3 Körperliche Untersuchung

- Die körperliche Untersuchung ist integraler Bestandteil jeder Behandlung.
- Durch das Erfassen der *Vitalzeichen* (Puls, Blutdruck, Atemfrequenz) können hämodynamisch stabile von kritischen Patienten (kardiogener Schock) unterschieden werden.
- Oft ist die eigentliche körperliche Untersuchung beim akuten Koronarsyndrom *unauffällig*. Auskultatorische Stauungszeichen (feuchte Rasselgeräusche) bis hin zum fulminanten Lungenödem können für eine infarktbedingte Linksherzinsuffizienz sprechen, klinische Stauungszeichen (gestaute Jugularvenen) können ein Zeichen für eine rechtsventrikuläre Infarktbeteiligung sein.
- Der typische Infarktpatient ist ängstlich, blass und unruhig. Eine psychische Alteration mit ausgeprägter Unruhe oder Verwirrtheit kann ein Zeichen für einen *manifesten kardiogenen Schock* sein.

39.9.4 Labor

- Der Labordiagnostik kommt zur Abgrenzung der instabilen Angina pectoris vom akuten Koronarsyndrom/NSTEMI eine entscheidende Rolle zu. Insbesondere das kardiale Troponin spielt dabei eine entscheidende Rolle.
- In der klinischen Routine sind mittlerweile die hochsensitiven Troponinnachweise (Troponin hs) etabliert. Aufgrund der hohen Sensitivität sind auch bei Patienten mit beispielsweise stabiler Angina pectoris oder einer Niereninsuffizienz (renale Elimination des Troponins) Troponinerhöhungen nachzuweisen. Um diese Veränderungen erfassen zu können, muss eine Verlaufsbestimmung des Troponinwerts erfolgen.
- Zu beachten ist, dass das Troponin erst 1–3 Stunden nach Ischämiebeginn erhöht ist.
- Auch weitere Laborparameter sind für die Risikostratifizierung (z. B. Kreatinin und Harnstoff) oder zur Differenzialdiagnostik (BNP: brain natriuretic peptide, NT-pro-BNP: N-terminales pro brain natriuretic peptide bei Herzinsuffizienz, D-Dimere bei Lungenarterienembolie) wichtig.

39.9.5 Bildgebende Diagnostik

- Während bei der stabilen KHK nicht invasive bildgebende Verfahren eine wichtige Rolle in der Diagnostik spielen, empfehlen die aktuell gültigen Leitlinien bei Patienten mit akutem Koronarsyndrom die *Echokardiografie* nur, wenn hierdurch die Zeit bis zur Revaskularisierung nicht verzögert wird.
- Andere bildgebende Verfahren, insbesondere die *kardiale Computertomografie*, ist in einigen Zentren fest in das diagnostische „Work-up" integriert vor allem, wenn andere Differenzialdiagnosen (Lungenarterienembolie, Aortendissektion) wahrscheinlich erscheinen.

39.9.6 Instrumentelle Diagnostik

- Nachfolgend wird hinsichtlich der instrumentellen Diagnostik nur auf das EKG eingegangen.
- ▶ Abb. 39.2 zeigt EKG und Koronarangiografie eines Vorderwandinfarkts.

EKG

- Das EKG ist die Basisdiagnostik aller Patienten mit Verdacht auf koronare Herzkrankheit. Bei Verdacht das Vorliegen eines akuten Koronarsyndroms sollte die EKG-Diagnostik innerhalb der ersten 10 Minuten nach Eintreffen des Patienten im Krankenhaus erfolgen (sofern nicht bereits präklinisch erfolgt).
- beim NSTEMI und instabiler Angina pectoris findet man häufig:
  - präterminale T-Wellen-Negativierung
  - T-Wellen-Abflachung oder -Inversion
  - deszendierende ST-Strecken

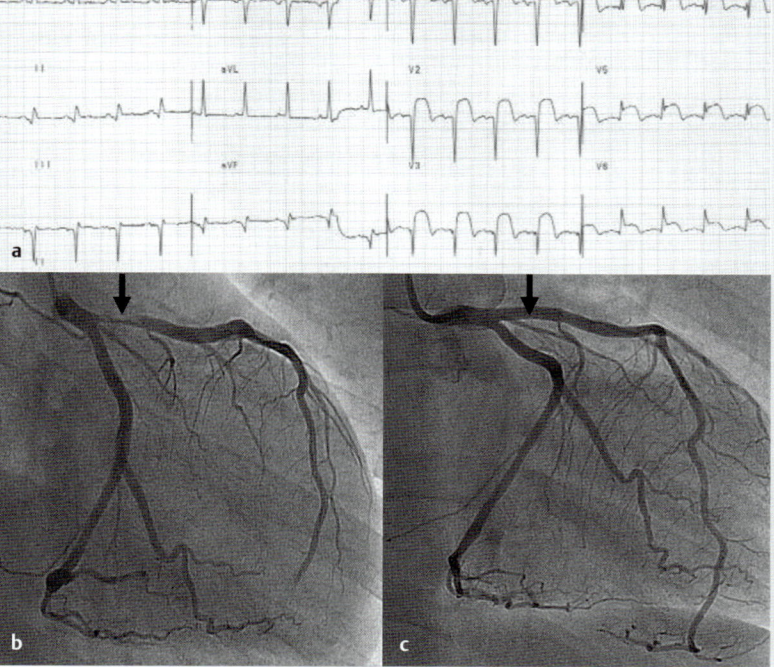

Abb. 39.2 EKG und Koronarangiografie eines Vorderwandinfarkts. Akuter Vorderwandinfarkt mit (a) ST-Strecken-Hebungen in V1–V6 bei einem 56-jährigen Mann. In der Koronarangiografie zeigt sich als Korrelat ein subtotaler Verschluss der LAD (mit Pfeil markiert) (b), der mittels Stent-PCI versorgt wurde (c).

- beim STEMI liegen vor:
  - neue ST-Strecken-Hebungen aus dem J-Punkt in zwei benachbarten Ableitungen ≥ 0,1 mV. In den Ableitungen V2–V3 müssen die ST-Hebungen ≥ 0,2 mV bei Männern ≥ 40 Jahren betragen, ≥ 0,25 mV bei Männern < 40 Jahren und ≥ 0,15 mV bei Frauen.
  - neuer Linksschenkelblock
- Bei Verdacht auf einen Hinterwandinfarkt ist es wichtig, rechtsventrikuläre Ableitungen mit zu erfassen.

39.10 Differenzialdiagnosen

Tab. 39.2 Wichtige Differenzialdiagnosen des akuten Koronarsyndroms.

Differenzialdiagnose	Bemerkungen, diagnostische Hinweise, Begleitsymptome
akute Aortendissektion Stanford A	oft „messerartiger" Vernichtungsschmerz, häufig wird eine Bewegung der Schmerzlokalisation beschrieben, Blutdruckdifferenz häufig
hypertensiver Notfall	oft bei systolischen Blutdruckwerten > 200 mmHg, begleitende Zephalgien häufig
Lungenembolie	akute Rechtsherzbelastung, $S_I Q_{III}$-Konfiguration im EKG, Gasaustauschstörung, CT-Diagnostik
hämodynamisch wirksame Tachykardien	EKG-Diagnostik
(Peri-)Myokarditis	Auskultation mit Perikardreiben, EKG, Echokardiografie, vorangegangener Infekt
Tako-Tsubo-Kardiomyopathie	Echokardiografie („apical ballooning"), Stress in der Anamnese
Boerhave-Syndrom (Ösophagusruptur)	vorangegangenes heftiges Erbrechen
(Spontan-)Pneumothorax	hypersonorer Klopfschall, abgeschwächtes Atemgeräusch, junge Männer, chronisch obstruktive Lungenerkrankung (COPD)
Pleuritis	typische Auskultation, bronchopulmonaler Infekt, Atem-/Lageabhängigkeit
Reflux, Ösophagitis, Ulcus ventriculi	Nahrungsabhängigkeit, Schmerzen ziehen von epigastrisch nach kranial
muskuloskelettale Ursache	Lageabhängigkeit, durch Druck auslösbar

39.11 Therapie

39.11.1 Therapeutisches Vorgehen

- Der akute Brustschmerz ist ein relativ häufiges Krankheitsbild. Gleichzeitig stellt es eine besondere diagnostische Herausforderung dar, da die Ursachen des Thoraxschmerzes ein weites Spektrum von banalen (muskuloskelettalen) Schmerzen bis hin zur akut lebensbedrohlichen Aortendissektion aufweisen.
- Bei Verdacht auf das Vorliegen eines akuten Koronarsyndroms sind zunächst allgemeine Maßnahmen einzuleiten; hierzu zählen:
  - Oberkörper-Hochlagerung (30 Grad)
  - körperliche Untersuchung mit Auskultation von Herz und Lungen
  - Anlage einer peripheren Venenverweilkanüle
  - Blutdruckmessung
  - Ableitung eines 12-Kanal-EKG (ggf. zusätzlich rechtsventrikuläre Ableitungen)
  - Rhythmusmonitoring

39.11.2 Pharmakotherapie

- Patienten mit einer erniedrigten Sauerstoffsättigung oder subjektiver Dyspnoe erhalten *Sauerstoff* über eine Nasensonde/Maske.
- Die Prognose des akuten Koronarsyndroms wird entscheidend durch die rasche (orale oder intravenöse) Gabe von *ASS* (75–300 mg) verbessert.
- Aufgrund der Gefahr thrombotischer Komplikationen sollte zudem die Gabe von unfraktioniertem *Heparin* oder alternativ niedermolekularem Heparin (beispielsweise Enoxaparin) erfolgen.
- Zur Besserung der klinischen Symptomatik kann bei stabilen Kreislaufverhältnissen zur Verminderung des myokardialen Sauerstoffverbrauchs und zur Verbesserung der Symptomatik die Therapie mit *Nitraten* erfolgen. Bei Vorliegen eines Schocks ist die Nitratgabe kontraindiziert.
- Auch *Betarezeptorenblocker* wirken sich aufgrund ihrer negativ chronotropen und inotropen Wirkung günstig auf den myokardialen Sauerstoffverbrauch aus.
- Eine additive Schmerztherapie kann mit *Opioiden* (Morphin, Fentanyl) erfolgen. Aktuell gibt es Unsicherheit darüber, ob durch Opioide ggf. die Wirksamkeit der P2Y-Antagonisten herabgesetzt wird.
- Aufgrund der raschen Verfügbarkeit von Koronarangiografie und perkutane Koronarintervention (PCI) spielt die sofortige Gabe von *P2Y-Antagonisten* (Clopidogrel, Ticagrelor, Prasugrel) in der Prähospitalphase nur eine untergeordnete Rolle.
- Eine Übersicht über die Pharmakotherapie in der Prähospital-/Akutphase gibt ▶ Tab. 39.3.

Tab. 39.3 Wichtige Pharmaka bei akutem Koronarsyndrom.

Substanz	Dosierung	Bemerkung
Azetylsalizylsäure (ASS)	250 mg i.v. /p.o. in der Akuttherapie, 100 mg in der Sekundärprophylaxe	Bei dualer Plättchenhemmung ist die begleitende Therapie mit Protonenpumpenhemmern sinnvoll.
Heparin	in der Akuttherapie 100 IE/kg Körpergewicht, in der Regel nicht mehr als 5000 IE	Alternativ kann die Gabe von unfraktioniertem Heparin erfolgen, hier sind genaue Dosierungsschemata zu beachten.
Clopidogrel	Initialtherapie 600 mg, hiernach Erhaltungsdosis von 75 mg/d (für 1 Jahr)	–
Ticagrelor	Initialtherapie 180 mg, hiernach Erhaltungsdosis von 2 × 90 mg/d (für 1 Jahr)	Unerwünschte Arzneimittelwirkungen: Bradykarde Herzrhythmusstörungen, Dyspnoe, ggf. kann die verlängerte Gabe in reduzierter Dosierung erwogen werden.
Prasugrel	Initialtherapie 60 mg, hiernach Erhaltungsdosis von 10 mg/d	Kontraindikationen: Zustand nach Schlaganfall/TIA, relative Kontraindikationen: Alter > 75 Jahre Gewicht < 60 kg
Alteplase	15 mg i.v. als Bolus, dann 0,75 mg/kg über 30 Minuten, dann 0,5 mg/kg über 60 Minuten (Gesamtdosis < 100 mg)	nur im Sinne einer Rescuetherapie oder wenn perkutane Koronarintervention nicht möglich
Metoprolol	Initialtherapie i.v. bis 3 × 5 mg (fraktionierte Gabe), Erhaltungstherapie 50–100 mg/d	–
Ramipril	Dosierung in Abhängigkeit des Blutdrucks, Zieldosis 2 × 5 mg	Signifikante Senkung der Sterblichkeit, Therapie sollte innerhalb von 24 Stunden nach Infarkt begonnen werden.
Simvastatin	übliche Dosis 20–40 mg/d	Tageshöchstdosis 80 mg, bei unzureichender Senkung von Lipoprotein niederer Dichte (LDL) Wechsel auf Atorvastatin oder Hinzunahme von Ezetimib
Atorvastatin	übliche Dosis 10–20 mg/d	Tageshöchstdosis 80 mg, bei unzureichender LDL-Senkung Hinzunahme von Ezetimib

39.11.3 Interventionelle Therapie

PCI

- Bei der interventionellen Therapie unterscheidet sich das Vorgehen von STEMI und NSTEMI.
- Ziel der Intervention ist zunächst immer die *Sicherung der Diagnose*. Anschließend nach wird versucht, das (thrombotisch) verschlossene oder verengte Gefäß mithilfe eines Drahtes zu passieren und die Engstelle bzw. den Verschluss durch Ballondilatation und Stentimplantation zu rekanalisieren.
- Beim Vorliegen eines *STEMI* sollte sofort die Reperfusionsbehandlung (in aller Regel also die perkutane Koronarintervention [PCI]) angestrebt werden.
  - Die sofortige PCI sollte immer geschehen, wenn innerhalb von 60 Minuten ein Transport in ein geeignetes Herzkatheterlabor möglich ist.
  - Sollte ein Transport nicht innerhalb von 60 Minuten möglich sein, kann ein alternativer Reperfusionsversuch mittels *Thrombolyse* erfolgen.
- Bei Patienten mit *NSTEMI* richtet sich die Therapie zunächst nach der exakten Diagnose in Verbindung mit der patientenspezifischen Risikostratifizierung.
  - Grundsätzlich gilt, dass Patienten mit NSTEMI und *persistierenden Beschwerden* trotz medikamentöser Therapie einer raschen invasiven Diagnostik zugeführt werden sollten.
  - Für *beschwerdefreie* Patienten mit NSTEMI ist der optimale Zeitpunkt der invasiven Diagnostik nicht geklärt. Die aktuellen Leitlinien schlagen die invasive Diagnostik innerhalb von 72 Stunden vor.

39.11.4 Operative Therapie

- Die routinemäßige Bypassoperation im akuten Koronarsyndrom besitzt keinen Stellenwert.
- Allerdings gibt es Situationen (erfolglose PCI mit persistierendem Gefäßverschluss, hämodynamische Instabilität, Komplikationen nach Ballondilatation), in denen die notfallmäßige operative Revaskularisierung notwendig ist.

39.12 Nachsorge

- Bei Patienten mit akutem Koronarsyndrom muss nach erfolgter Koronarintervention die klinische, laborchemische und EKG-Überwachung für 24–48 Stunden erfolgen.

- Im Einzelfall (beispielsweise bei komplikativem Verlauf) kann eine deutlich längere Überwachungsphase erforderlich sein.
- Patienten mit ACS haben ein deutlich erhöhtes Risiko für erneute ischämische Ereignisse, weshalb eine effektive *Sekundärprophylaxe* notwendig ist. Hierzu zählt:
  - „Lifestylemodifikation" mit Rauchstopp, Normalisierung des Körpergewichts, Blutdruck- und Blutzuckereinstellung
  - lipidsenkende Therapie (z. B. mit Statinen, Ziel-LDL-Wert: < 70 mg/dl)
  - Therapie mit ACE-Inhibitoren/ AT 1-Rezeptor-Antagonisten
  - Therapie mit Betablockern bei reduzierter linksventrikulärer Ejektionsfraktion (LV-EF < 45 %)

39.13 Verlauf und Prognose

- Unbehandelt ist die Prognose eines akuten Koronarsyndroms schlecht. Bis zu 40 % der betroffenen Patienten versterben in den ersten 6 Stunden.
- Bei Erreichen des Krankenhauses liegt die Mortalität bei 5–15 %. Todesursachen sind maligne ventrikuläre Rhythmusstörungen, progredientes Linksherzversagen oder ein kardiogener Schock.
- In den ersten 30 Tagen ist die Mortalität von Patienten mit STEMI deutlich höher als mit NSTEMI, danach kehrt sich das Verhältnis um, so dass die 2-Jahres-Überlebensrate nach NSTEMI schlechter ist als nach STEMI (6,1 versus 4,2 %).
- Die mittel-bis langfristige Prognose nach einem Myokardinfarkt wird vor allem durch das Ausmaß der linksventrikulären Dysfunktion determiniert.

39.14 Quellenangaben

[1] Ibanez B, James S, Agewall S et. al. 2017 ESC Guidelines for the management of acute myocardial infarction in patients presenting with ST-segment elevation. Eur Heart J 2018; 39(2): 119–177
[2] Lapp H. Das Herzkatheterbuch. Stuttgart: Thieme; 2013
[3] Montalescot G, Sechtem U, Achenbach S et al. 2013 ESC guidelines on the management of stable coronary artery disease. Eur Heart J 2013; 34: 2949–3003
[4] Roffi M, Patrono C, Collet JP et. al. 2015 ESC Guidelines for the management of acute coronary syndromes in patients presenting without persistent ST-segment elevation. Eur Heart J 2016; 37: 267–315
[5] Thygesen K, Alpert JS, Jaffe AS et al. Third universal definition of myocardial infarction, Eur Heart J 2012; 33: 2551–2567
[6] Zipes DP, Mann D, Libby P et al. Braunwald's Heart Disease. 10. Auflage. Philadelphia, PA: Saunders/Elsevier; 2014

40 Herzinsuffizienz

Christoph Salewski, Aron-Frederik Popov

40.1 Steckbrief

Die Herzinsuffizienz ist gekennzeichnet durch eine nicht ausreichende Pumpleistung und damit eine Minderversorgung der peripheren Organe; sie kann akut, z.B. infolge eines Herzinfarkts, auftreten oder auch chronisch. Es bestehen Kurzatmigkeit, Müdigkeit und geringe Belastbarkeit. Die Erkrankung betrifft etwa 1–2 % der erwachsenen Bevölkerung der Industrienationen. Akute Dekompensation und stationäre Aufnahme sind ein prognostischer Faktor für Rückfälle in den nächsten 6 Monaten bei 50 % der Patienten und verbunden mit einer 1-Jahres-Mortalität von 30 %. Ob der Patient pulmonal „feucht" oder „trocken" ist, bzw. peripher „warm" oder „kalt", steuert die akute Intensivtherapie. Die Suche nach einem (reversiblen) Grund der akuten Herzinsuffizienz hat oberste Priorität.

40.2 Synonyme

- Herzinsuffizienz
- Herzmuskelschwäche
- Myokardinsuffizienz
- Insufficientia cordis
- heart failure
- cardiac insufficiency
- nicht identisch mit: Kardiomyopathie, LV-Dysfunktion

40.3 Keywords

- Herzinsuffizienz
- Intensivstation
- mechanische Kreislaufunterstützung
- ventricular assist device (VAD)
- extrakorporale Membranoxygenierung (ECMO)
- extracorporeal life support (ECLS)
- Impella
- Transplantation

40.4 Definition

- kardiale Störung, die mit verminderter Füllung oder vermindertem Auswurf einhergeht; Unfähigkeit des Herzens, den Körper mit ausreichend sauerstoffhaltigem Blut zu versorgen

40.5 Epidemiologie

40.5.1 Häufigkeit

- Prävalenz: ca. 1–2 % der Erwachsenen in Industrienationen
- Inzidenz: ca. 375 Männer und 290 Frauen pro 100 000 Einwohner und Jahr in den USA

40.5.2 Altersverteilung

- Das Alter ist ein unabhängiger Risikofaktor für eine Herzinsuffizienz. Bei den Männern sind 3,7 % der 65- bis 74-Jährigen, 5,5 % der 75- bis 84-Jährigen und 8 % der 85- bis 94-Jährigen erkrankt. Bei den Frauen sind es 2,8/6,8 und 15,7 %.

40.5.3 Geschlechtsverteilung

- Bei Männern ist die Herzinsuffizienz die vierthäufigste, bei Frauen die zweithäufigste Todesursache in Deutschland. Das Lebenszeitrisiko eines 55-jährigen Mannes liegt bei 33 %, bei Frauen im selben Alter bei 28 %.

40.5.4 Prädisponierende Faktoren

- keine Angabe möglich

40.6 Ätiologie und Pathogenese

- keine klare Einteilung
- multikausale Entstehung durch Addition mehrerer Komorbiditäten; reduzierte Ejektionsfraktion trotz blander Koronarangiografie möglich; gängige Einteilungen:
  - erkrankter Herzmuskel
  - abnormale Füllung
  - rhythmogene Ursachen
- häufige Gründe für akute Herzinsuffizienz:
  - akuter Myokardinfarkt
  - akute Klappeninsuffizienz
  - Perikardtamponade
  - Lungenarterienembolie
  - Aortendissektion
  - Pneumothorax mit Spannungskomponente
  - zerebraler Insult
- akute Dekompensation auf dem Boden einer chronischen Herzinsuffizienz bei:
  - Infektion
  - hypertensiver Entgleisung
  - akuter Rhythmusstörung

Herzinsuffizienz

- nicht ausreichende Compliance oder Noncompliance zur Medikation
- Pathogenese:
  - Druck- oder Volumenbelastung des Gewebes oder Gewebeverlust
  - Aktivierung neurohumoraler Systeme, z. B. des Renin-Angiotensin-Aldosteron-Systems
  - Remodelling des Myokards
  - zeitweise Aktivierung des Sympathikussystems als Gegenregulation
  - Erhöhung des peripheren Gefäßwiderstands
  - Volumenretention
  - Hypertrophie des Herzen
  - Senkung der Herzfrequenzvariabilität
  - Ausschüttung von A-Typ natriuretisches Peptid (ANP) und B-Typ natriuretisches Peptid (BNP), erhöhte Natriumausscheidung und Vasodilatation
  - Unterversorgung der peripheren Organe mit Sauerstoff
  - Reduktion der Skelettmuskelmasse
  - depressive Störung mit Antriebsminderung
  - subjektives Krankheitsgefühl
  - Belastungsintoleranz, Erschöpfung und Lethargie

40.7 Klassifikation und Risikostratifizierung

- Einteilung nach betroffener Kammer:
  - Rechtsherzinsuffizienz
  - Linksherzinsuffizienz
  - globale Herzinsuffizienz
- Entwicklungsdauer:
  - chronische Herzinsuffizienz
  - akute Herzinsuffizienz
- Einteilung nach der beeinträchtigten Herzaktion. Diese soll zugunsten der Einteilung nach der Ejektionsfraktion (siehe unten) verlassen werden.
  - Bei der *systolischen* Herzinsuffizienz ist die Auswurfphase des Herzens gestört; es kommt zur Reduktion des Herzzeitvolumens.
  - Bei der *diastolischen* Herzinsuffizienz ist die Füllung des Herzens verlangsamt; die Ejektionsfraktion ist hier noch erhalten.
- Anhand der *Ejektionsfraktion* wird die Herzinsuffizienz unterschieden in:
  - HFrEF: heart failure with reduced ejection fraction, EF ≤ 40 % (systolic HF)
  - HFmrEF: heart failure with mid-range ejection fraction
  - HFpEF: heart failure with preserved ejection fraction, EF > 50 % (diastolic HF)
- Die *NYHA-Klassifikation* der New York Heart Association nach Symptomen unter Belastung: Die Einteilung der Herzinsuffizienz in die Stadien der NYHA-Klassifikation ist in klinischen Studien weit verbreitet. Die Einteilung ist leicht per Anamnese möglich (▶ Tab. 40.1).
- Die *ACCF/AHA-Klassifikation* der American College of Cardiology Foundation und der American Heart Association ergänzt die NYHA-Klassifikation. Die Therapie kann dadurch schon bei asymptomatischen Patienten gesteuert werden (▶ Tab. 40.1).

Tab. 40.1 NYHA-Klassifikation der New York Heart Association sowie ACCF/AHA-Klassifikation der American College of Cardiology Foundation und der American Heart Association.

NYHA	Symptome	ACCF/AHA	Symptome
keine	–	A keine Herzerkrankung	bestehendes Risiko für Herzinsuffizienz, aber weder Symptome noch strukturelle Veränderung des Herzens
I	keine Einschränkung der Belastbarkeit, keine Symptome	B asymptomatische Herzerkrankung	strukturelle Herzveränderung ohne Symptome
I	keine Einschränkung der Belastbarkeit, keine Symptome	C strukturelle Herzerkrankung	strukturelle Herzveränderung mit stattgehabten oder akuten Symptomen
II	geringgradige Einschränkung der Belastbarkeit; keine Ruhesymptome, aber bei gewöhnlicher Aktivität	–	refraktäre Herzinsuffizient mit Notwendigkeit der Intervention
III	bedeutende Einschränkung der Belastbarkeit; keine Ruhesymptome, jedoch verursacht geringe Aktivität Symptome	–	–
IV	belastungsunfähig, Symptome bestehen in Ruhe	–	–
IV	belastungsunfähig, Symptome bestehen in Ruhe	D refraktäre Herzerkrankung.	fortgeschrittene strukturelle Herzerkrankung mit erheblichen Ruhebeschwerden trotz maximaler medikamentöser Therapie, Left Ventricular Assist Device (LVAD) oder Transplantation nötig

- Die *INTERMACS-Klassifikation* (Interagency Registry for Mechanically Assisted Circulatory Support) teilt die Herzinsuffizienz nach ihrem Bedarf an mechanischer Kreislaufunterstützung ein:
  - Level 1: kardiogener Schock („crash and burn")
  - Level 2: Verschlechterung unter Inotropie („sliding fast")
  - Level 3: stabil, aber katecholaminpflichtig
  - Level 4: Ruhesymptomatik unter oraler Therapie
  - Level 5: Belastungsunverträglichkeit („housebound")
  - Level 6: limitierte Belastbarkeit („walking wounded")
  - Level 7: fortgeschrittene NYHA-Stufe III
- *Risikostratifizierung:*
  - für stationäre Patienten mit akuter Herzinsuffizienz: Acute Heart Failure National Registry (ADHERE)
    – Serumharnstoff > 43 mg/dl?
    – systolischer Blutdruck bei Aufnahme < 115 mmHg?
    – Serumkreatinin > 2,75 mg/dl?
  - Je nach Ergebnis besteht ein 2,1- bis zu 21,9 %iges Risiko der Mortalität im stationären Aufenthalt.
- Es gibt eine Reihe weiterer klinischer Risikoscores unter anderem für den ambulanten Bereich:
  - Seattle Risk Score
  - Heart Failure Survival Model
  - CHARM-, CORONA-, EFFECT-, ESCAPE-, I-PRESERVE- und OPTIMIZE-Studie

40.8 Symptomatik

- *klinische Symptome:*
  - Kurzatmigkeit
  - Müdigkeit, schnelle Erschöpfung
  - geschwollene Beine
- *klinische Zeichen:*
  - erhöhter zentraler Venendruck/gestaute Halsvenen
  - Rasselgeräusche über der Lunge
  - periphere Ödeme
- Die Symptome korrelieren nicht unbedingt mit der linksventrikulären Funktion.
- *weitere typische Symptome:*
  - Luftnot im Liegen (Orthopnoe)
  - nächtliche Anfälle von Atemnot
- *weniger typische Symptome:*
  - pfeifende Atmung
  - Völlegefühl
  - Inappetenz
  - Verwirrung (besonders bei alten Patienten)
  - gedämpfte Stimmung
  - Palpitationen
  - Schwindel
  - Synkope
- *weitere klinische Zeichen:*
  - erhöhter zentraler Venendruck
  - hepatojugulärer Reflux
  - dritter Herzton
  - Seitverlagerung des Herzspitzenstoßes

- *weniger spezifische Zeichen:*
  - ungewollte Gewichtsveränderung (Ödeme/Kachexie)
  - kardiales Auskultationsgeräusch
  - Pleuraergüsse
  - Tachykardie
  - Tachypnoe
  - Cheyne-Stokes-Atmung
  - Hepatomegalie
  - Aszites
  - Oligurie
  - geringe Pulsamplitude

40.9 Diagnostik

40.9.1 Diagnostisches Vorgehen

- ▶ Abb. 40.1 zeigt einen Algorithmus bei Verdacht auf chronische Herzinsuffizienz.

40.9.2 Anamnese

- Dauer und zeitliche Entwicklung der Symptome
- pektanginösen Beschwerden
- Herzinfarkte
- Symptompersistenz unter Therapie
- nicht kardiale Erkrankungen
- neurologische Attacken oder Thrombembolien
- Ödeme oder Aszites
- Schlafapnoe
- frühere Krankenhausaufenthalte
- Medikation und Compliance
- Ernährung
- typische Risikofaktoren
- maligne Erkrankungen, Chemotherapie, Bestrahlung
- Familienanamnese
- Appetit und Gewichtsentwicklung

40.9.3 Körperliche Untersuchung

- Inspektion
- Gefäßstatus
- Kontrolle der Halsvenen
- Lage des Herzspitzenstoßes
- Eindrücken von Knöchelödemen
- Auskultation des Herzens und der Lunge
- Evaluation des Volumenstatus (Hautfalten, Zunge, Lider)
- Gewichtskontrolle
- Überwachung der Urinausscheidung und der Temperatur, ggf. Legen eines Blasenkatheters zur Bilanzierung

Herzinsuffizienz

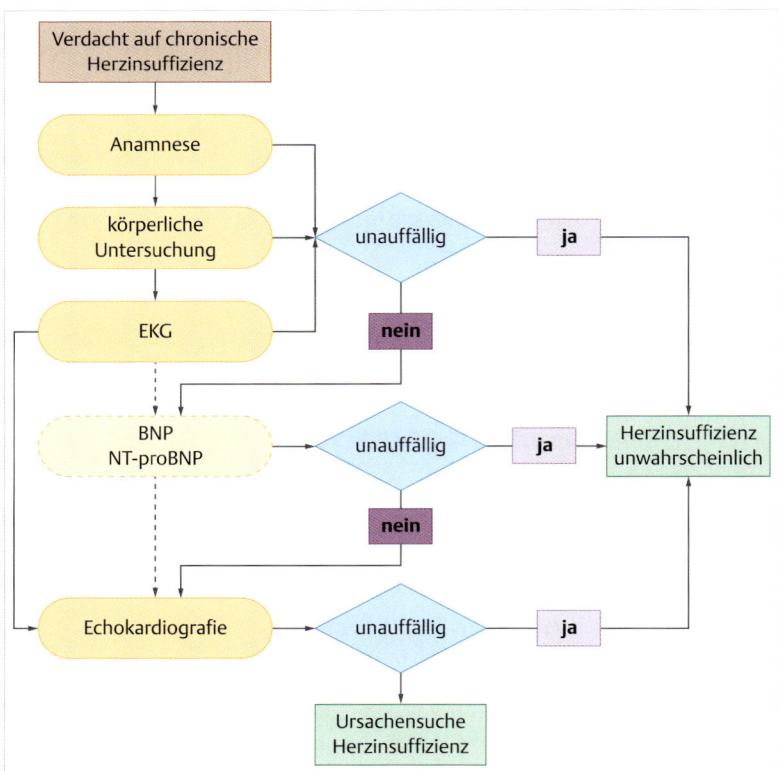

Abb. 40.1 Diagnostisches Flussdiagramm bei Verdacht auf Herzinsuffizienz. Dieser Algorithmus ist hilfreich bei Verdacht auf Herzinsuffizienz, um eine organbezogene Diagnostik durchzuführen. Ist bei Anamnese, körperlicher Untersuchung und EKG mindestens ein Kriterium auffällig, sollten weitere Funktionsparameter über eine Echokardiografie bzw. über Biomarker erhoben werden (BNP: brain natriuretic peptide, NT-pro-BNP: N-terminal pro brain natriuretic peptide).

40.9.4 Labor

- kleines Blutbild
- Blutgerinnung
- Elektrolyte
- Nierenfunktionsparameter
- Nüchternblutfette
- Leberwerte und Glukose
- Schilddrüsenparameter
- Entzündungsparameter C-reaktives Protein, ggf. Prokalzitonin
- Herzenzyme: Troponin, Kreatinkinase (CK, CK-MB)
- BNP (brain natriuretic peptide), NT-proBNP (N-terminal pro brain natriuretic peptide)
- Blutgasanalyse Mikrobiologie und Virologie: HACEK-Gruppe, Coxsackie-Virus

40.9.5 Bildgebende Diagnostik

- Echokardiografie: Standarduntersuchung zur Bestimmung der Ejektionsfraktion
- Röntgen-Thorax: Herzgröße und pulmonale Stauung
- Koronarangiografie bei Patienten mit Verdacht auf koronare Herzkrankheit
- CT, MRT, PET-CT bei speziellen Fragestellungen

40.9.6 Instrumentelle Diagnostik

- EKG
- invasives Kreislaufmonitoring mit arterieller Druckkurve und Messung des zentralen Venendrucks (Arterie und ZVK), zur Diagnostik der Kreislaufdrücke und der Steuerung der Katecholamintherapie; ggf. PiCCO (Pulse Contour Cardiac Output)
- Rechtsherz-Katheteruntersuchung zur Evaluation der Füllungsdrücke, Bestimmung des Herzzeitvolumens und des Herzindex [l/(min × m²Körperoberfläche)]
- Myokardbiopsie nur in speziellen Fragestellungen, da risikoreich
- Bei akuter Herzinsuffizienz und dringlicher Aufnahme auf die Intensivstation muss ein fokussiertes Vorgehen gewählt werden (▶ Abb. 40.2):
  ○ Zeigt der Patient klinische Stauungszeichen (Luftnot, Ödeme, gestaute Halsvenen)? Trocken oder feucht?
  ○ Zeigt der Patient Zeichen der Minderperfusion (kühle Extremitäten, geringer Blutdruck)? Warm oder kühl?

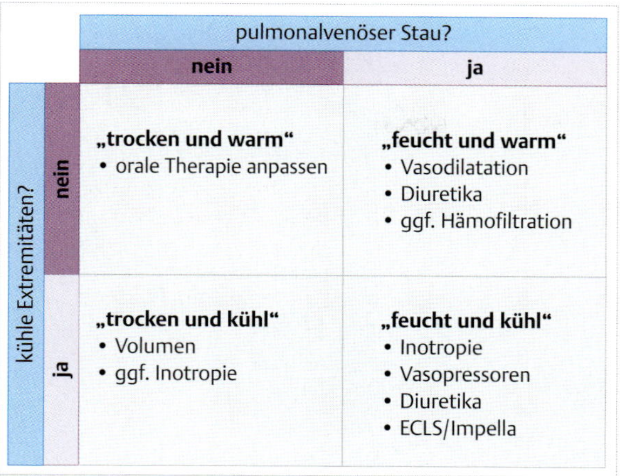

Abb. 40.2 Akute Herzinsuffizienz. Zwei Fragen stehen im Vordergrund: Ist der Patient pulmonal feucht oder trocken? Hat der Patient warme oder kalte Extremitäten? (ECLS: extracorporeal life support).

Tab. 40.2 Aufnahme- und Verlegungskriterien der Intensivstation.

Aufnahme	Verlegung
Luftnot	Patient wach und orientiert
hämodynamisch instabil	hämodynamisch stabil mit HF < 100/min
pulsoxymetrisch gemessene Sauerstoffsättigung (SpO$_2$) < 90 %	SpO$_2$ > 90 %, ausreichende periphere Perfusion
Atemfrequenz > 25/min, Atemhilfsmuskulatur	–
Herzfrequenz (HF) < 40/min, Herzfrequenz > 130/min bei RR$_{syst}$ < 90 mmHg	keine Katecholamine
maligne Rhythmusstörungen	Rhythmusstabilität
–	Normothermie

40.10 Ursachendiagnostik

- Koronare Herzkrankheit
- Herzklappenerkrankungen
- Kardiomyopathie

40.11 Therapie

40.11.1 Therapeutisches Vorgehen

- Die akut dekompensierte Herzinsuffizienz ist verbunden mit einer 1-Jahres-Mortalität von 30 %. Ist der Patient pulmonal feucht und peripher kalt? Neben der gängigen intensivmedizinischen Therapie hat die Suche nach einem (reversiblen) Grund der akuten Herzinsuffizienz oberste Priorität. Physiotherapie ist Mittel der Patientenaktivierung und Teilhabe am Therapieerfolg. Sollten sich alle Therapieversuche als frustran erweisen, sollte bei Betrachtung des Patientenalters und der Komorbiditäten auch ein palliatives Regime diskutiert werden.
- vgl. ▶ Tab. 40.2

40.11.2 Allgemeine Maßnahmen

- unterschiedliches Vorgehen bei chronischer und akuter Herzinsuffizienz:
  - beim Intensivaufenthalt aus nicht kardialem Grund bisherige Medikation einhalten oder sinnvoll umstellen
  - Bei akuter Herzinsuffizienz kann bisherige Medikation abgesetzt werden, da sie eine Herzinsuffizienz verschlimmern kann (z. B. Hypotonie durch Diuretika).
  - vgl. ▶ Abb. 40.3

40.11.3 Medikamentöse Intensivtherapie

- *Diuretika:*
  - Patient ist peripher warm und pulmonal feucht, bei Volumenüberladung und pulmonaler Stauung, nicht applizieren, bevor Hypoperfusion behoben ist, Hypovolämie ausschließen
  - intravenöse Dosis wie zuletzt eingenommene orale Dosis, akut das 2,5fache der oralen Dosis geben unter Inkaufnahme einer temporären Niereninsuffizienz
  - ohne Vormedikation 20–40 mg Furosemid i. v. Bolus
  - ggf. sequenzielle Nephronblockade mit Thiazid unter K$^+$-Kontrolle
  - unter Kontrolle Spironolacton 2–4 Gaben/Tag 50–100 mg in diuretischer Dosis
  - zusätzlich zu Furosemid Dobutamin in geringer Dosierung geben gegen prärenales Nierenversagen
  - bei refraktärer Volumenüberladung Hämodialyse beginnen
  - Cave: Hypervoläme Hyponatriämie führt zu kognitiven Störungen.
  - Tolvaptan kann die Wasserausscheidung als Vasopressinantagonist erhöhen.
- *Vasodilatatoren:*
  - Bei hypertensiver Entgleisung. Cave: Hypertensive Patienten können hypoperfundiert sein. Vasodilatatoren können die Vor- und Nachlast senken. Nicht bei hypotonen Patienten. Als Perfusor nach Wirkung eindosieren. Raschen Blutdruckabfall vermeiden.
  - Glyceroltrinitrat: initial 10–20 µg/min, bis 200 µg/min i. v. Perfusor
  - Isosorbiddinitrat: initial 1–2 mg/h, maximal 8–10 mg/h i. v. Perfusor
  - Nitroprussid: initial 0,8 µg/kgKG/min i. v. Perfusor bis 8 µg/kgKG/min

Herzinsuffizienz

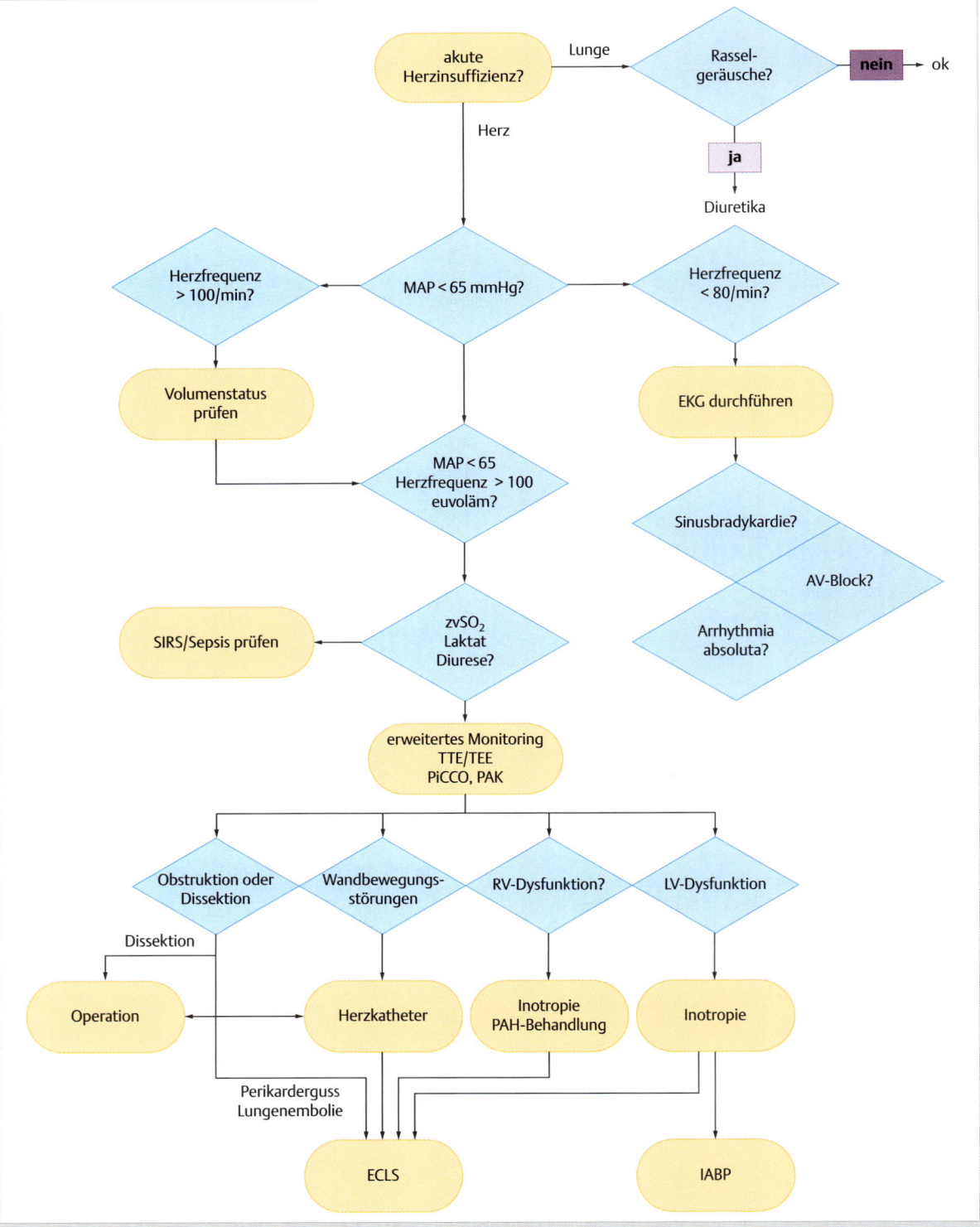

Abb. 40.3 Akute Herzinsuffizienz. Therapeutisches Flussdiagramm. Bei der Therapie der akuten Herzinsuffizienz hat die Ursachensuche eine hohe Priorität. Um schnell einen möglichen Grund zu finden, sollten Rhythmus und Auswurf evaluiert werden (ECLS: extracorporeal life support, IABP: intraaortale Ballonpumpe, MAP: mittlerer arterieller Druck, PAH: pulmonalarterieller Hypertonus, PiCCO: Pulse Contour Cardiac Output, SIRS: severe inflammatory response syndrome, zvSO$_2$: zentralvenöse Sauerstoffsättigung).

- *Inotropika:*
  - Inotropika sind keine Hilfe bei der kausalen Therapie. Sie steigern den myokardialen Sauerstoffverbrauch. Wenn möglich, sollten Inotropika daher vermieden werden. Jedoch kann es die Kreislauflage des Patienten erforderlich machen, die Perfusion der peripheren Organe durch Inotropika zu sichern.
  - nur bei Patienten mit Hypotonie (leg raise test)
  - Sie können zu Tachykardien und zu Arrhythmien führen und myokardiale Ischämien verschlimmern.
  - Es sollte mit Dobutamin begonnen werden.
  - Dobutamin sollte zugunsten von Levosimendan verlassen werden, wenn eine Betablockade Ursache der akuten Herzinsuffizienz ist.
  - Levosimendan sollte nicht isoliert bei hypotensiven Patienten gegeben werden, da es eine vasodilatative Wirkung aufweist. Mit Vasopressoren kombinieren: Dobutamin, 2–20 µg/kgKG/min i. v. Perfusor (β +)
  - *Dopamin*: 3–5 µg/kgKG/min i. v. Perfusor (β +), > 5 µg/kgKG/min (α +) (β +)
  - *Milrinon*: Bolus 25–75 µg/kgKG über 20 Minuten, 0,375–0,75 µg/kgKG/min i. v. Perfusor
  - *Levosimendan*: 12 µg/kgKG über 10 Minuten (optional), 0,1 (0,05–0,2) µg/kgKG/min i. v. Perfusor
- *Vasopressoren:*
  - Bei peripher kalten Patienten mit Hypotonie. Vasopressoren erhöhen die Nachlast; dadurch können sie den Perfusionsdruck in den peripheren Organen, aber auch die Last auf das Herz erhöhen. Vorsicht bei Patienten mit Klappenvitien. Bei exzessiver Gabe kann es zu einer peripheren Malperfusion und Endorganschäden kommen (Niere, Darm). Die Therapie niedrigdosiert mit Noradrenalin beginnen. Adrenalin ist der Reanimation und der refraktären euvolämen Hypotonie vorbehalten.
    - *Noradrenalin*: 0,2–1 µg/kgKG/min i. v. Perfusor
    - *Dopamin*: > 5 µg/kgKG/min (α +) (β +) i. v. Perfusor
    - *Adrenalin*: Bolus unter Reanimation 1 mg alle 3–5 Minuten, 0,05–0,5 µg/kgKG/min i. v. Perfusor
- *Digoxin:*
  - Digoxin kann bei Patienten mit symptomatischem tachykardem Vorhofflimmern gegeben werden.
  - Einmalbolus von 0,25–0,5 mg i. v. Die Einstellung ist aufwendig, und Digoxin ist nicht nebenwirkungsfrei.
  - Dosisanpassung bei Niereninsuffizienz, Vorsicht bei älteren Patienten
  - per Blutspiegel überwachen
- *Opiate, Anxiolytika, Sedativa:*
  - sinnvoll zur Reduktion von Stress, bei Atemnot und Agitation einsetzen
- *Thromboseprophylaxe:*
  - bei immobilisierten Patienten Thromboseprophylaxe ansetzen, wenn nicht bereits eine Antikoagulation besteht
  - Enoxaparin 0,4 mg s. c. 1-mal täglich
  - bei Niereninsuffizienz Heparin 5000 IE s. c. alle 8 Stunden

- *Behandlung der Anämie:*
  - Anämie ist definiert als Hb-Wert unter 13 g/dl bei Männern und unter 12 g/dl bei Frauen. Bei Patienten mit Herzinsuffizienz tritt sie in 25–40 % der Fälle auf.
  - Die Mortalität bei anämischen Patienten ist doppelt so hoch wie bei Patienten mit ausreichendem Hämoglobinspiegel.
  - Bei anämischen Patienten soll eine Ursachensuche erfolgen: gastrointestinale Blutung, Eisen-, Vitamin-B$_{12}$-/Folsäuremangel, pathologische Zellverteilung.
  - Eisen i. v. sollte bei Patienten mit HFrEF (heart failure with reduced ejection fraction) und Eisenmangel erwogen werden. Erythropoetinanaloga haben keinen nachgewiesenen Nutzen bei Herzinsuffizienz gezeigt.
- *Behandlung von Depression:*
  - Depressive Patienten haben neben der verminderten Freude auch weniger Interesse an der eigenen Therapie und der Teilhabe daran.
  - Depressive Patienten mit Herzinsuffizienz zeigen eine höhere Sterblichkeit.
  - Da sich Herzinsuffizienz und Depression gegenseitig bedingen, ist eine Antriebssteigerung auch über die Verbesserung der kardialen Funktion erreichbar.
  - ggf. psychiatrisches Konsil anfordern
- *Impfungen:*
  - Grundsätzlich soll bei Patienten mit Herzinsuffizienz ein Impfschutz gegen *Pneumokokken* empfohlen werden.

40.11.4 Therapie von Herzrhythmusstörungen

- *Vorhofflimmern:*
  - paroxysmal, persistierend, permanent
  - symptomatisch oder asymptomatisch
  - Frequenz- und/oder Rhythmuskontrolle, Kardioversion
  - Antikoagulation
- *Herzschrittmacher:*
  - Indikation mit Weitsicht im Hinblick auf Aufrüstung stellen
  - Implantierbare Kardioverterdefibrillatoren (ICD) haben keinen direkten Einfluss auf die Herzinsuffizienz und sind nur eine Vorsichtsmaßnahme.
  - Je nach Indikation gibt es:
    - Einkammerschrittmacher, z. B. als VVI-Bradykardie-Schutz
    - Zweikammerschrittmacher, z. B. als DDD-SM bei AB-Block III. Grades
    - kardiale Resynchronisationstherapie (CRT), z. B. bei Ejektionsfraktion (EF) < 35 %, Sinusrhythmus, QRS > 130 ms und Linksschenkelblock
    - ICD primär bei EF < 30 % oder sekundär nach überlebtem plötzlichem Herztod

40.11.5 Interventionelle Therapie

- Koronarangiografie wird vor operativen Koronareingriffen durchgeführt.
- Die unten genannte Bypassoperation und/oder Stenting-Hybridkonzepte können hilfreich sein.
- Transkatheter-Mitralklappenrekonstruktion oder operative Sanierung bzw. Ersatz der Mitralklappe nur bei ausgewählten Patienten
- Chirurgischer Aortenklappenersatz nur bei hochgradiger Aortenklappenstenose und wenn die Operationsmortalität geringer als 10 % ist. Bei inoperablen Patienten mit gleicher Diagnose Transkatheter-Aortenklappenimplantation (TAVI) diskutieren.

40.11.6 Operative Revaskularisationstherapie

- Patienten, die für eine Bypassoperation infrage kommen:
  - pektanginöse Beschwerden
  - Hauptstammbeteiligung oder Äquivalent
  - Reduktion der EF (30–50 %) und signifikante Mehrgefäß-KHK (koronare Herzkrankheit), mit Beteiligung der proximalen A. coronaria sinistra, bei vitalem Anschlussziel
  - Patienten mit Ventrikelaneurysmen nur nach vorsichtiger Einschätzung operieren

40.11.7 Mechanische Kreislaufunterstützung

- *mechanische Kreislaufunterstützungssysteme:*
  - intraaortale Ballonpumpe (IABP) und Impella für die Kurzzeitüberbrückung
  - extrakorporale Membranoxygenierung (ECMO/ECLS) für wenige Wochen
  - ventrikuläre Assist Device (VAD) – eventuell als chronische Therapie
- *permanente Herzunterstützungssysteme:*
  - linksventrikuläres Unterstützungssystem (LVAD)
  - rechtsventrikuläres Unterstützungssystem (RVAD)
  - biventrikuläres Unterstützungssystem (BVAD)
  - totaler künstlicher Herzersatz (TAH)
- *Ziele der VAD-Therapie:*
  - Bridge-to-Transplant (BTT)
  - Bridge-to-Recovery (BTR)
  - Bridge-to-Candidacy (BTC)
  - Destination Therapy (DT)
- Zeitpunkt und Nutzen einer permanenten mechanischen Kreislaufunterstützung:
  - Die VAD-Therapie ist einer späteren Herztransplantation technisch und medizinisch nicht abträglich.
  - Der größte zu erwartende Nutzen liegt bei Patienten, die schwer genug beeinträchtigt sind, um vom VAD-System zu profitieren, aber noch nicht zu krank, um die Operation zu überstehen.
  - Eine Implantation eines LVAD im INTERMACS-Stadium I („crash and burn") ist seltener von einem guten Verlauf gekennzeichnet als im INTERMACS-Stadium 5 („housebound") oder 4 (Ruhesymptomatik).
  - Die Herztransplantation bleibt der Goldstandard in der Therapie der terminalen Herzinsuffizienz.
- *palliatives Regime:*
  - Unter Berücksichtigung des Patientenwillens, des Alters, der Komorbiditäten, der Schwere der nötigen oder möglichen Behandlung und der Aussicht auf Erfolg sollte mit dem Patienten und den Angehörigen auch über das Lebensende und die Festlegung von Therapiegrenzen gesprochen werden.
  - Beim palliativen Therapieregime stehen Symptomkontrolle, Lebensqualität und Senkung von psychologischem Stress im Vordergrund.

40.12 Verlauf und Prognose

- Bisher gibt es keine verlässlichen Modelle, um die Mortalität und die Rehospitalisierungshäufigkeit vorherzusagen. Die Prognose ist abhängig von der Art der Herzinsuffizienz und der Genese.
- Eine schlechtere Prognose besteht bei schlechteren Werten von
  - Demografie
  - klinischem Zustand
  - Biomarker
  - Komorbiditäten

40.13 Quellenangaben

[1] Bundesärztekammer (BÄK), Kassenärztliche Bundesvereinigung (KBV), Arbeitsgemeinschaft der Wissenschaftlichen Medizinischen Fachgesellschaften (AWMF). Nationale VersorgungsLeitlinie Chronische Herzinsuffizienz – Langfassung. 2. Auf. Version 3. 2017. DOI: 10.6101/AZQ/000405

[2] Deutsches Institut für medizinische Dokumentation und Information. ICD-10-GM Version 2018. Kap. IX Krankheiten des Kreislaufsystems. Im Internet: https://www.dimdi.de/static/de/klassifikationen/icd/icd-10-gm/kode-suche/htmlgm2018/block-i30-i52.htm

[3] Heart Association Task Force on Practice Guidelines. Circulation 2013; 128: e240–e327. DOI: 10.1161/CIR.0b013e31829e8776

[4] Ponikowski P, Voors AA, Anker S et al. 2016 ESC Guidelines for the diagnosis and treatment of acute and chronic heart failure. Eur Heart J 2016; 37: 2129–2200. DOI:10.1093/eurheartj/ehw128

[5] Yancy CW, Jessup M, Bozkurt B et al. 2013 ACCF/AHA guideline for the management of heart failure: a report of the American College of Cardiology Foundation/American Heart Association Task Force on Clinical Practice Guidelines and the Heart Failure Society of America. Circulation 2013; 128:e240–e327.DOI: 10.1161/CIR.0b013e31829e8776

[6] Yancy CW, Jessup M, Bozkurt B et al. 2017 ACC/AHA/HFSA focused update of the 2013 ACCF/AHA guideline for the management of heart failure: a report of the American College of Cardiology/American Heart Association Task Force on Clinical Practice Guidelines and the Heart Failure Society of America. Circulation 2017; 136: e137–e161. DOI: 10.1161/CIR.0000000000000509

41 Herzrhythmusstörungen

Sebastian Reith

41.1 Steckbrief

Herzrhythmusstörungen (HRST) sind eine häufige klinische Entität auf einer Intensivstation, entweder als primäre intensivpflichtige Krankheitsursache oder sekundär als Begleiterscheinung im Rahmen einer anderen zugrunde liegenden kritischen Erkrankung.

41.2 Synonyme

- Arrhythmie
- Dysrhythmie

41.3 Keywords

- supraventrikuläre Herzrhythmusstörungen
- ventrikuläre Herzrhythmusstörungen

41.4 Definition

- Bei den Herzrhythmusstörungen werden langsame (*bradykarde*) (Herzfrequenz < 50/min) von schnellen (*tachykarden*) (Herzfrequenz > 100/min) sowie in Abhängigkeit vom Ursprung *supraventrikuläre* (Ursprung aus dem Vorhof) von *ventrikulären* (Ursprung aus der Herzkammer) Herzrhythmusstörungen unterschieden.
- Der plötzliche Tod durch einen Herz-Kreislauf-Stillstand stellt die schwerwiegendste Form einer Herzrhythmusstörung dar und ist definiert als unerwarteter Tod, der bei zuvor gesund erscheinenden Personen innerhalb kürzester Zeit, in der Regel eine Stunde nach Symptombeginn, zum Tod führt.

41.5 Epidemiologie

41.5.1 Häufigkeit

- Klinisch signifikante tachykarde Herzrhythmusstörungen bei kritisch Kranken haben auf gemischten Intensivstationen eine Prävalenz von etwa 15 %.
- Der plötzliche Herztod hat in Deutschland in der Gesamtpopulation eine Inzidenz von 81 pro 100 000 Einwohner und ist verantwortlich für 25 % der gesamten kardiovaskulären Mortalität.
- Vorhofflimmern hat in Deutschland eine Prävalenz von 1–2 % in der Gesamtbevölkerung und bis zu 9 % bei den Patienten älter als 80 Jahre.
- Bei Patienten in der Notaufnahme beträgt die Prävalenz des Vorhofflimmerns 3–10 %, während diese bei kritisch Kranken auf der Intensivstation bei > 30 % liegt.

41.5.2 Altersgipfel

- Der *plötzliche Herztod* betrifft vornehmlich ältere Personen (> 65 Jahre), in 5–15 % der Fälle sind aber auch junge, bislang komplett asymptomatische Personen betroffen. Hauptursache bei den älteren Patienten sind die koronare Herzerkrankung (ca. 80 %) und die dilatative Kardiomyopathie (ca. 10–15 %), wohingegen bei jüngeren Patienten oft eine hypertrophe oder eine arrhythmogene rechtsventrikuläre Kardiomyopathie, Myokarditiden oder Koronaranomalien gefunden werden. In bis zu 30 % sind darüber hinaus Ionenkanalerkrankungen, wie das Long-QT-Syndrom (LQTS), die katecholaminerge polymorphe ventrikuläre Tachykardie (CPVT) oder das Brugada-Syndrom bei jüngeren Patienten ursächlich.

41.5.3 Geschlechtsverteilung

- Bei der Betrachtung der geschlechtsspezifischen Prävalenz von *supraventrikulären* Herzrhythmusstörungen sind diese bei Frauen häufiger. Wahrscheinlich mit verursacht durch zyklusabhängige Schwankungen, finden sich Sinustachykardien und AV-Knoten-Reentrytachykardien (AVNRT) bei Frauen häufiger als bei Männern.
- Die Inzidenz und altersadjustierte Prävalenz von *Vorhofflimmern* ist bei Frauen signifikant niedriger als bei Männern, es entwickelt sich im Durchschnitt aber 10 Jahre später als bei Männern mit einer Angleichung der Häufigkeit ab dem 70. Lebensjahr. Gleichzeitig ist das thromboembolische Risiko bei Frauen mit Vorhofflimmern signifikant erhöht.
- *Ventrikuläre* Herzrhythmusstörungen dagegen sind in der gesunden Gesamtpopulation gleich häufig. Da ventrikuläre Herzrhythmusstörungen eine enge und prognostisch bedeutsame Korrelation mit der koronaren Herzerkrankung haben, sind diese bei Männern häufiger.

41.5.4 Prädisponierende Faktoren

- koronare Herzerkrankung
- koronare Ischämie
- myokardiale Narben nach Myokardinfarkt
- Elektrolytstörungen
- proarrhythmogen wirksame Medikamente
- Hypoxie
- psychovegetativ (Angst, Stress, erhöhter Vagotonus, Übermüdung)
- genetische Prädisposition
- weibliches Geschlecht
- Adipositas

41.6 Ätiologie und Pathogenese

- Herzrhythmusstörungen lassen sich unterteilen in Störungen der *Reizbildung* und Störungen der *Erregungsleitung*. Als pathophysiologische Mechanismen einer ektopen Reizbildung kommen eine gesteigerte oder abnorme Automatie, eine getriggerte Aktivität und kreisförmige Erregungen (Reentrymechanismus) entlang anatomischer Bahnen oder funktioneller Hindernisse infrage.

41.7 Klassifikation und Risikostratifizierung

- *bradykarde supraventrikuläre* Herzrhythmusstörungen:
  - Sinusbradykardie mit Herzfrequenzen < 50/min und regulärer atrioventrikulärer Überleitung
  - sinuatriale Leitungsstörungen oder ein Sinusarrest durch Störungen der Erregungsleitung und/oder der Erregungsbildung auf Sinusknotenebene
  - AV-Blockierungen I.–III. Grades
- *tachykarde supraventrikuläre* Herzrhythmusstörungen:
  - Sinustachykardien mit Herzfrequenzen > 100/min und regelrechter atrioventrikulärer Überleitung
  - Tachyarrhythmia absoluta bei Vorhofflimmern
  - typisches oder atypisches Vorhofflattern
  - AV-Knoten-Reentrytachykardien (AVNRT)
  - ektop atriale Tachykardien (EAT)
  - Präexzitationssyndrome/AV-Reentrytachykardien (AVRT)
- *tachykarde ventrikuläre* Herzrhythmusstörungen:
  - Nach der *Gestalt des Kammerkomplexes* werden *monomorphe* (der Kammerkomplex erscheint immer gleich) von *polymorphen* (der Kammerkomplex verändert sich von Herzschlag zu Herzschlag) ventrikulären Tachykardien (VT) unterschieden.
  - Nach der *Dauer der Tachykardie* werden *„nicht anhaltende"* oder *non-sustained* (NSVT) (Dauer ≤ 30 Sekunden, > 2 hintereinander folgende Kammerkomplexe, Frequenz über 120/min) von *„anhaltenden"* oder *sustained* (Dauer > 30 s) VT unterschieden.
  - Kammerflattern ist eine lebensbedrohliche Rhythmusstörung, die häufig in Kammerflimmern degeneriert.
  - Kammerflimmern ist die „chaotische" Erregung des Herzens, bei der regelrechte Impulse nicht mehr auszumachen sind.
  - Torsade-de-pointes-Tachykardie (▶ Abb. 41.1)

41.8 Symptomatik

- Bei den symptomatischen *bradykarden* Herzrhythmusstörungen stehen Schwindel, Kollapszustände bis hin zu vollständiger Ohnmacht (Synkope) im Vordergrund. Die klinische Symptomatik variiert bei AV-Blockierungen sehr und ist neben der Art der Blockierung vor allem von der Frequenz der Kammeraktion und/oder des Ersatzzentrums abhängig, im ungünstigsten Fall kann es auch zu einer Asystolie bei AV-Block III. Grades ohne Ersatzrhythmus kommen.
- *Tachykarde* Herzrhythmusstörungen werden oft als Herzrasen beschrieben und imponieren bei schnellem Vorhofflimmern oder einer AV-Knoten-Reentrytachykardie häufig als regelmäßiges oder unregelmäßiges Klopfen „bis in den Hals". Bei vorbestehend eingeschränkter linksventrikulärer Funktion kann sich die Pumpleistung, bedingt durch die zu hohe Herzfrequenz, akut verschlechtern. Das klinische Bild ist dann charakterisiert durch Zeichen der akuten Herzinsuffizienz mit prädominanter Dyspnoe und kardialer Dekompensation. Typisch sind zusätzlich eine Angina-pectoris-Beschwerdesymptomatik und möglicherweise als Ausdruck einer reduzierten zerebralen Durchblutung auch zunehmende Desorientiertheit, Schwindel oder Synkopen.
- Bei *malignen ventrikulären Tachykardien* ist die Auswurfleistung des Herzens meist akut so stark eingeschränkt, dass eine ausreichende Hämodynamik und Perfusion nachgeschalteter Organe nicht mehr gewährleistet sind. Die Patienten verlieren rasch das Bewusstsein.

41.9 Diagnostik

41.9.1 Diagnostisches Vorgehen

- Von entscheidender Bedeutung in der Diagnostik und Differenzialdiagnostik der unterschiedlichen Herzrhythmusstörungen ist neben der EKG-Dokumentation die exakte Erhebung der Anamnese und eine ausgiebige körperliche Untersuchung (Herz-Lungen-Auskultation, Pulsqualitäten/Pulsdefizit, Blutdruck, Zeichen einer Herzinsuffizienz oder kardialen Dekompensation)

41.9.2 Anamnese

- Anamnestisch müssen eruiert werden:
  - Symptomatik vor und/oder während der Herzrhythmusstörungen
  - Häufigkeit der Arrhythmieepisoden
  - Art und Weise des Beginns und Terminierung der Episoden (akut auftretend/terminierend, langsam zunehmende Herzfrequenz)
  - hämodynamische Stabilität/Instabilität während der Herzrhythmusstörung

41.9 Diagnostik

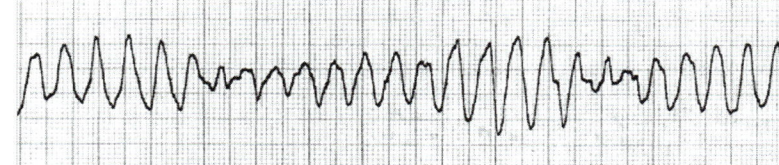

Abb. 41.1 Torsade-de-pointes-Tachykardie. EKG mit wechselnden Undulationen des QRS-Komplex-Vektors um die isoelektrische Nulllinie.

- kardiale Vorerkrankung (KHK, Zustand nach Herzinfarkt, Herzinsuffizienz bzw. Lungenembolie, Herzrhythmusstörungen bereits vorbekannt etc.)
- kardiovaskuläre Risikofaktoren
- bradykardisierende oder proarrhythmogen wirksame Vormedikation

41.9.3 Körperliche Untersuchung

- klinische Zeichen einer Rechts- und/oder Linksherzinsuffizienz (periphere Ödeme, Aszites, Anarsarka, Pleuraergüsse, pulmonale Stauung, sichtbarer Jugularvenenpuls, Herzgeräusche, Palpation des Pulses und Pulsqualität)

41.9.4 Instrumentelle Diagnostik

EKG

- Das 12-Kanal-EKG führt bei systematischer Analyse und Interpretation in knapp 90% der Fälle zur exakten Diagnose. Darüber hinaus sind eine telemetrische Überwachung, das 24-Stunden-Langzeit-EKG und eine Ergometrie zur Frage der chronotopen Kompetenz hilfreich. Falls mit diesen Mitteln die Herzrhythmusstörungen nicht ausreichend diagnostisch eingeordnet werden kann, sollte eine diagnostische elektrophysiologische Untersuchung (EPU) in Erwägung gezogen werden. Endstreckenveränderungen im EKG können Hinweise für eine koronare Ischämie geben und damit ursächlich für Herzrhythmusstörungen sein.
- *EKG-Charakteristika von bradykarden Herzrhythmusstörungen:*
  - Sinuatriale Blockierungen (SA-Block): Im EKG ist das intermittierende Fehlen von P-Wellen bei ansonsten identischen PP-Intervallen charakteristisch. Beim SA-Block III. Grades ist die Überleitung der Erregung vom Sinusknoten auf das umliegende atriale Gewebe komplett unterbrochen und P-Wellen sind nicht sichtbar. Ein kompletter Sinusarrest ist durch fehlende Impulsbildung im Sinusknoten gekennzeichnet und geht im Oberflächen-EKG mit junktionalen Ersatzrhythmen einher.

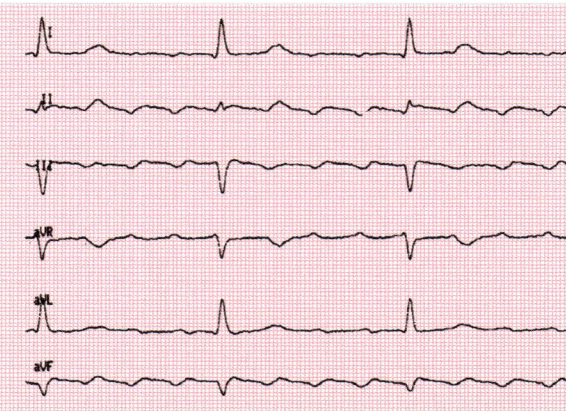

Abb. 41.2 Vorhofflattern. EKG eines typischen Vorhofflatterns mit negativen Flatterwellen (Sägezahnmuster) in den Ableitungen II, III und aVF.

  - Beim AV-Block I findet sich eine verlängerte PQ-Zeit (> 0,2 s), der AV-Block II Typ Wenckebach ist charakterisiert durch eine von Schlag zu Schlag länger werdende PQ-Zeit bis zum Ausfall eines QRS-Komplexes, der AV-Block II Typ Mobitz durch einen regelmäßigen Ausfall eines QRS-Komplexes bei konstanter PQ-Zeit und der AV-Block III durch eine komplette Dissoziation von P-Welle und QRS-Komplex.
- *EKG-Charakteristika von tachykarden supraventrikulären Herzrhythmusstörungen:*
  - *Vorhofflattern*: Im EKG zeigt sich eine meist regelmäßige schmalkomplexige Tachykardie. Beim typischen Vorhofflattern erscheinen negative Flatterwellen (Sägezähne) in den Ableitungen II, III, aVF. Die AV-Überleitung ist regelmäßig mit einem AV-Verhältnis von 2:1 bis 4:1, seltener auch alternierend (▶ Abb. 41.2).
  - *Vorhofflimmern*: unregelmäßige schmalkomplexige Tachykardie mit meist variablem Bild, teils mit regularisierten Phasen, mit völligem Fehlen von P-Wellen oder mit polymorphen bzw. monomorphen P-Wellen. Die Kammeraktivität ist beim Vorhofflimmern komplett arrhythmisch (▶ Abb. 41.3).

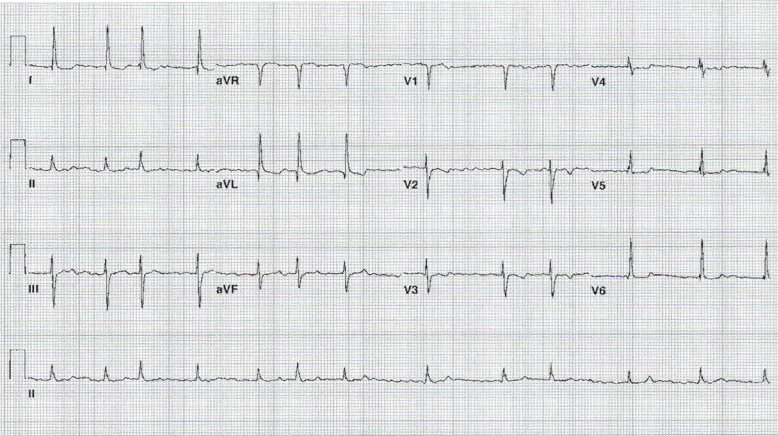

Abb. 41.3 Vorhofflimmern. EKG einer absoluten Arrhythmie bei Vorhofflimmern.

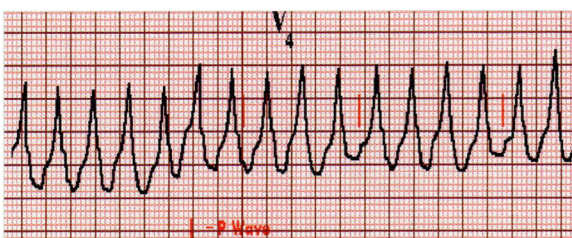

Abb. 41.4 Ventrikuläre Tachykardie. EKG mit breitem QRS-Komplex und Nachweis einer AV-Dissoziation (Kammerfrequenz > Vorhoffrequenz).

- AV-Knoten-Reentrytachykardie: regelmäßige schmalkomplexige Tachykardie mit retrograder P-Welle innerhalb oder kurz hinter dem QRS-Komplex. Die Herzfrequenz liegt typischerweise bei 140–180/min. Dies kann bei der Diagnosefindung helfen, allerdings schließen Herzfrequenzen außerhalb dieses Spektrums eine AVNRT nicht aus.
- EKG-Charakteristika von ventrikulären Tachykardien (VT):
  - VT: schenkelblockartig veränderte, regelmäßige, breite (≥ 0,12 s) QRS-Komplexe mit einer Herzfrequenz um 100–200/min. Beweisendes elektrokardiografisches Charakteristikum der VT ist eine AV-Dissoziation von Vorhof- und Ventrikelaktion (▶ Abb. 41.4).
  - Kammerflattern: hochfrequente VT, deren Frequenz > 250/min beträgt und die mit einer schenkelblockartigen Deformierung des QRS-Komplexes (QRS-Breite ≥ 0,12 s) einhergeht
  - Kammerflimmern: irreguläre Undulationen der elektrokardiografischen Signale, bei denen einzelne Kammerkomplexe nicht mehr zu identifizieren sind
  - Torsade-de-pointes-Tachykardie: polymorphe ventrikuläre Tachykardie mit wechselartigen Undulationen der QRS-Komplexe um die isoelektrische Linie mit breitem QRS-Komplex (▶ Abb. 41.1)

41.10 Differenzialdiagnosen

- Herzrhythmusstörungen müssen im Oberflächen-EKG systematisch analysiert und jede einzelne Herzaktion (P-Wellen, PQ-Zeit, QRS-Komplex, ST-Strecke, QT-Zeit) beurteilt werden.
- Während bei bradykarden Herzrhythmusstörungen vor allem die exakte Beurteilung von Leitungszeiten und Korrelationen von P-Welle und QRS-Komplex wichtig sind, hat es sich bei Tachykardien als günstig erwiesen, solche mit schmalem QRS-Komplex (QRS-Dauer < 0,12 s) Tachykardien mit breitem QRS-Komplex (Dauer ≥ 0,12 s) gegenüberzustellen (▶ Abb. 41.5).

41.11 Therapie

41.11.1 Therapeutisches Vorgehen

- *Akuttherapie bradykarder Herzrhythmusstörungen:*
  - symptomatische Sinusbradykardie: medikamentöse Therapie mit Atropin (0,5–1,0 mg i.v initial, bei Bedarf repetitiv bis zu einer Maximaldosis von 0,04 mg/kgKG); bei schwerer Symptomatik auch Gabe von Adrenalin (1 mg fraktioniert, Wiederholung nach 2–3 Minuten erwägen)
  - AV-Blockierungen: zunächst Überprüfung und ggf. Absetzen einer bradykardisierenden Vormedikation. Während beim AV-Block I. Grades keine Therapie notwendig ist, sind symptomatische Patienten mit höhergradigen AV-Blockierungen Kandidaten für eine temporäre oder permanente Schrittmacherstimulation.
  - Der therapeutische Algorithmus für Bradykardien gibt einen Überblick über das Vorgehen (▶ Abb. 41.6).

41.11 Therapie

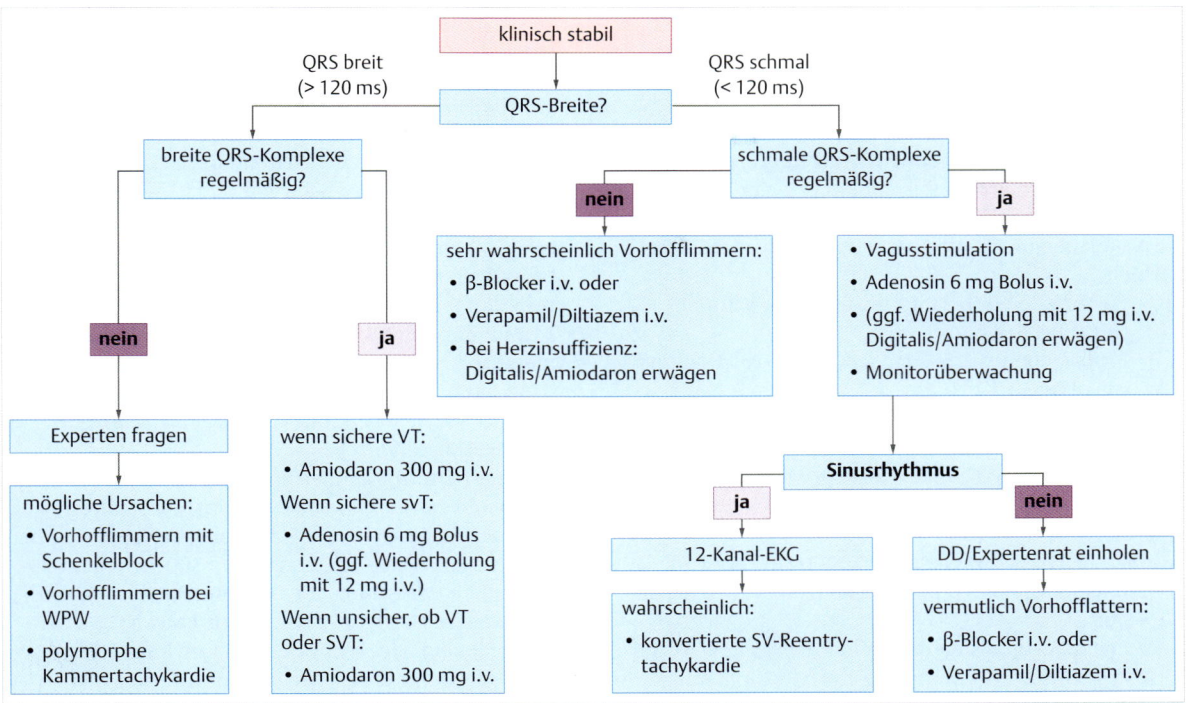

Abb. 41.5 Tachykardien mit breitem QRS-Komplex (>120ms) und schmalem QRS-Komplex (<120 ms). Diagnostischer und therapeutischer Algorithmus (DD: Differenzialdiagnose, SVT: supraventrikuläre Tachykardie VT: ventrikuläre Tachykardie, WPW: Wolff-Parkinson-White-Syndrom).

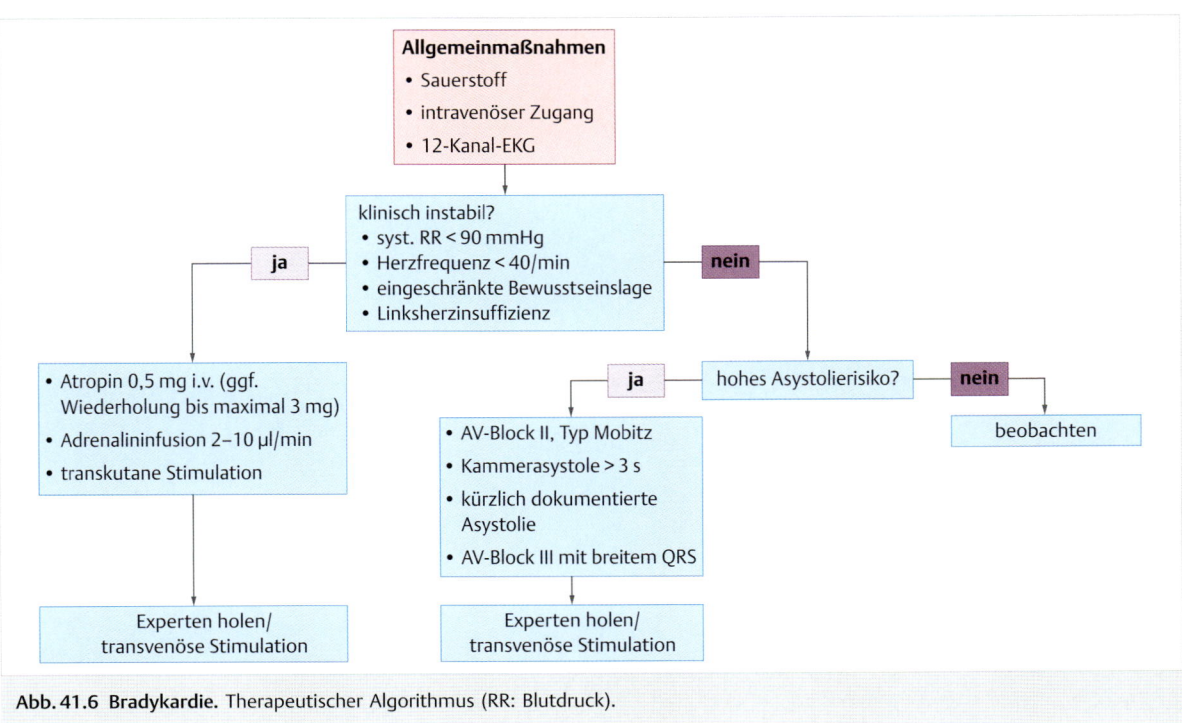

Abb. 41.6 Bradykardie. Therapeutischer Algorithmus (RR: Blutdruck).

- *Akuttherapie tachykarder supraventrikulärer Herzrhythmusstörungen:*
  - Tachykardes Vorhofflimmern: Als Therapiestrategien stehen eine elektrische oder pharmakologische Rhythmuskontrolle mit Konversion in den Sinusrhythmus oder die Frequenzkontrolle zur Verfügung. Bei hämodynamischer Instabilität ist eine sofortige elektrische Kardioversion anzustreben.
  - Medikamente für die pharmakologische Kardioversion:
    - Flecainid i. v. 1,5–2 mg/kgKG über 10 Minuten (nicht bei KHK)
    - Propafenon i. v. 1,5–2 mg/kgKG über 10 Minuten (nicht bei KHK)
    - Vernakalant i. v. 3 mg/kgKG über 10 Minuten
    - Amiodaron i. v. 5–7 mg/kgKG über 1–2 Stunden
- Medikamente für die pharmakologische Frequenzkontrolle zur schnellen Aufsättigung bei schwerer Tachykardie:
  - Digitalis: 0,4 mg Digoxin i. v., 0,8–1,2 mg über 24 Stunden in geteilten Dosen, Digitoxin 0,4–0,6 mg als Bolus
  - Kalziumantagonisten vom Verapamiltyp (2,5–10 mg i. v., bei Bedarf wiederholen); cave: Kalziumantagonisten nicht bei EF < 40 %!
  - Betablocker: Metoprolol (2,5–10 mg i. v., bei Bedarf wiederholen), Esmolol (0,5 mg/kgKG über eine Minute i. v., Dauerinfusion 0,05–0,25 mg/kgKG/min i. v.).
- Der diagnostische und therapeutische Algorithmus für Tachykardien mit einem schmalen (QRS-Breite > 120 ms) und mit einem breiten QRS-Komplex (> 120 ms) geben einen umfassenden Überblick.
- *Akuttherapie tachykarder ventrikulärer Herzrhythmusstörungen:*
  - Jede hämodynamisch relevante VT muss sofort durch eine elektrische Kardioversion terminiert werden!
  - Dagegen kann bei hämodynamischer Stabilität der VT zunächst ein pharmakologischer Therapieversuch erfolgen:
    - Amiodaron als Medikament der ersten Wahl (300 mg i. v. als Bolus, gefolgt von einer Dauerinfusion von 900 mg Amiodaron pro 24 Stunden i.v)
    - alternativ Ajmalin (max. 50 mg i. v. über 5 Minuten). Die Injektionsgeschwindigkeit von Ajmalin darf 10 mg/min nicht überschreiten!
- Cave: Die intravenöse Gabe von Antiarrhythmika bei der VT muss unter kontinuierlicher Monitorkontrolle erfolgen; eine passagere Stimulation oder Defibrillation bei Auftreten eines kompletten AV-Blockes oder Kammerflimmerns muss jederzeit gewährleistet sein.
- Torsade-de-pointes-Tachykardie: zwingende medikamentöse Anamneseerhebung und Elektrolytkontrolle; dann intravenöse Gabe von Magnesium bzw. bei repetitiven Torsaden hochfrequente passagere Schrittmacherstimulation
- Kammerflattern/Kammerflimmern: sofortige Defibrillation und kardiopulmonale Reanimation. Sollte das Kammerflimmern nach 3 Schockabgaben persistieren, wird die Bolusgabe von Amiodaron 300 mg unter fortgesetzter kardiopulmonaler Reanimation empfohlen. Eine weitere Dosis von 150–300 mg kann bei wiederauftretendem oder schockrefraktärem Kammerflimmern gegeben werden, danach eine Infusion von 900 mg über 24 Stunden.

41.12 Verlauf und Prognose

- Herzrhythmusstörungen sind in der Intensivmedizin häufig und erfordern in der Regel unmittelbare diagnostische und therapeutische Handlungen. Essenziell für die Wahl des besten Behandlungskonzepts sind neben der klinischen Symptomatik vor allem die Identifikation der vorliegenden Arrhythmie und die hämodynamische Situation des Patienten.

42 Endokarditis

Nestoras Papadopoulos, Spiros Lukas Marinos, Aron-Frederik Popov

42.1 Steckbrief

Die infektiöse Endokarditis ist eine Entzündung des Endokards, die insbesondere die Herzklappen betrifft. Die Diagnose stützt sich gleichermaßen auf klinische, echokardiografische (vor allem transösophageale Echokardiografie) und mikrobiologische (Blutkulturen) Untersuchungen. Nicht selten stellen septische Embolisationen (u. a. ZNS, Milz, Extremitätenarterien) schwerwiegende Komplikationen im klinischen Alltag dar. Im Rahmen der intensivmedizinischen Behandlung ist eine Kombination aus einer breiten bzw. erregerspezifischen, antiinfektiven Therapie sowie einer möglicherweise notwendigen operativen Sanierung abzuwägen.

42.2 Aktuelles

- Häufig findet sich eine Eintrittspforte für die Bakteriämie (Zahnbehandlungen, offene Wunden, intravenöser Drogenabusus).
- Die infektiöse Endokarditis stellt die häufigste Form in den Industrienationen dar.
- Erreger können Bakterien, Viren oder Pilze sein.
- Die bakterielle Endokarditis kann akut oder subakut (Endocarditis lenta) verlaufen
- Prädisponierende Faktoren sind angeborene Herzfehler, zuvor erfolgter Klappenersatz, immunsupprimierende Faktoren (HIV, Einnahme von Immunsuppressiva, Diabetes mellitus) sowie invasive Eingriffe.

42.3 Synonyme

- infektiöse Endokarditis
- abakterielle Endokarditis
- Endocarditis acuta/lenta

42.4 Keywords

- Endokarditis
- infektiöse Endokarditis
- bakterielle Endokarditis
- virale Endokarditis
- mykotische Endokarditis
- Prothesenendokarditis

42.5 Definition

- Die Endokarditis ist eine Entzündung des Endokards sowie möglicherweise der herznahen Anteile der Gefäße und des Klappenapparats, die sich – je nach Ätiologie – in eine nicht infektiöse und eine infektiöse Endokarditis unterteilen lassen. Außerdem gibt es weitere Klassifikationen nach makroskopischen Gesichtspunkten und Lokalisation. Die infektiöse Endokarditis stellt die häufigste Form der hierzulande klinisch gängigen Endokarditisformen dar, die unbehandelt meist letal verläuft.

42.6 Epidemiologie

42.6.1 Häufigkeit

- Die jährliche Inzidenz der infektiösen Endokarditis bei Nativklappen liegt in Europa bei ca. 3 Fällen pro 100 000 Einwohner [5]. In den Vereinigten Staaten wird von 5–7 Fällen pro 100 000 Einwohner ausgegangen [8]. Der Erwerb einer infektiösen Endokarditis bei Patienten mit Klappenprothesen liegt bei 0,32–1,2 % pro Patientenjahr nach erfolgtem Klappenersatz [3]. Die kumulative Inzidenz liegt bei 3,2 % nach 5 Jahren und 5 % nach 10 Jahren [7].

42.6.2 Altersgipfel

- Der Altersgipfel der infektiösen Endokarditis liegt bei ca. 60–70 Jahren [8].

42.6.3 Geschlechtsverteilung

- Männer sind häufiger betroffen.

42.6.4 Prädisponierende Faktoren

- männliches Geschlecht
- hohes Alter
- zyanotische Herzfehler, valvuläre Anomalien (z. B. Bikuspidie der Aortenklappe), Vorhofseptumdefekt vom Sekundumtyp (ASD II), hypertrophe obstruktive Kardiomyopathie (HOCM)
- vorausgegangene Herzklappenoperationen (Ersatz, Rekonstruktionen, kathetergestützte Klappenersätze)
- bereits durchgemachte Endokarditis respektive stattgehabte Infektionen im muskuloskeletalen System
- immunsupprimierende Faktoren (Diabetes mellitus, HIV/AIDS, maligne Erkrankungen, Einnahme von Immunsuppressiva, chronisch-entzündliche Darmerkrankungen)
- intravenöser Drogenabusus/intravenöse Zugänge

- einliegendes Fremdmaterial im Gefäßsystem (Schrittmacher/Defibrillator, Port-, Demers-Katheter)
- offene Wunden (z. B. Malum perforans)

42.7 Ätiologie und Pathogenese

- Multifaktorielles Geschehen, das je nach Ätiologie (nicht infektiös versus infektiös) unterschiedliche Formen annehmen kann. Ursache scheint bei beiden Formen eine Entstehung von nicht bakteriellen thrombotischen Vegetationen (NBTV), die weitestgehend aus Thrombozyten bestehen und sich auf geschädigtem Endothel niederlassen, zu sein. Auf diesen kann es nun zu einer Ablagerung von Immunkomplexen oder zu einer Auflagerung von pathogenen Organismen kommen. Die damit einhergehende Entzündung kann dann zu einer progredienten Destruktion von Endokard sowie valvulärem Apparat führen.

42.8 Klassifikation und Risikostratifizierung

- Zur Vollständigkeit erfolgt die Darstellung der jeweiligen Untergruppen unterteilt nach Ätiologie, Lokalisation und makroskopischen Aspekten.
- *Ätiologie:*
  - *infektiöse* Endokarditis:
    - bakterielle Endokarditis: akut (acuta) oder subakut (lenta)
    - virale Endokarditis
    - mykotische Endokarditis
  - *abakterielle* Endokarditis:
    - Antigen-Antikörper-Reaktionen (Endocarditis rheumatica/verrucosa); ca. 10–14 Tage nach Infektion mit betahämolysierenden A-Streptokokken entstehen vor allem an den Schließrändern von Mitral- und Aortenklappe warzenähnliche Auflagerungen aus Fibrin und Thrombozyten. Die weltweit häufigste Form der Endokarditis (vor allem in Entwicklungsländern), die nach Erwerb von rheumatischem Fieber auftritt.
    - Immunkomplexablagerung (Endocarditis Libmann-Sacks); bei systemischem Lupus erythematodes Bildung großer, fibrotischer Fibrinauflagerung am Klappenapparat (vor allem Mitralklappe) mit hoher Ausprägung einer lokal-entzündlichen Infiltration; häufig begleitet von Pleuritis oder Perikarditis
    - zelluläre Immunreaktionen (Endomyocarditis eosinophilica/Löffler-Endokarditis) Ausdruck der kardialen Beteiligung bei Hypereosinophiliesyndrom
- *Lokalisation* je nach Vorkommen der jeweiligen Form:
  - Endocarditis valvularis: häufigere Form, den Herzklappenapparat betroffen
  - Endocarditis parietalis: seltener, Wand von Atrien und Ventrikel betroffen (z. B. Löffler-Endokarditis)
- *makroskopische Aspekte*, Einteilung im Rahmen pathologischer Gesichtspunkte:
  - Endocarditis serosa: rötlich glasige Aufquellung der Herzklappe
  - Endocarditis ulcerosa: Entzündungsreaktion mit Bildung von Ulzerationen
  - Endocarditis polyposa: polypenartige Wucherungen des Endokards
  - Endocarditis ulceropolyposa: Mischform aus Polypen und Ulzerationen
  - Endocarditis verrucosa: warzenförmige Gewebeveränderungen am Schlussrand der Herzklappen
    - Endocarditis verrucosa simplex
    - Endocarditis verrucosa rheumatica

42.9 Symptomatik

- Die Symptomatik der jeweiligen Endokarditis variiert stark je nach zugrunde liegender Ätiologie.
- Im Allgemeinen hängt die Symptomatik stark von der Art der Entzündung und dem Stadium der bereits eingesetzten Destruktion ab.
- Neben allgemeinen Symptomen einer *Infektion/Sepsis* können bereits Symptome einer valvulären *Herzinsuffizienz* vorliegen.
- häufige Symptome der infektiösen Endokarditis:
  - Fieber/rezidivierende, subfebrile Temperaturen, eventuell Schüttelfrost (in 80–90 % der Fälle)
  - Tachykardie, eventuell mit Rhythmusstörung (Blockbilder, neu aufgetretener AV-Block) und begleitendem Herzgeräusch, welches sich im Verlauf ändern kann (ca. 80–85 % der Fälle)
  - Nachtschweiß (ca. 40–75 % der Fälle)
  - Abgeschlagenheit, Anorexie, Gewichtsverlust (25–50 % der Fälle)
  - periphere Manifestationen (Osler-Knötchen, Janeway-Läsionen, Roth-Flecken sowie subunguale Hämorrhagien/Splinter-Hämorrhagien, Petechien (ca. 2–15 % der Fälle)
  - Nierenbeteiligung (Hämaturie, Proteinurie, Niereninfarkte, glomeruläre Herdnephritis, akutes Nierenversagen) im Rahmen von septischen Embolien
  - Embolien in das zentrale Nervensystem (Apoplex, Enzephalitis), den Gastrointestinaltrakt (Milz-, Leberembolisationen) und die Extremitäten (akute Extremitätenischämie)

42.10 Diagnostik

42.10.1 Diagnostisches Vorgehen

- Das diagnostische Vorgehen bei Vorliegen einer infektiösen Endokarditis ist teilweise komplex und gestaltet sich unter Umständen erschwert. Nicht immer sind klassische Symptome bzw. pathologische Befunde so eindrücklich, dass sofort auf das Vorliegen einer Endokarditis gedacht wird. Viele der Patienten zeigen unspezifische Symptome, die im Rahmen von Embolisationen (Apoplex, Extremitätenischämie) entstehen und hierdurch initial falsch eingruppiert werden.
- Die diagnostische Latenz zwischen dem Auftreten erster Symptome und der definitiven Feststellung einer infektiösen Endokarditis kann stark variieren. In Deutschland wird die Diagnose im Durchschnitt nach 29 ± 35 Tagen gestellt [6]. Entscheidend erscheinen die frühzeitige (vor Antibiotikabeginn) Blutkulturen-Asservierung zur mikrobiologischen Diagnostik und die begleitende klinische und echokardiografische Kontrolle zur Evaluation.

42.10.2 Anamnese

- Folgende Fragen sind zu klären:
  - auffällige Neurologie, mögliche zerebrale Embolisation, Bewusstseinseintrübung, fokal neurologische/generalisierte Anfälle
  - stattgehabte Infektion, Verschleppung, Dauer, Intensität
  - zunehmende oder akute Dyspnoe, NYHA-Stadium
  - abnehmende Belastbarkeit, Abgeschlagenheit, Myalgien
  - vorliegende B-Symptomatik (Fieber, Nachtschweiß, ungewollter Gewichtsverlust)
  - immunkompromittierende Faktoren (Einnahme von Kortikosteroiden bei rheumatologischen Erkrankungen, bekannte chronisch-entzündliche Darmerkrankung, HIV, intravenöser Drogenabusus, unzureichend eingestellter Diabetes mellitus)
  - Voroperationen am Herzen bzw. valvulären Apparat (auch kathetergestützte Klappen-Interventionen)
  - vorausgegangene Zahnoperationen/-reinigungen
  - Nebenerkrankung mit Notwendigkeit von invasiven Maßnahmen

42.10.3 Körperliche Untersuchung

- Nicht immer ist die klinische Untersuchung wegweisend für die Diagnose, aber oft kann über Begleitphänomene bzw. die bereits stattgehabte septische Mikroembolisation ein Rückschluss auf die Genese gezogen werden. Sie ist oft Grundlage zur Veranlassung weiterer diagnostischer Schritte.
- Folgende Symptome sind bei der körperlichen Untersuchung abzuklären:

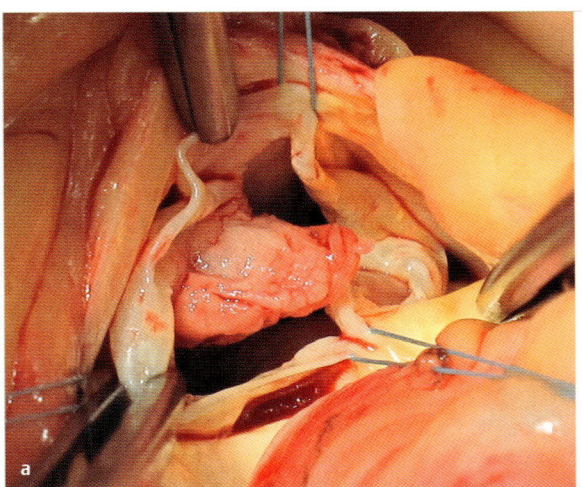 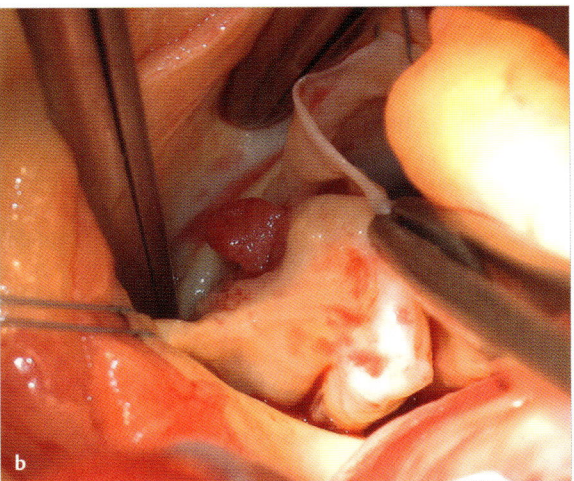

Abb. 42.1 Aortenklappenendokarditis bei bikuspider Aortenklappe. Intraoperative Darstellung einer Aortenklappenendokarditis, hervorgerufen durch S. aureus, bei bikuspider Aortenklappe.
a *Linksventrikuläre Fläche des fusionierten Segels*: Hier zeigt sich eine endokarditische Auflagerung auf der ventrikulären Seite des fusionierten links- und rechtskoronaren Aortenklappensegels
b *Aortale Fläche des fusionierten Segels*: Hier zeigt sich eine endokarditische Auflagerung auf der aortalen Seite des fusionierten links und rechtskoronaren Aortenklappensegels

- orientierende neurologische Untersuchung (z. B. Bewusstseinslage, Sprachstörung, vor allem für mögliche zerebrale Embolisationen)
- Inspektion der Haut, der Schleimhäute und der Skleren; Petechien?
- klinische Manifestation einer Mikroembolisation (Osler-Knötchen, Janeway-Läsionen, Roth-Flecken sowie subunguale Hämorrhagien/Splinter-Hämorrhagien, Petechien)
- Infektfokusse, grippale Symptome, offene Wunden/Läsionen, Einstichstellen
- periphere Minderdurchblutung als Zeichen einer akuten Embolisation
- Tachykardie, Bradykardie (vor allem bei Beteiligung des Reizleitungssystems), Arrhythmien
- neu aufgetretene Herzgeräusche, welche ihren Charakter im Verlauf ändern können (täglich auskultieren)
- Zyanose, Blässe, Husten, Auswurf
- Rasselgeräusche bei pulmonaler Auskultation als Zeichen eines Lungenödems
- obere Einflussstauung bei hochgradiger Trikuspidalklappeninsuffizienz
- Palpation des Abdomens; Splenomegalie, Druckdolenz (als Zeichen einer erhöhten Kapselspannung); Flankenschmerzen bei Vorliegen einer Glomerulonephritis
• Untersuchung des muskuloskeletalen Systems (Spondylodiszitis, Psoasabszess, als mögliche Endokarditisquelle)

42.10.4 Labor

• Ein spezifischer Parameter zum Vorliegen einer infektiösen Endokarditis ist nicht vorhanden. Eine unspezifische Erhöhung der laborchemischen Entzündungsparameter ist möglich, aber bei Vorliegen von weniger virulenten oder atypischen Mikroorganismen nicht zwingend nachweisbar. In der Regel spiegelt sich ein schwerer Krankheitsverlauf (Sepsis, Organausfall) auch laborchemisch ab.
- kleines Blutbild (Leukozytose/-penie, Thrombopenie bei Sepsis, Anämie)
- ggf. Differenzialblutbild (Linksverschiebung/Steigerung der neutrophilen Granulozyten)
- *Entzündungsparameter*:
  – C-reaktives Protein, erhöhte Blutsenkungsgeschwindigkeit (eine normale BSG spricht gegen Endokarditis), Interleukin-3 und -6)
  – Prokalzitonin (PCT) zur Evaluation einer möglichen bakteriellen Infektion

42.10.5 Mikrobiologie und Virologie

• Die mikrobiologische Diagnostik spielt vor allem bei der infektiösen Endokarditis eine tragende Rolle. Bei Verdacht auf das Vorliegen einer infektiösen Endokarditis sollte noch vor Gabe eines Antibiotikums eine Abnahme von Blutkulturen erfolgen.
• Bei 4–10 % aller Endokarditiden bleibt der Erreger unbekannt; meist ist eine vorausgegangene Antibiotikatherapie ursächlich, seltener eine Infektion mit atypischen Erregern.

Erregerspektrum

• *Streptokokken der Viridansgruppe* und *Staphylokokken* sind die häufigsten Erreger der infektiösen Endokarditis (ca. 80 %) [1]
• Bei Patienten mit intravenösem Drogenabusus, Dialysepatienten und Patienten mit insulinpflichtigem Diabetes sind *Staphylokokken* die häufigsten Endokarditiserreger [1].
• *Enterokokken* (E. faecalis, E. faecium) sind oft ursächlich für eine Endokarditis nach zuvor erfolgten Eingriffen im Urogenital- oder Gastronintestinaltrakt.
• Die *HACEK-Gruppe* (Hämophilus-, Actinobacillus-, Cardiobacterium-, Eikenella- und Kingella-Spezies) sind für 3 % aller Endokarditiden verantwortlich.
• Bei Endokarditis einer implantierten Prothese ist *Staphylococcus epidermidis* der häufigste Erreger.
• Pilzendokarditiden sind vergleichsweise selten und werden meist durch *Candida-* und *Aspergillus-Spezies* ausgelöst.

Kulturen

• Abnahme von 3–5 separaten Blutkulturpaaren (je eine aerobe und anaerobe):
  - unbedingt vor Beginn der antiinfektiven Therapie
  - Abnahme unter „sterilen Bedingungen" (sterile Handschuhe, sorgfältige Desinfektion, steriles Arbeitsumfeld), um Kontamination zu minimieren
  - wenn möglich nicht aus liegenden Kathetern abnehmen
  - Aufbewahrung am besten bei Körpertemperatur
  - Verdachtsdiagnose dem Labor mitteilen (zwecks längerer Bebrütungsdauer)
  - unabhängig von Temperaturverlauf (da stetige Bakteriämie)
• Bei notwendiger Operation muss das resezierte Klappen- bzw. Abszessmaterial zwingend eingeschickt werden, um die hohe Sensitivität der Ergebnisse nutzen zu können.
  - immer auch an PCR-Analyse denken

- bei persistierend negativen Blutkulturen trotz klinischer Symptome → PCR-Testung auf Bartonellen und Tropheryma whipelii
- serologische Testung auf Coxiella und Bruzellen
- ggf. Urinkultur (Erregernachweis und Resistogramm)
- ggf. Abnahme von weiterem Probenmaterial bei persistierend negativen Blutkulturen
  - Einsendung von Bronchial-/Trachealsekret, bronchoalveolärer Lavage (bei intubierten Patienten)
  - Stuhlproben bei persistierenden Durchfällen/auffälligem Gastrointestinaltrakt
  - ggf. Liquorpunktion bei Verdacht auf ZNS-Fokus

42.10.6 Bildgebende Diagnostik

Echokardiografie

- Der wesentliche Eckpfeiler der Diagnostik und Therapie der infektiösen Endokarditis ist nach wie vor die Echokardiografie. Sie ist sowohl für die prognostische Einschätzung als auch die Verlaufskontrolle unter laufender antiinfektiver Therapie wichtig. Bei initial negativer *transösophagealer Echokardiografie* (TEE) sollte bei fortbestehendem Verdacht die Untersuchung nach 5–7 Tagen wiederholt werden.
- Bei jeder klinischen Verdachtsdiagnose einer Endokarditis sollte initial eine *transthorakale Echokardiografie* (TTE) durchgeführt werden.
  - Falls im TTE ein positiver Befund, schlechte/eingeschränkte Schallbedingungen oder einliegende Klappenprothese/Fremdmaterial vorliegen, sollte unbedingt eine TEE durchgeführt werden.
  - Cave: Auch ein negativer TEE-Befund schließt eine Endokarditis nicht aus!
- Drei echokardiografische Befunde werden als Hauptkriterien für den Nachweis einer infektiösen Endokarditis herangezogen:
  - Vegetationen
  - intrakardiale Abszesse
  - neu aufgetretene Dehiszenz einer Klappenprothese
- Cave: Schrittmacher-/Defibrillatorsondenträger sowie Klappenprothesen sind echokardiografisch nicht immer sicher zu beurteilen (in bis zu 30 % der Fälle)!

Röntgen

- zur Beurteilung des kardiopulmonalen Zustands (beginnende kardiale Dekompensation, gestaute Hili, Lungenödem, Kardiomegalie, Spiegelbildung, parenchymatöse Lungeneinblutungen)

CT

- Eine computertomografische Bildgebung ist nicht zwingend aus diagnostischen Gründen indiziert. Bei Patienten mit neuaufgetretener Neurologie, Reanimationsereignis oder Verdacht auf intrazerebrale Blutung ist eine kraniale Bildgebung durchaus empfehlenswert, um eine mögliche Komplikation frühzeitig zu erkennen. Vor allem in Anbetracht einer noch ausstehenden herzchirurgischen Operation mit notwendiger Heparinisierung für die Herz-Lungen-Maschine ist der Ausschluss einer kranialen Blutung essenziell.
- Bei fraglicher Rechtsherzbeteiligung der Endokarditis mit Verdacht auf Embolisation in die Lungenstrombahn kann eine Thorax-CT zur Beurteilung des Ausmaßes hilfreich sein.
- Auch mögliche andere Infektfokusse (Spondylodiszitis, schwere orale Infektion mit Knochenbeteiligung) können mittels CT-Bildgebung gut evaluiert werden.

MRT

Im Rahmen der präoperativen Abklärung bei Verdacht auf zerebraler Embolisation respektive bei Zustand nach kardiopulmonaler Reanimation empfehlenswert.

Angiografie

- Mögliche septische Embolisationen in die Extremitätenarterien können hiermit diagnostiziert und ggf. direkt therapiert werden (kathetergestützte Thrombusaspiration unter Durchleuchtung).

PET/PET-CT

- neuere Untersuchungsmethoden, die zunehmend an Bedeutung in der klinischen Diagnostik finden:
  - Eine ^{18}F-Fluordesoxyglukose-PET/CT oder Leukozyten-SPECT/CT könnten den Nachweis sowohl von stummen Gefäßbefunden als auch von endokardialen Läsionen verbessern. Durch die erhöhte Glukoseaufnahme in Entzündungsarealen (ähnlich bei Tumorzellen mit hoher Teilungsrate) können Infektfokusse nachgewiesen werden.

Sonografie

- Abdomensonografie zur Evaluation von möglichen Embolisationen in gastrointestinale Organe

42.10.7 Instrumentelle Diagnostik

EKG

- obligat bei jeglicher kardialen Auffälligkeit in Form von Herzrhythmusstörungen, Herzgeräuschen etc.
- Gibt Aufschluss über neu aufgetretene Rhythmusstörungen in Form von Schenkelblöcken, AV-Blockierungen, möglichen Ischämiearealen, linksventrikuläre Hypertrophie etc.

Blutgasanalyse/Spirometrie
- Durchführung im Rahmen der Diagnostik vor möglicher Herzoperation dringend empfohlen

Herzkatheter
- notwendigerweise vor der Durchführung einer herzchirurgischen Operation bei Patienten mit erhöhtem Risiko für den Erwerb oder das Vorliegen einer koronaren Herzerkrankung (Patientenalter > 40 Jahre, Hyperlipidämie, positive Familienanamnese)
- Bei großen Vegetationen an der Aortenklappe oder rezidivierenden Embolisationen ist eine Herzkatheteruntersuchung eine relative Kontraindikation aufgrund der möglichen Manipulation und Fortleitung der Vegetationen durch den Katheter. Alternativ kann in diesem Fall eine Herz-CT zur Darstellung der Koronarien angefertigt werden.

Augenhintergrundspiegelung
- zum Nachweis von Mikroembolisationen, initial zur Diagnosestellung, im Verlauf zwecks Kontrolle der antiinfektiven Therapie und Bemessung der Therapiedauer

42.10.8 Histologie, Zytologie und klinische Pathologie
- Wie bereits erwähnt, ist das Einsenden und Kultivieren von entnommenem Klappenmaterial unabdingbar für eine sichere Diagnosestellung und eine gezielte antiinfektive Therapie.
- Histologie, z. B. von Biopsien peripherer Embolien, ist ebenfalls möglich.

Duke-Kriterien/Modifizierte Duke-Kriterien
- Die *Duke-Kriterien* bilden zusammen ein hochsensitives und spezifisches Diagnostikschema, das zur klinischen Diagnosestellung einer infektiösen Endokarditis verwendet wird:
  - *Hauptkriterien:*
    - mindestens 2 positive Blutkulturen vor Beginn einer Antibiose
    - positiver Echokardiografiebefund (Insuffizienzen, Vegetationen, Abszesse)
  - *Nebenkriterien:*
    - Fieber (> 38C°)
    - Prädisposition (z. B. Klappenvitien, intravenöser Drogenabusus, Klappenersatz)
    - immunologische Manifestationen (Osler-Knötchen, Glomerulonephritis)
    - Gefäßphänomene (Embolien, septische Infarkte, Janeway-Läsionen)
    - auffälliger, aber nicht sicherer Echobefund
    - serologischer Nachweis eines Keimes, nicht den Hauptkriterien entsprechend
  - *Beurteilung definitive Endokarditis:*
    - 2 Hauptkriterien erfüllt
    - 1 Hauptkriterium und 3 Nebenkriterien erfüllt
    - 5 Nebenkriterien erfüllt
  - *Beurteilung wahrscheinliche Endokarditis:*
    - Haupt- oder Nebenkriterien liegen vor, erfüllen aber noch nicht vollständig die oben genannten Bedingungen
- *modifizierte Duke-Kriterien/ESC-2015-Kriterien* [2]:
  - Nachweis paravalvulärer Läsionen im Herz-CT (Hauptkriterium)
  - bei Verdacht auf Endokarditis einer Prothesenklappe (PVE), einer abnormen Aktivität in der Umgebung der Implantationslokalisation, nachgewiesen in der 18F-FDG-PET/CT (nur wenn die Prothese vor mehr als 3 Monaten implantiert wurde) oder in der SPECT/CT mit radioaktiv markierten Leukozyten (Hauptkriterium)
  - Nachweis kürzlicher embolischer Ereignisse oder infektiöser Aneurysmen nur in der Bildgebung (stumme Ereignisse) (Nebenkriterium)

42.10.9 Intraoperative Diagnostik
- höchste Sensitivität an eingesendetem Material bezüglich Erregernachweisbarkeit
- Jegliches thrombotisches Material (z. B. Gefäßverschluss) ermöglicht die Bestimmung von Erregern.

42.11 Differenzialdiagnosen

Die bakterielle Endokarditis stellt eine der wichtigsten Differenzialdiagnosen beim unklaren Fieber insbesondere in der Kombination mit einem Herzgeräusch dar. ▶ Tab. 42.1 fasst die wichtigsten Differenzialdiagnosen einer vegetationsverdächtigen Struktur im Rahmen einer Echokardiografie zusammen.

Tab. 42.1 Differenzialdiagnose der Endokarditis [4].

Differenzialdiagnose	Bemerkungen
Herztumoren	vor allem Myxome oder Fibroelastome
intrakardialer Thrombus	vor allem bei einliegenden Schrittmachersonden/Defibrillatoren ist eine echokardiografische Interpretation schwierig
verkalkter Sehnenfaden/Sehnenfadenausriss	oft in der Echokardiografie fehlinterpretiert als flottierende Vegetation
Operationsmaterial	chirurgische Fäden, oft in der Echokardiografie fehlinterpretiert als flottierende Vegetation

42.12 Therapie
42.12.1 Therapeutisches Vorgehen

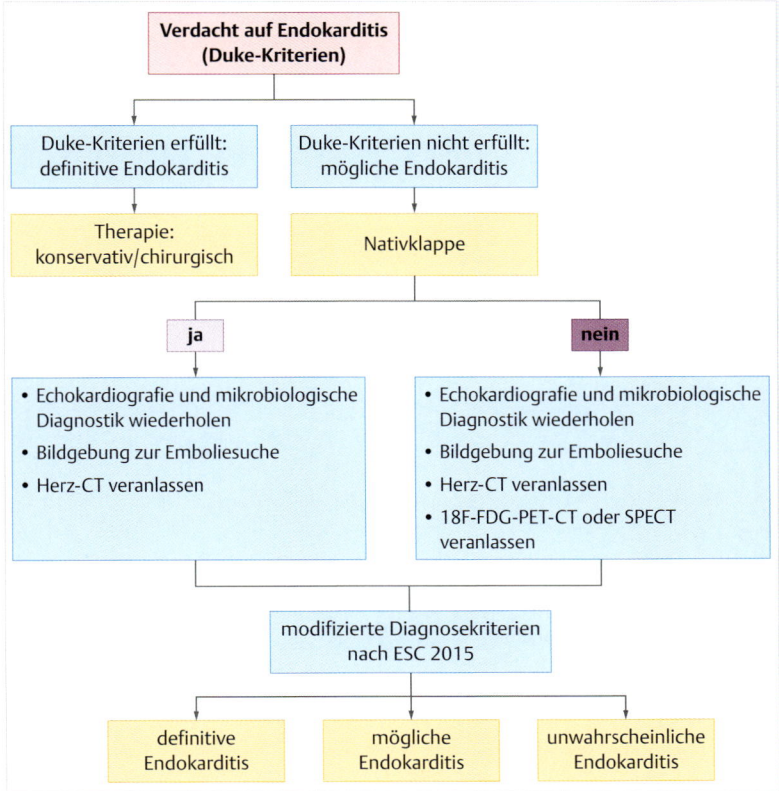

Abb. 42.2 Verdacht auf Endokarditis. Therapeutischer Algorithmus (^{18}F-FDG-PET-CT: ^{18}F-Fluordeoxyglukose-Positronenemissionstomografie/Computertomografie-Untersuchung, SPECT: Einzelphotonen-Emissionstomografie = Single Photon Emission Computed Tomography, ESC 2015: ESC Pocket Guidelines [4]).

42.12.2 Pharmakotherapie

- Bei klinischem Verdacht auf eine bakterielle Endokarditis ist nach Asservierung von mehreren Blutkulturen umgehend mit einer antibiotischen Behandlung zu beginnen. Hierbei sollte eine bakterizid wirkende Therapie zum Einsatz kommen, welche nach Erhalt des Antibiogramms angepasst werden sollte.
- Bei Therapie mit oto- oder nephrotoxischen Antibiotika sind in regelmäßigen Abständen Blutspiegel ratsam.
- Kriterien für den Behandlungserfolg sind Normalisierung der laborchemischen Entzündungszeichen und der Blutsenkungsgeschwindigkeit, Entfieberung, negativer Ausfall wiederholter Blutkulturen und Fieberfreiheit nach Absetzten der antibiotischen Therapie.
- ▶ Tab. 42.2, ▶ Tab. 42.3 und ▶ Tab. 42.4 zeigen verschiedenen u. a. erregergezielten Behandlungsstrategien bei infektiöser Endokarditis. In ▶ Abb. 42.2 ist der therapeutische Algorithmus bei Verdacht auf Endokarditis dargestellt.

42.12.3 Allgemeine Maßnahmen

- Die Allgemeinmaßnahmen während einer Endokarditistherapie richten sich nach dem klinischen Verlauf und beinhalten sowohl Organersatzverfahren (z. B. Dialyse) als auch allgemeine intensivmedizinische Maßnahmen (invasive Blutdruckmessung, Intubation und Beatmung bei respiratorischer Insuffizienz). Diese können je nach Schweregrad und zugrundeliegenden Begleiterkrankungen individuell stark variieren.

42.12.4 Operative Therapie

- Die operative Therapie der infektiösen Endokarditis obliegt verschiedenen Kriterien, die insgesamt interdisziplinär abgewogen werden müssen. Hier hat sich die Bildung von Endokarditis-Teams zusammengesetzt aus allen behandelnden Disziplinen (Kardiolgie, Herzchirurgie, Anästhesie, Mikrobiologie etc.) sehr bewährt.

Endokarditis

Tab. 42.2 Initiale empirische Behandlung der infektiösen Endokarditis [4].

Antibiotikum	Dosierung und Gebrauch	Behandlungsdauer (Wochen)	Empfehlungs-/Evidenzgrad
Nativklappen			
Ampicillin-Sulbactam	12 g/d i. v. in 4 Dosen	4–6	IIb-C
oder Amoxicillin-Clavulansäure	12 g/d i. v. in 4 Dosen	4–6	IIb-C
mit Gentamicin	3 mg/kg/Tag i. v. oder i. m. in 2 oder 3 Dosen	4–6	–
Vancomycin (bei Betalaktamallergie)	30 mg/kg/Tag i. v. in 2 Dosen	4–6	IIb-C
mit Gentamicin	3 mg/kg/Tag i. v. oder i. m. in 1 Dosis	4–6	–
und Ciprofloxacin	1000 mg/Tag oral in 2 Dosen oder 800 mg/Tag i. v. in 2 Dosen	4–6	–
Klappenprothesen > 12 Monate postoperativ: wie Nativklappen			
Klappenprothesen < 12 Monate postoperativ			
Vancomycin	30 mg/kg/Tag i. v. in 2 Dosen	4	IIb-C
mit Gentamicin	3 mg/kg/Tag i. v. oder i. m. in 2 oder 3 Dosen	2	–
und Rifampicin	1200 mg/Tag oral in 2 Dosen	–	–

Tab. 42.3 Behandlung einer durch orale Streptokokken und Gruppe-D-Streptokokken verursachten infektiösen Endokarditis [4].

Antibiotikum	Dosierung und Gebrauch	Behandlungsdauer (Wochen)	Empfehlungs-/Evidenzgrad
penizillinempfindliche Stämme (MHK < 0,125 mg/l): zweiwöchige Behandlung			
Penicillin G	12–18 Millionen IE/Tag i. v. in 6 Einzeldosen	2	I-B
oder Amoxicillin	100–200 mg/kg/Tag i. v. in 4–6 Dosen	2	I-B
oder Ceftriaxon	2 g/Tag i. v. oder i. m. in 1 Dosis	2	I-B
mit Gentamicin	3 mg/kg/Tag i. v. oder i. m. in 1 Dosis	2	I-B
oder Netilmicin	4–5 mg/kg/Tag d i. v. in 1 Dosis	2	I-B
relative Penizillinresistenz (MHK 0,125–2 mg/l)			
Penicillin G	24 Millionen IE/Tag in 6 Dosen	4	I-B
oder Amoxicillin	200 mg/kg/Tag i. v. in 4–6 Dosen	4	I-B
mit Gentamicin	3 mg/kg/Tag i. v. oder i. m. in 1 Dosis	2	–
Betalaktamallergie			
Vancomycin	30 mg/kg/Tag i. v. in 2 Dosen	4	I-C
mit Gentamicin	3 mg/kg/Tag i. v. oder i. m. in 1 Dosis	2	–

MHK: minimale Hemmkonzentration

Tab. 42.4 Behandlung einer durch Staphylococcus spp. verursachten infektiösen Endokarditis [4].

Antibiotikum	Dosierung und Gebrauch	Behandlungsdauer (Wochen)	Empfehlungs-/Evidenzgrad
Nativklappen			
methicillinempfindliche Staphylokokken:			
(Flu)cloxacillin oder Oxacillin	12 g/Tag i. v. in 4–6 Dosen	4–6	I-B
mit Gentamicin	3 mg/kg/Tag i. v. oder i. m. in 2 oder 3 Dosen	3–5 Tage	–
Betalaktamallergie oder methicillinresistente Staphylokokken:			
Vancomycin	30 mg/kg/Tag i. v. in 2 Dosen	4–6	I-B
mit Gentamicin	3 mg/kg/Tag i. v. oder i. m. in 2 oder 3 Dosen	3–5 Tage	–
Klappenprothesen			
methicillinempfindliche Staphylokokken:			
(Flu)cloxacillin oder Oxacillin	12 g/Tag i. v. in 4–6 Dosen	≥ 6	I-B
mit Rifampicin	1200 mg/Tag i. v. oder oral in 2 Dosen	≥ 6	–
und Gentamicin	3 mg/kg/Tag i. v. oder i. m. in 2 oder 3 Dosen	2	–
Penizillinallergie oder methicillinresistente Staphylokokken:			
Vancomycin	30 mg/kg/Tag i. v. in 2 Dosen	≥ 6	I-B
mit Rifampicin	1200 mg/Tag i. v. oder oral in 2 Dosen	≥ 6	–
und Gentamicin	3 mg/kg/Tag i. v. oder i. m. in 2 oder 3 Dosen	2	–

- *Operationsindikationen* [2]:
  - mittel- bis höhergradiges Herzklappenvitium mit oder ohne begleitender Herzinsuffizienz
  - perivalvulärer Abszess, Fistelbildung
  - schwer therapierbare Erreger (z. B. Pilze, MRSA)
  - Klappenprothesenendokarditis mit oder ohne Prothesenauflockerung
  - hochmobile Vegetationen > 8 mm
  - Größenzunahme der Vegetationen

Die ▶ Abb. 42.1 zeigt die intraoperative Darstellung einer Aortenklappenendokarditis, hervorgerufen durch S. aureus, bei bikuspider Aortenklappe.

42.13 Nachsorge

- Im Allgemeinen gilt eine enge kardiologische Anbindung mit echokardiografischen Kontrollen im Abstand von 3–6 Monaten postoperativ respektive nach Anschluss der konservativen Therapie oder natürlich sofort bei Auftreten jedweder Symptomatik.

42.14 Verlauf und Prognose

- Die Krankenhausletalität liegt bei 10–40 % und unterliegt jedoch einer hohen individuellen Variabilität.

- Prädiktoren für eine schlechte Prognose bei Patienten mit infektiöser Endokarditis sind [4]:
  - *Patientencharakteristika:*
    - höheres Alter, Prothesenendokarditis, insulinpflichtiger Diabetes mellitus, ausgeprägte Komorbiditäten (Gebrechlichkeit, vorausgegangene kardiovaskuläre, renale oder pulmonale Erkrankung), später Behandlungsbeginn
  - *vorhandene Komplikation einer Endokarditis:*
    - Herzinsuffizienz, Nierenversagen, Apoplex, septischer Schock, perianuläre Komplikationen
  - *Mikroorganismen:*
    - Staphylococcus aureus, Pilze
    - Empfindlichkeit der Erreger gegen Antibiotika

42.15 Prävention

- grundsätzlich gilt:
  - Die Beachtung von Sterilität und Desinfektion sind bei der Manipulation an intravenösen Kathetern und bei jeglichen invasiven Eingriffen zwingend erforderlich.
  - Die medikamentöse Prophylaxe (siehe ▶ Tab. 42.5) einer infektiösen Endokarditis nach einem zahnärztlichen Eingriff respektive einem Eingriff im Respirationstrakt, Gastrointestinal- und Urogenitaltrakt ist nur noch bei Patienten mit folgenden Risikokonstellationen empfohlen:

Tab. 42.5 Empfohlene Antibiotika-Prophylaxe [2].

Situation	Antibiotikum	Einzeldosis 30–60 Minuten vor dem Eingriff	
		Erwachsene	Kinder
keine Allergie gegen Penizillin oder Ampicillin	Amoxicillin oder Ampicillin	2 g p. o. oder i. v.	50 mg/kgKG p. o. oder i. v.
Allergie gegen Penizillin oder Ampicillin	Clindamycin	600 mg p. o. oder i. v.	20 mg/kgKG p. o. oder i. v.

- Patienten mit Klappenersatz
- Patienten mit rekonstruierten Klappen in den ersten 6 Monaten nach Operation
- alle operativ oder interventionell behandelnden Herzfehler in den ersten 6 Monaten nach Operation
- Patienten mit angeborenen Herzfehlern
- Patienten nach stattgehabter Endokarditis
- transplantierte Patienten mit einer kardialen Valvulopathie.

42.16 Quellenangaben

[1] Bonow RO, Carabello BA, Chatterjee K et al. ACC/AHA 2006 Guidelines for the Management of Patients with Valvular Heart Disease. A Report of the American College of Cardiology/American Heart Association Task Force on Practice Guidelines. JACC 2006; 48: e1–148
[2] Deutsche Gesellschaft für Kardiologie Literaturnachweis: Deutsche Gesellschaft für Kardiologie – Herz- und Kreislaufforschung e. V. 2016
[3] Edwards MB, Ratnatunga CP, Dore CJ et al. Thirty-day mortality and long-term survival following surgery for prosthetic endocarditis: a study from the UK heart valve registry. Eur J Cardiothorac Surg 1998; 14: 156–164
[4] ESC Pocket Guidelines. Infektiöse Endokarditis, Version 2015. European Society of Cardiologists: ESC Guidelines for the Management of Infective Endocarditis
[5] Hoen B, Alla F, Selton-Suty C et al. Changing profile of infective endocarditis: results of a 1-year survey in France. JAMA 2002; 288: 75–81
[6] Naber CK, Bauhofer A, Block M et al. S 2-Leitlinie zur Diagnostik und Therapie der infektiösen Endokarditis. Z Kardiol 2004; 93: 1005–1021
[7] Rutledge R, Kim BJ, Applebaum RE. Actuarial analysis of the risks of prosthetic valve endocarditis in 1.598 patients with mechanical and bioprosthetic valves. Arch Surg 1985; 120: 469–472
[8] Tleyjeh IM, Steckelberg JM, Murad HS et al. Temporal trends in infective endocarditis: a population-based study in Olmsted County, Minnesota. JAMA 2005; 293: 3022

43 Myokarditis

Heiko Mahrholdt, Sebastian Allgäuer

43.1 Steckbrief

Bei der Myokarditis handelt es sich um entzündliche Erkrankungen des Herzmuskels. Etwa die Hälfte der Fälle werden durch virale Infekte ausgelöst. Darüber hinaus kann es auch im Rahmen von bakteriellen Infekten, rheumatologischen Erkrankungen oder durch externe Einflüsse wie Medikamente und Strahlen zur Myokarditis kommen. Schwere Krankheitsverläufe sind eher selten und überwiegend verläuft die Myokarditis milde oder sogar symptomlos ab. Es kann jedoch im Stadium der akuten Entzündung zu lebensbedrohlichen Komplikationen kommen, die eine intensivmedizinische Versorgung der betroffenen Patienten notwendig machen.

43.2 Aktuelles

- Zur Diagnostik der Myokarditis ist neben der Echokardiografie die Herz-MRT das wichtigste nicht invasive Verfahren. Goldstandard zur Diagnose ist die Myokardbiopsie [8].

43.3 Synonyme

- Herzmuskelentzündung

43.4 Keywords

- akute Myokarditis
- infektiöse Myokarditis
- nicht infektiöse Myokarditis
- Herzmuskelentzündung
- chronische Myokarditis
- inflammatorische Kardiomyopathie

43.5 Definition

- Es handelt sich um eine Herzmuskelerkrankung mit einer entzündlichen Reaktion der Myozyten oder des interstitiellen Gewebes.
- Die entzündlichen Herde können entweder diffus oder fokal verteilt sein.
- Unter inflammatorischer Kardiomyopathie versteht man eine kardiale Funktionsstörung auf dem Boden einer (chronischen) Myokarditis.

43.6 Epidemiologie

- Aufgrund der sehr variablen Symptomatik und der vielen inapparenten Verläufe ist die Inzidenz der Myokarditis nur sehr schwer abzuschätzen. Es ist von einer relevanten Dunkelziffer auszugehen.
- Bei Autopsien nach plötzlichem Herztod junger Erwachsener findet man in ca. 10–20 % der Fälle eine entzündliche Herzmuskelerkrankung [3].

43.6.1 Häufigkeit

- Die Inzidenz (nach ICD) beträgt 22 pro 100 000.
- Weltweit wurden 2013 ca. 1,5 Millionen Fälle dokumentiert [4].

43.6.2 Altersgipfel

- Die Myokarditis kann in jedem Alter auftreten.

43.6.3 Geschlechtsverteilung

- Beide Geschlechter sind gleichmäßig von der Myokarditis betroffen.

43.6.4 Prädisponierende Faktoren

- Prädisponierende Faktoren sind eine eingeschränkte Immunkompetenz und eine genetische Prädisposition.

43.7 Ätiologie und Pathogenese

- *infektiöse Myokarditis* [1]:
  - viral (50 % der Fälle):
    - Parvovirus B19, Coxsackie-Viren B1–B5, Coxsackie-Virus A, humanes Herpesvirus 6 (HHV-6), Epstein-Barr-Virus (EBV), Influenza-, Adeno-, Echo-Viren, Hepatitis-C-Virus (HCV) u. a.
    - Durch eine mögliche Kreuzantigenität von viralen und myokardialen Strukturen kann es zur akuten Entzündung am Myokard kommen.
  - bakteriell:
    - Myokardiale Beteiligung im Rahmen von Infektionen durch Staphylokokken oder Enterokokken (z. B. Endokarditis oder Sepsis mit andrem Fokus) oder bei Infektionen durch Streptokokken der Gruppe A (z. B. bei Angina tonsillaris, Scharlach, Erysipel). Auch bei der Lyme-Erkrankung (Borrelia burgdorferi), Diphtherie und anderen bakteriellen Infekten ist eine myokardiale Mitreaktion möglich.

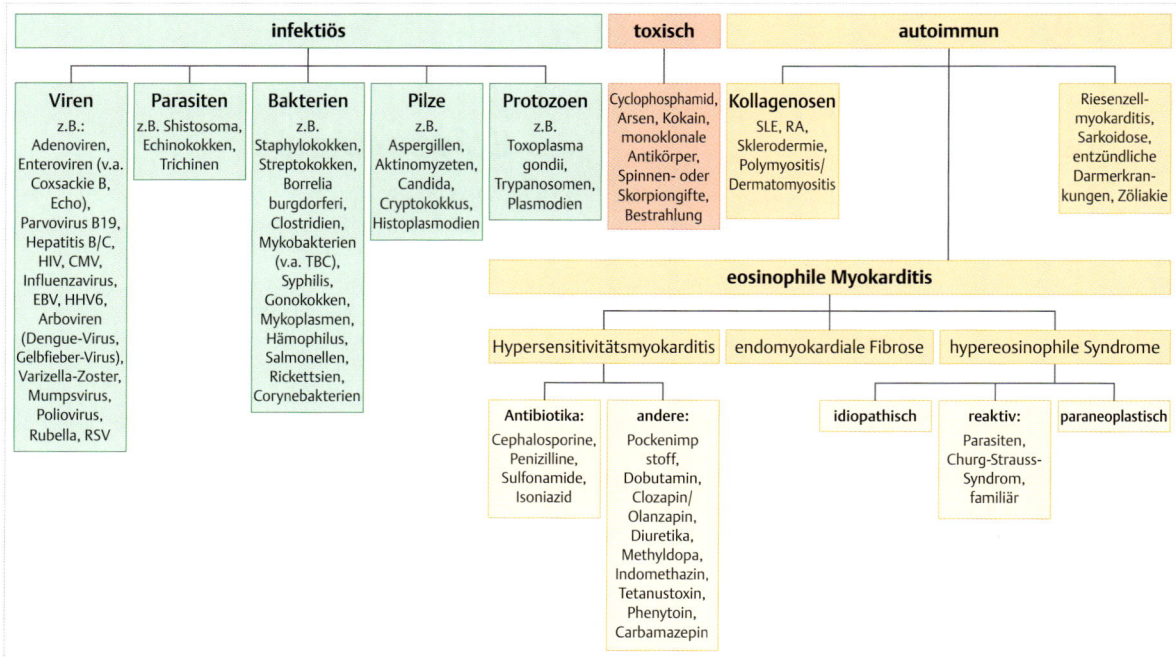

Abb. 43.1 Myokarditis. Ätiologie und Pathogenese: Übersicht über die häufigsten Ursachen (CMV: Zytomegalievirus, EBV: Epstein-Barr-Virus, HHV: humanes Herpesvirus, RA: rheumatoide Arthritis, RSV: respiratory syncytical virus, SLE: systemischer Lupus erythematodes).

- nicht infektiöse Myokarditis [5]:
  - autoimmun: rheumatoide Arthritis, Kollagenosen, Vaskulitiden, Sarkoidose
  - eosinophile Myokarditis (Hypersensitivitätsmyokarditis), z. B. durch Medikamente
  - Riesenzellmyokarditis (Fiedler-Myokarditis): idiopathisch
- Bei chronischem Verlauf können unter Umständen Autoantikörper gegen beta-1-adrenerge Rezeptoren nachgewiesen werden.
- ▶ Abb. 43.1 zeigt häufige Ursachen der Myokarditis.

43.8 Symptomatik

- Die Symptomatik bei Myokarditis ist extrem variabel von asymptomatisch bis hin zu einem fulminanten potenziell tödlichen Verlauf.
- Eine akute Myokarditis kann in ein chronisches Stadium übergehen mit Entwicklung einer dilatativen Kardiomyopathie als Endstadium.
- Der plötzliche Herztod kann Erstmanifestation einer Myokarditis sein.
- Oft (aber nicht immer!) treten die ersten Symptome in Zusammenhang mit einem Infekt auf.
- häufige Symptome [13]:
  - Angina pectoris, Thoraxschmerzen = „infarct like presentation"
  - klinische Zeichen der Herzinsuffizienz: Dyspnoe, Ödeme = „heart failure presentation"
  - Müdigkeit, Leistungsknick
  - Herzrhythmusstörungen: Palpitationen/Extrasystolie, Tachykardie, ventrikuläre Tachykardien, AV-Blockierungen

43.9 Diagnostik

43.9.1 Diagnostisches Vorgehen

- Die Verdachtsdiagnose ergibt sich durch die entsprechende Anamnese (oben genannte Symptomatik oft in Zusammenhang mit einem neuen oder durchgemachten Infekt).
- In ▶ Abb. 43.2 ist ein möglicher Diagnosealgorithmus dargestellt.

43.9.2 Anamnese

- manifester oder durchgemachter Infekt (Fieber, Halsschmerzen, Husten, Hautausschlag)
- Leistungsknick, Müdigkeit
- Lebensumstände (Kinder, Haustiere, Reisen)
- Myokarditis/Kardiomyopathie in der Familie
- Vor- bzw. Nebenerkrankungen (Immunsuppression, Chemotherapie oder Bestrahlung)

43.9 Diagnostik

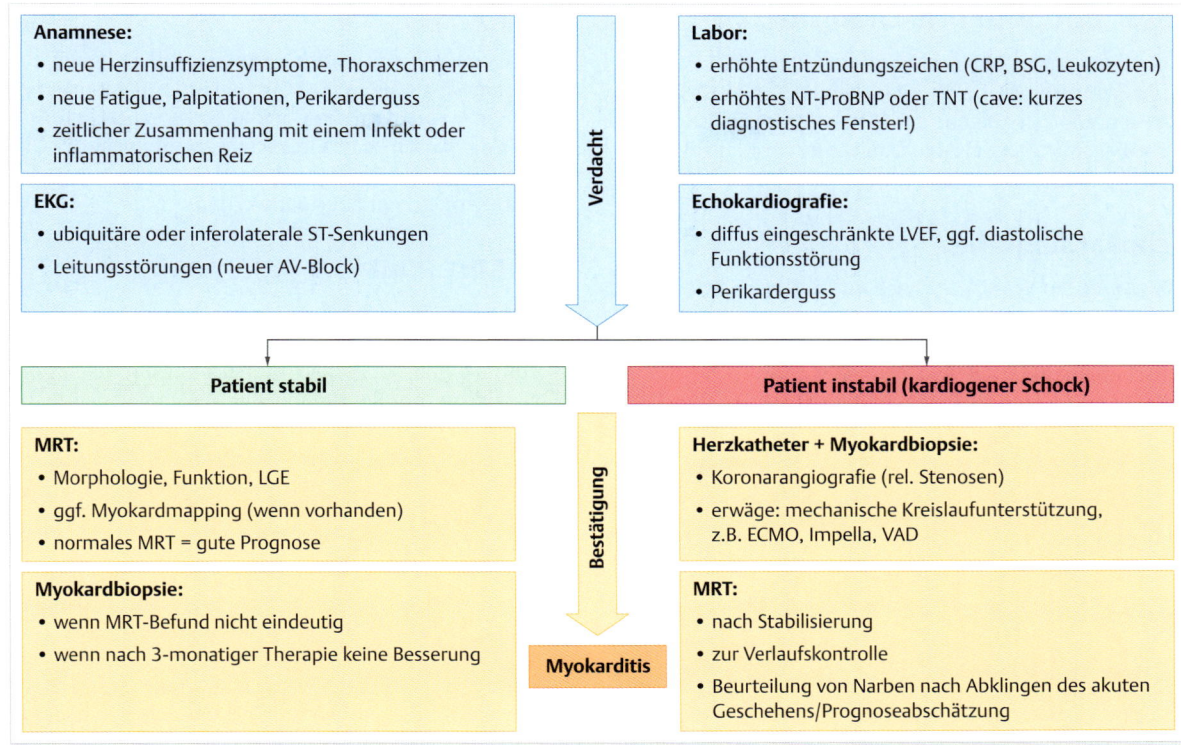

Abb. 43.2 Myokarditis. Möglicher Diagnosealgorithmus (BSG: Blutsenkungsgeschwindigkeit, CRP: C-reaktives Protein, ECMO: extracorporeal membrane oxygenation, LGE: Late Gadolinium Enhancement, LVEF: linksventrikuläre Ejektionsfraktion, NT-ProBNP: N-terminal pro brain natriuretic peptide, TNT: Troponin T, VAD: ventricular assist device).

- Medikamentenanamnese (kardiotoxische Medikamente)
- Allergien bzw. Atopieneigung

43.9.3 Körperliche Untersuchung

- Zeichen der Herzinsuffizienz (Lungenauskultation, Halsvenenstau, Beinödeme, Aszites)
- Herzgeräusche (bei Myokarditis eher unspezifisch: eventuell Systolikum oder 3. Herzton bei Herzinsuffizenz), Perikardreiben bei Perimyokarditis

43.9.4 Labor

- Kreatinkinase (CK), CK-MB, Troponin T/I
- Entzündungszeichen: C-reaktives Protein (CRP), Blutsenkungsgeschwindigkeit (BSG), Interleukin 6 (IL-6), Blutbild
- NT-Pro-BNP (N-terminal pro brain natriuretic peptide)

43.9.5 Mikrobiologie und Virologie aus Blutproben

Kulturen

- Blutkulturen zur Erregerdiagnostik bei Verdacht auf bakterielle Ursache (z. B. Endokarditis, Erysipel)
- Stuhluntersuchungen auf Enteroviren
- Bei entsprechender Verdachtsdiagnose muss die Erregerdiagnostik entsprechend ausgeweitet werden (▶ Abb. 43.1).

Serologie

- ggf. Autoantikörper gegen Beta-1-Rezeptoren
- Antistreptolysin-Titer (ASL-Titer)
- Antimyolemmale Antikörper (AMLA) und antisarkolemmale Antikörper (ASA) vom Typ IgM finden sich bei akuter Myokarditis häufig, sind jedoch diagnostisch bedeutungslos.
- Rheumaserologie in Verdachtsfällen

43.9.6 Bildgebende Diagnostik

- Nach genereller Diagnostik wie z. B. Röntgen-Thorax ist die Echokardiografie die bildgebende Diagnostik der ersten Wahl. Ergänzend zur Echokardiografie ist die kardiale MRT bei der Abklärung einer Myokarditis von großer Bedeutung [8].

Echokardiografie

- Methode der Wahl, da schnell und ggf. auch am Patientenbett verfügbar
- Es gibt jedoch keinen „spezifischen" echokardiografischen Befund.
- Bei inapparenten Verläufen findet sich oft ein Normalbefund.
- je nach Ausprägung ggf. regionale Wandbewegungsstörungen
- Ein Perikarderguss kann bei perikardialer Mitbeteiligung nachweisbar sein.
- bei schweren Verläufen: diffuse Wandbewegungsstörungen mit reduzierter systolischer Funktion

Röntgen-Thorax

- je nach Ausprägung: Zeichen der Herzinsuffizienz, vergrößerte Herzsilhouette, Lungenstauung (Kerley-Linien, Pleuraerguss, Gefäßzeichnung)

CT

- Bei einer Myokarditis ohne perikardiale Beteiligung kann die CT vor allem zum raschen Ausschluss einer relevanten koronaren Herzkrankheit oder weiterer Differenzialdiagnosen des Thoraxschmerzes dienen.
- Bei Myokarditis mit perikardialer Beteiligung kann im CT das Perikard gut beurteilt werden.

Herz-MRT (CMR)

- Die Herz-MRT ist nach der Echokardiografie die wichtigste nicht invasive Methode zur Diagnose einer Myokarditis (▶ Abb. 43.3). Das Untersuchungsprotokoll sollte Sequenzen zur Beurteilung der Morphologie (z. B. Größe der Herzhöhlen), der Funktion (LVEF und RVEF) sowie Late Gadolinium Enhancement (LGE) umfassen.
- Patienten mit normaler Morphologie, normaler Funktion und ohne Präsenz von LGE haben eine gute Prognose, unabhängig von ihren klinischen Symptomen (sehr guter negativer prädiktiver Wert dercmR) [11].
- Optional können zusätzliche Sequenzen wie Myokardmapping (T 1 prä und post Gadolinium, T 2-Mapping) durchgeführt werden. Die Anwendung dieser Techniken sollte aber erfahrenencmR-Zentren vorbehalten bleiben.
- Techniken wie T 2-STIR und Early Enhancement sollten wegen häufiger Artefakte und unklarer Bedeutung der Befunde nicht mehr angewendet werden. Auch die Lake-Louise-Kriterien sollten wegen dieser Problematik nicht mehr verwendet werden.

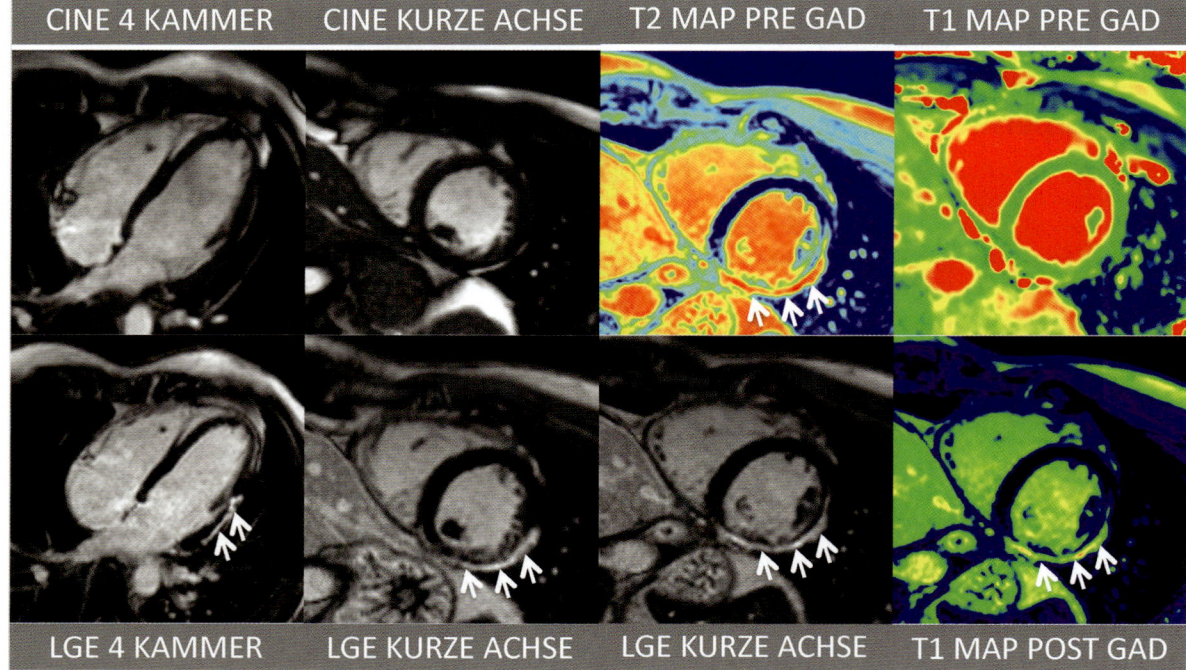

Abb. 43.3 **Myokarditis im Kardio-MRT.** MRT-Bilder eines 37-jährigen Patienten mit viraler Myokarditis. Zu beachten sind die typischen Kontrastanreicherungen (LGE) posterolateral (Pfeile) sowie das umgebende Ödem (T 2-Mapping).

43.9.7 Instrumentelle Diagnostik

EKG

- Es finden sich häufig EKG-Veränderungen, die jedoch je nach Ausprägung sehr unterschiedlich ausfallen können und sehr unspezifisch sind [2]:
  - Sinustachykardie
  - Extrasystolie
  - Erregungsleitungsstörungen bis hin zu höhergradigen AV-Blockierungen (vor allem bei Diphtherie und Borreliose)
  - ST-Strecken-Veränderungen: häufig ST-Senkungen ubiquitär oder inferolateral
  - bei perikardialer Mitbeteiligung ggf. monophasische Anhebung der ST-Strecke
  - T-Abflachung oder Negativierung
- Langzeit-EKG: zur Dokumentation von Herzrhythmusstörungen

Herzkatheter

- wichtig zum Ausschluss einer koronaren Herzkrankheit und zur Durchführung einer Myokardbiopsie
- Die Myokardbiopsie kann sicher transradial linksventrikulär durchgeführt werden [10].
- Es sollten mindestens 6 Proben aus 3 unterschiedlichen Positionen im linken Ventrikel entnommen werden.

43.9.8 Histologie, molekulare Pathologie und Mikrobiologie aus Myokardbiopsien

- Die Myokardbiopsie und deren histopathologische Begutachtung kann die klinische Verdachtsdiagnose bestätigen und stellt trotz ihrer Limitationen wie dem „Sampling Error" den Goldstandard zur Aufarbeitung einer Myokarditis dar.
- Wichtig ist, dass Myokardbiopsien immer histologisch, molekularpathologisch und mikrobiologisch/virologisch aufgearbeitet und begutachtet werden [13].

Histologie

- Gewebeaufarbeitung und Färbung mit der Frage nach Nekrose von Myozyten und Fibrose des Myokards

Molekularpathologie

- Aufarbeitung mit immunhistologischen Methoden mit der Frage nach Entzündung (CD3/4, Makrophagen, MHC-Klasse II etc.).

Mikrobiologie

- Nachweis von pathogenen Bakterien (▶ Abb. 43.1) oder von rheumatologischen Leitsymptomen (z. B. Granulome) und/oder Virus-DNA/RNA

43.10 Differenzialdiagnosen

Tab. 43.1 Differenzialdiagnosen der Myokarditis.

Differenzialdiagnose	Bemerkungen
akutes Koronarsyndrom	EKG und Herzenzyme (vor allem Troponin T/I) können unter Umständen keine definitive Unterscheidung bringen. Hier ist die Anamnese ausschlaggebend, als definitive Methode zur Klärung ist die Herzkatheteruntersuchung nötig.
dilatative Kardiomyopathie (DCM)	Bei einer DCM kann es sich um das End- bzw. Residualstadium einer Myokarditis mit Erregerelimination, aber schwerem kardialem Funktionsverlust handeln. Daher sollte bei Erstdiagnose einer DCM auch eine durchgemachte Myokarditis in Betracht gezogen werden.
Perikarditis	Eine Myokarditis kann unter Mitbeteiligung des Perikards im Sinne einer Myoperikarditis ablaufen und vice versa. Daher ist eine strikte Trennung der Krankheitsbilder oft nicht sinnvoll möglich.
Herzinsuffizienz aus anderer Ursache (z. B. koronare Herzkrankheit; KHK)	Die koronare Herzkrankheit ist die häufigste Ursache einer Herzinsuffizienz. Bis zu 25 % der Myokardinfarkte verlaufen klinisch „stumm" und werden vom Patienten nicht bemerkt. Tritt im Rahmen eines Infekts dann eine Dekompensation auf, wird oft eine Myokarditis vermutet, obwohl in Wirklichkeit eine KHK hinter der Herzinsuffizienz steckt.
Thoraxschmerz aus anderer Ursache	Hier müssen die „klassischen" Differenzialdiagnosen des Thoraxschmerzes in Erwägung gezogen werden. Vor allem beim Thoraxschmerz mit Perikarderguss muss mittels CT-Angiografie die Aortendissektion ausgeschlossen werden. Durch ein EKG-getriggertes CT-Protokoll kann darüber hinaus im Sinne eines „tripple rule out" noch die Differenzialdiagnose akutes Koronarsyndrom/KHK sowie die Lungenarterienembolie ausgeschlossen oder diagnostiziert werden.

43.11 Therapie

43.11.1 Therapeutisches Vorgehen

- Kann zeitnah eine therapierbare Ursache der Myokarditis nachgewiesen werden, ist eine *kausale Therapie* möglich (z. B. antibiotische Therapie bei Nachweis einer bakteriellen Infektion).
- Des Weiteren können Myokarditiden im Rahmen von autoimmun und/oder rheumatischen Systemerkrankungen durch *Behandlung der Grundkrankheit* kausal therapiert werden.
- Bei der häufigen viralen Myokarditis stehen oft nur *experimentelle Therapien*, zum Beispiel mit Interferon, Virostatika, oder die *Plasmaseparation* zur Verfügung. Diese Therapien sollten im Rahmen von kontrollierten Studien angewendet werden. Evidenzbasierte Therapieempfehlungen gibt es hierzu nicht.
- Darüber hinaus stehen nur *symptomatische Maßnahmen* oder bei fulminanten Verläufen *Organersatzverfahren* zur Verfügung, um die Zeit bis zur Rekonvaleszenz bestmöglich zu überbrücken.
- Patienten, bei denen die Myokarditis mit einer akuten Herzinsuffizienz einhergeht, müssen entsprechend den Empfehlungen zur Therapie der Herzinsuffizienz behandelt werden (siehe dort).

43.11.2 Allgemeine Maßnahmen

- Ein wichtiger Baustein in der Therapie der Myokarditis ist die *körperliche Schonung*, vor allem in der Phase, in der eine systemische Inflammation nachgewiesen werden kann (Fieber, erhöhte Entzündungswerte); siehe auch Nachsorge (S. 343).

43.11.3 Pharmakotherapie

- Alle Patienten mit Myokarditis sollen einen *Betablocker* erhalten, da diese Medikation die Prognose verbessert [7]. Der Mechanismus ist nicht klar, aber möglicherweise verhindert der Betablocker maligne tachykarde Rhythmusstörungen und somit den plötzlichen Herztod.
- Bei *bakterieller* Myokarditis muss eine auf den Erreger gezielte *Antibiotikatherapie* erfolgen.
- Bei *autoimmuner/rheumatischer* Myokarditis erfolgt die medikamentöse Therapie der Grundkrankheit.
- Bei *viraler* Myokarditis ggf. spezifische Virostatika (z. B. Zytomegalievirus), sonst experimentelle Therapie im Rahmen von Studien (z. B. Interferon)

43.11.4 Interventionelle Therapie

Perikardpunktion bei Tamponade

siehe Kap. Perikarditis (S. 344)

Anlage eines Herzschrittmachers

- Die transvenöse Anlage eines *temporären* Schrittmachers ist in seltenen schweren Fällen notwendig.
- Gelegentlich kann auch die Anlage eines *permanenten* Schrittmachers (z. B. bei persistierenden AV-Blockierungen, Indikation für eine kardiale Resynchronisationstherapie [CRT]) oder der Einsatz eines implantierbaren Kardioverterdefibrillators (SCD-HEFT) notwendig werden.

Hämodialyse/Hämofiltration

- Eine Hämodialyse ist nur bei schweren fulminanten Verläufen mit Multiorganversagen notwendig, sollte dann aber auch eingesetzt werden. Gerade junge Patienten mit fulminanter Myokarditis haben eine gute Langzeitprognose, wenn die akute Krankheit überlebt wird.

Plasmaseparation

- als experimentelle Therapie bei inflammatorischer dilatativer Kardiomyopathie oder autoimmuner/rheumatischer Myokarditis im Rahmen von Therapiestudien

Mechanischer Ventrikelsupport

- *temporär:*
  - bei isoliertem temporärem Linksversagen Einsatz eines entsprechenden Systems (z. B. Impella)
  - Die Anlage einer AV-ECMO (arterio-venöse extracorporeal membrane oxygenation) ist bei fulminanten Verläufen bei jungen Patienten zu erwägen, wenn ein Support der Linksherz- und der Rechtsherzfunktion und/oder eine Unterstützung der Lunge notwendig sind. Die Indikation ist ggf. großzügig zu stellen, da gerade junge Patienten mit fulminanter Myokarditis eine gute Langzeitprognose haben, wenn die akute Krankheit überlebt wird.
- *dauerhaft:*
  - Patienten mit chronischer Linksherzinsuffizienz können mit einem linksventrikulären Unterstützungssystem (LVAD) als „bridge to transplant" oder – wenn dieses nicht möglich ist – als „destination therapy" versorgt werden.

Herztransplantation

- Bei chronischer Herzinsuffizienz ist die Listung zur Herztransplantation zu erwägen.

43.12 Nachsorge

- Die empfohlene Dauer der körperlichen Schonung bei problemloser Ausheilung ist unklar.
- Nach einer Empfehlung der AHA sollte nach einer Myokarditis für 6 Monate auf (Wettkampf-) Sport verzichtet werden [9].
- Bevor die sportliche Aktivität wiederaufgenommen wird, sollte ein Langzeit-EKG, ein symptomorientiertes Belastungs-EKG sowie eine Echokardiografie durchgeführt werden.
- Auch die Gabe eines Betablockers sollte mindestens 6 Monate erfolgen (bei Ausheilung ohne Herzinsuffizienz) [7].
- Bei Verschlechterung der Symptomatik und/oder Neuausbildung einer Herzinsuffizienz im Verlauf ggf. cmR und/oder Myokardbiopsie wiederholen.

43.13 Verlauf und Prognose

- Patienten mit einem normalen cmR-Befund (normale Herzgröße, normale Funktion und kein Late Gadolinium Enhancement) haben eine sehr gute Prognose unabhängig von den klinischen Symptomen [11].
- Unter Umständen verbleiben harmlose Rhythmusstörungen wie Extrasystolien.
- Seltener sind die schweren Verläufe, bei denen die Patienten vor allem an Komplikationen wie Rhythmusstörungen und Pumpversagen versterben. Der Anteil der Patienten, die in Folge einer Myokarditis versterben oder in der terminalen Herzinsuffizienz eine Transplantation bekommen müssen, liegt in der Literatur zwischen 13 % in den ersten 2 Jahren und 20 % in den ersten 5 Jahren. Je nach Kollektiv der Patienten sind jedoch auch deutlich höhere Mortalitätsraten beschrieben [6].
- Bei Coxsackie-B-Infektionen im Säuglingsalter finden sich häufiger komplizierte Verläufe.

43.14 Quellenangaben

[1] Cooper LT. Myocarditis. N Engl J Med 2009; 360: 1526–1538
[2] Deluigi CC, Ong P, Hill S et al. ECG findings in comparison to cardiovascular MR imaging in viral myocarditis. Int J Cardiol 2013; 165: 100–106
[3] Fabre A, Sheppard MN. Sudden adult death syndrome and other non-ischaemic causes of sudden cardiac death. Heart 2006; 92: 316–320
[4] Global Burden of Disease Study 2013 Collaborators. Global, regional, and national incidence, prevalence, and years lived with disability for 301 acute and chronic diseases and injuries in 188 countries, 1990–2013: a systematic analysis for the Global Burden of Disease Study 2013. Lancet 2015; 386: 743–800
[5] Greulich S, Kitterer D, Kurmann R et al. Cardiac involvement in patients with rheumatic disorders: data of the RHEU-M(A)R study. Int J Cardiol 2016; 224: 37–49
[6] Grün S, Schumm J, Greulich S et al. Long-term follow-up of biopsy-proven viral myocarditis: predictors of mortality and incomplete recovery. J Am Coll Cardiol 2012; 59: 1604–1615
[7] Kindermann I, Kindermann M, Kandolf R et al. Predictors of outcome in patients with suspected myocarditis. Circulation 2008; 118: 639–648
[8] Mahrholdt H, Sechtem U. Bildgebende Verfahren bei Myokarditis und Kardiomyopathie. Dtsch Med Wochenschr 2016; 141: 89–94
[9] Maron BJ, Udelson JE, Bonow RO et al. Eligibility and disqualification recommendations for competitive athletes with cardiovascular abnormalities: task force 3: hypertrophic cardiomyopathy, arrhythmogenic right ventricular cardiomyopathy and other cardiomyopathies, and myocarditis: a scientific statement from the American Heart Association and American College of Cardiology. Circulation 2015; 132: e273–80
[10] Schäufele TG, Spittler R, Karagianni A et al. Transradial left ventricular endomyocardial biopsy: assessment of safety and efficacy. Clin Res Cardiol 2015; 104: 773–781
[11] Schumm J, Greulich S, Wagner A et al. Cardiovascular magnetic resonance risk stratification in patients with clinically suspected myocarditis. J Cardiovasc Magn Reson 2014; 16: 14
[12] Trachtenberg BH, Hare JM. Inflammatory cardiomyopathic syndromes. Circ Res 2017; 121: 803–818
[13] Wagner A, Bruder O, Mahrholdt H. Myocarditis: update and critical assessment. Current Cardiovascular Imaging Reports 2010; 3: 57–64

43.15 Literatur zur weiteren Vertiefung

[1] Marholdt H, Greulich S. Prognosis in myocarditis better late than (n)ever! J Am Coll Cardiol 2017; 70: 1988–1990
[2] Schumm J, Greulich S, Bruder O et al. Myokarditis in der kardialen MRT. Aktuel Kardiol 2013; 2: 94–101

44 Perikarditis

Heiko Mahrholdt, Sebastian Allgäuer

44.1 Steckbrief

Die Perikarditis ist eine Entzündung des Herzbeutels. Diese kann im Rahmen eines Infekts oder als perikardiale Beteiligung im Rahmen von systemischen Erkrankungen und Malignomen entstehen. In Industrieländern sind Viren die häufigsten Auslöser einer Perikarditis. Weltweit ist dagegen die Tuberkulose die häufigste Ursache. Oft ist durch eine gleichzeitige Entzündung des Perikards sowie der angrenzenden Myokardschichten eine klare Abgrenzung zur Myokarditis nicht möglich. In solchen Fällen spricht man auch von der Perimyokarditis.

44.2 Synonyme

- Herzbeutelentzündung

44.3 Keywords

- akute Perikarditis
- chronische Perikarditis
- Perimyokarditis, Myoperikarditis
- posttraumatisches Herzsyndrom (post-cardiac injury syndrome, PCIS)
- Dressler-Syndrom

44.4 Definition

- Bei der Perikarditis handelt es sich um eine Entzündung der Herzbeutelblätter.
- Das angrenzende Myokard ist häufig mitbetroffen (Perimyokarditis).
- Von einer *persistierenden* Perikarditis spricht man, wenn die Entzündung länger als 4 Wochen anhält.
- Eine *chronische* Perikarditis liegt definitionsgemäß vor, wenn die Erkrankung über 3 Monate andauert.
- Ein *Perikarditisrezidiv* kann nach einem dokumentierten Ersteignis einer akuten Perikarditis und einem symptomfreien Intervall von mindestens 4–6 Wochen auftreten.
- Eine *Pericarditis constrictiva* (oder calcarea) kann im Rahmen von chronischen oder rezidivierenden Perikarditiden entstehen.

44.5 Epidemiologie

44.5.1 Häufigkeit

- Die tatsächliche Inzidenz ist nicht genau bekannt, da die Perikarditis oft klinisch stumm verläuft.
- Bei ca. 5 % der Patienten, die sich wegen (nicht ischämietypischer) Thoraxschmerzen in der Notaufnahme vorstellen, wird im Verlauf eine Perikarditis als Ursache gefunden [2].

44.5.2 Altersgipfel

- Die Perikarditis kann in jedem Alter auftreten.

44.5.3 Geschlechtsverteilung

- Männer scheinen etwas häufiger betroffen zu sein als Frauen.

44.5.4 Prädisponierende Faktoren

- Genetische Faktoren, Immunsuppression und/oder Vorerkrankungen (z. B. Rheuma oder Malignom)

44.6 Ätiologie und Pathogenese

- Bei einem großen Teil aller Perikarditisfälle (ca. 70–90 %) findet man *keine spezifische Ursache*, da aufgrund des unkomplizierten Verlaufs auch keine umfassende Diagnostik betrieben wird (idiopathische Perikarditis); wahrscheinlich ist der größte Teil viral bedingt [4].
- *virale Perikarditis:*
  - vermutlich 30–50 % der Patienten in Industrieländern
  - Enteroviren (Coxsackieviren, Echoviren), Herpesviren (EBV, cmV, HHV-6), Adenoviren, Parvovirus B19
- *bakterielle Perikarditis:*
  - Die bakterielle Perikarditis kommt in Industrieländern mit niedriger Tuberkuloseprävalenz in der klinischen Praxis selten vor.
  - mögliche Erreger: Coxiella burnetii, Borrelia burgdorferi; selten: Pneumokokken, Meningokokken, Gonokokken, Streptokokken, Staphylokokken, Haemophilus spp., Chlamydien, Mykoplasmen, Legionellen, Listerien, Leptospiren
  - Die *tuberkulöse Perikarditis* ist weltweit die häufigste Form und die primäre Ursache für Perikarderkrankungen in Entwicklungsländern.
  - Eine seltene Form ist die *eitrige Perikarditis* im Rahmen von septischen Erkrankungen.

- ○ Sehr selten kommt es zur Perikarditis durch *Pilze* oder *Parasiten*.
- *Perikarditis bei Nierenversagen (urämische Perikarditis):*
  - ○ Nierenerkrankungen und terminales Nierenversagen können mit einem Perikarderguss einhergehen.
  - ○ Ursachen:
    - – Urämie vor einer Nierenersatztherapie oder innerhalb von 8 Wochen nach deren Beginn
    - – Dialyseperikarditis nach Erreichen einer Stabilisierung unter Dialyse (meistens 8 Wochen nach Dialysebeginn)
    - – seltene „konstriktive Perikarditis"
  - ○ Aufgrund der Volumenüberladung haben Patienten mit terminalem Nierenversagen ein erhöhtes Risiko, einen chronischen Perikarderguss zu entwickeln; dieser ist oft blutig. Eine Antikoagulation sollte deshalb vermieden werden.
- *Perikardbeteiligung bei Autoimmunerkrankungen und autoreaktiven Erkrankungen:*
  - ○ Das Perikard kann bei Autoimmunerkrankungen am Krankheitsprozess beteiligt sein als symptomatische oder auch asymptomatisch Perikarditis. Sollte es zur Ausbildung eines Perikardergusses kommen, korreliert er häufig mit der Aktivität der Grunderkrankung.
  - ○ Eine Perikardbeteiligung kann bei folgenden Erkrankungen auftreten:
    - – systemischer Lupus erythematodes (SLE)
    - – Sjögren-Syndrom
    - – rheumatoide Arthritis
    - – Sklerodermie
    - – systemische Vaskulitiden (z. B. eosinophile Granulomatose mit Polyangiitis)
    - – allergische Granulomatose
    - – Behçet-Syndrom
    - – Morbus Horton
    - – Takayasu-Syndrom
    - – Sarkoidose
    - – familiäres Mittelmeerfieber
    - – entzündliche Darmerkrankungen
    - – periodische Fiebersyndrome
- *posttraumatische Herzsyndrome:*
  - ○ Oberbegriff für eine Gruppe entzündlicher perikardialer Syndrome, die traumatisch oder iatrogen induziert sein können:
    - – Postmyokardinfarkt-Perikarditis (Pericarditis epistenocardica)
    - – Postperikardiotomie-Syndrom (PPS)
    - – posttraumatische Perikarditis
  - ○ Vermutet wird eine Autoimmunreaktion von Perikard- und/oder Pleuragewebe, verursacht durch:
    - – Myokardnekrose (späte Postmyokardinfarkt-Perikarditis oder Dressler-Syndrom)
    - – chirurgisches Trauma (Postperikardiotomie-Syndrom)
    - – unfallbedingtes Thoraxtrauma (traumatische Perikarditis)
    - – iatrogene Verletzung mit oder ohne Einblutung in den Herzbeutel (Perikarditis nach invasiven kardialen Eingriffen)
- *strahleninduzierte Perikarditis:*
  - ○ Die meisten Fälle treten nach einer Strahlentherapie zur Behandlung von Hodgkin-Lymphomen, Mamma- bzw. Bronchialkarzinomen auf.
- *Tumorperikarditis:*
  - ○ durch Tumorinfiltration oder Metastasen vor allem bei Bronchialkarzinom, Mammakarzinom, Ösophaguskarzinom oder im Rahmen von Leukämien
- *perikardiale Reaktionen auf Noxen aller Art* (selten):
  - ○ Eine Perikardschädigung kann auch durch Inhalation von Polymeren im Rauch, bei Transfusionsreaktionen oder durch fremde Antiseren ausgelöst werden.
  - ○ Auch durch Gifte (z. B. Stich eines Skorpionfisches), durch eine Fremdkörperreaktion, z. B. auf Talkum oder Silikate, Silikone, Tetrazykline oder andere sklerosierende Substanzen, Asbest und Eisen (bei Betathalassämie), kann es zur Perikarditis kommen.

44.7 Klassifikation

- trockene Perikarditis (fibrinöse Perikarditis)
- feuchte (exsudative) Perikarditis
- Pericarditis constrictiva calcarea

44.8 Symptomatik

- Ein *präkordialer Thoraxschmerz* ist das Leitsymptom der Perikarditis. Oft wird der Schmerz durch Inspiration oder Husten verstärkt.
- Bei der infektiösen Form tritt der Schmerz häufig in Kombination mit Fieber und Myalgien auf.
- *trockene Perikarditis:*
  - ○ Sie manifestiert sich mit retrosternalen bzw. linksthorakalen Schmerzen, die im Liegen bzw. bei Inspiration zunehmen und im Sitzen oder in vorgebeugter Position eventuell leicht abnehmen.
  - ○ Auskultatorisch ist ein Perikardreiben nachweisbar, das exspiratorisch am deutlichsten zu hören ist.
- *feuchte Perikarditis:*
  - ○ schließt sich oft der trockenen Form an mit charakteristischen Symptomen:
    - – Abnahme der Schmerzen und Reibegeräusche; die Herztöne werden leiser.
    - – Stauungszeichen mit Zunahme des zentralvenösen Druckes mit prall gefüllten Jugularis- und Zungengrundvenen sowie unter Umständen Leberkapselschmerz
    - – Bei Ausbildung eines Perikardergusses kann sich ein Low-output-Syndrom bis hin zum kardiogenen Schock entwickeln.
    - – typische Symptome: körperlicher Schwäche, Dyspnoe, Tachypnoe, Tachykardie und Hypotonie, Pulsus paradoxus (Blutdruckabfall bei Inspiration

um > 10–15 mmHg, sehr gut an der A. femoralis nachweisbar)

44.9 Diagnostik

44.9.1 Diagnostisches Vorgehen

- Der Verdacht auf eine akute Perikarditis ergibt sich, wenn 2 der folgenden Kriterien erfüllt sind:
  - perikarditistypischer Thoraxschmerz
  - Perikardreiben bei der Auskultation
  - neue ST-Hebungen in mehreren EKG-Ableitungen oder PR-Senkungen
  - neu aufgetretener oder zunehmender Perikarderguss
- Aufgrund des relativ gutartigen Verlaufs der häufigsten Perikarditisformen ist eine ätiologische Abklärung in Ländern mit niedriger Tuberkuloseprävalenz nicht bei allen Patienten zwingend erforderlich.
- Weist das klinische Erscheinungsbild auf eine zugrunde liegende Ursache (z. B. eine systemische Entzündungserkrankung) hin oder liegt mindestens 1 Risikofaktor für einen ungünstigen Verlauf vor (▶ Abb. 44.1), muss eine weiterführende Diagnostik eingeleitet werden.

44.9.2 Anamnese

- Typisches Symptom sind präkordiale Schmerzen.
- häufig viraler oder bakterieller Infekt in den letzten Wochen vor Krankheitsbeginn
- Systemerkrankung (oft schlecht kontrolliert)
- Malignom (oft schlecht oder nicht kontrolliert)
- kardiologischer Eingriff, Herz-OP oder Thoraxtrauma in den letzten Wochen
- Myokardinfarkt in den letzten Wochen

44.9.3 Körperliche Untersuchung

- systolisches oder systolisch-diastolisches, „schabendes", ohrnahes Reibegeräusch („Perikardreiben"); am besten in Exspiration zu hören
- Bei Ausbildung eines Perikardergusses werden die Schmerzen weniger und das Perikardreiben leiser.
- bei hämodynamisch relevantem Perikarderguss: prall gefüllte Halsvenen oder Zungengrundvenen (erhöhter zentralvenöser Druck) sowie Leberkapselschmerz
- leicht erhöhte Körpertemperatur, wobei Temperaturen > 38,5 °C oft auf eine spezifische Ursache hindeuten können [3]

44.9.4 Labor

- Entzündungsparameter: C-reaktives Protein (CRP), Prokalzitonin (PCT), Leukozytenzahl mit Differenzialblutbild)
- Meist sieht man als Entzündungszeichen ein erhöhtes CRP, eine Leukozytose und eine erhöhte Blutsenkungsgeschwindigkeit.
- Nierenfunktions- und Leberwerte
- myokardiale Nekrosemarker, z. B. Kreatinkinase (CK; CK-MB)
- natriuretisches Peptid Typ B (BNP)

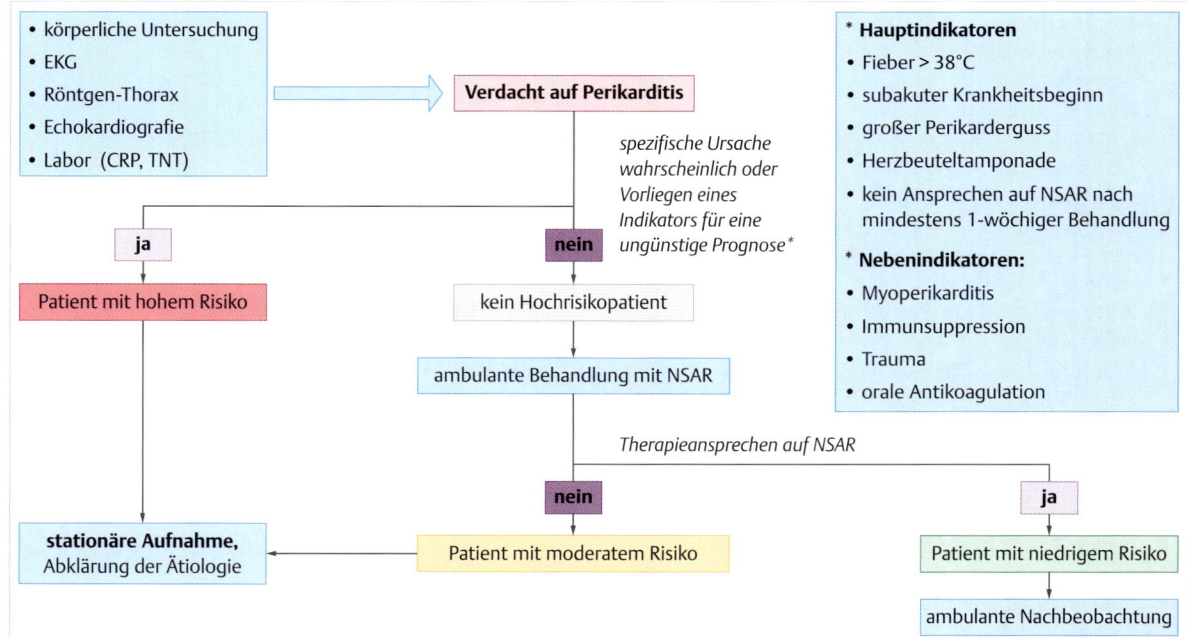

Abb. 44.1 Verdacht auf akute Perikarditis. Ersteinschätzung und klinisches Vorgehen (CRP: C-reaktives Protein, NSAR: nicht steroidale Antiphlogistika, TNT: Troponin T) [1].

44.9.5 Bildgebende Diagnostik

Echokardiografie
- Die transthorakale Echokardiografie ist das bildgebende Verfahren der ersten Wahl bei Verdacht auf Perikarditis. Vor allem ein Perikarderguss kann damit unkompliziert und sehr sensitiv nachgewiesen werden.

Röntgen
- Ein Röntgen-Thorax wird bei allen Patienten mit Verdacht auf eine akute Perikarditis empfohlen. Typische Befunde sind ein verbreitertes Herz bei Perikarderguss, Verkalkungen des Perikards bei Pericarditis constrictiva und ggf. Zeichen der Herzinsuffizienz.

Herz-CT
- Das Herz-CT ist ein gutes Verfahren, um Verdickungen und/oder Verkalkungen des Perikards als Zeichen einer Perikarditis zu erkennen. Im akuten Stadium nimmt das Perikard im Rahmen der Entzündung CT-Kontrastmittel auf.
- Zusätzlich kann ein Thorax- bzw. Herz-CT sinnvoll sein, um differenzialdiagnostisch eine koronare Herzkrankheit, eine Lungenarterienembolie oder eine Aortendissektion auszuschließen.

Herz-MRT (CMR)
- Die kardiale Magnetresonanztomografie kann zur Bestätigung oder zum Ausschluss einer Myokardbeteiligung bei Perikarditis durchgeführt werden (▶ Abb. 44.2).
- Des Weiteren können mittels cmR auch Verdickungen und Verkalkungen des Perikards, ein Perikarderguss sowie eine eventuelle Aufnahme von Kontrastmittel in das Perikard als Zeichen einer aktiven Entzündung beurteilt werden (ähnlich wie im CT).
- Die räumliche Auflösung des cmR ist jedoch deutlich schlechter als beim CT, deswegen ist hier eine individuelle Abwägung der Vor- und Nachteile von Herz-MRT und Herz-CT notwendig.

44.9.6 Instrumentelle Diagnostik

EKG
- Ein EKG gehört zu den empfohlenen Basisuntersuchungen bei Verdacht auf eine akute Perikarditis.
- typische EKG-Veränderungen:
  - ST-Strecken-Hebung in mehreren Ableitungen (meist konkav aus dem absteigenden Teil der S-Zacke)
  - PR-Senkungen

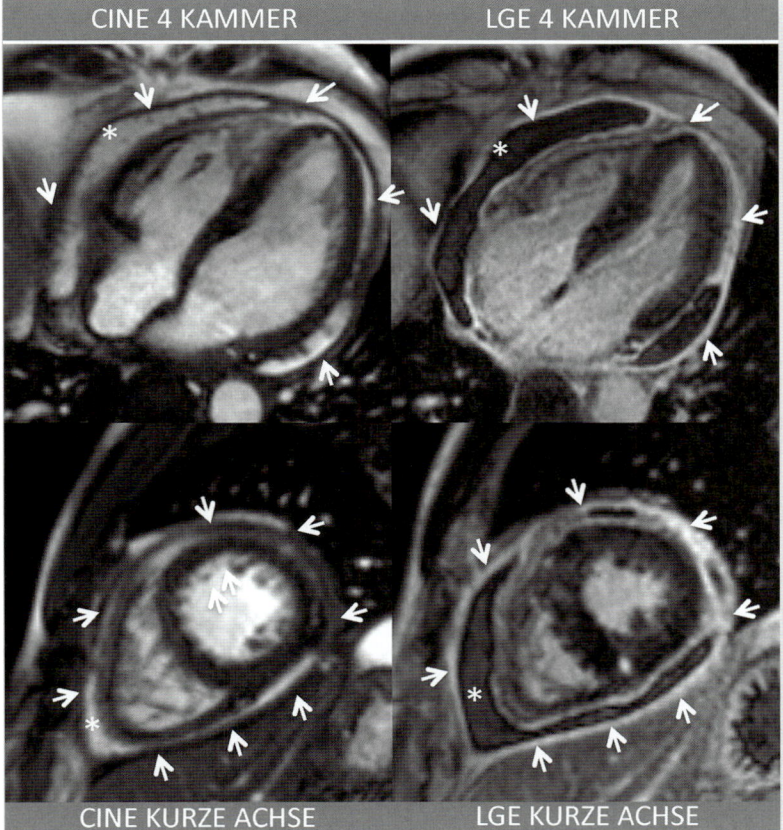

Abb. 44.2 Darstellung der Perikarditis im kardialen MRT. Zu beachten ist das verdickte Perikard (CINE), das als Zeichen der Entzündung Kontrastmittel (Late Gadolinium Enhancement, LGE) aufnimmt (weiße Pfeile). Der Perikarderguss ist mit einem Stern gekennzeichnet.

Herzkatheter

- Die Rolle des Herzkatheters bei der Abklärung der Perikarditis beinhaltet den Ausschluss einer differenzialdiagnostisch relevanten koronaren Herzerkrankung sowie die Beurteilung der Hämodynamik bei Verdacht auf Pericarditis constrictiva (Dip-Plateau-Phänomen bei simultaner Druckmessung im rechten und linken Ventrikel ggf. auch unter Volumenbelastung).
- In Fällen von Perikarditis mit Verdacht auf eine damit assoziierte Myokarditis kann in geeigneten Fällen eine Myokardbiopsie zur Aufarbeitung mit der Frage nach einer Myokarditis erfolgen.

44.9.7 Mikrobiologie und Virologie

Kulturen

- Bei Verdacht auf eine eitrige Perikarditis ist die Untersuchung der Perikardflüssigkeit auf Bakterien und Pilze indiziert.
- Zusätzlich sollten nach erfolgter Punktion eine Mykobakterienkultur sowie reguläre Blutkulturen zur Erregerdiagnostik angelegt werden.
- Die „definitive" Diagnose einer tuberkulösen Perikarditis basiert auf dem Nachweis von Tuberkelbakterien in der Perikardflüssigkeit oder der Perikardhistologie oder mittels PCR oder in der Kultur aus Perikardflüssigkeit oder dem Gewebeabstrich.

Serologie

- Bei Verdacht auf eine virale Perikarditis wird eine Routinevirusserologie (mit Ausnahme von HIV und HCV) nicht empfohlen.
- Für die „beweisende" Diagnose einer viralen Perikarditis sind oft zahlreiche histologische, zytologische, immunhistologische und molekulare Untersuchungen der Perikardflüssigkeit nötig, unter Umständen sogar Biopsien des Perikards.

44.10 Differenzialdiagnosen

- Die wichtigste Differenzialdiagnose der Perikarditis ist das *akute Koronarsyndrom* (▶ Abb. 44.3).
- Weitere relevante Differenzialdiagnosen sind Myokarditis, Pleuritis, Pneumonie und Pneumothorax.
- Auch Krankheiten im Bereich des Ösophagus und des Magens können ähnliche Symptome wie eine Perikarditis verursachen.

44.11 Therapie

44.11.1 Therapeutisches Vorgehen

- Patienten, bei denen eine andere Ursache als eine Virusinfektion festgestellt wurde, sollten einer spezifischen Therapie der Grunderkrankung zugeführt werden.

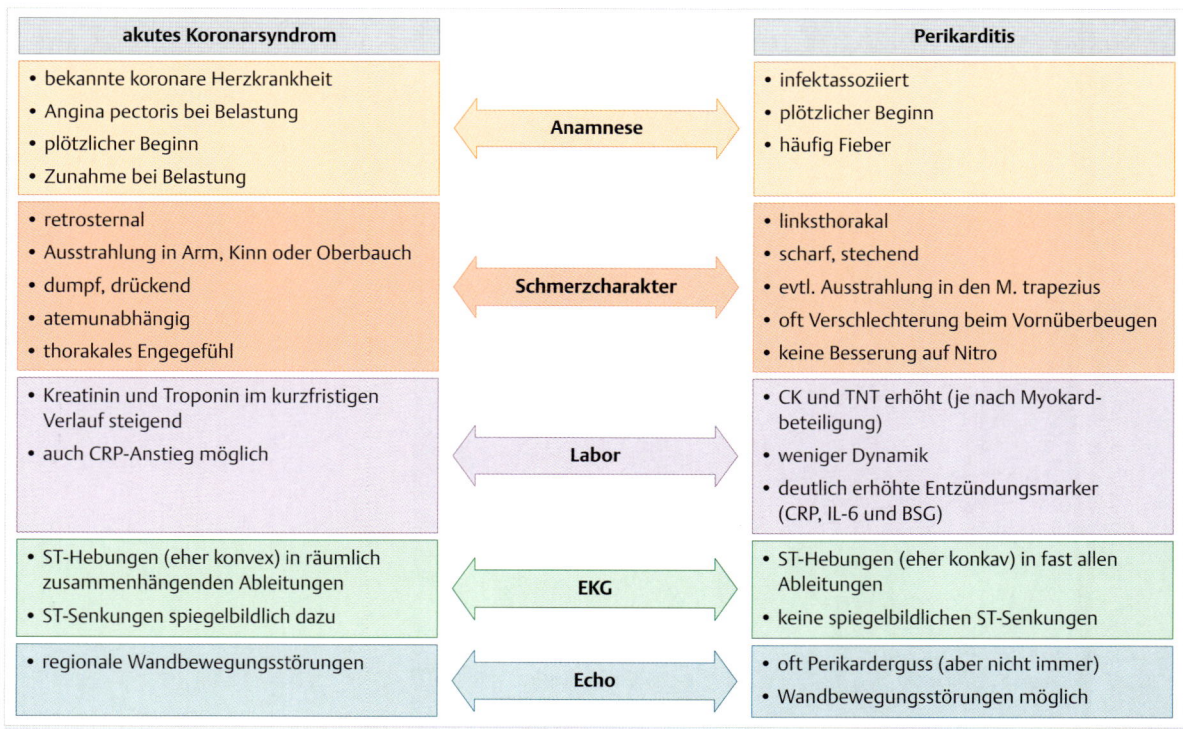

Abb. 44.3 Differenzialdiagnose der Perikarditis. Unterscheidung zwischen akutem Koronarsyndrom und Perikarditis im klinischen Alltag (CRP: C-reaktives Protein, IL: Interleukin, TNT: Troponin T).

44.11 Therapie

	Therapie der 1. Wahl	Therapie der 2. Wahl	Therapie der 3. Wahl	Therapie der 4. Wahl
akute Perikarditis: 2 von 4 Kriterien • perikardiale Thoraxschmerzen • Perikardreiben • EKG-Veränderungen • Perikarderguss	ASS oder NSAR + Kolchizin + körperliche Schonung	niedrig dosierte Kortikosteroide (im Fall von Kontraindikationen für ASS und NSAR/Kolchizin und nach Ausschluss einer infektiösen Ursache)		
Perikarditisrezidiv: nach symptomfreiem Intervall von ca. 4–6 Wochen	ASS oder NSAR + Kolchizin + körperliche Schonung	niedrig dosierte Kortikosteroide (im Fall von Kontraindikationen für ASS und NSAR/Kolchizin und nach Ausschluss einer infektiösen Ursache)	Immunglobuline oder Anakinra oder Azathioprin	Perikardektomie

Abb. 44.4 Perikarditis. Therapeutischer Algorithmus. Therapieempfehlungen nach den ESC-Guidelines 2015 zur Behandlung der Perikarditis [1].

- Darüber hinaus ist körperliche Schonung, also Belastung, die über normale Tätigkeiten im Sitzen hinausgeht, die wichtigste Empfehlung.
- ASS oder andere NSAR sind die Säulen der medikamentösen Therapie bei akuter Perikarditis. Die Anfangsdosis sollte beibehalten werden, bis die Symptome abgeklungen sind und das CRP sich normalisiert hat. Anschließend kann die medikamentöse Therapie ausgeschlichen werden.
- ▶ Abb. 44.4 zeigt den therapeutischen Algorithmus bei Perikarditis.

44.11.2 Pharmakotherapie

- Behandlung der Grundkrankheit, wenn möglich
- antientzündliche Therapie bei *akuter Perikarditis*:
  - ASS 750–1000 mg alle 8 Stunden für 1–2 Wochen, anschließende Dosisreduktion um 250–500 mg alle 1–2 Wochen
  - Ibuprofen 600 mg alle 8 Stunden für 1–2 Wochen, anschließende Dosisreduktion um 200–400 mg alle 1–2 Wochen
  - zusätzlich zu NSAR: Kolchizin 1-mal 0,5 mg (< 70 kg) oder 2-mal 0,5 mg (≥ 70 kg) täglich für 3 Monate, Reduktion (nicht obligat, aber sinnvoll): 0,5 mg jeden 2. Tag (< 70 kg) oder 1-mal 0,5 mg (≥ 70 kg) in den letzten Wochen
- *Niedrig dosierte Kortikosteroide* sind bei akuter Perikarditis zu erwägen, wenn ASS/NSAR und Kolchizin kontraindiziert sind oder nicht wirken und eine infektiöse Ursache ausgeschlossen wurde.
- Eine *höher dosierte* Therapie mit *Kortikosteroiden* kann bei autoimmunen Perikarditiden und/oder Therapie-

versagen der oben genannten Schemata notwendig werden. Beginn mit 1 mg Prednison/kgKG, dann jede Woche Reduktion um 10 mg (ab 20 mg in 5-mg-Schritten). Diese Therapie darf *nicht bei infektiöser Perikarditis* angewendet werden.
- Arzneimittel wie *Azathioprin*, *Immunglobuline* und *IL-1-Rezeptor-Antagonisten* können in speziellen Formen einer kortikosteroidabhängigen Perikarditis ohne Ansprechen auf Kolchizin erwogen werden.
- Bei *chronischer Perikarditis* muss die Behandlungsdauer ggf. auf Wochen bis Monate ausgedehnt werden.
- Alternative bei chronischer Perikarditis:
  - *Indometacin* 25–50 mg alle 8 Stunden: Beginn mit einer niedrigen Dosis, um Kopfschmerzen und Benommenheit zu vermeiden; Dauer über mehrere Wochen, Reduzierung der Dosis um 25 mg alle 1–2 Wochen

44.11.3 Interventionelle Therapie

Perikardpunktion

- Im Fall einer Herzbeuteltamponade oder zur Entlastung persistierend großer Ergussmengen ist eine Perikardpunktion mit Perikardiozentese nötig. Darüber hinaus muss in ausgewählten Fällen zur diagnostischen Einordnung (vor allem zum Ausschluss einer malignen oder bakteriellen Genese bzw. einer eitrigen Perikarditis) eine Perikardpunktion erfolgen.
- Die Punktion kann entweder unter echokardiografischer Kontrolle oder unter Durchleuchtung in Lokalanästhesie durchgeführt werden. (Eine „Blindpunktion" darf aufgrund des sehr hohen Komplikationsrisikos nur

im absoluten Notfall, z. B. bei drohendem oder eingetretenem Kreislaufstillstand, durchgeführt werden.)
- Das Komplikationsrisiko ist abhängig von der Überwachungsmethode, den Fähigkeiten des Operateurs und der Situation (Notfall versus dringlicher versus elektiver Eingriff); es beträgt 4–10 %.
- Zu den häufigsten Komplikationen gehören Arrhythmien, Verletzung von Koronararterien, Punktion des rechten Ventrikels, Hämo- oder Pneumothorax, Pneumoperikard oder Verletzung der Leber.
- Bei der eitrigen Perikarditis muss eine effektive Drainage gewährleistet werden; unter Umständen ist hierfür eine intraperikardiale Thrombolyse nötig.
- Einteilung Perikarderguss:
  - klein: < 10 mm
  - mittelgroß: 10–20 mm
  - groß: > 20 mm

44.11.4 Operative Therapie

- *Perikardfensterung:*
  - Es wird eine Verbindung zwischen Perikardraum und Pleurahöhle hergestellt, damit der Erguss (kontinuierlich) ablaufen kann, um eine Herzbeuteltamponade zu verhindern. Die häufigste Indikation ist der rezidivierende große Perikarderguss oder die Herzbeuteltamponade, wenn eine kompliziertere Operation wie eine Perikardektomie mit einem zu hohen Risiko verbunden, die Lebenserwartung des Patienten eingeschränkt (z. B. bei Perikardmetastasen) und der Eingriff palliativ ist.
- *Perikardektomie:*
  - Bei *konstriktiver Perikarditis* besteht die Behandlung der Wahl in einer Perikardektomie. Bei der Dekortikation sollte so viel wie möglich vom Perikard (alle an der Konstriktion beteiligten parietalen und epikardialen Anteile) entfernt werden; dies wird in der Regel nur über eine Sternotomie erreicht.
  - Eine weitere Indikation zur Perikardektomie ist die *eitrige Perikarditis*, wenn die alleinige Drainage aufgrund von Adhäsionen oder zu dicken purulenten Ergüssen nicht ausreicht oder ineffektiv ist.

44.12 Nachsorge

- Eine Kontrolle der antientzündlichen Therapie sollte eine Woche nach Therapiebeginn erfolgen.
- Die *körperliche Schonung* sollte bis zum Abklingen der Symptome und zu einer Normalisierung der Entzündungsparameter beibehalten werden.
- Es wird empfohlen, mindestens für 3 Monate nach Erkrankungsbeginn *auf (Leistungs-)Sport zu verzichten*. Wird kein Leistungssport betrieben, kann auch ein kürzerer Zeitraum genügen, wenn die Symptome verschwunden sind.
- Leistungssportler sollten Sport erst dann wiederaufzunehmen, wenn die Symptome abgeklungen sind und CRP, EKG und Echokardiogramm sich normalisiert haben.

44.13 Verlauf und Prognose

- Die meisten Patienten mit akuter Perikarditis (normalerweise diejenigen mit mutmaßlich viraler oder „idiopathischer" Perikarditis) haben eine *gute Langzeitprognose*. Bei Patienten mit akuter idiopathischer Perikarditis tritt auch nur selten eine Herzbeuteltamponade auf.
- Risiko der Entwicklung einer Konstriktion:
  - niedrig (< 1 %): bei idiopathischer und mutmaßlich viraler Perikarditis
  - intermediär (2–5 %): bei Autoimmunerkrankungen sowie immunvermittelten und neoplastischen Erkrankungen
  - hoch (20–30 %): bei Vorliegen einer bakteriellen Ätiologie, insbesondere bei Tuberkulose und eitriger Perikarditis
- Bei 15–30 % der Patienten mit idiopathischer akuter Perikarditis, die nicht mit Kolchizin behandelt werden, kommt es entweder zum Rezidiv oder zur persistierenden Erkrankung. Kolchizin kann die Rezidivrate halbieren.
- Eine chronische Perikarditis kann zur Versteifung und Verkalkung des Perikards führen: Pericarditis constrictiva calcarea („Panzerherz").

44.14 Quellenangaben

[1] Adler Y, Charron P, Imazio M et al. The 2015 ESC Guidelines on the diagnosis and management of pericardial diseases. Eur Heart J 2015; 36: 2873–2874
[2] Dudzinski DM, Mak GS, Hung JW. Pericardial diseases. Current Problems in Cardiology 2012; 37: 75–118
[3] Imazio M, Demichelis B, Parrini I et al. Day-hospital treatment of acute pericarditis: a management program for outpatient therapy. ACC Current Journal Review 2004; 13: 15
[4] LeWintermm. Acute pericarditis. N Engl J Med 2014; 371: 2410–2416

45 Erwachsene mit angeborenen Herzfehlern

Harald Kaemmerer, Rhoia Neidenbach, Bettina Ruf, Gunter Balling

45.1 Steckbrief

Angeborene Herzfehler (AHF) sind die häufigste isolierte Organanomalie. Nativ oder nach vorausgegangenen operativen oder interventionellen Eingriffen lassen sie sich einem einfachen, mittleren oder hohem Schweregrad zuordnen. Bis etwa 1940 sind etwa 80 % der Kinder mit relevanten AHF innerhalb der ersten Lebensjahre gestorben. Die Prognose der Betroffenen hat sich erst seit 1938 kontinuierlich gebessert, nachdem erstmals ein angeborener Herzfehler (offener Ductus Botalli) erfolgreich chirurgisch korrigiert werden konnte. Zudem profitierten die Patienten hinsichtlich Überlebensrate und Lebensqualität von den Errungenschaften der modernen Kinderkardiologie, Kardiologie, Anästhesie, Intensivmedizin und Pharmakotherapie. Gegenwärtig erreichen mehr als 90 % der Kinder mit AHF das Erwachsenenalter.

45.2 Aktuelles

- Die Zahl erwachsener Patienten mit angeborenen Herzfehlern (EmaH) wird in Deutschland momentan auf > 300 000 geschätzt. Diese Zahl ist größer als die der Kinder mit AHF.
- Bei nahezu allen EmaH bestehen kardiovaskuläre Rest- und Folgezustände, die eine lebenslange Nachsorge erforderlich machen.
- Neue Daten weisen darauf hin, dass sich selbst bei Anomalien, die lange Zeit als benigne galten, auch bei frühzeitig durchgeführter Therapie mit *zunehmendem Patientenalter* relevante Probleme entwickeln. Typisches Beispiel hierfür ist die Entwicklung einer pulmonalarteriellen Hypertonie bei primären Links-rechts-Shunt-Vitien trotz frühzeitiger und adäquater Therapie.
- Für die *Versorgung von EmaH* stehen in Deutschland momentan 16 zertifizierte überregionale EmaH-Zentren, einige regionale EmaH-Zentren und -Praxen sowie mehr als 300 EmaH-zertifizierte Kinderkardiologen und Kardiologen zur Verfügung. Alle überregionale EmaH-Zentren verfügen über die Möglichkeiten einer EmaH-spezifischen, intensivmedizinischen Maximalversorgung.
- Trotz des flächendeckenden Versorgungsangebots befindet sich die weit überwiegende Zahl der EmaH momentan nicht in Kontrolle oder Behandlung von zertifizierten Spezialisten. Dies ist von besonderer Bedeutung, da die meisten Ärzte im Bereich der Basisversorgung, aber auch viele Internisten und Kardiologen über keine ausreichenden Kenntnisse über die Probleme und das Management dieser teils sehr komplexen Anomalien verfügen.
- Eine *unzureichende Verlaufskontrolle* und *Nachsorge* hat potenziell negative Auswirkungen auf Morbidität und Mortalität der Betroffenen. Bei Verkennung oder Unterschätzung dieser Problematik wird die Möglichkeit zur Einleitung frühzeitiger präventiver oder therapeutischer Maßnahmen verpasst.
- *Kardiale Hauptprobleme der EmaH* betreffen die Herzinsuffizienz, Herzrhythmusstörungen, Endokarditiden, Aortopathien sowie eine pulmonalvaskuläre Erkrankung.
- Ein zusätzliches Problem stellen mit zunehmendem Alter kardiale oder nicht kardiale *Komorbiditäten* dar. Sie modifizieren den Verlauf der AHF und diese wiederum beeinflussen den Verlauf der Komorbiditäten.
- Komorbiditäten manifestieren sich oft anders als bei erworbenen Herzerkrankungen. Dort etablierte Management- und Therapieregime lassen sich nicht unbedingt und unkritisch auf AHF übertragen.
- Gerade bei kritisch kranken EmaH und einer intensivmedizinischen Versorgung ist ein *individuelles, vitientypisches Management* wichtig, da nur wenige aktuelle, evidenzbasierte Handlungsempfehlungen vorliegen, die bei dem heterogenen Patientengut oft nur auf Daten aus kleinen Kollektiven basieren.
- Valide chirurgische oder intensivmedizinische *Scoresysteme* zur prä- und postoperativen Risikoeinschätzung bei EmaH existieren nicht.

45.3 Synonyme

- angeborene Herzfehler (AHF)
- Congenital Cardiac Disease (CCD)
- Congenital Heart Disease (CHD)
- Erwachsene mit angeborenem Herzfehlern (EmaH)
- Adult Congenital Cardiac Disease (ACCD)
- Adult Congenital Heart Disease (ACHD)
- Grown-up Congenital Heart Disease (GUCH)

45.4 Keywords

- angeborene Herzfehler
- Restzustände
- Folgezustände
- Nachsorge
- Loss-to-follow-up

45.5 Definition

- Einteilung der häufigsten angeborenen Herzfehler nach Schweregraden:
  - *einfache native Herzfehler:*
    - isolierte angeborene Anomalien der Aortenklappe, isolierte angeborene Anomalien der Mitralklappe (außer: Parachute-Mitralklappe, Mitralklappen-Cleft), offenes Foramen ovale oder kleiner Vorhofseptumdefekt, kleiner Ventrikelseptumdefekt, milde Pulmonalstenose
  - *einfache reparierte Herzfehler:*
    - Ductus arteriosus Botalli (verschlossen), Vorhofseptumdefekt vom Sekundum- oder Sinus-venosus-Typ (verschlossen und ohne relevante Residuen), Ventrikelseptumdefekt (verschlossen und ohne relevante Residuen)
  - *mittelschwere Herzfehler:*
    - aortolinksventrikuläre Fisteln, Lungenvenenfehlmündung (partiell oder total), atrioventrikulärer Septumdefekt (partiell oder komplett), Aortenisthmusstenose, Ebstein-Anomalie, rechtsventrikuläre Ausflusstraktobstruktion (signifikant), Vorhofseptumdefekt vom Primumtyp, offener Ductus arteriosus Botalli, Pulmonalklappeninsuffizienz (mittel- oder hochgradig), Pulmonalklappenstenose (mittel- oder hochgradig), Sinus-Vasalva-Fistel/-Aneurysma, Vorhofseptumdefekt vom Sekundum- oder Sinus-venosus-Typ, sub- oder supravalvuläre Aortenstenose (außer HOCM), Fallot-Tetralogie, Ventrikelseptumdefekt mit: „absent valve", Aortenklappeninsuffizienz, Aortenisthmusstenose, Mitralklappendefekt, rechtsventrikuläre Ausflusstraktobstruktion, Straddling der Trikuspidal-/Mitralklappe, Subaortenstenose
  - *schwere Herzfehler und schwerwiegende postoperative Situationen:*
    - Conduits (klappentragend oder nicht klappentragend), zyanotische angeborene Herzfehler (alle), Double-Outlet-Ventrikel, Eisenmenger-Syndrom, Fontan-Operation, Mitralatresie, univentrikuläres Herz, Pulmonalatresie (alle Formen), Transposition der großen Arterien, Trikuspidalatresie, Truncus arteriosus/hemitruncus, hypoplastisches Linksherzsyndrom; andere, bislang nicht aufgeführte Anomalien der AV- oder VA-Verbindung

45.6 Intensivmedizinisch relevante Hauptprobleme im Langzeitverlauf

45.6.1 Herzfehlerspezifische Rest- und Folgezustände bei EmaH

- Fast alle Betroffenen sind chronisch krank infolge von Rest- und Folgezuständen der zugrunde liegenden AHF.
- Diese Rest- und Folgezustände sind für die jeweiligen AHF spezifisch (▶ Tab. 45.1).
- Restzustände sind anatomische- oder hämodynamische Störungen, die als Teil der angeborenen Fehlbildung schon vor dem Eingriff bestanden, unabhängig vom diesem sind und postoperativ oder postinterventionell bestehen bleiben.
- Folgezustände resultieren aus dem spezifisch durchgeführten Eingriff. Sie umfassen anatomische oder hämodynamische Nachwirkungen der Behandlung, die zum Zeitpunkt des Eingriffs nicht vermeidbar waren. Hierzu gehören insbesondere ventrikuläre, valvuläre oder elektrophysiologische Veränderungen.

Tab. 45.1 Typische Rest- und Folgezustände bei Erwachsenen, die interventionell oder operativ wegen eines angeborenen Herzfehlers behandelt wurden.

Herzfehler	Restzustand	Folgezustand
Pulmonal-/Aortenklappenstenose	Restgradient, Ventrikeldysfunktion	Klappeninsuffizienz, -stenose
Aortenisthmusstenose	Reststenose, arterieller Hypertonus, bikuspide Aortenklappe	Restenose, Aortenaneurysma, Schäden der A. subclavia sinistra
Vorhofseptumdefekt	Restshunt, Ventrikeldysfunktion	Postkardiotomiesyndrom, Rhythmusstörungen
Ventrikelseptumdefekt (VSD)	Restshunt, pulmonale Hypertonie	Rhythmusstörungen, Blockbildungen, Trikuspidalinsuffizienz
Fallot-Tetralogie	Restgradient, Restdefekte	Pulmonalklappeninsuffizienz, Aneurysma des rechtsventrikulären Ausflusstrakts, Rhythmusstörungen, Blockbildungen
komplette Transposition der großen Gefäße nach Vorhofumkehr	morphologisch rechter Systemventrikel mit Ventrikeldysfunktion, Insuffizienz der System-AV-Klappe, subpulmonale Ausflusstraktobstruktion, Restshunt	systemvenöse Baffle-Obstruktion, pulmonalvenöse Baffle-Obstruktion, Rhythmusstörungen
Zustand nach Conduitinterposition	Restshunt, Ventrikeldysfunktion	Verkalkungen, Degeneration, Endokarditis
Zustand nach Fontan-Operation	Restshunt, Ventrikeldysfunktion	Obstruktionen, Thromben, Eiweißverlustsyndrom, Rhythmusstörungen

- Die Beurteilung der Vielzahl verschiedener AHF, die gerade bei den komplexeren AHF in diversen Kombinationen vorkommen, und die große Zahl grundverschiedener Eingriffe erfordert Spezialkenntnisse.
- Da sich viele Probleme bei AHF anders als bei erworbenen Herzerkrankungen verhalten, ist bei ihnen die Anwendung etablierter Therapieregime aus dem Bereich der erworbenen Herzerkrankungen nur bedingt und unter Beachtung der pathologisch-anatomischen und pathophysiologischen Besonderheiten möglich

45.6.2 Herzinsuffizienz bei EmaH

- Die Herzinsuffizienz ist die wesentliche Komplikation im Langzeitverlauf von nativen, nicht behandelten AHF oder nach deren operativer oder interventioneller Behandlung.
- Etwa 25 % der Patienten versterben im Rahmen einer Herzinsuffizienz.
- Die Herzinsuffizienz bei EmaH ist unterschiedlich definiert:
  - klassische Rechts- oder Linksherzdekompensation
  - eingeschränkte Ejektionsfraktion
  - eingeschränkte Belastungstoleranz
  - Aktivierung neurohumoraler Faktoren (z. B. atriales natriuretisches Peptid, Brain-type natriuretisches Peptid, N-terminales pro-BNP).
- diagnostisch und therapeutisch problematisch:
  - univentrikuläre Herzen nach Fontan-Operation
  - Transposition der großen Gefäße nach Vorhofumkehroperation
  - morphologisch rechter Systemventrikel
  - pulmonalvaskuläre Erkrankung bei primären Links-rechts-Shunt-Vitien (Extremform: Eisenmenger-Syndrom)
  - schwere Klappenerkrankungen nach Operation komplexer AHF (z. B. Pulmonalklappeninsuffizienz nach Fallot-Korrektur)
- Die *pathophysiologischen Veränderungen* sind multifaktoriell und abhängig von:
  - zugrunde liegendem angeborenem Herzfehler
  - Art und Zeitpunkt der bisherigen Therapie
  - Begleitfaktoren: vor allem Herzrhythmusstörungen, Zyanose, pulmonale Hypertonie
  - Aggravierend sind erworbene Komorbiditäten:
    - insbesondere koronare Herzerkrankung, arterielle Hypertonie, Myokarditis, chronisch-obstruktive Lungenerkrankung (COPD), periphere arterielle Verschlusskrankheit, Stoffwechselstörungen (z. B. Diabetes mellitus, Hyperlipidämie, Hyperurikämie), zerebrovaskuläre Erkrankungen, andere Organveränderungen (vor allem Leberschäden, Niereninsuffizienz)
- Die Diagnose der Herzinsuffizienz *mittels bildgebender Verfahren* (Echokardiografie, MRT, CT, Herzkatheter) und anhand enddiastolischer und/oder endsystolischer Diameter oder Volumina oder der Ejektionsfraktion ist schwierig, da gerade für komplexe Vitium (z. B. univentrikuläre Herzen nach Fontan-Operation, komplette Transposition der großen Gefäße nach Vorhofumkehroperation oder kongenital korrigierte Transposition der großen Gefäße) Normwerte fehlen.
- Bei zu vermutender Herzinsuffizienz müssen zunächst interventionell oder operativ behandelbare Ursachen identifiziert werden.
- Ziel einer *medikamentösen Therapie* ist die Verbesserung von:
  - klinischer Symptomatik
  - Belastbarkeit
  - Lebensqualität
  - Langzeitprognose
- Erfahrungen aus der Behandlung eines insuffizienten, morphologisch linken Ventrikels bei erworbenen Herzerkrankungen können nicht ausnahmslos übernommen werden.
- medikamentöse Therapie der systolischen Herzinsuffizienz stets unter Beachtung vitienspezifischer Besonderheiten
  - bei morphologisch linkem Systemventrikel:
    - Renin-Angiotensin-Blocker (ACE-Hemmer, AT 1-Rezeptor-Antagonisten), Betablocker, Mineralokortikoid-Rezeptor-Antagonisten (Spironolacton, Eplerenon), Digitalisglykoside, Diuretika (Schleifendiuretika, Thiazide, Metolazone)
  - bei morphologisch rechtem Systemventrikels (z. B. Transposition der großen Arterien nach Vorhofumkehr, kongenital korrigierte Transposition, univentrikuläre Herzen vom rechtsventrikulären Typ):
    - Die Datenlage zu ACE-Hemmern, AT-Blockern, Betablockern oder anderen Medikamenten ist unzureichend und teils widersprüchlich.
- Herzinsuffizienz mit erhaltener systolischer Funktion (HFpEF):
  - Es existieren bei AHF keine validen Daten.
- Besonderheit birgt die Therapie bei Fontan-Zirkulation mit diastolischer oder systolischer Herzinsuffizienz, chronotroper Insuffizienz und/oder Anstieg der Lungengefäßwiderstände.
  - Es gibt nur wenige Daten zum Einsatz von ACE-Hemmern, AT-Blockern, Digitalis, Betablockern, Phosphodiesterase-5-Hemmer oder Endothelin-Rezeptor-Antagonisten.
- *Therapiealternativen bei therapierefraktärer Herzinsuffizienz:*
  - Herztransplantation oder Herz-Lungen-Transplantation:
    - Probleme durch Spendermangel
    - Vitientypische anatomische und pathophysiologische Besonderheiten sind zu beachten (z. B. Gefäßanomalien, Art und Zahl der Voroperationen, intrathorakale Narben, Kollateralen, immunologischer Status nach Transfusionen).

- Die Listungskriterien bei AHF sind unscharf.
- Nach Transplantation erscheint die Frühletalität erhöht.
- Im 10-Jahres-Follow-up ist die Prognose bei AHF besser.
- Wegen renaler oder hepatischer Begleiterkrankungen sind gelegentlich auch kombinierte Organtransplantationen erforderlich.
  ○ Assistsysteme:
    – Es existieren nur Einzelfallbeschreibungen oder kleine Serien.
    – Die Resynchronisationstherapie ist unter Berücksichtigung vitientypischer Besonderheiten möglich.
    – Bei komplexen AHF ist die Indikationsstellung schwierig, da randomisierte, prospektive Daten fehlen, die Implantation bei komplexer Anatomie und nach mehreren Voroperationen technisch schwierig sein kann und ausreichende Daten zum Langzeitverlauf fehlen.
- *Therapie bei akuter kardialer Dekompensation:*
  ○ Die akute kardiale Dekompensation bei EmaH findet sich vor allem bei Patienten mit Fontan-Zirkulation oder bei morphologisch rechtem Systemventrikel bei Transposition der großen Gefäße (TGA) nach Vorhofumlagerung bzw. bei kongenital korrigierter TGA.
  ○ Die Akutbehandlung erfolgt nach den allgemeingültigen Regeln bei akuter Herzinsuffizienz:
    – Optimierung der Vor- und Nachlast
    – Optimierung des Volumenstatus, je nach Ausgangslage durch Volumensubstitution, Diuretikagabe, Hämodiafiltration usw.
- medikamentöse Aufrechterhaltung eines ausreichenden Systemdrucks bei akuter Herzinsuffizienz:
  ○ je nach Ausgangslage einzeln oder in Kombination: Dopamin, Dobutamin, Adrenalin, Noradrenalin, Phosphodiesterase-III-Hemmer, Levosimendan
- Bei persistierendem kardiogenem Schock kommen zunehmend Kreislaufunterstützungs- und Oxygenierungsverfahren zum Einsatz:
  ○ venovenöse oder renoarterielle extrakorporale Membranoxygenierung (ECMO)
  ○ Rechtsherz- und biventrikuläre Unterstützung
  ○ venoarterielles extrakorporales Life-Support-System (ECLS)
  ○ sonstige maschinelle Unterstützungssysteme wie intraaortale Ballonpumpe (IABP), ventrikuläre Unterstützungssysteme (ventricular assist devices)
  ○ Herz-, Herz-Lungen, Multiorgantransplantation
- Besonderheiten der Akuttherapie:
  ○ bei zyanotischen Vitien und nach Fontan-Operation
    – Senkung des pulmonalen Gefäßwiderstands
    – vermeide: Hypoxie, Hyperkapnie, Azidose, Hypothermie sowie Beatmung mit hohen Tidalvolumina und hohen positiven endexspiratorischen Druckwerten, die den pulmonalen Gefäßwiderstand weiter erhöhen. Bei Fontan: Vasopressoren (Noradrenalin, Vasopressin)
  ○ Nach Vorhofumkehroperation bei TGA oder bei kongenital korrigierter TGA fungiert der morphologisch rechte Ventrikel als Systemventrikel.
    – Eine akute kardiale Dekompensation wird nach den üblichen Richtlinien behandelt. Diese Patienten profitieren aber von einer Nachlastsenkung (ACE-Hemmer, AT-Blocker, Phosphodiesterase-III-Hemmer) oder Betablockade möglicherweise nicht oder weniger als Patienten mit erworbenen Herzerkrankungen.

45.6.3 Herzrhythmusstörungen bei EmaH

- Tachykarde oder bradykarde Herzrhythmusstörungen gehören bei EmaH zu den häufigsten Todesursachen.
- Betroffen sind native sowie voroperierte Patienten vor allem bei:
  ○ Vorhofseptumdefekt
  ○ Fallot-Tetralogie
  ○ Ebstein-Anomalie
  ○ Transposition der großen Gefäße nach Vorhofumkehroperation
  ○ funktionell univentrikuläre Herzen nach Fontan-Operation
- häufige *Ursachen* der Arrhythmien:
  ○ Myokardfibrosen
  ○ postoperative Narben
  ○ Verschlechterungen der Hämodynamik
  ○ progrediente AV-Klappeninsuffizienz
  ○ Sinusknotendysfunktion und AV-Blockierungen durch Verletzungen des Reizleitungssystems sowie durch Inzisionen und Narben bei Eingriffen auf Vorhofebene
- *supraventrikuläre Tachykardien:*
  ○ häufig intraatriale Reentrytachykardien und Vorhofflattern
  ○ Vorhofflimmern bei AHF seltener
- *ventrikuläre Tachyarrhythmien:*
  ○ monomorphe und polymorphe Kammertachykardien sowie Kammerflimmern, vor allem nach Ventrikulotomie, VSD-Patch-Verschluss (z. B. nach Fallot-Operation oder nach Rastelli-Operation bei TGA
- *Behandlungsziel:*
  ○ Befindensverbesserung
  ○ Erhalt der Ventrikelfunktion
  ○ Senkung der Morbidität
  ○ Prognoseverbesserung durch Verhinderung eines plötzlichen Herztodes
- *Risikostratifizierung für das Auftreten eines plötzlichen Herztodes:*
  ○ ist bei AHF schwierig und kann nur individuell betrachtet werden
  ○ Insbesondere bei komplexen AHF werden auch supraventrikuläre Tachykardien schlecht toleriert und kön-

nen letal sein (z. B. nach Vorhofumkehr, bei Fontan-Zirkulation, bei zyanotischen AHF, bei Eisenmenger-Syndrom).
- *Erfassung bedeutsamer Arrhythmien:*
  - Langzeit-EKG (ggf. über mehrere Tage)
  - tragbare externe EKG-Geräte
  - externe Eventrekorder
  - implantierbare Eventrecorder
- *Therapie der Arrhythmien:*
  - katheterinterventionelle Ablationsverfahren:
    – bevorzugtes Verfahren bei supraventrikulären, aber auch ventrikulären Arrhythmien
    – Eine ergänzende medikamentöse Behandlung (häufig mit Amiodaron oder kardioselektiven Betablockern) kann notwendig sein.
  - pharmakologisch:
    – häufig mit kardioselektiven Betablockern oder Amiodaron zum Erhalt des Sinusrhythmus, der Verhinderung eines Arrhythmierezidivs bzw. der Frequenzlimitierung, falls kein Sinusrhythmus zu erzielen ist
  - Implantation von Schrittmacher- oder Defibrillatorsystemen:
    – Die Besonderheiten der zugrunde liegenden Vitien sind für eine optimale und sichere Sonden-, Paddle-Platzierung entscheidend.
    – bei komplexen oder zyanotischen Vitien eventuell epikardiale oder subkutane Implantationstechniken
- orale Antikoagulation bei Thrombemboliegefahr im Rahmen von Arrhythmien:
  - Das Thrombembolierisko bei AHF kann höher sein als bei erworbenen Herzerkrankungen.
  - Die gängigen Scoresysteme liefern nur eine Orientierung und sind nicht für EmaH validiert.
- *Akuttherapie von Rhythmusstörungen bei AHF:*
  - Die Unterscheidung von supraventrikulären Tachykardien mit Schenkelblock und ventrikuläre Tachykardien kann bei vorbestehendem Schenkelblock oder ventrikulärer Hypertrophie schwierig sein.
  - *Supraventrikuläre* Tachykardien finden sich besonders häufig nach Vorhofumkehroperation bei TGA sowie bei univentrikulären Herzen nach Fontan-Operation.
    – Auch supraventrikuläre Tachykardien werden bei komplexen AHF schlecht toleriert und können zu kardialer Dekompensation führen.
    – Akute tachykarde supraventrikulärer Tachykardien mit hämodynamischer Beeinträchtigung erfordern eine rasche elektrische Kardioversion.
    – Hämodynamisch stabile supraventrikuläre Tachykardien können medikamentös behandelt werden, z. B. mit Adenosin, Betablocker oder Amiodaron.
    – Bei Ineffektivität schließt sich eine elektrische Kardioversion oder eventuell eine interventionelle Behandlung an (Überstimulation, Ablation).
  - *Ventrikuläre* Tachykardien sind bei AHF seltener und finden sich vor allem bei Fallot-Tetralogie, TGA nach Rastelli-Operation oder univentrikulärem Herzen.
    – Für die Akuttherapie wird meist eine rasche elektrische Kardioversion oder unter Umständen eine Defibrillation notwendig.
  - Nach Unterbrechen einer supraventrikulären oder ventrikulären Tachykardie sollte stets die hämodynamischen Situation des AHF abgeklärt werden, um eine hämodynamische Ursache auszuschließen, die interventionell oder operativ verbessert werden kann.
  - *Bradykardien:*
    – Bei symptomatischen Bradykardien erfolgt die notfallmäßige medikamentöse Therapie mit Atropin, Adrenalin, Orciprenalin, Isoprenalin und/oder perkutaner Schrittmacherstimulation.
    – Bei Herzlageanomalie müssen für eine perkutane Stimulation die Elektrodenpositionen angepasst werden.
    – Die Einlage einer transvenösen Schrittmachersonde kann durch eine komplexe Anatomie oder Gefäßanomalien nach operativer Korrektur schwierig oder unmöglich sein und eventuell eine chirurgische Sondenplatzierung (z. B. epikardiale Elektroden) erfordern.

45.6.4 Pulmonalvaskuläre Erkrankung bei EmaH

- Strukturelle und funktionelle Veränderungen der großen und kleinen Lungengefäße können bei AHF eine pulmonalvaskuläre Erkrankung mit pulmonalarterieller Hypertonie (PAH) verursachen.
- Druck- und Volumenbelastungen der Lungenstrombahn sind bei AHF die entscheidenden Reize, die nach einer initialen pulmonalen Endothelstörung zu einer pulmonalvaskulären Erkrankung führen.
- Die schwerste, früher als irreversibel eingestufte Form wird als Eisenmenger-Reaktion bezeichnet, bei der aus einem initialen Links-rechts-Shunt-Vitium mit Fortschreiten der pulmonalvaskulären Erkrankung und mit Anstieg des Lungengefäßwiderstands ein Rechts-links-Shunt resultiert und klinisch somit aus einem azyanotischen ein zyanotischer Herzfehler wird.
- Vorzugsweise vier Gruppen von AHF werden durch eine pulmonale oder pulmonalarterielle Hypertonie (PH-/PAH-AHF) kompliziert:
  - primäre Links-rechts-Shunt-Vitien
  - angeborene Obstruktionen des linken Herzens
  - zyanotische Herzfehler mit vermehrtem Lungenfluss
  - Anomalien der Pulmonalarterie
- Bis zu 10 % der Patienten mit AHF entwickeln eine die Belastungsfähigkeit und die Prognose beeinträchtigende P(A)H.

- Die *Klassifizierung* der pulmonalen Hypertonie basiert auf den aktuellen ESC-Guidelines (2015). Dementsprechend wird die PH-/PAH-AHF unter Berücksichtigung der zugrunde liegenden pathologischen und pathophysiologischen Gegebenheiten in 5 Hauptgruppen eingeteilt:
  1. pulmonal-arterielle Hypertonie
  2. pulmonale Hypertonie infolge von Linksherzerkrankungen
  3. pulmonale Hypertonie infolge von Lungenerkrankungen bzw. Hypoxie
  4. chronische thromboembolische pulmonale Hypertonie und andere Pulmonalarterienobstruktionen
  5. pulmonale Hypertonie mit unklarem bzw. multifaktoriellem Mechanismus
- In den neuen Guidelines wurden explizit neue Optionen aufgenommen, um pädiatrische Krankheitsbilder und somit auch den Bereich der AHF besser abzubilden. Die pulmonale Hypertonie bei AHF erscheint in dieser Klassifikation in den Gruppen 1, 2, 4 und 5.
- klinische Zuordnung der PH-/PAH-AHF bei angeborenen Links-rechts-Shunt-Vitien (▶ Tab. 45.2):
  - Eisenmenger-Syndrom
  - Links-rechts-Shunt-Vitien mit vermehrtem Lungenfluss ohne Zyanose
  - zufällig mit einem AHF assoziierte pulmonalarterielle Hypertonie
  - eine nach Reparatur persistierende oder sich entwickelnde pulmonalarterielle Hypertonie
- Eine Sondergruppe umfasst univentrikuläre Herzen mit Fontan-Zirkulation, die eine pulmonalvaskuläre Erkrankung und Widerstandserhöhung entwickeln, ohne die Grenzwerte der pulmonalen Hypertonie zu erreichen.
- Die Zuordnung der pulmonalen Hypertonie in Verbindung mit angeborenen Links-rechts-Shunt-Vitien zu definierten Gruppen ist von klinischer und prognostischer Bedeutung.
- Diagnostik, Risikostratifizierung und Therapieentscheidungen bei Erwachsenen mit PH-/PAH-AHF unterscheiden sind teils grundlegend von anderen P(A)H-Formen. Dies betrifft insbesondere zyanotische Patienten mit Eisenmenger-Syndrom.
- Bei zyanotische Patienten mit und ohne Eisenmenger-Syndrom weist die supportive Therapie Besonderheiten und Gefahren auf:
  - Systemisch wirksame Vasodilatatoren (AT-Blocker, ACE-Hemmer) können deletär sein durch Zyanosevertiefung.
  - Orale Antikoagulanzien können die genuinen Gerinnungsstörungen bei zyanotischen Patienten verstärken.
  - Zyanotische Patienten entwickeln eine reaktive Erythrozytose, deren Ausmaß mit der Sauerstoffsättigung korreliert (nota bene: Hb-Werte über 18 g/dl und ein Hämatokritwert über 65 % sind häufig und adäquat!).
  - Phlebotomien sind nur bei symptomatischer Erythrozytose und nach Ausschluss einer Dehydratation indiziert
  - Eine (relative) Anämie und/oder ein Eisenmangel muss erkannt und unter Umständen ausgeglichen werden.
- Spezifische Pharmakotherapie bei angeborenen Herzfehlern und assoziierter PAH können zu einer Verbesserung der Lebensqualität und der Prognose führen:
  - Endothelinantagonisten
  - PDE-5-Inhibitoren
  - Prostanoide
  - IP-Prostazyklin-Rezeptor-Agonisten
  - Stimulatoren der löslichen Guanylatzyklase (sGC)
- Alle Therapieentscheidungen bei EmaH basieren auf klinischer Expertise und zahlenmäßig begrenzten klinischen Studien.
- Die aktuelle Studienlage lässt die Entscheidungen offen, welche Pharmaka zum Einsatz kommen und ob eine Mono- oder Kombinationstherapie zu bevorzugen ist.
- Aufgrund der Komplexität der PA-/PAH-AHF sollten Diagnostik und Therapie bei diesen Patienten stets durch oder gemeinsam mit ausgewiesenen EmaH-Experten oder EmaH-Zentren erfolgen.

Tab. 45.2 Klinische Klassifikation der pulmonalen Hypertonie bei angeborenen Links-rechts-Shunt-Vitien [4].

Klinisches Bild	Definition
Eisenmenger-Syndrom	alle Links-rechts-Shunt-Vitien mit großem Defekt, der zu einem Anstieg des pulmonalvaskulären Widerstandes führt, so dass es zu einer Shuntumkehr mit bidirektionalem oder Rechts-links-Shunt kommt
	Die betroffenen Patienten sind zyanotisch und haben eine Erythrozytose.
pulmonalarterielle Hypertonie assoziiert mit Links-rechts-Shunt-Vitien	Patienten mit moderatem bis großem Links-rechts-Shunt mit pulmonaler Hypertonie, aber noch ohne Shuntumkehr, so dass zumindest in Ruhe keine Zyanose vorhanden ist
pulmonalarterielle Hypertonie mit kleinen Defekten	Bei kleinem Defekt (meist Ventrikelseptumdefekt < 10 mm oder Vorhofseptumdefekt < 20 mm effektivem Durchmesser in der Echokardiografie) entspricht das klinische Bild im Wesentlichen dem einer idiopathischen pulmonalarteriellen Hypertonie.
pulmonalarterielle Hypertonie nach reparativer Herzchirurgie	pulmonale Hypertonie unmittelbar oder Monate bis Jahre nach operativer Reparatur, ohne dass signifikante residuale Vitien nachweisbar sind

45.6.5 Endokarditis bei EmaH

- Die *Inzidenz* einer infektiösen Endokarditis hat in der westlichen Welt in der Allgemeinbevölkerung in den letzten Jahren *zugenommen* wegen einer höheren Lebenserwartung, vermehrt auftretenden altersbedingten, degenerativen Klappenveränderungen, gestiegenem intravenösem Drogenkonsum sowie therapieassoziierten oder nosokomialen Infektionen (intravaskuläre Katheter, Hämodialyse, Herzklappen- oder Device-Implantationen).
- Bei EmaH liegt die Inzidenz einer infektiösen Endokarditis insgesamt höher als in der Allgemeinbevölkerung.
- Eine infektiöse Endokarditis verläuft trotz moderner Antibiotikatherapie und aggressiver chirurgischer Behandlung auch heute noch bei *bis zu 20 % der Fälle letal.*
- Das *Erregerspektrum* der Endokarditis hat sich im Laufe der Zeit gewandelt.
  - Am häufigsten wird eine infektiöse Endokarditis ausgelöst durch:
    - Staphylokokkus aureus
    - Streptokokkus viridans
    - Enterokokken
  - seltenere Erreger:
    - gramnegative Bakterien, inklusive HACEK-Gruppe
    - Candida oder Aspergillus
  - Infektionen mit *multiresistenten Keimen* bereiten zunehmend Probleme
- Leitsymptome umfassen unter anderem Fieber, Nachtschweiß, unklaren Gewichtsverlust, neu aufgetretene Herzinsuffizienz oder neu aufgetretene Herzgeräusche.
- *Diagnostik* bei klinischem Verdacht auf eine infektiöse Endokarditis:
  - Diagnostik idealerweise vor Beginn einer Antibiotikatherapie
  - Modifizierte Duke-Kriterien: Das Vorliegen von zwei Hauptkriterien, einem Hauptkriterium und drei Nebenkriterien oder fünf Nebenkriterien verifiziert die Diagnose.
  - Laboruntersuchungen
  - Blutkulturen
  - transthorakale und transösophageale Echokardiografie: Eine transthorakale Echokardiografie bietet keine ausreichende Sensitivität. Ein negativer Befund bei der transösophagealen Echokardiografie (TEE) schließt eine Endokarditis weitgehend aus.
- *Therapie:*
  - intravenöse Antibiotikatherapie über mehrere Wochen gemäß nationalen oder internationalen Leitlinien
    - gezielte Antibiotikatherapie nach Antibiogramm
    - kalkulierte Antibiotikatherapie bei fehlendem Erregernachweis, die das Erregerspektrum optimal abdeckt
  - operative Behandlung, vor allem bei
    - unkontrollierter Infektion
    - Auftreten oder Progression einer Herzinsuffizienz
    - hohem Emboliersiko oder abgelaufenen Embolien
    - neurologischen Komplikationen (septische zerebrale Embolien)
- *Endokarditisprophylaxe:*
  - Eine gezielte Prophylaxe ist wegen der hohen Komplikationsrate und Letalität der Endokarditis wichtig.
  - Vor Durchführung einer Endokarditisprophylaxe ist zu klären, ob ein erhöhtes Endokarditisrisiko besteht, welche diagnostischen oder therapeutischen Eingriffe geplant sind, wie die Prophylaxe optimal durchgeführt wird und welche Risiken bei der Antibiotikagabe bestehen.
  - Die *Indikation* zur Endokarditisprophylaxe wurde seit etwa 2007 liberalisiert. Gegenwärtig wird eine Prophylaxe nur noch für Hochrisikopatienten mit einem zu erwartenden schweren Krankheitsverlauf empfohlen.
    - Klappenersatz (mechanische und biologische Prothesen)
    - rekonstruierte Klappen unter Verwendung von alloprothetischem Material in den ersten 6 Monaten nach Operation (Anmerkungen: In diesem Punkt unterscheidet sich das vorliegende Positionspapier von den AHA-Leitlinien. Nach 6 Monaten wird eine suffiziente Endothelialisierung der Prothesen angenommen.)
    - überstandene Endokarditis
    - angeborener zyanotischer Herzfehler, der nicht oder palliativ mit systemisch-pulmonalem Shunt operiert sind
    - operierter angeborener Herzfehler mit Implantation von Conduits (mit oder ohne Klappe) oder residuellen Defekten, d. h. turbulenter Blutströmung im Bereich des prothetischen Materials
    - alle operativ oder interventionell unter Verwendung von prothetischem Material behandelten angeborenen Herzfehler in den ersten 6 Monaten nach Operation (Anmerkung: Nach 6 Monaten wird eine suffiziente Endothelialisierung der Prothesen angenommen.)
  - Die Risikoeingriffe, nach denen auch in den revidierten Leitlinien eine Prophylaxe empfohlen wird, wurden ebenfalls deutlich eingeschränkt:
  - *Indikation* zur Endokarditisprophylaxe bei der *Hochrisikogruppe*:
    - Eingriffe im Oropharyngealraum
    - Eingriffe im oberer Respirationstrakt (mit Verletzung der Mukosa)
    - Eingriffe im Respirations-, Gastrointestinal- und Urogenitaltrakt sowie an Haut und Weichteilen (inklusive Biopsieentnahmen), wenn diese eine Infektion aufweisen

- herz- oder gefäßchirurgische Eingriffe mit Einbringen von Fremdmaterial (inklusive Herzschrittmacher oder Defibrillatoren); hierbei wird eine perioperative Antibiotikaprophylaxe empfohlen
- National und international besteht kein Konsens hinsichtlich dieser Empfehlungen und im internationalen Vergleich sind die neuen Empfehlungen nicht einheitlich.
- Die Entscheidung für eine Prophylaxe kann individuell nach Nutzen-Risiko-Abwägung und in Absprache mit dem Patienten festgelegt werden.
- Gerade bei angeborenen Herzfehlern werden die neuen Empfehlungen allerdings kontrovers gesehen und manche erfahrenen Kliniker sehen durchaus ein breiteres Indikationsspektrum und folgen eher den älteren Empfehlungen.
- In Ergänzung zur Antibiotikaprophylaxe kommt einer guten Körper- und Zahnhygiene eine große Bedeutung zu.
- Von Tätowierungen und Körperpiercing wird abgeraten.

45.6.6 Nicht kardiale Komorbiditäten bei EmaH

- Komorbiditäten sind bei EmaH-Patienten von großer Bedeutung, da sie den Verlauf einer Herzerkrankung komplizieren oder eine Progression der Grunderkrankung herbeiführen können.
- Erworbene Zusatzerkrankungen beeinflussen damit nicht nur die Lebensqualität eines Patienten, sondern auch in entscheidendem Ausmaß seine Langzeitprognose.
- Für das Management der Komorbiditäten muss unbedingt beachtet werden, in welcher Form sie den Herzfehler beeinflussen. Darüber hinaus ist zu beachten, welche Einflüsse der zugrunde liegende Herzfehler auf die Entstehung und den Verlauf der Komorbidität ausübt.
- Bei angeborenen Herzfehlern mit akuter Herzinsuffizienz müssen mit zunehmendem Patientenalter stets neben vitientypischen Gesichtspunkten andere Ursachen einer kardialen Dekompensation bedacht werden; dazu zählen vor allem:
  - Myokardischämie oder Myokardinfarkt
  - Lungenembolie
  - Perikardtamponade
  - akutes Lungenversagen
  - Sepsis
- Laut Studienlage betreffen diese Komorbiditäten bei EmaH vorzugsweise die Bereiche Endokrinologie und Stoffwechselerkrankungen, Gastroenterologie und Hepatologie, Gynäkologie und Geburtshilfe, Angiologie und Orthopädie/Traumatologie, Neurologie und Psychiatrie, Infektiologie/Immunologie/Allergologie, HNO und Ophthalmologie, Hämatologie, Pulmonologie/Pleuraerkrankungen, Urologie/Nephrologie, Dermatologie und Onkologie.
- Notfallmäßige Hospitalisierungen treten bei EmaH häufig auf. Anlässe hierfür sind nach primär kardialen Notfällen Probleme in den Bereichen Neurologie, Augenheilkunde, HNO, Gynäkologie und Psychiatrie.

45.7 Quellenangaben

[1] Gatzoulis M, Webb GD, Daubeney PEF. Diagnosis and management of adult congenital heart disease. 3. Aufl. Amsterdam: Elsevier; 2017
[2] Habib G, Lancellotti P, Antunes MJ et al. 2015 ESC Guidelines for the management of infective endocarditis: The Task Force for the Management of Infective Endocarditis of the European Society of Cardiology (ESC). Endorsed by: European Association for Cardio-Thoracic Surgery (EACTS), the European Association of Nuclear Medicine (EANM). Eur Heart J 2015; 36 (44): 3075–3128
[3] Hauser M, Lummert E, Braun SL et al. Nichtkardiale Komorbiditäten bei erwachsenen Patienten mit angeborenen Herzfehlern. Z Herz-, Thorax- und Gefäßchirurgie 2017; 31: 130–137
[4] Kaemmerer H, Apitz C, Brockmeier K et al. Pulmonale Hypertonie bei Erwachsenen mit angeborenen Herzfehlern: Empfehlungen der Kölner Konsensus-Konferenz. Dtsch Med Wochenschr 2016; 141 (S 01): 70–79
[5] Kaemmerer H. Erwachsene mit angeborenen Herzfehlern. In: Herold G et al., Hrsg. Innere Medizin 2020, Köln, 181ff
[6] Mair J, Nagel B, Stein JI. Häufige Notfälle bei Erwachsenen mit angeborenen Herzfehlern. J Kardiol 2012; 19: 224–230
[7] Neidenbach R, Nagdyman N, Oberhoffer R et al. Angeborene Herzfehler im Langzeitverlauf. Pädiatrie 2017; 29: 28–33
[8] Neidenbach R, Schelling J, Pieper L et al. Sind Erwachsene mit angeborenen Herzfehlern ausreichend versorgt? Z Herz- Thorax- Gefäßchirurgie. 2017; 31: 130–137 Zeitschrift für Herz-, Thorax- und Gefäßchirurgie 2017; 31: 228–240
[9] Niwa K, Kaemmerer H. Aortopathy. Heidelberg: Springer; 2017
[10] Perloff JK, Child JS, Aboulhosn J. Congenital Heart Disease in Adults. 3. ed. Philadelphia: Saunders; 2008
[11] Perloff JK, Marelli A. Perloff's Clinical Recognition of Congenital Heart Disease. 6. ed. Amsterdam: Elsevier; 2012
[12] Popelova J, Oechslin E, Kaemmerer H. Congenital Heart Disease in Adults. Praha, Czech Republic: CRC Press; 2008
[13] Roy N. Critical care management of the adult patient with congenital heart disease: focus on postoperative management and outcomes. Curr Treat Options Cardiovasc Med 2015; 17: 362

46 Erworbene Herzklappenfehler

Verena Veulemans, Boris Dörner, Malte Kelm

46.1 Steckbrief

Erworbene Herzklappenfehler können als Insuffizienz, Stenose oder kombiniertes Klappenvitium im Lauf des Lebens entstehen. Prinzipiell können alle vier Herzklappen betroffen sein. Die Diagnostik stützt sich in erster Linie auf die Erhebung der Anamnese, auf die körperliche Untersuchung und auf die Echokardiografie. Die Therapie erfolgt je nach Ausprägung und Risikoprofil medikamentös, chirurgisch oder durch kathetergestützte interventionelle Maßnahmen.

46.2 Aktuelles

- 2017 AHA/ACC-Update der AHA/ACC-Leitlinie 2014 für die Behandlung von Patienten mit Herzklappenerkrankungen. Die neue europäische Leitlinie (ESC) ist 2017 erschienen.
- Neue Studien haben gezeigt, dass die transkathetergestützte Aortenklappenimplantation (TAVI) im Vergleich zum chirurgischen Aortenklappenersatz bei symptomatischen Patienten mit schwerer Aortenklappenstenose (AS) und bei bestimmten Patientengruppen mit intermediärem perioperativem Risiko (logistischer EuroScore > 10 %) nicht unterlegen ist, wenn ein transfemoraler Zugang möglich ist. Die Entscheidung zwischen TAVI und chirurgischem Aortenklappenersatz sollte durch das Herzteam nach umfassender Beurteilung des Patienten und sorgfältiger Risiko-Nutzen-Abwägung getroffen werden.
- Die Empfehlung für eine leitliniengerechte Endokarditisprophylaxe wurde um Patienten mit prothetischem Material (z. B. Anuloplastieringe und Neochordae) erweitert.
- Patienten mit biologischem Aortenklappenersatz oder Mitralklappenrekonstruktion und Vorhofflimmern haben ein erhöhtes Risiko für embolische Ereignisse und sollten eine Antikoagulation unabhängig von der CHA2DS 2-VASc-Punktzahl erhalten.
- Neue orale Antikoagulanzien (NOAK) können bei Patienten mit Vorhofflimmern und Aortenklappenstenose, Aortenklappeninsuffizienz, Mitralklappeninsuffizienz oder Aortenklappenbioprothesen > 3 Monate nach der Implantation eingesetzt werden, sind aber bei Mitralklappenstenose und mechanischen Klappenprothesen kontraindiziert.
- Patienten mit schwerer, symptomatischer, ischämischer Mitralklappeninsuffizienz haben nach Mitralklappenrekonstruktion in einer Studie eine höhere Rezidivrate mit mittelgradiger und hochgradiger Mitralklappeninsuffizienz gezeigt als Patienten, die einem chirurgischen Mitralklappenersatz unterzogen wurden.

46.3 Synonyme

- erworbene Herzklappenerkrankung
- erworbene Herzklappenfehler
- erworbene (Herz-)Klappenvitien
- erworbene Vitien
- aquired valvular heart disease

46.4 Keywords

- Aortenklappenstenose
- Aortenklappeninsuffizienz
- Mitralklappenstenose
- Mitralklappeninsuffizienz
- Pulmonalklappenstenose
- Pulmonalklappeninsuffizienz
- Trikuspidalklappenstenose
- Trikuspidalklappeninsuffizienz

46.5 Definition

- Erworbene Herzklappenfehler sind von angeborenen Fehlbildungen abzugrenzen und entstehen als Folge krankheitsbedingter Herzklappenschädigungen; sie können in jedem Lebensalter entstehen. Die Häufigkeiten sind weltweit regional unterschiedlich. Zunehmend gewinnen in den westlichen Industrieländern altersbedingte degenerative Veränderungen an Bedeutung: Hier gelten die *Aortenklappenstenose*, dicht gefolgt von der *Mitralklappeninsuffizienz*, als häufigste erworbene Herzklappenfehler.
- Bei der *Herzklappeninsuffizienz* handelt es sich um eine Schlussunfähigkeit einer Herzklappe, die akut auftreten oder sich chronisch entwickeln kann. Es werden primäre und sekundäre Herzklappeninsuffizienzen unterschieden.
- Bei einer *Herzklappenstenose* wird durch eine Reduktion der Klappenöffnungsfläche der Blutfluss durch die Herzklappe aufgrund von Einschränkungen der Beweglichkeit der Klappensegel bzw. der Klappentaschen herabgesetzt.

46.6 Epidemiologie

46.6.1 Häufigkeit

- *Aortenklappenstenose*:
  - Häufigster Herzklappenfehler, häufigste Form in Industrieländern ist die kalzifizierende Aortenklappenstenose. Inzidenz: 2–9 % bei den über 65-Jährigen, bei den über 75-Jährigen weisen 3–5 % eine hochgradige Aortenklappenstenose auf.
- *Aortenklappeninsuffizienz*:
  - Gehört zu den häufigen Herzklappenfehlern im Erwachsenenalter; bei etwa 10 % der Gesamtbevölkerung lassen sich minimale Aortenklappeninsuffizienzen nachweisen.
- *Mitralklappenstenose*:
  - meist Folge einer rheumatischen Endokarditis (ca. 60 %), anamnestisch nicht immer exakt zu erfassen
- *Mitralklappeninsuffizienz*:
  - zweithäufigstes klinisch relevantes Herzklappenvitium mit einer Prävalenz von etwa 1–3 %, Prävalenz steigt auf 10 % bei > 75 Jahren
- *Mitralklappenprolaps*:
  - Prävalenz: 3–5 % in der erwachsenen Bevölkerung
- *Trikuspidalklappenstenose*:
  - tritt sehr selten als isolierter Herzklappenfehler auf
- *Trikuspidalklappeninsuffizienz*:
  - Genaue Häufigkeitsangaben sind nicht verfügbar, tritt häufig sekundär aufgrund anderer Vitien auf; wird oft in geringer Ausprägung ohne Krankheitswert nachgewiesen.
- *Pulmonalklappenstenose*:
  - Erworben, äußerst selten; größere Bedeutung haben angeborene Pulmonalklappenstenosen.
- *Pulmonalklappeninsuffizienz*:
  - Wird häufig in geringer Ausprägung auch bei Herzgesunden nachgewiesen.
- Die Herzklappen des linken Herzens sind wesentlich häufiger von Vitien betroffen als die des rechten Herzens.

46.6.2 Altersgipfel

- Die Prävalenz degenerativer Herzklappenfehler steigt mit fortschreitendem Lebensalter; sie treten gehäuft ab dem 65. Lebensjahr auf.

46.6.3 Geschlechtsverteilung

- Frauen erkranken etwa doppelt so häufig an Mitralklappenvitien als Männer. Die anderen Herzklappenfehler, insbesondere die Aortenklappenvitien, treten häufiger bei Männern auf.

46.6.4 Prädisponierende Faktoren

- arterielle Hypertonie
- koronare Herzerkrankung
- Myokardinfarkt
- pulmonale Hypertonie
- Vorhandensein eines weiteren Herzklappenvitiums
- Erkrankungen des rheumatischen Formenkreises
- Mitralklappenprolaps
- Störungen der Bindegewebetextur
- Endokarditis

46.7 Ätiologie und Pathogenese

- *primäre Herzklappenfehler* (zugrunde liegen Erkrankungen der Herzklappe selbst und des Klappenhalteapparats):
  - degenerative Prozesse nach vorausgegangenen Entzündungen, z. B. nach einer rheumatischen Endokarditis oder nach intravenösem Drogenabusus
  - altersbedingte degenerative Veränderungen
  - angeborene Anomalien, z. B. bikuspide Herzklappen oder Prolaps
  - Verkalkungen des Klappen- oder Klappenhalteapparats im Alter, z. B. als Folge eines arteriellen Hypertonus
  - Endokarditis mit entzündlichen Veränderungen der Herzklappen mit Vernarbungen, z. B. durch rheumatisches Fieber
- *sekundäre Herzklappenfehler* (Veränderungen der Geometrie des Klappenapparats in Folge pathologischer Umbauprozesse des Myokards):
  - koronare Herzerkrankung und Herzinfarkt, z. B. durch Narbenbildung oder Abriss des Papillarmuskels
  - Sehnenfadenabriss bei Mitral- und Trikuspidalklappeninsuffizienz
  - Kardiomyopathien
  - pulmonalarterielle Drucksteigerungen, z. B. im Rahmen einer Linksherzinsuffizienz oder obstruktiver Lungenerkrankungen
  - Kardiomyopathien, z. B. mit Dilatation des Herzmuskels und Zug am Klappenhalteapparat
  - Überdehnung der Herzklappen bei pulmonaler Hypertonie

46.8 Klassifikation und Risikostratifizierung

- Herzklappenerkrankungen können akut und/oder chronisch auftreten. Bei *chronischem* Verlauf hat das Herz Gelegenheit, die entstandenen Schäden zu kompensieren, so dass Symptome erst verzögert auftreten. Bei *akutem* Auftreten kommt es je nach Schweregrad zu

akuten Beschwerden und/oder zu einer kardialen Dekompensation.
- Nach der New York Heart Association (NYHA) werden je nach Ausmaß der entstehenden Beschwerden 4 *Schweregrade der Leistungseinschränkung* unterschieden:
  - Stadium I: keine Beschwerden
  - Stadium II: Beschwerden bei stärkerer körperlicher Belastung
  - Stadium III: Beschwerden schon bei leichter körperlicher Belastung
  - Stadium IV: Beschwerden in Ruhe
- Je nach Schweregrad werden Herzklappenvitien nach der verbliebenen Öffnungsfläche und dem Gradienten bzw. nach den Refluxeigenschaften in *leichtgradig* (Grad I), *mittelgradig* (Grad II) und *hochgradig* (Grad III) eingeteilt.

46.9 Symptomatik

- klassische Trias der Aortenstenose: Angina pectoris, Dyspnoe, Synkope
- Leichtere Herzklappenvitien können lange symptomlos bleiben.
- (Belastungs- Dyspnoe ist das Leitsymptom für Herzklappenvitien mit resultierender Linksherzinsuffizienz und pulmonalvaskulärer Stauung. Je nach Ausprägung können weitere Symptome auftreten:
  - nächtlicher Husten (Asthma cardiale)
  - Lungenödem
- rechtsführende kardiale Dekompensation mit peripheren Ödemen, ggf. Anasarka
- Leistungsminderung
- Schwindel
- Herzrhythmusstörungen
- kardiogener Schock

46.10 Diagnostik

46.10.1 Diagnostisches Vorgehen

- Die Diagnosestellung von Herzklappenerkrankungen stützt sich zunächst auf die Anamneseerhebung und die körperliche Untersuchung (▶ Abb. 46.1). Dabei kann der Auskultationsbefund eine erste Einschätzung über die Lokalisation eines Vitiums und über den Schweregrad liefern.

- Ein EKG kann Aufschluss über begleitende vitienbedingte Herzrhythmusstörungen oder eine Hypertrophie geben.
- Echokardiografische Verfahren (transthorakale und transösophageale Echokardiografie [TTE/TEE]) machen eine Quantifizierung nach standardisierten Kriterien möglich und gelten als Goldstandard in der apparativen Vitiendiagnostik.
- Die Koronarangiografie ist bei der Planung eines Klappenersatzes von Bedeutung und trägt wesentlich zur Therapieentscheidung bei, insbesondere zur Klärung der Notwendigkeit von kombiniertem Klappenersatz und Bypassversorgung.
- Die Rechts- und Linksherz-Katheteruntersuchung mit invasiver Messung der Druckgradienten und des Herzzeitvolumens kommen bei höhergradigen Vitien zur Therapieplanung zum Einsatz.
- MRT, CT und Röntgendiagnostik können ergänzend zur Planung von Herzklappeneingriffen zur Anwendung kommen, werden jedoch nicht routinemäßig für die primäre Diagnostik eingesetzt. Sie können zusätzliche Informationen über die Herzstruktur und die Anatomie der benachbarten Organe geben.

46.10.2 Anamnese

- In der Anamnese werden insbesondere folgende Punkte erfasst:
  - Kernpunkte der Anamnese umfassen Fragen nach einer Belastungs-, Ruhedyspnoe und nach pektanginösen Beschwerden.
  - Sind die Beschwerden akut oder chronisch entstanden?
  - Besteht Schwindel und/oder gab es synkopale Ereignisse in der näheren Vergangenheit?
  - Werden Palpitationen verspürt, treten bradykarde und/oder tachykarde Episoden auf?
  - Treten Ödeme auf, besteht eine Nykturie?

46.10.3 Körperliche Untersuchung

- Ein wichtiges Werkzeug für die Diagnostik von Herzklappenvitien ist die *Auskultation*.
- Unterscheidung zwischen *Systolikum* (Stenose einer Taschenklappe oder Insuffizienz einer AV-Klappe, z. B. Aortenklappenstenose und Mitralklappeninsuffizienz) und *Diastolikum* (Insuffizienz einer Taschenklappe oder Stenose einer AV-Klappe, z. B. Aortenklappeninsuffizienz und Mitralklappenstenose)

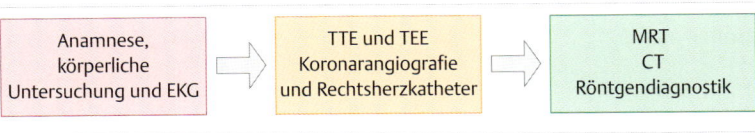

Abb. 46.1 Erworbene Herzklappenfehler. Diagnostisches Vorgehen (TEE: transösophageale Echokardiografie, TTE: transthorakale Echokardiografie).

- Unterscheidung der *Lautstärke* von 1/6 bis 6/6:
  - 1/6: kaum auskultierbar, nur in Atempausen zu hören
  - 2/6: leises Herzgeräusch, auch ohne Atempausen zu hören
  - 3/6: lautes Herzgeräusch ohne Schwirren
  - 4/6 Herzgeräusch mit Schwirren (durch Wirbelbildungen des Blutstromes an den sklerotisch veränderten Herzklappen)
  - 5/6: Herzgeräusch hörbar, sobald der Stethoskoprand auf der Haut aufliegt
  - 6/6: Herzgeräusch ohne Stethoskop zu hören
- Fortleitung in die Karotiden
- Zeitpunkt und Dauer der Herzgeräusche (früh-, spät-, holosystolisch/-diastolisch)
- Zusatzton 3. Herzton:
  - Der 3. Herzton ist ein ventrikulärer Füllungston und entsteht beispielsweise bei der Mitralklappeninsuffizienz oder der Herzinsuffizienz. Bei Kindern und im Jugendalter tritt der 3. Herzton physiologisch auf. Es entsteht ein charakteristisches Galoppgeräusch.
- Bestimmung des *Punctum maximum*; den einzelnen Vitien sind charakteristische Auskultationspunkte zugeordnet:
  - 2. ICR rechts parasternal: Aortenklappe
  - 2. ICR links parasternal: Pulmonalklappe
  - 3. ICR links parasternal: Erb-Punkt, an diesem Punkt sind alle etwa gleich laut
  - 4. ICR rechts parasternal: Trikuspidalklappe
  - 5. ICR links medioklavikulär: Mitralklappe
- charakteristische *Auskultationsbefunde* der wichtigsten angeborenen Vitien; die Lautstärke variiert je nach Schweregrad, wobei hochgradige Klappenvitien nicht besonders laut sein müssen:
  - *Aortenklappenstenose*:
    - raues, spindelförmiges Systolikum vom 1. Herzton abgesetzt mit Punctum maximum über dem 2. ICR rechts, je nach Ausprägung und linksventrikulärer Pumpfunktion mit Fortleitung in die Karotiden und Schwirren. Je später das Systolikum auskultierbar ist, desto höhergradiger ist die Aortenklappenstenose. Ist der zweite Herzton nicht mehr zu hören, weist dies auf ein höhergradiges Vitium hin.
  - *Aortenklappeninsuffizienz*:
    - hochfrequentes Decrescendo-Diastolikum mit Punctum maximum über dem Erb-Punkt, beginnt mit dem 2. Herzton, ein kurzes Geräusch weist auf höhergradige Vitien hin. Das Austin-Flint-Geräusch ist ein Herzgeräusch, das bei einer Aortenklappeninsuffizienz auftreten kann. Es entsteht durch den Rückfluss von Blut in den linken Ventrikel, wodurch das anteriore Mitralsegel in seiner Bewegung behindert wird. Es entsteht ein rumpelndes Diastolikum und ist am besten über der Herzspitze auszukultieren.
  - *Mitralklappenstenose*:
    - paukender 1. Herzton, gespaltener 2. Herzton (Mitralklappenöffnungston), rumpelndes Decrescendo-Diastolikum mit Punctum maximum über der Herzspitze (5. ICR links medioklavikulär)
  - *Mitralklappeninsuffizienz*:
    - bandförmiges Systolikum mit Punctum maximum über der Herzspitze mit Fortleitung in die Axilla links
- *Art der Herzgeräusche*: Crescendo, Decrescendo, spindelförmiges Geräusch, bandförmiges Geräusch
- Die Messung von *Blutdruck* und *Puls* bringt ebenfalls weiteren Aufschluss insbesondere bei der Diagnostik von Aortenklappenstenose (pulsus parvus et tardus) und bei der Aortenklappeninsuffizienz (pulsus celer et altus).
- Inspektion der *Jugularvenen* (Halsvenenstauung als Zeichen einer kardialen Dekompensation)

46.10.4 Labor

- hochsensitives kardiales Troponin T (hs-cTnT) oder Troponin I (hs-cTnI) → bei Verdacht auf eine akute myokardiale Schädigung durch ein Vitium
- NT-proBNP (N-terminales pro brain natriuretic peptide) → bei Verdacht auf Herzinsuffizienz durch Herzklappenfehler (Herzschwäche)
- Entzündungsparameter CRP (C-reaktives Protein) bzw. BSG (Blutsenkungsgeschwindigkeit), Leukozytose → bei Verdacht auf Endokarditis
- immunologische Diagnostik: CRP bzw. BSG, Rheumafaktor (RF) → bei Verdacht auf eine rheumatische Ursache eines Vitiums
- Blutgasanalyse (BGA)

46.10.5 Mikrobiologie und Virologie

Kulturen

- Bei Verdacht auf endokarditisassoziierte Vitien werden mindestens zweimal unabhängige Blutkulturen asserviert, bei vorhandenen kardialen Implantaten werden mindestens drei Blutkulturserien empfohlen (ESC Leitlinie – Infektiöse Endokarditis 2015).
- Bei einer infektiösen Endokarditis sind Blutkulturen in ca. 85 % der Fälle positiv.
- Negative Blutkulturen können durch eine laufende oder kurzfristig erfolgte antibiotische Therapie trotz Vorliegen einer infektiösen Endokarditis hervorgerufen werden.

Serologie

- Ist ggf. bei kulturell nicht nachweisbaren Mikroorganismen bei Verdacht auf eine Endokarditis notwendig.

Molekularbiologie

- Ist ggf. bei kulturell nicht nachweisbaren Mikroorganismen bei Verdacht auf eine Endokarditis notwendig.

46.10.6 Bildgebende Diagnostik

- Bei anamnestischem Verdacht auf ein erworbenes Herzklappenvitium und entsprechendem Auskultationsbefund wird zur weiteren Diagnostik eine kardiale Bildgebung notwendig, um die Verdachtsdiagnose zu bestätigen und eine Quantifizierung vorzunehmen. Die Echokardiografie gilt hierfür aktuell als Goldstandard.

Echokardiografie

- Die Untersuchungsparameter bei der echokardiografischen Diagnostik sind dynamisch und werden sowohl von Herzfrequenz, Herzrhythmus, Volumenstatus und Blutdruckwerten als auch durch Medikamente beeinflusst.
- Es stehen verschiedene Untersuchungsarten zur Verfügung (transthorakale bzw. transösophageale Echokardiografie, 3-D-Untersuchungen und Echokardiografie unter Handgrip-Belastung zur Nachlasterhöhung).
- 2-D- bzw. 3-D-TEE sind neben der Multislice-Computertomografie (MSCT) mit Dünnschichtrekonstruktion im jeweiligen „field of interest" zur Dimensionierung des Klappenanulus und der benachbarten Anatomie geeignet.
- Die Kriterien einer hochgradigen, primären und einer hochgradigen, sekundären Mitralklappeninsuffizienz sind unterschiedlich (primär: effective orifice area [ERO] $\geq 0{,}4\,cm^2$, Regurgitationsvolumen $\geq 60\,ml$; sekundär: ERO $\geq 0{,}2\,cm^2$, Regurgitationsvolumen $\geq 30\,ml$).
- Für die korrekte Quantifizierung von Herzklappenfehler ist es wichtig, die Kombination mehrerer Parameter zu verwenden, anstatt eine Entscheidung auf einen einzelnen Parameter zu reduzieren (▶ Tab. 46.1, ▶ Tab. 46.2).

Röntgen

- Charakteristische Veränderungen der Herzsilhouette können auf Herzklappenvitien hindeuten.
- Klappenverkalkungen können ebenfalls nachgewiesen werden. Eine sichere Diagnose oder eine Quantifizierung ist mit einer Röntgen-Thoraxaufnahme nicht möglich.

Multislice-Computertomografie (MSCT)

- Für eine Therapieentscheidung (konservativ, Klappenrekonstruktion, konventionelle Klappenoperation oder kathetergestützte Verfahren) und die Klärung des Zugangsweges bei kathetergestützten Verfahren (transapikal oder transfemoral) ist eine MSCT insbesondere zur Evaluation der Aortenklappen- und Mitralklappenmorphologie (z. B. anatomische Kenngrößen, Sizing, Kalklast) notwendig.

Tab. 46.1 Empfehlungen zur echokardiografischen Quantifizierung der Aortenklappenstenose (a: ESC-Leitlinien; b: AHA/ACC-Leitlinien).

Schweregrad	maximale Flussgeschwindigkeit (m/s)	mittlerer Gradient (mmHg)	Klappenöffnungsfläche (cm²)
leichtgradig	2,6–2,9	<20 (<30[a])	>1,5
mittelgradig	3,0–4,0	20–40[b] (30–50[a])	1,0–1,5
hochgradig	>4,0	>40[b] (>50[a])	<1,0

Tab. 46.2 Empfehlungen zur echokardiografischen Quantifizierung der Mitralklappeninsuffizienz (a: primäre Mitralklappeninsuffizienz; b: sekundäre Mitralklappeninsuffizienz).

Schweregrad	PISA-Radius (mm bei V_{alias} von 40 m/s)	Effective orifice area (ERO) (cm²)	Regurgitationsvolumen (RV) (ml)
leichtgradig	<4,0	<0,20	<30
mittelgradig	5,0–10	0,20–0,39	30–59
hochgradig	>10	≥0,40[a] (≥0,20[b])	≥60[a] (≥30[b])

- Darüber hinaus können folgende Befunde der Aorta ascendens mit erhoben werden:
  - Aneurysma
  - Ulkus
  - Kalklast (Porzellanaorta)
  - Die MSCT gilt als Goldstandard für die Annulusdimensionierung, wenn keine Kontraindikationen bestehen (z. B. Niereninsuffizienz).

Kardiale Magnetresonanztomografie (Kardio-MRT)

- Eine Kardio-MRT ist eine mögliche ergänzende bildgebende Diagnostik bei erworbenen Herzklappenfehlern. Bei deutlich reduzierten Schallbedingungen in der Echokardiografie oder unklaren Befunden können ergänzende Informationen erlangt werden. Die *Vorteile* der MRT liegen vor allem in der Analyse des vom Klappenvitium beeinträchtigten Myokards sowie der vorhandenen Schlagvolumina. Es können jedoch auch morphologische Aspekte der Klappen selbst (Klappenöffnungsfläche, Halteapparat und Sehnenfäden) gut beurteilt werden. Da das MRT-Signal in erster Linie auf dem Vorhandensein von Wasser und Fett beruht, hat die MRT eine *Schwäche* bei der *Beurteilung der Kalklast*.
- Im Gegensatz zum Doppler-Verfahren der Echokardiografie werden Geschwindigkeiten von Insuffizienzjets, Regurgitations- und Auswurfvolumina mit einer Phasenkontrastmessung bestimmt. Über die Volumetrie der MRT und die Berechnung der Auswurfvolumina über der Aortenklappe kann so unmittelbar zum Beispiel das Regurgitationsvolumen einer Mitralklappeninsuffizienz berechnet werden.
- Neuere Techniken zur Feincharakterisierung des Myokards mithilfe von parametrischen Mappingverfahren (T 1- und T 2-Mapping) zeigen die frühen Auswirkungen von Klappenvitien auf das Myokard. Der prognostische Stellenwert dieses Frühmarkers der ventrikulären Belastung durch ein Herzklappenvitium wird derzeit noch untersucht.

Fluoroskopie

- Die Fluoroskopie (Röntgendurchleuchtung) ist besonders nützlich bei der Beurteilung der Beweglichkeit von mechanischen Herzklappenprothesen.

PET/PET-CT

- Ein ^{18}F-Flourdesoxyglukose-PET/CT kann in komplexen Fällen bei endokarditisbedingten Herzklappenfehlern ergänzend eingesetzt werden.

46.10.7 Instrumentelle Diagnostik

EKG

- Herzklappenfehler können einerseits Herzrhythmusstörungen verursachen (z. B. eine ventrikuläre Extrasystolie bei Mitralklappenprolaps), andererseits kann der Schweregrad eines Herzklappenfehlers durch Herzrhythmusstörungen beeinflusst werden (z. B. Progression einer Mitralklappeninsuffizienz bei Vorhofflimmern).
- Langfristige Volumen- und/oder Druckbelastungen können zu einem fibrotischen Umbau und einer Schädigung des Reizleitungssystems mit der Folge von atrioventrikulären Blockbildern und Schenkelblöcken (Linksschenkel-/Rechtsschenkelblock) führen.
- Episodenhaft auftretende Herzrhythmusstörungen können durch ein Langzeit-EKG aufgedeckt werden.

Herzkatheter

- Die Herzkatheteruntersuchung dient zur begleitenden Diagnostik, zur Vorbereitung und zur Therapieplanung eines Herzklappeneingriffs. Es können zum einen hämodynamisch relevante Koronarstenosen diagnostiziert werden, zum anderen dienen Druckmessungen zur hämodynamischen Graduierung von Herzklappenfehlern und zur Bestimmung der linksventrikulären Pumpfunktion.

46.11 Differenzialdiagnosen

Tab. 46.3 Differenzialdiagnosen erworbener Herzklappenfehler.

Differenzialdiagnose	Häufigkeit	Symptome	weitere Diagnostik
koronare Herzerkrankung	6/100 p. A.	Angina, Dyspnoe	Stressechokardiografie, Myokardszintigrafie
Myokardinfarkt	300/100 000 p. A.	Angina, Dyspnoe	Herzkatheteruntersuchung
Lungenembolie	0,5/1000 p. A.	Thoraxschmerz, Husten, Dyspnoe	CT, Lungenszintigrafie
arterielle Hypertonie	30 000/100 000 p. A.	Angina, Dyspnoe, Schwindel	Langzeitblutdruckmessung
Kardiomyopathie	6/100 000 p. A. (DCM)	Dyspnoe, Stauung (Lungenödem)	Echokardiografie, MRT, EKG, Biopsie
Myokarditis	1–10/100 000 p. A.	Dyspnoe, Palpitationen, Fieber	Echokardiografie, MRT, EKG, Biopsie, Serologie
Perikarditis	3/100 000 p. A.	Dyspnoe, Fieber	Auskultation, EKG, Echokardiografie, Röntgen
Asthma bronchiale	ca. 5 % der Erwachsenen	Dyspnoe, Stridor, Husten	Auskultation, Spirometrie, Röntgen
chronisch obstruktive Lungenerkrankung (COPD)	6–7/100 000	Dyspnoe, Husten, Auswurf	Lungenfunktionstest, Röntgen
Aortenaneurysma	5–10/100 000	Thoraxschmerz, Dyspnoe, Husten	Echokardiografie, Angiografie, MRT, CT
Aortendissektion	3/100 000	Thoraxschmerz, Dyspnoe	Echokardiografie (TEE), MRT, CT
Dressler-Syndrom	2–30 %/post Perikardiotomie	Fieber, Thoraxschmerz, Dyspnoe	Echokardiografie, Perikardpunktion

DCM: dilatative Kardiomyopathie, p. A.: per annum, TEE: transösophageale Echokardiografie

46.12 Therapie

46.12.1 Therapeutisches Vorgehen

- Viele Herzklappenerkrankungen nehmen einen chronischen Verlauf oder können über Jahre stabil bleiben. Entscheidend ist, die Risikofaktoren für einen Progress optimal zu behandeln. Die Indikationen und der Zeitpunkt für eine Therapie richten sich nach der Symptomatik, dem Schweregrad des Vitiums, der Geschwindigkeit des Progresses und der Prognose.
- Bei *leicht- bis mittelgradigen Vitien* erfolgt eine medikamentöse Einstellung der Risikofaktoren und regelmäßige Verlaufskontrollen. Der Einsatz von Antihypertensiva und Diuretika ist zur symptomatischen Stabilisierung einer Herzklappeninsuffizienz das Mittel der Wahl. Durch Reduktion des Blutdrucks und des intravasalen Volumens können insbesondere Insuffizienzen günstig beeinflusst werden. Auf Einschränkungen in der medikamentösen Therapie (z. B. Einsatz von vorlastsenkenden Präparaten bei Aortenklappenstenose oder bradykardisierenden Wirkstoffen bei Aortenklappeninsuffizienz) sollte hierbei geachtet werden.
- *Höhergradige* Herzklappenfehler, die nicht konservativ behandelt werden können, erfordern einen interventionellen oder chirurgischen Herzklappenersatz oder eine klappenerhaltende Korrekturoperation. Für einige erworbene Herzklappenfehler stehen interventionelle, kathetergestützte Verfahren zur Verfügung, wie zum Beispiel Mitralklappen-Clipping bei hochgradiger Mitralklappeninsuffizienz, TAVI bei hochgradiger Aortenklappenstenose oder der Einsatz von Katheterklappen zur Behandlung von Pulmonalklappen- und Trikuspidalklappenvitien.
- Kathetergestützte Verfahren kommen zum Einsatz, wenn das Risiko einer Operation am offenem Herzen mit Einsatz der Herz-Lungen-Maschine als zu groß eingeschätzt wird. Eine Hilfestellung zur Einschätzung der peri- und postoperativen Frühmortalität geben Risikoscores. Zu den gängigsten gehören der STS-Score (STS: Society of Thoracic Surgery) und der logistische Euro-Score.
- Die Ursache für die Entstehung von Herzklappenfehlern ist von Bedeutung für die Therapieentscheidung (primär/sekundär).
- Ist eine Rekonstruktion nicht indiziert, wird ein prothetischer Klappenersatz notwendig. Es stehen biologische und mechanische Herzklappen zur Auswahl.
- In ▶ Abb. 46.2 ist das therapeutische Vorgehen bei Herzklappenerkrankungen dargestellt.

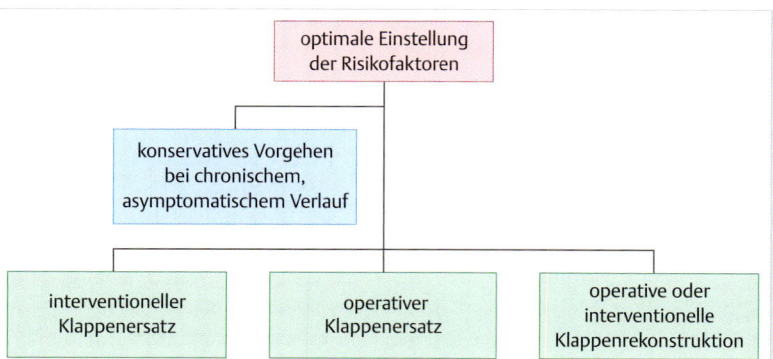

Abb. 46.2 Erworbene Herzklappenfehler. Therapeutisches Vorgehen.

46.12.2 Allgemeine Maßnahmen

- *Regelmäßige kardiologische* bzw. echokardiografische *Verlaufskontrollen* sind bei allen Herzklappenerkrankungen anzuraten. Die Kontrollintervalle werden in Abhängigkeit von Schweregrad, Art der Klappenerkrankungen und Progressionsverhalten festgelegt.
- *Körperliche Schonung* empfiehlt sich bei hochgradigen Herzklappenfehlern.

46.12.3 Pharmakotherapie

- *Antihypertensiva* und *Diuretika* werden in Abhängigkeit von Blutdruckwerten, einer pulmonalarteriellen Hypertonie und Ödemen eingesetzt, um Herzklappenfehler, insbesondere Insuffizienzen, günstig zu beeinflussen. Randomisierte Studien haben gezeigt, dass Statine den Progress einer Aortenklappenstenose nicht beeinflussen. Die Dosierung, Kombination und Auswahl von Medikamenten hängen vom individuellen Einzelfall ab.
- Bei Patienten mit (sekundärer) pulmonalarterieller Hypertonie mit Zeichen einer Rechtsherzbelastung wird eine Therapie mit *Diuretika* empfohlen.

46.12.4 Interventionelle Therapie

PCI

- Nachgewiesene, hämodynamisch relevante Koronarstenosen sollten vor geplanten kathetergestützten Klappeneingriffen mit PCI und Stentimplantation behandelt werden. Bei chirurgisch geplantem Klappenersatz werden meist zur Therapie einer hämodynamisch relevanten koronaren Herzerkrankung intraoperativ koronare Bypässe angelegt. Umgekehrt werden im Fall einer vornehmlich dringlichen Bypass-OP bereits häufig mittelgradige Vitien mitversorgt, sofern Ausmaß und verbundenes Risiko vertretbar sind.

Therapie von Aortenklappenvitien

- *TAVI (transcatheter aortic valve implantation):*
  ○ Für die Therapie gibt es zwei wesentliche Zugangswege: transvaskulär über die Leistengefäße oder transapikal über die Herzspitze. Der transfemorale Zugang sollte bevorzugt werden, wenn keine Kontraindikationen (vaskuläre Zugangsprobleme) bestehen.
  ○ Bei dem Eingriff wird die Herzklappenprothese an den Bestimmungsort gebracht und freigesetzt. Zur Bestimmung der richtigen Klappengrößen sind umfangreiche Voruntersuchungen (TTE, TEE, MSCT, Kardio-MRT Herzkatheter) notwendig. Der Einsatz einer Herz-Lungen-Maschine ist nicht notwendig.
  ○ Die TAVI-Prozedur ist bei inoperablen Patienten einer konservativen, medikamentösen Therapie überlegen.
  ○ Die Indikationen wurden von Patienten mit hohem OP-Risiko auch auf die Patientenklientel mit intermediärem Risiko erweitert. Im Hochrisiko ist TAVI einem chirurgischen Aortenklappenersatz überlegen und im intermediären Risikokollektiv ist die TAVI-Prozedur in bestimmten Patientengruppen einem chirurgischem Aortenklappenersatz nicht unterlegen.
  ○ Die Wahl des Vorgehens (chirurgischer Aortenklappenersatz, Rekonstruktion oder TAVI) basiert auf mehreren Faktoren, insbesondere dem chirurgischen Risiko, dem klinischen Zustand, der Komorbidität des Patienten und dem Patientenwunsch.
  ○ Das Positionspapier der DGK von 2016 (Qualitätskriterien zur Durchführung der kathetergestützten Aortenklappenimplantation [TAVI] – Aktualisierung des Positionspapiers der DGK 2014) hatte einen Ausblick auf die neue ESC-Leitlinie gegeben. Studien hatten gezeigt, dass die transfemorale TAVI gegenüber einem chirurgischen Aortenklappenersatz bei Patienten mit schwerer, symptomatischer Augenklappenstenose und hohem bis intermediärem OP-Risiko nicht unterlegen ist.
  ○ Die neue ESC-Leitlinie von 2017 bezieht sich auf zwei Studien, die eine Überlegenheit von TAVI gegenüber

einem chirurgischen Aortenklappenersatz bei intermediärem OP-Risiko gezeigt haben.
  - Entsprechend der weiteren Aufwertung und damit Priorisierung der Herzteamentscheidung in den neuen Leilinien soll eine endgültige Therapieentscheidung bezüglich konventionellem versus kathetergestütztem Aortenklappenersatz (oder konservativ-medikamentösem Ansatz) in Abhängigkeit von klinischem Erscheinungsbild, Alter und perioperativen Risikoscores sowie zugrunde liegenden Kontraindikationen individuell im Herzteam getroffen werden.
- Die *Ballonvalvuloplastie* der Aortenklappenstenose kann diagnostisch und als Bridging-Therapie zu TAVI oder einem operativen Aortenklappenersatz oder als Therapie bei Patienten mit eingeschränkter Lebenserwartung in Betracht gezogen werden.

Therapie von Mitralklappenvitien

- Man unterscheidet bei der interventionellen Therapie der Mitralklappeninsuffizienz die MitraClip-Prozedur und direkte und indirekte Anuloplastieverfahren.
- Die *MitraClip-Prozedur* hat sich bei Hochrisikopatienten als geeignete Alternative zum operativen Mitralklappenersatz und zur Mitralklappenrekonstruktion erwiesen.
  - Unter echokardiografischem Guiding wird nach Zugang über die venösen Leistengefäße nach transseptaler Punktion zum Durchtritt von rechts- nach linksatrial ein Clip-System über der Mitralklappe und dem Defekt ausgerichtet, die Segel werden nach Durchtritt durch die Mitralklappe gefangen, womit eine interventionelle Raffung erreicht wird. Unter Umständen sind zum Erreichen eines zufriedenstellenden Ergebnisses mehrere Clips notwendig. Es besteht die Gefahr einer postinterventionellen Mitralklappenstenose, daher sollte eine relevante Mitralklappenstenose vor einer Intervention ausgeschlossen werden, zumal eine deutliche Kalklast die Clipbarkeit an sich reduziert.
  - Patienten mit sekundärer funktioneller Mitralklappeninsuffizienz und höhergradig reduzierter linksventrikulärer Pumpfunktion sowie Patienten mit primärer degenerativer Mitralklappeninsuffizienz, die für einen operativen Mitralklappenersatz aufgrund von Kontraindikationen sowie hohem perioperativem Risiko nicht infrage kommen, können mit diesem Verfahren mit guten Ergebnissen behandelt werden.
  - Bislang gibt es keine sicheren Erkenntnisse, ob auch Patienten mit intermediärem Risiko von einer MitraClip-Prozedur profitieren.
- *indirekte und direkte Anuloplastieverfahren:*
  - Das *Carillon Mitral Contour System*, das *Cardioband*, das *Mitralign System* und das *GDS Accucinch System* befinden sich zurzeit in klinischen Studien und zeigen erste vielversprechende Ergebnisse. Die Anuloplastieverfahren zeigten eine Reduktion der Mitralklappeninsuffizienz, ein vermehrtes reverses Remodelling und eine Verbesserung der klinischen Symptomatik.
  - Das *Carillon Mitral Contour System* findet klinische Anwendung in der indirekten Anuloplastie. Geeignet sind Patienten mit symptomatischer dilatierender Kardiomyopathie (linksventrikuläre Ejektionsfraktion unter 40 %) unter stabiler Herzinsuffizienzmedikation und mindestens mittelgradiger funktioneller Mitralklappeninsuffizienz.
    - Das System besteht aus zwei selbstexpandierenden Nitinolankern, die durch eine Nitinolspange verbunden sind. Das Device wird transjugulär über den rechten Vorhof in den Koronarsinus vorgebracht. Das System wird auf Zug gebracht, was zu einer Verkürzung des Mitralklappenanulus-Durchmessers führt und die Mitralklappeninsuffizienz vermindert.
- *Katheterbasierte direkte Anuloplastieverfahren* sind mit dem Cardioband und dem Mitralign System verfügbar.
  - *Cardioband System* zur direkten Anuloplastie: Das System wird über einen venösen, transseptalen Zugang unter fluoroskopischer Kontrolle und unter transösophagealer Echokardiografie eingebracht. Das Band wird über dem posterioren Mitralklappenanulus mit Metallankern fixiert. Über das sogenannte Size-Adjustement-Tool wird das System zusammengezogen und der Mitralklappenanulus verkleinert.
  - Das *Mitralign System* ist ebenfalls ein Verfahren zur direkten Anuloplastie, allerdings über einen femoralen, arteriellen Zugang. Das System besteht aus Drähten und Polyesterkissen, die im Mitralklappenanulus kathetergestützt implantiert und untereinander gespannt werden. Hierdurch kommt es zur Raffung des Mitralklappenanulus, wodurch eine Reduktion der Mitralklappeninsuffizienz bewirkt wird.
- Alle drei Verfahren sind bereits CE-zertifiziert.
- Ein weiteres Verfahren ist aktuell im experimentellen Stadium. Das *GDS Accucinch System*. Bei diesem Verfahren werden nach transfemoralem, arteriellem Zugang subvalvulär Anker in das Ventrikelmyokard eingebracht und über ein Schlingensystem verbunden und gespannt. Dadurch wird der Mitralklappenanulus in seinen Dimensionen reduziert.
- In Anlehnung an die TAVI-Prozedur wird aktuell an Verfahren zum kompletten transkathertergestützten Mitralklappenersatz gearbeitet.

Therapie von Trikuspidalklappenvitien

- Aufgrund der aktuellen Datenlage und der nur selten auftretenden Trikuspidalklappenstenose wird in diesem Abschnitt nur auf die interventionelle Therapie der *Trikuspidalklappeninsuffizienz* eingegangen.
- Derzeit gilt die *chirurgische Klappenrekonstruktion* als *Goldstandard* in der Therapie der hochgradigen Trikus-

pidalklappeninsuffizienz. Eine isolierte chirurgische Trikuspidalklappenrekonstruktion wird nur bei ausgewählten Patienten durchgeführt.
- Für eine angemessene Therapieentscheidung muss die sekundäre eindeutig von der primären Trikuspidalklappeninsuffizienz unterschieden werden.
  - Eine *primäre Trikuspidalklappeninsuffizienz* erfordert eine frühzeitige Therapie, um mögliche Sekundärschäden zu vermeiden.
  - Bei *hochgradiger primärer Trikuspidalklappeninsuffizienz* ist eine chirurgische Korrektur bei symptomatischen Patienten indiziert. Auch bei asymptomatischen Patienten mit progredienter rechtsventrikulärer Dilatation oder eingeschränkter rechtsventrikulärer Pumpfunktion sollte eine chirurgische Therapie in Betracht gezogen werden.
  - Eine operative Korrektur ist bei Patienten mit *hochgradiger sekundärer Trikuspidalklappeninsuffizienz* erst bei einem vorgesehenen linksventrikulären Klappeneingriff indiziert.
- Aktuell befinden sich verschiedene interventionelle Therapieverfahren in klinischen Tests.
  - Das Konzept des *heterotopen Trikuspidalklappenersatzes* beinhaltet die Implantation von Bioklappenprothesen über die V. femoralis in die untere und ggf. in die obere Hohlvene. Hierdurch findet zwar keine kausale Therapie statt, jedoch kann der venöse Rückstau reduziert werden und zu einer Linderung der Symptome führen.
  - Interventionelle *Anuloplastieverfahren* der Trikuspidalklappe sind an chirurgische Verfahren angelehnt und zeigen erste aussichtsreiche Studienergebnisse.
  - Eine weitere Behandlungsoption ist die Therapie einer Trikuspidalklappeninsuffizienz mit dem *MitraClip-System*. Das Verfahren wird analog zur MitraClip-Prozedur zur Behandlung einer Mitralklappeninsuffizienz unter echokardiografischer und fluoroskopischer Kontrolle durchgeführt.
  - Ein weiteres interventionelles System zur Behandlung der Trikuspidalklappeninsuffizienz ist in klinischer Evaluation. Hierbei wird ein Ballon zentral in der Trikuspidalklappenöffnung positioniert. Die Klappensegel legen sich in der Systole dem System an. Auf diese Weise kann das Regurgitationsvolumen über der Trikuspidalklappe reduziert werden. Die Verankerung des Systems erfolgt in der Spitze des rechten Ventrikels und im Bereich der Punktionsstelle der linken V. subclavia.

Therapie von Pulmonalklappenvitien

- Durch selbstexpandierende oder ballonexpandierende Klappenprothesen können angeborene und erworbene Vitien der Pulmonalklappe behandelt werden. Für Patienten mit Fallot-Tetralogie und postoperativer Dysfunktion des rechtsventrikulären Ausflusstrakts sowie einer Pulmonalklappeninsuffizienz und/oder Stenose stellt der *kathetergestützte Pulmonalklappenersatz* eine Therapieoption dar. Das Verfahren findet auch bei Patienten nach vorangegangener Ross-Operation Anwendung.
- Beim *perkutanen Pulmonalklappenersatz* wurde bisher am häufigsten eine Melody-Klappe eingesetzt. Das Verfahren wurde im Jahr 2000 eingeführt. Die zweite, bisher seltener verwendete Klappe ist die Edwards-Sapien-Klappe für die Pulmonalarterie.
  - Die Edwards Sapien XT ist eine Transkatheter-Herzklappe zur Behandlung von Pulmonalklappenvitien. Die Klappenprothese ist auch für den Einsatz in Conduits und Valve-in-Valve zugelassen und ebenso für transannuläre Patches nach vorheriger Stentimplantation.
  - Der perkutane Pulmonalklappenersatz ist eine sichere und schonende Alternative zum chirurgischen Eingriff. Eine mögliche Komplikation ist die *Koronarkompression*. Eine exakte Darstellung der Anatomie der Koronararterien und des rechtsventrikulären Ausflusstrakts ist daher unerlässlich.

46.12.5 Device-Therapie

- Bei Patienten mit hochgradig reduzierter linksventrikulärer Pumpfunktion und Linksschenkelblock sollte eine *kardiale Resynchronisationstherapie* in Erwägung gezogen werden. Eine Resynchronisation kann gegebenenfalls zu einer Reduktion einer funktionellen Mitralklappeninsuffizienz führen und sollte daher – auch nach aktuellen Leitlinien bei Patienten mit fortgeschrittener Herzinsuffizienz und zutreffenden Einschlusskriterien vor einer operativen oder interventionellen Therapie zum Einsatz kommen.
- Die Notwendigkeit einer *Schrittmachertherapie* nach chirurgischem Aortenklappenersatz und TAVI nach 30 Tagen und 2 Jahren zeigte sich in aktuellen Studien nicht mehr als signifikant unterschiedlich (6,9 versus 8,5 %).

46.12.6 Operative Therapie

- Therapieentscheidungen sollten in einem *interdisziplinären Herzklappenteam*, bestehend aus Kardiologen und Kardiochirurgen und Anästhesisten, entschieden werden (siehe Vorgaben des Gemeinsamen Bundesausschusses).
- Das Herzklappenteam sollte die Patientenauswahl unter Berücksichtigung des Nutzen-Risiko-Verhältnisses der verschiedenen Behandlungsstrategien treffen. Dies ist besonders vorteilhaft bei Patienten mit mehreren Behandlungsoptionen, wie zum Beispiel bei älteren Patienten mit hohem und intermediärem Risiko mit einer schweren symptomatischen Aortenstenose, die für die

TAVI oder den chirurgischen Aortenklappenersatz infrage kommen.
- Beim *operativen Klappenersatz* stehen biologische oder mechanische Herzklappen zur Verfügung.
- *Biologische Herzklappenprothesen* haben eine niedrigere Thrombogenität, aber im Vergleich zu mechanischen Prothesen eine geringere Haltbarkeit. Sie kommen somit eher bei älteren Patienten oder bei Kontraindikationen für eine orale Antikoagulation zum Einsatz.
- Die Verwendung von *mechanischen Klappenprothesen* erfordern eine lebenslange orale Antikoagulation.
- Häufig sind minimalinvasive Operationsverfahren ohne vollständige Thorakotomie möglich (Schlüsselloch-Operation).

46.13 Nachsorge

- Bei Patienten mit Klappenersatz und nach Herzklappenrekonstruktion sollten regelmäßige *Nachsorgeuntersuchungen* stattfinden (zum Beispiel einmal pro Jahr).
- Die *Anamnese* sollte die mögliche kardiale Symptomatik und Fragen nach Fieber, stattgehabten Infekten, Abgeschlagenheit und Fieber umfassen.
- Bei der *klinischen Untersuchung* ist neben dem Auskultationsbefund von Herz und Lunge auf Stauungszeichen, Herzrhythmusstörungen sowie perikardiale und pleurale Ergüsse zu achten.
- Der *Auskultationsbefund* bei mechanischem Klappenersatz ist durch charakteristische Klickgeräusche bei Klappenöffnung und Klappenschluss gekennzeichnet. Veränderungen der Geräusche im Verlauf können auf Funktionsstörungen, z. B. durch thrombotische Klappenauflagerungen, hindeuten. Biologische Herzklappen sind auskultatorisch meist nicht von nativen Herzklappen zu unterscheiden.
- In der *Elektrokardiografie* sollte auf Zeichen einer Rechts- und Linksherzbelastung (Herzrhythmusstörungen, Blockbilder und Ischämiezeichen) geachtet werden.
- Die *Echokardiografie* sollte die Position und die Funktion der Herzklappenprothese (Gradienten, paravalvuläre Lecks) und die Pumpfunktion (LVEF und RVEF) erfassen.
- Entsprechende *laborchemische Untersuchungen* sollten bei Verdacht auf Infektion (CRP, PCT, Leukozytose), Hämolyse (LDH, Bilirubin, Haptoglobin) oder Anämie (Blutbild, Eisenstatus) erfolgen.
- Patienten mit *mechanischem Herzklappenersatz* benötigen zur Vermeidung von thromboembolischen Ereignissen eine *kontinuierliche orale Antikoagulation*. Zur Vermeidung von hämorrhagischen Komplikationen durch Überdosierung sind die Patienten ausführlich zu schulen und regelmäßig zu überwachen (INR). Bei guter Compliance der Patienten ist eine Selbstüberwachung mit INR-Messgeräten zu Hause möglich.

- Patienten benötigen nach *TAVI* eine *lebenslange Thrombozytenaggregationshemmung* mit ASS 100 mg. Die aktuellen Leitlinien sehen eine duale Thrombozytenaggregationshemmung für einige Monate vor.
- Die ARTE-Studie hat angedeutet, dass die von den aktuellen Leitlinien empfohlene duale Plättchenhemmung mit einem *erhöhten Blutungsrisiko* einhergeht. Möglicherweise stellt die ASS-Monotherapie die sicherere Wahl dar. Außerdem ist eine *orale Antikoagulation* als mögliche effektive Alternative im Gespräch.
- In Nachuntersuchungen nach TAVI und biologischem Aortenklappenersatz wurden durch computertomografische Untersuchungen gehäuft auftretende so genannte *Leaflet-Thrombosen* dokumentiert. Studien zeigen, dass sich diese Thrombosen nach variablen Zeitintervallen nach TAVI und chirurgischem Aortenklappenersatz entwickeln können.
- In aktuellen Studien wird eine mögliche schützende Wirkung einer oralen Antikoagulation und/oder einer Thrombozytenaggregationshemmung überprüft.

46.14 Verlauf und Prognose

- Verlauf und Prognose hängen vom Schweregrad des Herzklappenfehlers und von den bestehenden Komorbiditäten (z. B. Dilatation und Herzinsuffizienz) ab. Außerdem ist entscheidend, welche Herzklappen betroffen sind. Beispielsweise hat eine hochgradige Trikuspidalklappeninsuffizienz eine deutlich bessere Prognose als eine hochgradige Mitralklappeninsuffizienz.
- Herzklappenfehler beeinträchtigen nicht nur die Lebensqualität, sondern können auch die *Lebenserwartung einschränken*. Die Prognose bei Herzklappenfehlern hängt davon ab, welche Herzklappe betroffen ist und ob der Herzklappenfehler bereits die Herzfunktion beeinflusst hat. Bleibt ein relevantes Vitium unbehandelt, kann dies im Verlauf zu einer Herzinsuffizienz und einer entsprechend schlechten Prognose führen.
- *Leichte Herzklappenfehler* müssen häufig nicht operiert, aber dennoch konservativ behandelt werden. Wurde ein Vitium diagnostiziert, ist die regelmäßige Überwachung zur Beurteilung eines Progresses, der Pumpleistung des Herzens und zur Überprüfung des konservativen Behandlungserfolges angezeigt.
- Die *hochgradige Aortenklappenstenose* ist eine schwere Erkrankung bezüglich Morbidität und Mortalität. Die mittlere Überlebenswahrscheinlichkeit ohne Therapie beträgt weniger als 2 Jahre.
- Bei Auftreten von *synkopalen Ereignissen* beträgt die mittlere Überlebensrate ohne Therapie bei hochgradiger Aortenklappenstenose oft weniger als 6 Monate.
- Die 5-Jahres-Überlebensrate liegt *nach TAVI* bei etwa 50 %, was zum aktuellen Zeitpunkt noch dem Einsatz in einem betagten und häufig multimorbiden Patientenkollektiv mit beschränkter Lebenserwartung geschuldet ist.

- Die Prognose der *Mitralklappeninsuffizienz* hängt vom Schweregrad der Ursache ab. Die 5-Jahres-Überlebensrate bei rheumatischer Ursache liegt bei 80 %.
- Die *Mitralklappeninsuffizienz* kann chronisch verlaufen und zum Teil durch Umbauvorgänge am Herzen kompensiert werden. Kommt es im Verlauf zu Herzrhythmusstörungen oder einer Reduktion der Pumpleistung, geht dies mit einer Verschlechterung der Prognose einher.
- Die Prognose nach interventionellen und operativen Maßnahmen hängt vom jeweiligen Therapieergebnis ab. So geht beispielsweise eine *mittelgradige oder hochgradige Aortenklappeninsuffizienz nach TAVI* mit einer erhöhten Mortalität im 2-Jahres-Verlauf einher.

46.15 Prävention

- Eine Endokarditisprophylaxe ist bei Hochrisikopatienten vor bestimmten *zahnärztlichen Eingriffen* indiziert. Zur Hochrisikoklientel gehören unter anderem Patienten nach Herzklappenersatz, nach Herzklappenrekonstruktion unter Verwendung prothetischen Materials oder Patienten mit einer bereits stattgehabten Endokarditis. Bei Manipulation des Zahnfleischgewebes und des periapikalen Bereichs der Zähne mit Perforation der Mundschleimhaut ist die Prophylaxe indiziert.
- Kardiovaskulären Risikofaktoren sollten optimal eingestellt werden.

46.16 Quellenangaben

[1] Boekstegers P, Hausleiter J, Baldus S et al. Interventionelle Behandlung der Mitralklappeninsuffizienz mit dem MitraClip®-Verfahren. Kardiologe 2013; 7:91–104
[2] Baumgartner H, Falk V, Bax JJ et al. ESC/EACTS Guidelines for the management of valvular heart disease. Eur Heart J 2017; 38(36): 2739–2791
[3] Habib G, Lancellotti P, Antunes MJ et al. ESC Guidelines for the management of infective endocarditis: The Task Force for the Management of Infective Endocarditis of the European Society of Cardiology (ESC). Endorsed by: European Association for Cardio-Thoracic Surgery (EACTS), the European Association of Nuclear Medicine (EANM). Eur Heart J 2015; 36(44): 3075–3128
[4] Horstkotte D Loogen F. Erworbene Herzklappenfehler. München, Wien, Baltimore: Urban & Schwarzenberg; 1987
[5] Opitz Chr, Rosenkranz S, Ghofrani HA et al. ESC-Leitlinie 2015: Diagnostik und Therapie der pulmonalen Hypertonie. Dtsch Med Wochenschr 2016; 141(24): 1764–1769
[6] Saller K. Einführung in die Menschliche Erblichkeitslehre und Eugenik. Berlin: Springer; 1932
[7] Wagner J. Praktische Kardiologie: für Studium, Klinik und Praxis. Berlin, New York: Walter de Gruyter; 1985

46.17 Literatur zur weiteren Vertiefung

[1] Baumgartner H, Falk V, Bax JJ et al. ESC/EACTS Guidelines for the management of valvular heart disease. Eur Heart J 2017; 38(36): 2739–2791
[2] Kuck KH, Eggebrecht H, Elsässer A et al. 2016 Qualitätskriterien zur Durchführung der kathetergestützten Aortenklappenimplantation (TAVI). Aktualisierung des Positionspapiers der Deutschen Gesellschaft für Kardiologie. DGK, Leitlinien, Positionspapier
[3] Nishimura RA, Otto CM, Bonow RO et al. AHA/ACC Valvular Heart Disease Guideline 2014. Circulation 2014; 129(23): e521–643

46.18 Wichtige Internetadressen

- Deutsche Gesellschaft für Kardiologie: http://leitlinien.dgk.org
- American heart association: http://www.heart.org
- European Society of Cardiology: https://www.escardio.org

47 Herztransplantation und Transplantatversagen

Christoph Salewski, Aron-Frederik Popov

47.1 Steckbrief

Die Herztransplantation ist die Goldstandardtherapie der terminalen Herzinsuffizienz. Patienten ohne Aussicht auf Erholung oder sinnvolle medikamentöse Therapie und ohne wesentliche Kontraindikationen können für eine Herztransplantation gelistet werden. Dieses Kapitel beschäftigt sich mit der intensivmedizinischen Behandlung des Transplantatempfängers bei Transplantatversagen, häufigen chirurgischen und medizinischen Problemen, Abstoßung und Immunsuppression. Der Fokus liegt auf dem frühen Transplantatversagen.

47.2 Aktuelles

- In Deutschland wurden 2018 insgesamt 318 Herztransplantationen durchgeführt [5]. Ende Oktober 2015 warteten 775 Patienten auf ein passendes Spenderorgan. 10 % der Patienten haben den Status „high urgency". 90 % der Transplantatempfänger hatten diesen Status. Ursächlich dafür sind rückläufige Spenderzahlen. Die Dringlichkeit unterscheidet sich in „high urgency", transplantabel und (aktuell/permanent) nicht transplantabel [5].
- Durch die Etablierung der LVAD-Therapie (Left Ventricular Assist Device) in den letzten Jahren kommt es zu weniger Neuanmeldungen für eine Herztransplantation (Bridge-to-Transplant- bzw. Bridge-to-Candidacy-Therapie) [5]. Auch die extrakorporale Membranoxygenierung (venoarterielle extrakorporale Membranoxygenierung [va-ECMO} bzw. Extra corporeal Life Support [ECLS]) kommt als kurzfristige Bridge-to-Transplant-Therapie in Betracht. Die mechanische Kreislaufunterstützung kann Patienten helfen, die Zeit auf der Warteliste zu überbrücken. Transplantatversagen ist eine gefürchtete und häufig eine letale Komplikation.

47.3 Synonyme

- Transplantatversagen
- graft dysfunction

47.4 Keywords

- Organspende
- Herztransplantation
- Transplantatversagen (graft dysfunction; GD)
- Herzinsuffizienz
- Abstoßung
- Immunsuppression
- mechanische Kreislaufunterstützung

47.5 Definition

- Beim primären Transplantatversagen (primary graft dysfunction; PGD) kommt es innerhalb von 24 Stunden nach der Transplantation zu Symptomen einer Herzinsuffizienz [8].
- Verringerung der linksventrikulären Ejektionsfraktion auf unter 40 %
- Notwendigkeit der Katecholamintherapie
- Notwendigkeit der mechanischen Kreislaufunterstützung
- Ausschluss von sekundären reversiblen medizinischen oder chirurgischen Ursachen

47.6 Epidemiologie

47.6.1 Häufigkeit

- Von 1997–2007 erhielten 167 16 Patienten eine Herztransplantation in den Vereinigten Staaten. Das Auftreten eines primären Transplantatversagens betrug 2,5 %; 85 % hiervon starben [8].

47.6.2 Altersgipfel

- unspezifisch

47.6.3 Geschlechtsverteilung

- unspezifisch

47.6.4 Prädisponierende Faktoren

- Risikofaktoren für das frühe Transplantatversagen [8]:
  - Todesursache des Spenders
  - Trauma
  - vorbestehende kardiale Dysfunktion
  - Substanzmissbrauch beim Spender
  - Klappenerkrankung
  - Hormonbehandlung
  - koronare Herzerkrankung
  - weiter Transportweg des Spenderorgans
- empfängerabhängige Risiken:
  - mechanische Kreislaufunterstützung
  - angeborener Herzfehler als Grund für Herzversagen
  - multiple Reoperationen
  - LVAD-Explantation
  - Mehrorgantransplantation
  - erhöhter pulmonalarterieller Widerstand
  - Sensibilisierung gegen Fremdoberflächen, Fremdantigene, Transfusion, Schwangerschaft
  - Infektion
  - Retransplantation

- Prozedurrisiken:
  - Ischämiezeit
  - Missmatch bezüglich Geschlecht, Gewicht, immunologischer Faktoren
  - hoher Transfusionsbedarf
  - Notfalltransplantation gegenüber geplanter Transplantation

47.7 Ätiologie und Pathogenese

- multikausal; häufige Ursachen des Transplantatversagens:
  - inkomplettes Matching zwischen Spender und Empfänger
  - Allosensibilisierung des Empfängers durch Transfusion, Fremdoberflächenkontakt, mechanische Kreislaufunterstützung, überschießende Immunreaktion
  - Zelluntergang durch lange Ischämiezeit
  - Infektion, SIRS (systemic inflammatory response syndrome), Sepsis
  - Multiorganversagen
  - komplikative Transplantation

47.8 Klassifikation und Risikostratifizierung

- Unterscheidung in primäres und sekundäres Transplantatversagen (primär [PGD]/sekundär [SGD]) [8]
- Die Diagnose PGD muss innerhalb der ersten 24 Stunden gestellt werden.
- Rechtsherz- und/oder Linksherzversagen des Transplantats
- milde, mittlere und schwere Formen
- spender-, empfänger- und operationsspezifische Risiken
- Einteilung des linksventrikulären PGD [8]:
  - *mild*: eines der folgenden Kriterien:
    - LVEF < 40 % in der Echokardiografie
    - zentraler Venendruck (ZVD) > 15 mmHg, Lungenarterienverschlussdruck (PWCP) > 20 mmHg, Herzindex (HI) < 2,0 l/min/kgKG
  - *moderat*: mild + mittlerer arterieller Blutdruck (MAP) < 70 mmHg + eines der folgenden Kriterien:
    - Katecholamine in hoher Laufrate
    - intraaortale Ballonpumpe (IABP) notwendig
  - *schwer*:
    - abhängig von venoarterieller extrakorporaler Membranoxygenierung (va-ECMO), left ventricular assist device (LVAD), biventricular assist device (BiVAD)
- Einteilung des rechtsventrikulären PGD: eines der folgenden Kriterien:
  - ZVD > 15 mmHg, PCWP < 15 mmHg, HI < 2,0 l/min/kgKG
  - transpulmonaler Gradient (TPG) < 15 mmHg und/oder Pulmonalarteriendruck systolisch (PAP_{sys}) < 50 mmHg
  - Notwendigkeit eines rechtsventrikulären Unterstützungssystems (RVAD)
- Abstoßung kann zum Transplantatversagen führen; sie wird wie folgt unterteilt [10]:
  - hyperakut
  - akut zellulär
  - akut humoral
  - chronisch

47.9 Symptomatik

- Viele Symptome können auf eine Abstoßung zurückgeführt werden, zum Beispiel gestaute Halsvenen und Ödeme (Rechtsherzversagen), Atemnot und Hypotonie (Linksherzversagen) oder Herzrhythmusstörungen.
- Jedes dieser Symptome kann auch ohne Abstoßung durch einen medizinischen oder chirurgischen Grund verursacht werden. Der Nachweis der Abstoßung muss histologisch erfolgen.
- Das transplantierte Herz ist nicht in der Lage, beispielsweise pektanginöse Beschwerden hervorzurufen, so dass eine Koronarischämie maskiert werden kann.
- Es besteht keine direkte vegetative Nervenverbindung; Atropin ist unwirksam.
- Klinik der Herzinsuffizienz
- Die *hyperakute Abstoßung* ist die Ausnahme [10]; Symptome:
  - Sie läuft innerhalb von Minuten nach der Blutstromfreigabe durch das Spenderherz ab.
  - Der Grund sind vorgebildete Antikörper gegen das AB0-System, das HLA-System oder gegen endotheliale Antigene des Spenderorgans. Es kommt zu Aktivierung des Komplementsystems.
- Die *akute zelluläre Abstoßung* tritt in der Regel im ersten halben Jahr auf [10].
- Sie ist eine T-Zell-vermittelte Abstoßung. Die Diagnose erbringt eine Myokardbiopsie.
- Sie wird in mild, moderat und schwer unterteilt.
- Klinisch kann sie sich durch Müdigkeit oder leichte Luftnot präsentieren.
- Rechtsherzversagen zeigt sich mit erhöhtem ZVD.
- Bei schwerwiegender Abstoßung können Zeichen des Linksherzversagens auftreten.
- Die Therapie hängt ab von der Zeit des Auftretens nach der Transplantation und der Schwere, besonders der hämodynamischen Einschränkung.
- Die *akute humorale Abstoßung* tritt Tage oder Wochen nach der Transplantation auf [10].
  - Sie ist viel seltener als die T-Zell-vermittelte Abstoßung.
  - Die Diagnose wird über die Immunhistochemie durch den Nachweis von Immunglobulinen und Komplementfaktoren in den Gefäßen des transplantierten Herzen gestellt.

- Neben der Verschärfung der Immunsuppression kann eine Plasmapherese notwendig werden.
- Die *chronische Abstoßung* tritt Monate oder Jahre nach der Transplantation auf [10].
  - Sie zeigt sich meist als kardiale Transplantatvaskulopathie (cardiac allograft vasculopathy; CAV) aufgrund schwelender Abstoßungsreaktion.
  - Die CAV zeigt sich ggf. refraktär gegenüber der perkutanen transluminalen Angioplastie oder der Bypasschirurgie. Bis zu 50 % der Transplantatempfänger entwickeln eine CAV innerhalb von 5 Jahren nach der Operation [10].
  - Pektanginöse Beschwerden bei CAV bleiben aufgrund der Denervation aus!

47.10 Diagnostik

- *perioperative Überwachung:*
  - Basismonitoring [4]:
    - kontinuierliches EKG und intermittierendes 12-Kanal-EKG
    - arterieller Blutdruck
    - Pulsoxymetrie
    - zentraler Venendruck
    - Echokardiografie, intraoperativ transösophageal
    - Urinausscheidung
  - erweitertes hämodynamisches Monitoring [4]:
    - Rechtsherzkatheter
    - intermittierende/kontinuierliche Bestimmung des Herzzeitvolumens
    - pulmonalarterieller Druck und intermittierend pulmonal arterieller Verschlussdruck
  - Rechtsherzversagen und pulmonalarterielle Hypertonie [4]:
    - Ausschluss einer hyperakuten antikörpervermittelten Abstoßung
    - Rechtsherzversagen zeigt sich über Dilatation des rechten Ventrikels in der Echokardiografie, verminderte Pumpfunktion in der Echokardiografie, erhöhten zentralen Venendruck, periphere Ödeme
    - mögliche Ursachen: Herzrhythmusstörungen, Perikarderguss, Pulmonalarterienembolie, Rechtsherzinfarkt
- *nicht invasive Überwachung* [8]:
  - ventrikuläre evozierte Potenziale per Schrittmacherauslesung bei geringem Abstoßungsrisiko
  - Genexpressionsüberwachung bei akuter zellulärer Abstoßung 6 Monate bis 5 Jahre
  - Echokardiografie statt Biopsie bei Kindern
  - EKG bzw. Biomarker haben keinen hohen Stellenwert

47.10.1 Diagnostisches Vorgehen bei Transplantatversagen

- Eignung des Empfängers für das Organ des Spenders (Matching)
- *Bestimmung der Spender-Empfänger-Histokompatibilität* [4]:
  - HLA-Screening auf reaktive Antikörper bei potenziellen Empfängern zur Vorselektion
  - Im Angebotsfall kann ein Crossmatch mit dem Spenderorgan das Abstoßungsrisiko stratifizieren.
  - Cut-offs sind laborspezifisch.
  - Ein virtueller panel-reaktiver Antikörpertest (vPRA) kann die Sensibilisierung des Empfängers über empfängerspezifische Antikörper gegen die spenderspezifischen Antigene feststellen.
- *Risikoerfassung eines Transplantationskandidaten* [4]:
  - Fremdsensibilisierung ist ein Risikofaktor für eine Abstoßung.
  - Bluttransfusionen, Schwangerschaften, andere allogene oder homogene Transplantate sowie VAD oder ECMO-Therapie können sensibilisieren.
  - Ein panel-reaktiver Antikörpertest > 10 % stellt einen hohen Wert für Fremdsensibilisierung dar. Mögliche Empfänger mit einem solchen PRA könnten vor Transplantation eine Induktionstherapie erhalten.
  - Retrospektiv kann ein Crossmatch-Test zwischen Spender und Empfänger Hinweis für eine immunsuppressive Therapie sein. Desensibilisierung mit Immunglobulin (Ig), Plasmapherese oder Rituximab kann eingeleitet werden.
- *Überwachung der Allosensibilisierung eines Transplantatempfängers* [4]:
  - HLA-Antikörper-Konzentration regelmäßig bestimmen
  - Anti-HLA-Antikörper-Test 4 Wochen nach Bluttransfusion beim Transplantatempfänger, bei zwischenzeitlichem Organangebot prospektiven Crossmatch-Test durchführen
  - Immunglobuline vor und nach Plasmapherese sowie nach Immunabsorption bestimmen
  - nach Rituximabgabe Differenzialblutbild durchführen
  - bei Verdacht auf oder durch Biopsie bestätigte antikörpervermittelte Abstoßung spenderspezifische Antikörper beim Empfänger bestimmen; auch bei schon erfolgtem postoperativen Crossmatch-Test
  - Direkt nach kardial implantierter mechanischer Kreislaufunterstützung Myokardbiopsie gewinnen und pathologisch und immunhistochemisch untersuchen [8]
- Patienten, die im Rahmen eines Transplantatversagens versterben, sollten einer Autopsie unterzogen werden [8].
- ▶ Abb. 47.1 zeigt den diagnostischen Algorithmus bei Transplantatversagen.

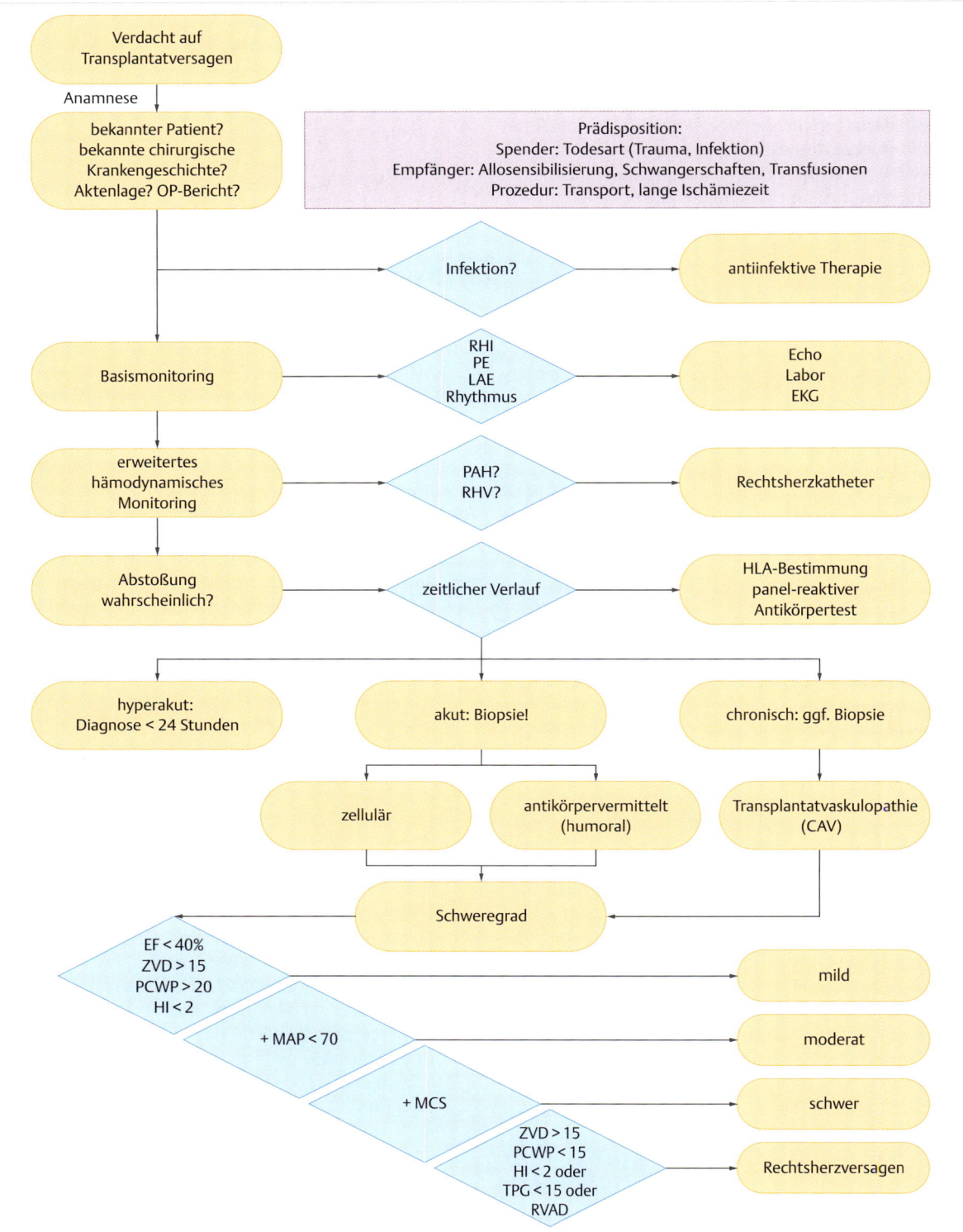

Abb. 47.1 **Herztransplantation.** Diagnostischer Algorithmus bei Transplantatversagen (EF: Ejektionsfraktion, HI: Herzindex, HLA: human leukocyte antibody, LAE: Lungenarterienembolie, MAP: mean arterial pressure, MCS: mechanical circulatory support, PAH: pulmonalarterieller Hypertonus, PCWP: pulmonary capillary wedge pressure, PE: Perikarderguss, RHI: Rechtsherzinfarkt, RHV: Rechtsherzversagen, RVAD: Right Ventricular Assist Device, TPG: transpulmonaler Gradient, ZVD: zentraler Venendruck).

47.10.2 Anamnese

- Erheben einer gründlichen Anamnese, wenn akute Abstoßung eines Patienten lange nach Herztransplantation vermutet wird
- Fragen nach Compliance zur immunsuppresiven Medikation, Infektion, neuen Medikamenten

47.10.3 Körperliche Untersuchung

- wie bei Herzinsuffizienz (S. 315)

47.11 Differenzialdiagnosen

- Generell können alle Funktionseinschränkungen durch Abstoßung bedingt sein. Die Myokardbiopsie gibt den besten Aufschluss über eine chirurgisch/medizinische oder immunologische Genese des Transplantatversagens.

47.12 Therapie

47.12.1 Grundsätzliches

- *Flüssigkeitsmanagement in der perioperativen Phase* [4]:
  - in der frühen Phase nach der Herztransplantation kolloide Lösungen als Volumenersatz verwenden [4]
  - Die meisten Patienten erfahren sowohl eine intravaskuläre als auch eine extravaskuläre Hypovolämie. Bisher konnte kein abschließender Nachweis der Überlegenheit eines Kolloids (Gelatine, Hydroxyethylstärke [HAES], Albumin) gegenüber einem anderen erbracht werden [9]. Individuell müssen Effizienz des Volumenersatzes und Nebenwirkungsprofil (Nierenversagen, koagulative Risiken und allergenes Potenzial) abgewogen werden [9].
  - Die Leitlinie der internationalen Gesellschaft für Herz- und Lungentransplantation empfiehlt die Verwendung von Blutprodukten als Volumenersatz; dies ist eine Level-C-Empfehlung (Expertenmeinung).
  - Blutprodukte sollten jedoch nicht als Volumenersatz und nur restriktiv verwendet werden, nämlich bei Anämie oder hämorrhagischen Diathesen [17].
  - genauer: postoperative akute Anämie [17]
  - Unter einem Hb von 6 g/dl besteht ein absoluter Transfusionstrigger für Erythrozytenkonzentrate.
  - Bei einem Hb zwischen 6 und 8 g/dl ist die Transfusionsindikation abhängig von Risikofaktoren, der Kompensationsmöglichkeit des Organismus und der Klinik der hypoxischen Anämie.
  - Bei einem Hb zwischen 8 und 10 g/dl ist die Transfusion von Erythrozytenkonzentraten nur bei Hinweisen auf eine anämische Hypoxie gerechtfertigt und bei einem Hb von > 10 g/dl gar nicht [17].
  - zu weiteren Blutprodukten siehe Kapitel Gabe von Blutprodukten und Gerinnungsfaktoren (S. 377)
  - Das Blut sollte CMV-negativ sein, wenn Spender und Empfänger es auch sind [4].
  - Bei blutgruppeninkompatibler Transplantation im Kindesalter sollte bei der Wahl der Blutprodukte sowohl auf die Spender- als auch auf die Empfängereigenschaft geachtet werden (▶ Tab. 47.1).
  - Bei Volumenüberladung sollte frühzeitig reagiert werden. Sollten intravenös verabreichte Diuretika (ggf. sequenzielle Nephronblockade) nicht ausreichen, ist eine Hämodialyse einzuleiten [4].
  - Gleiches gilt für den Anstieg der Retentionsparameter [4].
  - Bei Niereninsuffizienz sollte der Beginn von Kalzineurininhibitoren verzögert werden [4].
  - Blutglukosespiegel sollten unter 200 mg/dl gehalten werden [4].
- *kreislaufunterstützende Medikation* [4]:
  - in der geringstmöglichen Dosierung geben
  - innerhalb der ersten 3–5 Tage ausschleichen, wenn möglich

Tab. 47.1 Empfehlung zur Bluttransfusion bei AB0-inkompatiblem Transplantat bei Kindern [4].

Blutgruppe	nur Bei Kindern mit AB0-inkompatiblem Graft (!)				2.Wahl
Empfänger	Spender	Erythrozyten	gefrorenes Frischplasma und/oder Thrombozyten	Kryopräzipitate	Thrombozyten
0	A	0	A	A	0-Konzentrat
0	B	0	B	B	0-Konzentrat
0	AB	0	AB	AB, A oder B	A- oder B-Konzentrat
A	B	A	AB	AB, zweite Wahl B	B-Konzentrat
A	AB	A	AB	AB, A, zweite Wahl B	A- oder B-Konzentrat
B	A	B	AB	AB, zweite Wahl A	A-Konzentrat
B	AB	B	AB	AB, A, zweite Wahl B	A- oder B-Konzentrat

- Als Inotropikum kann Dobutamin mit einer Laufrate von 1–10 µg/kgKG/min gewählt werden.
- Mit Dobutamin kann Dopamin als Vasodilatator zur Verbesserung der Nierendurchblutung mit einer Laufrate zwischen 1 und 10 µg/kgKG/min dazu genommen werden.
- Milrinon verbindet Inotropie mit geringer peripherer Vasodilatation bei empfohlenen Laufraten von 0,375–0,75 µg/kgKG/min.
- Nordadrenalin 0,1–1 µg/kgKG/min zur Aufrechterhaltung des peripheren Widerstands
- Bei Vasoplegie können Vasopressin 0,03–0,1 IE/min zur Volumenretention und/oder Methylenblau zur Off-Label-Endothelstabilisierung eingesetzt werden.

- *Perikarderguss* [4]:
  - Er sollte regelmäßig per Echokardiografie beobachtet und bei hämodynamischer Relevanz chirurgisch oder per Punktion behandelt werden.
  - entzündlichen Perikarderguss ausschließen

47.12.2 Arrhythmien

- Bei der Behandlung von Arrhythmien ist Folgendes zu beachten [4]:
  - bei herztransplantierten Patienten postoperativ eine Frequenz von 90 Schlägen pro Minute anstreben, z. B. über temporären Schrittmacher (AAI oder DDD unter permanenter Überwachung mit Elektrokardiogramm [EKG] und kontinuierlicher Blutdruckmessung)
  - Theophyllin kann zur Frequenzsteigerung eingesetzt werden.
  - bei Tachykardien Frequenzkontrolle anstreben
  - Arrhythmien können abstoßungsbedingt sein.
  - bei der Anwendung von Amiodaron auf die Interaktion mit Zytochrom-P450 3A4 achten
  - Arzneimittelinteraktion mit Immunsuppressiva beachten
  - Nicht-Dihydropyridin-Kalziumkanalblocker (Diltiazem, Verapamil) oder Betablocker können zur Frequenzkontrolle eingesetzt werden (nicht gleichzeitig!).

47.12.3 Rechtsherzversagen, pulmonalarterielle Hypertonie

- Bei der Behandlung von Rechtsherzversagen und pulmonalarterieller Hypertonie ist Folgendes zu beachten [4]:
  - ursachengerechte Therapie
  - chirurgische/interventionelle Entfernung eines Perikardergusses
  - Resynchronisation, Schrittmachertherapie
  - Unterstützung der RV-Inotropie mit Milrinon oder Dobutamin
  - Senkung des pulmonalen Widerstands mit Prostaglandin I2, z. B. Iloprost inhalativ 2,5–5 mg pro Anwendung, 6–9 Anwendung pro Tag nach Verträglichkeit und klinischem Zustand [1]
  - Eine pulmonale Vasodilatation kann mit kontinuierlicher Inhalation von Stickstoffmonoxid (NO) erreicht werden.
  - Die NO-Dosierung sollte nach pulmonary arterial pressure (PAP) nicht mehr als 20 ppm betragen.
  - Sildenafil nach Wirkung (cave: Wechselwirkung mit NO)

47.12.4 Mechanische Kreislaufunterstützung

- frühe Erwägung der mechanischen Kreislaufunterstützung:
  - falls Abgang von der Herz-Lungen-Maschine problematisch oder nur mit hohen Dosen an Katecholaminen möglich ist bzw. war
  - falls die inhalative Therapie zur pulmonalen Vasodilatation nicht den gewünschten Erfolg bringt
- fallender Herzindex, Versagen von RV oder LV
- ECLS (extra corporeal life support), RVAD (right ventricular assist device) temporär, BiVAD (biventricular assist device) temporär, TandemHeart erwägen
- ECLS sollte die mechanische Kreislaufunterstützung der Wahl sein.
- Entwöhnung von der mechanischen Kreislaufunterstützung nach Transplantaterholung so schnell wie möglich
- Evaluation zur Retransplantation
- mechanische Kreislaufunterstützung nach primärem Transplantatversagen bei Kindern [4]:
  - mechanische Kreislaufunterstützung implantieren, wenn nicht adäquat von der Herz-Lungen-Maschine abgegangen werden kann
  - ebenso bei postoperativem Pumpversagen vorgehen
  - Unter der mechanischen Kreislaufunterstützung soll das Myokard Zeit zur Erholung bekommen.
  - LV-Dilatation aggressiv behandeln
  - Die mechanische Kreislaufunterstützung nach Myokarderholung explantieren.
  - Sollte die mechanische Kreislaufunterstützung nach 3–5 Tagen nicht zu einer Verbesserung führen, ist über eine Langzeitunterstützung, eine Retransplantation oder das Einstellen der lebensverlängernden Maßnahmen zu diskutieren.
- Retransplantation [4]:
  - Patienten mit koronarer Transplantatvaskulopathie und/oder mittel- bis hochgradiger Funktionseinschränkung des Transplantats sollten für eine Retransplantation gelistet werden, wenn keine andere konservative oder chirurgische Therapie besteht.
  - Patienten mit hochgradiger Funktionseinschränkung sollten erneut gelistet werden.
  - Bei schwerer koronarer Transplantatvaskulopathie sollte auch ohne Transplantatversagen bei Kindern eine Retransplantation erwogen werden [4].

○ Kinder und Erwachsene mit akuter Abstoßung innerhalb von 6 Monaten nach Erhalt des Primärorgans haben wenig Aussicht auf eine Retransplantation [4].

47.12.5 Gabe von Blutprodukten und Gerinnungsfaktoren

- *Thrombozyten* [17]:
  ○ Thrombozytenkonzentrate präoperativ nur dann geben, wenn die Thrombozytenzahl unter 20 000/µl oder unter 50 000/µl bei gestörter Thrombozytenfunktion gefallen ist
  ○ Bei einem hohen, zu erwartenden Blutverlust unter der Operation sollte die Thrombozytenzahl 70 000/µl nicht unterschreiten oder ggf. korrigiert werden.
  ○ Bei mikrovaskulären Blutungen Thrombozyten so lange geben, bis die Blutung sistiert; dann soll bis 50 000–100 000/µl auftransfundiert werden.
- *Plasma* [17]:
  ○ bei akutem Blutverlust und mikrovaskulärer Blutung, Gerinnungsimbalance bei Quick 50 %, aPTT > 45 s und Fibrinogen 1 g/l Plasma in adäquater Menge verabreichen
  ○ Die prophylaktische Gabe ist nicht indiziert, die Gabe von < 600 ml ist bei Erwachsenen nutzlos.
- *Albumin* [17]:
  ○ Therapeutische Alternativen müssen verwendet werden, bevor bei einem Intensivpatienten Albumin zur Behandlung von Hypovolämien eingesetzt wird.
  ○ Albumin kann in 5 %iger Lösung dem Priming der Herz-Lungen-Maschine beigegeben werden.

Selektion von AB0-inkompatiblen Spendern im Kindesalter

- Bei Kindern ist die blutgruppenfremde Transplantation möglich. Eine Altersgrenze für die komplikationsarme AB0-inkompatible Transplantation ist nicht bekannt.
- Während der Transplantation kann über die Herz-Lungen-Maschine eine Blutwäsche für spenderspezifische Agglutinine durchgeführt werden.
- Ein Plasmaaustausch während der Operation minimiert die Notwendigkeit einer präoperativen immunsuppressiven Induktionstherapie.
- Die Agglutininspiegel gegen die Blutgruppe des Spenders bei AB0-inkompatibler Transplantation ist postoperativ regelmäßig zu bestimmen. ▶ Tab. 47.1 liefert einen Überblick

Blutgruppenberücksichtigung bei der Transfusion von Blutprodukten

- AB0-imkompatible Kinder dürfen zukünftig keine Vollblutprodukte erhalten.
- Erythrozytenkonzentrate der Blutgruppe 0 und andere Blutbestandteile der Blutgruppe AB sind sicher.

- Es sollte immer eine Kreuzblutprobe stattfinden.
- Bei AB0-inkompatibler Transplantation müssen Erythrozyten passend zur Blutgruppe des Empfängers gegeben werden.
- Bei adäquater immunsuppressiver Therapie mit drei Wirkstoffgruppen besteht keine erhöhte Abstoßungsgefahr bei AB0-inkompatibler Transplantation [4].

Koagulopathien bei AB0-inkompatiblen Transplantatempfängern

- Anamnese nach medikamentöser Antikoagulation vervollständigen
- aktivierte partielle Thromboplastinzeit (aPPT) und Thrombozytenzahl vor der Herztransplantation messen
- Heparingabe intraoperativ mit der Activated Clotting Time (ACT) bestimmen
- Thrombelastometrie kann aufschlussreich zur dezidierten Gerinnungsfaktorgabe unter und nach der Herztransplantation sein.
- Ebenso kann die Thrombozytenfunktion gemessen werden.
- Fibrinogen und D-Dimere messen, weil sie die Fibrinolyse quantifizieren und Blutungen antizipieren können [4]

Aufhebung der Gerinnungshemmung

- Die International Normalized Ratio (INR) sollte präoperativ unter 1,5 liegen.
- Vitamin K sollte in geringen Mengen gegeben werden, um keine anaphylaktische Reaktion auszulösen.
- zusätzlich zu Vitamin K auch noch gefrorenes Frischplasma (FFP), Prothrombin oder rekombinanter Faktor VII geben, wenn die INR schnell ausgeglichen werden muss [4]

Antikoagulation bei Transplantatempfängern

- Risiko einer heparininduzierten Thrombozytopenie evaluieren
- unfraktioniertes Heparin nur während der Transplantation geben, wenn möglich
- auf niedermolekulares Heparin verzichten
- beim Nachweis von antithrombozytären Antikörpern alternative Gerinnungshemmer geben, z. B. Agatroban, Fondaparinux oder Danaparoid
- Eine alternative Antikoagulation erfordert die Überwachung von Nieren- und Leberfunktion sowie ggf. eine Dosisanpassung [4].

Substitution von Gerinnungsfaktoren bei Transplantatempfängern

- gefrorenes Frischplasma und Thrombozytenkonzentrate nach Laborwerten substituieren; Fibrinogen ebenfalls nach Spiegel und Wirkung geben
- Tranexamsäure kann bereits vor dem Angang an die Herz-Lungen-Maschine gegeben werden.
- Rekombinanter Faktor VII kann bei unbeherrschbaren plasmatischen Blutungen verabreicht werden [4].

47.12.6 Infektionsprophylaxe

- Mechanische Beatmung, Katheter und Wunden sind die häufigsten Eintrittspforten für nosokomiale bakterielle Infektionen bei Herztransplantierten. Auch die Reaktivierung von Herpes-simplex-Infektionen und opportunistische Infektionen mit Pneumocystis jiroveci, Zytomegalievirus (CMV), Aspergillen oder oraler Kandidose sind häufig. Es sollte eine spezifische antiinfektive Prophylaxe erfolgen [12].
- Für die Prophylaxe von Pneumocystis jiroveci sollte Trimethoprim-Sulfamethoxazol gegeben werden [12]. Aspergillosen und Kandidosen sind die häufigsten Pilzinfektionen bei herztransplantierten Patienten. Während lokale Lösungen für 6–12 Monate in der Regel ausreichen, sollten bei Risikopatienten die systemische Gabe von Fluconazol, Itraconazol oder auch Amphotericin B erwogen werden; antimykotische Therapie [7].
- Gerade CMV-negative Empfänger haben ein erhöhtes Risiko bei CMV-positiven Spendern. CMV-Infektionen sind assoziiert mit einer erhöhten Rate an kardialer Transplantatvaskulopathie, Abstoßung und Häufung von opportunistischen Infektionen bei erhöhter Immunsuppression. Die orale Gabe von Valganciclovir oder die intravenöse Gabe von Ganciclovir reduzieren dieses Risiko. Nach der Transplantation kommt es häufig zur Reaktivierung von Herpes simplex; bei der Prophylaxe hat sich Aciclovir als hilfreich erwiesen. Wenn eine Prophylaxe gegen CMV gegeben wird, ist keine zusätzliche Prophylaxe gegen Herpes simplex notwendig.

47.12.7 Therapeutisches Vorgehen

- Alle nachfolgend genannten therapeutischen Maßnahmen finden sich bei Constanzo et al. 2010 [4].
- ▶ Tab. 47.2 zeigt Anwendungen der Immunsuppression als Induktions- und Erhaltungstherapie und als Behandlung der akuten Abstoßung nach Herztransplantation und ▶ Abb. 47.2 zeigt das therapeutische Vorgehen bei Transplantatversagen (S. 382).
- Die immunsuppressive Therapie sollte individualisiert erfolgen. Unverträglichkeiten und schädliche Wirkungen sind sehr unterschiedlich ausgeprägt.
- Eine Induktionstherapie ist nicht grundsätzlich bei allen Patienten sinnvoll.
- Patienten mit Risiko einer akuten Abstoßung sollten Antithymozytenglobulin erhalten.
- Tacrolimus ist nicht schlechter als Ciclosporin A, aber auch nicht überlegen.
- Eine Tacrolimus-Monotherapie ist bei milder Abstoßungsanamnese möglich.
- Zeigt sich eine kardiale Transplantatvaskulopathie bei Kindern, sollte ein Proliferationssignalinhibitor-Therapie gegen mTOR (mechanistic Target of Rapamycin) mit Sirolimus oder Everolimus diskutiert werden.
- Kinder brauchen meist eine adjunktive Proliferationssignalinhibitor-Therapie gegen mTOR mit Sirolimus oder Everolimus.

Tab. 47.2 Anwendungen der Immunsuppression als Induktions- und Erhaltungstherapie und als Behandlung der akuten Abstoßung nach Herztransplantation.

Wirkstoff	Induktion perioperativ	postoperativ	chronisch	akute Abstoßung
Alemtuzumab, Basiliximab	√ optionale Induktion	k. A.	k. A.	k. A.
Antithymozytenglobulin	√ optionale Induktion	k. A.	k. A.	√
Kortikosteroide	√	√	(√) wenn möglich, absetzen	√
Antimetaboliten (Mycophenolat, Azathioprim)	√	√	√ geben, bis Patient sie nicht mehr verträgt	k. A.
Proliferationssignalinhibitor/ mTOR-Inhibitor (Everolimus, Sirolimus): können Antimetaboliten oder Kalzineurininhibitoren ersetzen bei Niereninsuffizienz	k. A.	√	√	k. A.
Kalzineurininhibitoren (Tacrolimus, Ciclosporin)	k. A.	√	√ absetzen, um unerwünschte Arzneimittelwirkungen zu vermeiden	k. A.

k. A.: keine Angabe, mTOR-Inhibitor: mechanistic Target of Rapamycin, √: Therapie möglich

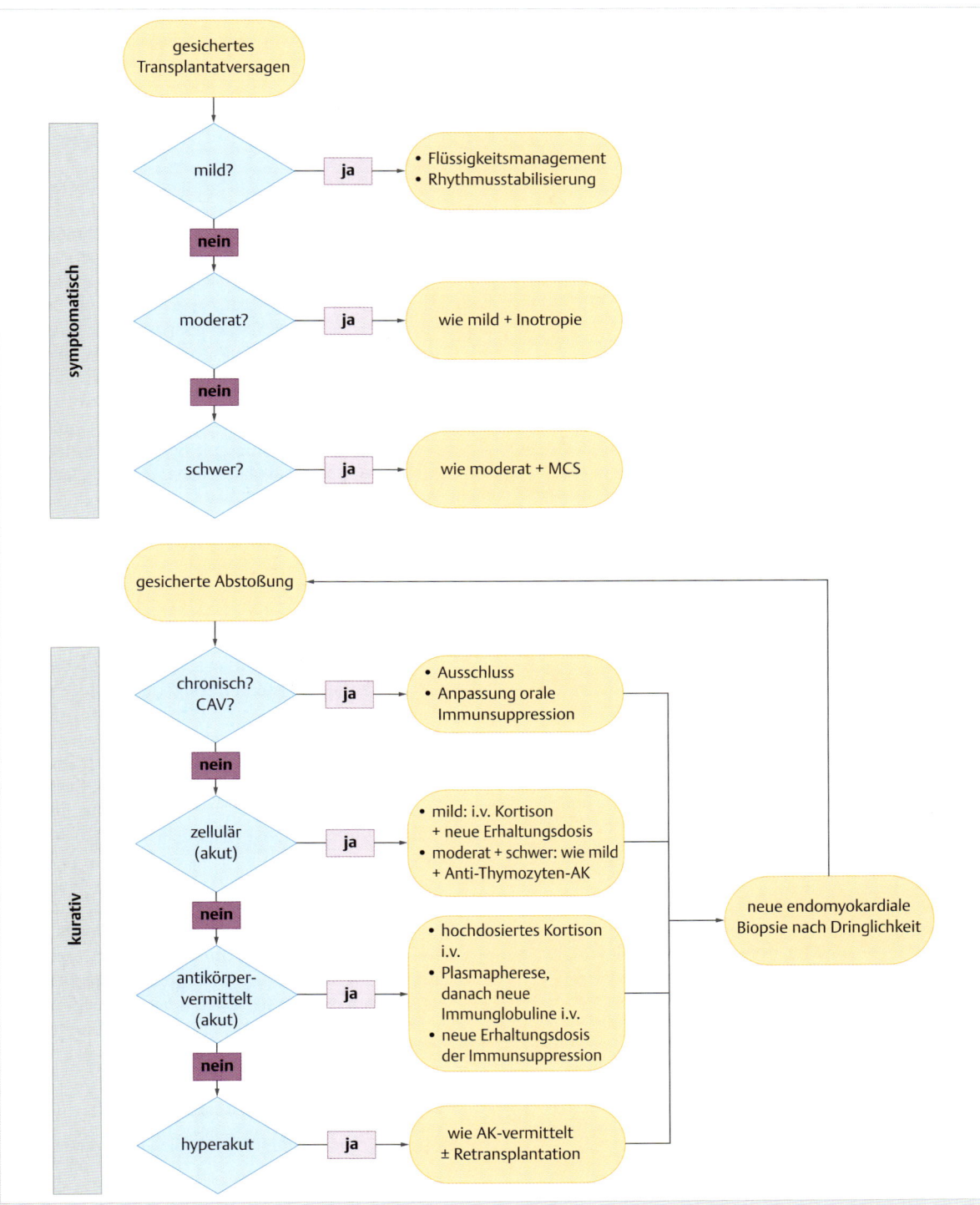

Abb. 47.2 **Herztransplantation.** Therapeutisches Vorgehen bei Transplantatversagen (AK: Antikörper, CAV: cardiac allograft vasculopathy = kardiale Transplantatvaskulopathie, MCS: mechanical circulatory support).

- 7–14 Tage nach der Transplantation sollte ein Statin verabreicht werden, das zunächst geringer dosiert werden soll als bei Dyslipoproteinämie.
- Ein Kalzineurininhibitor (Ciclosporin, Tacrolimus) gehört zur Standardprophylaxe einer Abstoßung nach Herztransplantation.
- Mycophenolat-Mofetil, Everolimus oder Sirolimus sollten die Therapie ergänzen, um eine kardiale Transplantatvaskulopathie zu verhindern.
- Um Niereninsuffizienz bei der Induktion zu verzögern oder zu vermeiden, sollten gefährdete Patienten polyklonale Antikörper erhalten. Somit kann die Zeit bis zur Therapie mit Kalzineurininhibitoren überbrückt oder diese Therapie sogar ausgesetzt werden.

Grundlagen der Immunantwort

- Die Abstoßung ist meist T-Zell-vermittelt. Sie beginnt mit antigenpräsentierenden Zellen (APC). Antigene können dem Empfänger entweder von den spendereigenen APC präsentiert werden (*direkte Alloerkennung*), oder empfängereigene APC können spenderspezifische Alloantigene aufnehmen und diese dem Empfängerimmunsystem präsentieren (*indirekte Alloerkennung*).
- Zur Erkennung sind der Synergismus aus T-Zell-Rezeptor-Aktivierung und die CD3-Komplex-Aktivierung sowie zusätzlich die Kostimulation durch B7-CD26 nötig.
- Ohne die Kostimulation kann die T-Zell-Antwort verstummen oder in Apoptose umgewandelt werden.
- Bei T-Zell-Aktivierung kommt es zur intrazellulären Signalkaskade über Kalzineurin, den Nuclear Factor of activated T-Cells (NF-AT), die Synthese und Ausschüttung von Interleukin-2.
- IL-2 wiederum stimuliert den IL-2-Rezeptor auf der T-Zell-Oberfläche und setzt die klonale T-Zell-Vervielfältigung in Gang. Auch zytotoxische T-Zellen, B-Zellen und natürliche Killerzellen werden durch IL-2 vermehrt gebildet.
- Innerhalb der T-Zelle aktiviert der IL-2-Rezeptor den Zellzyklusaktivator mTOR. Es kommt zur Purinsynthese und Vervielfältigung. Jeder der genannten Schritte kann Ziel der immunsuppressiven Therapie sein [10].
- Immunsuppression ist individuell und muss an den Patienten angepasst werden.

Grundlagen der Immunsuppression

- Alle nachfolgenden Inhalte finden sich bei Lindenberg et al. 2004 [10].
- Bei der Immunsuppression können Induktionstherapie, Erhaltungstherapie und die Therapie der akuten Abstoßung unterschieden werden.
- Die *Induktionstherapie* verhindert die frühe Abstoßung und kann Nierenversagen vorbeugen. Jedoch kann es vermehrt zu späten Abstoßungsreaktionen kommen.
- Die *Erhaltungstherapie* umfasst meist einen Antimetaboliten, einen Kalzineurininhibitor und ein Steroid.
- Die Erhaltungstherapie muss auf jeden Transplantatempfänger neu abgestimmt werden.
- Um die Nephrotoxizität zu reduzieren, kann der Kalzineurininhibitor gegen einen mTOR-Inhibitor ausgetauscht werden.
- Es sollte langfristig ganz auf Steroide verzichtet werden.
- Die frühe Erhaltungstherapie sieht ein Steroid, einen Kalzineurininhibitor (Ciclosporin oder Tacrolimus) und einen Antimetaboliten (Mycophenolat-Mofetil) vor. Häufig wird Azathioprin durch Mycophenolat-Mofetil ersetzt.
- Während die *akute Abstoßung* häufig gut behandelt werden kann, sind die *chronische Abstoßung* und die Medikamentennebenwirkungen immer noch schwierig zu führen.
- Der akuten Abstoßung kann mit einer oralen oder intravenösen Kortisonstoßtherapie begegnet werden.
- Die immunsuppressive Therapie hat drei mögliche Wirkungen:
  - gewünschter immunsuppressiver Effekt
  - unerwünschte Nebeneffekte wie opportunistische Infektion oder Krebserkrankung
  - nicht immunologische Effekte wie die Begünstigung von Diabetes mellitus, arterieller Hypertonie oder Nierenversagen
- *Polyklonale Antikörper* werden zur Induktionstherapie und zur Therapie der steroidrefraktären Abstoßungsreaktion verwendet.
- Antikörper richten sich gegen viele Immunzelloberflächen wie T-Zellen und B-Zellen. Es kommt zur komplementsystemgestützten Apoptose. Eine T-Zell-Zahl-Überwachung ist empfehlenswert. Leukopenie und Thrombozytopenie sind mögliche unerwünschte Folgen.
- Die *monoklonale Therapie* wirkt über die Bindung von IL-2-Rezeptor auf T-Zellen und setzt somit die T-Zell-Aktivierung aus. Die häufigsten Nebenwirkungen sind Zytokinausschüttung und Antikörperbildung gegen diese monoklonalen Antikörper. Bei dieser Therapie muss dem Zytokinausschüttungssyndrom vorgebeugt werden, indem Kortison, Antihistamin und H2-Blocker zuvor intravenös verabreicht werden.

Gebräuchliche Immunsuppressiva

- Die nachfolgenden Inhalte finden sich bei Lindenberg et al. 2004 [11].
- *Kortison:*
  - Kortison wirkt als Transkriptionsregulator, dadurch werden die Genexpression und die Entzündungsreaktion verändert. Kortison wirkt über das Activator Protein-1 und NF-kappa B. Die Steroidtherapie ist *Goldstandard* bei der Induktion, der Erhaltung und der Abstoßungsunterdrückung.

- Die Kortisonstoßtherapie sollte bei jeder moderaten Abstoßung begonnen werden. Die meisten Abstoßungsepisoden lassen sich hierdurch abmildern. Steroide dürfen nur kurzfristig zum Einsatz kommen. Unter den immunsupprimierenden Medikamenten hat Kortison die meisten unerwünschten Langzeitnebenwirkungen. Vorsicht beim Absetzen, da es zur sekundären Nebenniereninsuffizienz kommen kann. Auch bei Infekt oder erhöhtem Bedarf kann die gegebene Menge von Prednisolon nicht ausreichen.
- *Azathioprin:*
  - Azathioprin ist ein Purinanalogon und wird in die DNA-Synthese eingebaut. Es inhibiert die Synthese von B- und T-Lymphozyten. Azathioprin kann mit Kortison und Kalzineurininhibitoren in der Erhaltungstherapie eingesetzt werden. Ernste Nebenwirkungen können durch die Myelosuppression entstehen.
- *Mycophenolat-Mofetil (MMF):*
  - MMF hemmt ein Enzym der Nukleotidsynthese, auf das besonders Lymphozyten angewiesen sind. Andere Zelllinien sind von der Hemmung ausgenommen. Es dient der Erhaltungstherapie und kann zusammen mit Azathioprin Abstoßungen verhindern. Bei chronischer Niereninsuffizienz kann Azathioprin auf mmF umgestellt werden und ggf. auch die Ciclosporindosis gesenkt werden. MMF ist meist gut verträglich; häufige Nebenwirkungen sind gastrointestinale Unverträglichkeit.
- *Ciclosporin (CSA):*
  - Ciclosporin hemmt die Kalzineurininteraktion nach Aktivierung durch Kalzium. Im weiteren Verlauf wird hierdurch die Synthese von IL-2 und anderen Zytokinen gehemmt. Bekannte Nebenwirkungen umfassen Nephrotoxizität und die Neuentstehung von Diabetes mellitus.
- *Tacrolimus (TAC):*
  - Tacrolimus ist wie Ciclosporin ein Kalzineurininhibitor, besitzt jedoch ein verändertes Nebenwirkungsprofil. Ciclosporin und Tacrolimus werden in der Erhaltungstherapie eingesetzt. Bei akuter Abstoßung kann Ciclosporin durch Tacrolimus ersetzt werden.
- *Sirolimus:*
  - Sirolimus ist ein Inhibitor von mTOR (mechanistic Target of Rapamycin), ein Signalstoff im Zellzyklus. Zusammen mit Ciclosporin und Kortison kann Sirolimus zur Erhaltungstherapie eingesetzt werden. Bei Reduktion von Ciclosporin durch die Gabe von Sirolimus kann eine chronische Niereninsuffizienz verzögert werden. Die Hyperlipidämie ist eine bekannte Nebenwirkung, jedoch wird die chronische geringgradige Transplantatvaskulopathie vermindert.
- *Everolimus:*
  - Everolimus hat die gleichen Eigenschaften wie Sirolimus und ist ein mTOR-Inhibitor. Es kann ebenfalls zusammen mit Ciclosporin gegeben werden.

Spiegelbestimmung

- *Ciclosporin A:*
  - Ciclosporin A sollte postoperativ zunächst alle 12 Stunden bestimmt werden. Das Messverfahren ist mit dem Labor abzustimmen.
  - Ciclosporin-A-Talspiegel bei gleichzeitiger Gabe von Mycophenolat-Mofetil und Azathioprin:
    – 325 ng/ml in den ersten 6 Wochen
    – 275 ng/ml in Woche 6–12
    – 225 ng/ml in Monat 3–6
    – 200 ng/ml ab dem 6. Monat
- *Tacrolimus:*
  - Tacrolimus-Talspiegel bei gleichzeitiger Gabe von Azathioprin und Mycophenolat [4]:
    – zweimal täglich bei 12-stündlicher Gabe; diese sollte der Einmalgabe vorgezogen werden
    – einmal täglich bei 24-stündlicher Gabe
    – 10–15 ng/ml in den ersten 2 Monaten
    – 8–12 ng/ml in Monat 3–6
    – 5–10 ng/ml ab dem 6. Monat
  - Bei 12-stündlicher Tacrolimusgabe und Verdacht auf Abstoßung sollte kein Talspiegel, sondern ein Spiegel 3 Stunden nach Einnahme (C 3) abgenommen werden [4].
  - Bei 12-stündlicher Tacrolimusgabe und Verdacht auf Abstoßung sollte der Talspiegel zugunsten eines Spiegels 3 Stunden nach Gabe weglassen werden [4].
- *Sirolimus, Everolimus:*
  - Spiegel für Sirolimus und Everolimus 5 Tage nach Eindosierung abnehmen [4]
  - Spiegel bei gleichzeitiger Gabe von Ciclosporin A:
    – Everolimus: 3–8 ng/ml
    – Sirolimus: 4–12 ng/ml
- *Mycophenolat-Mofetil:*
  - Mycophenolatspiegel von 1,5 mg/l ist zu wenig bei Organversagen unter
    – Abstoßung
    – Infektion
    – Nierenversagen
    – Unterernährung
  - Mycophenolat-Mofetil sollte angepasst werden [4].
- Bei der Induktionstherapie mit *polyklonalen Antikörpern* sollten die CD2- bzw. CD3-Zellen täglich bestimmt werden; 25–50 Zellen pro Mikroliter sind das Ziel. Die Gesamtzahl der Lymphozyten sollte 100–200 pro Mikroliter nicht überschreiten [4].

Frühes Transplantatversagen (PGD)

- Ein frühes Transplantatversagen sollte mit einer positiv inotropen *medikamentösen Therapie* behandelt werden. Levosimendan kann hilfreich sein. Bei akutem Rechtsherzversagen sind nachlastsenkende Medikamente wie NO und Phosphodiesterasehemmer geeignet [8].

- Eine *mechanische Kreislaufunterstützung* soll initiiert werden, wenn die medikamentöse Therapie insuffizient ist.
- Bei ansonsten geringem Risikoprofil kann eine *Retransplantation* erwogen werden.
- Überprüfen, Erhöhen, Wechseln der immunsuppressiven Therapie nach patientenindividuellem Ansprechen, Nebenwirkungsmanifestation und Verträglichkeit [4].
- Die *systemische Antikoagulation* wird empfohlen.

Hyperakute und antikörpervermittelte Abstoßung

- Die Therapie ist so früh wie möglich einzuleiten; eventuell zeigt sich die Abstoßung noch während der Operation:
  - hochdosiertes Kortison i. v.
  - Plasmapherese
  - Immunglobulin i. v.
  - immunsuppressive zytolytische Therapie i. v.
  - Kalzineurininhibitoren, Ciclosporin A, Tacrolimus i. v.
  - Zellzyklusinhibitoren: Mycophenolat-Mofetil
  - Inotropie
  - mechanische Kreislaufunterstützung, vor allem va-ECMO (venoarterielle extrakorporale Membranoxygenierung)
  - dann intraoperative Myokardbiopsie
  - in Ausnahmefällen ggf. schnelle Retransplantation des nativen Herzens erwägen

Akute Abstoßung

- Bei *milder zellulärer Abstoßung* kann die intravenöse Gabe von *Kortison* ausreichen. Dann muss eine neue Erhaltungsdosis gefunden werden, die eine erneute Abstoßung verhindert. Eine moderate bis schwere Abstoßung verlangt die intravenöse Gabe von *Antithymozytenantikörper* für mehrere Tage. Auch hier muss wieder eine veränderte Erhaltungstherapie gefunden werden.
- Eine *milde antikörpervermittelte Abstoßung* wird auch mit *Kortison* i. v. behandelt; sie spricht jedoch schlechter darauf an. *Schwerere Formen* der antikörpervermittelten Abstoßung sollten mit *Plasmapherese* behandelt werden, um Antikörper gegen den Spender aus dem Blut zu filtern. Danach müssen *Immunglobuline* intravenös gegeben werden, um die Immunkompetenz des Körpers aufrecht zu erhalten. Bei Ausbleiben der Wirkung kann *Rituximab* helfen. Nach überstandener antikörpervermittelter Abstoßung muss eine höhere Erhaltungstherapie angewendet werden.
- Wiederholung der Biopsie nach 10 Tagen zum Verlauf
- regelmäßige echokardiografische Kontrollen
- Bei Ausschluss der zellulären Abstoßung und hämodynamischer Instabilität ist an eine antikörpervermittelte Abstoßung zu denken!
- Interleukin-2-Rezeptor-Blocker vermeiden

- Bei der *akuten antikörpervermittelten Abstoßung* sollte Kortison verabreicht, eine Plasmapherese durchgeführt, antilymphozytäre Antikörper gegeben und Immunglobuline intravenös verabreicht werden [3].
  - Des Weiteren sollten nach der akuten Phase Rituximab, Bortezomib und antikomplementäre Antikörper gegeben werden [3].
  - In der Erhaltungstherapie der Immunsuppression sollte Ciclosporin durch Tacrolimus ausgetauscht werden oder die mmF-Dosis erhöht werden. mmF könnte auch durch Sirolimus ersetzt werden [3].
  - Spenderspezifische Antikörper früh nach der Transplantation stellen ein Warnsignal dar [3].
  - Ein Anstieg der spenderspezifischen Antikörper 30 Tage nach der Transplantation ohne klinische Symptome einer Abstoßung hat eine unklare Signifikanz [3].

47.12.8 Häufige Komorbiditäten

Kardiale Transplantatvaskulopathie (CAV)

- Die CAV führt bei 17 % der Herztransplantierten nach 3 Jahren zum Tod. Herztransplantierte scheinen häufiger ASS-Nonresponder zu sein als nicht transplantierte Patienten. Aktuell ist eine antithrombozytäre Medikation umstritten [12].

Arterielle Hypertonie

- Die arterielle Hypertonie ist sehr häufig bei Herztransplantierten. Vor allem Kalzineurininhibitoren verstärken die Entstehung der Erkrankung durch direkte Effekte und chronische Niereninsuffizienz. Die Inzidenz ist bei Tacrolimus jedoch etwas geringer als bei Ciclosporin A. Es ist anzunehmen, dass die antihypertensive Therapie bei Herztransplantierten einen günstigeren Effekt als bei der Normalbevölkerung hat. Der zirkadiane Rhythmus ist gestört und es kommt nicht zum normalen nächtlichen Blutdruckabfall. Die synergistische Mehrfachtherapie ist häufig notwendig. Eine natriumarme Diät trägt gut zur Blutdruckeinstellung bei.

Hyperlipoproteinämie

- Statine sind bei Herztransplantierten genauso effektiv wie bei Nichttransplantierten. Herztransplantierte profitieren von Statinen sogar mehr als die Allgemeinbevölkerung. Es besteht jedoch ein erhöhtes Risiko der Rhabdomyolyse bei gleichzeitiger Gabe von Kalzineurininhibitoren. Ezetimib kann als Alternative gegeben werden bei Patienten, die keine Statine vertragen oder nehmen dürfen [12].

Diabetes mellitus

- Diabetes ist ein häufiges Problem bei Herztransplantierten; er verschlechtert die Prognose. Es kann keine generelle Behandlungsempfehlung des Diabetes bei Herztransplantierten gegeben werden [12].

Chronische Niereninsuffizienz

- Kalzineurininhibitoren können zu einer chronischen Niereninsuffizienz führen, die medikamenteninduzierten Nebenwirkungen und Interaktionen bei reduzierter renaler Ausscheidung begünstigt [12].

Gicht

- Gicht vor der Transplantation, Kalzineurininhibitoren, Schleifendiuretika und chronische Niereninsuffizienz begünstigen das Entstehen von Gicht. Kolchizin und nicht steroidale Antiphlogistika (NSAR) können interagieren, weshalb bei Herztransplantierten besser Kortison als Mittel der Wahl zur Behandlung der Gicht verwendet werden sollte. NSAR sollten nur mit Vorsicht und unter Kontrolle der Retentionsparameter verabreicht werden, insbesondere bei gleichzeitiger Gabe von Kalzineurininhibitoren. Die Sekundärprophylaxe kann mit Allopurinol betrieben werden. Hierbei muss jedoch auch der Azathioprinspiegel gesenkt werden, um einer Neutropenie vorzubeugen. Mycophenolat-Mofetil und Allopurinol haben keine Interaktion [12].

Osteoporose

- Glukokortikoide begünstigen die Entstehung einer Osteoporose. Vor allem im ersten Jahr nach der Transplantation ist die Kortisoltherapie am höchsten; hier sollten zusätzlich Bisphosphonate gegeben werden. Bei mehr als Prednisolon 5 mg sollten Kalzium 1500 mg und Vitamin D 800 IE pro Tag ergänzt werden sowie zusätzlich Krafttraining und ein Bisphosphonat [12].

Depression

- Die medikamentöse Therapie mit selektiven Serotonin-Wiederaufnahmehemmern (SSRI) muss unter der gleichzeitigen Gabe von Ciclosporin A besonders auf ihre Wirksamkeit überwacht werden [12].

47.13 Nachsorge

- minimale Immunsuppression, um Nebenwirkungen zu vermeiden
- opportunistische Infektionen vermeiden
- Malignität überwachen

47.14 Verlauf und Prognose

- Der Mangel an Spendern führt dazu, erweiterte Kriterien anzuwenden. Weniger passende Organe können zu häufigerer Abstoßung führen. Mit dem *Organ Care System* kann ein Spenderorgan bei milder Hypothermie in schlagendem Zustand transportiert werden und somit den Radius des Angebotsgebiets erweitern und die Transportzeit verlängern. Außerdem wird einem Zellschaden durch Kühlung vorgebeugt. Es wurden bereits gute Kurzzeitergebnisse erzielt [6].
- Um die Verfügbarkeit von Spenderorganen zu erhöhen und größere Gebiete bedienen zu können, wird der verstärkte Einsatz des Organ Care Systems empfohlen [15].
- Zudem wird die Anzahl der Patienten mit einem linksventrikulären Unterstützungssystem (LVAD) als Bridge-to-Transplant-Therapie steigen. Durch eine verbesserte Technologie wird auch die Anzahl der Patienten mit LVAD als Langzeittherapie zur Wartezeitüberbrückung zunehmen [16].

47.15 Prävention

- vorbeugende Maßnahmen gegen das *akute Transplantatversagen* [8]:
  - Herz während der Implantation kühlen
  - kontrollierte Reperfusion
  - auf Kardioplegie besonders achten
  - auf Kühlung während des Organtransports achten
  - Verbreitete Methode der mechanischen Kreislaufunterstützung sind die intraorale Ballonpumpe, ECMO, VAD intrakorporal oder extrakorporal.
- Prophylaxe durch *antiinfektive Therapie*:
  - Die Indikation zur *antibiotischen Prophylaxe* sollte großzügig gestellt werden.
  - Hautkeime und Staphylococcus-Spezies stehen im Mittelpunkt.
  - Bei Deviceinfektionen (Schrittmacher, LVAD) sollte eine antibiogrammgerechte antibiotische Therapie gewählt werden.
  - Auch bei systemischer Infektion des Spenders sollte der Empfänger eine spezielle antibiotische Medikation erhalten.
  - In den ersten beiden Tagen nach der Transplantation sollte eine *antivirale Therapie* gegen Zytomegalievirus (CMV) eingeleitet werden. Zur Risikoeinschätzung kann der Status des Empfängers und ggf. auch der des Spenders erhoben werden.
  - Sobald entweder Empfänger oder Spenderorgan CMV-negativ sind, sollte eine antivirale Therapie mit z. B. Ganciclovir 1 g p. o. dreimal täglich bzw. 5–10 g/kgKG/Tag i. v. in den ersten 3 Monaten durchgeführt werden.
  - Bei geringem Risiko reicht die Prophylaxe mit Aciclovir gegen Herpes-simplex-Infektionen aus.

- Nach der Extubation sollte eine *antimykotische Therapie* begonnen werden.
- Gegen Pneumocystis jiroveci und Toxoplasma gondii kann Trimethoprim/Sulfamethoxazol gegeben werden. Die Prophylaxe sollte 3 Monate fortgeführt werden.
- Bei Allergie gegen Sulfamethoxazol kann 1. Pentamidin oder 2. Diaminodiphenylsulfon oder 3. Atovaquon oder 4. Clindamycin gegeben werden.

- *Endokarditisprophylaxe*: Endokarditis bei Herztransplantierten hat eine sehr schlechte Prognose. Aus diesem Grund ist bei Zahnarztbesuchen eine prophylaktische Antibiose sinnvoll.

47.16 Quellenangaben

[1] Bayer. Fachinfo Ventavis (Iloprost) zur Inhalation. Bayer, DE/21; Februar 2018
[2] BC Transplant, Providence Health Care. Clinical guidelines for adult heart transplantation. 2014; AMB.03.002 Rev00 Eff
[3] Colvin M, Cook JL, Chang P et al. Antibody-mediated rejection in cardiac transplantation: emerging knowledge in diagnosis and management. A scientific statement from The American Heart Association. Circulation 2015; 131: 1608–1639
[4] Costanzo MR, Taylor D, Hunt S et al. The international society of heart and lung transplantation guidelines for the care of heart transplant recipients. Special feature. J Heart Lung Transplant 2010; 29: 914–956
[5] Deutsche Gesellschaft für Thorax-, Herz- und Gefäßchirurgie. Grundlegende Information zum Thema Herztransplantation der Deutschen Gesellschaft für Thorax-, Herz- und Gefäßchirurgie (DGTHG). Stand: 1. November 2015
[6] García Sáez D, Zych B, Sabashnikov et al. Evaluation of the organ care system in heart transplantation with an adverse donor/recipient profile. Ann Thorac Surg 2014; 6: 2099–2105
[7] Husain S, Sole A, Alexander B et al. The 2015 International Society for Heart and Lung Transplantation Guidelines for the management of fungal infections in mechanical circulatory support and cardiothoracic organ transplant recipients: executive summary. J Heart Lung Transplant 2015; 35: 261–282
[8] Kobashigawa J, Zuckermann, Macdonald P et al. Report from a consensus conference on primary graft dysfunction after cardiac transplantation. J Heart Lung Transplant 2014; 33: 327–340
[9] Lange M, Ertmer C, van Aken H et al. Intravascular volume therapy with colloids in cardiac surgery. JCVA 2011; 5: 847–855
[10] Lindenfeld J, Miller GG, Shakar SF et al. Drug therapy in the heart transplant recipient part I: cardiac rejection and immunosuppressive drugs. Circulation 2004; 110: 3734–3740
[11] Lindenfeld J, Miller GG, Shakar SF et al. Drug therapy in the heart transplant recipient part II: immunosuppressive drugs. Circulation 2004; 110: 3858–3865
[12] Lindenfeld J, Page RL, Zolty R et al. Drug therapy in the heart transplant recipient part III: common medical problems. Circulation 2005; 111: 113–117
[13] Mehra MR, Canter CE, Hannanmm et al. ISHJLT Guideline. The 2016 International Society for Heart Lung Transplantation listing criteria for heart transplantation: a 10-year update. J Heart Lung Transplant 2016; 35: 1–23
[14] Page RL, Miller GG, Lindenfeld J et al. Drug therapy in the heart transplant recipient part IV: drug-drug interactions. Circulation 2005; 111: 230–239
[15] Popov AF, García Sáez D, Sabashnikov A et al. Utilization of the organ care system – a game-changer in combating donor organ shortage. Med Sci Monit Basic Res 2015; 21: 29–32
[16] Schmack B, Grossekettler L, Zeriouh M et al. It keeps on turning: effects of prolonged long-term left ventricular assist device support as a bridge to heart transplantation. Int J Artif Organs 2018; Dec 24:391398818815471
[17] Vorstand der Bundesärztekammer. Querschnitts-Leitlinien (BÄK) zur Therapie mit Blutkomponenten und Plasmaderivaten. 4. Aufl. Köln: Deutscher Ärzte-Verlag; 2014

47.17 Wichtige Internetadressen

- Deutsche Stiftung Organtransplantation: https://www.dso.de
- Deutsche Gesellschaft für Thorax-, Herz- und Gefäßchirurgie: https://www.dgthg.de
- International Society for Heart and Lung Transplantation: https://www.ishlt.org

48 Akutes Aortensyndrom

Drosos Kotelis, Michael Jacobs

48.1 Steckbrief

Die akute Aortendissektion, das intramurale Hämatom und das penetrierende Aortenulkus werden unter dem Begriff „akutes Aortensyndrom" zusammengefasst. Gemeinsames Leitsymptom ist der akute thorakale Schmerz. Die Diagnose erfolgt durch eine CT-Angiografie der Aorta. Als Akutmaßnahme nach Diagnosestellung ist die strenge Einstellung des Blutdrucks wichtig. Dazu können mehrere antihypertensive Medikamente in hoher Dosierung erforderlich werden. Eine weitere gefäßchirurgische Therapie mittels endovaskulärer oder offener Verfahren ist abhängig von klinischen und morphologischen Aspekten. Die Nachsorge mit medikamentöser Langzeiteinstellung des Blutdrucks und regelmäßigen bildgebenden Untersuchungen der Aorta ist für die Prognose dieser Patienten von großer Bedeutung.

48.2 Synonyme

- keine Angabe möglich

48.3 Keywords

- akutes Aortensyndrom (AAS)
- akute Aortendissektion (AD)
- intramurales Hämatom (IMH)
- penetrierendes Aortenulkus (PAU)

48.4 Definition

- Das akute Aortensyndrom umfasst drei Krankheitsbilder mit ähnlichen anatomischen und klinischen Merkmalen: die akute Aortendissektion, das intramurale Hämatom und das penetrierende Aortenulkus. Das häufigste gemeinsame Symptom ist der thorakale Schmerz. Der Übergang zwischen den drei Krankheitsbildern ist fließend, so dass jedes davon in das andere übergehen kann.

48.5 Epidemiologie

48.5.1 Häufigkeit

- Die *akute Aortendissektion* ist die häufigste Erscheinungsform des akuten Aortensyndroms. Ihre Inzidenz wird auf 2,6–3,5 pro 100 000 pro Jahr geschätzt.
- Die Prävalenz des *penetrierenden Aortenulkus* innerhalb des akuten Aortensyndroms beträgt 2–8 %.

48.5.2 Altersgipfel

- Das Durchschnittsalter der Patienten beträgt 63 Jahre.

48.5.3 Geschlechtsverteilung

- Zwei Drittel der Patienten sind männlich.

48.5.4 Prädisponierende Faktoren

- arterielle Hypertonie
- fortgeschrittenes Alter
- Atherosklerose
- Nikotinkonsum
- Dyslipoproteinämie
- positive Familienanamnese
- Bindegewebeerkrankungen:
  - Marfan-Syndrom
  - Ehlers-Danlos-Syndrom
  - Loeys-Dietz-Syndrom
- bikuspide Aortenklappe
- Mutation unter anderem in folgenden Genen: Fibrillin-1 (FBN1), Transforming Growth Factor-ß1 (TGFBR1), α-Actin 2 (ACTA 2) und Myosin Heavy Chain 11 (MYH11)

48.6 Ätiologie und Pathogenese

- Die *akute Aortendissektion* entsteht durch einen Einriss in der Aortenintima. Dadurch gelangt Blut in die Tunica media der Aortenwand und es entsteht ein so genanntes „falsches Aortenlumen" (▶ Abb. 48.1).
- Das *intramurale Hämatom* ist definiert durch den Nachweis von Blut in der Aortenwand ohne Nachweis eines Einrisses in der Aortenintima (▶ Abb. 48.1). Das intramurale Hämatom kann eine Vorstufe einer Aortendissektion oder eines penetrierenden Aortenulkus sein.
- Das *penetrierende Aortenulkus* resultiert aus einer progressiven Erosion atherosklerotischer Plaques mit Erosion in die Aortenmedia (▶ Abb. 48.1).

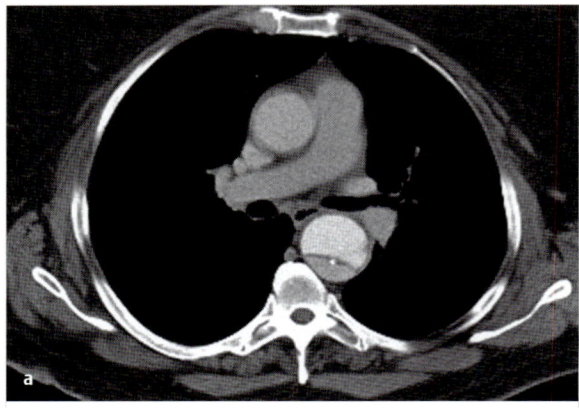
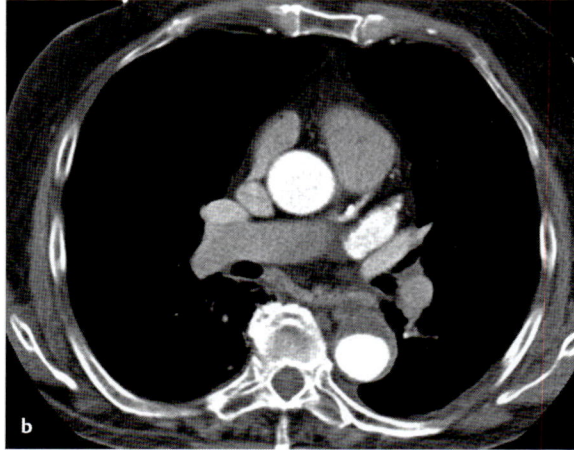
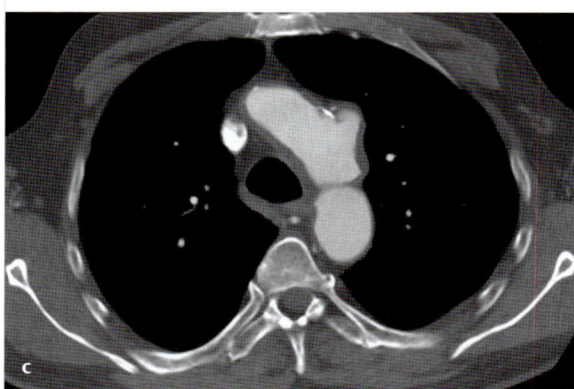

Abb. 48.1 CT-Angiografien des akuten Aortensyndroms.
Klassische Erscheinungsformen.
a Akute Aortendissektion.
b Intramurales Hämatom.
c Penetrierendes Aortenulkus.

48.7 Klassifikation

- Die gebräuchlichsten Klassifikationen der Aortendissektion in Bezug auf ihre Ausdehnung sind die *Stanford-* und die *DeBakey-Klassifikation*. Beide Klassifikationen finden auch in Bezug auf das intramurale Hämatom Verwendung.
- Die Stanford-A-Aortendissektion ist definiert durch Beteiligung der Aorta ascendens. Bei der Stanford B-Aortendissektion ist die Aorta descendens betroffen (▶ Abb. 48.2).
- Die DeBakey-Klassifikation unterscheidet drei Typen. Typ I betrifft die gesamte Aorta, Typ II nur die Aorta ascendens und Typ III nur die Aorta descendens (▶ Abb. 48.2).

48.8 Symptomatik

- Die klinische Symptomatik des akuten Aortensyndroms ist vielfältig. Das häufigste Symptom ist der *thorakale Schmerz*, der oft zwischen den Schulterblättern lokalisiert ist, aber auch retrosternal sein kann. Die häufigsten Symptome sind in ▶ Tab. 48.1 aufgelistet.
- Die schwerwiegenden Komplikationen sind die *akute Aortenruptur* und der *akute Verschluss* von überlebenswichtigen arteriellen Ästen, z. B. von supraaortalen Ästen (A. carotis), viszeralen Gefäßen (A. mesenterica superior) sowie Nierenarterien und Beckenarterien.
- Eine *akut auftretende Paraplegie* ist eine schwerwiegende, jedoch seltene Erscheinungsform des akuten Aortensyndroms. Sie resultiert aus dem akuten Verschluss von arteriellen Feedern des Rückenmarks.
- Speziell bei der akuten Aortendissektion und dem intramuralen Hämatom werden oft die Begriffe „kompliziert" und „unkompliziert" verwendet. Komplizierte Krankheitsverläufe sind definiert durch den Nachweis einer raschen Expansion des Aortendurchmessers,

Tab. 48.1 Häufigste klinische Manifestationen des akuten Aortensyndroms.

klinische Manifestationen	Inzidenz (%)
akuter thorakaler Schmerz	80
abdomineller Schmerz	43
refraktärer Schmerz oder Hypertonie	18
renale Ischämie	15
Extremitätenischämie	9
viszerale Ischämie	7
Paraplegie/Paraparese	3
Pulsdefizit	9
Synkope	4
Hypotonie/Schock	4

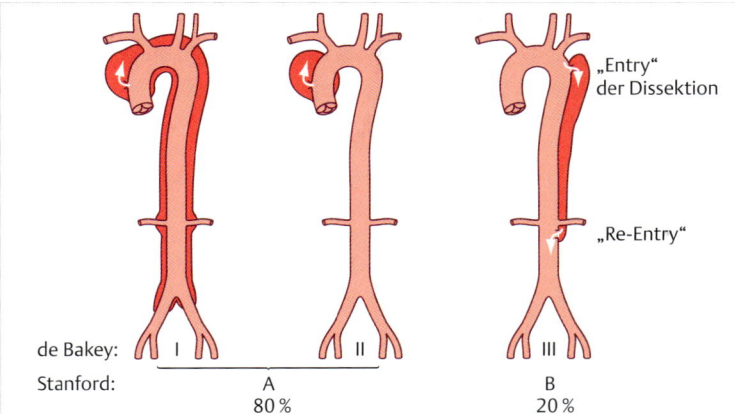

Abb. 48.2 Klassifikation der Aortendissektion. Einteilung der Aortendissektion anhand ihrer Ausdehnung. (Quelle: Wetsch W, Hinkelbein J, Spöhr F. Aortendissektion. In: Wetsch W, Hinkelbein J, Spöhr F, Hrsg. Kurzlehrbuch Anästhesie, Intensivmedizin, Notfallmedizin und Schmerztherapie. 1. Auflage. Stuttgart: Thieme; 2014)

einer Aortenruptur mit/ohne Hypotonie/Schock, einer viszeralen, renalen oder Extremitätenischämie, einer Paraplegie/Paraparese, eines periaortalen Hämatoms, eines therapierefraktären Schmerzes oder einer therapierefraktären Hypertonie trotz adäquater medikamentöser Therapie.

48.9 Diagnostik

48.9.1 Diagnostisches Vorgehen

- Das diagnostische Vorgehen beginnt mit der Anamnese, gefolgt von einer orientierenden körperlichen Untersuchung (Erhebung des Pulsstatus) und einer Schnittbildgebung.

48.9.2 Anamnese

- Die Patienten klagen klassischerweise über akut aufgetretene thorakale Rückenschmerzen, die oft zwischen den Schulterblättern lokalisiert sind. Die Anamnese kann jedoch sehr unspezifisch sein. Deshalb sollte auch bei geringem Verdacht auf ein akutes Aortensyndrom *unverzüglich eine bildgebende Diagnostik erfolgen*.

48.9.3 Körperliche Untersuchung

- Bei der körperlichen Untersuchung ist die Erfassung des *Pulsstatus an den Extremitäten* von großer Bedeutung. Ein fehlender Puls deutet auf eine Verlegung des betroffenen Gefäßes durch die Dissektionsmembran hin. Gestaute Halsvenen sind ein Alarmzeichen für eine Perikardtamponade.

48.9.4 Bildgebende Diagnostik

- Bei Verdacht auf akutes Aortensyndrom ist eine *kontrastmittelgestützte CT-Angiografie* der gesamten Aorta einschließlich der supraaortalen Äste und bis zu den Leisten indiziert. Die Sensitivität liegt bei 95 % und die Spezifität zwischen 87 und 100 %.

48.10 Differenzialdiagnosen

- Differenzialdiagnostisch kommen am häufigsten orthopädische Ursachen infrage, die Rückenschmerzen verursachen können.
- Folgende weitere wichtige Differenzialdiagnosen müssen entsprechend abgeklärt werden:
  - akuter Myokardinfarkt
  - instabile Angina pectoris
  - akute Lungenembolie

48.11 Therapie

48.11.1 Therapeutisches Vorgehen

- Patienten mit einer nachgewiesenen akuten Aortendissektion, einem intramuralen Hämatom oder einem penetrierenden Aortenulkus müssen in der Akutphase *intensivmedizinisch überwacht* werden.
- Erstes Therapieziel ist die *Blutdruckeinstellung* unter invasivem Monitoring mit einem systolischen Wert von < 120 mmHg. Hierfür sind Betablocker Medikamente der ersten Wahl.
- Kalziumkanalantagonisten und Renin-Angiotensin-Inhibitoren sind Medikamente der zweiten Wahl (▶ Tab. 48.2).

Tab. 48.2 Blutdrucksenkende Medikamente bei akutem Aortensyndrom.

Arzneimittel	Wirkmechanismus	Dosierung	Nebenwirkungen/Kontraindikationen
Esmolol	Beta-1-Blocker	Bolus: 500 µg/kg i. v.	obstruktive Lungenerkrankungen
		Perfusor: 50 µg/kg/min i. v.	AV-Block II/III
Enalapril	ACE-Hemmer	0,625–1,25 mg i. v./6 h, maximale Dosis: 5 mg/6 h	Angioödem, Schwangerschaft, Nierenarterienstenose, Niereninsuffizienz
Nitroprussid	direkter Vasodilatator	Start mit 0,3 µg/kg/min iv., maximale Dosis: 10 µg/kg/min	Reflextachykardie, Zyanidintoxikation
Nitroglyzerin	Abnahme der Vorlast	5–200 g/min i. v.	gleichzeitige Einnahme von Sildenafil

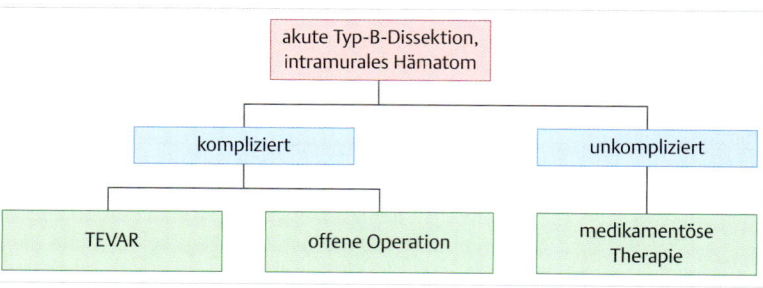

Abb. 48.3 Akute Aortendissektion und intramurales Hämatom. Therapiealgorithmus (TEVAR: thoracic endovascular aortic repair).

- In komplizierten Fällen einer *akuten Aortendissektion* oder eines *intramuralen Hämatoms* – wie oben definiert – ist laut Studienlage und den aktuellen Richtlinien die endovaskuläre Therapie durch Implantation einer Stentprothese (TEVAR) die Therapie der Wahl (▶ Abb. 48.3).
- In Fällen eines Versagens der endovaskulären Therapie ist eine offene Operation eine weitere Option.
- Bei einem symptomatischen (schmerzhaften) *penetrierenden Aortenulkus* ist TEVAR neben der medikamentösen Therapie (Blutdruckeinstellung) auch Therapie der ersten Wahl.

48.12 Nachsorge

- Entscheidend in der Nachsorge von Patienten nach akutem Aortensyndrom ist eine optimale medikamentöse Therapie. Besonderes Augenmerk sollte auf die *strenge Einstellung des Blutdrucks < 130/80 mmHg* gelegt werden.
- Zur Nachsorge gehören auch regelmäßige *Nachuntersuchungen der Aorta* mit bildgebenden Verfahren (CT- oder MRT-Angiografie). Sie sollten zunächst 3 und 6 Monaten nach dem Ersterignis und dann jährlich erfolgen.

48.13 Verlauf und Prognose

- Nach 5 Jahren entwickeln 20 % der Patienten mit Typ-B-Dissektion ein behandlungsbedürftiges Aneurysma der Aorta (Durchmesser > 6 cm).
- Vor allem Patienten mit Bindegewebeerkrankungen sind im Verlauf von weiteren Gefäßkomplikationen bedroht.
- Die 10-Jahres-Überlebensrate von Patienten mit Aortendissektion beträgt 30–60 %.

48.14 Quellenangaben

[1] Bischoff MS, Meisenbacher K, Wehrmeister M et al. Treatment indications for and outcome of endovascular repair of type B intramural aortic hematoma. J Vasc Surg 2016; 64: 1569–1579
[2] Booher AM, Isselbacher EM, Nienaber CA et al. The IRAD classification system for characterizing survival after aortic dissection. Am J Med 2013; 126(8): 730.e19–24
[3] Brunkwall J, Kasprzak P, Verhoeven E et al. Endovascular repair of acute uncomplicated aortic type B dissection promotes aortic remodelling: 1 year results of the ADSORB trial. Eur J Vasc Endovasc Surg 2014; 48: 285–291
[4] Debus ES, Gross-Fengels W, Hrsg. Operative und interventionelle Gefäßmedizin. Berlin, Heidelberg: Springer; 2012
[5] Fattori R, Montgomery D, Lovato L et al. Survival after endovascular therapy in patients with type B aortic dissection: a report from the International Registry of Acute Aortic Dissection (IRAD). JACC Cardiovasc Interv 2013; 6: 876–882
[6] Riambau V, Böckler D, Brunkwall J et al. Management of descending thoracic aorta diseases. Clinical practice Guidelines of the European Society for Vascular Surgery (ESVS). Eur J Vasc Endovasc Surg 2017; 53: 4–52
[7] Ueda T, Chin A, Petrovitch I et al. A pictorial review of acute aortic syndrome: discriminating and overlapping features as revealed by ECG-gated multidetector-row CT angiography. Insights Imaging 2012; 3: 561–571

48.15 Literatur zur weiteren Vertiefung

[1] Chen D, Müller-Eschner M, Kotelis D et al. A longitudinal study of Type-B aortic dissection and endovascular repair scenarios: computational analyses. Med Eng Phys 2013; 35: 1321–1330
[2] Geisbüsch P, Kotelis D, Weber TF et al. Early and midterm results after endovascular stent graft repair of penetrating aortic ulcers. J Vasc Surg 2008; 48: 1361–1368
[3] Jacobs MJ, Schurink GW. Open repair in chronic type B dissection with connective tissue disorders. Ann Cardiothorac Surg 2014; 3: 325–828
[4] Keschenau PR, Kotelis D, Bisschop J et al. Open thoracic and thoracoabdominal aortic repair in patients with connective tissue disease. Eur J Vasc Endovasc Surg 2017; 54(5): 588–596
[5] Kotelis D, Grebe G, Kraus P et al. Morphologic predictors of aortic expansion in chronic type B aortic dissection. Vascular 2016; 24: 187–193

49 Hypertensiver Notfall, hypertensive Krise

Jan Patrick Roesner

49.1 Steckbrief

Die European Society of Hypertension definiert hypertensive Notfälle als eine kritische Erhöhung des Blutdruckes in Verbindung mit einer Organschädigung [2]. Der systolische Blutdruck überschreitet 180 mmHg und/oder der diastolische Blutdruck 110 mmHg. Als Organschäden finden sich neurologische Veränderungen (z. B. hypertensive Enzephalopathie, zerebrale Insulte, Blutungen) oder Manifestationen an anderen Organen wie akutes Linksherzversagen, Dissektion großer Gefäße oder Nierenparenchymschädigung (akute Nierendysfunktion) [4]. Eine hypertensive Krise unterscheidet sich vom hypertensiven Notfall dadurch, dass kein akuter Organschaden nachweisbar ist und die klinische Symptomatik deutlich milder verläuft. Allgemeine Symptome wie Kopfschmerzen, Schwindel und Nasenbluten werden häufig beobachtet.

49.2 Synonyme

- hypertensive Krise (ohne Organschaden)
- hypertensiver Notfall (mit Organschaden)

49.3 Keywords

- hypertensive Krise (hypertensive Entgleisung ohne Organschaden)
- hypertensiver Notfall (hypertensive Entgleisung mit Organschaden)
- krisenhafter Blutdruckanstieg
- unbehandelte arterielle Hypertonie

49.4 Definition

- Blutdruckanstieg systolisch > 180 mmHg und diastolisch > 110 mmHg
- hypertensive Krise (ohne Organschaden)
- hypertensiver Notfall (mit Organschaden)

49.5 Epidemiologie

49.5.1 Häufigkeit

- Die arterielle Hypertonie ist eine der häufigsten Erkrankungen der Welt mit über 1 Milliarde Patienten. Schätzungen zufolge sterben weltweit jedes Jahr über 7 Millionen Menschen an den Folgen einer arteriellen Hypertonie. Bis zu 2 % der Erkrankten entwickeln eine hypertensive Krise mit Blutdruckwerten über 180 mmHg systolisch und über 110 mmHg diastolisch.
- Ein Viertel der in Notaufnahmen behandelten Patienten mit arterieller Hypertonie bietet einen hypertensiven Notfall mit Organschädigung. Interessanterweise war bei einem Viertel dieser Patienten eine arterielle Hypertonie bisher nicht bekannt.

49.5.2 Altersgipfel

- Die Mehrheit der Patienten mit hypertensiven Notfällen bzw. Krisen befinden sich in der 5. und 6. Lebensdekade.

49.5.3 Geschlechtsverteilung

- Frauen sind häufiger betroffen als Männer.

49.5.4 Prädisponierende Faktoren

- Prädisponierende Faktoren sind das weibliche Geschlecht, morbide Adipositas, bekannte koronare Herzkrankheit, die Einnahme vieler Antihypertensiva sowie therapeutische Noncompliance. Häufig ist eine Reduktion oder ein Vergessen bzw. Absetzen der antihypertensiven Hausmedikation im Vorfeld erfolgt oder eine Aktivierung des sympathischen Nervensystems bei Aufregung, Stress oder Angst zu beobachten.
- Ursächlich sind auch eine nicht bzw. schlecht eingestellte arterielle Hypertonie, aber auch spezielle Krankheitsbilder wie Intoxikationen mit Kokain oder Amphetamin, ein unbehandeltes Alkoholentzugsdelir, Angststörungen und Krankheiten in der Schwangerschaft, die mit Erhöhungen des Blutdrucks einhergehen, beispielsweise eine (Prä-)Eklampsie.

49.6 Ätiologie und Pathogenese

- Die genaue Pathophysiologie einer hypertensiven Krise bzw. eines hypertensiven Notfalls ist bisher nicht bekannt. Zwei Mechanismen werden diskutiert:
  - *Versagen der Autoregulation*: Das bedeutet, dass einzelne Organe (Niere, Gehirn, Herz) die Fähigkeit verloren haben, unabhängig vom systemischen Blutdruck eine suffiziente Durchblutung aufrechtzuhalten. Beim Absinken des Blutdrucks kommt es zu einer massiven Vasokonstriktion im Gefäßbett, die einen abrupten Anstieg des Blutdrucks zur Folge hat, der mit einem mechanischen Stress der Gefäßwände und einer schweren endothelialen Schädigung einhergeht [3].

- *Überaktivierung des Renin-Angiotensin-Systems*: Eine Überaktivierung des Renin-Angiotensin-Systems unterhält einen Teufelskreis aus Vasokonstriktion, Endothel-/Gefäßschaden und Ischämie.

49.7 Symptomatik

- Die *hypertensive Krise* geht mit unspezifischen Symptomen wie Kopfschmerzen, Schwindel, Benommenheit und Unwohlsein einher.
- Der *hypertensive Notfall* bietet kardiale, pulmonale und zerebrale Symptome im Sinne einer Endorganschädigung. Am häufigsten sind zerebrale Infarzierung (24 %), hypertensive Enzephalopathie (16 %) und Lungenödeme (23 %) zu beobachten [1]. Weiterhin zu nennen sind zerebral die intrazerebrale Blutung und das PRES (posteriores reversibles Enzephalopathiesyndrom), kardial das akute Koronarsyndrom, vaskulär die Aortendissektion und renal die akute Nierendysfunktion.

49.8 Diagnostik

49.8.1 Diagnostisches Vorgehen

- Initial bedarf es einer Anamnese, gefolgt von Routinelabor und spezifischen Untersuchungen.

49.8.2 Anamnese

- Initial bedarf es einer Anamnese bezüglich einer bekannten arteriellen Hypertonie, bekannter Episoden von unkontrollierter Blutdruckentgleisung in der Vergangenheit, Veränderungen in der Hausmedikation, des Vorhandenseins eines Schlafapnoesyndroms sowie der Evaluation weiterer kardialer Risikofaktoren.
- Weiterhin sind Drogen- und Alkoholkonsum bzw. Möglichkeiten einer Entzugssymptomatik zu klären.

49.8.3 Körperliche Untersuchung

a) Laborchemisch sind neben dem Routinelabor die kardiale Labordiagnostik (Troponin-T/I, NT-proBNP), die renale Diagnostik (Albumin-/Proteinurie) und die Schilddrüsendiagnostik (Thyreotropin) sowie bei Bedarf eine erweiterte endokrinologische Diagnostik (Metanephrine und Renin/Aldosteron) erforderlich.
b) spezifische Untersuchung: EKG, Echokardiografie, Augenhintergrunduntersuchung, kraniale CT
c) spezifische Untersuchung bei Verdacht:
   - Aortendissektion: CT-Thorax und -Abdomen
   - Nierenarterienstenose: Duplexsonografie der Nierenarterien
   - Phäochromozytom: Metanephrine
   - Aldosteronom: Renin, Aldosteron

49.9 Differenzialdiagnosen

Tab. 49.1 Differenzialdiagnosen des hypertensiven Notfall/der hypertensiven Krise.

Differenzialdiagnose	Bemerkungen
zerebrale Blutung	Vigilanzminderung, Herdblick, Parese; Ausschluss mittels kraniale CT
Schlaganfall	Vigilanzminderung, Paresen; Ausschluss mittels kraniale CT-Angiografie
Aortendissektion	Blutdruckdifferenz rechts/links, hämorrhagischer Schock, thorakaler Schmerz; Ausschluss mittels CT-Thorax bzw. Echokardiografie
nicht eingestellter Hypertonus	Einstellung des Blutdrucks in der Klinik beginnen und ambulant fortsetzen

49.10 Therapie

49.10.1 Therapeutisches Vorgehen

- Es gibt derzeit keine Therapieempfehlungen, die auf Studienergebnissen beruhen. Daher bauen die Therapien auf der Meinung von Experten auf.
- Es wird zwischen der hypertensiven Krise und dem hypertensiven Notfall unterschieden (▶ Abb. 49.1). Bei einer *hypertensiven Krise* ist eine langsame Blutdrucksenkung indiziert. Sie gelingt meist schon durch Fortsetzung der Hausmedikation (orale Therapie), falls eine vergessene Einnahme zu einer Entgleisung des Blutdrucks geführt hat. Sollte noch keine antihypertensive Therapie begonnen worden sein, kann mit der oralen Therapie mit einem Kalziumkanalblocker vom Dihydropyridintyp (z. B. Nitrendipin 10 mg) oder alternativ mit einem ACE-Hemmer (z. B. Ramipril 2,5 mg) begonnen werden. Eine Blutdrucknormalisierung über einen Zeitraum von 24–48 Stunden sollte angestrebt werden [2]. Alternativ kann auch ein Betablocker (z. B. Metoprolol 47,5 mg) oder ein Alpha-2-Agonist (z. B. Clonidin 150 µg) eingesetzt werden [4].
- Gleichzeitig kann durch Therapie der Ursache (z. B. Angst, Entzugssymptomatik) eine hämodynamische Stabilisierung erreicht werden. Eine rasche Senkung auf Normwerte sollte nicht versucht werden.
- Liegen jedoch Endorganschäden im Sinne eines *hypertensiven Notfalls* vor, ist eine rasche Senkung des Blutdrucks durch intravenöse Pharmaka anzustreben. Dabei gilt jedoch auch, dass eine zu rasche Senkung bzw. Normalisierung des Blutdrucks verhindert werden muss. Voraussetzung dafür ist eine Überwachung des Patienten durch geeignetes Personal in einem geeigneten Setting. Als Faustregel gilt: Innerhalb von Minuten bis zum Ablauf der ersten Stunde sollte eine Reduktion des Blutdrucks von 20–25 % erfolgen. Innerhalb der nächsten 2–5 Stunden sollten systolische Werte um 160 mmHg und diastolische Werte von kleiner 100 mmHg erreicht wer-

hypertensive Krise

- langsame Blutdrucksenkung (über 24–48 Stunden)
- antihypertensive Hausmedikation (bei Incompliance):
  - Fortsetzung der oralen Therapie
- keine antihypertensive Hausmedikation:
- orale Therapie:
  - Kalziumkanalblocker (z.B. Nitrendipin 10 mg)
  - ACE-Hemmer (z.B. Ramipril 2,5 mg)
  - β-Blocker (z.B. Metoprolol 47,5 mg)
  - α_2-Agonist (z.B. Clonidin 150 µg)

hypertensiver Notfall

- rasche Senkung des Blutdrucks mittels intravenöser Pharmaka
  - Ziel (erste Stunde): Senkung um 20–25 %
  - Ziel (2–5 Stunden): systolische Werte um 160 mmHg, diastolische Werte von < 100 mmHg
- intravenöse Therapie:
  - α_1-Adrenorezeptor-Antagonist Urapidil fraktioniert in 10-mg-Schritten; evtl. Gkontinuierliche Therapie mittels Perfusor
  - Glyceroltrinitrat bzw. Nitroprussid (2. Wahl) nur kontinuierliche Infusion mittels Perfusor

Abb. 49.1 Hypertensive Krise bzw. hypertensiver Notfall. Therapieoptionen.

---

den. Auch hierbei ist eine zu rasche und unkontrollierte Absenkung des Blutdrucks unbedingt zu vermeiden, da dies aufgrund einer geänderten Autoregulation eine zerebrale Minderperfusion mit zerebraler Ischämie zur Folge hätte.

- Als Ausnahme von dieser Faustregel ist die *Aortendissektion* zu nennen. Bei diesem Krankheitsbild ist eine rasche Senkung des systolischen und diastolischen Blutdrucks indiziert, um ein weiteres Einreißen der Aorta zu verhindern. Als Zielwerte sollen ein systolischer Blutdruck kleiner 120 mmHg und ein diastolischer Blutdruck kleiner 80 mmHg angestrebt werden.
- *intravenöse antihypertensive Pharmaka:*
  - Am häufigsten wird hierzulande der Alpha-1-Adrenorezeptor-Antagonist *Urapidil* eingesetzt und stellt die erste Wahl dar. Sein Wirkmechanismus liegt in der Reduktion des peripheren Widerstands durch Vasodilatation durch Relaxation der Gefäßmuskulatur. Eine Reflextachykardie tritt aufgrund der gleichzeitigen Aktivierung zentraler 5-HT 1A-Reotoninrezeptoren kaum auf. Urapidil wird fraktioniert in 10-mg-Schritten verabreicht. Eine kontinuierliche Therapie mittels Perfusor ist möglich.
  - Alternativ können auch *Glyceroltrinitrat* bzw. *Nitroprussid* eingesetzt werden. Sie stellen jedoch lediglich die zweite Wahl dar. Aufgrund der raschen und starken Wirkung und der sehr kurzen Halbwertszeit müssen beide Pharmaka kontinuierlich verabreicht werden. Der Wirkmechanismus liegt in einer starken Vasodilatation, die eine starke Reflextachykardie zur Folge hat.
  - Von der Verwendung von intravenösem *Clonidin* muss beim hypertensiven Notfall eher abgeraten werden. Aufgrund der Aktivierung zentraler Alpha-2-Adrenorezeptoren wird eine Senkung des Sympathikotonus erreicht, wodurch der Blutdruck sinkt. Clonidin aktiviert jedoch in geringem Ausmaß auch Alpha-1-Adrenorezeptoren, was einen initialen Anstieg des Blutdrucks zur Folge hat. Dieser Anstieg tritt unmittelbar nach Injektion auf und wird erst später durch die Wirkung an den Alpha-2-Adrenorezeptoren aufgehoben. Dieser Blutdruckanstieg kann eine Blutdruckkrise aggravieren und den Endorganschaden verstärken.

49.11 Verlauf und Prognose

- Der Verlauf und die Prognose sind in Abhängigkeit von der Ursache zu betrachten. Liegen ein Amphetaminkonsum bzw. eine Eklampsie als Ursache vor, ist durch eine Behandlung der „Grunderkrankung", d. h. eine Beendigung des Amphetaminkonsums bzw. der Schwangerschaft mittels Schnittentbindung, eine definitive Heilung möglich. Ist die Ursache für einen hypertensiven Notfall durch einen schlecht einzustellenden Hypertonus bedingt, sind im Verlauf rezidivierende Ereignisse zu befürchten und die Prognose ist schlechter.
- Die Sterblichkeit bei unbehandeltem Krankheitsbild des hypertensiven Notfalls ist hoch, obwohl sie in den vergangenen Jahren deutlich abgenommen hat. Lag die 5-Jahres-Überlebensrate vor 1967 noch bei 31 %, stieg sie bis 2006 auf 91 % an.

49.12 Quellenangaben

[1] Bönner G. Der hypertensive Notfall. Dtsch Med Wochenschr 2017; 19: 1437–1445. DOI: 10.1055/s-0043–105516

[2] Mancia G, Fagard R, Narkiewicz K et al. 2013 Practice guidelines for the management of arterial hypertension of the European Society of Hypertension (ESH) and the European Society of Cardiology (ESC): ESH/ESC Task Force for the Management of Arterial Hypertension. ESH/ESC Task Force for the Management of Arterial Hypertension. J Hypertens 2013; 10: 1925–1938. DOI: 10.1097/HJH.0b013e328364ca4c

[3] Taylor DA. Hypertensive crisis: a review of pathophysiology and treatment. Crit Care Nurs Clin North Am 2015; 4: 439–447. DOI: 10.1016/j.cnc.2015.08.003

[4] Varounis C, Katsi V, Nihoyannopoulos P et al. Cardiovascular hypertensive crisis: recent evidence and review of the literature. Front Cardiovasc Med 2017; 3: 51. DOI: 10.3389/fcvm.2016.00051. eCollection 2016

Teil VII
Erkrankungen des Nervensystems

50	Koma	*394*
51	Erhöhter intrakranieller Druck bei Schädel-Hirn-Trauma	*405*
52	Schädel-Hirn-Trauma	*411*
53	Akutes Wirbelsäulentrauma	*419*
54	Ischämischer Schlaganfall	*427*
55	Hirnblutung	*436*
56	Subarachnoidalblutung und intrakranielle Aneurysmen	*440*
57	Zerebrale Sinus- und Hirnvenenthrombose	*449*
58	Epileptische Anfälle und Status epilepticus	*460*
59	Meningitis – Enzephalitis	*469*
60	Guillain-Barré-Syndrom	*478*
61	Myasthenia gravis	*487*
62	Tollwut	*494*
63	Delir	*498*
64	Affektive Psychosen	*505*
65	Schizophrene Psychosen	*511*
66	Akinetische Krise	*516*
67	Malignes neuroleptisches Syndrom	*521*

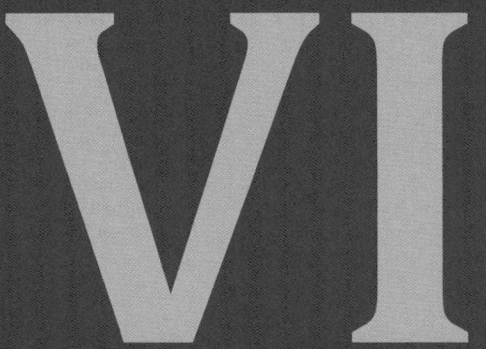

50 Koma

Hans-Christian Hansen

50.1 Steckbrief

Koma ist als Syndrom keine eigene Krankheit, sondern ein unspezifisches Reaktionsmuster des Gehirns. Sind medikamentöse Gründe auszuschließen, zeigen Bewusstseinsstörungen wie das Koma die ZNS-Beteiligung im Rahmen einer Erkrankung an. Im Koma drohen neben dem Verlust von Schutzreflexen und vegetativen Regulationen unter anderem dauerhafte Ausfälle von persönlichen, d. h. hirneigenen, kognitiven und affektiven Leistungen. Reversible und irreversible Verläufe sind möglich. Die Diagnose stützt sich ausschließlich auf klinische Untersuchungsbefunde und kann mittels EEG-Ableitung untermauert oder ausgeschlossen werden. Die Therapie umfasst neben der Pharmakotherapie eine supportive Therapie zur Stabilisierung der Vitalparameter, die Behandlung der zugrunde liegenden Erkrankung sowie die Delirprävention.

50.2 Aktuelles

- Bewusstseinsstörungen bewirken, dass weder Wissen noch Wahrnehmung in Bezug auf die eigene Person und die Umwelt abgerufen werden können. Man unterscheidet quantitative von qualitativen Störungen des Bewusstseins.
- Das Spektrum reicht vom oberflächlichen bis zum irreversiblen Koma mit vollständigem Verlust aller ZNS-Funktionen, so dass die Tiefe des Komas beschrieben werden sollte.
- Der Zustand Koma allein impliziert keine obligat schlechte Prognose, stellt aber eine Notfallindikation im Hinblick auf die Vermeidung von ZNS-Folgeschäden und Tod dar (cave: Hypoglykämie).
- Nur der irreversible Hirnfunktionsausfall (IHA) entspricht dem Zustand des „Hirntodes"; verbindliche Diagnosekriterien sind im Transplantationsgesetz verankert (4. Fortschreibung 2015, [2]).

50.3 Synonyme

- Bewusstlosigkeit
- quantitative Bewusstseinsstörung
- loss of wakefulness

50.4 Keywords

- Schmerzreize (SR)
- zentrales Nervensystem (ZNS)
- aszendierendes retikuläres Aktivierungssystem (ARAS)
- irreversibler Hirnfunktionsausfall (IHA)
- Glasgow Coma Scale, Glasgow-Koma-Skala (GCS)

50.5 Definition

- *Bewusstseinsklarheit*: Der Patient ist voll orientiert und kann Aufforderungen befolgen.
- *Bewusstseinstrübung* (organisches Psychosyndrom, z. B. Delir): Der Patient ist nicht voll orientiert, die Augen werden aber spontan oder auf Anruf oder Schmerzreiz geöffnet, gezielte Abwehrbewegungen sind möglich oder Aufforderungen werden befolgt.
- *Bewusstlosigkeit (Koma)*: Der Patient ist unerweckbar, Aufforderungen werden nicht befolgt, es lässt sich keine gezielte Reaktion der Extremitäten oder Augen hervorrufen. Die Augen sind meist weder spontan geöffnet, noch werden die Lider auf Anruf oder Schmerzreiz gehoben.
  - Koma beschreibt den höchsten Grad der Bewusstlosigkeit im Sinne einer Unerweckbarkeit. Die Abstufungen der Komatiefe leiten sich aus noch vorhandenen motorischen Reaktionen ab, die man entlang des intakten Höhenniveaus des Hirnstamms klassifiziert (▶ Tab. 50.2). Ist bei vollständigem Hirnstammfunktionsverlust die Irreversibilität dieses tiefsten Komazustands belegt, liegt das Syndrom „Hirntod" vor.
  - Komatöse Patienten sind meist reglos, können aber stereotype Massenbewegungen ausführen. Niemals verfügen sie – auf Kommando oder Schmerzreiz – über eine gezielte Motorik wie 1. gerichtete Blickwendung oder 2. gezielte Extremitätenreaktion oder 3. sprachlich gezielte Äußerungen. Die Augen bleiben meist geschlossen.

> **Merke**
>
> Das Koma ist beendet, wenn der Mensch irgendwie gezielt reagiert (z. B. Schmerzabwehr).

- Die Graduierung Koma – Sopor – Somnolenz kennzeichnet die absteigenden Schweregrade der gestörten Erweckbarkeit (= quantitative Bewusstseinsstörung).
- Bewusstseinsstörungen im qualitativen Sinne betreffen die Flexibilität und das Tempo der Wahrnehmungs- und Denkvorgänge. Oft liegen Störungen der Aufmerksamkeit (→ Delir) und des Gedächtnisses (→ Delir, De-

menz oder beides) zugrunde. Sie führen zu Verwirrtheit und Desorientierung, gelegentlich zu Agitation und Halluzination. Sie sind oft Indikator der ZNS-Beteiligung eines Krankheitsgeschehens und der Vorläufer einer quantitativen Bewusstseinsstörung („Delir vor Koma").

50.6 Epidemiologie

50.6.1 Häufigkeit

- Koma kann in jedem Lebensalter auftreten.
- Gefürchtet ist bei jungen Erwachsen und Kindern das Rauschtrinken („Komasaufen", binge drinking). Typisch ist der Konsum von mindestens 5 Gläsern Alkohol pro Trinkgelegenheit, was zeitabhängig bewertet werden muss. Die 2012 in Deutschland erhobenen Prävalenzwerte für ein Rauschtrinken im letzten Monat lagen für 12- bis 15-Jährige bei 6,3 %, für 16- bis 17-Jährigen bei 39,7 % und für 18- bis 21-Jährige bei 45,8 % sowie für 22- bis 25-Jährige bei 42,4 % [3].
- Dem Koma ähnliche psychogene Reaktionsmuster („Pseudokoma") folgen meist reaktiv einem aktualisierten psychischen Konflikt (ICD-10: F44.2, dissoziativer Stupor). Eine emotionale Sperrung aller Bewusstseinsfunktionen ist die Folge, sobald das situative Erleben sich nicht mehr „aushalten", d. h. in die eigene Realität integrieren lässt. Auslöser sind Extrembelastungen in Katastrophen oder sexuelle Gewalt. Prolongierte Zustände scheinbarer Bewusstlosigkeit mit apathischer Nahrungsverweigerung sind auch aus psychogenen Ursachen möglich. Sie ähneln einem „gewollten Sterben", dass bei Hunderten von Kindern bei drohender Abschiebung beobachtet wurde (resignation syndrome, [10]).

50.6.2 Altersgipfel

- Medikamenteneinflüsse, inadäquate Behandlung (Insulingaben), Unverträglichkeiten oder Verwechslungen nehmen mit steigendem Lebensalter an Häufigkeit zu. Sie kommen im therapeutischen Setting oder in Pflegeheimen vor. Alkohol ist oft und in jedem Lebensalter relevant, illegale Drogen bei jüngeren Personen und Schmerzpatienten.

50.6.3 Geschlechtsverteilung

- Koma kann bei Frauen und Männern gleichermaßen oft und in gleicher Ausprägung auftreten.
- Mädchen betreiben Rauschtrinken relativ seltener als Jungen.

50.6.4 Prädisponierende Faktoren

- Polypharmazie (Einnahmefehler, Interaktionen), Blutgerinnungsstörungen
- labile Stoffwechseleinstellung bei Endokrinopathien (z. B. Schilddrüse und Diabetes mellitus/Insulineinstellung) und Exsikkose
- Sepsis und systemische Infektionen aller Art (bei Reiseanamnese: Dengue-Fieber/Malaria)
- Organinsuffizienzen (Leber, Niere, Hämatopoiese) und Hypertonus
- Kopfverletzungen, z. B. bei Risikoverhalten im Straßenverkehr und Umgebungskriminalität
- extrakranielle Verletzungen und Verbrennungen (Schock)
- niedrige soziale Schicht und psychische Erkrankungen mit den Beispielen Suchterkrankungen, Depressionen, Angststörungen und Suizidalität
- Schwangerschaft und Exsikkose
- genetische Prädisposition (z. B. familiäre Koagulopathien, hemiplegische Migräne)

50.7 Ätiologie und Pathogenese

- Zugrunde liegen Funktionsstörungen von neuronalen Systemen, die Schlaf und Vigilanz modulieren. Betroffen ist das ARAS (aszendierendes retikuläres Aktivierungssystem), gelegen beidseits der Mittellinie vom mittleren und oberen Hirnstamm über den Thalamus bis zu verschiedenen Kortexarealen.
- Für die Erholung mit Wiedererlangung des Bewusstseins sind intakte Verbindungen zwischen den frontalen und parietalen Hirnregionen mit erhaltenen thalamischen Verbindungen von großer Bedeutung [7].
- Metaanalysen mit funktioneller Bildgebung bei komatösen Patienten weisen auf eine stark reduzierte Aktivität im so genannten Default-Mode-Netzwerk, das vermutlich den „Ruhezustand des bewussten Erlebens" vermittelt. Hierzu zählen bilaterale Regionen im medialen dorsalen Thalamus, der linke mediane Parietallappen (Praecuneus), das linke Zingulum und linke frontotemporale Regionen [4].

Merke

Koma zeigt erhebliche Funktionsstörungen an, entweder auf Hirnstammebene oder oberhalb davon in den Hemisphären beidseitig und entweder durch strukturelle Läsionen oder durch funktionell-metabolische Beeinträchtigungen der Reizleitung und -verarbeitung.

- Einseitige Hirnläsionen erklären in aller Regel kein Koma, zumal ohne Thalamusbeteiligung.

50.8 Klassifikation

- Die Tiefe der Bewusstlosigkeit zeigt der neurologische Befund in Bezug auf:
  - vegetative Hirnstammfunktionen (Blutdruck, Puls, Atmung)
  - Reagibilität auf Außenreize, d. h.
    - Extremitätenmotorik einschließlich Muskeltonus
    - Hirnstammreflexe: Pupillenweite und -lichtreaktion, Kornealreflex, vestibulookulärer Reflex (Puppenkopfphänomen)
- Die Glasgow-Koma-Skala (GCS) dient zur Graduierung von Bewusstseinsstörungen und der Unterscheidung zwischen komatösen und nicht komatösen Patienten (▶ Tab. 50.1).
- Geprüft wird, ob Lidöffnung, Blickwendung, gezielter Griff zum Schmerzreiz und sprachliche Antwort möglich sind. Ermittelt wird ein Summenscore, der von 3–15 reicht.
- Im Fall einer einseitigen Parese wird die bessere Seite gewertet. Eine Halbseitensymptomatik ohne Sprachdefizit erreicht also den Normalwert von 15 Punkten!
- globale Aussagekraft der Glasgow-Koma-Skala: GSC 9 und größer → kein Koma, GCS 8–5 → leichtes bis mittelschweres Koma, GCS < 5 → tiefes Koma
- Zur Darstellung des Verlaufs anhand der GCS ist die Angabe aller 3 Achsen sinnvoll (z. B. anstelle GCS 4 besser GCS 1-2-1).
- Die anschaulichste Komagraduierung erfolgt durch die Identifizierung der noch intakten Hirnstammebene (▶ Tab. 50.2). Dies gelingt über typische Befundmuster in Bezug auf Atmung, Hirnstammreflexe, motorische Reaktionen von Lidern, Augen und Extremitäten.
- Einfacher ist die Komagraduierung in vier Stufen (WFNS-Komastadien, [1]) anhand der Pupillen und der Extremitätenmotorik unter Verzicht auf eine detailliertere Betrachtung der Hirnstammebenen (▶ Tab. 50.3). Nicht komatöse Bewusstseinsstörungen bleiben dabei unberücksichtigt.

Tab. 50.1 Glasgow-Koma-Skala.

Augenöffnung (CGS-Wert)	beste motorische Antwort (CGS-Wert)	verbale Antwort (CGS-Wert)
keine (1)	keine (1)	keine (1)
bei Schmerzreiz (2)	Strecksynergismen (2)	unverständlich (2)
auf Aufforderung (3)	Beugesynergismen (3)	inadäquat (3)
spontan (4)	ungezielt nach Schmerzreiz (4)	verwirrt (4)
	gezielt nach Schmerzreiz (5)	orientiert, prompt (5)
	gezielt nach Aufforderung (6)	

Tab. 50.2 Bestimmung der Komatiefe nach dem Hirnstammsyndrom.

Funktionsstörung	dienzephal	mesenzephal	mesenzephal	pontin	bulbär
	Zwischenhirnsyndrom	Mittelhirnsyndrom	Mittelhirnsyndrom	Brückensyndrom	kaudales Hirnstammsyndrom
WFNS-Stadium	0–I	I–II	II	III	IV
quantitatives Bewusstsein	somnolent bis soporös	komatös	komatös	komatös	komatös
Reaktion auf Schmerzreiz	gezielt	ungezielt	Beuge-/Streck-Synergismen	Beuge-/Streck-Synergismen	nicht auslösbar
Babinski- Zeichen rechts/links	oft einseitig +	oft + / +	meist + / +	+ / +	+ / +
Pupillen und Pupillenlichtreaktion	normal, rasch reagierend	eng oder anisokor träge reagierend	eng oder anisokor träge reagierend	stecknadelkopfgroß, teils anisokor, keine Lichtreaktion erkennbar	maximal weit, lichtstarr
Bulbusbewegungen	pendelnd	divergente Stellung	keine, Opsoklonus	kein „ocular bobbing"	keine
Kornealreflex	intakt	intakt	intakt bis einseitig gestört	beidseits gestört	ausgefallen
vestibulookulärer Reflex	intakt	intakt	intakt bis dyskonjugiert	intakt bis dyskonjugiert	ausgefallen
Atmung	normal	Cheyne-Stokes-Muster	Maschinenatmung	ataktische Atmung	Schnappatmung
Blutdruck	normal	normal	leicht erhöht	deutlich erhöht	stark vermindert

Tab. 50.3 Komastadien der World Federation of Neurosurgical Societies (WFNS).

WFNS-Stadium	klinische Befunde	Punktwert auf der Glasgow Coma Scale (CGS)
I	Koma ohne weitere neurologische Krankheitszeichen	6–8
II	Koma und fokale Herdzeichen wie Anisokorie, Hemiparese	5–6
III	Koma und Strecksynergismen	4
IV	Koma und schlaffer Muskeltonus (ohne medikamentöse Erklärung)	3

50.9 Symptomatik

- Der bewusstlose Patient ist komatös, wenn weder an den Extremitäten noch an den Augen eine gezielte Reaktion spontan erfolgt oder durch äußere Reize auslösbar ist.
- Zur Untersuchung wird der Patient a) beobachtet und b) stimuliert durch ausreichend laute Ansprache, Berührung, Lidhebung, ggf. wirksame Schmerzreize (SR) an Extremitäten, Brustbein und im Gesichtsbereich.
- Hilfreich zur Bestimmung der Komatiefe ist vor allem die Pupillenlichtreaktion (LR). Denn sowohl Kornealreflex (CR) als auch vestibulookulärer Reflex (VOR, Puppenkopfphänomen) sind eingeschränkt verwertbar, sobald eine wirksame Analgosedierung besteht.
- Umgekehrt sprechen die auslösbaren Reflexe LR, CR und VOR für die Intaktheit mehrerer Hirnstammebenen (Mesenzephalon: LR, Brücke: CR, weite Teile des Hirnstamms von kaudal bis mesenzephal: VOR). Eine Komaursache auf Großhirnebene ist dann wahrscheinlich.
- Eine einseitig aufgehobene Pupillenlichtreaktion mit Anisokorie gilt als Warnsignal für eine zerebrale Raumforderung. Sie tritt oft im Mittelhirnsyndrom auf.
- Hirnstammsyndrome:
  - Expandiert eine supratentorielle Läsion, droht nach Aufbrauch aller Liquorreserveräume und einer Mittellinienverlagerung die kraniokaudale Herniation von Hirngewebe. Sie kompromittiert sekundär die Hirnstammfunktion durch mechanische und vaskuläre Effekte, so dass alle Hirnstammreflexe nacheinander ausfallen („Einklemmung"). Ohne Narkose kann die neurologische Symptomatik dann die Tiefe des Komas und den Ort der Schädigung oft exakt anzeigen.
  - Man unterscheidet entlang des Hirnstamms das *dienzephale*, das *mesenzephale*, das *pontine* und das *bulbäre* Niveau der Funktionsstörung. Sie ergeben sich aus dem Muster des klinischen Ausfalls von Hirnstammreflexen und aus der Reflexmotorik der Extremitäten.
  - So werden beim *Mittelhirnsyndrom* Beuge-Streck-Synergismen, beim *Brückensyndrom* Streck-Streck-Synergismen, beim *Bulbärhirnsyndrom* dagegen keine Massenbewegungen beobachtet.
  - Beim *Mittelhirnsyndrom* treten Störungen der Pupillenlichtreaktion auf, beim *Brückensyndrom* kommen Ausfälle des Kornealreflexes hinzu, beim *Bulbärhirnsyndrom* finden sich Störungen des vestibulookulären Reflexes, der Atemmuster, der Hustenaktivität und der Zusammenbruch der Kreislaufregulation.
  - Beim wachen Patienten sind vermehrtes Gähnen, Schmatzen und Singultus oft erste Hinweise auf eine sekundäre Hirnstammbeteiligung (enthemmte orale Hirnstammautomatismen).
  - Beim *analgosedierten Patienten* mit Hirnstammsyndrom dagegen bemerkt man oft unerwartete Kreislaufschwankungen, die kardiovaskulär nicht erklärbar sind und als (eher spätes) Korrelat der Hirnstammirritation gelten. Dies unterstreicht das Problem des Neuromonitorings beim analgosedierten, der neurologischen Untersuchung unzugänglichen Patienten.

50.10 Diagnostik

50.10.1 Diagnostisches Vorgehen

- ▶ Abb. 50.1 veranschaulicht das diagnostisches Vorgehen bei unklarer Bewusstseinsstörung bis zum Koma.

50.10.2 Anamnese

- Die *Fremdanamnese* ist oft der zentrale Ausgangspunkt zur richtigen Ursachendiagnose.
- Hilfreich sind: Patientenpass mit Medikamentenangaben, Nennung von Allergien, Gegenstände wie Injektionsspritzen oder leere Blister, Hinweise auf Stürze, Mitteilungen über neuropsychiatrische, kardiovaskuläre (Antikoagulation) oder endokrin-metabolische Vorerkrankungen. Unterlagen über Suizidalität und Hinweise auf Rauschmittelkonsum können entscheidend sein, aber auch vorschnell fehlleiten. Gelegentlich helfen Angaben von anfangs noch wachen Patienten.

50.10.3 Körperliche Untersuchung

- *obligat:*
  - Erhebung der Vitalzeichen, Inspektion der Atemwege, Atemgeruch
  - Pupilleninspektion sowie die Prüfung der Pupillenlichtreaktion
  - Untersuchung von Extremitätenmotorik und Tonus einschließlich Babinski-Reflex
  - Untersuchung auf äußere Verletzungszeichen, besonders am Schädel
  - Inspektion insbesondere der Haut unter anderem auf Blutungsneigung, Injektionen

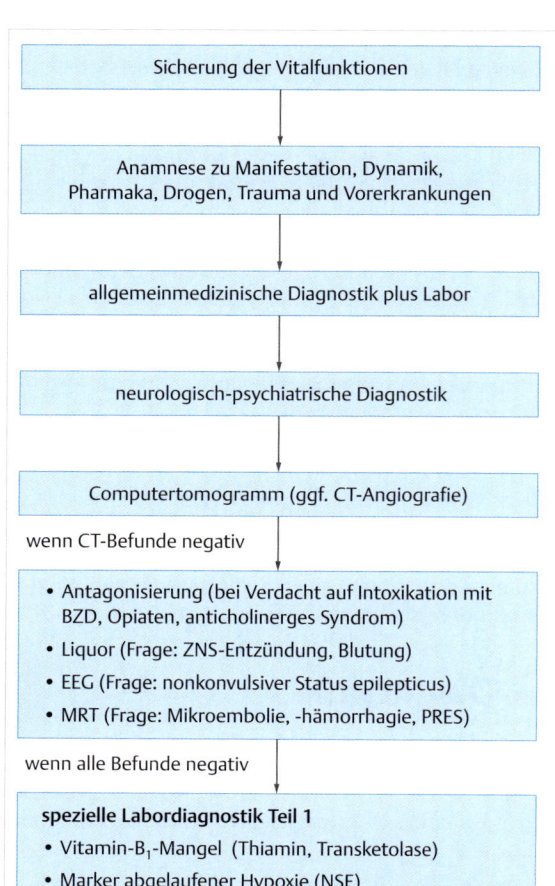
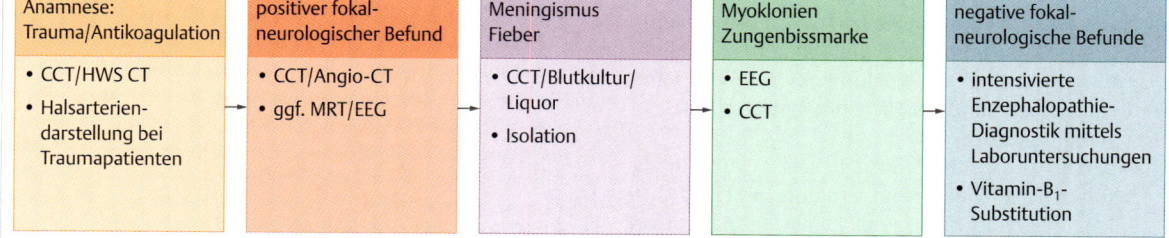

Abb. 50.1 Diagnostisches Vorgehen bei unklarer Bewusstseinsstörung bis zum Koma. Links ist die Abfolge bis zum Computertomogramm dargestellt, darunter folgen fakultative Tests je nach Fragestellung bei negativer Befundlage. Rechts sind die obligaten neurologischen und allgemeinmedizinischen Tests inklusive Serumbestimmungen verzeichnet (AK: Antikörper, ANA: antinukleäre Antikörper, BGA: Blutgasanalyse, BSG: Blutsenkungsgeschwindigkeit, BZD: Benzodiazepine, CBZ: Carbamazepine, CRP: C-reaktives Protein, GCS: Glasgow-Koma-Skala, MAK/TAK: mikrosomale/Thyreoglobulin-Antikörper, NSE: neuronenspezifische Enolase, PCT: Procalcitonin, PRES: posteriores reversibles Enzephalopathie-Syndrom, TSH: Thyroidtropin, WFNS: Komaskala World Federation Neurosurgical Societies).

- Feststellung bzw. Ausschluss von Nackensteife, Zungenbiss und Myoklonien
- *fakultativ:*
  - Kornealreflex und vestibulookulärer Reflex (Puppenkopfphänomen) zur Frage der Komatiefe; Befunde nur aussagekräftig ohne wirksame Analgosedierung/Relaxierung
- *neurologische Untersuchung auf fokale Defizite:*
  - Bei allen Bewusstseinsstörungen liefert die neurologische Beobachtung und Untersuchung oft wertvolle Hinweise auf den primären Schädigungsort im ZNS. Folgt das Koma z. B. einem *fokalen neurologischen Defizit* wie einem Hemisyndrom, zeigt dieses den Ort der primären Pathologie (Herd) auf der kontralateralen Hirnhälfte an. Fehlt von Beginn an ein Hemisyndrom (Babinski-Zeichen beidseitig negativ, alle Reflexe intakt), spricht dies für eine diffuse zerebrale Funktionsstörung, etwa metabolisch-toxischer Art.
  - Wichtige fokale neurologische Zeichen sind: untere Gesichtslähmung (faziale Parese), Armlähmung (brachiale Parese), seltener Beinlähmung, Hemianopsie, gestörte Raumwahrnehmung (Hemineglect), Aphasie (grammatikalische Sprachstörung), Dysarthrie (Artikulationsstörung) und Dysphagie (Schluckstörung). Sie weisen oft auf den Ort der möglichen Schädigung im ZNS hin, wobei auch mehrere Auslöseorte vorstellbar sein können (▶ Tab. 50.4).
- Treten neue fokale neurologische Zeichen auf, gibt dies Anlass zur weiteren Diagnostik (cCT).
- Seitengleiche Pupillen abnormer Weite geben oft diagnostisch entscheidende Hinweise auf ZNS-Läsionen oder cholinerge, adrenerge und opioiderge Substanzen.

50.10.4 Bildgebende Diagnostik

- *Nativ-cCT-Untersuchung*: angezeigt im Regelfall, insbesondere bei fokalen neurologischen Ausfällen, bei Nackensteife, nach Trauma/Krampfanfall, bei Antikoagulation
- Ergänzung durch *kontrastmittelgestützte Tomografie* (Angio-CT von Hals- und Hirngefäßen) z. B. bei denkbarer Schlaganfallerkrankung besonders im hinteren Stromgebiet (Basilaristhrombose) und bei V. a. Hirnvenenthrombose
- *Verzicht auf zerebrale Bildgebung* ist allenfalls vertretbar bei:
  - rasch reversiblem Koma mit metabolischer Rekompensation (z. B. normalisierte Hypoglykämie, epileptischer Anfall mit zeitgerechter Reorientierung) oder
  - rasch reversiblem Koma toxischer Genese mit erfolgreicher Antagonisierung durch Physostigmin, Naloxon, Flumazenil
- *kein Verzicht auf cCT-Untersuchung*: bei neurologisch schlecht untersuchbaren Patienten (z. B. Glasauge, Amputation, unkooperative Patienten), bei Patienten mit Antikoagulation, nach Sturz oder anderem Trauma, mit Immunsuppression oder stattgehabter Operation

> **Merke**
>
> Die cCT als Notfalluntersuchung ist stets indiziert, außer in voll remittierten und geklärten Fällen.

50.10.5 Instrumentelle Diagnostik

- *Blutentnahmen:*
  - obligate Screeningdiagnostik: Glukose, Blutgasanalyse, Blutgerinnung, Blutbild, Parameter der Nieren und Leberfunktion, Elektrolyte, C-reaktives Protein (CRP), Thyreotropin (TSH), Kreatinin (CK)
  - erweiterte Serumdiagnostik: bei relevanter Anamnese erweitern um: Prolaktin, Prokalzitonin (PCT), Blutsenkungsgeschwindigkeit (BSG), antinukleäre Antikörper (ANA), Bilirubin, Ammoniak, Kortisol, Blutalkoholkonzentration, Laktat und Anionenlücke
  - erweiterte toxikologische Untersuchungen im Blut und Urin auf Medikamente und Drogen einschließlich Rückstellprobe für toxikologische Zwecke (z. B. Gammahydroxybuttersäure)

Tab. 50.4 Fokale neurologische Zeichen.

Funktion	Befund	Ort	
		Hemisphäre	Hirnstamm
Blickmotorik	tonische Blickwendung, Blickparese	+	+
Pupillenweite	Anisokorie	–	+
Hirnstammreflexausfälle	LR, CR, VOR, HR	–	+
Extremitätenmotorik	Massenbewegungen	–	+
	epileptische Anfälle	+	
	halbseitige sensomotorische Störung	+	+
psychische Teilleistungsstörungen	Ausfall Sprache, Raumwahrnehmung	+	–
Artikulation, Schluckfunktion	Dysarthrie, Dysphagie	+	+
visuelle Wahrnehmung	Hemianopsie	+	–

CR: Kornealreflex, HR: Hustenreflex, LR: Lichtreaktion, VOR: vestibulookulärer Reflex

- weitere fakultative Untersuchungen:
  - *Liquoranalyse*: indiziert bei denkbarer intrakranieller Infektion, autoimmuner Entzündung oder zerebraler Vaskulitis; cave: Hirndruckerhöhung und Einklemmung nach Druckentlastung durch Punktion
  - *EEG*: Indikation:
  - bei denkbarem Status nicht konvulsiver epileptischer Anfälle
  - zur Abgrenzung eines psychogenen Pseudokomas (EEG-Normalbefund)
  - *zerebrales MRT*:
    – sinnvoll, wenn keine der oben genannten Untersuchungen zur Klärung führte
    – indiziert zum Ausschluss von 1. Hirnstammläsionen und 2. multiplen kleinen zerebralen Herden wie Mikrothromben (prokoagulatorisch, embolisch), Mikroblutungen (z. B. traumatisch oder Amyloidangiopathie und Antikoagulation), Mikroabszessen oder diffus oder umschrieben erfassten Ödembereichen (zytotoxisch oder vasogen)
    – oft ausschließlich im MRT erfassbare Befunde sind: posteriore reversible Leukenzephalopathie (PRES), zentrale pontine Myelinolyse (ZPM), diffus axonales Trauma (DAI), hypoxische Enzephalopathie.

50.11 Differenzialdiagnosen

▶ **Differenzialdiagnosen der komatösen Bewusstseinsstörung**

- Quantitatives (Wachheit und Vigilanz, wakefulness) und qualitatives Bewusstsein (Klarheit und realitätsnahes Denken, awareness) können unabhängig voneinander ausfallen. Die zerebralen Substrate sind nicht identisch, überschneiden sich aber.
- *qualitative Bewusstseinsstörungen*:
  - Zu unterschiedlichen Graden der Bewusstseinstrübung bei erhaltener Wachheit führt eine gestörte Ordnung und Klarheit der Denkprozesse, meist mit Störungen von Wahrnehmungs-, Gedächtnis- und Aufmerksamkeitsleistungen. Einige Umschreibungen lauten: Verwirrtheit, Desorientierung, Amnesie, Apathie, Dämmerzustand, organische Psychose.
  - Zustände mit fluktuierendem Wechsel zwischen quantitativen und qualitativen Bewusstseinsstörungen bezeichnet man als *delirantes Syndrom*: Zeitweise mehrfach am Tag wechseln sich Zustände gestörter Denkleistung und Aufmerksamkeit beim wachen Patienten mit Sopor und auch Koma ab. Der Schlaf-Wach-Rhythmus ist offensichtlich gestört. Das hyperaktive Delir mit Agitiertheit und Verkennungen kann man mit einem Koma nicht verwechseln. Das hypoaktive Delir mit vordergründiger Verlangsamung und Apathie ist mitunter vom Sopor, depressivem Stupor, Koma und akinetischem Mutismus schwer abzugrenzen.
  - Im *vegetativen Status* (syn. apallisches Syndrom, „Wachkoma") ist der Patient mit geöffneten Augen wach und es erscheinen auch wieder geordnete Schlafrhythmen, jedoch fehlt die gezielte Motorik mit dem Blick und den Extremitäten. Die Hirnstammreflexe sind meist lebhaft vorhanden, so dass Husten, Schlucken, Gähnen und Kauen, aber nicht das Sprechen gelingen. Da Reizreaktionen fehlen, ist eine gezielte Kommunikation nicht möglich.
  - Im Zustand des *Minimalbewusstseins* (minimally conscious state) sind zeitlich begrenzt erste gezielte Reizreaktion mit Zu- oder Abwendung, Blickversuchen und spontaner Exploration des Körpers oder des Raumes vorhanden. Erste Ja-Nein-Antworten, z. B. mit Blinzeln, können gelingen. Anfangs ist der Patient maximal verlangsamt, in der Merkfähigkeit gestört und (zunächst) komplett desorientiert und amnestisch, was sich bessern kann.
  - Der vegetative Status und der Zustand des Minimalbewusstseins können als transiente oder bleibende Syndrome in der Erholung von einem längeren Koma vorkommen. Nach rasch remittiertem Koma erholen sich die Patienten oft über ein delirantes Syndrom (dann meist in hypoaktiver Variante) oder über einen akinetischen Mutismus. Der Endzustand kann ein schweres organisches Psychosyndrom mit Wesensänderung und kognitiven Funktionsstörungen sein. Weitgehende Remissionen sind jedoch möglich (junge Patienten, geringe zerebrale Läsionslast).
- *quantitative Bewusstseinsstörungen*:
  - Ist im Gegensatz zum Koma die gezielte Reaktion auf laute Ansprache bzw. Schmerz möglich, zumindest mit einer Extremität oder mit einer Blickwendung, spricht man von Somnolenz und Sopor. Flüchtig erweckbar, fällt der Patient jedoch rasch in pathologischen Schlaf zurück. In aller Regel besteht komplette Amnesie.
  - *Somnolenz*: schläfrig, aber erweckbar mit verzögerter Reaktion auf verbale Reize, prompte und gezielte Reaktion auf Schmerzreize
  - *Sopor*: erschwert erweckbar, keine oder deutlich verzögerte Reaktion auf verbale Reize; verzögerte, noch gerichtete Abwehr von Schmerzreizen
- „Pseudokoma" und psychogene Störungen des Bewusstseins:
  - Psychogene Reaktionsmuster imponieren als Koma, wenn Regungs- und Schmerzlosigkeit mit geschlossenen Augen als Antwort auf eine subjektiv übermächtige Bedrohung mit starker Angst auftreten. Dies entspricht auf den ersten Blick einem „Totstellreflex" und entspricht einem „dissoziativen Stupor". Die genauere Untersuchung zeigt erhaltene gezielte Reaktionen wie Abwehr- und Abwendebewegungen, intakte Vitalparameter einschließlich regelmäßiger Atmung und intakte Hirnstammreflexe. Stets vorhanden sind – in Abgrenzung zum Koma – der reflektorische Lid- und

Kieferschluss bei passiver Augen- bzw. Mundöffnung und eine aktive Blickwendung in vertikaler Richtung oder in der Richtung einer passiven Kopfwendung [8]. Es besteht meist keine Amnesie.
- weitere psychogene Bewusstseinsstörungen: kurzdauernde synkopenähnliche Episoden, automatisierte Handlungen (Fugue), depressiver und katatoner Stupor mit einem Verharren in passiv beigebrachten Haltungen (Katalepsie)
- Typisch für alle psychogenen Störungen des Bewusstseins ist die normale Grundaktivität im EEG. Die nachweisbare Reaktion des EEG auf Außenreize (z. B. Ansprache, Schmerz) beweist – im Gegensatz zum tatsächlichen Koma – die hier intakte Vigilanzkontrolle.

• nicht komatöse Zustände:
- Der *akinetische Mutismus* kennzeichnet schwere Funktionsstörungen vorwiegend frontal beeinträchtigter Systeme. Die Patienten blicken „wach", aber antriebslos mit geöffneten Augen mehr oder weniger selten umher und sprechen nicht. Arme und Beine sind spontan reglos, auf Schmerzreiz aber mindestens ungezielt beweglich. Die Kommunikation ist stark erschwert, da jedweder Antrieb hierzu fehlt. Dennoch besteht oft keine Amnesie.
- *Locked-in-Syndrom*: Eine umschriebene Läsion im ventralen Pons bewirkt, dass die Patienten wach und völlig gelähmt, dabei kein Seitblick, jedoch vertikale Blickwendungen möglich sind. Oft gehen Beuge- und Strecksynergismen voraus. Den ebenfalls wachen Patienten fehlt eine Amnesie und viele Betroffene erleben Trauminhalte als real (Oneiroid). Im Zweifel beweist das typischerweise normale EEG die wache Bewusstseinslage. Die Kommunikation ist möglich über vereinbarte Zeichen (vertikale Blickbewegungen).

▶ **Differenzialdiagnose der Ursachen eines Komasyndroms**
• In der Notaufnahme orientiert man sich vorerst an Anamnese und neurologischem Befund. Nach der Abgrenzung von Traumapatienten wird je nach fehlenden oder vorhandenen fokal neurologischen Zeichen sowie nach der Leitsymptomatik Krampfanfall differenziert (▶ Tab. 50.5, ▶ Tab. 50.6). Fehlen fokale Zeichen, spricht dies für enzephalopathische Ursachen, ihr Vorhandensein spricht für läsionelle Ursachen oder einen stattgehabten Krampfanfall.
• Praktisches Vorgehen: Zunächst ist das Schädel-Hirn-Trauma als Ursache eines Komas auszuschließen bzw. zu bestätigen (Inspektion, Untersuchung, cCT). Zu achten ist auf Liquoraustritt aus Nase bzw. Ohr, Prellmarken am behaarten Kopf, Blutergüsse am Felsenbein, die auf Schädelbasisfrakturen deuten (retroaurikuläres Battle-Zeichen, ▶ Abb. 50.2). Besonders gefährdet für intrakranielle Verletzungen sind gestürzte Patienten mit medikamentöser Blutgerinnungshemmung.

Merke
- Beim Kopftrauma ist an eine kollaterale Wirbelsäulenverletzung zu denken (Sturz vom Rad oder Pferd).
- Wegen Amnesie für das Unfallereignis kann die Erinnerung an das Trauma fehlen!

Tab. 50.5 Differenzialdiagnose Koma mit Leitsymptom Krampfanfall/Myoklonien mit oder ohne bekanntes Anfallsleiden.

Enzephalopathien	strukturelle Hirnläsionen
bei Hypoglykämie, Urämie, beginnender Sepsis, Fieberkrampf bei Kindern	Meningoenzephalitis/Abszess
epileptische Enzephalopathien/bekanntes Anfallsleiden	Hirntumor
Substanzentzug und Drogenintoxikation (Amphetamine)	Schlaganfall, zerebrale Blutung
Entzug von Antikonvulsiva und prokonvulsiven Medikamente	Delir bei neurodegenerativer Demenz
bei Vergiftungen, z. B. Ethylenglykol	Schädel-Hirn-Trauma
hypertensive Krise/Übergang zu posteriorem reversiblem Enzephalopathiesyndrom (PRES)	
entzündliche Enzephalopathien (limbische Enzephalitis)	

Tab. 50.6 Differenzialdiagnose von Bewusstseinsstörungen in der allgemeinen Notaufnahme.

Enzephalopathien	strukturelle Hirnläsionen
Hypoglykämie und andere medikamentös-toxische Auslöser (Intoxikation, Fehlmedikation, Organinsuffizienz)	Schlaganfall bei fokalen Zeichen
Elektrolytstörung/Malnutrition (Exsikkose, Thiaminmangel)	Hirntrauma (z. B. SDH) bei Verletzungshinweisen, Sturz
beginnende Sepsis, Infektionskrankheiten	Meningoenzephalitis (z. B. Herpesvirus, Ionenkanalantikörper)
hypertensive Krise/posteriores reversibles Enzephalopathiesyndrom (PRES) PRES	zerebrale Blutung bei Hypertonus
Organinsuffizienz (z. B. renal, hepatisch, pulmonal)	Hirnabszess bei Infektionen
endokrine Komata	
autoimmune Enzephalopathie/limbische Enzephalitis	
getriggerte Stoffwechselleiden (z. B. Porphyrie)	

Koma

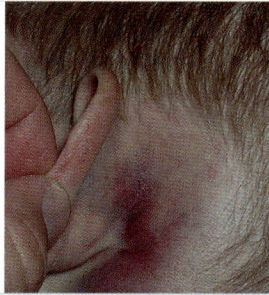

Abb. 50.2 Hinweis auf ein traumatisches Koma. Battle-Zeichen am linken Ohr eines Patienten nach Fahrradsturz am Vortag mit sekundärer Bewusstseinsstörung aufgrund eines raumfordernden Subduralhämatoms links. Die äußerlich sichtbare Blutung korrespondiert oft mit der Felsenbeinfraktur.

- Ist *keine traumatische Ursache* wahrscheinlich, eröffnet sich die breite Differenzialdiagnose des nicht traumatischen Komas (▶ Abb. 50.3). Mögliche Ursachen sind:
  - primär intrakranielle Erkrankungen (meist mit fokalen Zeichen), intrakranielle Entzündung oder Blutung (mit Meningismus)
  - Enzephalopathien infolge systemischer Erkrankungen (meist ohne fokale Zeichen)
  - epileptische Symptomatiken mit regredientem Verlauf des Komas, als ZNS-Reaktion auf die beiden oben genannten Erkrankungen und identifizierbar über „Krämpfe" (Myoklonien), Zungenbissmarken, Fremdanamnese
- weitere sekundäre komplizierende Hirnfunktionsstörungen: durch anhaltende epileptische Störungen (Status epilepticus als EEG-Indikation), Liquorzirkulationsstörung (Aufstau im cCT) oder wegen deliranter Reaktion (z. B. Delir bei Demenz)

50.12 Therapie

50.12.1 Therapeutisches Vorgehen

- ▶ Abb. 50.4 gibt das therapeutische Vorgehen im Koma wider.

50.12.2 Pharmakotherapie

- Antagonisierung bei vermuteten Vergiftungen aus diagnostischen und oder therapeutischen Gründen mit Flumazenil, Naloxon, Physostigmin unter fortlaufender Kontrolle der Vitalfunktionen (cave: rasches Nachlassen der Antagonisierung und Rezidivsymptomatik)
- weitere Medikation je nach Grunderkrankung

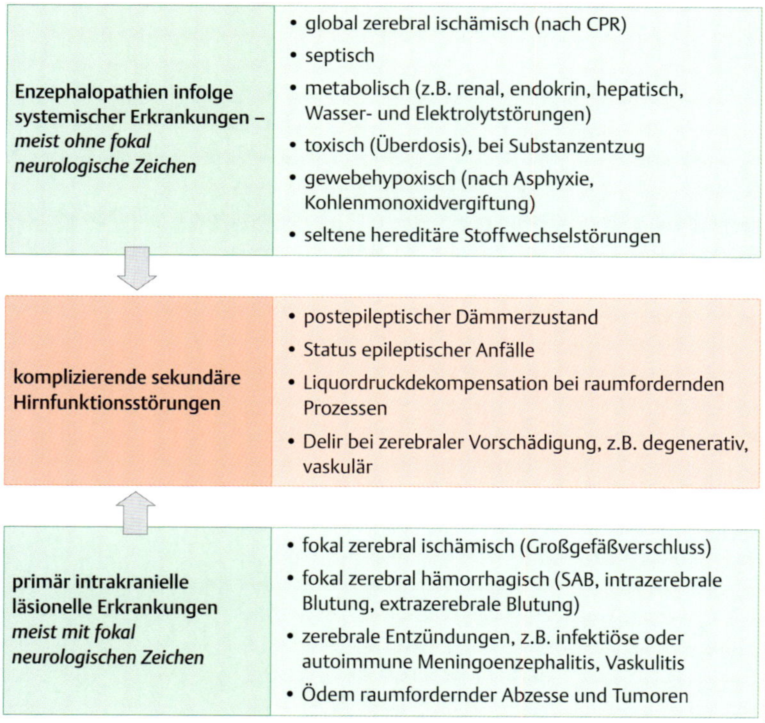

Enzephalopathien infolge systemischer Erkrankungen – *meist ohne fokal neurologische Zeichen*
- global zerebral ischämisch (nach CPR)
- septisch
- metabolisch (z.B. renal, endokrin, hepatisch, Wasser- und Elektrolytstörungen)
- toxisch (Überdosis), bei Substanzentzug
- gewebehypoxisch (nach Asphyxie, Kohlenmonoxidvergiftung)
- seltene hereditäre Stoffwechselstörungen

komplizierende sekundäre Hirnfunktionsstörungen
- postepileptischer Dämmerzustand
- Status epileptischer Anfälle
- Liquordruckdekompensation bei raumfordernden Prozessen
- Delir bei zerebraler Vorschädigung, z.B. degenerativ, vaskulär

primär intrakranielle läsionelle Erkrankungen *meist mit fokal neurologischen Zeichen*
- fokal zerebral ischämisch (Großgefäßverschluss)
- fokal zerebral hämorrhagisch (SAB, intrazerebrale Blutung, extrazerebrale Blutung)
- zerebrale Entzündungen, z.B. infektiöse oder autoimmune Meningoenzephalitis, Vaskulitis
- Ödem raumfordernder Abszesse und Tumoren

Abb. 50.3 Koma. Wichtige ätiologische Komaursachen (CPR: kardiopulmonale Reanimation, SAB: Subarachnoidalblutung) [6] [5].

supportive Therapie zur Stabilisierung der Vitalparameter	Behandlung der Grunderkrankung	Delirprävention durch Optimierung der Patientenumgebung
• Sauerstoffinsufflation (cave: chronisch erhöhter pCO$_2$) • fortlaufende Blutdruck-, Atmungs- und Herzfrequenzkontrollen • Temperaturkontrolle mit Ziel 35,5–37°C, ggf. physikalische oder medikamentöse Senkung • Suchtpatienten (speziell Alkohol und Drogen): Thiamin 100–200 mg i.v., ggf. Magnesium	• Ausgleich von metabolischen Defiziten, z.B. Glukose, Natrium, Kalzium, Hormone; Glukose i.v. mit präventiver Thiamingabe 100-200 mg i.v. verbinden • Bereinigung eines metabolischen Überschusses, ggf. Organersatzverfahren (z.B. Dialyse) • neurochirurgische Intervention, ggf. bei zerebraler Raumforderung/Liquorzirkulationsstörung • Detoxifikation bei Vergiftung (Aktivkohle, Magenspülung, Antagonisierung)	• ruhiges Umfeld • Tageslicht bzw. angenehme Beleuchtung • verfügbare Realitätsorientierung und Rückversicherung

Abb. 50.4 Koma. Therapeutisches Vorgehen.

50.13 Verlauf und Prognose

- *Flüchtige voll reversible komatöse Zustände* werden oft von metabolisch-toxischen Enzephalopathien ausgelöst. Beispielsweise tritt ein reversibles Koma bei flüchtiger Hypoglykämie auf oder aufgrund toxischer Einflüsse (Drogenrausch, Narkose). Die Komaremission erfolgt dann meist über ein transientes delirantes Syndrom, dessen psychische Leistungsminderungen zusehends abklingen. Prolongierte Delirien dagegen gehen mit einer signifikanten Langzeitmorbidität und -mortalität einher [9], so dass verkürzende Therapiemaßnahmen aus dem Bereich der Delirprävention zur Anwendung kommen.
- Ein *transientes Koma mit ausgefallenen Lichtreaktionen* kommt vor im generalisierten epileptischen Anfall und auch kurz danach. Zerebrale Kreislaufstillstände lösen das gleiche Bild aus (Herzstillstand sowie während einer Subarachnoidalblutung). Dieser Befund signalisiert dann noch keine obligat schlechte Prognose, es kommt auf seine rasche Rückbildung an.
- Das Koma mit ausgefallenen Hirnstammreflexen über mehr als 12–24 Stunden signalisiert den etablierten oder kompletten Hirnstammfunktionsverlust. Zu prüfen ist, ob die Kriterien des irreversiblen Hirnfunktionsausfalls erfüllt sind.
- Besteht ein *Koma über längere Zeiträume*, ist die Genesung meist, aber nicht obligat ungünstig. Das *prolongierte Koma* geht dabei oft in einen vorübergehenden oder auch anhaltenden „vegetativen Status" über. Im günstigen Fall folgt die Komaremission mit Wiedererlangung gezielter Reaktionen über den minimal reaktiven Zustand und weitere organische Psychosyndrome zur Erholung oder Teilerholung der geschädigten zerebralen Strukturen und Funktionen [5].
- Das gesamte Erholungspotenzial kann hierbei durch keinen einzelnen Biomarker verlässlich vorausgesagt werden, weder zu einem frühen noch zu einem späten Zeitpunkt. Der beste Marker für eine zerebrale Erholung ist die stattfindende Restauration neurologischer Leistungen im Hinblick auf psychische und motorische Funktionen. Problematisch ist die Angabe genauer zeitlicher Eckdaten im Einzelfall.
- In groben Zügen gelten die folgenden Anhaltspunkte zur ersten prognostischen Einschätzung innerhalb der ersten 4 Wochen.
  ○ günstige Befunde für eine Erholung:
    – erhaltene Reaktion auf Außenreize im EEG und erhaltene evozierte Potenziale
    – traumatische Komaursache mit geringer Läsionslast und Schwellneigung
    – junges Lebensalter ohne zerebrale Vorschädigungen
    – unkomplizierter Krankheitsverlauf in Bezug auf Aspiration, Infektionen, Thromboembolie, Anfallsleiden, Liquorzirkulationsstörungen
  ○ ungünstige prognostische Ausgangsbedingungen für eine Komaremission:
    – anhaltender Verlust der Hirnstammreflexe (z. B. areaktive Pupillen)
    – hohes Lebensalter
    – nicht traumatische Komaursache
    – lange Komadauer ohne Besserungstendenz zum „vegetativen Status" oder minimal reaktiven Zustand
    – fehlende Restitution der EEG-Reaktivität auf Außenreize
    – vollständiger Ausfall der evozierten Potenziale

50.14 Quellenangaben

[1] Brihaye J, Frowein RA, Lindgren S et al. Report on the meeting of the WFNS Neurotraumatology committee Brussels. Acta Neurochir 1978; 40: 181–186

[2] Bundesärztekammer: Richtlinie gemäß §16 Abs. 1 S.1 Nr. 1 TPG für die Regeln zur Feststellung des Todes nach §3 Abs. 1 S.1 Nr. 2 TPG und die Verfahrensregeln zur Feststellung des endgültigen, nicht behebbaren Ausfalls der Gesamtfunktion des Großhirns, des Kleinhirns und des Hirnstamms nach §3 Abs. 2 Nr. 2 TPG, Vierte Fortschreibung. Dtsch Arztebl 2015; 112: A-1256 www.bundesaerztekammer.de/fileadmin/user_upload/downloads/irrev.Hirnfunktionsausfall.pdf (last accessed on 20 September 2019)

[3] BZGA: Bundeszentrale für gesundheitliche Aufklärung. Der Alkoholkonsum Jugendlicher und junger Erwachsener in Deutschland 2012. Ergebnisse einer aktuellen Repräsentativbefragung und Trends. Köln: Bundeszentrale für gesundheitliche Aufklärung; 2014

[4] Hannawi Y, Lindquist MA, Caffo BS et al. Resting brain activity in disorders of consciousness: a systematic review and meta-analysis. Neurology 2015; 84: 1272–1280

[5] Hansen HC, Hrsg. Bewusstseinsstörungen und Enzephalopathien. Heidelberg: Springer; 2013

[6] Haupt WF, Rudolf J, Firsching R et al. Akutversorgung bewusstloser Patienten in einer interdisziplinären Notaufnahme. Intensivmed 2005; 42: 457–467

[7] Laureys S, Schiff ND. Coma and consciousness: paradigms (re)framed by neuroimaging. Neuroimage 2012; 61: 478–491

[8] Ludwig L, McWhirter L, Williams S et al. Functional coma. Handbook Clin Neurol 2016; 139: 313–327

[9] Pandharipande PP, Girard TD, Jackson JC et al. Long-Term Cognitive Impairment after Critical Illness. N Engl J Med 2013; 369: 1306–1316. DOI: 10.1056/NEJMoa1301372

[10] Sallin K, Lagercrantz H, Evers K et al. Resignation Syndrome: Catatonia? Culture-Bound? Front. Behav Neurosci 2016; 10: 7. doi: 10.3389/fnbeh.2016.00007

50.15 Literatur zur weiteren Vertiefung

[1] Posner JB, Saper CB, Schiff N, Plum F. Plum and Posner's diagnosis of stupor and coma. 4th ed. Oxford: Oxford University Press; 2008

51 Erhöhter intrakranieller Druck bei Schädel-Hirn-Trauma

Andreas Unterberg, Johannes Walter, Klaus Zweckberger

51.1 Steckbrief

Im Kontext des Schädel-Hirn-Traumas (SHT) spielt vor allem die sekundäre Ausbildung eines Hirnödems und die dadurch bedingte Erhöhung des intrakraniellen Druckes (ICP) eine entscheidende Rolle, da diese den maßgebenden Faktor der hohen Morbidität und Mortalität darstellt. Daher steht die Aufrechterhaltung einer suffizienten zerebralen Perfusion und Oxygenierung und somit die Behandlung des erhöhten intrakraniellen Drucks im Mittelpunkt der therapeutischen Bemühungen.

51.2 Aktuelles

- Es gibt nach wie vor keine prophylaktische Behandlung, die die Ausbildung des sekundären Hirnschadens verhindern kann.
- Aktuelle Studien zeigen, dass nach Ausschöpfung konservativer Therapieversuche durch eine Dekompressionskraniektomie der intrakranielle Druck kontrolliert, die Mortalität gesenkt und bei manchen Patienten das neurologische Outcome verbessert werden kann.

51.3 Synonyme

- intrakranieller Druck
- Hirndruck
- intracranial pressure (ICP)

51.4 Keywords

- intrakranieller Druck (ICP)
- schweres Schädel-Hirn-Trauma (SHT)
- Monitoring des ICP
- konservative Therapiemaßnahmen
- Osmotherapie
- Hyperventilation
- Hypothermie
- Barbiturattherapie
- operative Dekompression
- Outcome

51.5 Definition

- Als intrakranieller Druck wird der Druck bezeichnet, der im Inneren des knöchernen Schädels herrscht.
- Der physiologische ICP liegt zwischen 0 und 10 mmHg.
- Ein behandlungsbedürftiger ICP liegt bei > 22 mmHg vor. (Gemäß der aktuell revidierten Leitlinie der Brain Trauma Foundation liegt ein behandlungsbedürftiger ICP ab einem Wert von 22 mmHg vor, jedoch ist die Evidenz für die Anhebung des Grenzwertes von 20 mmHg auf 22 mmHg sehr gering. Daher wird in vielen Zentren weiterhin ein Grenzwert von 20 mmHg in der klinischen Praxis avisiert.)

51.6 Epidemiologie

51.6.1 Häufigkeit

- Die Inzidenz des Schädel-Hirn-Traumas liegt in Gesamteuropa bei etwa 262 pro 100 000 [2].
- Eine Angabe zur Inzidenz des erhöhten intrakraniellen Druckes ist aufgrund der mannigfaltigen zugrunde liegenden Erkrankungen nicht sinnvoll möglich.

51.6.2 Altersgipfel

- Je nach zugrunde liegender Erkrankung differieren die Altersgipfel des erhöhten intrakraniellen Druckes signifikant.
- Beim Schädel-Hirn-Trauma gibt es zwei Altersgipfel: zwischen 20 und 25 Jahren und über 65 Jahren.

51.6.3 Geschlechtsverteilung

- Je nach zugrunde liegender Erkrankung differieren die Geschlechterverteilungen des erhöhten intrakraniellen Druckes signifikant.
- Beim Schädel-Hirn-Trauma sind etwa 60 % der Patienten männlich und etwa 40 % weiblich.

51.6.4 Prädisponierende Faktoren

- Die prädisponierenden Faktoren entsprechen denen der jeweiligen Grunderkrankung.
- Beim Schädel-Hirn-Trauma sind dies Nichteinhalten von Präventivmaßnahmen wie Helmnutzung und Anschnallen im Straßenverkehr, zerebrovaskuläre Erkrankungen, Diabetes mellitus, periphere Polyneuropathie, Herzrhythmusstörungen, Depression, sturzbegünstigende Komedikation (z. B. Psychopharmaka), blu-

tungsfördernde Substanzen (z. B. Vitamin-K-Antagonisten oder neue orale Antikoagulanzien [NOAK]) sowie Unterernährung.

51.7 Ätiologie und Pathogenese

- Der ICP wird maßgeblich durch die intrakraniellen Komponenten Gehirn, Blut- und Liquorvolumen bestimmt.
- Die Monroe-Kellie-Doktrin beschreibt, dass unter physiologischen Bedingungen die intrakraniellen Anteile von Hirngewebe, Blutvolumen und Liquor konstant sind.
- Da das intrakranielle Volumen durch den knöchernen Schädel begrenzt ist, kommt es zum Anstieg des ICP, wenn das Hirnvolumen oder das zerebrale Blutvolumen zunimmt, sowie bei erhöhter Liquorproduktion oder verminderter Liquorresorption.
- Bei Zunahme des Hirnvolumens (z. B. durch Hirnödem) kommt es zur Verschiebung der Liquorkomponente und zur Verringerung des zerebralen Blutvolumens. Dadurch gelingt es, den ICP zunächst auf physiologischem Niveau zwischen 0 und 10 mmHg zu halten.
- Wenn allerdings eine raumfordernde Läsion auftritt, nimmt zunächst die Compliance ab, die Elastizität nimmt zu und es kommt zum Anstieg des ICP. Wenn eine kritische Grenze überschritten wird, führt dies letztlich zur Herniation und zum irreversiblen Funktionsausfall des Gehirns (Hirntod).

51.8 Symptomatik

- Kopfschmerzen
- Übelkeit
- Erbrechen
- erhöhter Blutdruck
- Einschränkung der Kognition und Aufmerksamkeit
- Desorientiertheit zu Raum und Zeit
- Doppelbilder
- verzögerte Pupillenreaktion auf Licht
- Abflachung der Atmung
- epileptische Krampfanfälle
- Bewusstlosigkeit
- Koma
- Einklemmung und Tod

51.9 Diagnostik

51.9.1 Diagnostisches Vorgehen

- In ▶ Abb. 51.1 ist das diagnostische Vorgehen bei erhöhtem intrakraniellem Druck dargestellt.

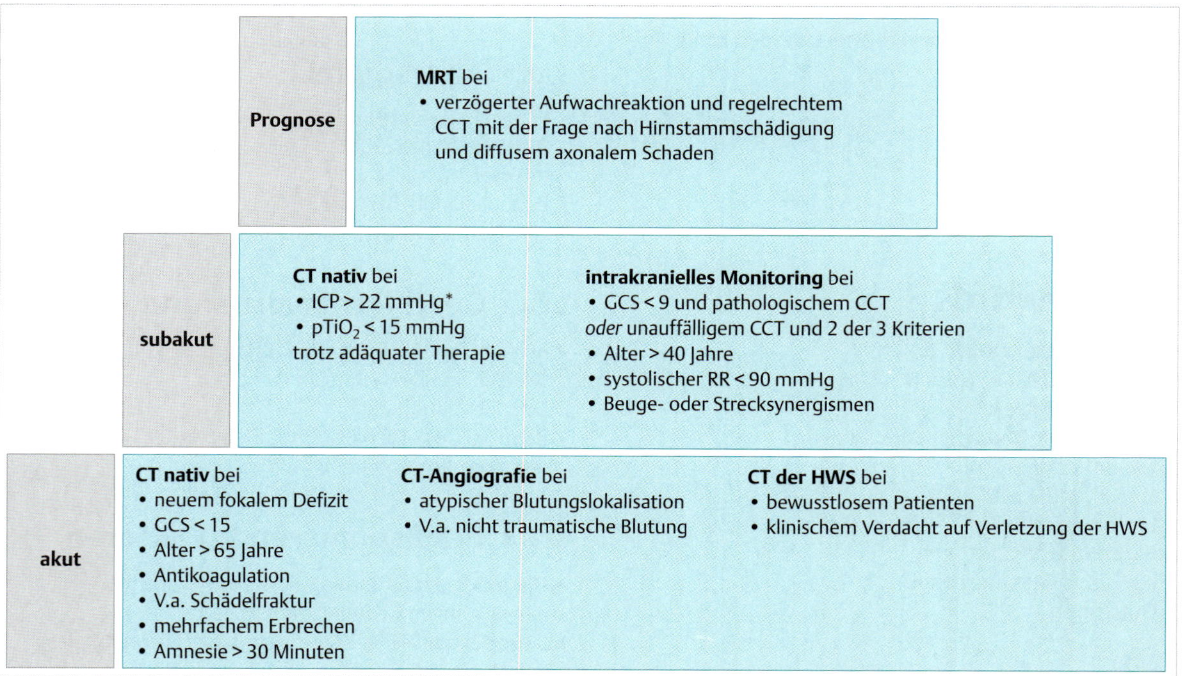

Prognose
- MRT bei
  - verzögerter Aufwachreaktion und regelrechtem CCT mit der Frage nach Hirnstammschädigung und diffusem axonalem Schaden

subakut
- CT nativ bei
  - ICP > 22 mmHg*
  - $pTiO_2$ < 15 mmHg trotz adäquater Therapie
- intrakranielles Monitoring bei
  - GCS < 9 und pathologischem CCT oder unauffälligem CCT und 2 der 3 Kriterien
  - Alter > 40 Jahre
  - systolischer RR < 90 mmHg
  - Beuge- oder Strecksynergismen

akut
- CT nativ bei
  - neuem fokalem Defizit
  - GCS < 15
  - Alter > 65 Jahre
  - Antikoagulation
  - V.a. Schädelfraktur
  - mehrfachem Erbrechen
  - Amnesie > 30 Minuten
- CT-Angiografie bei
  - atypischer Blutungslokalisation
  - V.a. nicht traumatische Blutung
- CT der HWS bei
  - bewusstlosem Patienten
  - klinischem Verdacht auf Verletzung der HWS

Abb. 51.1 Erhöhter intrakranieller Druck. Diagnostischer Algorithmus (*: Gemäß der aktuell revidierten Leitlinie der Brain Trauma Foundation liegt ein behandlungsbedürftiger ICP ab einem Wert von 22 mmHg vor, jedoch ist die Evidenz für die Anhebung des Grenzwertes von 20 mmHg auf 22 mmHg sehr gering. Daher wird in vielen Zentren weiterhin ein Grenzwert von 20 mmHg in der klinischen Praxis avisiert. cCT: kranielle Computertomographie, GCS: Glasgow Coma Scale, ICP: intrakranieller Druck, $pTIO_2$: Sauerstoffpartialdruck).

51.9.2 Anamnese

- Folgende Fragen sind zu klären:
  - Unfallmechanismus und Schwere des Unfalls (z. B. Sturz aus großer Höhe, Hochgeschwindigkeitstrauma)
  - vorhandene Präventionsmaßnahmen (z. B. Fahrradhelm, Airbags)
  - Zustand des Patienten bei Auffinden (wach und adäquat, erbrochen, komatös)
  - Komorbiditäten (Blutverdünnung)

51.9.3 Körperliche Untersuchung

- Erhebung des GCS-Scores (GCS: Glasgow Coma Scale)
- Pupillenreaktion und Konfiguration
- äußere Verletzungen des Schädels (Monokelhämatom, Blutaustritt aus Ohr, Platzwunden)
- körperliche Untersuchung (z. B. Mitverletzung der Halswirbelsäule)

51.9.4 Bildgebende Diagnostik

Röntgen

- Die Röntgenuntersuchung spielt in der Akutdiagnostik von Schädelverletzungen nur eine nachgestellte Rolle; in der kraniellen Diagnostik sollte es nicht mehr eingesetzt werden.

CT

- Bei schwer verletzten Schockraumpatienten kommt vor allem die so genannte CT-Traumaspirale zum Einsatz, um schnellstmöglich einen weitestgehend vollständigen Überblick über Verletzungen von Schädel, Wirbelsäule, Thorax und Abdomen/Becken zu bekommen.

MRT

- Die MRT-Bildgebung in der Notfallsituation ist schwierig durchzuführen, da sie vor allem im Vergleich zur CT viel Zeit in Anspruch nimmt und eine suffiziente Überwachung der vital kritisch erkrankten Patienten im MRT oft nicht gegeben ist.

51.9.5 Instrumentelle Diagnostik

Externe Ventrikeldrainage (EVD)

- Anlage in der Notfallsituation jederzeit und fast überall möglich (z. B. OP, Schockraum, Intensivstation)
- Bohrloch über dem Kocher-Punkt und Einbringen eines Katheters in der Regel in das Vorderhorn des (rechten) Seitenventrikels
- Messung des ICP und therapeutische Drainage von Liquor möglich
- kombinierte Sonden zur gleichzeitigen Messung des ICP und Drainage von Liquor vorhanden
- problematisch bei Mittellinienverlagerung, Pelottierung des Ventrikels und ausgepresstem Ventrikelsystem

Intraparenchymale ICP-Sonde

- Anlage in der Notfallsituation jederzeit und fast überall möglich (z. B. OP, Schockraum, Intensivstation)
- Anlage auch über einen Bolt in Kombination mit anderen Messsonden (z. B. $PtiO_2$, Mikrodialyse) möglich
- Positionierung in der Regel rechts frontal 3 cm intraparenchymatös
- unabhängig von Mittellinienverlagerung und Ventrikelkonfiguration
- geringeres Infektionsrisiko

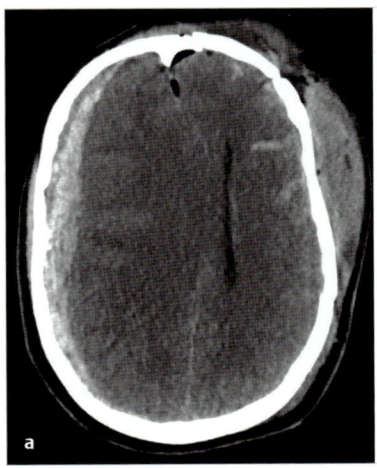
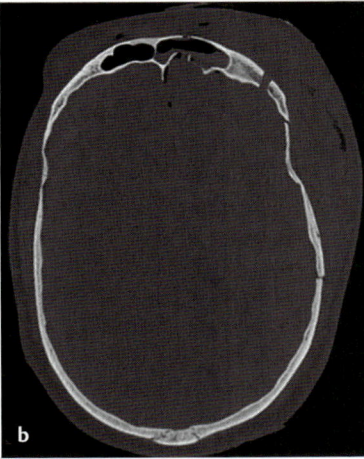

Abb. 51.2 Schädel-Hirn-Trauma. CT-Notfalldiagnostik bei 28-jährigem Patienten, der unbehelmt mit dem Fahrrad stürzte.
a Nativ-CT mit akutem Subduralhämatom rechts, Mittellinienverlagerung, traumatischer Subarachnoidalblutung, intrakraniellen Lufteinschlüssen frontal links, Galeahämatom und Schädelfraktur.
b Knochenfenster: multiple Schädelfrakturen links frontoparietal und temporal des Sinus frontalis und des Mittelgesichts.

Sonstige Verfahren

- Die subdurale oder epidurale Messung wird aufgrund von Messungenauigkeiten (Drift) nicht mehr eingesetzt.
- Alternative Messmethoden (z. B. transorbitale Druckabschätzung) sind derzeit in der Entwicklung, konnten sich aber im klinischen Einsatz noch nicht etablieren.

51.10 Differenzialdiagnosen

Tab. 51.1 Differenzialdiagnosen.

Differenzialdiagnose	Bemerkungen
Meningitis	Frage nach Fieber, klinischen Meningismuszeichen, Infektionsquelle, Sepsis
Tumoren	Frage nach Tumoranamnese, bekannter intrakranieller Tumorerkrankung, Familienanamnese
ischämischer Schlaganfall	Frage nach vaskulären Risikofaktoren, Familienanamnese sowie klinischen Symptomen, die einem Versorgungsgebiet zuzuordnen sind
aneurysmatische Subarachnoidalblutung	Frage nach Aneurysmanachweis in der Diagnostik, plötzlichem Kopfschmerzereignis
Epilepsie	Frage nach bekanntem Krampfleiden
Hydrozephalus	Frage nach bildmorphologischem Aufstau, bekannter Ursache eines Hydrozephalus
Hypoxie	Frage nach bestehendem Zustand nach Reanimation
Intoxikation	Frage nach bekanntem Substanzabusus und Substanzen, die am Ort des Auffindens gefunden wurden
hypertensive Hirnschädigung	Frage nach bekanntem Hypertonus

51.11 Therapie

51.11.1 Therapeutisches Vorgehen

- Patienten mit schwerem Schädel-Hirn-Trauma werden auf einer neurochirurgischen Intensivstation behandelt.
- Bei bewusstlosen Patienten (GCS < 9) besteht die Indikation zur *Intubation* und *Beatmung*. Daher besteht zudem die Indikation zur Messung des intrakraniellen Druckes.
- Überschreiten die Werte 20 mmHg (nach neuen Leitlinien, basierend auf geringer Evidenz, 22 mmHg), besteht auch die Indikation zur spezifischen Therapie des erhöhten intrakraniellen Druckes.
- Trotz intensiver klinischer und experimenteller Forschung ist die *Therapie* nach wie vor nur *symptomatisch* und beschränkt sich auf die Stabilisierung und die Reduktion des erhöhten intrakraniellen Druckes, z. B. durch die Verringerung des Hirnödems.
- Dies trifft auch auf den Einsatz von *Steroiden* zu. Trotz der Annahme, dass Steroide der gesteigerten Permeabilität der Endothelzellen und somit der Entstehung eines vasogenen Ödems entgegenwirken, wurde in einer großen klinisch randomisierten prospektiven Studie (CRASH-Trial) gezeigt, dass der Einsatz von Steroiden die akute Mortalität erhöht. Seitdem wird der Einsatz von Steroiden bei Patienten mit Schädel-Hirn-Trauma *nicht mehr empfohlen*.
- Viele Patienten, vor allem die den ersten 24 Stunden, eine arterielle Hypotension, die, einhergehend mit einer Zunahme des intrakraniellen Druckes, zu einer Abnahme des zerebralen Perfusionsdrucks (CPP) (CPP = MAP-ICP) führt. Dies resultiert in einer Reduktion der Hirndurchblutung (CBF) und einer verminderten Gewebeoxygenierung, was zu einer vermehrten Ödembildung führt. Die *Aufrechterhaltung einer suffizienten zerebralen Perfusion* ist daher eine weitverbreitete und anerkannte Therapiestrategie.
- In klinischen Studien wurde gezeigt, dass CPP-Werte < 50 mmHg zu einer Sauerstoffminderversorgung des Hirngewebes führen, wohingegen CPP-Werte > 70 mmHg das Risiko für das Auftreten von akuten pulmonalen Problemen (ARDS) um das Fünffache erhöhen, ohne das Outcome der Patienten zu verbessern.
- In klinischen Studien wird derzeit versucht, für jeden Patienten einen *individuellen, optimalen CPP-Wert* (CPP_{opt}) zu bestimmen, bei dem die Perfusion und die Oxygenierung des Hirngewebes am besten sind. Es ist davon auszugehen, dass fixierte CPP-Werte nicht für alle Patienten zur idealen Oxygenierung führen.
- Das therapeutische Vorgehen ist in ▶ Abb. 51.3 dargestellt.

51.11.2 Allgemeine Maßnahmen

- adäquate Sedierung und Analgesie
- suffiziente Beatmung unter Vermeidung von Hypoxie und Hyperkapnie
- Vermeidung von Hypotension und Hypertension
- ausgeglichener Flüssigkeitshaushalt
- Normothermie unter Vermeidung von Fieber
- Lagerung des Patienten mit erhöhtem Oberkörper (ca. 30 Grad) und gerader Kopfposition (bei uneingeschränkter venöser Drainage)

51.11.3 Intensivmedizinische Therapie

- Bei Patienten mit kritisch erhöhtem ICP kann durch eine *Hyperventilation* der $PaCO_2$ und somit aufgrund der einhergehenden zerebralen Vasokonstriktion die Hirndurchblutung reduziert und somit der ICP gesenkt werden.

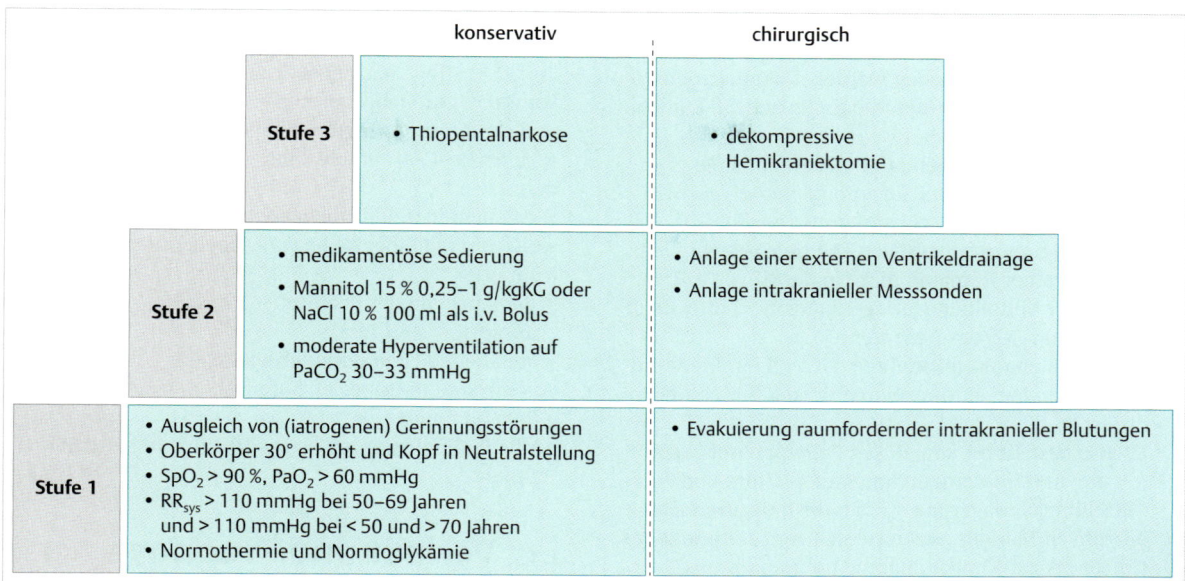

Abb. 51.3 **Erhöhter intrakranieller Druck.** Therapeutischer Algorithmus.

- Klinische Studien haben unter Verwendung von Mikrodialyse und Gewebesauerstoffmessung aber gezeigt, dass es durch eine forcierte Hyperventilation ($PaCO_2 < 25-30$ mmHg) zum Auftreten von Ischämien und hypoxischen Stoffwechselkonstellationen kommen kann, die letztlich auch zu einem schlechten neurologischen Outcome führen.
- Aktuelle Guidelineempfehlungen der Brain Trauma Foundation (BTF) raten daher von einer anhaltenden oder prophylaktischen Hyperventilation mit einem $PaCO_2$-Zielwert von 25 mmHg oder weniger ab. Vielmehr wird es als individuelle Therapieoption eingestuft, um die Hirnschwellung und den erhöhten ICP zu kontrollieren [2].
- Durch die Applikation von *Barbituraten* kann eine Reduktion des zerebralen Metabolismus erreicht und somit der Energieverbrauch und schließlich auch der ICP gesenkt werden.
  - Aufgrund der Nebenwirkungen (arterielle Hypotension, verringerter kardialer Auswurf, erhöhter intrapulmonaler Shunt) werden Barbiturate nur als *Therapieoptionen der zweiten Wahl* angesehen und sollten niemals prophylaktisch eingesetzt werden.
  - Der Einsatz von hohen Barbituratdosen wird daher nur zur Kontrolle von therapierefraktären ICP-Krisen empfohlen.
- Aktuelle Leitlinien empfehlen keine frühzeitige (innerhalb von 2,5 Stunden) und kurzandauernde *Hypothermie* (für 48 Stunden) bei Patienten mit schwerem Schädel-Hirn-Trauma [1].

51.11.4 Pharmakotherapie

- hyperosmolare Therapie mittels Mannitol oder hypertoner Kochsalzlösung (HTS)
- Im klinischen Alltag wird 20%iges Mannitol bis zu einer Serumosmolarität von 320 mOsm eingesetzt (darüber hinaus drohen Nierenschäden).
- Bezüglich der Verwendung von HTS oder Mannitol gibt es keine Vorteile bezüglich ICP-Kontrolle, Mortalität und neurologischem Outcome für eine der beiden Substanzen.

51.11.5 Operative Therapie

- Bei kritisch erhöhtem ICP kann die Anlage einer *externen Ventrikeldrainage* (EVD) einerseits zur Messung des intrakraniellen Druckes und andererseits zur therapeutischen Liquordrainage erfolgen.
- Unabhängig von der Blutungslokalisation ist das raumfordernde Hämatom bei Patienten mit einem GCS < 9 Punkten und einer Anisokorie schnellstmöglich über eine *Kraniotomie* operativ zu evakuieren.
- Entsprechend den Leitlinien der Brain Trauma Foundation (BTF) besteht bei *epiduralen Blutungen* über 30 cm³ (errechnet durch die Annäherungsformel (a × b × c)/2 (in cm) unabhängig vom Bewusstseinszustand des Patienten (GCS) die Indikation zur operativen Hämatomevakuierung mittels *Kraniotomie* [1].
  - Patienten mit einem epiduralen Hämatom einer Größe unter 30 cm³ und mit einer maximalen Dicke von weniger als 15 mm sowie einer Mittellinienverlage-

rung von weniger als 5 mm und einem GCS von mindestens 8 Punkten ohne neurologische Defizite können *konservativ behandelt* werden. Dabei werden engmaschige klinisch-neurologische und CT-Kontrollen gefordert.
- Aufgrund des erheblichen raumfordernden Effekts ist bei Patienten mit *akutem Subduralhämatom* (aSDH) eine rasche Vigilanzverschlechterung möglich.
    - Die Indikation zur operativen Therapie besteht beim aSDH bei einer Hämatomdicke in der CT von > 10 mm oder einer Mittellinienverlagerung von > 5 mm, unabhängig vom GCS des Patienten.
    - Bei allen komatösen Patienten (GCS < 9 Punkten) mit aSDH ist zudem eine kontinuierliche ICP-Messung indiziert.
    - Ebenso besteht bei komatösen Patienten mit aSDH mit einem Hämatomdurchmesser < 10 mm und einer Mittellinienverlagerung < 5 mm die Indikation zur *operativen Therapie*, wenn sie sich vom Zeitpunkt des Unfalls bis zur Klinikaufnahme um mindestens 2 GCS-Punkte verschlechtern, wenn der ICP auf mehr als 22 mmHg steigt oder wenn eine Anisokorie bzw. weite, lichtstarre Pupillen vorliegen.
- *Kontusionsblutungen* entstehen aus einer Parenchymverletzung, in die es eingeblutet hat. Bei den meisten Patienten nehmen Kontusionen innerhalb von 12 Stunden nach dem Trauma an Größe zu. Dies trifft vor allem auch auf Patienten mit Antikoagulation zu.
    - In der Regel ist die Behandlung von SHT-Patienten mit Kontusionen *konservativ*.
    - Patienten mit Kontusionsblutungen und fortschreitender neurologischer Verschlechterung, einem therapierefraktären Anstieg des ICP und Zeichen einer kritischen lokalen Hirnschwellung sollten jedoch *operativ* behandelt werden.
    - Ebenso besteht bei Patienten mit einem GCS von 6–8 Punkten mit frontalen oder temporalen Kontusionen mit einer Größe von > 20 ml oder einer Mittellinienverlagerung von mindestens 5 mm sowie bei Patienten mit Kontusion jeglicher Art mit einer Größe von > 50 ml eine Indikation zur *operativen Therapie*.
- Bei Patienten mit *therapierefraktärer ICP-Erhöhung* stellt die chirurgische Dekompression eine kausale Therapieoption dar, um den intrakraniellen Druck zu senken und die zerebrale Perfusion zu verbessern.
- Einige Patienten erreichen ein gutes neurologisches Outcome, andere verbleiben schwer behindert oder im vegetativen Status.

51.12 Nachsorge

- Etwa 5–15 Tage nach dem Schädel-Hirn-Trauma kommt es zur Stabilisierung des intrakraniellen Drucks und die intensivmedizinische Behandlung sowie die spezifische ICP-Therapie können zurückgefahren werden.
- Die Patienten und die behandelnden Ärzte sind jedoch weiterhin mit einer Reihe von Herausforderungen konfrontiert:
    - Weaning von der Beatmung (Extubation, Tracheotomie)
    - anhaltende Liquorzirkulationsstörung (Anlage eines ventrikuloperitonealen Shunts)
    - Rehabilitation
    - Wiedereingliederung in das private und berufliche Leben

51.13 Verlauf und Prognose

- Je nach Schwere des Schädel-Hirn-Traumas und Ausprägung der zerebralen Verletzungen variiert die Prognose erheblich.
- Bei Patienten mit schwerem Schädel-Hirn-Trauma liegt die Mortalität nach wie vor bei 40 %.
- Bei Patienten mit einem initialen GCS-Wert von 3 Punkten liegt die Mortalität sogar bei 80 %.
- Patienten mit *Epiduralhämatom* hingegen zeigen bei rechtzeitiger suffizienter chirurgischer Entlastung eine Mortalität von nur 10 %.
- Bei Patienten mit *akutem Subduralhämatom*, das eine große raumfordernde Wirkung auf das Gehirn ausübt, beträgt die Mortalität hingegen bis zu 70 %.

51.14 Quellenangaben

[1] Brain trauma foundation. Guidelines for the management of severe traumatic brain injury. 4. Aufl. Brain Trauma Foundation; 2016
[2] Peeters W, van den Brande R, Polinder S et al. Epidemiology of traumatic brain injury in Europe. Acta Neurochir 2015; 157: 1683–1696

51.15 Wichtige Internetadressen

- Brain Trauma Foundation: https://www.braintrauma.org

52 Schädel-Hirn-Trauma

Johannes Walter, Klaus Zweckberger, Andeas Unterberg

52.1 Steckbrief

Das Schädel-Hirn-Trauma entsteht als Folge äußerer Gewalteinwirkung auf den Schädel und das Gehirn. In Deutschland erleiden jährlich etwa 300 000 Patienten pro Jahr ein Schädel-Hirn-Trauma. Der bei weitem größte Anteil der Schädel-Hirn-Traumata ist als leicht einzustufen; im intensivmedizinischen Setting werden jedoch fast ausschließlich schwere Schädel-Hirn-Traumata versorgt. Der diagnostische Goldstandard ist die Computertomografie. Zur Therapie stehen sowohl konservative als auch operative Maßnahmen zur Verfügung, deren Ziel es ist, eine suffiziente Hirndurchblutung sicherzustellen und somit verzögert auftretende Sekundärschäden zu vermeiden. Trotz komplexer intensivmedizinischer Therapie ist die Mortalität des schweren Schädel-Hirn-Traumas mit etwa 40 % sehr hoch.

52.2 Aktuelles

- Die Epidemiologie des Schädel-Hirn-Traumas befindet sich aktuell weltweit im Wandel, da zunehmend ältere Patienten betroffen sind und vor allem die Zahl leichter Schädel-Hirn-Traumata ansteigt.
- Chirurgische Therapiemaßnahmen, insbesondere die dekompressive Hemikraniektomie, zur Kontrolle des intrakraniellen Drucks stehen aktuell wieder vermehrt im wissenschaftlichen Fokus.
- Spezialisierte Zentren setzen zunehmend ein multimodales Therapiemonitoring zur Therapiesteuerung ein.

52.3 Synonyme

- SHT
- traumatic brain injury (TBI)

52.4 Keywords

- Schädel-Hirn-Trauma
- Schädel-Hirn-Verletzung
- intrakranieller Druck
- zerebraler Blutfluss
- intrakranielle Blutung
- Hirnödem

52.5 Definition

- Die Deutsche Gesellschaft für Neurochirurgie definiert das Schädel-Hirn-Trauma als „Folge einer Gewalteinwirkung, die zu einer Funktionsstörung und/oder Verletzung des Gehirns geführt hat und mit einer Prellung oder Verletzung der Kopfschwarte, des knöchernen Schädels, der Gefäße und/oder der Dura mater verbunden sein kann" [2].

52.6 Epidemiologie

52.6.1 Häufigkeit

- Die Inzidenz in Deutschland beträgt 332 Fälle pro 100 000 Einwohner.
- Somit ergeben sich knapp 300 000 Fälle pro Jahr in Deutschland.
- Es gab 6333 Todesfälle in direkter Folge intrakranieller Verletzungen in Deutschland im Jahr 2015.
- Die WHO schätzt eine weltweite Inzidenz von etwa 600 Fällen pro 100 000 Einwohner.

52.6.2 Altersgipfel

- Das Schädel-Hirn-Trauma weist zwei Altersgipfel auf: Der erste Gipfel ist im Alter von 20–25 Jahren zu beobachten. Der zweite Gipfel liegt im Alter von über 65 Jahren.
- Die Gruppe der über 80-jährigen Patienten ist die größte und am schnellsten wachsende Patientenpopulation.

52.6.3 Geschlechtsverteilung

- Etwa 60 % aller Schädel-Hirn-Trauma-Patienten sind männlich, etwa 40 % weiblich.
- Etwa 60 % der Todesfälle 2015 in Deutschland entfallen auf männliche, etwa 40 % auf weibliche Patienten.

52.6.4 Prädisponierende Faktoren

- Nichteinhalten von Präventivmaßnahmen wie Helmnutzung und Anschnallen im Straßenverkehr
- zerebrovaskuläre Erkrankungen
- Diabetes mellitus
- periphere Polyneuropathie
- Herzrhythmusstörungen
- Depression
- sturzbegünstigende Komedikation (z. B. Psychopharmaka)
- blutungsfördernde Substanzen (z. B. Vitamin-K-Antagonisten oder neue Antikoagulanzien [NOAK])
- Unterernährung

52.7 Ätiologie und Pathogenese

- Insgesamt sowie im Kindes- und höherem Erwachsenenalter stellen *Stürze* die häufigste Ursache eines Schädel-Hirn-Traumas dar, während es im Jugend- und jungen Erwachsenenalter *Verkehrsunfälle* sind.
- Die Entstehung der Hirnschädigung nach einem Schädel-Hirn-Trauma wird in zwei Phasen, den primären und den sekundären Hirnschaden, unterteilt.
  - Der *primäre Hirnschaden* entsteht im Moment der äußeren Gewalteinwirkung auf den Schädel und das Gehirn; er ist lediglich präventiven Maßnahmen zugänglich.
  - An der Entstehung des *sekundären Hirnschadens* ist eine Vielzahl an pathologischen Prozessen beteiligt, die zu einer dynamisch fortschreitenden und zeitlich verzögerten Hirnschädigung führt.
  - Durch die zeitliche Verzögerung ist der sekundäre Hirnschaden durch therapeutische Maßnahmen zu beeinflussen.
- Die *Hirndurchblutung* (cerebral blood flow, CBF) ist direkt vom zerebralen Perfusionsdruck (cerebral perfusion pressure, CPP) abhängig und steht in direktem Bezug zum intrakraniellen Druck. Sie spielt bei der Entstehung des sekundären Hirnschadens eine zentrale Rolle.
  - zerebraler Perfusionsdruck (CPP) = mittlerer arterieller Druck (MAP) – intrakranieller Druck (ICP)
  - Fällt die Hirndurchblutung unter eine kritische Schwelle, wie es beim schweren Schädel-Hirn-Trauma der Fall ist, ist die Nähr- und Sauerstoffversorgung der Zellen und somit letztendlich die Integrität der Zellmembranen und der Blut-Hirn-Schranke nicht mehr sichergestellt.
- In der Folge entsteht ein *Hirnödem*, das zu einer weiteren Schwellung des Hirngewebes und zum Anstieg des intrakraniellen Druckes führt, was im Sinne eines Circulus vitiosus schließlich zur weiteren Abnahme der Hirndurchblutung führt.
- Die Schwellung des Hirngewebes kann durch Verschieben von intrakraniellem Liquor sowie Blut in extrakranielle Kompartimente in gewissem Maße kompensiert werden.
- Ist diese Kompensationskapazität erschöpft, wird das Hirngewebe durch die anatomischen Öffnungen des Schädels, z. B. das Tentorium cerebelli oder das Foramen magnum, verdrängt und es kommt zu einer *direkten Druckschädigung des Hirngewebes*.
- Diese weitere Druckschädigung des Hirngewebes führt zu klinischen Einklemmungszeichen wie einseitiger oder später beidseitiger weiter, lichtstarrer Pupille als Zeichen der Druckschädigung des N. oculomotorius oder dessen Kerngebiete, im weiteren Verlauf zur *irreversiblen Hirnstammareflexie* mit Versagen des Atemantriebs sowie schließlich zum Tod.

GCS-Wert	Schweregrad	Häufigkeit (%)	Mortalität (%)
15–13	leicht	90,9	8
12–9	mittel	3,9	20
8–3	schwer	5,2	46

Abb. 52.1 Schädel-Hirn-Trauma. Einteilung anhand des CGS-Wertes (GCS: Glasgow Coma Scale).

52.8 Klassifikation und Risikostratifizierung

- Die klinisch am häufigsten verwendete Einteilung des Schädel-Hirn-Traumas beruht auf der Glasgow Coma Scale (GCS), die das Augenöffnen sowie die verbale und motorische Antwort des Patienten beurteilt.
- Es werden drei Schweregrade unterschieden, die eine ungefähre Einschätzung der Prognose zulassen (▶ Abb. 52.1).

Cave

Der GCS-Wert korreliert beim älteren Patienten mit Schädel-Hirn-Trauma nicht mit der anatomischen Verletzungsschwere und lässt im Gegensatz zum jüngeren Patienten nur sehr eingeschränkt eine Abschätzung der Prognose zu.

52.9 Symptomatik

- Kopfschmerzen
- Übelkeit
- Schwindel
- Lichtempfindlichkeit
- Erbrechen
- Paresen
- Sprachstörung
- Oto- oder Rhinoliquorrhö
- Prellmarken
- Monokel- oder Brillenhämatom
- äußere Deformierung der Kalotte
- Vigilanzminderung
- einseitig oder beidseitig weite und lichtstarre Pupille als Zeichen der Einklemmung
- Ausfall weiterer Hirnstammreflexe wie vestibulookulärer Reflex, Kornealreflex, Würge- und Schluckreflex
- epileptische Anfälle
- Symptome der Traumatisierung anderer Organsysteme, z. B. HWS-, Thorax- oder Abdominaltrauma sowie Traumatisierung der Extremitäten

52.10 Diagnostik

52.10.1 Diagnostisches Vorgehen

- Im Rahmen der Diagnostik des Schädel-Hirn-Traumas sollte zunächst eine gründliche Anamnese zur Einschätzung des Traumamechanismus sowie eventueller Risikofaktoren für intrakranielle Blutungen, z. B. bekannte Blutungsdiathesen oder Einnahme gerinnungshemmender Medikamente, erhoben werden.
- Anschließend ist im Rahmen der körperlichen Untersuchung vor allem auf äußere Verletzungen, neurologische Defizite sowie eventuelle Begleitverletzungen anderer Organsysteme zu achten.
- Im Rahmen der bildgebenden Diagnostik stellt die native Computertomografie des Schädels den Goldstandard dar. Andere Bildgebungsmodalitäten sind in der Akutdiagnostik von untergeordneter Relevanz und werden vor allem im Verlauf zur Prognoseeinschätzung verwendet (▶ Abb. 52.2).

Cave
Bei vigilanzgeminderten Patienten ist die Anamnese und körperliche Untersuchung möglichst zügig und zielgerichtet durchzuführen, um die CT-Diagnostik nicht zu verzögern.

52.10.2 Anamnese

- Zunächst sollte zur Abschätzung der Dynamik des Traumas und der Beteiligung anderer Organsysteme der *Unfallhergang rekonstruiert werden*. Wurden Präventionsmaßnahmen wie das Tragen eines Schutzhelms oder Anschnallen beachtet?
- Wichtig ist, ob das *Trauma beobachtet wurde*: Traten vor dem Trauma eine Bewusstseinsstörung oder andere Defizite auf, gibt es also ggf. eine andere Ursache für die klinische Symptomatik als das Trauma bzw. zeigt sich eine andere Pathologie ursächlich für das Trauma?
- Wie ist die *Dynamik der klinischen Symptomatik*? Lag ein symptomfreies Intervall vor? Epidurale Hämatome können mit einem symptomfreien Intervall imponieren, das nicht als Zeichen der klinischen Besserung fehlgedeutet werden darf.
- Welche *Vorerkrankungen* liegen vor? Welche Symptome bestanden bereits vor dem Trauma?
- Welche *Medikamente* werden eingenommen? Hier ist insbesondere auf die Einnahme von Antikoagulanzien und Thrombozytenaggregationshemmern zu achten, da diese das Verletzungsmuster, den klinischen Verlauf und die Prognose entscheidend beeinflussen.

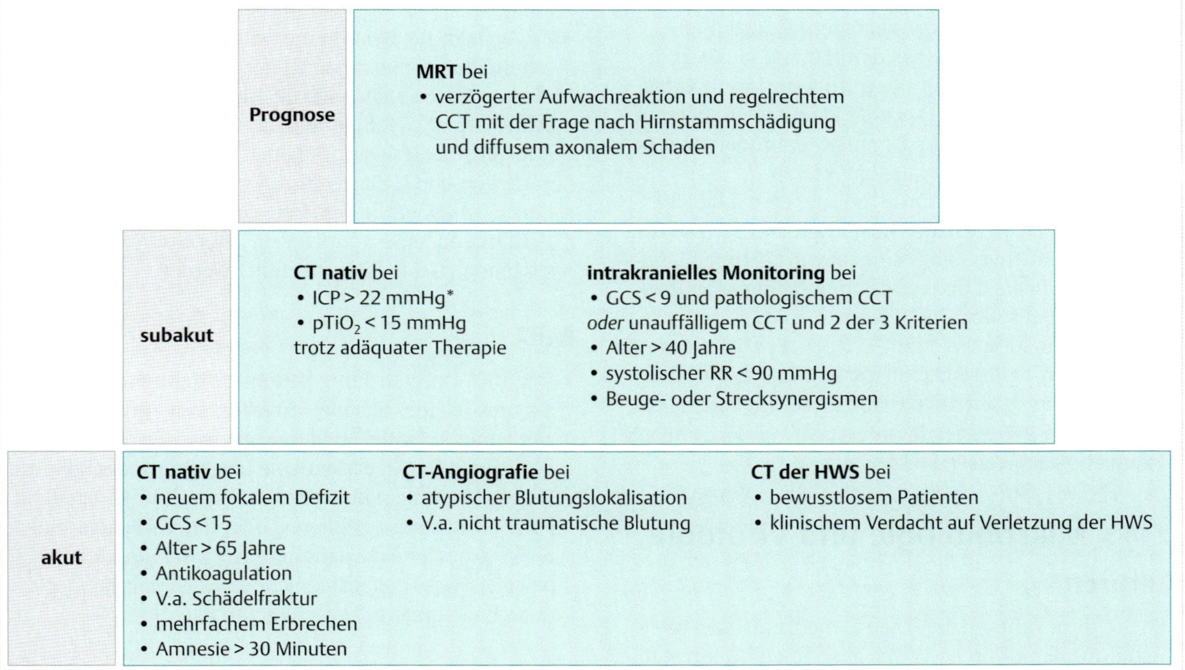

Prognose
- **MRT** bei
  - verzögerter Aufwachreaktion und regelrechtem CCT mit der Frage nach Hirnstammschädigung und diffusem axonalem Schaden

subakut
- **CT nativ** bei
  - ICP > 22 mmHg*
  - pTiO$_2$ < 15 mmHg
  trotz adäquater Therapie
- **intrakranielles Monitoring** bei
  - GCS < 9 und pathologischem CCT *oder* unauffälligem CCT und 2 der 3 Kriterien
  - Alter > 40 Jahre
  - systolischer RR < 90 mmHg
  - Beuge- oder Strecksynergismen

akut
- **CT nativ** bei
  - neuem fokalem Defizit
  - GCS < 15
  - Alter > 65 Jahre
  - Antikoagulation
  - V.a. Schädelfraktur
  - mehrfachem Erbrechen
  - Amnesie > 30 Minuten
- **CT-Angiografie** bei
  - atypischer Blutungslokalisation
  - V.a. nicht traumatische Blutung
- **CT der HWS** bei
  - bewusstlosem Patienten
  - klinischem Verdacht auf Verletzung der HWS

Abb. 52.2 Schädel-Hirn-Trauma (SHT). Übersicht über die bildgebende Diagnostik in den verschiedenen klinischen SHT-Phasen. (*: Gemäß der aktuell revidierten Leitlinie der Brain Trauma Foundation liegt ein behandlungsbedürftiger ICP ab einem Wert von 22 mmHg vor, jedoch ist die Evidenz für die Anhebung des Grenzwertes von 20 mmHg auf 22 mmHg sehr gering. Daher wird in vielen Zentren weiterhin ein Grenzwert von 20 mmHg in der klinischen Praxis avisiert.)

52.10.3 Körperliche Untersuchung

- Bei *wachen Patienten* sollte zunächst eine ausführliche neurologische Untersuchung erfolgen, um fokale Defizite zu detektieren.
- Weiterhin sollte auf Prellmarken, Wunden sowie Liquor- oder Blutausfluss aus Ohr, Mund und Nase sowie äußere Deformierungen der Kalotte geachtet werden.
- Eine orientierende körperliche Untersuchung sollte erfolgen, um extrakranielle Verletzungen zu detektieren.
- Beim *bewusstlosen Patienten* stehen die Beurteilung der Pupillenreaktion sowie die Inspektion von äußeren Verletzungszeichen im Vordergrund, jedoch ist hier die bildgebende Diagnostik von entscheidender Bedeutung und sollte nicht verzögert werden.

52.10.4 Labor

- Die Gerinnungsparameter partielle Thromboplastinzeit (pTT) und Quick-Wert bzw. die International Normalized Ratio (INR) sowie die Thrombozytenzahl sind die entscheidenden Laborparameter im Rahmen der Diagnostik eines Schädel-Hirn-Traumas, da eine Beeinträchtigung sowohl die Entstehung als auch das Fortschreiten intrakranieller Blutungen begünstigt und somit die Prognose negativ beeinflusst.
- Bei Einnahme von Thrombozytenaggregationshemmern wie Azetylsalizylsäure oder Clopidogrel kann eine *Thrombozytenfunktionstestung* beispielsweise mittels Multiplate- oder ROTEM-Analyzer erfolgen, um das Ausmaß der Thrombozytenfunktionseinschränkung einschätzen und diese ggf. korrigieren zu können.
- Da intrakranielle Blutungen den Hämoglobinwert in der Regel nicht signifikant beeinflussen, ist ein *Abfall des Bluthämoglobinwerts* primär als Hinweis auf eine Verletzung eines anderen Organsystems oder einer bestehenden Grunderkrankung zu werten.
- Hypophysenfunktionsstörungen sind eine mögliche Komplikation von Schädel-Hirn-Traumata, so dass die *Elektrolyte* Natrium und Kalium sowie *Kortisol, TSH, T3* und *T4* sowie die *Urinausscheidung engmaschig überwacht* werden sollten.
- Kommt es im Rahmen eines Schädel-Hirn-Traumas zum Austritt klarer Flüssigkeit aus Nase, Mund oder Ohren, sollte die Flüssigkeit auf das Vorliegen von *liquorspezifischem Beta-2-Transferrin* untersucht werden, um eine Liquorrhö nachweisen zu können.

52.10.5 Mikrobiologie und Virologie

Kulturen

- Entsteht im Rahmen der intensivmedizinischen Behandlung der klinische Verdacht auf eine Liquorrauminfektion, sollte Liquor asserviert und auf eine mikrobiologische Besiedlung untersucht werden.

52.10.6 Bildgebende Diagnostik

Röntgen

- Der Röntgenuntersuchung kommt im Rahmen der Diagnostik des Schädel-Hirn-Traumas nur noch eine untergeordnete Rolle zu.

CT

- Die *native CT-Untersuchung* ist der Goldstandard in der Diagnostik des Schädel-Hirn-Traumas. Folgende Pathologien können beurteilt werden:
  - bildmorphologische Zeichen des erhöhten intrakraniellen Druckes: Mittellinienverlagerung, Verstreichen der Gyrierung und der Sulci, Kompression der basalen Zisternen, Pelottierung der inneren Liquorräume
  - Massenläsionen: Kontusionsblutungen, epidurale und subdurale Hämatome, Subarachnoidalblutungen, Hirnödem, Infarkte
  - Frakturen der Schädelkalotte, intrakranielle Lufteinschlüsse als Zeichen der Verletzung der Dura mater und somit eines offenen Schädel-Hirn-Traumas
- Bei adäquatem Trauma, entsprechender Klinik sowie beim bewusstlosen Patienten sollte zusätzlich eine *CT-Untersuchung der Halswirbelsäule* durchgeführt werden.
- Die initiale Diagnostik bei schwerem Schädel-Hirn-Trauma sollte im Rahmen der Schockraumversorgung mittels *Ganzkörper-Spiral-CT* erfolgen, um potenziell lebensgefährliche Begleitverletzungen detektieren zu können.
- *CT-Angiografie*: Bei für eine traumatische Genese atypischem Blutverteilungsmuster, beispielsweise in der sylvischen Fissur, sollte eine CT-Angiografie zum Ausschluss einer Gefäßpathologie wie einem Aneurysma erfolgen, da diese dem Schädel-Hirn-Trauma vorausgegangen und Ursache dessen gewesen sein kann.
- Eine *CT-Angiografie der Halsgefäße* sollte bei klinischem Verdacht auf eine traumatische Dissektion der hirnversorgenden Gefäße durchgeführt werden.

MRT

- Der MRT-Untersuchung kommt im Rahmen der Akutdiagnostik eines Schädel-Hirn-Traumas aufgrund des zeitlichen Aufwands und der mangelnden flächendeckenden Verfügbarkeit eine untergeordnete Rolle zu. Sie wird vor allem im weiteren Verlauf zur Beurteilung einer Hirnstammschädigung oder des Vorliegens eines diffus axonalen Schadens zur Prognoseeinschätzung beispielsweise bei ausbleibender Wachreaktion nach Ausschluss anderer Ursachen durchgeführt.

Tab. 52.1 Differenzialdiagnosen des Schädel-Hirn-Traumas.

Differenzialdiagnose	Symptomatik	weitere diagnostische Abgrenzung
(aneurysmatische) Subarachnoidalblutung	plötzlich auftretender Vernichtungskopfschmerz, Meningismus, Vigilanzminderung, fokale Defizite → *Anamnese*: Bewusstseinsverlust vor Trauma beobachtet	*CT-Angiografie*: Nachweis von zugrunde liegenden Gefäßpathologien; *digitale Subtraktionsangiografie*: Goldstandard
spontane intrazerebrale Blutung	Kopfschmerzen, Übelkeit, Erbrechen, fokale Defizite, Vigilanzminderung → *Anamnese*: Bewusstseinsverlust vor Trauma beobachtet, Einnahme von gerinnungshemmender Medikation, arterielle Hypertonie	native CT-Untersuchung
ischämischer Infarkt	fokale Defizite → *Anamnese*: kein Trauma, kardiovaskuläre Risikofaktoren	*native CT-Untersuchung*: demarkierter Infarkt Verstreichen der Mark-Rinden-Differenzierung; *CT-Angiografie* und *digitale Subtraktionsangiografie*: Gefäßverschluss?
(eingebluteter) Tumor	Kopfschmerzen, Übelkeit, Erbrechen, fokale Defizite → *Anamnese*: bekanntes Tumorleiden, B-Symptomatik	*MRT-Untersuchung*: solider Tumor als Blutungsursache?
epileptischer Anfall	tonisch-klonischer Anfall, intermittierende fokale Defizite mit oder ohne Bewusstseinsstörung → *Anamnese*: bekanntes Krampfleiden, beobachteter Krampf, antiepileptische Medikation	ggf. EEG-Untersuchung

52.10.7 Instrumentelle Diagnostik

EEG

- *Epileptische Anfälle* sind sowohl eine mögliche Ursache als auch eine Komplikation des Schädel-Hirn-Traumas und können häufig klinisch diagnostiziert werden.
- Bleibt im Rahmen eines schweren Schädel-Hirn-Traumas eine Wachreaktion aus, kann nach Ausschluss anderer Ursachen eine EEG-Untersuchung zum Ausschluss eines *nicht konvulsiven Status epilepticus* durchgeführt werden.

52.11 Differenzialdiagnosen

- Unbeobachteten sowie im Verhältnis zur Schwere der klinischen Symptomatik inadäquaten Traumata können potenziell lebensbedrohliche Pathologien zugrunde liegen, die einer umgehenden diagnostischen Abklärung bedürfen (▶ Tab. 52.1).

52.12 Therapie

52.12.1 Therapeutisches Vorgehen

- Trotz intensiver Bemühungen, die Pathophysiologie des Schädel-Hirn-Traumas weiter aufzuklären und gezielt in diese Prozesse eingreifende Therapien zu entwickeln, stehen aktuell lediglich symptomatische Therapieoptionen zur Verfügung. Diese zielen hauptsächlich auf die Aufrechterhaltung eines adäquaten zerebralen Perfusionsdrucks ab, was vor allem durch Beeinflussung des mittleren arteriellen Drucks und des intrakraniellen Drucks erfolgt. ▶ Tab. 52.2 gibt eine Übersicht über die wichtigsten Zielparameter der intensivmedizinischen Behandlung des Schädel-Hirn-Traumas [1].

Tab. 52.2 Die wichtigsten Zielwerte in der intensivmedizinischen Therapie des Schädel-Hirn-Traumas (paO_2: arterieller Sauerstoffpartialdruck; SpO_2: Sauerstoffsättigung im Blut).

Parameter	Zielwerte
systolischer Blutdruck:	$paO_2 > 60$ mmHg, $SpO_2 > 90\%$
• 50–69 Jahre	> 100 mmHg
• 15–49 und > 70 Jahre	> 110 mmHg
Körpertemperatur	35–37 °C
intrakranieller Druck (ICP)	< 22 mmHg
zerebraler Perfusionsdruck (CPP)	60–70 mmHg
jugularvenöse O_2-Sättigung	> 50 %
parenchymatöser O_2-Partialdruck	> 15 mmHg

52.12.2 Präklinische Versorgung

- In der präklinischen Phase ist die *Sicherung der Vitalfunktionen* das wichtigste Behandlungsziel.
- Die *kardiozirkulatorischen Zielparameter* der präklinischen Versorgung sind eine Blutsauerstoffkonzentration von mehr als 90 % und ein systolischer Blutdruck von mindestens 90 mmHg, da das Nichterreichen dieser Parameter mit einem ungünstigeren klinischen Outcome einhergeht.

- Beim *bewusstlosen* Patienten (GCS < 9) ohne Schutzreflexe ist die *orotracheale Intubation* zur Sicherung der Atemwege und kontrollierten Beatmung indiziert.
- Bereits präklinisch können allgemeine Maßnahmen zur *Vermeidung eines erhöhten intrakraniellen Druckes*, z. B. eine Oberkörperhochlagerung um 30 Grad und die Lagerung des Schädels in der Neutral-Null-Stellung, zur Verbesserung des venösen Abflusses initiiert werden.
- Bei klinischen Zeichen der Herniation wie einer Pupillenstörung können auch präklinisch bereits gezielte Maßnahmen zur *Verringerung des intrakraniellen Druckes* wie die intravenöse Applikation von hyperosmolaren Lösungen, z. B. 0,25–1 g/kgKG Mannitol 15 % oder 100 ml NaCl 10 %, eine moderate Hyperventilation auf einen Ziel-$PaCO_2$-Wert von 30–33 mmHg oder die Applikation von Thiopental erfolgen.
- Bei klinischem Verdacht auf Verletzung der spinalen Achse oder bewusstlosem Patienten mit entsprechendem Traumamechanismus muss der *Transport unter Immobilisierung*, z. B. Vakuummatratze, HWS-Stütze (Stifneck) erfolgen.
- Die präklinische Versorgung sollte den *Transport möglichst nicht verzögern*, da die Versorgung raumfordernder intrakranieller Pathologien nach entsprechender Diagnostik nur im klinischen Setting erfolgen kann.

52.12.3 Allgemeine Maßnahmen

- Oberkörperhochlagerung um 30 Grad und Lagerung des Schädels in Normal-Null-Stellung zur Verbesserung des venösen Abflusses und somit zur Reduktion des intrakraniellen Drucks.
- *Fiebersenkende Maßnahmen*, z. B. kalte Wickel, kalte Infusionen, medikamentöse Fiebersenkung beispielsweise durch Paracetamol oder Metamizol, externe Kühlverfahren wie Arctic Sun, da eine erhöhte Körpertemperatur im Rahmen eines Schädel-Hirn-Traumas mit einer erhöhten Mortalität sowie einem ungünstigeren neurologischen Outcome vergesellschaftet ist. Ziel der Therapie ist eine Normothermie.
- Die *Ernährung* der beatmeten Patienten sollte aufgrund des im Rahmen eines schweren Schädel-Hirn-Traumas erhöhten Grundumsatzes sowie zum Schutz der Darmzotten spätestens bis zum 5. Tag nach Trauma begonnen werden und idealerweise zur Pneumonieprophylaxe über eine Jejunalsonde erfolgen.
- Eine mechanische *Prophylaxe von tiefen Venenthrombosen* idealerweise mittels dynamischer Kompression sollte schnellstmöglich nach Trauma begonnen und nach Stabilisierung eventueller intrakranieller Blutungen um eine medikamentöse Prophylaxe beispielsweise mit niedermolekularen Heparinen erweitert werden.

52.12.4 Konservative Therapie

- Der *intrakranielle Druck* kann effektiv mittels hyperosmolarer Infusionen therapiert werden. Die dafür verwendeten Substanzen sind Mannitol und hyperosmolare NaCl-Lösungen. Die Substanzen verbessern einerseits die rheologischen Eigenschaften des Blutes und so die Sauerstoffversorgung des Hirngewebes und senken andererseits durch das Generieren eines osmotischen Gradienten den ICP. Zur optimalen Dosis und Applikationsdauer liegen keine gesicherten Daten vor, jedoch zeigt die klinische Erfahrung, dass Bolusinfusionen von 0,25–1 g/kgKG Mannitol sowie 100 ml 10 %igem NaCl den ICP effektiv senken. Steigt die Serumosmolalität im Rahmen einer hyperosmolaren Therapie auf über 320 mosm, sollte die Therapie aufgrund der Gefahr einer Nierenschädigung unterbrochen werden.
- Die *Sedierung* intensivmedizinisch betreuter Patienten mit Schädel-Hirn-Trauma erfüllt mehrere Zwecke: Einerseits erleichtert sie das Erreichen der Oxygenierungszielwerte, andererseits kann damit Husten und Pressen des Patienten mit konsekutiven ICP-Spitzen unterdrückt und schließlich der metabolische Bedarf des Hirngewebes reduziert werden.
- Eine *moderate Hyperventilation* mit einem $paCO_2$-Zielwert von 30–33 mmHg kann den intrakraniellen Druck senken, indem das intrakranielle Blutvolumen durch eine im Rahmen der zerebralen Autoregulation induzierte Vasokonstriktion reduziert wird. Dabei ist jedoch zu bedenken, dass durch diese Maßnahme die Hirndurchblutung kompromittiert werden kann; daher ist eine *ausgeprägtere Hyperventilation* über längere Zeiträume *kontraindiziert*.
- Die Behandlung mittels *prophylaktischer Hypothermie* wird aktuell nicht empfohlen, da ein klinischer Nutzen bezüglich der Mortalität und des neurologischen Outcomes aufgrund der aktuellen Studienlage nicht eindeutig belegt werden kann.
- Sind die konservativen Therapieoptionen ausgeschöpft und der ICP weiterhin nicht zu kontrollieren, kann eine *hochdosierte Barbiturattherapie* begonnen werden. Diese senkt zwar effektiv den ICP, zeigt in Studien im Gegensatz zur dekompressiven Hemikraniektomie jedoch keinen eindeutigen positiven Effekt auf das neurologische Outcome, so dass – soweit noch nicht erfolgt – zunächst die *dekompressive Hemikraniektomie* zur ICP-Kontrolle empfohlen wird.

52.12.5 Operative Therapie

- Die Anlage einer *externen Ventrikeldrainage* ermöglicht einerseits die Messung des intrakraniellen Drucks und andererseits die Drainage von Liquor zur Reduktion des intrakraniellen Liquorvolumens und somit des intrakraniellen Druckes.

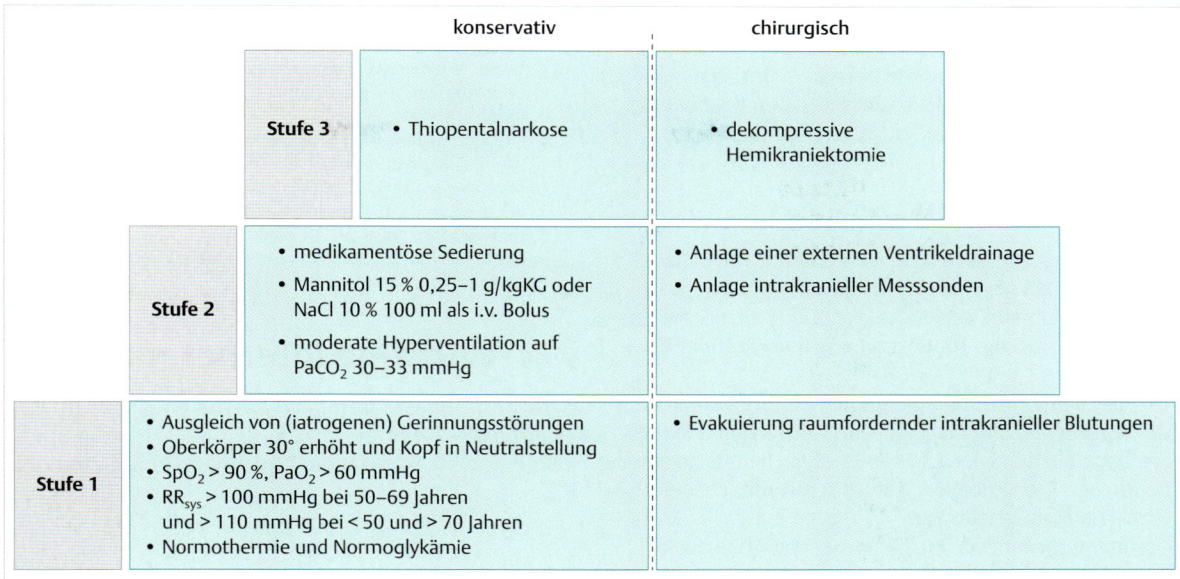

Abb. 52.3 Schädel-Hirn-Trauma. Übersicht über die therapeutischen Optionen.

- Sind die inneren Liquorräume beispielsweise aufgrund eines generalisierten Hirnödems bereits ausdrainiert, ist die Anlage einer externen Ventrikeldrainage (EVD) meist sehr schwierig und eine therapeutische Beeinflussung des ICP durch Liquordrainage nicht erfolgversprechend; daher ist in diesen Fällen die Anlage einer *parenchymatösen ICP-Messsonde* indiziert.
- Intrakranielle *Blutungen* mit raumforderndem Effekt sollten in jedem Stadium der Therapie des Schädel-Hirn-Traumas *chirurgisch evakuiert* werden.
- Bei unter maximaler konservativer Therapie refraktärer ICP-Erhöhung sollte frühzeitig eine *dekompressive Hemikraniektomie* durchgeführt werden. Diese sollte im Sinne einer großen frontotemporoparietalen Kraniektomie mit Duraerweiterungsplastik erfolgen, da dem angeschwollenen Hirngewebe auf diese Weise maximaler Raum zur Expansion ermöglicht wird. Die dekompressive Hemikraniektomie kann in selektierten Fällen (z. B. Patienten unter 60 Jahren) die Mortalität senken und das neurologische Outcome verbessern. Allerdings überleben auch mehr Patienten im vegetativen Status [3].
- ▶ Abb. 52.3 zeigt eine Übersicht über die therapeutischen Optionen.

52.13 Nachsorge

- Typische Komplikationen des Schädel-Hirn-Traumas, die auch verzögert nach Entlassung aus der Akutklinik auftreten können, sind *Hypophysen-Funktionsstörungen*, *Epilepsie* und *Hydrozephalus*. Im Rahmen der Nachsorge muss daher besonders auf diese Krankheitsbilder und deren Symptome geachtet werden und beispielsweise im Fall des Hydrozephalus eine dauerhafte Liquorableitung beispielsweise im Sinne eines *ventrikuloperitonealen Shunts* implantiert werden.
- Weiterhin können nach Schädel-Hirn-Trauma neurokognitive Defizite persistieren, so dass die Ergänzung der Nachsorgeuntersuchungen um eine *neuropsychologische Testung* sinnvoll ist, um Defizite früh zu entdecken und gezielt therapieren zu können.

52.14 Verlauf und Prognose

- Beim schweren Schädel-Hirn-Trauma ist die Mortalität mit über 40 % sehr hoch, bei einem initialen GCS-Wert von drei Punkten sogar 80 %.
- Beim mittelschweren bzw. leichten Schädel-Hirn-Trauma liegt die Mortalität mit 20 bzw. 8 % deutlich niedriger.
- Die hohe Mortalität des schweren Schädel-Hirn-Traumas ist unter anderem durch lebensbedrohliche Verletzungen anderer Organsysteme bedingt, die in diesem Kontext in 60 % der Fälle auftreten.

- Bei einem initialen GCS-Wert von 8 Punkten oder höher erreichen etwa 80 % der Patienten ein günstiges neurologisches Outcome, während bei einem initialen GCS-Wert von 3 nur knapp 10 % aller Patienten unabhängig von dauerhafter personeller Unterstützung werden.

52.15 Prävention

- Präventionsmaßnahmen zur Vermeidung von Schädel-Hirn-Traumata sind *Beseitigen von Stolperfallen* im häuslichen Umfeld, gezieltes *Gehtraining* älterer Patienten sowie kritisches Hinterfragen sturzfördernder Komedikation.
- Die *Anschnallpflicht* und die immer weitere Verbreitung des *Tragens von Sturzhelmen* beim Fahrrad- und Skifahren haben in den entwickelten Ländern bereits zu einer deutlichen Reduktion des Anteils schwerer Schädel-Hirn-Traumata beigetragen.
- *Gerinnungshemmende Medikamente* beeinflussen sowohl die initiale Verletzungsschwere als auch die Blutungsprogression, die Mortalität und das neurologische Outcome negativ. Daher ist es essenziell, die Indikation für eine solche Therapie regelmäßig kritisch zu hinterfragen und sie ggf. abzusetzen.

52.16 Quellenangaben

[1] Carney N, Totten AM, O'Reilly C et al. Guidelines for the management of severe traumatic brain injury. 4th ed. Neurosurgery 2017; 80(1): 6–15
[2] Firsching RR, Rickels E, Mauer UM et al. Leitlinie Schädel-Hirn-Trauma im Erwachsenenalter, AWMF-Register Nr. 008/001. Im Internet: https://www.awmf.org/uploads/tx_szleitlinien/008-001l_S2e_Schaedelhirntrauma_SHT_Erwachsene_2016-06.pdf
[3] Hutchinson PJ, Kolias AG, Timofeev IS et al. Trial of decompressive craniectomy for traumatic intracranial hypertension. N Engl J Med 2016; 12: 1119–1130

52.17 Wichtige Internetadressen

- AWMF-Leitlinien: http://www.awmf.org/leitlinien/detail/ll/008–001.html
- Brain Trauma Foundation: http://www.braintrauma.org

53 Akutes Wirbelsäulentrauma

Miguel Pishnamaz, Philipp Kobbe, Frank Hildebrand

53.1 Steckbrief

Die Inzidenz traumatischer Wirbelsäulenverletzungen kann bei intensivpflichtigen Patienten als vergleichsweise hoch angesehen werden, da etwa 20 % aller Polytraumata mindestens eine Wirbelfraktur aufweisen. Die Dringlichkeit zur Operation wird durch den neurologischen Status und das Ausmaß der Instabilität bestimmt. Der Allgemeinzustand des Patienten und die Begleitverletzungen können jedoch den Zeitpunkt der operativen Therapie maßgeblich beeinflussen. Hoch instabile Verletzungen bergen die Gefahr der neurologischen Verschlechterung und verhindern die adäquate Pflege und Lagerung. Angestrebt wird somit eine frühzeitige operative Stabilisierung. Studien zeigten zudem, dass die frühe Stabilisierung einen positiven Einfluss auf die Beatmungszeit, pulmonale Komplikationen sowie die Aufenthaltsdauer hat [1].

53.2 Aktuelles

- Aktuelle Therapiestrategien zur Behandlung der verletzten subaxialen Halswirbelsäule und zur Behandlung der Brust- und Lendenwirbelsäule wurden im deutschsprachigen Raum von der AG Wirbelsäule der DGOU in 2011 [10] und 2017 [5] veröffentlicht.
- Behandlungsstrategien zum Umgang mit Wirbelsäulenverletzten im Rahmen eines Polytraumas finden sich in der aktuellen S3 Leitlinie der DGU aus 2016.

53.3 Synonyme

- akute Wirbelsäulenverletzung
- akute Rückenmarkverletzung
- spinal trauma
- spinal cord injury

53.4 Keywords

- Wirbelfraktur
- diskoligamentäre Instabilität
- spinales Trauma
- neurologisches Defizit
- Querschnitt
- Polytrauma

53.5 Definition

- Der Begriff der *Stabilität* spielt bei der akuten Wirbelsäulenverletzung eine entscheidende Rolle. Aufgrund der komplexen Anatomie und der Vielzahl an unterschiedlichen Verletzungsarten ist eine Definition rein anhand biomechanischer Gesichtspunkte jedoch nicht möglich.
- Verheyden beschreibt den Begriff wie folgt: „Eine Fraktur ist als stabil anzusehen, wenn keine neurologische Verschlechterung und keine relevante Änderung der Stellung im Rahmen der funktionellen Therapie zu erwarten sind. Eine Fraktur ist als hochgradig instabil zu bezeichnen, wenn durch Mobilisation eine neurologische Verschlechterung droht." [10]

53.6 Epidemiologie

53.6.1 Häufigkeit

- In Deutschland finden sich ca. 10 000 schwerwiegende traumatische Wirbelsäulenverletzungen pro Jahr, zudem werden etwa 1300–1500 Patienten mit einem unfallbedingten erworbenen Querschnittssyndrom pro Jahr in Deutschland behandelt.
- Etwa 25 % der Wirbelsäulenverletzungen betreffen die Halswirbelsäule, ca. 75 % der Verletzungen finden sich im Bereich der Brust und Lendenwirbelsäule.
- Etwa 25 % der Patienten mit Wirbelsäulenverletzung weisen ein neurologisches Defizit auf.

53.6.2 Altersgipfel

- Grundsätzlich müssen Wirbelsäulenverletzungen durch hochenergetische Traumata von Verletzungen in Folge niedriger Krafteinwirkung unterschieden werden.
- Insgesamt findet sich eine bimodale Verteilung der Wirbelsäulenverletzungen: Patienten in der 3. Lebensdekade sind am häufigsten von Wirbelsäulenverletzungen im Rahmen eines *Hochrasanztraumas* betroffen, wohingegen sich geriatrische Patienten häufig durch *Bagatelltraumata* verletzen.

53.6.3 Geschlechtsverteilung

- Junge Männer sind aufgrund der riskanteren Lebensführung häufiger betroffen als junge Frauen.
- Das Verhältnis der akuten Querschnittssyndrome beträgt: Männer zu Frauen ca. 3:1.

53.6.4 Prädisponierende Faktoren

- Stoffwechselerkrankungen (Osteoporose)
- versteifende Wirbelsäulenerkrankungen (Morbus Bechterew, diffuse ideopathische skeletale Hyperostose [DISH])
- Rund 15% der Patienten mit einem Schädel-Hirn-Trauma 3. Grades weisen eine HWS-Verletzung auf.

53.7 Ätiologie und Pathogenese

- Etwa 2 Drittel der Wirbelsäulenverletzungen treten durch *hochenergetische Traumata* ein (z.B. Verkehrsunfälle, Suizidversuche etc.) [2].
- Verkehrsunfälle betreffen dabei insbesondere die *Hals- und Brustwirbelsäule* [2], [6].
- Degenerative Erkrankungen der Wirbelsäule führen zu einer verminderten Beweglichkeit der einzelnen Bewegungssegmente und hiermit zu verlängerten „Hebelarmwirkungen" im Falle von Flexions- oder Extensionsverletzungen.
- Neurologische Defizite können durch spinale oder neuroforaminale Einengung aufgrund von Knochenfragmenten, Bandscheibenanteilen sowie durch epidurale oder interspinalen Hämatome verursacht werden. Im schlimmsten Fall liegt eine unmittelbare Zerreißung des Rückenmarks oder der Nervenwurzeln vor.
- Bei einem *spinalen Schock* kommt es zu einem plötzlichen Ausfall sämtlicher oder bestimmter motorischer, sensorischer und vegetativer Funktionen des Rückenmarks. Hierdurch wird eine Störung der sympathischen Innervation der Blutgefäße und ggf. der Organe ausgelöst. Durch das Auftreten einer peripheren Vasodilatation fällt der venöse Rückstrom und somit das Herzzeitvolumen ab. Neben der Kreislaufregulationsstörung erfolgt eine Störung der Thermoregulation. Zudem besteht in dieser Phase aufgrund der atonischen Lähmung ein extrem hohes Thromboembolierisiko. Neben einer Darmatonie kommt es zu einer schlaffen Lähmung der Blase mit eingeschränkter Ausscheidung harnpflichtiger Substanzen. Durch sekretorische Störungen können Hyperglykämie und Elektrolytverschiebungen entstehen.

53.8 Klassifikation und Risikostratifizierung

- Je nach Lokalisation der Wirbelsäulenverletzung finden sich unterschiedliche Klassifikationssysteme. Hierbei werden Klassifikationen der oberen HWS (C0–C2) von denen der unteren HWS (C3–C7) sowie der Brust- und Lendenwirbelsäule unterschieden.
- Eigene Frakturklassifikationen bestehen für Frakturen der okzipitalen Kondylen, Dissoziationsverletzungen zwischen C0 und C1, Frakturen des Atlasbogens, Dissoziationsverletzungen zwischen C1 und C2, Densfrakturen und Verletzungen des Axisrings.
- Verletzungen der *subaxialen Halswirbelsäule* werden nach der AO-Spine-Klassifikation für die subaxiale Halswirbelsäule aus dem Jahr 2016 eingeteilt [9]. Für Verletzungen der Brust- und *Lendenwirbelsäule* wird die Anwendung der AO-Spine-Klassifikation aus dem Jahr 2013 empfohlen [8]. Beide Klassifikationen unterscheiden drei Hauptgruppen von Verletzungen:
  - Typ-A-Verletzungen (Versagen der ventralen Strukturen aufgrund von Kompression)
  - Typ-B-Verletzungen (Versagen der osteoligamentären Zuggurtung [dorsal oder ventral])
  - Typ-C-Verletzungen (Versagen ventraler und dorsaler Strukturen mit Dislokation)
- Der Grad der Instabilität der Verletzung steigt mit zunehmender Klassifikation (AO-Typ A → B → C).

53.9 Symptomatik

- Typisch für eine Verletzung der Wirbelsäule sind ein dorsaler Mittelliniendruckschmerz über dem verletzten Segment sowie ein Bewegungs- und Stauchungsschmerz. Radikuläre und/oder pseudoradikuläre Schmerzausstrahlungen können je nach Art und Schwere der Verletzungen vorliegen.
- Bei einem kompletten oder inkompletten Querschnittsyndrom kommt es zu folgenden Störungen:
  - Ausfall oder Einschränkungen der Willkürmotorik
  - Ausfall oder Einschränkungen der Berührungs-, Schmerz-, Temperatur- und Tiefensensibilität
  - Störung der Blasen-/Mastdarmfunktion und Sexualfunktionen
  - Störung der Schweißdrüsensekretion
  - Störung der peripheren Kreislauf- und Temperaturregulation

53.10 Diagnostik

53.10.1 Diagnostisches Vorgehen

- Bei polytraumatisierten Patienten empfiehlt sich das Vorgehen nach der S3-Leitlinie Polytrauma.
- Vor der bildgebenden Diagnostik müssen zunächst eine Eigen- oder Fremdanamnese sowie eine körperliche Untersuchung des Patienten erfolgen.
- Handelt es sich um einen wachen Patienten mit adäquater Beurteilbarkeit und isoliertem Verdacht auf eine HWS-Verletzung, sollte das diagnostische Vorgehen entsprechend den Canadian-C-Spine-Rules erfolgen (▶ Abb. 53.1) [3].

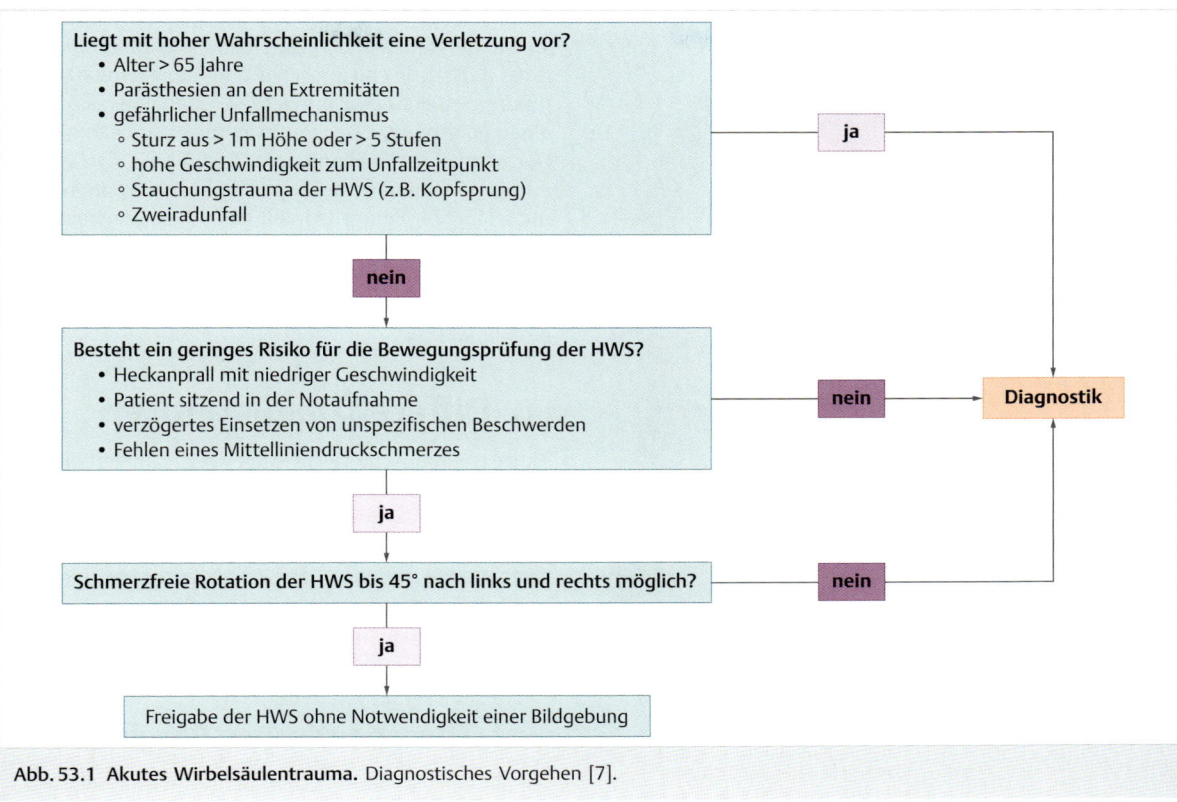

Abb. 53.1 Akutes Wirbelsäulentrauma. Diagnostisches Vorgehen [7].

53.10.2 Anamnese

- *allgemeine Anamnese:*
  - Beschreibung des genauen Unfallhergangs und Zeitpunkts
  - Dauermedikation (z. B. Antikoagulanzien, Antidiabetika)
  - Medikation seit dem Unfall
  - Vorerkrankungen (z. B. Osteoporose, Morbus Bechterew)
  - Unfallgeschehen im Rahmen eines Wegeunfalls oder während der beruflichen Tätigkeit
- *neurologische Anamnese:*
  - Zeitpunkt und Ausmaß der ersten Ausfallerscheinungen (Sensibilität und Motorik)
  - Lähmungsverlauf (Zunahme oder Rückbildung) seit Eintritt der Lähmung
  - Verspüren des Blasen- und Darmfüllungszustands
  - unwillkürlicher Harnabgang oder Defäkation seit Eintritt der Lähmung

53.10.3 Körperliche Untersuchung

- Verletzungen der Halswirbelsäule sollten beim wachen und nicht beeinträchtigten Patienten anhand der Canadian-C-Spine-Rules erfolgen [7].
- Die klinische Untersuchung des Patienten erfolgt – unabhängig vom Bewusstseinsstatus – immer unter dem Aspekt der Wirbelsäulenimmobilisation. Hierbei ist unbedingt darauf zu achten, dass bei der körperlichen Untersuchung keine Scher- oder Rotationskräfte auf die verletzte Wirbelsäule einwirken. (Eine En-bloc-Lagerung ist obligatorisch. Zur korrekten Durchführung einer Lock Role werden mindestens drei Personen benötigt.)
- Äußere Verletzungszeichen wie Gurt- oder Strangulationsmarken können auf eine Wirbelsäulenverletzung hinweisen (▶ Abb. 53.2).
- Zunächst wird die Wirbelsäule vollständig vom Hinterhaupt bis zum Sakrum abgetastet. Hierbei wird auf Stufenbildungen, Hämatome und vor allem auf das Vorliegen eines Mittelliniendruckschmerzes geachtet.
- Zur Beschreibung der Verletzungshöhe können zunächst die anatomischen Landmarken als Orientierung dienen (HWK7: erster prominenter Dornfortsatz der HWS, LWK4: auf Höhe der Beckenschaufeln).
- Liegt kein Mittelliniendruckschmerz vor, kann die Wirbelsäule vorsichtig abgeklopft werden.
- Bei allen Patienten mit Verdacht auf eine akute Wirbelsäulenverletzung ist eine differenzierte neurologische Untersuchung notwendig. Hierzu zählt neben der Überprüfung von Paresen, die dermatombezogene Sensibili-

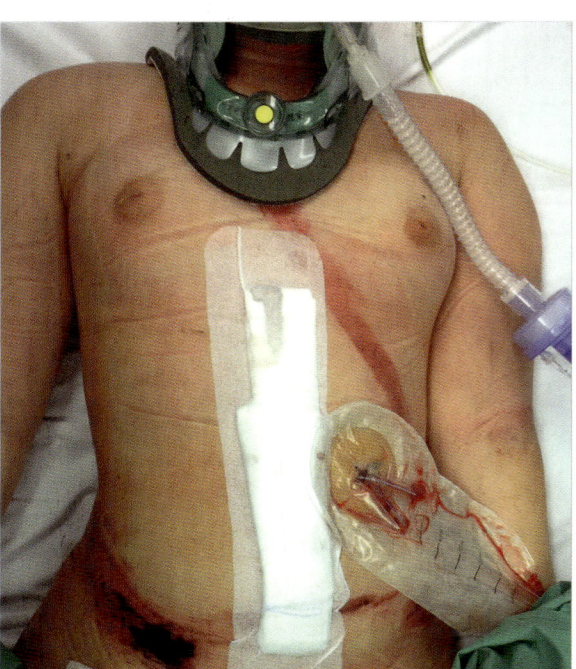

Abb. 53.2 **Akutes Wirbelsäulentrauma.** Klinisches Verletzungszeichen in Form einer Gurtmarke nach stattgehabtem Verkehrsunfall.

tätsprüfung, die Erhebung des Reflexstatus und die Prüfung der Blasen- und Mastdarmfunktion.
- Zur Diagnose der Lähmungshöhe wird das letzte vollständig innervierte Rückenmarksegment angegeben (z. B. vollständige Tetraplegie unterhalb C 5)

53.10.4 Labor

- Blutbild
- Gerinnung
- Serumelektrolyte (eventuell Elektrolytverschiebungen im spinalen Schock)
- Blutgasanalyse (mögliche respiratorische Insuffizienz bei hoher Paraplegie und Tetraplegie)
- Urinstatus (Ausschluss einer Hämaturie)

53.10.5 Bildgebende Diagnostik

- Unterschiedliche bildgebende Verfahren können beim akuten Wirbelsäulentrauma, in verschiedenen Stadien der Behandlung, eine Rolle spielen. Häufig wurde beim intensivpflichtigen Patienten bereits vor dem Transport auf die Station eine Notfalldiagnostik (z. B. Traumaspirale) durchgeführt. Weitere Aufnahmen können allerdings zur Operationsplanung oder als postoperative Kontrollen notwendig sein.
- Gerade bei intubierten Patienten ist die Durchführung von adäquaten Bildgebungen logistisch aufwendig und muss daher von chirurgischer und intensivmedizinischer Seite gut geplant werden. Handelt es sich um einen polytraumatisierten Patienten, sollte die initiale Diagnostik entsprechend der S 3-Leitlinie Polytrauma erfolgen. Handelt es sich um einen wachen Patienten mit adäquater Beurteilbarkeit kann die bildgebende Diagnostik ggf. beschwerdeorientiert erfolgen.
- In jedem Fall muss die Indikation für die jeweilige Diagnostik und der Zeitpunkt der Durchführung individuell gestellt werden.

53.11 Differenzialdiagnosen

- Akute traumatische Wirbelsäulenverletzungen mit neurologischem Defizit weisen meist ein komplettes oder inkomplettes Querschnittssyndrom auf. In selteneren Fällen kommt es zu isolierten Wurzelläsionen mit entsprechenden Defiziten. Hiervon abzugrenzen sind die in ▶ Tab. 53.1 dargestellten Pathologien.

53.12 Therapie

53.12.1 Therapeutisches Vorgehen

- Das therapeutische Vorgehen richtet sich vor allem nach der Morphologie der jeweiligen Verletzung. Zudem sind der Allgemeinzustand des Patienten und mögliche Begleitverletzung zu berücksichtigen.
- Die *operative Therapie* ist immer dann indiziert, wenn eine Verletzung als instabil eingestuft wird und somit die Möglichkeit eines sekundär neurologischen Schadens besteht.
- Zusätzlich wird die operative Therapie bei Verletzungen empfohlen, die eine grobe Fehlstellung der Wirbelsäule aufweisen, und bei Verletzungen, die häufig mit der Ausbildung einer Pseudoarthrose einhergehen.
- Die *Dringlichkeit zur Operation* wird von dem Ausmaß der Instabilität und dem Vorliegen eines neurologischen Defizits bestimmt (▶ Abb. 53.3):
  - *Notfallindikation*: Bei akuten Wirbelsäulenverletzungen, die mit inkompletten motorischen Ausfällen (ASIA D–B) einhergehen, besteht die Indikation zur notfallmäßigen Dekompression und Stabilisation. Bei dem Vorliegen einer kompletten Querschnittssymptomatik (ASIA A) wird aufgrund der schlechten Prognose von einigen Autoren lediglich von einer dringlichen Operationsindikation ausgegangen. Aufgrund des psychopathologischen Zusammenhangs und zur Vermeidung von sekundären Rechtsstreitigkeiten wegen verzögerter operativer Maßnahmen empfehlen die Autoren auch bei diesen Verletzungen wenn möglich die sofortige operative Therapie.

53.12 Therapie

Tab. 53.1 Differenzialdiagnosen der akuten traumatischen Wirbelsäulenverletzung.

Differenzialdiagnose	Bemerkungen	Klinik
spinaler Schock	Beginn: ca. 30–60 Minuten posttraumatisch, Dauer: ca. 4–6 Wochen, im Stadium des Schocks ist keine Aussage über die Prognose der Verletzung möglich	vollständiger Sensibilitätsverlust und schlaffe Parese unterhalb der Läsionshöhe, Ausfall der Eigen- und Fremdreflexe, Kreislaufregulationsstörung, Atmungsbeeinträchtigung, Thermo- bzw. Schweißdysregulation, Blasen- und Mastdarmlähmung sowie paralytischer Ileus
Spinalis-anterior-Syndrom	verminderter Blutfluss durch die A. spinalis anterior aufgrund verschiedenster möglicher Ursachen (z. B. traumatisch)	Paraparese und Störung der Blasen- und Mastdarmfunktion, dissoziierte Sensibilitätsstörung kaudal der Läsion (d. h. Schmerz- und Temperaturempfinden sind gestört, während Lage-, Vibrations- und Berührungsempfinden unbeeinträchtigt sind)
zentrales Halsmarksyndrom	in der Regel bei degenerativen Veränderungen der HWS mit vorbestehender spinaler Enge	beidseitige Armparesen mit distaler Betonung, häufig ein- oder beidseitige handschuhförmige Sensibilitätsstörungen
Brown-Séquard-Syndrom	halbseitige Rückenmarkschädigung, z. B. durch einseitige Kompression oder Stichverletzung	motorische Ausfälle ipsilateral, dissoziierte Empfindungsstörung mit Schädigung der Mechanosensorik ipsilateral sowie Schädigung der Schmerz- und Temperaturwahrnehmung kontralateral
Contusio spinalis	irreversible Rückenmarkschädigung; sekundär kann es zu Einblutungen, Ödemen und Narbenbildungen	leichte bis schwere Lähmungen ohne Nachweis einer Wirbelsäulenverletzung
Commotio spinalis	reversiblen Funktionsstörung aufgrund einer mechanischen Rückenmarkserschütterung	Gefühlsstörungen an den Extremitäten, mögliche Blasenstörungen oder Reflexstörungen ohne Lähmungen
SCIWORA-Syndrom	Rückenmarksverletzung ohne radiologisches Korrelat, die meist bei Kindern und Jugendlichen auftritt; günstige Prognose bei unauffälligem MRT; vollständige Rückbildung des neurologischen Defizits innerhalb von Tagen bis Wochen möglich	bis zur kompletten sensomotorischen Querschnittssymptomatik

SCIWORA: spinal cord injury without radiographic abnormality

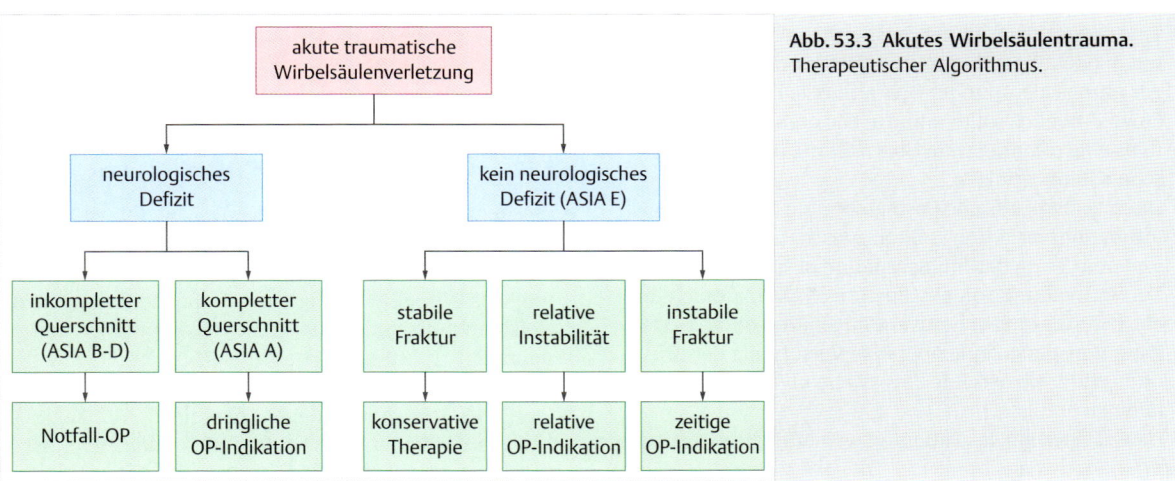

Abb. 53.3 Akutes Wirbelsäulentrauma. Therapeutischer Algorithmus.

- *Dringliche Indikation*: Bei Verletzungen hochgradiger Instabilität (AO-Typ B und C) besteht eine dringliche Operationsindikation, da es durch die Lagerung oder durch Bewegung des Patienten sekundär zu neurologischen Defiziten kommen kann.

- *Weniger dringliche Indikation*: Bei einigen Wirbelsäulenverletzungen besteht keine wesentliche Gefahr der neurologischen Schädigung (AO-Typ-A-Frakturen). Die Operationsindikation wird in diesen Fällen vielmehr dahingegen gestellt, dass diese Verletzungen im

Rahmen der Mobilisation in den Stand und Gang sekundär zu Fehlstellungen (Kyphosen) führen können. In diesen Fällen sollte eine operative Therapie zeitnah erfolgen, d. h. nach allgemeiner Stabilisierung des Patienten im Verlauf der stationären Behandlung.
- Während Verletzungen der Brust- und Lendenwirbelsäule in der Regel zunächst initial von dorsal stabilisiert und wenn nötig dekomprimiert werden, werden Verletzungen der Halswirbelsäule je nach Lokalisation und Pathologie entweder von ventral, dorsal oder durch kombinierte Verfahren therapiert.
- Soweit möglich werden gerade beim schwerverletzten Patienten minimalinvasive Verfahren wie etwa perkutane dorsale Instrumentierungen der Brust- und Lendenwirbelsäule durchgeführt.
- Die meisten Verletzungen der Halswirbelsäule können zunächst suffizient durch die Anlage einer starren Zervikalstütze (z. B. Aspen Collar) immobilisiert werden. Es muss jedoch berücksichtigt werden, dass es gerade bei Patienten mit Schädel-Hirn-Trauma durch die Anlage dieser Orthesen vermehrt zu Hirndruckentwicklungen kommen kann.
- Bei hoch instabilen Verletzungen der oberen Halswirbelsäule (z. B. okzipitale Kondylenfrakturen, Dissoziationsverletzungen C 0/1 oder C 1/2 etc.), bei denen aufgrund der Begleitverletzungen oder des Allgemeinzustands zunächst keine operative Therapie durchgeführt werden kann, besteht die Möglichkeit der geschlossenen Reposition und Ruhigstellung im Halofixateur (▶ Abb. 53.4).

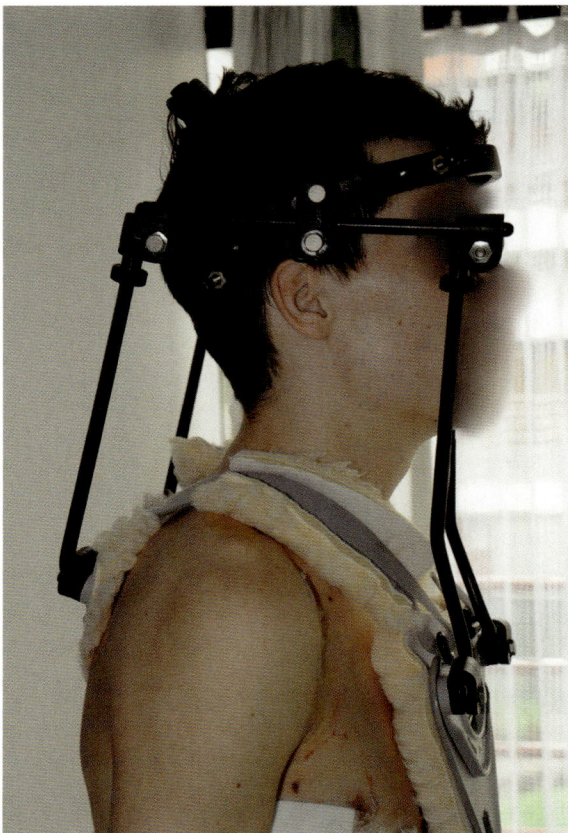

Abb. 53.4 Akutes Wirbelsäulentrauma. Halofixateur.

53.12.2 Allgemeine Maßnahmen

- Eine Operationsplanung muss anhand der durchgeführten Bildgebung präoperativ erfolgen und während der gesamten Operation im Operationssaal einsehbar sein.
- Soweit möglich sollte unmittelbar präoperativ nochmals eine orientierende Überprüfung des neurologischen Status erfolgen.
- Operationsspezifische Besonderheiten (z. B. Lagerung, Intubationsverfahren) sollten zwischen dem Operateur und dem Team der Intensivstation besprochen werden.
- Zur Vermeidung von postoperativen Darmatonien und erschwerter intraoperativer Bildgebung sollten bei allen Patienten, denen eine operative Versorgung der Brust- und Lendenwirbelsäule bevorsteht, *abführende Maßnahmen* erfolgen.
- *Heparinisierung* des Patienten wenn möglich 6 Stunden präoperativ pausieren

53.12.3 Pharmakotherapie

- Es empfiehlt sich die Behandlung gemäß dem WHO Stufenschema. Im Fall neuropathischer Schmerzen oder bei Therapieresistenz wird die frühzeitige Hinzuziehung eines Schmerztherapeuten empfohlen.
- Die Therapie mit hochdosierter Kortisongabe (NASCIS-II-Studie) bei akuter Querschnittssymptomatik wird aktuell nicht mehr empfohlen.

53.12.4 Operative Therapie

- Ziel der operativen Therapie bei der Versorgung traumatischer Wirbelsäulenverletzungen ist die Stabilisation des betroffenen Segments und die Wiederherstellung des Wirbelsäulenalignements. Bei neurologischen Defiziten muss zudem stets eine Dekompression der neuralen Strukturen (Spinalkanal oder Nervenwurzel) erfolgen.
- Eine Übersicht verschiedener Therapien in Abhängigkeit von der Verletzungsart der Brust- und Lendenwirbelsäule findet sich in ▶ Tab. 53.2.

Tab. 53.2 Verfahrenswahl nach der AO-Spine-Klassifikation BWS/LWS [10].

Einteilung/Stadium	Verfahren	Indikation für das jeweilige Verfahren
Typ A0	konservativ	–
Typ A1	konservativ, ggf. dorsale Instrumentierung	Ist δ-GDW bei Therapiebeginn < 15–20°, ist die funktionelle Therapie möglich; bei δ-GDW > 15–20° ist die operative Therapie zu empfehlen.
Typ A2	konservativ, ggf. dorsale Instrumentierung	Ist δ-bGDW > 15–20° und/oder besteht eine deutliche Separation der Fragmente, ist die operative Therapie zu empfehlen.
Typ A3	dorsale Instrumentierung, ggf. ventral monosegmental	Die Indikation zur ventralen Stabilisation hängt von dem Ausmaß der Wirbelkörperzerstörung und der Höhe der Fraktur ab.
Typ A4	dorsale Stabilisierung, in der Regel ventral bisegmental	Die Indikation zur ventralen Stabilisation hängt von dem Ausmaß der Wirbelkörperzerstörung und der Höhe der Fraktur ab.
Typ B1	dorsale Instrumentierung	–
Typ B2	dorsale Stabilisierung, ggf. ventrale Stabilisation	Die Indikation zur ventralen Stabilisation hängt von dem Ausmaß der Wirbelkörperzerstörung und der Höhe der Fraktur ab.
Typ B3	dorsale Stabilisierung, ggf. ventrale Stabilisation	Die Indikation zur ventralen Stabilisation hängt von dem Ausmaß der Wirbelkörperzerstörung und der Höhe der Fraktur ab.
Typ C	dorsale Stabilisation, ggf. ventrale Stabilisation	Die Indikation zur ventralen Stabilisation hängt von dem Ausmaß der Wirbelkörperzerstörung und der Höhe der Fraktur ab.

δ-GDW: Grund-Deckplatten-Winkel, δ-bGDW: bisegmentaler Grund-Deckplatten-Winkel

53.13 Nachsorge

- Dorsale Stabilisationen der Halswirbelsäule sind in der Regel so stabil, dass auf die Verwendung starrer Halskrausen postoperativ verzichtet werden kann. In Ausnahmefällen können diese Orthesen noch in der frühen postoperativen Phase belassen werden. Die Indikation sollte jedoch kritisch überdacht werden, da hierdurch Druckulzera und Wundinfektionen verursacht werden können. Außerdem kann es zu einer Erhöhung des intrazerebralen Druckes kommen, was gerade bei Patienten mit begleitendem Schädel-Hirn-Trauma ein Problem darstellen kann.
- Dauerhafter Druck durch flache Rückenlagerung sollte postoperativ vermieden werden. Die Verwendung von Wechseldruckmatratzen kann im Einzelfall postoperativ diskutiert werden.

53.14 Verlauf und Prognose

- Die Prognose wird maßgeblich von dem Ausmaß der neurologischen Schädigung beeinflusst.
- Erste prognostische Aussagen können frühestens ca. 6–8 Wochen nach dem stattgehabten Trauma erfolgen.
- Grundsätzlich sind inkomplette neurologische Ausfälle bei Eintritt der Lähmung und ein früher Beginn der Reinnervationen (innerhalb von Tagen) als prognostisch günstiger zu beurteilen. Im Gegensatz hierzu besteht bei kompletten Ausfällen und langen Behandlungsverläufen eine schlechte Prognose.
- Paraplegiker können heute bei adäquater Rehabilitation und lebenslanger Nachsorge mit einer fast normalen Lebenserwartung rechnen.
- Tetraplegiker müssen vor allem bei sehr hoch gelegener Lähmung und beeinträchtigter Atmung mit einer um ca. 10–15 % verkürzten Lebenserwartung rechnen.

53.15 Quellenangaben

[1] Bliemel C 1, Lefering R, Buecking B et al. Early or delayed stabilization in severely injured patients with spinal fractures? Current surgical objectivity according to the Trauma Registry of DGU: treatment of spine injuries in polytrauma patients. J Trauma Acute Care Surg 2014; 2: 366–373. DOI: 10.1097/TA.0b013e3182aafd7a

[2] Leucht P, Fischer K, Muhr G, Mueller EJ. Epidemiology of traumatic spine fractures. Injury 2009; 2: 166–172. DOI: 10.1016/j.injury.2008.06.040

[3] Michaleff ZA, Maher CG, Verhagen AP et al. Accuracy of the Canadian C-spine rule and NEXUS to screen for clinically important cervical spine injury in patients following blunt trauma: a systematic review. cmAJ 2012; 16: E867–76. DOI: 10.1503/cmaj.120675

[4] Mueller CA, Peters I, Podlogar M et al. Vertebral artery injuries following cervical spine trauma: a prospective observational study. Eur Spine J 2011; 12: 2202–2209. DOI: 10.1007/s00586-011-1887-2

[5] Schleicher P, Scholz M, Kandziora F et al. Subaxial cervical spine injuries: treatment recommendations of the german. Z Orthop Unfall 2017; 5: 556–566. DOI: 10.1055/s-0043-110855

[6] Schouten R, Albert T, Kwon BK. The spine-injured patient: initial assessment and emergency treatment. J Am Acad Orthop Surg 2012; 6: 336–346. DOI: 10.5435/JAAOS-20-06-336

53.16 Literatur zur weiteren Vertiefung

[1] Kandziora F, Schnake K, Hoffmann R. Surgical procedures to stabilize the upper cervical spine. Unfallchirurg 2010; 10: 845–858. DOI: 10.1007/s00113-010-1863-z
[2] Kandziora F, Schnake K, Hoffmann R. Injuries to the upper cervical spine. Part 1: Ligamentous injuries. Unfallchirurg 2010; 11: 931–943. DOI: 10.1007/s00113-010-1876-7
[3] Kandziora F, Schnake K, Hoffmann R. Injuries to the upper cervical spine. Part 2: Osseous injuries. Unfallchirurg 2010; 12: 1023–1039. DOI: 10.1007/s00113-010-1896-3
[7] Stiell IG, Wells GA, Vandemheen KL et al. The Canadian C-spine rule for radiography in alert and stable trauma patients. JAMA 2001; 286 (15): 1841–1848
[8] Vaccaro AR, Oner C, Kepler CK et al; AOSpine Spinal Cord Injury & Trauma Knowledge Forum. AOSpine thoracolumbar spine injury classification system: fracture description, neurological status, and key modifiers. Spine (Phila Pa 1976) 2013; 23: 2028–2037. DOI: 10.1097/BRS.0b013e3182a8a381
[9] Vaccaro AR, Koerner JD, Radcliff KE et al. AOSpine subaxial cervical spine injury classification system. Eur Spine J 2016; 7: 2173–2184. DOI: 10.1007/s00586-015-3831-3
[10] Verheyden AP, Hölzl A, Ekkerlein H et al. Recommendations for the treatment of thoracolumbar and lumbar spine injuries. Unfallchirurg 2011; 1: 9–16

53.17 Wichtige Internetadressen

- AWMF S 3-Leitlinie Polytrauma/Schwerverletzten Behandlung (Teil WS): http://www.awmf.org/uploads/tx_szleitlinien/012–019l_S 3_Polytrauma_Schwerverletzten-Behandlung_2017–08.pdf
- AWMF S 1-Leitlinie Querschnittlähmung: http://www.leitliniensekretariat.de/files/MyLayout/pdf/querschnittlaehmung.pdf
- Dokumentationsbögen für neurologische Schäden: http://lms3.learnshare.com/Images/Brand/120/ASIA/International%20Standards%20Worksheet.pdf
- Fördergemeinschaft der Querschnittgelähmten in Deutschland e.V: https://www.fgq.de

54 Ischämischer Schlaganfall

Julian Bösel, Christian Roth

54.1 Steckbrief

Der schwere akute ischämische Schlaganfall (AIS) wird im Fall eines günstigen Zeitfensters durch Rekanalisierungsmaßnahmen wie die intravenöse Thrombolyse mit rekombinantem Plasminogenaktivator (rtPA) oder die mechanische Thrombektomie bzw. durch deren Kombination behandelt. Letzteres kommt bei Patienten mit proximalen Hirngefäßverschlüssen (distale A. carotis interna, proximale A. cerebri media oder A. basilaris) zur Anwendung. Bei raumfordernden Mediainfarkten verbessert die frühe Hemikraniektomie (innerhalb von 48 Stunden) gerade bei Patienten < 60. Lebensjahr signifikant das Outcome. Bei raumfordernden Kleinhirninfarkten ist eine okzipitale Trepanation oft lebensrettend. Komplikationen des schweren ischämischen Schlaganfalls sind unter anderem Einblutung nach Rekanalisierung, Hirnödem, Aspiration, Pneumonie und epileptische Anfälle.

54.2 Aktuelles

- Zu den schon länger etablierten wirksamen Therapien des ischämischen Schlaganfalls (Klasse-I-Evidenz) gehören: intravenöse Thrombolyse, Behandlung auf einer Stroke Unit, Sekundärprophylaxe mit Aspirin und Hemikraniektomie beim raumfordernden Mediainfarkt innerhalb von 48 Stunden.
- Die mechanische Thrombektomie wird zur Behandlung von akuten ischämischen Schlaganfallpatienten mit Verschluss eines großen arteriellen Gefäßes empfohlen. Eine Behandlung ist bei ausgewählten Patienten 8–24 Stunden nach Symptombeginn möglich.
- Während der mechanischen Thrombektomie scheint eine leichte Sedierung der weit verbreiteten Intubationsnarkose nicht überlegen. Bei Standardisierung sind beide Verfahren anwendbar.
- Dysphagie ist ein negativer Outcomeprädiktor. Zunehmende Bedeutung gewinnt die Schluckdiagnostik mittels fiberoptischer Endoskopie (FEES).

54.3 Synonyme

- zerebrale Ischämie
- Hirninfarkt
- stroke
- Apoplex (sollte vermieden werden, da sehr unspezifisch)
- zerebraler Insult (sollte vermieden werden, da sehr unspezifisch)

54.4 Keywords

- Mediainfarkt
- Kleinhirninfarkt
- Basilaristhrombose
- Einklemmung
- Lyse
- Thrombektomie
- Komplikationen
- Dysphagie

54.5 Definition

- Der *ischämische* Schlaganfall (85 % aller Schlaganfälle) wird durch den akuten Verschluss eines Hirngefäßes ausgelöst und zeigt sich klinisch durch plötzliche neurologische Ausfallserscheinungen entsprechend dem unterversorgten Hirnareal.
- Davon abzugrenzen sind in 15 % der Fälle *hämorrhagische* Schlaganfälle (= intrakranielle Blutungen).

54.6 Epidemiologie

54.6.1 Häufigkeit

- Inzidenz: ca. 200 pro 100 000 Einwohner pro Jahr
- dritthäufigste Todesursache in Deutschland
- häufigste Ursache dauerhafter Behinderung
- Etwa 10 % der ischämischen Schlaganfälle sind raumfordernd.

54.6.2 Altersgipfel

- im Alter exponentiell zunehmend

54.6.3 Geschlechtsverteilung

- Männer > Frauen

54.6.4 Prädisponierende Faktoren

- vaskuläre Risikofaktoren (Vorhofflimmern, arterielle Hypertonie, Diabetes mellitus, Adipositas, Hypercholesterinämie, Rauchen)

54.7 Ätiologie und Pathogenese

- Klassischerweise erfolgt die ätiologische Einteilung ischämischer Schlaganfälle nach der TOAST-Klassifikation (Trial of Org 10 172 in Acute Stroke Treatment). Für den intensivmedizinisch relevanten akuten ischämischen Schlaganfall sind vor allem Verschlüsse großer Hirngefäße verantwortlich. Diese werden *kardioembolisch* ausgelöst bei Vorhofflimmern, künstlicher Herzklappe, bakterieller Endokarditis oder *makroangiopathisch* durch arterioarterielle Embolien bei instabilen Stenosen/Plaques oder Dissektion der Halsgefäße.

54.8 Symptomatik

- plötzlicher Beginn
- Die Symptome sind abhängig vom betroffenen Hirnareal und von der Seite. Häufig sind Sprachstörung (Aphasie), Seitenvernachlässigung (Neglect), Halbseitenlähmung (Hemiparesen), halbseitige Gefühlsstörung (Hemihypästhesie), Blickwendung, Mundastschwäche oder Gesichtsfelddefekt.
- Die Bewusstseinsstörung ist kein typisches Symptom eines Schlaganfalls des Großhirns, außer bei einem sehr ausgedehnten Infarkt, aber bei Hirnstamminfarkten (z. B. bei Basilaristhrombose/-embolie). Meist sind zusätzliche weitere neurologische Zeichen erkennbar (z. B. Babinski-Zeichen, Tetraparese, Okulomotorikstörungen).
- Alarmierende Symptome eines raumfordernden Mediainfarkts sind – meist über 2–3 Tage zunehmend – Verschlechterung des Hemisyndroms, Bewusstseinsstörung, Anisokorie.
- Alarmierendes Symptom eines raumfordernden Kleinhirninfarkts ist die Bewusstseinsstörung. Cave: Diese kann sich durch Kompression des 4. Ventrikels und einen resultierenden Hypdrocephalus occlusus in einigen Fällen innerhalb weniger Stunden entwickeln.

54.9 Diagnostik

54.9.1 Diagnostisches Vorgehen

- unnötige Maßnahmen vermeiden, um einen Therapiebeginn nicht zu verzögern (z. B. Urinkatheteranlage)
- Die „door to needle time" beträgt idealerweise < 30 Minuten. Hierzu sind Schulungen und standardisierte Vorgehensweisen sinnvoll.
- zunächst Ausschluss eines hämorrhagischen Schlaganfalls mittels nativer cCT
- zusätzlich CT-Angiografie bei möglicher Thrombektomieindikation, vor allem, wenn NIHSS (National Institutes of Health Stroke Scale > 5)
- Monitoring: Herzrate und -rhythmus per EKG, Blutdruck, Sauerstoffsättigung und manche Laborparameter, vor allem zur systemischen Stabilisierung und Verhütung von Komplikationen.

54.9.2 Anamnese

- Am wichtigsten für die Akutbehandlung ist der Symptombeginn. Dabei ist entscheidend, wann der Patient zuletzt gesund gesehen wurde („last seen well"). Weitere wichtige Informationen sind Vorzustand, Begleiterkrankungen und die Einnahme von Antikoagulanzien.

54.9.3 Körperliche Untersuchung

- Die initial rasche und dann wiederholte klinische neurologische Untersuchung ist das beste Diagnostikum, um den Schlaganfallverdacht zu untermauern, eine Verschlechterung des Patienten zu erkennen und die Prognose abzuschätzen. Auf der Intensivstation sollten deshalb auf eine Sedierung verzichtet oder Medikamente mit kurzer Wirkdauer (z. B. Propofol) bevorzugt werden. Alle apparativen Untersuchungen (evozierte Potenziale, ICP-Messung etc.) sind nur zusätzliche diagnostische Hilfsmittel zur Prognoseabschätzung oder wenn ein Wachversuch nicht möglich ist.
- Skala zur Klassifikation der Schlaganfallsymptome und Schweregraduierung: NIHSS 0–43 Punkte (Zertifizierung im Internet kostenfrei möglich, siehe unter „Wichtige Internetadressen"). Diese Skala muss jeder Schlaganfallbehandler kennen!
- Ab einem NIHSS von 5 Punkten ist ein proximaler Gefäßverschluss als Ursache eines schweren Schlaganfalls wahrscheinlicher (und damit ggf. die Möglichkeit zur Thrombektomie).
- neurologische Untersuchung alle 8 Stunden (NIHSS)
- frühe Aufwachversuche zur neurologischen Untersuchung anstreben
- Beim Schlaganfallpatienten gibt es meist wenig Gründe, keine Aufwachversuche durchzuführen!

> **Merke**
>
> „Time is brain"– Zeit ist der wichtigste prognostische Faktor!

54.9.4 Labor

- Routinelabor (Blutbild, Elektrolyte, Kreatinin, Gerinnung)
- Thyreotropin (TSH), Triiodthyronin (T 3), falls Kontrastmittelgabe geplant

- Hämoglobin (Hb); Abfall deutet auf Blutung hin, z. B. retroperitoneales Hämatom nach Leistenpunktion im Rahmen der Thrombektomie!
- C-reaktives Protein (CRP); Pneumonien durch stille Aspiration häufig!
- Blutsenkungsgeschwindigkeit (BSG) bei Verdacht auf Arteriitis temporalis

54.9.5 Bildgebende Diagnostik

- initial meist native cCT; alternativ, vor allem bei sehr unklarem Zeitfenster (wake-up stroke) oder bei infratentoriellen Infarkten, auch native MRT und MR-Angiografie, falls vorhanden
- cCT-Angiografie und eventuell cCT-Perfusion für Entscheidungen über die Art der Rekanalisierungstherapie
- bei Verschlechterung des neurologischen Zustands sofortige bildgebende Kontrolle (meist cCT nativ)
- Transkranielle Ultraschalluntersuchungen sind bei ausreichendem Schallfenster geeignet, eine Mittellinienverlagerung und die Weite des Ventrikelsystems abzuschätzen, z. B. bei raumfordernden Mediainfarkten.
- Eine der Standarduntersuchungen zur Ursachenabklärung ist die extra- und intrakranielle Duplexsonografie (Gefäßstenosen oder -verschlüsse?).
- Eine Angiografie (MRT, CT oder DSA) ist bei Verdacht einer symptomatischen Gefäßpathologie, z. B. Karotisdissektion, erforderlich.

54.9.6 Instrumentelle Diagnostik

EKG

- obligat zu Überwachung und Diagnostik. Insbesondere sollte auf intermittierendes Vorhofflimmern als Ursache für den ischämischen Schlaganfall geachtet werden. Je länger das Monitoring, desto höher ist die Detektionsrate (bis zu 20 % aller Schlaganfälle).
- ST-Strecken-Veränderungen können Hinweise für ein akutes Koronarsyndroms oder eine Stresskardiomyopathie sein.

EEG

- zur differenzialdiagnostischen Abgrenzung von epileptischen Anfällen bzw. Status epilepticus

Echokardiografie

- obligat zur Ursachenabklärung, relevante Fragestellungen: Klappenvegetationen, Vorhofthrombus, Plaques des Aortenbogens und persistierendes Foramen ovale
- zusätzlich bei Kreislaufdepression, Troponinerhöhung oder EKG-Veränderungen zur Differenzialdiagnose zwischen Stresskardiomyopathie und akutem Koronarsyndrom

Elektrophysiologie

- Somatosensibel evozierte Potenziale (SEP) sind hilfreich zur Prognoseabschätzung.
- Ausgefallene kortikale Potenziale der Medianus-SEP sind bei Patienten mit Basilaristhrombose mit einer ungünstigen Prognose assoziiert.

54.9.7 Mikrobiologie und Virologie

Kulturen

- Blutkulturen sollten mehrfach (bis zu 6 Stück) bei Verdacht auf bakterielle Endokarditis oder bei erhöhten Infektparametern abgenommen werden.

54.10 Differenzialdiagnosen

- Verdachtsdiagnose Schlaganfall: plötzlicher Symptombeginn mit neurologischen Ausfallserscheinungen, höheres Patientenalter, Vorliegen von vaskulären Risikofaktoren
- Differenzialdiagnosen sollten in Betracht gezogen werden bei atypischen Symptomen: sehr junge Patienten (< 50. Lebensjahr), häufige und immer gleich auftretende Symptomatik, Verwirrtheit, Gedächtnisstörungen, Fieber.

Tab. 54.1 Differenzialdiagnose des Schlaganfalls.

Differenzialdiagnose	Bemerkungen
intrazerebrale Blutung	Klinisch nicht unterscheidbar, ebenfalls plötzliches fokal neurologisches Defizit, aber häufiger mit Kopfschmerz, Übelkeit, Erbrechen und Bewusstseinsstörung verbunden. cCT zur sofortigen Differenzierung.
epileptischer Anfall	Oft kürzer anhaltende oder sich wiederholende Symptomatik, nach Anfall oft Vigilanzminderung oder Patient verlangsamt (= postiktual), oft lateraler Zungenbiss, Urinabgang. Cave: Auch neurologische Symptome können transient nach einem Anfall auftreten, z. B. Hemiparese (= Todd'sche Lähmung). Zur Differenzierung EEG.
Migräne mit Aura	Symptomatik oft wandernd, nachfolgend pulsierender Kopfschmerz, Migräne in der Anamnese.
Somatisierungsstörung	Beschwerden meist nicht neuroanatomisch zuzuordnen, Patient oft ablenkbar, suggestibel. Ausschlussdiagnostik (MRT, Elektrophysiologie).
Herpesenzephalitis	Infektanamnese, Fieber. Cave: Laborchemische Infektzeichen können milde ausgeprägt sein! Klinisch vor allem Aphasie, Psychosyndrom, Vigilanzminderung, epileptische Anfälle. Zur Differenzierung Lumbalpunktion mit Herpes-Polymerasekettenreaktion (PCR), MRT, EEG.

54.11 Therapie

54.11.1 Therapeutisches Vorgehen

- Patienten mit einem akuten ischämischen Schlaganfall müssen auf einer Stroke Unit oder einer spezialisierten Intensivstation behandelt werden (Verbesserung des Outcomes).
- Die *intravenöse Lysetherapie* mit rtPA ist wirksam und sicher im Zeitfenster bis 4,5 Stunden nach Symptombeginn.
- Die *mechanische Thrombektomie* ist sicher und wirksam bei Verschlüssen großer zerebraler Gefäße im Zeitfenster bis 6 Stunden nach Symptombeginn. Im erweiterten Zeitfenster von 8–24 Stunden kann eine Thrombektomie erwogen werden.

- *Ablauf bei Verdachtsdiagnose akuter Schlaganfall* (▶ Abb. 54.1):
    - Übergabe durch Rettungsdienst, Symptombeginn?
    - Ausschluss der Kontraindikationen für Lysetherapie über Anamnese/Fremdanamnese
    - neurologische Untersuchung mit Erhebung des NIHSS, orientierende körperliche Untersuchung
    - 1–2 gesicherte venöse Zugänge
    - Blutentnahme, sofort in das Labor transportieren lassen, Info an Labor: Notfall! Standardlabor: Blutbild, Elektrolyte, CRP, Kreatinin, TSH, T 3, International Normalized Ration (INR), partielle Thromboplastinzeit (PTT), ggf. zusätzlich Thrombinzeit (falls Einnahme von Dabigatran), ggf. Faktor-Xa-Aktivität (falls Einnahme von Apixaban, Rivaroxaban, Edoxaban)

Tab. 54.2 Diagnostisches und therapeutisches Vorgehen bei akutem ischämischem Schlaganfall abhängig von Zeitfenster, Nachweis eines Gefäßverschlusses und seiner Lokalisation. Teils Behandlungsvorschläge noch ohne Zulassung auf Studienbasis für Zentren.

Art des ischämischen Schlaganfalls	Diagnostik	Verfahren	Sonstiges
AIS im 4,5-Stunden-Zeitfenster ohne Verschluss eines großen Hirngefäßes	cCT nativ	Thrombolyse mit rtPA 0,9 mg/kgKG (geschätzt), davon 10 % also Bolus, Rest über eine Stunde via Perfusor	Ausschluss Kontraindikationen, gesichertes Zeitfenster
AIS ohne exakten Beginn (z. B. Wake-up Stroke) und ohne großen Gefäßverschluss	cCT nativ, zusätzlich CT-Perfusion oder cMRT zum Nachweis eines Mismatches	Thrombolyse als individueller Heilversuch in einem Zentrum	Ausschluss Kontraindikationen, (Aufklärung wenn möglich)
AIS im 4,5-Stunden-Zeitfenster mit nachgewiesenem Gefäßverschluss und passender Klinik	cCT nativ, zusätzlich CT-Angiografie oder cMRT, zusätzlich MR-Perfusion und MR-Angiografie	„Bridging"-Therapie mit Thrombolyse und anschließender mechanischer Thrombektomie	Ausschluss Kontraindikationen, leichte Sedierung oder Intubationsnarkose, individueller Heilversuch (Aufklärung wenn möglich)
AIS im 4,5–9-Stunden-Zeitfenster mit nachgewiesenem Gefäßverschluss und passender Klinik	cCT nativ, zusätzlich CT-Perfusion und CT-Angiografie oder cMRT, zusätzlich MR-Angiografie	bei bestimmter Konstellation Lyse als individueller Heilversuch im Zentrum, stattdessen oder anschließend mechanische Thrombektomie	Ausschluss Kontraindikationen, leichte Sedierung oder Intubationsnarkose
AIS im Zeitfenster 9–24 Stunden mit nachgewiesenem Gefäßverschluss und passender Klinik	cCT nativ, zusätzlich CT- und CT-Angiografie oder cMRT, zusätzlich MR-Perfusion und MR-Angiografie	mechanische Thrombektomie	Ausschluss Kontraindikationen, individueller Heilversuch (Aufklärung wenn möglich)
Basilaristhrombose im 12-Stunden-Zeitfenster und nachgewiesenem Verschluss der A. basilaris	cCT nativ und CT-Angiografie	mechanische Thrombektomie	Ausschluss Kontraindikationen, leichte Sedierung oder Intubationsnarkose
raumfordernder Mediainfarkt (maligner Mediainfarkt)	cCT-Kontrollen, transkranielle Duplexsonografie, regelmäßige klinische Untersuchungen	frühzeitige operative Hemikraniektomie (innerhalb von 48 Stunden)	Patientenwunsch beachten
raumfordernder Kleinhirninfarkt	cCT-Kontrollen, regelmäßige klinische Untersuchungen	frühzeitige subokzipitale Trepanation und ggf. externe Ventrikeldrainage	Cave: sehr rasche klinische Verschlechterung möglich (Vigilanzminderung!) → eher großzügige Indikationsstellung

AIS: akuter ischämischer Schlaganfall, cCT: kranielle Computertomografie, cMRT: kranielle Magnetresonanztomografie, rtPA: rekombinanter Plasminogenaktivator

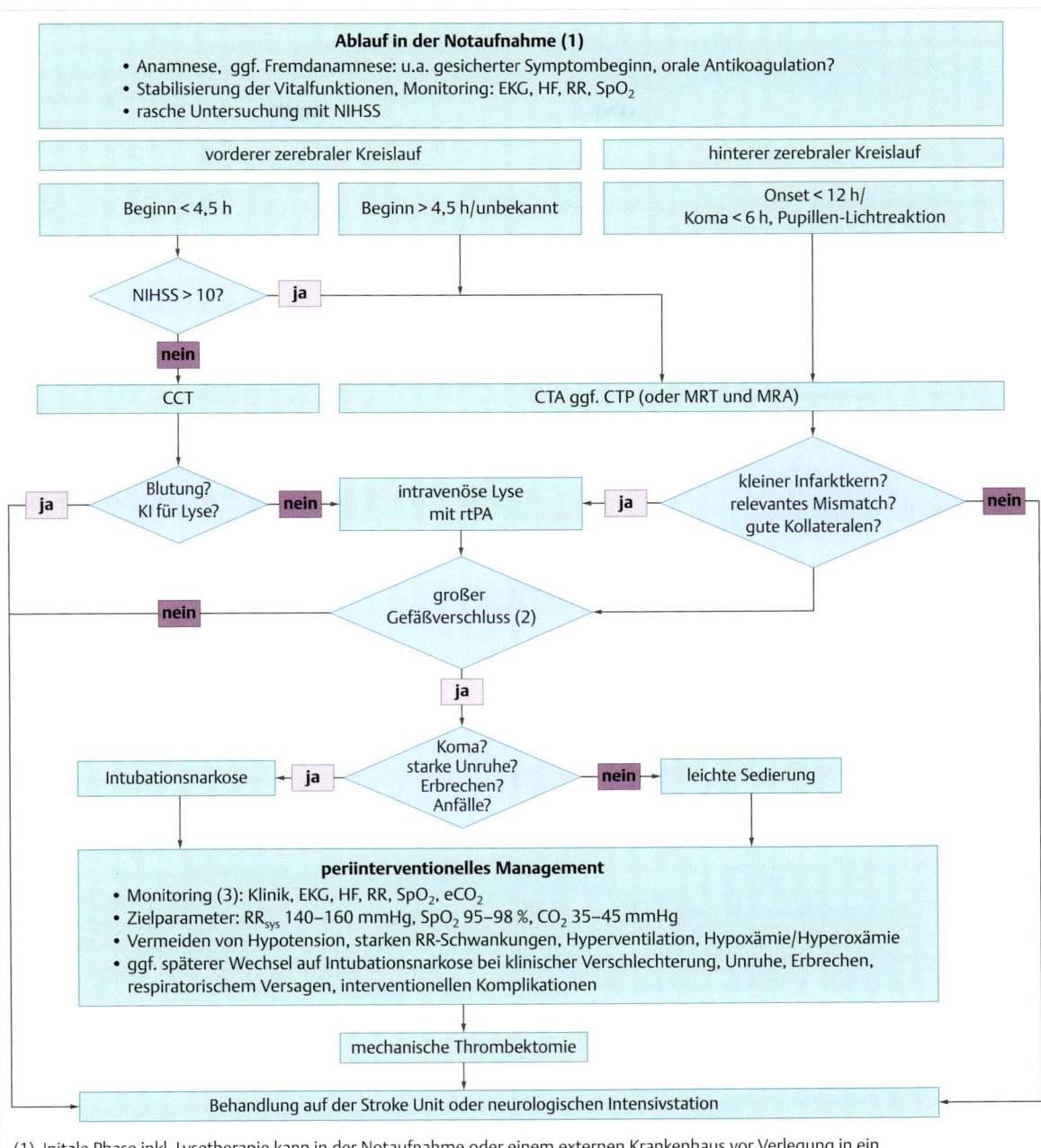

(1) Initale Phase inkl. Lysetherapie kann in der Notaufnahme oder einem externen Krankenhaus vor Verlegung in ein Schlaganfallzentrum mit Thrombektomiemöglichkeit erfolgen
(2) große Gefäße: A. carotis interna, M1/M2-Segment der A. cerebri media, A. basilaris
(3) optional: Neuromonitoring

Abb. 54.1 Akuter ischämischer Schlaganfall. Vorschlag für die Therapieentscheidung bei Patienten mit akutem ischämischem Schlaganfall (cCT: kranielle Computertomografie, CTA: computertomografische Angiografie, CTP: Perfusionscomputertomografie, eCO$_2$: endexspiratorische Kohlendioxidmessung, h: Stunden, HF: Herzfrequenz, KI: Kontraindikation, MRA: magnetresonanztomografische Angiografie, NIHSS: National Institute of Health Stroke Scale, RR: Blutdruck, rtPA: rekombinanter Plasminogenaktivator, SpO$_2$: Sauerstoffsättigung).

- cCT nativ: Ausschluss intrazerebrale Blutung, Ausschluss bereits demarkierter Infarkt (= Kontraindikation für Lysetherapie oder Thrombektomie)
- Beginn der intravenösen Lyse mit 0,9 mg rtPA/kgKG (davon 10 % als Bolus sofort, 90 % via Perfusor über eine Stunde)
- ggf. weitere zerebrale Gefäßdarstellung, meist mittels CT-Angiografie: Gefäßverschluss der A. basilaris, M1/2-Segment der A. cerebri media, proximaler Verschluss der A. carotis interna?
- bei Verschlussnachweis und passender klinischer Symptomatik → mechanische Thrombektomie
- während der Thrombektomie leichte Sedierung oder Intubationsnarkose; Überwachung von Blutdruck invasiv oder nicht invasiv, Herzfrequenz, Sauerstoffsättigung, endexspiratorischem CO_2
- nach der Intervention rasches Wachfenster und klinische Beurteilung (Extubation, falls Intervention unter Intubationsnarkose)
- weitere Überwachung auf Stroke Unit oder spezialisierter Intensivstation
- Kontrolle der Bildgebung routinemäßig 12–24 Stunden nach der Intervention
- Kontrolle der Bildgebung sofort bei klinischer Verschlechterung

- *Ablauf bei raumforderndem Schlaganfall:* ▶ Abb. 54.2 zeigt das Ablaufschema für den raumfordernden großen Mediainfarkt (maligner Mediainfarkt) und den raumfordernden Kleinhirninfarkt.

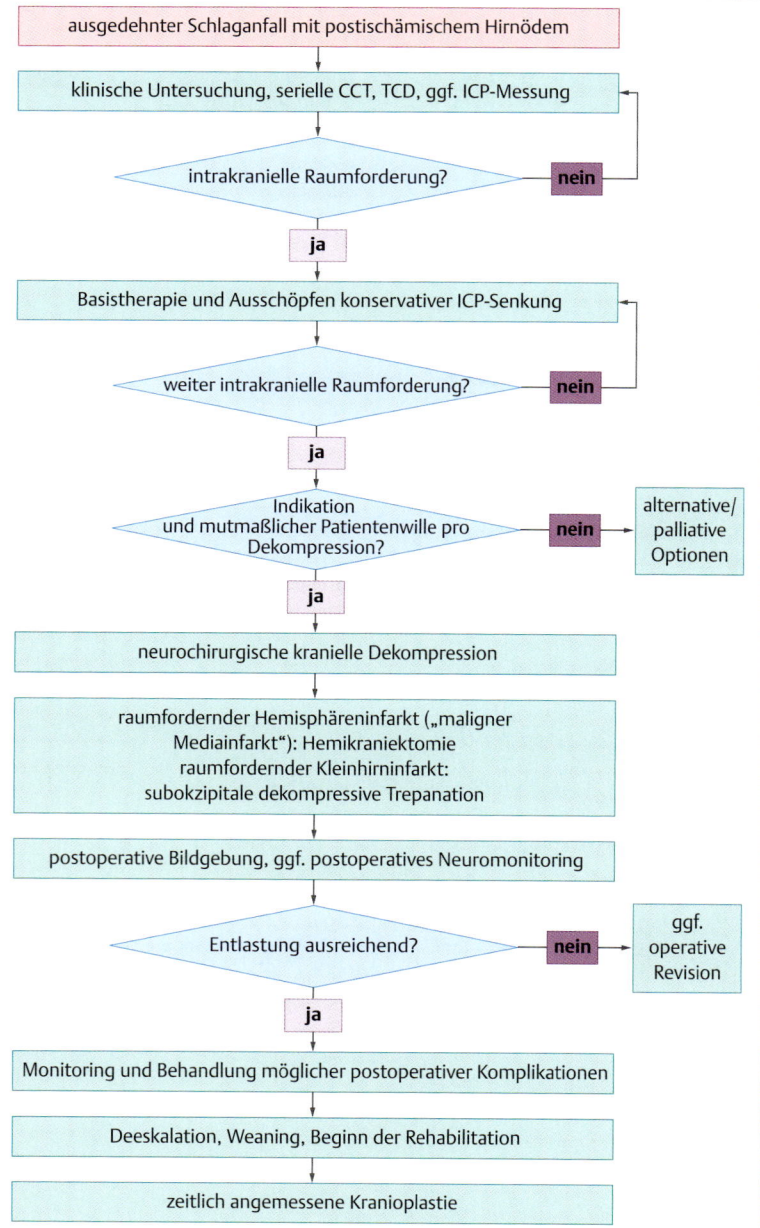

Abb. 54.2 **Raumfordernder ischämischer Schlaganfall.** Ablaufschema für den raumfordernden großen Mediainfarkt (maligner Mediainfarkt) und den raumfordernden Kleinhirninfarkt (cCT: kranielle Computertomografie, TCD: transkranielle Duplexsonografie, ICP: intrakranieller Druck).

54.11.2 Allgemeine Maßnahmen
- Oberkörperhochlagerung: 30–45 Grad
- Sauerstoffgabe: 2–4 l
- Physiotherapie ab dem 1. Tag, auch bei Patienten mit potenziell erhöhtem intrakraniellem Druck
- ▶ Tab. 54.3 zeigt weitere allgemeine Maßnahmen.

54.11.3 Pharmakotherapie
- Standard-Sekundärprophylaxe ASS 100 mg/Tag (24 Stunden nach Thrombolyse oder Thrombektomie)
- Statintherapie (meist Atorvastatin 40 mg), wenn LDL > 100 mg/dl und/oder Atherosklerose
- bei Vorhofflimmern: orale Antikoagulation, vorzugsweise mit nicht Vitamin-K-abhängigen oralen Antikoagulanzien (NOAK); bei großen Infarkten erst 2–4 Wochen nach AIS (je nach Infarktgröße/-einblutung)
- Gabe von niedermolekularem Heparin zur Thromboseprophylaxe bei allen immobilen Patienten

54.11.4 Interventionelle Therapie
- Die Indikation zur Thrombektomie besteht bei Patienten mit symptomatischen Verschlüssen der proximalen A. carotis interna, der A. basilaris und der distalen A. cerebri media (M1/M2-Segment) in einem Zeitfenster von bis zu 8 Stunden nach Symptombeginn.
- Aktuelle Studien lassen vermuten, dass das Zeitfenster auf 8–24 Stunden ausgedehnt werden kann. Dies ist allerdings eine Einzelfallentscheidung bei radiologisch ausgewählten Patienten mit Vorliegen eines Mismatches zwischen schwerer Klinik und fehlender Infarktdemarkation.

Tab. 54.3 Allgemeine therapeutische Maßnahmen bei akutem ischämischem Schlaganfall.

Symptom	Akuttherapie
Hypotonie	intravenöse Flüssigkeitsgabe., ggf. Noradrenalin via Perfusor
Hypertonie nach Lysetherapie/Thrombektomie	Senkung, wenn > 185 mmHg systolisch: Urapidil 12,5–50 mg als Bolus i. v., anschließend ggf. als Perfusor; alternativ: Clonidin 0,15–0,3 mg i. v.
Hypertonie ohne Lysetherapie	Senkung, wenn Blutdruck > 220 mmHg (permissive Hypertonie → Aufrechterhalten der zerebralen Perfusion)
Blutzucker > 200 mm/dl	Altinsulin als Bolusgabe, bei sehr hohem Insulinbedarf ggf. Gabe via Perfusor
Temperatur > 37,5 °C	Blutkulturen, Fokussuche, Gabe von Paracetamol, Novalgin; ggf. invasive Temperatursenkung zum Erreichen einer Normothermie erwägen

- Zeit ist der entscheidende prognostische Faktor; unnötige Verzögerungen müssen deshalb vermieden werden.
- Überwachung von Klinik, EKG, Blutdruck (invasiv oder nicht invasiv), Herzfrequenz und Sauerstoffsättigung notwendig, idealerweise auch exspiratorisches CO_2
- Die Intervention kann in leichter Sedierung der Patienten erfolgen, eine protokollbasierte Intubationsnarkose ist aber nicht unbedingt nachteilig.
- Eine Intubationsnarkose ist meist notwendig bei Unruhe, Erbrechen, Vigilanzminderung oder klinischer Verschlechterung, respiratorischem Versagen oder Komplikationen der Thrombektomie.
- Nach der Thrombektomie ist eine rasche Beendigung der Sedierung bzw. Extubation zur klinischen Beurteilung des Patienten anzustreben.
- Die Behandlung muss nach der Thrombektomie auf einer Stroke Unit oder Intensivstation erfolgen.

54.11.5 Operative Therapie
- *raumfordernder Mediainfarkt:*
  - Die operative Dekraniektomie (Hemikraniektomie) ist ein etabliertes und hochwirksames Verfahren.
  - Bei Patienten < 60. Lebensjahr werden die Mortalität und das funktionelle Outcome signifikant verbessert.
  - Bei Patienten > 60. Lebensjahr wird die Mortalität signifikant reduziert, das funktionelle Outcome jedoch meist nicht nennenswert verbessert. Erforderlich sind eine strenge individuelle Indikationsstellung und die Berücksichtigung des Patientenwunsches.
  - frühzeitige Indikationsstellung (innerhalb von 48 Stunden), sobald die Größe des Infarkts abschätzbar ist
- *postoperatives Prozedere:*
  - korrekte Lagerung des Patienten, Vorsicht bei Lagerung zur Seite der Kraniektomie!
  - kein straffer Kopfverband
  - im Verlauf Anpassung eines Schutzhelms erwägen
  - Die Duplexsonografie ist ein einfaches Verfahren zur Beurteilung der intrakraniellen Prozesse (Mittellinienverlagerung, postoperative Hämatome etc.).
- *raumfordernder Kleinhirninfarkt:*
  - Führendes klinisches Zeichen ist die zunehmende Vigilanzminderung. Die frühzeitige cCT-Kontrolle ist erforderlich.
  - großzügige Indikation zur subokzipitalen Trepanation und ggf. gleichzeitigen Anlage einer Ventrikeldrainage
  - Überleben mit nur geringer Behinderung ist häufig erreichbar, Gesamtprognose wird durch die begleitende Hirnstammschädigung bestimmt.

54.11.6 Therapie nach speziellen Komplikationen

▶ **Hirnödem und raumfordernder Infarkt**
- Die Entwicklung eines Hirnödems beginnt oft bereits nach 24–48 Stunden, manchmal deutlich später.
- Unbehandelt hat der raumfordernde Mediainfarkt eine Mortalität von bis zu 80%.
- Das ICP-Monitoring ist wenig sinnvoll, Einklemmung mit normalen ICP-Werten wurde beobachtet. Wichtiger ist die klinische Untersuchung.

▶ **Sekundäre Einblutung**
- Asymptomatische leichte Einblutungen im Bereich des Infarktgebiets (hämorrhagische Transformation) sind relativ häufig (bis zu 40%), aber selten relevant. Die Monotherapie mit ASS 100 mg ist dennoch möglich.
- Bei größeren raumfordernden Blutungen und/oder symptomatischen Blutungen muss eine medikamentöse Blutgerinnungshemmung pausiert werden, lediglich die Low-dose-Gabe von Heparin zur Thromboseprophylaxe ist nach 24 h und dann weiterhin möglich.

▶ **Epileptische Anfälle**
- in ca. 6% der Fälle bei ischämischem Schlaganfall
- antikonvulsive Therapie indiziert, aber keine Prophylaxe
- Antikonvulsiva mit günstigem Nebenwirkungsprofil sind Levetiracetam oder Lacosamid.
- Cave: Bei Phenytoin oder Valproat sind Wechselwirkungen mit anderen Medikamenten möglich.

▶ **Delir**
- 10–30% der Schlaganfallpatienten entwickeln ein Delir.
- Prophylaxe und Therapie entsprechend den allgemeinen Leitlinien

▶ **Dysphagie**
- Der Schlaganfall ist die häufigste Ursache für die Entwicklung einer akuten Dysphagie.
- Dysphagie ist ein unabhängiger Prädiktor für verlängerten Krankenhausaufenthalt, schlechtes funktionelles Outcome und erhöhte Mortalität.
- Schluckscreening bei jedem Schlaganfallpatienten notwendig
- ggf. fiberoptische endoskopische Evaluation des Schluckens (FEES)
- frühzeitige Ernährung über nasale Magensonde bei Dysphagie
- ggf. (frühe) Tracheotomie

▶ **Spezielle Komplikationen nach intravenöser Thrombolyse**
- Hauptkomplikation: sekundäre Einblutung (siehe oben), vor allem im Bereich des infarzierten Gewebes
- angioneurotisches Ödem: nichtallergische Reaktion, massives Anschwellen von Lippen, Zunge und Rachenbereich, lebensbedrohliche Verlegung der Atemwege. Therapie: rasche Intubation, Glukokortikoide (z. B. Methylprednisolon 80–100 mg i. v.) und lokale Behandlung mit einem Betamimetikum via Vernebler

▶ **Spezielle Komplikationen nach mechanischer Thrombektomie**
- sekundäre Blutungen (siehe oben)
- Entwicklung eines großen Infarkts trotz erfolgreicher Rekanalisation (siehe oben)
- Aneurysma spurium im Bereich der A. femoralis: Wird meist durch einen raumfordernden Effekt auffällig, Diagnosesicherung durch Ultraschall. Ein suffizienter Druckverband ist deshalb postinterventionell notwendig, sofern die Punktionsstelle nicht primär verschlossen wurde (z. B. AngioSeal).
- Retroperitoneales Hämatom: nicht von außen sichtbar. Häufig bestehen Leistenschmerzen, Ileus und Läsion des N. femoralis, Letztere kann durch Prüfung des Patellarsehnenreflexes im Seitenvergleich erkannt werden.
- Beinarterienverschluss: Tasten der Fußpulse ist obligat!
- Allergische Kontrastmittelreaktion: Selten, tritt rasch während der Intervention auf.

▶ **Nicht neurologische Komplikationen**
- Infektionen, Sepsis: Pneumonien und Harnwegsinfekte sind die häufigsten Infektionen nach Schlaganfall. Behandlung entsprechend den Leitlinien. Keine prophylaktische Antibiotikagabe.
- Entgleisungen der Körpertemperatur: Fieber ist ein unabhängiger negativer Prädiktor für das Outcome. Eine Normothermie ist anzustreben.
- erhöhter Blutzucker: Behandlung ab BZ > 200 mg/dl mit Altinsulin s. c., Normoglykämie anstreben
- Stresskardiomyopathie: häufig bei ausgedehnten zerebralen Infarkten oder Infarkten im Bereich der Inselregion. Therapie mit Betablockern empfohlen
- Thrombose und Thrombembolien: Bis zu 25% der Todesfälle nach Schlaganfall sind durch Lungenembolien verursacht, Kompressionsstrümpfe sind nicht indiziert.
- respiratorisches Versagen, Tracheotomie: Indikationen für eine frühe Intubation: schwere Dysphagie, pathologisches Atemmuster, schwere Vigilanzminderung (Koma), respiratorisches Versagen (Horowitz-Index < 200 in der Blutgasanalyse)

54.11.7 Therapien ohne nachgewiesene Wirkung

- Hypothermie: kein positiver Effekt nachgewiesen
- Neuroprotektion: bisher keinerlei medikamentöse Therapie mit nachgewiesenem Effekt
- Hämodilution
- Steroide: kein positiver Effekt, erhöhtes Risiko für Infektionen und gastrointestinale Blutungen
- Glykoprotein-IIb/IIIa-Rezeptor-Antagonisten
- Heparintherapie: Außerhalb einer Thromboseprophylaxe und ausgewählten Sondersituationen gibt es kaum noch Indikationen.

54.12 Verlauf und Prognose

- Patientenwille/Patientenverfügung beachten (Patientenverfügung, mutmaßlicher Wille)
- Positive Prädiktoren einer erfolgreichen Thrombolyse sind vor allem das günstige Lysezeitfenster (Symptombeginn – Therapiebeginn), eine kurze „door to needle time" sowie die rasche klinische Verbesserung des Patienten.
- Positive Prädiktoren nach Thrombektomie sind kurze Onset-Reperfusionszeit, geringe Thrombuslänge, gute Kollateralisierung, fehlende symptomatische Blutung.
- Der „maligne Mediainfarkt" hat eine Letalität von 70–80 % trotz konservativer Intensivtherapie. Reduktion der Letalität durch frühe operative Dekompression (Hemikraniektomie) auf ca. 20 %. Das funktionelle Outcome wird vor allem bei Patienten < 60. Lebensjahr verbessert. Bei Patienten > 60. Lebensjahr wird das funktionelle Outcome nicht wesentlich verbessert, die Mortalität jedoch ebenfalls signifikant gesenkt.
- Ungünstige Prädiktoren beim akuten ischämischen Schlaganfall im hinteren Kreislauf sind hohes Alter, Hirnstammbeteiligung und frühe Bewusstseinsstörung. Der raumfordernde Kleinhirninfarkt hat trotz konservativer Intensivtherapie eine Letalität von über 50 %, die durch operative Dekompression vermutlich auf unter 20 % gesenkt werden kann. Das funktionelle Outcome ist nach Operation in ca. 40 % der Fälle sehr gut.
- Die Basilaristhrombose hat unbehandelt eine sehr hohe Letalität von bis zu 95 %. Die rasche Rekanalisierung ist wichtig. Negative Prädiktoren sind ein schlechter klinischer Zustand ohne rasche Besserung (Locked-in-Syndrom, Koma, Tetraparese), fehlende kortikale Antwortpotenziale der Medianus-SEP sowie ausgedehnte Infarzierung des Hirnstamms in der Bildgebung (meist MRT).

54.13 Literatur zur weiteren Vertiefung

[1] Bösel J, Schiller P, Hook Y et al. Stroke-related early tracheostomy versus prolonged orotracheal intubation in neurocritical care trial (SETPOINT): a randomized pilot trial. Stroke 2013; 44: 21–28
[2] Bösel J. Intensive care management of the endovascular stroke patient. Semin Neurol 2016; 36: 520–530
[3] Bösel J. Stroke. Use and timing of tracheostomy after severe stroke. Stroke 2017; 48: 2638–2643
[4] Bösel J, Schönenberger S. Neuro-Intensivmedizin. 1. Aufl. Stuttgart: Thieme; 2017
[5] Jauch EC, Saver JL, Adams HP jr. et al. Guidelines for the early management of patients with acute ischemic stroke: a guideline for healthcare professionals from the American Heart Association/American Stroke Association. Stroke 2013; 44: 870–947
[6] Kommission Leitlinien der Deutschen Gesellschaft für Neurologie. Akuttherapie des ischämischen Schlaganfalls – Ergänzung 2015 – Rekanalisierende Therapie – Leitlinien für Diagnostik und Therapie in der Neurologie. http://www.awmf.org/uploads/tx_szleitlinien/030-140l_S2k_akuter_ischaemischer_schlaganfall_2016-05.pdf
[7] Roth C, Stitz H, Kalhout A et al. Effect of early physiotherapy on intracranial pressure and cerebral perfusion pressure. Neurocrit Care 2013; 18: 33–38
[8] Schönenberger S, Uhlmann L, Hacke W et al. Effect of conscious sedation vs general anaesthesia on early neurological improvment among patients with ischemic stroke undergoing endovascular thrombectomy: a randomized clinical trial. JAMA 2016; 15: 1986–1996
[9] Schwab S, Schellinger P, Werner C et al. NeuroIntensiv. 3. Aufl. Berlin: Springer; 2015

54.14 Wichtige Internetadressen

- Deutsche Gesellschaft für Neurologie (inklusive Leitlinien): http://www.dgn.org/leitlinien%20
- Deutsche Gesellschaft für Neurointensiv und Notfallmedizin: https://www.dgni.de
- Deutsche Schlaganfallgesellschaft: http://www.dsg-info.de
- Neurocritical Care Society: http://www.neurocriticalcare.org
- NIHSS Training und Zertifizierung: https://secure.trainingcampus.net/uas/modules/trees/windex.aspx?rx=nihss-english.trainingcampus.net

55 Hirnblutung

Martin Wiesmann, Omid Nikoubashman

55.1 Steckbrief

Eine Hirnblutung (auch intrazerebrale Blutung) ist eine Blutung im Hirnparenchym, die unterschiedliche primäre und sekundäre Ursachen haben kann. Die Diagnostik richtet sich nach der zugrunde liegenden Krankheitsursache, wobei zusätzlich zur kraniellen Computertomografie (cCT) eine CT-Angiografie oder eine Magnetresonanztomografie (MRT) eine differenzialdiagnostische Einordnung der Blutungsursache erlauben. Die Akuttherapie richtet sich in erster Linie nach dem raumfordernden Effekt der Blutung (z. B. transtentorielle Einklemmung).

55.2 Synonyme

- (intra)zerebrale Blutung (ICB)
- (intra)zerebrale Hämorrhagie (ICH)
- hämorrhagischer Schlaganfall
- Hirnblutung

55.3 Keywords

- Blutung
- Hirnblutung
- Hämorrhagie
- Schlaganfall

55.4 Definition

- Mikroblutung: Durchmesser der Blutung < 10 mm
- Makroblutung: Durchmesser der Blutung > 10 mm

55.5 Epidemiologie

55.5.1 Häufigkeit

- Die Inzidenz von Hirnblutungen hängt stark von der Bevölkerungsgruppe und der Blutungsursache ab. Sie beträgt in Deutschland etwa 15 pro 100 000 pro Jahr (50 pro 100 000 bei Afroamerikanern und 55 pro 100 000 bei Japanern). Etwa 15 % aller Schlaganfälle sind auf spontane Hirnblutungen zurückzuführen.
- *primäre ICB* (ca. 80–85 % aller Hirnblutungen):
  - hypertensive ICB (50–60 %)
  - ICB auf dem Boden einer zerebralen Amyloidangiopathie (30 %)
- *sekundäre ICB* (ca. 15–20 % aller Hirnblutungen):
  - ICB durch orale Antikoagulanzien (4–20 %)
  - Einblutung in Tumoren (ca. 5 %)
  - vaskuläre Malformationen (1–2 %)
  - seltene Ursachen (< 1 %, unter anderem Sinus- oder Hirnvenenthrombose, Aneurysmablutung, zerebrale Vaskulitis, Drogen)

55.5.2 Altersgipfel

- Das Risiko für Hirnblutungen steigt mit zunehmendem Alter, Hirnblutungen kommen jedoch in allen Altersgruppen vor.
- Im höheren Alter sind Hirnblutungen aufgrund der Einnahme oraler Antikoagulanzien oder auf dem Boden einer Amyloidangiopathie häufiger.

55.5.3 Geschlechtsverteilung

- Es gibt keine spezifische Geschlechtsverteilung, jedoch kann eine Geschlechtsspezifität der zugrunde liegenden Ursachen vorliegen (z. B. Eklampsie).

55.5.4 Prädisponierende Faktoren

- höheres Alter
- arterieller Hypertonus
- Alkoholabusus
- Therapie mit Antikoagulanzien
- Rauchen (Subarachnoidalblutung > intrazerebrale Blutung)
- Diabetes mellitus (intrazerebrale Blutung > Subarachnoidalblutung)
- Vorliegen einer vaskulären Malformation
- Apolipoprotein-Epsilon-4-Genotyp: Assoziation mit zerebraler Amyloidangiopathie
- Drogenabusus (z. B. Amphetamine, Kokain)
- Familienanamnese (z. B. bei hereditären Kavernomen)

55.6 Ätiologie und Pathogenese

- *primäre Ursachen:*
  - arterieller Hypertonus
  - zerebrale Amyloidangiopathie
- *sekundäre Ursachen:*
  - Koagulopathien (erworben oder angeboren)
  - Einnahme gerinnungshemmender Medikamente
  - makroangiopathische Ursachen: vaskuläre Erkrankungen wie arteriovenöse Malformationen, durale arteriovenöse Fisteln, Aneurysmen, Kavernome
  - Vaskulitiden
  - sekundäre Einblutung in ischämische Infarkte
  - Tumoreinblutung
  - Drogenabusus
  - Sinus- und Hirnvenenthrombose

55.7 Klassifikation und Risikostratifizierung

- Hirnblutungen können in vielerlei Hinsicht unterschieden werden.
  - primäre versus sekundäre Blutungen
  - Mikrohämorrhagie versus Makrohämorrhagie
  - typisch lokalisierte Blutungen (Basalganglien, Kleinhirn, Hirnstamm) als Hinweis auf einen arteriellen Hypertonus als wahrscheinlichste Ursache versus atypisch gelegene Blutungen als Hinweis auf andere Ursachen

55.8 Symptomatik

- Die Symptome einer Hirnblutung hängen in erster Linie von ihrer Größe und Lokalisation ab. Typische Symptome sind:
  - fokal-neurologische Defizite (z. B. Lähmungen, Sensibilitätsausfälle)
  - Zeichen eines erhöhten intrakraniellen Drucks (Kopfschmerzen, Übelkeit, Somnolenz)
  - epileptische Anfälle
  - Zeichen einer zerebralen Herniation (z. B. ipsilaterale Mydriasis bei unkaler Herniation aufgrund einer Kompression des ipsilateralen N. oculomotorius)

55.9 Diagnostik

55.9.1 Diagnostisches Vorgehen

- *kranielle Computertomografie (cCT):*
  - Bei Verdacht auf eine Hirnblutung ist eine umgehende cCT ohne Kontrastmittelgabe erforderlich (▶ Abb. 55.1). Damit erfolgen der Nachweis bzw. der Ausschluss einer Hirnblutung. Ferner werden das Ausmaß der raumfordernden Wirkung oder bereits vorliegende Zeichen einer drohenden Einklemmung erkannt.
- *Magnetresonanztomografie (MRT):*
  - Ein Nachweis bzw. Ausschuss einer Hirnblutung ist prinzipiell auch mit der MRT möglich. Dies ist aber in der klinischen Routine nicht üblich, da sie aufgrund von Kontraindikationen nicht uneingeschränkt eingesetzt werden kann (z. B. bei Metallimplantaten oder Schrittmachern), die Untersuchung länger dauert und eine höhere Compliance des Patienten erfordert, die Untersuchung höhere Anforderungen an die Erfahrung des Radiologen stellt und im Vergleich zur cCT höhere Kosten entstehen.
- *CT-Angiografie (CTA):*
  - Sinnvoll ist es, bei Nachweis einer akuten Hirnblutung in der cCT direkt eine CTA durchzuführen. Auf den CTA-Aufnahmen können sich Hinweise auf die Blutungsursache wie eine arteriovenöse Malformation oder eine Sinus- bzw. Venenthrombose finden. Zudem zeigt sich bei 15–20 % aller akuten Hirnblutungen ein Kontrastmittelaustritt im Bereich der Hirnblutung (so genanntes „Spot Sign").
  - Dieses Zeichen erlaubt mit relativ hoher Sicherheit (positiver prädiktiver Wert: 75 %) die Vorhersage, dass die Blutung in den nächsten Stunden wachsen wird und sich der klinisch-neurologische Zustand des Patienten verschlechtern wird.
  - Umgekehrt erlaubt das Fehlen eines Spot Signs relativ sicher die Vorhersage, dass die Blutung in den nächsten Stunden nicht weiterwachsen wird (negativer prädiktiver Wert: 85–95 %). Das Spot Sign kann hilfreich sein zur Entscheidung für weitere Therapiemaßnahmen (z. B. Gabe blutungsstillender Medikamente oder neurochirurgische OP).
- Wenn beim Patienten ein seit Jahren bestehender *arterieller Hypertonus* bekannt ist, die Blutung in einer dafür typischen Lokalisation liegt (Basalganglien, Kleinhirn, Hirnstamm) und die cCT bzw. CTA keinen Hinweis auf eine andere Blutungsursache ergeben haben, ist die Hirnblutung mit so hoher Wahrscheinlichkeit durch den arteriellen Hypertonus bedingt, dass weitere diagnostische Maßnahmen nicht indiziert sind. Wenn diese drei Bedingungen nicht erfüllt sind, ist in der Regel die Durchführung einer MRT in den nächsten Tagen indiziert.
- *digitale Subtraktionsangiografie (DSA):*
  - Wenn sich aus CTA oder MRT Hinweise auf eine mögliche Gefäßmalformation ergeben, erfolgt die weitere Abklärung mittels DSA.

55.9.2 Anamnese

- Ein Schlaganfall aufgrund einer Hirnblutung ist klinisch nicht von einem ischämischen Schlaganfall zu unterscheiden. Mögliche, wenngleich unsichere Hinweise auf eine Hirnblutung sind:
  - Kopfschmerzereignis
  - klinische Zeichen eines erhöhten intrakraniellen Hirndrucks

55.9.3 Körperliche Untersuchung

- Pupillenreaktion, Neurostatus

55.9.4 Labor

- Gerinnungsstatus, ggf. erweiterte Gerinnungsdiagnostik
- ggf. Marker für Gefäßentzündungen
- ggf. Drogenscreening

Hirnblutung

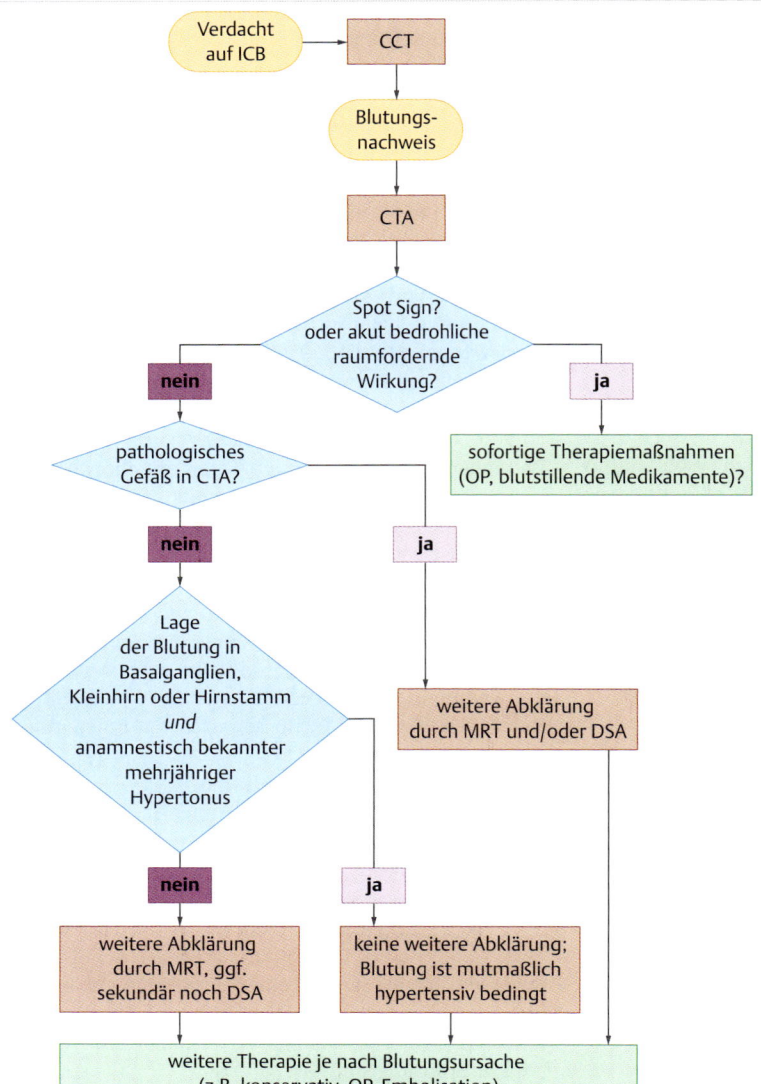

Abb. 55.1 Hirnblutungen (ICB). Diagnostisches und therapeutisches Vorgehen (cCT: kranielle Computertomografie, CTA: CT-Angiografie, DSA: digitale Subtraktionsangiografie, MRT: Magnetresonanztomografie).

55.10 Differenzialdiagnosen

- Ein Schlaganfall aufgrund einer Hirnblutung ist klinisch nicht von einem ischämischen Schlaganfall zu unterscheiden. Mit einer cCT-Untersuchung ist ein sicherer Nachweis einer Hirnblutung möglich.
- Fokale Verkalkungen bzw. verkalkte Raumforderungen wie etwa bei der tuberösen Sklerose oder Oligodendrogliomen können computertomografisch aufgrund ihrer hohen Dichte zuweilen schwer von Blutungen unterschieden werden. Hilfreich zur Unterscheidung sind die Anamnese (plötzlich aufgetretene Symptomatik), die Lokalisation und die Morphologie der Raumforderung sowie computertomografische Dichtebestimmungen, da Verkalkungen meist eine deutlich höhere Dichte haben als Blutungen.

55.11 Therapie

55.11.1 Therapeutisches Vorgehen

- Unterbrechen einer vorbestehenden gerinnungshemmenden Medikation (falls vorhanden) und ggf. Normalisierung der Gerinnung (▶ Abb. 55.1)
- Bei Patienten, die unter der Einnahme oraler Vitamin-K-Antagonisten (VKA) eine Hirnblutung erleiden, kann bei erhöhter International Normalized Ratio (INR) der VKA gestoppt, Vitamin K in einer Dosierung von 10 mg intravenös gegeben und die INR normalisiert werden; dies ist entweder durch intravenöse Gabe von *Prothrombinkomplex-Konzentrat* (z.B. PPSB 30 IE/kg) oder *gefrorenes Frischplasma* (z.B. 20 ml/kg) möglich.

- *Senkung des arteriellen Blutdrucks* auf < 140/90 mmHg in den ersten Tagen nach Blutung
- Die prophylaktische Gabe von *Antiepileptika* wird derzeit nicht empfohlen.
- Es gibt keine Evidenz, die die Gabe von *Dexamethason* bei ICB-Patienten unterstützt.
- symptomatische Therapie eines *erhöhten Hirndrucks* (falls vorhanden)
- Beim Auftreten eines Liquoraufstaus aufgrund der Raumforderung oder als Folge einer Einblutung in das Ventrikelsystem ist ggf. eine *externe Ventrikeldrainage* (EVD) erforderlich.
- Die *neurochirurgische Ausräumung* einer Hirnblutung ist nach derzeitiger Studienlage nur noch indiziert, wenn der Patient durch die raumfordernde Wirkung des Hämatoms vital bedroht ist (Einklemmung).
- Beim *Nachweis eines Spot Signs* in der CTA kann im Einzelfall eine Akuttherapie erwogen werden, weil ein hohes Risiko für ein weiteres Größenwachstum des Hämatoms und eine klinisch-neurologische Verschlechterung des Patienten bestehen. Als Akuttherapie kommen in diesem Fall infrage:
  - neurochirurgische Ausräumung der Hirnblutung
  - medikamentöse Behandlung zur Blutungsstillung, z. B. mit NovoSeven (Faktor VIIa) oder Minirin (Desmopressin): Off-Label-Use!
- Wenn die mutmaßliche Ursache für die Hirnblutung ein *arterieller Hypertonus* oder eine *zerebrale Amyloidangiopathie* ist, erfolgt ansonsten keine weitere spezifische Therapie.
- Beim Nachweis einer anderen Blutungsursache (z. B. Gefäßmalformation, Hirnvenenthrombose) ist ggf. die *Behandlung der Grundkrankheit* erforderlich.

55.12 Verlauf und Prognose

- 50 % der Patienten mit einer Hirnblutung versterben innerhalb von 3 Monaten, 60 % innerhalb eines Jahres
- Nur 20 % der Patienten sind nach 6 Monaten funktionell unabhängig.
- schlechte Prognosefaktoren:
  - niedriger GCS-Wert (GCS: Glasgow Coma Scale) bei Aufnahme
  - Alter > 80 Jahre
  - infratentorielle Blutung
  - Einbruch in das Ventrikelsystem

55.13 Quellenangaben

[1] Delgado Almandoz JE, Yoo AJ, Stone MJ et al. Systematic characterization of the computed tomography angiography spot sign in primary intracerebral hemorrhage identifies patients at highest risk for hematoma expansion: the spot sign score. Stroke 2009; 40: 2994–3000

[2] Khosravani H, Mayer SA, Demchuk A et al. Emergency noninvasive angiography for acute intracerebral hemorrhage. Am J Neuroradiol 2013; 34: 1481–1487

[3] Linn J, Wiesmann M, Brückmann H, Hrsg. Atlas Klinische Neuroradiologie des Gehirns. Heidelberg: Springer; 2011

55.14 Literatur zur weiteren Vertiefung

[1] Diener HC, Weimar C, Berlit P, Hrsg. Leitlinie Intrazerebrale Blutungen. In: Leitlinien für Diagnostik und Therapie in der Neurologie. Herausgegeben von der Kommission „Leitlinien" der Deutschen Gesellschaft für Neurologie. Stuttgart: Thieme; 2012

56 Subarachnoidalblutung und intrakranielle Aneurysmen

Jürgen Konczalla, Volker Seifert

56.1 Steckbrief

Bei einer Subarachnoidalblutung (SAB) zeigt eine kranielle Computertomografie in der Regel eine typische Blutverteilung in den basalen Zisternen und oft nach intraventrikulär. Gelegentlich kommt es aber auch zu intraparenchymalen oder subduralen Blutungen. Die intensivmedizinische Behandlung unterteilt man in zwei Phasen. In der ersten Phase, vor der Aneurysmaversorgung sollten Blutdruckspitzen vermieden werden. Nach Blutungsquellendiagnostik über eine zerebrale Subtraktionsangiografie mit Nachweis eines intrakraniellen Aneurysmas folgt dessen Behandlung mittels Clipping oder Coiling. Im Anschluss daran folgt die zweite (Screening-)Intensivphase. Auf die Entwicklung einer neurologischen Verschlechterung bzw. einer verzögert eintretenden zerebralen Ischämie (DCI) oder eines zerebralen Vasospasmus ist zu achten. Insbesondere im Rahmen der mindestens täglichen neurologischen Untersuchung des Patienten müssen Hinweise auf eine klinische Verschlechterung kontrolliert werden. Andere Ursachen für eine Verschlechterung wie Krampfanfall, Hydrozephalus, Nachblutung und Elektrolytstörungen sind auszuschließen. Werden eine DCI bzw. ein zerebraler Vasospasmus nachgewiesen, sollte nach Beseitigung der Blutungsquelle zunächst eine hypertensive Therapie (induzierte Hypertension) erfolgen, um den zerebralen Blutfluss und die zerebrale Oxygenierung zu verbessern.

56.2 Synonyme

- SAB
- subarachnoid haemorrhage/hemorrhage (SAH)
- perimesenzephale/präpontine SAH
- perimesencephalic/prepontine SAH
- nicht aneurysmatische SAB/SAB ohne Blutungsquellennachweis
- nonaneurysmal SAH/SAH with unknown etiology

56.3 Keywords

- Subarachnoidalblutung
- zerebraler Vasospasmus
- early brain injury
- cortical spreading depolarization
- delayed cerebral ischemia

56.4 Definition

- Die Subarachnoidalblutung (SAB) ist definiert als eine akute auftretende, meist arterielle Blutung zwischen Arachnoidea und Pia mater in den Subarachnoidalraum hinein. In diesem Raum befindet sich ebenso der Liquor cerebrospinalis. Eine Blutungsverteilung hierüber führt zum typischen Vernichtungskopfschmerz mit meningealer Reizung. Eine kranielle Computertomografie (cCT) zeigt in der Regel eine typische Blutverteilung in den basalen Zisternen und oft nach intraventrikulär. Gelegentlich kommt es aber auch zu intraparenchymalen oder subduralen Blutungen.

56.5 Epidemiologie

56.5.1 Häufigkeit

- Etwa 5 % aller Schlaganfälle beruhen auf einer nicht traumatischen SAB. In Mitteleuropa und den USA beträgt ihre jährliche Inzidenz etwa 6–9 pro 100 000 Einwohner. Ein rupturiertes Aneurysma ist hauptsächlich die Ursache für eine spontane SAB (ca. 80 %), wobei sich insbesondere im vorderen Circulus arteriosus Willisii solche Aneurysmen ansiedeln (80–85 % aller Fälle). Selten werden durale AV-Fisteln, arteriovenöse Malformationen oder Dissektionen als Blutungsquelle identifiziert. Eine SAB ohne Blutungsquellennachweis scheint in den letzten Jahren zunehmend diagnostiziert zu werden, wobei auch diese Patienten Vasospasmen entwickeln können.

56.5.2 Altersgipfel

- Patienten mit einer spontanen Subarachnoidalblutung sind relativ jung (mittleres Lebensalter ca. 50 Jahre). Zur groben Prognoseabschätzung dient die Drittelregel: 1 Drittel der Patienten verstirbt innerhalb eines Monats, 1 Drittel bleibt dauerhaft behindert und 1 Drittel kann wieder für sich selbst sorgen.

56.5.3 Geschlechtsverteilung

- Frauen haben ein höheres Risiko (w:m = 1,5:1).

56.5.4 Prädisponierende Faktoren

- Bei den meisten Aneurysmapatienten entwickeln sich keine Frühsymptome. Risikofaktoren sind: Hypertonus, Zigarettenrauchen, schwerer Alkoholkonsum und Kokainkonsum, Marfan-Syndrom, Ehlers-Danlos-Syndrom und die autosomal-dominante polyzystische Nierenerkrankung.
- Finnen und Japaner scheinen eine höhere Inzidenz (15–22 pro 100 000 Einwohner) zu haben, wobei neuere Studien für Finnen niedrigere Werte angeben. Weitere Risikofaktoren sind genetische Bindegewebeerkrankungen (s. o.).

56.6 Ätiologie und Pathogenese

- Bei ca. 80 % der Patienten mit spontaner Subarachnoidalblutung findet sich ein rupturiertes Aneurysma als Blutungsquelle, wobei sich insbesondere im vorderen Circulus arteriosus Willisii solche Aneurysmen ansiedeln (80–85 % aller Fälle). Prädilektionsstellen für die Ausbildung von Aneurysmen sind vor allem die Teilungsstellen der A. communicans anterior, der A. carotis interna, inklusive der intrakraniellen Karotisteilung (Karotis-T), aber auch an den Teilungsstellen der A. cerebri media, der A. basilaris (insbesondere Basilarisspitze) und der A. vertebralis (▶ Abb. 56.1). Die Aneurysmen sind in aller Regel sackförmig, wobei fusiforme, arteriosklerotische oder auch parainfektiöse (mykotische) Aneurysmen ebenso auftreten.
- Die Aneurysmen sind in der Regel klein (wenige Millimeter), können aber auch ein Vielfaches des Ursprungsgefäßes annehmen und einige Zentimeter groß sein.

56.7 Klassifikation und Risikostratifizierung

- Klassifiziert wird die Subarachnoidalblutung nach der Gradeinteilung der *World Federation of Neurological Surgeons (WFNS)* oder nach *Hunt und Hess* (▶ Tab. 56.1). Beide Einteilungen dienen zur Einschätzung der Schwere des Blutungsereignisses, aber auch zur Prognose und zum Teil zur Risikoabschätzung der operativen Versorgung.

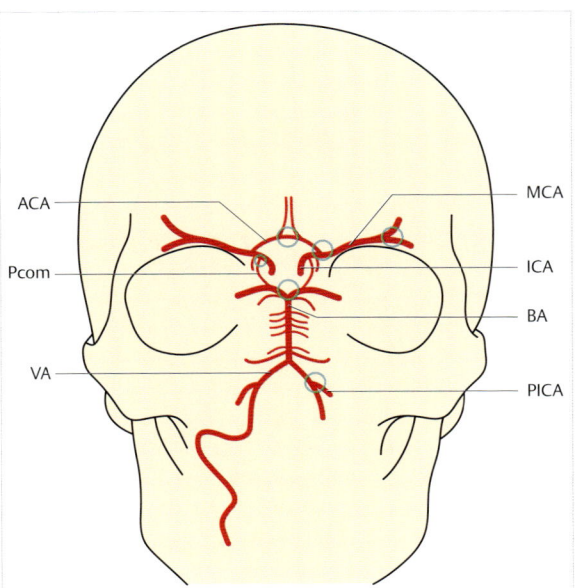

Abb. 56.1 Subarachnoidalblutung. Prädilektionsstellen intrakranieller Aneurysmen. Insbesondere an den Teilungsstellen (blaue Kreise) entstehen Aneurysmen (ACA: A. cerebri anterior, BA: A. basilaris, ICA: A. carotis interna, MCA: A. cerebri media, Pcom: A. communicans posterior, PICA: posterior inferior cerebellar artery, VA: A. vertebralis).

Tab. 56.1 Klassifikation der Subarachnoidalblutung.

WFNS			Hunt und Hess	
Grad	GCS-Wert	Hemiparese, Aphasie	Grad	Kriterien
I	15	nein	I	asymptomatisch oder leichte Kopfschmerzen und/oder leichter Meningismus
II	14–13	nein	II	mittlere bis starke Kopfschmerzen, Meningismus, keine Fokalneurologie mit Ausnahme einer Hirnnervenstörung
III	14–13	ja	III	Somnolenz, Verwirrtheit oder diskrete Fokalneurologie
IV	12–7	ja oder nein	IV	Sopor, mäßige bis schwere Hemiparese, vegetative Störungen
V	6–3	ja oder nein	V	Koma, Einklemmungszeichen

GCS: Glasgow Coma Scale, WFNS: World Federation of Neurological Surgeons

56.8 Symptomatik

- Das Leitsymptom durch die Ruptur des Aneurysmas zusammen mit der Subarachnoidalblutung sind plötzlich einsetzende sowie stärkste Kopf- und Nackenschmerzen in nie zuvor gekannter Intensität. Die Patienten berichten von einem *Vernichtungskopfschmerz*. Die meisten Aneurysmapatienten entwickeln keine Frühsymptome (z. B. Hirnnervenausfälle). Viele Patienten entwickeln einen *Meningismus*. Ein Teil der Patienten erlebt zusätzlich *vegetative Symptome* wie Erbrechen, Übelkeit, Schwindel und Synkope.
- Bei den meisten Patienten ist als neurologisches Symptom eine Bewusstseinstrübung zu erkennen. Ein Großteil der Patienten ist soporös oder komatös. Aber auch epileptische Anfälle, Augenmuskelparesen, Anisokorien, Fazialisparesen oder Hemiparesen können als *neurologische Symptome* auftreten.
- Daneben treten häufig auch weitere vegetative Symptome wie Blutdruckanstieg oder -abfall, Schweißausbrüche und kardiale Rhythmusstörungen auf. Ein Großteil der Patienten zeigt EKG-Veränderungen. Neben supraventrikulären und ventrikulären Herzrhythmusstörungen können zudem Myokardinfarkte auftreten. Eine seltene, aber schwerwiegende myokardiale Störung ist die Tako-Tsubo-Stresskardiomyopathie.

56.9 Diagnostik

56.9.1 Diagnostisches Vorgehen

- Da es sich um einen medizinischen Notfall handelt, sollte bei Verdacht auf eine Subarachnoidalblutung unverzüglich eine Einweisung in ein Krankenhaus mit der Möglichkeit zur Schnittbildgebung und idealerweise in ein Neurozentrum mit Neurochirurgie und interventioneller Neuroradiologie erfolgen.
- In der Klinik sollte dann die weitere Diagnostik erfolgen; zunächst eine *kranielle CT*, mit der in der Regel eine Subarachnoidalblutung nachgewiesen wird. Sollte diese kein subarachnoidales Blut zeigen, wird eine *Lumbalpunktion* mit 3-Gläser-Probe durchgeführt. Die Befunde sind stadienabhängig. Zytologisch kann der *Nachweis von Erythrophagen* (beginnend nach 3–4 Stunden, maximal 12 Stunden bis 3 Tage nach Blutungsereignis) bzw. *Hämosiderophagen* (beginnend nach 12 Stunden, maximal ab > 3 Tage) bereits die Diagnose sichern. Wichtigster liquorchemischer Parameter zur Ausschlussdiagnostik ist *Ferritin* (< 15 ng/ml), der jedoch in den ersten 3 Tagen falsch-negativ sein kann.
- Oft wird im Rahmen der cCT eine CT-Angiografie durchgeführt. Als *Goldstandard* gilt weiterhin die *digitale Subtraktionsangiografie* (DSA; ▶ Abb. 56.2), in der mindestens 4 Gefäße selektiv sondiert werden sollten (beide Aa. carotis internae und beide Aa. vertebrales).
- In ▶ Abb. 56.3 ist die klassische digitale Subtraktionsangiografie abgebildet, bei der nur noch die kontrastierten zerebralen Gefäße dargestellt werden (ohne knöchernen Schädel). Bei der 4-Gefäß-Angiografie werden selektiv beide A. carotis internae (A/B) und A. vertebrales (C) sondiert und anteroposterior (A/B/C) sowie lateral dargestellt. Anschließend können hochauflösende 3-D-Rekonstruktionen (D/E/F) erstellt werden.
- Zur weiteren Einordnung des Schweregrades und zum Abschätzen der Wahrscheinlichkeit eines zerebralen Vasospasmus (ZVS) wird zudem seit 1980 die *Fisher-Skala* angewendet, die die CT-morphologische Blutmenge im Subarachnoidalraum beurteilt (▶ Tab. 56.2).

56.9.2 Anamnese

- In der Anamnese sollten neben dem Akutereignis auch vorherige Warnblutungen und Zeichen für Krampfanfälle erfragt werden. Oft kommt es während des Geschlechtsverkehrs oder der Defäkation zur Subarachnoidalblutung, so dass diesbezüglich die Anamnese erschwert ist.
- Weiterhin sollte die Stimulanzieneinnahme (Kokain), Alkoholkonsum, Zigarettenrauchen, aber auch die Einnahme von Antiaggregationshemmern und Antikoagulanzien erfasst werden.

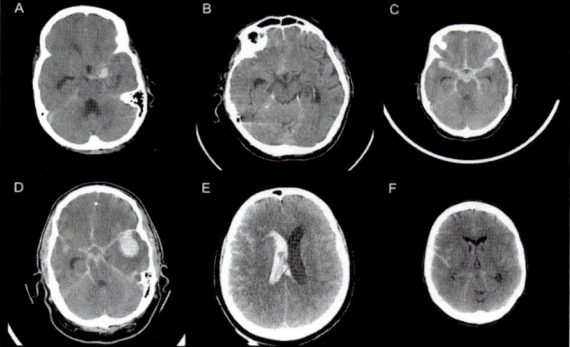

Abb. 56.2 Diagnostik der Subarachnoidalblutung. Kranielle CT verschiedener Schweregrade nach modifizierter Fisher-Einteilung. Neben einer lokalen Subarachnoidalblutung mit niedrigem Risiko von später auftretenden Gefäßspasmen (A/B) kommt es am häufigsten zur pathognomonischen basalen Subarachnoidalblutung in der Pentagonzisterne (C/D). Insbesondere Fisher-Typ-3- und -4-Blutungen mit intraparenchymatöser Einblutung (D) und/oder intraventrikulärer Blutung (E/F) haben ein hohes Risiko für einen zerebralen Vasospasmus. (Quelle: Institut für Neuroradiologie, Universitätsklinikum Frankfurt)

56.9 Diagnostik

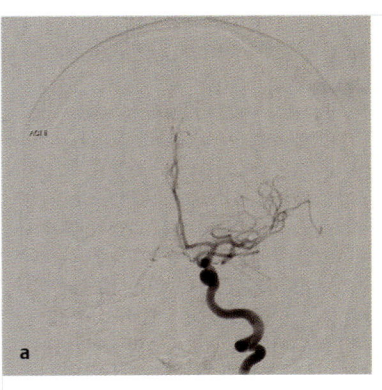
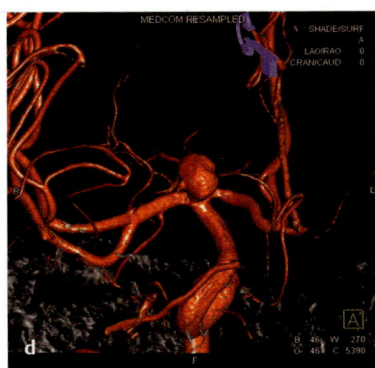
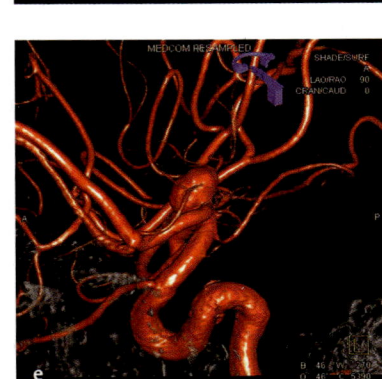
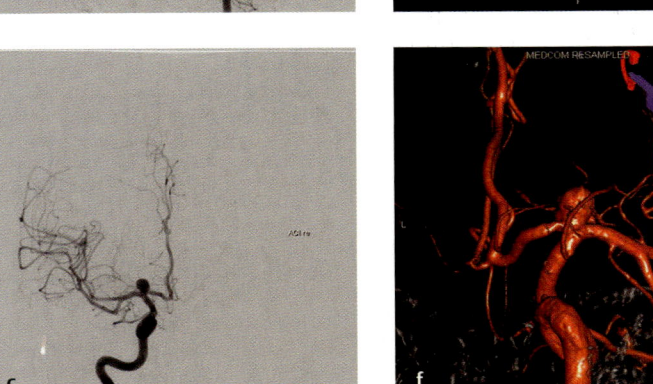

Abb. 56.3 Zerebrale Angiografie. Darstellung einer Subtraktionsangiografie (a-c) inklusive eines 3D-Datensatzes (d-f). In der 4-Gefäß-Subtraktionsangiografie (hier 3 dargestellt: ICA links (a), A. vertebralis links (b), ICA rechts (c) kann das Aneurysma der Carotisbifurkation rechts entdeckt werden (c), bevor mit einer 3D-Darstellung dieses noch detaillierter ausgearbeitet werden kann. Neben den klassischen Ansichten (von anterior (d); von lateral (e); von posterior (f) kann am PC jeder Winkel frei gedreht werden, womit eine bessere Übersicht abgehender (zu erhaltender) Gefäße gelingt. (Quelle: Institut für Neuroradiologie, Universitätsklinikum Frankfurt)

Tab. 56.2 Skala zur weiteren Einordnung des Schweregrades und zum Abschätzen der Wahrscheinlichkeit eines zerebralen Vasospasmus [1].

Fisher-Skala			modifizierte Fisher-Skala	
Grad	Blutmenge im Subarachnoidalraum	ZVS-Risiko	Blutmenge	ZVS-Risiko
1	lokaler dünner Blutfilm	niedrig	lokale oder diffuse SAB, ohne intraventrikuläre Blutung	niedrig
2	diffuse dünne SAB (< 1 mm)	niedrig	lokale oder diffuse SAB, mit intraventrikuläre Blutung	hoch
3	zisternale Tamponade (> 1 mm, lokal oder diffus)	hoch	ausgeprägte basale SAB, ohne intraventrikuläre Blutung	hoch
4	intraparenchymatöse oder intraventrikuläre Einblutung mit oder ohne SAB	hoch	ausgeprägte basale SAB, mit intraventrikuläre Blutung	sehr hoch

SAB: Subarachnoidalblutung, ZVS: zerebraler Vasospasmus

56.9.3 Körperliche Untersuchung

- Es sollte eine dezidierte neurologische Untersuchung erfolgen mit Prüfung des *Hirnnervenstatus* und eines *Meningismus*. Ratsam ist eine Befunderhebung nach der Glasgow-Coma-Skala zur späteren Schweregradeinteilung.
- Bei komatösen und/oder intubierten, sedierten Patienten ist eine Prüfung der *Pupillomotorik* (Anisokorie? Welche Seite ist weit? Kornealreflex vorhanden?) und der *Hirnstammreflexe* (Beuge-/Strecksynergismen) unerlässlich → Bei Auffälligkeiten sollte möglichst unverzüglich eine kranielle CT veranlasst und/oder ein Neurologe/Neurochirurg hinzugezogen werden. Im Rahmen einer Subarachnoidalblutung kommt es häufig zu einem Hydrozephalus und/oder epileptischen Krampfanfällen.

Intensivphase I: Intensivphase vor Sicherung der Blutungsquelle

- *Basismaßnahmen:*
  - Bettruhe und Vermeidung heftiger pressorischer Akte (Antiemetika und Laxanzien bei Bedarf)
  - Zur Neuroprotektion sollten Hyperglykämie, Hypoglykämie, Hyponatriämie und Fieber vermieden werden.
  - *Bis zur Aneurysmaversorgung* sollte ein Zielwert von 140–160 mmHg (RR_{sys})/ein mittlerer arterieller Blutdruck (MAD) von 60–80 mmHg angestrebt werden, da hohe Blutdruckwerte mit einem erhöhten Rerupturrisiko einhergehen können.
  - *Nach der Aneurysmaversorgung* sollte eine Thromboseprophylaxe erfolgen, z. B. mit niedermolekularen Heparinen. Nicht empfohlen wird die prophylaktische Gabe von Glukokortikoiden oder Antifibrinolytika.
  - Schmerzmedikation mit möglichst geringer sedierender Komponente, um die neurologische Beurteilbarkeit zu erhalten
- *ZVS-Prophylaxe:*
  - Nimodipin p. o. ggf. i. v. (6 × 60 mg p. o. oder 10 ml/h i. v. bei 0,2 mg/ml) für 21 Tage
  - Anästhesiebereitschaft für die DSA klären und OP-/Interventionsvorbereitung:
    - WFNS I–II (III) (wacher und ruhiger Patient) → DSA ohne Narkose (stand-by)
    - WFNS ≥ III (bewusstseinsgestörter oder deliranter Patient) → DSA in Narkose
  - Wegen der langen Behandlungszeit (> 14 Tage) sollte man eine *Vorsorgevollmacht* erfragen, ggf. eine *gesetzliche Betreuung* einrichten, falls der Patient nicht geschäftsfähig bzw. dies zu erwarten ist (WFNS ≥ III).

Dies sollte – wenn möglich – in Absprache mit dem Patienten und unter Berücksichtigung seines Betreuerwunsches erfolgen.
- Cave: Ein früh auftretender *Hydrozephalus* sollte bei einer klinischen Verschlechterung unbedingt bedacht und ggf. mit einem kraniellen CT ausgeschlossen werden. Eine lebensrettende *externe Ventrikeldrainage* (EVD) kann in der Regel schnellstens von einem Neurochirurgen gelegt werden.
- Nachweis einer Liquorzirkulationsstörung in der initialen Bildgebung:
  - klinisch relevant oder unklar → EVD vor DSA
  - klinisch eindeutig nicht relevant → direkte DSA möglich

56.10 Differenzialdiagnosen

Tab. 56.3 Differenzialdiagnosen der Subarachnoidalblutung.

Differenzialdiagnose	Bemerkungen
traumatische SAB	Eigen- oder Fremdanamnese; bei bewusstlosen Patienten keine Unterscheidung möglich zwischen Sturz mit SAB und Kopfverletzung *oder* Aneurysmaruptur mit Koma, Sturz und Kopfverletzungen → unbedingt zunächst wie aneurysmatische SAB behandeln und weitere Diagnostik durchführen
perimesenzephale/ präpontine SAB	In den letzten Jahren häufiger, gutes Outcome, kaum Vasospasmusrisiko. DSA zum Aneurysmaausschluss und ggf. Kontroll-Magnetresonanzangiografie nach 2–6 Wochen
nicht perimesenzephale SAB	In letzten Jahren häufiger, oft bei Patienten unter Plättchenhemmern oder Antikoagulation. Outcome je nach Blutverteilung ähnlich wie bei aneurysmatischer SAB, z. T. hohes Vasospasmusrisiko. DSA + MRT der HWS zum Aneurysmaausschluss und ggf. Magnetresonanzangiografie oder DSA nach 2–6 Wochen
weitere seltene Ursachen	arteriovenöse Malformation, durale, arteriovenöse Fisteln, Gefäßdissektionen, Moyamoya-Erkrankung und zerebrale Vaskulitis
klinische Differenzialdiagnosen vor einer CT-Bildgebung mit Nachweis einer SAB	Meningitis, Migräne, zerebrales Vasokonstriktionssyndrom, HWS-Erkrankungen, chronische rheumatische Polyarthritis

DSA: digitale Subtraktionsangiografie, HWS: Halbwirbelsäule, SAB: Subarachnoidalblutung

56.11 Therapie

56.11.1 Therapeutisches Vorgehen

- Die Behandlungsmöglichkeiten und -risiken eines rupturierten Aneurysmas sollen interdisziplinär durch endovaskulär und mikrochirurgisch erfahrene Therapeuten geprüft werden.
- Es empfiehlt sich, nach Durchführung der Angiografie gemeinsam (Neurochirurgie, Neurologie, Neuroradiologie) das beste Therapiekonzept zu besprechen und festzulegen. Neben der Aneurysmalage und Anatomie sollten die lokale Expertise, das Patientenalter, Nebenerkrankungen, Begleitkomplikationen und die Langzeitstabilität in die Entscheidung fließen. Es kann sinnvoll sein, Patienten in ein Zentrum mit größerer Expertise zu verlegen.
- *endovaskuläre Behandlung:*
  - Diese Therapie verwendet meist Spiralen (Coils) aus Titan oder Platin zum interventionell invasiven endovaskulären Verschluss des Aneurysmas. Über einen transfemoralen Zugang werden mittels eines Katheters mehrere Coils im Aneurysma abgelöst, um eine lokale Thrombosierung zu induzieren. Dies geschieht unter angiografischer Kontrolle. Weitere endovaskuläre Therapieoptionen sind die Verwendung von Stents, Flow-Diverter oder endoluminale Verschlusstechniken.
  - In den letzten Jahren kam es in diesem Bereich zu einem regelrechten Entwicklungsschub. Ein häufiger Nachteil ist die unbekannte Langzeitstabilität neuer Devices sowie die Notwendigkeit einer Plättchenaggregationshemmung, die zu einem erhöhten Blutungsrisiko während intensivmedizinischer oder auch operativer Maßnahmen führen kann (EVD-Anlage, ZVK-Anlage etc.).
- *neurochirurgisches Clipping:*
  - Ein akutes Hämatom oder ein akuter Hydrozephalus sind ggf. notfallmäßig zu entlasten. Die heutigen mikrochirurgischen Techniken sind deutlich schonender als die alten makrochirurgischen Eingriffe. Das Aneurysma wird letztendlich mithilfe eines Klipps vom Gefäß abgeklemmt und somit vom Kreislauf sicher getrennt, ohne dieses zu verschließen.
- In ▶ Abb. 56.4 sind die Diagnostik und Behandlung von Blutungsquellen zusammenfassend dargestellt.

56.11.2 Intensivphase II (nach Versorgung): ohne zerebrale Ischämie

- Alle SAB-Patienten sollten intensivmedizinisch betreut und überwacht werden. Auftretende Elektrolytstörungen (z. B. Hyponatriämie) müssen ausgeglichen werden.
- Eine intensivmedizinische Stabilisierung des Patienten und die Prophylaxe eines CVS/DCI stehen im Mittelpunkt. Derzeit ist die orale Gabe von Nimodipin die einzige prophylaktische Maßnahme.
- Auf die Entwicklung einer neurologischen Verschlechterung bzw. einer verzögert eintretenden zerebralen Ischämie ist zu achten. Insbesondere im Rahmen der mindestens täglichen neurologischen Untersuchung des Patienten müssen Hinweise auf eine klinische Verschlechterung kontrolliert werden (GCS, National Institute of Health Stroke Scale [NIHSS]). Andere Ursachen für eine Verschlechterung wie Krampfanfall, Hydrozephalus, Nachblutung und Elektrolytstörungen sind auszuschließen.
- ▶ Abb. 56.5 zeigt einen möglichen Algorithmus während der intensivmedizinischen Screeningphase.

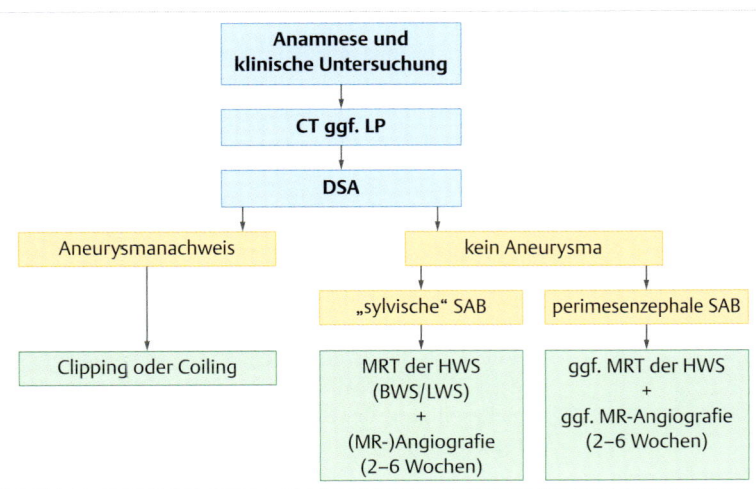

Abb. 56.4 Subarachnoidalblutung. Diagnostik und Therapie von Blutungsquellen. Nach Durchführung der digitalen Subtraktionsangiografie wird interdisziplinär die weitere Behandlung besprochen und durchgeführt. Bei Vorliegen eines zerebralen Vasospasmus wird in den meisten Fällen eine endovaskuläre Versorgung (Coiling) durchgeführt. Bei einer basalen Subarachnoidalblutung sollte unbedingt eine erneute DSA im Verlauf erfolgen (CT: Computertomografie, DSA: digitale Subtraktionsangiografie, HWS/BWS/LWS: Hals-/Brust-/Lendenwirbelsäule, LP: Lumbalpunktion, MR-Angiografie: Magnetresonanzangiografie MRT: Magnetresonanztomografie).

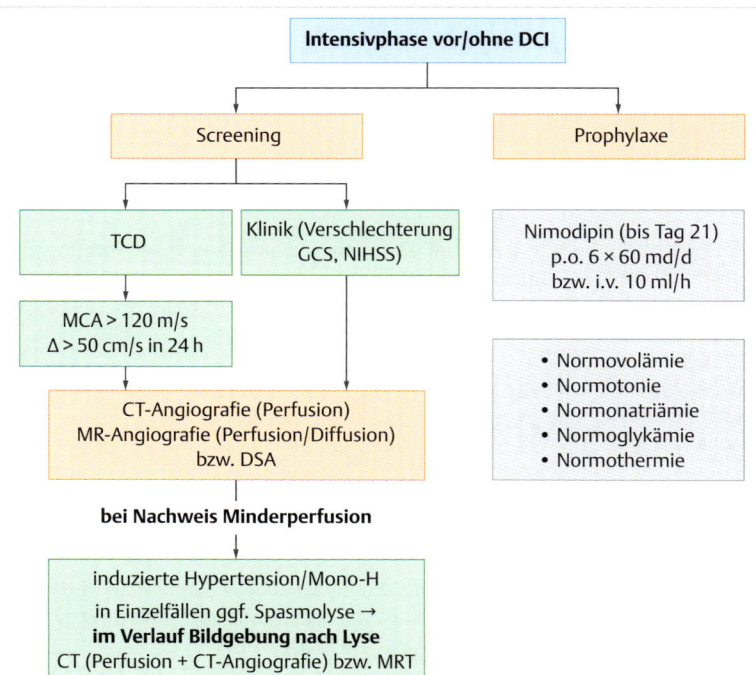

Abb. 56.5 Subarachnoidalblutung. Möglicher Algorithmus während der intensivmedizinischen Screeningphase (CGC: Glasgow Coma Scale, DCI: delayed cerebral ischemia, MCA: A. cerebri media, NIHSS: National Institute of Health Stroke Scale, TCD: transkranielle Duplexsonografie).

Übersicht Intensivphase II

Zu beachten während Intensivphase II:
- Delirbehandlung mit Augenmaß (Delir verschleiert die klinisch-neurologische Beurteilbarkeit)
- ausreichende Analgesie (z. B. Ibuprofen 3 × 800 mg, Piritramid 3 × 7,5 mg s. c., Paracetamol 3 × 1 g, Metamizol 3 × 500–1000 mg)
- Ischämiekontrolle, Aneuysmaversorgung: cCT 24–48 Stunden nach Coiling/OP
- Handling der EVD/Liquordrainage: EVD öffnen ab ICP > 15 mmHg
- Hirndrucktherapie
- Thromboseprophylaxe mit niedermolekularem Heparin
- DCI-Screening/-Diagnostik (S. 446)
- DCI-Prophylaxe/Neuroprotektion
- Routinekontrolle an Tag 7 ± 2 (Coiling → MRT, Clipping → DSA)
- frühzeitige enterale Ernährung
- *Screening:*
  - Klinik: klinische Verschlechterung (Fokalneurologie/GCS/NIHSS)
  - transkranielle Duplexsonografie (TCD): A. cerebri media > 120 cm/s, Δ > 50 cm/s in 24 Stunden, Lindegaard-Index
- *Diagnostik:*
  - bei Verdacht im Screening
  - Routine Tag 7 ± 2 (wenn klinisch nicht sicher beurteilbar)
  - MRT (Perfusion-/Diffusion-Weighted Imaging) oder CT-Angiografie/-Perfusion
- *Prophylaxe:*
  - Normovolämie: ZVD: 5–10 cmH$_2$O
  - Normotonie: MAP: 60–90 mmHg, CPP: 50–80 mmHg
  - Nimodipin p. o. 6 × 60 mg/d oder i. v. 10 ml/h (0,2 mg/ml)
    - Evidenz für die Wirksamkeit besteht für wache Patienten und die orale Gabe in Tablettenform. Falls das nicht möglich ist, sollte die Gabe gemörserter Tabletten über die Magensonde oder die intravenöse Gabe erfolgen.
  - Normonatriämie: ggf. Fludrocortison 0,3 mg/d
  - Normglykämie: ggf. Insulintherapie
  - Normothermie: ggf. physikalische Kühlung, antipyretische Therapie

56.11.3 Intensivphase III: verzögert eintretende zerebrale Ischämie (DCI)

- Symptome einer klinischen DCI sind die Verschlechterung der Bewusstseinslage, motorische Unruhe, zunehmende Kopfschmerzen, fokal neurologische Defizite und ggf. Kreislaufreaktionen. Liegt eine DCI vor, sollte nach Beseitigung der Blutungsquelle zunächst eine hypertensive Therapie (induzierte Hypertension) erfolgen, um den zerebralen Blutfluss und die zerebrale Oxygenierung zu verbessern.

- In seltenen Fällen tritt eine DCI bereits ab dem 3. Tag nach Subarachnoidalblutung auf. Das Maximalrisiko besteht zwischen dem 6. und 10. Tag nach dem Blutungsereignis. Nach dem 14. Tag ist ein Neuauftreten selten.
- bei beatmeten Patienten Sedierungstiefe und Qualität der Beatmung überprüfen (O_2/CO_2)
- induzierte Hypertensionstherapie (hyperdynam, euvoläm): Ziel → CPP: 80–120 mmHg, MAP: 100–140 mmHg (z. B. ICP < 15 mmHg, MAP > 110 mmHg, Noradrenalin ± Vasopressin ± Dobutamin, ZVD: 5–10 mmHg)
- Aufgrund von Nebenwirkungen und neueren Studienergebnisse verliert die vormals bekannte Triple-H-Therapie (Hypervolämie, Hypertonie, Hämodilution) zunehmend an Bedeutung, so dass die DCI bzw. ein zerebraler Vasospasmus (ZVS) vorrangig durch ein *Mono-H-Verfahren* (induzierte Hypertension) therapiert wird. Hierbei können die Nimodipingaben zu transienten Blutdruckabfällen führen oder das Erreichen des Ziel-MAP insgesamt erschwert sein. In diesem Fall stehen mehrere Behandlungsmöglichkeiten zur Verfügung, wobei dem Erreichen des Ziel-MAP die höhere Priorität eingeräumt werden sollte als dem Erreichen der vollen Nimodipindosis von 6 × 60 mg/Tag bzw. der vollen Laufrate von 10 ml/h (0,2 mg/ml) i. v.:
  - Gegensteuern durch Erhöhung der Katecholaminlaufrate
  - Verteilung der Nimodipinportionen auf 12 × 30 mg oder Auslassen einzelner Gaben
  - Reduktion der Laufrate des Nimodipinperfusors
- interventionelle Spasmolyse in Einzelfällen:
  - DSA: Dilatation/intraarterielle Infusion von z. B. Nimodipin. Es bestehen verschiedene Konzepte (einmalige/kontinuierliche Gaben mit oder ohne Angioplastie)
  - Eine Kontrolle des Behandlungserfolgs nach 24–72 Stunden ist sinnvoll, z. B. mit CT (Perfusion + CT-Angiografie) oder MRT (PWI/DWI/MR-Angiografie)
- Eine abschließende Bildkontrolle (CT oder MRT) vor Verlegung bzw. Entlassung erscheint insbesondere bei nicht voll orientierten bzw. sedierten Patienten sinnvoll zur weiteren Verlaufsbeurteilung von Infarkten, Hydrocephalus malresorptivus etc.

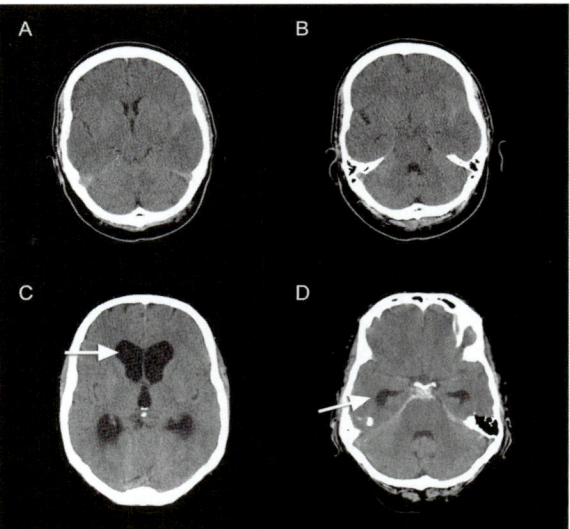

Abb. 56.6 Akuter Hydrozephalus. CT. Patient ohne Hinweis auf einen Hydrozephalus und ohne Erweiterung der Seitenventrikel (A) oder Temporalhörner (B). Patient mit akutem Hydrozephalus und deutlicher Erweiterung der Seitenventrikel (C) oder Temporalhörner (D). (Quelle: Institut für Neuroradiologie, Universitätsklinikum Frankfurt)

56.11.4 Komplikationen

- Mehrere neurologische Komplikationen sind insbesondere zu beachten. Die wichtigste ist die Vermeidung einer *Reruptur*. Deshalb sollten eine zeitnahe Diagnostik und Therapie und bis dahin eine Beruhigung des Patienten und ggf. vorsichtige Blutdrucksenkung erfolgen.
- Direkt zu Beginn kann ein Verschluss der ableitenden Liquorwege zu einem akuten *Hydrocephalus (occlusus)* führen, der zu einem Aufstau mit Erweiterung der Ventrikel und des Temporalhorns führt (▶ Abb. 56.6). Therapie der Wahl ist die Anlage einer externen Ventrikeldrainage (EVD). Im weiteren Verlauf kann ein chronischer Hydrocephalus (malresorptivus) auftreten (10–25 % der Patienten), der über eine dauerhafte Liquorableitung in den Bauchraum behandelt wird (ventrikuloperitonealer Shunt).
- Im weiteren Verlauf kann es insbesondere *zum zerebralen Vasospasmus* (ZVS) bzw. zur klinischen Verschlechterung (verzögert eintretende zerebrale Ischämie; DCI) kommen. Gefährdet sind vor allem Patienten mit einer Fisher-3- bzw. -4-Blutung und/oder mit den WFNS-Graden III–V. Ein ZVS kann asymptomatisch sein oder eine Fokalneurologie hervorrufen (Parese), die durch die induzierte Hypertonie und einen erhöhten zerebralen Blutfluss manchmal sehr eindrucksvoll behandelt werden kann. Weitere Ursachen für das klinisch schlechte Outcome sind unter anderem Mikroemboli, early brain injury, cortical spreading depressions, global cerebral edema und eine Kombination dieser Erkrankungen.
- Während der gesamten Phase des Intensivaufenthalts können *Krampfanfälle* auftreten, die meist eine neurologische Verschlechterung hervorrufen. Die Diagnostik (EEG) und Therapie unterscheidet sich nicht wesentlich von der Therapie der symptomatischen Epilepsie (Levetiracetam, Phenytoin und/oder Valproat).
- *Kardiale Komplikationen* nach Subarachnoidalblutung finden sich häufig und in einem weiten Spektrum von hämodynamischer Instabilität, Arrhythmien, Myokardinfarkten bis zu schweren Kardiomyopathien (Tako-Tsubo). Bei Aufnahme empfiehlt sich daher die Durch-

führung einer EKG-Untersuchung und die Bestimmung der kardialen Enzyme.
- Das EKG zeigt oft ST-Strecken-Veränderungen, prominente U-Wellen und andere *Herzrhythmusstörungen*. Auch eine Troponin-T-Erhöhung ist bei einem Großteil der Patienten zu finden.
- Neben der *Aspirationspneumonie* bei somnolenten/soporösen/komatösen Patienten treten als Folge einer längeren Beatmungsdauer und teilweise durch ein neurogenes pulmonales Ödem bedingt weitere *Gasaustauschstörungen* und *Pneumonien* auf.
- Ein mit der Subarachnoidalblutung besonders vergesellschaftetes Krankheitsbild ist die *Hyponatriämie*, die zu Krampfanfällen und Hirnödem führen kann und mit einem erhöhten ZVS-Risiko assoziiert ist.
- Ursache sind entweder ein zerebraler Salzverlust oder das Syndrom der inadäquaten ADH-Sekretion (SIADH). Der zerebrale Salzverlust (niedrige Urinosmolalität) führt zu einer hypovolämischen Hyponatriämie durch Verlust von Natrium und freiem Wasser und kann die Aufrechterhaltung eines adäquaten zerebralen Perfusionsdrucks erschweren. Natrium, Flüssigkeit und ggf. Fludrocortison sollten verabreicht werden.
- Beim SIADH (hohe Urinosmolalität) kommt es zu einer inadäquaten Antidiurese und einer euvolämischen Hyponatriämie. Es sollte ein langsamer Natriumausgleich erfolgen, in schweren Fällen kann die Gabe eines ADH-Antagonisten (Tolvaptan) erwogen werden.

56.12 Nachsorge

- Die Wahrscheinlichkeit neuer Aneurysmen und einer Rekanalisation ist sehr gering, so dass aktuell nach mikrochirurgischer Clipausschaltung keine bildgebende Verlaufsuntersuchung indiziert ist. Nach endovaskulärer Aneurysmabehandlung sollte routinemäßig eine MR-Angiografie nach 6 Monaten erfolgen und je nach Befund die weiteren Kontrollen geplant werden.
- Für nicht traumatische Subarachnoidalblutungen ohne Blutungsquellennachweis sollte bei typischer basaler SAB eine erneute Angiografie nach der Vasospasmusphase erfolgen (2–6 Wochen). Beim Sonderfall der perimesenzephalen/präpontinen Subarachnoidalblutung kann eine MR-Angiografie nach 2–6 Wochen durchgeführt werden.

56.13 Verlauf und Prognose

- Die Prognose hängt vor allem vom Grad der initialen Bewusstseinsstörung, Alter des Patienten, von der Blutverteilung und der Lage des Aneurysmas ab.
- Die Letalität ist innerhalb der letzten Jahrzehnte deutlich gesunken, dennoch versterben innerhalb des ersten Monats bis zu 40 % der Patienten, wobei berücksichtigt werden muss, dass 10–20 % der Patienten bereits vor Erreichen des Krankenhauses versterben. Etwa ein Drittel der überlebenden Patienten hat ein bleibendes neurologisches Defizit. Bleibende neuropsychologische Defizite sind noch häufiger.
- Bei Patienten, bei denen kein Aneurysma nachgewiesen werden kann, ist die Prognose ebenfalls von der Blutungsverteilung, dem Blutungsgrad, der initialen Bewusstseinsstörung und dem Alter abhängig. Die perimesenzephalen/präpontinen Subarachnoidalblutungen haben eine deutlich bessere Prognose.

56.14 Quellenangaben

[1] Frontera JA, Claassen J, Schmidt JM et al. Prediction of symptomatic vasospasm after subarachnoid hemorrhage: the modified fisher scale. Neurosurgery 2006 Jul; 59(1): 21-7

57 Zerebrale Sinus- und Hirnvenenthrombose

Natalia Kurka, Waltraud Pfeilschifter

57.1 Steckbrief

Die zerebrale Sinusvenenthrombose (cerebral venous sinus thrombosis; CVST) ist eine seltene Schlaganfallursache. Je nach Ausmaß, Lokalisation und Dynamik der Thrombose sowie der Beteiligung wichtiger drainierender Blutleiter entstehen Stauungsinfarkte, Hirnödem und Stauungsblutungen, die den klinischen Verlauf bestimmen. Neben Kopfschmerzen, fokal-neurologischen Symptomen und epileptischen Anfällen kann es zu erhöhtem Hirndruck und Koma kommen. Diagnostisch wegweisend ist die kranielle MRT oder CT mit venöser Angiografie. Therapeutisch erfolgt eine Antikoagulation mit Heparin. Die Prognose einer aseptischen CVST ist meist gut, die Letalität der septischen CVST ist um ein Vielfaches höher. Prognostisch ungünstig sind die Beteiligung tiefer Hirnvenen, ausgedehnte Infarkte oder Blutungen, Paresen sowie hohes Alter.

57.2 Aktuelles

- *Direkte orale Antikoagulanzien* (DOAK) sind für Behandlung der CVST (noch) nicht zugelassen. Die prospektivrandomisierte RESPECT-CVT-Studie, die eine orale Antikoagulation mit Dabigatran mit Warfarin verglich, zeigte niedrige Raten an neuerlichen Thrombosen und ein vergleichbares Blutungsrisiko in beiden Gruppen, was darauf hindeutet, dass auch die Behandlung mit einem DOAK sicher und wirksam ist [3].
- Die *lokale Thrombolyse* mit Alteplase (rt-PA) und/oder die *mechanische Thrombektomie* können nach bisheriger Evidenz nicht standardmäßig empfohlen werden, Anwendung nur in ausgewählten Einzelfällen [3]. Das TO-ACT-Trial, das eine endovaskuläre Thrombolyse vs. therapeutische Antikoagulation bei Hochrisikopatienten untersuchte, wurde nach einer Interimsanalyse nach Einschluss von 63 Patienten mit neutralem Ergebnis beendet [1].
- Die *dekompressive Hemikraniektomie* bei ausgedehnten Stauungsinfarkten, Blutungen, Hirnödem und/oder drohender zerebraler Herniation wird empfohlen, wenngleich der bisherige Evidenzgrad niedrig ist [4], [5].

57.3 Synonyme

- Hirnvenenthrombose
- Sinusthrombose
- Sinusvenenthrombose (CVST)
- cerebral venous thrombosis
- blande/aseptische Sinusvenenthrombose
- septische Sinusvenenthrombose

57.4 Keywords

- Sinusvenenthrombose
- Stauungsinfarkt
- Stauungsblutung
- Hirndruck
- Kopfschmerzen
- Hirnödem
- epileptische Anfälle
- dekompressive Therapie
- Antikoagulation

57.5 Definition

- Thrombosierung der zerebralen Hirnvenen (dreischichtiger Gefäßaufbau) = Hirnvenenthrombose oder Thrombosierung der Hirnsinus (Duraduplikaturen mit Endothel) = Sinusthrombose oder kombinierte Thrombose beider Blutleiter (= Sinusvenenthrombose) mit möglicher konsekutiver Abflussstörung und venöser Stauung

57.6 Epidemiologie

57.6.1 Häufigkeit

- Schätzungen zufolge machen CVST 1–2 % aller Schlaganfälle bei Patienten unter 45 Jahren aus. Die Zahl der jährlichen Erkrankungen liegt bei ca. 1–5 pro 1 Mio. Einwohner.

57.6.2 Altersgipfel

- Das mittlere Erkrankungsalter liegt zwischen 35 und 40 Jahren. Prinzipiell Auftreten in jedem Lebensalter möglich.

57.6.3 Geschlechtsverteilung

- Frauen aufgrund der prädisponierenden Faktoren (hormonelle Einflüsse, orale Kontrazeptiva, Schwangerschaft) im Verhältnis 3:1 im Vergleich zu Männern betroffen.

57.6.4 Prädisponierende Faktoren

- *hormonelle Faktoren* bei 50 % der CVST: Einnahme oraler Kontrazeptiva (in bis zu 10 % der Fälle einziger prädisponierender Faktor), insbesondere in Kombination mit Übergewicht, über 50 % der betroffenen Frauen unter Hormonsubstitution (vor allem Gestagene) oder im Zusammenhang mit Schwangerschaft (insbesondere postpartale Phase)

- *idiopathisch* (20–35 %): kein klarer ätiologischer Faktor
- *Gerinnungsstörungen* (10–25 %): Faktor-V-Leiden-Mutation mit APC-Resistenz, Prothrombinmutation G 20210 A, Antithrombin-III-, Protein-C- und -S-Mangel, Antiphospholipidantikörper, weitere seltenere primäre oder sekundäre Gerinnungsstörungen
- *hämatologische Erkrankungen*: Polycythaemia vera, Anämien, Sichelzellanämie, Leukämie, Thrombozythämie
- *mechanisch*: Liquorunterdrucksyndrom, Lumbalpunktion, spinale Anästhesie, Schädel-Hirn- Trauma
- *mechanische Abflussbehinderung*: zentralvenöser Katheter (V. jugularis, V. subclavia)
- *Malignome*
- *Dehydratation*
- *nephrotisches Syndrom*
- *entzündliche Erkrankungen*: Lupus erythematodes, Granulomatosen, Thombangiitis obliterans, Sarkoidose, chronisch-entzündliche Darmerkrankungen, Morbus Behçet
- *Medikamente*: Steroide, Tamoxifen, Progesteron, Lithium, Ecstasy
- *Infektionen*: Meningitis, Empyem, Otitis, Mastoiditis, Tonsillitis, Sinusitis; systemische Infektion: Endokarditis, Sepsis, HIV, Malaria, Tuberkulose, Aspergillose

57.7 Ätiologie und Pathogenese

- *Anatomie*: Kortikale Venen und tiefe zerebrale Venen (V. interna cerebri, V. thalamostriata, V. basalis) bilden ein Anastomosennetz und drainieren in die Sinus (S. sagittalis superior, S. sagittalis inferior, S. rectus, S. transversus, S. sigmoideus, S. cavernosus). Sinus sind über akzessorische Abflüsse mit den extrakraniellen Venen verbunden. Bei Verlegung von Abflussbahnen durch Flussumkehr (keine Venenklappen!) sind Kollateralkreisläufe möglich.
- *Pathogenese*: lokale Störung der Blutgerinnung mit Ungleichgewicht zugunsten prokoagulatorischer Faktoren, Bildung eines lokalen Blutgerinnsels und Thrombusentwicklung. Behinderung der venösen Drainage durch Thrombusmaterial. Ausmaß der Thrombosierung sowie Ausbildung von Kollateralkreisläufen sind entscheidend für Verlauf des Erkrankungsbildes.
- Stauung vor den verlegten Gefäßabschnitten mit Zunahme des zerebralen Blutvolumens (CBV) und Anstieg des intrazerebralen Druckes (ICP). Hierüber Abnahme des zerebralen Perfusionsdrucks (CPP) und des zerebralen Blutflusses. Durch Stauung sind Kongestionsblutungen, Stauungsinfarkt und vasogenes Ödem möglich.
- *septische CVST*: meist fortgeleitete bakterielle Infektion (häufig Staphylokokken oder Streptokokken) aus dem Mittelgesichts- oder dem HNO-Bereich (Sinusitis, Otitis media, Mastoiditis), auch lokal durch Durchbruch eitriger Prozesse durch den Knochen (wandständige oder obliterierende Thrombose), Zahnabszess, Hirnabszess, Schädel-Hirn-Trauma, septische Embolien, z. B. bei Endokarditis, Tuberkulose, selten parasitäre Erkrankungen (Malaria, Trichinose), Aspergillose

57.8 Klassifikation und Risikostratifizierung

- Aseptische Sinus(venen)thrombose: 3–4 % mit schwerem Krankheitsverlauf. Die Mortalität im Langzeitverlauf liegt bei ca. 8 %.
- Septische Sinus(venen)thrombose: häufig im Bereich des Sinus transversus und sigmoideus. Die Letalität beträgt bis zu 50 %.

57.9 Symptomatik

- Heterogene klinische Präsentation, die von subakuten milden bis hin zu akuten schwersten Krankheitsverläufen reichen. Kein bestimmtes Symptom oder neurologisches Syndrom ist spezifisch, aber 90 % der Patienten leiden unter *Kopfschmerzen* verschiedener Lokalisation, Qualität und Intensität (ca. 10 % akut einsetzende Kopfschmerzen, auch Vernichtungskopfschmerz).
- bei ca. 20 % chronischer Verlauf (> 4 Wochen), ca. 50 % subakuter Verlauf
- Bei der Hälfte der Patienten zeigen sich fokal-neurologische Defizite. Symptomatische *epileptische Anfälle* bei ca. 50 % der Patienten auf dem Boden einer lokalen venösen Stauung, eines Infarkts, einer Blutung oder eines lokalen/generalisierten Hirnödems.
- bei etwa der Hälfte der Patienten *erhöhter Hirndruck* mit Sehstörungen, Kopfschmerzen und Vigilanzminderung

57.10 Diagnostik

57.10.1 Diagnostisches Vorgehen

- In ▶ Abb. 57.1 ist das diagnostische Vorgehen bei Sinusvenenthrombose dargestellt.

57.10.2 Anamnese

- Beginn, Qualität, Intensität der Kopfschmerzen, Foto-/Phonophobie, Verschlechterung bei körperlicher Aktivität
- fokal-neurologische Defizite, Paresen, Sprach- oder Sprechstörungen, Sehstörungen, Nackensteifigkeit
- Schwangerschaft, postpartale Phase
- Medikamentenanamnese: Hormonersatzpräparate, orale Kontrazeptiva
- Familienanamnese: Gerinnungsstörungen, Fehlgeburten, Thrombosen, Lungenarterienembolie

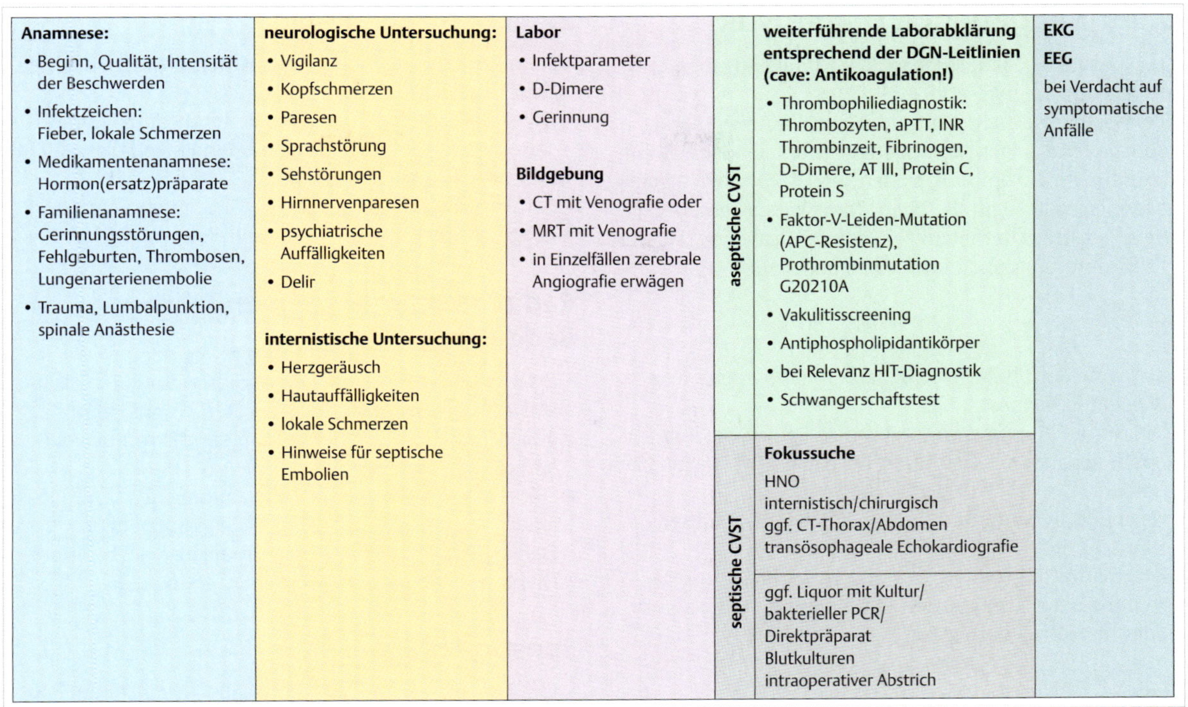

57.10 Diagnostik

Anamnese:	neurologische Untersuchung:	Labor	weiterführende Laborabklärung entsprechend der DGN-Leitlinien (cave: Antikoagulation!)	EKG EEG
• Beginn, Qualität, Intensität der Beschwerden • Infektzeichen: Fieber, lokale Schmerzen • Medikamentenanamnese: Hormon(ersatz)präparate • Familienanamnese: Gerinnungsstörungen, Fehlgeburten, Thrombosen, Lungenarterienembolie • Trauma, Lumbalpunktion, spinale Anästhesie	• Vigilanz • Kopfschmerzen • Paresen • Sprachstörung • Sehstörungen • Hirnnervenparesen • psychiatrische Auffälligkeiten • Delir **internistische Untersuchung:** • Herzgeräusch • Hautauffälligkeiten • lokale Schmerzen • Hinweise für septische Embolien	• Infektparameter • D-Dimere • Gerinnung **Bildgebung** • CT mit Venografie oder • MRT mit Venografie • in Einzelfällen zerebrale Angiografie erwägen	**aseptische CVST** • Thrombophiliediagnostik: Thrombozyten, aPTT, INR Thrombinzeit, Fibrinogen, D-Dimere, AT III, Protein C, Protein S • Faktor-V-Leiden-Mutation (APC-Resistenz), Prothrombinmutation G20210A • Vakulitisscreening • Antiphospholipidantikörper • bei Relevanz HIT-Diagnostik • Schwangerschaftstest **septische CVST** Fokussuche HNO internistisch/chirurgisch ggf. CT-Thorax/Abdomen transösophageale Echokardiografie ggf. Liquor mit Kultur/ bakterieller PCR/ Direktpräparat Blutkulturen intraoperativer Abstrich	bei Verdacht auf symptomatische Anfälle

Abb. 57.1 Zerebrale Sinusvenenthrombose (CVST). Diagnostisches Vorgehen (APC: aktivierte Protein-C-Resistenz, aPTT: aktivierte partielle Thromboplastinzeit, AT III: Antithrombin III, HIT: heparininduzierte Thrombozytopenie, INR: International Normalized Ratio, PCR: Polymerasekettenreaktion).

- Infektzeichen, Fieber, Ohren-, Hals-, Zahnschmerzen, B-Symptomatik
- Auslandsanamnese
- Trauma, Lumbalpunktion, spinale Anästhesie

57.10.3 Körperliche Untersuchung

- klinisch-neurologische Untersuchung
- direkte Funduskopie: Stauungspapille (erhöhter intrazerebraler Druck auch bei normaler Ventrikelweite möglich!)
- HNO-ärztliche und internistische Untersuchung bei Verdacht auf septische Thrombose, lokale Schmerzen, Hinweise für septische Embolien

57.10.4 Labor

- Infektkonstellation, Leukozytose, CRP-Erhöhung, ggf. Prokalzitoninbestimmung
- Gerinnungsstörung
- Negative D-Dimere schließen eine CVST nicht aus! Cave: hohe Rate falsch negativer Befunde bei prolongierter Symptomatik (> eine Woche) und bei isolierten Kopfschmerzen
- Thrombozytose, Anämie

- Thrombophiliediagnostik: Thrombozyten, activated partial thromboplastin time (aPTT), International Normalized Ratio (INR), Thrombinzeit, Fibrinogen, D-Dimere, Angiotensin III (AT III), Protein C, Protein S
- Faktor-V-Leiden-Mutation (APC-Resistenz), Prothrombinmutation G20210A
- Vakulitisscreening
- Antiphopholipidantikörper
- bei Relevanz: HIT-Diagnostik, Schwangerschaftstest
- Unter Antikoagulation ist eine Gerinnungsdiagnostik (außer genetische Testung) nicht sinnvoll!

57.10.5 Mikrobiologie und Virologie

- bei Fieber mindestens 2 Paar Blutkulturen
- Abstriche intraoperativ bei Sanierung zur möglichen antibiogrammgerechten Therapie
- bei erfolgter Liquorpunktion Direktmikroskopie nach Gram-Färbung, Anlegen von Liquorkulturen und Durchführung einer bakteriellen Polymerasekettenreaktion (PCR)
- ggf. bei septischer CVST Infektionsserologie

57.10.6 Bildgebende Diagnostik

- Da spezifische Symptome fehlen, ist die bildgebende Diagnostik wegweisend.
- Bei Nachweis von Stauungsblutung, Stauungsinfarkt, sulkalen Blutungen, Hirnödem oder lokaler Schwellung (= indirekte Thrombosezeichen) und atypischen Lokalisationen (parasagittal → Sinus transversus, temporal → Sinus sagittalis, bithalamisch → tiefe Hirnvenen) ist eine CVST differenzialdiagnostisch zu bedenken!

CT

- aufgrund der breiten Verfügbarkeit häufig erste wegweisende Diagnostik
- Die Nativ-CT kann bereits Hinweise liefern, die Rate an falsch negativen Befunden ist hoch (bis 20 % Normalbefunde).
- Nachweis hyperdenser Sinus möglich (DD erhöhter Hämatokrit)
- kontrastmittelgestützte cCT in venöser Phase zur Darstellung einer Kontrastmittelaussparung in den Sinus oder den kortikalen Venen

MRT

- indirekter Thrombusnachweis mittels MR-Venografie, auch direkter und indirekter Thrombusnachweis mit T1-, T2- und T2*-gewichteten Sequenzen (siehe ▶ Abb. 57.2)
- T2*-gewichtete Sequenzen (in den ersten Tagen bis zu einer Woche am sensitivsten), Thrombus stellt sich als Signalauslöschung dar (Stichwort: Blooming).
- T1-gewichtete Sequenzen: in der Akutphase Thrombus isointens, nach Tagen hyperintens (intrazelluläres Methämoglobin)
- T2-gewichtete Sequenzen: ab der 2. Woche hyperintenser Thrombus (extrazelluläres Methämoglobin)
- MR-Angiografien (Inflow-Angiografien [TOF] oder Phasenkontrastangiografien): fehlendes Flusssignal oder Signalauslöschung
- 3-D-T1w nach Kontrastmittelgabe: hohe Sensitivität für die Diagnostik der akuten oder subakuten CVST
- Bei der Diagnose der kortikalen Thrombose ist die MRT mit Venografie der cCT mit Venografie überlegen.

Zerebrale Angiografie

- selten zur ergänzenden Diagnostik indiziert, da mittels cMRT und cCT mit Venografie gut möglich
- Die Diagnostik der kortikalen Venenthrombose kann sehr schwierig sein, in begründeten Einzelfällen ist eine DSA zu erwägen.
- bei Verdacht auf Ausbildung einer duralen Fistel (erhöhtes Shuntvolumen!) DSA hilfreich

Radiologische Zeichen und ihre Bedeutung

- Empty Triangle Sign oder Delta Sign: trianguläre Kontrastmittelaussparung im Bereich des Sinus sagittalis superior oder Confluens sinuum dem Thrombus entsprechend
- „Blooming": Signalauslöschung entlang der thrombosierten venösen Struktur in T2*/SWI-Sequenzen.
- Dense Clot Sign: direkte Visualisierung des Thrombus (hyperdens) in zerebraler Vene im Nativ-cCT.

Sonstige Diagnostik

- Ein Tumorscreening ohne konkreten Verdacht auf eine maligne Erkrankung wird nicht empfohlen.

57.10.7 Instrumentelle Diagnostik

EKG

- wird bei intrazerebraler Blutung oder Infarkt empfohlen, da hohe Prävalenz von EKG-Veränderungen (QTc-Zeit-Verlängerungen, T-Wellen-Inversion, ST-Strecken-Senkungen, AV-Blockierungen) auf dem Boden neurokardialer Interaktionen

EEG

- Bei stattgehabten epileptischen Anfällen oder prolongierter Bewusstseinsstörung zum Ausschluss eines nicht konvulsiven epileptischen Anfalls indiziert. Veränderungen zeigen sich insbesondere bei kortikalen Läsionen. Regionale Verlangsamung des Grundrhythmus? Erhöhte zerebrale Erregbarkeit? Anfallsmuster?

Lumbalpunktion

- Bei Verdacht auf CVST sollte eine Liquordiagnostik nur nach sorgfältiger Nutzen-Risiko-Abwägung erfolgen, durch Scherkräfte kann eine Thrombosierung zusätzlich begünstigt werden.
- Bei *septischer* CVST auch entzündlicher Liquor. Liquorkulturen können bei der Sicherung des Keimes hilfreich sein.

57.10 Diagnostik

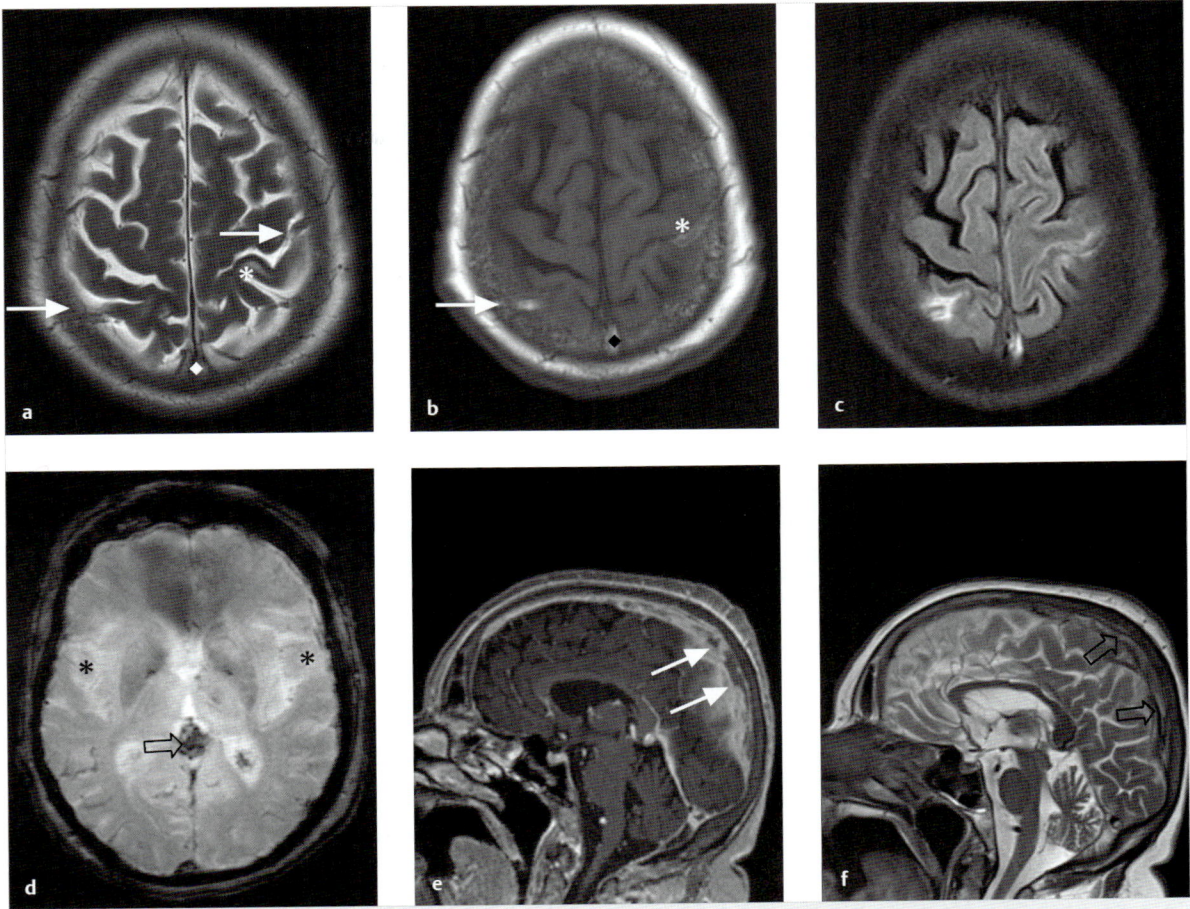

Abb. 57.2 Sinusvenenthrombose der V. cerebri magna, des Sinus rectus und des Sinus sagittalis superior. Darstellung im kraniellen MRT.
a T2w mit hyperintensem Signal der Thromben im Sinus sagittalis superior (◇) und stauungsbedingtem Ödem (*) im Gyrus postcentralis sowie den erweiterten thrombosierten kortikalen Venen (←). (Quelle: Universitätsklinikum Frankfurt, Direktorin Prof. Dr. Elke Hattingen)
b T1w nativ mit hyperintensem Signal der Thromben im Sinus sagittalis superior (◇) und den kortikalen Venen rechts parietal (←) und links im Sulcus centralis (*). (Quelle: Universitätsklinikum Frankfurt, Direktorin Prof. Dr. Elke Hattingen)
c FLAIR auf gleicher Höhe. (Quelle: Universitätsklinikum Frankfurt, Direktorin Prof. Dr. Elke Hattingen)
d T2*w mit Blooming der Thromben in der V. cerebri magna (↑) und gestauten, signalgeminderten kortikalen Venen temporal rechts > links (*). (Quelle: Universitätsklinikum Frankfurt, Direktorin Prof. Dr. Elke Hattingen)
e T1w nach Kontrastmittelgabe mit Aussparung der Kontrastierung durch die Thromben im Sinus sagittalis superior (←). (Quelle: Universitätsklinikum Frankfurt, Direktorin Prof. Dr. Elke Hattingen)
f T2w auf gleicher Höhe mit hyperintensem Signal der Thromben (↑). (Quelle: Universitätsklinikum Frankfurt, Direktorin Prof. Dr. Elke Hattingen)

- Bei *aseptischer* CVST meist unauffälliger Liquor (leichte Pleozytose, Eiweißerhöhung, Blutbeimengung möglich). Die Liquordruckmessung kann erhöhten Liquoröffnungsdruck zeigen. Insgesamt zur Diagnosesicherung nicht wegweisend.

57.10.8 Intraoperative Diagnostik

- bei septischer CVST mikrobiologische Kultivierung/intraoperative Abstriche

57.11 Differenzialdiagnosen

Tab. 57.1 Differenzialdiagnose der Sinusvenenthrombose.

Differenzialdiagnose	charakteristische Befunde	wegweisende Anamnese und Diagnostik
Pseudotumor cerebri (idiopathische intrakranielle Hypertension)	Stauungspapille, Sehstörungen mit Gesichtsfelddefekten, auch Abduzensparese, sonst normaler klinisch-neurologischer Befund, Kopfschmerz, bei 80 % Adipositas mit rascher Gewichtszunahme	Der Pseudotumor cerebri ist eine Ausschlussdiagnose!
		cMRT: Ausschluss von Hydrocephalus internus, Tumor, Sinusthrombose oder einer anderen strukturellen Läsion
		Empty Sella Sign? Ödematös aufgetriebene Optikusscheiden → auch bei zerebraler Sinusvenenthrombose möglich
		Ausschluss endokriner Störungen
		Medikamentenanamnese!
		nach Bildgebung Lumbalpunktion mit Liquordruckmessung
intrazerebrale Blutung (ICB)	starke Kopfschmerzen, meist akut aufgetretene, fokal-neurologische Symptome, teils protrahiert mit sekundärer Verschlechterung, epileptische Anfälle, psychomotorische Unruhe, rasche Vigilanzminderung, Erbrechen	kranielle CT
		Loco typico: hypertensive Blutung im Bereich der Stammganglien
		Raumforderung? Sinus- oder Hirnvenenthrombose?
		bei atypischer Lage → ergänzende Gefäßdarstellung CT/MRT, ggf. zerebrale Angiografie: AV- Malformation? durale Fistel?
Subarachnoidalblutung (SAB)	häufig Vernichtungskopfschmerz, fokalneurologische Ausfälle, Meningismus, Vigilanzminderung	cCT mit hoher Sensitivität
		bei unauffälliger cCT: Lumbalpunktion: 3-Gläser-Probe positiv? Akut blutiger Liquor, nach 8–12 Stunden xanthochromer Liquor, Ferritin im Liquor erhöht
zerebraler Infarkt	akut aufgetretene fokal-neurologische Ausfälle, Kopfschmerzen bei Infarkten im Stromgebiet der A. cerebri posterior oder zerebellären Infarkten häufig	cCT: Infarkt in typischer Lokalisation, umgebendes Ödem?
		Gefäßdarstellung arteriell, venös bei Verdacht auf Stauungsinfarkt
Herpesenzephalitis	Vigilanzminderung, neurokognitive Störungen, Fieber, Kopfschmerzen, meist progredient über Stunden bis wenige Tage	cMRT: hippokampale Diffusionsstörungen, Ödem?
		Liquordiagnostik: entzündlicher Liquor mit mäßiggradiger Pleozytose? Polymerasekettenreaktion (PCR) auf neurotrope Viren
Meningitis, Abszess	insbesondere okzipitale und frontale bilaterale Kopfschmerzen, hohes Fieber, Meningismus, epileptische Anfälle, Vigilanzminderung	cCT mit Kontrastmittel oder MRT: leptomeningeale Kontrastmittelanreicherung, bei Abszess ringförmig Kontrastmittelaufnahme Herde, Hirnödem?
		Lumbalpunktion nach Bildgebung möglich, bakteriell-entzündlicher Liquor? Teils eitrig/trüb, Liquorpräparat mit direkter Mikroskopie
zerebrale Raumforderung (Primärtumor, Metastasen)	Kopfschmerzen, fokale neurologische Ausfälle, neuropsychologische Auffälligkeiten, epileptische Anfälle, erhöhter intrazerebraler Druck mit progredienter Vigilanzminderung	meist schleichend progredienter Prozess über Wochen bis Monate
		maligne Grunderkrankung?
		kranielle CT/kranielle MRT

57.12 Therapie

57.12.1 Therapeutisches Vorgehen

- In ▶ Abb. 57.3 ist das therapeutische Vorgehen bei zerebraler Sinusvenenthrombose zusammengefasst.
- Die CVST wird analog zur tiefen Beinvenenthrombose und Lungenarterienembolie akut mit *Heparin* (vorzugsweise gewichtsadaptiert mit niedermolekularem Heparin) behandelt; hierdurch Verhinderung weiteren Thromboswachstums, Offenhalten von wiedereröffneten Abschnitten. Antikoagulation auch bei Stauungsblutung, da einzige Therapie der Blutungsursache.
- Bei Behandlung der *septischen CVST* kalkulierte antibiotische therapieausgedehnte Fokussuche und operative Sanierung vordringlich. Hinsichtlich der Antikoagulation bei septischer CVST liegen keine belastbaren Daten vor. Unter Berücksichtigung der hohen Mortalität und der Pathogenese wird analog zur aseptischen CVST eine Antikoagulation empfohlen.
- Die Therapie in der *Akutphase* sollte auf einer neurologischen Überwachungsstation (Stroke Unit, IMC, Intensivstation) erfolgen.
- bei ausgedehnten Befunden, klinischer Verschlechterung und relevantem Hirnödem frühzeitige interdisziplinäre Evaluation operativer und endovaskulärer Intervention, Verlegung in neurovaskuläres Zentrum erwägen
- bei relevantem *Hirnödem* oder zunehmender Vigilanzminderung Intubationsnarkose einleiten, Ausschöpfung konservativer Maßnahmen zur Hirndrucksenkung, dekompressive Kraniektomie frühzeitig in Betracht ziehen

57.12.2 Allgemeine Maßnahmen

- Analgesie, Abschirmung, fiebersenkende Maßnahmen

57.12.3 Pharmakotherapie

Antikoagulation

- Die Antikoagulation ist auch bei Vorliegen von Stauungsblutungen indiziert!
- rasche Antikoagulation mittels Heparinen
- unfraktioniertes Heparin (UFH): Dauerinfusion mit dem Ziel der Verdopplung der Ziel-pTT ausgehend vom Ausgangswert, Bolusgabe von 5000–7500 IE zu Beginn der Therapie

		medikamentöse Akuttherapie		Hirndrucktherapie	Einzelfallentscheidungen	medikamentöse langfristige Therapie
aseptische CVST	Überwachung auf der Stroke Unit, IMC oder Intensivstation	**Antikoagulation:** • NMH gewichtsadaptiert subkutan • HIT-Risiko beachten! • Thrombozytenkontrolle alle 2 Tage, insbesondere Tag 2–14 • Antikoagulation auch bei Vorliegen einer Stauungsblutung! **oder** • UFH intravenös, Ziel: 1,5- bis 2-fache Verlängerung der PTT **Analgesie** **Abschirmung** **Ruhe**		• Oberkörperhochlagerung (30°) • fiebersenkende Maßnahmen • normale Oxygenierung anstreben • Mannitol 20% • hypertones Natriumchlorid (ZVK): Na-Zielwert: 145–155 mmol/l bei Intubationsnarkose: • milde Hyperventilation (Ziel: pCO_2 30–35 mmHg), bei Druckkrisen sinnvoll • tiefe Sedierung (RASS-5) • bestes PEEP-Konzept: so niedrig wie möglich, so hoch wie nötig • passagere Muskelrelaxierung (zur Vermeidung von Valsalva-Manövern bei Pflegemaßnahmen und Transporten) • Minimal Handling lebensbedrohliche Hirndrucksteigerung nach Ausschöpfung sonstiger Maßnahmen: • Thiopentalnarkose erwägen	• dekompressive Kraniektomie • lokale Thrombolyse mit Alteplase (rt-PA) • mechanische Thrombektomie	**orale Antikoagulation** • nach ca. 10–14 Tagen mit Vitamin-K-Antagonist, Ziel-INR: 2–3 für 3–12 Monate • bei Rezidivthrombose oder ursächlicher Grunderkrankung ggf. lebenslang
septische CVST			**antibiotische Therapie** unverzügliche Einleitung von kalkulierter intravenöser Therapie **Fokussanierung**			

Abb. 57.3 Zerebrale Sinusvenenthrombose (CVST). Therapeutisches Vorgehen (HIT: heparininduzierte Thrombozytopenie, NMH: niedermolekulares Heparin, pCO_2: Kohlenstoffdioxid-Partialdruck, PEEP: positiver endexspiratorischer Druck, PPT: partielle Thromboplastinzeit, RASS: Richmond Agitation Sedation Scale, UFH: unfraktioniertes Heparin, ZVK: zentraler Venenkatheter).

- vor Gabe von UFH Ausschluss eines AT-III-Mangels, da die Therapie sonst unwirksam sein kann, ggf. Substitution von AT III; durch kürzere Halbwertszeit und Antagonisierbarkeit vorteilhaft bei kurzfristigen operativen Eingriffen; HIT-Risiko beachten (bei fehlender Vorbehandlung Risiko in der Regel von Tag 5–14 am höchsten), regelmäßige Kontrolle der Thrombozytenzahl unter Therapie
- niedermolekulare Heparine (NMH): Hinweise, dass NMH in gewichtsadaptierter Dosis von Vorteil sind (besseres Outcome, niedrigeres Blutungsrisiko verglichen mit unfraktioniertem Heparin); Monitoring über Anti-FXa-Aktivität obligat (▶ Tab. 57.2); zudem niedrigeres HIT-Risiko und einfachere Handhabung
- nach der Akutphase Umstellung auf orale Antikoagulation mittels Vitamin-K-Antagonisten (in der Regel nach 10–14 Tagen); äquivalent zur Therapie der tiefen Beinvenenthrombose und Lungenarterienembolie Ziel-INR von 2–3
- Direkte orale Antikoagulanzien (DOAK) (Apixaban, Dabigatran, Rivaroxaban, Edoxaban) sind für die Behandlung der tiefen Beinvenenthrombose und Lungenarterienembolie zugelassen. Die Therapie mit DOAK bei Sinusvenenthrombose wird in zwei Fallserien beschrieben [6]. Die randomisiert-prospektive RESPECT-CVT-Studie zeigte vergleichbare Raten neuerlicher Thrombosen und Blutungsereignisse unter Dabigatran und Vitamin-K-Antagonisten, trotzdem ist die Behandlung mit DOAK (noch) keine Leitlinien-Empfehlung [3].
- Es liegen keine ausreichenden Daten zur optimalen Dauer der Antikoagulation vor. Therapie mit Vitamin-K-Antagonisten für eine variable Dauer von 3–12 Monaten nach CVST empfohlen. Bei rezidivierender CVST oder nachweisbaren prothrombotischen Faktoren dauerhafte Antikoagulation erwägen [5].
- In der Schwangerschaft können Heparine erwogen werden.

Hirndrucktherapie

- Beginn einer Antikoagulation zur Verbesserung des venösen Abflusses
- Ein Fünftel der Patienten entwickelt ein behandlungsbedürftiges Hirnödem. Stufenweise Therapieeskalation (Oberkörperhochlagerung, Intubationsnarkose und Analgosedierung zur kontrollierten Beatmung, Minimal Handling, Osmotherapie (Mannitol, hypertone Kochsalzlösung), milde Hyperventilation (Ziel-pCO_2: 30–35 mmHg) und Normothermie. Im Einzelfall Thiopentalnarkose (Verminderung des zerebralen Blutvolumens) und Relaxierung erwägen (▶ Tab. 57.3).
- Die Therapieeffekte dieser Maßnahmen bei raumfordernden Stauungsblutungen und/oder Infarkten sind meist gering oder nur vorübergehend. Bei drohender Herniation dekompressive Kraniektomie (S. 458) erwägen.

Tab. 57.2 Antikoagulanzien in der Therapie der zerebralen Sinusvenenthrombose.

Arzneimittel	Dosierung	Bemerkungen
unfraktioniertes Heparin	mindestens Verdopplung des Ausgangswertes, Ziel-PTT: 1,5-bis 2 fach (60–80 s), Bolus: 5000–7500 IE Heparin	kurze Halbwertszeit von 1–2 Stunden, vor operativen Eingriffen 4–6 Stunden pausieren
		antagonisierbar mit Protamin (1000 IE Protamin inaktivieren ca. 1000 IE Heparin)
		HIT-Risiko, mindestens alle 2 Tage Kontrolle der Thrombozyten bis Tag 14, dann in größeren Abständen möglich
		herabgesetzte Wirksamkeit bei AT-III-Mangel!
niedermolekulares Heparin: subkutane Anwendung		
Enoxaparin (Clexane)	1 mg/kgKG, 2-mal täglich	• Anti-FXa-Bestimmung frühestens nach 35 Stunden sinnvoll (Steady State nach ca. 5 HWZ), alle 2–3 Tage, Zeitpunkt: 4–6 Stunden nach Injektion • Zielbereich therapeutisch: 0,4–1 IE/ml*, Zielbereich prophylaktisch: 0,2–0,4 IE/ml* • Absetzen 24 Stunden vor Eingriff, wenn in therapeutischer Dosierung • HIT-Risiko niedriger, Kontrollen wie bei Heparin • Nierenfunktion beachten!
Nadroparin (Fraxiparin)	0,1 ml/10 kgKG, 2-mal täglich	
Dalteparin (Fragmin)	100 IE/kgKG, 2-mal täglich	
Certoparin (Mono-Embolex)	8000 IE, 2-mal täglich	
Tinzaparin (Innohep)	175 IE/kgKG	zugelassen bei Tumortherapie
Vitamin-K-Antagonist Marcumar	Erhaltungsdosis individuell nach INR-Wert, Ziel INR: 2–3	Therapiedauer: 3–12 Monate, je nach Risikoprofil Dauertherapie erwägen

* kann laborabhängig variieren
AT: Antithrombin, HIT: heparininduzierte Thrombozytopenie, HWZ: Halbwertszeit

Tab. 57.3 Eskalierte Maßnahmen in der Therapie der zerebralen Sinusvenenthrombose.

Arzneimittel	Dosierung	Bemerkungen
Mannitol 20 % (200 g/1000 ml)	0,5–1 g/kgKG über 30–60 Minuten, 3- bis 4-mal täglich, Zielserumosmolalität: 310–320 mosmol/kg	über zentralen Venenkatheter applizieren
hypertones Natriumchlorid	Natriumzielwert: 145–155 mmol/l bzw. Zielserumosmolalität: 310–320 mosmol/kg, vorsichtige Titration mittels Bolusapplikationen	über zentralen Venenkatheter applizieren
Thiopental	Einleitung 3–5 mg/kgKG	Ultima Ratio! Nebenwirkungen: Anaphylaxie, Blutdruckabfall, Herzrhythmusstörungen, Bronchospasmus stark alkalisch, cave: sicherer intravenöser Zugang, Nekrosen! Nutzen-Risiko-Abwägung in der Schwangerschaft

Tab. 57.4 Kalkulierte intravenöse antibiotische Therapie der septischen Sinusvenenthrombose (analog den Empfehlungen zur Therapie von Hirnabszessen).

Arzneimittel	Dosierung	Bemerkung
kalkulierte Therapie		
Cefotaxim oder	4 × 3 g	Kreuzallergien bei Penizillinallergie, Medikament der 1. Wahl in der Schwangerschaft
Ceftriaxon	2 × 2 g	Kreuzallergien bei Penizillinallergie, Medikament der 1. Wahl in der Schwangerschaft
plus		
Metronidazol	3 × 0,5 g	kritische Prüfung der Indikation in der Schwangerschaft
plus		
Vancomycin oder	2 × 1 g	Talspiegelkontrollen vor der erneuten Verabreichung bei eingeschränkter Nierenfunktion! Nephrotoxizität, keine Infusion bei akuter Anurie! Ototoxizität Red-Man-Syndrom (Anaphylaxie) bei schneller Infusion möglich Antibiotikum der 2. Wahl in der Schwangerschaft
Fosfomycin oder	3 × 5 g	Antibiotikum der 2. Wahl in der Schwangerschaft
Flucloxacillin oder	4 × 2–3 g	nicht dialysierbar, keine zusätzliche Gabe während/nach Dialyse
Rifampicin	1 × 0,6 g	Kontraindikation: schwere Leberfunktionsstörung, akute Hepatitis Cave: keine Kombination mit Voriconazol, Proteaseinhibitoren

Kalkulierte antibiotische Therapie bei septischer CVST

- rascher Beginn einer kalkulierten antibiotischen intravenösen Therapie vordringlich; nach Möglichkeit mikrobiologische Kultivierung vor Beginn der Therapie; bei schwerem Krankheitsbild umgehender Therapiebeginn (!); analog zur Therapie eines intrakraniellen Abszesses Therapie mit einem Cephalosporin (Cefotaxim, Ceftriaxon) in Kombination mit Metronidazol (anaerobes Spektrum) sowie einem staphylokokkenwirksamen Antibiotikum empfohlen (▶ Tab. 57.4); antibiogrammgerechte Therapieumstellung im Verlauf.

Sonstige Therapie

- Nach epileptischem Anfall ist antikonvulsive Therapie indiziert (hohes Rezidivrisiko bei struktureller Hirnläsion); zunächst für 3–6 Monate, dann Reevaluation. Insgesamt entwickelt sich selten eine Epilepsie.
- keine primärprophylaktische antikonvulsive Therapie; Acetazolamid: bei isolierter sekundärer intrakranieller Hypertension mit starken Kopfschmerzen und Sehnervenaffektion erwägen
- Steroidgabe wird zur allgemeinen Therapie der CVST nicht empfohlen. Bei Morbus Behçet und zugrunde lie-

genden inflammatorischen Erkrankungen Steroidtherapie evaluieren.
- Das Absetzen hormonhaltiger Präparate wird empfohlen.

57.12.4 Interventionelle Therapie

Lokale Thrombolyse und mechanische Thrombektomie

- Eine lokale Thrombolyse mit rt-PA und/oder die transvenöse mechanische Thrombektomie werden standardmäßig nicht empfohlen.
- keine genauen Empfehlungen zu Indikationsstellung, Dosierung, Materialverwendung und Vorgehen möglich
- Die intravenöse systemische Thrombolyse findet keine Anwendung.

Embolisation

- Beim Nachweis von arteriovenösen Fisteln mit Erhöhung des zerebralen Blutvolumens (CBV) kann interventionelle Angiografie zum Verschluss mittels Coiling oder Flüssigembolisat erwogen werden (Einzelfallentscheidung).

57.12.5 Operative Therapie

Dekompressive Kraniektomie

- Die dekompressive Kraniektomie wird bei ausgedehnten Stauungsinfarkten oder Blutungen und/oder Hirnödem und drohender zerebraler Herniation empfohlen, auch wenn bisheriger Evidenzgrad niedrig ist. Übersichtsarbeiten zeigen, dass der Tod verhindert wird ohne wesentliche Zunahme des Behinderungsgrades. Trotz Zeichen einer Herniation in Fallserien relativ gutes klinisches Outcome [4], [5].
- Postoperativ sollte die Antikoagulation innerhalb von 12–24 h wieder aufgenommen werden.

Ventrikuloperitonealer Shunt

- Es besteht keine Empfehlung zur routinemäßigen Shuntanlage (keine belastbaren randomisiert-kontrollierten Studien), die VP-Shuntanlage erfolgt im Rahmen von Einzelfallentscheidungen.

Hirndrucksonde und extraventrikuläre Drainage

- Bei Kraniektomie und absehbar längerer tiefer Sedierung kann die Anlage einer subduralen Hirndrucksonde erwogen werden.
- Anlage einer externen Ventrikeldrainage nach strenger Indikationsprüfung (z. B. bei intrazerebraler Stauungsblutung mit Ventrikeleinbruch und konsekutivem Hydrocephalus occlusus)

57.13 Nachsorge

- Klinische und bildgebende Verlaufskontrollen mittels cMRT mit Venografie nach 3–6 Monaten erwägen. Nach Absetzen der Antikoagulation sollte ein Thrombophiliescreening erfolgen.
- Bei Sehstörungen, Stauungspapille und Kopfschmerzen ist an einen sekundären Pseudotumor cerebri zu denken.
- zur Rehabilitation vorliegender neurologischer Defizite je nach Symptomatik intensive Physio-, Ergo- und Logopädie

57.14 Verlauf und Prognose

- Die Prognose der aseptischen Sinusvenenthrombose ist auch bei Auftreten größerer Stauungsblutungen und -infarkte relativ gut. Gesamtsterblichkeit liegt bei ca. 8,3 %. Etwa 20 % der Patienten haben keine neurologischen Auffälligkeiten. Schwere Behinderungen (modified Rankin Scale [mRS]: 3–5) sind mit 3–5 % selten [2].
- Die Rekanalisation der Sinus erfolgt überwiegend in den ersten Wochen der Therapie, zu 25 % eine partielle Rekanalisation. Die Rezidivrate im 1. Jahr liegt bei ca. 2,5 %(im Verlauf wahrscheinlich niedriger). Jedoch besteht ein erhöhtes Risiko für thromboembolische Ereignisse nach CVST (ca. 4 % pro Jahr).
- Die Prognose der septischen CVST ist deutlich schlechter. Die Letalität liegt bei bis zu 50 %.

57.15 Prävention

- Analog zur Thrombose extrakranieller Venen bei hohem thrombembolischem Risiko, z. B. bei längerer Immobilisation, Indikation zur Thromboseprophylaxe prüfen.

57.16 Quellenangaben

[1] Abstractbuch der Konferenz der Europäischen Schlaganfall-Organisation 2018: http://2019.eso-conference.org/2018/Documents/TO-ACT%20Coutinho.pdf
[2] Coutinho JM, Ferro JM, Zuurbier SM et al. Thrombolysis or anticoagulation for cerebral venous thrombosis: rationale and design of the TO-ACT trial. Int J Stroke 2013; 8(2): 135–140. doi: 10.1111/j.1747-4949.2011.00753.x. Epub 2012 Feb 20
[3] Ferro JM, Coutinho JM, Dentali F et al. Safety and Efficacy of Dabigatran Etexilate vs Dose-Adjusted Warfarin in Patients With Cerebral Venous Thrombosis A Randomized Clinical Trial. JAMA 2019 doi: 10.1001/jamaneurol.2019.2764. Published online September 3, 2019
[4] Ferro JM, Crassard I, Coutinho JM et al. Decompressive surgery in cerebrovenous thrombosis: a multicenter registry and a systematic review of individual patient data. Stroke 2011; 10: 2825–2831
[5] Ferro JM, Bousser MG, Canhão P et al. European Stroke Organization guideline for the diagnosis and treatment of cerebral venous thrombosis – endorsed by the European Academy of Neurology. Eur J Neurol 2017; 24(10): 1203–1213. doi: 10.1111/ene.13381. Epub 2017 Aug 20
[6] Mendonca MD, Barbosa R, Cruz-E-Silva V et al. Oral direct thrombin inhibitor as an alternative in the management of cerebral venous thrombosis: a series of 15 patients. Int J Stroke 2015; 10: 1115–1118

57.17 Wichtige Internetadressen

- Leitlinien der deutschen Gesellschaft für Neurologie: „Zerebrale Sinus und Venenthrombose"; https://www.dgn.org/leitlinien/3635-ll-030-098-zerebrale-venen-und-sinusthrombose-2018 (gültig bis 2023)
- Leitlinien der deutschen Gesellschaft für Neurologie: „Hirnabszess"; https://www.dgn.org/leitlinien/3247–030–108-hirnabszess-2016 (gültig bis 2021)

58 Epileptische Anfälle und Status epilepticus

Adam Strzelczyk, Felix Rosenow

58.1 Steckbrief

Epileptische Anfälle sind ein häufiges klinisches Phänomen; die Lebenszeitprävalenz liegt bei über 5 %. Hierbei kommt es zu einer abnormalen exzessiven oder synchronen neuronalen Aktivität im Gehirn, die sich klinisch in einer Sprachstörung, einem verminderten Bewusstsein oder motorischen Entäußerungen manifestieren kann. Epileptische Anfälle können akut-symptomatisch (provoziert) bei akuter zerebraler Schädigung oder systemischen Erkrankungen auftreten, die sich bei dem Patientengut von Intensivstationen besonders häufig finden. Ursächlich können strukturelle, metabolische, entzündliche oder genetische Ursachen sein. Anamnese, körperliche Untersuchung, Labor, MRT-Schädel und EEG gehören zur Basisdiagnostik. Epileptische Anfälle dauern in der Regel Sekunden bis 2 Minuten, ab einer Dauer von 5 Minuten sinkt die Wahrscheinlichkeit für ein Sistieren der Anfallsaktivität und es ist von einem Status epilepticus (SE) auszugehen.

58.2 Synonyme

- Epilepsie
- Anfallsleiden
- Status epilepticus
- epilepsy
- seizure
- Morbus sacer (veraltete Bezeichnung)

58.3 Keywords

- Epilepsie
- epileptische Anfälle
- EEG
- Antikonvulsiva
- Status epilepticus

58.4 Definition

- *Epileptischer Anfall*: paroxysmales Auftreten von Symptomen aufgrund einer pathologisch exzessiven oder synchronen Hirnaktivität [2]. Die Semiologie von Anfällen hängt von der Lokalisation der epileptischen Aktivität ab und reicht von der subjektiven Wahrnehmung (Aura) zu komplexeren Bewegungs- und Bewusstseinsstörungen sowie motorischen Entäußerungen einer Extremität bis hin zu klassischen generalisiert tonisch-klonischen Anfällen (GTKA, synonym zu Grand-mal-Anfall).
- *Akut symptomatischer Anfall*: durch eine zerebrale oder systemische Schädigung bedingter epileptischer Anfall. Der Anfall wird als akute Manifestation einer Schädigung wie einer strukturellen Läsion oder einer systemischen Störung in engem zeitlichem Zusammenhang dazu betrachtet [1].
- *Epilepsie*: Die Diagnose wird nach Definition der International League Against Epilepsy (ILAE) bei Auftreten zweier nicht provozierter epileptischer Anfälle mit einem Mindestabstand von 24 Stunden oder mindestens einem epileptischen Anfall und Hinweisen in der Zusatzdiagnostik mittels EEG und MRT für eine Rezidivwahrscheinlichkeit von mindestens 60 % gestellt [2].
- *Status epilepticus*: Bei einer Dauer von über 5–10 Minuten sinkt die Wahrscheinlichkeit für ein Sistieren der Anfallsaktivität und es ist von einem Status epilepticus (SE) auszugehen; hierbei handelt es sich um einen akut behandlungspflichtigen Notfall [18]. SE können konvulsiv (z. B. Status generaliert tonisch-klonischer Anfälle), aber auch nicht konvulsiv sein. In letzterem Fall hängt die Diagnose entscheidend von der Durchführung einer EEG ab.

58.5 Epidemiologie

58.5.1 Häufigkeit

- Epileptische Anfälle sind ein häufiges klinisches Phänomen und die Lebenszeitprävalenz beträgt mehr als 5 %.
- Mit einer Punktprävalenz von 0,5–0,8 % in den Industrieländern und bis zu 1,5 % in Entwicklungsländern gehört die Epilepsie zu den häufigen chronischen neurologischen Erkrankungen.
- Zu einem Status epilepticus kommt es deutlich seltener, die Jahresinzidenz liegt in Deutschland bei ca. 20 pro 100 000; es ist mindestens von 16 000–20 000 Fällen pro Jahr auszugehen [12].

58.5.2 Altersgipfel

- Inzidenzstudien sowohl zur Epilepsie als auch zum Status epilepticus zeigen eindeutige Unterschiede zwischen den einzelnen Altersgruppen mit einer U-förmigen Verteilung. In Europa liegt bei Kindern und Jugendlichen bis zum 20. Lebensjahr die jährliche Neuerkrankungsrate an Epilepsie bei 70 pro 100 000. Diese Rate fällt bei 20- bis 64-Jährigen auf 30 pro 100 000 und steigt wieder ab dem 65. Lebensjahr auf über 100 pro 100 000 an [3].

58.5.3 Geschlechtsverteilung

- Epidemiologisch zeigen sich keine Unterschiede in der Geschlechtsverteilung.

58.5.4 Prädisponierende Faktoren

- Neben genetischen Faktoren sind strukturelle Hirnläsionen als Hauptrisikofaktor für die Entstehung epileptischer Anfälle zu sehen. Darüber hinaus können Schlafentzug, Konsum oder Entzug von Alkohol und Stimulanzien sowie Fieber das Auftreten von Anfällen begünstigen.

58.6 Ätiologie, Klassifikation und Pathogenese

- *Epileptische Anfälle* werden nach ihrer Lokalisation in Anfälle fokalen, generalisierten und unbekannten Ursprungs eingeteilt, und können akut-symptomatisch in Rahmen einer akuten Schädigung, einzeln sowie rezidivierend im Rahmen einer Epilepsie auftreten. Die Klassifikation der ILAE zu Epilepsiesyndromen unterscheidet strukturelle, genetische, infektiöse, metabolische, immunologische und unbekannte ätiologische Faktoren für die Entstehung einer Epilepsie [10]. Das zutreffende Epilepsiesyndrom wird in Zusammenschau aus epileptischen Anfälle sowie ätiologischen Faktoren gestellt.
- Als *Status epilepticus* werden Anfälle angesehen, die länger als 5 Minuten dauern, bzw. eine Reihe von einzelnen epileptischen Anfällen, zwischen denen keine vollständige Restitution zum vorbestehenden neurologischen Befund erfolgt.
  - Die Zeitgrenze von 5 Minuten geht auf eine operationale Definition von Lowenstein aus dem Jahr 1999 zurück, die eine schnellstmögliche Behandlung gewährleisten sollte und jeden Anfall mit einer Dauer von über 5 Minuten als Status epilepticus ansieht [8].
  - Bezüglich der Zeitgrenze von 5 Minuten unterscheidet die Leitlinie der Deutschen Gesellschaft für Neurologie nicht zwischen verschiedenen Anfallsformen [9], während die aktuelle Definition der ILAE zwei Zeitgrenzen (t1, t2) aufführt, die den Übergang eines Anfalls in Abhängigkeit von der Semiologie in einen SE (t1) definieren und den Beginn (t2) einer neuronalen Schädigung für wahrscheinlich erachten.
  - Im Hinblick auf den Beginn einer Behandlung des SE (t1) wird die Zeitgrenze für einen SE *generalisierter tonisch-klonischer Anfälle* (GTKSE) bei 5 Minuten, für einen SE *komplex-fokaler Anfälle* bei 10 Minuten und bei für einen *Absencenstatus* bei 10–15 Minuten gesetzt. Eine neuronale Schädigung durch den SE wird ab einer Dauer (t2) von 30 Minuten für den GTKSE und ab 60 Minuten für den SE komplex-fokaler Anfälle angenommen, während es für den Absencenstatus unklar ist, ob und ab wann dieser zu einer Hirnschädigung führt [18]. Somit hängt die Dringlichkeit der Therapie auch von der Statusform ab und erscheint bei GTKSE am wichtigsten.
- Pathophysiologisch ist bei Auftreten epileptischer Anfälle von einer gestörten Balance zwischen zerebraler Exzitation und Inhibition sowie einer abnormen Synchronisation neuronaler Aktivität auszugehen.

58.7 Symptomatik

- Leitsymptom der Epilepsien ist der epileptische Anfall; dessen Semiologie entspricht einer vorübergehenden Über-, Unter- oder Fehlfunktion der Kortexareale, in denen die Anfallsaktivität vorherrscht [2].
- Zur Einteilung *fokaler Anfälle* wird insbesondere die Veränderung in der Motorik und des Bewusstseins herangezogen. Zu den Anfällen mit *nicht motorischen Symptomen* gehören Auren, die nur vom Patienten bemerkt werden. Bei Beginn mit *motorischen Symptomen* unterscheidet man Automatismen, atonische, klonische, hypermotorische, myoklonische, tonische Anfälle sowie epileptische Spasmen. Das Bewusstsein kann während des Anfalls erhalten, beeinträchtigt oder aufgehoben sein. Diese Anfallsformen können ineinander übergehen, und die Anfälle können in einen bilateral tonisch-klonisch Anfall (synonym zu sekundären GTKA) übergehen.
- Bei Anfällen *generalisierten Ursprungs* kann es ebenfalls zu den bereits genannten motorischen Symptomen kommen. Zu den Anfällen mit nicht motorischen Symptomen werden Absencen gezählt, die auch untergeordnete motorische Symptome wie Lidmyoklonien aufweisen können.
- Semiologisch kann es im *Status epilepticus* zu jeglicher Form fokaler und generalisierter Anfälle oder der Evolution eines SE aus mehreren Anfallsformen kommen.

58.8 Diagnostik

58.8.1 Diagnostisches Vorgehen

- Die Diagnostik bei Verdacht auf epileptische Anfälle hat das Hauptziel zwischen diesen und den Differenzialdiagnosen (S. 463) zu unterscheiden. Ein Hauptaugenmerk liegt auf der Unterscheidung zwischen spontanen, unprovozierten und akut-symptomatische Anfällen.
- Neben der Anamnese helfen EEG, zerebrale Bildgebung und Labordiagnostik inklusive Liquoruntersuchung, die Epilepsie zu klassifizieren und eine Therapieentscheidung zu begründen (▶ Abb. 58.1).

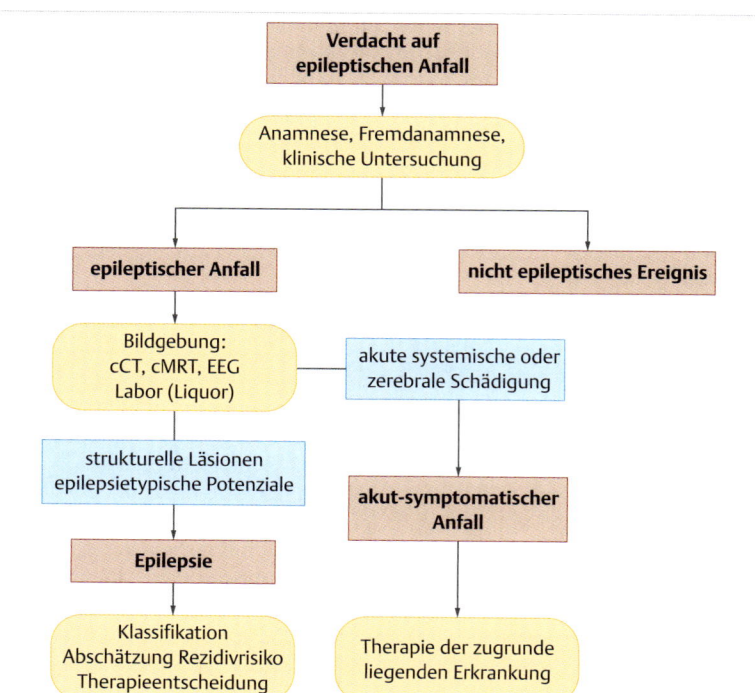

Abb. 58.1 Verdacht auf epileptischen Anfall. Diagnostisches Vorgehen (cCT: kranielle CT, cMRT: kranielle MRT).

58.8.2 Anamnese

- Die Anamnese und Fremdanamnese inklusive Sichtung von mitgebrachtem Videomaterial sind die Grundlage der Epilepsiediagnostik. Bezüglich der Anfallssemiologie sollten wahrgenommene Symptome in ihrer Reihenfolge erfragt werden, da die initiale Manifestation einen Hinweis auf den Anfallsursprung bieten kann.
- Als *Risikofaktoren* für eine Epilepsie sollten die positive Familienanamnese, prä- und perinatale Komplikationen, Fieberkrämpfe, Meningoenzephalitis oder andere entzündliche Hirnerkrankungen, schweres Schädel-Hirn-Trauma, vaskuläre, tumoröse oder degenerative ZNS-Erkrankungen erfragt werden.

58.8.3 Körperliche Untersuchung

- Durch die neurologische Untersuchung kann ein funktionelles Defizit aufgedeckt werden, das die Lokalisation einer Hirnläsion ermöglicht. Auf Stigmata nach Anfällen wie Zungenbiss, Enuresis, Enkopresis und Muskelkater sowie Petechien im Gesicht (Forellenphänomen) sollte geachtet werden.

58.8.4 Labor

- Nach GTKA kann die *Kreatinkinase* (CK) innerhalb von Stunden bis wenigen Tagen ansteigen und trägt mit guter Spezifität, aber mäßiger Sensitivität zur Unterscheidung von psychogenen nicht epileptischen Anfällen bei. Die Bestimmung von Prolaktin hat sich in der Praxis nicht durchgesetzt, spezifische molekulare Biomarker für die Diagnose epileptischer Anfälle stehen nicht zur Verfügung.
- Die *Liquordiagnostik* hat bei Verdacht auf eine entzündliche Genese wie bei erregerbedingter Meningoenzephalitis oder einer Autoimmunenzephalitis zu erfolgen.
- In der Routinediagnostik können sich Hinweise auf akut-symptomatische Anfälle bei metabolischen Störungen ergeben, ▶ Tab. 58.1 gibt Hinweise auf Grenzwerte.

Tab. 58.1 Grenzwerte bei metabolischen Entgleisungen, die zu akut-symptomatischen Anfällen führen können, angelehnt an [1].

Laborparameter	Grenzwerte
Glukose	Hypoglykämie unter 36 mg/dl (2,0 mmol)
	Hyperglykämie über 450 mg/dl (25 mmol), verbunden mit Ketoazidose
Natrium	Hyponatriämie unter 115 mg/dl (<5 mmol)
Kalzium im Serum	Hypokalzämie unter 5,0 mg/dl (<1,2 mmol)
Magnesium	Hypomagnesiämie unter 0,8 mg/dl (<0,3 mmol)
Nierenretentionsparameter	akute Urämie über 100 mg/dl (>35,7 mmol)
	Kreatinin über 10,0 mg/dl (>884 µmol)

58.8.5 Bildgebende Diagnostik

CT

- Die CT ist in der Notfalldiagnostik zum Ausschluss akuter zerebraler Pathologien sowie von Sturzverletzungen oder spontanen Frakturen (vor allem Wirbelkörper, Schulter, Humerus) notwendig.

MRT

- Methode der Wahl zum Nachweis struktureller Hirnläsionen ist die cMRT und sollte bei jedem Patienten mit erstmalig aufgetretenem Anfall zeitnah durchgeführt werden. Hierfür sollte ein auf Epilepsie ausgelegtes Protokoll verwendet werden [19]:
  - T1-Volumendatensatz (1 mm isotrop)
  - T2 axial und koronar, Schichtdicke ≤ 3 mm
  - FLAIR axial und koronar, Schichtdicke ≤ 3 mm
  - hämosiderin-/kalksensitive Sequenz axial, Schichtdicke ≤ 3 mm
- Im Rahmen der Erstbildgebung sollte Kontrastmittel appliziert werden, um hirneigene Tumoren oder Metastasen nicht zu übersehen.

58.8.6 Instrumentelle Diagnostik

EEG

- Bei Verdacht auf epileptische Anfälle ist die Elektroenzephalografie (EEG) die wichtigste funktionelle Untersuchung und die einzige verfügbare Diagnostik, um den Vigilanzzustand des Patienten zu beschreiben.
- Die EEG erlaubt eine Graduierung bezüglich fokaler und generalisierter Verlangsamungen. Generalisierte Verlangsamungen sprechen für eine Enzephalopathie (synonym zu Allgemeinveränderung), fokale Verlangsamungen für eine darunter liegende strukturelle Läsion (synonym zu Herdbefund).
- Epilepsietypische Aktivität kann *interiktal* in Form von epilepsietypischen Potenzialen wie Spikes, Polyspikes, Spike-Wave-Komplexen oder Sharp Waves dargestellt werden. *Iktal* können Anfallsmuster oder Statusmuster aufgezeichnet werden.
- Um die Diagnose einer Epilepsie nach einem ersten epileptischen Anfall zu stellen, ist der Nachweis interiktaler epilepsietypischer Potenziale ausreichend. Eine unauffällige EEG schließt das Vorliegen einer Epilepsie hingegen nicht aus.

58.9 Differenzialdiagnosen

Tab. 58.2 Differenzialdiagnosen epileptischer Anfälle.

Differenzialdiagnose	Bemerkungen
Synkopen	Wichtigste Differenzialdiagnose, Synkopen liegen bei ca. 50 % der falsch diagnostizierten epileptischen Anfälle vor.
	häufig berichtet: vegetative Stigmata wie Blässe, Zyanose, Palpitationen, Kaltschweißigkeit, „Tunnelblick", Hörminderung, Übelkeit, Schwindel, Harn-/Stuhldrang
	Cave: 90 % der Synkopen sind konvulsiv (meist multifokale, kurzzeitige arrhythmische Myoklonien, aber auch symmetrische Tonisierung).
	Dauer liegt meist unter 30 Sekunden.
	Rasche Reorientierung, bei GTKA zeigt sich häufig prolongierte Reorientierungsphase.
	Weiterführende kardiale Abklärung notwendig, EKG und Schellong-Test gehören zur Basisdiagnostik.
psychogene nicht epileptische Anfälle	zweithäufigste Differenzialdiagnose
	Sie treten häufiger bei jungen Frauen (15.–35. Lebensjahr) auf, psychiatrische Komorbidität.
	Treten nur aus dem Wachen auf.
	Häufig lange Dauer > 5 Minuten (bis Stunden) und fluktuierender Verlauf, epileptische Anfälle sind meist stereotyp.
	Augen sind oft geschlossen, bei epileptischen Anfällen und Synkopen dagegen meist geöffnet.
	Cave: Bei Epilepsiepatienten treten häufig zusätzlich psychogene nicht epileptische Anfälle auf.
	Diagnosestellung erfolgt durch Anamnese, Video-EEG-Monitoring und psychiatrische Untersuchung.
Migräne mit Aura	seltene Differenzialdiagnose
	Periiktale Kopfschmerzen treten bei epileptischen Anfällen häufig auf.
	Muster der visuellen Aura geht bei epileptischen Anfall von zentral nach peripher und kann farbig sein, bei Migräneaura eher schwarz-weiß, Zickzacklinien, Skotome, Fortifikationsspektrum, von außen nach innen zunehmend.
	Cave: In der EEG kann während/nach einer Migräneattacke eine regionale oder laterale Verlangsamung vorliegen (aber keine epilepsietypischen Potenziale).

Tab. 58.2 Fortsetzung

Differenzialdiagnose	Bemerkungen
zerebrale Ischämien oder Blutungen	Seltene Differenzialdiagnose (< 1 %)
	Negativsymptomatik überwiegt bei zerebralen Ischämien und Blutungen.
	Cave: Zerebrale Ischämien und Blutungen können zu akut symptomatischen Anfällen führen.
	Cave: Bei epileptischen Anfällen kann postiktal eine passagere Lähmung auftreten (Todd'sche Parese).
	Cave: Bei Basilarisverschluss können Strecksynergismen als GTKA fehlgedeutet werden.
	bildgebende Diagnostik inklusive diffusionsgewichteter cMRT und CT-Angiografie
	Cave: Limb-shaking-TIA (kortikaler Myoklonus bei Karotisstenose)
Intoxikationen	Differenzialdiagnose zum nicht konvulsiven Status epilepticus bei unauffälliger Bildgebung
	Hinweise auf Alkohol, Drogen und Medikamentenüberdosierung in der Auffindesituation erfragen.

GTKA: generalisiert tonisch-klonischer Anfall, TIA: transitorisch-ischämische Attacke

58.10 Therapie

58.10.1 Therapeutisches Vorgehen

- Die Entscheidung zur antikonvulsiven Therapie hängt von dem Rezidivrisiko für weitere Anfälle ab. Kann bei akut-symptomatischen Anfällen die Grunderkrankung erfolgreich therapiert werden, kann auf den Einsatz von Antikonvulsiva verzichtet werden. Ist der Verlauf protrahiert, sollte eine antikonvulsive Therapie zeitlich begrenzt eingesetzt werden.
- Aus der Diagnosestellung einer Epilepsie ergibt sich die Indikation zur langfristigen Therapie. Diese erfolgt in der Regel mit einer *Monotherapie*.
- Führt eine erste Monotherapie nicht zu Anfallsfreiheit, empfiehlt sich die überlappende Eindosierung eines zweiten Medikaments in Monotherapie oder Kombinationstherapie. Im Fall einer *Kombinationstherapie* sollten AED (anti-epileptic drug, synonym zu Antikonvulsiva, neuer Begriff auch anti-seizure drug) mit unterschiedlichen Wirkmechanismen bevorzugt werden. Bei etwa 60 % der Patienten mit fokalen Epilepsien führt die Therapie mit AED zu anhaltender Anfallsfreiheit. Führen zwei Therapieversuche in ausreichend hoher Dosierung nicht zur Anfallsfreiheit, ist das Kriterium der *Pharmakoresistenz* erfüllt, eine Weiterbehandlung an Epilepsiezentren und auch Klärung der Möglichkeit eines epilepsiechirurgischen Eingriffs ist dann indiziert.
- Beim *Status epilepticus* ist eine akute, antikonvulsive Therapie notwendig. Die Dringlichkeit hängt von der Statusform ab und erscheint bei GTKSE am wichtigsten, wobei stufenadaptierte Behandlungsprinzipien Verwendung finden (▶ Abb. 58.2).

58.10.2 Pharmakotherapie

Epilepsie

- Die Wirkung von Antikonvulsiva ist rein symptomatisch durch die Senkung der neuronalen Exzitabilität oder Erhöhung von inhibitorischer Aktivität. Antikonvulsiva wirken über diverse Mechanismen wie die Blockade von Natrium- oder Kalziumkanälen, die Öffnung von Kalium- oder Chloridkanälen, GABAerge Modulation und Beeinflussung der synaptischen Funktion [10].
- Für die Auswahl eines Wirkstoffs sind das Epilepsiesyndrom, Komorbiditäten und Wechselwirkungen mit der Komedikation von Bedeutung. Auf den Einsatz älterer, stark enzyminduzierender Wirkstoffe sollte möglichst verzichtet werden.
- Bei *fokalen Epilepsien* sind nach Leitlinie Levetiracetam und Lamotrigin Mittel der ersten Wahl. Bei *generalisierten Epilepsien* ist Valproat und Lamotrigin der Vorzug zu geben, Levetiracetam ist eine gut wirksame Alternative, allerdings in dieser Indikation nur als Zusatztherapie zugelassen. Auf Valproat sollte bei Frauen im gebärfähigen Alter aufgrund der hohen Teratogenität verzichtet werden. Bezüglich einer rationalen Polytherapie bei Epilepsien sei auf die weiterführenden Publikationen und die Leitlinie verwiesen.
- Typische *Nebenwirkungen* aller Antikonvulsiva sind allergische Reaktionen, Kopfschmerzen, Übelkeit, Müdigkeit, Schwindel, Koordinationsstörungen, Verschwommensehen, Doppelbilder, kognitive Störungen, Schlafstörungen und psychiatrische Symptome.

Status epilepticus

- Klinisch werden vier Phasen eines Status epilepticus unterschieden, die eng mit den in der Folge beschriebenen *Behandlungsstufen* assoziiert sind (▶ Abb. 58.2). Die unten genannten zeitlichen Vorgaben gelten für einen generalisierten tonisch-klonischen Status epilepticus (GTKSE).

58.10 Therapie

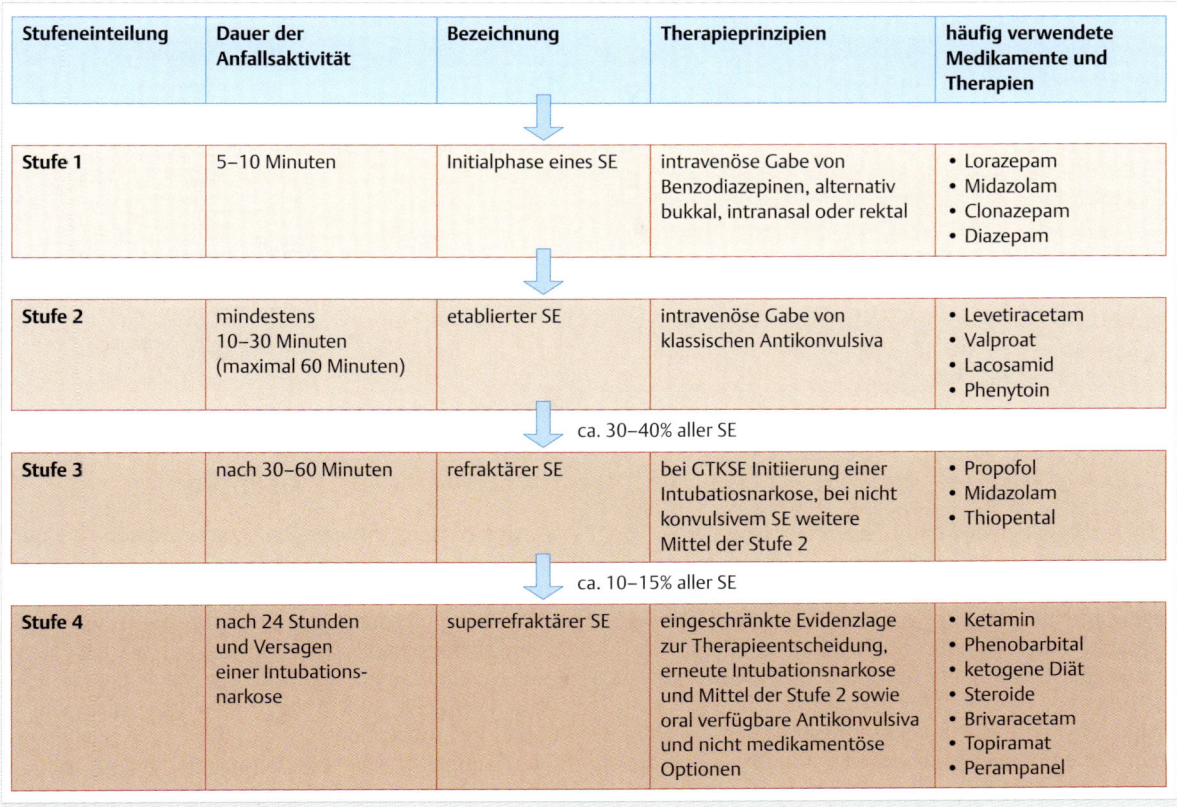

Abb. 58.2 Status epilepticus (SE). Behandlungsstufen (GTKSE: generalisiert tonisch-klonischer Status epilepticus).

- *Initialphase*: 5–10 Minuten andauernder Anfall oder kontinuierliche Anfallsaktivität. Es besteht noch eine relevante Wahrscheinlichkeit des spontanen Sistierens. Die Initialtherapie erfolgt mit einem Benzodiazepin.
- *Etablierter Status epilepticus*: Für mindestens 10–30 (maximal 60) Minuten andauernder Anfall/epileptische Aktivität im EEG bzw. Serie von Anfällen, zwischen denen der Patient das Bewusstsein nicht wiedererlangt. Zusätzlich zur Initialtherapie mit einem Benzodiazepin folgt die intravenöse Gabe eines Antikonvulsivums.
- *Refraktärer Status epilepticus*: Nach Versagen der ersten und zweiten Therapie fortbestehender SE, meist 30–60 Minuten nach Anfallsbeginn, bei dem eine Eskalation der Therapie wichtig ist. Beim GTKSE sollte zu diesem Zeitpunkt eine Intubationsnarkose erfolgen. Bei einem fokalen SE besteht nicht der gleiche, hohe zeitliche Druck wie beim GTKSE, eine aggressive antikonvulsive Therapie zu initiieren, so dass weitere Therapieoptionen der Stufe 2 eingesetzt werden sollten.
- *Superrefraktärer Status epilepticus*: Dieser wird bei Versagen der Intubationsnarkose angenommen [11]. Für diese Situation ergeben sich eine Reihe von Therapieoptionen (z. B. Inhalationsnarkotika, Ketamin, ketogene Diät, Magnesium, Perampanel, Stiripentol, Topiramat, Kortison, Hypothermie, Immunglobuline), die jedoch alle nicht evidenzbasiert sind.
- Benzodiazepine sind *Mittel der ersten Wahl in der Initialphase*. Klinisch ist insbesondere Lorazepam aufgrund der längeren intrazerebralen Halbwertszeit und des damit geringeren Risikos eines Auftretens erneuter Anfälle geeignet und auch evidenzbasierte Initialtherapie. ▶ Tab. 58.3 sind Details einzelner Benzodiazepine zu entnehmen.
- Ist ein intravenöser Zugang nicht verfügbar, sind *weitere Applikationsformen* mit zügiger Resorption wie die bukkale, intranasale, rektale, intramuskuläre oder in seltenen Fällen intraossäre Gabe von *Benzodiazepinen* durchzuführen [5], [13]. Auf die sublinguale Gabe von Lorazepam-Schmelztabletten sollte im Status epilepticus verzichtet werden, da eine lange Resorptionshalbwertszeit von ca. 20 Minuten vorliegen kann [4].

Tab. 58.3 Übersicht über Benzodiazepine zur Akuttherapie prolongierter Anfälle und des Status epilepticus [13].

Charakteristika	Midazolam	Lorazepam	Clonazepam	Diazepam
typische Initialdosis beim Erwachsenen	5–10 mg, fraktioniert in Schritten à 2–3 mg	2–4 mg[2]	1 mg	10 mg[2]
empfohlene intravenöse Dosierung	0,1 mg/kgKG	0,05–0,1 mg/kgKG	0,015 mg/kgKG	0,15 mg/kgKG
Maximaldosis	20 mg	8 mg	3 mg	30 mg
Applikationsarten	intravenös, intranasal, bukkal, intramuskulär	intravenös	intravenös	intravenös rektal
Halbwertszeit	3–4 Stunden	12–16 Stunden	30–40 Stunden	20–100 h[1]
Interaktionen	wenige	wenige	viele	viele
Gewebetoxizität	gering	gering	gering	gering

[1] Wegen der schnellen Umverteilung liegt eine kurze Wirkdauer im ZNS vor.
[2] Um eine Unterdosierung zu vermeiden, ist insbesondere die erneute Gabe von Lorazepam und Diazepam über die typische Initialdosis (entspricht 1–2 Ampullen) hinaus vorzunehmen (cave: Atemdepression).

- Bei Fortbestehen des Status epilepticus bzw. nach Durchbrechen mit Benzodiazepinen zur Prophylaxe von erneut auftretenden Anfällen sollte eine *Schnellaufsättigung mit Antikonvulsiva* erfolgen. Intravenöse Darreichungsformen, aufgeführt nach Zulassungsdatum des einzelnen Antikonvulsivums, sind in ▶ Tab. 58.4 aufgeführt.
- Ein *Phenytoin-Infusionskonzentrat* sollte nur durch einen sicher intravenös liegenden großlumigen Zugang, besser einen zentralvenösen Katheter verabreicht werden. Nachteil ist die relativ langsame Infusionsgeschwindigkeit, die aufgrund des proarrhythmogenen Effekts nicht überschritten werden sollte. Weiterhin ist Phenytoin, ebenso wie Thiopental, gewebetoxisch. Intoxikationen können zu irreversiblen Kleinhirnschäden führen. Aus den oben genannten Einschränkungen ergeben sich Limitationen für eine initiale Therapie ohne Vorliegen eines zentralvenösen Katheters sowie ohne kontinuierliche Überwachung der Vitalfunktionen, so dass in vielen Zentren Phenytoin mittlerweile oft als *Mittel der 4. Wahl* nach Levetiracetam, Valproat und Lacosamid eingesetzt wird [13].
- Unter *Valproat* sollte ein Spiegel von 100–120 µg/ml angestrebt werden. Eine wichtige Kontraindikation ist eine bekannte Mitochondriopathie. Da Valproat zu einer Thrombozytopathie führen kann, ist ein Einsatz bei Patienten mit Blutungsneigung und Operationsnotwendigkeit problematisch. Eine Leberschädigung, Pankreatitis sowie eine Therapie mit Marcumar (Blutungsneigung und Entgleisung der INR) sind weitere *Kontraindikationen*. Zudem kann bei Komedikation mit Carbapenemen oft keine ausreichende Serumkonzentration erreicht werden.
- *Levetiracetam* ist mit einer Dosis von 30 mg/kgKG unter maximaler Infusionsgeschwindigkeit von 500 mg/Minute zu verabreichen. Bezüglich der Weiterbehandlung ist derzeit unklar, welcher Spiegel anzustreben ist. Eine Dosisanpassung sollte bezüglich der weiteren Therapie bei Niereninsuffizienz erfolgen.
- *Phenobarbital* in höheren Gesamtdosen sollte nur unter Intensivmonitoring sowie unter Intubations- und Beatmungsbereitschaft erfolgen, so dass sich wie bei Phenytoin ein Einsatz ohne adäquate Überwachungsmöglichkeiten verbietet. Zudem sind Interaktionsrisiken und mögliche Intoxikationen bei zusätzlicher Verwendung von Valproat zu bedenken. Bei *Leberinsuffizienz* sollte Phenobarbital *nicht verwendet werden*.
- Seit 2008 steht *Lacosamid* als intravenös applizierbares Antikonvulsivum zur Verfügung, das nach einer aktuellen systematischen Übersichtsarbeit in mehr als 500 Fällen eines Status epilepticus eingesetzt wurde; die Wirksamkeit lag bei 57 %, es zeigte sich eine gute Verträglichkeit [15]. Wegen der beschriebenen Verlängerung des PQ-Intervalls sollte der Einsatz bei Patienten mit AV-Block 2. oder 3. Grades nicht und bei herzkranken Patienten nur mit Vorsicht erfolgen. Eine Dosisanpassung ist bei Nieren- und Leberinsuffizienz notwendig.
- Das neueste, seit 2016 zugelassene intravenös applizierbare Antikonvulsivum ist *Brivaracetam*. Die Daten zum Einsatz im Status epilepticus sind auf wenige Fälle limitiert [14]. Am häufigsten werden initiale Dosierungen von 200–400 mg verwendet. Im Gegensatz zu anderen intravenös verabreichbaren Antikonvulsiva ist die Bolusinjektion einer unverdünnten Lösung möglich, was die Zeitspanne bis zur Applikation im Status epilepticus weiter verkürzt. Brivaracetam ist wie Levetiracetam und Lacosamid nicht zur Therapie des Status epilepticus zugelassen.
- Für die Durchführung einer *therapeutischen Intubationsnarkose* sind *Midazolam* und/oder *Propofol* Mittel der ersten Wahl. ▶ Tab. 58.5 gibt einen Überblick über Mittel zur therapeutischen Intubationsnarkose. *Thiopental* sollte aufgrund seines Nebenwirkungsprofils erst nachrangig eingesetzt werden.

Tab. 58.4 Überblick über intravenös verfügbare Antikonvulsiva, entnommen aus [13].

Charakteristika	Phenobarbital	Phenytoin	Valproat	Levetiracetam	Lacosamid	Brivaracetam
typische Initialdosis beim Erwachsenen[1]	500–700 mg	1200–1500 mg	2100 mg	2000–4000 mg	400 mg	200 mg
intravenöse Dosierung	10 mg/kgKG[2]	15–20 mg/kgKG[2]	30 mg/kgKG	30–60 mg/kgKG	5 mg/kgKG, 200–600 mg	100–400 mg
Infusionsgeschwindigkeit	100 mg/min	maximal 50 mg/min, maximal 30 mg/kgKG	maximal 10 mg/kg/min	maximal 500 mg/min	15 min	Bolusinjektion
Ziel-Serumkonzentration	30–50 µg/ml	20–25 µg/ml	100–120 µg/ml	nicht bekannt	nicht bekannt	nicht bekannt
Halbwertszeit	60–150 Stunden	20–60 Stunden	12–16 Stunden	6–8 Stunden	13 Stunden	8–9 Stunden
Bestimmung der Serumkonzentration	empfohlen (toxisch ab 50 µg/ml)	empfohlen (toxisch ab 25 µg/ml)	nein (Nebenwirkungen ab 100 µg/ml)	nein	nein	nein
Interaktionen	sehr viele	sehr viele	sehr viele	keine	keine	minimal
Atemdepression	ja	nein	nein	nein	nein	nein
Kreislaufdepression	Monitoring erforderlich[3]	Monitoring erforderlich[3]	nein	nein	nein*	nein
Vigilanz	Sedierung	Sedierung	Somnolenz	Somnolenz	Somnolenz	Somnolenz
Gewebetoxizität	hoch	sehr hoch	strenge intravenöse Gabe	sehr gering	sehr gering	sehr gering

[1] Ein Körpergewicht von 70 kg wurde zugrunde gelegt.
[2] Bei Treiman et al. wurde Phenobarbital mit 15 mg/kg und Phenytoin mit 18 mg/kgKG verabreicht [17].
[3] Die akute hochdosierte intravenöse Phenytoin- oder Phenobarbitalgabe sollte immer unter Intensivüberwachung mit Monitoring von Blutdruck und EKG erfolgen.
* Bei Lacosamid ist insbesondere in Kombination mit Natriumkanalblockern eine EKG-Überwachung aufgrund der PQ-Zeit-verlängernden Wirkung empfehlenswert.

Tab. 58.5 Übersicht über Mittel zur therapeutischen Intubationsnarkose.

Charakteristika	Propofol	Midazolam	Thiopental
Wirkmechanismus	GABA$_A$-Agonist, NMDA-Antagonist	GABA$_A$-Agonist	GABA$_A$-Agonist, NMDA-Antagonist
Halbwertszeit bei prolongierter Verabreichung	1 Stunde	6–50 Stunden, Akkumulation im Fettgewebe	14–36 Stunden, Akkumulation im Fettgewebe
initialer Bolus	2 mg/kgKG	0,1–0,3 mg/kgKG	2–7 mg/kgKG
Erhaltungsdosis	2–5 mg/kgKG/h	0,1–2,0 mg/kgKG/h	3–5 mg/kgKG/h
Besonderheiten	Gabe für wenige Tage, Kombination mit Midazolam, cave: Propofol-Infusionssyndrom	zunehmend erhöhte Dosen notwendig (Tachyphylaxie), Kombination mit Propofol oder Ketamin	lichtgeschützte Applikation, lange Abflutung, Ileus, Immunsuppression (Pneumonien)

GABA: γ-Aminobuttersäure, NMDA: N-Methyl-D-Aspartat

- Grundsätzlich sollte die therapeutische Intubationsnarkose unter *EEG-Kontrolle* erfolgen. Prinzipiell kann damit eine Anfallssuppression, ein Burst-Suppression-Muster sowie eine vollständige EEG-Suppression erzielt werden. Eine vollständige Anfallssuppression sollte erreicht werden; ob ein Burst-Suppression-Muster notwendig ist, bleibt fraglich, sicherlich sollte keine vollständige EEG-Suppression angestrebt werden. Die Intubationsnarkose sollte für 24 (–48) Stunden durchgeführt werden, danach ist eine schrittweise Reduktion der Narkose empfehlenswert. Mehrere Studien weisen darauf hin, dass die Intubationsnarkose zur Morbidität und Mortalität im Status epilepticus beitragen könnte [16].

58.11 Verlauf und Prognose

- Die Mortalität von Menschen mit Epilepsie ist im Vergleich zur Normalbevölkerung auf das 2,6fache erhöht, bei therapieschwierigem Verlauf steigt die Mortalität deutlich an.
- Die Mortalität eines Status epilepticus hängt von der Grunderkrankung und dessen Refrakterität ab. Beim nicht refraktären Verlauf liegt diese bei 10 %, beim refraktären bei 15 %, beim superrefraktären Verlauf steigt sie auf 40 % an [12]. Die Lebensqualität bei persistierenden epileptischen Anfällen und nach Status epilepticus ist reduziert [6].

58.12 Quellenangaben

[1] Beghi E, Carpio A, Forsgren L et al. Recommendation for a definition of acute symptomatic seizure. Epilepsia 2010; 51: 671–675
[2] Fisher RS, Cross JH, French JA et al. Operational classification of seizure types by the International League Against Epilepsy: Position Paper of the ILAE Commission for Classification and Terminology. Epilepsia 2017; 58: 522–530
[3] Forsgren L, Beghi E, Oun A et al. The epidemiology of epilepsy in Europe – a systematic review. Eur J Neurol 2005; 12: 245–253
[4] Kadel J, Bauer S, Hermsen AM et al. Use of emergency medication in adult patients with epilepsy: a multicentre cohort study from Germany. CNS Drugs 2018; 32: 771–781
[5] Kay L, Reif PS, Belke M et al. Intranasal midazolam during presurgical epilepsy monitoring is well tolerated, delays seizure recurrence, and protects from generalized tonic-clonic seizures. Epilepsia 2015; 56: 1408–1414
[6] Kortland LM, Knake S, von Podewils F et al. Socioeconomic outcome and quality of life in adults after status epilepticus: a multicenter, longitudinal, matched case-control analysis from Germany. Front Neurol 2017; 8: 507
[7] Löscher W, Klitgaard H, Twyman RE et al. New avenues for anti-epileptic drug discovery and development. Nat Rev Drug Discov 2013; 12: 757–776
[8] Lowenstein DH, Alldredge BK. Status epilepticus at an urban public hospital in the 1980 s. Neurology 1993; 43: 483–488
[9] Rosenow F. Status epilepticus im Erwachsenenalter. In: Diener HC, Weimar C, Hrsg. Leitlinien für Diagnostik und Therapie in der Neurologie. Stuttgart: Thieme; 2012
[10] Scheffer IE, Berkovic S, Capovilla G et al. ILAE classification of the epilepsies: Position paper of the ILAE Commission for Classification and Terminology. Epilepsia 2017; 58: 512–521
[11] Shorvon S, Ferlisi M. The treatment of super-refractory status epilepticus: a critical review of available therapies and a clinical treatment protocol. Brain 2011; 134: 2802–2818
[12] Strzelczyk A, Ansorge S, Hapfelmeier J et al. Costs, length of stay, and mortality of super-refractory status epilepticus: a population-based study from Germany. Epilepsia 2017; 58: 1533–1541
[13] Strzelczyk A, Kay L, Kellinghaus C et al. Concepts for prehospital and initial in-hospital therapy of status epilepticus. Neurology International Open 2017; 01: E217–E223
[14] Strzelczyk A, Steinig I, Willems LM et al. Treatment of refractory and super-refractory status epilepticus with brivaracetam: a cohort study from two German university hospitals. Epilepsy Behav 2017; 70: 177–181
[15] Strzelczyk A, Zöllner JP, Willems LM et al. Lacosamide in status epilepticus: systematic review of current evidence. Epilepsia 2017; 58: 933–950
[16] Sutter R, Marsch S, Fuhr P et al. Anesthetic drugs in status epilepticus: risk or rescue? A 6-year cohort study. Neurology 2014; 82: 656–664
[17] Treiman DM, Meyers PD, Walton NY et al. A comparison of four treatments for generalized convulsive status epilepticus. Veterans Affairs Status Epilepticus Cooperative Study Group. N Engl J Med 1998; 339: 792–798
[18] Trinka E, Cock H, Hesdorffer D et al. A definition and classification of status epilepticus – report of the ILAE Task Force on Classification of Status Epilepticus. Epilepsia 2015; 56: 1515–1523
[19] Wellmer J, Quesada CM, Rothe L et al. Proposal for a magnetic resonance imaging protocol for the detection of epileptogenic lesions at early outpatient stages. Epilepsia 2013; 54: 1977–1987

58.13 Wichtige Internetadressen

- Definitionen und Klassifikationen der Internationalen Liga gegen Epilepsie (ILAE): http://www.ilae.org/guidelines/definition-and-classification
- S 1 Leitlinie „Erster epileptischer Anfall und Epilepsien im Erwachsenenalter" der Deutschen Gesellschaft für Neurologie: https://www.dgn.org/leitlinien/3410-030-041-erster-epileptischer-anfall-und-epilepsien-im-erwachsenenalter-2017
- S 1 Leitlinie „Status epilepticus im Erwachsenenalter" der Deutschen Gesellschaft für Neurologie: https://www.dgn.org/leitlinien/2303-ll-2a-2012-status-epilepticus-im-erwachsenenalter

59 Meningitis – Enzephalitis

Waltraud Pfeilschifter, Natalia Kurka

59.1 Steckbrief

Meningoenzephalitiden sind infektiöse oder autoimmun-entzündliche Erkrankungen des ZNS. Bakterielle Meningitiden nehmen oft einen fulminanten Verlauf. Die häufigsten Erreger sind Pneumokokken und Meningokokken. Bei Verdacht auf eine bakterielle Meningitis sollte unverzüglich eine kalkulierte antiinfektive Therapie begonnen werden. Virale Meningitiden können begleitend bei Virusinfektionen auftreten und haben meist einen blanderen Verlauf. Häufigste Erreger sind Enteroviren. Ein lebensbedrohlicher Sonderfall ist die Herpes-simplex-Enzephalitis, bei der durch frühen Einsatz von Aciclovir die Letalität deutlich gesenkt werden konnte. Um das Jahr 2010 wurde eine Reihe antikörpervermittelter Enzephalitiden identifiziert, die sich durch Wesensänderung, kognitive Störungen und epileptische Anfälle manifestieren und unter immunmodulatorischer Therapie eine gute Prognose haben.

59.2 Aktuelles

- Bei Erwachsenen mit *bakterieller* Meningitis wird eine adjuvante intravenöse Therapie mit Dexamethason empfohlen (4 × 10 mg/Tag), da hierunter eine deutliche Reduktion der Letalität gezeigt werden konnte. Der Effekt ist für die Pneumokokkenmeningitis, jedoch nicht für die Meningokokkenmeningitis nachgewiesen. Hinweise für Nachteile bei Meningokokkeninfektion ergaben sich nicht.
- Hypothermie bei bakterieller Meningitis führte in einer Studie zu einer signifikant erhöhten Letalität und wird nicht empfohlen.
- Aus dem Ausland importierte *virale* Infektionen des ZNS nehmen zu.
- Weltweit ist die häufigste Ursache einer tödlich verlaufenden viralen Enzephalitis eine Rabiesvirusinfektion (lange Inkubationszeiten!)
- Es gibt Hinweise für eine Assoziation von HSV-Enzephalitiden (HSV: Herpes-simplex-Virus) und NMDA-R-Enzephalitiden (NMDA-R: N-Methyl-D-Aspartat-Rezeptor). Bei Auftreten von Rezidiven einer HSV-Enzephalitis, fehlendem Therapieansprechen und/oder untypischer klinischer Präsentation sollten NMDA-R-Antikörper aus Serum und Liquor bestimmt werden.

59.3 Synonyme

- Hirnhautentzündung
- Zerebritis

59.4 Keywords

- Infektiologie
- Antiinfektiva
- Liquoranalyse
- Bakterien
- Viren
- Autoantikörper

59.5 Definition

- entzündliche Erkrankung des Gehirns (Enzephalitis) und/oder der Hirnhäute (Meningitis/ Meningoenzephalitis) erregerbedingter (Bakterien/Viren) oder autoimmuner Genese

59.6 Epidemiologie

59.6.1 Häufigkeit

- *bakterielle Meningitis*: 1–10 pro 100 000 pro Jahr, häufigste Erreger in Deutschland: Pneumokokken (Streptococcus pneumoniae) > Meningokokken (Neisseria meningitides), seltener Listeria monocytogenes (< 5 % der Fälle), Staphylokokken (je nach Literaturangabe 1–9 % der Fälle), gramnegativen Enterobakterien und Pseudomonas aeruginosa (< 10 % der Fälle) und Haemophilus influenzae (1–3 %).
- *virale Enzephalitis*: 20 pro 100 000 pro Jahr (wahrscheinlich hohe diagnostische Dunkelziffer), Herpes-simplex-Enzephalitis: 0,5 pro 100 000 pro Jahr
- *Autoimmunenzephalitis* („limbische Enzephalitis", z. B. mit Nachweis von Antikörpern gegen NMDA-Rezeptoren, Voltage-gated Potassium channel [VGKC], Leucinerich, glioma inactivated 1 [LGI-1]): zunehmend diagnostiziert, noch keine zuverlässigen Angaben zur Inzidenz.

59.6.2 Altersgipfel

- *Pneumokokkenmeningitis*: Kleinkinder und ältere Menschen (> 65 Jahre), Immunsuppression
- *Meningokokkenmeningitis*: zwei Altersgipfel:
  - Säuglings-/Kindesalter
  - junge Erwachsene
- *Herpes-simplex-Enzephalitis* (HSV-1): ältere Menschen (> 65 Jahre), Immunsuppression
- *Autoimmunenzephalitis*: meist bei Kindern und Jugendlichen, jedoch in jedem Alter möglich

59.6.3 Geschlechtsverteilung

- keine Präponderanz bei den erregerbedingten Meningitiden
- Anti-NMDA-Rezeptor-Antikörper-Enzephalitis: 80 % junge Frauen, Assoziation mit Ovarialteratom
- Anti-VGKC-Rezeptor-Antikörper-Enzephalitis: medianes Erkrankungsalter 63 Jahre, Männer doppelt so häufig betroffen

59.6.4 Prädisponierende Faktoren

- *Meningokokkenmeningitis*: junge Menschen „aus heiterem Himmel", hochkontagiöse Tröpfcheninfektion (Epidemien)
- *Pneumokokkenmeningitis*: ältere Menschen, Immunsuppression, Zustand nach Splenektomie
- *Herpes-simplex-Enzephalitis*: ältere Menschen, Immunsuppression

59.7 Ätiologie und Pathogenese

- Invasion des ZNS und des umgebenden Liquorraums durch Bakterien oder Viren oder antikörpervermittelt bei Autoimmunenzephalitiden

59.8 Symptomatik

- *Meningitis*: Trias aus Fieber und Nackensteifigkeit (Meningismus) und Bewusstseinsstörung (Agitation oder Vigilanzminderung), häufig Kopfschmerzen, Hirnnervenausfälle (vor allem N III, IV, VII, VIII) möglich. Cave: Immunsuppression und antibiotische Vorbehandlung können diese klinischen Zeichen maskieren.
- *Virusenzephalitiden*: Häufig zweigipfliger Verlauf mit „grippeartigen" Allgemeinsymptomen im Vorfeld und enzephalitischem Bild (Wesensänderung, Störung der Merkfähigkeit, epileptische Anfälle, fokal-neurologische Ausfälle, bei Herpes-simplex-Enzephalitis häufig Aphasie) im Verlauf.
- *Autoimmunenzephalitiden*: oft *unspezifische Prodromalphase* mit Kopfschmerzen und Fieber, im Verlauf akute psychiatrische Symptome (Apathie, Angst, Depression, agitiert-aggressives Verhalten, Insomnie, psychotisches Erleben); später *neurologische Symptome* (oft Bewegungsstörungen wie orofaziale Dyskinesien, Hyper- und Hypokinesen, stereotype Bewegungsschablonen, epileptische Anfälle)

59.9 Diagnostik

59.9.1 Diagnostisches Vorgehen

- Wichtigste Maßnahme bei Verdacht auf eine bakterielle Meningitis ist eine unverzügliche antiinfektive Therapie bei gleichzeitiger Erregerdiagnostik. Bei drohendem Zeitverzug ist der (kalkulierten) antiinfektiven Therapie plus Dexamethasongabe der Vorrang vor der Liquoranalyse zu geben.
- Liquoranalyse zur Abgrenzung von bakterieller und viraler Enzephalitis von den wichtigsten Differenzialdiagnosen
- konsequente Erregerdiagnostik (s. u.) aus Blut, Liquor und im Fall der chirurgischen Sanierung eines Infektfokus auch aus dem OP-Situs (Abstrich, Punktat)
- zerebrale und ggf. spinale Bildgebung unter der Frage von Infektfoci (z. B. Mastoiditis, Sinusitis, paraspinale Abszesse) und intrakraniellen Komplikationen (Hydrozephalus, Hirnabszess, vaskulitische Hirninfarkte)
- ▶ Abb. 59.1 zeigt das diagnostisches Vorgehen in der Übersicht.

59.9.2 Anamnese

- Dynamik und zeitliche Abfolge der Symptome
- psychische/kognitive Auffälligkeiten
- Infekte im Vorfeld, Insektenstiche, Tierbisse
- Hautveränderungen (z. B. Petechien bei Waterhouse-Friedrichsen-Syndrom)
- antiinfektive Therapien
- Vorerkrankungen, insbesondere mit Immunsuppression (Tumorerkrankungen/Chemotherapie, HIV-Infektion, Immunmodulation bei chronisch-entzündlichen Erkrankungen, Zustand nach Splenektomie, Malnutrition, Alkoholismus, Drogenkonsum)
- neurochirurgische Eingriffe, Einliegen eines ventrikuloperitonealen Shunts

59.9.3 Körperliche Untersuchung

- Vigilanz, Kopfschmerz, Meningismus, Klopfschmerzhaftigkeit der Wirbelsäule (paraspinaler Abszess?)
- Vitalparameter, Temperatur
- kompletter Neurostatus: Hirnnerven (mit besonderem Fokus auf Pupillenstatus, Augenstellung und -beweglichkeit, faziale Paresen, Hörstörung und Nystagmus), Paresen/Sensibilitätsstörung der Extremitäten, Pyramidenbahnzeichen
- komplette internistische Untersuchung (mit besonderer Aufmerksamkeit auf mögliche Infektfoci)

59.9 Diagnostik

Leitsymptome	Bildgebung vor LP bei		Liquordiagnostik	weiterführende Diagnostik	EEG
Kopfschmerzen, Fieber, Meningismus, Vigilanzminderung, neuropsychologische Auffälligkeiten	Immunsuppression ZNS-Vorerkrankung epileptischem Anfall schwerer Vigilanzminderung fokal-neurologischem Defizit	**septische Meningitis**	**bakteriell** Lz > 1000/µl, vorwiegend neutrophile Granulozyten Glukose < 40 mg/dl Liquorglukose zu Serumglukose-Quotient ≤ 0,4 Protein > 100 mg/dl Laktat > 3,5 mmol/l Blut-Liquor-Schranke: schwer gestört intrathekale Ig-Synthese: im Verlauf **Liquordirektpräparat, ggf. Gram-Färbung**	Fokussuche Rö-Thorax HNO CT-Thorax/Abdomen	cMRT-Verlauf ggf. Liquordiagnostik wiederholen
Anamnese akut/subakut Umgebungsfälle Insektenstiche oder Tierbisse AIDS-Risikogruppe Immunsuppression Auslandsaufenthalt Medikamente, Drogen	**cCT** Ausschluss Liquorzirkulationsstörung, Raumforderung, Blutung, Ischämie, Abszesse, Mastoiditis (Felsenbein-Dünnschichtung) **cMRT** Kontrastmittelanreicherung Entzündungsherde temporobasale, periinsuläre und/oder zinguläre kortikale Herde Sinus(venen)thrombose Abszess	**aseptische Meningoenzephalitis**	**viral** Lz < 1000/µl, lymphozytär dominiertes Zellbild Glukose > 40 mg/dl Glukosequotient Liquor/Serum > 0,4 Protein < 100 mg/dl Laktat < 3,5 mmol/l Blut-Liquor-Schranke: normal, leicht gestört intrathekale Ig-Synthese: im Verlauf, bei chronischen Verläufen vorhanden, erregerspezifische Antikörper (AI > 1,5) **tuberkulös** Lz < 1000/µl, buntes Zellbild Glukose < 40 mg/dl Liquorglukose vs. Serumglukose-Quotient ≤ 0,4 Protein > 200 mg/dl Laktat > 3,5 mmol/l Blut-Liquor-Schranke: schwer gestört intrathekale Ig-Synthese: im Verlauf nachweisbar	**Serum** HIV Borrelien Treponema pallidum ggf. Mumps-/Masernvirus, LCMV, FSME-Virus etc. (siehe Stufendiagnostik in der DGN-Leitlinie Virale Meningoenzephalitis) Tbc-Kultur Pilzkulturen/ Pilzserologie/ Liquordirektpräparat	
körperliche Untersuchung fokal-neurologisches Defizit schwere Vigilanzminderung neuropsychologische Auffälligkeiten Hautauffälligkeiten makulopapulöses Exanthem Lymphknotenschwellung					
Labordiagnosik Differenzialblutbild Prokalzitonin CRP Leberwerte Nierenwerte Blutkulturen, mindestens 2 Paar			**Autoimmunenzephalitis/ limbische Enzephalitis** wie viral oder zu Beginn unauffällig intrathekale Ig-Synthese: OKB, erhöhter Serum-Liquor-Index IgG **Liquor-PCR** Herpesvirengruppe, Enteroviren, panbakterielle PCR **Liquorkultur** **erregerspezifischer Liquor-Serum-Antikörperindex**	**Serum- und Liquor-IgG-Antikörper** GAD-Antikörper VGKC-Komplex-Antikörper (LGI1-, CASPR2-Antikörper) NMDAR-Antikörper AMPAR- und GABABR-Antikörper Glyzin-R-Antikörper CASPR-Antikörper DPPX-Antikörper **Serum** Anti-Hu Anti-Yo Anti-Ma1/2 Anti-Ri Anti-CRMP5/CV2 **Tumorsuche** CT-Thorax/Abdomen gynäkologische/ urologische/internistische Untersuchung	

Abb. 59.1 **Meningoenzephalitis.** Diagnostisches Vorgehen in der Übersicht (von links nach rechts; AI: Liquor-Serum-Antikörperindex, AMPAR: α-Amino-3-hydroxy-5-methyl-4-isoxazol-propionsäure-Rezeptor, cCT: kranielle Computertomografie, cMRT: kranielle Magnetresonanztomografie. DPPX: Dipeptidyl-Peptidase–like Protein 6, EEG: Elektroenzephalografie, GABABR: gamma-aminobutyric acid-receptor, GAD: glutamic acid decarboxylase, Ig: Immunglobulin, LCMV: lymphozytäre Choriomeningitis, LP: Lumbalpunktion, Lz: Leukozyten, NMDAR: N-Methyl-D-Aspartat-Rezeptor, OKB: oligoklonale Banden, PCR: Polymerasekettenreaktion, Tbc: Tuberkulose, VGKC: Voltage-gated Potassium Channels, ZNS: zentrales Nervensystem).

59.9.4 Labor

- großes Blutbild (Leukozytose und unreife Granulozyten), C-reaktives Protein (CRP), Elektrolyte, Nieren- und Leberwerte, Gerinnung (Verbrauchskoagulopathie möglich); Prokalzitonin differenziert zwischen viralen und bakteriellen Erregern.

59.9.5 Mikrobiologie und Virologie

Kulturen

- bei Verdacht auf bakterielle Meningitis:
  - 3 Paar *Blutkulturen* (jeweils aerob und anaerob): nach Möglichkeit sofort und vor Beginn der antiinfektiven Therapie
  - *Liquorkulturen*: Hierfür Einsendung des nativen Liquors in das mikrobiologische Labor innerhalb von 2 Stunden. Wenn das nicht möglich ist, empfiehlt sich zusätzlich die Beimpfung einer aeroben Kulturflasche mit mindestens 1 ml Liquor. Liquorkulturen sind auch nach Beginn einer Antibiotikatherapie noch sinnvoll. Am sensitivsten auf die antiinfektive Therapie reagieren Meningokokken; Pneumokokken sterben erst deutlich später ab. Ggf. Spezialkulturen für Tbc und Pilze.

Serologie

- Schnelltests (Latexagglutination) für die häufigen bakteriellen Meningitiserreger
- Virusserologien auf neurotrope Viren der Herpesgruppe, Herpes-simplex-Virus (HSV-1, -2), Varicella-Zoster-Virus (VZV), Zytomegalievirus (CMV), Epstein-Barr-Virus (EBV), ggf. auf Enteroviren (Der Virusnachweis hat in diesem Fall jedoch keine therapeutische Konsequenz.)
- HIV, Treponema-pallidum-, Borrelienserologie
- Antikörper-Paneldiagnostik bei Verdacht auf Autoimmunenzephalitis immer aus dem Serum und dem Liquor

Molekularbiologie

- panbakterielle PCR
- Direktnachweise der DNA oder RNA/ RT-PCR (Reverse-Transkriptase-PCR): Herpesgruppen-PCR (HSV, VZV, CMV, EBV)
- je nach Verdacht weiterführende erregerspezifische Diagnostik, z. B. JC-Virus, Enteroviren, Flaviviren

59.9.6 Sonstiges

- Erregerspezifische Antikörper sind in der Akutphase nicht nachweisbar, im Verlauf oder bei chronischen Enzephalitiden positiver Nachweis einer Synthese erregerspezifischer Antikörper im ZNS; Antikörperindex (AI) = (Antikörper im Liquor) × (Serum IgG)/(Liquor IgG) × (Antikörper im Serum). Erregerspezifische Antikörper können allerdings über Jahre im Liquor persistieren (cave: Fehldiagnose).
- Die intrathekale IgG-Synthese ist bei akuter Virusmeningitis nicht nachweisbar, bei Virusenzephalitiden ab ca. Tag 10 zu erwarten.

59.9.7 Bildgebende Diagnostik

- Innerhalb von 24 Stunden sollte eine Schnittbildgebung unter der Frage sanierungsbedürftiger Erregereintrittspforten und intrakranieller Komplikationen durchgeführt werden.
- Wichtigste intrakranielle Komplikationen sind: Ventrikulitis (Ventrikelempyem), Hydrocephalus (occlusus oder malresorptivus), Zerebritis, Hirnabszess und/oder subdurales Empyem, Ischämien (eventuell hämorrhagisch transformiert), z. B. bei zerebraler Begleitvaskulitis oder septisch-embolischer Herdenzephalitis, septische Sinus- oder Hirnvenenthrombose (eventuell mit sekundären Komplikationen wie Stauungsödem und/oder -Blutung), intrazerebrale Blutung (z. B. bei Verbrauchskoagulopathie) und generalisiertes Hirnödem.

Sonografie

- Regelmäßige Doppler-/Duplexsonografien können eine Begleitvaskulitis früh detektieren.

Echokardiografie

- transösophageale Echokardiografie unter der Frage einer Endokarditis bei septischen Herdembolien in der zerebralen Bildgebung, intravenösem Drogenabusus, septischem Bild bei Krankheitsbeginn

Röntgen

- Röntgen-Thorax unter der Frage pneumonischer Infiltrate

CT

- CT-Schädel zur Detektion von Erregereintrittspforten (Dünnschichtung von Nasennebenhöhlen und Felsenbein) und intrakraniellen Komplikationen, vor allem Liquoraufstau und Hirnödem
- CT-Thorax/Abdomen zur Infektfokussuche

MRT

- MRT-Schädel zur Detektion von intrakraniellen Komplikationen, ist dem CT im Hinblick auf die Hirnparenchym-Bildgebung überlegen. Insbesondere bei Verdacht auf aseptische Meningitis z. B. Hinweise auf temporale oder zinguläre kortikale Herde (HSV) oder asymmetri-

schen Stammganglienbefall (Frühsommer-Meningoenzephalitis, Japanische Enzephalitis), entzündliche Veränderungen (z. B. ADEM).
- spinales MRT unter der Frage paraspinaler Abszesse, z. B. Spondylodiszitis
- HSV-1-Enzephalitis: typisches Bild mit meist unilateralem diffusem Ödem des limbischen Systems (medialer Temporallappen und Inselrinde) ohne wesentliche Kontrastmittelaufnahme, gelegentlich mit T 2*-Signal-Auslöschung (hämorrhagische Enzephalitis)
- bei Autoimmunenzephalitiden häufig relativ unauffälliges MRT

Angiografie

- Bei hochgradigen Stenosen durch Begleitvaskulitis kann eine perkutane transluminale Angioplastie (PTA) oder eine intraarterielle Nimodipingabe als Therapieversuch erwogen werden (off-label).

PET/PET-CT

- PET-CT zur Tumorsuche bei Autoimmunenzephalitis, da einige der Antikörper fakultativ paraneoplastisch sind. Die häufigste Autoimmunenzephalitis mit Nachweis von Anti-NMDA-Antikörpern betraf in der größten publizierten Fallserie im Wesentlichen junge Frauen (medianes Alter: 21 Jahre, 80% weibliche Patienten, bei denen in etwa der Hälfte ovarielle Tumoren, meist Teratome, festgestellt wurden).

59.9.8 Instrumentelle Diagnostik

EEG

- bei entzündlichen Herden, Abszessen, Infarkten oder Einblutung regionale Verlangsamung; bei Enzephalitis fokale oder generalisierte epileptische Aktivität
- Radermecker-Komplexe bei Slow-Virus-Krankheiten pathognomonisch, temporale periodische paroxysmale Dysrhythmie (PLEDS) bei Herpesvirenenzephalitis

59.9.9 Histologie, Zytologie und klinische Pathologie

Sonstiges

- Direktmikroskopie, Gramfärbung bei Verdacht auf bakterielle Meningitis; Zelldifferenzierung: granulozytäres, lymphozytäres oder gemischtzelliges Zellbild? Spezialfärbungen bei Verdacht auf Tuberkulose: Nachweis säurefester Stäbchen? Hinweis für Pilzinfektion?
- neuropathologische Untersuchung bei Verdacht auf Meningeosis neoplastica

59.10 Differenzialdiagnosen

Tab. 59.1 Differenzialdiagnosen der Meningoenzephalitiden.

Differenzialdiagnose	charakteristische Befunde	wegweisende Anamnese und Diagnostik
bakterielle Meningitis, Konvexitätsmeningitis, Haubenmeningitis	*hochakute* progrediente Symptomatik mit okzipitalen und bifrontalen Kopfschmerzen, hohem Fieber, Meningismus, epileptischen Anfällen, Vigilanzminderung, neuropsychologischen Auffälligkeiten, septischem Krankheitsbild; bei Pneumokokken- oder Meningokokkeninfektion → häufig Herpes labialis; Waterhouse-Friederichsen-Syndrom → petechiale Einblutungen	bei fokal-neurologischen Auffälligkeiten, schwerer Vigilanzminderung → unverzüglich *Blutkulturen*, sofortige (!) kalkulierte intravenöse Antibiotikatherapie
		dann *cCT* zum Ausschluss von Kontraindiktionen für Lumbalpunktion
		Liquordiagnostik: Trübung? Zellzahlerhöhung > 1000/µl, Ausstrich: Zelldifferenzierung, Schrankenstörung, Laktaterhöhung, Direktpräparat mit Gram-Färbung: gramnegative Kokken (Meningokokken), grampositive Diplokokken (Pneumokokken), Meningokokkenschnelltest
		Liquorkultur und panbakterielle PCR
virale Meningitis	akuter Verlauf, starke Kopfschmerzen, Meningismus, Erbrechen, Abgeschlagenheit, Myalgien	*Liquordiagnostik*: klar, lymphozytäres oder in Frühphase gemischtzelliges Bild, Zellzahl < 1000/µl, normwertiges Laktat/leicht erhöhtes Laktat, keine Eiweißerhöhung
		Serum-/Liquor-AI und/oder PCR: Herpesviren, FSME, cmV, HIV, Enteroviren etc.
		bei epileptischen Anfällen, regionalen entzündlichen zerebralen Veränderungen, Halluzinationen an Autoimmunenzephalitis denken!
		bei Immunsuppression gehäuft: TBC-Erreger, cmV, HSV, JCV bei HIV, Cryptococcus neoformans

Tab. 59.1 Fortsetzung

Differenzialdiagnose	charakteristische Befunde	wegweisende Anamnese und Diagnostik
		saisonal: Arbovirus und Enterovirus vermehrt im Sommer, Mumps und LCMV-Infektionen im Winter, nach Aufenthalt in Nordamerika West-Nil-Virus, in Südostasien Japanische Enzephalitis und Nipah-Virus (Paramyxovirus)
		kranielle MRT: entzündliche Veränderungen, Hinweis für HSV-Enzephalitis, ADEM?
virale Meningoenzephalitis	wie virale Meningitis plus psychomotorische Unruhe, neuropsychologische Auffälligkeiten, Vigilanzstörungen, delirante Syndrome, fokalneurologische Defizite	*Liquor-/Serum-AI und/oder Direktnachweis*: HSV, VZV, FSME, cMV, HIV, West-Nil-Virus, Japanische-Enzephalitis-Virus, Hantavirus
tuberkulöse Meningitis, basale Meningitis	subakuter Verlauf über mehrere Wochen	Hirnnervenausfälle, Hydrocephalus malresorptivus, Begleitarteriitis, Abszesse, Tuberkulome, SIADH, Hypophyseninsuffizienz
		Spezialkulturen/-färbungen des Liquors
		Quantiferon-Test
Slow-Virus-Infektionen	chronischer Verlauf mit Wesensänderungen, neuropsychiatrischen Auffälligkeiten, epileptische Anfälle, Bewegungsstörungen	*Liquor/Serum*: positiver Antikörperindex Masern- oder Rubellavirus
Myelitis	schlaffe, asymmetrische Paresen, Schluckstörungen, Ateminsuffizienz	*Liquordiagnostik*: entzündlicher Liquor mit leichter Pleozytose, PCR auf neurotrope Viren insbesondere Enteroviren, FSME-Virus, West-Nil-Virus, Poliovirus, HIV
		MRT spinal: entzündliche Läsionen? Ödem?
Herpesenzephalitis	meist zweiphasiger Verlauf mit grippaler Symptomatik wie Fieber, Abgeschlagenheit, ggf. kurze Besserung, dann neuropsychologische Auffälligkeiten, Aphasie, psychotische Symptome, epileptische Anfälle	*Liquordiagnostik*: positive Herpesgruppen-PCR, ab ca. Tag 10 positiver Antikörperindex, in Frühphase auch negative Befunde möglich (!); gemischtzellige Pleozytose, später lymphozytäre Pleozytose, auch normwertige Zellzahl
		mediotemporobasale Auffälligkeiten im cMRT, FLAIR und diffusionsgewichtete Sequenzen
		EEG: periodisch-paroxysmale fokale Dysrhythmie (PLEDS)

ADEM: akute demyelinisierende Enzephalomyelitis, AI: Antikörperindex, CMV: Zytomegalievirus, FSME: Frühsommer-Meningoenzephalitis, HIV: humanes Immundefizienzvirus, HSV: Herpes-simplex-Virus, JCV: JC-Virus/humanes Polyomavirus (benannt nach den Initialen des ersten Patienten John Cunningham), LCMV: lymphozytäre Choriomeningitis, PCR: Polymerase-Ketten-Reaktion, SIADH: Syndrom der inadäquaten ADH-Sekretion

59.11 Therapie

59.11.1 Therapeutisches Vorgehen

- ▶ Abb. 59.2 zeigt das therapeutische Vorgehen bei Verdacht auf infektiöse Meningoenzephalitis.

59.11.2 Allgemeine Maßnahmen

- Abschirmung, analgetische Therapie, ggf. Sedierung
- fiebersenkende Maßnahmen
- ausgeglichener Flüssigkeitshaushalt
- ggf. *antipsychotische Therapie*, cave: Senkung der Krampfschwelle!
- bei Anfallsgeschehen oder Nachweis einer erhöhten zerebralen Erregbarkeit *antikonvulsive Therapie* einleiten (z. B. Levetiracetam 2-mal 1 g/Tag, Valproat eher ungünstig wegen negativem Einfluss auf Gerinnung und Interaktion mit Carbapenemantibiotika)
- *hirndrucksenkende Maßnahmen*: Oberkörperhochlagerung, milde Hyperventilation (pCO$_2$ um 35 mmHg), Mannitol, hypertones Natriumchlorid, ggf. tiefe Sedierung
- Bisher gibt es keine gesicherten Therapieempfehlungen für die Behandlung von Vasospasmen und Begleitarteriitis. Nimodipin unter strenger Blutdrucküberwachung (MAD > 70 mmHg) erwägen.
- Es gibt keine ausreichenden Daten zur Therapie meningitisassoziierter Sinusvenenthrombosen, Antikoagulation sollte erwogen werden.
- *Hypothermie* führte in einer Untersuchung zu einer signifikanten Zunahme der Letalität bei bakterieller Meningitis und ist von daher nicht zu empfehlen.

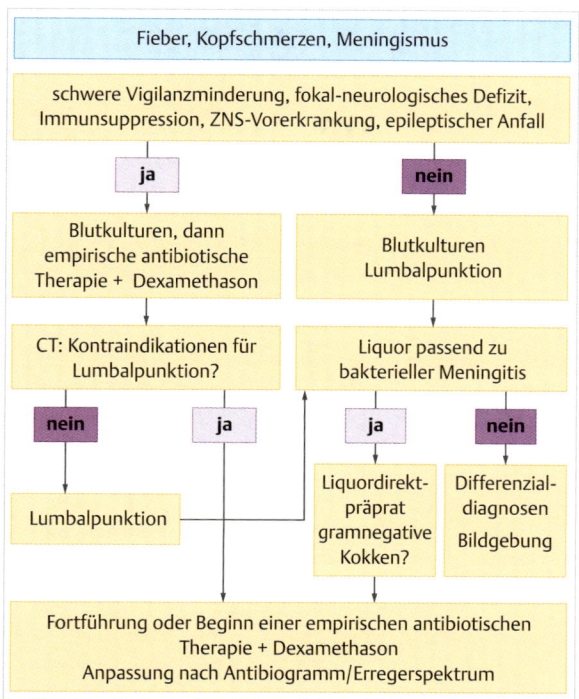

Abb. 59.2 Verdacht auf infektiöse Meningoenzephalitis. Integriertes therapeutisches Vorgehen (CT: Computertomografie, ZNS: zentrales Nervensystem).

- Therapie weiterer Komplikationen → siehe entsprechende Leitlinien: septischer Schock, Verbrauchskoagulopathie, Syndrom der inadäquaten ADH-Sekretion (SIADH), zerebrales Salzverlustsyndrom, zerebraler Diabetes insipidus, akutes Atemnotsyndrom (ARDS)
- bei fehlender klinischer Besserung innerhalb von maximal 48 Stunden *Therapiereevaluation*: intrakranielle Komplikationen, sanierungsbedürftiger Fokus, antibiotische Therapie anpassen, Erregerdiagnostik ausweiten

59.11.3 Pharmakotherapie

- *bakterielle Meningitis*:
  - ohne fokal-neurologisches Defizit/ Vigilanzminderung Beginn der antibiotischen Therapie nach Blutkultur und Lumbalpunktion, bei schwerem Krankheitsbild unverzüglicher Beginn der Therapie nach Blutkulturen; der unverzügliche Therapiebeginn ist prognoseentscheidend!
  - kalkulierte, intravenöse, ggf. nach Antibiogramm angepasste *antibiotische Therapie* für mindestens 10–14 Tage, je nach Erreger auch länger
  - kalkulierte, intravenöse antibiotische Therapie bei *ambulant erworbener Meningitis*:
    – Ceftriaxon 2 × 2 g/Tag (Cephalosporin 3a) plus Ampicillin 6 × 2 g/Tag
    – bei Betalaktamallergie: Vancomycin 2 × 1 g/Tag plus Moxifloxacin 400 mg/Tag
    – wenn hohes Risiko für Listerieninfektion: plus Cotrimoxazol, bezogen auf Trimethoprimanteil 2–4 × 5 mg/kgKG/Tag
  - *nosokomial/ Shuntinfektion/ postoperativ (ZNS)/ mit Immundefizit*:
    – Vancomycin 2 × 1 g *plus* Meropenem 3 × 2 g *oder* Ceftazidim 3 × 2 g
    – bei operativem Zugang über Schleimhäute: *plus* Metronidazol 3 × 500 mg
- *virale Meningitis*:
  - antivirale Therapie:
    – Aciclovir 3 × 10 mg/kgKG pro Tag i. v. unverzüglich mindestens 14 Tage
    – bei negativer PCR im Liquor für Herpesvirengruppe, *unauffälliger Serologie und fehlendem Nachweis anderer Erreger* für mindestens 10 Tage
    – bei HIV oder vorangegangener immunsuppressiver Therapie Resistenzen beobachtet (Resistenztestung erwägen), ggf. Foscarnet 60 mg/kgKG i. v. (innerhalb einer Stunde infundieren) alle 8 Stunden über 3 Wochen
  - bei immunsupprimierten und älteren Patienten *antibiotische Therapie* erwägen → siehe virale Meningitis
  - erregerspezifische Therapie z. B. Ganciclovir bei CMV-Infektion, Ribavirin bei Hantavirusinfektion, Masern und Influenza, im Rahmen von Einzelfallentscheidungen in Rücksprache mit Infektiologie und Virologie weitere Therapien möglich z. B. bei Enterovirusinfektion
- *tuberkulöse Meningitis*:
  - Beginn einer Anti-Tuberkulose-Therapie mit Isoniazid (INH) 1 × 10 mg/kgKG i. v. (WICHTIG: + Substitution von Vitamin B$_6$/Pyridoxalphosphat 100 mg/d), Rifampicin (RMP) 1 × 10 mg/kgKG i. v., Pyrazinamid (PZA) 1 × 30 mg/kgKG p. o. und Ethambutol (EMB) 15–20 mg/kgKG i. v. unter Kontrolle von Leber-/Nierenwerten und Blutbild und in enger Rücksprache mit der Mikrobiologie/Infektiologie. EMB kann ggf. weggelassen werden.
- *Autoimmunenzephalitis*:
  - Therapie mit Aciclovir für mindestens 10 Tage, Methylprednisolon (1 g/Tag für 5 Tage) *und* 3 bis 5 Tage Immunglobulin G (IVIG), 400 mg/kgKG *oder* Plasmapherese/Immunadsorption; ggf. tumorspezifische Therapie
  - MTX, Azathioprin, ggf. Rituximab oder Cyclophosphamid zur längerfristigen Therapie nach erster Stabilisierung
  - Cave: Assoziation NMDA-Rezeptor-Enzephalitis mit HSV-1-Enzephalitis! Klinisch fehlendes Ansprechen oder Verschlechterung, oft Bewegungsstörungen (vormals als postherpetische Chorea bezeichnet und als Wiederaufflammen der HSV-1-Enzephalitis gewertet). Bei klinischer Verschlechterung/fehlendem Therapieansprechen Antikörperdiagnostik durchführen!

Pharmakotherapie nach Meningokokkenkontakt

- *Chemoprophylaxe*:
  - Nach engem Kontakt (Haushalt, Kontakt zu Sekreten aus Nasen-Rachen-Raum, Schlafen in gleichem Zimmer, Reanimation, Intubation) zu Patienten mit Meningokokkeninfektion wird 10 Tage vor bis 24 Stunden nach Therapiebeginn eine Chemoprophylaxe empfohlen!
  - Rifampicin 2 × 600 mg p. o. für 2 Tage, Ciprofloxacin 1 × 500 mg p. o. und Ceftriaxon 1 × 250 mg i. m. (auch für Schwangere geeignet) sind zur Eradikation von Meningokokken im Nasen-Rachen-Raum geeignet.
  - Die Chemoprophylaxe muss so rasch wie möglich nach Kontakt eingeleitet werden.
- *postexpositionelle Impfung:*
  - in Abstimmung mit dem Gesundheitsamt postexpositionelle Impfung erwägen, sofern möglich; Serogruppen A, C, W, Y und B.

59.11.4 Interventionelle Therapie

Plasmaseparation bei Autoimmunenzephalitis

- Plasmaseparation oder alternativ intravenöse Immunglobuline 400 mg/kgKG/Tag über 5 Tage in Kombination mit einer Glukokortikoid-Pulstherapie (1 g/Tag über 5 Tage) sind die Therapie der ersten Wahl zur raschen Eliminierung von Autoantikörpern. Eine frühzeitige Behandlung geht mit einer besseren Prognose einher, deshalb sollte bei klinischem Verdacht nicht auf den Antikörpernachweis gewartet werden.

59.11.5 Operative Therapie

- externe Ventrikeldrainage bei relevanter Liquorzirkulationsstörung
- dekompressive Therapie bei konservativ nicht beherrschbar erhöhtem intrazerebralem Druck

59.12 Nachsorge

- Das Rückfallrisiko bei Autoimmunenzephalitis beträgt 10–15 % in 2 Jahren. Patienten und Umfeld sollten hierüber aufgeklärt werden, um bei späteren Krankheitsschüben, die oft weniger schwerwiegend verlaufen, rasch mit der Behandlung zu beginnen.

59.13 Verlauf und Prognose

- *Bakterielle Meningitis*: Die Letalität ist bei Pneumokokkenmeningitis (15–20 %), Listerienmeningitis (20–30 %) und Meningokokkenmeningitis (3–10 %) am höchsten. Neurologische Residuen wie Paresen, symptomatische Epilepsie, Sehstörungen, Hörstörungen, Hirnnervenparesen bestehen bei 10–40 % der Erkrankten.
- *Virale Meningitis*: vorwiegend gutartiger Verlauf, erregerspezifisch auch schwere Krankheitsverläufe; Letalität der HSV-1-Meningitis bei bis zu 20 %, VZV-Meningoenzephalitis bis 10 %, häufig schwere neurologische Residuen. Hohe Letalität und schwere Verläufe auch bei Masernenzephalitis. Die Mortalität bei Rabiesvirusinfektion des ZNS beträgt 100 %.
- *Autoimmunenzephalitis*: bei früher Therapieeinleitung überwiegend gute Prognose bei bis zu 80 %, häufig residuell neuropsychologische Auffälligkeiten. Bei nicht nachweisbarem Tumor besteht eine schlechtere Prognose mit letalen Verläufen bei ca. 7 % der Erkrankten.

59.14 Prävention

- Gemäß Infektionsschutzgesetz (IfSG, § 6 Meldepflichtige Krankheiten) sind der Krankheitsverdacht, die Erkrankung sowie der Tod an Meningokokkenmeningitis oder -sepsis meldepflichtig. Die Meldung muss innerhalb von 24 Stunden an das zuständige Gesundheitsamt erfolgen.
- Isolationsmaßnahmen bei Verdacht auf bakterielle Meningitis bis 24 Stunden nach Behandlungsbeginn

59.15 Literatur zur weiteren Vertiefung

[1] Graus F, Titulaer MJ, Balu R et al. A clinical approach to diagnosis of autoimmune encephalitis. Lancet Neurol 2016; 4: 391–404
[2] Prüss H. Neuroimmunologie: Neues zur limbischen Enzephalitis. Akt Neurol 2013; 40 (3): 127–136
[3] Titulaer MJ, McCracken L, Gabilondo I et al. Treatment and prognostic factors for long-term outcome in patients with anti-NMDA receptor encephalitis: an observational cohort study. Lancet Neurol 2013; 12: 157–165

59.16 Wichtige Internetadressen

- DGN-Leitlinie ambulant erworbene bakterielle Meningitis: https://www.dgn.org/leitlinien/3230-030-089-ambulant-erworbene-bakterielle-eitrige-meningoenzephalitis-im-erwachsenenalter-2015
- DGN Leitlinien virale Meningitis: https://www.dgn.org/leitlinien/3702-ll-030–100-virale-meningoenzephalitis-2018
- DGN-Leitlinie Autoimmunenzephalitiden und Neurosarkoidose: https://www.dgn.org/leitlinien/2396-ll-32-2012-immunvermittelte-erkrankungen-der-grauen-zns-substanz-sowie-neurosarkoidose
- DGN-Leitlinie Hirnabszess: https://www.dgn.org/leitlinien/3247-030-108-hirnabszess-2016
- DGN-Leitlinie Neuroborreliose: https://www.dgn.org/leitlinien/3567-ll-030-071-2018-neuroborreliose
- DGN-Leitlinie Neurosyphillis: https://www.dgn.org/leitlinien/2400-ll-37-2012-neurosyphilis
- DGN-Leitlinie FSME: https://www.dgn.org/leitlinien/3256-030-035-fruehsommer-meningoenzephalitis-fsme-2016
- DGN-Leitlinie Tetanus: https://www.dgn.org/leitlinien/3490-ll-030-104-2017-tetanus

60 Guillain-Barré-Syndrom

Hagen B. Huttner, Joji Kuramatsu

60.1 Steckbrief

Das Guillain-Barré-Syndrom (GBS) ist die häufigste und schwerwiegendste Form einer akuten Polyradikuloneuritis. Pathogenetisch stellt das GBS eine typische postinfektiöse Erkrankung dar, und verschiedene Varianten sind unter diesem Begriff subsumiert. Im Allgemeinen ist die Klinik charakterisiert durch aufsteigende schlaffe Lähmungen der Extremitäten mit Sensibilitätsstörungen. Intensivmedizinisch ist die generalisierte Form wichtig, da eine Ateminsuffizienz (ca. 25%) und eine Letalität bis zu 10% berichtet wird. Somit liegt der intensivmedizinische Behandlungsschwerpunkt auf der Überwachung der Vitalfunktionen und der immunmodulatorischen Therapie. Die Prognose ist sehr variabel und kann zu einem vollständigen Verlust der Gehfähigkeit führen.

60.2 Aktuelles

- Eine wachsende Evidenz deutet auf antikörpervermittelte, komplementabhängige Mechanismen als pathogenetische Grundlage eines Guillain-Barré-Syndroms hin, so dass aktuelle klinische Studien eine spezifische Komplementinhibition als Therapieziel untersuchen. Im Speziellen wird hier Eculizumab, ein monoklonaler Antikörper, der sich gegen den Komplementfaktor C5 richtet, in randomisierten Studien untersucht.
- Eine prospektive internationale multizentrische Observationsstudie (International Guillain-Barré Syndrome Outcome Study, Erasmus MC, Rotterdam/Niederlande) hat aktuell über 1500 Patienten mit Guillain-Barré-Syndrom eingeschlossen und evaluiert Biomarker sowie das Therapieregime hinsichtlich ihres Einflusses auf das Langzeitoutcome (bis 3 Jahre).
- Aktuelle Übersichtsarbeiten des Cochrane-Netzwerkes stellen dar, dass die primäre Akuttherapie mit intravenösen Immunglobulinen (IVIG) und Plasmapherese (PE) als gleichwertig effektiv und sicher anzusehen sind. Eine zusätzliche Gabe von IVIG nach PE erzielt keinen Zusatznutzen. PE ist im Vergleich zu einer supportiven Therapie überlegen. Kortikosteroide haben keinen signifikanten Nutzen.
- Im Rahmen der aktuelleren (2016) Zika-Virus-Epidemie in Latein- und Mittelamerika konnte dieses Virus als ein neuer Triggerfaktor für das Auftreten eines Guillain-Barré-Syndroms identifiziert werden.

60.3 Synonyme

- akute inflammatorische demyelinisierende Polyneuropathie (85–90%), acute inflammatory demyelinating polyneuropathy (AIDP)
- Varianten:
  - akute motorische axonale Neuropathie (3–17%), acute motor axonal neuropathy (AMAN)
  - akute sensomotorische axonale Neuropathie (3–5%), acute motor and sensory axonal neuropathy (axonal) (AMSAN)
  - Miller-Fisher-Syndrom (MFS) (5%)
  - akute Pandysautonomie

60.4 Keywords

- Guillain-Barré-Syndrom
- akute inflammatorische demyelinisierende Polyneuropathie
- Plasmapherese
- intravenöse Immunglobuline (IVIG)

60.5 Definition

- Akute immunvermittelte Polyneuropathien, zusammengefasst als Guillain-Barré-Syndrom, benannt nach den Autoren eines 1916 erschienen Artikels (Guillain, Barré und Strohl).
- Das Guillain-Barré-Syndrom ist eine heterogene Erkrankung, mit verschiedenen Varianten unterschiedlicher Ausprägung, und zeigt klinisch meist eine akute, symmetrisch aufsteigende Lähmung (monophasisch) bei vorangegangener Infektion.
- Die Überwachung und Behandlung der Patienten soll in Kliniken der Maximalversorgung stattfinden, da immer eine intensivmedizinische Versorgung gewährleistet werden muss.

60.6 Epidemiologie

60.6.1 Häufigkeit

- Weltweit entwickeln jährlich ca. 100 000 Einwohner ein Guillain-Barré-Syndrom. Die Inzidenz für Nordamerika und Europa liegt zwischen 0,8 und 1,9 pro 100 000 Einwohner.

60.6.2 Altersgipfel

- Die jährliche Inzidenz für ein Guillain-Barré-Syndrom steigt mit dem Alter, ist niedrig im Kindesalter (0,6 pro 100 000 Einwohner) und liegt bei 80-jährigen und älteren Patienten bei 2,7 pro 10 000 Einwohner.

60.6.3 Geschlechtsverteilung

- Männer sind 1,5-mal häufiger als Frauen betroffen.

60.6.4 Prädisponierende Faktoren

- Verschiedene bakterielle und virale Erreger sowie Impfungen zeigen eine Assoziation mit einem gehäuften Auftreten eines Guillain-Barré-Syndroms.

60.7 Ätiologie und Pathogenese

- postinfektiöse Erkrankung (1–2 Wochen), die zu einer aberranten Immunantwort führt
- molekulare Mimikry mit Antikörpern, die gegen Myelin oder Axone gerichtet sind
- Die immunvermittelte Inflammation (humoral und zellulär) führt zu einer Schädigung an peripheren Nerven und/oder Spinalwurzeln.
- demyelinisierend >> axonal (je nach Varianten unterschiedlich)
- Immunantwort, die gegen Epitope auf Schwann-Zellen oder Myelin gerichtet ist, führt zur AIDP mit einer multifokalen Schädigung, die an den Spinalwurzeln beginnt
- Immunantwort, die gegen Epitope der axonalen Membran gerichtet ist, meist an den Ranvier- Schnürringen, führt zu einer AMAN oder AMSAN
- Molekulare Mimikry: Beispielsweise wurden gemeinsame Gangliosidantigene der äußeren Lipooligosaccharidhülle des Bakteriums Campylobacter jejuni und Komponenten peripherer Nerven in Verbindung gebracht mit dem Auftreten von Autoantikörpern (z. B. GM1 → AMAN), die mittels aberranter Immunantworten zu einem Guillain-Barré-Syndrom führen können.
- Die neurale Pathologie ist abhängig von der GBS-Variante.
- AIDP und Miller-Fisher-Syndrom sind gekennzeichnet durch epineurale/endoneurale lympho- und monozytäre Infiltrate der Schwann-Zellen oder des peripheren Myelins → multifokale Demyelinisierung, am stärksten betroffen sind die Spinalwurzeln, sekundäre axonale Schäden.
- AMAN/AMSAN sind gekennzeichnet durch eine Inflammation an den Ranvier-Schnürringen mit konsekutiver paranodaler Myelinablösung, Verbreiterung der Schnürringe und Kanaldysfunktion → funktionale Axonstörung bis hin zu einer persistenten axonalen Schädigung, die vorwiegend Vorderhörner und periphere Nerven betrifft.

60.8 Klassifikation und Risikostratifizierung

- Skala zur Einteilung des funktionellen Schweregrades: Guillain-Barré Syndrome (GBS) Disability Scale:
  - Grad 0: gesund, keine funktionelle Einschränkung
  - Grad 1: geringe Einschränkung, Rennen möglich
  - Grad 2: Rennen nicht möglich, 10 Meter ohne Unterstützung gehfähig
  - Grad 3: 10 Meter mit Unterstützung gehfähig
  - Grad 4: rollstuhlpflichtig, bettgebunden
  - Grad 5: mechanische Beatmung zumindest zeitweise am Tag
  - Grad 6: Tod

60.9 Symptomatik

- Das klassische Guillain-Barré-Syndrom (AIDP) beginnt meist akut (Tage bis wenige Wochen) mit einem überwiegend symmetrischen polyneuropathischen Syndrom (Beginn überwiegend an den unteren Extremitäten; 90 %), mit aufsteigenden Lähmungen und Sensibilitätsstörungen.
- Die maximale Ausprägung ist bei 97 % der Patienten nach 4 Wochen erreicht.
- Die klinische Symptomatik kann variieren, angefangen von milden Ausfällen bis hin zu einer vollständigen Lähmung aller Extremitäten, der fazialen Muskulatur (50 %), einer bulbären Symptomatik und Ateminsuffizienz (25 %). Ein foudroyanter Verlauf kann binnen weniger Tage zum Vollbild eines Locked-in-Syndroms führen.
- Häufig werden in der Frühphase radikuläre Schmerzen (Rücken, Extremitäten) angegeben (66 %) und im Verlauf Parästhesien (80 %).
- Wichtiges klinisches Merkmal ist der Verlust bzw. eine progrediente Abschwächung der Muskeleigenreflexe (90 %).
- Ein bedeutendes Symptom stellt die Dysautonomie dar (Diarrhö, Obstipation, Brady- und Tachykardien, Herzfrequenzstarre, starke Blutdruckschwankungen, Harnverhalt, Hyperhidrose, Horner-Syndrom, Syndrom der inadäquaten ADH-Sekretion (SIADH), reversible Kardiomyopathie), die in der schwersten Ausprägung auch mit einem plötzlichen Herztod assoziiert sein kann.
- Störungen der Okulomotorik sind weniger häufig (15 %)
- Neben der klassischen Präsentation können vor allem anfangs die Symptome sehr variabel sein.

60.10 Diagnostik

60.10.1 Diagnostisches Vorgehen

- Die klinische Diagnose des Guillain-Barré-Syndroms wird vor allem durch eine Liquor- und elektrophysiologische Diagnostik unterstützt.
- *Liquordiagnostik:*
  - Im Liquor findet sich häufig eine *zytoalbuminäre Dissoziation*, d. h. eine normale Zellzahl bzw. milde Pleozytose (< 50 Zellen/mm^3) bei erhöhtem Eiweißgehalt (0,5–2 g/l). Die Eiweißerhöhung wird erklärt durch eine Permeabilitätsstörung der Blut-Nerv-Schranke an den proximalen Spinalwurzeln; sie besteht bei über der Hälfte der Patienten (50–66 %) innerhalb der 1. Woche nach Symptombeginn und bei 75 % der Patienten in der 3. Woche.
  - Bei bis zu einem Viertel der Patienten kann in der Akutphase (wenige Tage nach Symptombeginn) ein *normaler Liquoreiweißgehalt* vorliegen, so dass eine erneute Punktion im Verlauf erwogen werden könnte. Somit ist ein normaler Liquoreiweißgehalt im Frühstadium kein Ausschlusskriterium.
- *elektrophysiologischen Untersuchungen:*
  - Neurografie und Elektromyografie sind ein wichtiger Bestandteil im Rahmen der Diagnostik und dienen zur Prognoseabschätzung sowie Einordnung der verschiedenen GBS-Varianten. Allerdings kann in der Frühphase der Erkrankung diese Diagnostik auch unauffällig sein (meist nach 2 Wochen am stärksten ausgeprägt).
  - *demyelinisierende Formen*: Verzögerung (Frühzeichen) bzw. Verlust der F-Wellen, reduzierte Nervenleitgeschwindigkeit, verzögerte distal-motorische Latenz, Leitungsblöcke und Chronodispersion des Summenaktionspotenzials; Suralis-Neurografie häufig unauffällig
  - *axonale Formen*: reduzierte distale motorische und sensible Amplituden, transiente Leitungsblöcke in den motorischen Neurografien; im EMG nach 10–14 Tagen Anzeichen einer akuten axonalen Schädigung, niedrige Muskelaktionspotenziale als negativer prognostischer Marker
- *EKG* (Rhythmusstörung, AV-Block?) bzw. autonome Testung (Herzfrequenzanalyse, Orthostase)
- *Diagnosekriterien*:
  - erforderliche Klinik:
    - progressive Schwäche der Arme und Beine (Beine zu Beginn) mit variabler Ausprägung, angefangen von minimaler Schwäche bis hin zu Tetraplegie und Beteiligung von Hirnnerven
    - Areflexie oder Hyporeflexie (z. B. distale Areflexie mit proximaler Hyporeflexie)
  - unterstützende Klinik:
    - Progression der Symptome mit Maximum innerhalb von 4 Wochen
    - relative Symmetrie der Schwäche
    - milde sensible Ausfälle
    - Hirnnervenbeteiligung (z. B. bilateraler N. facialis)
    - Beginn der Erholung 2–4 Wochen nach Maximum der Symptome
    - autonome Dysfunktion
    - Schmerzen
    - kein Fieber bei Symptombeginn
    - zytoalbuminäre Dissoziation
    - Elektrophysiologie vereinbar mit einer Demyelinisierung (siehe ▶ Tab. 60.2)
- ▶ Abb. 60.1 zeigt zusammenfassend das diagnostische Vorgehen bei Guillain-Barré-Syndrom.

60.10.2 Anamnese

- Die Zeitspanne seit dem Auftreten der Symptomatik ist eine wichtige anamnestische Information, denn je rascher der Verlauf, desto höher ist die Wahrscheinlichkeit für eine ausgeprägte Klinik mit Intensivpflichtigkeit.
- akute Schwäche der distalen Muskulatur in den Beinen, aufsteigend
- Sensibilitätsstörung in den Füßen > > Händen
- Dyspnoe
- Schmerzen im Rücken und in den Extremitäten
- akute Blasen-/Mastdarmstörung (Differenzialdiagnose!)
- vorangegangener gastrointestinaler oder pulmonaler Infekt (ca. 2 Wochen vor Symptombeginn)
  - bakterielle Trigger:
    - Campylobacter jejuni (AMAN)
    - Mycoplasma pneumoniae
  - virale Trigger:
    - Zytomegalievirus (AIDP)
    - Epstein-Barr-Virus (AIDP)
    - Influenza-A-Virus
    - Enterovirus D 68
    - Zika-Virus
- Impfungen:
  - Tollwut
  - Influenza

60.10.3 Körperliche Untersuchung

- Progressive Schwäche der Arme und Beine (beginn Beine) mit variabler Ausprägung, von minimaler Schwäche bis hin zur Tetraparese und Beteiligung von Hirnnerven
- Areflexie oder Hyporeflexie (z. B. distale Areflexie mit proximaler Hyporeflexie)
- Relative Symmetrie der Schwäche
- Milde sensible Ausfälle (Füße >> Hände)
- Hirnnervenbeteiligung (z. B. bilateraler N. facialis)
- Radikuläre und neuropathische Schmerzen (Rücken, Extremitäten)

60.10 Diagnostik

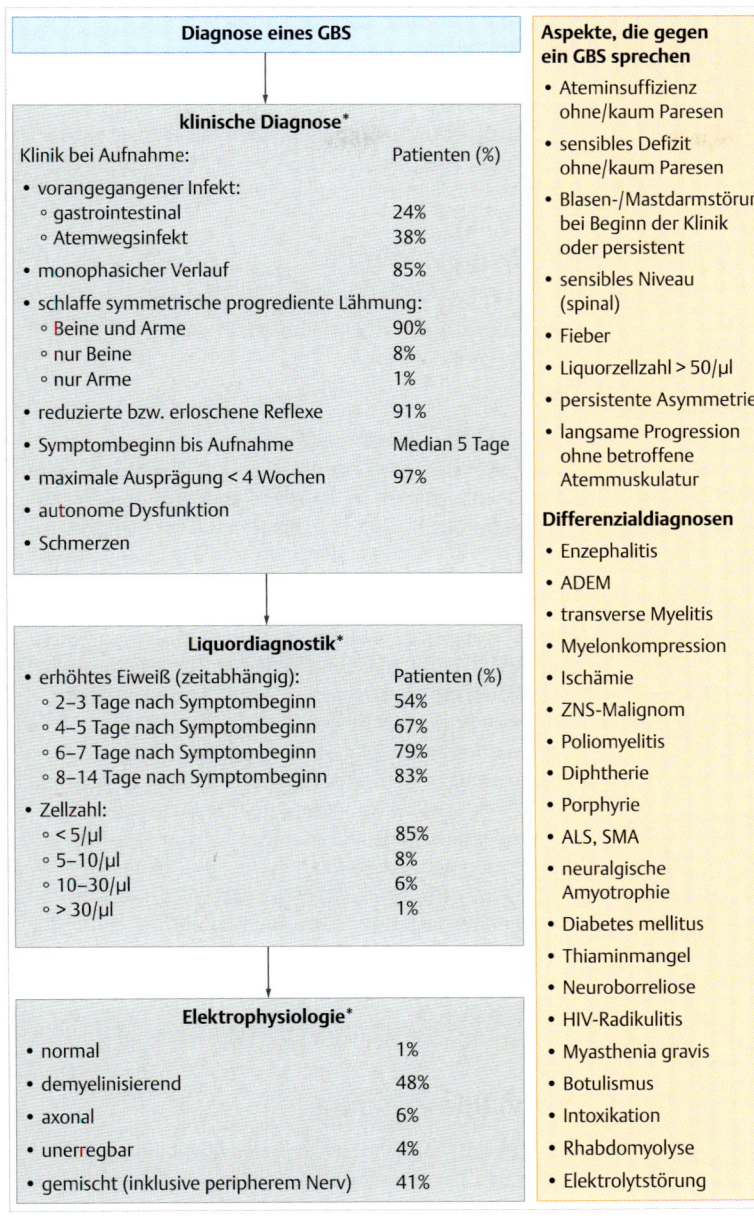

Abb. 60.1 Guillain-Barré-Syndrom (GBS). Diagnostisches Flussdiagramm (ADEM: akute disseminierte Enzephalomyelitis, ALS: amyotrophe Lateralsklerose, SMA: spinale Muskelatrophie; * Prozentangaben basierend auf Fokke et al. 2014 [3]).

60.10.4 Labor

- Die Labordiagnostik des Liquors und der serologischen Antikörper stellt eine unterstützende Diagnostik dar.
- Wegweisend ist im Liquor die zytoalbuminäre Dissoziation (Zellzahl normal bzw. leichte Pleozytose < 50 Zellen/mm³ bei erhöhtem Eiweißgehalt 0,5–2 g/l), diese kann allerdings gerade bei einem sehr akuten Verlauf in der Frühphase noch normwertig sein. Somit schließt ein normales Eiweiß im Liquor die Diagnose eines Guillain-Barré-Syndroms nicht aus.
- Eine serologische Diagnostik kann hilfreich sein zur weiteren Einordnung der GBS-Varianten (▶ Tab. 60.1).
- Zur Ausschlussdiagnostik der genannten Differenzialdiagnosen sollte eine Basislabordiagnostik zur Polyneuropathieabklärung erfolgen (BSG, CRP, Differenzialblutbild, Elektrolyte, Leber und Nierenwerte, Immunfixation, Bence-Jones-Proteinurie, TSH). Darüber hinaus sollten je nach Anamnese und Vorerkrankungen infektiologische, toxische, autoimmunassoziierte Erkrankungen sowie Hypovitaminosen evaluiert werden.

Tab. 60.1 Darstellung bekannter GBS-assoziierter Antikörper

Gangliosidantikörper	Varianten
GM1, GD1a	AMAN und Zustand nach Campylobakterinfektion
GQ1b	Miller-Fisher, Bickerstaff, pharyngozervikobrachiale Variante
GD1b	ataktische Variante
GT1a, GM1b	bulbäre Variante
AMAN: akute motorische axonale Neuropathie	

60.10.5 Mikrobiologie und Virologie

- Die mikrobiologische und virologische Diagnostik dient zur Unterstützung bzw. zum Ausschluss einer GBS-Diagnose.
- Eine Diagnostik für die bekannte GBS-Triggerinfektion ist wünschenswert. Bakterielle Trigger: Campylobacter jejuni, Mycoplasma pneumoniae; virale Trigger: Zytomegalievirus, Epstein-Barr-Virus, Influenza-A-Virus, Enterovirus D 68, Zika-Virus.
- Differenzialdiagnostisch sollte bei anamnestischem Verdacht eine Infektion mit Clostridium botulinum und Corynebacterium diphtheriae, ggf. Borrelien sowie viralen Erregern der FSME oder HIV und Polio ausgeschlossen werden.

60.10.6 Bildgebende Diagnostik

- Für die Diagnosestellung eines Guillain-Barré-Syndroms ist eine Bildgebung nicht erforderlich. Eine spinale MRT sollte zum Ausschluss akuter differenzialdiagnostischer Pathologien (z. B. spinale Raumforderungen, Myelitis etc.) erwogen werde. Typische GBS-assoziierte Auffälligkeiten: verdickte und kontrastmittelaffine spinale Nerven (bzw. der Cauda equina im Rahmen eines Elsberg-Syndroms).
- Gerade bei einer Klinik mit sensiblem Niveau, Pyramidenbahnzeichen oder dissoziierter Empfindungsstörung sollten spinale Prozesse bzw. eine Myelitis ausgeschlossen werden.

Sonografie

- Bei einem protrahierten klinischen Verlauf kann eine Plexussonografie die Verdachtsdiagnose einer chronisch inflammatorischen demyelinisierenden Polyneuropathie (CIDP) unterstützen.

60.10.7 Instrumentelle Diagnostik

- Die elektrophysiologische Diagnostik ist ein wichtiger Bestandteil, um die Verdachtsdiagnose eines Guillain-Barré-Syndroms zu unterstützen; sie liefert zudem prognostische Informationen und dient der Differenzierung der verschiedenen Varianten.
- Weitere instrumentelle Verfahren sind ein wesentlicher Bestandteil im Rahmen der Überwachung, da 1 Viertel der Patienten eine Ateminsuffizienz entwickelt und bei ca. 70 % eine Dysautonomie vorliegt. Insbesondere gilt es, kardiale Komplikationen (Tachykardien, Bradykardien oder Asystolien) zu überwachen, da mitunter passagere Herzschrittmacher notwendig werden können.

Elektrophysiologie

▶ Tab. 60.2 sind häufige elektrophysiologische Pathologien je nach Typus zu entnehmen.

EKG

- Serielle EKGs sollten durchgeführt werden, um bei den Patienten kardiale Komplikationen (z. B. höhergradige AV-Blockierungen) im Rahmen einer autonomen Dysregulation frühzeitig zu erkennen.

Spirometrie

- Die Spirometrie im engmaschigen Zeitintervall (initial 1- bis 3-stündlich) ist eine obligate Überwachungsmethode, um eine drohende respiratorische Insuffizienz zu erkennen. Eine Vitalkapazität (VK) kleiner 1,5 l bei Männern und 1,2 l bei Frauen gilt als Schwelle zur Intubation (bzw. FEV1 < 75 % der VK). Ein rascher Abfall der VK oder FEV1 im Verlauf über Stunden bzw. Tage deutet auf ein hohes Risiko einer Ateminsuffizienz hin.
- Indikation zur Intubation:
  - $paO_2 \leq 70$ mmHg, $PaCO_2 > 50$ mmHg
  - Sauerstoffsättigung < 90 % bei Raumluft
  - Vitalkapazität < 1,5 l (Männer) bzw. < 1,2 l (Frauen)
  - rascher Abfall von SaO_2 oder der VK/FEV1 bei serieller Messung
  - Dysphagie mit Aspirationsgefahr

Dysphagiescreening

- Ein routinemäßiges bzw. serielles Dysphagiescreening ggf. mit einer fiberendoskopischen Schluckuntersuchung ist sinnvoll, da bei Patienten mit rascher Klinik oder bulbärer Symptomatik ein hohes Risiko für eine Aspirationspneumonie besteht.

Autonome Diagnostik

- Valsalva-Manöver: 10 Sekunden inspiratorisches Atemanhalten (unter mechanischer Beatmung „inspiration hold")
  - *normale* Reaktion mit kurzer Blutdrucksteigerung, dann Blutdruckabfall, anschließend bei Weiteratmen wieder Blutdruckanstieg auf kurzfristig übernormale Werte
  - *pathologische* Reaktion mit ausgeprägtem Blutdruckabfall > 50 %, anschließend bei Weiteratmen kein suffizienter Blutdruckanstieg oder Herzfrequenzanstieg
- Herzratenvariabilitätsanalyse

Tab. 60.2 Häufige elektrophysiologische Pathologien

Neurografie	AIDP	AMAN	AMSAN	Miller-Fisher-Syndrom
dmL	verzögert	normal	normal (fehlend)	normal
F-Welle	verzögert/fehlend	normal	normal (fehlend)	normal
NLG (motorisch)	deutlich verlangsamt	< 10 % verlangsamt	normal (falls messbar)	normal
Amplitude (MSAP)	reduziert, (Chronodispersion, Leitungsblöcke)	reduziert, (reversible Leitungsblöcke)	deutlich reduziert	normal
NLG sensibel	meist verlangsamt	normal	normal (fehlend)	normal (OEx eventuell verzögert)
Amplitude (SNAP)	meist verlangsamt (Chronodispersion)	normal	reduziert	normal oder reduziert

AIDP: akute inflammatorische demyelinisierende Polyneuropathie, AMAN: akute motorische axonale Neuropathie, AMSAN: akute motorsensorische axonale Neuropathie, dmL: distal motorische Latenz, MSAP: motorisches Summenaktionspotenzial, NLG: Nervenleitgeschwindigkeit, OEx: obere Extremität, SNAP: sensibles Nervenaktionspotenzial

- Orthostasereaktion
- Atropintest 0,5–1,0 mg i. v.
  - *normale* Reaktion mit Steigerung der Herzfrequenz um > 20/Minute
  - *pathologische* Reaktion ohne oder überschießendem Anstieg der Herzfrequenz > 40/ Minute

60.11 Differenzialdiagnosen

Tab. 60.3 Differenzialdiagnosen des Guillain-Barré-Syndroms.

Differenzialdiagnose	Bemerkung
Enzephalitis (z. B. FSME), akute disseminierte Enzephalomyelitis, akute Myelopathien (spinale Prozesse, akute transverse Myelitis), leptomeningeales Malignom	ZNS
Poliomyelitis, West-Nil-Virus-Myelitis, amyotrophe Lateralsklerose, progressive spinale Muskelatrophie	Motoneurone
neuralgische Amyotrophie, Diabetes mellitus	Plexus
Borreliose, cmV-assoziierte Radikulitis, HIV-assoziierte Radikulitis, akute CIDP, leptomeningeales Malignom	Nervenwurzeln
bakterielle Infektionen (Clostridium botulinum, Corynebacterium diphtheriae), Porphyrie (Hautveränderungen, Koliken, Psychose), akuter Thiaminmangel (Wernicke-Syndrom), Intoxikation (Arsen, Blei, Organophosphate, n-Hexane „Klebstoffschnüffler"), vaskulitische Neuropathie, Critical-Illness-Neuropathie, Sarkoidose, Borreliose, metabolische oder Elektrolytstörungen (Hypokaliämie, Hyperphosphatämie, Hypermagnesiämie, Hypoglykämie), akute CIDP	periphere Nerven
Myasthenia gravis, Botulismus, Intoxikation, Critical-Illness-Myopathie, Rhabdomyolyse, Myositiden (▶ Abb. 60.1)	muskulär/neuromuskulär

CIDP: chronisch inflammatorische demyelinisierende Polyneuropathie, CMV: Zytomegalievirus, FSME: Frühsommer-Meningoenzephalitis, HIV: humanes Immundefizienz-Virus

60.12 Therapie

60.12.1 Therapeutisches Vorgehen

- Das Guillain-Barré-Syndrom ist eine potenziell reversible Erkrankung, die allerdings mit hoher Mortalität (10 %) und Beatmungspflichtigkeit (25 %) vergesellschaftet ist. Die Behandlung besteht im Wesentlichen aus einer *intensivmedizinischen Überwachung* und einer *immunmodulatorischen Therapie* (▶ Abb. 60.2).
- Wichtig ist eine genaue Überwachung der Vitalfunktionen, der Atemmotorik und einer Dysphagie.
- Zudem gilt es, krankheitsspezifische Aspekte (autonome Störung, ausgeprägte Paresen) zu überwachen und zu therapieren.
- Die Therapie liegt in der Immunmodulation, wobei intravenöse Immunglobuline (IVIG) und Plasmapherese gleichwertig sind. Ein Nutzen durch die Behandlung mit Glukokortikosteroide ist nicht evident.
- Es gilt, im Rahmen dieser Therapie Fluktuationen und Komplikationen zu erkennen, um diese frühzeitig zu therapieren.
- Die Patienten sollten in erfahrenen Zentren der Maximalversorgung behandelt werden.
- Die Indikation für eine intensivmedizinische Überwachung sollte niederschwellig gestellt werden.
- Für die Risikoprädiktion einer GBS-assoziierten Atemsinsuffizienz bei Krankenhausaufnahme ist das EGRIS-Prognosemodell (Erasmus GBS Respiratory Insufficiency Score; https://gbstools.erasmusmc.nl/prognosis-tool) etabliert (▶ Tab. 60.4).
- ▶ Tab. 60.5 zeigt die Einteilung des klinischen Schweregrades anhand des MRC-Summenscores.

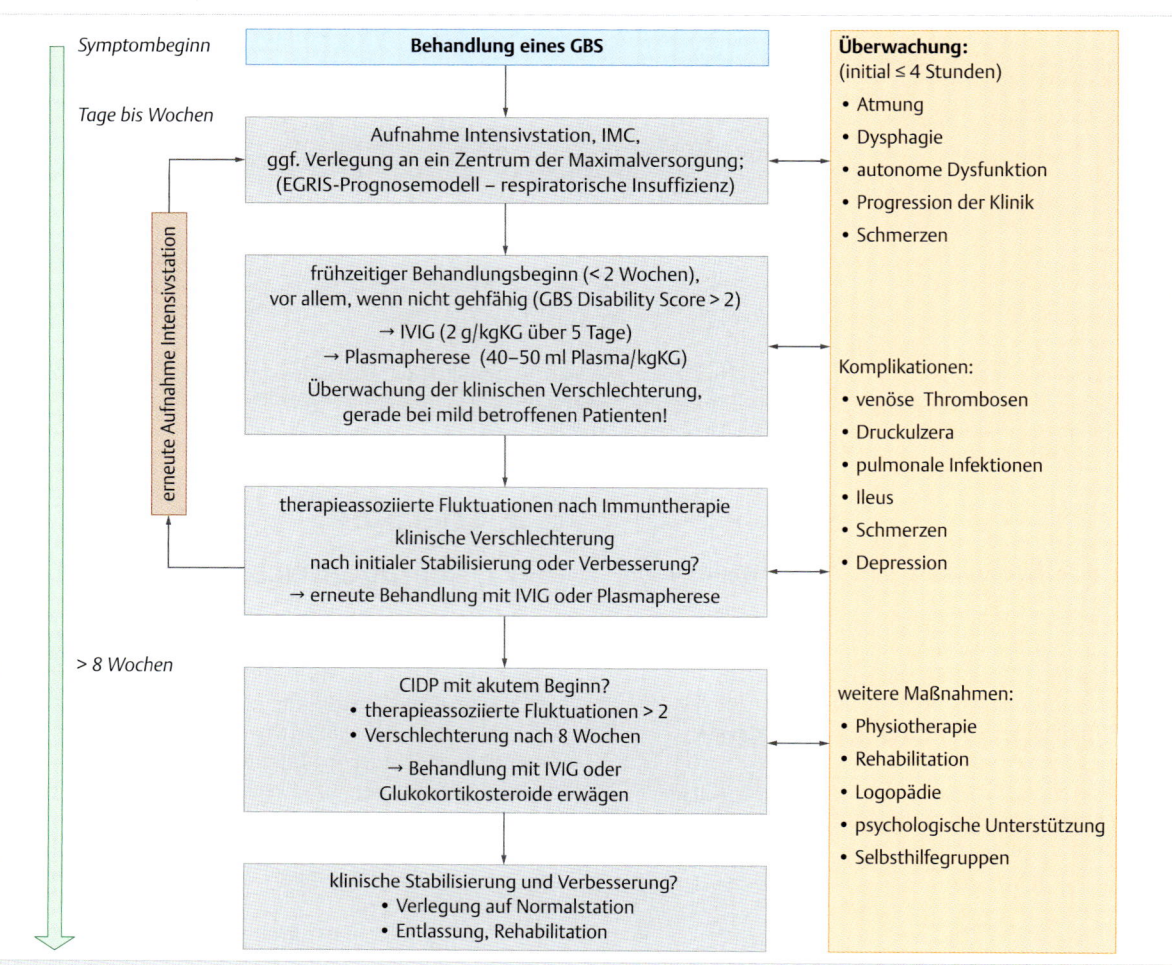

Abb. 60.2 Guillain-Barré-Syndrom (GBS). Therapeutischer Algorithmus: Behandlung und Überwachung eines Patienten im zeitlichen Verlauf (CIDP: chronisch inflammatorische demyelinisierende Polyneuropathie, IMC: Intermediate Care, IVIG: intravenöse Immunglobuline).

Tab. 60.4 Prädiktion einer Guillain-Barré-Syndrom-assoziierten Ateminsuffizienz.

Erasmus GBS Respiratory Insufficiency Score (EGRIS)	Kategorien	Punkte
Tage zwischen Auftreten der Schwäche und Krankenhausaufnahme	> 7 Tage	0
	4–7 Tage	1
	≤ 3 Tage	2
faziale und/oder bulbäre Symptomatik	abwesend	0
	vorhanden	1
MRC-Summenscore bei Aufnahme	60–51	0
	50–41	1
	40–31	2
	30–21	3
	≤ 20	4
Summe		0–7

Wahrscheinlichkeit einer Beatmungspflichtigkeit (95-%-Konfidenzintervall):
- niedriges Risiko: 0–2 → 95-%-Konfidenzintervall: 1–6 %
- mittleres Risiko: 3–4 → 95-%-Konfidenzintervall: 19–30 %
- hohes Risiko: 5–7 → 95-%-Konfidenzintervall: 54–76 %

MRC: Medical Research Council Sum Score

Tab. 60.5 Einteilung des klinischen Schweregrades eines Guillain-Barré-Syndroms anhand des MRC-Summenscores (MRC: Medical Research Council).

MRC-Summenscore	links	rechts
M. deltoideus	0–5	0–5
M. biceps	0–5	0–5
Handextensoren	0–5	0–5
M. iliopsoas	0–5	0–5
M. quadriceps femoris	0–5	0–5
M. tibialis anterior	0–5	0–5
Einzelsumme	0–30	0–30
Gesamtsumme	**0–60**	

0: keine Bewegung, 1: Muskelaktivität, 2: Bewegung ohne Schwerkraft, 3: Bewegung gegen Schwerkraft, 4: Bewegung gegen moderate Belastung, 5: vollkräftig

60.12.2 Allgemeine Maßnahmen

- Wesentlicher Bestandteil der allgemeinen Maßnahmen liegt in der *Überwachung der Vitalfunktion*.
- Initial sollte die Bestimmung der *Vitalkapazität* in kurzem Zeitintervall (1- bis 4-stündlich) erfolgen.
- Regelmäßige serielle *neurologische Statuserhebungen* ermöglichen es, in der Frühphase foudroyante Verläufe zu beurteilen.
- Eine *Monitorüberwachung* bzw. *serielle EKG-Untersuchungen* sollten stattfinden, um Hinweise auf autonome Störungen (AV-Blöcke, Arrhythmien) zu detektieren.
- Ein besonderes Augenmerk sollte auf der *Schluckstörung* liegen, da die Aspirationspneumonie eine häufige und prognostisch relevante Komplikation ist.
- Das Guillain-Barré-Syndrom wird häufig durch eine starke *Schmerzsymptomatik* begleitet und sollte entsprechend behandelt werden (Vermeidung von Opiaten bei nicht beatmeten Patienten).
- Im weiteren Verlauf der Erkrankung (bei hochgradigen Paresen) ist eine suffiziente *Thromboseprophylaxe* durchzuführen. Bei schwerstbetroffen tetraparetischen Patienten sollte aufgrund der fehlenden „Muskelpumpe" eine *systemische Antikoagulation* erwogen werden.
- Bei diesen Patienten ist eine *konsequente Dekubitusprophylaxe* durchzuführen.
- Im Rahmen der autonomen Dysregulation kann es zu ausgeprägter *Diarrhö* oder *Obstipation* kommen, die entsprechend therapiert werden sollten.
- Ein essenzieller Bestandteil der längerfristigen Behandlung besteht in dem *physio- und logotherapeutischen Training* der Patienten.
- Die schwierige *psychoemotionale Belastungssituation* (Tetraplegie bei vollem Bewusstsein) muss zwingend beachtet werden (Depressivität: 70 %, Psychosen: 25 %).

60.12.3 Pharmakotherapie

- Randomisierte Studien sowie systematische Reviews belegen die positiven Effekte (frühzeitigere Verbesserung der Muskelkraft, reduzierte Beatmungspflichtigkeit bzw. -dauer, häufigere funktionelle Erholung) einer krankheitsmodifizierenden Therapie durch IVIG oder Plasmapherese. Beide Therapieformen sind als gleichwertig anzusehen. Eine Kombination aus beiden Therapien zeigt keinen signifikanten Zusatznutzen.
- Glukokortikosteroide sind ohne Zusatznutzen im Rahmen der GBS-Therapie.
- Grundsätzlich sollte die Behandlung so schnell wie möglich initiiert werden. Es zeigen sich Vorteile zugunsten eines Behandlungsbeginns innerhalb von < 7 Tagen nach Symptombeginn.

Plasmapherese

- 4–6 Plasmapheresen innerhalb von 10–14 Tagen
- Austauschvolumen 2–3 l, je nach Körpergewicht (40–50 ml Plasma/kgKG).
- Austausch gegen Albumin, erhöhte Rate an unerwünschten Arzneimittelwirkungen gegen Frischplasma
- cave: Hypotension, Elektrolytstörung (Hypokalzämie, metabolische Alkalose), katheterassoziierte Sepsis, Gerinnungsstörungen

Immunglobuline

- 0,4 g/kgKG über 5 Tage (präferiertes Regime)
- alternativ 1 g/kgKG über 2 Tage, möglicherweise häufigere Fluktuationen
- Gesamtdosis: 2 g/kgKG
- bessere Verfügbarkeit, höhere Kosten
- Kontraindikation: IgA-Mangel → Anaphylaxie, relative Kontraindikation: Herzinsuffizienz, cave: Volumen
- cave: Nierenversagen, Hb-Kontrollen (Coombs-Test?), potenzielles Infektionsrisiko

Therapieversagen und behandlungsassoziierte Fluktuationen

- 10 % der Patienten mit klinischer Verschlechterung nach initialer Verbesserung unter Therapie
- innerhalb von 8 Wochen nach Therapiebeginn (prolongierte Immunantwort, axonale Schädigung):
  - Therapie mit IVIG 2 g/kgKG über 2–5 Tage hier möglicherweise vorteilhaft
- Ca. 5 % der Patienten mit initialer GBS-Diagnose haben eine CIDP mit akutem Beginn.
  - mehrere Episoden mit erneuter Verschlechterung (> 2 Episoden, > 8 Wochen): CIDP (Plexussonografie, verdickter Plexus?) → Glukokortikosteroide

Sonstiges

- *autonome Dysfunktion*:
- proarrhythmogene Medikamente vermeiden, Euvolämie, cave:
  - Hypotension: Medikamente mit unerwünschten Arzneimittelwirkungen, Blutdruckstabilisierung (Phenylephrin)
  - Bradykardie: passagere Herzschrittmacher, Orciprenalin
  - Sinustachykardie < 120/Minute tolerieren, Betablocker vorsichtig einsetzen
  - Ileus: Opioide meiden, Laxanzien, Gastroparese (Erythromycin, cave: Neostigmin)
  - Thermoregulation: physikalische Maßnahmen
  - Hypersalivation: Scopolamin transkutan
- *Schmerzsyndrome*:
  - nicht steroidale Antiphlogistika, ggf. ergänzen mit Carbamazepin, Pregabalin oder Gabapentin
- *Thromboseprophylaxe*:
  - systemische Antikoagulation bei hochgradig betroffenen Patienten (Heparinperfusor: 1,5- bis 2,5fache partielle Thromboplastinzeit [PTT] oder niedermolekulare Heparine [LMWH] s. c., Anti-Xa-Aktivität: 0,5–1,0)
- *psychiatrische Aspekte*:
  - Depression/Schmerz (Duloxetin), Depression/zirkadiane Rhythmik (Agomelatin), Psychose (Quetiapin, Clozapin)

60.13 Verlauf und Prognose

- Mortalität in Europa: 3–7 %, insgesamt: ca. 10 %
- Die Patienten versterben meist bedingt durch eine respiratorische Insuffizienz und assoziierte Komplikationen oder durch die autonome Dysregulation (Arrhythmien).
- Langzeitkomplikationen sind möglich und erfordern eine prolongierte Überwachung.
- Ca. 20 % der Patienten können nach 6 Monaten nicht ohne Unterstützung laufen.
- Viele Patienten leiden an residueller Schmerzsymptomatik oder Fatigue.
- Die stärkste Verbesserung findet innerhalb des 1. Jahres statt (> 3 Jahre möglich).
- Negative Prognoseparameter sind hohes Alter, Diarrhö mit C. jejuni und ein hohes Behinderungsmaß.
- Die Abschätzung der Gehfähigkeit kann nach 6 Monaten erfolgen (https://gbstools.erasmusmc.nl/prognosis-tool).

60.14 Quellenangaben

[1] Chevret S, Hughes RA, Annane D. Plasma exchange for Guillain-Barré syndrome. Cochrane Database Syst Rev 2017; 2: CD001798
[2] Esposito S, Longo MR. Guillain-Barré syndrome. Autoimmun Rev 2017; 1: 96–101
[3] Fokke C, van den Berg B, Drenthen J et al. Diagnosis of Guillain-Barré syndrome and validation of Brighton criteria. Brain 2014; 137 (Pt 1): 33–43
[4] Goodfellow JA, Willison HJ. Guillain-Barré syndrome: a century of progress. Nat Rev Neurol 2016; 12: 723–731
[5] Hughes RA, Brassington R, Gunn AA et al. Corticosteroids for Guillain-Barré syndrome. Cochrane Database Syst Rev 2016; 10: CD001446
[6] Hughes RA, Swan AV, van Doorn PA. Intravenous immunoglobulin for Guillain-Barré syndrome. Cochrane Database Syst Rev 2014; 9: CD002063
[7] Jacobs BC, van den Berg B, Verboon C et al.; IGOS Consortium. International Guillain-Barré Syndrome Outcome Study: protocol of a prospective observational cohort study on clinical and biological predictors of disease course and outcome in Guillain-Barré syndrome. J Peripher Nerv Syst 2017; 2: 68–76
[8] Kuwabara S, Yuki N. Axonal Guillain-Barré syndrome: concepts and controversies. Lancet Neurol 2013; 12: 1180–1188
[9] Pritchard J, Hughes RA, Hadden RD et al. Pharmacological treatment other than corticosteroids, intravenous immunoglobulin and plasma exchange for Guillain-Barré syndrome. Cochrane Database Syst Rev 2016; 11: CD008630
[10] van Koningsveld R, Steyerberg EW, Hughes RA et al. A clinical prognostic scoring system for Guillain-Barré syndrome. Lancet Neurol 2007; 7: 589–594
[11] Verboon C, van Doorn PA, Jacobs BC. Treatment dilemmas in Guillain-Barré syndrome. J Neurol Neurosurg Psychiatry 2017; 4: 346–352
[12] Willison HJ, Jacobs BC, van Doorn PA. Guillain-Barré syndrome. Lancet 2016; 10045: 717–727

60.15 Wichtige Internetadressen

- GBSA Prognosis Pool: https://gbstools.erasmusmc.nl/prognosis-tool

61 Myasthenia gravis

Mark Schieren, Frank Wappler

61.1 Steckbrief

Die Myasthenia gravis (MG) ist eine Autoimmunerkrankung, die durch Autoantikörper die neuromuskuläre Erregungsübertragung an der motorischen Endplatte beeinträchtigt und zu einer Muskelschwäche führt. Infektionen, Veränderungen der Dauermedikation, Stress, Schwangerschaft oder Operationen können eine „myasthene Krise" auslösen. Hierunter wird eine akute beatmungspflichtige respiratorische Insuffizienz bei generalisierter Muskelschwäche und Schluckstörungen verstanden. Die Letalität dieser Komplikation ist in den letzten Jahren durch den Einsatz der Immunadsorption, der Plasmapherese und immunmodulatorischer Therapieansätze (Immunglobuline und Kortikosteroide) deutlich gesunken.

61.2 Aktuelles

- Die Anzahl randomisierter kontrollierter Studien zu intensivmedizinischen Therapieoptionen bei Myasthenia gravis ist weiterhin sehr gering.
- Bei einer myasthenen Krise werden die Plasmapherese, Immunadsorption und die Gabe von Immunglobulinen hinsichtlich ihrer Effektivität als gleichwertige Therapieoptionen angesehen.

61.3 Synonyme

- Myasthenia gravis pseudoparalytica
- Myasthenia pseudoparalytica
- Erb-Goldflam-Syndrom

61.4 Keywords

- neuromuskuläre Erkrankung
- myasthene Syndrome
- Autoimmunerkrankung
- Muskelschwäche
- myasthene Krise
- respiratorische Insuffizienz

61.5 Definition

- Die *Myasthenia gravis* ist eine Autoimmunerkrankung, die durch die Bildung von Antikörpern (AK) die neuromuskuläre Erregungsübertragung an der motorischen Endplatte beeinträchtigt und zur Schwäche der quergestreiften Muskulatur führt.
- Unter einer *myasthenen Krise* wird eine akute beatmungspflichtige respiratorische Insuffizienz bei generalisierter Muskelschwäche und Schluckstörungen verstanden.

61.6 Epidemiologie

61.6.1 Häufigkeit

- Inzidenz: 0,25–2 Fälle pro 100 000 Einwohner
- Prävalenz: 15–179 Fälle pro 100 000 Einwohner
- Die unterschiedlichen Erkrankungsformen der Myasthenia gravis zeichnen sich durch eine Heterogenität hinsichtlich Symptomatik, Inzidenz, Altersgipfel sowie Geschlechtsverteilung aus.
  - *okulär begrenzte MG* (OMG): 15 % der Fälle
  - Die *generalisierte MG* wird je nach Patientenalter bei Erkrankungsbeginn in früh einsetzende (≤ 45 Jahre, Early-Onset-MG = EOMG, 20 % der Fälle) und spät einsetzende Formen (> 45 Jahre, Late-Onset-MG = LOMG, 45 % der Fälle) unterschieden.
  - *Thymom-assoziierte MG* (TAMG): 10–15 % der Fälle
  - *Anti-MuSK-Antikörper-assoziierte MG* (MAMG): 6 % der Fälle
- Ein myasthene Krise tritt bei 15–20 % der betroffenen Patienten auf, meist innerhalb der ersten 2 Erkrankungsjahre.

61.6.2 Altersgipfel

- Frauen: 20–40 Jahre
- Männer: 50–70 Jahre

61.6.3 Geschlechtsverteilung

- okuläre MG = 1:2 (m:w)
- Early-Onset-MG = 1:3 (m:w)
- Late-Onset-MG = 5:1 (m:w)
- Thymom-assoziierte MG = 1:1 (m:w)
- Anti-MuSK-Antikörper-assoziierte MG = 1:3 (m:w)

61.6.4 Prädisponierende Faktoren

- fraglich erhöhtes familiäres Risiko
- Thymom

61.7 Ätiologie und Pathogenese

- Meist werden Autoantikörper (AK) gegen postsynaptische nikotinerge Azetylcholinrezeptoren (AChR) (85–90 % der Fälle) gebildet. Darüber hinaus wurden auch AK gegen eine muskelspezifische Tyrosinkinase (MuSK) (6 % der Fälle), „*low-density lipoprotein receptor-related protein 4*" (LRP4) oder Agrin als seltenere Krankheitsauslöser identifiziert. Die Antikörper führen zur direkten Zerstörung der Rezeptoren durch eine Komplementaktivierung und blockieren zudem funktionell die verfügbaren ACh-Bindungsstellen.
- Pathogenetisch scheint der Thymus insbesondere bei Myasthenieformen mit Antikörpern gegen ACh-Rezeptoren an der Induktion der Autoimmunreaktion beteiligt zu sein.
- Die Auslösung einer Myasthenia gravis mit AChR-AK als paraneoplastisches Syndrom bei Thymomen ist hiervon zu trennen.

61.8 Klassifikation und Risikostratifizierung

- Die aktuelle Klassifikation der Myasthenia gravis erfolgt anhand der klinischen Symptomatik (Klasse/Typ) [3]:
  - okuläre MG: (I)
  - generalisierte MG: leicht (II), mittel (III), schwere (IV) Ausprägung
  - intubationsbedürftige Form: (V)
- 80–90 % der Betroffenen entwickeln innerhalb von 24 Monaten eine generalisierte MG mit Beeinträchtigung der Gesichts-, Schlund-, Hals- oder Skelettmuskulatur.
- Besonders gefährdet für eine *myasthene Krise* sind Patienten mit Beeinträchtigungen der Schluck- oder Atemmuskulatur (Vitalkapazität < 1000–1500 ml), zusätzlichen Komorbiditäten und fortgeschrittenem Lebensalter.
- Zu den *Risikofaktoren* für die Entwicklung einer postoperativen beatmungspflichtigen respiratorischen Insuffizienz zählen eine Erkrankungsdauer über 6 Jahren, eine vorbestehende chronische Lungenerkrankung, ein Pyridostigminbedarf > 750 mg/Tag, eine Vitalkapazität < 2,9 l sowie die Erkrankungsklassen III und IV.

61.9 Symptomatik

- *Okuläre Symptome* (Doppelbilder, Ptosis) zählen häufig (40 %) zu den ersten Manifestationen der Erkrankung. Dysarthrie, Dysphagie und respiratorische Insuffizienz können im weiteren Krankheitsverlauf auftreten.
- Sobald die Gesichts-, Schlund-, Hals- oder Skelettmuskulatur betroffen sind, gilt die Myasthenia gravis als *generalisiert*.
- Betroffen sind vornehmlich *proximale Muskelgruppen*; die Muskelschwäche wird ausgeprägter mit zunehmender Belastung bzw. bei wiederholter Stimulation. Folglich zeigt die Symptomatik eine Progredienz im Tagesverlauf.
- Unspezifische Symptome wie Unruhe, Tachykardie und Atembeschwerden können auf die Entstehung eine *myasthenen Krise* hindeuten.

61.10 Diagnostik

61.10.1 Diagnostisches Vorgehen

- Bei Patienten mit einer bekannten Myasthenia gravis zielt die Diagnostik auf die Identifikation eines potenziell reversiblen Auslösers für die akute Symptomatik (z. B. Infektfokus, Medikationsfehler, Stress, Schwangerschaft) und auf die Differenzierung zwischen *myasthener* und *cholinerger Krise*.
- Infektionen, operative Eingriffe und die Gabe MG-verstärkender Medikamente im Rahmen einer Krankenhausbehandlung können zur Demaskierung zuvor latenter, nicht diagnostizierter und unbehandelter Erkrankungen führen und eine erstmalige Abklärung erforderlich machen.
- In ▶ Abb. 61.1 ist das diagnostische Vorgehen bei Verdacht auf eine myasthene Krise dargestellt.

61.10.2 Anamnese

- Die (Fremd-)Anamnese konzentriert sich auf die Erhebung myasthenietypischer Beschwerdemuster.
- Häufige Auslöser von Symptomverschlechterungen (z. B. Infektionen, Medikamente, Menstruation) sind gezielt zu erfragen (▶ Tab. 61.1).
- Antirheumatika wie Chloroquin oder D-Penicillamin können selbstständig eine Myasthenia gravis mit nachweisbaren AChR-AK auslösen. Nach Absetzen der Medikamente ist diese seltene Myasthenieform in der Regel vollständig reversibel.

61.10.3 Körperliche Untersuchung

- Ziel sind die neurologische Befunderhebung und Quantifizierung der Muskelschwäche. Hierzu sind verschiedene Scoringsysteme verfügbar, die anhand von Halteversuchen (Arm, Bein, Kopf), der Kau- und Schluckfunktion, Okulomotorik, Mimik, Ptose und der Lungenfunktionswerte (FEV1, Vitalkapazität) eine *Schweregradeinteilung* zulassen [4].
- Der *Ice-on-Eyes-Test* kann erste Hinweise auf das potenzielle Vorliegen einer Myasthenia gravis liefern. Eine lokale Kälteanwendung von 2–5 Minuten (z. B. durch Auflage eines Kühlpacks auf die Augenregion) kann myasthene Symptome (Ptosis, Doppelbilder) kurzfristig reduzieren. Hierbei wird eine Besserung der Ptose

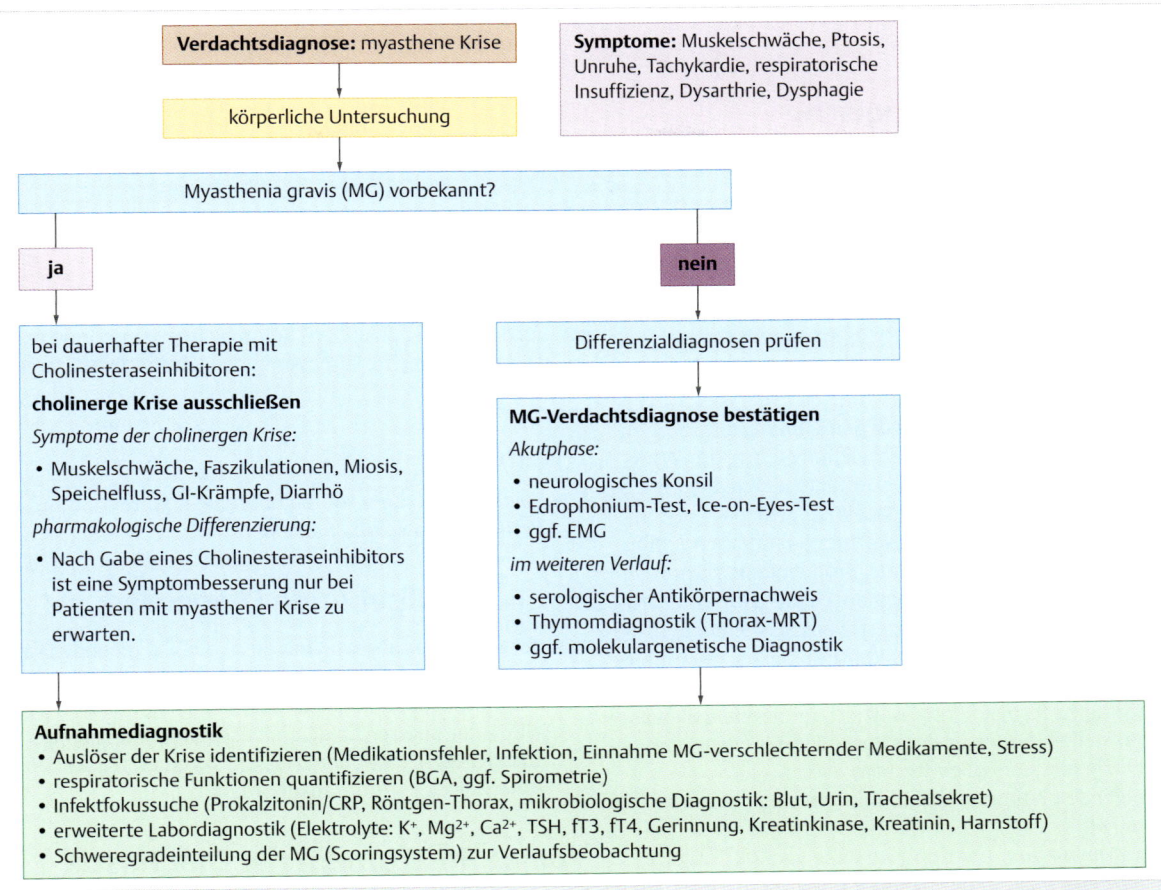

Abb. 61.1 **Verdacht auf myasthene Krise.** Diagnostisches Flussdiagramm (BGA: Blutsenkungsgeschwindigkeit, CRP: C-reaktives Protein, fT 3: freies Trijodthyronin, fT 4: freies Thyroxin, GI: gastrointestinal, mg: Myasthenia gravis, TSH: Thyreotropin).

Tab. 61.1 Medikamente, die zu einer Verschlechterung der Symptome einer Myasthenia gravis führen können (Auszug).

Substanzgruppe	Substanzen
Analgetika	Morphin, Flupirtin
Antiarrhythmika	Chinidin, Ajmalin, Mexitil, Procainamid
Antibiotika	Aminoglykoside, Makrolide, Ketolide, Lincomycine, Polymyxine, Gyrasehemmer, Sulfonamide, Tetrazykline, Penicilline (nur in besonders hoher Dosierung)
Antidepressiva	Substanzen vom Amitriptylintyp
Antikonvulsiva	Benzodiazepine, Carbamazepin, Diphenylhydantoin, Trimethadion, Ethosuximid, Gabapentin
Antirheumatika	D-Penicillamin, Chloriquin, Etanercept, Resochin
Betablocker	Propanolol, Pindolol, Oxprenolol, Practolol, Timolol
Kalziumantagonisten	Verapamil, Diltiazem, Nifedipin
Diuretika	Acetazolamid, Benzothiadiazine, Schleifendiuretika
Glukokortikoide	transiente Verschlechterung bei Beginn einer Hochdosistherapie
Lokalanästhetika	Procain
Muskelrelaxanzien	nicht depolarisierende Muskelrelaxanzien
Psychopharmaka	Chlorpromazin, Promazin und Verwandte, Benzodiazepine und Strukturverwandte
Sonstige	Statine, Lithium, Botulinumtoxin, Chinin, Chloroquin, Gadolinium-Kontrastmittel

(> 2 mm) oder Reduktion von Doppelbildern als positives Testergebnis angesehen.

61.10.4 Pharmakologische Testverfahren

- Durch die Gabe eines *Cholinesteraseinhibitors* wird die im synaptischen Spalt verfügbare ACh-Transmitterkonzentration erhöht und die neuromuskuläre Erregungsübertragung sowie die mg-Symptomatik werden verbessert. Die Symptomlinderung wird durch objektivierbare Befunde gemessen (z. B. Breite des Lidspalts [mm] bei myasthenieinduzierter Ptose bzw. Fotodokumentation).
- Während sich die verschiedenen Cholinesteraseinhibitoren hinsichtlich der Verabreichungsform, des Wirkeintritts und der Wirkdauer unterscheiden, liegt ein gemeinsames *Nebenwirkungsspektrum* vor, dass sich im Wesentlichen aus den muskarinergen Effekten ergibt (z. B. Bradykardie, Hypotonie, Bronchokonstriktion, Speichelfluss). Diese können durch die Gabe von Atropin (0,5–1,0 mg i. v.) reduziert werden. Dennoch ist die Gabe von Cholinesteraseinhibitoren bei vorbekanntem Asthma bronchiale oder bradykarden Herzrhythmusstörungen formal kontraindiziert. In diesen Risikogruppen stellen der *Ice-on-Eyes-Test* oder der *Cogan-Lid-Twitch-Test* sinnvolle Alternativen dar.
- Folgende Cholinesteraseinhibitoren sind aktuell verfügbar [3]:
  - *Edrophonium*: fraktionierte Gabe von 2/3/5 mg i. v. (bei Kindern: 2- bis 3-malige Gabe von 0,02 mg/kgKG i. v.), Wirkeintritt: 30–60 Sekunden, erwartete Symptomlinderung nach 1–2 Minuten
  - *Neostigmin*: 0,5 mg i. v., 1,0 mg i. m., Wirkeintritt: 5–10 Minuten, erwartete Symptomlinderung innerhalb von 60 Minuten
  - *Pyridostigmin*: 30–60 mg per os, Wirkeintritt: 15–30 Minuten, erwartete Symptomlinderung nach 45–60 Minuten

61.10.5 Labor

Routinediagnostik

- Zusätzlich zur Routinediagnostik: Elektrolyte (K^+, Mg^{2+}, Ca^{2+}), Schilddrüsenwerte, Blutgerinnung, Kreatinkinase (Myopathie, Rhabdomyolyse), Nierenretentionswerte, Prokalzitonin (Infektfokus).

Serologischer Antikörpernachweis

- Anti-AChR-AK lassen sich bei ca. 85–90 % der Patienten mit generalisierter Myasthenia gravis nachweisen. Bei Vorliegen eines Thymoms gelingt der Nachweis bei nahezu 100 % der Patienten.
- alternative mg-auslösende Antikörper: Anti-MuSK-AK, Anti-LRP4-AK, Anti-Agrin-AK
- Der Nachweis von Antikörpern gegen spannungsabhängige Kalziumkanäle (VGCC-AK) erlaubt eine Differenzierung zwischen Lambert-Eaton-Syndrom und Myasthenia gravis.

61.10.6 Mikrobiologie

- Da Infektionen eine Symptomverschlechterung auslösen können, ist eine mikrobiologische Fokussuche erforderlich. Bei positivem Keimnachweis wird eine resistogrammgerechte Anpassung der Antibiotikatherapie ermöglicht.

Kulturen

- Folgende Kulturen sollten untersucht werden: Blut, Urin, Trachealsekret, Rachenabstrich.

61.10.7 Bildgebende Diagnostik

- Bei akuten Exazerbationen dient die bildgebende Diagnostik vornehmlich der Infektfokussuche. Bei Neuerkrankungen dient sie der *Thymomdiagnostik* (Thorax-MRT), der differenzialdiagnostischen Abklärung (z. B. Schädel-MRT) oder dem Ausschluss einer abgelaufenen Tuberkulose vor Immunsuppression.

61.10.8 Instrumentelle Diagnostik

EMG

- Bei Patienten, deren klinischer Zustand bzw. Vorerkrankungen eine pharmakologische Testung zur Abklärung einer Myasthenie als Ursache einer neu aufgetretenen Muskelschwäche nicht zulassen, kann der *Nachweis eines Flächen- oder Amplitudendekrements* bei repetitiver Nervenstimulation die Diagnosewahrscheinlichkeit erhöhen.

Spirometrie

- Die Spirometrie dient der Quantifizierung und Schweregradeinteilung (siehe Myastheniescores) und Verlaufsbeobachtung bei instabilen Symptomen/Krisen.

61.10.9 Histologie, Zytologie und klinische Pathologie

Molekulargenetische Diagnostik

- Bei Anzeichen einer Myasthenia gravis trotz eines negativen Antikörpernachweises (seronegative MG) kann eine molekulargenetische Diagnostik zur Abklärung eines kongenitalen myasthenen Syndroms indiziert sein.

61.11 Differenzialdiagnosen

Tab. 61.2 Differenzialdiagnosen der Myasthenia gravis (MG).

Differenzialdiagnose	Bemerkungen
Lambert-Eaton-Syndrom	Nachweis VGCC-AK-Nachweis, Symptombesserung bei repetitiver Stimulation, Beteiligung des autonomen Nervensystems, paraneoplastisches Syndrom bei Bronchialkarzinom
kongenitales myasthenes Syndrom	„Seronegative" MG, sehr selten, molekulargenetische Nachweis von RAPSN- und DOK7-Mutationen
medikamenteninduzierte myasthene Syndrome	D-Penicillamin, Chloroquin, Botulinumtoxin, Beschwerdefreiheit nach Absetzen der Medikamente
Botulismus	Zusätzlich zu Ptose/Doppelbilder treten vegetative Begleitsymptome auf (Pupillenstarre, Obstipation), ggf. mehrere Erkrankungsfälle im Umfeld (befallene Konserven, Honig), intravenöser Drogenabusus.
Organophosphatintoxikation	Auffindesituation, Verwirrtheit bis Koma, muskarinerge Symptome (Koma, Miosis, Hautrötung, Schwitzen)
Poly-/Dermatomyositis	keine okuläre Beteiligung, Muskelschmerzen/-schwellungen, Kreatinkinaseerhöhung, Muskelbiopsie, EMG
hypokaliämische Lähmung	Areflexie, elektrische Unerregbarkeit
okulopharyngeale Muskeldystrophie	Doppelbilder, Dysphagie, Muskelbiopsie, Molekulargenetik
Motoneuronerkrankungen	Zeichen der Vorderhornschädigung (Atrophie, Faszikulationen, Reflexsteigerung)
akute Myelomeningoradikulitis	Fieber, Meningismus
Guillain-Barré-Syndrom	Areflexie, aufsteigende Paresen, Dysästhesien, selten okuläre Symptome, zytoalbuminäre Dissoziation im Liquor
Miller-Fisher-Syndrom	akute Ataxie, faziale Parese, Reflexverlust, gestörte Okulomotorik
Hirnnervenneuritis	Hirnnervenbeteiligung (motorisch/sensorisch), Pupillenstörung
okuläre Myositis	Bewegungsschmerz, Augenschwellung, Orbita-CT/Sonografie
multiple Sklerose	internukleäre Ophthalmoplegie, schubweiser Verlauf, Liquorbefund, evozierte Potenziale, MRT
Raumforderung intrazerebral, retrobulbär, Schädelbasis	multiple Hirnerven betroffen, fluktuierender Verlauf möglich, ggf. Horner-Syndrom, CT/MRT

CK: Kreatinkinase, EMG: Elektromyografie, VGCC-AK: Voltage-gated-Calcium-Channel-Antikörper

61.12 Therapie

61.12.1 Therapeutisches Vorgehen

- Die Therapieansätze bei Myasthenia gravis gliedern sich in eine dauerhafte *Basistherapie* (symptomatische Therapie und Immunsuppression) und eine *Interventionstherapie* bei akuten Exazerbationen und instabiler Symptomatik.
- Die langfristige Anpassung der Dauermedikation ist Aufgabe der betreuenden Neurologen. Jedoch sollten auch Intensivmediziner mit den Substanzklassen vertraut sein, um potenzielle Medikationsfehler als Auslöser von Exazerbationen zu erkennen und in der weiteren intensivmedizinischen Behandlung vermeiden zu können. Zur detaillierten Darstellung der Basistherapieoptionen wird auf die S 2k-Leitlinie zur Therapie der MG verwiesen [3].
- Zur Basistherapie werden *Cholinesterinhibitoren* (Pyridostigmin, Neostigmin, bei Bromidunverträglichkeit: Ambenoniumchlorid) und Immunsuppressiva (Glukokortikoide, Azathioprin) eindosiert. Während Azathioprin und Glukokortikoide als einzige immunsuppressive Substanzen eine Zulassung zur Therapie der Myasthenia gravis besitzen, kommen bei Unverträglichkeiten auch weitere Präparate wie Methotrexat, Ciclosporin A, Tacrolimus oder Mycophenolat-Mofetil zum *Off-Label-Einsatz*. Bei unzureichendem Therapieerfolg besteht die Möglichkeit einer Eskalationstherapie mit Rituximab, Cyclophosphamid oder sonstigen experimentellen Verfahren (neuere Antikörper, ggf. Stammzelltransplantation).
- Es sollte aufgrund der teils gegensätzlichen Therapieansätze (Gabe/Verzicht auf Cholinesteraseinhibitoren) zwischen einer *myasthenen Krise* (unzureichende ACh-Konzentration, Therapie: Gabe von Cholinesteraseinhibitoren, ggf. Interventionstherapie) und einer *cholinergen Krise* (überschüssige ACh-Konzentration, Therapie: Absetzen der Cholinesteraseinhibitoren) unterschieden werden. Nach Gabe eines Cholinesteraseinhibitors soll-

te eine Symptombesserung nur bei Patienten mit myasthener Krise auftreten. Zudem sind bei einer cholinergen Krise muskarinerge Begleitsymptome zu erwarten (Bradykardie, Miosis, Speichelfluss, gastrointestinale Krämpfe, Diarrhö, Muskelfaszikulationen).

- Abb. 61.2 zeigt das therapeutische Vorgehen bei einer myasthenen Krise.

61.12.2 Allgemeine Maßnahmen

- *intensivmedizinisches Monitoring*: EKG, periphere Sauerstoffsättigung, Blutdrucküberwachung (vorzugsweise invasiv zur Überwachung des Gasaustauschs), Kapnometrie
- *Lagerung* mit erhöhtem Oberkörper
- bei nicht intubierten Patienten: *Freihalten der oberen Atemwege* (Sekrete/Speichel absaugen, ggf. Guedel-/Wendl-Tubus)
- Die Kraft der Atemmuskulatur und die Effektivität bisheriger Therapiemaßnahmen kann mithilfe wiederholter *Messungen der Vitalkapazität* überwacht werden.
- Die Indikationen zum Einsatz der nicht invasiven *Atemunterstützung* (NIV) oder der invasiven Atemwegssicherung und maschineller Beatmung richten sich individuell nach Vigilanz, Aspirationsrisiko (bulbäre Symptome), Gasaustausch und das Ansprechen auf bisherige Therapiemaßnahmen.
- Zur *Analgosedierung* sollten möglichst kurzwirksame Substanzgruppen eingesetzt werden.
- Sofern kein eindeutiger Auslöser für die akute Exazerbation (z. B. offensichtlicher Medikationsfehler) vorliegt, sollte nach Abnahme der mikrobiologischen Kulturen eine *kalkulierte Antibiotikatherapie* (z. B. Kombination mit einem Cephalosporin der dritten Generation) begonnen werden.
- Eine *medikamentöse Thromboseprophylaxe* ist erforderlich (ggf. Dosisanpassung bei Einsatz der Plasmapherese und Depletion von Gerinnungsfaktoren).

myasthene Krise

allgemeine Maßnahmen:
- intensivmedizinisches Monitoring
- Freihalten der oberen Atemwege (Absaugen, Wendl-/Guedel-Tubus)
- je nach Schweregrad, Vigilanz und Aspirationsrisiko: NIV oder Intubation
- Analgosedierung mit kurzwirksamen Substanzen (nach Bedarf)
- falls kein eindeutiger Anhalt für einen nicht infektiösen Auslöser der Krise vorliegt: Beginn einer kalkulierten Antibiotikatherapie

Pharmakotherapie:

Cholinesteraseinhibitoren (Dosisangabe für Erwachsene)
- Pyridostigmin: Initialbolus: 1–3 mg i.v., Dauertherapie: 0,5–1,0 mg/h i.v.
- Neostigmin: Initialbolus: 0,5 mg i.v., Dauertherapie: 0,15–0,3 mg/h i.v.
- Atropin (0,25–0,5 mg s.c. alle 4–8 h) bei cholinergen Nebenwirkungen

Immunsuppression (Dosisangaben für Erwachsene)
- Methylprednisolon: 500–2000 mg i.v. Pulstherapie, anschließend Erhaltungstherapie; ggf. Wiederholung der Pulstherapie nach 5 Tagen
- Alternativen: Azathioprin, Ciclosporin A, Rituximab, Cyclophosphamid

Interventionstherapie:
bei intubationspflichtiger myasthener Krise

intravenöse Immunglobuline
- Schema 1: 0,4 g/kgKG an 5 aufeinanderfolgenden Tagen
- Schema 2: 1 g/kgKG an 2 aufeinanderfolgenden Tagen

je nach Verfügbarkeit:
Immunadsorption oder **Plasmapherese**

Abb. 61.2 Myasthene Krise. Therapeutisches Vorgehen bei einer myasthenen Krise. Die Dosisangaben beziehen sich auf Erwachsene (NIV: nicht invasive Atemunterstützung).

61.12.3 Pharmakotherapie

- intravenöse Gabe von Cholinesteraseinhibitoren (Dosisangaben für Erwachsene) [3]:
  - *Pyridostigmin*: Initialbolus: 1–3 mg i. v., Dauertherapie: 0,5–1,0 mg/h i. v. (Perfusor)
  - *Neostigmin*: Initialbolus: 0,5 mg i. v., Dauertherapie: 0,15–0,3 mg/h i. v. (Perfusor)
  - Die Dosis sollte dem klinischen Befund angepasst werden.
  - Bei Erreichen der Tageshöchstdosen (Pyridostigmin: 24 mg/Tag, Neostigmin: 5–7 mg/Tag) sollte eine kritische Evaluation der Therapie erfolgen.
  - Die Gabe von Atropin (0,25–0,5 mg s. c. alle 4–8 Stunden) kann bei cholinergen Nebenwirkungen (Bradykardie, Bronchialsekretion, Darmkrämpfe) indiziert sein.
- Immunsuppression:
  - Pulstherapie mit *Glukokortikoiden* (500–2000 mg Methylprednisolon i. v., anschließend Erhaltungstherapie, sofern möglich oral. Die Pulstherapie kann nach 5 Tagen ggf. wiederholt werden [3]. Die hochdosierte Gabe von Glukokortikoiden kann jedoch auch zur initialen Verschlechterung der Beschwerdesymptomatik führen.

- *Alternative*: Kombination aus Azathioprin und Ciclosporin A
- *Reservepräparate*: Rituximab, Cyclophosphamid

61.12.4 Interventionelle Therapie

- Die Indikation zur Interventionstherapie (Immunglobuline, Plasmapherese oder Immunadsorption) besteht bei der intubationspflichtigen myasthenen Krise zur präoperativen Symptomstabilisierung oder vor Beginn einer hochdosierten Steroidtherapie.

Intravenöse Immunglobuline (IVIG)

- IVIG werden bei Myasthenia-gravis-Exazerbationen während der Schwangerschaft mit unzureichendem Ansprechen einer Steroidtherapie im Vergleich zur Plasmapherese als risikoärmere Therapieoption angesehen.
- Vorteilhaft sind die rasche Verfügbarkeit, die einfache Verabreichungstechnik und eine mit der Plasmapherese vergleichbare Effektivität zur Therapie der myasthenen Krise.
- *Dosierungsschema 1*: 0,4 g/kgKG an 5 aufeinanderfolgenden Tagen [3]
- *Dosierungsschema 2*: 1 g/kgKG an 2 aufeinanderfolgenden Tagen [2]

Plasmapherese

- Durch Blutzentrifugen oder Plasmaseparatoren werden nicht korpuskuläre Blutbestandteile (inklusive MG-auslösender Antikörper) unselektiv aus der Zirkulation entfernt.
- Behandlungsschema: 6–8 Behandlungen (Pherese des 1- bis 1,5fachen Plasmavolumens), initial ggf. täglich und anschließend alle 2 Tage bis zur klinischen Befundstabilisierung [3]. Da jedoch auch Plasmaproteine wie Gerinnungsfaktoren, Albumin und sonstige nicht korpuskuläre Blutbestandteile entfernt werden, kann die individuelle Austauschfrequenz eingeschränkt sein.
- Die Wirkung ist ohne zusätzliche Immunsuppression auf wenige Wochen begrenzt (Antikörperneuproduktion).
- Während die Substitution von Humanalbumin nach jeder Anwendung erforderlich ist, kann die Gabe von polyvalentem IgG bei einem Antikörpermangelsyndrom (IgG < 150 mg/dl) erforderlich sein.
- Die postinterventionelle Gabe von gefrorenem Frischplasma (FFP) wird als obsolet angesehen.
- Aufgrund der ausgeprägten Volumenverschiebungen kann dieses Verfahren für Patienten mit eingeschränkten kardialen Kompensationsmöglichkeiten ungeeignet sein.

Immunadsorption

- Die Immunadsorption wird aufgrund der höheren Selektivität für IgG-Antikörper bei vergleichbarer Effektivität der Plasmapherese häufig vorgezogen, da die Substitution von Plasmaproteinen in der Regel nicht notwendig ist.
- Während der Zirkulation binden je nach Verfahren IgG-Antikörper semiselektiv oder selektiv an eine Gelmatrix oder spezielle Proteinsäulen und werden eliminiert.
- Gerinnungsfaktoren werden nicht depletiert und die Austauschfrequenz wird somit nicht eingeschränkt.
- Die kardiale Belastung ist durch geringere Volumenschwankungen reduziert.
- Hinsichtlich der Verfügbarkeit sowie des materiellen und personellen Aufwands ist die Immunadsorption mit der Plasmapherese vergleichbar.

61.12.5 Operative Therapie

- Die *Thymektomie* stellt bei Patienten mit Myasthenia gravis (ohne paraneoplastischesmg-Syndrom bei Thymom) eine teils kontrovers diskutierte Therapieoption dar, deren Therapieerfolg verzögert nach mehreren Jahren aufzutreten scheint. Patienten mit einer generalisierten, Early-Onset-MG (Alter: 15–50 Jahre) scheinen am deutlichsten von dem Verfahren zu profitieren, wenn es innerhalb von 1–2 Jahren nach Diagnosestellung durchgeführt wird. Bei Vorliegen von Anti-MuSK-Antikörpern besteht keine OP-Indikation.
- Bei Nachweis eines Thymoms und einer paraneoplastischen mit Myasthenia gravis ist die Thymektomie ein kausaler Therapieansatz. Bei Inoperabilität können neoadjuvante und palliative Therapieansätze bestehen.

61.13 Nachsorge

- Die Patienten profitieren von physiotherapeutischen und rehabilitativen Behandlungen.

61.14 Verlauf und Prognose

- In Deutschland beträgt die Letalität der myasthenen Krise 2–3 %.

61.15 Quellenangaben

[1] Blobner M, Mann R. Anästhesie bei Patienten mit Myasthenia gravis. Anaesthesist 2001; 7: 484–493
[2] von Breunig F. Myasthene Syndrome. In: Wappler F, Tonner PH, Bürkle H, Hrsg. Anästhesie und Begleiterkrankungen – Perioperatives Management des kranken Patienten. 2. Aufl. Stuttgart: Thieme; 2011
[3] Fuhr P, Gold R, Hohlfeld R et al. Diagnostik und Therapie der Myasthenia gravis und des Lambert-Eaton Syndroms. Leitlinien der Deutschen Gesellschaft für Neurologie; 2014
[4] Schneider-Gold C, Toyka KV. Myasthenia gravis: Pathogenese und Immuntherapie. Dt Ärztebl 2007; 104: 420–426

62 Tollwut

Stefan Schmiedel, Johannes Jochum

62.1 Steckbrief

Tollwut ist eine durch das Rabiesvirus verursachte Zoonose. Das Virus verursacht eine (Meningomyelo-)Enzephalitis, die immer tödlich verläuft. Therapien für die manifeste Tollwuterkrankung sind nicht bekannt. Obwohl es sichere Impfungen gegen Tollwut gibt, sterben jährlich weltweit 35 000–70 000 Menschen an Tollwut. Die meisten dieser Todesfälle ereignen sich in Ländern mit unzureichender Gesundheitsversorgung. Hauptendemiegebiete sind China, Indien und Südostasien, es treten jedoch auch in Industrieländern immer wieder vereinzelte Todesfälle auf. Beruflich Exponierte und Reisende können durch eine Impfung sicher vor der Erkrankung geschützt werden. Auch nach stattgehabter Risikoexposition ist eine postexpositionelle Impfung möglich, die nach Exposition möglichst rasch stattfinden sollte.

62.2 Aktuelles

- Das Virus verursacht eine Enzephalitis, die immer tödlich verläuft. Es gibt insgesamt einzelne anekdotische Berichte, dass Tollwuterkrankte die Infektion ohne Prä- oder Postexpositionsprophylaxe überlebt haben.
- Für beruflich oder in ihrer Freizeit Exponierte stehen gut verträgliche und sichere Impfstoff zur Präexpositionsprophyle zur Verfügung.
- Mehrfach wurden in der Vergangenheit Tollwutinfektionen durch Transplantation infizierter Organe übertragen.

62.3 Synonyme

- Rabies
- Lyssavirusinfektion
- „stille Wut", „wilde Wut", „Wutkrankheit"

62.4 Keywords

- Tollwut
- Tollwut-Postexpositionsprophylaxe
- Infektionen nach Tierbissen
- Fledermauskontakt
- Postexpositionsprophylaxe

62.5 Definition

- Tollwut ist eine durch das Rabiesvirus oder andere eng verwandte Viren verursachte, immer tödlich verlaufende, durch Impfung vermeidbare (Meningomyelo-)Enzephalitis. Es handelt sich aufgrund des Virusreservoirs im Tierreich um eine Zoonose. Der Erreger ist ein neurotropes RNA-Virus, das zur Familie Rhabdoviridae, Genus Lyssavirus gehört. Neben dem Rabiesvirus sind 10 weitere Lyssavirus-Genotypen bekannt, die ebenfalls eine Tollwuterkrankung hervorrufen.
- Tollwut gehört zu den ältesten beschriebenen und am meisten gefürchteten Krankheiten der Menschheit. Wenn keine Impfung vor Ausbruch von Beschwerden stattgefunden hat, liegt die Sterblichkeit der klinischen Erkrankung bei 100 %.

62.6 Epidemiologie

62.6.1 Häufigkeit

- Tollwut wird nahezu ausschließlich durch Tierbisse übertragen; vereinzelt wurde aber auch eine Übertragung über andere Wege (Aerolisierung bei Laborunfällen, Organtransplantation, Speichelexposition) berichtet. Im medizinischen Bereich, bei Haushaltskontakten mit Tollwutinfizierten oder vermittelt über Gegenstände und Oberflächen ist eine Übertragung niemals nachgewiesen worden.
- Die Übertragung findet in der Regel durch Bisse von Hunden und Nutztiere statt, aber auch Wildtiere, einschließlich Fledermäusen, können die Krankheit übertragen.
- Etwa seit Ende der 1960er-Jahre ist in Mittel- und Westeuropa ein drastischer Rückgang der Wild- und Haustiertollwut zu verzeichnen. Die direkte Übertragung durch Fledermäuse, den eigentlichen Wirt, tritt dort in den Vordergrund. In Europa (auch Großbritannien, Schweiz, Niederlande, Deutschland) sind dies die Lyssavirus-Genotypen 5 und 6 (European-Bat-Lyssavirus).
- Weltweit kommt es zu etwa 35 000–70 000 menschlichen Tollwutinfektionen jährlich, die Mehrzahl der Infektionen tritt in Ländern der Dritten Welt auf, z. B. in Indien, Thailand, China. In den USA gab es in den letzten 10 Jahren 34 humane Tollwuterkrankungen. Die letzte aus einem Endemiegebiet importierte Infektion in Deutschland wurde 2006 diagnostiziert.

62.6.2 Altersgipfel

- Nach aktuellen Schätzungen der WHO (2017) treten 40 % der humanen Tollwutinfektionen bei Kindern und Jugendlichen unter 15 Jahren auf.

62.6.3 Geschlechtsverteilung

- Eine Geschlechtsdisposition besteht nicht.

62.6.4 Prädisponierende Faktoren

- Tierbisse in Tollwut-Endemiegebieten oder durch von dort importierten tollwütigen Tieren
- direkter Fledermauskontakt (auch ohne nachgewiesene Tierbisse)
- Laborexposition
- Organtransplantation von tollwutinfiziertem Spender
- Aufenthalt in Fledermaushöhlen

62.7 Ätiologie und Pathogenese

- Nach dem Eindringen in Wunden oder Hautdefekte vermehren sich Lyssaviren in Muskel- oder Bindegewebezellen. Die Inkubationszeit kann sehr lange sein. Danach folgt der Viruseintritt in Nervenzellfasern, wobei das Virus über die neuromuskuläre Endplatte eindringt und durch retrograd axonalen Transport in Spinalganglien eindringt. Die Transportgeschwindigkeit in das ZNS wird auf 50–100 mm pro Tag angegeben. Im ZNS kommt es zunächst zur Virusvermehrung in Neuronen des Hirnstamms und des Spinalmarks, später findet sich das Virus in allen Nervenzellen des ZNS. Durch die intrazelluläre Vermehrung entgeht das Virus der *humoralen Immunität*.
- Treten neutralisierende Antikörper spät im Krankheitsverlauf auf, vermitteln sie sowohl eine Lyse des virusbefallenen Nervengewebes als auch eine Apoptose von Nervenzellen. Das zelluläre Immunsystem scheint eine untergeordnete Rolle zu spielen. Nach der Virusvermehrung im ZNS streut das Virus über einen anterograden axonalen Transport in andere Gewebe; zu Beginn der Erkrankung sind dies vor allem Speicheldrüsen und stark vegetativ innervierte Organe. Dort werden sehr viele Viren freigesetzt und können dann diagnostisch nachgewiesen werden.
- Neuropathologischen Veränderungen sind im Vergleich zu Läsionen bei anderen Virusenzephalitiden nur mild. Das Virus bedingt vor allem eine neuronale Funktionsstörung über Transmitter- oder Vasomotorenstörungen, letztlich kommt es terminal zu einer *antikörpervermittelten Neurolyse*.

62.8 Klassifikation und Risikostratifizierung

- *enzephalitische* (wilde) Wut: klassische Erscheinungsform mit Hydrophobie
- *paralytische* (stille) Wut: Extremitätenlähmungen, ähnlich dem Guillain-Barré-Syndrom
- *atypische* Tollwut: neuropathische Schmerzen, Hirnstammsymptome, Myoklonien
- Bisse durch *Kleidung* reduzieren das Infektionsrisiko, weil dabei Speichel von den Zähnen des Tieres abgewischt wird.
- Bisse in *Kopf* und *Hals* sowie in *Hände* und *Füße* haben bei potenziell erregerhaltigem Speichel ein deutlich höheres Erkrankungsrisiko.
- Bisstiefe und Innervationsdichte der Bissstelle bestimmen das *individuelle Risiko*.
- Besondere Bedeutung kommt der Einschätzung der Wahrscheinlichkeit zu, dass ein Tier überhaupt Tollwutträger sein könnte. Prinzipiell kann man davon ausgehen, *dass alle Säugetiere Tollwut übertragen können, Vögel dagegen nicht!*
- In Ländern mit noch verbreiteter Wildtollwut muss bei unprovoziertem Wildtierbiss immer von einem Infektionsrisiko ausgegangen werden.
- Bisse durch *importierte* tollwutinfizierte Tiere
- *Fledermäuse* erkranken trotz Virusausscheidung nicht.
- Die Pathogenität unterschiedlicher Virusstämme unterscheidet sich.

62.9 Symptomatik

- Nachdem erste Krankheitserscheinungen aufgetreten sind, führt die Tollwut unweigerlich zu einer progressiven hirnstammbetonten Enzephalitis und zum Tod. Tollwut zeigt sich in zwei klassischen und einer weniger typischen *Manifestationsform*:
  - Enzephalitische (wilde) Wut: Dieser Verlauf ist die klassische Erscheinungsform mit Hydrophobie, Aerophobie, Schlundkrämpfen und Hyperaktivität. Etwa 80 % der Betroffenen leiden an der enzephalitischen Verlaufsform.
  - Paralytische (stille) Wut: Hier zeigen sich typischerweise eine Tetraplegie oder Extremitätenlähmungen, ein dem Guillain-Barré-Syndrom ähnliches Krankheitsbild, jedoch mit Sphinkterlähmungen und meist subfebrilen Temperaturen. Die Patienten weisen ansonsten weniger häufig Zeichen einer zerebralen Beteiligung auf.
  - Atypische Tollwut: Diese Verlaufsform tritt seltener auf und ist durch neuropathische Schmerzen, Chorea der gebissenen Extremität, Hirnstammsymptome, Myoklonien und Krampfanfälle charakterisiert.

- Der Verlauf der Tollwut lässt sich in fünf *Krankheitsstadien* einteilen:
  - Zunächst kommt es zu einer mehrere Tage bis Monate dauernden, asymptomatischen *Inkubationsperiode*.
  - Als nächstes setzen *unspezifische Prodromi* ein. Diese können grippeartig imponieren, es bestehen oft Fieber, Schwindel und Übelkeit, pharyngeale Reizung, Irritabilität, Kopfschmerzen und Erbrechen. Oft treten auch neurologische Beschwerden und Schmerzen an der oft schon verheilten Viruseintrittsstelle auf. Dieses Stadium besteht nur wenige Tage.
  - Dann entwickelt sich ein *akutes neurologisches Syndrom*, das sich entweder enzephalitisch (Exzitationsphase) oder paralytisch präsentiert.
    - Beim *enzephalitischen* Verlauf stehen Hyperaktivität, Fieber, Bewusstseinsstörungen, pharyngeale Spasmen, Hypersalivation und Muskelkrämpfe im Vordergrund. Aerophobie und Hydrophobie sind nahezu immer bei enzephalitischer Tollwut vorhanden. Oft zeigt sich jetzt auch eine kardiale und autonome Dysregulation.
    - *Paralytische Tollwut* zeigt sich meist als Tetraparese mit Sphinkterbeteiligung. Eine Muskelschwäche der vom Biss betroffenen Extremität ist häufig lange Zeit das einzige Zeichen dieser Verlaufsform. Kopfschmerzen können ebenfalls vorkommen.
  - Im weiteren Krankheitsverlauf kommt es zur Ausbildung eines *Komas* mit generalisierter schlaffer Lähmung, Vasomotorenkollaps und respiratorischer Insuffizienz.
  - Der *Tod* tritt meist im Rahmen eines Multiorganversagens oder durch kardiale Arrhythmien auf. Ohne Intensivtherapie sterben Patienten meist 1–2 Wochen nach dem Einsetzen von Symptomen.

62.10 Diagnostik

62.10.1 Diagnostisches Vorgehen

- *Anamnese*: Jeder Tierbiss in einem möglichen Tollwutverbreitungsgebiet sollte den Verdacht auf eine Tollwutexposition lenken.
- *Klinik*: Bei der klinischen Evaluierung fallen bei der frühen Erkrankung Fieber, Schwindel, Übelkeit, pharyngeale Reizung, Irritabilität, Kopfschmerzen, Erbrechen sowie Dysästhesien und Schmerzen an der Viruseintrittsstelle auf. Im Verlauf zeigt sich eine Reihe neurologischer Symptome wie Hyperaktivität, Lähmungen, Bewusstseinsstörungen, pharyngale Spasmen, Hypersalivation, Muskelspasmen, Aerophobie, Hydrophobie sowie kardiale (Arrhythmien) und autonome Dysregulation (Blutdruckkrisen).
- *Erregernachweis*: Tollwut kann mittels direktem RNA-Nachweis durch Reverse-Transkriptase-Polymerasekettenreaktion (RT-PCR) bei klinischer Krankheit bereits früh diagnostiziert werden. Probeentnahmen zu mehreren Zeitpunkten werden empfohlen.

62.10.2 Anamnese

- Oft werden Tierbisse nicht spontan angegeben und müssen aktiv erfragt werden, insbesondere bei Kindern. Tollwut ist bei Patienten mit Symptomen einer akuten progressiven Enzephalitis auch bei fehlender Expositionsanamnese in möglichen Tollwutverbreitungsgebieten zu erwägen.
- Die Diagnose beruht auf der typischen Klinik und Anamnese eines Tierbisses. Es kommt aber auch immer wieder zu Erkrankungen nach unbemerkter Exposition (oberflächlicher Biss, Fledermauskontakt, Aufenthalt in Fledermaushöhlen), da nicht nur Tierbisse, sondern auch der Kontakt mit potenziell virushaltigem Material (Tierkadaver, Tierspeichel) auf Schleimhäuten oder nicht intakter Haut ein Übertragungsrisiko darstellt.

62.10.3 Körperliche Untersuchung

- Je nach Krankheitsstadien ergeben sich unterschiedliche Befunde.
  - In der Inkubationsperiode sind die Patienten völlig asymptomatisch.
  - Bei der frühen Erkrankung bestehen Fieber, Schwindel, Übelkeit, pharyngeale Reizung, Irritabilität, Kopfschmerzen, Erbrechen sowie Dysästhesien und Schmerzen an der Viruseintrittsstelle.
  - Dann zeigt sich eine Reihe neurologischer Symptome wie Hyperaktivität, Lähmungen, Bewusstseinsstörungen, pharyngale Spasmen, Hypersalivation, Muskelspasmen, Aerophobie, Hydrophobie sowie kardiale (Arrhythmien) und autonome Dysregulation (Blutdruckkrisen).

62.10.4 Labor

- Am einfachsten kann Tollwut mittels direktem RNA-Nachweis durch *RT-PCR* bei klinischer Krankheit bereits früh diagnostiziert werden. Probeentnahmen zu mehreren Zeitpunkten werden empfohlen. Für den PCR-Nachweis eignen sich am besten Speichel, Trachealsekret, Konjunktivalabstriche und Tränenflüssigkeit. Auch in Gehirnbiopsien, nicht jedoch im Liquor, kann das Virus nachgewiesen werden. Eine Virusanzucht aus Speichel oder Biopsaten ist deutlich weniger sensitiv. Registerdaten in den USA zeigen allerdings, dass nur bei der Hälfte der humanen Tollwutfälle die Diagnose ante mortem gestellt werden konnte.
- Zum Antikörpernachweis eignen sich *EIA- und Neutralisationstests*, der Nachweis gelingt aber erst sehr spät im Krankheitsverlauf. Sind bereits zu Symptombeginn Antikörper im Serum nachweisbar, sollte nochmals nach einer möglichen, zurückliegenden Immunisierung gefragt werden.
- Histologisch lassen sich eosinophile intraneurale Einschlüsse (Negri-Körperchen) nachweisen, ansonsten imponiert die Tollwut wie eine akute Enzephalitis. *ZNS-Untersuchungen* beinhalten auch den Nachweis von Virusantigenen oder RNA.

62.10.5 Bildgebende Diagnostik

- Die kranielle CT und die kranielle MRT sind häufig auch in fortgeschrittenen Krankheitsstadien unauffällig und nur aus differenzialdiagnostischen Erwägungen indiziert.

62.11 Differenzialdiagnosen

- Alle Tollwut-Erkrankungsformen müssen von Enzephalomyelitiden anderer Ätiologie abgegrenzt werden, die paralytische Tollwut außerdem vom Guillain-Barré-Syndrom, von der Myelitis transversa und Vergiftungen.
- Erkrankungen, die bei Verdacht auf Tollwut unbedingt auszuschließen sind:
  - Meningitis/Enzephalitis anderer Genese
  - Myelitis transversa
  - Hypokalzämie
  - medikamenteninduzierte Dystonien
  - Vergiftungen
  - malignes neuroleptisches Syndrom
  - Guillain-Barré-Syndrom

62.12 Therapie

62.12.1 Therapeutisches Vorgehen

- Die manifeste Tollwuterkrankung führt immer zum Tod. Heilungsversuche müssen deshalb sehr kritisch bewertet werden. Die Therapie sollte symptomatisch auf Anxiolyse, Schmerzbehandlung (tiefe Analgosedierung), Reduktion von vegetativen Komplikationen und auf psychologische Betreuung fokussiert werden.

62.12.2 Pharmakotherapie

- Da keine effektive Behandlung der manifesten Erkrankung verfügbar ist, kann eine Prävention nur durch eine großzügige Indikationsstellung zur postexpositionellen Immunprophylaxe erreicht werden. Wenn exponierte Personen nicht präexpositionell immunisiert waren, muss eine *Postexpositionsprophylaxe* (PEP) angeboten werden.
- Nach einer Bissverletzung oder Oberflächenkontamination sollte man die kontaminierte Wunde sofort ausgiebig mit Wasser reinigen. Bei Bissverletzungen durch Säugetiere sowie bei Kontamination von Schleimhäuten oder offenen Wunden mit Speichel (z. B. durch Lecken, Spritzer) wird sofort aktiv und passiv geimpft.
- Die *aktive Immunisierung* erfolgt gemäß den Herstellerangaben. Ein übliches Schema (sog. „Essen-Schema") sind aktive Impfungen an den Tagen 0 (Tag der Erstvorstellung nach Exposition), 3, 7, 14 und 28. Die *passive Immunisierung* erfolgt einmalig mit Tollwutimmunglobulin (20 IE/kg Körpergewicht). Wenn das Immunglobulin nicht gleichzeitig mit Beginn der aktiven Immunisierung gegeben wurde, kann dies bis Tag 7 nachgeholt werden. Soweit anatomisch möglich, soll das Immunglobulin in den Bereich der Wunde injiziert werden. Bei der Tollwut sind Inkubationszeiten von länger als einem Jahr dokumentiert; die postexpositionelle Prophylaxe wird daher unabhängig davon, wie viel Zeit seit dem Biss vergangen ist, durchgeführt.

62.13 Verlauf und Prognose

- Die manifeste Tollwuterkrankung führt immer zum Tod.

62.14 Quellenangabe

[1] Centers for Disease Control and Prevention (CDC). Recovery of a patient from clinical rabies–California, 2011.mmWR Morb Mortal Wkly Rep 2012; 61: 61
[2] Hellenbrand W, Meyer C, Rasch G et al. Cases of rabies in Germany following organ transplantation. Euro Surveill 2005; 10: E050224.6
[3] Human rabies prevention – United States, 2008. Recommendations of the Advisory Committee on Immunization Practices (ACIP). mmWR Recomm Rep 2008; 57: 1–26
[4] Jentes ES, Blanton JD, Johnson KJ et al. The global availability of rabies immune globulin and rabies vaccine in clinics providing indirect care to travelers. J Travel Med 2014; 21: 62
[5] Kan VL, Joyce P, Benator D et al. Risk assessment for healthcare workers after a sentinel case of rabies and review of the literature. Clin Infect Dis 2015; 60: 341
[6] Mattner F, Henke-Gendo C, Martens A et al. Risk of rabies infection and adverse effects of postexposure prophylaxis in healthcare workers and other patient contacts exposed to a rabies virus-infected lung transplant recipient. Infect Control Hosp Epidemiol 2007; 28: 513

62.15 Wichtige Internetadressen

- World Health Organization. Rabies. http://www.who.int/rabies
- Robert Koch-Institut: Ratgeber Tollwut: https://www.rki.de/DE/Content/Infekt/EpidBull/Merkblaetter/Ratgeber_Tollwut.html

63 Delir

Ulf Günther

63.1 Steckbrief

Ein Delir ist die häufigste neurologische Komplikation nicht neurologischer Intensivpatienten. Es handelt sich um eine akut auftretende, fluktuierend verlaufende Aufmerksamkeitsstörung, einhergehend mit Veränderung der Orientierung, der Sprache oder der Wahrnehmung, und direkte physiologische Folge einer anderen medizinischen Störung, Intoxikation oder eines Substanzentzugs. Das Delir ist ein Risikofaktor für verlängerte Beatmungs- und Behandlungsdauer, Sekundärinfektionen und langfristige kognitive Einschränkungen, Pflegeabhängigkeit und Mortalität. Es gibt keine gesicherten medikamentösen Therapien. Ungünstige Medikamentenkombinationen und tiefe Sedierungen sollten vermieden werden. Frühe Mobilisation und Ergotherapie reduzieren die Dauer des Delirs und erhöhen die funktionelle Selbstständigkeit.

63.2 Synonyme

- hirnorganisches Psychosyndrom
- septische Enzephalopathie
- Durchgangssyndrom (veraltet)
- Verwirrtheit
- confusion

63.3 Keywords

- Delirium
- confusion

63.4 Definition

- akut auftretende Aufmerksamkeitsstörung, meist fluktuierend im Verlauf, einhergehend mit Veränderung mindestens einer der folgenden kognitiven Domänen: Kurzzeitgedächtnis, Orientierung, Sprache oder Wahrnehmung
- Begleitende Merkmale sind fast immer Störungen des Schlaf-Wach-Rhythmus, veränderter Gemütszustand und Zunahme der Störungen in den Abend- und Nachtstunden.
- Der Zustand ist nicht durch andere neurologische Störung erklärbar.
- Aus Anamnese, körperlicher Untersuchung oder Laborparametern ergeben sich Hinweise, dass das Delir eine direkte physiologische Folge einer anderen medizinischen Störung, Intoxikation oder eines Substanzentzugs ist.

63.5 Epidemiologie

63.5.1 Häufigkeit

- Ein Delir auf Intensivstation tritt bei ca. 20–50 % der Patienten weltweit auf und betrifft überwiegend, aber nicht ausschließlich ältere Patienten. Etwa 70–80 % aller septischen Patienten haben ein Delir unabhängig vom Alter. Eine multinationale Punktprävalenzuntersuchung fand 32 % Patienten mit Delir.

63.5.2 Altersgipfel

- Das Delirrisiko steigt mit höherem Alter an. Abhängig von der Krankheitsschwere können aber auch junge Patienten und Kinder betroffen sein (z. B. Sepsis).

63.5.3 Geschlechtsverteilung

- Große Metanalysen fanden keinen Geschlechtsunterschied bei Intensivpatienten.
- Bei Patienten mit Schenkelhalsfraktur hatten Männer ein höheres Risiko für ein Delir.

63.5.4 Prädisponierende Faktoren

- höheres Alter
- vorbestehende kognitive Einschränkungen
- Infektionen
- Nebenerkrankungen wie arterielle Hypertonie, Niereninsuffizienz und Diabetes mellitus
- Notfallbehandlungen

63.6 Ätiologie und Pathogenese

- Es existieren verschiedene pathophysiologische Modelle. Durch verschiedene Mechanismen kommt es zu *Dysbalancen verschiedener Neurotransmittersysteme*:
  - Ungleichgewicht zwischen cholinergem und dopaminergem System
  - verminderte GABAerge sowie erhöhte noradrenerge und glutamaterge Aktivitäten sowie Störungen des serotonergen Systems
- Ursachen können eingeschränkter zerebraler oxidativer Metabolismus sowie auch inflammatorische, immunologische und medikamentös-toxische Prozesse sein.
  - Proinflammatorische Zytokine stimulieren nach Übertritt durch die Blut-Hirn-Schranke durch Kontakt mit Astrozyten und Mikroglia die Bildung weiterer

- proinflammatorischer Zytokine, was zu einer zerebralen Verstärkung der Immunantwort führt [1].
  - Proinflammatorische Zytokine, wie z. B. Interleukin-1 (IL-1), hemmen darüber hinaus die Freisetzung von Azetylcholin im Hippocampus, was zu Störungen der Orientierung und des Kurzzeitgedächtnisses führt.
  - Tierexperimentelle Daten zeigen, dass chronische Entzündungen zur Hemmung der cholinergen Aktivität im basalen Vorderhirn und im Hippocampus führen kann.
  - Ein Mangel an Azetylcholin im basalen Vorderhirn prädisponiert umgekehrt zu überschießenden entzündlichen Reaktionen.
  - erhöhte Permeabilität der Blut-Hirn-Schranke durch Endothelaktivierung

63.7 Klassifikation und Risikostratifizierung

- Die Einteilung von hyperaktiv und hypoaktiv kann z. B. anhand der Richmond Agitation-Sedation Scale (RASS-Skala, http://www.icudelirium.org) [17] oder der Riker Sedation-Agitation Scale (Riker- oder SAS-Skala) erfolgen [12]. Beide Skalen weisen dem psychomotorischen Erscheinungstyp der Patienten einen Zahlenwert zu.
  - *Hyperaktives Delir*: Der Patient hat nachgewiesenes Delir und ist unruhig oder agitiert, ggf. aggressiv und eigen- oder sogar fremdgefährdend. Dies entspricht RASS-Werten von 1 bis 4.
  - *Hypoaktives Delir*: Der Patient wirkt schläfrig, sediert oder sogar äußerlich aufmerksam und ruhig; ein Delir ist nachgewiesen. Dies entspricht RASS-Werten von −3 bis 0.
  - *Gemischter Typ*: Bei vielen Patienten wechseln sich im Verlauf eines einzigen Tages hyperaktive und hypoaktive Phasen ab.

63.8 Symptomatik

- Das Delir präsentiert sich teils mit produktiven psychomotorischen Symptomen (z. B. Unruhe, Ängstlichkeit, Aggressivität), zum Teil aber auch mit negativen Symptomen (Somnolenz). Bei manchen Patienten wechseln sich hyper- und hypoaktive Phasen ab (gemischtes Delir).

63.9 Diagnostik

63.9.1 Diagnostisches Vorgehen

- Ein regelmäßiges Assessment von Delir, Agitation/Sedierung und Schmerz wird von der S 3-DAS-Leitlinie empfohlen.
- Die Diagnostik erfordert die Verwendung eines Delir-Assessmentwerkzeugs. Ein unstrukturiertes klinisches Abschätzen führt oft zu einer – klinisch relevanten – Fehleinschätzung [8].
- Die am meisten verbreiteten strukturierten Delirtests für intubierte, aber kommunikationsfähige Intensivpatienten wurden die Intensive Care Delirium Screening Checklist (ICDSC) [2] und die Confusion Assessment Method for Intensive Care Unit (CAM-ICU) entwickelt (▶ Abb. 63.1) [6]; siehe für beide: http://www.icudelirium.org.
- Zu beachten ist, dass vor allem die CAM-ICU für intubierte Patienten validiert ist. Für nicht intubierte Patienten ist nicht ausreichend, da sie beispielsweise nicht die Orientierung prüft. Die Sensitivität der deutschsprachigen Variante ist mit 88–92 % beschrieben [7]. Für den klinischen Alltag bedeutet dies, dass die CAM-ICU bei beginnend deliranten Patienten, deren Orientierungssinn schon gestört ist, noch nicht positiv für Delir testet.
- Die Richmond Agitation-Sedation Scale (RASS) und die Sedation Agitation Scale (SAS, Riker-Scale) dienen der Dokumentation der Sedierungstiefe.
- Schmerzen als Ursache eines Delirs dürfen nicht übersehen werden. Für das Schmerzassessment intubierter Patienten empfiehlt die DAS-Leitlinie die Behavioral Pain Scale (BPS), für nicht intubierte Intensivpatienten die BPS for non-intubated patients (BPS-NI) [3], [11]; siehe : http://www.icudelirium.org

63.9.2 Anamnese

- Die Anamnese zielt darauf ab, Ursachen für ein Delir zu erfragen. Weiterhin ist zu klären, ob sich bereits vor dem Auftreten des Delirs Hinweise auf eine kognitive Einschränkung ergeben haben. Zu den Ursachen zählen:
  - Infektionsquellen (Pneumonie, zentraler Venenkatheter, OP-Wunden, Verhalte?)
  - vorbestehende kognitive Einschränkungen (inklusive Fehlsichtigkeit und Schwerhörigkeit)
  - Apoplektische Insulte prädisponieren für ein Delir.
  - Genaue Medikamentenanamnese: Einige Medikamente oder ihre Kombination können deliriogen sein könnten. Gleiches gilt auch für den missbräuchlichen Gebrauch toxischer Substanzen, insbesondere Alkohol und psychotrope sowie anticholinerge Medikamente.
  - Funktionierung der Magen-Darm-Passage: Ein beginnender Ileus kündigt sich häufig durch ein Delir an.

63.9.3 Körperliche Untersuchung

- Eine umfassende körperliche Untersuchung ist durchzuführen, mit dem Ziel, eine auslösende Ursache für ein Delir zu finden, z. B. eine frische Infektionsquelle oder eine Stelle, die Schmerzen verursachen könnte.
- Weiterhin erforderlich ist eine umfassende körperlich-neurologische Untersuchung, mit dem Ziel, andere neu-

Confusion Assessment Method für Intensivstation (CAM-ICU)

Ein Delir liegt vor, wenn: 1, 2 und 3 oder 1, 2 und 4 positiv sind

RASS zwischen −3 und +4
weiter zur nächsten Stufe

RASS ist −4 oder −5
STOP Sedierung reduzieren? Bald erneut untersuchen!

Liegt medizinische Erklärung für Agitation oder Sediertheit vor?
- **A**ngst?
- **E**ntzug?
- **I**nfektion?
- **O**bstipation?
- **U**nwohlsein / Schmerz?

1 Psychische Veränderung?
Akuter Beginn? (z.B. im Vergleich vor dem Krankenhausaufenthalt?) Ändert sich das Verhalten im Tagesverlauf?

→ **JA** → weiter | **NEIN** → STOP kein Delir

2 Aufmerksamkeitsstörung
Lesen Sie einzeln folgende Buchstaben vor: **A N A N A S B A U M**
oder: **C A S A B L A N C A**

Pat. soll (nur) bei „A" kurz die Hand drücken
Fehler: Pat. drückt nicht bei „A" oder drückt bei einem anderen Buchstaben

→ **3 Fehler (oder mehr)** → weiter | **1 oder 2 Fehler** → STOP kein Delir

3 Bewusstseinsveränderung („aktueller" RASS)
Nur falls RASS = 0: weiter zur nächsten Stufe

RASS = 0 → weiter | **RASS > 0 oder RASS < 0** → DELIR

4 Unorganisiertes Denken
Im gesamten 4. Block max. 1 Fehler erlaubt

Fragen Sie den Patienten:
1. Schwimmt ein Stein auf dem Wasser?
2. Gibt es Fische im Meer?
3. Wiegt ein Kilo mehr als zwei Kilo?
4. Kann man mit einem Hammer einen Nagel in die Wand schlagen?

Alternative Fragen
- Können Enten schwimmen?
- Gibt es Elefanten im Meer?
- Wiegen zwei Kilo mehr als ein Kilo?
- Kann man mit einem Hammer Holz sägen?

5. Sagen Sie dem Patienten:
„Halten Sie so viele Finger hoch"
„Nun machen Sie dasselbe mit der anderen Hand"
(Untersucher hält zwei Finger hoch)
(Nicht nochmal Finger zeigen)
Falls Pat. nur einen Arm bewegen kann, statt „…andere Hand":
„Fügen Sie einen Finger hinzu."

→ **2 Fehler oder mehr** → DELIR | **1 Fehler oder keiner** → STOP kein Delir

Richmond-Agitation-Sedation-Scale (RASS)

	Ausdruck	Beschreibung
+4	streitlustig	gewalttätig, unmittelbare Gefahr für das Personal
+3	sehr agitiert	zieht an Schläuchen und Kathetern; aggressiv
+2	agitiert	häufige ungezielte Bewegungen, atmet gegen Beatmungsgerät
+1	unruhig	ängstlich, aber Bewegungen nicht lebhaft oder aggresiv
0	aufmerksam, ruhig	
−1	schläfrig	nicht ganz aufmerksam, erwacht anhaltend durch Ansprache, Augenkontakt >10 s
−2	leichte Sedierung	erwacht kurz durch Ansprache, Augenkontakt <10 s
−3	mäßige Sedierung	Bewegung oder Augenöffnen durch Ansprache, kein Augenkontakt
−4	tiefe Sedierung	keine Reaktion auf Ansprache, Augenöffnen durch Berührung
−5	nicht erweckbar	keine Reaktion – weder durch Ansprache noch Berührung

Abb. 63.1 Diagnostik bei Delir. Die Confusion Assessment Method for Intensive Care Units (CAM-ICU) erlaubt die Identifikation und den Ausschluss eines Delirs bei intubierten Patienten. (Quelle: Copyright © 2013, E. Wesley Ely, MPH; Vanderbilt University, Nashville, TN, USA, all rights reserved)

rologische Störungen differenzialdiagnostisch abzugrenzen, die ein Delir verursachen oder als Delir erscheinen können (z. B. ischämischer Insult, chronisches subdurales Hämatom).

63.9.4 Labor

- Es gibt keine Laborparameter, die ein Delir beweisen. Da inflammatorische Prozesse häufig an der Delirentstehung beteiligt sind, empfiehlt sich die Kontrolle klassischer *Infektionsparameter* (z. B. Leukozyten, C-reaktives Protein, Prokalzitonin usw.).
- Infektionsparameter steigen häufig erst nach dem Auftreten neurologischer Symptome an.
- Die Elimination zahlreicher Medikamente ist von renalen und hepatischen Funktionen abhängig. Bei Auftreten eines Delirs ist daher an die *Bestimmung von Nieren- und Leberparametern* zu denken.

63.9.5 Mikrobiologie und Virologie

- Ein neu aufgetretenes Delir sollte an eine frische Infektion denken lassen. Falls ein Wechsel der Katheter angezeigt ist, sind entsprechend Blutkulturen abzunehmen. Verdächtige Wunden sind zu inspizieren; ebenfalls ist mikrobiologisch verwertbares Material zu gewinnen.

Kulturen

- Bei Verdacht auf eine infektiöse Genese sollte die Identifikation der Erreger angestrebt werden, z. B. durch Blutkulturen bei Verdacht auf Sepsis, Gewebeproben bei Verdacht auf Wundinfektion, Bronchialsekret bei Verdacht auf Pneumonie.

63.9.6 Bildgebende Diagnostik

- Bei jedem akut bewusstseinsveränderten Patienten ist bei entsprechender Klinik zügig eine Computertomografie durchzuführen, um bei einem akuten zerebralen Verschluss radiologisch-interventionell noch innerhalb des Zeitfensters tätig werden zu können.

Sonografie

- Sepsisquelle, z. B. akute Cholezystitis, Dyspnoeursachen, Pleuraergüsse

Echokardiografie

- Hinweise auf Endokarditis, Vorhofthromben, thrombogenes Milieu sowie die globale Pumpfunktion

Röntgen

- zur Identifikation pneumonologischer und kardialer Ursachen wie pulmonalvenöse Stauung, pneumonische Infiltrate, Pleuraergüsse, aber auch Rippenfrakturen

CT

- zur Diagnose intrakranieller Pathologien wie intrazerebrale Blutung und Infarkt, ferner Hirnödem und septische Embolien

MRT

- zur Identifikation feinerer ischämischer oder septischer Läsionen, die sich im kraniellen CT noch nicht darstellen lassen, sowie im Bereich des Hirnstamms und ggf. des Rückenmarks

Szintigrafie

- Schilddrüsenfunktion: ausgeprägte Hypo- und Hyperthyreosen gehen regelhaft mit Veränderungen der Vigilanz und des Bewusstseins einher.

Angiografie

- zur Identifikation und Therapie embolischer Verschlüsse hirnversorgender Gefäße

63.9.7 Instrumentelle Diagnostik

EKG

- Eine intermittierende Arrhythmia absoluta kann Emboliequellen und somit neurologische Symptome erklären.

EEG

- zur Identifikation eines nicht konvulsiven Krampfanfalls und zum Ausschluss zu tiefer Sedierungen

Ösophago-Gastro-Duodenoskopie (ÖGD)

- Ulzera können Schmerzen, Anämien sowie Störungen der Magen-Darm-Passagen verursachen und somit auf vielfältige Weise ein Delir provozieren.

Koloskopie

- Störungen der Magen-Darm-Passage, Koprostase und Distension der Darmschlingen, im weiteren Verlauf auch gastrointestinale Blutungen zählen zu den häufigeren Ursachen eines Delirs auf Intensivstation und bedürfen bei längerfristigen Verläufen einer fachspezifischen Abklärung.

Bronchoskopie

- angezeigt bei Verdacht auf pulmonale Ursache einer Agitation oder eines Delirs, zur Gewinnung mikrobiologischen Materials und zum Absaugen eines nicht mobilisierbaren Bronchialsekrets

63.10 Differenzialdiagnosen

Tab. 63.1 Differenzialdiagnosen des Delirs.

Differenzialdiagnose	Bemerkungen
Analgesie	Numeric Rating Scale (NRS), Behavioral Pain Scale (BPS, BPS-NI)
Angst	oft nur bei nicht intubierten Patienten zu erfassen, auf vegetative Symptome achten
Atemnot	subjektives Empfinden, auch vorhanden bei ausgeprägten Ödemen der Thoraxwand; Blutgasanalyse, Röntgen-Thorax, Pleurasonografie, ggf. Bronchoskopie, Spirometrie
Entzug	Medikamentenanamnese, auf vegetative Symptome eines Entzugs achten
Infektion	körperliche Untersuchung, Laborparameter
Obstipation	Anamnese, körperliche Untersuchung; ggf. CT-Angiografie mit oraler Kontrastierung und Endoskopie
Verunsicherung	ungewohnte Umgebung bei alten Patienten, Fremdsprachlichkeit
unzureichendes Sauerstoffangebot	Zerebrosklerose, Herzzeitvolumen, Anämie
chronische kognitive Einschränkung	Anamnese, Vorbefunde (Test des Patienten durch z. B. mmSE, DemTec, MOCA und/oder Interview der Angehörigen mit IQCODE)

63.11 Therapie

63.11.1 Therapeutisches Vorgehen

- Therapie und Prävention beinhalten überwiegend *nicht pharmakologische Maßnahmen*, z. B. reorientierende Maßnahmen, adäquate Schmerztherapie, Frühmobilisation und Ergotherapie.
- Der Nutzen einer pharmakologischen Prophylaxe oder Therapie ist nicht gesichert.
- Die S 3-DAS-Leitlinie empfiehlt, bei hohem Delirrisiko eine Prophylaxe mit *Haloperidol* mit 3-mal 0,5 mg zu erwägen [19].
- *Quetiapin* ist bei Delir mit Parkinson-Erkrankung geeigneter als andere Substanzen; Start mit 25 mg 0–0–1, dann 1–0–1, dann Dosiserhöhung um jeweils 25 mg alle 2 Tage.
- Die Senkung der Delirhäufigkeit in Patientengruppen, die mit *Dexmedetomidin* (statt z. B. Midazolam) sediert wurden, wurde in mehreren Studien nachgewiesen [13]; Start mit 0,7 µg/kg/Stunde, in EU-Ländern wird kein Bolus empfohlen, in den USA ein Bolus von Dexmedetomidin 1 µg/kg über 10 Minuten. Wichtige unerwünschte Wirkungen sind Bradykardie, AV-Block und arterielle Hypotension, vor allem bei Bolusapplikationen.
- Alternativ zu kontinuierlicher Gabe von Benzodiazepinen eignen sich vor allem – aber nicht ausschließlich – für eine tiefe Sedierung auch *inhalative Anästhetika*, z. B. Isofluran und Sevofluran.

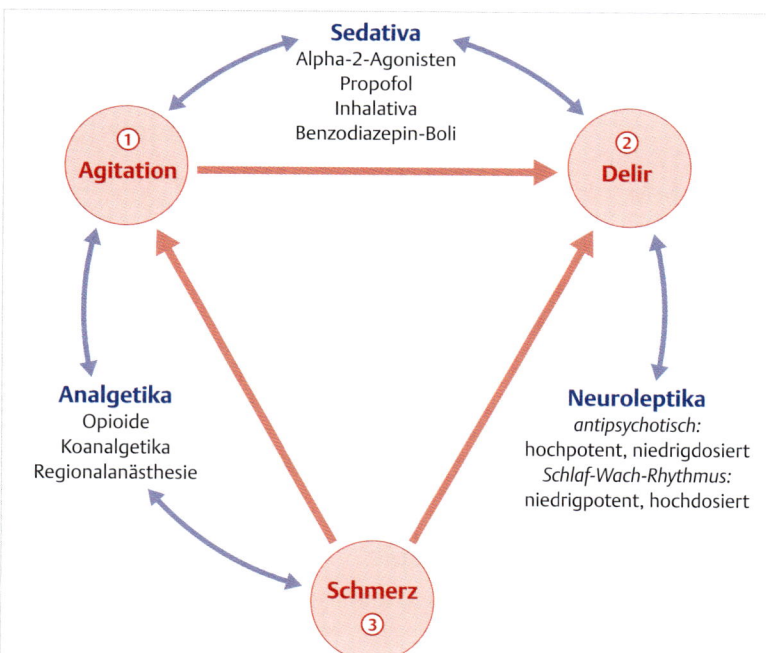

Abb. 63.2 Delirmanagement. Assessment von Delir, Agitation und Schmerz mindestens alle 8 Stunden. Zunächst ist es wichtig, Agitation (1) und Delir (2) getrennt voneinander einzuschätzen. Ein Delir sollte nicht primär mit Sedativa behandelt werden, sie wirken auch nicht per se antidelirogen. Da Schmerzen (3) sowohl eine Agitation als auch ein Delir provozieren können, sollten zunächst Schmerzursachen ausgeschlossen werden. Nach Ausschluss anderer Ursachen können bei Delir hochpotente, aber niedrigdosierte Neuroleptika eingesetzt werden. Zur Wiederherstellung eines Tag-Nacht-Rhythmus können neben Basismaßnahmen (Lärm- und Lichtschutz, Mobilisation am Tag) niedrigpotente Neuroleptika eingesetzt werden.

- *Clonidin*, ebenfalls ein Alpha-2-Agonist, wurde nicht in großen Studien untersucht und auch nicht mit Dexmedetomidin verglichen. Es zeichnet sich durch eine längere Halbwertszeit und daher eine ungünstigere Steuerbarkeit aus.
- Eine aktuelle, multizentrische Studie konnte den Nutzen einer Prophylaxe mit *Ketamin*, nahegelegt durch eine vielversprechende monozentrische Untersuchung, nicht belegen [1]. Vielmehr wurde die bekannten unerwünschten Wirkungen von Ketamin (Halluzinationen) bestätigt.
- In ▶ Abb. 63.2 ist das Delirmanagement zusammenfassend dargestellt.

63.11.2 Operative Therapie

- Sollte sich eine Infektion oder ein mechanisches Hindernis im Magen-Darm-Bereich als eine Ursache des Delirs herausstellen, ist eine entsprechende, möglicherweise dringende Operation indiziert.

63.12 Verlauf und Prognose

- Das Delir als akute kognitive Dysfunktion ist mit einer Verlängerung der Aufenthaltsdauer auf der Intensivstation und im Krankenhaus, einer verlängerten Beatmungsdauer und dem Auftreten längerfristiger kognitiver Störungen vergesellschaftet [10], [14], [16].
- Für Patienten, die während ihres Intensivaufenthalts eine *Sepsis* durchgemacht haben, sind eine erhöhte Mortalität sowie eine erhöhte Rate langfristiger kognitiver Störungen (Long-Term Cognitive Deficit [LTCD] oder auch Post-Operative Cognitive Decline [POCD]) nachgewiesen.
- Auch für Patienten nach *Hüftfrakturen*, die ja per se nicht auf einen Intensivstationsaufenthalt angewiesen sind, wurde eine erhöhte Rate bleibender kognitiver Einschränkungen und einer signifikant erhöhte Rate von Pflegeheimabhängigkeit gezeigt [22].

63.13 Prävention

- Der Nutzen einer pharmakologischen Prävention ist nicht gesichert.
- Die S 3-DAS-Leitlinie (2015) empfiehlt, bei hohem Delirrisiko eine *Prophylaxe mit Haloperidol* mit 3-mal 0,5 mg zu erwägen. Zu beachten ist die lange Halbwertzeit (T 1/2 ca. 20 Stunden), die bei kritisch Kranken auf bis zu 30 Stunden ansteigen kann.
- Ein gestörter Tag-Nacht-Rhythmus ist ein Delirrisikofaktor. Das Ermöglichen bzw. *Wiederherstellen des Tag-Nacht-Rhythmus* stellt damit einen Eckpunkt bei der Delirprophylaxe und -therapie dar. Zu beachten ist, dass Menschen sehr unterschiedliche Lebensgewohnheiten haben können, an denen man sich orientieren sollte. Pharmakologisch ist im Einzelfall die *Gabe von Melatonin* zu erwägen.
- Eine *delirogene Komedikation ist zu vermeiden*, vor allem Medikamente mit anticholinergem Nebenwirkungsprofil. Hierzu zählen viele Psychopharmaka, insbesondere trizyklische Substanzen und Neuroleptika, aber auch Urologika und zahlreiche Augentropfen. Ein ausgeprägtes delirogenes Potenzial besteht für intravenöse Opioide, hohe Gaben von Benzodiazepinen und Gyrasehemmer [15], [20].
- Da kognitive Einschränkungen ein wichtiger Risikofaktor für ein Delir sind, wäre es denkbar, dass ein *präoperatives kognitives Training* die Anfälligkeit für Delir reduziert. Hierauf zielen kombinierte Interventionsprogramme wie das Hospital Elder Life Program (HELP) ab [9]; die Wirksamkeit wurde auch für chirurgische Patienten bestätigt.
- Eine *inadäquate Analgesie* ist zu vermeiden. Sowohl präoperativer als auch postoperativer Schmerz ist ein Risikofaktor für Delir.
- Vermeiden von *intravenösen, langwirksame Opioiden*: Selbst wenn der Nutzen der Regionalanästhesie noch nicht in großen randomisierten Studien gezeigt wurde, ist deren Verwendung plausibel, wenn auch noch nicht eindeutig belegt [18].
- Durch Vermeiden einer *unbeabsichtigt zu tiefen Narkose*, gemessen mit dem BIS-Monitor (zu tief: BIS < 40), werden Delir und ggf. auch längerfristige kognitive Störungen verhindert. Dies wurde in mehreren Studien gezeigt und durch Metaanalysen bestätigt [4], [21].

63.14 Quellenangaben

[1] Avidan MS, Maybrier HR, Abdallah AB et al. Intraoperative ketamine for prevention of postoperative delirium or pain after major surgery in older adults: an international, multicentre, double-blind, randomised clinical trial. Lancet 2017; 390: 267–275

[2] Bergeron N, Dubois MJ, Dumont M et al. Intensive Care Delirium Screening Checklist: evaluation of a new screening tool. Intensive Care Med 2001; 5: 859–864

[3] Chanques G, Payen JF, Mercier G et al. Assessing pain in non-intubated critically ill patients unable to self report: an adaptation of the Behavioral Pain Scale. Intensive Care Med 2009; 12: 2060–2067

[4] De Oliveira TC, Soares FC, De Macedo LD et al. Beneficial effects of multisensory and cognitive stimulation on age-related cognitive decline in long-term-care institutions. Clin Interv Aging 2014; 9: 309–320

[5] Dilger RN, Johnson RW. Aging, microglial cell priming, and the discordant central inflammatory response to signals from the peripheral immune system. J Leukoc Biol 2008; 4: 932–939

[6] Ely EW, Inouye SK, Bernard GR et al. Delirium in mechanically ventilated patients: validity and reliability of the confusion assessment method for the intensive care unit (CAM-ICU). JAMA 2001; 21: 2703–2710

[7] Guenther U, Popp J, Koecher L et al. Validity and reliability of the CAM-ICU Flowsheet to diagnose delirium in surgical ICU patients. J Crit Care 2010; 1: 144–151

[8] Guenther U, Weykam J, Andorfer U et al. Implications of objective vs subjective delirium assessment in surgical intensive care patients. Am J Crit Care 2012; 1: e12–20

[9] Inouye SK, Bogardus ST Jr, Baker DI et al. The Hospital Elder Life Program: a model of care to prevent cognitive and functional decline in older hospitalized patients. Hospital Elder Life Program. J Am Geriatr Soc 2000; 12: 1697–1706

[10] Mehta S, Cook D, Devlin JW et al. Prevalence, risk factors, and outcomes of delirium in mechanically ventilated adults. Crit Care Med 2015; 3: 557–566

[11] Payen JF, Bru O, Bosson JL et al. Assessing pain in critically ill sedated patients by using a behavioral pain scale. Crit Care Med 2001; 12: 2258–2263

[12] Riker RR, Fraser GL. Monitoring sedation, agitation, analgesia, neuromuscular blockade, and delirium in adult ICU patients. Semin Respir Crit Care Med 2001; 2: 189–198

[13] Riker RR, Shehabi Y, Bokesch PM et al. Dexmedetomidine vs midazolam for sedation of critically ill patients: a randomized trial. JAMA 2009; 5: 489–499

[14] Saczynski JS, Marcantonio ER, Quach L et al. Cognitive trajectories after postoperative delirium. N Engl J Med 2012; 1: 30–39

[15] Schubert I, Küpper-Nybelen J, Ihle P et al. Prescribing potentially inappropriate medication (PIM) in Germany's elderly as indicated by the PRISCUS list. An analysis based on regional claims data. Pharmacoepidemiol Drug Saf 2013; 7: 719–727

[16] Schweickert WD, Pohlman MC, Pohlman AS et al. Early physical and occupational therapy in mechanically ventilated, critically ill patients: a randomised controlled trial. Lancet 2009; 9678: 1874–1882

[17] Sessler CN, Gosnell MS, Grap MJ et al. The Richmond Agitation-Sedation Scale: validity and reliability in adult intensive care unit patients. Am J Respir Crit Care Med 2002; 10: 1338–1344

[18] Siddiqi N, Harrison JK, Clegg A et al. Interventions for preventing delirium in hospitalised non-ICU patients. Cochrane Database Syst Rev 2016; 3: CD005563

[19] Taskforce DAS, Baron R, Binder A et al. Evidence and consensus based guideline for the management of delirium, analgesia, and sedation in intensive care medicine. Revision 2015 (DAS-Guideline 2015) – short version. Ger Med Sci 2015; 13: Doc19

[20] Wehling M. Medikation im Alter – kognitionseinschränkende Pharmaka. Internist 2012; 53: 1240–1247

[21] Whitlock EL, Torres BA, Lin N et al. Postoperative delirium in a substudy of cardiothoracic surgical patients in the BAG-RECALL clinical trial. Anesth Analg 2014; 4: 809–817

[22] Witlox J, Eurelings LS, de Jonghe JF et al. Delirium in elderly patients and the risk of postdischarge mortality, institutionalization, and dementia: a meta-analysis. JAMA 2010; 4: 443–451

63.15 Literatur zur weiteren Vertiefung

[1] Maldonado JR. Neuropathogenesis of delirium: review of current ethiologic theories and common pathways. Am J Geriatr Psychiatry 2017; 12: 1190–1222

63.16 Wichtige Internetadressen

- Monitoringskalen und Ausbildungsmaterial in zahlreichen Sprachen: http://www.icudelirium.org
- Information über Medikamente mit delirogenem Wirkungsprofil und ungünstige Medikamentkombinationen: http://www.medikamente-im-alter.de

64 Affektive Psychosen

Oliver Hackmann, Gabriele Wöbker

64.1 Steckbrief

Affektive Psychosen bilden eine heterogene Gruppe der affektiven Störungen ab und umfassen die Erkrankungen der unipolaren Manie und Depression sowie die bipolare Störung. Gekennzeichnet sind die affektiven Psychosen durch Veränderung der Stimmung, des Antriebs und der Denkinhalte. Häufig gehen affektive Psychosen mit vegetativen Störungen und subjektiven Vitalstörungen einher. Wahnhafte Erlebnisse sind sehr oft zu finden. Häufig sind die unipolaren Depressionen, die auch den Intensivmediziner in ihrer Ausprägung öfter als die anderen affektiven Störungen beschäftigen. Die Behandlungsmethoden bestehen aus pharmakologischer, psychotherapeutischer und psychosozialer Therapie. Die Genese der Störungen ist multifaktoriell, dennoch scheint vor allen eine Störung des Noradrenalin- und Serotoninsystems vorzuliegen.

64.2 Synonyme

- affektive Störung
- manische Episode
- monopolare Manie
- bipolare affektive Störung
- manisch-depressive Erkrankung
- depressive Episode
- depressive Störung
- Major Depression
- endogene Depression

64.3 Keywords

- affektive Störung
- affektive Psychose
- unipolare Störung
- bipolare Störung
- Manie
- Depression
- manisch-depressive Erkrankung

64.4 Definition

- Affektive Psychosen, auch affektive Störungen genannt, sind definiert als Erkrankungen, die mit Veränderung der Stimmungslage, des Antriebs und der Denkinhalte einhergehen.
- Affektive Erkrankungen verlaufen phasisch wiederholt mit dazwischenliegender Remission der Symptome.
- Durch den phasischen Wechsel, die Frequenz und die Ausprägung der Symptome kann zwischen *unipolarer Depression* (Major Depression), *bipolarer affektiver Störung* und *unipolarer Manie* unterschieden werden.
- Wahnhaftes Erleben kann im Zuge einer affektiven Erkrankung auftreten, es geht aber im Gegensatz zu wahnhaftem Erleben bei schizophrener Psychose nicht mit Sinnestäuschungen einher.

64.5 Epidemiologie

64.5.1 Häufigkeit

- Das Risiko, an einer affektiven Psychose zu erkranken, liegt bei etwa 10–20 %, wobei Kinder von bipolar erkrankten Eltern ein Risiko von bis zu 60 % haben, ebenfalls an dieser Form der affektiven Psychose zu erkranken.
- Im Folgenden sind die einzelnen Ausprägungen der affektiven Störungen, sortiert nach Häufigkeit, aufgeführt.
  - *Unipolare depressive Störung* mit 0,5–1 % der männlichen und 1–2 % weiblichen Bevölkerung. Da diese Störung 65 % aller affektiven Störungen ausmacht, ist sie die häufigste affektive Störung.
  - *Bipolare affektive Störung* mit 1–3 % der Bevölkerung. Mit 30 % ist sie die zweithäufigste affektive Störung
  - *Unipolare manische Störung* mit einer Lebenszeitprävalenz von 0,2–0,3 %. Mit maximal 5 % der affektiven Störungen ist sie die seltenste Verlaufsform.

64.5.2 Altersgipfel

- *unipolare depressive Störung*: bimodal im 3.–4. sowie 5.–6. Lebensjahrzehnt
- *bipolare affektive Störung*: unimodal im 3.–4. Lebensjahrzehnt
- *unipolare manische Störung*: unimodal im 3.–4. Lebensjahrzehnt

64.5.3 Geschlechtsverteilung

- *unipolare depressive Störung*: etwas mehr Frauen als Männer betroffen
- *bipolare affektive Störung*: Frauen und Männer gleich häufig betroffen
- *unipolare affektive Störung*: Frauen und Männer gleich häufig betroffen

64.5.4 Prädisponierende Faktoren

- Als prädisponierende Faktoren kommen vor allem belastende Lebensereignisse wie etwa Trennungen, Konfliktsituationen, aber auch biologisch-hormonelle Faktoren und somit auch der Aufenthalt auf einer Intensivstation infrage.
- Kinder und Verwandte bipolar erkrankter Menschen haben ein deutlich höheres Risiko zu erkranken, so dass dieser Faktor auch als Prädisposition gewertet werden kann.

64.6 Ätiologie und Pathogenese

- Die Ätiologie und Pathogenese der affektiven Störungen ist komplex und als multifaktoriell zu betrachten. Biologische Faktoren im Sinne struktureller Veränderungen kortikaler Strukturen spielen zusammen mit biochemischen Veränderungen der Neurotransmittersysteme, psychologischen Einflüssen und psychosozialen Faktoren eine zentrale Rolle bei der Entstehung affektiver Störungen.
- Affektive Störungen scheinen zudem eine genetisch-familiäre Belastung aufzuweisen.
- Bei der Pathologie depressiver Störungen erscheint neben der multifaktoriellen Genese vor allem der psychosoziale Aspekt eine Rolle zu spielen.

64.7 Klassifikation

- Die affektiven Erkrankungen lassen sich grob in folgende Entitäten klassifizieren:
  - *Unipolare depressive Störungen* stellen den größten Anteil affektiver Störungen dar. Depressive Störungen können zudem im Rahmen einer hirnorganischen Schädigung, bei Demenz und auch bei chronischem Alkoholkonsum auftreten. Zudem erfolgt eine Einteilung in *leichte*, *mittelschwere* und *schwere depressive Episoden*.
  - *Bipolare affektive Störungen* sind als zweithäufigste Entität charakterisiert durch Wechsel zwischen Hochstimmung und Depression.
  - *Unipolare manische Störungen* machen den kleinsten Anteil aus.
  - *Involutions- oder Spätdepressionen oder -manien* finden sich bei spät erkrankten (nach dem 4. Lebensjahrzehnt) Patienten.
  - *Zyklothymie* beschreibt eine mildere Form der bipolaren Störung mit geringerer Ausprägung von Depression und Hochstimmung.
  - *Dysthymia* beschreibt eine nicht fluktierende Form der Depressivität, die über mindestens 2 Jahre besteht.

64.8 Symptomatik

- *Unipolare depressive Störung*: *Klassische Symptome* der depressiven Störung sind Niedergeschlagenheit, Gefühlslosigkeit, Hoffnungslosigkeit, Angst, Anhedonie, Verzweiflung bis hin zur Suizidalität sowie Antriebsverarmung. Dazu kommen häufig *Denkstörungen*, Grübeln, Denkhemmung oder kognitive Beeinträchtigungen (Pseudodemenz). *Wahn- oder psychotische Symptome* sind meist Verarmungs- oder Verschuldungswahn, Hypochondrie oder nihilistischer Wahn. Sinnestäuschungen kommen nicht vor. *Subjektive Vitalstörungen* und *vegetative Symptome* wie Missempfindungen, Schmerzen, Ein- und Durchschlafstörungen oder Inappetenz gehören ebenfalls zu den charakteristischen Symptomen.
- *Unipolare manische Störung*: Die manische Störung ist charakterisiert durch Logorrhö, Ideenflucht bis hin zu verworrenem Denken (dem Patienten ist in den Ausführungen seiner Gedanken kaum zu folgen), Sprunghaftigkeit und Ablenkbarkeit. Häufig imponieren die Patienten enthemmt und distanzlos. Zudem kommt es zu einem überschätzten Omnipotenzgefühl mit fast aggressiver Heiterkeit, vermehrter Libido und geringem Schlafbedürfnis.
- *Bipolare affektive Störung*: Das Charakteristikum dieser Störung ist der phasenweise Wechsel zwischen depressiven und manischen Phasen mit vollständiger Remission oder Teilremission zwischen den Krankheitsphasen. Depressive Phasen erscheinen dabei häufig deutlich prolongierter als die manischen Phasen.

64.9 Diagnostik

64.9.1 Diagnostisches Vorgehen

- Um eine affektive Störung zu diagnostizieren, muss in der Regel eine ausführliche Anamnese und ein psychopathologischer Befund erhoben werden. Nur in Zusammenschau der zeitlichen Verläufe, des phasischen Verlaufs und der Kenntnis der klassischen Symptome gelingt eine suffiziente Diagnose (▶ Abb. 64.1).
- Im Rahmen eines Intensivaufenthalts wird es häufig kaum gelingen, eine bipolare Störung von einer unipolaren Störung oder einer reaktiven Depression zu unterscheiden. Wenn die Eigen- und Fremdanamnese zu wenig Information hergibt, ist es umso wichtiger, den Verlauf der Symptome und die Gesamtsituation des Patienten zu betrachten. Ein Aufenthalt auf der Intensivstation ist bisweilen belastend bis traumatisch für den Patienten, so dass die Entwicklung einer reaktiven Depression nicht selten ist.

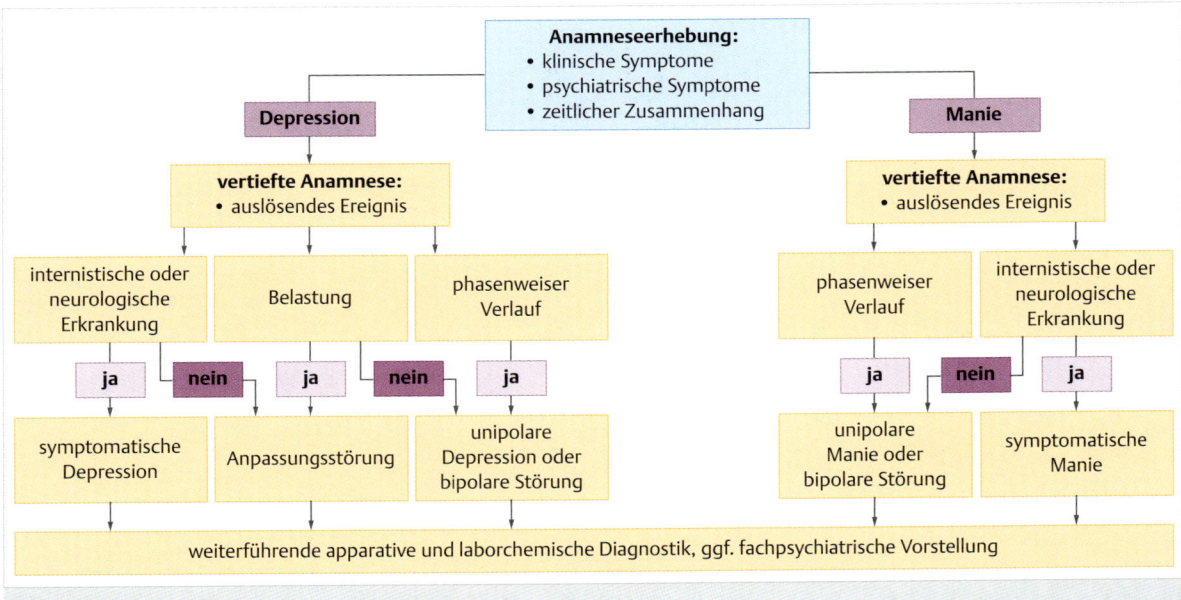

Abb. 64.1 Affektive Störungen. Diagnostisches Vorgehen.

- Das Abfragen der *Pharmakotherapie* der Patienten ist ebenfalls wichtig. Durch die Einnahme von Neuroleptika, Benzodiazepinen, Alkohol oder Drogen können sich *symptomatische Depressionen* entwickeln. Die Einnahme von Steroiden, L-Dopa, Barbituraten, Antikonvulsiva, Anticholinergika und Halluzinogenen kann sogar eine *symptomatische Manie* begünstigen.
- Nicht zuletzt kommen bei erstmaliger Manifestation von manischen oder depressiven Störungen *apparative Diagnostik* und *Labor* zum Einsatz. Zerebrale Raumforderungen und Infektionen sowie autoimmune Syndrome können sowohl manische als auch depressive Episoden hervorrufen. Eine ganze Reihe internistisch-metabolischer Erkrankungen können zudem ebenfalls beide Arten von Störungen begünstigen.

64.9.2 Anamnese

- Zur Anamneseerhebung gehört die Erfragung der vorherrschenden Symptome und deren zeitliche Entwicklung sowie des möglichen phasischen Verlaufs. Die bisherige Pharmakotherapie und auch die bekannten Grunderkrankungen sind jedes Mal zu erfragen.

64.9.3 Körperliche Untersuchung

- internistischer und klinisch-neurologischer Status

64.9.4 Labor

- Vor allem bei Erstmanifestationen und Exazerbationen einer affektiven Grunderkrankung im Zuge einer Intensivbehandlung können Zusatzuntersuchungen obligat sein.
- gesamte klinische Chemie mit Schilddrüsendiagnostik, Elektrolyten, Eisenstoffwechsel; ggf. Vitaminstatus und hormonelle Achsen bei besonderen Fragestellung und Grunderkrankungen

64.9.5 Bildgebende und instrumentelle Diagnostik

- kranielle Bildgebung mittels CT oder MRT
- Sonografie des Abdomens, ggf. Röntgen-Thorax
- EKG
- EEG

64.10 Differenzialdiagnosen

Tab. 64.1 Wichtige Differenzialdiagnosen der affektiven Störungen.

Differenzialdiagnose	Symptome	Typische Ursachen und vergesellschaftete Erkrankungen
symptomatische Depression	klassisches depressives Syndrom mit Erschöpfung, Müdigkeit, Niedergeschlagenheit, diffusen somatischen Beschwerden, Schlafstörungen	*neurologisch*: Tumoren, Metastasen, Enzephalitis, Meningitis, Morbus Parkinson, multiple Sklerose, auch nach Commotio oder Contusio cerebri mit Amnesie
		endokrinologisch: Hyper- und Hypothyreose, Thyreoiditis, Morbus Addison, Morbus Cushing
		metabolisch: Niereninsuffizienz, Blutzuckerentgleisungen, Porphyrie, Hämochromatose, Morbus Wilson
		Herz-Kreislauf: Herzinsuffizienz, Blutdruckschwankungen
		hämatologisch: Leukämien, Vitaminmangel
		Infektionen: virale und bakterielle systemische Infektionen
		Neoplasien: Bronchial-, Ovarialkarzinom etc.
pharmakogene Depression	nicht zu unterscheiden von anderen depressiven Syndromen	Benzodiazepin- und Analgetikamissbrauch, Medikamentenanamnese wichtig
symptomatische Manie	häufig weniger ausgeprägtes manisches Syndrom	*medikamenteninduziert*: Steroide, Antidepressiva, L-Dopa, Alkohol, Barbiturate, anticholinerges Syndrom, Halluzinogene
		neurologisch: Tumoren, Metastasen, Enzephalitis
		internistisch: Niereninsuffizienz, Hyperthyreose, Morbus Addison, Morbus Cushing
Anpassungsstörung	depressives Syndrom in direktem zeitlichem Zusammenhang mit einem belastenden Ereignis	meist direkt vorausgegangene Ereignisse wie Trennung, Verlust, Krankheit

64.11 Therapie

64.11.1 Therapeutisches Vorgehen

- *Depressive Störungen*:
  - Endogene depressive Störungen werden meist durch Entlastung vom Alltag und Psychotherapie behandelt. Symptomatische depressive Störungen sollten immer vorrangig durch das Behandeln des Auslösers angegangen werden. Hierbei kommt beiden Entitäten das *supportive Gespräch* und die Entwicklung von *Copingstrategien* auch durch nicht psychiatrisches Klinikpersonal zugute.
  - Die *medikamentöse Behandlung* erfolgt in der Regel durch die Gabe von Antidepressiva mit Hinblick auf deren Nebenwirkungsprofile und die Grunderkrankungen des Patienten. (Die unüberlegte Gabe von Antidepressiva kann bei bipolaren Störungen ein so genanntes Rapid Cycling auslösen.) Wahnhafte Symptome werden mit Neuroleptika behandelt.
- *Manische Störungen*:
  - Wichtiger therapeutischer Ansatz ist das *Talking down*. In der akuten Phase sind aber viele Patienten weder für eine Therapie noch für Absprachen zugänglich.
  - *Medikamentös* kommen Neuroleptika wie Risperidon, Olanzapin oder Quetiapin infrage, bei ausgeprägter Symptomatik auch Zuclopenthixol oder Haloperidol parenteral. Benzodiazepine sollten nur sparsam verwendet werden. Da Valproinsäure eine gute antimanische Wirkung zeigt, ist eine Aufsättigung im Einzelfall möglich.
- Das therapeutische Vorgehen bei affektiven Störungen ist in ▶ Abb. 64.2 zusammenfassend dargestellt.

64.11.2 Allgemeine Maßnahmen

- *Depressive Störungen*: Abschirmung von belastenden Faktoren, therapeutische Gespräche auch durch nicht psychotherapeutisch geschultes Personal, aktivierende Physiotherapie, Einhalten des Tag-Nacht-Rhythmus. Bei

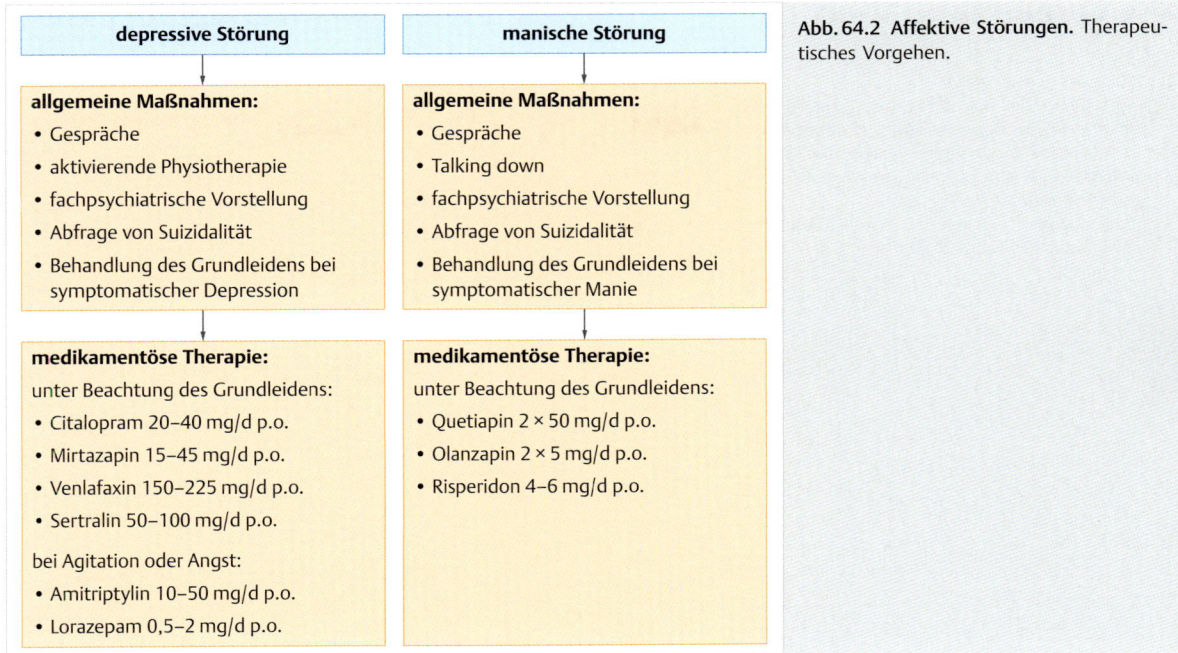

Abb. 64.2 Affektive Störungen. Therapeutisches Vorgehen.

symptomatischen Depressionen ist die Behandlung des Grundleidens unabdingbar.
- *Manische Störungen*: Talking down, Reizabschirmung. Bei symptomatischer Manie ist die konsequente Behandlung des Grundleidens erforderlich.

64.11.3 Pharmakotherapie

- *Depressive Störungen*: Aufgrund des günstigen Nebenwirkungsprofils werden zur Behandlung der depressiven Störung, vor allem im Zuge eines Intensivaufenthalts, empfohlen [4]:
  - die Serotonin-Wiederaufnahmehemmer Citalopram 20–40 mg/Tag p. o. oder Sertalin 50–100 mg/Tag p. o.
  - das Tetrazyklikum Mirtazapin 15–45 mg/Tag p. o. oder der Serotonin-Noradrenalin-Wiederaufnahmehemmer Venlafaxin 150–225 mg/Tag p. o.
  - Beim Auftreten von wahnhaften Symptomen oder wahnhafter Angst ist die Verwendung niedrigpotenter Neuroleptika wie Chlorprothixen, Melperon oder Pipamperon indiziert.
- *Manische Störungen*: Die pharmakologische Therapie der manischen Störung sieht eher eine neuroleptische Medikation vor.
  - Quetiapin 2-mal 50 mg/Tag p. o. oder Olanzapin 2-mal 5 mg/Tag p. o. oder Risperidon 4–6 mg/Tag p. o. Empfohlen sind zudem Neuroleptika wie Aripiprazol oder Asenapin [2].
  - Haloperidol 2–10 mg/Tag sollte aufgrund der Risiko-Nutzen-Abwägung nach klinischem Konsens v. a. in Notfallsituationen p. o. zum Einsatz kommen [2].

64.12 Nachsorge

- Vor allem die depressiven Störungen erfordern häufig eine antidepressive Medikation über den stationären Aufenthalt hinaus.
- Eine fachpsychiatrische Vorstellung zur Identifikation und weiteren Behandlung der affektiven Störungen, vor allem bipolarer Störungen, ist sicherlich indiziert.

64.13 Verlauf und Prognose

- *Depressive Störungen* können nach Abklingen der Phase sowohl mit als auch ohne Medikation in Vollremission gehen. Die Medikation kann in 60 % der Fälle die Ausbildung eines Rezidivs verhindern. Symptomatische Depressionen sind eng an die Behandlung der Grunderkrankung gebunden. Häufig kommt es zu Depressionen auch über die Krankheitsphase hinaus (postinfektiöse Depression, Post Stroke Depression).
- *Manische Störungen* klingen in der Regel eigenständig ab. Der weitere Verlauf wird bei symptomatischer Manie ebenfalls durch die Grunderkrankung bestimmt, bei unipolaren Manien hängt die Prognose von einem möglichen Umschlagen in eine bipolare Erkrankung ab.

64.14 Quellenangaben

[1] Payk T, Brüne M. Checkliste Psychiatrie und Psychotherapie. 6. Aufl. Stuttgart: Thieme; 2013
[2] S3-Leitlinie zur Diagnostik und Therapie bipolarer Störungen. https://www.awmf.org/uploads/tx_szleitlinien/038-019l_S3_Bipolare-Stoerungen-Diagnostik-Therapie_2019-05_01.pdf
[3] Van Aken H, Reinhart K, Welte T et al. Intensivmedizin. 3. Aufl. Stuttgart: Thieme; 2014
[4] Wolf M, Arolt V, Burian R et al. Konsiliar-Liason Psychiatrie und Psychosomatik. Nervenarzt 2013; 5: 639–650

64.15 Wichtige Internetadressen

- Deutsche Depressionshilfe: http://www.deutsche-depressionshilfe.de
- Deutsche Gesellschaft für bipolare Störungen: https://dgbs.de/selbsthilfe
- DGPPN, S3 Leitlinie Unipolare Depression, 2017: https://www.awmf.org/uploads/tx_szleitlinien/038-019l_S3_Bipolare-Stoerungen-Diagnostik-Therapie_2019-05_01.pdf

65 Schizophrene Psychosen

Oliver Hackmann, Gabriele Wöbker

65.1 Steckbrief

Die schizophrenen Psychosen beinhalten Störungen des Denkens, des Antriebes und des Ich-Erlebens. Einhergehend mit wahnhaften Denkinhalten und Wahrnehmungen, Veränderungen der Psychomotorik, Sinnestäuschungen, abnormen Verhaltensweisen werden verschiedene klinische Subtypen der Schizophrenie voneinander abgegrenzt. Man unterscheidet paranoid-halluzinatorische, katatone, hebephrene und die Simplexform der Schizophrenie, als Sonderform die schizoaffektive Störung. Die Symptome der Schizophrenie werden eingeteilt in Positivsymptome und Negativsymptome sowie in Symptome ersten Ranges und zweiten Ranges. Die Genese der Schizophrenie ist multifaktoriell. Abzugrenzen sind die organischen Psychosen von den Schizophrenien. Die Behandlung erfolgt auf psychopharmakologischer, aber auch auf psychosozialer Ebene.

65.2 Synonyme

- Paraphrenie
- desorganisierte Schizophrenie
- Dementia praecox
- hirnorganisches Psychosyndrom

65.3 Keywords

- Schizophrenie
- organische Psychose
- paranoid-halluzinatorischer Wahn
- Wahn

65.4 Definition

- Schizophrenie ist definiert als eine Erkrankung, die mit Veränderung und Störung des Denkens, des Antriebs, der Wahrnehmung, des Ich-Erlebens und der Persönlichkeit einhergeht. Im Zuge der Erkrankung kommt es zu Sinnestäuschungen und wahnhaften Denkabläufen sowie Verhaltensweisen mit häufig paranoid gefärbter halluzinatorischer Symptomatik.

65.5 Epidemiologie

65.5.1 Häufigkeit

- Die Prävalenz der Schizophrenie beträgt 0,5–1 %, wobei sich die einzelnen Subtypen noch mit verschiedener Häufigkeit ausprägen.
  - *paranoide Schizophrenie*: mit 70–80 % die häufigste Form der Erkrankung
  - *hebephrene Schizophrenie*: mit 20–30 % seltener als die paranoide Form
  - *katatone Schizophrenie*: Häufigkeit von 5–10 %
  - *Schizophrenia simplex*: macht etwa 10 % aller Schizophrenien aus

65.5.2 Altersgipfel

- Der Altersgipfel der schizophrenen Erkrankungen liegt zwischen der Pubertät und dem 30. Lebensjahr, wobei die hebephrene Form tendenziell etwas früher, die paranoide Form etwas später beginnt. Ein später Beginn nach dem 4. Lebensjahrzehnt ist prognostisch als ungünstig zu betrachten.

65.5.3 Geschlechtsverteilung

- Männer und Frauen sind in etwa gleich häufig betroffen.

65.5.4 Prädisponierende Faktoren

- Aufgrund der multifaktoriellen Genese der Erkrankung können als prädisponierende Faktoren sowohl eine genetische Vorbelastung als auch biologische, psychologische und soziale Faktoren angesehen werden.

65.6 Ätiologie und Pathogenese

- Die Ätiologie und Pathogenese der schizophrenen Störungen ist, ähnlich wie bei den affektiven Erkrankungen, als *multifaktoriell* zu betrachten. Zytoarchitektonische Veränderungen zerebraler kortikaler und temporolimbischer Strukturen wie Hippokampus und Mandelkern spielen zusammen mit Veränderungen der Neurotransmittersysteme, nach der Dopaminhypothese vor allem Veränderungen der frontalen Dopaminrezeptoren, eine Rolle.
- Psychosoziale Faktoren scheinen zumindest in der Entwicklung der Psychose eine Rolle zu spielen.
- Auf genetischer Ebene kann eine Disposition durch das Vorhandensein spezieller Suszeptibilitätsgene vorliegen.

65.7 Klassifikation

- Die schizophrenen Erkrankungen lassen sich in folgende Subtypen einteilen:
  - *paranoide Schizophrenie* mit vorherrschenden systematisierten Verfolgungswahnideen, Ich-Störungen und Halluzinationen
  - *hebephrene Schizophrenie* mit Störungen des Affekts bis hin zum läppischen Affekt mit starken formalen Denkstörungen, eher selten Halluzinationen und systematisierter Wahn
  - *katatone Schizophrenie* mit vornehmlich Störungen der Motorik von Erregtheit bis hin zu Stupor, Stereotypien und Mutismus
  - *Schizophrenia simplex* mit unspezifischem Beginn, Affektverflachung, intellektuellem Abbau und Persönlichkeitsveränderungen
  - *Schizoaffektive Störungen* machen als kombinierte Psychose aus bipolaren affektiven Symptomen und schizoiden Wahninhalten eine eigene Erkrankungsentität aus.

65.8 Symptomatik

- Zu den Leitsymptomen einer Schizophrenie gehören folgende klinischen Symptome:
  - *wahnhafte Gedanken- und Erlebnisinhalte,* die von systematisiertem Wahn (z. B. Verfolgungswahn) bis hin zu flüchtigen Wahneinfällen reichen können
  - *Sinnestäuschungen*, häufig das Hören kommentierender, dialogisierender oder imperativer Stimmen. Zu den Sinnestäuschungen gehören auch Halluzinationen anderer Sinnesmodalitäten.
  - *Ich-Störungen* mit veränderter Eigen- oder Umweltwahrnehmung sowie auch dem Eindruck, manipuliert zu werden oder die Umwelt zu manipulieren
- Im Zuge organischer wahnhafter Störungen können diese Symptome ebenfalls auftreten.

65.9 Diagnostik

65.9.1 Diagnostisches Vorgehen

- Die Diagnosestellung einer Schizophrenie stützt sich maßgeblich auf Anamnese, psychopathologischen Befund und die Leitsymptome der Erkrankung. Zudem ist der Ausschluss anderer organischer Ursachen mittels apparativer Diagnostik vor allem bei Erstdiagnose wichtig, da sich die Symptome häufig überschneiden.
- In der klinischen Medizin wird häufig die Frage gestellt, ob es sich bei den Symptomen um eine organische wahnhafte Störung oder eine Schizophrenie handelt. Hier ist es ebenfalls ratsam zu wissen, welche Symptome die Schizophrenie als solche ausmachen und welche apparative Diagnostik letztlich sinnvoll ist.
- Die Kenntnis der Differenzialdiagnosen ist letztlich obligat.
- In ▶ Abb. 65.1 ist das diagnostische Vorgehen bei schizophrener Psychose zusammenfassend dargestellt.

65.9.2 Anamnese

- Zur Anamneseerhebung gehört die Erfragung der vorherrschenden Symptome und die Einteilung in Wahngedanken, Halluzinationen oder Ich-Störungen. Das Unterscheiden der Ich-Störungen kann bisweilen für den psychiatrisch ungeübten Kollegen etwas schwierig sein. Dennoch sollten vor allem Fragen nach den Wahn- und Halluzinationsinhalten gestellt werden.
- Bisherige Pharmakotherapie und auch die bekannten Grunderkrankungen sind jedes Mal zu erfragen.

65.9.3 Körperliche Untersuchung

- Internistischer und klinisch neurologischer Status, der in der Regel unauffällig ausfällt. Die Untersuchung ist unabdingbar zum Auffinden möglicher organischer Ursachen einer wahnhaften Störung.

65.9.4 Labor

- gesamte klinische Chemie mit Schilddrüsendiagnostik, Elektrolyten und Infektlabor; Drogenscreening

65.9.5 Bildgebende und instrumentelle Diagnostik

- Vor allem bei Erstmanifestationen und dem plötzlichen Auftreten wahnhafter Symptome, Sinnestäuschungen oder Ich-Störungen sollte eine erweiterte bildgebende und instrumentelle Diagnostik durchgeführt werden.
  - Sonografie des Abdomens, ggf. Röntgen-Thorax
  - kranielle Bildgebung mittels CT oder MRT
  - EKG
  - EEG
  - ggf. Lumbalpunktion

65.10 Differenzialdiagnosen

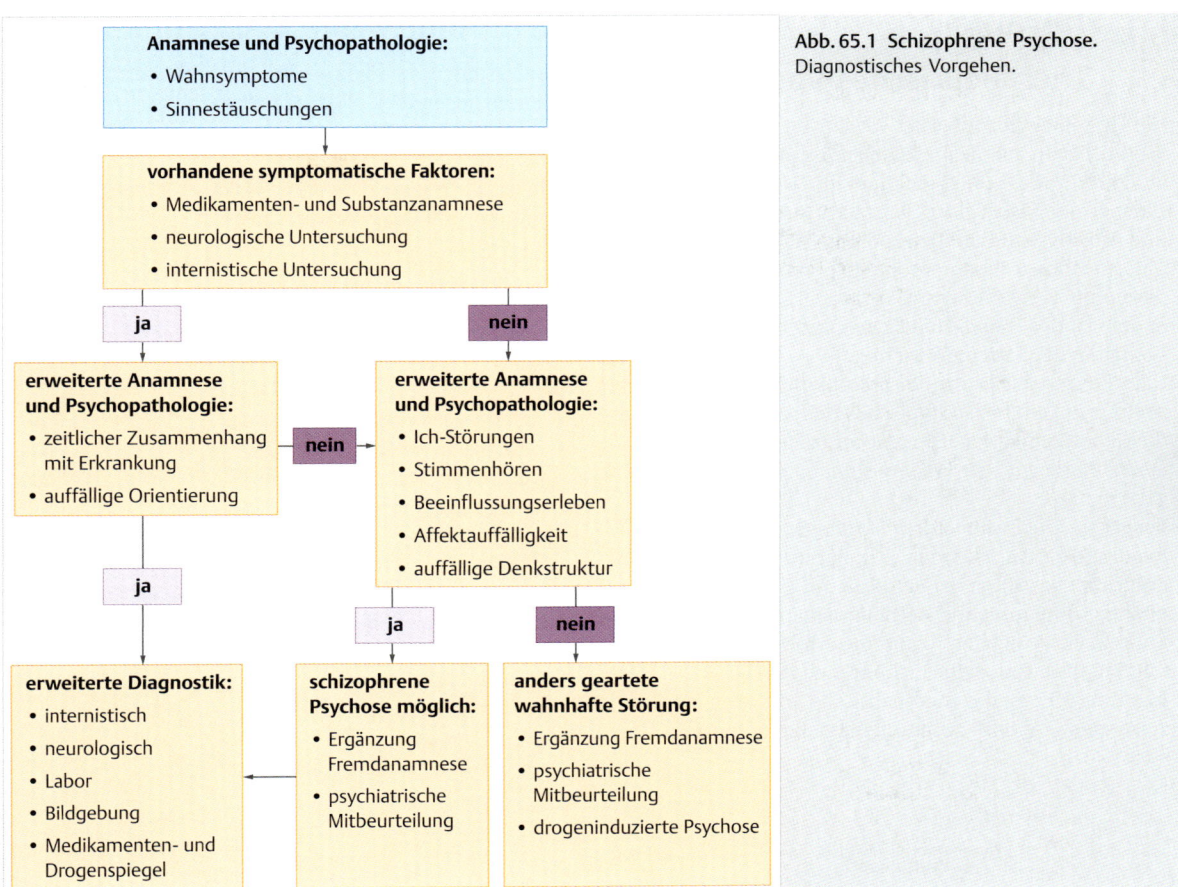

Abb. 65.1 Schizophrene Psychose. Diagnostisches Vorgehen.

65.10 Differenzialdiagnosen

Tab. 65.1 Wichtige Differenzialdiagnosen der schizophrenen Psychose.

Differenzialdiagnose	Symptome	typische Ursachen und vergesellschaftete Erkrankungen
Delir	Im Gegensatz zu schizophrenen Psychosen besteht beim Delir eine Bewusstseins-, Aufmerksamkeits- oder Orientierungsstörung.	Hirnparenchymschäden, Infektionen, postoperativ, medikamentös, bei Demenz
	zudem häufig Unruhe, Aggression, gelegentlich auch stuporös	
	Paranoide oder halluzinatorische Gedankeninhalte können vorkommen.	
organische wahnhafte Störung	Je nach Ausprägung paranoid, halluzinatorisch (Dermatozoenwahn) oder katatony gefärbt. In der Regel keine Bewusstseinsstörungen. Der Wahn kann systematisiert sein.	Hirnparenchymschäden, Infektionen, postoperativ, medikamentös, Enzephalitis (vor allem Herpesenzephalitis), metabolische Erkrankungen

65.11 Therapie

65.11.1 Therapeutisches Vorgehen

- Die Therapie schizophrener Psychosen stützt sich im Wesentlichen auf die *medikamentöse Entaktualisierung* in der Akutphase durch hochpotente Neuroleptika (z. B. Haloperidol, Risperidon, Olanzapin, Zuclopenthixol) und Anxiolyse durch niederpotente Neuroleptika (z. B. Chlorprothixen, Pipamperon, Melperon) oder Benzodiazepine (z. B. Lorazepam, Diazepam).
- Zudem ist der *Fremd- und Eigenschutz* bei aggressivem Verhalten der Patienten wichtig.
- Nach Entaktualisierung der Erkrankung erfolgt die Umstellung auf ein meist atypisches Neuroleptikum oder die Depotmedikation. Die *psychosoziale*, *edukative* und *psychotherapeutische Weiterbehandlung* ist meist obligat.
- Bei *organischen wahnhaften Störungen* steht die Behandlung der auslösenden Grunderkrankung im Vordergrund. Vor allem bei Verdacht auf eine Herpesenzephalitis sollte rasch mit Aciclovir behandelt werden. Die Entaktualisierung der Symptome erfolgt konform zur Entaktualisierung der schizophrenen Psychose.
- In ▶ Abb. 65.2 ist das therapeutische Vorgehen bei schizophrener Psychose zusammenfassend dargestellt.

65.11.2 Allgemeine Maßnahmen

- professionelles und empathisches Verhalten dem Patienten gegenüber, alle therapeutischen Schritte besprechen und erläutern, die Symptomatik nicht provozieren
- bei *organischen wahnhaften Störungen* konsequente Behandlung der Grunderkrankung

65.11.3 Pharmakotherapie

- *In der Akutphase* steht die rasche neuroleptische Behandlung mit *hochpotenten Neuroleptika* an erster Stelle.
  - Infrage kommt *Haloperidol* 1–10 mg/Tag in 2–3 Einzeldosen.
  - Alternativ stehen *Risperidon* 2 mg/Tag p. o., *Quetiapin* 50 mg/Tag p. o. bis zu einer Dosis von 300–600 mg/Tag p. o. oder *Olanzapin* 5–10 mg/Tag p. o. zur Verfügung.
- Zur Behandlung möglicher *Erregungs- oder Angstzustände* können *niederpotente Neuroleptika* wie Chlorprothixen, Melperon oder Pipamperon oder Benzodiazepine wie Lorazepam oder Diazepam eingesetzt werden. Der Einsatz von Benzodiazepinen ist vor allem in der Behandlung des Delirs umstritten, da hier die Gefahr besteht, das Delir zu verstärken.

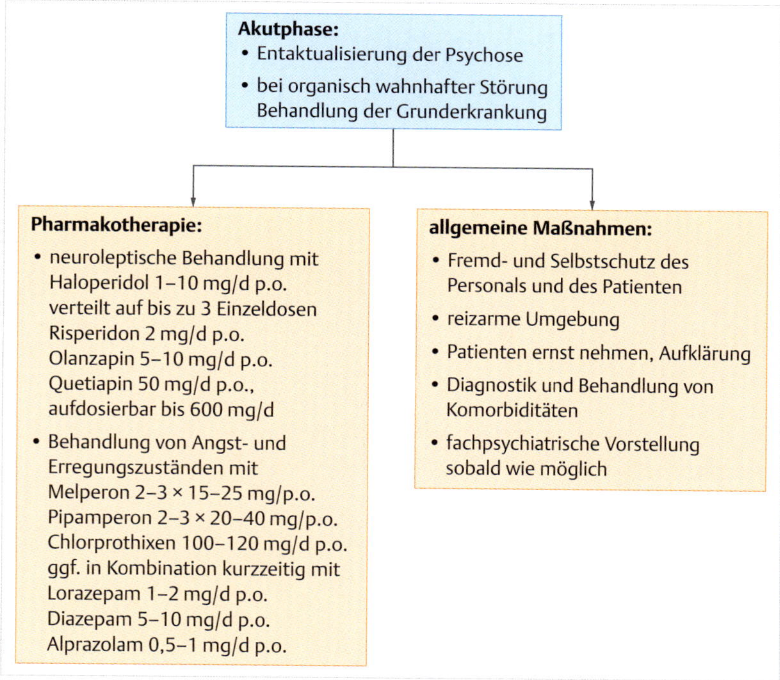

Akutphase:
- Entaktualisierung der Psychose
- bei organisch wahnhafter Störung Behandlung der Grunderkrankung

Pharmakotherapie:
- neuroleptische Behandlung mit Haloperidol 1–10 mg/d p.o. verteilt auf bis zu 3 Einzeldosen Risperidon 2 mg/d p.o. Olanzapin 5–10 mg/d p.o. Quetiapin 50 mg/d p.o., aufdosierbar bis 600 mg/d
- Behandlung von Angst- und Erregungszuständen mit Melperon 2–3 × 15–25 mg/p.o. Pipamperon 2–3 × 20–40 mg/p.o. Chlorprothixen 100–120 mg/d p.o. ggf. in Kombination kurzzeitig mit Lorazepam 1–2 mg/d p.o. Diazepam 5–10 mg/d p.o. Alprazolam 0,5–1 mg/d p.o.

allgemeine Maßnahmen:
- Fremd- und Selbstschutz des Personals und des Patienten
- reizarme Umgebung
- Patienten ernst nehmen, Aufklärung
- Diagnostik und Behandlung von Komorbiditäten
- fachpsychiatrische Vorstellung sobald wie möglich

Abb. 65.2 Schizophrene Psychose. Therapeutisches Vorgehen.

- *Nach Abklingen der Akutphase* wird meist ein atypisches Neuroleptikum zur Vermeidung extrapyramidaler Nebenwirkungen gewählt, auch eine Depotmedikation kommt zum Einsatz.

65.12 Nachsorge

- Die schizophrenen Psychosen erfordern eine pharmakologische und psychiatrische Therapie über den stationären Aufenthalt hinaus.
- Eine fachpsychiatrische Vorstellung zur Verifikation der weiteren Behandlung der schizophrenen Psychosen ist indiziert.

65.13 Verlauf und Prognose

- *Schizophrene Psychosen* bieten häufig nach Abklingen der Symptome eine postremissive Erschöpfungsphase, mehr als zwei Drittel der Patienten entwickeln Rezidive. Die prognostisch ungünstigste Form ist die hebephrene Schizophrenie mit früher Entwicklung eines schizophrenen Residuums und Negativsymptomen.
- *Organische wahnhafte Störungen* verhalten sich prognostisch konform zu ihrer Grunderkrankung. Die organisch halluzinatorische Störung neigt zur Chronifizierung, eine Vollremission gelingt hier in etwa 10 % der Fälle.

65.14 Quellenangaben

[1] Kluft RP. First-rank symptoms as a diagnostic clue to multiple personality disorder. Am J Psychiatry 1987; 144: 293–298
[2] Payk T, Brüne M. Checkliste Psychiatrie und Psychotherapie. 6. Aufl. Stuttgart: Thieme; 2013
[3] Van Aken H, Reinhart K, Welte T et al. Intensivmedizin. 3. Aufl. Stuttgart: Thieme; 2014
[4] Wolf M, Arolt V, Burian R et al. Konsiliar-Liason Psychiatrie und Psychosomatik. Nervenarzt 2013; 5: 639–650

65.15 Wichtige Internetadressen

- http://www.kns.kompetenznetz-schizophrenie.info
- S 3-Leitlinie Schizophrenie, 2019 https://www.awmf.org/uploads/tx_szleitlinien/038-009k_S 3_Schizophrenie_2019-03.pdf

66 Akinetische Krise

Oliver Hackmann, Gabriele Wöbker

66.1 Steckbrief

Die akinetische Krise ist eine akute Verschlechterung der Motorik bei Patienten mit Parkinson-Syndrom, einhergehend mit Rigor, Dysphagie und vegetativer Symptomatik. Die Symptomatik tritt bevorzugt unter Infekten oder nach Operationen auf und ist lebensbedrohlich. Die genaue Pathophysiologie ist unklar, diskutiert werden pharmakodynamische oder -kinetische Trigger und ebenfalls Ereignisse wie Traumen oder Dehydratation. Die Diagnose erfolgt klinisch, die Behandlung medikamentös durch die Gabe von Amantadin, Apomorphin, L-Dopa über Magensonde bzw. intravenös oder Rotigotin in transdermaler oder oraler Form. Eine intensivmedizinische Behandlung ist häufig indiziert. Differenzialdiagnostisch muss die akinetische Krise gegen ein malignes L-Dopa-Entzugssyndrom und ein malignes neuroleptisches Syndrom abgegrenzt werden.

66.2 Synonyme

- akinetische Krise
- Parkinson-Krise
- neuroleptic malignant-like syndrome
- malignant syndrome
- Parkinson hyperpyrexia syndrome

66.3 Keywords

- akinetische Krise
- L-Dopa-Entzugssyndrom
- Parkinson-Syndrom
- Rigor
- Akinese

66.4 Definition

- Die akinetische Krise ist definiert als akute Verschlechterung der akinetischen Symptomatik bei bekanntem Parkinson-Syndrom, ausgelöst durch exogene Faktoren wie Infekte, vorangegangene Operationen, Einnahmefehler der dopaminergen Medikation oder Resorptionsstörungen.
- Klinisch präsentiert sich das Syndrom mit rapide verschlechternder Bewegungsarmut bis hin zur Immobilität, zunehmendem Muskelrigor, Dysphagie, Dysarthrie bis hin zu Sprechunfähigkeit und vegetativer Symptomatik wie Tachykardie, Hypertension und vermehrtem Schwitzen.
- Oft kommt es intermittierend zu fehlendem Ansprechen auf die dopaminerge Therapie, so dass es erforderlich wird, die auslösende Ursache primär zu behandeln.
- Aufgrund der einhergehenden Komorbiditäten wie Infektions- und Aspirationsgefahr, Thromboseneigung, Gefahr der respiratorischen Insuffizienz mit konsekutiver Pneumonie und Exsikkose ist eine Behandlung auf der Intensivstation häufig indiziert.

66.5 Epidemiologie

66.5.1 Häufigkeit

- Die derzeit geschätzte Inzidenz liegt bei 0,3 %.

66.5.2 Altersgipfel

- Da der Altersgipfel des Morbus Parkinson zwischen dem 60. und 80. Lebensjahr liegt und die akinetische Krise direkt mit der Erkrankung vergesellschaftet ist, liegt der Altersgipfel im ähnlichen Lebensalter.

66.5.3 Geschlechtsverteilung

- Männer sind etwas häufiger betroffen als Frauen.

66.5.4 Prädisponierende Faktoren

- Infekte
- Operationen
- Traumen
- unregelmäßige Einnahme der Medikation
- gastrointestinale Infekte
- Einen Zusammenhang mit dem Stadium der Parkinson-Erkrankung und dem Auftreten einer akinetischen Krise gibt es nicht.

66.6 Ätiologie und Pathogenese

- Die genaue Ätiologie und Pathogenese der akinetischen Krise sind unbekannt. Als auslösende Faktoren sind Infekte, Traumen, vorhergehende Operationen, aber auch pharmakologische Ursachen wie Resorptionsstörungen oder Incompliance identifiziert.

66.7 Symptomatik

- Zu den Symptomen einer akinetischen Krise gehören, sortiert nach Häufigkeit:
  - akute Verschlechterung der Bewegungsarmut (Akinese) bis hin zur Immobilität
  - Zunahme des Muskelrigors bis hin zur Immobilität
  - Dysphagie bis zur völligen Unfähigkeit zu schlucken
  - Dysarthrie bis zur Unfähigkeit zu sprechen
  - vegetative Begleitsymptome wie Tachykardie, Hypertension, vermehrtes Schwitzen
  - Fieber (seltener)

66.8 Diagnostik

66.8.1 Diagnostisches Vorgehen

- Die Diagnose einer akinetischen Krise erfolgt vornehmlich klinisch und durch Anamnese.
- Ein in der Vorgeschichte bekanntes Parkinson-Syndrom oder eine Lewy-Body-Demenz kann häufig abgefragt werden.
- Vorausgegangene Auslöser wie Operationen, Traumen oder gastrointestinale Ursachen für mögliche Resorptionsstörungen können in der Regel fremdanamnestisch abgefragt werden.
- Klinisch erfolgt die Diagnose durch neurologische Untersuchung und Feststellung der Leitsymptome.
  - Akinese bis zur Immobilität
  - Dysphagie
  - vegetative Symptomatik
- Laborchemische Untersuchungen helfen bei der Abgrenzung gegenüber Differenzialdiagnosen und zur Identifikation eines möglichen Infekts als Auslöser.
- Die apparative Diagnostik spielt eine untergeordnete Rolle.
- In ▶ Abb. 66.1 ist das diagnostisches Vorgehen zusammenfassend dargestellt.

66.8.2 Anamnese

- Im Vordergrund steht hier das Abfragen möglicher *Auslösefaktoren*. Es sollte nach unregelmäßiger Medikamenteneinnahme, Infekten (auch gastrointestinal), Operationen oder Traumen jeder Art gefragt werden.
- Zudem steht der *zeitliche Verlauf* im Vordergrund, da sich eine akinetische Krise *akut* entwickelt.
- Die *Medikamentenanamnese* kann zur differenzialdiagnostischen Abgrenzung gegenüber symptomatischen Parkinson-Syndromen wichtig sein.

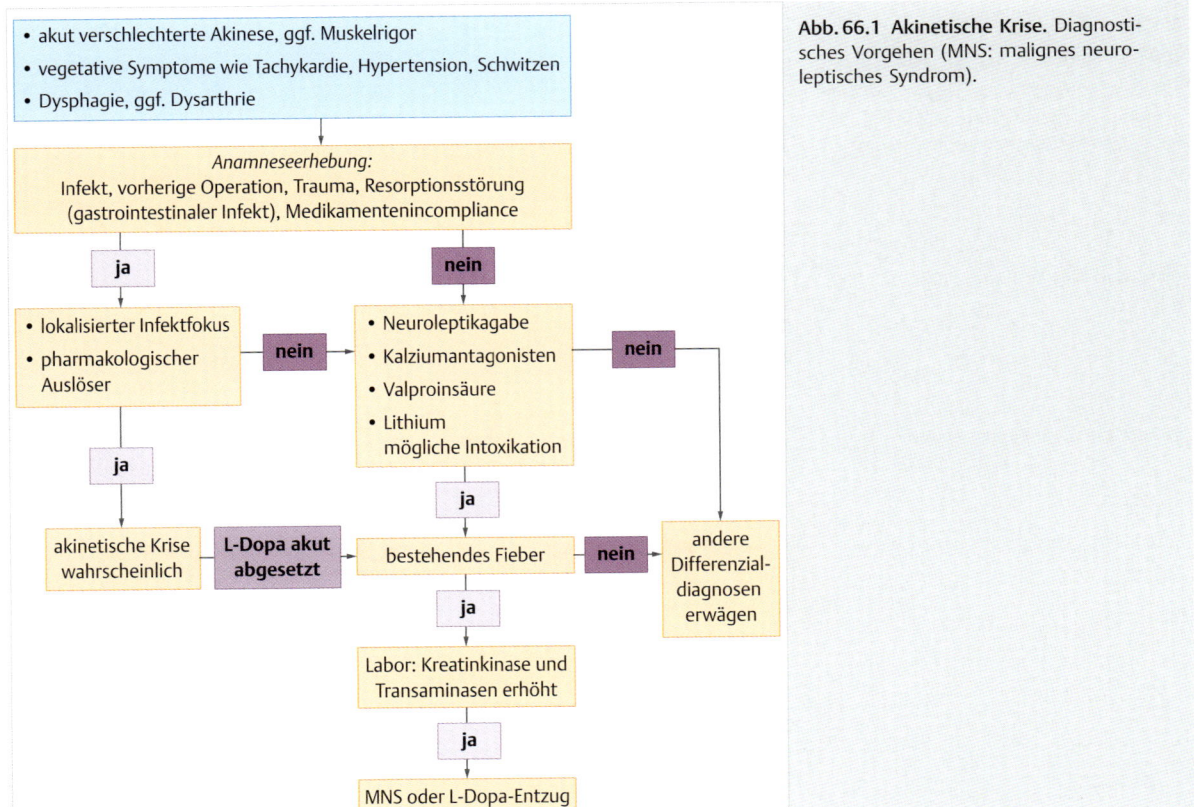

Abb. 66.1 Akinetische Krise. Diagnostisches Vorgehen (MNS: malignes neuroleptisches Syndrom).

66.8.3 Körperliche Untersuchung

- Obligatorisch sind internistische und neurologische Untersuchung zur Verifikation der akuten Symptome der akinetischen Krise.
- Der Muskeltonus ist meist erhöht, der Patient präsentiert sich bewegungsarm. Das Schlucken ist erschwert und die Sprache kann schwer verständlich sein.
- Tachykardie, Hypertension und starkes Schwitzen sind häufige Symptome, Fieber kommt seltener, aber infektassoziiert vor.

66.8.4 Labor

- Laborchemische Untersuchungen dienen in der Diagnostik der akinetischen Krise vor allem der Identifikation eines Infekts, somit sind Parameter der klinischen Chemie wie C-reaktives Protein (CRP), Prokalzitonin (PCT) und Leukozyten von zentraler Bedeutung.
- Ein vollständiges Labor ist zur Abgrenzung gegenüber einem malignen L-Dopa-Entzugssyndrom oder einem malignen neuroleptischen Syndrom sinnvoll. Leukozytose, Anstieg der Kreatinkinase und der Transaminasen wären in diesen Fällen zu erwarten.

66.9 Differenzialdiagnosen

66.10 Therapie

66.10.1 Therapeutisches Vorgehen

- Zur Therapie der akinetischen Krise gehören sowohl die supportive und symptomatische Therapie als auch die spezifische Pharmakotherapie.
- Es sollten alle möglichen *auslösenden Medikamente* (Neuroleptika, Kalziumantagonisten, Valproat, Lithium etc.) zuerst abgesetzt werden.
- Bei schweren Infektionen, vegetativen Krisen oder Aspirationsgefahr ist eine Aufnahme und Überwachung auf der *Intensivstation* sinnvoll.
- Neben der Behandlung und Überwachung der vegetativen Funktionen sollte auf die Behandlung des möglichen zugrunde liegenden Infekts, weiterhin auf die Flüssigkeits- und Kalorienzufuhr, Thromboseprophylaxe, antipyretische Behandlung und Pneumonieprophylaxe geachtet werden.
- Die spezifische *Pharmakotherapie* dient vor allem der Durchbrechung der akinetischen Krise. Eine spezifische Behandlung des Krankheitsbildes existiert nicht.
  - Medikamentös stehen *Amantadin* i. v., *Apomorphin* s. c., *L-Dopa* oral in wasserlöslicher Form oder Rotigo-

Tab. 66.1 Wichtige Differenzialdiagnosen der akinetischen Krise.

Differenzialdiagnose	Symptome	typische Anamnese und sinnvolle Untersuchung
symptomatisches Parkinson-Syndrom („medikamentöses Parkinsonsyndrom")	akinetisch-rigide Symptomatik, Schluckstörungen und vegetative Symptome weniger ausgeprägt	Medikation mit D 2-Rezeptor-Antagonisten (Neuroleptika) oder Kalziumkanalblockern, Valproinsäure, Lithium; Intoxikationen mit Mangan, CO, Kohlenstoffdisulfid, Zyanid, Quecksilber; Anamnese und Serumspiegel sinnvoll
malignes L-Dopa-Entzugssyndrom	48 Stunden nach Absetzen oder Reduktion einer dopaminergen Medikation: Akinese, Rigor, Vigilanzminderung, Hyperthermie, Schwitzen, Blutdruckabfall, Tachykardie	klinische Untersuchung und vor allem Medikamentenanamnese sinnvoll, Abgrenzung zum malignen neuroleptischen Syndrom meist schwierig; Labor sinnvoll, hier meist Kreatinkinase und Transaminasen erhöht; Leukozytose
malignes neuroleptisches Syndrom	wie L-Dopa-Entzugssyndrom, nur ohne vorhergehendes Absetzen der dopaminergen Medikation, sondern nach Gabe eines Neuroleptikums	wie L-Dopa-Entzugssyndrom, Abgrenzung meist nur durch Medikamentenanamnese möglich
Enzephalitis/ Encephalitis lethargica	vegetative Symptome weniger ausgeprägt	Antikörper gegen Basalganglien nach Infekt mit Streptokokken, Influenzavirus, Enterovirus, auch andere Enzephalitiserreger (z. B. HIV, FSME-Virus etc.) möglich

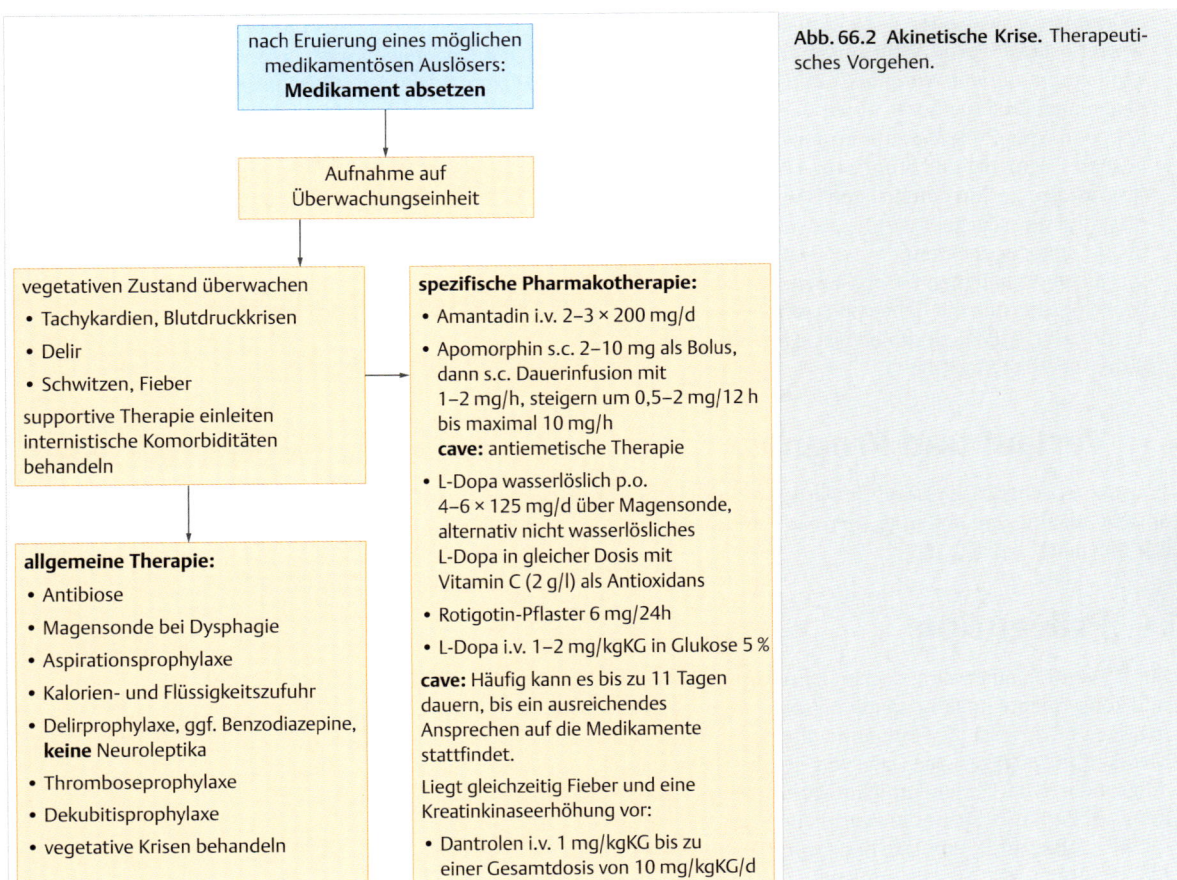

Abb. 66.2 Akinetische Krise. Therapeutisches Vorgehen.

tin zur transdermalen Applikation zur Verfügung. L-Dopa kann in Ausnahmefällen auch als spezielles Präparat i. v. gegeben werden.
- In ▶ Abb. 66.2 ist das therapeutische Vorgehen zusammenfassend dargestellt.

66.10.2 Allgemeine Maßnahmen

- Überwachung von vegetativen Krisen und frühzeitige Aufnahme auf eine *Intensivstation*.
- In diesem Zug auch Behandlung vegetativer Krisen (Tachykardien, Hypertension, Fieber etc.)
- symptomatische Behandlung von Begleit- und Grunderkrankung
- *Absetzen* möglicher auslösender Medikamente
- Infektbehandlung (vor allem pulmonale und gastrointestinale Infekte)
- ausreichende Kalorien- und Flüssigkeitszufuhr (möglichst durch Anlage einer gastralen oder gastroduodenalen Sonde)
- Thromboseprophylaxe
- Dekubitusprophylaxe (Physiotherapie)
- Delirbehandlung (Cave: Die Gabe von Neuroleptika jeder Potenz kann durch den dopaminantagonistischen Effekt die Symptomatik noch verschlechtern. Eher vorsichtige und kalkulierte Gabe von Benzodiazepinen.)

66.10.3 Pharmakotherapie

- kalkulierte Antibiotikatherapie bei Infekten
- Zum Durchbrechen der akinetischen Krise sind die folgenden Medikamente – auch in Kombination – geeignet.
  - *Amantadin* i. v. 2- bis 3-mal 200 mg/Tag, wobei besonderes Augenmerk auf die Gefahr einer durch Amantadin ausgelösten Psychose bei älteren, multimorbiden Patienten gelegt werden sollte.
  - *Apomorphin* s. c. 2–10 mg als Bolus, dann s. c. als Dauerinfusion, beginnen mit 1–2 mg/Stunde, steigerbar um 0,5–2 mg/Tag alle 12 Stunden bis zur Gesamtdosis von 10 mg/Stunde. Eine antiemetische Medikation mit Domperidon ist nur sinnvoll, wenn zuvor keine dopaminerge Langzeittherapie bestanden hat.

- ○ *L-Dopa* per Magensonde 4- bis 6-mal 125 mg/Tag in wasserlöslicher Form. Nicht wasserlösliches L-Dopa kann zusammen mit Vitamin C (2 g/l) als Antioxidans in analoger Dosis verabreicht werden.
- ○ *Rotigotin* 6 mg/24 Stunden transdermal
- ○ L-Dopa 1–2 mg/kg und Stunde für 12–24 Stunden. Infusionslösung ist in den meisten Häusern nicht vorrätig und muss bestellt werden. Lösung der Substanz in 5 % Glukose beachten.
- ○ Im Fall eines malignen L-Dopa-Entzugssyndroms ist bei Hyperthermie die Gabe von Dantrolen i. v. 1 mg/kg indiziert, ggf. wiederholen bis zu einer Maximaldosis von 10 mg/kg/Tag.

- Zur Vermeidung postoperativer Krisen sollte nach Möglichkeit Regionalanästhesie gewählt werden.
- präoperativ kein zu frühes Absetzen dopaminerger Substanzen, perioperativ ggf. Rotigotin TD (transdermales Pflaster) oder Apomorphin s. c.
- postoperativ schnelle Wiederaufnahme der Medikation, ggf. Überbrückung mit Amantadin i. v. 2-mal 200 mg/Tag

66.11 Verlauf und Prognose

- Eine akinetische Krise verläuft in der Regel akut und spricht auf eine dopaminerge Therapie nur langsam an.
- Die Mortalität beträgt 15 %.

66.12 Prävention

- Zur Prävention einer akinetischen Krise kann eine frühe und konsequente Infektbehandlung sowie eine regelmäßige und zuverlässige Einnahme der dopaminergen Medikation beitragen. Die Gabe von Neuroleptika sollte aufgrund der starken dopaminantagonistischen Wirkung bei Parkinson-Patienten vermieden werden. Zusätzlich sollte zur Prophylaxe der Aspiration eine regelmäßige Atemwegstherapie erfolgen.

66.13 Quellenangaben

[1] Hufschmidt A, Lücking CH, Rauer S et al. Neurologie compact. 7. Aufl. Stuttgart: Thieme; 2017

66.14 Wichtige Internetadressen

- Deutsche Parkinson Vereinigung e. V.: https://www.parkinson-vereinigung.de
- DGN, S 3 Leitlinie Parkinson Syndrome – Diagnostik und Therapie (2012): http://www.dgn.org/images/red_leitlinien/LL_2012/pdf/030–010l_S 2k_Parkinson-Syndrome_Diagnostik_Therapie_2012_verlaengert.pdf

67 Malignes neuroleptisches Syndrom

Oliver Hackmann, Gabriele Wöbker

67.1 Steckbrief

Das maligne neuroleptische Syndrom (MNS) ist eine seltene, lebensbedrohliche Komplikation unter der Therapie mit Dopaminantagonisten oder dem Entzug von Dopaminagonisten, vornehmlich beobachtet unter der Therapie mit Neuroleptika, zentralen Antiemetika und in wenigen Fällen auch nach Absetzen einer dopaminergen Medikation. Die klinische Präsentation ähnelt der malignen Hyperthermie, die Diagnosestellung erfolgt vornehmlich klinisch und durch sorgfältige Medikamentenanamnese, eine apparative Diagnostik existiert nicht. Differenzialdiagnostisch müssen das Serotoninsyndrom, die maligne Hyperthermie und eine Sepsis mit septischem Schock in Erwägung gezogen werden. Therapeutisch kommen nach Sicherung der Vitalfunktionen und Kühlung des Patienten Dantrolen, Bromocripitn oder Amantadin infrage, vor allem aber das Absetzen des auslösenden Medikaments.

67.2 Aktuelles

- Pathophysiologisch kommt es in erster Linie zu einer D 2-Rezeptor-Blockade in Striatum und Hypothalamus [2]. Rasche Dosisänderungen neuroleptischer Medikamente begünstigen die Entwicklung eines MNS.
- Typische Neuroleptika sind mit dem höchsten Risiko zur Entwicklung eines MNS vergesellschaftet, vor allem die hochpotenten Neuroleptika wie Haloperidol können in geringer Dosierung bereits zum MNS führen [8].
- Typische und atypische Neuroleptika können zur Entwicklung eines MNS führen, in der Gruppe der Atypika ist Risperidon mit dem höchsten Risiko vergesellschaftet [7].
- Unter der Behandlung mit dem Antidementivum Donepezil und gleichzeitiger neuroleptischer Therapie kann es zu einem MNS kommen, trizyklische Antidepressiva können ebenfalls die Erkrankung auslösen.
- Der Einsatz von Dantrolen wird kontrovers diskutiert, sowohl über Symptomverbesserung als auch über erhöhte Mortalität wird berichtet [5], [6].

67.3 Synonyme

- MNS
- neuroleptic malignant syndrome

67.4 Keywords

- Hyperthermie
- Rhabdomyolyse
- typische Neuroleptika
- atypische Neuroleptika
- Dopaminantagonisten
- Dopaminagonistenentzug

67.5 Definition

- Das maligne neuroleptische Syndrom ist definiert als eine Kombination von Bewusstseinstrübung, Muskelrigidität, Hyperthermie bis zu > 40 °C und Hyperaktivität zentral-autonomer Regulationsmechanismen unter der Therapie mit Dopaminantagonisten, vorzugsweise Neuroleptika, oder der raschen Beendigung einer Therapie mit Dopaminagonisten. Häufig beginnen die klinischen Symptome ca. 3 Tage bis 2 Wochen nach Therapiebeginn, sie können aber auch nach Jahren des Medikamentengebrauchs auftreten.
- Im Zuge der Manifestation des Syndroms kann es neben der charakteristischen Hyperthermie und Bewusstseinstrübung zu choreatiformen Bewegungsmustern, Rhabdomyolyse mit konsekutivem Nierenversagen und Störungen der zentralen autonomen Regulation wie Tachykardie, Tachypnoe, kardialen Arrhythmien oder Blutdruckregulationsstörungen kommen. Die Symptome entwickeln sich häufig über wenige Tage.
- Aufgrund der Kombination der Symptome ist die Erkrankung lebensbedrohlich und es besteht in der Regel die Indikation zur Aufnahme auf die Intensivstation.

67.6 Epidemiologie

67.6.1 Häufigkeit

- Die Prävalenz der Erkrankung liegt bei 0,02–0,15 %.
- Die Inzidenz der Erkrankung variiert zwischen 0,2 und 3,2 % [3].
- Neuere Analysen zeigen eine Inzidenz von 0,1–0,2 % unter Einbeziehung der atypischen Neuroleptika [9].

67.6.2 Altersgipfel

- Einen bevorzugten Altersgipfel gibt es nicht.
- Das häufigste Auftreten wurde zwischen dem 20. und 50. Lebensjahr beobachtet [3].

67.6.3 Geschlechtsverteilung

- Männer sind ungefähr doppelt so häufig betroffen als Frauen.

67.6.4 Prädisponierende Faktoren

- psychiatrische Vorerkrankungen
- rascher Dosiswechsel einer neuroleptischen Medikation, insbesondere Dosiserhöhung
- parenterale Gabe einer auslösenden Medikation (inklusive intramuskulärer Depotmedikation)
- rascher Wechsel einer neuroleptischen Medikation
- Wechsel oder Dosisreduktion einer Medikation mit Dopaminagonisten bei Patienten mit Parkinson-Syndrom

67.7 Ätiologie und Pathogenese

- Die genaue Ätiologie und Pathogenese des MNS ist nicht abschließend geklärt.
- Auslösender Faktor ist wahrscheinlich die Blockade von D 2-Rezeptoren im ZNS. Hierbei kommt es bei Blockade der D 2-Rezeptoren im *Hypothalamus* zu Temperaturregulationsstörungen und im *nigrostriatalen* System zu Muskelrigidität [4].
- Alle anderen Neurotransmittersysteme erscheinen im Hinblick auf die autonomen Symptome ebenfalls beeinflusst.
- In Zusammenschau der komplexen Abläufe lautet eine Hypothese, dass es durch die Blockade der D 2-Rezeptoren oder den indirekten Entzug dopaminagonistischer oder NMDA-antagonistischer Substanzen zu einer *zentralen autonomen Regulationsstörung* kommt. Sympathoadrenerge Regulationsmechanismen wie Thermoregulation, Muskelkontraktion und Steuerung der Vaso- und Sudomotorik werden durch diese Regulationsstörung direkt durch einen postulierten erhöhten Katecholaminspiegel, ausgelöst durch emotionalen Stress, noch indirekt verstärkt. Durch starke Muskelkontraktionen und Schwitzen resultieren ein Flüssigkeitsverlust und die konsekutive Hyperthermie sowie eine Minderversorgung der Muskulatur mit nachfolgender Rhabdomyolyse und dadurch bedingtem Nierenversagen [1].
- Als pathogenetischer Mechanismus muss zudem eine direkte Wirkung der auslösenden Medikamente auf den Kalziumstoffwechsel und die Mitochondrien der Muskulatur mit einbezogen werden.

67.8 Symptomatik

- Vier charakteristische Symptome entwickeln sich häufig über Tage in folgender Reihenfolge:
  - *Bewusstseinstrübung*: häufig das Prodromalstadium mit hyperkinetischem Delir bis hin zu Teilnahmslosigkeit und Katatonie
  - *Motorische Symptome*: Muskelrigor mit Zahnradphänomen, Hyporeflexie. Dystonien oder choreatiforme Bewegungsmuster sind selten, kommen aber vor.
  - *Hyperthermie*: Körpertemperaturen > 38–40 °C, antipyretisch kaum behandelbar, Hyperhidrose
  - *Hyperaktivität zentral-autonomer Abläufe*: Tachykardie, Tachypnoe, kardiale Arrhythmien, labile Hypotension
- Häufig beobachtet man eine Erhöhung der Kreatinkinase und eine Leukozytose sowie im Verlauf eine Myoglobinurie sowie Laktatazidose.

67.9 Diagnostik

67.9.1 Anamnese

- Die Diagnosestellung erfolgt anhand der klinischen und neurologischen Untersuchung sowie der Erhebung einer Fremd- und Medikamentenanamnese.
- Eine Eigenanamnese ist selten suffizient möglich. Unterstützend kann die Labordiagnostik hinzugezogen werden.

67.9.2 Diagnostisches Vorgehen

- Im Vordergrund steht der klinisch-neurologische Untersuchungsbefund mit der sich langsam entwickelnden Kombination der Leitbefunde *Bewusstseinsveränderung*, *Muskelrigor*, *Hyperthermie* über wenige Tage.
- Anamnestisch muss eine vorangegangene Neuroleptikaeinnahme abgefragt werden. Wichtig zur Diagnosestellung sind Details wie *Dosisveränderungen, Umstellung einer neuroleptischen Medikation* sowie *parenterale oder Depotgabe eines Neuroleptikums*.
- *Laborchemische Untersuchungen* unterstützen die Diagnosestellung im Sinne eines Nachweises einer akuten Rhabdomyolyse und der Abgrenzung des Krankheitsbildes gegen ein septisches Geschehen.
- *Apparative Untersuchungen* spielen bei ausführlicher klinischer Untersuchung eine untergeordnete Rolle.
- In ▶ Abb. 67.1 ist das diagnostisches Vorgehen zusammenfassend dargestellt.

67.9.3 Körperliche Untersuchung

- Beim malignen neuroleptischen Syndrom stellt sich in der Regel in der klinisch-neurologischen Untersuchung ein bewusstseinsgetrübter oder hyperkinetisch deliranter Patient dar. Der allgemeine Muskeltonus ist erhöht bis hin zum Rigor mit Zahnradphänomen, die Muskeleigenreflexe sind in der Regel abgeschwächt.
- Die Körpertemperatur ist in der Regel stark erhöht, kann aber zu Beginn noch normal erscheinen. Es imponiert häufig eine Hyperhidrosis. Autonome Funktionen erscheinen gestört, so dass eine Messung und ggf. Überwachung der Vitalwerte notwendig ist.

67.9 Diagnostik

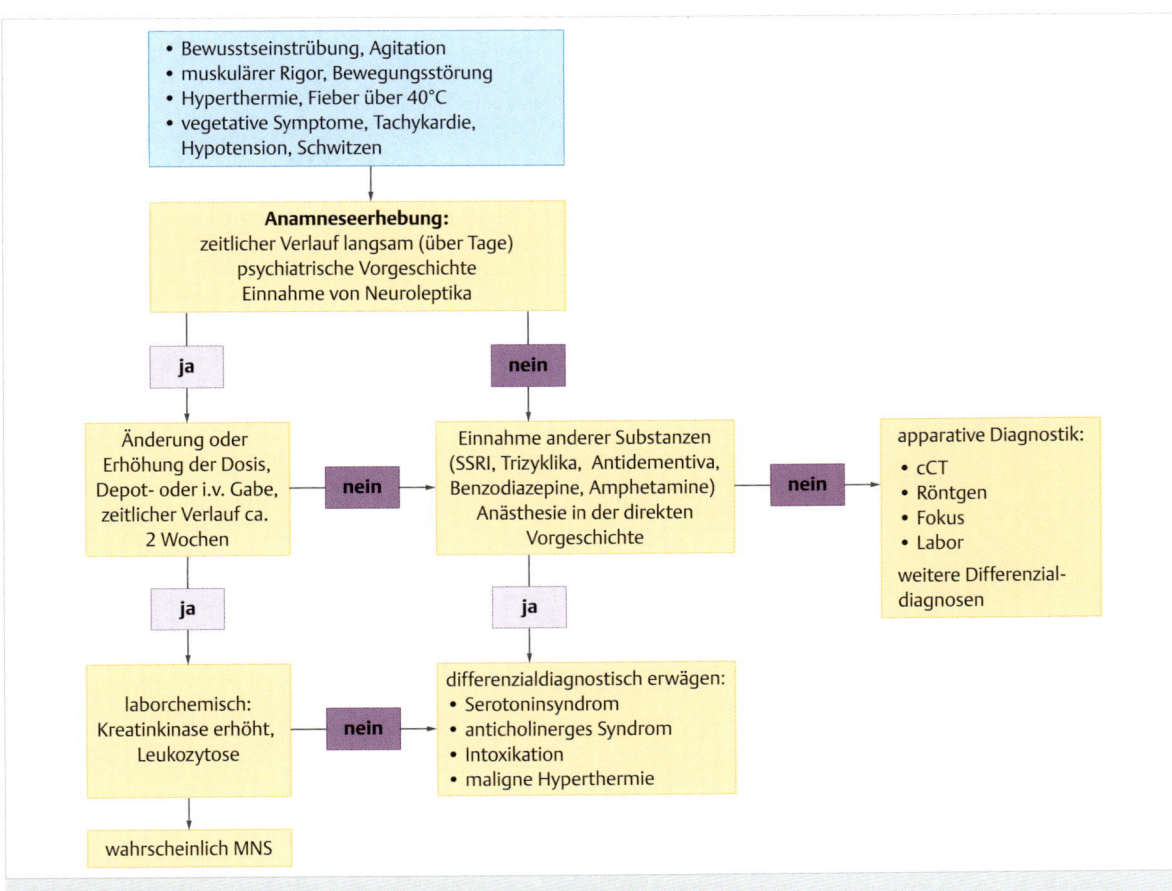

Abb. 67.1 Malignes neuroleptisches Syndrom (MNS). Diagnostisches Vorgehen.

- Neben den genannten Leitsymptomen können extrapyramidalmotorische Symptome wie Tremor, Retrokollis, choreatiforme Bewegungsstörungen und okulogyre Störungen auftreten. Zusätzlich sind autonome Störungen wie Inkontinenz oder Harnverhalt sowie quantitative Bewusstseinsstörungen bis zum Koma möglich.

67.9.4 Labor

- klassischerweise Erhöhung der *Kreatinkinase* über 1000 IE/l bis hin zur *Rhabdomyolyse*
- Leukozytose, ggf. CRP erhöht
- ggf. Myoglobinurie
- ggf. konsekutives Nierenversagen bei Rhabdomyolyse
- ggf. Störungen des Elektrolythaushalts mit Hypokalzämie, Hyper- oder Hyponatriämie, Hyperkaliämie, Transaminasenanstieg, LDH-Anstieg, metabolische Azidose

67.9.5 Bildgebende Diagnostik

- Die bildgebende Diagnostik ist beim malignen neuroleptischen Syndrom unauffällig, kann aber zur differenzialdiagnostischen Abgrenzung gegenüber symptomatischen Ursachen wie Sepsis oder Enzephalitis sinnvoll sein.
- Obligatorisch erscheint eine kranielle Bildgebung bei plötzlich aufgetretener quantitativer Bewusstseinsstörung.

67.9.6 Instrumentelle Diagnostik

EKG

- Nachweis von Tachykardien bis hin zu höhergradigen tachykarden Herzrhythmusstörungen

EEG

- Nachweis schwerer Allgemeinveränderungen

67.10 Differenzialdiagnosen

Tab. 67.1 Wichtige Differenzialdiagnosen des malignen neuroleptischen Syndroms (MNS).

Differenzialdiagnose	Symptome	typische Anamnese und sinnvolle Untersuchung
Serotoninsyndrom	Bewusstseinsstörung, Unruhe, Temperaturanstieg, Tachykardie, Mydriasis, Tremor, Ataxie, Myoklonien, Hyperreflexie, Erbrechen, Durchfall	Anamnese ergänzen, SSRI- Einnahme, Symptome wie Temperaturanstieg weniger stark ausgeprägt, neurologische Untersuchung mit Tremor und Hyperreflexie
perniziöse Katatonie	Katalepsie (bewegungsloses Verharren), wächserner Muskeltonus, Fieber (milde ausgeprägt), vegetative Symptome	klinische Untersuchung, in der Anamnese eher schleichender Verlauf über Wochen mit Prodromi wie Psychose oder Erregungszuständen, Elektrokrampftherapie
anticholinerges Syndrom	Vigilanzminderung bis Koma, Agitiertheit bis Aggression; Tachykardie, Hypertension, Obstipation, Harnverhalt; verminderte Schweißsekretion, Mydriasis	Medikamentenanamnese, Rigor und Laborveränderungen fehlen, Schweißsekretion vermindert, rasches Eintreten
maligne Hyperthermie	seltenes Krankheitsbild, getriggert durch volatile Hypnotika oder Succinylcholin, gleiche Symptome wie MNS, aber in der Regel stürmischer	zeitlicher Verlauf, Anästhesie in der Vorgeschichte
Intoxikation	vor allem bei Amphetaminen und Freizeitdrogen, eher Erregungszustände, kein Rigor	Anamnese, Substanzspiegel in Serum und Urin
Sepsis	ähnliche Symptome, aber eher kein Rigor, zudem hohe Infektparameter, häufig septischer Fokus zu finden	Labor mit Prokalzitonin, auch im Verlauf, da initial eine Prokalzitoninerhöhung fehlen kann, ggf. bildgebende und apparative Diagnostik zur Fokussuche
Meningitis, Enzephalitis	ähnlich wie bei Sepsis aber eher kein Muskelrigor, ggf. Meningismus, Vigilanzminderung bis hin zu psychomotorischer Agitation; Kopfschmerzen, Fieber	Anamnese, Fokussuche mittels apparativer Diagnostik, Lumbalpunktion

67.11 Therapie

67.11.1 Therapeutisches Vorgehen

- Im Vordergrund stehen die symptomatische Therapie und die Ausschaltung der auslösenden Substanz. Die supportive Therapie der vegetativen Symptome und deren Komplikationen machen häufig den Aufenthalt auf einer Intensivstation notwendig.
- Bei der *medikamentösen Therapie* kommt Dantrolen als peripher wirkendes Muskelrelaxans, Bromocriptin als Dopaminagonist sowie Amantadin als Dopaminagonist und NMDA-Antagonist zum Einsatz.
- Bei Pharmakoresistenz kann die *Elektrokrampftherapie* eingesetzt werden.
- In ▶ Abb. 67.2 ist das therapeutische Vorgehen zusammenfassend dargestellt.

67.11.2 Allgemeine Maßnahmen

- in jedem Fall *Absetzen des auslösenden Neuroleptikums*
- *supportive Therapie auf der Intensivstation* bei ausgeprägter vegetativer Symptomatik
- Agitationszustände sollten frühzeitig mit Benzodiazepinen behandelt werden, ggf. kann auch eine endotracheale Intubation und Sedierung des Patienten notwendig sein.
- Ausgleich der metabolischen Entgleisung und der Azidose
- Behandlung der Dehydratation und physikalische Therapie des Fiebers (Wadenwickel, Eispackung, Kühlung), antipyretische Therapie meist ohne Wirkung
- Thromboseprophylaxe, ggf. Behandlung von Thrombosen
- ggf. Behandlung von Komorbiditäten wie Infektionen, durch Rhabdomyolyse bedingtes Nierenversagen (im letzteren Fall sogar bis zur Hämodialyse), kardiale Komplikationen (Torsades de pointes, Myokardinfarkt)

67.11.3 Pharmakotherapie

- Initiale Therapie mit Benzodiazepinen zur Behandlung der Agitation und zur Muskelrelaxation. Der Einsatz ist zudem zur Therapie der Katatonie geeignet, da die Krankheitsbilder oft in der Anfangsphase nicht genau zu differenzieren sind. Diazepam 5–10 mg i. v. nach klinischer Wirksamkeit oder Lorazepam 2–8 mg/Tag i. v. nach klinischer Wirksamkeit.
- Sollte sich nach 24 Stunden keine Besserung einstellen, kommen folgende Präparate zum Einsatz:

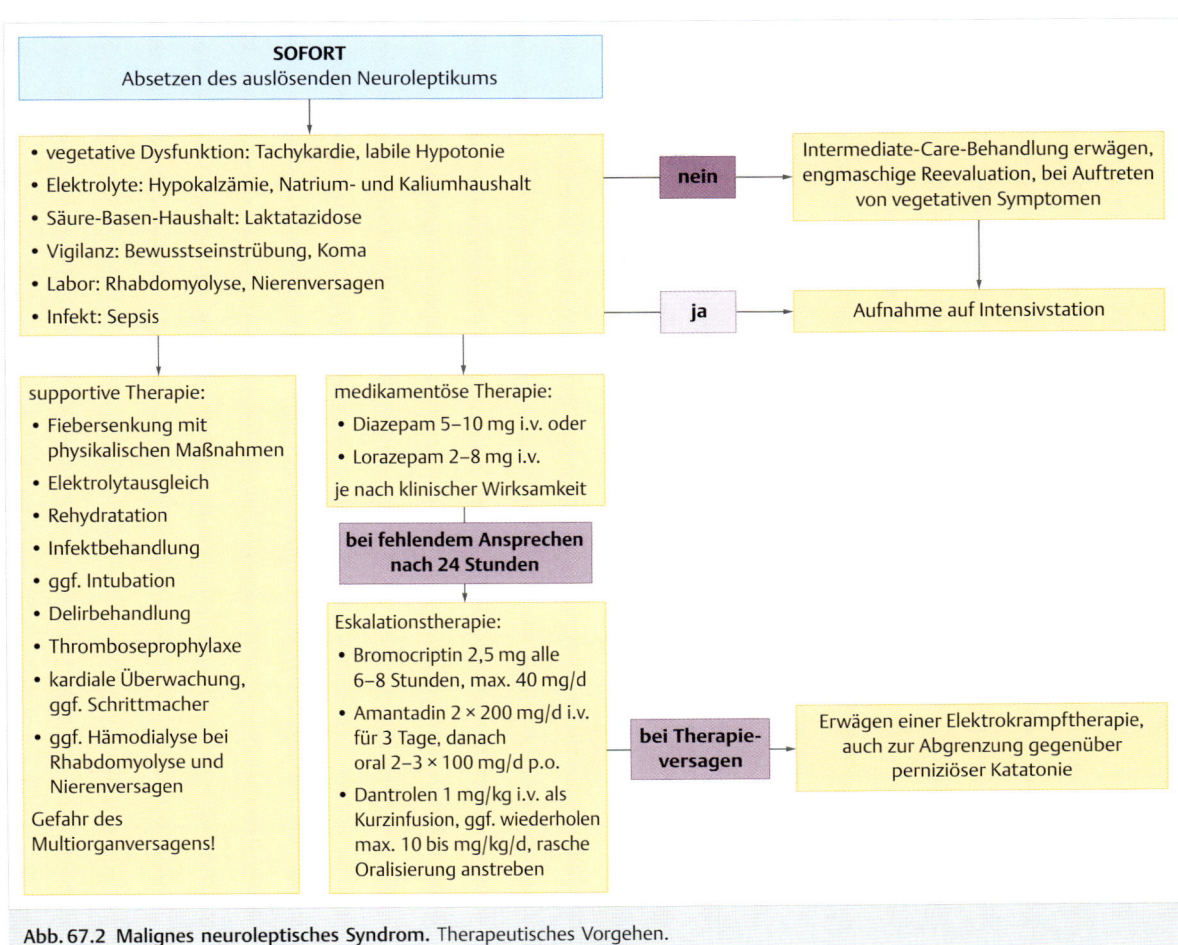

Abb. 67.2 Malignes neuroleptisches Syndrom. Therapeutisches Vorgehen.

- *Bromocriptin* 2,5 mg p. o. alle 6–8 Stunden bis zu einer Maximaldosis von 40 mg/Tag für insgesamt 10 Tage. Ein Abfall der Kreatinkinase sollte sich ab Tag 3 einstellen.
- *Amantadin* 2-mal 200 mg i. v., nach 3 Tagen 2- bis 3-mal 100 mg p. o.
- *Dantrolen* nach klinischem Befund (Rigor), beginnen mit 1 mg/kg i. v., ggf. wiederholen bis zu einer Maximaldosis von 10 mg/kg/Tag. Eine rasche Oralisierung mit 4-mal 1–2 mg/kg p. o. ist anzustreben (cave: hepatotoxisch) [4]

67.12 Verlauf und Prognose

- Erholung in der Regel zwischen dem 7. und 11. Tag. Bei besonders schweren Verläufen oder einem malignen neuroleptischen Syndrom nach Gabe von Depotneuroleptika ist ein prolongierter Verlauf möglich.
- Die Mehrzahl der Patienten erholt sich vollständig.
- Die Mortalität beträgt 5–20 % in Abhängigkeit von der Schwere der Symptome und der Komplikationen.

67.13 Quellenangaben

[1] Assion HJ, Volz HP, Supprian T et al. Malignes neuroleptisches Syndrom. Stuttgart: Thieme; 2004
[2] Gertz HJ, Schmidt LG. Low melanin content of substantia nigra in a case of neuroleptic malignant syndrome. Pharmacopsychiatry 1991; 24: 93–95
[3] Pelonero AL, Levenson JL, Pandurangi AK. Neuroleptic malignant syndrome: a review. Psychiatr Serv 1998; 9:1163–1172
[4] Prange H, Bitsch A, Meiners M et al. Neurologische Intensivmedizin. Praxisleitfaden für neurologische Intensivstationen und Stroke Units. Stuttgart: Thieme; 2004
[5] Reulbach U, Dütsch C, Biermann T et al. Managing an effective treatment for neuroleptic malignant syndrome. Crit Care 2007; 1: R4
[6] Rosenberg MR, Green. Neuroleptic malignant syndrome. Review of response to therapy. Arch Intern Med 1989; 9: 1927–1931
[7] Sarkar S, Gupta N. Drug information update. Atypical antipsychotics and neuroleptical malignant syndrome: nuances and pragmatics of the association. BJPsych Bull 2017; 4: 211–216
[8] Strawn JR, Keck PE, Caroff SN. Neuroleptic malignant syndrome. Am J Psychiatry 2007; 6: 870–876
[9] Stubner S, Rustenbeck E, Grohmann R et al. Severe and uncommon involuntary movement disorders due to psychotropic drugs. Pharmacopsychiatry 2004; 37 (Suppl. 1): S 54–S 64

Teil VIII
Gastrointestinale Erkrankungen

68	Akutes Abdomen	528
69	Gastrointestinale Blutungen	539
70	Perforationen des Gastrointestinaltrakts	545
71	Peritonitis	551
72	Diarrhö	556
73	Toxisches Megakolon	566
74	Pankreastransplantation	573
75	Dünndarm- und multiviszerale Transplantation	577
76	Nierentransplantation	585
77	Lebertransplantation	592
78	Akute Pankreatitis	600
79	Akutes Leberversagen	608
80	Dekompensierte Leberzirrhose und akut-auf-chronisches Leberversagen	617
81	Ileus	628
82	Akute mesenteriale Ischämie	633
83	Abdominelles Kompartment	640

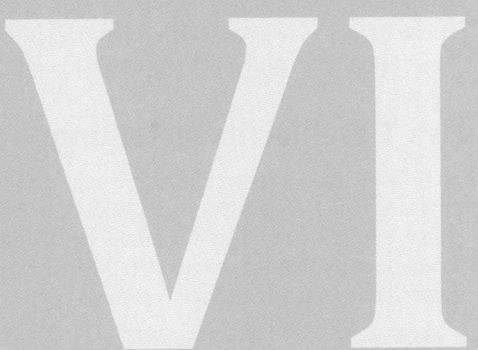

68 Akutes Abdomen

Peter Kujath

68.1 Steckbrief

Beim akuten Abdomen handelt es sich um ein Syndrom mit den Leitsymptomen starke Bauchschmerzen, Peritonismus und Kreislaufreaktion. Das akute Abdomen kann durch unterschiedliche intra- und extraabdominelle Erkrankungen ausgelöst werden. Da beim akuten Abdomen die sofortige Abklärung oft auf eine operative Intervention hinausläuft, sollten primär die nicht operationspflichtigen Erkrankungen durch differenzialdiagnostische Überlegungen ausgeschlossen werden.

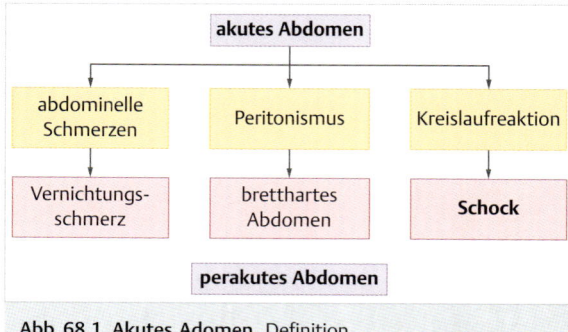

Abb. 68.1 Akutes Adomen. Definition.

68.2 Synonyme

- akuter Bauch
- akute Bauchschmerzen

68.3 Keywords

- akutes Abdomen
- akuter Bauch
- akute Bauchschmerzen
- abdominelle Schmerzen
- Peritonismus

68.4 Definition

- Der Ausdruck „akutes Abdomen" wurde durch die ärztliche Umgangssprache geprägt. Aufgrund seiner Kürze, Prägnanz und Allgemeinverständlichkeit wurde der Begriff in den medizinischen Sprachgebrauch übernommen. Beim akuten Abdomen handelt es sich nicht um eine definierte Erkrankung, sondern um einen Symptomkomplex, bestehend aus:
  - akuten abdominellen Schmerzen
  - Peritonismus
  - Kreislaufreaktion
- Von einzelnen Autoren wurde der Begriff um das „*perakute Abdomen*" erweitert, das durch den Vernichtungsschmerz, das brettharte Abdomen und die Schocksymptomatik definiert wird (▶ Abb. 68.1).
- Abzugrenzen ist das *subakute Abdomen*. Bei diesem besteht eine eindeutige Schmerzsymptomatik, jedoch ohne manifeste peritoneale Beteiligung bei kompensierter Kreislaufsituation.

- Beim akuten Abdomen ist der Arzt aufgrund der sich entwickelnden lebensbedrohlichen Situation des Patienten zum raschen (sofortigen) zielgerichteten Handeln gezwungen. In jeder Phase der weiteren Abklärung muss entschieden werden, ob eine sofortige operative Intervention vorgenommen werden muss oder eine weitere Abklärung zwingend notwendig ist.

68.5 Epidemiologie

- Unter dem Sammmelbegriff der „abominellen Schmerzen" gilt dieser als häufigster nicht unfallbedingter Aufnahmegrund in chirurgischen Ambulanzen und Notaufnahmen. Auch in gynäkologischen und urologischen Notaufnahmen ist der abdominelle Schmerz mit am häufigsten vertreten.

68.5.1 Häufigkeit

- keine Angaben

68.5.2 Altersgipfel

- Das akute Abdomen kann in allen Altersstufen auftreten. Während beim Frühgeborenen die nekrotisierende Enteropathie am häufigsten ist, finden sich im Senium häufig Gallensteinleiden, eine akute Appendizitis, peptische Ulzera, eine Divertikulitis, Ileussituationen und die differenten Formen der mesenterialer Ischämie.

68.5.3 Geschlechtsverteilung

- Bei allen Frauen müssen zur Abklärung von Schmerzen im Unterbauch die geschlechtsspezifischen Erkrankungen wie z. B. Torsion der Ovarien oder entzündliche Erkrankungen von Adnexen und Uterus in die Differenzialdiagnose mit einbezogen werden.

68.5.4 Prädisponierende Faktoren

- Wichtigster prädisponierender Faktor für ein akutes Abdomen mit einer Ileussituation ist der Bridenileus nach vorangegangenen Operationen. Das Auftreten wird mit etwa der Hälfte aller Ileusfälle angegeben. Die Zeitspanne zwischen einer Voroperation und klinischer Symptomatik kann zwischen Jahrzehnten und wenigen Wochen liegen.

68.6 Ätiologie und Pathogenese

- Das akute Abdomen kann durch unterschiedliche intra- und extraabdominelle Erkrankungen ausgelöst werden. Die Ursachen sind mannigfaltig und betreffen sämtliche Fachgebiete. Da beim akuten Abdomen die sofortige Abklärung oft auf eine operative Intervention hinausläuft, sollten primär die nicht operationspflichtigen Erkrankungen durch differenzialdiagnostische Überlegungen ausgeschlossen werden (▶ Tab. 68.1).
- Beim Vollbild des akuten Abdomens muss sich der Therapeut immer wieder bewusst machen, dass jede Verzögerung des notwendigen operativen Eingriffs ein Fortschreiten der peritonealen Entzündungsreaktion bedeuten kann. Dies hat selbstverständlich einen erheblichen Einfluss auf den postoperativen Verlauf und Auswirkungen auf die immer noch beträchtliche Sterblichkeit

68.7 Klassifikation und Risikostratifizierung

- Das akute Abdomen ist immer ein Notfall und muss umgehend differenzialdiagnostisch abgeklärt und entsprechend behandelt werden.

68.8 Symptomatik

- Die Leitsymptome des akuten Abdomens sind akute stärkste Bauchschmerzen, Peritonismus bis hin zum „brettharten" Bauch sowie eine starke Kreislaufreaktion bis hin zum Schock.

68.9 Diagnostik

68.9.1 Diagnostisches Vorgehen

- Leitsymptom in der klinischen Diagnostik ist der Schmerz. Die differenzierte Einschätzung und Einordnung der Schmerzen hinsichtlich Beginn, Lokalisation, Verlauf, Charakter und Begleitsymptomen haben richtungsweisende Bedeutung in der Diagnostik des akuten Abdomens. Man unterscheidet drei Arten des Schmerzes:
  - viszeraler Schmerz
  - parietaler Schmerz
  - übertragener oder reflektorischer Schmerz
- *viszeraler Schmerz:*
  - Der viszerale Schmerz zeigt meist eine unklare, schlecht lokalisierbare Ausprägung. Da die sensorische, afferente Innervation der intraabdominellen Organe über den N. vagus, die Nn. splanchnici und den N. hypogastricus zum Plexus solaris und dann weiter bilateral zum Rückenmark ziehen, wird der viszerale Schmerz in die Körpermitte projiziert.
  - Da die Innervation der meisten Organe sich über mehrere Segmente ausbreitet, ist die Lokalisation des Schmerzes ungenau. Die schlechte Diskriminierung des Schmerzes wird auch über die geringe Anzahl der Nozizeptoren erklärt. Grob schematisch lassen sich für den viszeralen Schmerz drei wesentliche Bezugsregionen abgrenzen (▶ Abb. 68.2).
    – Epigastrium
    – Nabelregion
    – Hypogastrium

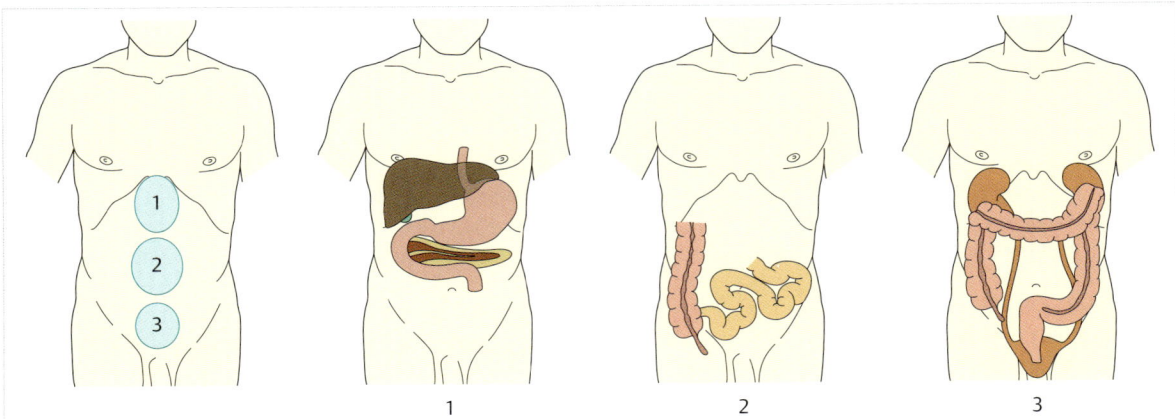

Abb. 68.2 Akutes Abdomen. Lokalisation des viszeralen Schmerzes. Die gefühlten Schmerzen korrespondieren mit dem Epigastrium (1), der Nabelregion (2) und dem Hypogastrium (3).

- Diese korrespondieren mit bestimmten Organsystemen. Im Epigastrium repräsentieren sich regelhaft die Cholezystitis, die Pankreatitis oder ein perforiertes Ulcus ventriculi oder duodeni. Der Schmerz der Nabelregion wird durch eine Appendizitis, eine intestinale Obstruktion oder eine mesenteriale Ischämie ausgelöst. Im Hypogastrium lassen sich die Schmerzen ebenfalls auf eine Appendizitis oder Divertikulitis, Ureterkolik, eine ektopische Schwangerschaft oder eine Adnexitis zurückführen.
- Charakteristisch für den viszeralen Schmerz ist oft eine Stimulation des autonomen Nervensystems mit begleitender Übelkeit, Erbrechen, Schwitzen und Ruhelosigkeit. Dieses Unwohlsein führt zu einer charakteristischen Unruhe des Patienten.
- *parietaler Schmerz:*
  - Der parietale Schmerz ist im Gegensatz zum viszeralen Schmerz ausgeprägter und besser lokalisierbar. Er wird über Noxen wie Bradykinin, Histamin, Serotonin, Leukotriene und Prostaglandine ausgelöst und über A-γ und C-Fasern vermittelt. Da diese direkt zum Rückenmark ziehen, ist eine Seitenlokalisation wie z. B. bei der lokalen Peritonitis exakt möglich.
  - Beim parietalen Schmerz nimmt der Patient eine *Schonhaltung* ein: leichte Elevation des Oberkörpers und Anziehen der Beine. Der Übergang vom viszeralen (organbezogenen) zum somatischen (peritonealen) Schmerz ist als wichtiges klinisches Kriterium bei der Ausbildung eines akuten Abdomens zu werten.
- *übertragener oder reflektorischer Schmerz (referred pain):*
  - Er wird in fernen Arealen empfunden. Die Konvergenz von afferenten Signalen aus den Abdominalorganen und der Hautoberfläche auf dieselben Neurone im Hinterhorn eines Rückenmarksegments bewirkt, dass der Patient den viszeral ausgelösten Schmerz fälschlicherweise in bestimmten Hautarealen lokalisiert. Jedem Organ kann entsprechend der Hautefferenzen ein bestimmtes Hautareal, die Head-Zone, zugeordnet werden. Im Allgemeinen tritt diese Schmerzform auf, wenn ein viszeraler Stimulus überproportional ansteigt.
- Neben der Intensität des Schmerzes sind auch das Auftreten und die Entwicklung der *Schmerzsymptomatik* von Bedeutung. Durch Korrelation mit typischen Krankheitsbildern lässt sich eine Verdachtsdiagnose erstellen. Bei den meisten Patienten ist eine Differenzierung des Schmerzes in ein plötzliches (sofort), rasches (Minuten) oder allmähliches (Stunden) Auftreten gut zu anamnestizieren. Folgende Verdachtsdiagnosen lassen sich stellen:
  - *plötzlicher Beginn (Sekunden):*
    - perforiertes Ulcus duodeni/ventriculi, Ruptur eines intraabdominellen Abszesses, Ösophagusruptur, Ruptur bei ektopischer Schwangerschaft, rupturiertes Aortenaneurysma (Abschnitt IV/V)
  - *rascher Beginn (Minuten):*
    - Strangulationsileus, Pankreatitis, akute Cholezystitis, Mesenterialinfarkt, Divertikulitis, Meckel-Divertikel
  - *allmählicher Beginn (Stunden):*
    - Appendizitis, eingeklemmte Hernie, Cholezystitis, Gastritis, Magenulkus, mesenteriale Lymphadenitis, Morbus Crohn (Ileitis terminalis), Salpingitis, Bridenileus
- Der *Schmerzcharakter* kann beim akuten Abdomen oft bestimmten Erkrankungen zugeordnet werden.
  - Ein plötzlich einsetzender heftiger Schmerz findet sich häufig bei der Ulkusperforation, bei der schweren Gallenblasendistension bzw. Gallenblasenperforation oder einer Abszessperforation.
  - Folgt der plötzlichen, heftigen Schmerzattacke ein „stummes" Intervall, muss ein Mesenterialinfarkt in die Differenzialdiagnostik einbezogen werden.
  - Kolikartige Schmerzen mit aufeinander folgenden Schmerzspitzen sind charakteristisch für eine Gallensteinkolik oder einen Ureterstein. Auch ein Dünndarmileus kann zu kolikartigen Schmerzen führen.
  - Schmerzen, deren Intensität im Verlauf deutlich zunehmen, finden sich bei Entzündungen wie Appendizitis, Cholezystitis und Pankreatitis (▶ Abb. 68.3).
- *Begleitsymptome:*
  - Zu den charakteristischen Begleitsymptomen des akuten Abdomens gehören vegetative Symptome wie Tachykardie, eine Ruhedyspnoe mit einer flachen Atmung, Blässe und Schwitzen.
  - Das häufig begleitende *Erbrechen* kann durch eine Reizung des Vegetativums hervorgerufen werden, ist aber von einer Ileussymptomatik abzugrenzen.
  - Die peritoneale Entzündungsreaktion führt zu einem *Ödem*, das eine Umverteilung der Flüssigkeit im Gesamtorganismus bewirkt. Bei einer Zunahme der Schichtdicke des Peritoneums um 2 mm wurde eine Flüssigkeitsverschiebung von 3–4 l berechnet [6]. Verstärkt wird diese Sequestration von Flüssigkeit durch mangelnde Resorption und Abgabe von Sekreten in das Darmlumen.
  - Weiterhin vermehrt das begleitende *Fieber* die Gefahr der sich ausbildenden Exsikkose. Im klinischen Bild zeigen sich ein verminderter Hautturgor, die typische Facies abdominalis und ein starkes Durstgefühl mit trockener Zunge. Es resultiert eine Oligurie mit der Gefahr des drohenden Nierenversagens.
- *Schwangerschaft und Wochenbett:*
  - Bei etwa 0,2 % aller Schwangerschaften wird die Indikation zur *Laparotomie* gestellt. Die Appendizitis ist die häufigste Indikation zur Operation in der Schwangerschaft, gefolgt von Komplikationen in Form von Ovarialzysten und Erkrankungen vonseiten der Gallenwege.
  - Von großer diagnostischer Problematik sind intraabdominelle Komplikationen unter der Geburt und im

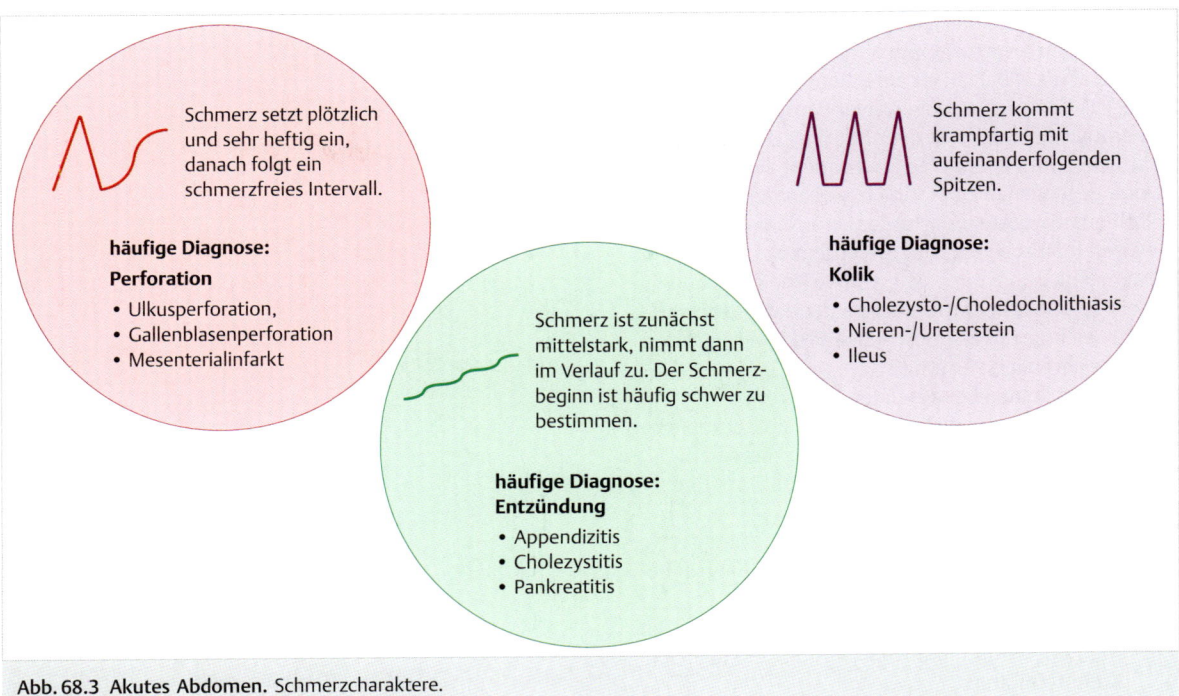

Abb. 68.3 Akutes Abdomen. Schmerzcharaktere.

Wochenbett. Das Schmerzverhalten der Frau ist in diesem Stadium verändert und durch den vergrößerten Uterus ist die Anatomie zum Oberbauch verlagert. Eine Schwangerschaft ist keine Kontraindikation zur explorativen Laparotomie bzw. Laparoskopie.
- *Der betagte Patient:*
  - Da der abdominelle Schmerz im Senium oft stark reduziert ist, können intraabdominelle Infektionen weit fortgeschritten sein und erst im späten Stadium evident werden. Begleitende Entzündungszeichen wie Fieber, Leukozytose und Tachykardie fehlen oft. Dagegen sind Elektrolytentgleisungen häufiger anzutreffen.
  - Beim alten Patienten (über 75 Jahre laut WHO) ist von einer dreifach höheren Letalität bei der fortgeschrittenen Peritonitis gegenüber Jüngeren auszugehen. Dies ist der Grund, durch rasches zielgerechtes Handeln die Diagnostik und den Entschluss zur Intervention zu beschleunigen.
  - Im geriatrischen Krankengut sind die biliären Erkrankungen mit 25 % der Fälle am häufigsten Ursache akuter abdomineller Schmerzen. Ileuserkrankungen, maligne Tumoren und inkarzerierte Hernien sind überproportional häufig im Senium anzutreffen [8].
- *Patienten mit Chemotherapie oder Immunsuppression:*
  - Eine aggressive Chemotherapie, oft kombiniert mit einer Radiatio, ist heutzutage bei einem Großteil der Patienten mit einem fortgeschrittenen Tumorleiden üblich. Fehlende Leukozytose, chronischer Analgetikabedarf und eine allgemeine Immunschwäche erschweren die klinische Abklärung des oft voroperierten Abdomens. Auch für diese Patientengruppe gilt der Grundsatz, dass bei entsprechender Symptomatik eine frühe chirurgische Intervention lebensrettend sein kann.
  - Patienten mit medikamentöser Immunsuppression z. B. nach Organtransplantation oder mit immunsupprimierender Rheumatherapie zeigen in der Diagnostik beim akuten Abdomen meist eine *verschleierte Symptomatik*. Ihnen gilt eine erhöhte Aufmerksamkeit. Steht die Indikation zur Operation, ist diese umgehend durchzuführen.
- *Patienten auf der Intensivstation:* Beim schwerkranken, intensivpflichtigen Patienten ist die Erhebung der Anamnese stark eingeschränkt, wenn nicht gar unmöglich. Die Ursachen können u. a. im alterierten Sensorium, einer starken analgetischen Medikation, schweren Verletzungen oder einer metabolischen Entgleisung liegen. Beim intubierten und beatmeten Patienten ist die klinische Abklärung eines akuten Abdomens stark erschwert. Dies gilt insbesondere für zwei Patientengruppen:
- 1. der polytraumatisierte Patient: bei diesem muss standardmäßig eine Sonografie des Abdomens in der Notaufnahme vorgenommen werden. Dies sollte unabhängig davon erfolgen, ob Prellmarken, Schürfungen oder Hämatome am Abdomen vorliegen. Die Sonografie sollte nach Stabilisierung des Patienten auf der Inten-

sivstation wiederholt werden. Wird der Patient umgehend operativ versorgt, muss man bei einer Kreislaufinstabilität die Möglichkeit einer Sonografie vorhalten.
- 2. der Patient mit postoperativer Peritonitis: Die postoperative Peritonitis ist definiert über den direkten zeitlichen und operativen Zusammenhang mit einer vorangegangenen Operation bzw. Laparoskopie. Die Problematik besteht darin, dass es bislang keinen beweisenden Labortest gibt. Außerdem ist die klinische Diagnostik durch die postoperative Analgesie und die meist bestehende Darmparalyse deutlich erschwert.
  ○ Die wichtigsten diagnostischen Erschwernisse der postoperativen Peritonitis:
    – Es gibt keinen beweisenden Labortest.
    – Die vorbestehende Laparotomie/Laparoskopie begünstigt eine Verschleierung der Schmerzen.
    – Der Analgetikabedarf ist individuell stark unterschiedlich.
    – Die begleitende Darmparalyse ist uncharakteristisch und kann ebenso nur durch den Eingriff bedingt sein.
    – Überwiegend handelt es sich um Risikopatienten mit hohem Alter, Diabetes mellitus und diversen Komorbiditäten.
    – Die Patienten mit einer postoperativen Peritonitis haben nach wie vor eine hohe Letalität. Es besteht u. a. eine Abhängigkeit von der Zeitdauer vom Beginn der Symptome bis zur Relaparotomie.
- ▶ Abb. 68.4 zeigt den diagnostischen und therapeutischen Algorithmus bei akutem Abdomen.

68.9.2 Anamnese

- Die Anamnese wurde oben eingehend abgehandelt.

68.9.3 Körperliche Untersuchung

- Zur Entspannung der Bauchdecken sollte der Patient – wenn möglich – mit gering eleviertem Oberkörper und leicht geöffnetem Mund untersucht werden.
- Es ist darauf zu achten, ob der Patient in einer *Schonhaltung* zur Entlastung der Bauchdecken reflektorisch die Beine anzieht oder eine mit der Schmerzsymptomatik einhergehende Unruhe zeigt. Auf Distension, Hämatome, Prellmarken oder Narben der Bauchdecken, ist zu achten.
- Bei der *Palpation* des Abdomens ist es günstig, zuerst den Bereich zu untersuchen, in dem die geringsten Schmerzen auftreten. Ein kräftiger Druck auf das Punctum maximum kann zu einer verstärkten reflektorischen *Abwehrspannung* der Bauchdecken führen. Bei adipösen Patienten ist es wichtig, sich vorsichtig durch das subkutane Fettgewebe in die Tiefe zu tasten, um dem Druckschmerz genauer zu lokalisieren.

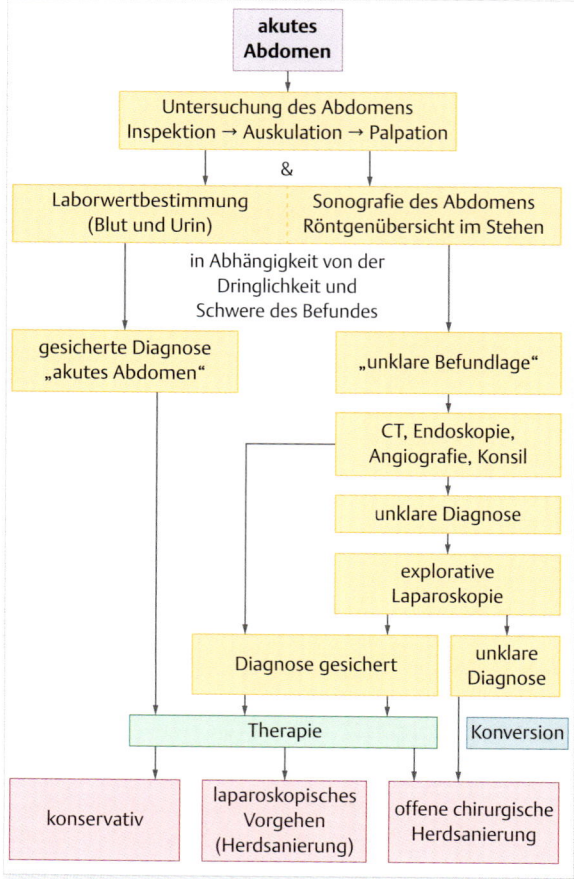

Abb. 68.4 Akutes Abdomen. Diagnostischer und therapeutischer Algorithmus.

- Der Patient mit dem klinischen Bild eines akuten Abdomens zeigt oft eine Paralyse des Darmes, die sich palpatorisch, auskultatorisch und auch durch einen entsprechenden Klopfschall gut nachweisen lässt. Meist lässt sich ein Dehnungsschmerz distanzierter Darmschlingen beim beginnenden oder manifesten Ileus von einem peritonealen Schmerz gut abgrenzen. Durch vorsichtige und gezielte *Perkussion* sind eine gezielte Abklärung und Lokalisation des Schmerzes gut möglich.

> **Merke**
>
> Eine *rektale, digitale Untersuchung* ist integraler Bestandteil der Abklärung eines akuten Abdomens. Die Druckschmerzhaftigkeit des Douglas'schen Raumes kann ein wichtiges Zeichen für eine Peritonitis oder einen Abszess sein. Die Beschaffenheit des Stuhles oder eventuelle Blutspuren am Fingerling können weitere Hinweise auf die Grunderkrankung geben.

68.9.4 Labor

- Die Therapieentscheidung beim akuten Abdomen basiert auf dem klinischen Untersuchungsbefund. Da es bislang keinen beweisenden Labortest für akutes Abdomen/Peritonitis gibt, kann man sich auf wenige Laborparameter beschränken. Diese haben vor allem ihre Bedeutung in der Beurteilung des klinischen Verlaufs des Patienten.
- Für die Verlaufsbeurteilung der Peritonitis eignen sich Leukozytenzählung, CRP (C-reaktives Protein), Procalcitonin (PCT) und Interleukin-6 (IL 6). Nach operativer Intervention sollten diese Werte innerhalb von 2–3 Tagen in Richtung auf den Normbereich zurückgehen. Persistieren diese Werte, muss eine intensive Abklärung des Abdomens erfolgen, die deutlich über die tägliche Routine hinausgeht.
- Ein erhöhter Laktatwert kann bei entsprechender Konstellation und in Ergänzung der klinischen Einschätzung ein Hinweis auf eine mesenteriale Ischämie sein. Aufgrund der lebensbedrohlichen Folgen ist eine umgehende Abklärung notwendig.
- Im Rahmen der Intensivtherapie müssen selbstverständlich die routinemäßigen Laboruntersuchungen entsprechend dem jeweiligen Standard einer Klinik vorgenommen werden. Diese sind für das Monitoring von kritisch kranken Patienten unabdingbar, um so wichtige Aussagen zum klinischen Verlauf während der intensivmedizinischen Betreuung zu erhalten.

68.9.5 Bildgebende Diagnostik

Sonografie

- Die Ultraschalluntersuchung des Abdomens gehört bei der Abklärung des akuten Abdomens zu den routinemäßigen diagnostischen Primärmaßnahmen. Sie ist allseits verfügbar, schnell durchzuführen, nicht invasiv und kann im Verlauf jederzeit wiederholt werden. Die Sonografie erreicht aufgrund der charakteristischen Befundpräsentation eine hohe Sensitivität für eine Vielzahl von Erkrankungen diverser Organe.
- Die Ultraschalldiagnostik ermöglicht in idealer Weise den Nachweis von freier Flüssigkeit beim akuten Abdomen. Dieser gelingt am besten subhepatisch im Morison-Pouch, subphrenisch, perisplenisch, interenterisch und im Douglas'schen Raum.
- Bei einer Peritonitis imponieren *uneinheitliche Wandverdickungen* des Darmes, aber auch des parietalen Peritoneums. Charakteristisch für eine peritonitische Genese ist ein regional sehr unterschiedliches Bild von Darmwandverdickungen, die in ihrer Ausprägung und Konfiguration deutlich voneinander abweichen. Das Verteilungsmuster hält sich nicht an einzelne Darmabschnitte, sondern wird bestimmt durch topografische Verbindungen („Ausbreitungsstraßen") zum Fokus der Entzündung.
- Der Darm weist darüber hinaus eine *Atonie* mit vermehrter Flüssigkeitsfüllung auf. Weitere monografische Merkmale der Peritonitis sind der obligate Aszites, der gelegentlich nicht echofrei imponiert (z. B. durch ausgetretenen Hohlorganinhalt). Besonderer Wert sollte auf den Nachweis bzw. den Ausschluss interenterischer *Abszesse* gelegt werden. Liegt die Ursache in einer Hohlorganperforation, lässt sich meist freie Luft sonografisch nachweisen.
- Bei klinischen und/oder sonografischen Verdacht auf eine Peritonitis sollte sich immer die Suche nach dem *auslösenden Fokus* anschließen. Dabei kann die Sonografie von besonderem Nutzen sein. Das perforierte gastroduodenale Ulkus, die akute Appendizitis, perforierte Dickdarmtumoren, die akute Sigmadivertikulitis, entzündliche Darmerkrankungen und ein toxisches Megakolon lassen sich meist gut nachweisen.
- Auch die Beurteilung von Ovarien, Adnexen und Uterus durch einen *transvaginalen Ultraschall* ist gut möglich. Weiterhin kann die Diagnose einer Peritonitis durch gezielte sonografische Aspiration extraluminaler Flüssigkeit gesichert werden.
- Der *Farbdoppler* ermöglicht eine Abklärung der intraabdominellen und retroperitonealen Blutgefäße. Viszeralarterienaneurysmen und vor allem das Aortenaneurysma lassen sich mit der farbkodierten Ultrasonografie ideal darstellen. Gleiches gilt für venöse Thrombosen, arteriovenöse Fisteln und die seltenen Gefäßanomalien.

Röntgen

- Die Abdomenleeraufnahme kann im Stehen, in anterior-posteriorer oder in Linksseitenlage durchgeführt werden. Bei der Abklärung eines akuten Abdomens ist primär auf freie Luft als Hinweis auf eine Hohlorganperforation, auf Dünn- und/oder Dickdarmspiegel als Zeichen eines Ileus und auf Kalkschatten (Gallensteine, Nierensteine, kalzifizierende Pankreatitis) zu achten.
- Im Rahmen einer Abklärung eines akuten Abdomens sollte immer eine *Übersichtsaufnahme des Thorax* vorgenommen werden. Diese dient einerseits zur Vorbereitung für die Narkose. Andererseits ergeben sich Aufschlüsse über pleurale Begleiterkrankungen, eine basale Pneumonie oder eine Ergussbildung.
- Bei der Abklärung einer Ileuserkrankung ist die *Abdomenübersicht im Stehen* indiziert. Die Aufnahme ermöglicht den Nachweis von Flüssigkeitsspiegel in Dünn- und Dickdarm.
- Üblicherweise liegt die stärkste Dilatation vor der ursächlichen Stenose. Beim paralytischen Ileus ist die Luft gleichermaßen über Dünn- und Dickdarm verteilt. Die orale Gabe eines wasserlöslichen Kontrastmittels ermöglicht neben einer Lokalisationsdiagnostik aufgrund der hohen osmotischen Wirksamkeit eine spontane Lösung der Ileussituation. Augenfällig gilt dies insbesondere für den Verwachsungsbauch.

CT

- Die Computertomografie (CT) vermag nachweislich die Sensitivität und Spezifität der Diagnostik gegenüber der Sonografie zu erhöhen. In den meisten Fällen ist es möglich, mithilfe der CT-Untersuchung eine anatomisch basierte Diagnose zu erstellen. In der Notfallsituation des akuten Abdomens muss jedoch bei der Indikationsstellung zur CT die Abwägung erfolgen, inwieweit der zeitliche Aufwand eines Transports beispielsweise eines beatmeten Patienten zu rechtfertigen ist.
- Im CT lassen sich Blut, Eiter oder Aszites sowie intramurale Hämatome gut nachweisen. Die Größe von Kolondivertikeln und die Abgrenzung ihrer typischen Komplikationen sind im CT ideal darstellbar. Gleiches gilt für die Beurteilung von Verläufen der Pankreatitis, angefangen vom ausgedehnten Ödem, Flüssigkeitsverhalten, Blutungen bis zu Nekrosen und Pseudozysten. Im Rahmen der Abklärung eines akuten Abdomens lässt sich mit der Computertomografie die inflammatorische Verdickung sowohl des viszeralen als auch des parietalen Peritoneums gut abschätzen und damit das Ausmaß der Entzündung beurteilen. Ist durch eine ausgeprägte Adipositas die klinische Untersuchung erschwert, kann die CT bei der Abklärung hilfreich sein.

Angiografie

- Die Indikation zur Angiografie besteht bei der akuten intestinalen Blutung, insbesondere den endoskopisch nicht zugänglichen Abschnitten. Das Vorgehen hat sowohl diagnostischen als auch therapeutischen Charakter, da eine selektive Embolisation vorgenommen werden kann.
- Besteht der Verdacht auf eine mesenteriale Durchblutungsstörung im Sinne einer nicht okklusiven mesenterialen Ischämie (NOMI), ist eine mesenteriale Angiografie indiziert. Diese hat nicht nur diagnostischen, sondern auch therapeutischen Charakter, da über den liegenden Katheter selektiv eine Prostavasininfusion vorgenommen werden kann.

68.9.6 Instrumentelle Diagnostik

Endoskopie

- Indikation zur Endoskopie ist die *akute gastrointestinale Blutung*. Für den Bereich des akuten Abdomens handelt es sich ausschließlich um eine *Notfallindikation*.
- Zur Blutstillung werden unterschiedliche Verfahren wie Unterspritzung, Hemo-Clips oder Argonbeamer eingesetzt. Man rechnet damit, dass die Rezidivblutung um etwa 60% und die operative Therapie auch in 60% der Fälle vermieden werden kann. Die Sterblichkeit der Intervention ist gegenüber dem operativen Vorgehen geringer.

- Es wird empfohlen, sich hinsichtlich des Verbrauchs von Erythrozytenkonzentraten eine Grenze zu setzen, um dann noch rechtzeitig die operative Sanierung vorzunehmen. Da ab einem Bedarf von über 4 Erythrozytenkonzentraten die Letalität deutlich ansteigt, ist in diesem Bereich die kritische Grenze zu sehen.

68.10 Differenzialdiagnosen

- ▶ Tab. 68.1 zeigt Differenzialdiagnosen des akuten Abdomens.

68.11 Therapie

68.11.1 Therapeutisches Vorgehen

- Insgesamt ergibt sich ein Algorithmus, der ▶ Abb. 68.4 zu entnehmen ist.

68.11.2 Pharmakotherapie

- Die Datenlage zur frühzeitigen antibiotischen Therapie ist eindeutig. Für die primäre Gabe wird ein betalaktamgeschütztes Penizillinpräparat empfohlen, das die zu erwartenden Erreger erfassen sollte.

68.11.3 Operative Therapie

Laparoskopie

- Die Laparoskopie ist eine ideale Ergänzung, in begründeten Zweifelsfällen eine komplettierende Abklärung des akuten Abdomens vorzunehmen.
- In etwa 90% der Fälle kann eine definitive Diagnose ermöglicht werden [1], [12].
- Alle Bereiche des Abdomens können eingesehen werden. Nach Eröffnung der Bursa omentalis ist auch eine Abklärung der Bauchspeicheldrüse möglich.

Tab. 68.1 Differenzialdiagnosen der Peritonitis. Erkrankungen, die primär nicht operationspflichtig sind.

intraabdominal	extraabdominal
- Hepatosplenomegalie - Pankreatitis - entzündliche Darmerkrankungen (Divertikulitis, Morbus Crohn, Colitis ulcerosa) - Cholezystolithiasis - Einblutungen (Antikoagulanzien) - Torsion einer Ovarialzyste - Ovareinblutungen - Ureterkolik - Pyelonephritis - Zystitis - Gastroenteritis - Lymphadenitis	- basale Pneumonie - Lungenembolie - Herzinfarkt - Perikarditis - Radikulitis/Herpes zoster - Urämie - Addison-Krise - Diabetes mellitus - C1-Esterase-Inhibitor-Mangel - Hämatom - Tumoren - Muskelkontusion

- Der Vorteil der diagnostischen Laparoskopie liegt in der Möglichkeit, den abdominellen Notfall-Eingriff mit einer definitiven Therapie zu beenden. Für die akute Appendizitis, die akute Cholecystitis und das perforierte peptische Ulkus hat sich das laparoskopische Vorgehen als Standardeingriff bewährt [9].
- In frühen Stadien der fibrinösen Peritonitis ist eine laparoskopische Entfernung von Fibrinbelägen durch Präparation und Spülung gut möglich. Metaanalysen belegen in solchen Fällen gegenüber dem offenen Vorgehen eine geringere Komplikationsrate und eine bessere postoperative Rekonvaleszens.

Laparotomie

- Als Zugang zum offenen Vorgehen beim akuten Abdomen bietet sich die mediane Laparotomie an. Sie bietet einen guten übersichtlichen Zugang zu allen Quadranten des Abdomens.
- Die quere Oberbauchlaparotomie ermöglicht eine gute Übersicht im gesamten Oberbauch; tiefes Rektum und gynäkologische Organe sind von diesem Zugang verständlicherweise schwieriger zu erreichen.
- Ziel der Operation ist immer die Fokus- oder Herdsanierung. Ohne Fokussanierung verschlechtert sich die ohnehin schon schlechte Prognose deutlich.
- Bei resektablen Organen wie Gallenblase, Appendix, Sigmadivertikulitis oder den inneren gynäkologischen Organen ist die notwendige Herdsanierung auch bei fortgeschrittener Peritonitis in den meisten Fällen durchführbar (▶ Abb. 68.5).
- Problematisch bleibt das Vorgehen einer primären Rekonstruktion nach Dünn- oder Dickdarmresektionen, da primäre Anastomosen im Notfall bei schwerer Peritonitis eine höhere Insuffizienzrate zeigen. Die Entscheidung darüber ist abhängig vom Alter und Stadium der Peritonitis, dem aktuellen Zustand und Begleiterkrankungen des Patienten.
- Der Situation entsprechend muss das Vorgehen vom Operateur entschieden werden.
- Diskontinuitätsresektionen lassen sich nach Verbesserung des Zustandes bzw. Rekonvaleszenz des Patienten mit besserem Erfolg rekonstruieren.
- Liegt eine schwere z. B. kotige Peritonitis mit begleitendem schwerem Ödem vor, kann der Operateur entscheiden, am nächsten Tag eine erneute geplante Spülung des Abdomens mit zusätzlicher Säuberung und Debridement vorzunehmen (programmierte Peritoneal-Lavage).
- Das Abdomen wird bis zur nächsten geplanten operativen Revision provisorisch verschlossen bzw. offengelassen. Das „offene Abdomen" kann dann mit einer Operationsfolie abgedeckt werden. Es hat sich als günstig erwiesen, zum Abfluss intraabdomineller Flüssigkeit die Folie im unteren Bereich zu perforieren und mit einem Stomabeutel abzukleben.
- Der definitive Verschluss des Abdomens ist abhängig vom Rückgang des intraabdominellen Entzündungsprozesses und dem begleitenden Ödem.

Operative Maßnahmen bei ischämischen Darmerkrankungen

- Vielfältige Ursachen können ischämische Darmerkrankungen bedingen, die oft durch rasante Verläufe gekennzeichnet sind. Im Stadium der Peritonitis sind die Möglichkeiten der arteriellen Rekonstruktion begrenzt.

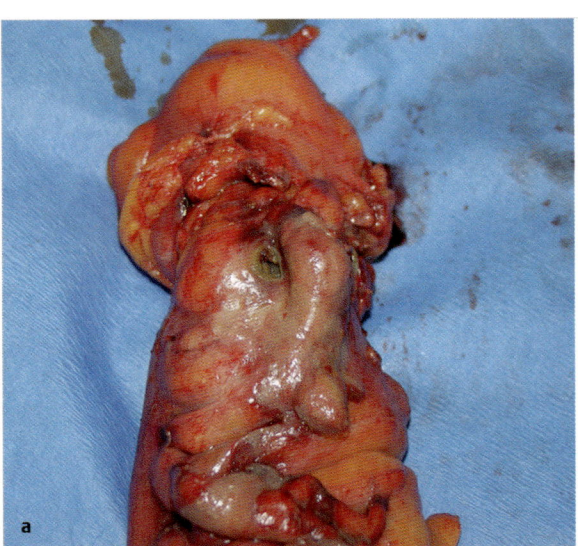
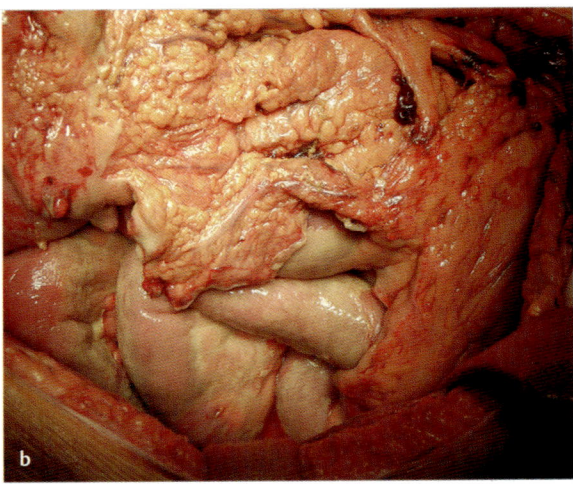

Abb. 68.5 Perforierte Sigmadivertikulitis, diffuse Peritonitis.
a Reseziertes Colon sigmoideum mit der kotig belegten Perforationsstelle (in Bildmitte).
b Typisches Bild einer diffusen Peritonitis, die 3 Tage alt ist. Die gelblichen Fibrinbeläge auf den Darmschlingen lassen sich nicht mehr abpräparieren. Das große Netz hat sich über den Fokus der Darmperforation gelegt.

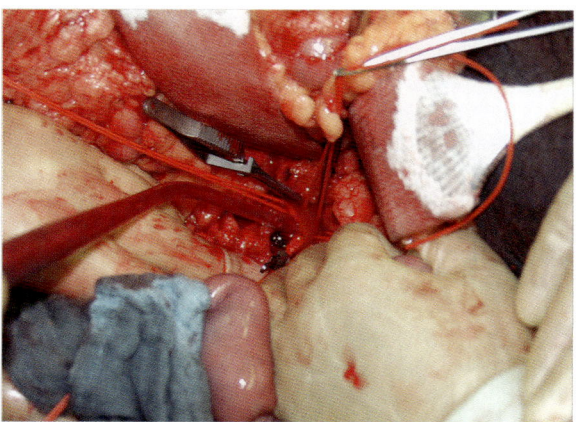

Abb. 68.6 Operativer Situs einer akuten mesenterialen Ischämie als Folge einer arteriellen Embolie. Patient (66 Jahre alt) mit absoluter Arrhythmie bei Vorhofflimmern. Die Operation erfolgte 4 Stunden nach dem plötzlichen Auftreten eines akuten Abdomens. Die A. mesenterica superior ist angeschlungen, ebenso 2 Seitenäste. Problemlose Extraktion eines schwärzlichen Embolus aus der A. mesenteria sup. Nach peripherer Extraktion von weiterem embolischen Material direkte Naht der Arteriotomie. Die Darmschlinge am unteren Bildrand zeigt ein frühes Ischämie-Stadium. Vollständige Restitution.

Jede Verzögerung der Diagnose und des Handelns schränkt die Prognose ein (▶ Abb. 68.6).

- Die *arterielle Embolie* der A. mesenterica sup. zeigt ein charakteristisches Krankheitsbild mit initialen massiven Schmerzen, die plötzlich auftreten und vom Patienten gut benannt werden können. Es folgt ein schmerzfreies Intervall und ein sich später manifestierendes akutes Abdomen.
- Bei Patienten mit absoluten Arrhythmien und Vorhofflimmern oder nach einem kürzlichen Herzinfarkt muss die Erkrankung ausgeschlossen werden.
- Das Ausmaß der Peritonitis und der Darmischämie ist vom Zeitpunkt der chirurgischen Intervention, der Lokalisation des Embolus innerhalb des Stammes und der Verzweigungen der A. mesenterica superior abhängig.
- Methode der Wahl ist die operative Freilegung der A. mesenterica sup. rechts von der Mesenterialwurzel mit anschließender Embolektomie.

Operative Maßnahmen bei Thrombose der A. mesenterica superior

- Die *Thrombose der A. mesenterica* superior ist überwiegend Folge einer chronischen AVK mit den klinischen Zeichen eines Malabsorptionssyndroms.
- Beim Vorliegen einer Peritonitis sind Rekonstruktionsmaßnahmen schwierig. Operative Möglichkeiten sind
  - Thrombendarteriektomie der A. mesenterica sup.
  - Reinsertion des Gefäßes in die Aorta
  - Anlage eines aorto-mesenterialen Bypasses

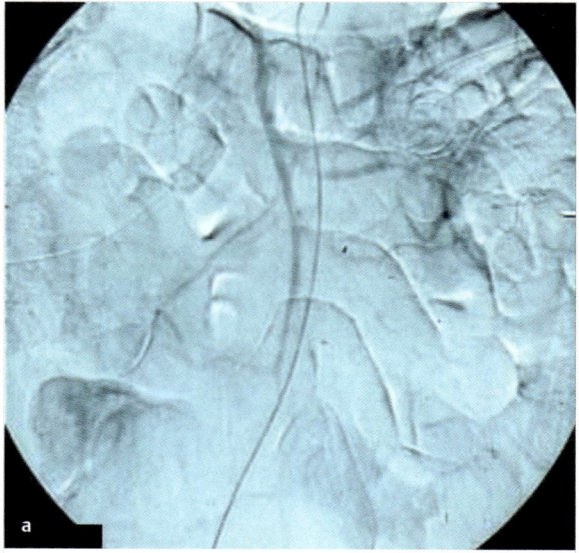
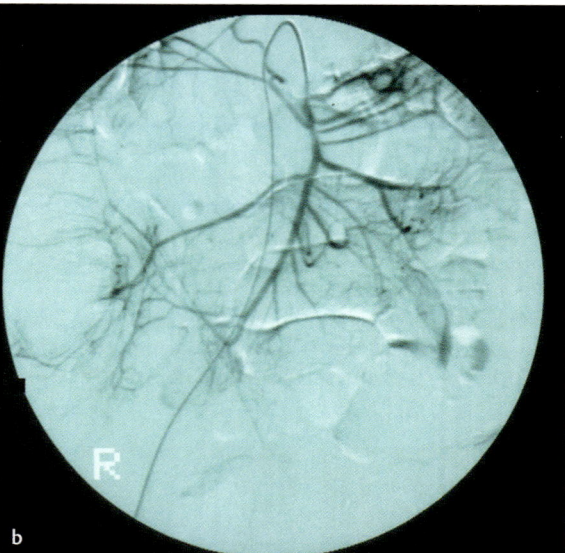

Abb. 68.7 Nicht okklusive mesenteriale Ischämie (NOMI).
a Angiografie der A. mesenterica superior. Schwache Kontrastierung des Hauptgefäßes und der Nebenäste; keine Darstellung der peripheren Darmgefäße.
b Nach Gabe von Papaverin über den liegenden Katheter deutliche Verbesserung der Kontrastierung der A. mesenterica superior und der Seitenäste. Bessere Kontrastierung der A. ileocolica mit verbesserter Durchblutung des rechten Kolons.

- Problematisch ist der kombinierte Verschluss von Truncus coeliacus und A. mesenterica superior. Wenn beide Gefäße verschlossen sind, kommt es zur kompletten Ischämie der abdominellen Organe (▶ Abb. 68.8).

- Erste operative Maßnahme ist die Thrombektomie der A. mesenterica sup. Dann erfolgt die Thrombektomie des Truncus coeliacus.
- Unter den an sich schon sehr problematischen Formen der Darmischämien ist die *mesenteriale Angiopathie* (Endangitis obliterans, Periarteriitis nodosa) besonders schwierig zu therapieren.
- Entzündliche Gefäßerkrankungen der Darmarterien werden meist konservativ mit einer antirheumatischen Therapie behandelt.

NOMI: nicht okklusive mesenteriale Ischämie

- Eine Sonderstellung der mesenterialen Ischämien auf den Intensivstationen nimmt die nicht okklusive mesenteriale Ischämie (NOMI) ein. Die Erkrankung ist selten.
- Als Risikofaktoren gelten Herzoperationen, posttraumatisches Schocksyndrom, septische Kreislaufdepression oder eine Niereninsuffizienz.
- Spasmen der intestinalen Gefäßversorgung führen zu einer begrenzten Perfusion des Intestinums. Dies bedingt kleinflächige Nekrosen der Mukosa mit folgender bakterieller Translokation und Bakteriämie.
- Im Labor finden sich erhöhte Werte von Laktat, LDH und eine Leukozytose zumeist mit Werten über 20 000. Es resultiert ein Multiorganversagen.
- Die Diagnose wird durch eine Angiografie der A. mesenterica sup. gestellt, bei der sich als Zeichen der Perfusionsstörung eine Rarefizierung der mesenterialen Gefäße (entlaubter Baum) zeigt (▶ Abb. 68.7).

- Die Therapie der NOMI efolgt durch Gabe von Vasodilatatoren (z. B. Papaverin/ Prostazyklin) über den liegenden Angiographie-Katheter.
- Eine Operation ist nur bei akutem Abdomen/manifester Peritonitis als Folge einer Darmperforation indiziert.

Mesenterialvenenthrombose

- Eine Thrombose der Vena mesenterica ist selten. Überwiegend handelt es sich um jüngere Patienten.
- Zumeist ist die Anamnese (Kontrazeptiva, schwere Exsikkose, hereditäte Gerinnungsstörungen, aPC-Resistenz, Antithrobinmangel) richtungsweisend.
- Die Symptome sind vergleichbar mit der arteriellen Thrombembolie.
- Handelt es sich um ein Vollbild des akuten Abdomens, ist die sofortige Laparotomie mit Thrombektomie der V. mesenterica sup. indiziert.

68.12 Verlauf und Prognose

- Die Prognose des Patienten mit einem „akuten Abdomen" ist nach wie vor schlecht.
- Bei begleitender Peritonitis muss mit einer Letalität von bis zu 30 % gerechnet werden.
- Bei der postoperativen Peritonitis steigt die Letalität auf 50–60 %.
- Die Letalität ist eindeutig abhängig von der Zeitdauer des Beginns der Symptome bis zur operativen Intervention.
- Ohne Behandlung ist das „akute Abdomen" zumeist tödlich.

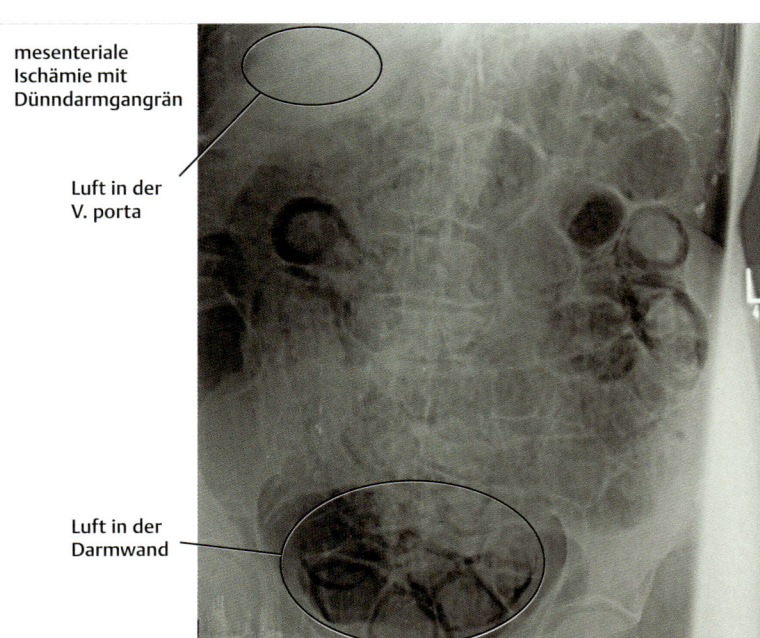

mesenteriale Ischämie mit Dünndarmgangrän

Luft in der V. porta

Luft in der Darmwand

Abb. 68.8 Übersichtsaufnahme des Abdomens einer 82 Jahre alten Patientin mit dem klinischen Vollbild eines akuten Abdomens: Verschluss von Truncus coeliacus und A. mesenterica superior. Die Dünndarmschlingen im Mittel- und Unterbauch zeigen in der Darmwand eine eindrucksvolle Luftkontrastierung. In der V. porta lässt sich ebenfalls Luft nachweisen – ein Zeichen der fortgeschrittenen mesenterialen Ischämie.

68.13 Quellenangaben

[1] Agresta F, Campanile FC, Podda M, et al. Current status of laparoscopy for acute abdomen in Italy: a critical appraisal of 2012 clinical guidelines from two consecutive nationwide surveys with analysis of 271,323 cases over 5 years. Surg Enosc. 2017; 31:1785–1795
[2] Beger HG, Kern E, Hrsg. Akutes Abdomen. Stuttgart, New York: Thieme; 1987
[3] Bodmann KF, Grabein B, Kresken M, et al. S2k Leitlinie Kalkulierte parenterale Initialtherapie bakterieller Erkrankungen bei Erwachsenen - Update 2018. AWMF-Registernummer 082–006.
[4] Dick W. Das akute Abdomen. Dtsch Med Wschr 1952; 77: 257
[5] Golash V, Willson P. Early laparoscopy as a routine procedure in the management of acute abdominal pain: review of 1,320 patients. Surg Endosc 2005; 19: 882–885
[6] Häring RU, Imdahl A. Akutes Abdomen – ein chirurgischer Notfall In: Hering R, Hrsg. Peritonitis. Stuttgart: Thieme; 1993: 35–40
[7] Kujath P, Rodloff AC. Peritonitis 2. Aufl. Bremen: UNI-MED Verlag; 2005.
[8] Mayumi T, YoshidaT, Tazuma S, et al. The Practise Guidelines for Primary Care of Acute Abdomen 2015. Jpn J Radiol 2016; 34: 80–15
[9] Navez B, Navez J. Laparoscopy in acute abdomen. Best Pract Res Clin Gastrenterol 2014; 28:3–17
[10] Siewert JR, Harder F, Allgöwer M. Chirurgische Gastroenterologie. Bd. II 2. Aufl. Berlin, Heidelberg, New York: Springer; 1990
[11] Siewert JR, Hrsg. Chirurgie. Springer Lehrbuch Akutes Abdomen, Peritonitis, Ileus und traumatisches Abdomen. Springer; 2006: 654–671
[12] Townsend CM. Sabiston Textbook of Surgery 19th Edition. Philadelphia: Elsevier/Saunders; 2012
[13] Van Aken H, Reinhart K, Welte T et al. Intensivmedizin 3. Auf. Stuttgart, New York: Thieme; 2014

68.14 Wichtige Internetadressen

- Homepage der Deutschen Gesellschaft für Allgemeinchirurgie: http://www.dgav.de

69 Gastrointestinale Blutungen

Valentin Fuhrmann

69.1 Steckbrief

Gastrointestinale Blutungen (GIB) werden in obere und untere GIB in Abhängigkeit von der Lokalisation der Blutungsquelle eingeteilt und führen zu deutlich erhöhter Morbidität und Mortalität. Klinisch können die betroffenen Patienten Hämatemesis, Melaena sowie Hämatochezie bieten. Zur Diagnose und Akuttherapie ist neben stabilisierenden, vorwiegend intensivmedizinischen Maßnahmen eine zeitnahe Endoskopie erforderlich. An vorbeugenden Maßnahmen ist die Evaluation verschiedener medikamentöser und nicht medikamentöser Maßnahmen abhängig von der Blutungsursache wichtig. Dieser Beitrag beinhaltet die Empfehlungen der S2k-Leitlinien Gastrointestinale Blutung (AWMF-Register Nr. 021–28) sowie Qualitätsanforderungen in der gastrointestinalen Endoskopie (AWMF-Register Nr. 021–022).

69.2 Definition

- Gastrointestinale Blutungen sind definiert durch einen Blutverlust (akut oder chronisch) in das Lumen des Verdauungstrakts.
- Zur örtlichen Unterteilung werden *obere* und *untere* gastrointestinale Blutungen unterschieden, wobei das Treitz-Band im distalen Duodenum Grenze zwischen den beiden Lokalisationen ist.

69.3 Epidemiologie

69.3.1 Häufigkeit

- Obere gastrointestinale Blutungen sind rund 6-mal häufiger als untere, treten bei 40–150 pro 100 000 Personen pro Jahr auf und führen meist zu stationärer Krankenhausbehandlung.
- Nicht variköse gastrointestinale Blutungen sind die häufigsten Ursachen oberer GIB. 10–15 % der oberen GIB sind portal-hypertensive Blutungen (vor allem Ösophagus- und Fundusvarizenblutungen).

69.3.2 Altersgipfel, Geschlechtsverteilung

- Gastrointestinale Blutungen nehmen mit dem Alter zu (50–70 % der Patienten mit oberen GIB > 60 Jahre) und sind öfter bei Männern als bei Frauen (128 Männer versus 65 Frauen pro 100 000 Personen pro Jahr).

69.3.3 Prädisponierende Faktoren

- nicht steroidale Antirheumatika, höheres Risiko in Kombination mit Glukokortikoiden
- physiologischer Stress (z. B. beatmeter Intensivpatient, Gerinnungsstörung)
- Helicobacter-pylori-Infektion
- verschiedene Erkrankungen (portale Hypertension, Gefäßdysplasie, Divertikel, gastrointestinale Tumoren)

69.4 Ätiologie und Pathogenese

- *Obere* gastrointestinale Blutungen werden in *nicht variköse* (Ulkus, Malignom, Reflux etc.) und *variköse* Blutungen (Varizenblutung, portal-hypertensive Gastropathie) unterteilt (▶ Tab. 69.1).
- Divertikelblutungen sind die häufigste Ursache *unterer* gastrointestinaler Blutungen. Weitere Ursachen sind Tumoren des Darmes, infektiöse sowie chronisch-entzündliche Darmerkrankungen, Durchblutungsstörungen, Hämorrhoiden, Analfissuren und -fisteln sowie Gefäßfehlbildungen.

69.5 Klassifikation und Risikostratifizierung

- Risikostratifizierung mittels endoskopischer *Klassifikation nach Forrest*:
  - Forrest I: Zeichen der akuten Blutung
    - Ia: arteriell spritzende Blutung
    - Ib: Sickerblutung (▶ Abb. 69.1)
  - Forrest II: Zeichen einer vor kurzem stattgehabten Blutung
    - IIa: Läsion mit Gefäßstumpf
    - IIb: koagelbedeckte Läsion
    - IIc: hämatinbedeckte Läsion

Tab. 69.1 Ursachen für Hämatemesis und Melaena.

Erkrankung	Häufigkeit (%)
Ulkus (Duodenum, Magen)	30–35
Varizen (variköse Blutung)	5–15
Ösophagitis	10–15
Mallory-Weiss-Einriss	5
Erosionen (Magen, Duodenum)	10–15
Tumor (benigne und maligne)	2–4
vaskuläre Malformationen	1–3

- Forrest III: Läsion ohne Blutungszeichen/Blutungsanamnese)
- Verschiedene klinische Scores (z. B. modifizierter Glasgow-Blatchford-Score) spielen im klinischen Alltag eine untergeordnete Rolle.
- Varizen werden hinsichtlich des Blutungsrisikos in kleine (< 5 mm) und großen Varizen (> 5 mm) eingeteilt, zusätzlich endoskopische Zeichen für Blutungsrisiko (z. B. red spots signs).

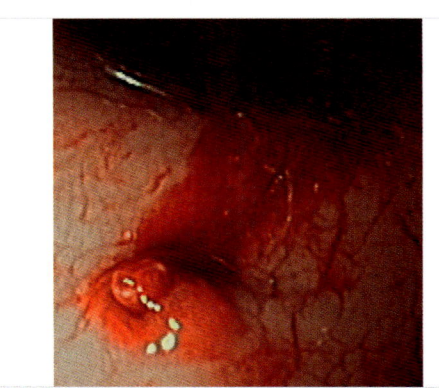

Abb. 69.1 Ulkusblutung. Ulcus ventriculi Forrest Ib.

69.6 Symptomatik

- *Hämatemesis* ist Erbrechen von Blut. Hämatinerbrechen bedeutet, dass das Blut bereits durch Magensäure zersetzt ist und das Erbrochene dunkel („kaffeesatzartig") aussieht.
- *Melaena* bedeutet Teerstuhl (mit Magensäure in Kontakt gekommenes Blut, das durch den Darm transportiert und rektal ausgeschieden wurde).
- Als *Hämatochezie* bezeichnet man frisches rotes Blut, das rektal ausgeschieden wird.

69.7 Diagnostik

69.7.1 Diagnostisches Vorgehen

- Anamnese einschließlich Dokumentation des Patientenwillens und Risikostratifizierung (Scores als Ergänzung, aber nicht Ersatz der klinischen Entscheidung), Erhebung der Vitalparameter, weiteres Vorgehen abhängig von nicht variköser oder variköser gastrointestinaler Blutung
- ▶ Abb. 69.2 zeigt zusammenfassend das diagnostische Management bis zur endoskopischen Therapie bei vermuteter gastrointestinaler Blutung.

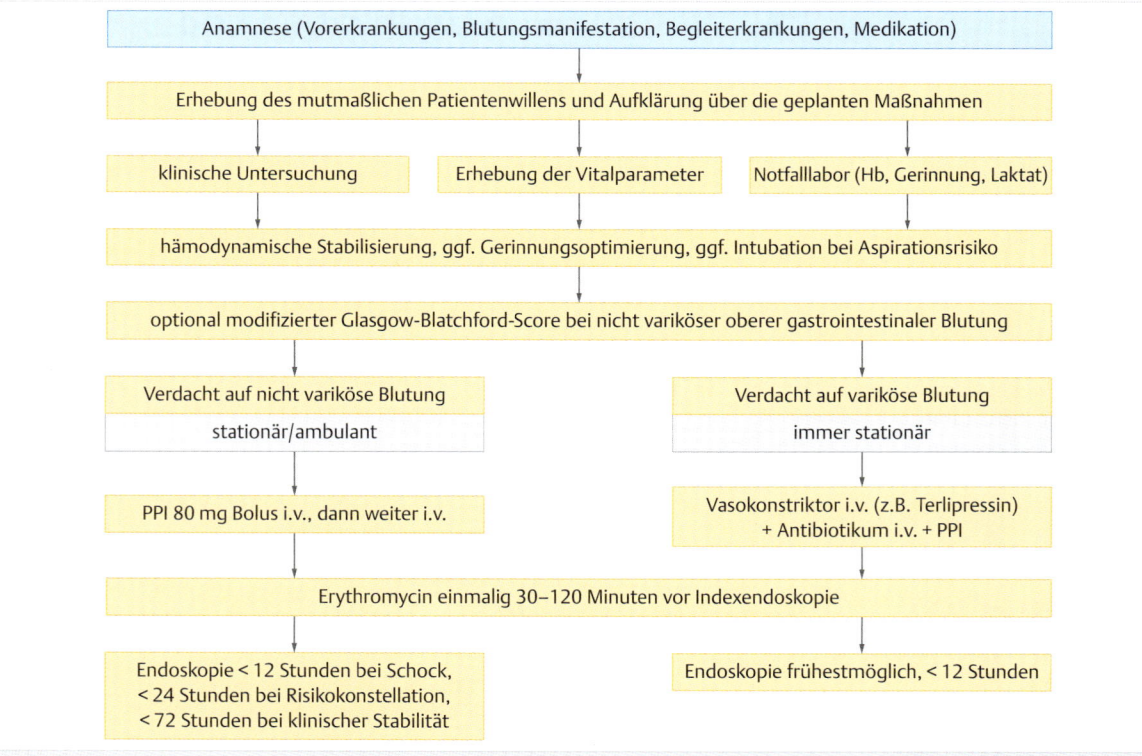

Abb. 69.2 Gastrointestinale Blutung. Algorithmus zum diagnostischen Management bis zur endoskopischen Therapie (Hb: Hämoglobin, PPI: Protonenpumpenhemmer).

69.7.2 Anamnese

- Die initiale Anamneseerhebung bei vermuteter gastrointestinaler Blutung soll Folgendes umfassen:
  - Vorerkrankungen (z. B. Lebererkrankungen, stattgehabte gastrointestinale Blutung, Malignome, kardiale Vorerkrankungen, interventionelle und operative Eingriffe)
  - Blutungsmanifestation
  - Begleitsymptome
  - Medikation (z. B. Thrombozytenaggregationshemmer, Antikoagulanzien, NSAR)
  - Patientenwille

69.7.3 Körperliche Untersuchung

- Im Rahmen der körperlichen Untersuchung sollen folgende Aspekte berücksichtigt werden:
  - nicht invasive Blutdruckmessung, Herzfrequenz und periphere Sauerstoffsättigung
  - Inspektion, Palpation und Perkussion des Abdomens
  - pulmonale Auskultation (Hinweise für Aspiration)
  - Vigilanz
  - digital-rektale Untersuchung inklusive Test auf okkultes Blut

69.7.4 Labor, Mikrobiologie

- Blutbild, Blutgasanalyse einschließlich Laktat, Hämoglobin, Glukose, Elektrolyte
- Nierenretentionsparameter, ggf. Leberfunktionsparameter
- Gerinnungsdiagnostik: zumindest Thrombozyten, Quick/INR, aktivierte partielle Thromboplastinzeit (aPTT), Fibrinogen, optional Point-of-Care-Gerinnungsdiagnostik, weiterführende Diagnostik abhängig von Vorerkrankungen
- Eine bioptische Helicobacter-pylori-Diagnostik sollte bereits bei der Notfallendoskopie erfolgen.

69.7.5 Bildgebende Diagnostik

- Die bildgebende Diagnostik soll die endoskopische Diagnose und Therapie nicht verzögern.

Sonografie

- Die Oberbauchsonografie kann Informationen zu Leberdurchblutung (Pfortaderthrombose), Leberparenchymschaden, Aszites sowie für extraluminale Blutungen liefern.

Echokardiografie

- kann Informationen zum hämodynamischen Management sowie für Krankheitssyndrome (z. B. Heyde-Syndrom: intestinale Blutungen bei Gefäßdysplasie und Aortenstenose) liefern

CT

- bei aktivem Blutungsverdacht ohne endoskopische Blutungsquelle Durchführung einer kontrastverstärkte Mehrzeilen-CT (mindestens arterielle Phase nach intravenöser Kontrastmittelgabe, enterale Kontrastierung vor CT ist nicht erforderlich)

MRT, Szintigrafie

- MRT und szintigrafische Verfahren spielen keine relevante Rolle.

69.7.6 Instrumentelle Diagnostik

- Die Endoskopie ist bei gastrointestinalen Blutungen die diagnostische Methode der Wahl.

Ösophago-Gastro-Duodenoskopie (ÖGD)

- erste diagnostische endoskopische Maßnahme bei oberer und unterer gastrointestinaler Blutung mit Schocksymptomatik
- bei hämorrhagischem Schock und bei vermuteter variköser Blutung → ÖGD innerhalb von 12 Stunden
- Eine Varizenblutung präsentiert sich als aktive gastrointestinale Blutung aus Ösophagus- oder Magenvarizen während der Gastroskopie oder durch Kombination von großen Varizen und Blut im Magen ohne andere fassbare Blutungsquellen.
- Unter portal-hypertensiven Blutungsquellen werden in der Regel Varizen und die portal-hypertensive Gastropathie verstanden. Varizen können neben Ösophagus und Magen auch im Dünndarm, Dickdarm sowie rektal bzw. bei Anus praeter auftreten.
  - Ösophagusvarizen sind bei 35–50 %, gastrale Varizen bei 2 % der Patienten mit Zirrhose zu finden. Rund ein Drittel der Patienten mit Varizen hat eine Progression der Varizengröße.
  - Kolorektale Varizen sind bei 32–46 % der Patienten beschrieben, andere Lokalisationen sind Raritäten. Eine portal-hypertensive Gastropathie besteht bei ca. 40 % der Zirrhosepatienten.
- Bei Hochrisikopatienten und nicht variköser Blutung (GIB-Anamnese, laufende Thrombozytenaggregationshemmung oder Antikoagulation, Alter > 65 Jahre, gastrointestinales Tumorleiden, klinische Einschätzung beispielsweise unter Zuhilfenahme des AIMS 65-Scores, d. h. Albumin < 3 g/dl, INR > 1,5, Bewusstseinstrübung,

systolischer Blutdruck < 90 mmHg, Alter > 65 Jahre, sollte die ÖGD innerhalb von 24 Stunden erfolgen.
- Bei vermuteter nicht variköser oberer gastrointestinaler Blutung und hämodynamischer Stabilität ist die ÖGD innerhalb von 72 Stunden ausreichend.

Koloskopie
- Bei vermuteter unterer gastrointestinaler Blutung sollte nach negativer ÖGD eine Rektosigmoidoskopie oder Koloskopie zeitnah bei Schocksymptomatik sowie bei hämodynamischer Stabilität eine Koloskopie erst nach entsprechender Vorbereitung erfolgen.

69.8 Differenzialdiagnosen
- Differenzialdiagnostisch sollten bronchopulmonale und nasopharyngeale Blutungen sowie urogenitale und gynäkologische Blutungen ausgeschlossen werden.

69.9 Therapie

69.9.1 Therapeutisches Vorgehen
- In ▶ Abb. 69.3 ist das therapeutische Vorgehen bei oberer bzw. unterer gastrointestinaler Blutung zusammenfassend dargestellt.

69.9.2 Allgemeine Maßnahmen
- vor Durchführung therapeutischer Maßnahmen Definition des Therapieziels sowie Aufklärung des Patienten/gesetzlichen Vertreters über Diagnose, Prognose, geplante Maßnahmen, Behandlungsalternativen und Risiken; bei nicht erhebbarem Patientenwillen entsprechend dem mutmaßlichen Patientenwillen vorgehen
- Überwachung von Patienten mit gastrointestinaler Blutung sollte adaptiert an klinischen Zustand (Untersucher, Assistenz und eine Person zur Überwachung und Sedierung/Narkose) erfolgen
- intensivmedizinische Therapiemöglichkeit bei schwerer gastrointestinaler Blutung und hämodynamischer Instabilität, bei klinisch erhöhtem Aspirationsrisiko endotracheale Intubation vor Endoskopie

69.9.3 Pharmakotherapie
- Volumenersatz mit kristalloiden und nicht mit kolloidalen Infusionslösungen, Transfusionsrestriktion (Hb 7–9 g/dl) reduziert Rate an Reblutungen sowie Letalität
- rekombinanter Faktor VII nicht routinemäßig, Tranexamsäure bei Verdacht auf Hyperfibrinolyse
- Protonenpumpenhemmer (PPI) intravenös bei vermuteter nicht variköser oberer gastrointestinaler Blutung

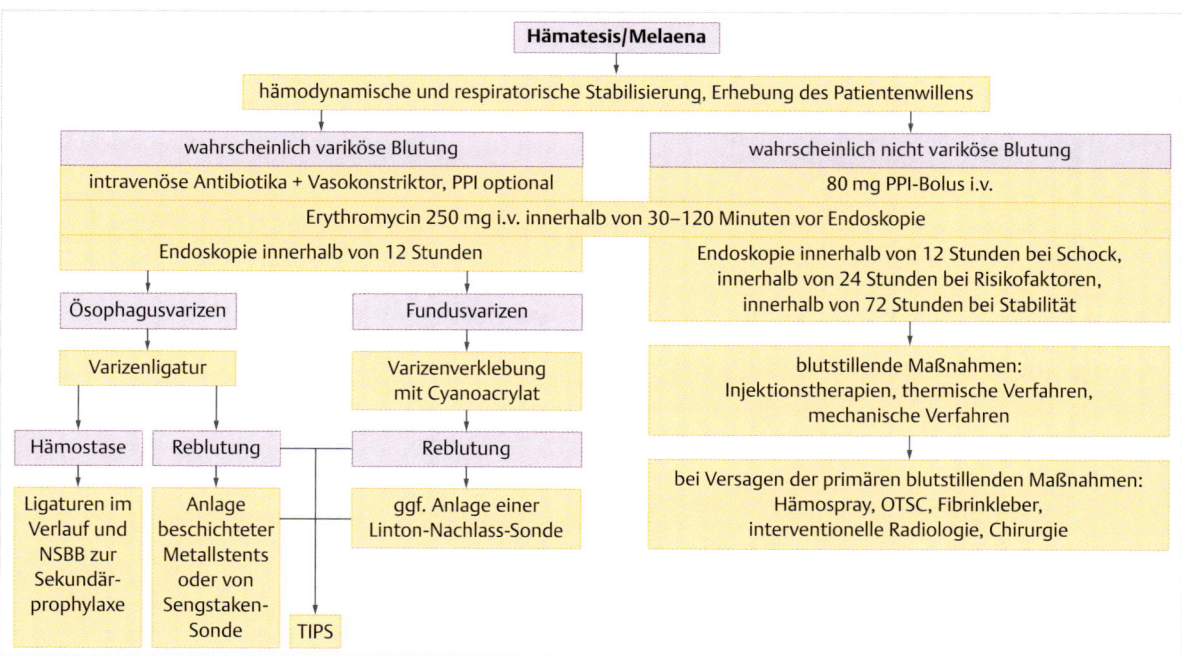

Abb. 69.3 Obere gastrointestinale Blutung. Therapeutischer Algorithmus (NSBB: nicht selektive Betablocker, OTSC: Over the Scope Clip, PPI: Protonenpumpenhemmer, TIPS: transjugulärer portosystemischer Shunt) [1].

- Bei Verdacht auf variköse gastrointestinale Blutung ist die antibiotische Therapie (z. B. Ciprofloxacin 400 mg i. v. 2-mal/Tag oder Ceftriaxon 2 g i. v. 1-mal/Tag) noch vor der Endoskopie für 5–7 Tage mandatorisch.
- vasoaktive Therapie bei jedem Verdacht auf variköse Blutung vor Endoskopie (Terlipressin, z. B. 1–2 mg alle 4–6 Stunden oder kontinuierlich, oder Somatostatin oder Octreotid) für 3–5 Tage
- Erythromycin 250 mg i. v. sollte bei vermuteter oberer gastrointestinaler Blutung vor der Endoskopie verabreicht werden (off label use).
- Propofol ist als Sedativum zur Notfallendoskopie bei gastrointestinaler Blutung sicher.
- bei bekannter hereditärer oder erworbener Blutgerinnungsstörung entsprechende Substitution (z. B. hepatische Koagulopathie: Thrombozyten > 50/µl, Fibrinogen > 1 g/l, Quick > 50 %), kein Antithrombin-3 bei aktiver gastrointestinaler Blutung
- Antagonisierung vorbestehender Antikoagulation ggf. vor Endoskopie, Wiederbeginn der therapeutischen Antikoagulation zur Krankenhausentlassung oder nach 7 Tagen

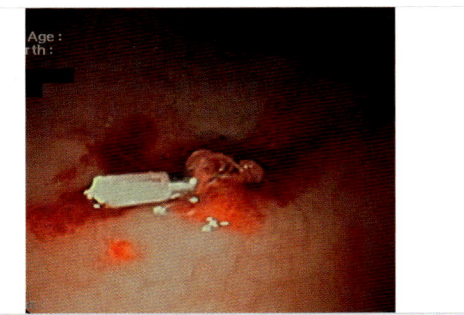

Abb. 69.4 Ulcus ventriculi. Clip-Applikation.

69.9.4 Interventionelle Therapie

Endoskopische Therapie

- Eine endoskopische Therapie ist erforderlich bei:
  - Ösophagus- und Fundusvarizenblutung
  - peptisches Ulkus Forrest I–IIb
  - vaskuläre Malformationen
  - aktive gastrointestinale Blutung bei Mallory-Weiss-Einriss
- Faktoren für Rezidivblutungen sind Forrest-Klassifikation, Ulkusgröße > 2 cm, Lokalisation (Bulbushinterwand, proximaler Magen, kleine Kurvatur).
- Bei der nicht varikösen Blutung können 3 Formen der endoskopischen Behandlung angewendet werden:
  - Injektionstherapie
  - thermische Verfahren
  - mechanische Verfahren
- Flüssigkeitsinjektion (oft „Adrenalin 1:10 000" = 1 mg Adrenalin auf 10 ml) in blutendes Ulkus (Tamponade der Arterie, Vasokonstriktion durch Adrenalin, Endarteriitis durch sklerosierende Substanzen, Gerinnselbildung), Blutungsstopp in 90 % der Fälle, Reblutung in 15–20 % der Fälle
- Thermische Verfahren (mono- oder bipolare Sonden, Heatersonden, Argon-Plasma-Koagulation) bewirken Hämostase durch Gefäßverödung.
- Mechanische Verfahren, z. B. Metallclips, Over-the-Scope-Clips (OTSC), Hineinziehen von Gewebe in eine Aufsatzkappe mit Erfassen von tiefen Wandschichten, bewirken Hämostase durch mechanischen Gefäßverschluss und Adaptation von Wund- bzw. Resektionsrändern (▶ Abb. 69.4).

- Bei variköser gastrointestinaler Blutung Endoskopie innerhalb von 12 Stunden nach Blutungsbeginn, zur endoskopischen Blutstillung sind Varizenligatur (Ösophagusvarizen) und Injektion von n-Butyl-2-cyanoacrylat (Sklerotherapie) möglich, bei refraktärer Ösophagusvarizenblutung beschichteter, selbst expandierender Metallstent (Ella-Danis-Stent, bis zu 14 Tage belassbar), alternativ Sengstaken-Blakemoore-Sonde (Ösophagus) oder Linton-Nachlass-Sonde (Fundusvarizen).
- OTSC, hämostatische Pulver und Fibrinkleber bei primärem Versagen der Blutstillung

Radiologisch-interventionelle Verfahren

- durch selektive angiografische Embolisation Blutstillung in bis zu 90 % der Fälle, auch bei schwerkranken Patienten mit hohem Operationsrisiko
- transjugulärer portosystemischer Shunt (TIPS) früh (72 Stunden) bei primärem Therapieversagen und variköse Rezidivblutung (Kontraindikationen: hepatische Enzephalopathie, Herzinsuffizienz, Leberfunktion), weniger Stentthrombosen bei beschichteten Stents

69.9.5 Operative Therapie

- Mögliche OP-Indikationen sind Versagen einer endoskopischen Blutstillung, Rezidivblutung nach zweiter endoskopischer Intervention und chirurgische Exploration bei klinisch signifikanter Blutung und wiederholter fehlender endoskopischer Darstellbarkeit bzw. Behandelbarkeit der Blutungslokalisation.

69.10 Nachsorge

- kontinuierliches Monitoring (Pulsoxymetrie, Blutdruckmessung, ggf. EKG) durch geschultes Fachpersonal in separatem Aufwachraum mit Notfallbehandlungsoption postinterventionell
- keine routinemäßige Kontrollendoskopie innerhalb von 72 Stunden nach gastrointestinaler Blutung

- TIPS frühzeitig bei Therapieversagen bei variköser gastrointestinaler Blutung und fehlenden Kontraindikationen

69.11 Verlauf und Prognose

- Die Reblutungsrate bei Ulkusblutungen beträgt bis zu 15 %. Diese ist häufiger bei schwerer gastrointestinaler Blutung, hämorrhagischem Schock und großen posterioren Duodenalulzera.
- Die Krankenhausmortalität bei oberer gastrointestinaler Blutung betrug 1989 4,7 %, 2009 nur 2,1 %. Nicht variköse gastrointestinale Blutung führt zu niedrigerer Mortalität (1,9 %) verglichen zu variköser GIB (5,6 %).

69.12 Prävention

- Primärprophylaxe (nicht selektive Betablocker [NSBB] oder Varizenligatur) bei Patienten mit kleinen Varizen (< 5 mm) und endoskopischen Blutungsrisiken (z. B. red spots sign), Child-Pugh-Stadium C und großen Varizen (> 5 mm), Budd-Chiari-Syndrom oder einer Pfortader-/Mesenterialvenenthrombose (alternativ TIPS, zusätzlich zu Antikoagulation)
- zur Sekundärprophylaxe Kombination aus NSBB und Gummibandligatur (Ösophagusvarizenblutung) oder Cyanoacrylat (Fundusvarizenblutung), alternativ TIPS
- endoskopische Kontrolle alle 1–3 Jahre bei Leberzirrhose

69.13 Quellenangaben

[1] Götz M, Anders M, Biecker E. S 2k Leitlinie Gastrointestinale Blutung. AWMF-Register Nr. 021/028. Online: https://www.awmf.org/uploads/tx_szleitlinien/021-028l_S 2k_Gastrointestinale_Blutung_2017-07.pdf. Stand: 10.09.2019

69.14 Wichtige Internetadressen

- Deutsche Gesellschaft für Gastroenterologie, Verdauungs- und Stoffwechselerkrankungen: http://www.dgvs.de
- Deutsche Gesellschaft für internistische Intensivmedizin und Notfallmedizin: http://www.dgiin.de
- Europäische Arbeitsgemeinschaft zum Studium der Leber: http://www.easl.eu
- Europäische Gesellschaft für Intensivmedizin: http://www.esicm.com

70 Perforationen des Gastrointestinaltrakts

Wolfram Trudo Knoefel, Hany Ashmawy

70.1 Steckbrief

Eine Perforation im gastrointestinalen Trakt ist ein häufiges chirurgisches Krankheitsbild, das unbehandelt zu einer abdominellen und konsekutiv zu einer generalisierten Sepsis führen kann. Perforationen können im Allgemeinen in freie und gedeckte Perforationen eingeteilt werden. Auch die Lokalisation im gastrointestinalen Trakt hat einen großen Einfluss auf das klinische Bild, die Therapie und den Verlauf der Erkrankung. Häufig müssen die betroffenen Patienten intensivmedizinisch betreut werden. In diesem Kapitel wird die gastrointestinale Perforation anhand ihrer Lokalisation abgehandelt.

70.2 Synonyme, Keywords

- Hohlorganperforation
- Ösophagusperforation
- Ösophagusruptur
- Boerhaave-Syndrom
- Magenperforation
- Magenulkusperforation
- Prä- oder postpylorische Perforation
- duodenale Perforation
- duodenale Ulkusperforation
- Dünndarmperforation
- Divertikelperforation
- Kolonperforation
- Sigmaperforation
- Rektumperforation
- perforierte Appendizitis

70.3 Definition

- Eine gastrointestinale Perforation ist ein Durchbruch der Darmwand mit Austritt von Darminhalt in die entsprechende Körperregion, z. B. in die peritoneale Höhle, das Retroperitoneum oder das Mediastinum im Fall einer ösophagealen Perforation.

70.4 Epidemiologie

- Eine allgemeine Epidemiologie zu gastrointestinalen Perforationen ist unbekannt.

70.4.1 Häufigkeit

- Eine allgemeine Angabe zur Häufigkeit gastrointestinaler Perforationen erscheint uns nicht sinnvoll, da diese aufgrund der verschiedenen Ursachen, Pathogenesen, anatomischen und histologischen Variationen der verschiedenen Segmenten des gastrointestinalen Trakts stark variiert.

70.4.2 Altersgipfel

- Gastrointestinale Perforationen können abhängig von der Ursache in jedem Alter auftreten.

70.4.3 Geschlechtsverteilung

- Beide Geschlechter sind betroffen.

70.4.4 Prädisponierende Faktoren

- psychische Faktoren, z. B. Stress
- Lebensstil: Nikotinkonsum, ungesunde Ernährung
- akute entzündliche Darmerkrankungen, z. B. Sigmadivertikulitis oder akute Appendizitis
- maligne Erkrankungen
- medikamentöse Faktoren, z. B. Einnahme von nicht steroidalen Antiphlogistika (NSAR) ohne Magenschutz
- übermäßiger Alkoholkonsum

70.5 Ätiologie und Pathogenese

- Die Ätiologie der Perforationen ist multifaktoriell, es gibt traumatische und atraumatische Ursachen. Zu den traumatischen Ursachen zählen die *mechanische* und die *fremdkörperassoziierte* Perforation, sei diese endoluminal durch Einführung oder Ingestion von Fremdkörpern oder extraluminal durch Stich- oder Schussverletzungen verursacht. Eine andere Ursache für eine mechanisch bedingte Perforation ist eine durch Ileus verursachte ausgeprägte Darmdilatation mit Anstieg des intraluminalen Drucks.
- Häufig sind auch die *medikamentenassoziierten* Perforationen, z. B. bei Einnahme von NSAR oder bei Antikörpern, die chemotherapeutisch appliziert werden. Hinzu kommen entzündliche Erkrankungen wie Appendizitis oder Divertikulitis.

70.6 Klassifikation und Risikostratifizierung

- Eine allgemeine Klassifikation bzw. Risikostratifizierung ist aufgrund der unterschiedlichen Krankheitsbilder nicht möglich. Sinnvoll erscheint aber eine allgemeine Klassifikation in *freie* und *gedeckte Perforation* aufgrund der unterschiedlichen therapeutischen Vorgehensweisen.
- In der Klassifikation der Sigmadivertikulitis nach Hansen und Stock wird ab Stadium II bzw. Typ II in der überarbeiteten Version die Sigmaperforation klassifiziert. Diese ist unter der S 2k-Leitlinie Divertikelkrankheit/Divertikulitis zu finden.

70.7 Symptomatik

- *häufig:*
  - Druckdolenz des Abdomens
  - Peritonismus, Peritonitis
  - akutes Abdomen
  - Erbrechen
  - fehlender Stuhlgang
  - Fieber
  - Inappetenz
- *manchmal:*
  - Tachypnoe
  - Tachykardie (rhythmische und arrhythmische)
  - pneumonieähnliche Beschwerden, insbesondere im Fall einer Aspiration bei rezidivierendem Erbrechen und manchmal auch bei ösophagealen Perforationen mit Mediastinitis und/oder Pleuraempyem
  - retrosternale Schmerzen nach stattgehabtem Erbrechen

70.8 Diagnostik

70.8.1 Diagnostisches Vorgehen

- ▶ Abb. 70.1 zeigt einen diagnostischen Algorithmus bei gastrointestinalen Perforationen.

70.8.2 Anamnese

- Die Erhebung einer ausführlichen Anamnese sowie die Durchführung einer symptomorientierten körperlichen Untersuchung sind von enormer Wichtigkeit. Danach folgen die laborchemische und die apparative Diagnostik. Ziel der Diagnostik ist es, stets eine Diagnose rasch zu sichern. Daher sind Anamnese und körperliche Untersuchung zielführend für die Auswahl der notwendigen apparativen Diagnostik.
- Bei der Anamneseerhebung sollten gezielte Fragen gestellt werden, z. B.:
  - Schmerzen: Lokalisation, Charakter, Beginn, Ausstrahlung, Zusammenhang mit Nahrungsaufnahme oder anderen Ereignissen

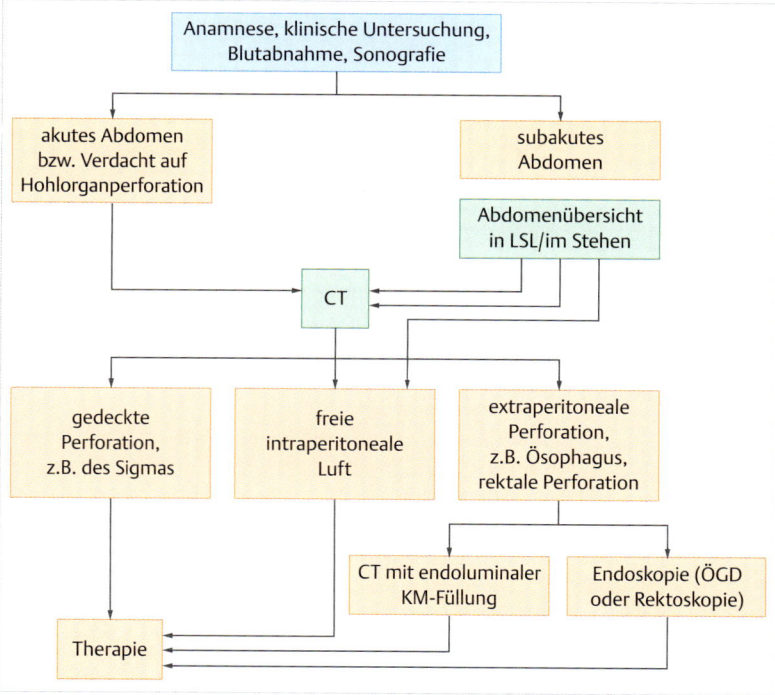

Abb. 70.1 Gastrointestinale Perforationen. Diagnostischer Algorithmus (KM: Kontrastmittel, LSL: Linksseitenlage, ÖGD: Ösophago-Gastro-Duodenoskopie).

- Erbrechen: einmalig, rezidivierend, gallig oder nur Mageninhalt (bitter oder sauer, grün oder wässrig)
- Stuhlanamnese: Obstipation, Diarrhö, blutige Beimengung, paradoxe Diarrhöen
- vorausgegangene Therapien oder Operationen
- Medikamentenanamnese
- ähnliche Beschwerden in der Vorgeschichte
- psychische Faktoren, z. B. Stress im Beruf, Prüfungsphase
- Nikotin- und Alkoholkonsum

70.8.3 Körperliche Untersuchung

- Häufig findet sich ein pralles Abdomen mit Peritonismus, Abwehrspannung, Rigidität und Druckdolenz. Dyspnoe, Tachypnoe und Tachykardie sind ebenfalls häufige klinische Zeichen, da die Patienten aufgrund der abdominellen Schmerzen häufig flacher atmen (Schonatmung). Außerdem kann Fieber bestehen.
- Cave: Bei Patienten, die eine Peritonealdialyse erhalten, oder Patienten mit einer Peritonektomie in der Vorgeschichte können die Peritonismuszeichen unterpräsentiert sein oder sogar fehlen. Dies kann bis zur Durchführung einer Bildgebung zur Fehldiagnose führen.

70.8.4 Labor

- Unspezifisch, in der Regel werden jedoch erhöhte Infektparameter festgestellt. Bei immunsupprimierten Patienten oder Patienten mit einer Leberinsuffizienz ist zu beachten, dass die Infektparameter nicht immer pathologisch hoch sind. Die Bestimmung von Prokalzitonin oder bei fraglich beginnender Sepsis von Interleukin-6 kann hilfreich sein, um einen entzündlichen Zustand zu erkennen.

70.8.5 Bildgebende Diagnostik

Sonografie

- Sonografie des Abdomens und der Pleura mit folgender Fragestellung:
  - freie intraperitoneale Flüssigkeit
  - retroperitoneale Flüssigkeit als Hinweis auf eine mögliche dorsal gelegene Sigmaperforation
  - interenterische Flüssigkeitsansammlung
  - Pleuraerguss

Röntgen

- Abdomenübersicht in Linksseitenlage mit folgender Fragestellung:
  - freie intraabdominelle Luft
  - Spiegelbildung
  - Fremdkörper

- Röntgen des Thorax mit folgender Fragestellung:
  - freie subdiaphragmale Luft
  - Pneumomediastinum
  - Pleuraerguss
  - Fremdkörper

CT

- genauer als konventionelle Röntgenaufnahmen
- Mithilfe der CT des Abdomens kann eine Perforation sowie deren Ursachen festgestellt und exakter geklärt werden, ob diese gedeckt oder frei ist. Somit lässt sich die Therapie genauer planen.
- Eine CT kann mit oraler *Kontrastmitteleinnahme* ergänzt werden. Eine Perforation wird direkt mit dem Austritt von Kontrastmittel nach extraluminal bestätigt. Die Untersuchung kann auch bei fraglichen Rektumperforationen erfolgen. Die CT kann ohne Kontrastmittel eine Perforation nicht mit absoluter Sicherheit lokalisieren.
- Bei Verdacht auf eine ösophageale Perforation ist die Durchführung einer CT des Thorax mit oraler Kontrastmitteleinnahme sinnvoll und sehr hilfreich.

MRT

- MRT des Abdomens nur, wenn eine CT kontraindiziert ist, z. B. während der Schwangerschaft

70.8.6 Instrumentelle Diagnostik

Ösophago-Gastro-Duodenoskopie (ÖGD)

- Eine ÖGD ist sinnvoll bei Verdacht auf ösophageale Perforationen. Damit lassen sich Höhe und Größe, Lokalisation und Ausmaß der Läsion feststellen. Außerdem sind direkte therapeutische Interventionen möglich, z. B. Stentimplantation oder endoluminale EndoVAC-Anlage.
- Bei einer kleinen und frisch aufgetretenen gastralen oder duodenalen Perforation, die beispielsweise bei einer ÖGD aus anderen Gründen iatrogen verursacht wurde, kann ein Over the Scope Clip (OTSC) angelegt werden. Bei einer bereits bestehenden Perforation empfiehlt sich die operative Exploration, da in der Regel eine Begleitperitonitis entstanden ist.
- Bei Ingestion eines Fremdkörpers kann dieser endoskopisch geborgen werden.

Rektoskopie/Proktoskopie

- Mit einer Proktoskopie bzw. Rektoskopie kann eine Läsion im Bereich des Rektums oder des Analkanals sicher diagnostiziert und eventuell auch behandelt werden. Auch die Bergung eines Fremdkörpers ist möglich.

- Eine Koloskopie sollte bei fraglicher Kolonperforation nicht durchgeführt werden, um eine weitere Verschleppung von intraluminalen Keimen in die Peritonealhöhle zu vermeiden.

70.8.7 Mikrobiologie und Virologie

Kulturen

- Intraoperative Abstriche zur mikrobiologischen Untersuchung sind unabdingbar, um die antimikrobielle Therapie im Verlauf zu optimieren.

70.9 Differenzialdiagnosen

Tab. 70.1

Differenzialdiagnose	notwendige Diagnostik zur Differenzierung
ösophageale Perforation	
Angina pectoris	Labor, EKG
Lungenarterienembolie	Labor, EKG, Röntgen des Thorax, CT
gastroösophageale Refluxkrankheit	Anamnese
Hiatushernie	Röntgen des Thorax, CT
Magen- oder Duodenumperforation	
Gastritis/Duodenitis	Anamnese, ÖGD
Ulkusleiden	Anamnese, ÖGD
Cholezystitis	Labor, Sonografie
Kolonperforation	
Kolitis	Anamnese, klinische Untersuchung, Sonografie, CT
Divertikulitis	Anamnese, klinische Untersuchung, Sonografie, CT
Appendizitis	Anamnese, klinische Untersuchung, Sonografie
chronisch-entzündliche Darmerkrankungen	Anamnese, Sonografie, CT
Ileus	Anamnese, Röntgen-Abdomen-Übersicht, Sonografie, CT

70.10 Therapie

70.10.1 Therapeutisches Vorgehen

- Ziel der Therapie ist ein Verschluss der Perforation und die Spülung bzw. Drainage des betroffenen extraluminalen Raumes, um eine Sepsis mit deren Konsequenzen zu vermeiden.
- In ▶ Abb. 70.2 ist ein therapeutischer Algorithmus bei gastrointestinalen Perforationen dargestellt.

70.10.2 Allgemeine Maßnahmen

- Infusion
- Überwachung des Patienten, um eine Verschlechterung vor einer definitiven Therapie zu erkennen

70.10.3 Pharmakotherapie

- Eine frühe antimikrobielle Therapie ist sinnvoll und sollte spätestens bei klinischer Verschlechterung erfolgen.
- Bei Perforation im oberen Gastrointestinaltrakt, Ösophagus, Magen und Duodenum sollte eine antimykotische Therapie zusätzlich zur Antibiose erfolgen.

70.10.4 Operative Therapie

- Jede freie gastrointestinale Perforation wird operativ behandelt. Es gibt wenige Ausnahmen wie beispielsweise manche ösophageale Perforationen, iatrogene obere gastrointestinale Perforationen im Rahmen einer Endoskopie ohne Begleitperitonitis, die sofort endoskopisch behandelt wurden, oder gedeckte Perforationen, z. B. des Colon sigmoideum.
- Im Rahmen der Exploration muss die Magenhinterwand auch exploriert werden, solange keine anderen Ursachen festgestellt werden konnten. Dies erfolgt nur über Eröffnung der Bursa omentalis. Ist keine eindeutige Perforationsstelle zu finden, kann über eine einliegende Magensonde beispielsweise Luft oder Patentblau appliziert werden. Im Fall einer oberen gastrointestinalen Perforation lässt sich damit die Perforationsstelle leichter lokalisieren.

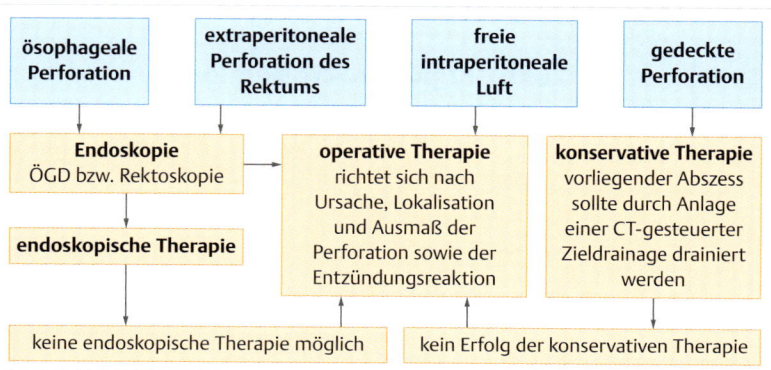

Abb. 70.2 Gastrointestinale Perforationen. Therapeutischer Algorithmus (ÖGD: Ösophago-Gastro-Duodenoskopie).

Ösophagusperforation

- Die Perforation des Ösophagus kann unter folgenden Umständen „konservativ" behandelt werden:
  - Die Perforation ist klein.
  - Der Patient weist keine Sepsiszeichen und keine Mediastinitis auf.
  - Eine endoskopische Therapie, z. B. mittels Stentimplantation, ist möglich, solange der nach extraluminal ausgetretene Inhalt auch interventionell mittels Zieldrainagen und/oder Thoraxdrainagen drainiert und gespült werden kann.
- Ist der Patient bereits septisch oder eine interventionelle Therapie nicht möglich, ist der Goldstandard eine zweizeitige Versorgung.
  - Als erster Schritt wird eine Ösophagektomie mit Ausleiten eines Pharyngostomas durchgeführt. Simultan wird eine Ernährungssonde, z. B. ein Jejunalkatheter, implantiert. Es empfiehlt sich, keine gastrale Ernährungssonde zu legen, um den Magen für den nachfolgenden Magenhochzug als Rekonstruktionsmöglichkeit zu schonen.
  - Als zweiter Schritt erfolgt die Rekonstruktion im entzündungsfreien Intervall. Hier wird der Hochzug des Magens angestrebt. Allerdings kann in manchen Fällen, z. B. bei vorheriger Gastrektomie, die Rekonstruktion mithilfe eines Koloninterponats durchgeführt werden.

Magenperforation

- Die häufigste Ursache für eine Magenperforation ist der Durchbruch eines bestehenden Ulkus. Dieser wird exzidiert und übernäht. Das Exzidat muss zur histologischen Untersuchung eingeschickt werden, da bis zum Beweis des Gegenteils immer von einem malignen Ulkus ausgegangen werden muss!
- Alternativ kann bei präpylorischen Ulkusperforationen eine distale Magenteilresektion mit einer Rekonstruktion nach Y-Roux in Erwägung gezogen werden insbesondere, wenn eine Stenose zu befürchten ist; dies ist aber eher die Ausnahme.
- Spezieller Fall: Patient mit Zustand nach multiviszeraler Resektion mit protrahiertem, aber komplikationsarmem postoperativem Verlauf entwickelt eine Magenperforation. Diese wurde bildmorphologisch in der CT-Untersuchung als gedeckt klassifiziert. Daher wurde diese endoskopisch mittels Endo-Vac-Therapie erfolgreich behandelt (▶ Abb. 70.3).

Duodenale Perforation

- Eine häufige Ursache für eine duodenale Perforation ist ein bestehendes Ulkus. Diese wird analog zum perforierten Magenulkus versorgt. Allerdings können duodenale Übernähungen aufgrund der Gallenflüssigkeit, der Magensäure sowie des Pankreassekrets insuffizient

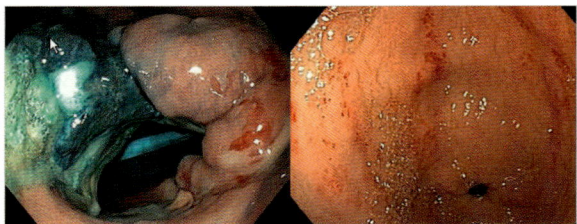

Abb. 70.3 Magenperforation. Zustand vor (links) und nach Endo-VAC-Therapie (rechts).

werden. Daher kann zusätzlich eine T-Drainage zur externen Galleausleitung eingelegt werden. Die gastrointestinale Sekretion sowie die Pankreassekretion kann durch die Gabe von Octreotid reduziert werden. Die Magensäure kann mit hochdosierten Protonenpumpenhemmern und durch das Belassen einer Magensonde, entweder nur auf Ablauf oder sogar mit intermittierendem Sog, reduziert und nach extern ausgeleitet werden. Wichtig für die suffiziente Heilung einer duodenalen Übernähung ist die vollständige intraoperative Mobilisation des Duodenums, um eine Spannung der Naht zu vermeiden.
- Nach dorsal in das Retroperitoneum perforiertes Duodenum ohne Anhalt für eine freie Perforation kann ein konservativer Therapieversuch mit endoskopischer EndoVAC-Anlage oder endoskopischer Stentimplantation erfolgen.
- Bei suprapapillären Perforationen kann eine Versorgung ähnlich wie bei präpylorischen Magenperforationen mittels distaler Magenteilresektion und Rekonstruktion nach Y-Roux durchgeführt werden.
- Spezieller Fall: Wenn eine duodenale Übernähung insuffizient wurde und eine weitere Übernähung ohne Duodenektomie aufgrund von intraoperativ zu erwartenden schwierigen anatomischen Verhältnissen nicht infrage kommt, kann endoskopisch ein Stent implantiert werden. Alternativ kann eine EndoVAC-Therapie versucht werden.

Dünndarmperforation

- Eine Dünndarmperforation kommt seltener vor als andere Lokalisationen. Bei fehlenden Zeichen einer abdominellen Sepsis kann diese entweder mittels direkter Naht bzw. Übernähung oder mittels Segmentresektion mit primärer Anastomose behandelt werden. Bei Vorliegen einer abdominellen Sepsis kann auch die Ausleitung der Perforationsstelle als doppelläufiger Anus praeter sinnvoll sein.
- Bei Vorhandensein entzündlicher Veränderungen im betroffenen Dünndarmsegment kann eine Diskontinuitätsresektion mit Ausleiten beider Dünndarmenden als Anus praeter durchgeführt werden.

- In manchen Fällen ist die Übernähung der Perforationsstelle in Vicryl-Patchtechnik insbesondere im entzündlichen Situs sehr sinnvoll.

Kolonperforation

- Eine Kolonperforation geht stets mit einer abdominellen fäkalen Sepsis einher, die rasch zu einer generalisierten Sepsis führen kann.
- Eine Kolonperforation im Bereich des rechtsseitigen Hemikolons wird mittels rechtsseitiger Hemikolektomie bzw. erweiterter rechtsseitiger Hemikolektomie im Fall einer Perforation im Bereich des Colon transversum behandelt. Eine Perforation im linksseitigen Hemikolon wird mittels linksseitiger Hemikolektomie behandelt, eine freie Sigmaperforation mittels Sigmaresektion nach Hartmann und eine Rektumperforation in die Peritonealhöhle mittels tiefer anteriorer Rektumresektion.
- Bei kleinen Kolonperforationen kann die Perforationsstelle auch als ein doppelläufiger Anus praeter ausgeleitet werden.
- Eine gedeckte Divertikelperforation wird konservativ behandelt und im entzündungsfreien Intervall operativ mit Sigmaresektion und primärer Anastomose.
- Bei rektalen extraperitonealen Verletzungen, z. B. bei Pfählungsverletzungen, kann der Defekt an der Rektumwand nach Ausleiten eines Anus praeter durch EndoVAC-Anlage behandelt werden.

Appendixperforation

- Therapie einer Appendizitis mit oder ohne Perforation ist die Appendektomie. In manchen Fällen muss sogar ein Teil des Kolons reseziert werden.

70.11 Nachsorge

- Patienten mit stattgehabter gastrointestinaler Perforation, die operativ versorgt worden ist, sollten wegen des Risikos einer Sepsis intensivmedizinisch betreut werden. Der Kostaufbau wird erst nach Zeichen einer vorhandenen gastrointestinalen Passage begonnen.

70.12 Verlauf und Prognose

- Die postoperativen Komplikationen spielen eine große Rolle bezüglich des Verlaufs und der Prognose. Zu den möglichen Komplikationen zählen unter anderem Nahtinsuffizienz, gastrointestinale Passagestörung mit Verzögerung des Kostaufbaus oder lokalisierte bzw. generalisierte Sepsis. Manchmal ist eine programmierte Lavage des Abdomens sinnvoll, um die abdominelle Sepsis besser zu beherrschen. Bei kotiger Peritonitis ist auf jeden Fall eine programmierte Lavage des Abdomens anzustreben.

71 Peritonitis

Tom Florian Ulmer

71.1 Steckbrief

Die Peritonitis ist ein gefürchtetes Krankheitsbild, das bei einer inadäquaten Behandlung durch ein Multiorganversagen immer noch eine hohe Morbidität und Mortalität aufweist. Die Ursache der Peritonitis sind meist bakterielle Infektionen der Bauchhöhle, z. B. nach einer Perforation eines Hohlorgans oder durch eine Organentzündung wie die Appendizitis bzw. postoperativ bei einer Anastomoseninsuffizienz. Entscheidend für das Outcome sind die frühzeitige Therapie mit unverzüglicher Fokussanierung und antimikrobieller Therapie sowie die begleitende intensivmedizinische Therapie der Sepsis.

71.2 Synonyme

- intraabdominelle Infektion

71.3 Keywords

- Peritonitis
- intraabdominelle Infektion
- primäre Peritonitis
- sekundäre Peritonitis
- tertiäre Peritonitis

71.4 Definition

- Bei der Peritonitis kommt es zu einer akuten oder chronischen Kontamination des Bauchfells mit infektiösem Material. Die Ursache ist in 80% der Fälle eine Infektion der Abdominalhöhle durch Perforation eines Hohlorgans.

71.5 Epidemiologie

71.5.1 Häufigkeit

- Zur Prävalenz lassen sich aufgrund der Vielzahl an Ursachen schwer Daten generieren. Die Peritonitis wird jedoch als zweithäufigste Ursache einer Sepsis angenommen.
- Im Institut für das Entgeltsystem im Krankenhaus (InEK) fanden sich ungefähr 30 000 Kodierungen einer Peritonitis in der Viszeralchirurgie im Jahr 2014.

71.5.2 Altersgipfel, Geschlechtsverteilung

- Es zeigt sich kein konkreter Altersgipfel und keine Geschlechtsverteilung.

71.5.3 Prädisponierende Faktoren

- Immunsuppression
- Leberzirrhose
- abhängig von der Grunderkrankung (z. B. Magenulzera, Sigmadivertikulitis)

71.6 Ätiologie und Pathogenese

- Die Peritonitis kann nach ihrer Ursache in eine *primäre*, *sekundäre*, *tertiäre* und *quartiäre* Form eingeteilt werden. Aus einem lokalen intraabdominellen Fokus kann eine extraperitoneale Allgemeinreaktion (Sepsis) resultieren. Dies geschieht unter anderem durch den Lymphabflussweg des Abdomens über kleine Lymphgefäße und Lakunen in der Tela subserosa nach zentral, z. B. über den Ductus thoracicus.
- Der Kontakt des infektiösen Materials mit z. B. Monozyten führt zu einer Freisetzung von pro- und antiinflammatorischen Zytokinen und konsekutiv zu einer immunologisch vermittelten Kreislaufstörung und zu Organschäden infolge der Ischämie. Darüber hinaus kommt es aufgrund der großen Oberfläche des Bauchfells (2–2,5m^2) bei einer peritonealen Ödembildung zu einem systemischen Volumenmangel und einem Anstieg des intraabdominellen Druckes. Die verursachte Durchblutungsstörung kann unter anderem zu einer bakteriellen Translokation bei intestinaler Ischämie und einer Sepsis führen oder diese aggravieren (gut inflammatory response).

71.7 Klassifikation und Risikostratifizierung

- Die Peritonitis kann nach Verlauf (akut, chronisch), Qualität des Exsudats (serös, fibrinös, eitrig gallig, kotig) und Ausbreitung (lokal, diffus) und Ursache (primär, sekundär, tertiär, quartiär) klassifiziert werden (▶ Tab. 71.1). Letztere Klassifikation ist am gebräuchlichsten und wichtigsten, da durch sie die Therapieentscheidung maßgeblich bestimmt wird.
- Um den Schweregrad der Peritonitis abschätzen zu können und als Folge die Therapieoptionen festzulegen

Tab. 71.1 Klassifikation der Peritonitis.

Klassifikation	Ätiologie	Beispiele
primär (1 % der Fälle)	ohne abdominellen Fokus, Ausbreitung erfolgt meist hämatogen, lymphogen oder durch Translokation	Kinder unter 10 Jahren bei hämatogener Aussaat eines Infektherdes
		Patienten mit Lebererkrankungen und Aszites (spontane bakterielle Peritonitis, SBP)
sekundär (80–90 % der Fälle)	Fokus liegt intraabdominell aufgrund einer anatomischen Störung des Gastrointestinaltrakts	Appendizitis
		Cholezystitis
		traumatische oder atraumatische Hohlorganperforation z. B. bei Sigmadivertikulitis, Dünndarmperforation, gastroduodenaler Perforation
		postoperativ: Nahtinsuffizienz, Galleleckage, Pankreasfistel
		Infektion, Pankreasnekrosen
tertiär (< 1 % der Fälle)	Peritonitis bleibt trotz adäquater Therapie der primären oder sekundären Form bestehen oder rezidiviert	Patienten mit Immunsuppression
		persistierende Fisteln
quartär (< 1 % der Fälle)	nosokomial durch abdominelle Lavage oder iatrogen/spontan von einem intraabdominellen Abszess ausgehend	Patienten mit kontinuierlicher ambulanter Peritonealdialyse (CAPD)

(z. B. Notfalloperation), wurden oftmals unterschiedliche Scoresysteme angewendet. Der Peritonitis-Index-Altona-Score (PIA-Score) und der Mannheimer Peritonitis-Index (MPI) sind wohl die bekanntesten Scores zur Beurteilung der Peritonitis. Neben einer intraoperativen Beurteilung des Ursprungs bzw. der Ausdehnung des Krankheitsbilds berücksichtigen sie unter anderem noch zirkulatorische, renale und pulmonale Organfunktionen sowie das Alter und Geschlecht der Patienten.
- Neben diesen spezifischen Scores kommen auch systemische Sepsisscores wie der Acute Physiology and Chronic Health Evaluation Score II (APACHE II) sowie der Sequential Organ Failure Assessment Score (SOFA-Score) bei der Peritonitis zum Einsatz, um den Gesamtzustand des Patienten bzw. die Prognose eines Gesamtkollektivs in vergleichenden Studien abzuschätzen.
- Die genannten Peritonitisscores haben eher formalen Charakter und finden keine Berücksichtigung mehr im klinischen Alltag. Viel wichtiger sind eine gemeinsame Beurteilung des Patienten durch erfahrene Viszeralchirurgen und Intensivmediziner sowie ein individueller Therapieentscheid.

71.8 Symptomatik

- Kardinalsymptom ist das *akute Abdomen*, mit lokalisierter oder diffuser Abwehrspannung bei starken Schmerzen. Zusätzlich können Fieber, Störung der Peristaltik, Übelkeit und Erbrechen auftreten. Ausdruck einer generalisierten Erkrankung können Tachykardie, Hypotonie und Tachypnoe sein.
- Vorsicht ist bei alten Patienten mit *Muskelatrophie der Bauchdecke* geboten, da hier eine Abwehrspannung fehlen kann.

71.9 Diagnostik

71.9.1 Anamnese

- Das Erscheinungsbild der Peritonitis ist aufgrund der multiplen möglichen Ursachen unscharf. Doch gerade am Anfang der Erkrankung lässt die Anamneseerhebung noch Rückschlüsse auf die Pathognomie des abdominellen Befunds zu. Spezifische, infrage kommende abdominelle Pathologien wie die Appendizitis oder Sigmadivertikulitis sollten bekannt sein und durch Befragung und Untersuchung eruiert werden können.
- Häufig ist der Schmerzcharakter initial bei Reizung des viszeralen Blattes des Peritoneums zunächst dumpf und schwer lokalisierbar, eine vegetative Reizung mit den Symptomen Übelkeit, Erbrechen und Schwitzen ist häufig begleitend. Später überwiegt dann – bei parietaler Reizung des Peritoneums – der scharfe, gut lokalisierbare Schmerz mit Abwehrspannung.

71.9.2 Körperliche Untersuchung

- Es zeigt sich initial das Bild des Peritonismus, mit *Druckschmerz* bei Palpation über den entsprechenden Quadranten. Ebenso kann ein *Loslassschmerz* (beim Zurückziehen der Hand nach Palpation) bzw. ein *Erschütterungsschmerz* als Ausdruck eines gereizten Peritoneums vorhanden sein.
- reflektorische lokale oder generalisierte *Abwehrspannung*
- Die Auskultation zeigt *abgeschwächte oder aufgehobene Darmgeräusche* als Ausdruck einer reflektorischen Paralyse.

- Ein eventuell vorhandener *Aszites* mit Fluktuationswelle bei der Untersuchung kann auf eine primäre Peritonitis hinweisen.

71.9.3 Labor

- Heutzutage steht in der laborchemischen Diagnostik eine Reihe von Markern zur Verfügung. In der täglichen Routine haben sich jedoch neben der Leukozytenzahl vor allem *C-reaktives Protein* (CRP) und *Prokalzitonin* (PCT) etabliert.
- Schwierig ist die Interpretation der Laborwerte bei postoperativen Patienten. Die physiologische Akute-Phase-Reaktion kann die Symptomatik einer intraabdominellen Infektion eventuell maskieren. In diesen Fällen könnte die Persistenz eines hohen CRP-Wertes über 72 Stunden hinaus die Trennschärfe erhöhen.

71.9.4 Bildgebende Diagnostik

- Wenn bei unauffälliger Bildgebung die Anamnese und Klinik des Patienten (z. B. Verwirrtheit, neu eingesetzte kardiologische Auffälligkeiten wie Rhythmusstörungen) sowie die Laborwerte Hinweise für einen intraabdominellen Fokus bieten, ist eine Klärung der Ursache herbeizuführen und die operative Exploration gerechtfertigt.

Sonografie

- Die Sonografie des Abdomens als ein schnell verfügbares, kostengünstiges und wenig belastendes diagnostisches Mittel eignet sich als *Basismethode*. Die Punktion freier Flüssigkeit kann Hinweise auf die Erkrankung geben (Zellzahlbestimmung, Erregernachweis, Zytologie).

Röntgen

- Die native Röntgendiagnostik des *Abdomens* a. p. oder in Linksseitenlage bzw. des *Thorax* in zwei Ebenen ist bei freier Luft als Zeichen einer Störung der Integrität des Gastrointestinaltrakts in Zusammenschau mit der Anamnese und der klinischen Untersuchung ausreichend für die Notfalloperation. Bei jungen Patienten sollte diese Untersuchung jedoch keinen Stellenwert haben.

CT

- Die Computertomografie des *Abdomens* ist Standard bei Verdacht auf ein Vorliegen einer intraabdominellen Infektion insbesondere bei postoperativen Patienten mit kompliziertem Verlauf. Die klinische Untersuchung ist in diesen Situationen durch Sedierung und Beatmung des Patienten oft nicht zielführend. Die heutigen Spiral- und Multidetektor-Computertomografien arbeiten schnell und haben eine diagnostische Treffsicherheit von über 95 %. Merkmale sind z. B. Kontrastmittel-enhancement am Rand von Flüssigkeitsverhalten, Lufteinschlüsse im Verhalt oder Darmwand (Pneumatosis intestinalis mit eventuellem Luftnachweis in der Pfortader).
- Darüber hinaus bietet die Untersuchung noch den Vorteil, Flüssigkeitskollektionen diagnostisch zu punktieren und ggf. therapeutisch zu drainieren.

MRT

- In bestimmten Fällen, z. B. bei jungen Patientinnen, kann die MRT als Alternative zur CT sinnvoll sein.

71.9.5 Instrumentelle Diagnostik

Explorative Laparoskopie

- Die minimalinvasive Chirurgie ermöglicht eine schnelle und komplikationsarme Möglichkeit zur Diagnostik und gleichzeitigen Therapie.

71.10 Differenzialdiagnosen

- *Pseudoperitonismus*: Das klinische Erscheinungsbild entspricht dem des Peritonismus, jedoch ohne Vorliegen einer Peritonitis. Unterschiedliche Erkrankungen können die Ursache sein. Häufig beschrieben ist die Pseudoperitonitis diabetica bei ketoazidotischer Azidose. Die Symptomatik kann jedoch bei einer Vielzahl von Erkrankungen auftreten, z. B. bei Abgang eines Uretersteins, akutem Harnverhalt, Hodentorsion, Porphyrie oder Addison-Krise sowie hämolytischer Krise.

71.11 Therapie

- Die unverzügliche Diagnosestellung und die Einleitung der Therapie sind prognostisch entscheidend.

71.11.1 Therapeutisches Vorgehen

Primäre Peritonitis

- Die Therapie der primären Peritonitis ist eine Domäne der *konservativen Therapie*. Hierzu existieren gute Leitlinien der European Association for the Study of the Liver and Collaboration (EASL) sowie der Arbeitsgemeinschaft der Wissenschaftlichen Medizinischen Fachgesellschaften (AWMF).
  - Häufig liegt eine *Monoinfektion* vor, ein Erregernachweis gelingt aber nur bei ca. einem Drittel der Fälle. Häufige *Erreger* sind Escherichia coli, Klebsiella spp., Staphylokokken, Enterokokken, Streptokokken, ESBL-Bildner. Als Substanzen werden unter anderem Ceftriaxon, Cefotaxim, Ceftazidim, Ampicillin/Sulbactam,

Ampicillin + Tobramycin sowie Amoxicillin/Clavulansäure empfohlen.
- Die *Therapie* der resistenten Keime richtet sich nach dem Erregerspektrum (vor allem methicillinresistenter Staphylococcus aureus, vancomycinresistente Enterokokken, Extended-Spectrum-β-Lactamase-Bildner). Eingesetzt werden Substanzen wie Tigezylin, Linezolid, Vancomycin und Imipenem.

Sekundäre Peritonitis

- Die Prinzipien der Therapie der sekundären Peritonitis wurden schon von Mikulicz 1889 beschrieben und von Kirschner rund 30 Jahre später validiert. Im Vordergrund stehen die unverzügliche Entfernung des Infektfokus, entweder durch interventionelle Drainage oder chirurgisch, die intraoperative Beseitigung des Exsudats (Lavage) sowie die Ableitung des postoperativen Exsudats, z. B. über adäquate Drainagen.
  - Die chirurgische Exploration sollte, wenn möglich, *laparoskopisch* erfolgen. Auch die Sanierung des Fokus, selbst bei Kolonperforationen oder perforierten Duodenulzera sollte, wenn die technischen Voraussetzungen sowie die Erfahrung des Chirurgen vorhanden sind, laparoskopisch erfolgen. Bei postoperativen Komplikationen, selbst wenn der Primäreingriff offen über eine Laparotomie stattgefunden hat, kann der Revisionseingriff laparoskopisch durchgeführt werden. Die Evidenzlage ist hierzu jedoch niedrig.
  - Wird bei der Erstoperation eine Resektion durchgeführt, sollte die Entscheidung, ob eine *primäre Anastomosierung* mit oder ohne protektives Stoma durchgeführt wird, individuell entschieden werden. Berücksichtigt werden sollten der Gesamtzustand des Patienten, der intraoperative Befund, die Begleiterkrankungen sowie die Medikation.
  - Harte Entscheidungskriterien für das weitere therapeutische Vorgehen (Etappenlavage oder On-Demand-Verfahren) nach der Erstoperation sind nicht vorhanden.
    - Für die programmierte *Etappenlavage* spricht die bessere Planbarkeit und die Möglichkeit, einen nicht adäquat sanierten Fokus bei instabilem Patient nach Stabilisierung zu sanieren. *Nachteile* des Verfahrens sind die höheren Raten an Narbenhernien, Fistelbildungen sowie Flüssigkeits- und Proteinverlusten. Zudem könnte eine gesteigerte inflammatorische Mediatorantwort durch die rezidivierenden Eingriffe zu einer höheren Inzidenz von Organversagen führen.
    - Beim *On-Demand-Verfahren* wird je nach Verlauf eine Relaparotomie durchgeführt. Dies führte in einer prospektiven Studie (RELAP-Trial) im Vergleich zur Etappenlavage zu einer vergleichbaren Mortalität bei Patienten mit APACHE-II Score ≤ 10. Die Gesamtkosten waren erniedrigt durch weniger häufige Relaparotomien, eine kürzere Aufenthaltsdauer auf der Intensivstation sowie eine kürzere Gesamtverweildauer.
    - Die Schwierigkeit bei der On-Demand-Strategie besteht in der Auswahl bzw. der Identifikation *geeigneter Indikationskriterien*. Bislang existiert kein verlässlicher Marker (z. B. Interleukin-6, CRP), der als prädiktiver Parameter eines Reeingriffs geeignet wäre. Die subjektive Interpretation des Verlaufs ist für die Indikationsstellung immer noch ausschlaggebend.
  - Die geplante *Relaparotomie* bzw. das offene Abdomen mit Laparostoma sollte bei der mesenterialen Ischämie sowie beim abdominellen Kompartmentsyndrom zur Druckentlastung durchgeführt werden.
  - Ein sekundärer Verschluss ist anzustreben.
  - Ein *Faszienverschluss unter Spannung* bei der Primäroperation ist zu vermeiden.
  - Neben der Sanierung des Infektionsherdes ist die *frühe antimikrobielle Therapie* entscheidend für das Überleben des Patienten. Bei einer Verzögerung der Antibiotikatherapie um eine Stunde sinkt das Überleben um 7–10 %.
    - Die Antibiotikagabe sollte noch vor dem Hautschnitt erfolgen („Golden Hour").
    - Blutkulturen sollten vor der Erstgabe des antimikrobiellen Medikaments abgenommen werden.
    - Wenn kein Erregernachweis vorliegt, sollte ein *Breitbandantibiotikum* verwendet werden. Bei der sekundären Peritonitis handelt es sich fast immer um eine *Mischinfektion*.
    - Es sollten hausinterne Leitlinien zur Therapie der Peritonitis unter Berücksichtigung des hausinternen Erregerspektrums erarbeitet worden sein.
    - Die antimikrobielle Therapie sollte sich am Zustand des Patienten, an den Vorerkrankungen bzw. der vorausgegangenen Therapie ausrichten.
    - Es sollte nach den AWMF-Leitlinien bei der Therapie zwischen der ambulant erworbenen und postoperativen Form differenziert werden (▶ Tab. 71.2).
    - Um im weiteren Verlauf zu deeskalieren, muss ein intraoperativer Abstrich erfolgen und die Antibiose erregergerecht angepasst werden.
    - Bei lebensbedrohlichen Krankheitsbildern sollte das Antibiotikum auch die in den letzten Jahren zunehmenden *resistenten Keime* (z. B. MRSA, VRE) erfassen.
    - Bei langen, schwierigen Verläufen und immunsupprimierten Patienten sollte an die zusätzliche Gabe eines *Antimykotikums* gedacht werden (▶ Tab. 71.2).
    - Bei ambulant erworbenen Peritonitiden kann die *Therapiedauer* lediglich 1–5 Tage betragen. Bei der nosokomialen Form sollte die Therapie 7–10 Tage lang durchgeführt werden. Tritt dann keine Besserung ein, wird ein Absetzen der Therapie und ein erneutes Sampeln empfohlen.
  - Entwickelt sich bei Patienten mit Peritonitis eine *Sepsis*, sollte das im Update 2018 von der Surviving Sepsis Campaign empfohlene „*1-Hour-Bundle*" abgearbeitet werden. Hierzu zählen Laktatbestimmung, Abnahme von Blutkulturen vor der Erstgabe eines Antibioti-

Tab. 71.2 Empfehlungen der Arbeitsgemeinschaft der Wissenschaftlichen Medizinischen Fachgesellschaften (AWMF) zur kalkulierten Antibiotikatherapie bei der sekundären Peritonitis.

Diagnose	häufige Erreger	Therapie	Empfehlungsrad
ambulant erworbene Form, keine/frische Perforation (z. B. akute Appendizitis, perforierte Cholezystitis), ggf. lokale Peritonitis	Enterokokken, Enterobakterien, Anaerobier (häufig Mischinfektionen)	Cefuroxim + Metronidazol	A
		Cefotaxim + Metronidazol	A
		Ceftriaxon + Metronidazol	A
		Ciprofloxacin + Metronidazol	A
		Levofloxacin + Metronidazol	A
		Ampicillin/Sulbactam	A
		Amoxicillin/Clavulansäure	A
		Moxifloxacin	A
ambulant erworbene, diffuse, ältere Perforation (z. B. freie Sigmaperforation)	Enterokokken, Enterobakterien, Anaerobier (häufig Mischinfektionen)	Piperacillin/Tazobactam	A
		Ertapenem	A
		Tigecyclin	A
		Moxifloxacin	A
		Ceftolozan/Tazobactam +	B
		Metronidazol	B
nosokomial, postoperativ/ tertiär diffus, kreislaufinstabile Patienten, hohes MRE-Risiko	Enterobacteriaceae (inkl. ESBL-Bildner), Enterokokken (inkl. VRE), Anaerobier, Pseudomonas spp., Staphylokokken (inkl. MRSA)	Tigecyclin	A
		Meropenem (+ Linezolid)	A
		Imipenem (+ Linezolid)	A
		Ceftolozan/Tazobactam +	A
		Metronidazol (+ Linezolid)	B
		Ceftazidim/Avibactam +	A
		Metronidazol (+ Linezolid)	B
		Fosfomycin (keine Monotherapie)	B
intraabdominelle Mykose	Candida spp.	Anidulafungin	A
		Caspofungin	A
		Micafungin	A
		Fluconazol	B
		Voriconazol	B
		Amphotericin B	B

ESBL: Extended spectrum β-lactamase, MRE: multiresistente Erreger, MRSA: methicillinresistenter Staphylococcus aureus, VRE: cancomycinresistente Enterokokken

kums, Gabe eines Breitbandantibiotikums, Gabe von Kristalloiden und ggf. Vasopressoren bei Hypotension oder erhöhten Laktatwerten.
- Für eine *adjuvante Therapie*, z. B. die Gabe von niedrig dosiertem Hydrokortison oder Selen, gibt es keine Evidenz.

71.12 Verlauf und Prognose

- Entscheidend für den weiteren Verlauf und die Prognose sind die frühzeitige Diagnose der Peritonitis und der rasche Beginn des Therapiealgorithmus. Dies gelingt nur durch eine enge, interdisziplinäre Zusammenarbeit aller beteiligten Ärzte (Anästhesisten, Chirurgen, Radiologen, Mikrobiologen).
- Trotz aller Fortschritte in der intensivmedizinischen Behandlung der Peritonitis liegt die Letalität bei 14 %. Tritt im weiteren Verlauf ein septischer Schock auf, erhöht sich die Letalität bis auf 30 %.

71.13 Wichtige Internetadressen

- Arbeitsgemeinschaft der Wissenschaftlichen Medizinischen Fachgesellschaften: https://www.awmf.org
- Surviving Sepsis Campaign: http://www.survivingsepsis.org

72 Diarrhö

Fabian Finkelmeier, Mireen Friedrich-Rust, Jörg Bojunga

72.1 Steckbrief

Diarrhö ist ein sehr häufiges Symptom auf der Intensivstation. Die Definition ist uneinheitlich, daher schwankt die berichtete Prävalenz neuerer Studien zwischen 14 und 21 %. Die Ursachen der Diarrhö sind vielfältig, eine Unterscheidung in infektiöse und nicht infektiöse Ursachen ist wichtig. Eine infektiöse Ursache ist weitaus seltener als angenommen. Meist liegt eine multifaktorielle Genese zugrunde und der Verursacher kann nicht ermittelt werden. Die häufigsten Ursachen sind Medikamentennebenwirkungen sowie die enterale Ernährung. Diarrhö führt zu Dehydration, Elektrolytstörungen und gehäuften Katheterinfekten. Eine differenzierte Diagnostik zum Ausschluss einer infektiösen Genese ist notwendig.

72.2 Aktuelles

- Die Definition der Diarrhö ist uneinheitlich. Nach der WHO-Definition handelt es sich um Diarrhö bei mehr als 3 flüssigen Stühlen/Tag. Diese Definition ist wenig praktikabel für die Intensivstation.
- Eine Unterscheidung in infektiös und nicht infektiös ist wesentlich.
- Pathophysiologisch ist die Unterscheidung in osmotische und sekretorische Formen relevant.
- Nachgewiesene Risikofaktoren für Diarrhö sind bestimmte Formen der enteralen Ernährung und Antiinfektiva.
- Clostridium difficile ist ein wichtiger Verursacher der infektiösen Diarrhö mit steigender Inzidenz.
- Prävention ist der wichtigste Faktor in der Behandlung der Diarrhö.
- Diarrhö konnte bislang nicht als unabhängiger Risikofaktor für den Outcome auf der Intensivstation nachgewiesen werden, scheint aber die Komplikationsrate zu erhöhen.

72.3 Synonyme

- Durchfall

72.4 Keywords

- Diarrhö
- enterale Ernährung
- Antibiotika
- Clostridium difficile

72.5 Definition

- Nach Reintam Blaser et al. wird folgende Definition für die Intensivstation vorgeschlagen: ≥ 3 Stühle/Tag + Stuhlgewicht ≥ 200 g/Tag (Gesunde: 105–140 g/Tag) oder Volumen ≥ 250 ml/Tag und eine Konsistenz von 5–7 entsprechend der Bristol-Stuhl-Skala (aufgeweichter bis flüssiger Stuhl) [11].

72.6 Epidemiologie

72.6.1 Häufigkeit

- Die Prävalenz der Diarrhö bei kritisch kranken (unselektierten) Patienten liegt zwischen 14 und 21 %. Der Beginn der Beschwerden liegt im Median an Tag 6 nach Aufnahme auf die Intensivstation [15]
- Die Prävalenz bei enteral ernährten (mit > 60 % des Kalorienziels und Verwendung ballaststofffreier Lösungen) Intensivpatienten liegt zwischen 10 und 78 %.
- Die Häufigkeit der Diarrhö auf Intensivstation scheint mit der Schwere der Grunderkrankung anzusteigen.

72.6.2 Altersgipfel

- keine Angaben möglich

72.6.3 Geschlechtsverteilung

- keine Angaben möglich

72.6.4 Prädisponierende Faktoren

- enterale Ernährung mit über 60 % des benötigten Kalorienziels und Verwendung ballaststofffreier Lösungen (enterale Ernährung allein ist noch kein Risikofaktor) [3], [4]
- Antiinfektiva [15]

72.7 Ätiologie und Pathogenese

- Ätiologie:
  - Hinsichtlich der Ätiologie existieren verschiedene Einteilungen. Sinnvoll erscheint für die Diarrhö auf der Intensivstation eine Einteilung zunächst nach infektiöser oder nicht infektiöser Genese sowie krankheitsassoziiert, medikamenteninduziert und ernährungsinduziert (▶ Tab. 72.1).

Tab. 72.1 Ursachen der Diarrhö.

infektiöse Ursachen			nicht infektiöse Ursachen		
bakteriell	viral	parasitär	krankheitsassoziiert	medikamentenassoziiert	ernährungsassoziiert
• Clostridium difficile • Klebsiella oxytoca • E. coli (EHEC) • Salmonella typhi • Shigella spp. • Campylobacter spp. • Tropheryma whipplei (Morbus Whipple)	• Norovirus • Cytomegalievirus • Rotavirus • Adenovirus	• Giardia lamblia • Cryptosporidium • Entamoeba histolytica	• Malassimilation (Kurzdarmsyndrom, chronisch-entzündliche Darmerkrankungen) • mesenteriale Ischämie • Intoleranzen (Laktose, Fruktose) • Pankreasinsuffizienz • endokrine Ursachen (Schilddrüse) • Gallensäureverlustsyndrom	• Laxanzien • Prokinetika • Antibiotika • Chemotherapie	• enterale Ernährung

- *Pathogenese:*
  - Etwa 9 l Flüssigkeit pro Tag gelangen über orale Aufnahme und Sekretion in den Dünndarm, 98 % werden rückresorbiert (90 % im Dünndarm). Der normale Wassergehalt des Stuhls liegt bei 100–200 ml pro Tag. Die Rückresorption erfolgt passiv entlang dem osmotischen Gradienten, Natrium wird im Austausch gegen Kalium aktiv resorbiert.
  - Zwei wesentliche pathophysiologische Vorgänge müssen unterschieden werden:
    - *Osmotische Form*: Osmotische Substanzen im Darmlumen oder eine kurze Passagezeit führen zur Störung der Wasserreabsorption (z. B. durch osmotisch wirksame Laxanzien). Nahrungskarenz führt meist zur Besserung.
    - *Sekretorische Form*: Eine Dysbalance zwischen Absorption und Sekretion von Elektrolyten führt zu erhöhter Wassersekretion. Häufig Aktivierung der membranständigen Adenylzyklase und Anstieg von cAMP in den Mukosazellen z. B. durch infektiöse Enterotoxine (Vibrio cholerae) oder durch Mukosaschädigung (Clostridium difficile oder chronisch-entzündliche Darmerkrankungen).

72.8 Klassifikation und Risikostratifizierung

- Diarrhö kann stratifiziert werden nach Schwere, Dauer und Ursache.
  - *Schwere:*
    - leichte Diarrhö: selbstlimitierend, kein Volumenmangel oder Elektrolytverschiebung
    - schwere Diarrhö: Volumenmangel und/oder Elektrolytverschiebung, die eine Behandlung benötigen
  - *Dauer:*
    - akute Diarrhö: kürzer als 2 Wochen
    - chronische Diarrhö: länger als 4 Wochen
    - Der Großteil der Patienten auf Intensivstation leidet unter akuter Diarrhö mit einer Dauer von 4 Tagen oder weniger [15].
  - *Ursache:*
    - Wesentlich ist die Unterscheidung von infektiösen und nicht infektiösen Ursachen (▶ Tab. 72.1).

72.9 Symptomatik

- Diarrhö ist selbst ein Symptom, daher ist es wesentlich die zugrunde liegende Ursache zu diagnostizieren und zu behandeln.

72.10 Diagnostik

72.10.1 Diagnostisches Vorgehen

- Die Anamnese ist für die Diagnostik oft wesentlich, aber auf der Intensivstation meist nur eingeschränkt möglich.
- Die Ursache der Diarrhö lässt sich meist in Zusammenschau der Vorbefunde, der Klinik und eines Basislabors deutlich eingrenzen. Spezialuntersuchungen sind nur in Ausnahmefällen nötig.
- ▶ Abb. 72.1 zeigt den diagnostischen Algorithmus bei Diarrhö auf der Intensivstation.

72.10.2 Anamnese

- Bei der Anamnese ist Folgendes abzufragen:
  - Dauer/Beginn der Diarrhö
  - Frequenz (> 3 Stühle/Tag)
  - Bauchschmerzen
  - Vorerkrankungen
  - Medikamente
  - Reisen

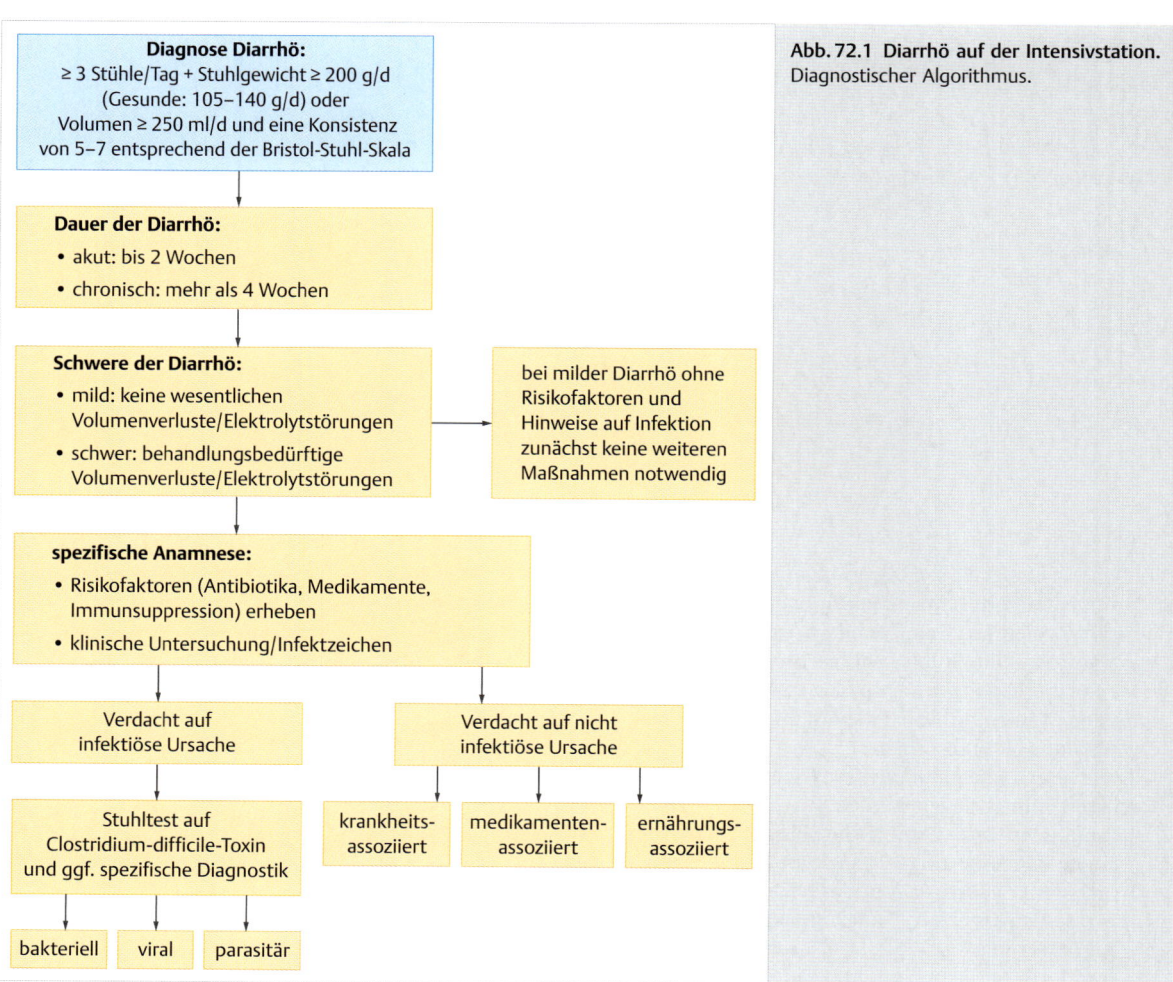

Abb. 72.1 Diarrhö auf der Intensivstation. Diagnostischer Algorithmus.

72.10.3 Körperliche Untersuchung

- abdominelle Auskultation
- Hydratationszustand
- Fieber
- digital-rektale Untersuchung
- Konsistenz des Stuhls (Bristol-Stuhl-Skala)
- Volumen (große Mengen, eher Dünndarm; häufige, kleine Stühle, eher distales Kolon)
- Farbe
- Blut- oder Schleimbeimengungen

72.10.4 Labor

- Wichtig ist primär die Diagnostik der Infektparameter, der Elektrolyte sowie der Retentionswerte im Serum (CRP, Natrium, Kalium, Kreatinin), ebenso ein Blutbild (Leukozyten, Hb-Wert).
- Blutgasanalyse mit Säure-Basen-Status

- Spezifische Stuhldiagnostik (Elastase, Fett im Stuhl, Calprotectin) spielt auf der Intensivstation eine untergeordnete Rolle
- Serologische Untersuchungen (z. B. Campylobacter spp.) haben einen untergeordneten Stellenwert in der initialen Diagnostik.
- Untersuchungen auf Pilze im Stuhl sind nicht indiziert.
- Grundsätzlich sind zur Klärung einer infektiologischen Genese 1–2 Stuhlproben auf relevante Bakterien und Viren initial ausreichend. (Bei Verdacht auf eine Parasitose sollten mindestens 3 Proben untersucht werden.)

72.10.5 Bildgebende Diagnostik

Eine Bildgebung ist primär meist nicht notwendig.

Röntgen

- Bei Verdacht auf das Vorliegen eines Ileus ist eine Röntgenuntersuchung des Abdomens in Betracht zu ziehen.

Sonografie

- Eine transabdominelle Sonografie ist auf der Intensivstation meist einfach durchzuführen und kann hilfreich sein (Darmwanddicke, dilatierte Darmschlingen, Peristaltik, freie Flüssigkeit, Lymphknoten).

72.10.6 Instrumentelle Diagnostik

- Eine instrumentelle Diagnostik ist nur in wenigen Ausnahmefällen auf der Intensivstation notwendig.

Rektoskopie

- Zur Diagnose einer pseudomembranösen Kolitis durch Clostridium difficile reicht eine Rektosigmoidoskopie aus.

72.11 Differenzialdiagnosen

- Wichtig ist eine zielgerichtete Diagnostik, geleitet von Anamnese, Klinik und Vorgeschichte des Patienten (▶ Tab. 72.2). Cave: Bei immunsupprimierte Patienten ist das Spektrum der möglichen Erreger groß (Cryptosporidien, Zytomegalievirus, Mykobakterien).
- Die wichtigsten Erreger einer nosokomialen Diarrhö sind *Clostridium difficile* und *Noroviren*.

Tab. 72.2 Differenzialdiagnosen der Diarrhö.

Differenzialdiagnose	Klinik/Anamnese	Diagnostik/Untersuchungen
infektös, bakteriell		
Clostridium difficile	• Risikoerhöhung durch Cephalosporine der 2. und 3. Generation, Clindamycin, Alter > 60 Jahre, Kontakt zu infizierten Patienten, durchgemachte Clostridieninfektion, fraglich: Protonenpumpeninhibitoren • kontinuierlicher Befall der Schleimhaut in der Endoskopie	• Stufendiagnostik zunächst mittels Antigen im Stuhl (Glutamatdehydrogenase, dann Toxinnachweis (A/B) • endoskopischer Nachweis von Pseudomembranen nur in 40 % der Fälle, nicht notwendig zur Diagnosestellung, bei immunsupprimierten Patienten fehlen Pseudomembranen häufig
Klebsiella oxytoca (hämorrhagisch-segmentale Kolitis)	• meist bei jungen Patienten nach einer kurzzeitigen Penizillintherapie (Amoxicillin/Ampicillin) [8] • häufig blutige Diarrhö	• endoskopisch meist segmentaler Befall des rechten Kolons • Erregernachweis im Stuhl möglich, gehört aber zur normalen Darmflora
enterohämorrhagische E. coli (EHEC)	• E. coli mit der Produktion eines Shiga-like-Toxins (häufig Serotyp O157:H7) • In etwa 10 % der Fälle Verursacher eines hämolytisch-urämischen Syndroms (HUS) mit akutem Nierenversagen, hämolytischer Anämie (Coombs-negativ) und Thrombopenie (häufig Kleinkinder/Säuglinge) • Inkubation 3–8 Tage, blutige Diarrhö, Fieber und Erbrechen	• Direktnachweis des Erregers mittels PCR oder Toxinnachweis
Salmonella typhi	• Reiseanamnese (z. B. Indien/Pakistan) • Klinik mit langsamem Fieberanstieg, häufig Leukopenie, zu Beginn meist Obstipation, Diarrhö erst im Verlauf (im Gegensatz zur Salmonellen-Gastroenteritis)	• Erregernachweis im Blut mittels Serologie (im Gegensatz zur Salmonellen-Enteritis, hier Stuhlprobe mit Erregernachweis)
Shigella spp.	• in Deutschland sehr selten, häufig Auslandsaufenthalt (Ägypten, Indien) • häufig blutig-schleimige Durchfälle	• Rektalabstrich oder Spezialnährboden; Erreger sterben in feuchten Stuhlproben schnell ab • bei Verdacht Rücksprache mit dem betreuenden Mikrobiologischen Institut empfohlen
Campylobacter spp.	• in Deutschland häufigste lebensmittelinduzierte Diarrhö • schwere wässrig-blutige Diarrhö	• Erregerdirektnachweis im Stuhl oder Antigen im Stuhl
Tropheryma whipplei (Morbus Whipple)	• Diarrhö, häufig mit Malabsorptionssyndrom • mit systemischer Komponente (Arthritis/Sakroiliitis, Polyserositis, Fieber)	• Nachweis durch Biopsien des Duodenums oder Dünndarms • Direktnachweis durch PCR aus Liquor oder Gelenkpunktaten möglich

Tab. 72.2 Fortsetzung

Differenzialdiagnose	Klinik/Anamnese	Diagnostik/Untersuchungen
viral		
Norovirus	häufig im Winter und epidemieartig Kombination aus akuter wässriger Diarrhö, Erbrechen und schwerem Krankheitsgefühl	• Erregernachweis im Stuhl mittels PCR oder Antigennachweis
Rotavirus	• häufig als Reisediarrhö, potenziell gefährlich für Kinder, immungeschwächte und ältere Personen • Diarrhö, Erbrechen, Fieber	• Antigennachweis im Stuhl, PCR-Direktnachweis möglich aber normalerweise nicht notwendig
Adenovirus	• meist Verursacher einer Diarrhö bei Kindern, spielt bei Erwachsenen eher untergeordnete Rolle • hohe Gefährdung für Stammzelltransplantierte oder nach Transplantationen solider Organe • Diarrhö, Erbrechen, Fieber	• Direktnachweis im Stuhl mittels PCR
Zytomegalievirus (CMV)	• häufigster Virusinfekt bei organtransplantierten Patienten, auch Stammzelltransplantierte, HIV/AIDS-Patienten, CED • Klinik kann den gesamten Gastrointestinaltrakt betreffen (Übelkeit, Erbrechen, Bauchschmerzen, Blutungen, Diarrhö)	• primäre Diagnostik durch Endoskopie mit Biopsieentnahme und histologischem Befund und ggf. cmV-Bestimmung im Biopsat (Direktnachweis mit PCR) • Viele Patienten (50–70 %) mit CMV-Enterokolitis zeigen keine oder eine Low-Level-Antigenämie. • Virusdirektnachweis im Blut oder Stuhl mittels PCR oder pp65-Antigen kann die Diagnose stützen. • Abgrenzung der cmV-Enterokolitis zu ähnlichen Krankheitsbildern (z. B. GvHD) schwierig
parasitär		
Entamoeba histolytica	• himbeergeleeartige Diarrhö, Bauchschmerzen • ggf. plus Leberbeteiligung, Fieber, Leukozytose	• Direktnachweis des Erregers in frischem Stuhl
Giardia lamblia	• häufig ohne Symptome, Diarrhö, Bauchschmerzen	• Biopsie des Duodenums/Duodenalsafts bzw. im Stuhl Direktnachweis von Zysten oder Giardiaantigen
Cryptosporidium	• selten bei Gesunden, deutlich erhöhtes Risiko für HIV-Infizierte/Immunkompromittierte, Veterinäre • wässrige Diarrhö, Fieber, Bauschmerzen	• mikroskopischer Nachweis im Stuhl oder Antigennachweis aus verschiedenen Proben
nicht infektiös, krankheitsassoziiert		
Malabsorption (Laktose, Fruktose)	• Diese sind meist vorbekannt und spielen auf der Intensivstation kaum eine Rolle; die in den üblichen Ernährungslösungen enthaltenen Mengen sind meist unproblematisch. • Gezielte Anamnese hilft bei der Diagnostik.	–
Pankreasinsuffizienz	• Diese kann auf der Intensivstation neu auftreten. • Besserung durch Substitution von Pankreasenzymen	• sensitivster Nachweis durch Bestimmung der Pankreas-Elastase 1 im Stuhl (erniedrigt; cave: falsch niedrige Werte bei Diarrhö anderer Genese)
endokrine Ursachen	• Hyperthyreose: seltene Ursachen einer Diarrhö • medulläres Schilddrüsenkarzinom: sehr selten • Karzinoidsyndrom: sehr selten • VIPom (**w**ässrige **D**iarrhö, **H**ypokaliämie und **A**chlorhydrie: WDHA-Syndrom), extrem selten	• Hyperthyreose: TSH • medulläres Schilddrüsenkarzinom: Kalzitonin im Serum • Karzinoidsyndrom: 5-HIEs im 24-Stunden-Urin • VIPom: VIP im Serum
Malassimilation (Kurzdarmsyndrom, CED)	• Unterscheidung zunächst in Maldigestion (Magenresektion, Pankreasinsuffizienz) oder Malabsorption (häufig Darmteilresektionen bei CED) • häufig voluminöse Stühle, teilweise schwierig zu diagnostizieren als Diarrhö bei vorhandenen Stomata • Kombination mit Mangelsyndromen (Eiweiß/Albumin, fettlösliche Vitamine [A, D, E, K] und Elektrolytstörungen (Kalium, Kalzium)	• weiterführende Diagnostik (Fettbestimmung im Stuhl, Atemtests) von untergeordneter Rolle auf der Intensivstation

72.11 Differenzialdiagnosen

Tab. 72.2 Fortsetzung

Differenzialdiagnose	Klinik/Anamnese	Diagnostik/Untersuchungen
Gallensäureverlustsyndrom	• anamnestisch CED, Ileumresektion, Blind-Loop-Syndrom	• Besserung durch Behandlung der Ursache, ggf. Colestyramingabe oder Fettrestriktion
mesenteriale Ischämie	• Inzidenz auf der Intensivstation ist grundsätzlich höher als bisher angenommen. • Unterscheidung in akute und chronische Formen der arteriellen Ischämie • akut, arteriell: nicht okklusive mesenteriale Ischämie (NOMI), Mesenterialarterientrombembolie, Mesenterialarterienthrombose • NOMI entsteht im Rahmen einer No-Flow-/Low-Flow-Situation (Herzinsuffizienz, Dialyse, septischer Schock) und ist mit einer sehr hohen Letalität verbunden. • venös: Mesenterialvenenthrombose • Symptome der mesenterialen Ischämie: akuter heftiger Schmerz und (blutige) Diarrhö	• In der Labordiagnostik kann ein Laktat- und LDH-Anstieg hinweisend sein. • Bereits bei Verdacht sollte eine biphasische CT-Diagnostik mit Kontrastmittel erfolgen. Cave: bei NOMI häufig nur verdickte Darmwände detektierbar
medikamentenassoziiert		
Laxanzien	• werden sehr häufig auf der Intensivstation verwendet, meist prophylaktisch • Implementierung eines „Bowel Management Protocols" (BMP) kann hilfreich sein zum frühzeitigen Erkennen einer medikamentenassoziierten Diarrhö. • Sehr viele Medikamentenlösungen, die über die Magensonde verabreicht werden, sind hyperosmolare Suspensionen, die eine osmotische Diarrhö auslösen können (z. B. Laktulose) [1]	–
Prokinetika	• werden ebenso häufig, insbesondere im Rahmen der enteralen Ernährung, eingesetzt • am meisten verwendete Medikamente: Erythromycin, Metoclopramid (MCP) • MCP zeigte in einer Studie eine Assoziation mit Diarrhö bei 32 % der Intensivpatienten, Erythromycin bei 30 %, die Kombination erhöhte die Wahrscheinlichkeit auf 49 % [10]	–

Antibiotika	• Die antibiotikaassoziierte Diarrhö ist häufig und betrifft bis zu 25 % der Patienten [12].
	• Die antibiotikaassoziierte Diarrhö ohne Kolitis ist meist zurückzuführen auf:
	  ○ direkte prokinetische Wirkung von Antibiotika (Erythromycin, Azithromycin)
	  ○ Veränderungen des Mikrobioms mit osmotischer Diarrhö durch nicht metabolisierte Kohlenhydrate [13]
	  ○ Veränderungen des Mikrobioms mit sekretorischer Diarrhö durch unmetabolisierte Gallensäuren [8]
	• Die antibiotikaassoziierte Diarrhö mit Kolitis ist meist zurückzuführen auf:
	  ○ Clostridium difficile
	  ○ Klebsiella oxytoca
		–

Chemotherapie	Verschiedene Chemotherapeutika können eine Diarrhö auslösen, am häufigsten sind Irinotecan oder Fluouracil-Kalziumfolinat-Kombinationen.	–
weitere Medikamente	• Viele Medikamente können eine Diarrhö auslösen. Eine regelmäßige kritische Hinterfragung aller Medikationen auf der Intensivstation sollte täglich erfolgen. • Beispiele: Biguanide (Metformin, soll auf Intensivstation nicht angewendet werden), Cholinergika, Kolchizin, Digitalis, Theophyllin	–

Tab. 72.2 Fortsetzung

Differenzialdiagnose	Klinik/Anamnese	Diagnostik/Untersuchungen
ernährungsassoziiert		
enterale Ernährung	• Enterale Ernährung als Ursache einer Diarrhö wird meist überschätzt. • Langzeiternährung, hohe Osmolalität, Ernährung mit Bolusgaben, zu schnelles Erreichen des Ernährungsziels, gekühlte Nahrung, Verwendung balaststofffreier Lösungen sind mögliche Risikofaktoren einer Diarrhö auf der Intensivstation. • Enterale Ernährung ist per se kein höherer Risikofaktor für eine Diarrhö als parenterale Ernährung (etwa 15–20 % der Patienten) [6]	–
nosokomiale Diarrhö bei Immundefizienz	• Patienten mit angeborenem Immundefekt oder Patienten mit Zustand nach Stammzell- oder Knochenmarktransplantation, schwerer HIV-Erkrankung (CD4$^+$-T-Zell-Zahl <200/µl), schwerer anhaltender Neutropenie oder unter Immunsuppression weisen Besonderheiten bezüglich des Erregerspektrums, des Verlaufs und der Therapie auf. • Auf der Intensivstation ist insbesondere die cmV-Infektion bei Immunsuppression, Stammzell- oder Knochenmarktransplantation) wichtig.	–

CED: chronisch-entzündliche Darmerkrankung, GvHD: Graft-versus-host disease, 5-HIEs: 5-Hydroxyindolessigsäure, PCR: Polymerase chain reaction, TSH: Thyreoidea-stimulierendes Hormon

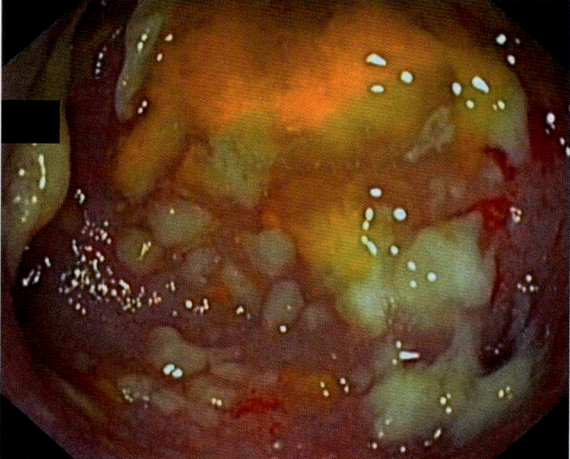

Abb. 72.2 Diarrhö. Koloskopie mit dem Bild einer pseudomembranösen Kolitis bei Clostridium-difficile-Infektion.

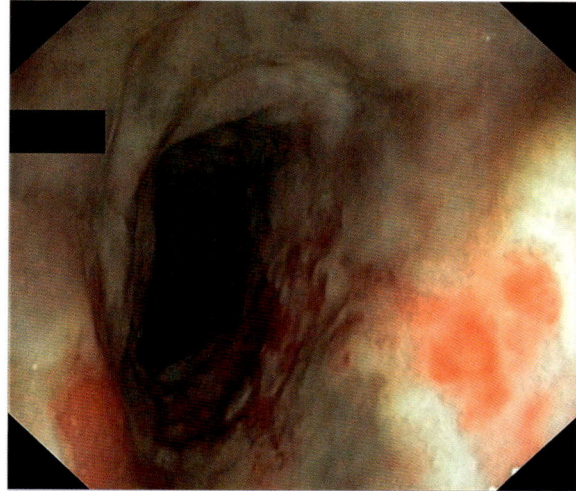

Abb. 72.3 Diarrhö. Koloskopie mit dem Bild einer ischämischen Kolitis.

- Die meisten Erreger führen nicht zu einer Intensivtherapie, sind selten und sollten nur bei speziellem Verdacht (z. B. Reiseanamnese oder chronische Diarrhö) untersucht werden (z. B. Giardia lamblia, Entamoeba histolytica).

- Auch bei Patienten mit ausgeprägtem Immundefekt sollte bei unkomplizierter Diarrhö (kurze Dauer, keine Begleitsymptome) keine routinemäßige mikrobiologische Diagnostik durchgeführt werden.

72.12 Therapie

72.12.1 Therapeutisches Vorgehen

- An erster Stelle sollten Präventionsmaßnahmen und Hygiene-/Isolationsmaßnahmen zur Verhinderung einer Ansteckung weiterer Patienten stehen.
- tägliche kritische Evaluation der Medikation des Patienten hinsichtlich der Notwendigkeit auf der Intensivstation
- Feste Ernährungsprotokolle senken die Häufigkeit einer ernährungsassoziierten Diarrhö.
- Die supportive Therapie (Volumengabe, Elektrolytausgleich) und Kontrolle der Laborwerte und der Organfunktion sind unabhängig vom Auslöser essenziell.
- Die Gabe von Motilitätshemmern werden nicht zur Primärtherapie empfohlen.
- Die routinemäßige Gabe von Probiotika auf der Intensivstation wird nicht empfohlen [14].
- ▶ Abb. 72.4 zeigt den therapeutischen Algorithmus auf Intensivstation.

72.12.2 Pharmakotherapie

- **infektiös, bakteriell** ▶ Abb. 72.2:
  - *Clostridium difficile:*
    - Absetzen des auslösenden Antibiotikums, wenn möglich
    - Motilitätshemmer sind relativ kontraindiziert.
    - Bei schwerem Krankheitsbild und hochgradigem Verdacht sollte die spezifische Therapie bereits parallel zur Diagnostik eingeleitet werden.
    - Risikofaktoren für einen schweren Verlauf:
    - Fieber > 38,5 °C, Leukozytose > $15\,000 \times 10^9$/l, Linksverschiebung mit > 20 % stabkernige Granulozyten, Hypalbuminämie < 30 g/l, Kreatininanstieg > 50 % des Ausgangswerts, Laktaterhöhung > 5 mmol/l, Alter > 65 Jahre, signifikante Komorbidität (chronische Niereninsuffizienz, Immunsuppression)
    - Bei leichter Krankheitsausprägung und fehlenden Risikofaktoren für einen schweren Verlauf kann eine Therapie mit 3 × 400–500 mg/Tag Metronidazol p. o. erfolgen.
    - bei schwerer Krankheitsausprägung/ > 3 Risikofaktoren Therapie mit Vancomycin 4 × 125–250 mg/Tag p. o.
    - Bei erhöhtem Rezidivrisiko und Vorliegen von Risikofaktoren (Immunsuppression) kann auch auf der Intensivstation Fidaxomicin 2 × 200 mg/p. o. erwogen werden.
    - Wenn keine enterale Therapie möglich ist, sollte parenteral Metronidazol 3 × 500 mg/Tag i. v. verabreicht werden.
    - Eine Kombination aus Vancomycin antegrad oral (Magen/Duodenalsonde) sowie retrograd (Kolonsonde) und Metronidazol i. v. kann erfolgen bei sehr

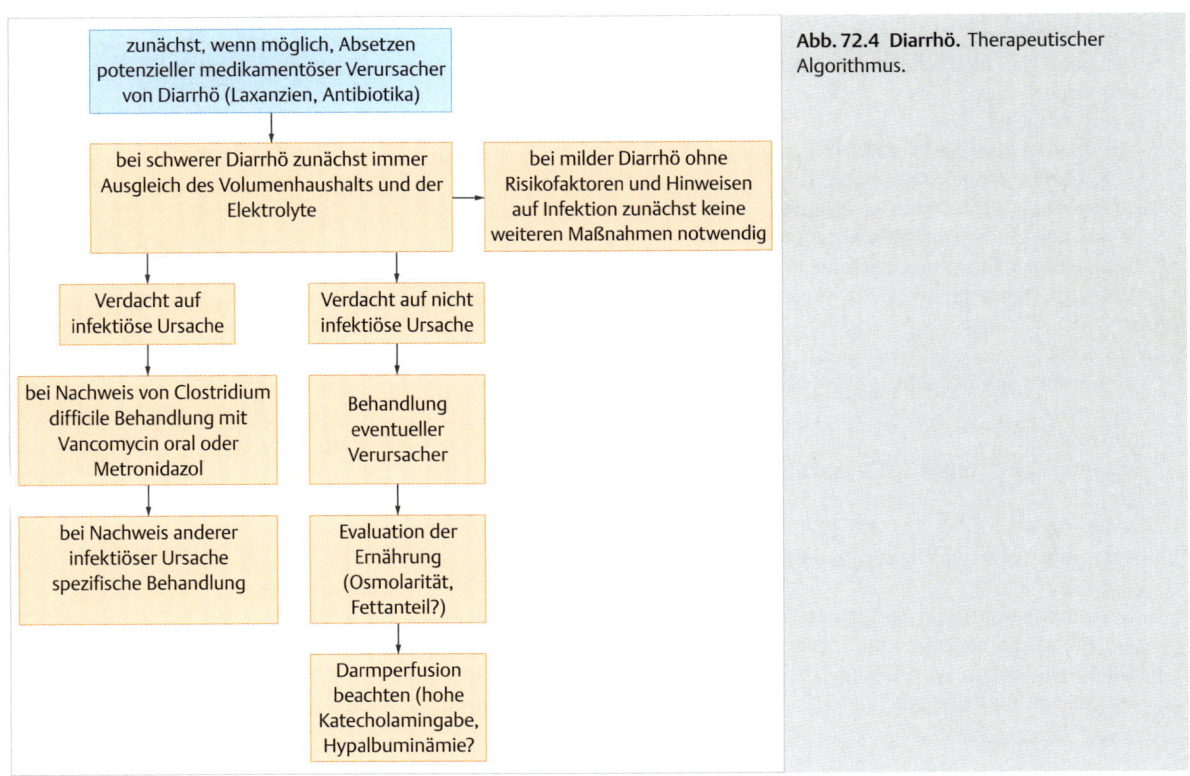

Abb. 72.4 Diarrhö. Therapeutischer Algorithmus.

schweren Verläufen und/oder Komplikationen (Kolondilatation, [Sub]-Ileus).
- Eine Kombination bei fulminanten Verläufen auf der Intensivstation mit Tigecyclin 2 × 50 mg/Tag i. v. ist, bei begrenzter Datenlage, ebenfalls möglich.
- Eine Therapie sollte für 10–14 Tage durchgeführt werden.
- Das erste Rezidiv wird analog der Ersttherapie behandelt.
○ *Klebsiella oxytoca:*
- Absetzen des auslösenden Antibiotikums
- Metronidazol ist nicht wirksam.
- In schweren Fällen sind Chinolone möglich.
○ *enterohämorrhagische E. coli (EHEC):*
- meist keine Antibiotikatherapie (Verlängerung der Toxinfreisetzung)
- keine Motilitätshemmer
- symptomatische Therapie
- falls nötig, spezifische Therapie des hämolytisch-urämischen Syndroms (Plasmaseparation, Eculizumab?)
○ *Salmonella typhi:*
- 1. Wahl: Ciprofloxacin (cave: zunehmende Multiresistenzen)
- Alternativen: Cephalosporine der 3. Generation (Ceftriaxon)
- Therapiedauer: mindestens 14 Tage, weitere Stuhlüberwachungen hinsichtlich einer Erregerausscheidung sind notwendig.
○ *Shigella spp.:*
- symptomatisch
- Ciprofloxacin oder Azithromycin, Antibiogramm anstreben bei möglichen Resistenzen
○ *Campylobacter spp.:*
- symptomatisch
- Antibiotika nur in sehr schweren Ausnahmefällen (Ciprofloxacin oder Azithromycin)
○ *Tropheryma whipplei (Morbus Whipple):*
- 2 Wochen Ceftriaxon (alternativ: Meropenem)
- monatelange Erhaltungstherapie notwendig (z. B. 960 mg Cotrimoxazol)
• **viral:**
○ *Norovirus:*
- symptomatisch mit Wasser- und Elektrolytsubstitution
○ *Rotavirus:*
- symptomatisch mit Wasser- und Elektrolytsubstitution
○ *Adenovirus:*
- symptomatisch mit Wasser- und Elektrolytsubstitution
- bei immunsupprimierten Patienten ggf. Reduktion der Medikation erwägen bis zur Ausheilung
- Off-Label-Nutzung von Cidofovir kann in sehr schweren Fällen erwogen werden.

○ *Zytomegalievirus (CMV):*
- Bei immundefizienten Patienten mit nachgewiesener cMV-Enterokolitis sollte eine antivirale Therapie durchgeführt werden.
- Eine Reduktion der Immunsuppressiva sollte evaluiert werden. Die Schwere einer cMV-Kolitis korreliert mit dem Mycofenolat-Mofetil-Spiegel.
- 1. Wahl: Ganciclovir i. v. (alternativ: Valganciclovir oder Foscarnet)
- nach Abklingen der Symptome Umstellung auf Valganciclovir p. o.
- Therapiedauer: mindestens 14 Tage mit Kontrolle der Viruslast zwischenzeitlich (CMV-PCR)
- eventuell Erhaltungstherapie mit Valganciclovir
• **parasitär:**
○ *Entamoeba histolytica:*
- 3 × 10 mg/kgKG/Tag Metronidazol oral oder i. v. für 10 Tage, dies ist aber nicht ausreichend im Darmlumen wirksam, daher
- Paromomycin 3 × 500 mg/Tag p. o. 10 Tage anschließend
○ *Giardia lamblia:*
- Metronidazol 3 × 500 mg für 5–7 Tage oral oder i. v.
○ *Cryptosporidium:*
- symptomatische Therapie
- Verbesserung des Immunstatus/antivirale Therapie
- Bislang keine zugelassene direkte Therapie des Erregers
• **nicht infektös, krankheitsassoziiert:**
○ *Malabsorption (Laktose, Fruktose):*
- Verzicht auf Auslöser/Reduktion der Zufuhr
○ *Pankreasinsuffizienz:*
- Substitution von Pankreasenzymen
○ *endokrine Ursachen:*
- kausale Therapie der Grunderkrankung
○ *Malassimilation (Kurzdarmsyndrome, CED):*
- kausale Therapie der Grunderkrankung und auf der Intensivstation führend die symptomatische Therapie
- meist parenterale Ernährung notwendig
- parenterale Substitution von Vitaminen, Vitamin B_{12}, Eisen
- Antimotilium (Loperamid, Tinctura opii)
○ *Gallensäureverlustsyndrom:*
- Behandlung der Grunderkrankung (Morbus Crohn, Blind-Loop-Syndrom)
- Austauscherharze, z. B. Colestyramin
- Fettrestriktion
○ *mesenteriale Ischämie* ▶ Abb. 72.3:
- intensivmedizinische Basistherapie mit Volumengabe und Stabilisierung der Hämodynamik
- Antikoagulation, wenn möglich
- empirische Breitspektrumantibiose
- Bei NOMI kann eine Angiografie mit intraarterieller Gabe von Vasodilatanzien erwogen werden.

- Bei arteriellen Verschlüssen kann ebenfalls ein endovaskulärer/angiografischer Therapieversuch evaluiert werden.
- Bei einem zentralen Verschluss der A. mesenterica superior kann eine chirurgische Intervention evaluiert werden.
- **medikamentenassoziiert:**
  - *Laxanzien:*
    - Absetzen der Medikamente bei Diarrhö
    - Grundsätzlich sollte die Indikation der Medikamente täglich geprüft und die Therapie, wenn möglich, frühzeitig beendet werden.
  - *Prokinetika:*
    - Absetzen der Medikamente bei Diarrhö
    - Grundsätzlich sollte die Indikation der Medikamente täglich geprüft werden und die Therapie, wenn möglich, frühzeitig beendet werden.
  - *Antibiotika:*
    - Absetzen oder Umstellung der Medikamente, wenn dies medizinisch möglich ist
  - *Chemotherapie:*
    - Die Therapie sollte sich nach dem Schweregrad der Diarrhö richten, eine symptomatische Therapie steht im Vordergrund.
    - Eine Behandlung mit Loperamid p. o. (4 mg initial, dann 2 mg nach jedem ungeformten Stuhl) kann versucht werden.
  - *weitere Medikamente:*
    - Absetzen oder Umstellung der Medikamente, wenn dies medizinisch möglich ist
- **ernährungsassoziiert:**
  - *enterale Ernährung:*
    - Primär ist ein Absetzen der Ernährung nur in seltenen Ausnahmefällen notwendig.
    - Langsame Steigerung der Tagesgesamtmengen ist protektiv.
    - Langsamere Infusionsraten sind protektiv.
    - Die Ernährungslösung sollte mindestens Raumtemperatur haben.
    - Eventuell sollten hyperosomolare Formulierungen bei Diarrhö zunächst auf isotonische Lösungen gewechselt werden.
    - Ballaststoffreiche Formulierungen scheinen einen protektiven Effekt zu haben [3].
    - Individuelle Ernährungsprotokolle sind protektiv.

72.13 Verlauf und Prognose

- Diarrhö auf der Intensivstation konnte bislang nicht als unabhängiger Risikofaktor für einen verschlechterten Outcome nachgewiesen werden.
- Patienten mit Diarrhö auf der Intensivstation können eine längere Verweildauer haben.
- Es ist wahrscheinlich, dass Diarrhö auf der Intensivstation mit höheren Komplikationsraten und Kosten verbunden ist [15].

72.14 Prävention

- Die strikte Einhaltung von Hygieneprotokollen und Isolationsmaßnahmen ist der wesentliche Faktor für Prävention und Therapie.
- Je nach Erreger sollte die verschiedene Dauer der Ausscheidung und Ansteckung mit in Betracht gezogen werden, auch nach Sistieren der Diarrhö.

72.15 Quellenangaben

[1] Btaiche IF, Chan LN, Pleva M et al. Critical illness, gastrointestinal complications, and medication therapy during enteral feeding in critically ill adult patients. Nutr Clin Pract 2010; 1: 32–49

[2] Buendgens L, Bruensing J, Matthes M. Administration of proton pump & inhibitors in critically ill medical patients is associated with increased risk of developing Clostridium difficile – associated diarrhea. J Crit Care 2014; 29: 696e11–696e15

[3] Elia M, Engfer MB, Green CJ et al. Systematic review and meta-analysis: the clinical and physiological effects of fibre-containing enteral formulae. Aliment Pharmacol Ther 2008; 2: 120–145

[4] Gramlich L, Kichien K, Pinilla J et al. Does enteral nutrition compared to parenteral nutrition result in better outcomes in critically ill adult patients? A systematic review of the literature. Nutrition 2004; 20: 843–848

[5] Hagel S, Epple HJ, Feurle GE et al. S2k-guideline gastrointestinal infectious diseases and Whipple's disease. Z Gastroenterol 2015; 5: 418–459

[6] Harvey SE, Parrott F, Harrison DA et al. A multicentre, randomised controlled trial comparing the clinical effectiveness and cost-effectiveness of early nutritional support via the parenteral versus the enteral route in critically ill patients (CALORIES). Health Technol Assess 2016; 28: 1–144

[7] Högenauer C, Hammer HF, Krejs GJ et al. Mechanisms and management of antibiotic-associated diarrhea. Clin Infect Dis 1998; 27: 702–710

[8] Högenauer C, Langner C, Beubler E et al. Klebsiella oxytoca as a causative organism of antibiotic-associated hemorrhagic colitis. Engl J Med 2006; 355: 2418–2426

[9] Klar E, Rahmanian PB, Bücker A et al. Acute mesenteric ischemia: a vascular emergency. Dtsch Arztebl Int 2012; 14: 249–256

[10] Nguyen NQ, Ching K, Fraser RJ et al. Risk of Clostridium difficile diarrhea in critically ill patients treated with erythromycin-based prokinetic therapy for feed intolerance. Intensive Care Med 2008; 34: 169–173

[11] Reintam Blaser A, Deane AM, Fruhwald S. Diarrhea in the critically ill. Curr Opin Crit Care 2015; 2: 142–153

[12] Schröder O, Gerhard R, Stein J. Die Antibiotika-assoziierte Diarrhö [Antibiotic-associated Diarrhea]. Z Gastroenterol 2006; 44: 193–204

[13] Shimizi K, Ogura H, Asahara T et al. Probiotic/symbiotic therapy for treating critically ill patients from a gut microbiota perspective. Dig Dis Sci 2013; 58: 23–32

[14] Theodorakopoulou M, Perros E, Giamarellos-Bourboulis EJ et al. Controversies in the management of the critically ill: the role of probiotics. Int J Antimicrob Agents 2013; 42: S41–S44

[15] Thibault R, Graf S, Clerc A et al. Diarrhea in the ICU: respective & contribution of feeding and antibiotics. Crit Care 2013; 4: R153

73 Toxisches Megakolon

Fabian Finkelmeier, Mireen Friedrich-Rust, Jörg Bojunga

73.1 Steckbrief

Das toxische Megakolon ist eine seltene, aber schwere, das Kolon betreffende Komplikation der entzündlichen Darmerkrankungen. Es definiert sich aus Zeichen der systemischen Inflammation in Kombination mit einer segmentalen oder totalen nicht obstruktiven Erweiterung des Dickdarmlumens > 6 cm. Das Kriterium der systemischen Inflammation grenzt dabei das toxische Megakolon von anderen dilatativen Erkrankungen des Kolons (Morbus Hirschsprung, idiopathisches Megakolon, erworbenes Megakolon bei Obstipationen, chronisch-intestinale Pseudoobstruktion) ab.

73.2 Aktuelles

- Die Hauptursache eines toxischen Megakolons sind bislang noch schwere Verläufe einer chronisch-entzündlichen Darmerkrankung (am häufigsten Colitis ulcerosa).
- Viele weitere infektiöse und nicht infektiöse Kolitiden können ebenfalls Verursacher sein.
- Die Inzidenz steigt deutlich an aufgrund der Zunahme der pseudomembranösen Kolitis und hypervirulenter Clostridium-difficile-Stämme.
- Die Pathophysiologie ist nur teilweise verstanden, angenommen wird eine überschießende Inflammationsreaktion der Darmwand mit Freisetzung von Entzündungsmediatoren wie Interleukin-8 und Stickstoffmonoxid (NO).
- Die systemische Entzündungsreaktion ist ein wesentliches Diagnosekriterium
- Frühzeitiges Erkennen und Behandeln senkt die Mortalität. Die Letalität liegt bei 2–80 % je nach Grunderkrankung.
- Die Behandlung erfolgt zunächst konservativ, eine Operation ist in etwa 50 % der Fälle notwendig.

73.3 Synonyme

- keine Angabe möglich

73.4 Keywords

- toxisches Megakolon
- chronisch-entzündliche Darmerkrankungen (Morbus Crohn, Colitis ulcerosa)
- Clostridium difficile
- pseudomembranöse Kolitis

73.5 Definition

- Das toxische Megakolon ist definiert als eine segmentale oder totale Dilatation des Kolons > 6 cm bei
  - Bild einer akuten Kolitis und
  - Zeichen der systemischen Inflammation

73.6 Epidemiologie

73.6.1 Häufigkeit

- Das toxische Megakolon ist selten und die Häufigkeit variiert je nach Ursache.
- 1–0 % der Patienten mit schwerem akutem Schub einer Colitis ulcerosa und 1–5 % der Patienten mit schwerem Schub eines Morbus Crohn sowie Notwendigkeit einer stationären Behandlung sollen ein toxisches Megakolon entwickeln.
- Die Inzidenz bei chronisch-entzündlichen Darmerkrankungen (CED) ist deutlich rückläufig.
- Die Inzidenz bei pseudomembranöser Kolitis liegt zwischen 0,4 und 3 % und hat eine steigende Inzidenz.

73.6.2 Altersgipfel

- Bei Patienten mit CED tritt das toxische Megakolon häufig zu Beginn der Erkrankung auf (30 % in den ersten 3 Jahren).
- Bei der pseudomembranösen Kolitis sind meist Patienten > 65 Jahre betroffen.
- Bezüglich anderer Kolitiden gibt es keine Prädilektion bezüglich Alter, Geschlecht oder ethnischer Zugehörigkeit.

73.6.3 Geschlechtsverteilung

- keine Angaben möglich

73.6.4 Prädisponierende Faktoren

- Alter > 65 Jahre
- CED
- Immunschwäche
- Multimorbidität
- Clostridium-difficile-Infektion

73.7 Ätiologie und Pathogenese

- Hauptsächlich ist das toxische Megakolon mit einer CED, insbesondere der Colitis ulcerosa, assoziiert.
- Zunehmende Bedeutung gewinnt die durch C. difficile versursachte pseudomembranöse Kolitis.
- Immunschwäche ist ein wesentlicher Risikofaktor, z. B. eine Zytomegalievirus-Kolitis im Rahmen einer HIV-Erkrankung.
- Eine Vielzahl weiterer Kolitiden kann ein toxisches Megakolon auslösen:
  - *inflammatorisch*: Colitis ulcerosa, Morbus Crohn, Morbus Behcet
  - *bakteriell*: Clostridium difficile, Salmonella spp., Shigella, Campylobacter, Yersinia
  - *viral*: Rotavirus, Zytomegalievirus
  - *parasitär*: Entamoeba histolytica, Cryptosporidien
  - *ischämisch*: ischämische Kolitis, Kaposi-Sarkom
- Verschiedene Faktoren können bei zugrunde liegender Kolitis das Entstehen eines toxischen Megakolons begünstigen:
  - Chemotherapie
  - Absetzen einer Steroidtherapie
  - Bariumeinläufe
  - Koloskopie
  - Medikamente, die die Motilität verlangsamen, z. B. Anticholinergika, Narkotika, Motilitätshemmer
- Die exakte Pathophysiologie ist noch ungeklärt, aber multifaktoriell und am besten untersucht im Rahmen der Colitis ulcerosa.
- Während bei Colitis ulcerosa die Entzündungsreaktion auf die superfizielle Mukosa beschränkt ist, schreitet diese bei einem toxischen Megakolon fort bis in die Muscularis propria.
- In der Folge kommt es zu Immunzellinfiltraten mit Zytokinfreisetzungen; dies führt zu Dysmotilität und Dilatation.
- Es kommt zu Absorptionsstörungen mit Elektrolytstörungen, welche die Kontraktionsfähigkeit weiter vermindern.
- Dies wiederum führt zu Barrierestörungen des Darmes mit einer systemischen Reaktion, die hauptsächlich durch inflammatorische Mediatoren (z. B. Interleukin-8, TNF-alpha) ausgelöst wird.
- Stickstoffmonoxid (NO) ist ein starker Inhibitor der glatten Muskelzellen der Darmwand und scheint eine bislang ungeklärte Rolle im Rahmen der Entwicklung des toxischen Megakolons zu spielen.
- Tierexperimentelle und präklinische Studien deuten auf eine therapeutische Relevanz der NO-Hemmung hin.

73.8 Symptomatik

- Der Entwicklung eines toxischen Megakolons gehen normalerweise 10–14 Tage einer schweren, therapierefraktären Kolitis voraus mit blutigen Diarrhöen, abdominellen Schmerzen und Verschlechterung des Allgemeinzustands.
- Der Beginn der Entwicklung eines toxischen Megakolons ist häufig schwer festzumachen, aber meist von spezifischen Symptomen begleitet im Rahmen der zunehmenden Darmparalyse und Dilatation.
- Sistieren die Diarrhöen (dies kann als klinische Besserung fehlgedeutet werden!)
- Wichtig für die frühe Diagnosestellung ist daher, dass das Krankheitsbild des toxischen Megakolons begleitet ist von schweren Allgemeinsymptomen wie Fieber, Tachykardie, Hypotension und insbesondere einem distendierten und gespannten Abdomen.
- Das Vollbild der Erkrankung ist durch lebensbedrohliche Komplikationen geprägt wie Perforation, Sepsis oder schwere untere gastrointestinale Blutung.
- Die anfängliche Symptomatik kann durch Steroidtherapie oder den reduzierten Allgemeinzustand des Patienten häufig verschleiert werden.

73.9 Diagnostik

73.9.1 Diagnostisches Vorgehen

- Die Diagnose sollte immer erwogen werden bei Patienten mit abdomineller Distension und akuter oder chronischer Diarrhö.
- Der diagnostische Algorithmus bei toxischem Megakolon ist in ▶ Abb. 73.1 dargestellt.

73.9.2 Anamnese

- Die Diagnose des toxischen Megakolons wird klinisch gestellt und radiologisch bewiesen.
- Wichtig – insbesondere für die Genese – ist die genaue Anamnese des Beschwerdebeginns und der eingenommenen Medikamente (insbesondere immunsuppressive Therapien!).

73.9.3 Körperliche Untersuchung

- Die Erfüllung eines der klinischen Kriterien, 1969 von Jalan et al. festgelegt, gilt auch heute noch [8]:
  - Temperatur > 38,6 C°, Tachykardie > 120/min, Leukozyten > 10,5/µl oder Anämie
  - Begleitende Symptome sind Dehydratation/Exsikkose, Hypotension, Elektrolytstörungen, Vigilanzstörungen.
  - siehe ▶ Tab. 73.1

Tab. 73.1 Diagnosekriterien des toxischen Megakolons.

klinische Zeichen	Diagnosekriterien nach Jalan et al. (eines ausreichend) [8]	zusätzliche Kriterien	radiologische Kriterien
• Diarrhö • abdominelle Schmerzen/Krämpfe • Distension des Abdomens • reduzierte Darmgeräusche • Fieber, Schüttelfrost	• Temperatur > 38,6 °C • Tachykardie > 120/min • Leukozytose > 120/min • Anämie	• Dehydratation/Exsikkose • Hypotension • Elektrolytstörungen • Vigilanzstörungen	• Dilatation des Kolons > 6 cm in der Röntgenübersicht

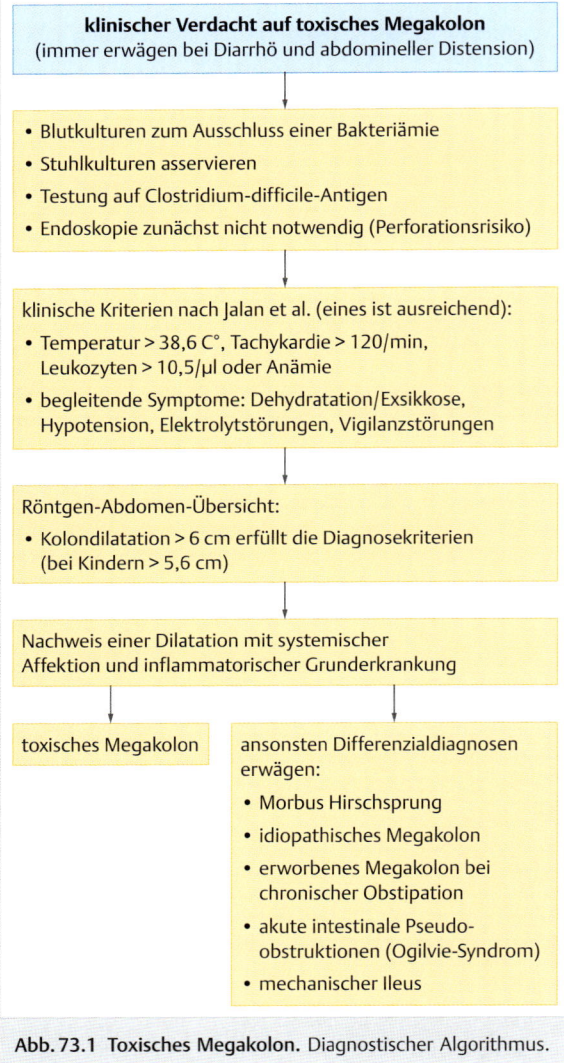

Abb. 73.1 Toxisches Megakolon. Diagnostischer Algorithmus.

73.9.4 Labor

- Die Labordiagnostik spiegelt meist die systemische Entzündung und den Schweregrad der Kolitis wider.
- Eine Anämie ist häufig.
- häufig schwere Leukozytosen bis > 40 000/µl (Cave: Leukopenien bei Patienten mit HIV oder unter Chemotherapie)
- häufig schwere Elektrolytverschiebungen (Hypo-/Hypernatriämie, Hypokaliämie, Hypokalzämie, Hypophosphatämie, Hypomagnesiämie)
- metabolische Azidose
- Hypalbuminämie
- erhöhtes C-reaktives Protein (CRP)
- Die Gewinnung von Blutkulturen ist wichtig zu Beginn und im Verlauf zum Ausschluss einer Bakteriämie und der Differenzialdiagnose einer Sepsis (bis zu 25 % der Patienten mit toxischem Megakolon erleiden eine Sepsis!).
- Stuhlproben zum Ausschluss einer Clostridium-difficile-Infektion und anderer bakterieller Infektionen müssen asserviert und im Zweifel wiederholt durchgeführt werden.
- Eine weitergehende Stuhldiagnostik auf Parasiten sollte bei immunkompromittierten Patienten erwogen werden.

73.9.5 Bildgebende Diagnostik

- Die radiologische Diagnose wird mit einer *Röntgenübersicht* des Abdomens gestellt (▶ Abb. 73.2, ▶ Abb. 73.3).
- Eine Kolondilatation > 6 cm erfüllt die Diagnosekriterien (bei Kindern > 5,6 cm), Dilatationen bis 15 cm sind häufig.
- Für den klinischen Verlauf scheinen radiologische Outcomes, wie die absolute Weite des Darms, eine untergeordnete Rolle zu spielen [7].
- Colon ascendens und transversum sind am häufigsten betroffen.
- Luft-/Wasserspiegel im Kolon und Verlust der Haustrierung unterstützen die Diagnose.
- Abdomineller *Ultraschall* kann – da einfach verfügbar – vor allem bei der frühen Diagnosestellung helfen (verdickte Darmwand, Verlust der Haustrierung, Dilatation).

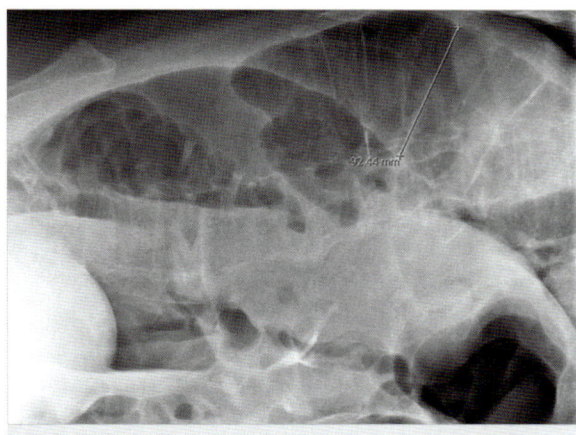

Abb. 73.2 **Toxisches Megakolon.** Röntgenuntersuchung des Abdomens in Linksseitenlage mit ausgeprägter Dilatation auf >9 cm.

Tab. 73.2 Differenzialdiagnosen des toxischen Megakolons.

Differenzialdiagnose	Bemerkungen
Morbus Hirschsprung	angeborene Aganglionose, Diagnose bereits früh nach Geburt
idiopathisches Megakolon	chronisches Krankheitsbild, häufig mit Obstipation, Schmerzen und abdomineller Distension, keine systemische Beteiligung oder Infekt, Ursache bislang weitgehend ungeklärt
akute intestinale Pseudoobstruktion (Ogilvie-Syndrom)	selten, meist bei älteren Patienten mit ausgeprägter Grunderkrankung oder postoperativ, Entwicklung in wenigen Tagen, keine mechanische Ursache, klinisch deutliche Ähnlichkeit zum toxischen Megakolon
mechanischer Ileus	typisches Bild im Röntgen, keine ausgeprägte Dilatation

Rektoskopie
- Bei unklarer Genese kann eine Rektosigmoidoskopie ggf. mit Biopsieentnahme erwogen werden.

73.10 Differenzialdiagnosen

- Das toxische Megakolon unterscheidet sich hauptsächlich in dem zusätzlichen Vorhandensein einer systemischen Affektion und einer inflammatorischen Grunderkrankung.
- Wichtige Differenzialdiagnosen einer ausgeprägten Dilatation sind (▶ Tab. 73.2):
  - nicht obstruktive Erkrankungen des Darms mit Dilatation (Morbus Hirschsprung), idiopathisches Megakolon, akute intestinale Pseudoobstruktionen (Ogilvie-Syndrom)
  - mechanischer Ileus

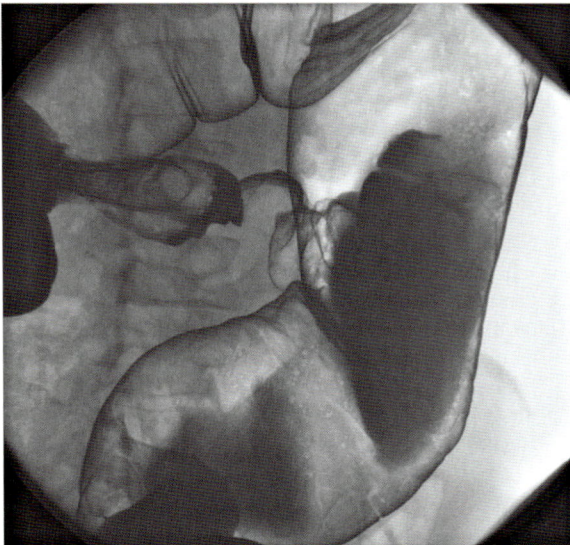

Abb. 73.3 **Toxisches Megakolon.** Röntgenuntersuchung des Abdomens nach Kolonkontrastmitteleinlauf mit ausgeprägter Dilatation und Verlust der Haustrierung.

- Eine abdominelle *CT* kann nützlich sein zur Differenzialdiagnostik und Diagnose der Komplikationen (mechanischer Ileus, Perforation, Abszesse).

73.9.6 Instrumentelle Diagnostik

Koloskopie
- Eine Endoskopie (komplette Koloskopie) wird kontrovers beurteilt und beinhaltet ein hohes Perforationsrisiko.

73.11 Therapie

73.11.1 Therapeutisches Vorgehen
- Das toxische Megakolon ist eine lebensbedrohliche Erkrankung, die einer sofortigen Therapieeinleitung bedarf.
- Der Patient sollte zunächst intensivmedizinisch überwacht werden.
- Die Anlage eines zentralvenösen Katheters und oder großvolumiger Zugänge ist notwendig.
- Erstes Ziel muss die Behandlung lebensbedrohlicher Komplikationen sein wie Sepsis, hypovolämer Schock

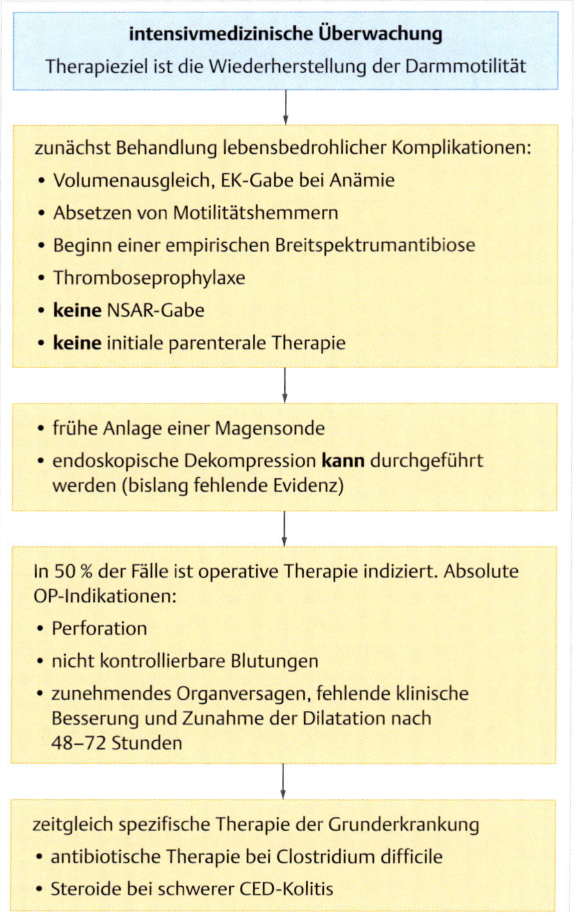

intensivmedizinische Überwachung
Therapieziel ist die Wiederherstellung der Darmmotilität

↓

zunächst Behandlung lebensbedrohlicher Komplikationen:
- Volumenausgleich, EK-Gabe bei Anämie
- Absetzen von Motilitätshemmern
- Beginn einer empirischen Breitspektrumantibiose
- Thromboseprophylaxe
- **keine** NSAR-Gabe
- **keine** initiale parenterale Therapie

↓

- frühe Anlage einer Magensonde
- endoskopische Dekompression **kann** durchgeführt werden (bislang fehlende Evidenz)

↓

In 50 % der Fälle ist operative Therapie indiziert. Absolute OP-Indikationen:
- Perforation
- nicht kontrollierbare Blutungen
- zunehmendes Organversagen, fehlende klinische Besserung und Zunahme der Dilatation nach 48–72 Stunden

↓

zeitgleich spezifische Therapie der Grunderkrankung
- antibiotische Therapie bei Clostridium difficile
- Steroide bei schwerer CED-Kolitis

Abb. 73.4 Toxisches Megakolon. Therapeutischer Algorithmus (CED: chronisch-entzündliche Darmerkrankungen, EK: Erythrozytenkonzentrat, NSAR: nicht steroidale Antiphlogistika).

oder schwere Anämie (Dehydratation und besonders Hypokaliämie fördern die Darmdysmotilität und sollten sofort behandelt werden).
- Eine kausale Behandlung erfolgt nach Stabilisierung des Patienten. Ziele sind die Wiederherstellung der Kolonmotilität und die Verhinderung einer Perforation.
- In 50 % der Fälle ist eine konservative Therapie ausreichend.
- In ▶ Abb. 73.4 ist der therapeutische Algorithmus zusammenfassend dargestellt.

73.11.2 Allgemeine Maßnahmen

- Ausgleich des Volumendefizits durch *balancierte Elektrolytlösungen* (z. B. Sterofundin)
- Ausgleich von Elektrolytstörungen, insbesondere *Kaliumsubstitution*
- Transfusion von *Erythrozytenkonzentraten* bei schwerer Anämie (< 6 g/dl)
- Absetzen aller Medikamente, die potenziell die Darmmotilität beeinflussen
- Initial ist eine intravenöse *Breitspektrumantibiose* obligat mit Abdeckung des erwartbaren Erregerspektrums (gramnegative Erreger und Anaerobier), z. B. Cephalosporin der 3. Generation (Ceftriaxon) oder Piperacillin/Tazobactam und Metronidazol.
- Eine *Thromboseprophylaxe* (Heparin oder niedermolekulares Heparin) ist obligat.
- Eine *Stressulkusprophylaxe* (z. B. Ranitidin i. v. oder Protonenpumpeninhibitor i. v.).
- Keine Gabe von NSAR oder Opioiden zur *Schmerztherapie*. Mittel der Wahl ist Paracetamol.
- Nach klinischer Besserung wird eine frühe *enterale Ernährung* über eine Magen- oder Jejunalsonde *empfohlen* (Mukosaheilung, Motilitätssteigerung).
- Eine initiale *parenterale Ernährung* wird *nicht empfohlen*.

73.11.3 Pharmakotherapie

- *spezifische Therapie des CED-assoziierten toxischen Megakolons:*
  - Mittel der Wahl bei schwerer Kolitis bei CED ist die Gabe von Steroiden, 1 mg/kgKG Prednisolonäquivalent/Tag.
  - Ein Steroidversagen ist nach 4–7 Tagen erkennbar, bei Nichtansprechen muss eine weitere pharmakologische Therapieeskalation gegen ein operatives Vorgehen (Proktokolektomie) erwogen werden.
  - Bei steroidrefraktärem Verlauf einer Colitis ulcerosa kann Ciclosporin A 2 mg/kgKG/Tag erwogen werden (Zielspiegel: 250–400 ng/ml).
  - Alternativ, jedoch ohne Nachweis einer Überlegenheit gegenüber Glukokortikoiden, kommen Tacrolimus i. v. 0,01–0,02 mg/kgKG/Tag oder Infliximab 5 mg/kgKG zu Woche 0, 2 und 6 infrage.
- *spezifische Therapie des Clostridium-difficile-assoziierten toxischen Megakolons:*
  - Beendigung der ursprünglichen Antibiotikatherapie
  - Mittel der 1. Wahl bei schwerem Verlauf ist Vancomycin p. o. 4 × 125–250 mg/Tag, dies ist aber normalerweise bei Ileussymptomatik praktisch nicht durchführbar.
  - Mittel der 1. Wahl, wenn keine enterale Therapie möglich ist, ist Metronidazol i. v. 3 × 500 mg.
  - Bei schweren Verläufen sollte zusätzlich zu Metronidazol i. v. eine Kombination mit Vancomyin (antegrad per Magen-/Duodenalsonde, retrograd per Kolonsonde) erfolgen.
- In ▶ Tab. 73.3 sind die Therapiemaßnahmen des toxischen Megakolons zusammenfassend dargestellt.

Tab. 73.3 Therapiemaßnahmen des toxischen Megakolons.

allgemeine Maßnahmen	spezifische Maßnahmen	Operation
• intensivmedizinische Überwachung • Volumengabe • Ausgleich der Elektrolytstörungen, besonders der Hypokaliämie • Erythrozytenkonzentrate bei Hb < 6 g/dl • Absetzen von darmmotilitätshemmenden Medikamenten • Breitspektrumantibiose: Ceftriaxon oder Piperacillin/Tazobactam + Metronidazol • Thromboseprophylaxe • Stressulkusprophylaxe • Magensonde zur Entlastung	• *CED*: Steroidgabe 1 mg/kgKG Prednisolonäquivalent i.v., bei Versagen ggf. Ciclosporin A 2 mg/kgKG i.v. • *CDI*: Vancomycin p.o. 4×125-250 mg/Tage *oder* Metronidazol i.v. 3×500 mg, ggf. Metronidazol i.v. in Kombination Vancomycin über Sonde oral und rektal	• subtotale Kolektomie mit Ileostoma möglichst *vor* einer Perforation

CDI: Clostridium-difficile-Infektionen, CDE: chronisch-entzündliche Darmerkrankungen

73.11.4 Interventionelle Therapie

- Maßnahmen zur Dekompression des Kolons:
  - Die frühe Anlage einer *Magensonde* zur Entlastung bei Ileussymptomatik verhindert gastroösophagealen Reflux und kann generell empfohlen werden.
  - Prinzipiell kann im Rahmen einer *Koloskopie* Luft abgesaugt werden, was in Fallbeispielen zur *zeitweisen* Dekompression geführt hat.
  - Eine *generelle* endoskopische Dekompression ist aber nicht ausreichend mit Evidenz belegt und kann nicht empfohlen werden. Sollte eine Koloskopie aus diagnostischen Gründen notwendig sein, kann im Einzelfall durch den erfahrenen Endoskopiker entschieden werden, eine Dekompression durchzuführen [5].
  - Ebenso möglich ist die Anlage einer *peranalen Dekompressionssonde*, über die auch Medikamente verabreicht werden können. Dies ist ebenfalls nicht durch Studien belegt und kann daher ebenfalls nicht generell empfohlen werden.
  - Verschiedene *Dekompressionsmanöver* (Rollmanöver in die Bauchlage) sind in der Literatur beschrieben und teilweise gut wirksam, praktisch aber meist kaum umsetzbar.

73.11.5 Operative Therapie

- In bis zu 50 % der Fälle ist eine operative Therapie mit subtotaler Kolektomie und endständigem Ileostoma notwendig (niedrigere Morbidität und Mortalität als totale Proktokolektomie).
- Die Indikationsstellung ist individuell bei Versagen der konservativen Therapien festzulegen. Die Einbeziehung der chirurgischen Fachdisziplin ist frühzeitig notwendig.
- Die Mortalität einer Kolektomie mit verspäteter Indikationsstellung (nach Perforation) steigt von 2–8 % auf über 40 %.
- Absolute Indikation zur Operation sind Perforation, nicht kontrollierbare Blutungen, zunehmendes Organversagen, fehlende klinische Besserung und Zunahme der Dilatation nach 48–72 Stunden.

73.12 Verlauf und Prognose

- Die Morbidität und Mortalität bei Patienten mit toxischem Megakolon ist hoch (20–80 % je nach Ursache, bei pseudomembranöser Kolitis als Ursache deutlich höher als bei CED).
- Nach erfolgreicher Therapie eines toxischen Megakolons ist die Langzeitprognose schlecht mit hohen Raten an Kolektomien und Rezidiven (bei Colitis-ulcerosa-Patienten benötigen 60 % eine Kolektomie innerhalb von 12 Monaten).
- Beim toxischen Megakolon aufgrund einer pseudomembranösen Kolitis liegt die Mortalität teilweise bei 80 %.
- Die frühzeitige Diagnose und Therapie senken die Mortalität deutlich.

73.13 Prävention

- Wichtig zur Prävention sind die frühzeitige Erkennung, die optimale Therapie der Grunderkrankung und die Vermeidung von Clostridium-difficile-Infektionen.

73.14 Quellenangaben

[1] Autenrieth DM, Baumgart DC. Toxic megacolon. Inflamm Bowel Dis 2012; 3: 584–591
[2] Beaugerie L, Ngo Y, Goujard F et al. Etiology and management of toxic megacolon in patients human immunodeficiency virus infection. Gastroenterology 1994; 107: 858–863
[3] Dignass A, Preiss JC, Aust DE et al. Aktualisierte Leitlinie zur Diagnostik und Therapie der Colitis ulcerosa 2011 – Ergebnisse einer evidenzbasierten Konsensuskonferenz. Z Gastroenterol 2011; 49: 1276–1341
[4] Gan SI, Beck PL. A new look at toxic megacolon: an update and review of incidence, etiology, pathogenesis, and management. Am J Gastroenterol 2003; 11: 2363–2371
[5] Götz M, Braun G, Jakobs R et al. German Society of Gastroenterology, Digestive and Metabolic Diseases (DGVS) position statement on endoscopic decompression in acute Ileus. Z Gastroenterol 2017; 12: 1499–1508
[6] Hagel S, Epple HJ, Feurle GE et al. S2k-guideline gastrointestinal infectious diseases and Whipple's disease. Z Gastroenterol 2015; 5: 418–459
[7] Imbriaco M, Balthazar EJ. Toxic megacolon: role of CT in evaluation and detection of complications. Clin Imaging 2001; 5: 349–354
[8] Jalan KN, Sircus W, Card WI et al. An experience of ulcerative colitis: toxic dilation in 55 cases. Gastroenterology 1969; 57: 68–82
[9] Lessa FC, Mu Y, Bamberg WM et al. Burden of Clostridium difficile infections in the United States. N Engl J Med 2015; 372: 825–834
[10] Mourelle M, Casellas F, Guarner F et al. Induction of nitric oxide synthase in colonic smooth muscle from patients with toxic megacolon. Gastroenterology 1995; 109: 1497–1502
[11] Tapani MK, Olavi KH. Surgical management of toxic megacolon. Hepatogastroenterology 2014; 131: 638–641
[12] Sayedy L, Kothari D, Richards RJ. Toxic megacolon associated Clostridium difficile colitis. World J Gastrointest Endosc 2010; 8: 293–297
[13] Woodhouse E. Toxic megacolon: a review for emergency department clinicians. J Emerg Nurs 2016; 6: 481–486

74 Pankreastransplantation

Jens Werner, Markus Guba

74.1 Steckbrief

Indikationen zur Pankreastransplantation sind ein Diabetes mellitus mit nachgewiesenen Antikörpern gegen Glutamatdecarboxylase (GAD) und/oder Inselzellen (ICA) und/oder Tyrosinphosphatase (IA-2) oder ein nach Stimulation C-Peptid-negativer Diabetes mellitus bei Patienten mit (prä)terminaler Niereninsuffizienz. Ohne Niereninsuffizienz können bedrohliche diabetische Spätfolgen wie das Syndrom der unbemerkten schweren Hypoglykämie oder exzessiver Insulinbedarf eine Indikation zur isolierten Pankreastransplantation darstellen (Richtlinie zur Pankreastransplantation Bundesärztekammer). Wie bereits relativ frühe Untersuchungen zeigen konnten, verbessert vor allem die kombinierte Pankreas-Nieren-Transplantation das Patientenüberleben (SPK: simultaneous pancreas kidney). Im Vergleich zu den Typ-1-Diabetes-Patienten mit Dialysepflicht auf der Warteliste ergibt sich für die kombiniert transplantierten Patienten ein Überlebensvorteil von ca. 35 % nach 4 Jahren. Nur selten (< 10 %) ergibt sich die Indikation für eine alleinige Pankreastransplantation (PTA: pancreas transplant alone, PAK: pancreas after kidney).

74.2 Synonyme

- Pankreastransplantation
- PTx
- sPK
- PAK

74.3 Keywords

- Pankreastransplantation
- Diabetes mellitus
- Abstoßung
- Infektion

74.4 Definition

- Die Pankreastransplantation ist eine allogene Transplantation des Pankreas zur Therapie des Diabetes mellitus mit diabetischem Spätsyndrom.
- Ziele der Pankreastransplantation:
  - Wiederherstellung der endokrinen Pankreasfunktion
  - Verbesserung der Lebensqualität und Leistungsfähigkeit der Patienten
  - Verlängerung der Lebenserwartung und Prophylaxe eines diabetischen Spätsyndroms

74.5 Indikationen

- Die Indikation für eine Pankreastransplantation setzt folgende Punkte voraus:
  - vorliegender Diabetes mit entweder aktuell nachweisbaren oder in der Vergangenheit nachgewiesenen Antikörpern gegen Betazellen (IA-2-, ICA- und/oder GAD)
  - Sollte ein negativer Antikörperbefund vorliegen, muss ein Stimulationstest durchgeführt werden. Die Listung ist möglich, wenn C-Peptid ≤ 0,5 ng/ml ohne Anstieg von > 20 % nach Stimulation
  - Anträge auf Ausnahmeregelungen können gestellt werden, sofern die oben genannten Kriterien nicht erfüllt werden.
- Die Listung zur Transplantation erfolgt, wenn sich bereits eine fortgeschrittene diabetische Nephropathie mit bestehender oder kurz bevorstehender Dialysepflicht (Kreatininclearence < 20 ml/min) eingestellt hat.

74.6 Epidemiologie

- Die Anzahl der Pankreastransplantationen ist weltweit rückläufig. Im Jahr 2016 wurden in Deutschland 94 Operationen durchgeführt [3].
- Ursachen für weiter abnehmende Zahlen für die Pankreastransplantation:
  - verbesserte internistische Diabetestherapie
  - insgesamt abnehmende Spenderbereitschaft und dadurch weniger zur Verfügung stehende und auch qualitativ hochwertige Organe
  - durch die Abnahme der Zahlen zunehmend fehlende Expertise
  - Komplikationsspektrum

74.7 Aufklärung und spezielle Risiken

- Die Aufklärung erfolgt über chirurgisch-technische Risiken und mögliche Komplikationen entsprechend der individuellen Patientensituation. Im Vordergrund stehen: Nachblutung/Hämatom, arterielle Minderperfusion oder venöser Stau durch Komplikationen der zu- bzw. abführenden Gefäße; arterielle bzw. venöse Thrombosen des Transplantats; Pankreasfistel, Transplantatpankreatitis, Infektionen, Peritonitis, Wundheilungsstörungen.
- Ferner gilt es darauf hinzuweisen, dass es zu einer verzögerten oder einer nicht ausreichenden Transplantatfunktion kommen kann, was sich an einem fortgesetzten Insulinbedarf zeigt. Nebenwirkungen der Immunsuppression nach der Transplantation wie Infektionen (z. B. Zytomegalievirus) und Malignome.
- Bei *kombinierter Pankreas-Nieren-Transplantation* ist auf die speziellen Risiken für die Nierentransplantation hinzuweisen.

74.8 Präoperative/prä-interventionelle Diagnostik

- Die Transplantationspatienten werden vor der Listung vor allem im Hinblick auf die kardiopulmonale Belastbarkeit gut untersucht. Ferner werden Infektionen oder Malignome abgeklärt.
- Im Rahmen der direkt präoperativen Diagnostik werden folgende Untersuchungen durchgeführt:
    - Kreuzprobe
    - Blutabnahme zum Ausschluss eines Infekts
    - Bestimmung des Blutzuckers
    - EKG, ggf. Echokardiografie und Ergometrie und/oder Herzkatheter bei kardial vorbelasteten Patienten
    - Röntgen-Thorax, ggf. Lungenfunktion bei Patienten mit eingeschränkter Lungenfunktion
    - Abdomensonografie zum Ausschluss eines Tumors
    - Duplex-/Dopplersonografie
    - ggf. Angio-CT der Becken-Bein-Region bei Patienten mit peripherer arterieller Verschlusskrankheit (pAVK) zur Beurteilung der Anschlussmöglichkeiten des Transplantats
    - anästhesiologische Abklärung der Narkosefähigkeit

74.9 Material

- nicht zutreffend

74.10 Durchführung

74.10.1 Vor Beginn des Eingriffs

- Aufklärung
- Ausschluss einer Infektion oder anderer Kontraindikationen
- ggf. Dialysetherapie bei Hyperkaliämie und/oder Überwässerung
- Erstellung eines individuellen Therapieprotokolls für jeden Patienten je nach Immunisierungsgrad

74.10.2 Chirurgische Anatomie

- Das Pankreas muss vor der Transplantation überprüft und „kaltpräpariert" werden. Hierbei gilt es, die Organtextur (weich, verhärtet, verfettet, entnahmebedingte Schäden) einzuschätzen und die für die Transplantation notwendigen anatomischen Strukturen (A. mesenterica superior, A. lienalis, V. portae) von denjenigen sicher zu unterscheiden, die nicht für die Transplantation benötigt werden (A. gastroduodenalis, Gallengang) (▶ Abb. 74.1). Letztere werden im Rahmen der „Kaltpräparation" verschlossen.
- Daneben muss die Milz entfernt und die Mesenterialwurzel (am Pankreasunterrand) übernäht werden. In aller Regel wird auch noch das Spenderduodenum nachgekürzt. Hierüber wird der Verdauungssaft der Bauchspeicheldrüse in den Gastrointestinaltrakt des Empfängers abgeleitet.

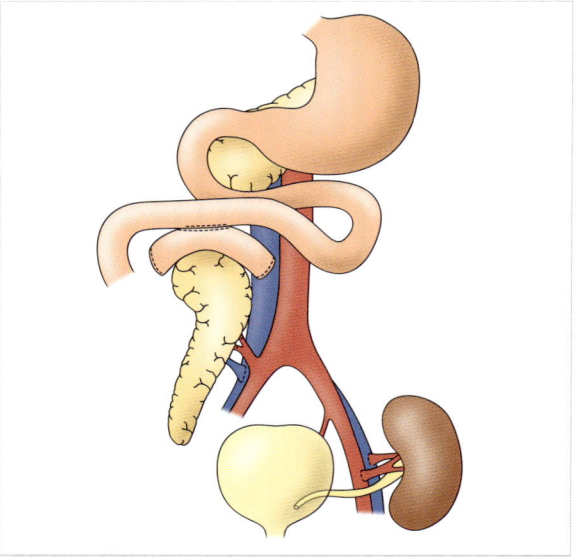

Abb. 74.1 Pankreastransplantation. Anatomische Grundlagen.

74.10.3 Operationsschritte

- Die kombinierte Transplantation erfolgt über einen *transperitonealen* Zugang. Die A. lienalis und die A. mesenterica superior werden in der Regel mittels eines Y-Grafts verbunden und so auf die A. iliaca communis rechts anastomosiert. Die Spenderpfortader wird bei einer *systemischen Drainage* auf die Bifurkation der V. iliacae und der V. cava inferior anastomosiert (▶ Abb. 74.1). Bei *einer portalen Drainage* erfolgt die Anastomose auf die Empfänger V. porta. Ein Vorteil für eine portalvenöse Drainage gegenüber der systemischen Drainage ist nicht belegt.
- Die Blasendrainage des Pankreas ist weitgehend verlassen. Je nach chirurgischer Schule erfolgt die enterale Drainage im Bereich des Duodenums, des Jejunums, des Ileums oder über eine ausgeschaltete Roux-Y-Schlinge. Die Niere wird an die A. und die V. iliaca externa anastomosiert.

74.11 Mögliche Komplikationen

74.11.1 Postoperative Komplikationen

- Aufgrund der Notwendigkeit engmaschiger Blutzuckerkontrollen und des nicht unerheblichen Operationstraumas sowie der in aller Regel vorbestehenden Komorbiditäten empfiehlt es sich, die Patienten nach der Transplantation auf einer Intensivstation zu überwachen [4].
- *Transplantatthrombose und Gerinnungsmanagement:*
  - Die Transplantatthrombose der Bauchspeicheldrüse ist eine der häufigsten Ursachen für den Transplantatverlust der Bauchspeicheldrüse [3], [5], [6], [13]. Vor einer Transplantation sollte eine *Thrombophiliediagnostik* durchgeführt werden, um das individuelle Risiko zu bestimmen. Frühthrombosen sind in der Regel multifaktoriell, jedoch sollte eine technische Komplikation an der venösen Anastomose immer ausgeschlossen werden. Im späteren Verlauf nach ca. 2 Wochen kommen als Ursache für eine Thrombose eine abdominelle Infektion oder eine akute Abstoßung in Betracht.
  - Zur Vermeidung einer Transplantatthrombose wird in der Regel eine *Antikoagulation* durchgeführt [11], Üblicherweise erhalten die Patienten Azetylsalizylsäure 100 mg/Tag [9]. Unser Zentrum hat gute Erfahrungen mit der perioperativen Gabe von Epoprostenol und Antithrombin III (AT III) [2]. Unmittelbar nach der Transplantation werden die Patienten heparinisiert. Eine Marcumarisierung ist nur bei Patienten mit einer vorbestehenden Thrombophilie notwendig [1], [15].
  - Beim Auftreten einer Thrombose kann durch eine *notfallmäßige Thrombektomie* versucht werden, das Transplantat zu retten. Oft kommt es jedoch zu einem kompletten Verschluss der arteriellen und venösen Strombahn, so dass nur die Transplantatentfernung bleibt. In diesen Fällen kommt eine frühe Retransplantation noch im gleichen Aufenthalt infrage.
- *Transplantatpankreatitis:*
  - Die frühe Transplantatpankreatitis ist die zweithäufigste Komplikation nach einer Pankreastransplantation [14]. Sie steht in einem engen Zusammenhang mit der Ischämie/dem Reperfusionsschaden. Demnach wird die Transplantatpankreatitis im Wesentlichen von der Organqualität beeinflusst. Das Risiko steigt mit höherem Spenderalter, Body Mass Index (BMI) des Spenders (Verfettung des Transplantats) und langen Ischämiezeiten [10], [16]. Tritt eine klinisch relevante Transplantatpankreatitis auf, kommt es in über 75 % zu einem Transplantatverlust.
  - Ein postoperatives peritonitisches Abdomen sollte umgehend eine CT-Untersuchung mit Kontrastmittel triggern.
  - In der Regel wird versucht, durch eine kurzzeitige *Lavagebehandlung* die Transplantatpankreatitis in den Griff zu bekommen. Aber spätestens nach zwei frustranen Lavagen oder bei Eintreten eines systemisch-inflammatorischen Responsesyndroms (SIRS)/einer Sepsis sollte das Transplantat umgehend entfernt werden. Ein weiteres Zuwarten in dieser Situation führt häufig zum Tod des Patienten.

74.12 Postoperatives Management

74.12.1 Überwachung der Herz-Kreislauf-Funktion

- Direkt postoperativ gilt es, die Herz-Kreislauf-Funktion engmaschig zu kontrollieren, eine *invasive Blutdruckmessung* ist meist nicht von Nöten.
- Der Blutdruck sollte (hoch)normal gehalten werden, um die Perfusion des Transplantats zu optimieren. Gelegentlich kann hierfür die Gabe geringer Konzentrationen von kreislaufunterstützenden Medikamenten notwendig sein (Noradrenalin, Dopamin/Dobutamin).

74.12.2 Überwachung der Transplantatfunktion

- Üblicherweise sind die Patienten unmittelbar nach der Transplantation normoglykämisch und insulinfrei. Etwa 30 % der der Patienten durchlaufen eine Phase der verzögerten Funktionsaufnahme (delayed graft function, DGF), die mit einer erhöhten Rate an Transplantatverlusten einhergeht [12]. Unter Umständen kann es in

diesen Fällen günstig sein, die Betazellen durch eine exogene Insulinzufuhr ruhig zu stellen.
- Neben dem Blutzucker können regelmäßige Messungen des *C-Peptids* Auskunft über die Insulinproduktion des Pankreas geben. Bei Patienten mit einer systemischen Drainage sollten hochnormale Werte (aufgrund des fehlenden First-Pass-Effekts der Leber) erreicht werden. Bei einer portalvenösen Drainage sollten die C-Peptid-Werte im Normalbereich liegen.

74.12.3 Immunsuppression

- In den meisten Zentren wird in der Anfangsphase eine Dreifachtherapie mit *Tacrolimus, Mycophenolat und Steroiden* durchgeführt [7]. Meist erhalten die Patienten zusätzlich eine Induktionstherapie mit depletierenden Antikörpern (z. B. Thymoglobulin 1,5 mg/kgKG für 5 Tage) [8]. Die Zielspiegel von Tacrolimus sollten bei 10–12 ng/ml liegen.

74.12.4 Infektionen und Prophylaxen

- Transplantierte Patienten haben ein erhöhtes Risiko für herkömmliche und opportunistische Infektionen. Darüber hinaus kann es zu einer Reaktivierung latenter oder klinisch inapparenter Infektionen, z. B. Tuberkulose oder Zytomegalievirus-Infektion, kommen.
- Für die Pankreastransplantationen gelten im Wesentlichen die in dem Kapitel Nierentransplantation (S. 585) aufgelisteten Regeln.

74.12.5 Abstoßungsbehandlung

- Risikofaktoren für eine akute Rejektion sind: Immunisierung vor Transplantation, verzögerte Funktionsaufnahme, erhöhtes Empfängeralter, Notwendigkeit einer Reduktion der Immunsuppression, z. B. bei Infekten oder Unverträglichkeiten, Zytomegalievirus-Infektion.
- Die Detektion einer Abstoßungsreaktion des Pankreastransplantats stellt sich schwieriger dar als bei anderen Organtransplantaten. Aufgrund der Gefahr einer Fistel wird eine Biopsie des Pankreastransplantats in den meisten Zentren durchgeführt. Da die überwiegende Mehrheit der Pankreastransplantationen kombiniert mit einer Nierentransplantation durchgeführt wird, dient die Niere oftmals als „Detektororgan", um die Abstoßung histopathologisch nachzuweisen.
- Auch die Behandlung der akuten Abstoßung gleicht der für die Nierentransplantation (Kap. 76.12.5).

74.13 Quellenangaben

[1] Burke GW 3rd, Ciancio G, Figueiro J et al. Hypercoagulable state associated with kidney-pancreas transplantation. Thromboelastogram-directed anti-coagulation and implications for future therapy. Clin Transplant 2004; 18: 423–428. DOI: 10.1111/j.1399-0012.2004.00183
[2] Fertmann JM, Wimmer CD, Arbogast HP et al. Single-shot antithrombin in human pancreas-kidney transplantation: reduction of reperfusion pancreatitis and prevention of graft thrombosis. Transpl Int 2006; 19: 458–465. DOI: 10.1111/j.1432-2277.2006.00325.x
[3] Gilabert R, Fernandez-Cruz L, Real MI et al. Treatment and outcome of pancreatic venous graft thrombosis after kidney-pancreas transplantation. Br J Surg 2002; 89: 355–360 DOI: 10.1046/j.0007-1323.2001.02016.x
[4] Grochowiecki T, Galazka Z, Madej K et al. Multivariate analysis of complications after simultaneous pancreas and kidney transplantation. Transplant Proc 2014; 46: 2806–2809 DOI: 10.1016/j.transproceed.2014.08.010
[5] Gruessner RW, Burke GW, Stratta R et al. A multicenter analysis of the first experience with FK506 for induction and rescue therapy after pancreas transplantation. Transplantation 1996; 61: 261–273
[6] Gruessner AC, Sutherland DE. Pancreas transplant outcomes for United States (US) cases as reported to the United Network for Organ Sharing (UNOS) and the International Pancreas Transplant Registry (IPTR). Clin Transpl 2008: 45–56
[7] Gruessner AC. 2011 update on pancreas transplantation: comprehensive trend analysis of 25,000 cases followed up over the course of twenty-four years at the International Pancreas Transplant Registry (IPTR). The review of diabetic studies: RDS 2011; 8: 6–16. DOI: 10.1900/rds.2011.8.6
[8] Gruessner AC, Gruessner RW. Long-term outcome after pancreas transplantation: a registry analysis. Curr Opin Organ Transplant 2016; 21: 377–385. DOI:10.1097/mot.0000000000000331
[9] Humar A, Ramcharan T, Kandaswamy R et al. Technical failures after pancreas transplants: why grafts fail and the risk factors – a multivariate analysis. Transplantation 2004; 78: 1188–1192
[10] Nadalin S, Girotti P, Konigsrainer A. Risk factors for and management of graft pancreatitis. Curr Opin Organ Transplant 2013; 18: 89–96. DOI: 10.1097/MOT.0b013e32835c6f0f
[11] Patel SR, Hakim N. Prevention and management of graft thrombosis in pancreatic transplant. Experimental and clinical transplantation: official journal of the Middle East Society for Organ Transplantation 2012; 10: 282–289
[12] Shin S, Han DJ, Kim YH et al. Long-term effects of delayed graft function on pancreas graft survival after pancreas transplantation. Transplantation 2014; 98: 1316–1322. DOI: 10.1097/tp.0000000000000214
[13] Sollinger HW, Knechtle SJ, Reed A et al. Experience with 100 consecutive simultaneous kidney-pancreas transplants with bladder drainage. Ann Surg 1991; 214: 703–711
[14] Troppmann C, Gruessner AC, Dunn DL et al. Surgical complications requiring early relaparotomy after pancreas transplantation: a multivariate risk factor and economic impact analysis of the cyclosporine era. Ann Surg 1998; 227: 255–268
[15] Vaidya A, Muthusamy AS, Hadjianastassiou VG et al. Simultaneous pancreas-kidney transplantation: to anticoagulate or not? Is that a question? Clin Transplant 2007; 21: 554–557. DOI:10.1111/j.1399-0012.2007.00689.x
[16] Ziaja J, Krol R, Chudek J et al. Intra-abdominal infections after simultaneous pancreas-kidney transplantation. Ann Transplant 2011; 16: 36–43

75 Dünndarm- und multiviszerale Transplantation

Jens Werner, Markus Guba

75.1 Steckbrief

Die Dünndarmtransplantation bzw. die kombinierte Transplantation von Dünndarm und weiteren Abdominalorganen (multiviszerale Transplantation) ist mit bisher rund 2900 Transplantationen die weltweit am seltensten durchgeführte Organtransplantation. Trotzdem sind die mittel- und langfristigen Verläufe mit 1-, 5- und 10-Jahres-Überlebensraten von aktuell 76 %, 56 % und 43 % vergleichbar mit den Ergebnissen der Transplantation anderer solider Organe. Die Immunogenität des Dünndarmtransplantats ist hoch. Eine Abstoßung kann nicht nur zu einer Schädigung des Transplantats führen, sondern durch den Zusammenbruch der Mukosabarriere auch in einem kaum beherrschbaren septischen Krankheitsbild enden. Daher kann bei Dünndarmtransplantationen die Wichtigkeit eines engmaschigen immunologischen und infektiologischen Monitorings nicht genug betont werden. Chirurgisch-technisch kann die Herausforderung darin bestehen, das transplantierte Darmpaket in der oft geschrumpften Abdominalhöhle unterzubringen (loss of domain).

75.2 Synonyme

- Dünndarmtransplantation
- Intestinaltransplantation
- multiviszerale Transplantation

75.3 Keywords

- Dünndarmtransplantation
- multiviszerale Transplantation
- intestinales Versagen
- intestinal failure
- Kurzdarmsyndrom
- loss of domain

75.4 Definition

- Eine *Dünndarmtransplantation* ist die allogene Transplantation des Dünndarms zur Wiederherstellung der enteralen Ernährbarkeit eines Patienten mit intestinalem Versagen und Komplikationen der parenteralen Ernährung.
- Als *multiviszerale Transplantation* wird generell die simultane Transplantation von mehreren viszeralen Organen bezeichnet. Hier wird die Bezeichnung synonym für die simultane Transplantation des Dünndarms mit anderen viszeralen Organen (z. B. Dünndarm plus Leber und/oder Pankreas sowie Magen) verwendet.
- Unter *intestinalem Versagen* versteht man die Unmöglichkeit, den Nährstoff- und Flüssigkeitsbedarf über die enterale Nahrungs- und Flüssigkeitsaufnahme zu decken. Die Ätiologien des intestinalen Versagens sind mannigfaltig und reichen von kongenitalen Resorptions- und Motilitätsstörungen über ischämisch, mechanisch oder postperitonitisch bedingte Kurzdarmsyndrome bis hin zu niedrig-proliferativen benignen oder malignen Tumoren, die zur kurativen Behandlung die Resektion großer Darmanteile bzw. der Mesenterialwurzel notwendig machen (z. B. Desmoidtumor).
- Unter „*loss of domain*" versteht man die Schrumpfung der Peritonealhöhle nach ausgedehnter Resektion von Darmanteilen. Dies kann den Bauchdeckenverschluss nach erfolgter Dünndarm- bzw. multiviszeraler Transplantation unmöglich machen.

75.5 Indikationen

- Die Indikation zur Dünndarm- bzw. multiviszeralen Transplantation besteht, wenn ein intestinales Versagen vorliegt und die parenterale Ernährung aufgrund von Port- bzw. Katheterkomplikationen oder bei Leberversagen durch die parenterale Ernährung nicht mehr durchführbar ist.
- Bei der Indikationsstellung muss auch der Einfluss einer *dauerhaften parenteralen Ernährung* auf die Psyche und den Lebensstil der Betroffenen miteinbezogen werden.
- Die Indikation zur multiviszeralen Transplantation ergibt sich, wenn neben dem intestinalen Versagen weitere Organe terminal geschädigt sind oder zur kurativen Therapie einer Erkrankung mitreseziert werden müssen. Am häufigsten wird die kombinierte Transplantation von *Dünndarm und Leber* bei Leberversagen durch die parenterale Ernährung durchgeführt (intestinal failure-associated liver disease, IFALD).
- Bei ischämisch, thrombotisch- oder tumorbedingten Perfusionsstörungen der Mesenterialwurzel bzw. der Portalstrombahn kann die kombinierte Transplantation von *Dünndarm, Leber, Pankreas* und ggf. *Magen* notwendig werden.

75.6 Kontraindikationen

- Kontraindikationen für eine Dünndarm- bzw. multiviszerale Transplantation entsprechend den gängigen Kontraindikationen für die Transplantation solider Organe. Diese sind in erster Linie *aktive Infektionen* und *aktive maligne Erkrankungen*. Eine Ausnahme sind langsam proliferative Tumoren, die im Rahmen der Transplantation kurativ reseziert werden können (z. B. abdomineller Desmoidtumor).
- Ist die *OP-Fähigkeit* aufgrund einer therapierefraktären kardialen oder pulmonalen Insuffizienz nicht gegeben, muss von einer Dünndarm- bzw. multiviszeralen Transplantation abgesehen werden.
- Eine *hohe Fragilität des Patienten*, die nicht durch die Dünndarm- bzw. multiviszerale Transplantation behandelt werden kann, muss ebenfalls als Kontraindikation gelten. Ein Beispiel hierfür ist die absehbare Unmöglichkeit einer adäquaten physiotherapeutischen Mobilisierung des Patienten nach der Transplantation.

75.7 Aufklärung und spezielle Risiken

- Aufklärung über chirurgisch-technische Risiken und mögliche Komplikationen entsprechend der individuellen Patientensituation
- Die 1-, 5- und 10-Jahres-Überlebensraten nach Dünndarmtransplantation betragen aktuell 76 %, 56 % und 43 %.
- Bei einer Dünndarmtransplantation ist die Platzierung eines *Dünndarmstomas* obligat. In der Regel kann dieses nach mindestens 6 Monaten zurückverlegt werden.
- Aufgrund der hohen Immunogenität des Dünndarms muss eine starke medikamentöse *Immunsuppression* nach der Transplantation erfolgen. Dementsprechend ist das Risiko für die Entwicklung von Nebenwirkungen wie Kalzineurininhibitor-assoziiertes Nierenversagen, opportunistische Infektionen (z. B. cmV) und PTLD (post-transplant lymphoproliferative disease) deutlich erhöht. Dies sollte im Aufklärungsgespräch betont werden.
- *Akute Abstoßungen* nach Dünndarm- bzw. multiviszeraler Transplantation treten heutzutage in ca. 30–40 % der Fälle auf. Schwere Verläufe können zur Exfoliation der Dünndarmmukosa und damit zum Zusammenbrechen der Mukosabarriere mit konsekutiver Sepsis führen. Bei behandlungsrefraktären Verläufen kann eine Transplantatenterektomie lebensrettend sein.
- Empfänger einer Dünndarm- bzw. multiviszeralen Transplantation erleiden deutlich häufiger (2–10 %) eine *Graft-versus-Host-Reaktion* (GvHD) als Empfänger anderer solider Organe. Die Mortalität der GvHD nach Dünndarm- bzw. multiviszeraler Transplantation liegt bei bis zu 70 %.

75.8 Präoperative/präinterventionelle Diagnostik

- CT-morphologischer Ausschluss von Infektherden und Tumorerkrankungen des Thorax und Abdomens
- endoskopische Abklärung des oberen und unteren Gastrointestinaltrakts
- Ausschluss von Infekten und Tumoren durch Fachärzte für HNO, Zahnheilkunde, Dermatologie, Urologie/Gynäkologie
- serologische Untersuchung auf virale Erkrankungen, z. B. HIV, virale Hepatitiden, Erhebung des Zytomegalievirus-(CMV-) und Epstein-Barr-Virus-(EBV-)Status
- Abklärung der Impfimmunität für Hepatitis B
- Bei geplanter Wiederherstellung der gastrointestinalen Passage muss die Möglichkeit der oralen Nahrungsaufnahme und der analen Kontinenzfunktion (Analmanometrie) abgeklärt werden.
- anästhesiologische Abklärung der Narkosefähigkeit
- individuelle Planung der operativen Strategie anhand der vorhandenen Bildgebung und der Endoskopiebefunde

75.9 Material

- nicht zutreffend

75.10 Durchführung

75.10.1 Vor Beginn des Eingriffs

- Die interdisziplinäre Erstellung eines individuellen Transplantationsprotokolls für jeden Patienten auf der Warteliste ist empfehlenswert.

75.10.2 Chirurgische Anatomie

- Die chirurgische Anatomie ist bei Patienten, für die eine Dünndarm- bzw. multiviszerale Transplantation infrage kommt, meist von vorangegangenen Operationen (in der Regel Darmresektionen) abhängig.
- Häufig ist die Mesenterialwurzel retrahiert und der Anschluss der Transplantatgefäße muss direkt auf die Aorta bzw. V. cava erfolgen.
- Oft liegt eine Schrumpfung der Peritonealhöhle nach ausgedehnter Resektion von Darmanteilen vor (loss of domain). Dies kann den Bauchdeckenverschluss nach erfolgter Dünndarm- bzw. multiviszeraler Transplantation unmöglich machen.

75.10.3 Zugangswege

- In der Regel erfolgt die Dünndarm- bzw. multiviszerale Transplantation über eine *Medianlaparotomie*.

75.10.4 Lagerung

- In der Regel erfolgt die Dünndarm- bzw. multiviszerale Transplantation in *Rückenlage*.

75.10.5 Operationsschritte

- Bei einer *isolierten Dünndarmtransplantation* wird die A. mesenterica superior meist direkt auf die Empfängeraorta anastomosiert (▶ Abb. 75.1).
- Die venöse Drainage erfolgt entweder systemisch über eine Anastomose der V. mesenterica superior auf die infrahepatische V. cava oder portalvenös.
- Die obere enterale Anastomose wird in Abhängigkeit vom Restdarm als Jejunojejunostomie oder als Gastrojejunostomie ggf. mit einer Roux-Y-Anastomose angelegt.
- Zur frühzeitigen Ernährung wird intraoperativ ein Jejunalkatheter oder eine Ernährungssonde platziert.

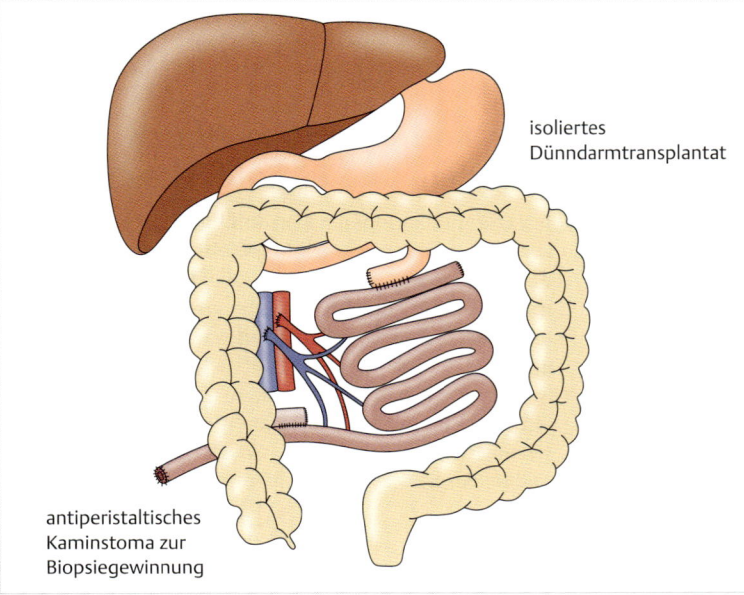

Abb. 75.1 Isolierte Dünndarmtransplantation. Schematische Darstellung des Operationssitus. Die enterale Passage wurde durch Jejunojejunostomie sowie Ileoileostomie hergestellt. Für die arterielle Perfusion wurde die A. mesenterica superior End-zu-Seit auf die Aorta des Empfängers anastomosiert. Der venöse Abfluss wurde durch eine Anastomose der V. mesenterica superior End-zu-Seit auf die V. cava des Empfängers ermöglicht. In beiden Fällen wurde ein Ileostoma angelegt, um endoskopische Biopsien zum Transplantatmonitoring zu ermöglichen.

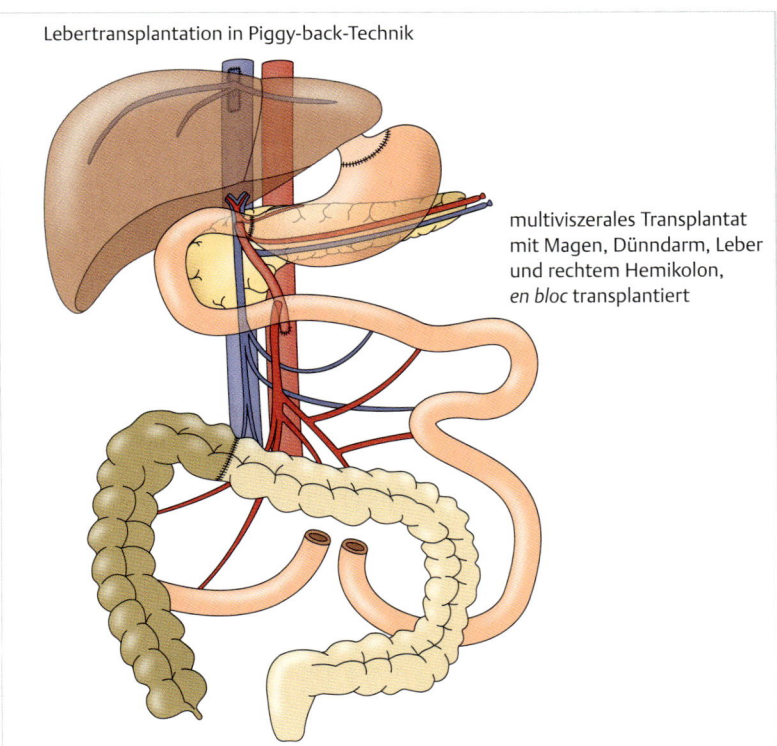

Abb. 75.2 Multiviszerale Transplantation. Schematische Darstellung des Operationssitus. Der Eingriff wurde als kombinierte Transplantation des Magens sowie des gesamten Dünndarms, des Pankreas und der Leber en bloc durchgeführt. Die enterale Passage wurde durch Gastrogastrostomie und Aszendotransversostomie erreicht. Um einen Spasmus des denervierten Pylorus zu vermeiden, wurde eine Pyloroplastik angelegt. Die arterielle Anastomose wurde in diesem Fall in Form einer End-zu-Seit-Aortoaortostomie angelegt, um die ungehinderte Perfusion des Transplantats sowohl über den Truncus coeliacus als auch die A. mesenterica superior zu gewährleisten. Der portal-venöse Abstrom erfolgt durch die Lebervenen über eine „Piggy-back"-Anastomose der Spender-Cava auf die Empfänger-Cava analog zur isolierten Lebertransplantation.

- Die aborale Anastomose wird als Jejunokolostomie oder als Kolokolostomie angelegt, wobei zwingend ein Dünndarmstoma zur späteren Biopsiegewinnung platziert wird. Heutzutage wird häufig das rechte Hemikolon mit transplantiert, um die Bauhin-Klappe zu erhalten, was sich positiv auf die Stuhlfrequenz auswirkt.
- Die Abdominalhöhle lässt sich je nach Ausmaß des „loss of domain" meist nicht primär verschließen, sondern wird nach und nach ggf. mittels plastischer Deckung verschlossen. Im Extremfall kann eine zusätzliche Bauchwandtransplantation notwendig werden.
- Bei unauffälligem immunologischem Verlauf kann nach circa einem halben Jahr die Herstellung der Darmkontinuität vorgenommen werden.
- Die *multiviszerale Transplantation* erfolgt in der Regel en bloc mit der Leber bzw. mit Leber und Pankreas und ggf. dem Magen (▶ Abb. 75.2). Einzelheiten dazu werden beispielsweise von Humar et al. [9] beschrieben.

75.11 Mögliche Komplikationen

75.11.1 Intraoperative Komplikationen

- allgemeine intraoperative Komplikationen großer Abdominaleingriffe wie Blutverlust und Verletzung von umliegenden Organen
- Komplikationen bei der Reperfusion des Spenderorgans bzw. Organpakets: Die Perfusionslösung zur Organkonservierung enthält in der Regel eine hohe Kaliumkonzentration, die zur relevanten Hyperkaliämie des Empfängers führen kann. Während der Kaltischämiephase kumulieren zudem saure Valenzen im Spenderorgan und es besteht die Gefahr der metabolischen Azidose nach Reperfusion. Daher sollten vor Reperfusion Vorbereitungen zur *Pufferung*, *Kaliumsenkung* und *intraoperativen Hämofiltration* getroffen werden.

75.11.2 Postoperative Komplikationen

- Die Inzidenz von akuten postoperativen Komplikationen wird meist zwischen 10 und 15 % angegeben.
- Neben abdominellem Kompartmentsyndrom (8 %) und Nachblutungen aus der Mesenterialwurzel des Spenderorgans (5 %) kann es zu Stomakomplikationen, Lymphfisteln, mechanischem Ileus und akuten Verschlüssen der Mesenterialgefäße kommen. Bei einer klinischen Verschlechterung in der frühen postoperativen Phase sollte daher die operative Exploration nicht zu lange hinausgezögert werden.

75.11.3 Immunologische Komplikationen

- *Akute Abstoßungen* nach Dünndarm- bzw. multiviszeraler Transplantation treten in ca. 30–40 % der Fälle auf und ereignen sich meist innerhalb der ersten 90 Tage.
- Eine antikörpervermittelte Rejektion in der Frühphase nach Dünndarmtransplantation ist eher selten.
- Schwere Verläufe einer akuten Abstoßung können zur Exfoliation der Dünndarmmukosa und damit zu gastrointestinalen Blutungen sowie zum Zusammenbrechen der Mukosabarriere mit konsekutiver Sepsis führen. Bei behandlungsrefraktären Verläufen kann eine Transplantatenterektomie lebensrettend sein.

75.11.4 Komplikationen durch Bakterien- und Pilzinfektionen

- Infektkomplikationen nach Dünndarm- bzw. multiviszeraler Transplantation sind mit einer Inzidenz von über 50 % neben Abstoßungen die häufigste Ätiologie für Morbidität und Mortalität bei den meist fragilen und stark immunsupprimierten Transplantatempfängern.
- Aufgrund von häufigen Hospitalisationen sind die Empfänger schon vor der Transplantation von einer Kolonisierung mit dem kompletten Spektrum mikrobieller und insbesondere auch multiresistenter Erreger bedroht.
- In den ersten 6 Wochen nach der Transplantation sind bakterielle Infekte besonders häufig; diese sind meist katheterassoziiert.
- Neben Keimen der grampositiven Hautflora sind dabei auch gramnegative Erreger und vor allem auch Enterokokken inklusive vancomycinresistenter Spezies (VRE) häufig.
- Neben typischen Peritonitiserregern sind *Pseudomonas aeruginosa*, *Enterokokken* (auch VRE) und *Candida-Spezies* häufig.

75.11.5 Komplikationen durch virale Infektionen

- Etwa 40 % aller Patienten erleiden eine virale *Transplantatenteritis*. Diese erhöht relevant die Morbidität und Mortalität, nicht zuletzt auch durch die Förderung von Abstoßungsvorgängen durch Immunmodulation und verminderte Resorption der Immunsuppressiva bei enteritischer Diarrhö.
- Die häufigsten Erreger sind cmV, EBV, Adeno-, Noro- und Rotaviren.
- Die Unterscheidung zwischen einer Transplantatenteritis durch enteropathogene Viren und einer akuten Abstoßung ist klinisch schwierig. Deshalb muss bei ent-

sprechenden Symptomen zeitgleich zur Infektdiagnostik der *Ausschluss einer Abstoßung* erfolgen.
- Eine *symptomatische EBV-Infektion* tritt praktisch nur bei seronegativen Patienten auf. Die Diagnose wird meist durch PCR und elektronenmikroskopische Untersuchung sowie Immunhistologie von Serum, Stuhl und Biopsien erreicht.
- Eine *cmV-Enteritis* kann durch intravenöse Therapie von Ganciclovir bzw. Foscarnet in Kombination mit anti-CMV-Immunglobulinen behandelt werden.
- Werden *andere enteropathogene Viren* identifiziert und ist eine Rejektion ausgeschlossen, sollte eine symptomatische Therapie der Dehydratation, die Bekämpfung von bakteriellen Koinfektionen und eine Reduktion der Immunsuppression sowie im Extremfall die experimentelle Verwendung anderer antiviraler Substanzen erfolgen.

75.11.6 Komplikationen durch PTLD

- Die EBV-assoziierte PTLD (post-transplant lymphoproliferative disease) kann unabhängig vom Prätransplantationsserostatus der Patienten auftreten.
- Das *Risiko* ist deutlich erhöht bei Patienten, die eine De-novo-Infektion oder eine EBV-Reaktivierung nach der Transplantation erleiden.
- *Anzeichen* für eine PTLD sind unter anderem sub- und intrakutane derbe Raumforderungen, generalisierte Lymphadenopathie, mediastinale Raumforderungen oder/und Diarrhö sowie Hämatochezie. Die Diagnose muss immer durch eine Biopsie gesichert werden.
- Die *Behandlung* einer PTLD besteht zunächst in der Reduktion bzw. dem Absetzen der Immunsuppressiva und ggf. einer niedrig dosierten Chemotherapie (CHOP).
- Die lytische EBV-Replikation kann ggf. durch Aciclovir und Ganciclovir bzw. durch i. v. Immunglobulin behandelt werden. Erfolge wurden auch schon durch die B-Zell-Depletion mit Rituximab erzielt [1].

75.11.7 Komplikationen durch Graft-versus-Host-Reaktion

- Empfänger einer Dünndarm- bzw. multiviszeralen Transplantation erleiden deutlich häufiger (2–10 %) eine GvHD (Graft-versus-Host-Reaktion, Spender-gegen-Empfänger-Reaktion) als Empfänger anderer solider Organe. Dies liegt an der großen Zahl an immunkompetenten Spenderzellen des mukosaassoziierten lymphatischen Gewebes (MALT) im Transplantat, die sich gegen das Empfängergewebe wenden können.
- Die Mortalität der GvHD nach Dünndarm- bzw. multiviszeraler Transplantation liegt bei bis zu 70 %.
- Eine GvHD manifestiert sich vor allem in der Haut, dem Knochenmark, der Leber, der Lunge und im Gastrointestinaltrakt der Patienten. Verdächtige Läsionen müssen biopsiert werden.
- Bei Diarrhö sollte zur Abgrenzung von Rejektion und Infektion neben dem Transplantat auch immer die gastrointestinale Schleimhaut des Empfängers (z. B. Magen/Duodenum oder Kolon) biopsiert werden.
- Ein Standardvorgehen zur Behandlung einer GvHD nach Dünndarmtransplantation ist nicht publiziert. In der Regel erfolgt eine Steroidstoßtherapie und ggf. eine Lymphozytendepletion mit ATG [5]. Eventuell sollte der Kontakt mit einer Stammzell-Transplantationseinheit gesucht werden.

75.12 Postoperatives Management

75.12.1 Immunologisches Monitoring

- Verlässliche Biomarker für die biochemische Abstoßungsdiagnostik fehlen. Daher muss regelmäßig eine *endoskopische Schleimhautbiopsie* zur histologischen Beurteilung entnommen werden (▶ Tab. 75.1).
- Bei Symptomen einer Abstoßung wie z. B. einer erhöhten Stuhlfrequenz, Fieber, abdominellen Schmerzen oder Hämatochezie muss immer eine endoskopische Biopsieentnahme erfolgen. Um die pathologische Beurteilung der Befunde zu erleichtern, wird empfohlen – sofern möglich –, neben Schleimhautbiopsien aus dem Transplantat auch Biopsien der empfängereigenen Schleimhaut (z. B. terminales Ileum oder Kolon, falls vorhanden) zu gewinnen.
- Aufgrund der Gefahr, dass durch die Abstoßung die Mukosabarriere durchlässig wird und eine mikrobielle Durchwanderung droht, muss die adäquate Diagnostik und *Therapie schnellstmöglich erfolgen.*
- Im Falle einer Abstoßung muss zunächst täglich die Effektivität der Abstoßungstherapie endoskopisch und histologisch kontrolliert werden. Bei offensichtlicher Besserung des Befundes können die Intervalle auf 48 Stunden ausgeweitet werden.

Tab. 75.1 Algorithmus zur Durchführung des immunologischen Transplantatmonitorings per Biopsie nach Dünndarmtransplantation.

Maßnahme	Durchführungsalgorithmus
Endoskopie mit Biopsie (bevorzugt aus dem terminalen Ileum über Transplantat-Ileostoma	postoperativ Tag 3–5: erste Biopsien
	im 1. Monat: 2-mal pro Woche
	im 2. Monat: 1-mal pro Woche
	im 3./4. Monat: alle 2 Wochen
	bis zum Stomaverschluss (in der Regel 6 Monate nach Transplantation): 1-mal pro Monat

- Erst nach vollständigem Abklingen der Abstoßungsaktivität im Biopsat kann wieder zum normalen Endoskopieturnus zurückgekehrt werden.
- Die Messung von blut- und stuhlbasierten Biomarkern wie Granzyme-B als T-Zell-Aktivierungsmarker, Citrullin als Marker für die intestinale Funktion oder Calprotectin als Neutrophilen-Aktivierungsmarker zum Transplantatmonitoring wird aktuell nur in präklinischen Studien angewendet. Das *biopsiebasierte Monitoring* stellt nach wie vor den *Goldstandard* dar.
- *Spenderspezifische Antikörper* (DSA) korrelieren mit dem Outcome nach Dünndarm- bzw. multiviszeraler Transplantation. Allerdings ist ihre klinische Relevanz ebenfalls noch nicht abschließend geklärt. Eine DSA-Bestimmung sollte dennoch in regelmäßigen Abständen und vor allem bei Auftreten einer Transplantatdysfunktion erfolgen und das Ergebnis in Differenzialdiagnosen einbezogen werden.
- Das Transplantatmonitoring der anderen Organe im Fall einer multiviszeralen Transplantation entspricht den Strategien und Methoden des jeweiligen Organs.

75.12.2 Beurteilung der Transplantatfunktion

- Aufgrund des Ischämie-Reperfusionsschadens nimmt der transplantierte Darm in der Regel seine Funktion verzögert, etwa 3 Tage nach Transplantation, auf.
- Primär erfolgt die Beurteilung der Transplantatfunktion klinisch: Zunächst liefern der Rücklauf über die Magensonde, Darmgeräusche und der Stomaausfluss wichtige Informationen über den Beginn der Motilität und die Resorptionsleistung des Transplantats.
- Die Resorptionsleistung, vor allem von Fetten, ist noch für ca. 6 weitere Wochen gestört, da sich zunächst kollaterale Lymphgefäße in der Mesenterialwurzel des Transplantats bilden müssen.
- Als Surrogatparameter für die Absorptionsfähigkeit des Dünndarms hat sich bisher nur der *D-Xylose-Absorptionstest* etabliert.

75.12.3 Immunsuppression

- Das mukoassoziierte lymphatische Gewebe (MALT) und die mesenterialen Lymphknoten machen das Dünndarmpaket zu einem hoch immunogenen Transplantat.
- Nicht nur die hohe Antigenlast, sondern auch die Gefahr einer Graft-versus-Host -Reaktion (GvHD) durch die Lymphozyten des MALT erfordern eine starke immunsuppressive Therapie.
- Dennoch muss aufgrund der Bedrohung durch fakultative Pathogene der kommensalen Dünndarmflora und der Gefahr der Entwicklung einer PTLD die *Nettoimmunsuppression so niedrig wie möglich* gehalten werden.

Tab. 75.2 Beispiel einer Antithymoglobulin- und Rituximab-induzierten, Kalzineurininhibitor-basierten Zweifachtherapie zur Immunsuppression nach Dünndarm- bzw. multiviszeraler Transplantation.

Pharmakon	Darreichungsform und Dosis
Antithymoglobulin	2 mg/kgKG i. v. vor Reperfusion sowie an Tag 2, 4 und 6 (jeweils nach der Steroidgabe und unter intravenöse Histaminblockade (z. B. Dimetinden)
Rituximab	150 mg/m² i. v. am 3. postoperativen Tag (vorab intravenöse Histaminblockade mit Dimetidin und Ranitidin, initiale Infusionsgeschwindigkeit: 50 mg/Stunde, nach den ersten 30 Minuten stufenweise alle 30 Minuten um 50 mg/Stunde auf einen Höchstwert von 400 mg/Stunde steigern)
Tacrolimus	Anfangsdosis 0,012–0,015 mg/kgKG/Tag kontinuierlich i. v., Zielspiegel: 12–15 ng/ml, Umsetzen auf eine orale Therapie, sobald eine Resorption angenommen werden kann. Orale Anfangsdosis: 0,15 mg/kgKG/Tag p. o. auf 2 Tagesdosen (1–0–1) verteilt. Den Perfusor 4 Stunden nach der oralen Gabe stoppen und zeitgleich sowie nach 6 und nach 12 Stunden den Tacrolimus-Plasmaspiegel messen → bei Absinken intravenöse Gabe fortsetzen.
Prednisolon	intraoperativ 500 mg i. v., POD1 250 mg i. v., POD2 200 mg, POD3 100 mg, POD4 75 mg, POD5 50 mg, POD6 25 mg, POD7–14 20 mg, Ausschleichen der Therapie bis zum Ende des 3. Monats

POD: postoperativer Tag

- Das Basistherapeutikum der Immunsuppression ist der Kalzineurininhibitor *Tacrolimus*.
- Die höchste Überlebensrate bei gleichzeitig niedriger Abstoßungs- und Infektrate wird aktuell nach Induktion mit *Antithymoglobulin* (ATG), der Gabe von *Rituximab* an Tag 3 und der dauerhaften Gabe eines Regiments aus *Tacrolimus* und *Steroiden* erzielt (▶ Tab. 75.2)
- Die Inzidenz einer relevanten *Nierenfunktionseinschränkung*, die etwa bei einem Viertel der Empfänger einer Dünndarm- bzw. einer multiviszeralen Transplantation auftritt, lässt sich durch den Einsatz einer T-Zell-depletierenden Induktionstherapie mit ATG vermindern.
- Die Inzidenz der *PTLD* kann durch die Verwendung von Rituximab relevant gesenkt werden [4].
- In der Regel wird in den ersten 1–3 Monaten ein *Tacrolimus-Talspiegel* (gemessen vor der oralen Einnahme am Morgen bzw. während des laufenden Perfusors) von 12–15 ng/ml angestrebt, der im Verlauf auf 8–12 ng/ml gesenkt werden kann.

75.12.4 Antikoagulation

- Die Mesenterialwurzel des Spenderorgans ist die Achillesverse der Dünndarm- bzw. multiviszeralen Transplantation. Die feinlumigen Mesenterialgefäße im Bereich der Anastomosen, die Gefahr des Abknickens dieses Gefäßstiels und die postoperativ ggf. bestehende Hypotension steigern die Gefahr einer mesenterialen Thrombose. Daher muss das *postoperative Gerinnungsmanagement* subtil durchgeführt und überwacht werden (▶ Tab. 75.3).

75.12.5 Infektionsprophylaxe

- *antibakterielle Prophylaxe:*
  - Die antibiotische Prophylaxe entspricht dem Vorgehen bei Lebertransplantation und muss der lokalen Resistenzlage angepasst sein.
- *antimykotische Prophylaxe:*
  - Aufgrund der starken Immunsuppression und der hohen Wahrscheinlichkeit einer Kontamination des Transplantats mit Candida-Spezies wird generell eine antimykotische Prophylaxe mit *Fluconazol 4–6 mg/kgKG für 4 Wochen* empfohlen. Diese sollte intraoperativ intravenös begonnen werden und entsprechend der Enteralisierung des Patienten oralisiert werden.
  - Aufgrund der Medikamenteninteraktion von Azolderivaten mit Kalzineurininhibitor (CIN) muss ggf. eine Reduktion der Tacrolimusdosierung erfolgen.

- *CMV-Infektionsprophylaxe:*
  - Aufgrund des hohen Grades an medikamentöser Immunsuppression und der Epitheliotrophie des Zytomegalievirus sind Patienten nach Dünndarm- bzw. multiviszeraler Transplantation mit einem hohen Risiko behaftet, an einer cmV-Infektion zu erkranken.
  - Das Auftreten einer cmV-Infektion ist mit einer erhöhten Rate an Abstoßungen und einer erhöhten Mortalität verbunden [2].
  - Patienten mit einem moderaten oder hohen Risiko für eine cmV-Infektion (Serokonstellation: D+/R– oder D–/R+) sollten im 1. Jahr eine *orale* cmV-Prophylaxe (z. B. Valganciclovir 900 mg/Tag p. o., Dosis muss an die GFR angepasst werden!) sowie eine repetitive *intravenöse* Gabe von cmV-Immunglobulinen erhalten (▶ Tab. 75.4) [2].
  - Die Spender-Empfänger-Konstellation D+/R+ sollte vermieden werden [2].
  - Postoperativ sollte bis zum Beginn der verlässlichen oralen Einnahme von Valganciclovir (auch als Saft erhältlich) eine intravenöse Gabe von Ganciclovir erfolgen.
  - Aufgrund der hohen Morbidität und Mortalität einer cmV-Infektion erhalten auch Patienten mit einer Niedrig-Risiko-Konstellation (D–/R–) eine dreimonatige Prophylaxe zunächst mit Ganciclovir i. v. und später mit Valganciclovir oral [2].
  - Insbesondere sollte während des stationären Aufenthalts wöchentlich sowie bei klinischem Verdacht auch außerhalb des Turnus eine cm*V-PCR* zum Screening durchgeführt werden.
  - Aufgrund von cmV-Erkrankungen, die auch ohne Replikation im peripheren Blut ablaufen können, muss bei klinischem Verdacht unabhängig vom Ergebnis der Blut-PCR eine *bioptische Gewebegewinnung* aus dem fraglich betroffenen Organ und eine PCR-Diagnostik aus dem Biopsat erfolgen.
- *Prophylaxe einer Pneumocystis-jirovecii-Pneumonie:*
  - Die Prophylaxe mit Trimethoprim/Sulfamethoxazol sollte bei allen Dünndarmtransplantationspatienten für mindestens 6 Monate erfolgen (Cotrimoxazol 960 mg 3-mal pro Woche für 6 Monate).

Tab. 75.3 Beispiel einer Heparin- und Prostaglandin-E1-basierten prophylaktischen Antikoagulation nach Dünndarm- bzw. multiszeraler Transplantation.

Pharmakon	Darreichungsform und Dosis
unfraktioniertes Heparin	postoperative Gabe per Perfusor mit 600 IE/Stunde
Prostaglandin E1	postoperative Gabe für 72 Stunden mit 0,02 µg/kgKG/Stunde, ggf. steigern auf 0,06–0,08 µg/kgKG/Stunde
niedermolekulares Heparin (NMH)	Umstellung der intravenösen Antikoagulation auf NMH postoperativ nach einer Woche

Tab. 75.4 Beispiel einer cmV-Infektionsprophylaxe nach Dünndarm- bzw. multiviszeraler Transplantation.

Patientencharakteristik	Pharmakon	Darreichungsform und Dosis
alle Patienten erhalten bis zur Oralisierung/Enteralisierung in Anhängigkeit von der glomerulären Filtrationsrate	Ganciclovir	5 mg/kgKG i. v. pro Tag
bei Serokonstellation D+/R–, D+/R+ oder D–/R+	Valganciclovir	900 mg p. o. pro Tag für 1 Jahr
	anti-CMV-Immunglobulin (CMVIG)	1 ml/kgKG i. v. postoperativ an Tag 1, 14, 21, 35, 56 und 77
bei Serokonstellation D–/R–	Valganciclovir	900 mg p. o. pro Tag für 3 Monate

D+: Spender cmV-IgG positiv, D–: Spender cmV-IgG negativ, R+: Empfänger cmV-IgG positiv, R–: Empfänger cmV-IgG negativ

75.12.6 Ernährungstherapie

- Direkt postoperativ nach Dünndarm- bzw. multiviszeraler Transplantation ist die Darmfunktion aufgrund des Ischämie-Reperfusionsschadens und des konsekutiven Ödems noch eingeschränkt.
- Dennoch sollte schon nach etwa 3 Tagen mit einer *enteralen Ernährung* zur Zottenernährung und Stimulation von intestinalen Hormonen und Enzymen begonnen werden.
- Die tägliche Menge an Sonden-/ bzw. Flüssigkost richtet sich in der initialen Phase hauptsächlich nach der propulsiven Darmtätigkeit, die primär klinisch beurteilt werden muss.
- Die Sondenkost sollte zunächst fettarm sein bzw. einen hohen Anteil an mittellangen Triglyzeriden enthalten, die direkt portalvenös aufgenommen werden können.
- Die intraoperativ angelegte Ernährungssonde (nasoenteral oder Enterostomie) sollte nach Rücksprache mit dem Operateur direkt postoperativ mit wenigen Millilitern Wasser pro Stunde befahren werden.
- Die *parenterale Ernährung* sollte entsprechend der gängigen intensivmedizinischen Standards und bis zum Erreichen einer ausreichenden enteralen Nahrungszufuhr erfolgen.
- Eine engmaschige Kontrolle des Körpergewichts und der Flüssigkeitsbilanzierung ist essenziell. Der *Übergang zur Oralisierung* kann beim wachen, kooperativen Patienten parallel mit dem Beginn der enteralen Ernährung mit Schluckversuchen in Rücksprache mit dem Chirurgen begonnen werden.
- Unter Umständen ist das frühzeitige *Hinzuziehen eines Logopäden* sinnvoll.
- Bei hohem Stomaausfluss und nach Ausschluss einer Rejektion kann durch *Opiate* wie Loperamid und Opiumtinktur sowie durch orale Kaolin-Pektin-Präparate die Passagezeit verlängert und eventuell auch die Absorptionsleistung verbessert werden.

75.12.7 Therapie der akuten Abstoßung

- Milde Abstoßungsepisoden können zunächst mit einer 3-tägigen Steroidstoßtherapie und Erhöhung des Immunsuppressionsspiegels behandelt werden (▶ Tab. 75.5).
- Schwerere Fälle bedürfen einer T-Zell-Depletion mittels Antithymoglobulin (▶ Tab. 75.5).
- Bei refraktären Verläufen trotz T-Zell-Depletion wurden positive Effekte durch Verwendung von z. B. Infliximab berichtet [3].

Tab. 75.5 Therapie der akuten Abstoßung nach Dünndarm- bzw. multiviszeraler Transplantation.

Pharmakon	Darreichungsform und Dosis
Methylprednisolon	10 mg/kgKG i. v. für 3 Tage
Antithymoglobulin	2 mg/kgKG i. v. für 3 Tage (jeweils nach der Steroidgabe und unter intravenöser Histaminblockade (z. B. Dimetinden)

75.13 Quellenangaben

[1] Green M, Michaelsmg. Epstein-Barr virus infection and posttransplant lymphoproliferative disorder. Am J Transplant 2013; 13 (Suppl. 3): 41–54
[2] Nagai S, Mangus RS, Anderson E et al. cytomegalovirus infection after intestinal/multivisceral transplantation: a single-center experience with 210 cases. Transplantation 2016; 2: 451–460
[3] Pascher A, Klupp J, Langrehr JM et al. Anti-TNF-alpha therapy for acute rejection in intestinal transplantation. Transplant Proc 2005; 3: 1635–1636
[4] Pirenne J, Kawai M. Intestinal transplantation: evolution in immunosuppression protocols. Curr Opin Organ Transplant 2009; 3: 250–255
[5] Wu G, Selvaggi G, Nishida S et al. Graft-versus-host disease after intestinal and multivisceral transplantation. Transplantation 2011; 2: 219–224

75.14 Literatur zur weiteren Vertiefung

[1] Humar A, Sturdevantml, Hrsg. Atlas of Organ Transplantation. 2. Aufl. London: Springer; 2015

76 Nierentransplantation

Jens Werner, Markus Guba

76.1 Steckbrief

Eine Nierentransplantation ist die Therapie der Wahl bei terminaler Niereninsuffizienz. Eine erfolgreiche Nierentransplantation verbessert die Lebensqualität und die Leistungsfähigkeit der Patienten und verlängert im Vergleich zur Dialysebehandlung die Lebenserwartung deutlich. Ziel der Transplantation ist eine möglichst vollständige berufliche und soziale Rehabilitation. Das mittlere Transplantatüberleben nach einer postmortalen Spende liegt bei 12–15 Jahren, nach einer Lebendspende bei 15–20 Jahren.

76.2 Synonyme

- Nierentransplantation
- NTx
- kidney transplanatation
- renal transplantation

76.3 Keywords

- Nierentransplantation
- verzögerte Funktionsaufnahme (delayed graft function, DGF)
- Abstoßung (Rejektion)
- Infektionen
- Rekurrenz der Grunderkrankung

76.4 Definition

- Eine Nierentransplantation ist die allogene Transplantation einer Niere nach postmortaler oder Lebendspende zur Therapie der terminalen Niereninsuffizienz.
- Ziele der Nierentransplantation:
  - Wiederherstellung der Nierenfunktion
  - Verbesserung der Lebensqualität und Leistungsfähigkeit der Patienten
  - Verlängerung der Lebenserwartung der Patienten im Vergleich zur Dialysebehandlung

76.5 Indikation

- Der Indikation zur Nierentransplantation ist die nicht rückbildungsfähige terminalen Niereninsuffizienz, die eine Nierenersatztherapie zur Erhaltung des Lebens erforderlich macht oder in Kürze erforderlich machen wird (z. B. bei Kindern, bei Lebendspende)
- Bei insgesamt 60 Hauptdiagnosen sind die häufigsten Indikationen zur Nierentransplantation die chronische Nierenerkrankung, das chronisch nephritische Syndrom, die Zystische Nierenkrankheit, der primär insulinabhängige Diabetes mellitus und die hypertensive Nierenerkrankung

76.6 Epidemiologie

- Im Jahr 2016 wurden 2094 Nierentransplantationen in Deutschland durchgeführt, davon 1497 (71,5 %) nach postmortaler Spende und 597 (28,5 %) nach einer Lebendspende. Demgegenüber standen am Ende des Jahres 7876 Patienten auf der aktiven Warteliste.
- 3348 Patienten wurden 2016 neu für eine Nierentransplantation gelistet, davon waren 2901 Anmeldungen zur ersten Nierentransplantation und 447 Anmeldungen eines bereits nierentransplantierten Patienten zur erneuten Transplantation.

76.7 Aufklärung und spezielle Risiken

- Die Aufklärung erfolgt über chirurgisch-technische Risiken und mögliche Komplikationen entsprechend der individuellen Patientensituation. Nachblutung/Hämatom, Wundheilungsstörungen, Wundinfektionen, Lymphozele, Obstruktion Tx-Harnleiter, distale Tx-Harnleiternekrose, Urinom, Minderperfusion, Infektionen, verzögerte Funktionsaufnahme (delayed graft function), Abstoßungsreaktion, akute Funktionseinschränkung durch Toxizität von Kalzineurininhibitoren (CNI), nicht steroidalen Antiphlogistika, Kontrastmittelgabe, Rekurrenz der Grunderkrankung, mittleres Transplantatüberleben (nach postmortaler Spende 12–15 Jahren, nach Lebendspende 15–20 Jahre), Entwicklung von Nebenwirkungen der Immunsuppression nach der Transplantation wie Infektionen (z. B. durch Zytomegalievirus) und Malignome.

76.8 Präoperative/präinterventionelle Diagnostik

- Terminal niereninsuffiziente Patienten haben ein signifikant erhöhtes Risiko für *kardiovaskuläre Erkrankungen*, *Infektionen* und *Malignome* [10], [15], [17]. Aufgrund der immer länger werdenden Wartezeiten auf ein passendes Organ, die inzwischen in Deutschland in der Regel bei 8–10 Jahren liegen, kommt es zwangsläufig zu einem konsekutiven Anstieg der Komorbiditäten. Die Transplantationspatienten werden deshalb vor der Listung vor allem im Hinblick auf die kardiopulmonale Belastbarkeit gut untersucht. Ferner werden Infektionen oder Malignome abgeklärt.
- Im Rahmen der direkt präoperativen Diagnostik werden folgende Untersuchungen durchgeführt:
  - Kreuzprobe
  - Blutabnahme zum Ausschluss eines Infekts
  - EKG, ggf. Echokardiografie und Ergometrie und/oder Herzkatheter bei kardial vorbelasteten Patienten
  - Röntgen-Thorax, ggf. Lungenfunktion bei Patienten mit eingeschränkter Lungenfunktion
  - Abdomensonografie zum Ausschluss eines Tumors
  - ggf. Angio-CT der Becken-Bein-Region bei Patienten mit peripherer arterieller Verschlusskrankheit (pAVK) zur Beurteilung der Anschlussmöglichkeiten des Transplantats
  - anästhesiologische Abklärung der Narkosefähigkeit

76.9 Material

- nicht zutreffend

76.10 Durchführung

76.10.1 Vor Beginn des Eingriffs

- Aufklärung
- Ausschluss einer Infektion oder anderer Kontraindikationen
- ggf. Dialysetherapie bei Hyperkaliämie und/oder Überwässerung
- Erstellung eines individuellen Therapieprotokolls für jeden Patienten je nach Immunisierungsgrad

76.10.2 Zugangswege

- Der Zugang erfolgt über einen Schnitt, der von der Symphyse bis 2 Querfinger medial der Spina iliaca anterior reicht.

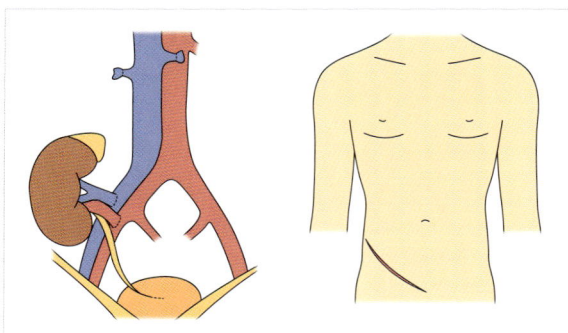

Abb. 76.1 Nierentransplantation. Zugang und Operationssitus.

76.10.3 Operationsschritte

- Das Peritoneum wird nicht eröffnet. Vielmehr wird das komplette Darmpaket nach kranomedial verlagert, um in das Retroperitoneum und den hier gelegenen Iliakalgefäßen zu gelangen. Die *Anastomosierung* kann hierbei entweder auf die Aa. iliacae communes oder externae erfolgen (▶ Abb. 76.1).
- Bei der Operation wird darauf geachtet, dass die Spendergefäße *möglichst gestreckt* zu liegen kommen, um ein Abknicken („kinking") und somit Perfusionsprobleme zu verhindern.
- Häufig gibt es *Gefäßanomalien* mit mehreren Arterien und/oder Venen. In diesen Fällen muss mitunter eine aufwendige Gefäßrekonstruktion erfolgen (z. B. „common ostium" oder Anastomosen im aortalen Patch). Besondere Beachtung in diesem Zusammenhang erfährt das untere arterielle Polgefäß, das dringlich erhalten bleiben muss, um die Versorgung des Ureters zu gewährleisten.
- Nach den Gefäßanastomosen und Freigabe des Blutstroms in das Transplantat (Reperfusion) erfolgt abschließend die *Ureteranastomose an die Harnblase*. Da der physiologische Sphinkter des Ureters aufgehoben ist, gibt es verschiedene Techniken, um einem vesikoureteralen Reflux (VUR) vorzubeugen.

76.11 Mögliche Komplikationen

76.11.1 Postoperative Komplikationen

- Nachblutung/Hämatom (ca. 1–3 %)
- Wundheilungsstörungen, Wundinfektionen, Lymphozele (ca. 15–32 %) [20]

- urologische Komplikationen (2–10 %) wie Obstruktion des Transplantatharnleiters, Nekrose des distalen Transplantatharnleiters, Urinom etc. [6]
- Minderperfusion durch Stenose der Transplantatarterie (ca. 1–5 %) [4], Thrombose der A. renalis (< 1 %) [1], Thrombose der V. renalis (< 1 %) [1]
- Infektionen, z. B. katheterassoziierte Infekte, Pneumonien, Harnwegsinfekte, cmV-Infektionen (ca. 20 %)
- verzögerte Funktionsaufnahme (delayed graft function) (ca. 20 %)
- Abstoßungsreaktion (ca. 25 %)
- akute Funktionseinschränkung durch Toxizität von Kalzineurininhibitoren, nicht steroidalen Antiphlogistika, Kontrastmittelgabe
- Rekurrenz der Grunderkrankung

76.12 Postoperatives Management

76.12.1 Überwachung der Herz-Kreislauf-Funktion

- Direkt postoperativ gilt es die Herz-Kreislauf-Funktion engmaschig zu kontrollieren, eine invasive Blutdruckmessung ist meist nicht nötig. Der Blutdruck sollte (hoch)normal gehalten werden, um die Perfusion des Nierentransplantats zu optimieren. Gelegentlich kann hierfür die Gabe geringer Konzentrationen von kreislaufunterstützenden Medikamenten notwendig sein (Noradrenalin, Dopamin/Dobutamin).
- Ferner sollten die Patienten anfänglich eine intravenöse Flüssigkeitssubstitution mit *Elektrolytlösungen*, z. B. isotonische Kochsalzlösung, erhalten und ggf. positiv bilanziert werden, um ihr Gewicht 2–3 kg über dem an der Dialyse bestimmten „Trockengewicht" zu halten.
- Zur Unterstützung der Diurese kann in den ersten Tagen postoperativ die intravenöse Gabe von *Schleifendiuretika* erwogen werden. Die Bilanzierung erfolgt mehrmals täglich durch Bestimmung der Urinausscheidung.

76.12.2 Überwachung der Transplantatfunktion

- Die Transplantatfunktion ist abhängig sowohl von Spenderfaktoren (Alter, Nierenfunktion, Komorbiditäten wie Hypertonus, Arteriosklerose, Diabetes, Lebendspende versus postmortale Spende etc.) als auch von perioperativen Faktoren wie der kalten Ischämiezeit (KIZ) und von Empfängerfaktoren (Alter, Komorbiditäten, Dauer der Dialysetherapie etc.) [21]. In 70 % der Fälle, bei guter Organqualität, setzt die Transplantatfunktion bereits intraoperativ ein, so dass nach Transplantation keine Dialysebehandlung mehr nötig ist. In ca. 30 % der Fälle kommt es zu einer verzögerten Funktionsaufnahme (delayed graft function, DGF), die ein Fortsetzen der Dialysebehandlung nach Transplantation bedingt. Histologisch ist eine DGF durch eine akute Tubulusnekrose (ATN) gekennzeichnet. Eine DGF tritt vermehrt auf bei Organen mit so genannten „erweiterten Spenderkriterien" (Spenderalter > 60 Jahre oder Spenderalter > 50 Jahre und mindestens zwei der folgenden Faktoren: Hypertonus, Serumkreatinin > 1,5 mg/dl, Tod aufgrund einer zerebrovaskulären Ursache) [26].
- Kontrolliert wird die Transplantatfunktion durch mehrfach tägliche Messungen des *Urinvolumens* sowie regelmäßige (mindestens alle 2 Tage) Bestimmung der *Retentionsparameter* (Serumkreatinin und -harnstoff). Während es bei qualitativ „hochwertigen" Organen und nach Nierenlebendspende rasch zu einem Abfall dieser Parameter kommt, sind Transplantationen mit „marginalen" Organen oft mit einem verzögerten und nicht vollständigen Abfall der Werte assoziiert. Der Großteil der nierentransplantierten Patienten behält nach Transplantation eine eingeschränkte glomeruläre Filtrationsrate (GFR < 60 ml/Minute per 1,73m^2) bzw. ein erhöhtes Serumkreatinin (> 1,1 mg/dl). Gründe hierfür sind die naturgemäße „Einnierigkeit" nach Transplantation, der Ischämieschaden, ein erhöhtes Spenderalter sowie die Vasokonstriktion bei CNI-Therapie.
- Neben der Kontrolle der Retentionsparameter wird vor allem in der frühen Phase nach der Transplantation eine regelmäßige *Duplexsonografie* durchgeführt, um folgende Informationen zu erhalten:
  - Perfusion des Transplantats
  - Ausschluss von Nachblutungen/Hämatomen
  - pararenale Flüssigkeitsansammlungen wie Lymphe oder Urin
  - Hinweise auf ein Urinabflussproblem durch gestauten Transplantatureter bzw. gestautes Transplantat-Nierenbeckenkelchsystem
- Wenn innerhalb kurzer Zeit eine möglichst genaue *Bildgebung* benötigt wird (Notfall), ist die *Computertomografie mit Angiografie* (CT-Angio) die wohl am häufigsten durchgeführte Untersuchung. Hiermit erhält man in sehr kurzer Zeit Informationen zu Perfusion, Blutungen und dazu einen Überblick über die benachbarten Organe. Die Indikation zur CT muss jedoch aufgrund der nephrotoxischen Nebenwirkungen der jodhaltigen Kontrastmittel sehr kritisch gestellt werden. Falls eine CT-Angio unvermeidbar ist, sollte zur Vermeidung eines kontrastmittelinduzierten akuten Nierenversagens eine intravenöse Hydration vor und nach Kontrastmittelgabe erfolgen.
- Bei sonografisch nachgewiesener regelrechter Perfusion, aber ausbleibender Funktion kann die *Nierenszintigrafie* weitere Aufschlüsse und indirekte Hinweise auf das Vorliegen einer akuten Tubulusnekrose, eines Urinlecks und/oder einer Transplantatureterstenose liefern.
- Sollte die Transplantatfunktion nur verzögert einsetzen (später als am 7. postoperativen Tag) oder sollten die Retentionsparameter nach initialem Abfall erneut an-

steigen, ist nach Ausschluss potenzieller Ursachen wie einer Volumendepletion, Obstruktion des Transplantatharnleiters, Minderperfusion der Transplantatniere, akuter CNI- und/oder NSAR-Toxizität oder Kontrastmittelgabe eine *Nierentransplantatbiopsie* zum Ausschluss einer Abstoßungsreaktion indiziert. Die Indikation zur Transplantatbiopsie sollte nicht leichtfertig gestellt werden, da es ca. bei 4 % zu Komplikationen kommt. Diese beinhalten Blutungen (< 3 %), AV-Fisteln (5 %) und/oder in sehr seltenen Fällen den Transplantatverlust (1/2500 Biopsien) [9], [24].
- Bei der Entstehung einer Proteinurie (> 1 g Eiweiß/g Kreatinin) nach Transplantation ist ebenfalls eine Indikation zur Transplantatbiopsie gegeben, um die Rekurrenz einer glomerulären Erkrankung oder die Entstehung einer humoralen Abstoßung mit Transplantatglomerulopathie zu diagnostizieren. Bis auf die Rekurrenz einer primären FSGS, die bereits innerhalb der ersten postoperativen Woche auftreten kann, sind dies allerdings meist Ereignisse im langfristigen Verlauf.

76.12.3 Immunsuppression

- Aufgrund der Vielzahl immunsuppressiver Medikamente ist es heute möglich, eine patientenorientierte, individuelle, immunsuppressive Therapie durchzuführen. Diese richtet sich nach dem individuellen immunologischen Risiko des Patienten, dem Zeitpunkt nach der Transplantation, möglichen Nebenwirkungen und den Erkenntnissen aus aktuellen Studien. Die immunsuppressive Therapie teilt sich in eine Induktions- und eine Erhaltungstherapie auf.
- Eine *Induktionstherapie* (0. bis 4.–7. postoperativer Tag) erfolgt bei einem erhöhten immunologischen Risiko des Patienten und besteht aus Gabe eines *polyklonalen Antikörpers* (z. B. Antithymozytenglobulin) oder einem *IL-2-Rezeptor-Antagonisten* [28]. Eine „Immunisierung" der Empfänger kann durch vorangegangene Transplantationen, Bluttransfusionen oder bei Frauen durch Schwangerschaften entstehen. Immunisierte Patienten müssen bei einem Organangebot besonders gut getestet werden, um auszuschließen, dass eine Immunisierung gegenüber dem Spender vorliegt. Sollte dies der Fall sein, muss oft von einer Transplantation abgesehen werden.
- Die *Erhaltungstherapie* erfolgt lebenslang, um eine Abstoßungsreaktion zu verhindern. Sie besteht in der Regel aus einer *Dreifachkombination*, basierend auf einem Kalzineurininhibitor (CNI) (Ciclosporin A oder Tacrolimus), einem Antimetaboliten oder einer antiproliferativen Substanz (Azathioprin oder Mycophenolsäure) und Steroiden (anfänglich hochdosiert, dann schrittweise Reduktion bis zu einer Erhaltungsdosis von 2–5 mg Prednisolon pro Tag) [13]. Im Rahmen der Symphony-Studie zeigte sich, dass die Kombination aus *Tacrolimus plus Mycophenolsäure plus Steroid* am besten gegen akute Abstoßungsepisoden schützt [7], so dass immunisierte Patienten in der Regel diese Kombination erhalten. Ciclosporin A, das eine etwas geringere immunsuppressive Wirkung im Vergleich zu Tacrolimus besitzt, wird dagegen in einzelnen Zentren auch bei nicht immunisierten Patienten eingesetzt.
- Als weiteres „Basisimmunsuppressivum" hat sich in den vergangenen 20 Jahren die Gruppe der *mTOR-Inhibitoren* (mTOR-I) *Sirolimus* oder *Everolimus* (Letzteres nur zugelassen in Kombination mit CNI) herauskristallisiert. mTOR-I werden allerdings in den wenigsten Zentren standardisiert eingesetzt. Sie gewinnen aber zunehmend im Rahmen einer Umstellung der immunsuppressiven Therapie bei Tumorleiden (insbesondere Hauttumoren), rezidivierenden viralen Infekten (vor allem cmV-Infekte) und/oder einer progredienten Niereninsuffizienz im Verlauf an klinischer Bedeutung. Die Kombination, bestehend aus einem Kalzineurininhibitor und einem mTOR-I, erscheint nach heutigem Wissenstand sinnvoll. Durch die Kombination dieser beiden hochpotenten Wirkstoffe können die benötigten Zielspiegel beider Medikamente und die damit einhergehenden Nebenwirkungen reduziert und dadurch ggf. das Transplantatüberleben verlängert werden [5].
- Mit *Belatacept* ist in den letzten Jahren ein weiteres potentes Basisimmunsuppressivum erschienen [27]. Belatacept bindet CD80 und CD86 und verhindert dadurch die Interaktion mit CD28. Vorteil dieses Medikaments ist eine fehlende nephrotoxische Nebenwirkung und eine dadurch bedingte bessere Nierenfunktion im Verlauf. Die Patienten müssen das Medikament nicht täglich einnehmen, es erfolgt eine intravenöse Applikation alle 4 Wochen.
- Die Kalzineurininhibitoren und mTOR-I müssen blutspiegeladaptiert (12-Stunden-Spiegel nach letzter Einnahme) dosiert werden. Bei komplikationslosem Verlauf nach Transplantation werden die in ▶ Tab. 76.1 genannten Zielspiegel empfohlen.
- Einzelne Transplantationszentren reduzieren frühzeitig die Steroiddosis oder führen eine steroidfreie Immunsuppression durch [11]. Dieser Ansatz hat potenziell eine positive Auswirkung auf Bluthochdruck, diabetogene Stoffwechsellage, Hyperlipidämie oder Osteoporose. Allerdings erhöhen steroidfreie Protokolle das Risiko für Abstoßungsreaktionen und chronische Transplantatschäden und verkürzen darüber potenziell das Transplantatüberleben [12].

76.12.4 Infektionen und Prophylaxen

- Infektionen sind die Haupttodesursache nach Transplantation im 1. Jahr [3]. Transplantierte Patienten haben ein erhöhtes Risiko für herkömmliche und opportunistische Infektionen. Darüber hinaus kann es zu einer Reaktivierung latenter oder klinisch inapparenter

Tab. 76.1 Nierentransplantation: Zielspiegel.

Substanz	Monat 1–3	Monat 3–6	Monat 6–12	ab Monat 12
Tacrolimus	8–12 ng/ml	6–10 ng/ml	4–8 ng/ml	4 ng/ml
Ciclosporin A	160–200 ng/ml	120–160 ng/ml	80–120 ng/ml	40–80 ng/ml
Sirolimus ohne CNI	5–15 ng/ml	5–15 ng/ml	6–8 ng/ml	6–8 ng/ml
Sirolimus mit CNI	5–10 ng/ml	5–10 ng/ml	ca. 5 ng/ml	ca. 5 ng/ml
Everolimus mit CNI	3–8 ng/ml	3–8 ng/ml	3–8 ng/ml	3–8 ng/ml

CIN: Kalzineurininhibitor

Tab. 76.2 Häufigkeit der einzelnen Infektionen im zeitlichen Verlauf nach Nierentransplantation (NTx).

1. Monat nach NTx	1–6 Monate nach NTx	> 6 Monate nach NTx
nosokomiale Infekte: Wundinfektionen, bakterielle Pneumonien, Harnwegsinfekte, katheterassoziierte Infekte	*Aktivierung latenter Infektionen*: CMV, EBV, HSV, VZV	Community-acquired- Influenza, Pneumokokkenpneumonie, Harnwegsinfekte etc.
Kolonisation Empfänger: z. B. Aspergillen, Pseudomonas	*opportunistische Infektionen*: Pneumocystis, Listerien, Aspergillen, Mucobacterium tuberculosis, Parvovirus B19	*chronische Virusinfekte*: cmV-Chorioretinitis, Lymphome (EBV), Kaposi-Sarkom (HHV-8), HSV-Enzephalitis
Infektionen vom *Spender*	rekurrente Harnwegsinfekte	BKV-Nephropathie

BKV: humanes Polyomavirus 1, CMV: Zytomegalievirus, EBV: Epstein-Barr-Virus, HHV8: humanes Herpesvirus 8, HSV: Herpes-simplex-Virus, VZV: Varicella-Zoster-Virus

Infektionen, z. B. Tuberkulose oder cmV-Infektionen, kommen.
- In ▶ Tab. 76.2 ist die Häufigkeit der einzelnen Infektionen im zeitlichen Verlauf nach Transplantation dargestellt [8]. Das Risiko ist, bedingt durch die erhöhten Dosen der Immunsuppression und/oder Induktionstherapie, in den ersten 3–6 Monaten am höchsten. Fast 80 % der Patienten entwickeln im 1. Jahr mindestens eine Infektion. Insgesamt stehen *Harnwegsinfektionen* und Infekte der *oberen Luftwege* im Vordergrund.
- Eine frühzeitige mikrobiologische Diagnostik mit Keimnachweis und Antibiogramm ist bei *bakteriellen Infektionen* essenziell für den Erfolg der Therapie. Nach Sicherung des Materials sollte möglichst rasch (innerhalb von 6 Stunden) eine *kalkulierte Antibiose* begonnen werden.
- *Virale Infektionen* sollten in die differenzialdiagnostischen Überlegungen Eingang finden und entsprechend nachgewiesen oder ausgeschlossen werden. Virale Infektionen kommen unter Mycophenolsäure aufgrund der B-Zell-Hemmung häufiger vor. Meist reicht eine temporäre Reduktion der Dosierung, in schweren Fällen muss die Immunsuppression auf ein Mycophenolsäure-freies Regime umgesetzt werden.
- Bei *rezidivierenden CMV-Infektionen* sollte eine Umstellung von Mycophenolsäure auf ein mTOR-I erwogen werden, da für mTOR-I ein antiviraler Effekt nachgewiesen wurde.
- Zur Vorbeugung *opportunistischer Infektionen* bzw. zur Reaktivierung *latenter Virusinfektionen* erfolgt nach Transplantation eine prophylaktische antibiotische Pneumocystis-Prophylaxe mit Cotrimoxazol (960 mg p. o. 3-mal pro Woche) für 6 Monate und eine antivirale Therapie mit Valganciclovir für 3–6 Monate je nach cmV-IgG-Status des Empfängers und Spenders (Hochrisiko S + /E–: 6 Monate, intermediäre Risikokonstellation: S + /E + oder S–/E + : 3 Monate, S–/E–: in der Regel keine Prophylaxe außer nach Induktion mit T-Zell-depletierenden polyklonalen Antikörpern für 8 Wochen [14].
- Empfänger mit einer Tbc-Anamnese sollten eine Isoniazidprophylaxe für 9 Monate erhalten.

76.12.5 Abstoßungsbehandlung

- Etwa 25 % der Empfänger entwickeln trotz der Immunsuppression eine „akute" Abstoßungsreaktion; Risikofaktoren für eine akute Rejektion sind:
  - Immunisierung vor Transplantation
  - verzögerte Funktionsaufnahme
  - erhöhtes Empfängeralter
  - erforderliche Reduktion der Immunsuppression, z. B. bei Infekten oder Unverträglichkeiten
  - CMV-Infektion und CNI-freie Immunsuppression, z. B. mit mTOR-I oder Belatacept
- Eine Abstoßung wird histologisch diagnostiziert und anhand der mehrfach überarbeiteten *Banff-Klassifikation* kategorisiert (▶ Tab. 76.3) [25].
- *Milde* zelluläre Abstoßungsreaktionen (Banff 3 mit Kreatininanstieg, Banff 4Ia und Banff 4IIb) werden mittels *Kortisonstoß* (z. B. 250 mg Methylprednisolon i. v. über 3 Tage) behandelt.

Tab. 76.3 Banff-Klassifikation

Typ/Grad	Befund
1	normal
2	antikörpervermittelte Rejektion (kann mit den Kategorien 3, 4, 5 und 6 zusammenfallen)
• akut/aktiv	histologischer Nachweis: Mikroinflammation, z. B. Arteriitis, Glomerulitis
	immunhistochemischer Nachweis: C 4d-Ablagerung
	serologischer Nachweis: spenderspezifische Antikörper, z. B. anti-HLA
• chronisch/aktiv	histologischer Nachweis: chronischer Schaden, z. B. Glomerulopathie
	immunhistochemischer Nachweis: C 4d-Ablagerung
	serologischer Nachweis: spenderspezifische Antikörper, z. B. anti-HLA
3	Borderline-Befund (suspekt für T-Zell-vermittelte Rejektion), keine Arteriitis, milde Tubulitis (<4 Zellen/Tubulus)
4	akute T-Zell-vermittelte Rejektion
• 4IA	interstitielle Infiltration (>25 %), moderate Tubulitis (>4 Zellen/Tubulus)
• 4IB	interstitielle Infiltration (>25 %), schwerer Tubulitis (>10 Zellen/Tubulus)
• 4IIA	milde bis moderate Intimaarteriitis
• 4IIB	schwere Intimaarteriitis (>25 % des luminalen Areals)
• 4III	transmurale Arteriitis und/oder arterielle Fibrinoidablagerungen und Nekrose
5	interstitielle Fibrose und tubuläre Atrophie (IF/TA)
• 5I	milde IF/TA (<25 % der kortikalen Fläche)
• 5II	moderate IF/TA (26–50 % der kortikalen Fläche)
• 5III	schwere IF/TA (>50 % der kortikalen Fläche)
6	andere

- *Fortgeschrittene* zelluläre Abstoßungsreaktionen (Banff 4IIa und Bannf 4IIb) werden mittels *polyklonaler Antikörper* (z. B. Antithymozytenglobulin) therapiert.
- *Schwergradige* Abstoßungen (Banff 4 III) sind in der heutigen Zeit durch Einsatz einer potenten Immunsuppression, die ausgiebige immunologische Abklärung vor der Transplantation und die dadurch verbesserte Spenderselektion eine *Rarität* und führen trotz einer intensivierten Abstoßungstherapie mit polyklonalen Antikörpern oder OKT 3 oft zum *Transplantatverlust*.
- Die Therapie einer *antikörpervermittelten Abstoßungsreaktion* (Banff 2), zu deren Diagnose neben der histologischen Diagnostik der zusätzliche immunhistochemische Nachweis einer Komplementbindung (C 4d-Nachweis) im Transplantat und die Bestimmung der anti-HLA-Antikörper im Serum benötigt werden [18], ist nicht standardisiert und die Studienlage hinsichtlich der Effizienz der einzelnen Strategien ist eher dürftig. In der Regel basiert die Therapie auf 3 Säulen:
  ○ Entfernung der spenderspezifischen anti-HLA-Antikörper (DSA) aus dem Serum mit Plasmapherese und/oder Immunadsorption [2]
  ○ Reduktion der Bildung von anti-HLA-Antikörpern durch Gabe eines depletierenden anti-CD20-Antikörpers (Rituximab) [16], [22]
  ○ Hemmung der Interaktion von DSA mit HLA-Antigenen auf Spenderzellen durch intravenöse Immunglobuline.

76.13 Quellenangaben

[1] Aktas S, Boyvat F, Sevmis S et al. Analysis of vascular complications after renal transplantation. Transplant Proc 2011; 43: 557–561. DOI: 10.1016/j.transproceed.2011.01.007

[2] Bohmig GA, Wahrmann M, Regele H et al. Immunoadsorption in severe C 4d-positive acute kidney allograft rejection: a randomized controlled trial. Am J Transplant 2007; 7: 117–121. DOI:10.1111/j.1600–6143.2006.01613.x

[3] Briggs JD. Causes of death after renal transplantation. Nephrol Dial Transplant 2001; 16: 1545–1549

[4] Bruno S, Remuzzi G, Ruggenenti P. Transplant renal artery stenosis. J Am Soc Nephrol 2004; 15: 134–141

[5] Cibrik D, Silva HT jr., Vathsala A et al. Randomized trial of everolimus-facilitated calcineurin inhibitor minimization over 24 months in renal transplantation. Transplantation 2013; 95: 933–942. DOI: 10.1097/TP.0b013e3182848e03

[6] Dinckan A, Tekin A, Turkyilmaz S et al. Early and late urological complications corrected surgically following renal transplantation. Transpl Int 2007; 20: 702–707. DOI: 10.1111/j.1432–2277.2007.00500.x

[7] Ekberg H, Tedesco-Silva H, Demirbas A et al. Reduced exposure to calcineurin inhibitors in renal transplantation. N Engl J Med 2007; 357: 2562–2575

[8] Fishman JA. Infection in solid-organ transplant recipients. N Engl J Med 2007; 357: 2601–2614. DOI: 357/25/2601 [pii]10.1056/NEJMra064928

[9] Franke M, Kramarczyk A, Taylan C et al. Ultrasound-guided percutaneous renal biopsy in 295 children and adolescents: role of ultrasound and analysis of complications. PLoS One 2014; 9: e114737. DOI: 10.1371/journal.pone.0114737

[10] Go AS. Cardiovascular disease consequences of CKD. Semin Nephrol 2016; 36: 293–304. DOI: 10.1016/j.semnephrol.2016.05.006

[11] Gotti E, Perico N, Perna A et al. Renal transplantation: can we reduce calcineurin inhibitor/stop steroids? Evidence based on protocol biopsy findings. J Am Soc Nephrol 2003; 14: 755–766

[12] Haller MC, Royuela A, Nagler EV et al. Steroid avoidance or withdrawal for kidney transplant recipients. Cochrane Database Syst Rev 2016; (8)

[13] Hart A, Smith JM, Skeans MA et al. OPTN/SRTR 2015 Annual Data Report: Kidney. Am J Transplant 2017; 17 (Suppl. 1): 21–116. DOI: 10.1111/ajt.14124

[14] Humar A, Limaye AP, Blumberg EA et al. Extended valganciclovir prophylaxis in D+/R- kidney transplant recipients is associated with long-term reduction in cytomegalovirus disease: two-year results of the IMPACT study. Transplantation 2010; 90: 1427–1431

[15] Kumar S, Bogle R, Banerjee D. Why do young people with chronic kidney disease die early? World journal of nephrology 2014; 3: 143–155. DOI: 10.5527/wjn.v3.i4.143

[16] Lefaucheur C, Nochy D, Andrade J et al. Comparison of combination Plasmapheresis/IVIg/anti-CD20 versus high-dose IVIg in the treat-

ment of antibody-mediated rejection. Am J Transplant 2009; 9: 1099–1107. DOI: 10.1111/j.1600–6143.2009.02591.x
[17] Li PK, Chow KM. Infectious complications in dialysis–epidemiology and outcomes. Nat Rev Nephrol 2011; 8: 77–88. DOI: 10.1038/nrneph.2011.194
[18] Mengel M, Sis B, Haas M et al. Banff 2011 Meeting report: new concepts in antibody-mediated rejection. Am J Transplant 2012; 12: 563–570. DOI: 10.1111/j.1600–6143.2011.03926.x
[19] Merrill JP, Murray JE, Harrison JH et al. Successful homotransplantation of the human kidney between identical twins. Journal of the American Medical Association 1956; 160: 277–282
[20] Nashan B, Citterio F. Wound healing complications and the use of mammalian target of rapamycin inhibitors in kidney transplantation: a critical review of the literature. Transplantation 2012; 94: 547–561. DOI: 10.1097/TP.0b013e3182551021
[21] Peters-Sengers H, Berger SP, Heemskerk MB et al. Stretching the limits of renal transplantation in elderly recipients of grafts from elderly deceased donors. J Am Soc Nephrol 2017; 28: 621–631. DOI: 10.1681/asn.2015080879
[22] Sautenet B, Blancho G, Buchler M et al. One-year Results of the effects of rituximab on acute antibody-mediated rejection in renal transplantation: RITUX ERAH, a multicenter double-blind randomized placebo-controlled trial. Transplantation 2016; 100: 391–399
[23] Schnuelle P, Lorenz D, Trede M et al. Impact of renal cadaveric transplantation on survival in end-stage renal failure: evidence for reduced mortality risk compared with hemodialysis during long-term follow-up. J Am Soc Nephrol 1998; 9: 2135–2141
[24] Schwarz A, Gwinner W, Hiss M et al. Safety and adequacy of renal transplant protocol biopsies. Am J Transplant 2005; 5: 1992–1996. DOI: 10.1111/j.1600–6143.2005.00988.x
[25] Solez K, Colvin RB, Racusen LC et al. Banff 07 classification of renal allograft pathology: updates and future directions. Am J Transplant 2008; 8: 753–760. DOI: 10.1111/j.1600–6143.2008.02159.x
[26] Veroux M, Grosso G, Corona D et al. Age is an important predictor of kidney transplantation outcome. Nephrol Dial Transplant 2012; 27: 1663–1671. DOI: 10.1093/ndt/gfr524
[27] Vincenti F, Blancho G, Durrbach A et al. Ten-year outcomes in a randomized phase II study of kidney transplant recipients administered belatacept 4-weekly or 8-weekly. Am J Transplant 2017. DOI: 10.1111/ajt.14452. doi:10.1111/ajt.14452
[28] Webster AC, Wu S, Tallapragada K et al. Polyclonal and monoclonal antibodies for treating acute rejection episodes in kidney transplant recipients. Cochrane Database Syst Rev 2017; 7: Cd004756. DOI: 10.1002/14651858.CD004756.pub4

77 Lebertransplantation

Jens Werner, Markus Guba

77.1 Steckbrief

Die Lebertransplantation ist eine Behandlungsmöglichkeit bei Lebererkrankungen im Endstadium, bei akutem Leberversagen und bei bestimmten Tumorerkrankungen der Leber (z. B. hepatozelluläres Karzinom). Eine wesentliche Limitation für die Lebertransplantation ist die Verfügbarkeit von Spenderorganen. Die häufigste Technik ist die orthotope Transplantation, bei der die native Leber entfernt und durch das Spenderorgan in der gleichen anatomischen Position wie die ursprüngliche Leber ersetzt wird. Das 5-Jahres-Überleben nach einer Lebertransplantation beträgt 70–80 %.

77.2 Synonyme

- Leberverpflanzung

77.3 Keywords

- terminales Leberversagen
- Lebertransplantation
- Leberlebendspende
- Teillebertransplantation

77.4 Definition

- Bei einer Lebertransplantation wird die erkrankte Leber durch die gesunde Leber eines anderen Menschen ersetzt. Für die Transplantation kommen Voll- und Teillebertransplantate von gehirntoten Spendern, aber auch Teillebern von Lebendspendern infrage.

77.5 Epidemiologie

77.5.1 Häufigkeit

- Im Jahr 2016 wurden in Deutschland 888 Lebertransplantationen nach postmortaler Organspende und 50 nach einer Lebendspende durchgeführt. 2018 wurden 1177 Patienten neu zur Lebertransplantation angemeldet (Deutsche Stiftung Organtransplantation).

77.5.2 Altersgipfel

- 2016 wurden in Deutschland 113 Lebertransplantationen bei Patienten zwischen 0 und 15 Jahren, 398 zwischen 16 und 55 Jahren, 274 zwischen 56 und 64 Jahren sowie 105 bei Patienten ≥ 65 Jahren durchgeführt (Deutsche Stiftung Organtransplantation).

77.5.3 Geschlechtsverteilung

- Bei den durchgeführten Lebertransplantationen überwiegt das männliche Geschlecht. 2016 wurden in Deutschland 574 Männer und 314 Frauen transplantiert (Deutsche Stiftung Organtransplantation).

77.5.4 Prädisponierende Faktoren

- chronischer Alkoholabusus
- virale Hepatitiden

77.6 Ätiologie und Pathogenese

- Die häufigste Ursache für eine Lebertransplantation ist ein chronisches Leberversagen mit der Ausbildung einer Leberzirrhose. Hier ist vor allem die alkoholische Leberzirrhose (K70; 22 %) zu nennen.
- Es gibt jedoch einige andere Lebererkrankungen (K74; 35 %), die in einer Leberzirrhose münden können. Dazu zählen Hepatitis-B-, -C-, -D-assoziierte Zirrhosen und die nicht alkoholische Steatohepatitis (NASH).
- In vielen Fällen entsteht auf dem Boden einer bestehenden Leberzirrhose ein hepatozelluläres Karzinom (C22; 17 %).
- Wesentlich seltener kommen als Ursachen für eine Lebertransplantation ein akutes Leberversagen (K72; 10 %) oder Erkrankungen der Gallenwege vor (K83; 10 %).
- Des Weiteren gibt es einige seltene Erkrankungen (z. B. Mukoviszidose), die in einem chronischen Leberversagen münden können.
- Manche Stoffwechselerkrankungen (z. B. Harnstoffzyklusdefekte) können durch eine Lebertransplantation geheilt werden.

77.7 Symptomatik

- Ikterus
- Aszites
- Ösophagusvarizenblutung
- hepatische Enzephalopathie
- hepatorenales Syndrom
- Gerinnungsstörung

77.8 Diagnostik

77.8.1 Diagnostisches Vorgehen

Die Abklärung von Lebertransplantationskandidaten erfolgt interdiziplinär; üblicherweise sind die Fächer Hepatologie, Transplantationschirurgie, Anästhesie/Intensivmedizin und Psychiatrie/Psychosomatik involviert.

77.8.2 Anamnese

- Neben der üblichen Anamnese ist es für die Listung eines Patienten mit einer alkoholischen Leberzirrhose unerlässlich, die Dauer der Abstinenz zu erfragen.

> **Merke**
>
> Für die Listung eines Patienten mit einer alkoholischen Leberzirrhose wird eine Abstinenzperiode von mindestens 6 Monaten gefordert.

77.8.3 Körperliche Untersuchung

- Neben den leicht zu erkennenden Stigmatas einer chronischen Lebererkrankung ist zur Beurteilung der Transplantabilität die Beurteilung des funktionellen Status notwendig.
- Eine ausgeprägte Sarkopenie kann eine Kontraindikation für eine Lebertransplantation darstellen.

77.8.4 Bildgebende Diagnostik

Sonografie

- Die Duplexsonografie ist das Standardverfahren für die postoperative Überwachung der Organperfusion.

CT

- triphasisches CT des Abdomens:
  - präoperativ zur Beurteilung der Gefäßsituation (Truncus-coeliacus-Stenose, arterielle Variationen, Pfortaderthrombose)
  - postoperativ zum Ausschluss technischer Probleme wie zum Beispiel einer Leberarterienthrombose

MRT

- MRCP:
  - postoperativ bei persistierender Cholestase zum Ausschluss einer Gallengangsstenose

Angiografie

- Arterielle Stenosen können in der Angiografie detektiert und gegebenenfalls durch Einbringen eines Stents behandelt werden.
- Bei venösen Ausstromproblemen können Stents in die V. cava bzw. die Lebervenen eingesetzt werden.

Sonstige

- Postoperative Gallengangsstenosen und Leckagen werden üblicherweise mit der Einlage eines Gallengangsstents mittels ERCP (endoskopisch retrograde Cholangiopankreatikografie) behandelt (siehe Kap. Gallengangskomplikationen).

77.9 Differenzialdiagnosen

- keine Angabe möglich

77.10 Therapie

77.10.1 Therapeutisches Vorgehen

Chirurgischer Situs

- Es können Volllebern und Teillebern nach einem postmortalen Split oder nach einer Lebendspende transplantiert werden.
- Typischerweise wird bei Erwachsenen ein rechter Split (Segmente 5–8), bei Kindern ein linkslateraler Split (Segmente 2 und 3) verwendet.
- Die Leber wird entweder orthotop, d. h. unter Ersatz der retrohepatischen V. cava, oder in Huckepack-(Piggyback-)Technik transplantiert.
- Bei der Piggyback-Technik bleibt die retrohepatische V. cava erhalten und die V.-cava-Anastomose erfolgt als Seit-zu-Seit- oder End-zu-Seit-Anastomose (▶ Abb. 77.1).
- Die Arterie wird üblicherweise in Form eines Pranch Patchs auf die Bifurkation der A. hepatica und A. gastroduodenalis anastomosiert. Komplexe Rekonstruktionen (z. B. aortale Jump Grafts) sind je nach anatomischen Notwendigkeiten möglich.
- Die Pfortader wird End-zu-End anastomosiert.
- Der Gallengang wird meist End-zu-End mit oder ohne externer T-Drainage oder einer internen Drainage anastomosiert. Ist dies nicht möglich, erfolgt die Galleableitung über eine biliodigestive Anastomose.

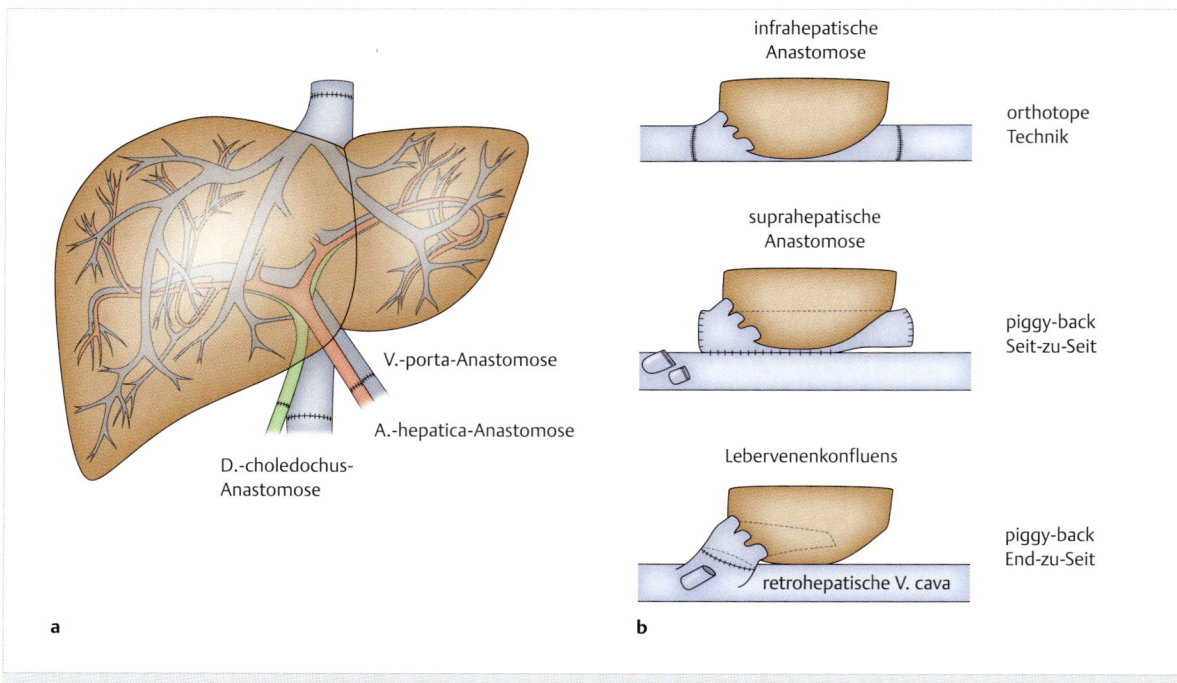

Abb. 77.1 Chirurgischer Situs Lebertransplantation. Arterielle, portalvenöse und Gallengangsanastomose (a), Varianten der V.-cava-Rekonstruktion (b).

77.10.2 Operative Therapie

Postoperatives Volumenmanagement

- Bei der korrekten Einschätzung der Kreislaufsituation und der Interpretation der Kreislaufparameter nach einer Lebertransplantation ist die Ausgangslage des Patienten vor der Transplantation mit zu berücksichtigen. Die Patienten haben im fortgeschrittenen Stadium einer Lebererkrankung häufig eine hyperdyname Kreislaufkonstellation mit gesteigertem oder normalem Herzzeitvolumen, niedrigem peripherem Widerstand und relativ vermindertem Blutvolumen bei normal niedrigem Blutdruck. Es bestehen portale Umgehungskreisläufe mit Aszites, Hypalbuminämie, generalisierten Ödemen und Elektrolytstörungen. Die Kreislaufadaptation an neue Blutströmungsverhältnisse findet nicht schlagartig nach der Transplantation statt, sondern dauert einige Zeit an.
- Nach Lebertransplantation kann auch eine Beeinträchtigung des Rückflusses in der V. cava inferior die Interpretation des zentralen Venendrucks (ZVD) erschweren. Feste Zielwerte für den ZVD allein (z. B. 8–12 mmHg) haben in verschiedenen klinischen Studien zu keinem besseren Outcome geführt. Ein Abfall des ZVD über die Zeit kann aber ein Hinweis für einen Volumenmangel sein.
- In der Echokardiografie kann eine Hypovolämie durch die Messung des Füllungszustands der Ventrikel detektiert werden. Die Indikation für eine transösophageale Echokardiografie ist allerdings bei Patienten mit Ösophagusvarizen und bestehender Gerinnungsstörung sehr streng zu stellen. Bei guten Schallbedingungen bietet die transthorakale Echokardiografie (TTE) mit der Bestimmung der Fläche des enddiastolischen linken Ventrikels in Höhe der Papillarmuskeln (LV-EDA) eine rasche und valide Momentaufnahme über den Füllungszustand des linken Ventrikels [1].
- Bei der Bestimmung des Volumenstatus nach Lebertransplantation ist es entscheidend, eine Hypovolämie sofort zu erkennen und entsprechend zu therapieren sowie eine Hypervolämie durch Überinfusion zu vermeiden. Hypovolämie führt zur Hypoperfusion im Gewebe und ist in der frühen postoperativen Phase besonders nachteilig für die transplantierte Leber. Eine Hypervolämie wiederum steigert die Flüssigkeitseinlagerung und Ödembildung und ist mit einer höheren Morbidität assoziiert.
- Mit den Standardparametern wie Herzfrequenz, Blutdruck und ZVD kann die Volumensituation in komplexen klinischen Situationen wie nach einer Lebertransplantation nicht immer ausreichend erfasst werden. Neben der Echokardiografie haben sich Methoden der semiinvasiven kontinuierlichen Bestimmung des Herz-

zeitvolumens (z. B. durch Pulskonturanalyse: PiCCO, FloTrac) in der Klinik etabliert. Die Bestimmung des Schlagvolumens (SV) und seiner Variation über einen Beatmungszyklus ergibt ein gutes Maß für den Volumenstatus. Mit der Kurzinfusion eines Flüssigkeitsbolus kann die Auswirkung auf das Schlagvolumen direkt erfasst werden. Allerdings ist auch eine Volumenüberladung nach Lebertransplantation zu vermeiden, um einer Ödembildung im Darm und Transplant vorzubeugen.

- Die Volumenverluste werden mit bilanzierten Elektrolytlösungen ausgeglichen. Bei vorbestehender schwerer Hyponatriämie ist eine langsame Rückführung in den Normbereich zu beachten (ggf. Beimischung von hypotonen Lösungen). Bei weiterem Volumenbedarf und Hypalbuminämie kann auch Humanalbuminlösung indiziert sein. Die Gabe von Erythrozytenkonzentraten orientiert sich an dem Hb-Wert (6–8 g/dl) und an klinischen Transfusionstriggern (z. B. steigender Vasopressorenbedarf, Tachykardie, Rhythmusstörungen). Die Substitution von Gerinnungsfaktoren oder gefrorenem Frischplasma (FFP) erfolgt nach den Gerinnungstests, dem Operationsverlauf (z. B. Anastomosensituation) und der aktuellen Blutungsneigung.
- Die Sicherstellung eines adäquaten Perfusionsdrucks ist für die Organfunktion und besonders für die Transplantatfunktion essenziell. Wenn Normovolämie vorliegt, kann dies mit Noradrenalin bzw. auch in Kombination mit Vasopressin erfolgen. Die diagnostische Verwertung der Laktatkonzentration ist nach Lebertransplantation nur eingeschränkt möglich: Ein Abfall der Laktatkonzentration kann als Zeichen einer ausreichenden Herzleistung bei guter Transplantatfunktion gewertet werden. Ein Anstieg des Laktats kann dagegen sowohl als Hinweis auf ein zu niedriges Herzzeitvolumen oder als Zeichen einer verzögerten oder ungenügenden Transplantatfunktion gesehen werden. Bei Anstieg der Laktatkonzentration nach Lebertransplantation müssen immer eine Hypovolämie, eine verminderte Herzleistung oder Ursachen einer primären Transplantatdysfunktion (z. B. Stenosen der Gefäßanastomosen) ausgeschlossen werden.
- Bei etwa 4–20 % von Patienten mit schwerer Zirrhose kommt es zu einer portopulmonalen Hypertonie mit erhöhtem Lungenwiderstand. Diese Patienten sind durch eine drohende Rechtsherzdekompensation besonders gefährdet und gegenüber Schwankungen der kardialen Vorlast besonders sensibel. Bei Zeichen der akuten Rechtsherzbelastung kann der pulmonalarterielle Druck medikamentös gesenkt werden (z. B. NO-Beimischung, Prostazyklininhalation).

Fazit

Das Monitoring der Kreislaufsituation nach Lebertransplantation muss akute Veränderungen rasch erfassen, die Grundlage schaffen für differenzialdiagnostische Überlegungen und die adäquaten Therapiemöglichkeiten aufzeigen. Neben der kontinuierlichen Messung der Herzfrequenz, des arteriellen Blutdrucks, des ZVD ist das Herzzeitvolumen zu bestimmen. Dies erfolgt meist mit semiinvasiven Methoden, z. B. anhand der Pulskonturanalyse.

Postoperative Beatmungstherapie und Weaning

- Die postoperative Beatmung nach Lebertransplantation soll wie bei anderen Intensivpatienten die Oxygenierung des Blutes sicherstellen und Normokapnie gewährleisten. Prolongierte Beatmungszeiten sind mit einem erhöhten Risiko für Infektionen, einem fortschreitenden Abbau der Atemmuskulatur, einer verlängerten Intensiv- und Krankenhausverweildauer sowie einer höheren Morbidität und Mortalität assoziiert.
- Risikofaktoren für eine prolongierte Beatmung nach Lebertransplantation sind präoperative (Beatmung, Nierenversagen, hepatische Enzephalopathie, Vasopressoren), intraoperative (großer Blutverlust > 7 Erythrozytenkonzentrate, Operationsdauer, Anwendung langwirksamer Anästhetika, Volumenüberladung) und postoperative Umstände (Transplantatdysfunktion, Blutungskomplikation, Infektion, Nierenversagen) [9].
- Bei der Beatmung wird die Sauerstoffbeimischung (FiO_2) angepasst, um eine periphere Sauerstoffsättigung (SpO_2) von 90–92 % zu erreichen. Ein positiver endexspiratorischer Druck (PEEP) wird angewendet, um ein Derekruitment oder Atelektasen zu vermeiden. Ein hoher PEEP erhöht den intrathorakalen Druck und kann so den venösen Abstrom aus den Lebervenen verringern. PEEP-Werte über 10 mmHg sollten deshalb vermieden werden. Die kontrollierte Beatmung wird frühzeitig nach der Operation in einen assistierten Beatmungsmodus überführt, um die Eigenatmung des Patienten zu unterstützen.

Beurteilung der Transplantatfunktion

- Die Leberfunktion wird in der Frühphase über den Anstieg und Abfall der Transaminasen, des Bilirubins und über die Beobachtung der Lebersynthese, vor allem Albumin, und der Gerinnungsfaktoren beurteilt. Die hepatische Proteinsynthese lässt sich gut über die Faktor-V-Bestimmung beurteilen.

- Typischerweise kommt es nach der Transplantation zunächst zu einem Anstieg der Transaminasen, die dann im Verlauf mehrerer Tage wieder abfällt. Die Höhe des Enzymanstiegs und die Dauer korrelieren mit dem Ausmaß der Leberschädigung.

Immunsuppression

- Der optimale immunsuppressive Level in der Lebertransplantation ist eine Abwägung zwischen Verhinderung einer Abstoßungsreaktion und Vermeidung der Nebenwirkungen der Immunsuppression (z. B. Infektionen).
- Typischerweise wird in der Initialphase nach einer Lebertransplantation eine CNI-basierte Immunsuppression (CNI: Kalzineurininhibitor) mit Tacrolimus und Steroiden durchgeführt [4].
- Einige Zentren bevorzugen vor allem bei Patienten mit eingeschränkter Nierenfunktion eine CNI-minimierende Immunsuppression in Kombination mit Mycophenolat oder zusammen mit dem TOR-I Everolimus (TOR: target of rapamycin inhibitors). Ebenso gibt es die Möglichkeit, in der Frühphase auf CNIs unter dem Schutz eines Antikörpers ganz zu verzichten oder zu minimieren. Möglicherweise profitieren die Patienten auch von einer Therapie mit retardierten Präparaten, die nur einmal täglich gegeben werden müssen und eine flachere AUC (Area-under-the-curve) aufweisen.

Beispiel einer CNI-basierten Zweifachtherapie

Tacrolimus: Anfangsdosis: 0,012–0,015 mg/kgKG/d i. v., Zielspiegel: 10–12 ng/ml, sobald wie möglich umsetzen auf eine orale Therapie; Anfangsdosis: 0,1 mg/kgKG/d p. o. auf 2 Tagesdosen 1–0–1 verteilt, Zielspiegel: 8–10 ng/ml

Prednisolon: intraOP: 500 mg i. v., POD1: 250 mg i. v., POD2: 200 mg, POD3: 100 mg, POD4: 75 mg, POD5: 50 mg, POD6: 25 mg, POD7–14: 20 mg, Ausschleichen der Therapie bis zum Ende des 3. Monats

Infektionsprophylaxe

Kalkulierte Antibiose

- Infektionen sind nach Lebertransplantation häufige auftretende Komplikationen, die mit einer erhöhten Letalität einhergehen. In der unmittelbar postoperativen Phase sind die üblichen diagnostisch wegweisenden klinischen Befunde (Fieber, Schmerzen, ZNS-Symptome, Blutdruck, Herzfrequenz, Urinausscheidung) sowie die laborchemischen Parameter (C-reaktives Protein, Leukozytenzahl, Interleukin-6, Prokalzitonin), die auf eine Infektion hindeuten, häufig durch andere Faktoren wie Immunsuppression, Blutverlust, OP-Dauer und Transplantatfunktion verändert, und damit wird die Diagnose einer Infektion erschwert.
- Eine perioperative Infektionsprophylaxe hat sich deshalb in praktisch allen Zentren etabliert [2]. Die *intravenöse Antibiose* muss eine Stunde vor der Operation beginnen. Eine ausreichende Antibiotikakonzentration über die gesamte OP-Dauer kann durch intraoperative Repetitionsdosen in Abhängigkeit von der Halbwertszeit des Antibiotikums und auch vom intraoperativen Blutverlust gewährleistet werden. Die intravenöse perioperative Antibiotikagabe sollte bis 48 Stunden nach der Transplantation fortgesetzt werden. Bei zusätzlichen Risikofaktoren (z. B. biliodigestive Anastomose, akutes Leberversagen) kann sie auch bis zu 3 Tage verlängert werden.
- Zusätzlich zur intravenösen Antibiotikaprophylaxe wird in vielen Zentren eine *topische Applikation von Antibiotika* zur selektiven oralen/pharyngealen und Darmdekontamination (SDD) angewendet. Verschiedene Untersuchungen bei Intensivpatienten zeigten eine Reduktion der Infektionsrate und eine niedrigere Letalität in Untergruppen ohne eine Zunahme von Resistenzen [8]. Zur SDD werden in den Oropharynx und in die Magensonde viermal täglich eine Mischung aus Polymyxin B oder E, ein Aminoglykosid (Gentamicin oder Tobramycin) und zusätzlich ein antimykotisch wirksames Polyen (z. B. Nystatin oder Amphotericin B) verabreicht.
- Nach Lebertransplantation wird eine Prophylaxe mit Trimethoprim (80 mg) und Sulfamethazol (400 mg) gegen Pneumocystis jiroveci (PCP) dreimal wöchentlich über 6 Monate empfohlen (EASL Guidelines, Grad II-2) [4].

Antimykotische Therapie/Prophylaxe

- Die generelle prophylaktische Gabe von Antimykotika bei nicht neutropenen Patienten wird zwar nicht generell empfohlen [8], Patienten nach Lebertransplantation haben jedoch ein hohes Risiko für eine Pilzinfektion und die sicheren diagnostischen Möglichkeiten sind unter Immunsuppression sehr begrenzt. Bei Vorliegen aller Zeichen einer invasiven Pilzinfektion ist das Letalitätsrisiko sehr hoch und wird mit über 60 % angegeben. Es dominieren Candidaspezies, gefolgt von Aspergillen. Das Risiko für eine Pilzinfektion steigt mit folgenden Risikofaktoren: akutes Leberversagen, hoher intraoperativer Blutverlust, biliodigestive Anastomose, Abstoßung, Beatmungsdauer und Nierenversagen.

Prophylaxe einer Zytomegalievirusinfektion

- Die Infektion mit dem Zytomegalievirus (ZMV) ist die häufigste Virusinfektion bzw. -reaktivierung nach Lebertransplantation und beeinflusst ganz wesentlich die Transplantatfunktion und Überleben. Der ZMV-Status von Empfänger und Spender, das angewendete Immunsuppressionsschema und die Transplantatfunktion determinieren ganz wesentlich das Risiko. Das höchste Risiko haben ZMV-negative Empfänger bei ZMV-positivem Spender. Zur Behandlung stehen die Nukleosidanaloga Ganciclovir, Valganciclovir und Cidofovir sowie das Pyrophosphatanalogon Foscarnet-Natrium zur Verfügung, die alle die Virusreplikation hemmen und damit virostatisch wirksam sind.

- Als Diagnostik der Wahl wird eine ZMV-PCR im Serum durchgeführt. Bei einer Reaktivierung wird ein Nukleosidanalogon intravenös verabreicht. Diese „präemptive Strategie" wird in vielen Zentren angewendet und ist bei niedriger Risikokonstellation bei Lebertransplantierten in vergleichenden Studien gegenüber einer Prophylaxe nicht unterlegen [9].
- Patienten mit einem hohen Risiko für eine ZMV-Infektion sollten eine ZMV-Prophylaxe für mindestens 3 Monate erhalten (EASL Guidelines, Grad II-2) [4] (z. B. Valganciclovir 450 mg p. o. dreimal wöchentlich für 3–6 Monate; Dosis muss an die glomeruläre Filtrationsrate angepasst werden!).

Prävention einer Hepatitis-B-Virus-Rekurrenz

- Zur Reinfektionsprophylaxe mit dem Hepatitis-B-Virus (HBV) sollten alle Patienten, die einen serologischen Nachweis eines Kontakts mit HBV hatten, perioperativ ein Hepatitis-B-Immunglobulin (HBIG) intravenös erhalten, wobei dauerhaft ein Anti-HBs-Spiegel von 100 IE/l nicht unterschritten werden sollte.
- Bei Patienten, die noch eine HBV-Replikation hatten (HBV-DNA-Nachweis) wird die präoperative antivirale Therapie (z. B. Lamivudin) mit einem Nukleosidanalogon postoperativ fortgesetzt.
- Anti-HBs-negative Patienten, die eine Leber eines anti-HBc-positiven Spenders erhalten, sollten unmittelbar nach der Transplantation eine Prophylaxe mit Lamivudin erhalten (EASL Guidelines, Grad I) [3].

Ernährungstherapie

- Bei Patienten mit einer schweren Lebererkrankung liegt meist schon vor der Transplantation eine Malnutrition vor. Als Hauptursachen kommen Proteinverluste über wiederholte gastrointestinale Blutungen oder Aszitespunktionen in Betracht.
- Nach der Transplantation sollte so früh wie möglich mit der *enteralen* Ernährung begonnen werden [9]. Eine *parenterale* Ernährung wird wegen des Risikos einer Infektion intravasaler Katheter, einer Fettleber und des fehlenden Schutzes der Darmmukosa vermieden und bleibt nur besonderen Fällen vorbehalten, z. B. in den ersten Tagen nach biliodigestiver Anastomose.
- Die zugeführte Kalorienmenge sollte 2000–2500 kcal/24 Stunden betragen (entsprechend etwa 120 % des basalen Energieumsatzes), wobei 50–70 % als Kohlenhydrate und 30 % in Form von Fett zugeführt werden sollten. Die Proteinmenge wird mit 1,2 g/kg und Tag begonnen und bei guter Transplantatfunktion auf bis zu 2 g/kg/Tag gesteigert.

Frühe postoperative Komplikationen

Primäre Transplantatdysfunktion

- Die primäre Transplantatdysfunktion (primary non function, PNF) ist charakterisiert durch die unzureichende Fähigkeit des Transplantats, die metabolische Homöostase aufrecht zu erhalten und führt ohne Notfallretransplantation zu einer hohen Sterblichkeit des Patienten. Die Inzidenz des primären Transplantatversagens beträgt je nach Akzeptanz von Organen mit Marginalitätskriterien 2–15 %.
- Neben den laborchemischen Zeichen der Transplantatdysfunktion zeigen die Patienten klinisch ein zunehmendes neurologisches Defizit bis hin zum Koma, eine schwere Koagulopathie, einen Ikterus und eine Hypoglykämie.

Zusatzinfo

Innerhalb der ersten 14 Tage nach einer Transplantation wird Patienten mit einer primären Transplantatdysfunktion im Eurotransplantbereich ein High-Urgency-Status zuerkannt.

Small-for-Size-Syndrom

- Ein Small-for-Size-Syndrom kommt vor allem bei Patienten vor, die eine Split- oder Teilleber eines Lebendspenders erhalten.
- Klinisch fallen die Patienten durch eine verzögerte Synthesefunktion, geringe Galleproduktion, Cholestase und eine Vulnerabilität für anderer Komplikationen (vor allem Sepsis) auf.
- Als therapeutische Maßnahmen kommt die Reduktion der portalen Perfusion in Betracht, z. B. durch die Anlage eines portokavalen Shunts, die subtotale Leberarterienembolisation oder unter Umständen eine Terlipressintherapie.

Berechnung der minimalen Lebermasse

- ≥ 1 % GRWR (Lebergewicht/Körpergewicht)
- > 0,8 % junger Spender (< 35 Jahre)
- > 0,7 % junger Spender + niedriger MELD (model of end stage liver)-Score (< 20)

Gefäßthrombosen

- Die *Leberarterienthrombose* (hepatic artery thrombosis, HAT) ist eine potenziell lebensbedrohliche Komplikation, die bei 2–25 % der Transplantationen auftritt.
    - Unmittelbar nach der Transplantation führt die Leberarterienthrombose zu einer Transplantatischämie, einer plötzlichen hämodynamischen Instabilität, einer schweren Koagulopathie, verbunden mit einem deutlichen Anstieg der Transaminasen.
    - Die Duplexsonografie ist die Methode der Wahl, um die arterielle Perfusion der Leber darzustellen. Im Zweifel muss die Diagnose über eine Angio-CT oder eine Angiografie erzwungen werden.
    - In jedem Fall sollte eine notfallmäßige offene oder interventionell angiografische Thrombektomie versucht werden. Wenn die Revaskularisierung nicht gelingt, ist die Indikation für eine dringende Retransplantation gegeben.

Zusatzinfo
Innerhalb der ersten 14 Tage nach einer Transplantation wird Patienten mit einer Leberarterienthrombose im Eurotransplantbereich ein High-Urgency-Status zuerkannt.

- *Pfortaderthrombosen* kommen seltener vor und sind im Wesentlichen Ausdruck technischer Probleme oder propfen sich auf vorbestehenden Thrombosen im portomesenterialen Stromgebiet auf [6].
    - Klinisch manifestiert sich die Pfortaderthrombose mit persistierendem Aszites, Darmkongestion und Blutungen. Die Duplexsonografie gefolgt von einer Angio-CT führt zur Diagnose.
    - Eine offene chirurgische Thrombektomie oder eine radiologische Intervention ist notwendig, um das Transplantat zu erhalten und die lebensgefährlichen Komplikationen zu vermeiden.

Outflowprobleme

- Probleme des venösen Abstroms der Leber treten vor allem aufgrund technischer Probleme an der V.-cava-Anastomose auf. Bei orthotoper Implantationstechnik ist oft eine zu enge obere suprahepatische V.-cava-Anastomose ursächlich.
- Eine Angio-CT erbringt oft die Diagnose, bei Engen der retrohepatischen V. cava kann es sinnvoll sein, den Druckgradienten über der Enge zu bestimmen, um den Handlungsbedarf abzuschätzen. Wenn immer möglich sollte versucht werden, die Problematik durch eine offene Revision der Anastomosen zu lösen.
- Bei zu großen Lebern sollte das Abdomen zunächst nicht komplett verschlossen werden, um der Leber den nötigen Platz zu verschaffen.

Gallengangskomplikationen

- *Galleleckagen* treten meist aufgrund einer Nekrose an der Gallengangsanastomose, technischer Probleme oder einer generellen Ischämie der Gallenwege auf.
    - Besonders häufig treten die Probleme nach einer Teillebertransplantation aufgrund kleiner Gangkaliber und technisch anfälligerer Anastomosen auf. Gallige Förderung über einliegende Drainagen, ein Anstieg der Cholestaseparameter und eine Leukozytose weisen auf eine biliäre Komplikation hin. Im Ultraschall oder der CT des Abdomens finden sich perihepatische Biliome mit oder ohne dilatierte Gallengänge.
    - Galleleckagen können von selbst sistieren oder eine Intervention erfordern. Die Behandlungsmöglichkeiten erstrecken sich von einer ERCP mit Stenteinlage, einer perkutanen transhepatischen Cholangiografie mit Platzierung einer Drainage bis hin zum chirurgischen Vorgehen mit einer Anastomosenneuanlage oder Anlage einer biliodigestiven Anastomose.
- *Gallengangsstenosen* können durch Ischämie des Gallengangs, technische Probleme und durch kleinkalibrige Gallengänge, z. B. bei Teillebern, verursacht werden. Gallengangsstenosen werden üblicherweise mit einer endoskopischen oder perkutanen Ballondilatation, Stenteinlage oder einer chirurgischen Revision der Gallengangsanastomose behandelt.

Akute Abstoßungsreaktion

- Die akute Abstoßungsreaktion findet in der Regel 7–14 Tage nach der Transplantation statt, in seltenen Fällen früher oder später. Die akute Abstoßung ist in der Regel T-Zell-vermittelt und führt zu Schäden an den Gallengängen und den Gefäßendothelien. Die Abstoßung führt zu einer zunehmenden Transplantatdysfunktion und wirkt sich negativ auf das Transplantatüberleben aus.
- Üblicherweise kommt es zu einem erneuten Anstieg des Bilirubins und der Transaminasen. Die Diagnose wird mithilfe einer Leberbiopsie gestellt.
- Die Therapie hängt von der Schwere der Abstoßung (Rejektions-Aktivitäts-Index, RAI) und dem Zustand des Patienten ab.
    - *Milde* Abstoßungen (RAI 3–6) lassen sich durch eine Erhöhung der Basisimmunsuppression behandeln, ggf. Wechsel von Ciclosporin auf Tacrolimus, eventuell Hinzunahme von Mycophenolat oder einem mTOR-Inhibitor (z. B. Everolimus, Zielspiegel: 4–7 ng/ml).
    - *Schwere* Abstoßungsreaktionen (RAI 7–9) bedürfen einer Steroidbolusbehandlung (z. B. 250–500 mg Prednisolon i. v., 1–0–0 für 3 Tage) ggf. zusammen mit einem Antilymphozytenglobulin (z. B. Thymoglobulin 1,5 mg/kgKG/d i. v. für 5 Tage).

77.11 Nachsorge

77.11.1 Postoperative Blutung und Koagulopathie

- Monitoring der Blutgerinnung mit einem Rotationsthrombelastogram (ROTEM) kann bei signifikanter und fortgesetzter Blutung wertvolle Informationen liefern [3]. Das ROTEM kann zwischen einer Blutung aufgrund von ungenügender chirurgischer Hämostase, Plättchendysfunktion und Blutgerinnungsfaktorenmangel unterscheiden und so die gezielte Substitution von Blutprodukten unterstützen.
- Während der Ersatz von Blutprodukten bei moderaten Blutverlusten in der Regel ausreichend ist, ist bei schweren Blutungen neben der Substitution von Blutgerinnungsfaktoren unter Umständen auch die Gabe von Antifibrinolytika sinnvoll.
- Im Management postoperativer Blutungen muss das Blutungsrisiko mit dem Risiko einer Leberarterienthrombose bzw. Pfortaderthrombose abgewogen werden. Die Empfehlung vieler Autoren geht dahin, dass Thrombozytenkonzentrate nur bei einer aktiven prologierten Blutung oder einem Thrombozytenwert von < 20 verabreicht werden sollte. Andererseits gibt es jedoch auch die Empfehlung, die postoperative Koagulopathie aggressiv zu behandeln, eine International Normalized Ratio (INR) von 1,5–2, eine Thrombozytenzahl > 50 und einen Fibrinogenspiegel > 100 mg/dl anzustreben.

Neurologische Komplikationen

- Neurologische Komplikationen nach Lebertransplantation sind mit 8,47 % häufig, weshalb eine sorgfältige neurologische Kontrolle des Patienten auf der Intensivstation unerlässlich ist. Die häufigsten Komplikationen sind Enzephalopathie, Hirnblutungen und Krampfanfälle.

77.12 Verlauf und Prognose

- Das 5-Jahres-Überleben nach einer Lebertransplantation beträgt 70–80 %.

77.13 Quellenangaben

[1] Cortegiani A, Russotto V, Maggiore A et al. Antifungal agents for preventing fungal infections in non-neutropenic critically ill patients. The Cochrane database of systematic reviews 2016. doi:10.1002/14651858.CD004920.pub3: CD004920. doi:10.1002/14651858.CD004920.pub3

[2] Deutsche Gesellschaft für Hygiene und Mikrobiologie. Abele-Horn M, Anmelder. Perioperative und periinterventionelle Antibiotikaprophylaxe. S 3-Leitlinie, AWMF-Rgeisternummer 067–009. Geplante Fertigstellung: 7.9.2019

[3] Dotsch TM, Dirkmann D, Bezinover D et al. Assessment of standard laboratory tests and rotational thromboelastometry for the prediction of postoperative bleeding in liver transplantation. British journal of anaesthesia 2017. doi:10.1093/bja/aex122. doi:10.1093/bja/aex122

[4] European Association for the Study of the Liver. Electronic address eee. EASL Clinical Practice Guidelines: Liver transplantation. Journal of hepatology 2016; 64: 433–485. doi:10.1016/j.jhep.2015.10.006

[5] Evans JD, Morris PJ, Knight SR. Antifungal prophylaxis in liver transplantation: a systematic review and network meta-analysis. American journal of transplantation : official journal of the American Society of Transplantation and the American Society of Transplant Surgeons 2014; 14: 2765–2776. doi:10.1111/ajt.12925

[6] Gwiasda J, Schrem H, Klempnauer J et al. Identifying independent risk factors for graft loss after primary liver transplantation. Langenbeck's archives of surgery 2017; 402: 757–766. doi:10.1007/s00423-017-1594-5

[7] Hainer C, Bernhard M, Scheuren K et al. [Echocardiography during acute hemodynamic instability]. Der Anaesthesist 2006; 55: 1117–1131; quiz 1132. doi:10.1007/s00101-006-1094-4

[8] Krueger WA, Lenhart FP, Neeser G et al. Influence of combined intravenous and topical antibiotic prophylaxis on the incidence of infections, organ dysfunctions, and mortality in critically ill surgical patients: a prospective, stratified, randomized, double-blind, placebo-controlled clinical trial. American journal of respiratory and critical care medicine 2002; 166: 1029–1037. doi:10.1164/rccm.2105141

[9] Moore FA, Feliciano DV, Andrassy RJ et al. Early enteral feeding, compared with parenteral, reduces postoperative septic complications. The results of a meta-analysis. Annals of surgery 1992; 216: 172–183

[10] Skurzak S, Stratta C, Schellinomm et al. Extubation score in the operating room after liver transplantation. Acta anaesthesiologica Scandinavica 2010; 54: 970–978. doi:10.1111/j.1399-6576.2010.02274.x

[11] Yadav SK, Saigal S, Choudhary NS et al. Cytomegalovirus Infection in Liver Transplant Recipients: Current Approach to Diagnosis and Management. Journal of clinical and experimental hepatology 2017; 7: 144–151. doi:10.1016/j.jceh.2017.05.011

78 Akute Pankreatitis

Wolfgang Huber

78.1 Steckbrief

Die akute Pankreatitis ist eine akut-entzündliche Erkrankung der Bachspeicheldrüse. Während ca. 90 % der Erkrankungen leicht verlaufen, kommt es bei der schweren oder nekrotisierenden Pankreatitis zu Organversagen und einer Mortalität von bis über 40 %. Die Therapie ist im Wesentlichen symptomatisch mit Ausnahme der endoskopischen Gallensteinentfernung bei biliärer Pankreatitis. Im Vordergrund stehen kontrollierte Volumensubstitution und Schmerztherapie. Die chirurgische Nekrosektomie wurde weitgehend zugunsten einer „Step-up-Strategie" mit radiologisch applizierten perkutanen Drainagen oder interventionell-endoskopischem Vorgehen verlassen. Trotz positiver Datenlage ist der Stellenwert einer frühzeitigen Antibiose weiter umstritten.

78.2 Aktuelles

- Die Inzidenz der akuten Pankreatitis in Deutschland ist zunehmend. Die alkoholische Genese war zuletzt die häufigste. Aktualisierte Klassifikationen (Atlanta, Determinant-based-Classification) beziehen Auftreten und Dauer von Organversagen in die Klassifikation ein. Dadurch sind sie weniger zur frühen Prognosestellung als zur Evaluation des Verlaufs und möglicherweise zur Selektion von Patienten für Interventionen geeignet.
- Jüngste Daten legen einen positiven Effekt eines erweiterten hämodynamischen Monitorings zur Steuerung der Volumentherapie nahe.

78.3 Synonyme

- leichte akute Pankreatitis
- ödematöse Pankreatitis
- schwere akute Pankreatitis
- nekrotisierende Pankreatitis

78.4 Keywords

- akute Pankreatitis
- nekrotisierende Pankreatitis
- biliäre Pankreatitis
- alkoholische Pankreatitis
- endoskopische retrograde Cholangiopankreatikografie (ERCP)
- Nekrosektomie
- step-up approach

78.5 Definition

- Die akute Pankreatitis ist eine plötzlich auftretende entzündliche Erkrankung der Bachspeicheldrüse.

78.6 Epidemiologie

78.6.1 Häufigkeit

- Die Inzidenz der akuten Pankreatitis wurde vor 30 Jahren mit ca. 20 Fällen pro 100 000 Einwohner und Jahr angegeben. Jüngere Daten der PROST-Studie zeigen ein Ansteigen auf zuletzt 42 pro 100 000 Einwohner und Jahr [1].

78.6.2 Altersgipfel, Geschlechtsverteilung

- Die akute Pankreatitis weist keinen ausgeprägten Altersgipfel auf. Patienten mit biliärer Genese sind überwiegend weiblich und älter, während Patienten mit alkoholischer Genese jünger und mehrheitlich männlich sind.

78.6.3 Prädisponierende Faktoren

- Die wesentlichen prädisponierenden Faktoren sind *Gallensteinleiden* (insbesondere bei Choledocholithiasis) und *übermäßiger Alkoholkonsum*.
- Dabei scheinen weniger einmalige Exzesse als chronischer Alkoholkonsum zur akuten Pankreatitis zu führen. Wie bei der chronischen Pankreatitis ist die Kombination mit *Nikotinabusus* besonders ungünstig.
- Rein *genetisch bedingte* bzw. *hereditäre* Pankreatitiden sind selten.

78.7 Ätiologie und Pathogenese

- In der letzten größeren epidemiologischen Studie (PROST) war die alkoholische mit 37 % vor der biliären Genese mit 35 % die häufigste Ätiologie [7].
- Etwa 10 % sind iatrogen bedingt. Hierbei sind zu ungefähr gleichen Anteilen die Post-ERCP-Pankreatitis, medikamentöse Ursachen (z. B. Azathioprin und Valproinsäure) und postoperative/posttraumatische Ursachen verantwortlich.
- Seltene Ursachen sind Hypertriglyzeridämie, Hyperkalzämie, infektiöse Ursachen (Mumps, Salmonelleninfekte), Pancreas divisum sowie hereditäre Pankreatitis (▶ Tab. 78.1).

78.8 Klassifikation und Risikostratifizierung

Tab. 78.1 Ursachen der akuten Pankreatitis [7].

Ätiologie	Häufigkeit (%)
Alkohol	37
biliär	35
medikamentös	4
Post-ERCP-Pankreatitis	3
Post-OP/Trauma	3
„Begleitpankreatitis" bei anderer schwerer Erkrankung	3
Hypertriglyzeridämie	1
Pancreas divisum	1
genetisch/hereditär	0,5
unbekannt, sehr seltene Ursachen	ad 100
ERCP: endoskopische retrograde Cholangiopankreatikografie	

- Im zeitlichen Verlauf sind *frühe* Prognose und Risikostratifizierung von der Klassifikation zu unterscheiden. Dabei haben verschiedene Parameter zu verschiedenen Zeitpunkten unterschiedliche Aussagekraft (▶ Abb. 78.1) [4].
- Die beiden aktuellen Klassifikationen Atlanta-revised- und Determinant-based-Klassifikation beziehen langsam reagierende Verlaufsparameter wie das Auftreten und die Dauer von Organversagen sowie den Nachweis lokaler und/oder systemischer Komplikationen und den Keimnachweis in Nekrosen in die Bewertung ein (▶ Tab. 78.2) [1], [3]. Da diese zum Teil erst nach Wochen zu beurteilen sind, sind diese Klassifikationen eindeutig nicht zur frühen Prognosestellung (Notaufnahme, Triage betreffend die Intensivverlegung) geeignet.
- Ein hoher Stellenwert kommt der Erfassung von Organversagen, bildgebendem Nachweis von lokalen Komplikationen (Verhalte, Nekrosen) sowie der mikrobiologischen Untersuchung von Punktaten zu. In der Regel erfordert dies eine Computertomografie (CT).
- Der Stellenwert der Klassifikationen liegt eher in der *Ex-post-Bewertung von Verläufen* und – in der klinischen Routine wichtiger – in der klaren Definition von *ungünstigen Verläufen*, die möglicherweise einer Therapieeskalation (interventionelles Step-up mit Drainage, interventioneller oder chirurgischer Nekrosektomie [2]) bedürfen.

Tab. 78.2 Klassifikation der akuten Pankreatitis.

Atlanta-Klassifikation			Determinant-based-Klassifikation	
Grad	Organversagen	lokale/systemische Komplikationen	(peri)pankreatische Nekrose	Organversagen
leicht	–	–	–	–
mäßig schwer	transient	+/–	steril	und/oder transient
schwer	persistierend (>48 Stunden)	+/–	infiziert	oder persistierend
kritisch	keine Angabe	keine Angabe	infiziert	und persistierend

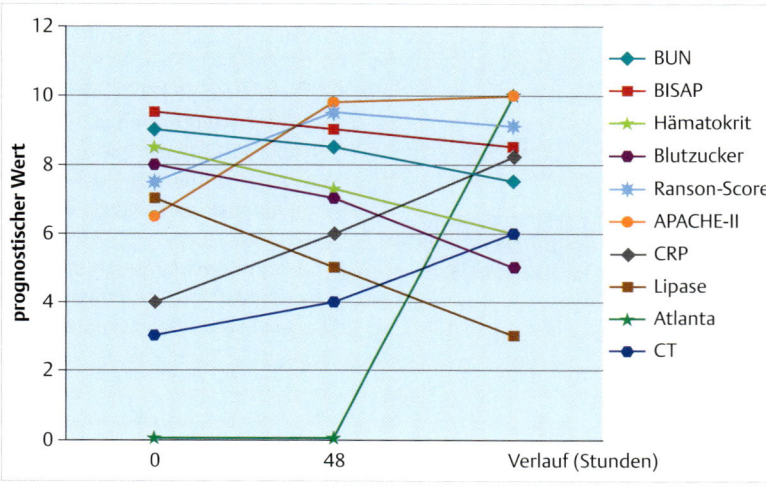

Abb. 78.1 Akute Pankreatitis. Zeitliche Abhängigkeit der Wertigkeit verschiedener Prädiktoren (BISAP: B: BUN; I: Impaired mental state [Verwirrtheit]; S: Systemic inflammatory Syndrome; A: old age [hohes Alter]; P: Pleural effusion [Pleuraerguss], BUN: Blood urea nitrogen, CRP: C-reaktives Protein, CT: Computertomografie).

78.9 Symptomatik

- Die Symptomatik tritt typischerweise perakut auf, so dass sich die meisten Patienten exakt an den Beginn des typischen gürtelförmigen *epigastrischen Schmerzes* (> 90 %) erinnern.
- Neben den häufig unerträglichen Schmerzen findet sich vielfach *Erbrechen* (90 %) in Folge des paralytischen Ileus (70 %).
- Bei einem Teil der Patienten kommt es im Rahmen des Systemic inflammatory Response Syndrome (SIRS) zu *erhöhter Temperatur* und *Fieber* (60 %).
- „*Gummibauch*" oder *Ausstrahlung in den Rücken* tritt bei 60 bzw. 50 % der Patienten auf.

78.10 Diagnostik

78.10.1 Diagnostisches Vorgehen

- Die Diagnose der akuten Pankreatitis stützte sich lange allein auf den klinischen Befund mit heftigen epigastrischen *Schmerzen* in Kombination mit mindestens dreifacher *Erhöhung der Serumlipase* und/oder *Serumamylase*. Bei vergleichbarer Sensitivität von über 90 % ist die Lipase etwas spezifischer, da die Amylase auch in den übrigen Speicheldrüsen produziert wird. Auf dieser diagnostischen Grundlage werden mehr als 90 % aller akuten Pankreatitiden diagnostiziert.
- Aktuellere Definitionen beziehen den *bildgebenden Nachweis* (vor allem in der *CT*) als drittes diagnostisches Kriterium ein. Danach gilt eine akute Pankreatitis als gesichert, wenn 2 von 3 Kriterien (Schmerz, Erhöhung der Serumlipase oder Serumamylase und bildgebender Hinweis auf eine akute Pankreatitis) vorliegen.
- Dies mag in Einzelfällen (analgosedierter Patient; späte Vorstellung zu einem Zeitpunkt, an dem Lipase und Amylase bereits wieder normalisiert sind, akuter Schub einer chronischen Pankreatitis mit geringem Anstieg der Enzyme) hilfreich sein. Ausdrücklich sei aber darauf hingewiesen, dass eine *frühe CT* in der Regel zur Diagnosesicherung nicht erforderlich ist. Zudem ist das Risiko einer Kontrastmittelnephropathie in der frühen Phase aufgrund des zu diesem Zeitpunkt oft erheblichen Volumendefizits besonders hoch.
- Der Stellenwert der CT ist bei Patienten mit schwerem Verlauf zu einem *späteren Zeitpunkt* ungleich höher, wenn sich Nekrosen und Verhalte nach 10–14 Tagen gut demarkieren und gut punktiert bzw. drainiert werden können.
- ▶ Abb. 78.2 zeigt zusammenfassend den diagnostischen Algorithmus bei akuter Pankreatitis.

78.10.2 Anamnese

- Die typische Anamnese mit rasch einsetzendem, häufig in den Rücken ausstrahlendem und sehr intensivem Schmerz ist wegweisend. Bei Patienten mit biliärer Genese kann der initiale Schmerzcharakter mit kolikartigem rechts-epigastrischem Schmerz unter Umständen leicht abweichend sein. Die Anamnese wird ergänzt durch Fragen nach einer möglichen alkoholischen oder biliären (Gallensteinleiden bekannt?), hereditären oder medikamentösen (z. B. Azathioprin, Valproinsäure) Genese.
- Das subjektive Schmerzempfinden ist dabei nur schwach mit der Schwere der Erkrankung assoziiert. Allerdings stellen sich Patienten mit schwerer Pankreatitis signifikant häufiger binnen 24 Stunden nach Schmerzbeginn vor als Fälle mit leichter Pankreatitis.

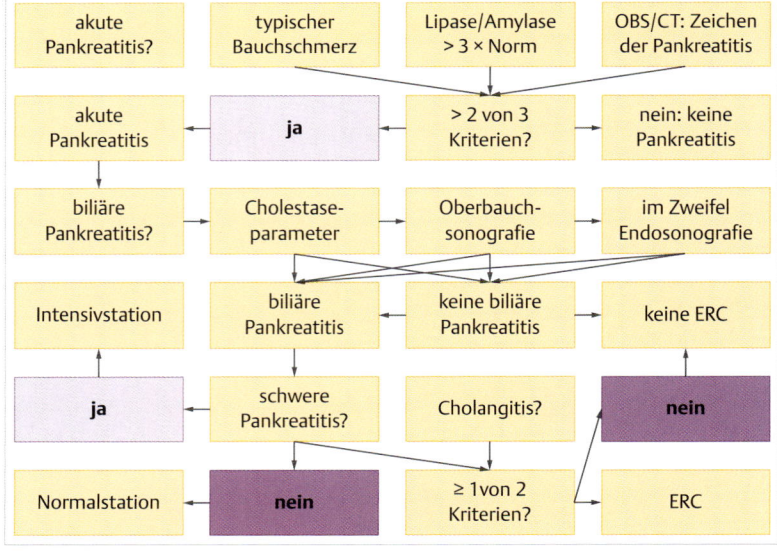

Abb. 78.2 Akute Pankreatitis. Diagnostischer Algorithmus (CT: Computertomografie, ERC: endoskopische retrograde Cholangiografie, OBS: Oberbauchsonografie).

78.10.3 Körperliche Untersuchung

- Im Gegensatz zu anderen Ursachen des „akuten Abdomens" findet sich bei der akuten Pankreatitis kein bretthartes Abdomen, sondern ein so genannter „Gummibauch", mit erschwert prall-elastisch eindrückbaren Bauchdecken. Durch den paralytischen Ileus – zum Teil verstärkt durch Opiatgabe – findet sich auskultatorisch meist eine Totenstille.
- Perkutorisch imponiert durch die starke intraintestinale Gasbildung ein *(hyper)sonorer Klopfschall*.
- Grey-Turner- und Cullen-Zeichen sind livide oder bräunliche Verfärbung im Flankenbereich bzw. periumbilikal. Diese Zeichen sind ebenso selten wie prognostisch ungünstig.

78.10.4 Bildgebende Diagnostik

Sonografie

- Die *Oberbauchsonografie* trägt wegen der massiven Luftüberlagerung in der Frühphase meist wenig zur Diagnose der akuten Pankreatitis bei. Ihr Stellenwert liegt im Nachweis bzw. Ausschluss gestauter Gallenwege. Im weiteren Verlauf sind Komplikationen wie Nekrosen, Flüssigkeitsverhalte, Aszites und Pseudozysten oft gut erkennbar.
- Sollte sich durch die Oberbauchsonografie eine biliäre Genese nicht eindeutig ausschließen lassen, ist die *Endosonografie* (EUS) die beste diagnostische Methode, die bei kleinen Konkrementen im weiten Gallengang selbst der endoskopischen retrograden Cholangio(pancreatico)grafie (ERC[P]) überlegen ist.

CT

- Die abdominelle CT ist in der Frühphase der akuten Pankreatitis üblicherweise entbehrlich. Ausgenommen sind frühe Komplikationen und die seltenen Fälle, in denen andere Differenzialdiagnosen ausgeschlossen werden müssen.

78.10.5 Instrumentelle Diagnostik

ERC(P)

- Die wesentliche instrumentelle Diagnostik ist die ERC, bei der der Pankreasgang möglichst nicht dargestellt werden sollte. Da dieses Risiko auch bei einem erfahrenen Untersucher nie ganz auszuschließen ist, muss die Indikation sorgfältig gestellt werden. Die biliäre Genese muss durch erhöhte Cholestaseparameter (Bilirubin, alkalische Phosphatase und Gammaglutamyltransferase im Serum) und durch (Endo-)Sonografie gesichert sein. Im Zweifelsfall sollte eine Endosonografie der ERC vorangestellt werden.
- Metaanalysen auf der Basis von wenigen qualitativ höherwertigen randomisierten Studien legen einen Nutzen vor allem für schwere Verläufe und bei Zeichen einer Cholangitis nahe. In diesen Fällen sollte die ERC möglichst innerhalb von 24 Stunden erfolgen. In den übrigen Fällen ist ein zuwartendes Vorgehen gerechtfertigt.

78.11 Differenzialdiagnosen

- Wesentliche Differenzialdiagnosen sind insbesondere Erkrankungen im Oberbauch, die zu einem akuten Abdomen führen, z. B. Ulcus duodeni und ventriculi mit und ohne Perforation, akute Cholezystitis, paralytischer oder mechanischer Ileus, mesenteriale Ischämien und Infarkte abdomineller Organe.

78.12 Therapie

78.12.1 Therapeutisches Vorgehen

- Durch die perakute kettenreaktionsartige Pathogenese bleibt in der Regel keine Zeit zur kausalen Therapie. Die Behandlung ist somit überwiegend *symptomatisch*. Der einzige kausale Ansatz ist die endoskopische Entfernung von impaktierten Gallensteinen.
- Ein pragmatisches therapeutisches Vorgehen unterliegt einer zeitlichen Hierarchie. In der *Frühphase* stehen *Schmerztherapie*, *Volumenersatz* und unter Umständen die *rasche ERC* im Vordergrund.
- Zur sicheren Prognosestellung sind häufig 1–2 Tage erforderlich, was an zum Teil komplexen Prognosesystemen liegt.
- Bei Hinweisen auf einen vermutlich schweren Verlauf sollte eine *prophylaktische Antibiose* erwogen werden.
- Auch schwere Verlaufsformen profitieren von einer *enteralen Ernährung*, sofern diese bei paralytischem Ileus möglich ist.
- Bei anhaltend schwerem Verlauf mit persistierenden Organversagen sollte nach 7–14 Tagen eine *CT in Punktionsbereitschaft* durchgeführt werden. Abhängig von deren Befunden und dem weiteren Verlauf sollte eine individualisierte Step-up-Therapie durchgeführt werden.

78.12.2 Pharmakotherapie

- Verschiedene spezifische pharmakologische Ansätze unter anderem mit Antiphlogistika, Antisekretoren, Antiproteasen, Antioxidanzien und Antikörpern („5 Antis") waren nicht erfolgreich. Daher beschränkt sich die pharmakologische Therapie auf *symptomatische Ansätze*.

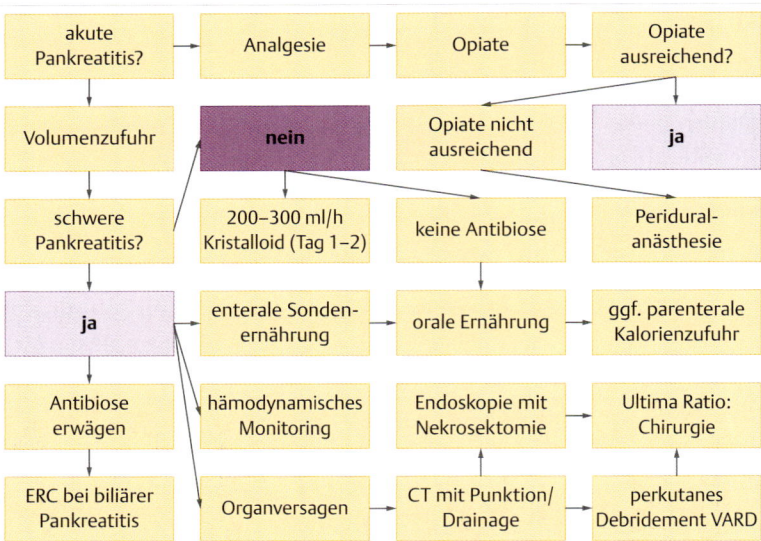

Abb. 78.3 Akute Pankreatitis. Therapeutischer Algorithmus (ERC: endoskopische retrograde Cholangiografie, VARD: videoassistiertes retroperitoneales Débridement).

Schmerztherapie

- Aus Sicht des Patienten steht eine umgehend wirkende und effektive Schmerztherapie im Vordergrund. Wegen des heftigen Scherzcharakters sind üblicherweise *Opiate* erforderlich, obwohl sie den paralytischen Ileus weiter verstärken. Ferner führen die meisten Opiate zu einer Erhöhung des Sphinktertonus an der Papilla Vateri, was tierexperimentell zu einer Aggravation der Pankreatitis führte. Unter den Opiaten werden daher Substanzen mit geringer oder nicht nachgewiesener Tonuserhöhung an der Papille wie *Buprenorphin*, *Pentazocin* und *Pethidin* empfohlen.
- Der Effekt von *nicht steroidalen Antiphlogistika* (NSAR) ist meist nicht ausreichend. Zudem konnte keine Senkung des Opiatverbrauchs durch NSAR nachgewiesen werden.
- Mehrere Tierstudien und wenige klinische Studien sprechen für eine effektive Schmerztherapie mittels *Periduralanalgesie*. Durch die Sympathikolyse im entsprechenden Segment kommt es zu einer verbesserten Perfusion des Pankreas. Allerdings traten bei ca. 8 % der Patienten hämodynamische Nebenwirkungen auf, so dass diese Form der Analgesie nur bei *strenger Indikation* und *Überwachung* durchgeführt werden kann.

Flüssigkeitstherapie

- Bei der schweren Pankreatitis kommt es bereits in der Frühphase zu schweren Flüssigkeitsverlusten durch Erbrechen, gestörte Flüssigkeitsaufnahme, paralytischen Ileus und Extravasationen (Exsudate, Aszites, generalisiertes Kapillarleck). Das Ausmaß des Volumenmangels ist stark mit einer schlechten Prognose assoziiert. Zahlreiche Studien zeigten, dass eine zu späte Rehydrierung (> 1 Tag ab Schmerzbeginn) die Prognose verschlechtert. Umgekehrt führte eine extrem aggressive Rehydrierung mit bis zu 15 ml/kg/Stunde in einer kontrollierten Studie zu einer erhöhten Mortalität.
- *Qualitativ* erfolgt die Rehydrierung üblicherweise mit *Kristalloiden*. Ob balancierte Lösungen wie Ringer-Laktat der 0,9 %igen NaCl-Lösung überlegen sind, bleibt umstritten. Aufgrund der großen Flüssigkeitsmengen und der häufig eingeschränkten Nierenfunktion sind engmaschige Elektrolyt- und Säure-Basen-Status-Kontrollen obligat.
- Die *quantitative* Steuerung der Volumensubstitution scheint mindestens so wichtig zu sein wie die Wahl der substituierten Flüssigkeit.
- Der früher häufig herangezogene zentrale Venendruck (ZVD) ist ebenso wie der mittels Pulmonalarterienkatheter bestimmte pulmonal-arterielle Verschlussdruck (PAWP) bei der schweren Pankreatitis besonders ungeeignet zur Vorlaststeuerung. ZVD und PAWP steigen beide mit dem bei der Pankreatitis regelhaft erhöhen intraabdominellen Druck (IAP) sowie im Fall einer Überdruckbeatmung. Dies führt zu hohen Füllungsdrücken trotz eines reduzierten intravasalen Volumens. Neben der orientierenden Untersuchung durch *Echokardiografie* erscheint vor allem ein erweitertes hämodynamisches Monitoring mittels *Pulskonturanalyse* (PCA) und *transpulmonaler Thermodilution* (TPTD) vielversprechend. Beide Techniken sind in Kombination kommerziell von mehreren Herstellern erhältlich und insbesondere in Deutschland weit verbreitet (PiCCO, EV-1000).
- Reine *PCA-Verfahren* sind auch *nicht invasiv*, d. h. ohne arteriellen Zugang, verfügbar. Die PCA weist mit zunehmendem Volumenmangel verstärkte Schwankungen

der arteriellen Blutdruckkurve nach, die durch die Behinderung des venösen Rückstroms zum rechten Herzen in der Inspiration der mechanischen Überdruckbeatmung ausgelöst werden. Abhängig vom analysierten Abschnitt der arteriellen Blutdruckkurve spricht man von Pulse Pressure Variation (PPV: Variabilität des Pulsdruckes = Differenz des systolischen und des diastolischen Blutdrucks) oder Stroke Volume Variation (SVV = Variation der systolischen Fläche unter der Blutdruckkurve). Eine deutsche tierexperimentelle Studie konnte einen Überlebensvorteil für die mittels SVV volumentherapierten Tiere gegenüber den ZVD-gesteuerten Kontrollen nachweisen [9].
- Limitierend ist allerdings, dass PPV und SVV nur bei gleichzeitigem Vorliegen von kontrollierter Beatmung ohne Eigenaktivität *und* Sinusrhythmus angewendet werden können. Insbesondere die kontrollierte Beatmung liegt in der Frühphase der akuten Pankreatitis selten vor. Zu berücksichtigen ist zudem das häufige Vorliegen einer absoluten Arrhythmie bei älteren internistischen Patienten.
- Aus diesen Gründen und aufgrund mehrerer Pilotstudien scheint die Steuerung der Volumenzufuhr mittels der TPTD-Parameter globaler enddiastolischer Volumenindex (GEDVI), extravaskulärer Lungenwasserindex (EVLWI) und Cardiac Index (CI) praktikabler und vielversprechender [5], [8].
- Bei schweren Fällen werden häufig erniedrigte Werte für GEDVI und CI gefunden, was eine Rehydrierung anhand dieser Werte nahelegt, solange EVLWI und das Verhältnis von Sauerstoffpartialdruck und inspiratorischer Sauerstoffkonzentration (pO$_2$/FiO$_2$) nicht kompromittiert sind. Hierzu liegen mehrere Pilotstudien vor, und eine DFG-geförderte internationale Studie steht kurz vor dem Abschluss.
- In Ergänzung zu den oben genannten Verfahren sollten klinische und einfache *laborchemische Befunde* (Laktat, Hämatokrit) herangezogen werden.

Antibiotikatherapie

- Eine *therapeutische Antibiotikagabe* wird bei deutlichen Infektionszeichen im Rahmen einer Cholangitis ungeachtet der Schwere der Pankreatitis *empfohlen*. Ebenso ist eine therapeutische möglichst testgerechte Antibiose bei schwerer Pankreatitis mit infizierter Nekrose unstrittig.
- Dagegen ist die *prophylaktische Antibiose* bei schwerer Pankreatitis *anhaltend umstritten*. Die prophylaktische Antibiotikagabe wird gestützt durch:
  - Hinweise auf eine Besiedlung von Nekrosen durch translozierten Darmkeime
  - erhöhte Mortalität nach Gabe von Probiotika
  - den Umstand, dass eine Antibiose nur vitales Gewebe erreichen kann, aber keine ausgedehnten Nekrosen
  - mindestens eine tierexperimentelle Studie
  - eine Studie an 102 Patienten mit einer Reduktion der Mortalität um 13 % durch selektive Dekontamination [6]
  - eine aktuelle Metaanalyse unter Einschluss methodologisch hochwertiger Studien, die eine Mortalitätsreduktion von 14 auf 7 % zeigt [10]
- Trotz dieser Daten empfehlen die meisten aktuellen Leitlinien *keine prophylaktische Antibiose* und verweisen auf frühere Studien mit vermehrtem Nachweis von Mykosen unter Antibiose sowie den fehlenden Nachweis eines positiven Effekts in den beiden größten kontrollierten Studien.
- Aufgrund seiner nachgewiesenen guten Pankreasgängigkeit gilt *Imipenem als Antibiotikum der Wahl* bei schwerer Pankreatitis, sofern kein Antibiogramm von Nekroseasservaten vorliegt.

Interventionelle Step-up-Therapie

- Die konsequente chirurgische Therapie bei Nachweis von Nekrosen wurde in den 1990er-Jahren zunehmend verlassen. Die breite Verfügbarkeit von CT, Punktion und Drainage sowie im Verlauf die Fortentwicklung endoskopischer (transgastrale Nekrosektomie) und perkutaner (VARD: videoassistiertes retroperitoneales Debridement) Techniken erlauben zunehmend zielgerichtete und lokalisierte Therapieansätze. Da stringente Behandlungsalgorithmen hierzu fehlen, ist dieses Konzept weiterhin individuell und primär interdisziplinär.
- In Einzelfällen (anderweitig nicht sanierbare Nekrosen, Komplikationen wie Arrosionsblutung oder Perforation sowie mittels Dekompressionslaparotomie bei intraabdominellem Kompartmentsyndrom) ist das chirurgische Vorgehen weiterhin unverzichtbar [2].

78.13 Nachsorge

- Wesentliche Folgen einer schweren Pankreatitis können *exokrine* und *endokrine Insuffizienz* sein. Die Patienten sollten diesbezüglich vor Entlassung und nach Wiederaufnahme einer kompletten enteralen Ernährung untersucht werden.
- Die häufig monatelangen stationären Verläufe bei schwerer akuter Pankreatitis erfordern üblicherweise eine anschließende *Rehabilitation*.
- Bei ca. 15 % aller akuten Pankreatitiden wird keine Ursache gefunden. Eine 3-monatliche Nachsorge kann bei etwa der Hälfte der Patienten im Nachgang eine Ätiologie eruieren (z. B. erneuter Steinabgang, negierter Alkoholismus). Wichtig ist eine Nachsorge auch im Hinblick auf die mögliche Verursachung einer akuten Pankreatitis durch ein im Schub nicht erkanntes Pankreaskarzinom.

78.14 Verlauf und Prognose

- Die *frühe Prognosestellung* gehört zu den wichtigsten Fragestellungen bei der akuten Pankreatitis. Hierzu sind folgende Grundsätze zu beachten:
  - Der prognostische Wert einzelner Parameter, Scores und Klassifikationen ist zeitabhängig (▶ Abb. 78.1).
  - Kein einzelner Parameter bietet die Kombination aus hoher Sensitivität und hoher Spezifität mit hohem negativ wie positiv prädiktivem Wert (PPW, NPW)
  - Die meisten Einzelparameter haben einen hohen NPW bei niedrigem PPW. Das bedeutet, nicht jeder Patient z. B. mit erhöhtem Hämatokrit oder Blutzucker wird eine schwere Pankreatitis entwickeln, aber eine schwere Pankreatitis ist unwahrscheinlich, wenn nicht einer dieser Parameter erhöht ist.
  - Diese Einschränkungen führten dazu, mehrere Parameter in spezifischen Scores (Ranson-Score und BISAP-Score; ▶ Tab. 78.3, ▶ Tab. 78.4) zusammenzufassen oder vorhandene Scores wie den APACHE-II-Score heranzuziehen.
- Unter den Einzelparametern haben erhöhter Blutzucker (> 125 mg/dl; „functio laesa"), erhöhter Hämatokrit (> 44 %; Flüssigkeitsverlust, Kapillarleck) sowie die Erhöhung des Serumharnstoffs bzw. BUN (> 25 mg/dl) einen hohen Stellenwert. Hinzu kommen Marker des Zelluntergangs (LDH: Laktatdehydrogenase, GOT: Glutamat-Oxalazetat-Transaminase), der Entzündung (Leukozyten und CRP) sowie hohes Alter und Vor- oder Begleiterkrankungen (Ranson, BISAP, APACHE-II).
- Während in der Notaufnahme der BISAP-Score in Kombination mit Hämatokrit und Blutzucker wegweisend ist, hat der APACHE-II-Score (kritischer Grenzwert: 8) auf der Intensivstation und im Rahmen mehrerer Studien einen hohen Stellenwert.

78.15 Quellenangaben

[1] Banks PA, Bollen TL, Dervenis C et al. Classification of acute pancreatitis 2012: revision of the Atlanta classification and definitions by international consensus. Gut 2013; 62: 102–111
[2] Besselinkmg. The ‚step-up approach' to infected necrotizing pancreatitis: delay, drain, debride. Dig Liver Dis 2011; 43: 421–422
[3] Dellinger EP, Forsmark CE, Layer P et al. Determinant-based classification of acute pancreatitis severity: an international multidisciplinary consultation. Ann Surg 2012; 256: 875–880
[4] Huber W, Umgelter A, Schuster T et al. The Pancreatitis Outcome Prediction (POP) score: how about hematocrit and leukopenia? Crit Care Med 2007; 35: 2670–2671; author reply 2671–2672
[5] Huber W, Umgelter A, Reindl W et al. Volume assessment in patients with necrotizing pancreatitis: a comparison of intrathoracic blood volume index, central venous pressure, and hematocrit, and their correlation to cardiac index and extravascular lung water index. Crit Care Med 2008; 36: 2348–2354
[6] Luiten EJ, Hop WC, Lange JF et al. Controlled clinical trial of selective decontamination for the treatment of severe acute pancreatitis. Ann Surg 1995; 222: 57–65
[7] Phillip V, Huber W, Hagemes F et al. Incidence of acute pancreatitis does not increase during Oktoberfest, but is higher than previously

Tab. 78.3 Ranson-Score zur Prognosestellung der akuten Pankreatitis.

Kriterien		Prognose	
0 Stunden	48 Stunden	Punkte gesamt	vorhergesagte Mortalität (%) (1974)
Alter > 55 Jahre	Volumendefizit > 6 l	0–2	< 1
Leukozyten > 16 g/l	Anstieg von BUN um > 5 mg/dl	3–4	15
GOT > 250 IE/l	Basendefizit > 4 mmol/l	5–6	40
LDH > 350 IE/l	Abfall des paO$_2$ auf < 60 mmHg	> 6	> 100
Blutzucker > 200 mg/dl	Abfall des Serumkalziums auf < 2 mmol/l		
	Abfall des Hämatokrits um > 10 %		

BUN: Blood urea nitrogen, GOT: Glutamat-Oxalazetat-Transaminase, LDH: Laktatdehydrogenase, paO$_2$ arterieller Sauerstoffpartialdruck

Tab. 78.4 BISAP-Score zur Prognosestellung der akuten Pankreatitis [11].

Kriterien	Anzahl Punkte	Mortalität (%)
BUN > 25 mg/dl	1	0,7
Impaired mental state (Verwirrtheitszustand)	2	2,1
SIRS	3	8,3
Alter > 60 Jahre	4	19,3
Pleural effusions (Pleuraerguss)	5	26,7

BUN: Blood urea nitrogen, SIRS: Systemic inflammatory Response Syndrome

described in Germany. Clin Gastroenterol Hepatol 2011; 9: 995–1000 e1003
[8] Sun Y, Lu ZH, Zhang XS et al. The effects of fluid resuscitation according to PiCCO on the early stage of severe acute pancreatitis. Pancreatology 2015; 15(5): 497–502. doi: 10.1016/j.pan.2015.06.006. Epub 2015 Jun 24
[9] Trepte CJ, Bachmann KA, Stork JH et al. The impact of early goal-directed fluid management on survival in an experimental model of severe acute pancreatitis. Intensive Care Med 2013; 39: 717–726
[10] Ukai T, Shikata S, Inoue M et al. Early prophylactic antibiotics administration for acute necrotizing pancreatitis: a meta-analysis of randomized controlled trials. J Hepatobiliary Pancreat Sci 2015; 22: 316–321
[11] Wu BU, Johannes RS, Sun X et al. The early prediction of mortality in acute pancreatitis: a large population-based study. Gut 2008; 57: 1698–1703

78.16 Literatur zur weiteren Vertiefung

[1] Huber W, Phillip V, Schmid R et al. [Acute Pancreatitis: What is new?]. Dtsch Med Wochenschr 2017; 142: 525–529
[2] Phillip V, Schuster T, Hagemes F et al. Time period from onset of pain to hospital admission and patients' awareness in acute pancreatitis. Pancreas 2013; 42: 647–654

78.17 Wichtige Internetadressen

- https://www.aerzteblatt.de/archiv/56121/Akute-Pankreatitis

79 Akutes Leberversagen

Alexander Koch, Frank Tacke

79.1 Steckbrief

Leberwerterhöhungen sind in der Intensivmedizin häufig. Davon abzugrenzen ist das seltene, aber lebensbedrohliche Krankheitsbild des akuten Leberversagens. Dies ist charakterisiert durch das akute Auftreten einer Leberwerterhöhung mit der gleichzeitigen Trias aus Ikterus, Koagulopathie und hepatischer Enzephalopathie bei Patienten ohne vorbestehende Lebererkrankung und ohne sekundäre Ursache (z. B. Sepsis, Herzinsuffizienz). Wichtig ist ein strukturiertes diagnostisches Vorgehen, um die zugrunde liegende Ursache (z. B. Paracetamolvergiftung, andere Medikamententoxizität, akute Virushepatitis) zu identifizieren. Im Mittelpunkt der Therapie stehen allgemeine supportive und ursachenspezifische Maßnahmen. Da die Lebertransplantation häufig die einzige definitive Therapieoption darstellt, ist eine frühzeitige Kontaktaufnahme mit einem Transplantationszentrum wichtig.

79.2 Aktuelles

- Zur Diagnostik und Therapie des akuten Leberversagens ist 2017 erstmals eine europäische Leitlinie publiziert worden.
- Intensivmedizinische therapeutische Maßnahmen helfen, Komplikationen des akuten Leberversagens wie Infektionen, Hirnödem und Multiorganversagen zu vermeiden oder rechtzeitig zu behandeln.
- Möglicherweise stellt die Plasmapherese einen neuen Ansatz zur Prognoseverbesserung bei Patienten mit akutem Leberversagen dar.
- Die Indikation zur (Notfall-)Lebertransplantation („high urgency") wird unter Verwendung der King's-College- und der Clichy-Kriterien im interdisziplinären Team gestellt.

79.3 Synonyme

- akutes Leberversagen (ALV)
- acute liver failure (ALF)
- fulminant liver failure

79.4 Keywords

- akutes Leberversagen
- Leberwerterhöhung
- Lebertransplantation
- hepatische Enzephalopathie
- Paracetamol
- akute Virushepatitis
- Plasmapherese
- N-Acetylcystein

79.5 Definition

- Das akute Leberversagen ist definiert als:
  - schwere Hepatopathie (Transaminasenerhöhung, mindestens 2fach über Normwert)
  - *mit* Leberfunktionsstörung (Ikterus und Koagulopathie mit INR > 1,5)
  - *und* Vorliegen einer hepatischen Enzephalopathie
  - *und* Ausschluss einer zugrunde liegenden chronischen Lebererkrankung und einer sekundären Ursache (z. B. Sepsis, kardiogener Schock)
- Das *primäre akute* Leberversagen muss vom *sekundären* Leberversagen bei extrahepatischer Erkrankung (z. B. Sepsis, akute/chronische Herzinsuffizienz, Lymphominfiltration) abgegrenzt werden, da nur bei primärem akutem Leberversagen eine Lebertransplantation möglich ist.
- Es gibt *chronische Lebererkrankungen*, die sich mit dem Bild des akuten Leberversagens (erst)manifestieren können (z. B. Kupferspeicherkrankheit Morbus Wilson, Hepatitis-B-Virus-Reaktivierung, Lebervenenverschlusskrankheit Budd-Chiari-Syndrom, Autoimmunhepatitis).

79.6 Epidemiologie

79.6.1 Häufigkeit

- Das akute Leberversagen ist selten, es treten jährlich schätzungsweise 200–500 Fälle in Deutschland auf. Etwa 50–100 Lebertransplantationen werden pro Jahr in Deutschland aufgrund des akuten Leberversagens durchgeführt.

79.6.2 Altersgipfel

- Das akute Leberversagen kann in allen Altersgruppen auftreten. Eine gewisse Häufung gibt es im frühen Erwachsenenalter aufgrund von suizidalen Paracetamolintoxikationen.

79.6.3 Geschlechtsverteilung

- Frauen sind etwas häufiger vom akuten Leberversagen betroffen (ca. 60–65 %).

79.6.4 Prädisponierende Faktoren

- genetische Risikofaktoren (z. B. Polymorphismen im Medikamentenmetabolismus)
- bestehende Fettleber (ca. 20–30 % der erwachsenen deutschen Bevölkerung)
- Schwangerschaft
- Polypharmazie

79.7 Ätiologie und Pathogenese

- Führende Ursachen des akuten Leberversagen in Deutschland sind *nicht paracetamolinduzierte Medikamententoxizität* (32 %; z. B. Phytotherapeutika, Vitamin-K-Antagonisten, Antibiotika wie Aminopenicilline), *akute Virusinfektionen* (21 %) und *paracetamolvermittelte Hepatotoxizität* (9 %). In ca. 25 % der Fälle kann keine auslösende Ursache identifiziert werden.
- In anderen geografischen Regionen (Migranten!) stehen andere Ursachen im Vordergrund. In Nordamerika und Mitteleuropa sind Intoxikationen am häufigsten (besonders Paracetamol und Antibiotika), in Süd- und Osteuropa dominieren akute Virusinfektionen (Hepatitis A, B oder E). Auch in Asien ist die akute Virushepatitis der häufigste Auslöser für ein akutes Leberversagen.
- Von großer pathophysiologischer Bedeutung ist beim akuten Leberversagen die Sequenz aus raschem Verlust der Leberfunktion, Akkumulation toxischer Metaboliten, schwerer Gerinnungsstörung und letztlich konsekutivem Multiorganversagen. Die *Mechanismen* der zugrunde liegenden Leberschädigungen sind dabei unterschiedlich.
- Am Beispiel des *paracetamolinduzierten akuten Leberversagens* kann die Initiierung des Leberschadens veranschaulicht werden. Paracetamol (Acetaminophen bzw. N-Acetyl-p-aminophenol) wird in der Leber glukuronidiert und renal eliminiert. Etwa 10–15 % werden in der Leber über das Zytochrom P450 zum reaktiven toxischen Metaboliten N-Acetyl-p-benzoquinonimin (NAPQI) verstoffwechselt. In der Inaktivierung und somit Entgiftung von NAPQI dient Glutathion als Substrat. Durch Überdosierung von Paracetamol und/oder den endogenen Glutathionmangel (z. B. Fasten, Alkoholismus) werden die zellulären Glutathionspeicher depletiert, so dass es zu einem exzessiven Anstieg von NAPQI kommt. Die toxische Wirkung von NAPQI führt zu oxidativem Stress und zur Nekrose von Hepatozyten. Aus den geschädigten Hepatozyten werden so genannte „Danger-Signalmoleküle" (DAMP) freigesetzt, die das Immunsystem aktivieren und eine schwere lokale und systemische Entzündung hervorrufen.
- Aus dem massiven Zelluntergang in der Leber und der schweren systemischen Inflammation resultiert eine Beeinträchtigung weiterer Organsysteme. Typische Komplikationen sind hierbei eine hyperdyname Kreislaufsituation (mit peripherer Vasodilatation, niedrigen systemischen Widerständen und gesteigertem Herzminutenvolumen), Immunkompromittierung mit erhöhter Rate an Infektionen, Nierenversagen (u. a. durch Tubulusnekrose), Laktatazidose, Elektrolytstörungen und neurologischen Störungen (vor allem bedingt durch ein Hirnödem).

79.8 Klassifikation und Risikostratifizierung

- hyperakutes Leberversagen (Intervall zwischen Ikterus und Enzephalopathie innerhalb von 7 Tagen)
- akutes Leberversagen (Intervall: 8–28 Tage)
- subakutes Leberversagen (Intervall: 5–12 Wochen)
- Als Prognosekriterien des akuten Leberversagens und für die Indikationsstellung zur (Notfall-)Lebertransplantation dienen die *King's-College-Kriterien* (paracetamol- und nicht paracetamolbedingtes Leberversagen) und die *Clichy-Kriterien* (bei viraler Hepatitis) (▶ Tab. 79.1).

Tab. 79.1 Kriterien einer ungünstigen Prognose beim akuten Leberversagen.

System	Kriterien
King's-College-Kriterien (paracetamolbedingt)	
	arterieller pH < 7,3
	oder alle drei der folgenden:
	• Prothrombinzeit > 100 s (= Quick < 7 % bzw. International Normalized Ratio [INR] > 6,7)
	• Kreatinin > 300 mmol/l (> 3,4 mg/dl)
	• Enzephalopathie Grad 3 oder 4
King's-College-Kriterien (nicht paracetamolbedingt)	
	Prothrombinzeit > 100 s (= Quick < 7 % bzw. INR > 6,7)
	oder mindestens drei der folgenden:
	• ungünstige Ätiologie (kryptogene Hepatitis, Halothanhepatitis, Medikamententoxizität)
	• Ikterus mehr als 7 Tage vor Enzephalopathie
	• Alter < 10 Jahre oder > 40 Jahre
	• Prothrombinzeit > 50 s (= Quick < 15 % bzw. INR > 4)
	• Serumbilirubin > 300 µmol/l (> 17,5 mg/dl)
Clichy-Kriterien (virale Hepatitis)	
	Enzephalopathie Grad 3 und 4
	und Faktor V < 20 % bei Empfängern < 30 Jahre
	oder Faktor V < 30 % bei Empfängern > 30 Jahre

Tab. 79.2 Schweregradeinteilung der hepatischen Enzephalopathie (HE) nach den West-Haven-Kriterien.

Stadium	Bewusstseinslage	psychiatrische Symptome	neurologische Symptome
0 bis minimale HE	normal	pathologische psychometrische Tests	keine
1	geringe mentale Verlangsamung	Stimmungsschwankung, reduzierte Aufmerksamkeit, Reizbarkeit	Feinmotorik gestört (Schreibvermögen, Fingertremor)
2	deutliche Müdigkeit, Lethargie oder Apathie	Persönlichkeitsstörung, geringe Desorientiertheit zu Ort und Zeit	verwaschene Sprache, Flapping-Tremor, Ataxie
3	Somnolenz	Desorientiertheit zu Ort und Zeit, eventuell Aggressivität	Krämpfe, Asterixis, Rigor
4	Koma	nicht beurteilbar	Hirndruckzeichen

79.9 Symptomatik

- Ikterus
- Blutungsneigung
- hepatische Enzephalopathie mit Müdigkeit, Konzentrationsstörungen, Abgeschlagenheit, Leistungsminderung, Bewusstseinsstörungen bis hin zum Koma
- Der Schweregrad der neurologisch-psychiatrischen Symptome wird nach den *West-Haven-Kriterien* klassifiziert (▶ Tab. 79.2).

79.10 Diagnostik

79.10.1 Diagnostisches Vorgehen

- ▶ Abb. 79.1 zeigt den diagnostischen Algorithmus bei akutem Leberversagen.

79.10.2 Anamnese

- Die Eigen- und Fremdanamnese dient dazu, mögliche Ursachen des akuten Leberversagens zu ermitteln sowie Hinweise auf eine chronische Lebererkrankung oder andere relevante Komorbiditäten zu erfragen (da dann keine Notfall-Lebertransplantation möglich ist) (▶ Tab. 79.3). Anhaltender Alkohol- oder Drogenkonsum sind Kontraindikationen für eine Lebertransplantation.

Tab. 79.3 Schwerpunkte in der Anamnese bei akutem Leberversagen.

Kernfrage	Informationen
mögliche Ätiologie?	Medikamentenanamnese, insbesondere bezüglich Paracetamol (Mono-/Kombipräparate)
	Drogenkonsum oder Alkoholabusus
	Selbstmordgedanken und/oder Depression (in der Anamnese)
	Einnahme von Phytopharmaka oder Pilzgerichten
	Reiseanamnese (Endemiegebiete für Hepatitis-A-, Hepatitis-B-, Hepatitis-C-Virus)
	Schwangerschaft
	vorbekannte Autoimmunerkrankungen
Kontraindikationen für eine Notfall- Lebertransplantation?	Vorliegen einer chronischen Lebererkrankung
	Drogenkonsum oder Alkoholabusus
	Tumorerkrankung(en) innerhalb der letzten 5 Jahre
	schwere Herz- oder Lungenerkrankung(en)
	andere schwere Komorbiditäten

79.10.3 Körperliche Untersuchung

- Besonderes Augenmerk sollte bei der körperlichen Untersuchung auf Leberhautzeichen wie Spidernävi, Lackzunge, Lacklippen sowie Palmarerythem, Gynäkomastie, Bauchglatze etc. (vorbestehende Leberzirrhose?) liegen.
- Daneben ist eine orientierende neurologische Untersuchung bezüglich Zeichen der hepatischen Enzephalopathie (Flapping-Tremor, Ataxie, Bewusstseinsstörung) obligat.
- Ebenfalls sollten das Vorliegen von Aszites oder Infektionen (z. B. Pneumonie, Pyelonephritis) überprüft werden.

79.10.4 Labor (inklusive Virologie)

- Während die laborchemische Ursachendiagnostik einmalig durchgeführt werden soll (▶ Tab. 79.4), sind die Überwachung der Krankheitsschwere und das Ausmaß der Beeinträchtigung weiterer Organsysteme (vor allem Niere, Kreislauf, Lunge, Immunsystem/Infektabwehr) engmaschig zu kontrollieren, z. B. Leberfunktionsparameter in 8-stündigen Intervallen (vor allem bei hyperakutem Verlauf).

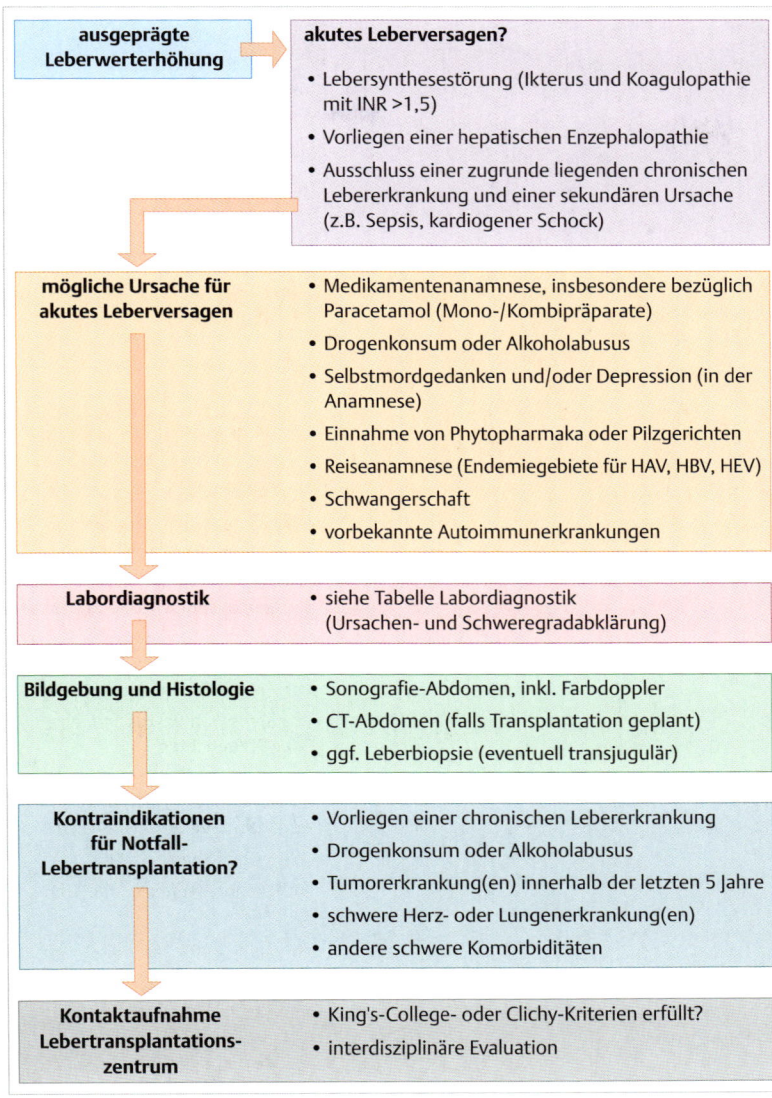

Abb. 79.1 Akutes Leberversagen. Diagnostischer Algorithmus (HAV: Hepatitis-A-Virus, HBV: Hepatitis-B-Virus, HEV: Hepatitis-E-Virus, INR: International Normalized Ratio).

79.10.5 Bildgebende Diagnostik

Sonografie

- Die transabdominelle Ultraschalluntersuchung des Abdomens, inklusive der Beurteilung von Lebergröße, Lebertextur (Verfettung, Zirrhose, Raumforderungen) und Gefäßdurchblutung (Pfortaderfluss, Lebervenenfluss), ist Standard bei der Ersteinschätzung des akuten Leberversagens.
- *Achtung*: Aszites kann auch bei akutem Leberversagen auftreten und sollte nicht als „Beweis" für eine Leberzirrhose fehldeutet werden.

Echokardiografie

- Eine Echokardiografie sollte vor allem dann durchgeführt werden, wenn eine Lebertransplantation diskutiert wird oder eine Herzinsuffizienz als Ursache eines sekundären Leberversagen ausgeschlossen werden soll.

Röntgen

- Röntgen-Thorax zur Fokussuche bei Infektzeichen

Tab. 79.4 Labordiagnostik bei Patienten mit akutem Leberversagen.

Rationale	Differenzialdiagnostik	Laborparameter
Krankheitsschwere		
Leber	Zellschaden	ALT, AST, GLDH, Bilirubin, AP, γ-GT
	Synthese	Albumin, Protein
	Gerinnung	INR, Quick, PTT, Faktor V, Fibrinogen
	Entgiftung	Ammoniak (NH_3)
	Regeneration	Alpha-Fetoprotein (AFP)
sonstige Organsysteme	Kreislauf, Niere, Infektabwehr	Blutgasanalyse, Laktat, Kreatinin, Harnstoff, Differenzialblutbild, C-reaktives Protein, Prokalzitonin
Ursachenabklärung		
Serumspiegel	Medikamente	Paracetamol
Toxikologie	toxische Substanzen (Urin)	Amphetamine, Barbiturate, Benzodiazepine, Cannabis, Ecstasy, Kokain, Opiate, Methamphetamine, trizyklische Antidepressiva
Virusdiagnostik	Hepatitis B und D	HBsAg, anti-HBc (ggf. IgM), falls HBsAg positiv: HBV-DNA und anti-HDV
	Hepatitis A	anti-HAV (IgG und IgM)
	Hepatitis E	HEV-RNA
	andere Viren	CMV-, HSV-, EBV-, VZV-, Parvovirus-DNA-PCR
sonstige Ursachen	Morbus Wilson	Coeruloplasmin, Kupfer (im 24-Stunden-Sammelurin), Coombs-negative hämolytische Anämie, Bili/AP-Ratio ↑
	autoimmun	ANA, SMA, SLA, ANCA, gesamt-IgG
	Schwangerschaft	β-HCG
Ausschluss chronischer Lebererkrankungen		
Virusdiagnostik		anti-HCV, anti-HIV
sonstige Ursachen	genetisch	Ferritin, Transferrinsättigung, Alpha-1 Antitrypsin
	cholestatisch	AMA, Gesamt-IgM
	metabolisch	HbA_{1c}
	Alkohol	carbohydratdefizientes Transferrin im Serum (CDT), Ethylglukuronid im Urin (ETG), Gesamt-IgA

ALT: Alanin-Aminotransferase, ANA: antinukleäre Antikörper, ANCA: antineutrophile zytoplasmatische Antikörper, AMA: antimitochondriale Antikörper, AP: alkalische Phosphatase, AST: Aspartat-Aminotransferase, β-HCG: humanes Choriongonadotropin, cMV: Zytomegalievirus, EBV: Epstein-Barr-Virus, γ-GT: Gamma-Glutamyltransferase, HSV: Herpes-simplex-Virus, INR: International Normalized Ratio, PCR: polymerase chain reaction; Polymerase-Kettenreaktion, PTT: partielle Thromboplastinzeit, SLA: soluble liver antigen, SMA: smooth muscle antigen, VZV: Varizella-Zoster-Virus

CT

- CT-Abdomen zur Beurteilung von Lebermorphologie und Lebergefäßen in der Vorbereitung zur Lebertransplantation und ggf. zur Fokussuche (dann CT-Thorax/Abdomen) bei Infektzeichen

79.10.6 Histologie, Zytologie und klinische Pathologie

Leberbiopsie

- Bei akutem Leberversagen unklarer Ätiologie kann die Leberbiopsie bei der Diagnosefindung helfen, sofern daraus therapeutische Konsequenzen (z. B. Verdacht auf Autoimmunhepatitis, maligne Infiltration) erwartet werden.
- Bei Gerinnungskompromittierung sollte die Leberbiopsie transjugulär oder im Rahmen einer Minilaparoskopie erfolgen.
- Zur Beurteilung des hepatischen Schadens oder der Regenerationsfähigkeit ist die Biopsie meist ungeeignet, da zonal große Nekrosen auftreten, welche die Beurteilbarkeit einer Biopsie einschränken.

79.11 Differenzialdiagnosen

Tab. 79.5 Differenzialdiagnosen des akuten Leberversagens.

Differenzialdiagnose	Bemerkungen
Acute-on-chronic liver failure (ACLF)	vorbestehende Lebererkrankung (daher kein akutes Leberversagen), akute Verschlechterung der Leberfunktion (z. B. bei Infektion, Blutung, Medikamententoxizität), begleitendes Multiorganversagen
	Diagnosestellung und Prognoseschätzung über CLIF-SOFA-Score
dekompensierte Leberzirrhose	vorbestehende Leberzirrhose (daher kein akutes Leberversagen)
	typische Komplikationen: Aszites, Peritonitis, Ösophagusvarizenblutung, hepatorenales Syndrom, hepatische Enzephalopathie
	Prognoseabschätzung über Child-Pugh- und MELD-Score (model of end stage liver disease)
schwere hypoxische Hepatitis	akute hepatische Perfusionsstörung
	Auftreten im Rahmen eines Schocks (kardiogen, septisch etc.)
	Übergang in sekundäres akutes Leberversagen möglich
medikamentös-toxischer Leberschaden	häufig im Rahmen intensivmedizinischer Therapien, verschiedene Schädigungsmuster (hepatitisch vs. cholestatisch), typischerweise ohne Beeinträchtigung der Leberfunktion (INR, Bilirubin, Albumin)
	oft reversibel nach Absetzen hepatotoxischer Medikamente
maligne Infiltration	Auftreten bei Metastasenleber oder Lymphominfiltration
	klinisches Bild eines sekundären akuten Leberversagens möglich
	Diagnose durch Bildgebung und Histologie, Hinweise aus Anamnese und Labordiagnostik (Differenzialblutbild etc.)
alkoholische Hepatitis	meist langjährige, schwere Alkoholiker mit plötzlicher Leberwerterhöhung und oftmals ausgeprägtem Ikterus
	Diagnose durch Anamnese, Laborwerte (MCV, CDT, ETG)
	Therapieversuch mit Steroiden (sofern keine Infekte vorliegen) möglich

CDT: carbohydratedeficient (kohlenhydratdefizientes) Transferrin, ETG: Ethylglukuronid, INR: International Normalized Ratio, MCV: mittleres korpuskuläres Volumen

79.12 Therapie

79.12.1 Therapeutisches Vorgehen

- *intensivmedizinische Überwachung*, insbesondere von Kreislauf, Stoffwechsel (Blutgasanalyse) und neurologischem Status
- *N-Acetylcystein* (NAC), auch beim nicht paracetamolinduzierten Leberversagen, bei Patienten mit niedriggradiger Enzephalopathie (Grad 1–2) als intravenöses Schema: 150 mg/kg in 5 % Glukose für eine Stunde, danach 12,5 mg/kg über 4 Stunden, danach 6,25 mg/kg über 67 Stunden
- *Volumenausgleich* mit kristalloider Lösung
- Vermeidung einer *Hyponatriämie* und ggf. langsamer Ausgleich auf Serumnatrium 140–150 mmol/l
- Glukoseausgleich bei *Hypoglykämie*, Ziel: 140 mg/dl, durch Glukoseinfusionen
- regelmäßiges mikrobiologisches Sampling und *frühzeitige* Antibiotika- bzw. Antimykotikagabe, aber *keine prophylaktische Antibiose*
- bei schwerer metabolischer Azidose und/oder refraktärer Hyperlaktatämie frühzeitiger Beginn eines *extrakorporalen Verfahrens* (z. B. kontinuierliche Nierenersatztherapie oder Plasmapherese)
- keine routinemäßige Gabe von *Gerinnungsprodukten* (Frischplasmen [FFP], Prothrombinkomplex-Konzentrat [PPSB], Einzelfaktoren), sofern keine relevante Blutung vorliegt
- bei Zeichen einer Blutung (oder Blutungsneigung) oder Thrombembolie differenzierte *Gerinnungsdiagnostik* (z. B. Rotem-Analyse) und bedarfsgerechte Substitution
- bei *hepatischer Enzephalopathie*: ruhige Umgebung, Oberkörper-Hochlagerung (30 Grad) und ggf. Intubation, Analgosedierung und mechanische Beatmung (bei HE > Grad 3)
- ▶ Abb. 79.2 zeigt zusammenfassend den therapeutischen Algorithmus bei akutem Leberversagen.

79.12.2 Allgemeine Maßnahmen

- Eine *therapeutische Hypothermie* (33–34 °C) bei Patienten mit akutem Leberversagen und hochgradiger hepatischer Enzephalopathie hat keinen neuroprotektiven Effekt.
- Mögliche therapeutische Maßnahmen bei hochgradiger hepatischer Enzephalopathie im akuten Leberversagen sind die Gabe von *Mannitol* 20 % (150 ml) oder *hypertoner Kochsalzlösung* 2,7 % (200 ml) oder 30 % (20 ml) über 20 Minuten intravenös sowie eine *kurzzeitige Hyperventilation* bei maschinell beatmeten Patienten.

	Stoffwechsel-störungen	Gerinnungs-störungen	Infektionen	neurologische Störungen	weitere Organsysteme
Klinik	• Hypoglykämie • Hyponatriämie • Laktatazidose • Hypophosphatämie	• Blutungen • Thrombembolien	• Sepsis (Bakterien, Pilze) • Pneumonie, urogenital, Peritonitis	• Hirnödem/Hirndruck • Koma • Herniation/Hirntod	• Nierenversagen • Lungenödem, ARDS • hyperdynames Kreislaufversagen
Therapie	• N-Acetylcystein (NAC) i.v. nach Schema • Ausgleich Serum-Na (140–150 mmol/l) • Glukoseausgleich (Ziel 140 mg/dl) • Azidosekorrektur • Phosphatkorrektur	• keine Routinegabe von Gerinnungs-produkten • Thromboseprophylaxe • differenzierte Gerinnungsdiagnostik • gezielte Substitution bei Blutungen	• keine prophylaktische Antibiose • regelmäßiges mikrobiologisches Sampling • frühzeitige gezielte Therapie bei Infektionen	• Oberkörper-Hochlagerung (30°) • ggf. Mannitol 20% oder 2,7 % NaCl • bei HE > Grad 3: Analgosedierung, Intubation und Beatmung	• Plasmaseparation • frühe CVVH bei Laktatazidose • lungenprotektive Beatmung • differenziertes Volumen- und Vasopressor-management

Abb. 79.2 Akutes Leberversagen. Therapeutischer Algorithmus (ARDS: Acute Respiratory Distress Syndrome, CVVH: kontinuierliche venovenöse Hämofiltration, HE: hepatische Enzephalopathie).

79.12.3 Pharmakotherapie

- Die *intravenöse Gabe von N-Acetylcystein* (NAC) sollte auch beim nicht paracetamolinduzierten Leberversagen initiiert werden, da in einer prospektiven multizentrischen Studie Patienten mit niedriggradiger hepatischer Enzephalopathie (Grad 1–2) unter NAC eine höhere Rate an transplantatfreiem Überleben zeigten. Kontraindikationen sind schwere allergische Reaktionen. (Milde Hauterscheinungen kommen häufig vor.)
- Da die Hyponatriämie bei Patienten mit akutem Leberversagen mit einem erhöhten Hirndruck assoziiert ist, sollte eine *Hyponatriämie vermieden* und ggf. langsam (< 10 mmol/l Erhöhung pro 24 Stunden) auf einen Zielbereich von 140–150 mmol/l ausgeglichen werden.
- In einigen Fällen des akuten Leberversagens ist eine *ursachenspezifische Therapie* möglich und soll dann unverzüglich eingeleitet werden. Einen Überblick gibt ▶ Tab. 79.6. Hierzu zählt die akzidentelle oder suizidale Paracetamolintoxikation (typischerweise > 10g), die

Tab. 79.6 Ursachenspezifische Therapie des akuten Leberversagens.

Ursache	Therapie	Dosierung
Paracetamol	N-Acetylcystein (NAC) i.v. über Perfusor	150 mg/kgKG in 200 ml 5 % Glukose für 15 Minuten, danach 50 mg/kgKG in 500 ml über 4 Stunden, gefolgt von 100 mg/kgKG in 1000 ml über 16 Stunden
Hepatitis B (akut oder Reaktivierung)	Entecavir (ETV) oder Tenofovir (TDF) oder Tenofovir alafenamid (TAF)	ETV 0,5 mg p.o. täglich, TDF 245 mg p.o. täglich, TAF 25 mg p.o. täglich
Vergiftung durch Medikamente oder Pilze	primäre Giftelimination durch Aktivkohle (sofern zeitnahe Ingestion wahrscheinlich ist), Rücksprache mit Giftnotrufzentrale	1 g/kgKG p.o. oder per Magensonde
Knollenblätterpilzvergiftung (Amanitatoxin)	Silibinin	5 mg/kgKG, 4-mal täglich i.v. über 2 Stunden
Autoimmunhepatitis	Prednison oder Prednisolon	1 mg/kgKG/Tag i.v.
Herpes simplex	Aciclovir	3 × 10 mg/kgKG/Tag i.v.
Budd-Chiari-Syndrom	transjugulärer intrahepatischer portosystemischer Shunt (TIPS), sofern technisch möglich	–
HELLP-Syndrom, schwere Schwangerschaftsfettleber	umgehende Geburtseinleitung, ggf. Sectio	–

durch intravenöse Gabe von NAC in Form eines Reduktionsschemas behandelt wird.
- Bei hoch virämischer schwerer akuter Hepatitis B sollte eine antivirale Therapie mit Entecavir oder Tenofovir begonnen werden.

79.12.4 Interventionelle Therapie

Hämodialyse/Hämofiltration
- frühzeitiger Beginn einer kontinuierlichen venovenösen Hämofiltration (CVVH) bei bestehender Laktatazidose und/oder Nierenversagen

Plasmaseparation
- Einen relativ neuen Ansatz in der Therapie des akuten Leberversagens bietet die Plasmapherese. In einer prospektiven multizentrischen Studie, in der 182 Patienten entweder eine Standardbehandlung (n = 90) oder über 3 Tage jeweils eine Behandlung mit komplettem Plasmaaustausch gegen Frischplasma (n = 92) erhielten, zeigte sich ein Überlebensvorteil der plasmaperesebehandelten Patienten, die keine Lebertransplantation erhielten oder erhalten konnten.
- Begleiteffekte der Plasmapherese wie die schwere Immunsuppression und konsekutive Infektanfälligkeit müssen bei der Indikationsstellung bedacht werden.
- Wenn Patienten eine Lebertransplantation erhielten (oder dafür gelistet wurden), profitierten sie nicht signifikant von der Plasmapherese.

Leberunterstützungsverfahren
- Seit vielen Jahren sind zellfreie und zellbasierte maschinelle Leberunterstützungsverfahren (z. B. Bilirubinadsorption, MARS- oder Prometheus-System), umgangssprachlich oft Leberersatzverfahren genannt, in der klinischen Erprobung.
- Allerdings gibt es derzeit keine validen prospektiven kontrollierten Daten, dass diese Verfahren gegenüber Standardtherapie oder konventionellen Plasmapherese-/Nierenersatzverfahren überlegen sind. Deswegen sollten diese Verfahren derzeit *nur im Einzelfall* (z. B. „bridging to transplant", schwerste Enzephalopathie) oder im Rahmen von *klinischen Studien* erfolgen.

79.12.5 Operative Therapie

Lebertransplantation
- Die Lebertransplantation ist die einzige definitive Therapieoption des akuten Leberversagens. Etwa 10% aller Lebertransplantationen in Deutschland erfolgen aufgrund eines akuten Leberversagens.
- Bei Erfüllung der Prognosekriterien gemäß den King's-College-Kriterien (paracetamol- und nicht paracetamol-bedingtes Leberversagen) oder der Clichy-Kriterien (bei Empfängern mit viraler Hepatitis) kann eine Listung zur Notfall-Lebertransplantation bei Eurotransplant erfolgen.
- Die multidisziplinäre Evaluation des Patienten durch ein erfahrenes Transplantationsteam ist bei Indikationsstellung zur Listung unabdingbar. Neben der Erfüllung der Prognosekriterien müssen die Risiken der Transplantation, die Wahrscheinlichkeit einer spontanen Regeneration der Leber und patientenbezogene Faktoren wie Alter, Begleiterkrankungen und Therapieadhärenz sorgfältig gegeneinander abgewogen werden.

79.13 Nachsorge
- Wenn sich das akute Leberversagen unter intensivmedizinischer Therapie *ohne Organtransplantation* erholt, ist keine spezifische Nachsorge erforderlich.
- Muss eine *Lebertransplantation* durchgeführt werden, ist eine lebenslange spezifische Nachsorge mit lebenslanger Immunsuppression obligat.

79.14 Verlauf und Prognose
- Etwa ein Drittel der Patienten mit akutem Leberversagen erholt sich ohne Transplantation vollständig, etwa ein Drittel benötigt eine Lebertransplantation und etwa ein Drittel der Patienten verstirbt im akuten Leberversagen.
- Das mittlere 1-Jahres-Überleben nach Lebertransplantation bei akutem Leberversagen liegt zwischen 85 und 90%, ist aber von vielen Faktoren abhängig (Spenderorganqualität, Empfängercharakteristika, klinischer Zustand des Empfängers zum Zeitpunkt der Transplantation).

79.15 Prävention
- Vermeiden von hepatotoxischen Medikamenten
- Impfung gegen Hepatitis A und B
- frühzeitiges Erkennen und Reagieren auf Leberwerterhöhungen

79.16 Quellenangaben

[1] Canbay A, Tacke F, Hadem J et al. Acute liver failure: a life-threatening disease. Dtsch Arztebl Int 2011; 108: 714–720
[2] Hadem J, Tacke F, Bruns T et al.; Acute Liver Failure Study Group Germany. Etiologies and outcomes of acute liver failure in Germany. Clin Gastroenterol Hepatol 2012; 10: 664–669 e662
[3] Koch A, Trautwein C, Tacke F. Akutes Leberversagen. Med Klin Intensivmed Notfmed 2017; 4: 371–381
[4] Rutter K, Horvatits T, Drolz A et al. Akutes Leberversagen. Med Klin Intensivmed Notfmed 2016; 113(3): 174–183

79.17 Literatur zur weiteren Vertiefung

[1] European Association for the Study of the Liver. EASL Clinical Practical Guidelines on the management of acute (fulminant) liver failure. J Hepatol 2017; 5: 1047–1081
[2] European Association for the Study of the Liver. EASL Clinical Practice Guidelines: liver transplantation. J Hepatol 2016; 64: 433–485
[3] Bernal W, Lee WM, Wendon J et al. Acute liver failure: a curable disease by 2024? J Hepatol 2015; 62 (Suppl. 1): S 112–120

79.18 Wichtige Internetadressen

- European Association for the Study of the Liver: http://www.easl.eu
- Bundesärztekammer, Richtlinien zur Transplantationsmedizin: https://www.bundesaerztekammer.de/richtlinien/richtlinien/transplantationsmedizin/

80 Dekompensierte Leberzirrhose und akut-auf-chronisches Leberversagen

Alexander Koch, Frank Tacke

80.1 Steckbrief

Patienten mit Leberzirrhose auf der Intensivstation haben eine schlechte Prognose, profitieren aber von einem strukturierten intensivmedizinischen Management. Bei chronischer Lebererkrankung muss auf typische Komplikationen der Zirrhose, Ursachen der Dekompensation (z. B. Blutungen, Infektionen, Medikamente) und begleitende Organversagen untersucht werden. Für Organversagen sind Kriterien definiert, die die Diagnose eines akut-auf-chronischen Leberversagens (ACLF) ermöglichen. Für die Therapie der typischen Komplikationen der Leberzirrhose existieren klare Behandlungspfade. Im Vordergrund steht das Management der akuten Varizenblutung, von Aszites und spontan-bakterieller Peritonitis, der akuten Niereninsuffizienz und der hepatischen Enzephalopathie. Bei ACLF oder dekompensierter Leberzirrhose sollte immer die Möglichkeit einer Lebertransplantation bedacht werden.

80.2 Aktuelles

- Patienten mit Leberzirrhose erfordern ein strukturiertes intensivmedizinisches Management.
- Man unterscheidet die dekompensierte Leberzirrhose, d. h. typische Komplikationen der Zirrhose wie Ösophagusvarizenblutung, hepatische Enzephalopathie, hepatorenales Syndrom oder Aszites, vom akut-auf-chronischen Leberversagen (ACLF), bei dem begleitend zur vorbestehenden chronischen Lebererkrankung ein oder mehrere Organversagen vorliegen.
- Die Diagnose und Prognose des ACLF wird durch das Vorhandensein und den Schweregrad von begleitenden Organversagen (Leber, Niere, ZNS, Kreislauf, Lunge) definiert.
- Das ACLF ist durch eine sehr hohe Kurzzeitletalität gekennzeichnet.
- Patienten mit ACLF benötigen ein strukturiertes Behandlungskonzept (antiinfektive Therapie, intensivmedizinische Maßnahmen, organunterstützende Therapien, Diskussion der Möglichkeit einer Lebertransplantation).
- Für die typischen Komplikationen der dekompensierten Leberzirrhose existieren definierte Behandlungspfade.
- Die Möglichkeit einer Lebertransplantation sollte bedacht und interdisziplinär im Behandlungsteam diskutiert werden.

80.3 Synonyme

- dekompensierte Leberzirrhose
- decompensated liver cirrhosis
- end-stage liver disease
- Child-C-Zirrhose
- Komplikationen der Leberzirrhose
- akut-auf-chronisches Leberversagen
- acute-on-chronic liver failure (ACLF)
- akut-auf-Zirrhose-Leberversagen

80.4 Keywords

- Leberzirrhose
- portale Hypertension
- Ösophagusvarizenblutung
- variköse Blutung
- Aszites
- spontan-bakterielle Peritonitis
- hepatorenales Syndrom
- hepatische Enzephalopathie
- Child-Pugh Score
- MELD-Score
- CLIF-C-Score
- Prognose
- Organversagen
- Leberunterstützungsverfahren
- Leberersatzverfahren
- Lebertransplantation

80.5 Definition

- *Leberzirrhose*: Endstadium einer chronischen Lebererkrankung, die durch den bindegewebigen Umbau des Leberparenchyms mit konsekutivem Verlust der Leberfunktion (Synthese- und Entgiftungsleistung) und eine portale Hypertension gekennzeichnet ist.
- *dekompensierte Leberzirrhose*: Auftreten typischer Komplikationen der Leberzirrhose wie beispielsweise Aszites, hepatische Enzephalopathie, variköse Blutung (Ösophagus, Magen), Nierenfunktionsstörungen (z. B. hepatorenales Syndrom)
- *Akut-auf-chronisches Leberversagen*: Hierbei liegen begleitend zu einer vorbestehenden chronischen Lebererkrankung ein oder mehrere Organversagen vor. Durch das internationale EASL-CLIF-Konsortium wurden drei definierende Kriterien erarbeitet:
  - akute hepatische Dekompensation

- Organversagen gemäß der Definition des CLIF-SOFA-Scores
- prognostizierte 28-Tages-Mortalität von mindestens 15 %

80.6 Epidemiologie

80.6.1 Häufigkeit

- Etwa 10 % aller intensivmedizinisch behandelten internistischen Patienten weisen eine chronische Lebererkrankung oder eine Leberzirrhose auf. In spezialisierten Zentren kann der Anteil sogar noch erheblich höher sein.

80.6.2 Altersgipfel

- Die Leberzirrhose verläuft über Dekaden progredient. Abhängig von der Ätiologie der Lebererkrankung und den begleitenden Risikofaktoren liegt der Altersgipfel zwischen 50 und 70 Jahren.

80.6.3 Geschlechtsverteilung

- Generell sind Männer häufiger von der Leberzirrhose betroffen als Frauen (Verteilung ca. 65:35 %).
- In einzelnen ätiologischen Subgruppen wie Autoimmunhepatitis oder primär biliäre Cholangitis überwiegt allerdings der Anteil der Frauen.

80.6.4 Prädisponierende Faktoren

- chronische Lebererkrankung
- Alkoholabusus
- chronische Virushepatitis (Hepatitis B oder Hepatitis C)
- nicht alkoholische Fettlebererkrankung
- cholestatische Lebererkrankungen (primär biliäre Cholangitis, primär sklerosierende Cholangitis)
- Autoimmunität (z. B. Autoimmunhepatitis)
- genetische Risikofaktoren (Hämochromatose, Morbus Wilson, Mukoviszidose, PNPLA3-Polymorphismus, Alpha-1-Antitrypsinmangel)

80.7 Ätiologie und Pathogenese

- Typische *Ursachen* chronischer Lebererkrankungen beinhalten: chronische Virushepatitis B oder C, Alkoholabusus, nicht alkoholische Fettlebererkrankungen, autoimmune Lebererkrankungen (Autoimmunhepatitis, Sarkoidose), cholestatische Lebererkrankungen (primär biliäre Cholangitis, primär sklerosierende Cholangitis), erblich bedingte Lebererkrankungen (Eisenspeicherkrankheit hereditäre Hämochromatose, Kupferspeicherkrankheit Morbus Wilson, Alpha-1-Antitrypsinmangel), vaskuläre Lebererkrankungen (Budd-Chiari-Syndrom, Pfortaderthrombose, veno-occlusive disease), andere infektiologische Lebererkrankungen (Schistosomiasis).
- *Pathophysiologisch* stehen bei der Leberzirrhose der zunehmende Verlust der lebenswichtigen Leberfunktionen (Stoffwechselregulation, Synthese von Gerinnungsfaktoren und anderen Proteinen, Entgiftung, Galleausscheidung, Immunabwehr etc.) und eine progrediente Erhöhung der Druckverhältnisse im portalvenösen System (portale Hypertension).
- In der Konsequenz dieser pathophysiologischen Veränderungen resultieren bei Dekompensation der Leberzirrhose die typischen klinischen Komplikationen wie Aszites (reduzierter onkotischer Druck bei Albuminmangel, portale Hypertension), Ösophagusvarizenblutung (portale Hypertension, Thrombozytopenie und Gerinnungsstörung), Nierenfunktionsstörungen (hyperdyname Kreislaufverhältnisse mit Aktivierung des RAAS-Systems/Sympathikus/ADH und konsekutiver renaler Vasokonstriktion) oder hepatische Enzephalopathie (vermehrte bakterielle Translokation, reduzierte Entgiftung endogener und exogener Noxen, veränderte Synthese von Neurotransmittern).
- Bei chronischer Lebererkrankung mit oder ohne Zirrhose bestehen die oben genannten pathophysiologischen Veränderungen (z. B. hyperdyname Kreislaufsituation, verminderte Immunabwehr), so dass bei einer zusätzlichen Schädigung (z. B. Infektion, Medikamente/Narkose, Blutung/Schock) eine rapide akute Verschlechterung der Leber- sowie weiterer Organfunktionen eintreten kann; dies führt dann bei manifestem Organversagen zum Krankheitsbild des ACLF.

80.8 Klassifikation und Risikostratifizierung

- Der klinische Schweregrad der Leberzirrhose wird durch zwei Scores abgebildet.
- Der *Child-Pugh-Score* (▶ Tab. 80.1) unterscheidet zwischen kompensierter (Child A, 5–6 Punkte) und *dekompensierter Leberzirrhose* (Child B, 7–9 Punkte; Child C, 10–15 Punkte).
  - Das Child-Stadium reflektiert gut die zu erwartende 1-Jahres-Prognose allein aufgrund der Leberzirrhose, berücksichtigt aber nicht begleitende extrahepatische Organversagen.
- Der *MELD-Score* (model of end-stage liver disease) berücksichtigt neben der Leber- auch die Nierenfunktion und ist eng mit der zu erwartenden *3-Monats-Sterblichkeit* assoziiert. Der MELD-Score wird daher zur Beurteilung der Dringlichkeit einer Lebertransplantation herangezogen.

Tab. 80.1 Child-Pugh Score zur Klassifikation der Leberzirrhose.

Punkte	1	2	3
Bilirubin (mg/dl)	< 2	2–3	> 3
Albumin (g/dl)	> 3,5	2,8–3,5	< 2,8
Quick (%)	> 70	40–70	< 40
Aszites	nein	leichtgradig	mittelgradig
Enzephalopathie	nein	Stadium I–II	Stadium III–IV
Stadium	Child A	Child B	Child C
Punkte	5–6	7–9	10–15

Tab. 80.2 CLIF-C-Organ-Failure-Score zur Definition der Organversagen.

Organ/System	1 Punkt	2 Punkte	3 Punkte
Leber	Bilirubin < 6 mg/dl	Bilirubin ≥ 6 mg/dl und < 12 mg/dl	Bilirubin > 12 mg/dl
Niere	Kreatinin < 2 mg/dl	Kreatinin ≥ 2 mg/dl und < 3,5 mg/dl	Kreatinin ≥ 3,5 mg/dl oder Dialyse
ZNS/Enzephalopathie	Grad 0	Grad 1–2	Grad 3–4
Koagulation	INR < 2	INR ≥ 2 und < 2,5	INR ≥ 2,5
Kreislauf	MAP ≥ 70 mmHg	MAP < 70 mmHg	Vasopressoren
Atmung	$paO_2/FiO_2 > 300$	$paO_2/FiO_2 ≤ 300$ und > 200	$paO_2/FiO_2 ≤ 200$
	$SpO_2/FiO_2 > 357$	$SpO_2/FiO_2 > 214$ und ≤ 357	$SpO_2/FiO_2 ≤ 214$

ZNS: zentrales Nervensystem, INR: International Normalized Ratio, MAP: mittlerer arterieller Blutdruck, paO_2/FiO_2: arterieller Sauerstoffpartialdruck/inspiratorische Sauerstofffraktion, SpO_2/FiO_2: pulsoxymetrisch gemessene Sauerstoffsättigung/inspiratorische Sauerstofffraktion

- ○ MELD-Score-Berechnung: 10 × (0,957x ln(Serumkreatinin [mg/dl]) + 0,378 × ln(Bilirubin gesamt [mg/dl]) + 1,12 × ln(INR) + 0,643) (z. B. integriert in die App „iLiver", kostenfrei verfügbar über die EASL, oder über http://www.klinikum.uni-muenchen.de/Lebercentrum/de/meld_score_rechner/index.html)
- Das Konzept des *akut-auf-chronischen Leberversagens* (ACLF) reflektiert die enorm hohe Kurzzeitsterblichkeit von Patienten mit fortgeschrittenen chronischen Lebererkrankungen auf der Intensivstation.
  - ○ Das ACLF kann vereinfacht in die Stadien ACLF 1 (Einorganversagen), ACLF 2 (Zweiorganversagen) und ACLF 3 (drei oder mehr Organversagen) eingeteilt werden; die Definition der *Organversagen* erfolgt nach dem *CLIF-C-Organ-Failure-(OF-)Score* (▶ Tab. 80.2).
  - ○ Die *Prognoseabschätzung* des ACLF erfolgt durch den *CLIF-C-ACLF-Score*, wobei zusätzlich zu den Organversagen (CLIF-C-OF-Score) das Alter und die Leukozytenzahl (WBC) einfließen.
  - ○ CLIF-C-ACLF-Score: 10 × [0,33 × CLIF-OFs + 0,04 × Alter + 0,63 × ln WBC−2]

80.9 Symptomatik

- Die *kompensierte Leberzirrhose* kann asymptomatisch verlaufen. Unspezifische Symptome umfassen Müdigkeit, Abgeschlagenheit, Juckreiz, verstärkte Blutungsneigung, Impotenz oder Konzentrationsstörungen.
- Symptome der *fortgeschrittenen Leberzirrhose* mit Dekompensation sind Aszites, periphere Ödeme, Hauteinblutungen, Ikterus, Bewusstseinsstörungen im Sinne einer hepatischen Enzephalopathie.
- Beim *ACLF* treten zusätzlich die Symptome der begleitenden extrahepatischen Organversagen auf (*Niere*: Oligurie/Anurie, Urämie; *ZNS*: Bewusstseinsstörungen; *Kreislauf*: Hypotension, Vasopressorbedarf; *Respiration*: Hypoxie).

80.10 Diagnostik

80.10.1 Diagnostisches Vorgehen

- Unmittelbar bei Aufnahme auf die Intensivstation muss geklärt werden, ob bei dem Patienten eine Leberzirrhose, eine Dekompensation der Leberzirrhose oder ein ACLF vorliegt.
- Einige wichtige Leitfragen können helfen, den diagnostischen Algorithmus zu strukturieren (▶ Abb. 80.1).

80.10.2 Anamnese

- Neben der *Eigenanamnese* des Patienten ist eine gründliche *Fremdanamnese* der Bezugspersonen sinnvoll, insbesondere, wenn eine hepatische Enzephalopathie vorliegt.
- *bekannte* Lebererkrankung bzw. *Risiken* für das Vorliegen einer chronischen Lebererkrankung: Alkoholismus, chronische Virushepatitis (z. B. Zustand nach Übertragung von Blutprodukten, Tätowierungen, intravenöser Drogenkonsum, Migration aus Endemiegebieten), Autoimmunerkrankungen, metabolisches Syndrom, Familienanamnese für hereditäre Lebererkrankungen

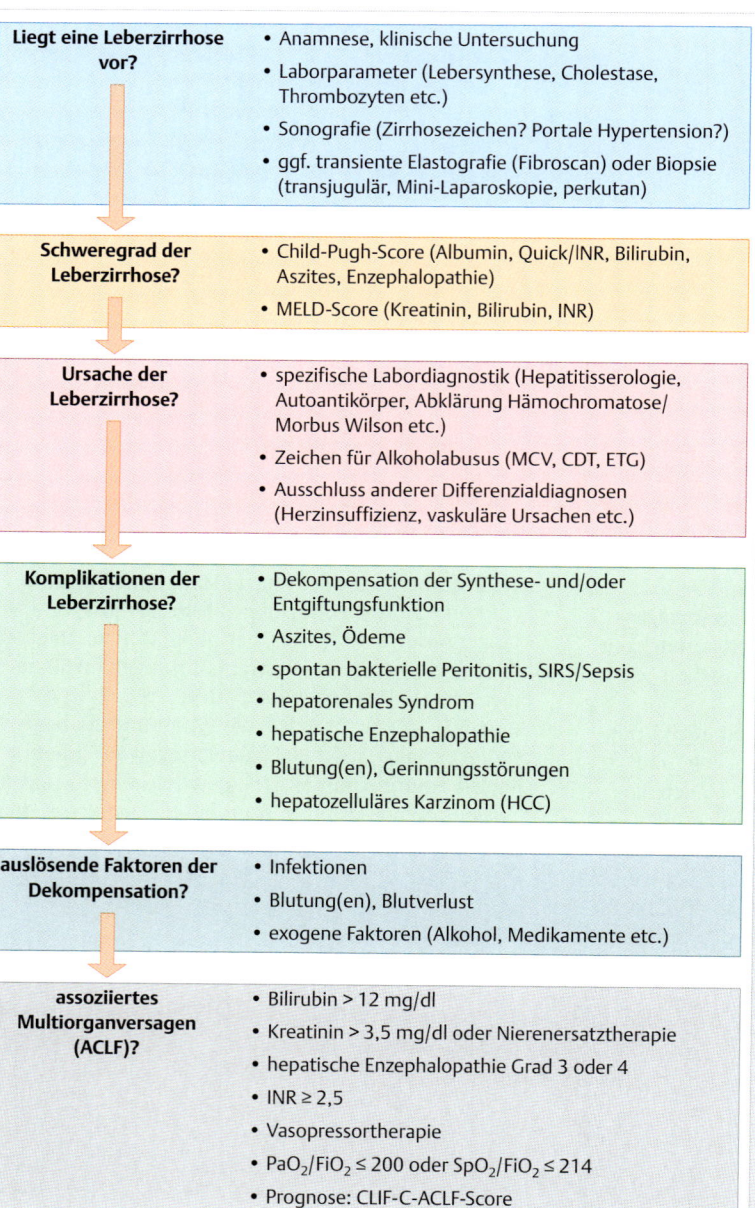

Abb. 80.1 Fortgeschrittene chronische Lebererkrankung. Diagnostischer Algorithmus (ACLF: akut-auf-chronisches Leberversagen, CDT: carbohydratedeficient (kohlenhydratdefizientes) Transferrin, ETG: Ethylglukuronid, FiO$_2$: inspiratorische Sauerstofffraktion, INR: International Normalized Ratio, MCV: mittleres korpuskuläres Volumen, paO$_2$: arterieller Sauerstoffpartialdruck, SpO$_2$: pulsoxymetrisch gemessene Sauerstoffsättigung).

80.10.3 Körperliche Untersuchung

- Besonderes Augenmerk sollte bei der körperlichen Untersuchung auf Leberhautzeichen wie Spidernävi, Lackzunge, Lacklippen, Palmarerythem, Gynäkomastie, Bauchglatze etc. liegen.
- orientierende neurologische Untersuchung bezüglich Zeichen der *hepatischen Enzephalopathie* (Flapping-Tremor, Ataxie, Bewusstseinsstörung)
- klinische Untersuchung auf *Aszites* (Undulationsphänomen, Flankendämpfung in der Perkussion).
- klinische Untersuchung auf *Infektionen* (z. B. Pneumonie, Pyelonephritis, Erysipel)
- rektale Untersuchung auf *Teerstuhl* oder *okkultes Blut*
- Hinweis auf *metabolisches Syndrom* (Bauchumfang, Körpergewicht/Body-Mass-Index)

80.10.4 Labor (inklusive Virologie)

- Bei Leberzirrhose und/oder ACLF dienen die Laboruntersuchungen zur Bestimmung der Leberfunktion, der Ursachenabklärung und zum Nachweis eines Organversagens (▶ Tab. 80.3).

Tab. 80.3 Labordiagnostik bei Patienten mit Leberzirrhose und/oder akut-auf-chronisches Leberversagen (ACLF).

Rationale	Differenzialdiagnostik	Laborparameter
Ausmaß der chronischen Lebererkrankung		
Leber	akuter Zellschaden	ALT, AST, GLDH, Bilirubin, AP, γ-GT
	Synthese	Albumin, Protein
	Gerinnung	INR, Quick, PTT, Faktor V, Fibrinogen
	Entgiftung	Ammoniak (NH$_3$)
	Child-Pugh-Score	Labor: Bilirubin, Albumin, Quick/INR, Klinik: Aszites, Enzephalopathie
	MELD-Score	Labor: Bilirubin, Kreatinin, INR
Ätiologie der chronischen Lebererkrankung		
Virusdiagnostik	Hepatitis B und D	HBsAg, anti-HBc (ggf. IgM), falls HBsAg positiv: HBV-DNA und anti-HDV
	Hepatitis C	anti-HCV (ggf. HCV-RNA)
Alkoholismus	indirekte Zeichen	MCV, γ-GT, Gesamt-IgA
	spezifische Zeichen	Carbohydrat-defizientes Transferrin im Serum (CDT), Ethylglukuronid (ETG) im Urin, Ethanol im Blut
nicht alkoholische Fettlebererkrankung	indirekte Zeichen	HbA$_{1c}$, Lipidprofil
autoimmune und cholestatische Lebererkrankung	Autoimmunhepatitis	ANA, SMA, SLA, Gesamt-IgG
	primär biliäre Cholangitis	AMA-M2, Gesamt-IgM
hereditäre Ursachen	Morbus Wilson	Coeruloplasmin, Kupfer (im 24-Stunden-Sammelurin), Coombs-negative hämolytische Anämie, Bili/AP-Ratio ↑
	Hämochromatose	Ferritin, Transferrinsättigung, ggf. HFE-Gentest
	Alpha-1-Antitrypsin-Mangel	alpha1-Antitrypsin
begleitende extrahepatische Komplikationen und Organversagen		
Blutung	–	Hämoglobin, Laktat
Infektion	–	Differenzialblutbild, C-reaktives Protein, Prokalzitonin, mikrobiologisches Sampling (Aszites, Blut, Trachealsekret, Urin)
Nierenfunktion	–	Kreatinin, Harnstoff, pH-Wert, Cystatin C
Respiration	–	Blutgasanalyse

ALT: Alanin-Aminotransferase, AMA: antimitochondriale Antikörper, ANA: antinukleäre Antikörper, AP: alkalische Phosphatase, AST: Aspartat-Aminotransferase, γ-GT: Gamma-Glutamyltransferase, HBV: Hepatitis-B-Virus, HCV: Hepatitis-C-Virus, HFE: High Iron Fe (hereditäre Hämochromatose), INR: International Normalized Ratio, MCV: mittleres korpuskuläres Volumen, PTT: partielle Thromboplastinzeit, SLA: soluble liver antigen, SMA: smooth muscle antigen

80.10.5 Bildgebende Diagnostik

Sonografie

- Standard ist die *transabdominelle* Ultraschalluntersuchung des Abdomens, inklusive der Beurteilung von Zirrhosezeichen (abgerundeter Randwinkel, hypertrophierter Lobus caudatus, höckerige Randkontur, inhomogenes Parenchym), Lebergröße, Lebertextur (Verfettung, Raumforderungen), Gallenwege (intra- oder extrahepatische Cholestase) und Gefäßdurchblutung (Pfortader- und Lebervenendarstellung).
- Bei Nachweis von *Aszites* sollte immer eine *diagnostische Punktion* (ggf. sonografisch gesteuert) angestrebt werden, um eine spontan-bakterielle Peritonitis (SBP) zu erkennen. Eine SBP liegt vor, wenn > 250/mm³ Neutrophile im Aszites nachweisbar sind.

Echokardiografie

- Eine Echokardiografie ist indiziert, wenn eine Lebertransplantation diskutiert wird oder eine Herzinsuffizienz als Ursache eines sekundären Leberversagens ausgeschlossen werden soll.

Röntgen

- Röntgen-Thorax zur Fokussuche bei Infektzeichen

CT

- Eine CT des Abdomens kann zur Fokussuche (dann CT des Thorax/Abdomens) bei Infektzeichen herangezogen werden.
- Falls eine Lebertransplantation erwogen wird, soll eine CT-Untersuchung zur Beurteilung der Lebermorphologie und der abdominellen Gefäße sowie zum Ausschluss von Malignomen durchgeführt werden.

80.10.6 Instrumentelle Diagnostik

EEG

- Die EEG-Veränderungen bei hepatischer Enzephalopathie sind unspezifisch.
- Ein EEG kann zur Differenzialdiagnose bei Bewusstseinsstörung herangezogen werden.

Ösophago-Gastro-Duodenoskopie (ÖGD)

- Bei Verdacht auf klinisch signifikante portale Hypertension soll eine Gastroskopie zum Ausschluss von Ösophagus- und Fundusvarizen oder anderer Pathologien (z. B. hypertensive Gastropathie) erfolgen.
- Bei Verdacht auf eine variköse Blutung und hämodynamischer Instabilität muss unmittelbar nach intensivmedizinischer Stabilisierung eine Gastroskopie erfolgen.

80.10.7 Histologie, Zytologie und klinische Pathologie

Leberbiopsie

- Bei diagnostischer Unsicherheit bezüglich der Ätiologie oder des Stadiums der chronischen Lebererkrankung kann eine Leberbiopsie erwogen werden.
- Besteht der Verdacht auf eine Autoimmunhepatitis, sollte eine Biopsie (auch bei vermuteter Zirrhose) aufgrund der daraus resultierenden therapeutischen Konsequenz (Immunsuppression) erfolgen.
- In Abhängigkeit von der Gerinnungssituation kann die Leberbiopsie perkutan/transabdominell, transjugulär oder im Rahmen einer Mini-Laparoskopie durchgeführt werden.
- Bei intrahepatischen Raumforderungen unklarer Dignität dient eine sonografisch oder computertomografisch gesteuerte Feinnadelpunktion zur histologischen Sicherung der Diagnose.

80.11 Differenzialdiagnosen

Tab. 80.4 Differenzialdiagnosen der dekompensierten Leberzirrhose.

Differenzialdiagnose	Bemerkungen
akutes Leberversagen	keine vorbestehende Lebererkrankung, Definition: schwere Hepatopathie (Transaminasenerhöhung, mindestens 2fach über Normwert) mit Leberfunktionsstörung (Ikterus und Koagulopathie mit INR > 1,5) und Vorliegen einer hepatischen Enzephalopathie
	Prognoseabschätzung über King's-College- und Clichy-Kriterien
schwere hypoxische Hepatitis („Schockleber")	akute hepatische Perfusionsstörung
	Auftreten im Rahmen eines Schocks (kardiogen, septisch etc.)
	Übergang in sekundäres akutes Leberversagen möglich
sekundär sklerosierende Cholangitis	Synonyme: SSC, sclerosing cholangitis of critically ill patients (SC-CIP)
	am ehesten ischämisch bedingte (z. B. nach Schock, ARDS und langem Intensivaufenthalt), progrediente Destruktion der Gallenwege und Obstruktion durch proteinreiche „Casts"
	Labor: ausgeprägte Cholestase (γ-GT, AP, z. T. Bilirubin), oft sonografisch keine Cholestase nachweisbar
	Therapie: UDCA (13–15 mg/kgKG), ERC mit ggf. Gallenwegschienung, ggf. Lebertransplantation
medikamentös-toxischer Leberschaden	häufig im Rahmen intensivmedizinischer Therapien, verschiedene Schädigungsmuster (hepatitisch vs. cholestatisch), typischerweise ohne Beeinträchtigung der Leberfunktion (INR, Bilirubin, Albumin)
	oft reversibel nach Absetzen hepatotoxischer Medikamente
sekundäre Steatosis hepatis unter parenteraler Ernährung	typischerweise im Rahmen einer länger dauernden parenteralen Ernährung
	Labor: Transaminasenerhöhung, Triglyzeriderhöhung, ggf. Cholestaseparameter
	Sonografie: neu aufgetretene und oft ausgeprägte Leberverfettung (hyperechogen)
	Therapie: Überprüfung und Umstellung der Ernährungstherapie
maligne Infiltration	Auftreten bei Metastasenleber oder Lymphominfiltration
	klinisches Bild eines sekundären akuten Leberversagens möglich
	Diagnose durch Bildgebung und Histologie, Hinweise aus Anamnese und Labordiagnostik (Differenzialblutbild etc.)
alkoholische Hepatitis	meist langjährige, schwere Alkoholiker mit plötzlicher Leberwerterhöhung und oftmals ausgeprägtem Ikterus, Aszites ist möglich
	Diagnose durch Anamnese, Laborwerte (MCV, CDT, ETG)
	Therapieversuch mit Steroiden (sofern keine Infekte vorliegen) möglich

MCV: mittleres korpuskuläres Volumen, CDT: carbohydratedeficient (kohlenhydratdefizientes) Transferrin, ETG: Ethylglukuronid

80.12 Therapie

80.12.1 Therapeutisches Vorgehen

- intensivmedizinische Überwachung, insbesondere von Kreislauf, Stoffwechsel (Blutgasanalyse) und neurologischem Status
- Ursachenspezifische Therapien (z. B. antivirale Medikamente bei replikativer Hepatitis B) sollen fortgesetzt bzw. initiiert werden (▶ Tab. 80.5).
- Für die typischen Komplikationen der dekompensierten Leberzirrhose existieren definierte Behandlungspfade (▶ Abb. 80.2).
- Patienten mit ACLF benötigen ein strukturiertes Behandlungskonzept (antiinfektive Therapie, intensivmedizinische Maßnahmen, organunterstützende Therapien, Diskussion der Möglichkeit einer Lebertransplantation).

Tab. 80.5 Ursachenspezifische Therapie der chronischen Lebererkrankung/Leberzirrhose.

Ätiologie	Therapie	Dosierung
Hepatitis B	antivirale Therapie (falls HBV-DNA positiv): Entecavir (ETV) oder Tenofovir (TDF) oder Tenofovir-Alafenamid (TAF)	ETV 0,5–1 mg/Tag TDF 245 mg/Tag TAF 25 mg/Tag
Hepatitis C (chronisch)	antivirale Therapie erwägen, bei dekompensierter Leberzirrhose sind nur Sofosbuvir-basierte Therapien zugelassen	Sofosbuvir/Velpatasvir 400/100 mg/Tag
Autoimmunhepatitis	Steroide, ggf. andere Immunsuppressiva (Azathioprin und Methotrexat sind bei dekompensierter Zirrhose kontraindiziert)	initial Predniso(lo)n 1 mg/kgKG i.v.
Alkoholismus	strikte Alkoholkarenz, strukturierte Entzugstherapie	–
primär biliäre Cholangitis	Ursodeoxycholsäure (UDCA), Obeticholsäure ist bei dekompensierter Leberzirrhose kontraindiziert	UDCA 13–15 mg/kgKG

	akute Varizenblutung	Aszites und Peritonitis (SBP)	akute Niereninsuffizienz	hepatische Enzephalopathie
Klinik	• großvolumige Zugänge, Kristalloide • ggf. Transfusion • Gerinnungsoptimierung	• Abdomensonografie, inkl. Farbdoppler • diagnostische Punktion (Zellzahl, Kultur, Zytologie)	• AKI-Stadieneinteilung • Ursachenklärung (Infekte, Blutung, kardial) • vorbestehende CKD (Urinsediment, Ultraschall)	• Ursachenklärung (Infekte, GI-Blutung, Exsikkose, Hyponatriämie, Sedativa) • ggf. kranielles CT
Therapie	• Terlipressin (initial 1–2 mg i.v. als Bolus, dann alle 6–8 h 1 mg i.v.) • Antibiotikagabe (Chinolon oder Ceftriaxon) für 5–7 Tage • Notfallendoskopie: Sklerosierung/Ligatur von Varizen • falls nicht beherrschbar: Ösophagus-Blutungsstent (Danis-Stent) oder Sengstaken-/Linton-Nachlasssonde • ggf. notfallmäßig TIPS	• bei SBP Antibiotikatherapie (z.B. Cephalosporine der 3. Generation oder Chinolone) und Albumingabe (1,5 g/kgKG/Tag) • bei SBP Absetzen von nicht kardioselektiven β-Blockern (Propanolol, Carvedilol) • Diuretika (Spironolacton, Schleifendiuretika) • ggf. therapeutische Parazentese • ggf. transjugulärer intrahepatischer portosystemischer Shunt (TIPS)	• Ausgleich Volumenmangel (Kristalloide) • Absetzen nephrotoxischer Medikamente bzw. Dosisanpassung (z. B. Antibiotika) • ab AKI-Stadium 2: Absetzen Diuretika, Volumenexpansion durch Humanalbumin (1 g/kgKG bis max. 100 g/Tag über 2 Tage, dann 20–40 g/Tag) • Terlipressin (Bolus/Perfusor) • ggf. Nierenersatzverfahren	• Sicherung der Atemwege • Laktulose oral (3 × tgl.) und als Einlauf (3–4 × tgl.) oder Polyethylenglykol 3350 (Macrogol) • Rifaximin 2 × 550 mg/Tag p.o. • evtl. L-Ornithin-L-Aspartat 3 × 6 g/Tag p.o. (oder 4 × 5 g/Tag i.v.) • bei Nichtansprechen: alternative Diagnose? ggf. Albumindialyse, ggf. Embolisation TIPS

Abb. 80.2 Dekompensierte Leberzirrhose. Behandlungspfade der spezifischen Komplikationen (AKI: Acute Kidney Injury, akutes Nierenversagen, CKD: Chronic Kidney Disease, chronisches Nierenversagen, GI: gastrointestinal, TIPS: transjugulärer intrahepatischer portosystemischer Shunt).

80.12.2 Allgemeine Maßnahmen

- allgemeine intensivmedizinische Überwachung und Therapie, d. h. Anlage von sicheren venösen Zugangswegen (peripher/zentral), Transfusion mit restriktiver Indikation (Hb zwischen 7–9 g/dl), Sicherung von Atemwegen, Respiration und Kreislauf
- Aufgrund der bei Leberzirrhose bestehenden Immunsuppression sollte ein ausgiebiges *mikrobiologisches Sampling*, ggf. ergänzt durch bildgebende Fokussuche, sowie eine frühzeitige empirische *antiinfektive Therapie* erfolgen.
- Eine adäquate *Ernährungstherapie* mit ausreichender Kalorien- und Proteinzufuhr ist obligat: ausreichende Kalorienzufuhr (Gesamtenergie: 30 kcal/kgKG/Tag), ausreichende Eiweißzufuhr (1,2–1,5 g/kgKG/Tag), bei gastrointestinalen Blutungen oder Enzephalopathie Grad III–IV bevorzugt als verzweigtkettige Aminosäuren, ausreichende Fettzufuhr als Energieträger (mit reduziertem Anteil von Omega-6-Fettsäuren), bevorzugt enterale Ernährung (Sonde, Trinknahrung); parenterale Ernährung, falls enteral nicht ausreichend, Vitamin B_1 300 mg/Tag i. v. (insbesondere bei Alkoholkrankheit) und andere Vitamine/Spurenelemente substituieren.
- Die Möglichkeit einer *Lebertransplantation* sollte bedacht und interdisziplinär im Behandlungsteam diskutiert werden.

80.12.3 Pharmakotherapie

- *akute Varizenblutung*: medikamentöse Senkung des Pfortaderhochdrucks mit vasoaktiven Substanzen (Terlipressin initial 1–2 mg i. v. als Bolus, anschließend alle 8 Stunden 1 mg i. v.; alternativ als Perfusor; Einsatz bereits bei Verdacht auf variköse Blutung); Antibiotikagabe (z. B. Chinolon oder Cephalosporine der 3. Generation) für 5–7 Tage zur Reduktion der Rate bakterieller Infektionen und von Rezidivblutungen; Erythromycin als Prokinetikum 250 mg einmalig i. v. 30 Minuten vor der Notfallendoskopie
- *Aszites*: bei Nachweis einer spontan-bakteriellen Peritonitis unmittelbare empirische Antibiotikatherapie (z. B. Cephalosporine der 3. Generation oder Chinolone, unter Berücksichtigung des erwarteten Keim- und Resistenzspektrums) und begleitende Albumingabe (40 g/Tag i. v.), medikamentöse Basistherapie (Spironolacton 50–400 mg/Tag, Schleifendiuretika z. B. Torasemid 5–40 mg/Tag) unter Kontrolle der Hämodynamik, der Elektrolyte (insbesondere Serumnatrium) und der Nierenfunktion
- *akute Niereninsuffizienz*: Absetzen von Diuretika sowie allen nephrotoxischen Medikamenten, Anpassung der Dosierung von notwendigen Medikamenten (z. B. Antibiotika) an die Nierenfunktion, Ausgleich eines Volumenmangels (kristalline Flüssigkeit, ggf. Transfusion), Volumenexpansion durch Humanalbumin (1 g/kgKG Startdosis bis maximal 100 g/Tag, dann 20–40 g/Tag), bei AKI-Stadium 2 und Nichtansprechen auf Humanalbumin: Terlipressin (1 mg/4–6 Stunden als Bolus i. v., ggf. Dosissteigerung, ggf. Perfusor)
- *hepatische Enzephalopathie*: Laktulose oral (30–60 ml/Tag in 2–3 Dosen) und/oder als Einlauf, alternativ (und potenziell überlegen) Polyethylenglykol 3350 (z. B. Macrogol); Rifaximin (nicht resorbierbares Antibiotikum) 1100 mg/Tag in 2 Dosen; evtl. L-Ornithin-L-Aspartat 3 × 6 g/Tag i. v.

80.12.4 Interventionelle Therapie

Interventionelle Endoskopie

- Bei Verdacht auf gastrointestinale Blutung ist eine Ösophago-Gastro-Duodenoskopie indiziert.
- Typische Interventionen in der Notfallendoskopie variköser Blutungen sind Ligatur/Sklerosierung von Ösophagusvarizen und Obliteration von Fundusvarizen.
- Bei endoskopisch nicht beherrschbarer Ösophagusvarizenblutung kann ein spezieller gecoverter Ösophagus-Blutungsstent (Danis-Stent) implantiert werden, der nach 2–7 Tagen wieder entfernt wird.
- Kurzfristige Überbrückungsmaßnahme bei nicht beherrschbarer variköser Blutung ist die Anlage einer Sengstaken-Sonde (Ösophagusvarizen) bzw. einer Linton-Nachlass-Sonde (Fundusvarizen).

Transjugulärer intrahepatischer portosystemischer Shunt (TIPS)

- Klassische Indikationen zur Anlage eines TIPS sind rezidivierende Varizenblutungen oder therapierefraktärer Aszites.
- Bei akut nicht intervenierbarer oder mit hohem Rezidivblutungsrisiko assoziierter Varizenblutung ist die notfallmäßige TIPS-Anlage (< 72 Stunden nach Blutungsbeginn) eine Therapieoption.
- Spezifische Risiken der TIPS-Anlage sind die hepatische Enzephalopathie (in Abhängigkeit des TIPS-Shuntvolumens), progrediente Rechtsherzbelastung sowie prozedurassoziierte Komplikationen (Blutung, Pneumothorax, hepatische Ischämie durch reduzierte Pfortaderperfusion).

Hämodialyse/Hämofiltration

- Bei AKI-Stadium III und/oder Erfüllung anderer Dialysekriterien (z. B. therapierefraktäre Azidose, Hyperkaliämie, Überwässerung, Urämiesymptomatik) besteht prinzipiell die Indikation zur Nierenersatztherapie (RRT, renal replacement therapy).
- Die Indikation zur RRT sollte bei Patienten mit Leberzirrhose auf der Intensivstation aufgrund der schlechten

Prognose sehr zurückhaltend gestellt werden, sofern keine Möglichkeit zur Lebertransplantation besteht.
- Bei Patienten mit ACLF im Stadium 2 oder 3 und Option zur Lebertransplantation sollte eine indizierte RRT frühzeitig initiiert werden.

Leberunterstützungsverfahren

- Es existieren zellfreie und zellbasierte maschinelle Leberunterstützungsverfahren (z. B. Bilirubinadsorption, MARS- oder Prometheus-System), umgangssprachlich oft Leberersatzverfahren genannt.
- In prospektiven kontrollierten Studien konnte kein genereller Nutzen dieser Verfahren bei Patienten mit dekompensierter Leberzirrhose oder ACLF gezeigt werden; möglicherweise profitiert eine Subgruppe schwerkranker Patienten (MELD > 30) als kurzfristiges Überbrückungsverfahren zur Lebertransplantation („bridging to transplant").
- Derzeit sollte ein Leberunterstützungsverfahren nur in ausgewählten Einzelfällen oder im Rahmen klinischer Studien erfolgen.

80.12.5 Operative Therapie

Lebertransplantation

- Die Lebertransplantation ist die einzige definitive Therapieoption der dekompensierten Leberzirrhose.
- Die Indikation zur Lebertransplantation wird durch ein multidisziplinäres, erfahrenes Transplantationsteam gestellt und muss die Risiken der Transplantation und patientenbezogene Faktoren wie Alter, Begleiterkrankungen und Therapieadhärenz sorgfältig gegeneinander abwägen.
- Die Listung zur Lebertransplantation unterliegt strengen Richtlinien (http://www.bundesaerztekammer.de); Kontraindikationen sind beispielsweise Alkoholkonsum innerhalb der letzten 6 Monate, unkontrollierte Infektionen, extrahepatische Malignome oder das ausgedehnte Leberzellkarzinom.
- Die Lebertransplantation ist eine erwiesenermaßen lebensrettende Maßnahme, auch bei höhergradigem ACLF. Die 30-Tages-Mortalität bei einem ACLF Grad 3, d. h. drei oder mehr Organversagen, liegt ohne Transplantation bei > 75 %, wohingegen mit Lebertransplantation 1-Jahres-Überlebensraten von > 80 % erwartet werden können.
- Es gibt fortgeschrittene Krankheitssituationen, in denen auch eine Lebertransplantation nicht mehr aussichtsreich ist („too sick to transplant"). Dies gilt beispielsweise für Patienten mit schwerer körperlicher Gebrechlichkeit („frailty") oder wahrscheinlich beim einem CLIF-C-ACLF-Score ≥ 70.

80.13 Nachsorge

- Patienten mit nachgewiesener *Leberzirrhose* benötigen eine strukturierte, lebenslange Nachsorge.
- *Lebertransplantierte* Patienten benötigen ebenfalls eine strukturierte, lebenslange Nachsorge.

80.14 Verlauf und Prognose

- Patienten mit Leberzirrhose, die einer intensivmedizinischen Behandlung bedürfen, sind Hochrisikopatienten mit schlechter Prognose.
- Die Prognose auf der Intensivstation dieser Patienten wird im Wesentlichen durch das Ausmaß der begleitenden Organversagen bestimmt, wie sie beispielsweise im CLIF-C-ACLF-, im SOFA- oder APACHE-Score abgebildet werden.
- Die Langzeitprognose der Patienten wird vor allem durch die Leberfunktion bestimmt, die durch den Child-Pugh- oder den MELD-Score erfasst werden kann.
- Die Sterblichkeit von Patienten mit Leberzirrhose auf der Intensivstation wurde in einer aktuellen Metaanalyse mit 42,7 % angegeben, wobei die 6-Monats-Letalität bei 75,1 % lag.
- Die Prognose kann durch eine Lebertransplantation erheblich verbessert werden.

80.15 Prävention

- Vermeiden von hepatotoxischen Medikamenten
- Impfung gegen Hepatitis A und Hepatitis B
- Normalgewicht
- Alkoholkarenz
- bei bekannter chronischer Lebererkrankung: Impfung gegen Pneumokokken, Haemophilus influenzae

80.16 Quellenangaben

[1] European Association for the Study of the Liver. EASL Clinical Practice Guidelines for the management of patients with decompensated cirrhosis. J Hepatol 2018; 69(2): 406–460
[2] Hernaez R, Sola E, Moreau R et al. Acute-on-chronic liver failure: an update. Gut 2017; 66: 541–553
[3] Lerschmacher O, Koch A, Streetz K et al. [Management of decompensated liver cirrhosis in the intensive care unit]. Med Klin Intensivmed Notfmed 2013; 108: 646–656
[4] Tacke F, Kroy DC, Barreiros AP et al. Liver transplantation in Germany. Liver Transpl 2016; 22: 1136–1142

80.17 Literatur zur weiteren Vertiefung

[1] Angeli P, Gines P, Wong F et al; International Club of Ascites. Diagnosis and management of acute kidney injury in patients with cirrhosis: revised consensus recommendations of the International Club of Ascites. Gut 2015; 4: 531–537
[2] Strnad P, Tacke F, Koch A et al. Liver – guardian, modifier and target of sepsis. Nat Rev Gastroenterol Hepatol 2017; 1: 55–66

80.18 Wichtige Internetadressen

- European Association for the Study of the Liver: http://www.easl.eu
- Deutsche Gesellschaft für Gastroenterologie, Verdauungs- und Stoffwechselkrankheiten: http://www.dgvs.de
- Deutsche Gesellschaft für Internistische Intensivmedizin und Notfallmedizin (DGIIN): http://www.dgiin.de
- Chronic Liver Failure Consortium: http://www.clif-research.com
- Bundesärztekammer, Richtlinien zur Transplantationsmedizin: https://www.bundesaerztekammer.de/richtlinien/richtlinien/transplantationsmedizin/

81 Ileus

Andreas A. Schnitzbauer

81.1 Steckbrief

Die mechanische Obstruktion und die Paralyse werden im Deutschen zum Komplex des Ileus zusammengefasst. Dieser hat verschiedene Ursachen, die von einem akuten lebensbedrohlichen und obligat operativ zu versorgenden Krankheitsbild bis zu gut konservativ beherrschbaren Ursachen reichen. Die Annahme, dass der Ileus den Sonnenaufgang nicht erleben dürfe, ist veraltet und entspricht heute nicht mehr der klinischen Realität. Perioperativ kann der Ileus vor allem durch die neuen ERAS-Konzepte (Enhanced Recovery after Surgery) vermieden werden.

81.2 Aktuelles

- Derzeit gibt es keine Leitlinie der Fachgesellschaften, die sich mit dem Themenkomplex Ileus oder dem akuten Abdomen auseinandersetzt. Diese wäre für dieses interdisziplinär relevante und praktisch alle Fachrichtungen der Akutmedizin betreffende Krankheitsbild von hoher Relevanz hinsichtlich einheitlicher Behandlungspfade und damit einhergehender steigender Standardisierung und Patientensicherheit.

81.3 Synonyme

- Darmverschluss
- intestinale Passagestörung
- blockage of the intestine
- intestinal obstruction
- obstruction
- enteropathy

81.4 Keywords

- Ileus
- Obstruktion
- Paralyse
- akutes Abdomen
- Perforation
- akuter Notfall

81.5 Definition

- häufiges akutes Krankheitsbild mit unscharfer Definition
- Ein Begriff beschreibt unterschiedliche Erscheinungsformen

- Paralyse oder paralytischer Ileus versus Obstruktion oder mechanischer Ileus
- Sonderform: postoperativer Ileus
- Aus allen Formen kann sich eine chronische Ileuskrankheit entwickeln.
- primäre Formen: myopathisch oder neuropathisch familiär
- sekundäre Formen: multiple Ursachen inklusive Sonderformen (siehe Ätiologie und Pathogenese (S. 628))

81.6 Epidemiologie

81.6.1 Häufigkeit

- Die Prävalenz des postoperativen Ileus nach Laparotomien liegt bei etwa 10 %.
- Bei anderen chirurgischen Eingriffen erreicht die Prävalenz etwa 2 %.
- Etwa 70–80 % betreffen den Dünndarm.
- Am häufigsten tritt der mechanische Ileus auf.
- Ein verzögertes Auftreten einer Passagestörung ist für 10 % aller Wiederaufnahmen verantwortlich und damit ein relevanter ökonomischer Faktor.

81.6.2 Altersgipfel

- Hierzu gibt es keine evidenten Daten.

81.6.3 Geschlechtsverteilung

- Hierzu gibt es keine evidenten Daten.

81.6.4 Prädisponierende Faktoren

- Erkrankungen des intestinalen vegetativen Nervensystems
- abdominelle Voroperationen
- akute Erkrankungen wie Myokardinfarkt, akute Cholezystitis und Pankreatitis, Sepsis etc.

81.7 Ätiologie und Pathogenese

- Multiple Faktoren führen zu einem Ileusbild, grundlegend und auslösend ist eine gestörte Motilität durch ein mechanisches Hindernis (Obstruktion) oder auf dem Boden eines Postaggressionsstoffwechsels mit verschiedenen hormonalen, neurogenen und inflammatorischen Triggern, die zu einer Passagestörung führt (Paralyse). Hierbei muss die Obstruktion, also der mechanische Ileus, von der Paralyse unterschieden werden.

- Auslöser einer *Paralyse*:
  - Elektrolytstörungen
  - Ausschüttung von Entzündungsmediatoren
  - Dysregulation des vegetativen gastrointestinalen Nervensystems
  - Medikamente
  - chirurgische Eingriffe, vor allem abdominalchirurgisch offen
  - akute systemische Erkrankungen: z. B. Pankreatitis, Cholezystitis, Myokardinfarkt, Sepsis
  - Trauma
  - mechanische Obstruktion
- Auslöser einer *mechanischen Obstruktion*:
  - Tumoren
  - Briden, Verwachsungen
  - Torquierungen und Invaginationen
  - Bezoar und Gallensteine
- Die anfängliche Hypermotilität der Obstruktion führt im Verlauf durch Erschöpfung des Intestinums zur Paralyse. Somit können die einzelnen Formen durchaus ineinander übergehen.

81.8 Klassifikation und Risikostratifizierung

- paralytischer Ileus
- mechanischer Ileus oder Obstruktion
- Sonderformen: postoperativer Ileus und Ogilvie-Syndrom, so genannte Pseudoobstruktion

81.9 Symptomatik

- Übelkeit
- Erbrechen
- gespanntes, distendiertes Abdomen
- steigender Schmerzmittelbedarf
- Peritonismus
- akutes Abdomen
- Stuhlverhalt
- Aufstoßen, Regurgitation, Schluckauf
- Bauchschmerzen oder Bauchkrämpfe
- reduzierte Darmgeräusche, Totenstille bei der Paralyse
- hochgestellte klingende Darmgeräusche bei der mechanischen Obstruktion
- Volumenmangel
- Wichtig dabei ist, die *mechanische Obstruktion vom paralytischen Ileus klar abzugrenzen*, da sich hieraus völlig andere therapeutische Ansätze und Konsequenzen ergeben.

81.10 Diagnostik

81.10.1 Diagnostisches Vorgehen

- Anamnese
- körperliche Untersuchung
- Labor
- Abdomenleeraufnahme im Stehen und in Linksseitenlage
- Passageuntersuchung
- CT-Abdomen
- (Sonografie, MR-Sellink-Untersuchung)
- Endoskopie
- Aszitespunktion
- ▶ Abb. 81.1 zeigt den diagnostischen Algorithmus bei Ileus.

81.10.2 Anamnese

- Typische Symptome sind Übelkeit, Erbrechen, Schluckauf, Verstopfung und Stuhlverhalt.
- Ein geblähtes und mäßig schmerzhaftes oder krampfartig schmerzendes Abdomen mit Unfähigkeit des Absetzens von Winden kann mit einem Ileus einhergehen.

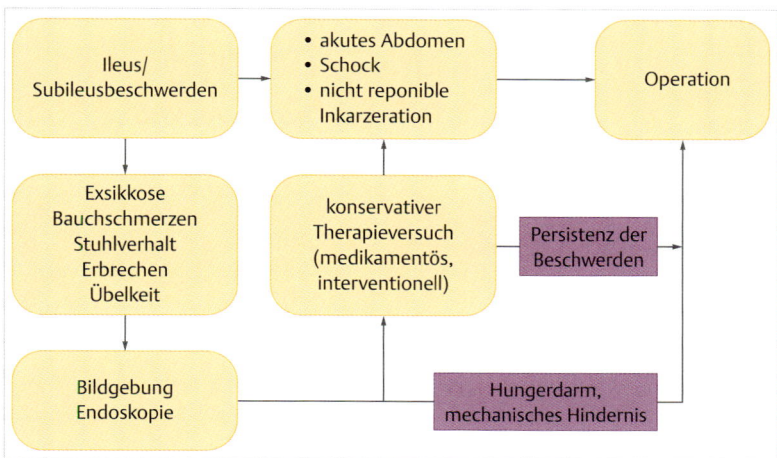

Abb. 81.1 Ileus. Diagnostischer Algorithmus.

- Typischerweise finden sich in der Vorgeschichte Episoden von postoperativen Ileusbeschwerden und gastrointestinalen Motilitätsstörungen.
- Kurz zuvor erfolgte chirurgische Interventionen, Medikamenteneinnahme und Begleiterkrankungen sollten erfragt werden.
- kurz zuvor stattgehabte akute Erkrankungen: Myokardinfarkt, akute Cholezystitis, Pankreatitis, Sepsis

81.10.3 Körperliche Untersuchung

- *Inspektion*: geblähtes Abdomen, Bruchlücken, Narben, Drainagesekrete (Inflammation), trockene Zunge und stehende Hautfalten (Hypovolämie)
- *Palpation*: Distension, Abwehrspannung, Peritonismus, Vitalzeichen (Herzfrequenz und Blutdruck)
- *Perkussion*: tympanitischer, trommel- oder paukentonartiger Klopfschall
- *Auskultation*: Totenstille, hochgestellte klingende Darmgeräusche

81.10.4 Labor

- Blutgasanalyse + kleines Blutbild
  - Elektrolyte
  - Blutbild
  - Laktat
  - Hydrogenkarbonat

81.10.5 Bildgebende Diagnostik

- Abdomensonografie
- Abdomenleeraufnahme im Stehen und in Linksseitenlage
- Kontrastmittelbreischluck mit serieller Aufnahme
- CT des Abdomens mit oralem und intravenösem Kontrastmittel

Sonografie

- Die Sonografie kann orientierend bei inkarzerierten Hernien und der Diagnostik freier Flüssigkeit sowie einer interventionellen diagnostischen ultraschallgesteuerten Punktion helfen. Als Entscheidungsgrundlage für eine mechanische Obstruktion und differenzialdiagnostische Entscheidung ist sie von nachgeordneter Bedeutung.
- Häufig toleriert der Patient bei massiver Gasüberblähung und Vorliegen eines akuten Abdomens die Untersuchung möglicherweise nicht.
- Weiterhin von Nachteil ist die 24-Stunden-Verfügbarkeit von DEGUM-zertifiziertem Personal, die aus qualitativen Gründen als Grundvoraussetzung für eine optimale diagnostische Wertigkeit des Ultraschalls gelten müssen.

Röntgen

- Die Abdomenleeraufnahme im Stehen und in Linksseitenlage ermöglicht eine schnelle und strahlenarme Diagnostik.
- Sie ermöglicht die Diagnose freier Luft und von Spiegelbildung im Abdomen.
  - Die freie Luft ist quasi obligat eine Operationsindikation vor allem in Zusammenschau mit der entsprechenden Klinik.
  - Eine *homogene* Spiegelbildung weist eher auf ein paralytisches Geschehen hin.
  - Eine *inhomogene* Verteilung in Zusammenschau mit Klinik und Vorgeschichte des Patienten kann einen Hinweis auf eine mechanische Obstruktion liefern.
- Die Kontrastmittelpassage kann diese Untersuchung noch verfeinern und ergänzen.

CT

- Die Computertomografie mit (oralem und) intravenösem Kontrastmittel ist der *Goldstandard*.
- Sie ermöglicht die klare Unterscheidung zwischen Paralyse und Obstruktion.
  - Klassisch für die *Obstruktion* ist der Kalibersprung mit dilatiertem Darm und distal des Hindernisses „Hungerdarm" oder ein komplett obliteriertes Intestinum.
  - Bei der *Paralyse* zeigt sich in der Regel ein gleichmäßig dilatiertes Intestinum und möglicherweise Kolon.

MRT

- Die MRT spielt eine eher *untergeordnete Rolle* im Notfall und ist bestimmten Fragestellungen, beispielsweise im Rahmen der Diagnostik des Morbus Crohn (MR-Sellink-Untersuchung), vorbehalten.
- In *bestimmten Situationen*, wie beispielsweise bei Kindern, Jugendlichen und Schwangeren, kann sie aus Strahlenschutzgründen zum *Diagnostikum der ersten Wahl* werden.

81.10.6 Instrumentelle Diagnostik

Ösophago-Gastro-Duodenoskopie (ÖGD)

- Invaginationen können zu Ileussymptomen führen, eine Invagination im proximalen Jejunum kann möglicherweise mittels ÖGD gelöst werden. Weiterhin kann überbrückend die Stentversorgung einer Passagestörung erfolgen.

Koloskopie

- Eine Invagination oder ein Volvulus mit konsekutiver Ileussymptomatik kann möglicherweise mittels Koloskopie gelöst werden. Weiterhin kann überbrückend die Stentversorgung einer Passagestörung erfolgen.

Rektoskopie/Proktoskopie

- Bei Verdacht auf Obstruktion im Rektumbereich sollte vor der Operation zwingend eine Rektoskopie erfolgen, um eventuell die Höhenlokalisation zu beurteilen und das operative Vorgehen danach auszurichten.

81.10.7 Histologie, Zytologie und klinische Pathologie

Aszitespunktat

- Die diagnostische Punktion bei akutem Abdomen und Verdacht auf Ileus kann bereits auf die Schwere des Geschehens hinweisen.
  - Bei *klarem* Aszites ist die Wahrscheinlichkeit eines gangränösen Geschehens eher unwahrscheinlich.
  - Bei *hämorrhagisch infarziertem* Aszites und vor allem bei stark riechenden Flüssigkeiten ist eine Perforation oder eine transmurale Ischämie mit Gangrän wahrscheinlich und dann umgehend eine operative Exploration einzuleiten.

81.11 Differenzialdiagnosen

Tab. 81.1 Differenzialdiagnosen des Ileus.

Differenzialdiagnose	Bemerkungen
mechanischer Ileus (Obstruktion)	Entzündung, Tumor, Volvulus, Inkarzeration, Stenose, Bride
nicht mechanischer Ileus (Pseudoobstruktion)	chronische Obstruktion, Ogilvie-Syndrom, Mekonium, Desmose
nicht mechanischer Ileus/Subileus	toxisches Megakolon, Darmischämie, Sepsis, Porphyrie, Diabetes mellitus, Ketoazidose, Sklerodermie, postoperativ, im Rahmen anderer schwerer Allgemeinerkrankungen oder operativer Eingriffe, medikamenteninduziert

81.12 Therapie

81.12.1 Therapeutisches Vorgehen

- Bei schwer kranken Patienten mit akutem Abdomen sollte die sofortige Flüssigkeitssubstitution und ein Ausgleich des Säure-Basen-Haushalts eingeleitet werden
- Analgesie, ggf. Therapie der Sepsis
- bei postoperativem Auftreten eines Ileus: Kaugummikauen, frühzeitige Mobilisation, keine Magensonde, rascher Kostaufbau, opioidsparende Schmerztherapie (Periduralkatheter, WHO-Schmerzschema)
- Entscheidung konservativer Therapieversuch versus operativer Therapieversuch (▶ Abb. 81.2)

- Entscheidungshilfe mittels *Risikofaktoren nach Schwenter*:
  - Bauchschmerzen über 4 Tage
  - Peritonismus
  - C-reaktives Protein > 75 mg/l
  - Leukozyten > 10 500 µl
  - > 500 ml freie Flüssigkeit
- *absolute Indikationen zur Operation*: akutes Abdomen, freie Luft, Strangulation, Minderdurchblutung des Darmes, vollständiger Passagestopp
- *Konservativer Therapieversuch* bei chronischen Subileusbeschwerden mittels abführender Maßnahmen, properistaltischer Medikamente (oral, i. v. und ggf. periumbilikal) und supportiver Therapie (80 % Erfolgsquote): Magensonde, Applikation von 100 ml wasserlöslichem jodhaltigem Kontrastmittel (cave: Allergien), Hebe-Senk-Einläufe. Zeitlich kann dies durchaus über mehrere Tage erfolgen und muss nicht gleich eine Operation nach sich ziehen. Stationäre Überwachung und regelmäßiges kritisches Hinterfragen des Therapiekonzepts in Abhängigkeit von der Klinik des Patienten.
- *Operative Therapie*: Bei Briden kann eine laparoskopische Lösung angestrebt werden. Vorteile liegen in der minimalinvasiven Methode, die eine einfach Behebung der vorliegenden Pathologie erlauben und in der Regel zu einer zügigen Rekonvaleszenz führen. Alternativ Laparotomie, Exploration und Entscheidung über endgültige Versorgung (Dekompression, Resektion, Anastomose oder Stoma im Sinne einer Hartmann-Situation) oder alternativ als Damage Control Surgery bei schwer septischem Patienten mit Diskontinuitätsresektion (meist durch Abstapeln der kranken Darmabschnitte) und Relaparotomie nach 24, 48, 72 Stunden zur Reevaluation und ggf. dann endgültigen Versorgung.

81.13 Nachsorge

- symptomorientierte Nachsorge der mechanischen Obstruktion und des paralytischen Ileus
- bei syndromassoziierten Erkrankungen Anbindung an fachärztliche Spezialsprechstunden anstreben

81.14 Verlauf und Prognose

- Bei Patienten mit einem hochseptischen Krankheitsbild und der Genese auf dem Boden eines Malignoms oder einer akut-auf-chronischen mesenterialen Ischämie ist die Prognose schlecht, allerdings liegen keine dezidierten Zahlen vor.

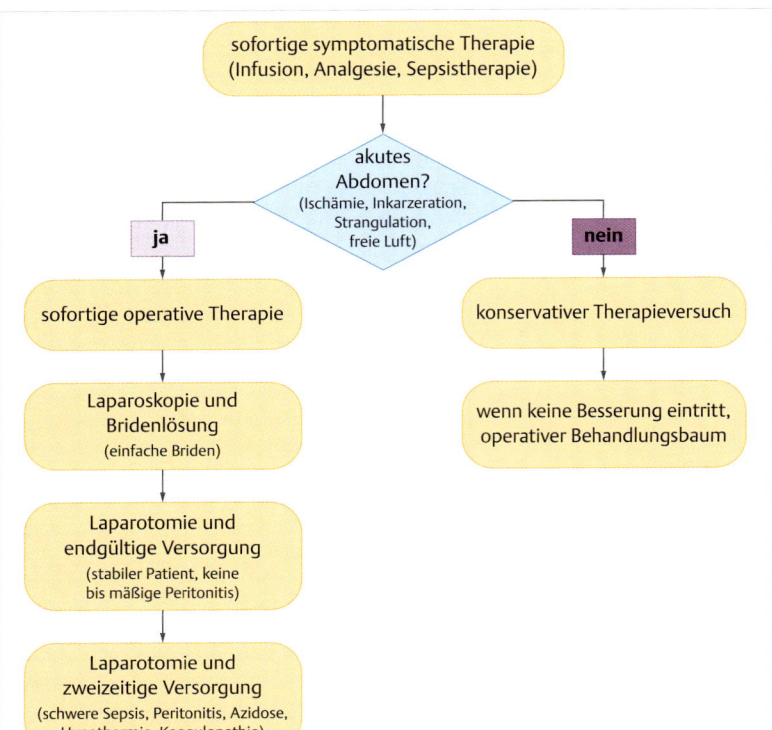

Abb. 81.2 Ileus. Therapiealgorithmus ausgehend von der sofortigen initialen Therapie sowie Erwägung der verschiedenen konservativen und therapeutischen Optionen.

81.15 Prävention

- Hierzu ist die Datenlage unklar. Adhäsionsverhindernde Folien und Spülflüssigkeiten haben bis dato in keiner randomisierten kontrollierten Studien Überlegenheit gegen Sham-Verfahren zur Prophylaxe von Briden gezeigt.
- Die konservativen Maßnahmen zur Prophylaxe eines periopertiven Ileus sind im ERAS-Konzept (Enhanced Recovery after Surgery) klar dargelegt und wirksam.

82 Akute mesenteriale Ischämie

Thomas Schmitz-Rixen, Reinhart Grundmann

82.1 Steckbrief

Bei Patienten mit akutem Bauchschmerz und einer kardiovaskulären Erkrankung in der Anamnese sollte an eine akute mesenteriale Ischämie gedacht werden, die (neben der seltenen Mesenterialvenenthrombose) arteriell zwei Ursachen haben kann, eine mesenteriale Gefäßokklusion oder eine mesenteriale Minderperfusion durch Abfall des Herzzeitvolumens mit reaktivem Gefäßspasmus im mesenterialen Stromgebiet (nicht okklusive mesenteriale Ischämie, NOMI). Die Behandlung der akuten okklusiven intestinalen Ischämie beinhaltet die endovaskuläre oder offene Revaskularisation, Resektion von nekrotischem Darm und – falls angebracht – eine Second-Look-Operation 24–48 Stunden nach Revaskularisation. Die Therapie des zugrunde liegenden Schockstatus ist der wichtigste initiale Schritt bei der Behandlung der NOMI.

82.2 Synonyme

- akute intestinale Ischämie
- akute mesenteriale Ischämie (AMI)
- Mesenterialarterienischämie

82.3 Keywords

- akute intestinale Ischämie
- akute mesenteriale Ischämie
- nicht okklusive mesenteriale Ischämie (NOMI)
- Darminfarkt
- Darmischämie
- acute intestinal ischemia
- acute mesenteric ischemia
- nonocclusive mesenteric ischemia
- bowel ischaemia
- bowel infarction

82.4 Definition

- Die akute mesenteriale Ischämie (AMI) ist definiert als eine Gruppe von Erkrankungen, die zu einer plötzlichen Unterbrechung des Blutflusses oder einem Abfall des Perfusionsdrucks in der mesenterialen Zirkulation führen. Unbehandelt endet dieser Prozess in einer lebensbedrohenden Darmnekrose [2].

82.5 Epidemiologie

82.5.1 Häufigkeit

- Die Häufigkeit der AMI wird für die USA und Europa auf etwa 1:1000 akute Krankenhauseinweisungen geschätzt.
- Da die Diagnose in der Mehrzahl der Fälle erst post mortem gestellt wird, schwanken die Angaben zur Inzidenz der AMI stark, populationsbezogen von 0,63 pro 10 000 Personenjahre bis 12,9 pro 100 000 Personenjahre bei hoher Sektionsfrequenz [7].

82.5.2 Altersgipfel

- Das mittlere Alter der Patienten beträgt in den meisten Studien etwa 70 Jahre.

82.5.3 Geschlechtsverteilung

- Die Inzidenz scheint bei Frauen und Männern altersadjustiert gleich zu sein [7].
- Andere Autoren sprechen von einer eindeutigen Bevorzugung des weiblichen Geschlechts (in bis zu 70 %) [4].

82.5.4 Prädisponierende Faktoren

- *arterielle okklusive AMI* [5]:
  - Herzrhythmusstörungen, insbesondere Vorhofflimmern
  - koronare Herzkrankheit, Zustand nach Myokardinfarkt
  - periphere arterielle Verschlusserkrankung (pAVK)
  - Alter
  - weibliches Geschlecht (umstritten)
- *arterielle nicht okklusive AMI*:
  - Zustand nach Herzoperation mit extrakorporaler Zirkulation, insbesondere bei kompliziertem Verlauf
  - chronische Hämodialyse
  - Digitalismedikation
  - Low Output Failure
- *venöse Thrombose der mesenterikoportalen Achse*:
  - paraneoplastisch
  - Pankreatitis, Pankreaskarzinom
  - angeborene Thrombophilie (z. B. AT-III-, Protein-C-, Protein-S-Mangel)
  - HCC (hepatozelluläres Karzinom) mit makrovaskulärer Invasion

82.6 Ätiologie und Pathogenese

- Die *Embolie in die A. mesenterica superior* ist die häufigste Ursache einer AMI, in ca. 45 % der Fälle. Risiken hierfür sind Faktoren, die die Bildung von Vorhofthromben begünstigen. Die Mehrzahl der Emboli bleiben 3–10 cm distal des Abgangs der A. mesenterica superior aus der Aorta stecken, so dass in den typischen Fällen proximales Jejunum und Kolon von der Ischämie nicht betroffen sind.
- Die *arterielle Thrombose der A. mesenterica superior* macht ca. 25 % der Fälle von AMI aus. Hauptrisikofaktor ist die chronische Arteriosklerose mit anamnestisch vorausgegangener chronischer intestinaler Ischämie oder anderen Gefäßerkrankungen, einschließlich früherer Gefäßeingriffen. In diesen Situationen führt eine Beteiligung der A. ileocolica auch zu einer Nekrose des proximalen Kolons. Dies kann typischerweise als klinische Unterscheidung zwischen Thrombose und Embolie gewertet werden.
- Die *nicht okklusive mesenteriale Ischämie (NOMI)* ist für ca. 20 % der Fälle einer mesenterialen Ischämie verantwortlich. Sie tritt am häufigsten bei Patienten in kritischem Zustand auf, die sediert oder künstlich beatmet sind, und kann als Kombination aus niedrigem Herzzeitvolumen und Vasokonstriktion angesehen werden. Die Vasokonstriktion der A. mesenterica superior und niedriger Blutfluss im Splanchnikusgebiet führen dazu, dass häufig nicht nur der Dünndarm, sondern auch das proximale Kolon aufgrund der Beteiligung der A. ileocolica von der Ischämie betroffen sind.
- Die venöse Thrombose macht weniger als 10 % der Fälle von AMI aus und tritt gewöhnlich bereits bei einer jüngeren Population im Alter über 40 Jahre auf. Eine *venöse mesenteriale Thrombose* führt in den meisten Fällen erst bei zentraler Lokalisation und Einbeziehung mehrerer Abstromgebiete zu einer irreversiblen Schädigung der Darmwand. Im Gegensatz zur arteriellen Okklusion ist der Beginn eher schleichend. Die alleinige Thrombose der V. mesenterica superior (auch in zentralen Segmenten) wird gewöhnlich durch ausreichende Kollateralisation gut kompensiert. Demgegenüber führt die zusätzliche komplette Thrombose der V. portae zur venösen Infarzierung von Dünndarmsegmenten unterschiedlicher Ausdehnung.

82.7 Symptomatik

- *arterielle okklusive AMI:*
  - einschießender Abdominalschmerz, schmerzfreies Intervall ca. 6–12 Stunden nach Symptombeginn, Darmgangrän mit Durchwanderungsperitonitis im weiteren Verlauf als Signum mali ominis
  - In einer Erhebung zur AMI präsentierten sich 95 % der Patienten mit Bauchschmerz, 44 % mit Übelkeit, 35 % mit Erbrechen, 35 % mit Diarrhö und 16 % mit rektalem Blutabgang. Bei etwa einem Drittel der Patienten bestand die Trias Bauchschmerz, Fieber und Hämoccult-Test-positiver Stuhl. Zeichen der Peritonitis sind anfänglich diskret; wenn vorhanden, weisen sie bereits fast immer auf einen Darminfarkt hin [6].
  - Generell gilt: Eine AMI sollte bei Patienten mit akutem Bauchschmerz vermutet werden, wenn keine klare Diagnose zu erheben ist, speziell, wenn der körperliche Untersuchungsbefund disproportional diskret zum angegeben Schmerz ist und wenn es sich um ältere Patienten mit kardiovaskulärer Komorbidität handelt [7].
- *NOMI:*
  - beim ansprechbaren Patienten: zunehmender Abdominalschmerz, beim intubierten Patienten: abdominale Distension, Zunahme der Entzündungsparameter, Ausbildung von Sepsiszeichen.
  - Leitlinien der American Heart Association (AHA) [1]:
    – Eine nicht okklusive intestinale Ischämie (NOMI) sollte bei Patienten vermutet werden mit niedrigem Herzzeitvolumen oder Schock, speziell kardiogenem Schock, und mit Bauchschmerz.
    – NOMI sollte bei Patienten vermutet werden, die gefäßeinengende Substanzen oder Medikamente erhalten (wie Kokain, Mutterkornalkaloide, Vasopressin oder Noradrenalin) und Bauchschmerz entwickeln.
- *Mesenterialvenenthrombose:*
  - oft unspezifische Abdominalbeschwerden über mehrere Tage, in der Minderzahl der Fälle Ausbildung einer venösen Infarzierung mit Peritonitis
  - Der Beginn der Symptomatik ist charakterisiert durch einen subakuten Bauchschmerz. Die Hälfte der Patienten klagt über Übelkeit und Erbrechen. Diarrhö oder Bauchkrämpfe werden beobachtet. Postprandiale Symptome wie Blähungen, aufgetriebener Leib, Fieber und okkultes Blut im Stuhl können vorhanden sein.

82.8 Diagnostik

82.8.1 Diagnostisches Vorgehen

- Das diagnostische Vorgehen der akuten mesenterialen Ischämie ist in ▶ Abb. 82.1 aufgeführt.

82.8.2 Anamnese

- Die Anamnese fragt bei älteren Patienten mit akutem Bauchschmerz und Verdacht auf eine mögliche *okklusive arterielle mesenteriale Ischämie* nach Emboliequellen bei Herzerkrankung (Vorhofflimmern, Zustand nach Herzinfarkt, künstliche Herzklappe); des Weiteren nach

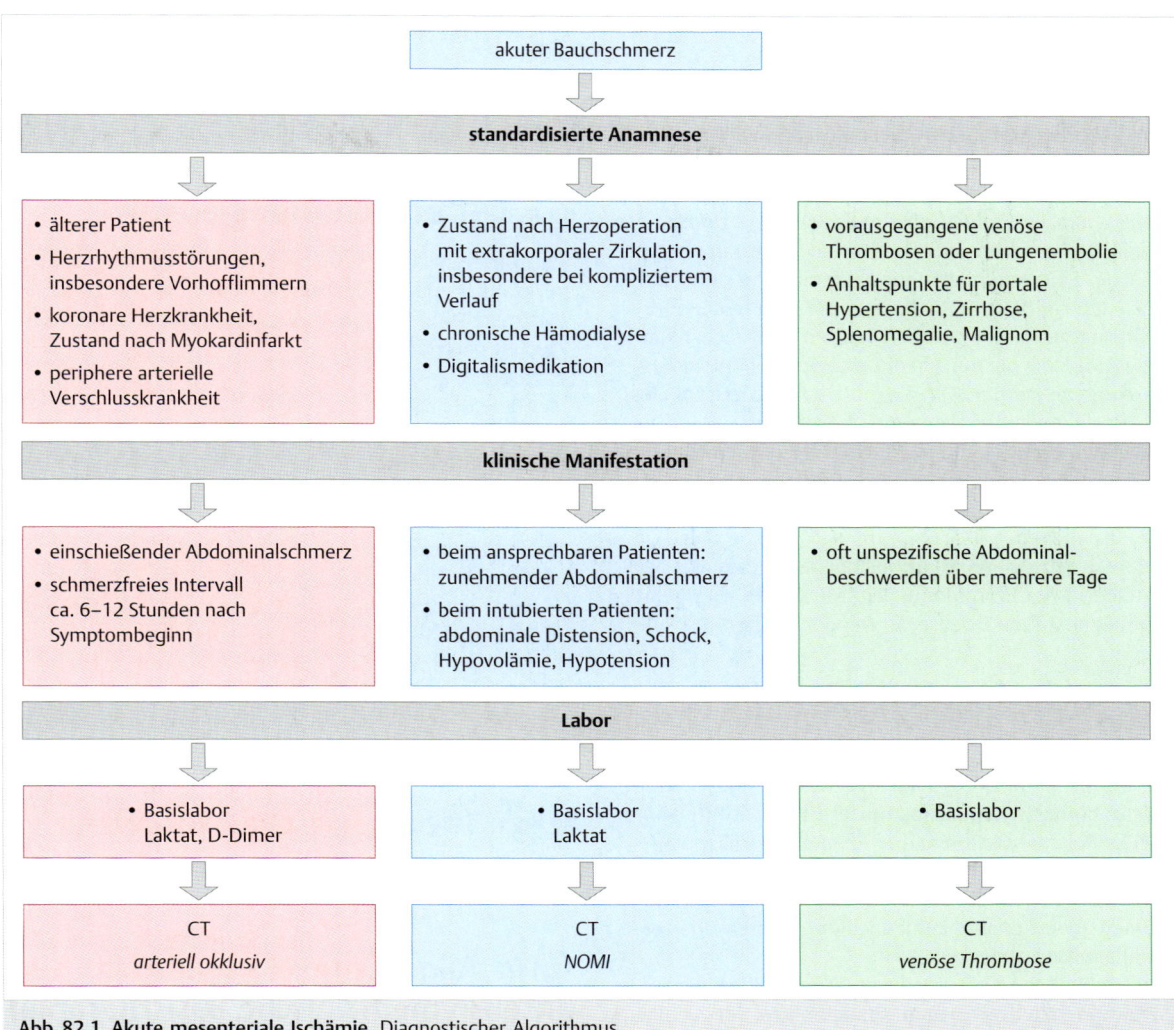

Abb. 82.1 **Akute mesenteriale Ischämie.** Diagnostischer Algorithmus.

früherer Behandlung wegen pAVK, anderer Gefäßerkrankung, Hochdruck, Diabetes mellitus und Hyperlipidämie. Häufig geben Patienten mit mesenterialer arterieller Thrombose anamnestisch chronischen postprandialen Schmerz, progressiven Gewichtsverlust oder Revaskularisation wegen chronischer mesenterialer Ischämie an.
- Bei *NOMI* finden sich in der Anamnese Schock, Hypovolämie, Hypotension, Gabe von gefäßeinengenden Substanzen oder Medikamenten wie Vasopressin oder Noradrenalin, weiterhin Gabe von Betablockern, Digitalis und Diuretika.
- Bis zu 50 % der Patienten mit *venöser AMI* berichten in der Anamnese über vorausgegangene venöse Thrombosen oder Lungenembolie. Nach Risikofaktoren einer Hyperkoagulabilität sollte gefragt werden sowie nach möglicher portaler Hypertension, Zirrhose, Splenomegalie, akuter Pankreatitis und Behandlung wegen eines Malignoms.

82.8.3 Körperliche Untersuchung

- Die körperliche Untersuchung ist unspezifisch und lässt im *frühen Stadium* der Erkrankung keine Diagnose zu. Im Gegenteil – der schwere Bauchschmerz, der im Widerspruch zu dem minimalen Untersuchungsbefund steht, ist ein Hinweis auf die AMI. Der Auskultationsbefund mit Nachweis von Strömungsgeräuschen kann wegführend sein.
- Zeichen der Peritonitis mit Abwehrspannung oder eine Ileussymptomatik finden sich erst im *fortgeschrittenen Stadium* der AMI, bei Darmwandgangrän mit Durchwanderungsperitonitis, Sepsis und schließlich Multiorganversagen.

82.8.4 Labor

- Es gibt keine Labortests, die genügend genau das Vorhandensein einer AMI erkennen lassen. Trotzdem können Laborbestimmungen den klinischen Verdacht erhärten.
- Mehr als 90 % der Patienten mit AMI haben *abnorm hohe Leukozytenzahlen*, eine metabolische Azidose mit *erhöhten Plasmalaktatkonzentrationen* wird in bis zu 88 % der Fälle gefunden. Eine Laktatazidose kann aber auch aufgrund von Dehydration und unzureichender Nahrungsaufnahme gesehen werden, umgekehrt kann eine AMI auch bei normalen Laktatspiegeln nicht ausgeschlossen werden. Die diagnostische Bedeutung des Serumslaktats wird allgemein überschätzt.
- Bei Patienten mit akutem Bauchschmerz wird aber die *D-Dimer-Bestimmung* empfohlen, um eine akute mesenteriale Ischämie (AMI) mit einem hohen Prozentsatz auszuschließen.
- Letztlich reflektieren Routinelaborbestimmungen den Fortschritt der Erkrankung bei AMI, sollten aber nicht für diagnostische Zwecke verwendet werden.

82.8.5 Bildgebende Diagnostik

CT

- Bei Verdacht auf akute okklusive Mesenterialischämie ist das biphasische Kontrastmittel-CT mit multiplanarer (MPR-)Rekonstruktion in drei Ebenen das Diagnostikum der ersten Wahl. Das CT sollte sowohl in der arteriellen als auch in der venösen Phase das gesamte Abdomen abdecken und kann auch die meisten Differenzialdiagnosen abdecken.
- Das biphasische Kontrastmittel-CT mit MPR-Rekonstruktionen in drei Ebenen ist auch Mittel der Wahl zur Darstellung der venösen Thrombose sowie von verdickten Darmwänden und Aszites.

Sonografie

- Die Duplexsonografie ist keine geeignete bildgebende Methode, um akute Verschlussläsionen der Viszeralarterien zu beurteilen [3].

Angiografie

- Besteht der Verdacht auf eine NOMI, sollte primär eine Katheterangiografie (digitale Subtraktionsangiografie, DSA) durchgeführt werden, da die Therapie der Wahl in der selektiven Applikation von Vasodilatatoren in die A. mesenterica superior besteht.

82.8.6 Intraoperative Diagnostik

- Eine intraoperative Abschlussangiografie sollte bei allen Revaskularisationen der A. mesenterica superior wegen AMI erfolgen.

82.9 Differenzialdiagnosen

- Als Differenzialdiagnosen einer AMI kommen sämtliche Erkrankungen mit dem Leitsymptom „akuter Bauchschmerz" und „akutes Abdomen" in Betracht. Der Häufigkeit nach sind dies:
  - akute Appendizitis
  - Cholelithiasis
  - Obstruktion des Dünndarms
  - Harnleitersteine
  - Perforation eines peptischen Ulkus
  - Gastroenteritis
  - akute Pankreatitis
  - Divertikulitis
  - bei Frauen: entzündliche Erkrankungen des kleinen Beckens, Ovarialtorsion, Ovarialblutung
  - Weiterhin muss das akute Abdomen vom Myokardinfarkt abgegrenzt werden.

82.10 Therapie

82.10.1 Therapeutisches Vorgehen

- Das therapeutische Vorgehen ist in ▶ Abb. 82.2 dargestellt.

82.10.2 Allgemeine Maßnahmen (intensivmedizinische Basistherapie)

- Entscheidend ist die Door to Revascularization Time (DTR): Diese bestimmt das Ergebnis in Bezug auf Letalität und Morbidität. Jeder Patient mit AMI ist begleitend zur notfallmäßigen Diagnostik und Therapie nach intensivmedizinischen Prinzipien zu behandeln. Im Vordergrund steht die *intravasale Flüssigkeitssubstitution* zur Stabilisierung der Hämodynamik, da es innerhalb weniger Stunden zu einer starken Volumenverschiebung in die ischämischen Darmsegmente und zu einer allgemeinen endothelialen Desintegration kommt.
- Regelmäßige *Elektrolytbestimmungen* und solche des *Säure-Basen-Haushalts* sind zwingend, da bei diesen Patienten eine metabolische Azidose und Hyperkaliämie drohen. Der Flüssigkeitsbedarf kann – speziell nach Revaskularisation – aufgrund der kapillären Leckage sehr hoch sein und 10–20 l kristalloide Flüssigkeit in 24 Stunden betragen [4].
- Um eine Exazerbation der thromboembolischen Verschlussprozesse zu verhindern, sollte unverzüglich eine *Antikoagulation* mit 5000 IE Heparin i. v., gefolgt von

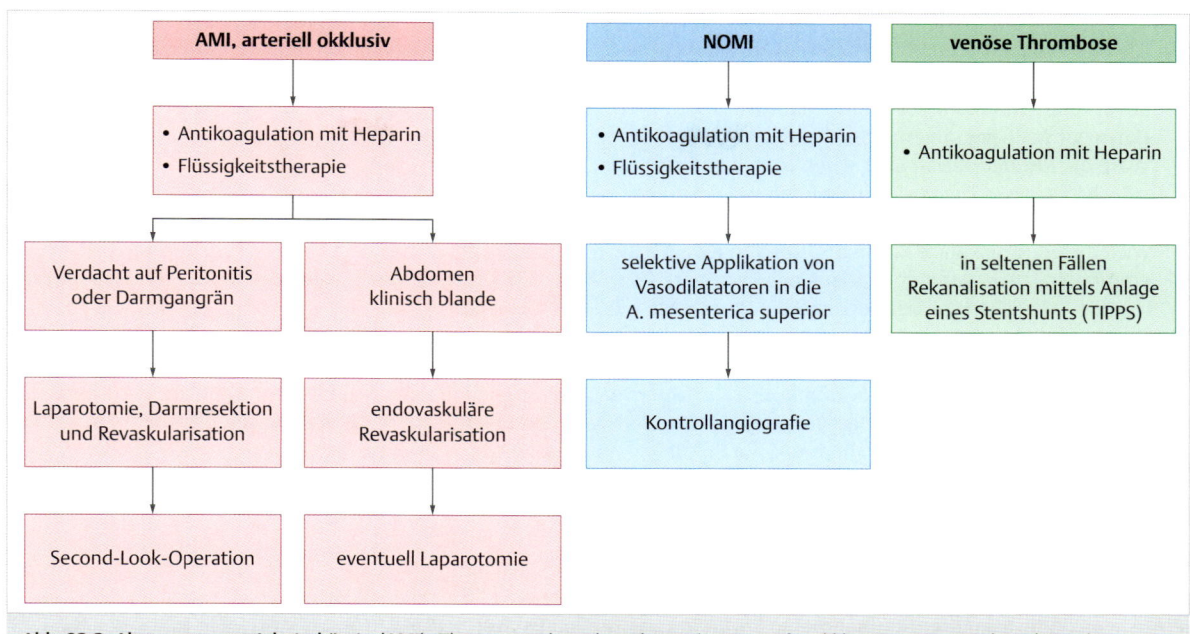

Abb. 82.2 Akute mesenteriale Ischämie (AMI). Therapeutischer Algorithmus (NOMI: nicht okklusive mesenteriale Ischämie).

perfusorgesteuerter Applikation in einer initialen Dosierung von 20 000 IE Heparin/24 Stunden erfolgen. Parallel dazu muss eine *antibiotische Therapie* begonnen werden (zum Beispiel Cephalosporin der 2. Generation plus Metronidazol) [5].
- *Vasopressoren* reduzieren die Splanchnikusperfusion und sollten bei AMI, wenn immer möglich, *vermieden werden*.

82.10.3 Pharmakotherapie

- Bei Patienten mit Mesenterialvenenthrombose ohne Peritonitis ist die *Antikoagulation* die Erstlinientherapie. Sie ist der Eckpfeiler in der Behandlung der Mesenterialvenenthrombose. Eine systemische Thrombolysetherapie ist selten indiziert.
- *Flüssigkeitstherapie*, Verbesserung des Herzschlagvolumens und die *Vermeidung von Vasopressoren* stellen die wichtigsten Primärmaßnahmen bei NOMI dar.

82.10.4 Interventionelle Therapie

- *arterielle okklusive AMI* [3]:
  - Die *endovaskuläre Aspirationsembolektomie* ist die Erstlinienstrategie zur Behandlung der arteriellen Embolie der A. mesenterica superior bei Patienten ohne Anzeichen einer Peritonitis und bei kurzer Verschlussstrecke.
  - Bei inkompletter Aspirationsembolektomie oder distaler Embolisation ist die *lokale Thrombolyse* eine brauchbare Behandlungsalternative bei Patienten ohne Peritonitis. Die lokale Thrombolyse wird am ehesten mit rtPA (rekombinantem Plasminogenaktivator) bei einer Rate von 0,5–1 mg/Stunde durchgeführt, wobei die Offenheit der Gefäße ein- bis zweimal täglich kontrolliert wird.
  - Während derselben Prozedur können nach Beseitigung des thrombotischen Verschlusses zugrunde liegende Stenosen oder Verschlüssen *endovaskulär* mit *perkutaner transluminaler Angioplastie (PTA)/Stenting* angegangen werden.
- *NOMI*:
  - Die Therapie der Wahl besteht in der selektiven Applikation von *Vasodilatatoren* in die A. mesenterica superior (Zusatz: PGE1 Alprostadil 20 µg als Bolus, dann perfusorgesteuert 60–80 µg/24 Stunden; alternativ: PGI2 Ipoprostenol 5–6 ng/kg/min Heparin i. v. 20 000 IE/24 Stunden) [5]. So kann der generalisierte Gefäßspasmus erfolgreich durchbrochen werden. Bei den im Regelfall katecholaminpflichtigen Patienten werden die Vasodilatatoren bei der Leberpassage weitgehend abgebaut, so dass eine systemische Wirkung und damit eine Aufhebung der Katecholaminwirkung nicht zu erwarten ist. Durch Kontrollangiografien wird die Effizienz der Vasodilatation überprüft.
  - Ein *chirurgisches Vorgehen* wird nur bei klinischen Zeichen einer Peritonitis oder beim intubierten Patienten mit sekundären Organfunktionsstörungen erforderlich und ist ausschließlich auf die Resektion irreversibel geschädigter Darmabschnitte gerichtet.

- *Mesenterialvenenthrombose:*
  - Die meisten Patienten lassen sich rein konservativ behandeln, nur für einen kleinen Teil (ca. 5 %) sind endovaskuläre Maßnahmen eventuell indiziert. Um den Darm vor der Gangrän zu retten, ist das Vorgehen der Wahl die *Rekanalisation* über einen *transjugulären-transhepatischen Zugang*, eventuell mit Anlage eines Stentshunts (TIPS). Ist die Pfortader mitbetroffen, wird die endovaskuläre Rekanalisierung in jedem Fall empfohlen, auch wenn der Patient sich verzögert (nach 1–3 Wochen) präsentiert und die Darmperfusion klinisch kompensiert erscheint.
  - Weitere endovaskuläre Maßnahmen bestehen in mechanischer *Aspirationsthrombektomie, direkter Thrombolyse* oder *Thrombolyse*, gefolgt von *Angioplastie*. Bei fehlender Evidenz lassen sich hierzu keine Empfehlungen abgeben [3].

82.10.5 Operative Therapie

- Bei zentraler Okklusion der A. mesenterica superior, Versagen endovaskulärer Maßnahmen oder Peritonitis ist die sofortige chirurgische Intervention das Mittel der Wahl. Das Behandlungsprinzip ist die *arterielle Reperfusion vor Darmresektion*. Die Revaskularisation kann durch retrograde Rekanalisation der freigelegten A. mesenterica superior und antegrades/retrogrades Stenting (Hybrideingriff) der Arterie erfolgen oder durch offene Revaskularisation mittels Bypassverfahren. Hierzu sind verschiedene Techniken beschrieben, die praktikabelste Lösung ist ein retrograder Bypass von der A. iliaca communis zur proximalen A. mesenterica superior mit einer infektresistenten Kunststoffprothese [7].
- *Darmresektion*: Bei AMI müssen alle irreversibel ischämisch geschädigten Darmanteile reseziert werden. Da der mukosale Innenschichtschaden wesentlich ausgedehnter ist als äußerlich erkennbar, sind Kontinuitätsresektionen des Darmes sehr sorgfältig abzuwägen, die Ausleitung des Darmes mit einem Stoma ist die Regel. Eine Anastomose sollte nur bei Patienten, die adäquat resubstituiert wurden und stabil sind, vorgenommen werden, und wenn kein Zweifel an der Vitalität des verbliebenen Darmanteils besteht. In allen Fällen ist die Indikation zu einem Second-Look-Eingriff 18–36 Stunden nach Darmresektion sehr großzügig zu stellen.
- *Damage Control Surgery (DCS)*: DCS ist die Methode der Wahl bei kritisch kranken, vor allen älteren Patienten mit ausgedehnter AMI. Dabei wird lediglich der ischämische Darm reseziert, sogar auf ein Stoma verzichtet und das Abdomen nur provisorisch verschlossen. Die Relaparotomie ist fest eingeplant, spätestens 48 Stunden nach dem Primäreingriff.
- *Palliativentscheidung bei Laparotomie*: Der Nutzen einer ausgedehnten Dünndarmresektion bei älteren schwer kranken Patienten ist zu hinterfragen, wenn im Endergebnis der Patient in der Folge auf die für ihn langfristig kaum verträgliche totale parenterale Ernährung angewiesen ist. Bei notwendiger Resektion größerer Darmabschnitte sind folgende kritische Restdarmlängen zu beachten [5]:
  - –100 cm bei endständiger Jejunostomie (Verlust des Kolons)
  - –65 cm bei jejunokolischer Anastomose (Erhalt des Kolons)
  - –35 cm bei jejunoilealer Anastomose mit Erhalt der Ileozökalregion
  - Unterhalb dieser Grenzen kommt es zum *Kurzdarmsyndrom*.
- Patienten in fortgeschrittenem Alter, mit Peritonitis und beginnendem Organversagen profitieren in der Regel nicht mehr von einem ausgedehnten invasiven Eingriff, bei ihnen sollte eine palliative supportive Behandlung erwogen werden.

82.11 Nachsorge

- Da bei Patienten mit mesenterialer Ischämie ein Wiederkehren der Symptomatik häufig ist, wird speziell nach Revaskularisation eine *lebenslange Nachsorge* empfohlen. Restenosen nach Revaskularisation treten bei bis zu 40 % der Patienten auf, 20–50 % davon benötigen eine Reintervention.
- Patienten mit Gefäßstents oder Gefäßprothesen sollen folglich mit *Duplexultraschall* oder *CT-Angiografie* kontrolliert werden, um frühzeitig Stenosen oder Verschlüsse der A. mesenterica superior zu erkennen, z. B. alle 6 Monate in den beiden ersten Jahren und dann in jährlichen Abständen. Es wird geraten, bei der Nachsorge entdeckte Stenosen oder Verschlüsse präemptiv zu revaskularisieren.

82.12 Verlauf und Prognose

- Die gepoolte Klinikletalität der AMI beträgt über alle Entitäten ca. 60 %. Nach endovaskulärer Versorgung wird eine Klinikletalität von 36 %, nach offener chirurgischer Behandlung von 50 % berichtet [4]. Bei der Interpretation der Ergebnisse ist ein erhebliches Selektionsbias zu beachten. Im Zweifel ist dem offen chirurgischen Vorgehen mit der Möglichkeit der intraoperativen Intervention der Vorzug zu geben. Die Langzeitprognose nach erfolgreicher Behandlung der okklusiven arteriellen AMI hängt von der Komorbidität und dem Alter des Patienten ab, schlüssige Daten fehlen.
- Für NOMI wird eine Klinikletalität von 50–85 % genannt.
- Die Prognose der Mesenterialvenenthrombose ist deutlich günstiger, es werden eine Überlebensrate von ca. 80 % nach 30 Tagen und eine 5-Jahres-Überlebensrate von 70 % beschrieben.

82.13 Prävention

- Aggressive Maßnahmen, das Rauchen zu beenden, Blutdruckkontrollen und Statintherapie werden empfohlen.
- lebenslange Thrombozytenaggregationshemmung bei Patienten mit Revaskularisation
- für Patienten mit endovaskulärer Intervention zusätzlich Clopidogrel für 1–3 Monate nach dem Eingriff
- Patienten mit arterieller Embolie benötigen eine lebenslange Antikoagulation.
- Patienten mit Mesenterialvenenthrombose sollten auf eine Thrombophilie hin untersucht werden. Sie sollten für wenigstens 6 Monate antikoaguliert werden.

82.14 Quellenangaben

[1] Anderson JL, Halperin JL, Albert NM et al. Management of patients with peripheral artery disease (compilation of 2005 and 2011 ACCF/AHA guideline recommendations): a report of the American College of Cardiology Foundation/American Heart Association Task Force on Practice Guidelines. Circulation 2013; 127: 1425–1443

[2] Bala M, Kashuk J, Moore EE et al. Acute mesenteric ischemia: guidelines of the World Society of Emergency Surgery. World J Emerg Surg 2017; 12: 38

[3] Björck M, Koelemay M, Acosta S et al. Editor's choice – management of the diseases of mesenteric arteries and veins: clinical practice guidelines of the European Society of Vascular Surgery (ESVS). Eur J Vasc Endovasc Surg 2017; 53: 460–510

[4] Clair DG, Beach JM. Mesenteric ischemia. N Engl J Med 2016; 374: 959–968

[5] Klar E, Rahmanian PB, Bücker A et al. Acute mesenteric ischemia: a vascular emergency. Dtsch Arztebl Int 2012; 109: 249–256

[6] Park WM, Gloviczki P, Cherry KJ Jr et al. Contemporary management of acute mesenteric ischemia: factors associated with survival. J Vasc Surg 2002; 35: 445–452

[7] Tilsed JV, Casamassima A, Kurihara H et al. ESTES guidelines: acute mesenteric ischaemia. Eur J Trauma Emerg Surg 2016; 42: 253–270

83 Abdominelles Kompartment

Andreas A. Schnitzbauer

83.1 Steckbrief

Das abdominelle Kompartment ist Folge eines pathologisch erhöhten intraabdominellen Druckes über 20 mmHg infolge verschiedenster Ursachen, der zu einem Ein- oder Mehrorganversagen führt. So führen Traumata, Verletzungen oder Erkrankungen, Operationen, Inflammation, Sepsis, Verbrennungen und auch Reanimationen mitunter zu einem Anstieg des intraabdominellen Druckes. Es ist ein potenziell lebensgefährliches Krankheitsbild und wird häufig unterschätzt. Wird es diagnostiziert, ist neben der medikamentösen Therapie zur Entlastung der Bauchdecken, der interventionellen Dekompression von Flüssigkeitsverhalt und der Optimierung des Flüssigkeitshaushalts eine schnelle Dekompressionlaparotomie mit temporärem Bauchdeckenverschluss indiziert. Bei schnellem Erkennen und algorithmisch zielgerichtetem Vorgehen kann das abdominelle Kompartment folgenfrei reversibel sein.

83.2 Synonyme

- abdominelles Kompartment
- abdominelles Kompartmentsyndrom (ACS)
- intraabdominelle Hypertonie Grad III und IV

83.3 Keywords

- abdominelles Kompartment
- Erhöhung des intraabdominellen Druckes
- akutes Abdomen
- Multiorganversagen
- Organversagen

83.4 Definition

- Das abdominelle Kompartment wird definiert als ein potenziell lebensbedrohliches Krankheitsbild, das mit einer Erhöhung des intraabdominellen Druckes > 20 mmHg infolge multipler potenzieller Ursachen (Trauma, Operationen, Verbrennung etc.) und konsekutivem Ein- und/oder Mehrorganversagen einhergeht.

83.5 Epidemiologie

83.5.1 Häufigkeit

- Nach einem Trauma, einer großen abdominellen Operation oder einer Verbrennung entwickeln bis zu 75 % der Patienten einen erhöhten intraabdominellen Druck.
- Davon können bis zu 30 % ein abdominelles Kompartmentsyndrom entwickeln.
- Aufgrund der häufigen Negierung der Problematik liegt die Letalität bei 60 %.

83.5.2 Altersgipfel

- Hierzu gibt es keine evidenten Daten.

83.5.3 Geschlechtsverteilung

- Hierzu gibt es keine evidenten Daten.

83.5.4 Prädisponierende Faktoren

- Häufige auslösende und prädisponierende Faktoren gehen hier ein wenig Hand in Hand.
- Weiterhin ist das Auftreten von abdominellen Kompartmentsyndromen im Rahmen einer akuten Pankreatitis häufig.

83.6 Ätiologie und Pathogenese

- Die World Society of Abdominal Compartment Syndrome (WACS) hat zuletzt im Jahr 2013 eine Konsensusempfehlung veröffentlicht. Demnach gibt es verschiedene Risikofaktoren für das Auftreten eines abdominellen Kompartmentsyndroms:
  - reduzierte Bauchdeckencompliance nach abdominellen chirurgischen Eingriffen, Traumata, Verbrennungen und Bauchlagerung
  - Anstieg des intraluminalen Volumens bei Ileus, Gastroparese, Volvulus oder Pseudoobstruktion
  - Anstieg des intraabdominellen Volumens bei Pankreatitis, Aszites, Blutung, Peritonealdialyse und exzessivem Flow bei laparoskopischen Operationen
  - kapilläre Leckage im Rahmen von Sepsis, Hypothermie, Azidose, Volumenüberladung und Massivtransfusion oder allergischer Reaktion
  - andere Ursachen: hochinvasive Beatmung mit positivem endexspiratorischem Druck (PEEP) > 10 mmHg, Bakteriämie, Koagulopathie, Peritonitis, Pneumonie oder infolge eines Schockes

- Pathophysiologisch stehen die Erhöhung des intraabdominellen Druckes und die gleichzeitige Abnahme des Perfusionsdrucks im Vordergrund. Daraus resultiert eine potenzielle Minderperfusion von einem oder mehreren Organen. Dies führt zu einem Teufelskreis aus venöser Stase, vermindertem Schlagvolumen, Absinken der kardialen Compliance und Absinken des Blutdrucks. Die daraus resultierende Minderperfusion der Organe führt zu Nierenversagen und Darmischämie, der Anstieg des intraabdominellen Druckes zu einer Erhöhung des thorakalen Druckes und einer Verschlechterung der Lungenfunktion. Die venöse Stase reduziert die zerebrale Perfusion. Dieser Kreislauf führt zu einem weiteren Anstieg des intraabdominellen Druckes und einer Aggravierung der beschriebenen Kaskade.

83.7 Klassifikation und Risikostratifizierung

- Von einem erhöhten intraabdominellen Druck spricht man ab 12 mmHg. Das abdominelle Kompartment ist nach WACS definiert als eine persistierende Erhöhung des intraabdominellen Druckes über 20 mmHg bei gleichzeitigem Neuauftreten einer Organdysfunktion oder eines Organversagens. Dem zugrunde liegt in erster Linie ein verminderter abdomineller Perfusionsdruck unter 60 mmHg, der sich aus der Differenz des mittleren arteriellen Druckes (MAP) und dem intraabdominellen Druck zusammensetzt.

83.8 Symptomatik

- unspezifische Oligosymptomatik
- prall gespanntes Abdomen
- akutes Abdomen
- Zunahme des Bauchumfangs
- neu aufgetretenes Organversagen (Leber, Niere, Lunge, Zerebrum, Darm): Einbruch der Diurese, Anstieg der Transaminasen, Abfall des Quickwerts, Vigilanzminderung, Durchgangssyndrom, Ileus-, Subileusbeschwerden, Anstieg der Beatmungsdrücke, Abnahme von pO_2, Anstieg des pCO_2, respiratorische Insuffizienz, Laktazidose

83.9 Diagnostik

83.9.1 Diagnostisches Vorgehen

- Ein erhöhter intraabdomineller Druck kann mit einem rasch progredienten Multiorganversagen einhergehen.
- kein Abwarten
- klinische Untersuchung mit Identifizierung der oben genannten Symptome
- Laborchemie: Leber-, Nierenwerte, Blutgase, Laktat, Gerinnung, Elektrolyte

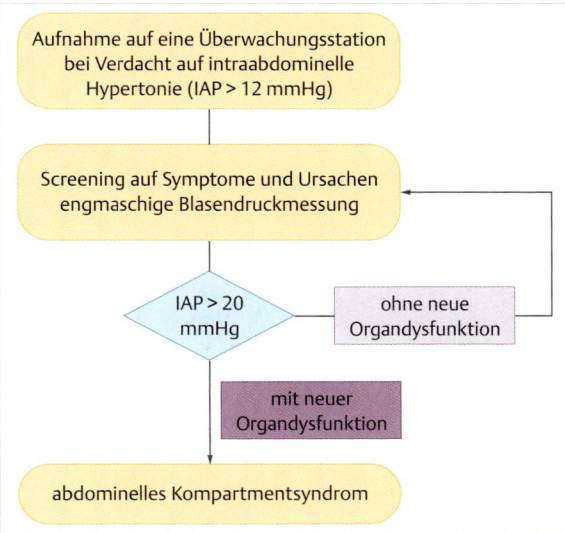

Abb. 83.1 Intraabdominelles Kompartment. Diagnostischer Algorithmus zur schnellen und zielgerichteten Diagnose und Unterscheidung zu anderen Formen der intraabdominellen Hypertonie (IAP: intraabdomineller Druck).

- Messen des intraabdominellen Druckes indirekt über den Blasendruck (Standard):
  - Rückenlage
  - Blasenkatheter mit Dreiwegehahn an einen Infusionsbeutel, ein Druckmessgerät und einen Urinbeutel anschließen
  - Drucksonde auf Höhe der Symphyse positionieren (Nullpunkt)
  - Entleerung der Harnblase und Abklemmen unterhalb der Drucksonde
  - Füllen der Blase mit 25–100 ml Kochsalzlösung
  - 30–60 Sekunden warten
  - Druckbestimmung intraabdominell indirekt über endexspiratorische Messung des Blasendrucks
- In ▶ Abb. 83.1 ist der diagnostische Algorithmus bei intraabdominellem Kompartment dargestellt.

83.9.2 Anamnese

- Meist handelt es sich um sich Patienten, die akut krank sind oder deren Zustand sich akut verschlechtert, mit Bauchschmerzen und einsetzendem Organversagen, wie oben erläutert.
- Eruierung von Trauma, Verbrennung, abdominelle Operationen mit Fokus auf Auffälligkeiten hinsichtlich Operationszeit, Volumenmanagement, Transfusion, forciertem abdominellem Verschluss, Sepsiszeichen (Quick-SOFA)

83.9.3 Körperliche Untersuchung

- *Inspektion*: gebläthes Abdomen, prall gespanntes Abdomen, im Verlauf Umfangszunahme, Drainagesekret
- *Palpation*: Distension, Abwehrspannung, Peritonismus, Vitalzeichen (Herzfrequenz und Blutdruck)
- *Perkussion*: tympanitischer, trommel- oder paukentonartiger Klopfschall, gedämpfter Klopfschall
- *Auskultation*: Totenstille, hochgestellte klingende Darmgeräusche

83.9.4 Labor

- Blutgasanalyse + kleines Blutbild:
  - Elektrolyte
  - Blutbild
  - Laktat
  - Blutgas
  - Gerinnungsdiagnostik
  - Hydrogenkarbonat

83.9.5 Bildgebende Diagnostik

Sonografie

- Identifizierung von Flüssigkeit, Hämatomen, Abszessen, Raumforderungen

CT

- Identifizierung von Flüssigkeit, Hämatomen, Abszessen, Raumforderungen

83.10 Differenzialdiagnosen

- Das abdominelle Kompartmentsyndrom beschreibt einen Symptomenkomplex, der klinisch durch einen erhöhten intraabdominellen Druck > 20 mmHg und ein neu aufgetretenes Ein- oder Mehrorganversagen charakterisiert ist.
- Differenzialdiagnosen sind alle Krankheitsbilder, die mit einem akuten Abdomen einhergehen, aber nicht zu einer intraabdominellen Hypertonie > 20 mmHg und einem neuen Organversagen führen, obgleich sie ebenfalls ein abdominelles Kompartmentsyndrom verursachen können (▶ Tab. 83.1).

83.11 Therapie

83.11.1 Therapeutisches Vorgehen

- Die WACS schlägt einen klaren Algorithmus zur Therapie des erhöhten intraabdominellen Druckes und des abdominellen Kompartmentsyndroms vor (▶ Abb. 83.2, ▶ Tab. 83.2).
- *IAP ≥ 12 mmHg*:
  - moderates Flüssigkeitsmanagement, Optimierung der Organperfusion, Senken des IAP wie folgt:
    - medikamentös: Sedierung und Analgesie, keine Oberkörperhochlagerung > 30 Grad
    - Senken des intraluminalen Druckes durch Legen von Magensonde, Darmdekompression und Prokinetika
    - Punktieren von intraabdominellen Flüssigkeiten
    - Optimierung des Wasserhaushalts (Kolloide, Dialyse, ausgeglichen bis negativ bilanzieren!)
    - Senkung der Nachlast und Steigerung der Vorlast
    - Organunterstützung: Lunge, Kreislauf etc.
- *IAP > 20 mmHg und neu aufgetretenes Organversagen:*
  - nein: Monitoring des IAP alle 4 Stunden, solange der Patient kritisch krank
  - ja (= akutes Kompartmentsyndrom): Identifizierung und Therapie der Ursache
    - primäre Ursache: operative Dekompression mittels Laparotomie mit temporärem Bauchdeckenverschluss (abdominelle VAC-Anlage, Einnaht eines Vicrylnetzes als Platzhalter)
    - sekundäre Ursache/Rezidiv: Senken des IAP (siehe oben)
- *kontinuierlicher IAP < 12 mmHg*: AKS/intraabdominelle Hypertension geheilt

Tab. 83.1 Differenzialdiagnosen des abdominellen Kompartmentsyndroms.

Bauchregion	Differenzialdiagnosen
rechter oberer Quadrant	Cholezystitis, Leberruptur, Leberabszess, Pankreatitis, Pleuritis, Pneumonie, mechanisches Hindernis
Epigastrium	Ösophagusruptur, perforiertes Magen-/Duodenalulkus, Pankreatitis, Myokardinfarkt, Perikarditis, rupturiertes Aortenaneurysma, mechanisches Hindernis
linker oberer Quadrant	perforiertes Magenulkus, Pankreatitis, Nephrolithiasis, Milzruptur, mechanisches Hindernis
periumbilikal	Appendizitis, Darmischämie, Darmperforation, rupturiertes Aortenaneurysma, mechanisches Hindernis
rechter unterer Quadrant	Appendizitis, Extrauteringravidität, stielgedrehte Ovarialzyste, Nephrolithiasis, Darmperforation, mechanisches Hindernis
linker unterer Quadrant	Sigmadivertikulitis, Extrauteringravidität, stielgedrehte Ovarialzyste, Nephrolithiasis, Darmperforation, mechanisches Hindernis

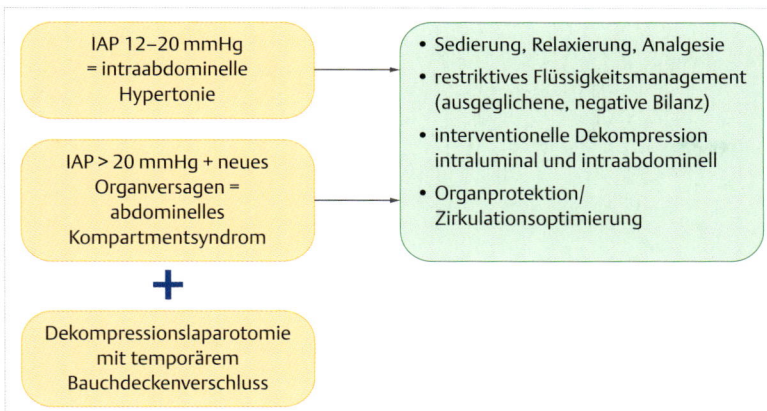

Abb. 83.2 Abdominelles Kompartmentsyndrom. Therapeutischer Algorithmus (IAP: intraabdomineller Druck).

Tab. 83.2 Therapie des erhöhten intraabdominellen Druckes und des abdominellen Kompartmentsyndroms.

Grad der abdominellen Hypertonie	intraabdomineller Druck/Blasendruck (mmHg)	Therapie
I	12–20	Monitoring, optimiertes Flüssigkeitsmanagement
II	>20	Monitoring, optimiertes Flüssigkeits- und Organmanagement, Senken der intraluminalen und intraabdominellen Last durch Drainagen
III (= abdominelles Kompartmentsyndrom)	>20 mit neu aufgetretenem Organversagen	zusätzlich operative Dekompression durch Laparotomie und temporären Bauchdeckenverschluss/offenes Abdomen

83.12 Verlauf und Prognose

- Bei Durchbrechen des kritischen intraabdominellen Druckes von 20 mmHg durch frühe und geeignete Maßnahmen kann die intraabdominelle Hypertonie inklusive des intraabdominellen Kompartments gut therapiert werden.

- Prognostisch limitierend können sich die Grunderkrankung oder die Begleiterkrankung auswirken bzw. ein zu spätes Erkennen mit Einsetzen von irreversiblen Organschäden. Aus diesem Grund ist eine frühe zielgerichtete Diagnostik und Therapie von herausragender Bedeutung.

Teil IX
Endokrine Störungen

84	Hyperglykäme Entgleisung	*646*
85	Hypoglykämie	*652*
86	Hypothyreose: Myxödemkoma	*659*
87	Hyperthyreose: thyreotoxische Krise	*664*
88	Cushing-Syndrom (Hypothalamus und Hypophyse)	*671*
89	Primärer Aldosteronismus (Morbus Conn)	*680*
90	Diabetes insipidus	*688*

84 Hyperglykäme Entgleisung

Jens Aberle, Amir-Hossein Rahvar

84.1 Steckbrief

Bei der hyperglykämen Entgleisung ist grundsätzlich zwischen einer Hyperglykämie bei vorhandener Restsekretion von Insulin (hyperosmolare Entgleisung) und einer diabetischen Ketoazidose zu unterscheiden. Die hyperosmolare Entgleisung trifft häufig bei Patienten mit Typ-2-Diabetes auf. Der pH-Wert ist normal und Ketonkörper sind in aller Regel nicht nachweisbar. Bei der diabetischen Ketoazidose handelt es sich um eine lebensgefährliche Stoffwechselentgleisung aufgrund eines akuten Insulinmangels. Der Einteilung der Erkrankung erfolgt in leicht-, mittel- und schwergradig in Abhängigkeit des klinischen und laborchemischen Befunds. Durch den absoluten Insulinmangel entsteht eine metabolische Azidose. Als wichtigste Therapie beider Entgleisungen gilt eine Insulingabe unter zeitgleicher intravenöser Flüssigkeitssubstitution. Im Fall einer mittel- bis schwergradigen diabetischen Ketoazidose sollte diese Therapie unter intensivmedizinischen Überwachungsbedingungen erfolgen.

84.2 Synonyme

- hyperosmolare Entgleisung
- diabetische Ketoazidose (DKA)
- hyperglykäme Krise

84.3 Keywords

- Diabetes mellitus
- Stoffwechselentgleisung
- metabolische Azidose
- Hyperglykämie

84.4 Definition

- Die *hyperosmolare Entgleisung* ist gekennzeichnet durch stark erhöhte Blutzuckerwerte (> 600 mg/dl) bei fehlenden Ketonkörpern im Blut oder Urin und normalem pH-Wert bzw. unauffälliger Blutgasanalyse.
- Die *diabetische Ketoazidose* ist definiert als metabolische Azidose (pH < 7,30; Bikarbonat > 15 mmol/l; Glukose > 250 mg/dl) mit dem Nachweis von Ketonkörpern im Urin oder Serum.

84.5 Epidemiologie

84.5.1 Häufigkeit

- In den vergangenen 20 Jahren werden steigende Fallzahlen beider Entgleisungsformen registriert.
- In den USA stieg die Inzidenz der diabetischen Ketoazidose (DKA) von ca. 80 000 Fällen im Jahr 1988 auf ca. 140 000 Fälle im Jahre 2009 [1].
- Bei 20–30 % der DKA-Fälle handelt es sich um Erstmanifestationen eines Typ-1-Diabetes.
- Globale Daten sind nicht vorhanden.

84.5.2 Altersgipfel

- Die hyperosmolare Entgleisung tritt häufiger bei Patienten > 70 Jahre auf.
- Der Großteil der Patienten mit einer diabetischen Ketoazidose ist jünger als 65 Jahre.

84.5.3 Geschlechtsverteilung

- Es zeigt sich kein Nachweis einer spezifischen Geschlechterverteilung.

84.5.4 Prädisponierende Faktoren

- insulinpflichtiger Diabetes mellitus
- Steroidtherapie
- reduzierte Flüssigkeitsaufnahme
- Verletzungen, Trauma
- akute und chronische Pankreatitis
- Pankreasoperationen
- Behandlung mit SGLT 2-Inhibitoren (DKA) (SGLT: Sodium dependent glucose transporter)
- Alkohol- und Drogenabusus
- psychiatrische Grunderkrankungen (Malcompliance)

84.6 Ätiologie und Pathogenese

- Bei der *hyperosmolaren Entgleisung* gewährleistet eine noch vorhandene minimale Insulinmenge eine Suppression der Lipolyse, so dass keine Ketonkörper aus freien Fettsäuren gebildet werden und keine Ketoazidose auftritt. Die Hyperglykämie und die Dehydrierung durch den renalen Flüssigkeitsverlust sind jedoch häufig stark ausgeprägt. Das Flüssigkeitsdefizit kann bis zu 8 l betragen.
- Bei der *diabetischen Ketoazidose* kommt es durch einen Insulinmangel zu einer fehlenden Suppression der Lipo-

lyse mit Bildung von Ketonkörpern aus den im Überfluss vorhandenen Fettsäuren. Das Krankheitsbild findet sich am häufigsten bei Patienten mit Typ-1-Diabetes. Die Anreicherung des Blutes mit Ketonkörpern führt zu einer metabolischen Azidose. Zur kompensatorischen CO_2-Elimination können sich die Atemfrequenz und das Atemzugvolumen bis hin zur so genannten „Kussmaulatmung" steigern.

84.7 Klassifikation und Risikostratifizierung

- leichtgradige DKA: pH < 7,30; Serumbikarbonat < 15 mmol/l
- mittelgradige DKA: pH ≤ 7,20; Serumbikarbonat ≤ 10 mmol/l
- schwergradige DKA: pH ≤ 7,10; Serumbikarbonat < 5 mmol/l

84.8 Symptomatik

- *häufige Symptome:*
  - gastrointestinal: Übelkeit, Erbrechen, abdominelle Schmerzen
  - Volumendepletion: trockener Mund, stehende Hautfalten, weiche Bulbi, Muskelkrämpfe
- *seltene Symptome* (schwere diabetische Ketoazidose):
  - respiratorisch: Tachypnoe, Kussmaulatmung, fruchtiger Mundgeruch (azetonartig)
  - Bewusstsein: Vigilanzminderung bis hin zu komatösen Zuständen

84.9 Diagnostik

84.9.1 Diagnostisches Vorgehen

- klinischer Allgemeinzustand
- Vigilanz, Motorik, Volumenstatus
- Blutgasanalyse (pH-Wert, pCO_2, Serumbikarbonat, Glukose, Base Excess, Elektrolyte)
- Ketone im Urin oder Serum (z. B. Keton-Schnelltest)
- Beachte: Die *Messung des pH-Wertes* ist das *wichtigstes diagnostische Kriterium* in der Differenzierung zwischen hyperglykämer Entgleisung und diabetischer Ketoazidose (▶ Tab. 84.1).

84.9.2 Anamnese

- Im Fall eines wachen und ansprechbaren Patienten sollte eine ausführliche Anamnese erhoben werden, die folgende Punkte einschließt (Fremdanamnese bei diabetischem Koma!):
  - Frage nach den Leitsymptomen Polyurie, Polydipsie, Gewichtsverlust und Abgeschlagenheit in den vergangenen Wochen und Monaten
  - Ist ein Diabetes mellitus bekannt? Kam es bereits in der Vergangenheit zu diabetischen Ketoazidosen?
  - Besteht eine positive Familienanamnese für Diabetes mellitus?
  - Besteht eine adäquate Insulinzufuhr bei bekanntem Typ-1-Diabetes? Die Form der Insulintherapie sollte genau erfragt werden (intensivierte Insulintherapie, Insulinpumpentherapie, orale Antidiabetika).
  - Gab es in den vergangenen Tagen oder Wochen Hinweise für ein Infektgeschehen (Fieber, Husten, Dysurie, Schmerzen)?
  - Wurden jemals Pankreasoperationen durchgeführt?
  - Medikamentenanamnese, cave: Psychopharmaka, SGLT-2-Inhibitoren

84.9.3 Körperliche Untersuchung

- Volumendepletion mit stehenden Hautfalten, trockener Zunge und Haut, weichen Bulbi
- Polyurie
- Blutdruck und Herzfrequenz
- Vigilanzkontrolle
- Es sollte insbesondere nach Insulinpumpen, Geräten zur kontinuierlichen Glukosemessung (CGM) und zum Flash-Glukose-Monitoring (FGM) gesucht werden. Im Fall einer Insulinpumpentherapie sollte analysiert werden, ob die Insulinzufuhr durch das Pumpensystem (Pumpe, Katheterschlauch, Nadel) gestört ist.
- Bauch und Oberschenkel sollte auf Zeichen einer fehlerhaften Insulininjektion (Lipohypertrophie) hin untersucht werden.

Tab. 84.1 Hyperglykäme Entgleisung: diagnostisch bedeutsame Laborparameter.

Erkrankung	Glukose (mg/dl)	pH-Wert arterielles Blut	HCO_3 (mEq/l)	Ketone
diabetische Ketoazidose	> 250	< 7,3	–	–
hyperosmolare Entgleisung	> 250	normal	normal	normal
Laktatazidose	< 200	< 7,25	< 15	normal, Laktat > 8 mmol/l

84.9.4 Labor

- In der Akutsituation sollte unmittelbar eine venöse oder kapilläre Blutgasanalyse zur initialen Risikostratifizierung erfolgen. Bei einem pH < 7,35 und einem verminderten Bikarbonatspiegel liegt eine *metabolische Azidose* vor.
- Bei Nachweis von Ketonen im Urin oder Serum (Keton-Schnelltest) und Hyperglykämie liegt laut Definition eine *diabetische Ketoazidose* vor.
- Der aktuelle HbA_{1c}-Spiegel liefert Hinweise auf die Dauer der bestehenden hyperglykämen Entgleisung (HbA_{1c} > 6,5 % → gesicherter Diabetes mellitus)
- Glukosespiegel (Nüchternglukose > 126 mg/dl → gesicherter Diabetes mellitus)
- Elektrolyte, Nierenretentionsparameter, Blutbild, Entzündungsparameter, Lipidprofil
- Autoimmunitätsdiagnostik: Glutamatdecarboxyase-(GAD-)Antikörper, Inselzellantikörper, IA2-Antikörper
- C-Peptid (stimuliert unter Hyperglykämie):
  - < 1 µg/l: starker Hinweis für Insulinmangeldiabetes (Typ-1-Diabetes, pankreopriver Diabetes mellitus)
  - > 3 µg/l: Hinweis für eine adäquate Insulinproduktion

84.9.5 Bildgebende Diagnostik

Sonografie

- Bei der Erstdiagnose eines Diabetes mellitus sollte stets eine Sonografie des Abdomens (insbesondere des Pankreas) erfolgen.

Röntgen

- Bei klinischem und laborchemischem Hinweis auf eine Pneumonie sollte ein Röntgen-Thorax mit der Frage nach pneumonischen Infiltraten erfolgen.

84.9.6 Instrumentelle Diagnostik

EKG

- Da im Rahmen einer hyperglykämen Entgleisung schwere Elektrolytstörungen auftreten können, sollte zum Ausschluss von Herzrhythmusstörungen oder Blockbildern ein EKG geschrieben werden.

84.10 Differenzialdiagnosen

Tab. 84.2 Differenzialdiagnosen der hyperglykämen Entgleisung.

Differenzialdiagnose	Bemerkungen
metabolische Azidose	Zur Ausbildung einer metabolischen Azidose gibt es eine Vielzahl an Ursachen. Eine häufige Ursache besteht im akuten und chronischen Nierenversagen. Des Weiteren können Intoxikationen mit verschiedenen Substanzen (z. B. Salizylate, Methanol) zu einer metabolischen Azidose führen. Zur Differenzierung sollte eine genaue Anamnese erhoben werden sowie eine Blutzuckermessung erfolgen. Bei nachgewiesener Hyperglykämie empfehlen sich die Bestimmung von Ketonen im Serum oder Urin sowie die Spiegelbestimmung des C-Peptids.
	Unter Therapie mit SGLT 2-Inhibitoren kann es bei Patienten mit Typ-2-Diabetes mellitus zum Krankheitsbild einer euglykämen diabetischen Ketoazidose kommen. Das klinische Bild ähnelt der Ketoazidose beim Typ-1-Diabetes. Häufig sind die Blutzuckerwerte nur geringfügig erhöht. Typischerweise tritt die Erkrankung auf, wenn die Nahrungsaufnahme vermindert ist (z. B. im Rahmen von Diäten oder perioperativ) und die Behandlung mit einem SGLT 2-Inhibitor nicht unterbrochen wurde.
Vigilanzminderung	Da eine Vielzahl von Krankheitsbildern mit Vigilanzstörungen (Somnolenz, Koma) einhergehen kann, steht die rasche Diagnostik (Blutglukose, Blutgasanalyse, Ketonnachweis) zum Nachweis einer diabetischen Ketoazidose im Vordergrund.

84.11 Therapie

84.11.1 Therapeutisches Vorgehen

- Die wichtigste Therapie der *diabetischen Ketoazidose* ist der Beginn oder die Wiederaufnahme einer *adäquaten Insulinzufuhr*. Bei der gesicherten diabetischen Ketoazidose sollte eine sofortige intravenöse Insulintherapie mittels Insulinperfusor unter zeitgleicher intravenöser Flüssigkeitsgabe und engmaschiger Kontrolle des Blutzuckerspiegels erfolgen. ▶ Abb. 84.1 gibt eine Übersicht über das therapeutische Vorgehen bei der diabetischen Ketoazidose, entsprechend der aktuellen S 3-Leitlinie zur Therapie des Typ-1-Diabetes.

84.11 Therapie

Abb. 84.1 Diabetische Ketoazidose. Therapeutisches Vorgehen [2].

① Legen eines Zugangs
- sofortige Sicherstellung eines großvolumigen venösen Zugangs (peripher oder zentral)

② Volumensubstitution
- NaCl 0,9 %, Sterofundin oder Ringer-Lösung
- Gabe von 1–2 l Volumen über 30–60 Minuten; **cave:** Herzinsuffizienz und renale Ausscheidung (Niereninsuffizienz, dialysepflichtige Patienten)
- gesamter Volumenbedarf etwa 5–10 l bzw. 15 % des gesamten Körpergewichts

③ Blutglukosesenkung
- langsame Blutglukosesenkung mit niedrigdosierter Insulingabe unter stündlichen Blutglukose- und Kaliumkontrollen (venöse Blutgasanalyse)
- intravenöse Insulingabe, initial als Bolus (0,10–0,15 IE/kgKG), dann per Insulinperfusor (0,10 IE/kgKG/Stunde i.v.); bei insuffizienter Blutzuckerabsenkung ist eine Steigerung der Perfusorlaufrate auf 0,15–0,20 IE/kgKG/Stunde möglich
- **cave:** *Blutzuckersenkung nur unter engmaschigen Kontrollen des Kaliumspiegels;* bei initial erniedrigtem Kaliumspiegel zunächst Substitution vor Beginn der Insulintherapie
- *Faustregel:* Zur Vermeidung eines Hirnödems sollte die Blutglukose nicht um mehr als 50 mg/dl/Stunde gesenkt werden (in der 1. Stunde maximal 100 mg/dl). Innerhalb der ersten 24 Stunden sollte der Blutzucker nicht tiefer 250 mg/dl gesenkt werden.
- Bei einem zu raschen Blutglukoseabfall (> 300 mg/dl) erfolgt eine intravenöse Gabe von Glukose 10 % mit einer Infusionsgeschwindigkeit abhängig vom Blutglukosespiegel.

④ Kaliumsubstitution
- *Kalium > 5,5 mmol/l:* keine Kaliumgabe notwendig
- *Kalium zwischen 5,5 und 3,5 mmol/l:* Substitution mit 10 mmol KCl/Stunde unter engmaschigen Elektrolytkontrollen (ggf. Steigerung der Dosis)
- *Kalium < 3,5 mmol/Stunde:* Substitution mit 40 mmol KCl/Stunde (maximale Kaliumgabe 30–40 mmol/Stunde)
- **cave:** Nach Beginn der Insulintherapie kann es zu einem raschen Abfall des Kaliumspiegels kommen. Bei fehlender Möglichkeit einer adäquaten Kaliumsubstitution unter intravenöser Insulingabe sollte unter der Gefahr schwerer Herzrhythmusstörungen die Insulinzufuhr kurzzeitig pausiert werden, um eine adäquate Kaliumsubstitution zu gewährleisten.

⑤ Ausnahmefall: Bikarbonatgabe
Von einer regelhaften Bikarbonatgabe sollte aufgrund des Wasser-Kalium-Shifts abgesehen werden. Die Bikarbonatgabe erfolgt als Ausnahme bei einem pH < 7,0 (100 ml 8,4 % Natriumbikarbonat über eine Stunde bis zu einem pH von 7,0)

① Legen eines Zugangs

peripherer Zugang oder zentraler Venenkatheter (abhängig von Alter, Schwere der Entgleisung, Vorliegen von Begleiterkrankungen)

② Rehydrierung

- Flüssigkeitsmangel steht im Vordergrund wie bei der Sepsis
- mittleres Flüssigkeitsdefizit bei hyperosmolarer Entgleisung: ca. 8 l

Zeit (Stunden)	Flüssigkeit (ml/Stunde)
1	500–1000
2–4	ca. 500
5–8	ca. 250
8–24	nach Bedarf

③ Blutglukosesenkung

- Insulin (very low dose, slow motion) ca. 0,1 IE Insulin/kgKG
- zunächst Blutzuckersenkung um 2,8 mmol/l/Stunde, bis Wert von 13,9 mmol/l erreicht ist

Faustregel zur Blutglukosesenkung: durch Rehydratation Senkung der Blutglukose um 35–70 mg/dl/Stunde, durch „niedrigdosierte Insulintherapie" Senkung der Blutglukose um 65–125 mg/dl/Stunde

Zeit (Stunden)	Insulin (IE/Stunde)	
1	5–10	Glukoseabfall < 5,6 mmol/l
2–4	2–8	wenn Glukose < 13,9 mmol/l, 5 % Glukose

④ Kaliumsubstitution

Ein normaler oder auch hoher Kaliumwert darf nicht über das Kaliumdefizit hinwegtäuschen.

K⁺ > 5,5 mmol/l: keine Kaliumgabe
K⁺ = 3,5–5,5 mmol/l: 20 mmol K⁺/l
K⁺ < 3,5 mmol/l: 40 mmol/l, Insulin reduzieren, bis K⁺ > 3,5 mmol/l

Abb. 84.2 Hyperosmolare Entgleisung. Therapeutisches Vorgehen.

- Eine *hyperosmolare Entgleisung* sollte zunächst mit einer ausreichenden *Flüssigkeitszufuhr* behandelt werden. Hierdurch kommt es bereits zu einem Abfall der Blutglukosewerte. Ergänzend ist zudem eine rasche Insulingabe sinnvoll (▶ Abb. 84.2).

84.11.2 Allgemeine Maßnahmen

- Kontinuierliche intravenöse Insulingabe mittels Perfusor unter engmaschigen Blutzuckerkontrollen und zeitgleicher intravenöser Flüssigkeitssubstitution.

84.11.3 Pharmakotherapie

- Orale Antidiabetika sollten vermieden werden.

84.11.4 Interventionelle Therapie

Hämodialyse/Hämofiltration

- Im Fall eines begleitenden schweren akuten Nierenversagen mit Anurie und ausgeprägter Azidose kann in seltenen Fällen eine intermittierende Dialysetherapie erforderlich sein.
- Bei bereits bestehender terminaler Niereninsuffizienz sollte das bisherige Dialyseschema fortgeführt werden.

84.11.5 Operative Therapie

- In den vergangenen Jahren hat die Pankreastransplantation bei Typ-1-Diabetes eine zunehmend wichtige Rolle gespielt, insbesondere in Kombination mit der Nierentransplantation bei fortgeschrittener diabetischer Nephropathie [3].

84.12 Nachsorge

- Bei jeder insulinpflichtigen oder mit Insulin therapierten Form des Diabetes mellitus sollte eine ambulante Anbindung an eine diabetologische Schwerpunktpraxis erfolgen.

84.13 Verlauf und Prognose

- *Unbehandelt* verläuft die diabetische Ketoazidose *tödlich*. Wenn eine rasche Therapie und Überwachung erfolgt, erholen sich die Patienten meist folgenlos von einer diabetischen Ketoazidose.
- Um Folgeerkrankungen wie der diabetischen Retinopathie, Neuropathie und Nephropathie vorzubeugen, ist eine *adäquate Blutzuckereinstellung* notwendig. Angestrebt sollten ein HbA_{1c} zwischen 6,5 und 7,5 % bei Typ-1-Diabetes.

84.14 Prävention

- Die Schulung der Diabetespatienten durch Diabetesberatungskräfte stellt einen wesentlichen Teil der Vorsorge gegen die Entwicklung der hyperosmolaren Entgleisung und der diabetischen Ketoazidose dar.

84.15 Quellenangaben

[1] Kitabchi AE, Umpierrez GE, Miles JM et al. Hyperglycemic crises in adult patients with diabetes. Diabetes Care 2009; 7: 1335–1343
[2] Matthaei S, Kellerer M. S 3-Leitlinie Therapie des Typ-1-Diabetes – Version 1.0; September 2011, DDG Deutsche Diabetes Gesellschaft. AWMF-regsiter-Nr. 057-013
[3] Roberston RP, Davis C, Larsen J et al. Pancreas and islet cell transplantation in type 1 diabetes. Diabetes Care 2006; 4: 935

84.16 Wichtige Internetadressen

- Deutsche Diabetes Gesellschaft: http://www.deutsche-diabetes-gesellschaft.de

85 Hypoglykämie

Werner Kern, Michael Lehrke, Alexander Kersten

85.1 Steckbrief

Die Hypoglykämie ist eine potenziell lebensbedrohliche metabolische Dysregulation, die sowohl als Begleitphänomen schwerer Erkrankung, medikamentös bedingt oder als Folge von Noxen und Stoffwechseldefekten auftreten kann. Schwere Hypoglykämien können zu Herzrhythmusstörungen und neurokognitiven Einschränkungen führen. Der Blutzucker sollte bei jedem Patienten mit neurokognitiven Auffälligen bettseitig gemessen werden. Die Detektion einer Hypoglykämie ist bei sedierten oder anästhesierten Patienten erschwert. Die häufigste Ursache von Hypoglykämien ist die Gabe antidiabetischer Medikamente wie Insulin und Sulfonylharnstoffe. Auch kann eine Hypoglykämie Ausdruck unterschiedlicher kritischer Erkrankungen wie Sepsis, Nieren- oder Leberversagen, hormoneller Störungen sowie von Krebserkrankungen sein. Jeder Blutzucker unter 60 mg/dl sollte bei symptomatischen oder nicht zu beurteilenden Patienten behandelt werden.

85.2 Synonyme

- Unterzucker
- Hypoglykämie
- Glukopenie
- Glukosemangel

85.3 Keywords

- Unterzucker
- Hypoglykämie
- Glukopenie
- Glukosemangel

85.4 Definition

- Eine Hypoglykämie wird klassisch durch die Whipple-Trias definiert:
  - typische Symptome einer Hypoglykämie, zu denen Aufmerksamkeitsstörungen, Ängstlichkeit, Lethargie, Palpitationen, Tremor, Krampfanfall und Bewusstlosigkeit und andere gehören können
  - bei gleichzeitig niedriger Blutglukose
  - und Reversibilität der Symptome durch Zufuhr von Glukose
- Da Patienten mit einer Hypoglykämie-Wahrnehmungsstörung auch bei sehr niedriger Blutglukose völlig symptomlos sein können, ist die Festlegung eines allgemeingültigen Blutglukosegrenzwerts zur Definition einer Hypoglykämie schwierig. Die American Diabetes Association hat einen *Grenzwert von 70 mg/dl* festgelegt [35], da es bei gesunden Probanden unterhalb dieses Wertes zu einer abgeschwächten hormonellen Gegenregulation während nachfolgender Hypoglykämien kommt, die üblicherweise für ca. 3 Tage anhält.
- Bei kritisch erkrankten Patienten auf der Intensivstation ist eine Beurteilung der Neurokognition häufig deutlich erschwert, so dass die Diagnose einer Hypoglykämie in den meisten Fällen ausschließlich anhand des Blutzuckers gestellt wird. Jeder Blutzucker *unter 60 mg/dl* sollte bei symptomatischen oder nicht beurteilbaren Patienten *behandelt* werden.

85.5 Epidemiologie

85.5.1 Häufigkeit

- Am einfachsten zu erfassen sind schwere Hypoglykämien, die zur Krankenhauseinweisung führen. In einer amerikanischen Untersuchung waren schwere Hypoglykämien die zweithäufigste Ursache für eine Einweisung in die Notaufnahme aufgrund unerwünschter Arzneimittelnebenwirkungen. Betroffen waren insbesondere ältere Menschen, die mit Insulin oder Sulfonylharnstoffen behandelt wurden [6]. In einer retrospektiven Analyse an 917440 Patienten mit Diabetes (ca. 95 % mit Typ-2-Diabetes lag die Rate schwerer Hypoglykämien im Mittel bei 1,5 pro 100 Patientenjahre [26]. Nur etwa jede zehnte schwere Hypoglykämie führt zu einer Klinikeinweisung, wobei deren Häufigkeit in retrospektiven Studien meist unterschätzt wird [7].
- Während einer intensivmedizinischen Behandlung wurde die Hypoglykämiehäufigkeit in den ersten 24 Stunden unter Berücksichtigung von 66184 Patienten mit 13,8 % bei einem Grenzwert der Blutglukose < 82 mg/dl angegeben. Wurde der Grenzwert auf < 44 mg/dl gesenkt, waren 1,5 % der Patienten betroffen [2]. Die Häufigkeit von Hypoglykämien auf der Intensivstation nahm in den letzten Jahren zu, was Ausdruck einer strengeren Blutzuckereinstellung kritisch kranker Patienten als Reaktion auf teils günstige Studienergebnisse ist. Nach Veröffentlichung der Leuven-Studie, die unter monozentrischen Bedingungen einen Überlebensvorteil durch eine strenge Blutzuckereinstel-

lung bei chirurgischen Intensivpatienten zeigte, wurden zunehmend normnähere Blutzuckerwerte auf US-amerikanischen Intensivstationen angestrebt. Damit einhergehend nahm die Hypoglykämiehäufigkeit von initial 3 % auf 5,8 % zu, was nach Veröffentlichung der multizentrischen NICE-SUGAR-Studie, trotz Nachweis einer Übersterblichkeit unter intensivierter Blutzuckertherapie auf der Intensivstation, nicht wesentlich rückläufig war [25].

85.5.2 Altersgipfel

- Das Hypoglykämierisiko erweist sich sowohl bei jungen (22–44 Jahre) als auch alten (> 75 Jahre) Patienten mit Diabetes gegenüber dem mittleren Lebensabschnitt (45–55 Jahre) erhöht, wobei das höchste Risiko (2,5fach gesteigert) im hohen Lebensalter besteht. Intensivmedizinisch gibt es keinen definierten Altersgipfel, da sich das Krankheitsbild durch alle intensivmedizinisch behandelten Patientengruppen zieht.

85.5.3 Geschlechtsverteilung

- keine Angabe möglich

85.5.4 Prädisponierende Faktoren

- Neben dem Lebensalter sind die Medikation sowie Komorbiditäten wesentliche Prädiktoren für das Auftreten von Hypoglykämien bei Patienten mit Diabetes. So geht eine Depression mit einem 50 % höheren Hypoglykämierisiko, eine Nieren- oder eine Herzinsuffizienz mit jeweils einem 5fach höheren Hypoglykämierisiko einher [26]. Schwere Hypoglykämien traten in einer retrospektiven Kohortenstudie am häufigsten unter einer Behandlung mit einem Mahlzeiteninsulin (12fach höheres Risiko), einem Basalinsulin (7,7fach höheres Risiko) oder einem Insulinsekretanalogon (2,2fach höheres Risiko) im Vergleich zu anderweitig antidiabetischer Behandlung auf. Die Gabe von Betablocker war mit einer Verdopplung des Risikos assoziiert.
- Interessanterweise traten schwere Hypoglykämien insbesondere bei schlechter Blutzuckereinstellung (HbA_{1c} > 9,0 %; 2,5fach höheres Risiko) auf und waren bei guter Blutzuckereinstellung (HbA_{1c} < 7,0 %) relativ seltener [26]. Dies deckt sich mit den Ergebnissen des Veterans Affairs Diabetes Trial, in dem schwere Hypoglykämien ebenfalls insbesondere bei schlechter Blutzuckereinstellung auftraten [9], was der weitläufigen Meinung widerspricht, dass ein hoher HbA_{1c} vor schweren Hypoglykämien schützt.
- Intensivmedizinisch ist der Schweregrad der Grunderkrankung, das Vorliegen einer Infektion mit Sepsis und eine Multiorgandysfunktion prädisponierend für das Auftreten einer Hypoglykämie.

85.6 Ätiologie und Pathogenese

- Sinkt beim Gesunden die Blutglukose unter 80 mg/dl, wird die endogene Insulinsekretion aktiv gehemmt.
  - Bei einer Blutglukose < 65 mg/dl erfolgt eine *Aktivierung des sympathoadrenalen Systems* mit vermehrter Freisetzung von Katecholaminen und Glukagon. Ein wichtiger Trigger für die Glukagonsekretion ist dabei der Abfall der endogenen Insulinsekretion. Nachfolgend wird auch vermehrt Kortisol, Wachstumshormon und Prolaktin freigesetzt. Die zunehmende Aktivierung des sympathoadrenalen Systems bewirkt die Entstehung der so genannten *„autonomen" Symptome* wie Schwitzen, Zittern, Herzklopfen, Hunger- und Angstgefühle, die dem Menschen signalisieren, aktiv durch Zufuhr von Kohlenhydraten einer weiteren Unterzuckerung entgegenzuwirken.
  - Erst bei einer Blutglukose < 50 mg/dl treten erste *neuroglykopenische Symptome* wie Konzentrations- und Sehstörungen, Schwindel oder Störungen der Feinmotorik auf.
  - Bei einer Blutglukose < 30 mg/dl drohen *Krämpfe* und *Bewusstseinsverlust* [13].
- Besteht ein Typ-1-Diabetes über mehrere Jahre, kann die endogene Insulinsekretion weitgehend zum Erliegen kommen. Damit fehlt der auslösende Trigger für die Glukagonsekretion. Mit längerer Erkrankungsdauer kann aber auch beim Typ-2-Diabetes die Insulinsekretion abnehmen, was ebenfalls zu einer *verminderten Glukagonsekretion* führen kann. Dadurch fehlt bei beiden Diabetesformen ein wichtiger Stimulus für die Glukoseneubildung in der Leber, wodurch Unterzuckerungen ausgeprägter und protrahierter verlaufen.
- Die Aktivierung des sympathoadrenalen Systems erfolgt zudem meist erst bei deutlich niedrigerer Blutglukose als beim Gesunden. Sie ist aber die entscheidende Voraussetzung für die Entstehung der wichtigen autonomen Frühwarnsymptome der Hypoglykämie. Sie treten meist erst bei einer Blutglukose auf, bei der es bereits zu einer Beeinträchtigung der Gehirnfunktion gekommen ist, wodurch die Hypoglykämiesymptome häufig nicht mehr richtig erkannt und interpretiert werden können, um adäquate Gegenmaßnahmen einzuleiten. Man spricht von einer *Hypoglykämiewahrnehmungsstörung*. Es wird angenommen, dass bei 20–25 % der insulinbehandelten Patienten unabhängig vom Diabetestyp eine mehr oder weniger ausgeprägte Störung der Hypoglykämiewahrnehmung besteht [13].
- Ursachen einer schweren Unterzuckerung:
  - *Behandlungsfehler*: falsches Abschätzen der Kohlenhydrate, ungenügendes Durchmischen der NPH-Insulinlösung, Verwechslung der Pens oder Einlegen der falschen Patrone, zu langer Spritz-Ess-Abstand, unzureichende Insulindosisanpassung bei gestörter Resorp-

tion der Nahrung durch Erbrechen, Diarrhöe oder Gastroparese
- Intensive oder ungewohnte *körperliche Aktivität* kann während und unmittelbar nach körperlicher Belastung, aber auch noch viele Stunden danach durch den so genannten Muskelauffülleffekt zu einem Absinken der Blutglukose führen [13]. Nicht selten entwickelt sich während des Nachtschlafs eine Unterzuckerung, wenn die Insulindosis nicht entsprechend reduziert oder eine Spätmahlzeit eingenommen wurde.
- *Übermäßiger Alkoholkonsum* kann noch viele Stunden später durch eine Hemmung der hepatischen Glukoneogenese zu einer Unterzuckerung führen [13]. Das Risiko ist besonders hoch, wenn der Alkoholkonsum mit vermehrter körperlicher Aktivität zusammenfällt. *Metformin* als Glukoneogeneseinhibitor kann den Effekt des Alkohols auf die Leber verstärken.
- *Spritzen* des Insulins in *lipodystrophe Areale*, wodurch die Resorption des Insulins stark variieren kann
- eine *Begleitmedikation*, die zu einer Abschwächung der Hypoglykämiewahrnehmung und -gegenregulation führt, z. B. Benzodiazepine, Valproinsäure, Morphine und Betabocker [26]
- Eine neu aufgetretene *Niereninsuffizienz* kann die Halbwertszeit von Sulfonylharnstoffen und Insulin verlängern und so zu Unterzuckerungen führen.
- Unterzuckerungen unmittelbar nach dem Essen können bei Patienten mit *Gastroparese* auftreten, so dass das Insulin wirkt, bevor die Kohlenhydrate resorbiert wurden. Hier kann es sinnvoll sein, das Insulin erst nach dem Essen zu spritzen.
- Eine Hypoglykämie bei *kritisch kranken Patienten* hat multimodale Ursachen. Veränderungen der Kortisol-, Glukagon- und Wachstumshormonspiegel, Katecholamintherapie sowie Schwankungen der Glukoneogenese und der Glykogenolyse führen im intensivmedizinisch behandlungspflichtigen Zustand zu schweren Schwankungen des Blutzuckers mit der Möglichkeit der schwersten, lebensbedrohlichen Hypoglykämie [29].

85.7 Symptomatik

- Neben den klassischen sympathoadrenalen Symptomen wie Schwitzen, Zittern, Tachykardie und den neuroglykopenischen Symptomen wie Konzentrations- und Sehstörungen oder Störungen der Feinmotorik können Hypoglykämien auch zu akuten und langfristigen Veränderungen an Herz und Gehirn führen.
- *kardiale Effekte:*
    - Der Katecholaminanstieg während der Unterzuckerung erhöht Blutdruck, Herzfrequenz und kardiale Auswurfleistung, was mit einem gesteigerten Sauerstoffbedarf des Herzens einhergeht. Zudem entsteht eine Thrombophilie bei gehemmter Thrombolyse bei reduzierter myokardialer Durchblutungsreserve, wo-
    durch Myokardischämien begünstigt werden. Während einer Hypoglykämie wird die elektrische Repolarisation des Herzens verzögert, was sich in einer Zunahme der QTc-Zeit äußert und eine arrhythmogene Vulnerabilität erzeugt.
    - Kontinuierliche Glukosemessungen bei gleichzeitiger Langzeit-EKG-Analyse haben gezeigt, dass *nächtliche Hypoglykämien* schwerer ausgeprägt sind, im Mittel dreimal so lange dauern, einen niedrigeren Blutglukosetiefstwert aufweisen und häufiger mit ventrikulären Extrasystolen und Sinusbradykardien einhergehen als *Hypoglykämien am Tag* [8]. Auch die Herzfrequenzvariabilität und der Barorezeptorreflex nehmen durch eine Hypoglykämie ab.
    - Diese Veränderungen, die bis zu 24 Stunden nach einer Hypoglykämie andauern können, gelten als *unabhängige Risikofaktoren* für kardiovaskuläre Ereignisse. Bei hohem HbA_{1c} begünstigen schwere Hypoglykämien zudem langfristig atherogene Prozesse an den Koronarien, wofür sich bei guter Blutzuckereinstellung kein Hinweis ergab [30]. In einer Metaanalyse unter Berücksichtigung von 900 000 Patienten mit Diabetes war das Risiko für kardiovaskuläre Ereignisse bei Auftreten von schweren Hypoglykämien mehr als verdoppelt [15].
- *Effekte auf die Gehirnfunktion:*
    - In einer longitudinalen, retrospektiven Kohortenstudie an über 16 000 Personen mit Typ-2-Diabetes stieg das Risiko, nach dem 65. Lebensjahr eine *Demenz* zu entwickeln, mit der Anzahl vorausgegangener schwerer Hypoglykämien an und war bei denjenigen mit 3 oder mehr schweren Hypoglykämien in der Vorgeschichte ca. doppelt so hoch wie bei Patienten ohne schwere Hypoglykämien [34]. Vergleichbare Ergebnisse erbrachte eine prospektive Studie über 12 Jahre [36] und eine Datenbankanalyse an über 15 000 Patienten [21].
    - Auch die generelle *kognitive Leistungsfähigkeit* älterer Menschen wird durch schwere Hypoglykämien dauerhaft gestört [12].
- *Blutzuckereinstellung sowie kardiale und zerebrale Komplikationen durch Hypoglykämien:*
    - Eine bemerkenswerte Beobachtung ist, dass in verschiedenen großen Blutzucker-Interventionsstudien (ACCORD, VADT, Origin) die intensiv behandelte Gruppe mit besserem HbA_{1c} zwar häufiger schwere Hypoglykämien aufwies; diese waren jedoch mit einer geringeren Komplikationshäufigkeit assoziiert waren als in der Standardtherapiegruppe mit höherem HbA_{1c} [9], [5], [14]. Dies ist möglicherweise über Adaptionsvorgänge zu erklären, die durch milde Hypoglykämien induziert werden und die Komplikationsrate beim Auftreten einer schweren Hypoglykämie reduzieren. Eventuell wird dies durch eine bessere Energieversorgung des Gehirns nach rezidivierenden milden Unterzuckerungen vermittelt, die vor

85.8 Diagnostik

85.8.1 Diagnostisches Vorgehen

- Eine Hypoglykämie entsteht durch ein Überangebot von Insulin, was durch die exogene Applikation von Insulin, eine verstärkte endogene Insulinproduktion oder eine Inhibition der gegenregulatorischen Regelkreise induziert werden kann.
- Die häufigsten Ursachen einer Hypoglykämie auf der Intensivstation sind:
  - Applikation von Insulin oder Insulinsekretanaloga (Sulfonylharnstoffe, Meglitinide)
  - Alkoholintoxikation über die Hemmung der Glukoneogenese
  - Sepsis über verstärkte Glukoseutilisation und Hemmung der Glukoneogenese
  - Leberkrankungen/Leberversagen über verminderte Glukoneogenese und Glykogenolyse
  - Niereninsuffizienz durch reduzierte Glukoneogenese und verminderte Clearence von Insulin und Sulfonylharnstoffen
  - Rechtsherzversagen durch Inhibition der hepatischen Glukoneogenese und verminderter Glykogenolyse
  - Hungern durch Verbrauch der Glykogenspeicher und fehlenden Präkursoren für die Glukoneogenese
  - Hormoninsuffizienz für Kortisol, Katecholamine, Glukagon, Wachstumshormon durch verminderte Gegenregulation des Glukosemetabolismus
  - Insulinome durch unkontrollierte Insulinproduktion
  - Neoplasmen durch Sekretion von Insulin-like Growth Factor, verstärkten Verbrauch von Glukose
  - nach viszeralen Eingriffen durch rasches Dumping von Glukose in den Dünndarm mit übermäßiger Insulinfreisetzung
  - autoimmun durch Bildung von Insulin- oder Insulinrezeptorantikörpern
  - verschiedene Medikamente wie Fluorchinolone, Pentamidin, Chinin, Betablocker, ACE-Inhibitoren, Insulin-like Growth Factor [23].
  - Urticaria factitia durch gezielte Einnahme von blutzuckersenkenden Medikamenten. Als Hypoglycaemia factitia wird eine gezielte Einnahme von blutzuckersenkenden Medikamenten im Rahmen des Münchhausen-Syndroms bezeichnet
- Die meisten Hypoglykämien treten bei Patienten mit Diabetes unter Therapie mit Insulin oder Sulfonyharnstoffen auf (▶ Tab. 85.1). Ursächlich können hierfür verschiedene Szenarien sein: Die Mahlzeit wird trotz Medikamenteneinnahme vergessen oder es wird eine zu hohe Dosis verabreicht, der Konsum von Alkohol hemmt die Glukoneogenese, körperliche Arbeit oder Erkrankungen führen zu einem verstärkten Glukoseverbrauch. Des Weiteren kann die Bioverfügbarkeit des Antidiabetikums durch Interaktion mit anderen Medikamenten oder eine Nieren- bzw. Leberinsuffizienz gesteigert werden.
- Entscheidend ist auch ohne typische Symptomatik eine *sofortige Blutzuckerbestimmung.* Zu beachten ist, dass manche Patientenmessgeräte zur Blutzuckerselbstmessung im unteren Bereich ungenaue Werte liefern können. Eine Blutzuckersofortmessung soll deshalb nur mit einer qualitätsgesicherten Methode am Krankenbett erfolgen.
- Eine *toxikologische Untersuchung* mit Alkoholspiegel und eine Bestimmung von Medikamentenspiegeln wie Sulfonylharnstoffen und eine parallele Bestimmung von Insulin- und Proinsulinspiegeln als ersten Hinweis auf ein Insulinom kann hilfreich sein.
- Ansonsten richtet sich das diagnostische Vorgehen im weiteren Verlauf nach dem in ▶ Abb. 85.1 gezeigten Schema.

Tab. 85.1 Ursachen von Hypoglykämien.

Substanz	hypoglykämische Wirkung bei Erwachsenen (Stunden)		
	Beginn	Peak	Dauer
schnell wirksames Insulinanaloga wie Aspart, Lispro, Glulisin	0,25–0,5	1–2	3–5
Normalinsulin	0,5–1	2–4	6–10
NPH-Insulin	1–3	4–12	18–24
lang wirksames Insulin wie Glargin	2–4	keiner	24
Glimepirid (Sulfonylharnstoff)		2–3	16–24
Glipizid (Sulfonylharnstoff)		1–3	12–24
Meglitinide wie Nateglinid, Repaglinid		0,5–1	4–6

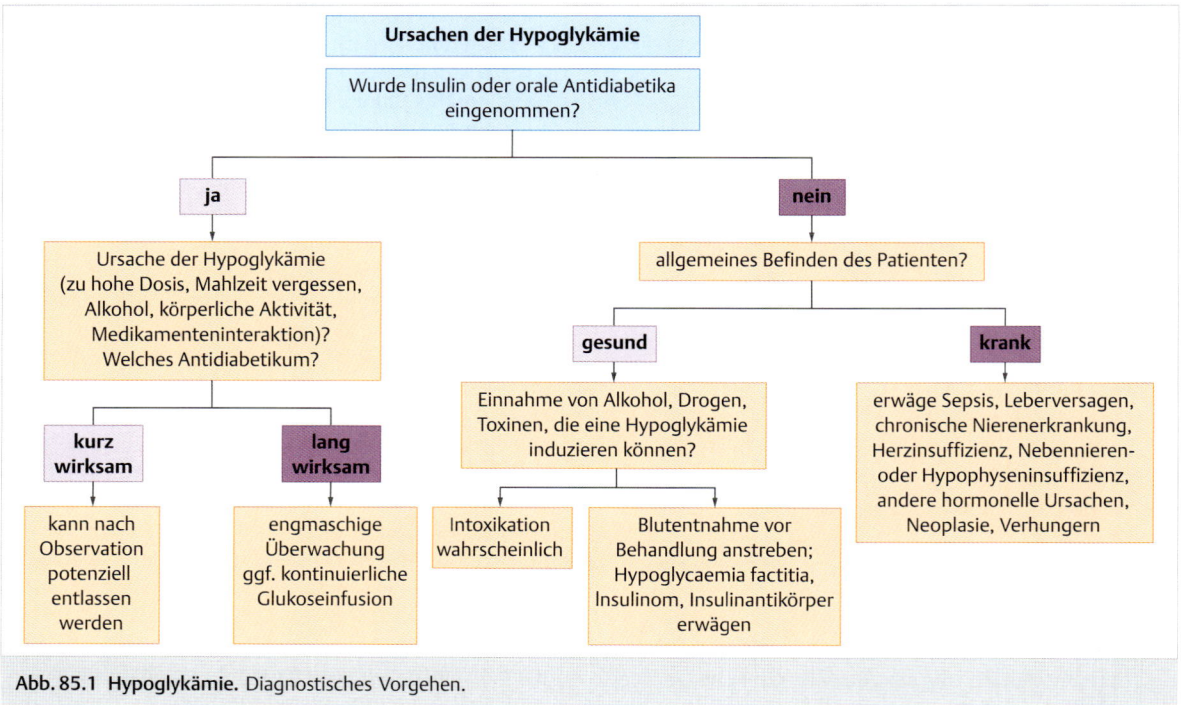

Abb. 85.1 Hypoglykämie. Diagnostisches Vorgehen.

85.8.2 Anamnese

- Zu erfragen sind, soweit möglich: Vorerkrankungen, insbesondere Diabetes mellitus und vorbestehende Medikation, vor allem Insulin und insulinotrope Substanzen, applizierte Dosis, verminderte Nahrungsaufnahme, Alkoholkonsum und körperliche Aktivität.

85.8.3 Körperliche Untersuchung

- Besonders ist zu achten auf *sympathoadrenale Symptome* wie Schwitzen, Zittern, Tachykardie und neuroglykopenische Symptome wie Konzentrations- und Sehstörungen oder Störungen der Feinmotorik.
- Die hormonelle Gegenregulation setzt im *höheren Lebensalter* erst bei niedrigeren Blutglukosewerten ein und die Gesamtmenge freigesetzter gegenregulatorischer Hormone ist reduziert, wodurch Symptome auch *lange Zeit fehlen können*.
- Bei älteren Menschen können sich die Hypoglykämiesymptome auch in *anderer Form* zeigen, z. B. Gangunsicherheit, Schwindel, Gedächtnis- oder Koordinationsstörungen oder verwaschene Sprache.

85.9 Differenzialdiagnosen

- Intensivmedizinisch können folgende Ursachen in Betracht gezogen werden:
  - primäre Hypoglykämien bei nicht vorbekanntem Diabetes
  - sekundäre Hypoglykämien unter Behandlung eines Diabetes
  - Intoxikationen mit bzw. Verwendung von nicht diabetisch wirksamen Medikamenten: Quinolone, Pentamidin, Chinin, Betablocker, ACE-Inhibitoren, Insulin-like Growth Factor
  - Ethanolintoxikation
  - iatrogene Hypoglykämie unter intensivmedizinisch indizierter glykämischer Kontrolle
- Wegweisend sind bei allen Punkten der Kontext und die Anamnese.

85.10 Therapie

85.10.1 Therapeutisches Vorgehen

- *Intoxikationen:* Im Rahmen von schweren Intoxikationen, insbesondere bei Ingestion von großen Mengen Ethanol oder von Betablockern, sowie bei Überdosierung von Sulfonylharnstoffen oder Insulin können schwerste Hypoglykämien auftreten. Die Therapie setzt sich in diesen Fällen aus der allgemeinen intensivmedizinischen supportiven Therapie der betroffenen Organ-

funktionen, wie Atmung und Kreislauf, und der speziellen Therapie zur metabolischen Stabilisierung zusammen.
- *Betablocker:*
  - Bei der Intoxikation mit Betablockern ist neben der Behandlung von Hypotonie und potenziellen bradykarden Herzrhythmusstörungen die frühzeitige Erkennung einer Hypoglykämie essenziell. Die initiale Behandlung kann mit *Glukose* oder *Dextrose* intravenös als Bolusgabe (G40 % oder D 50W) erfolgen. Zeitgleich sollte eine Therapie mit *Insulin* begonnen werden, um die intrazelluläre Verfügbarkeit von Glukose zu optimieren. Um einen euglykämischen Zustand zu erhalten, kann eine *kontinuierliche* Glukose- oder Dextroseapplikation notwendig sein [17] [22].
  - Die *zeitgleiche Verwendung von Glukagon* zielt in diesem Krankheitsbild nicht auf die Stabilisierung der Hypoglykämie ab, sondern dient der hämodynamischen Stabilisierung [3]. Nach einer initialen Bolusgabe von 5 mg Glukagon kann eine längere, kontinuierliche Infusionstherapie angeschlossen werden, wenn der Bolus die Stabilisierung einer Hypotonie erbracht hat. Die *alleinige* Therapie der Betablockerintoxikation mit Glukagon ist allerdings mit einer erhöhten Rate an Behandlungsversagen assoziiert [3].
- *Ethanol:*
  - Bei Intoxikation mit Ethanol ist die schwere Hypoglykämie eine häufige Begleiterscheinung. Daher ist neben der supportiven Therapie die Messung des Blutzuckers und eine entsprechende Stabilisierung mit Glukose oder Dextrose ein fester Therapiebestandteil [33].
- *akute Hepatopathie durch Sulfonylharnstoffe:*
  - Das akute Leberversagen auf der Intensivstation mit den komplexen Auswirkungen auf Neurologie, Hämodynamik, Nieren- und Pankreasfunktion, Gerinnungsstörungen und begleitet von schwerer systemischer Inflammation geht häufig mit einer ausgeprägten Hypoglykämie als Epiphänomen der gestörten Glukoneogenese einher. In der komplexen, intensivmedizinischen Therapie besteht das Ziel darin, möglichst eine Normoglykämie über Infusion von Glukose oder Dextrose herzustellen. Die weitere Therapie zielt auf die Behandlung der ursächlichen Erkrankung und die Stabilisierung der weiteren Organfunktionen ab [4].
- *allgemeine glykämische Kontrolle und Outcome auf der Intensivstation:*
  - Experimentelle und klinische Daten zeigen eine klare Assoziation von Hyperglykämie, Hypoglykämie oder erhöhter Glukosevariabilität mit Infektionen und Mortalität auf der Intensivstation [10], [18], [19].
  - Eine gute Blutzuckerkontrolle vor der Aufnahme auf die Intensivstation führte zu einem verbesserten Überleben bei normwertiger Einstellung der Blutzuckerwerte während des Intensivaufenthalts. Patienten mit schlechter Blutzuckerkontrolle vor Aufnahme auf die Intensivstation profitierten jedoch nicht von einer normwertigen Blutzuckereinstellung während des Intensivaufenthalts und wiesen sogar eine erhöhte Mortalität auf [19], [20], [11]. Ähnliche Ergebnisse wurden von Plummer 2014 berichtet, der sowohl für Patienten ohne Diabetes als auch für Patienten mit gut eingestelltem Diabetes eine Zunahme der Mortalität in Abhängigkeit von der maximalen Blutglukose fand (18 %ige Mortalitätssteigerung pro 20 mg/dl maximale Blutglukose) [27].
  - Somit ist eine glykämische Kontrolle auf der Intensivstation nach dem Motto „one size fits all" wahrscheinlich nicht sinnvoll. Hierzu passend, wurden die Ergebnisse der Leuven-Studien, die monozentrisch einen großen Überlebensvorteil bei chirurgischen Patienten und eine Reduktion der Morbidität (aber nicht der Mortalität) durch eine normwertige Glukoseeinstellung während des Intensivaufenthalts erbrachte, durch die multizentrische NICE-SUGAR Studie widerlegt [31], [32].
  - In NICE-SUGAR war die normwertige Glukoseeinstellung (Zielwerte 81–108 mg/dl) durch intensivierte Insulintherapie durch die Induktion schwerer Hypoglykämien sogar unterlegen und ging mit einer erhöhten Mortalität einher [24]. Die Post-hoc-Analyse erbrachte, dass schwere Hypoglykämien (< 40 mg/dl) und moderate Hypoglykämien (41–70 mg/dl) bei knapp 4 bzw. 45 % der Patienten mit einer Häufung im intensivierten Studienarm auftraten. Die Assoziation von Hypoglykämien mit erhöhter Mortalität war in beiden Studienarmen ähnlich, was einer relativen Risikoerhöhung um 40 % bei moderaten und um 80 % bei schwerer Hypoglykämien entsprach. Auch nach Adjustierung für den Krankheitsschweregrad mit Korrektur für den SOFA-Score (Sequential Organ Failure Assessment) bleibt diese Assoziation unverändert bestehen [16].
  - Daher wird auf Intensivstationen heute ein *Blutzuckerzielwert ≤ 180 mg/dl* mit Vermeidung von großer Glukosevariabilität propagiert [24], was sich mit der Empfehlung der American Diabetes Association mit einem Zielbereich zwischen 140 und 180 mg/dl deckt [1].

85.11 Verlauf und Prognose

- Die intensivmedizinische Prognose ist grundlegend primär abhängig vom Krankheitsbild, das den kritischen Krankheitszustand hervorgerufen hat. Die im Rahmen der glykämischen Kontrolle auftretende Hypoglykämie ist eindeutig negativ mit der Überlebensprognose assoziiert.

85.12 Quellenangaben

[1] American Diabetes Association: Diabetes Care in the Hospital. Diabetes Care. 39 (Suppl 1):S 99-S 104 2016
[2] Bagshaw SM, Bellomo R, Jacka MJ. The impact of early hypoglycemia and blood glucose variability on outcome in critical illness. Critical Care 13:R91 (doi:10.1186/cc7921)
[3] Bailey B. Glucagon in beta-blocker and calcium channel blocker overdoses: a systematic review. J Toxicol Clin Toxicol 2003; 41:595.
[4] Bernal W, Wendon J. Acute liver failure. N Engl J Med. 2014; 370(12): 1170–1171. doi:10.1056/NEJMc1400974.
[5] Bonds DE, Miller ME, Bergenstal RM et al. The association between symptomatic, severe hypoglycaemia and mortality in type 2 diabetes: retrospective epidemiological analysis of the ACCORD study. BMJ 2010; 340: b4909
[6] Budnitz DS, Lovegrove MC, Shehab N et al. Emergency hospitalizations for adverse drug events in older Americans. N Engl J Med 2011; 365: 2002–2012
[7] Chico A, Vidal-Rios P, Subira M et al. The Continuous Glucose Monitoring System Is Useful for Detecting Unrecognized Hypoglycemias in Patients With Type 1 and Type 2 Diabetes but Is Not Better Than Frequent Capillary Glucose Measurements for Improving Metabolic Control. Diabetes Care 2003; 26: 1153–7
[8] Chow E, Bernjak A, Williams S et al. Risk of cardiac arrhythmias during hypoglycemia in patients with type 2 diabetes and cardiovascular risk. Diabetes 2014; 73: 1738–47
[9] Duckworth W, Abraira C, Moritz T et al. Glucose Control and Vascular Complications in Veterans with Type 2 Diabetes. N Engl J Med 2009; 360: 129–139.
[10] Dungan KM, Braithwaite SS, Preiser JC. Stress hyperglycaemia. Lancet 2009: 373: 1798-1807
[11] Egi M, Bellomo R, Stachowski E et al. The interaction of chronic and acute glycemia with mortality in critically ill patients with diabetes. Crit Care Med 2011; 39: 105-111
[12] Feinkohl I, Aung PP, Keller M et al. Severe hypoglycemia and cognitive decline in older people with type 2 diabetes: the Edinburgh type 2 diabetes study. Diabetes Care 2014; 37: 507-515
[13] Frier BM, Fisher BM. Hypoglycaemia in Clinical Diabetes (Diabetes in Practice). 2. Aufl. Chichester: John Wiley & Sons; 2007
[14] Gerstein HC, Bosch J, Dagenais GR et al. Basal insulin and cardiovascular and other outcomes in dysglycemia. N Engl J Med 2012; 367: 319-328
[15] Goto A, Arah OA, Goto M et al. Severe hypoglycaemia and cardiovascular disease: systematic review and meta-analysis with bias analysis. BMJ 2013; 347: bmj.f4533
[16] Hermanides J, Bosman RJ, Vriesendorp TM et al. Hypoglycemia is associated with intensive care unit mortality. Crit Care Med. 2010; 38: 1430–1434
[17] Holger JS, Engebretsen KM, Fritzlar SJ et al. Insulin versus vasopressin and epinephrine to treat beta-blocker toxicity. Clin Toxicol (Phila) 2007; 45: 396
[18] Kavanagh BP, McCowen KC. Clinical practice: glycemic control in the ICU. N Engl J Med. 2010; 363 (26): 2540-2546
[19] Krinsley JS. Glycemic variability: a strong independent predictor of mortality in critically ill patients. Crit Care Med 2008; 36: 3008-3013
[20] Krinsley JS. Glycemic variability and mortality in critically ill patients: the impact of diabetes. J Diabetes Sci Technol 2009; 3: 1292-1301
[21] Lin CH, Sheu WH. Hypoglycaemic episodes and risk of dementia in diabetes mellitus: 7-year follow-up study. Journal of Internal Medicine 2013, 273; 102–110, 2013
[22] Lyden AE, Cooper C, Park E. Beta-Blocker Overdose Treated with Extended Duration High Dose Insulin Therapy. J Pharmacol ClinToxicol 2014; 2: 1015
[23] Murad MH, Coto-Yglesias F, Sheidaee N et al. Clinical review: Drug-induced hypoglycemia: a systematic review. J Clin Endocrinol Metab. 2009; 94: 741–745
[24] NICE-SUGAR Study Investigators, Finfer S, Chittock DR et al. Intensive versus conventional glucose control in critically ill patients. N Engl J Med. 2009; 360(13):1283–1297. doi:10.1056/NEJMoa0810625.
[25] Niven DJ, Rubenfeld GD, Kramer A et al. Effect of published scientific evidence on glycemic control in adult intensive care units. 2015;175 (5):801–809. doi:10.1001/jamainternmed.2015.0157.
[26] Pathak RD, Schroeder EB, Seaquist ER et al. Severe Hypoglycemia Requiring Medical Intervention in a Large Cohort of Adults With Diabetes Receiving Care in U.S. Integrated Health Care Delivery Systems: 2005–2011. Diabetes Care, published online December 17, 2015
[27] Plummer MP, Bellomo R, Cousins CE et al. Dysglycaemia in the critically ill and the interaction of chronic and acute glycaemia with mortality. Intensive Care Med. 40:973–980 2014
[28] Puente EC, Silverstein J, Bree AJ et al. Recurrent moderate hypoglycemia ameliorates brain damage and cognitive dysfunction induced by severe hypoglycemia. Diabetes 2010; 59: 1055–1062
[29] Saberi F, Heyland D, Lam M et al. Prevalence, incidence, and clinical resolution of insulin resistance in critically ill patients: an observational study. J Parenter Enteral Nutr 2008; 32: 227.
[30] Saremi A, Bahn GD, Raeven PD et al. A Link Between Hypoglycemia and Progression of Atherosclerosis in the Veterans Affairs Diabetes Trial (VADT). Diabetes Care 2016, DOI: 10.2337/dc15–2107
[31] Van den Berghe G, Wilmer A, Hermans G, et al. Intensive insulin therapy in the medical ICU. N Engl J Med. 2006; 354(5): 449-461. doi:10.1056/NEJMoa052521
[32] Van den Berghe G, Wouters P, Weekers F et al. Intensive insulin therapy in the critically ill patients. N Engl J Med. 2001; 345(19): 1359-1367. doi:10.1056/NEJMoa011300
[33] Vonghia L, Leggio L, Ferrulli A et al. Acute alcohol intoxication. Eur J Intern Med 2008; 19: 561.
[34] Whitmer RA, Karter AJ, Yaffe K et al. Hypoglycemic Episodes and Risk of Dementia in Older Patients With Type 2 Diabetes Mellitus. JAMA 2009; 301: 1565–1572
[35] Workgroup on Hypoglycaemia. Defining and reporting hypoglycemia in diabetes: a report from the American Diabetes Association Workgroup on Hypoglycemia. Diabetes Care 2005; 28: 1245–9
[36] Yaffe K, Falvey CM, Hamilton N et al. Association Between Hypoglycemia and Dementia in a Biracial Cohort of Older Adults With Diabetes Mellitus. JAMA Intern Med 2013; 173: 1300–1306

86 Hypothyreose: Myxödemkoma

Onno E. Janßen, Roland Gärtner

86.1 Steckbrief

Das Myxödemkoma ist eine seltene Komplikation einer länger unbehandelten schweren Hypothyreose mit einer hohen Mortalitätsrate. Es wird durch eine zusätzliche Erkrankung (Infektionen, Herzversagen, zerebrovaskuläre Ereignisse, Trauma, Operation) ausgelöst. Dabei dekompensieren die neurovaskulären und zentralnervösen Anpassungsmechanismen. Auch die Applikation von Narkotika und Sedativa kann ein Myxödemkoma auslösen. Die Behandlung des Myxödemkomas erfolgt durch L-Thyroxin-Substitution, Glukokortikoidgabe, Ausgleich der Hypoventilation und Hypothermie. Entscheidend zur Vorbeugung eines Myxödemkomas sind die Früherkennung und die adäquate und rechtzeitige Therapie einer Hypothyreose.

86.2 Aktuelles

- Die Inzidenz des Myxödemkomas nimmt aufgrund des umfassenden Screenings auf Schilddrüsenerkrankungen ab.

86.3 Synonyme

- Myxödemkoma
- hypothyreote Krise
- Coma hypothyreoticum
- myxedema coma

86.4 Keywords

- Schilddrüsenhormone
- Hormonsubstitution
- L-Thyroxin
- Glukokortikoide
- supportive intensivmedizinische Therapie

86.5 Definition

- lebensbedrohliche Verlaufsform einer Schilddrüsenunterfunktion mit Beteiligung mehrerer Organe und Regulationssysteme, insbesondere zentralnervösen Störungen, Hypothermie, Bradykardie, Hypoventilation

86.6 Epidemiologie

86.6.1 Häufigkeit

- Die Hypothyreose ist signifikant häufiger als die Hyperthyreose, dennoch ist das Myxödemkoma extrem selten; verlässliche epidemiologische Daten gibt es nicht. Schätzungsweise treten in Deutschland nicht mehr als ca. 50 Fälle pro Jahr auf.

86.6.2 Altersgipfel

- Das Myxödemkoma betrifft vor allem ältere Menschen.

86.6.3 Geschlechtsverteilung

- Schilddrüsenerkrankungen sind *bei Frauen häufiger*, so dass auch das Myxödemkoma bei Frauen häufiger ist als bei Männern.

86.6.4 Prädisponierende Faktoren

- Häufigste Ursachen einer *Hypothyreose* sind eine Autoimmunthyreoiditis Hashimoto, eine ablative Therapie mittels Radiojod oder Operation oder eine Strahlenthyreoiditis nach externer Radiatio. Etwa 5 % der Patienten mit Hypothyreose weisen eine sekundäre Hypothyreose infolge einer Hypophyseninsuffizienz auf, z. B. durch ein Hypophysenadenom, eine granulomatöse oder lymphozytäre Hypophysenentzündung oder eine Hypothalamuserkrankung. Hierbei wird die Symptomatik der Hypothyreose durch die meist begleitende Nebenniereninsuffizienz sowie einen hypogonadotropen Hypogonadismus überlagert.
- Bei einer *autoimmun bedingten Hypothyreose* muss an das gleichzeitige Vorliegen einer anderen organspezifischen Autoimmunerkrankung, insbesondere einer primären Nebennierenrindeninsuffizienz (Morbus Addison), gedacht werden.
- Auslösende Faktoren für die Entwicklung eines *Myxödemkomas* auf dem Boden einer meist schon länger bestehenden schweren Hypothyreose sind Infektionen, Myokardinfarkt, Kälteexposition oder auch die Applikation von Sedativa, insbesondere von Opioiden [6].

86.7 Ätiologie und Pathogenese

- Das Myxödemkoma ist eine seltene Komplikation einer schweren Hypothyreose und mit einer hohen Mortalitätsrate verbunden [10]. Meist wird das Myxödemkoma

ausgelöst durch *zusätzliche Stressfaktoren*, die zu einer Dekompensation einer länger bestehenden, unbehandelten Hypothyreose führt. Diese ähneln den Auslösern einer thyreotoxischen Krise: Infektionen, kardiovaskuläre oder zerebrovaskuläre Ereignisse, psychischer Stress, Trauma oder Operation. Es kommt dabei zur Dekompensation der in der Hypothyreose stattfindenden neurovaskulären und neurogenen Anpassungsmechanismen, die die Körperfunktionen erhalten [2].
- Auch die Applikation von *Narkotika* und *Sedativa* kann ein Myxödemkoma auslösen [6].
- Da die Expression aller Katecholaminrezeptoren abhängig von Schilddrüsenhormonen ist, *ähnelt* das Krankheitsbild dem einer *schweren Betablockerintoxikation*.

86.8 Symptomatik

- *Allgemeinsymptome*: aufgedunsenes Gesicht, große Zunge, trockene, raue, kühle Haut, Hypothermie < 36 °C
- *kardiovaskulär*: verlängerte QT-Zeit, Sinusbradykardie und AV-Block, diastolische Hypertonie, kleine Amplitude, verminderte myokardiale Kontraktilität, vermindertes Schlag- und Herzzeitvolumen, Perikard- und Pleuraergüsse
- *pulmonal*: alveoläre Hypoventilation mit Hyperkapnie ohne subjektive Atemnot, Gefahr der Bronchopneumonie
- *gastrointestinal*: Obstipation bis hin zu paralytischem Ileus und Magenatonie
- *neuropsychiatrisch*: generelle Verlangsamung der Bewegung, der Sprache und des Denkens, rauhe Stimme, Desorientiertheit, Halluzinationen, Depression, Vergesslichkeit bis Amnesie, Lethargie bis hin zum Koma, Epilepsie (insbesondere bei Hyponatriämie)
- *Kleinhirnsymptome*: Ataxie und Adiadochokinese

86.9 Diagnostik

86.9.1 Diagnostisches Vorgehen

- Die Diagnose stützt sich in erster Linie auf die klinischen Symptome und Untersuchungsbefunde sowie die Anamnese (bzw. Fremdanamnese) und wird durch die typischen Befunde der Schilddrüsenhormontests bestätigt.
- Der Verdacht auf ein Myxödemkoma sollte bei jedem Patienten mit den klassischen neuropsychiatrischen Symptomen und gleichzeitiger Hypothermie, Hyponatriämie und/oder Hyperkapnie ohne pulmonale Erkrankung gestellt werden (▶ Abb. 86.1) [10].

86.9.2 Anamnese

- Wichtige (fremd-)anamnestische Hinweise auf ein Myxödemkoma können das Vorliegen einer Hypothyreose (Medikamentenanamnese!), meist im Rahmen einer Autoimmunthyreoiditis Hashimoto, und die Vorgeschichte einer Thyreoidektomie oder einer Radioiodtherapie sein.

86.9.3 Körperliche Untersuchung

- Als Zeichen der ausgeprägten Hypothyreose (*Myxödem*) finden sich ein aufgedunsenes Gesicht, geschwollene Hände, eine große Zunge und eine trockene, rauhe, kühle Haut, struppige Haare, Bradykardie und eine

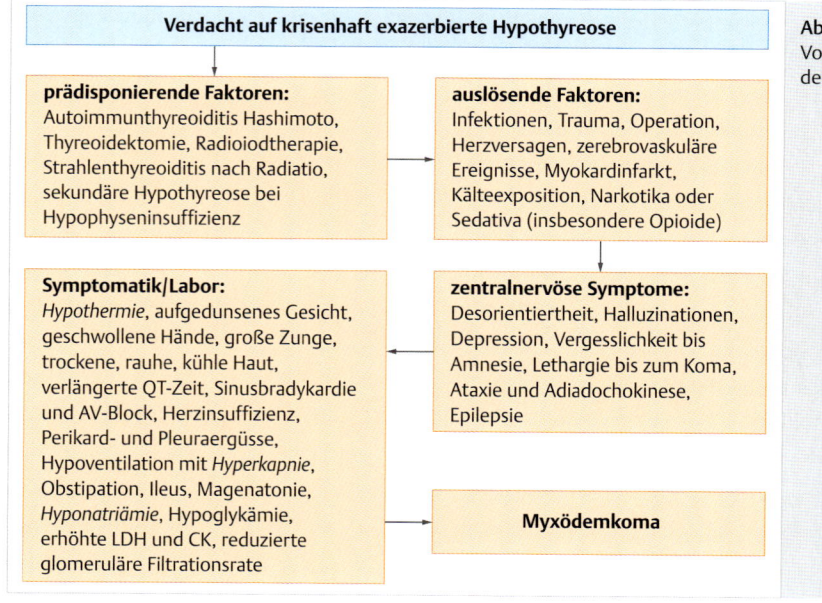

Abb. 86.1 Myxödemkoma. Diagnostisches Vorgehen (CK: Kreatinkinase, LDH: Laktatdehydrogenase).

Hypothermie (< 36 °C). Ein sicheres Zeichen einer ausgeprägten Hypothyreose ist die *deutlich verlangsamte Achillessehnenreflex-Relaxationszeit*.
- Die neurologische Untersuchung umfasst den kompletten Reflexstatus, weiterhin Glasgow-Koma-Skala, Untersuchung von Gleichgewicht und Feinmotorik.
- In Anlehnung an den Diagnosescore für die thyreotoxische Krise wurde von der Wartofsky-Gruppe auch ein *Diagnosescore für das Myxödemkoma* vorgeschlagen mit folgenden Kriterien:
  - thermoregulatorische Dysfunktion (Ausmaß der Hypothermie), neuropsychiatrische Symptome, gastrointestinale Symptome, kardiovaskuläre Dysfunktion, metabolische Entgleisungen (Hyponatriämie, Hypoglykämie, Hypoxämie, Hyperkapnie, Einschränkung der glomerulären Filtrationsrate), Nachweis eines auslösenden Faktors
  - Dieses Punktesystem wurde bisher nur an einer kleinen Patientenzahl evaluiert und hat sich bisher nicht nachhaltig in der klinischen Praxis durchgesetzt wie der Burch-Wartofsky-Point-Scale-Score für die thyreotoxische Krise [8].

86.9.4 Labor

- Bei einer primären Hypothyreose ist das basale Thyreotropin (TSH) erhöht bei erniedrigtem bis nicht nachweisbarem freiem L-Thyroxin (fT 4). Bei schwer kranken Patienten sind die peripheren Schilddrüsenhormonwerte aber nur eingeschränkt verwertbar, da sie im Rahmen des Nieder-T3-Syndroms (T3: L-Triiodthyronin) in jedem Fall erniedrigt sind. Es muss darüber hinaus berücksichtigt werden, dass auch das Ausmaß der TSH-Erhöhung variabel sein kann und kein sicherer Indikator für die Schwere der Hypothyreose ist, wahrscheinlich aufgrund der variablen Suppression der hypothalamisch-hypophysären Achse im Rahmen des überlappenden Nieder-T3-Syndroms.
- Zusätzliche, typische Laborparameter sind Hyponatriämie, Hypoglykämie sowie erhöhte Laktatdehydrogenase- und Kreatinkinasewerte.
- Eine *Blutgasanalyse* ist obligatorisch, um eine Hyperkapnie rechtzeitig zu erkennen.

86.9.5 Mikrobiologie und Virologie

- Bei Verdacht auf eine Infektion als auslösenden oder aggravierenden Faktor eines Myxödemkomas sollten entsprechende mikrobiologische Untersuchungen durchgeführt werden.

Kulturen

- bei Hypoventilation: endotrachiales Sekret zur mikrobiologischen Untersuchung

86.9.6 Bildgebende Diagnostik

Sonografie

- Schilddrüsensonografie zur Diagnostik der Schilddrüsenerkrankung

EKG

- Nachweis von Bradykardie, verlängerter QT-Zeit oder Repolarisationsstörungen

86.10 Differenzialdiagnosen

Tab. 86.1 Differenzialdiagnosen des Myxödemkomas.

Differenzialdiagnose	Bemerkungen
Barbituratintoxikation	Abgrenzung durch (Fremd-)Anamnese und Bestimmung der Barbituratspiegel im Blut und Bestimmung der Schilddrüsenwerte
Hirnstammläsion	Abgrenzung durch Nachweis der neurologischen Symptomatik und Bildgebung: MRT, CT mit Kontrastmittel, Bestimmung der Schilddrüsenhormonwerte
Betablockerintoxikation	Fremdanamnese, Bestimmung der Schilddrüsenwerte

86.11 Therapie

86.11.1 Therapeutisches Vorgehen

- Die Therapie des Myxödemkomas besteht primär im raschen Ausgleich des Schilddrüsenhormonmangels durch intravenöse Gabe von *L-Thyroxin 500 µg als Bolus*. Die Therapie sollte bei klinischem Verdacht möglichst rasch begonnen werden, ohne die Laborergebnisse abzuwarten (▶ Abb. 86.2).
- Bei schwerer Hypoventilation und Hyperkapnie sollte frühzeitig *eine maschinelle Beatmung* eingeleitet werden.
- Der Ausgleich der *Hyponatriämie* erfolgt nur durch Wasserrestriktion und Hydrokortisonsubstitution.
- Die Therapie der *Hypothermie* erfolgt durch passives Erwärmen, nur bei einer Körpertemperatur < 31 °C durch angewärmte Infusionen und eventuelle Dialyse [4], [10].

86.11.2 Allgemeine Maßnahmen

- Supportive intensivmedizinische Maßnahmen sind bei der Behandlung des Myxödemkomas essenziell und bestimmen die Prognose der Patienten. Die alveoläre Hypoventilation führt nicht nur zu einer Hyperkapnie und

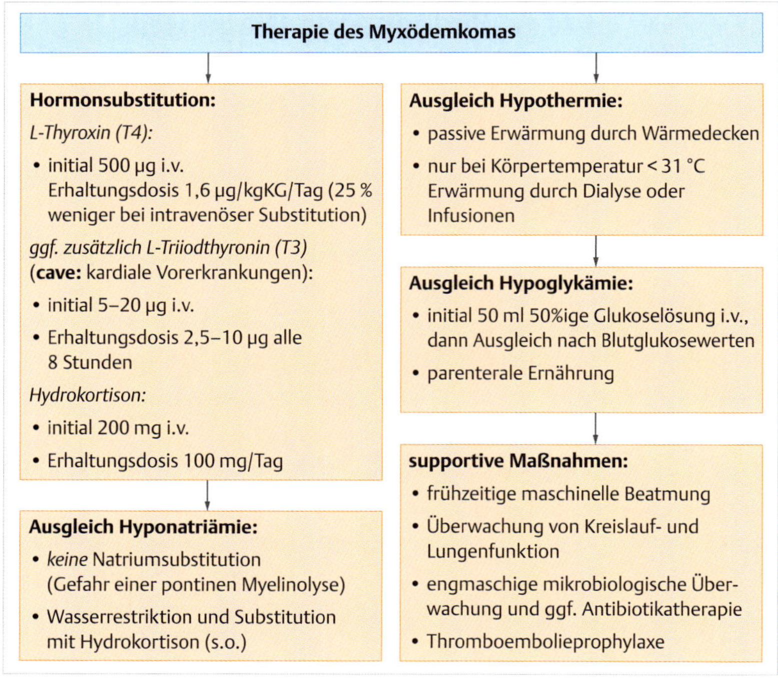

Abb. 86.2 Myxödemkoma. Therapeutisches Vorgehen: Die multimodale Therapie zielt auf den raschen Ausgleich des Mangels an Schilddrüsenhormon und die Stabilisierung der Herz-Kreislauf-Funktion.

Therapie des Myxödemkomas

Hormonsubstitution:

L-Thyroxin (T4):
- initial 500 µg i.v.
  Erhaltungsdosis 1,6 µg/kgKG/Tag (25 % weniger bei intravenöser Substitution)

ggf. zusätzlich L-Triiodthyronin (T3) **(cave:** kardiale Vorerkrankungen):
- initial 5–20 µg i.v.
- Erhaltungsdosis 2,5–10 µg alle 8 Stunden

Hydrokortison:
- initial 200 mg i.v.
- Erhaltungsdosis 100 mg/Tag

Ausgleich Hyponatriämie:
- *keine* Natriumsubstitution (Gefahr einer pontinen Myelinolyse)
- Wasserrestriktion und Substitution mit Hydrokortison (s.o.)

Ausgleich Hypothermie:
- passive Erwärmung durch Wärmedecken
- nur bei Körpertemperatur < 31 °C Erwärmung durch Dialyse oder Infusionen

Ausgleich Hypoglykämie:
- initial 50 ml 50%ige Glukoselösung i.v., dann Ausgleich nach Blutglukosewerten
- parenterale Ernährung

supportive Maßnahmen:
- frühzeitige maschinelle Beatmung
- Überwachung von Kreislauf- und Lungenfunktion
- engmaschige mikrobiologische Überwachung und ggf. Antibiotikatherapie
- Thromboembolieprophylaxe

Hypoxie, sondern prädisponiert auch zu einer Bronchopneumonie. Eine *frühzeitige maschinelle Beatmung* bzw. Atemgymnastik, eine engmaschige *mikrobiologische Überwachung* sowie der rechtzeitige und gezielte Beginn einer *Antibiotikatherapie* sind daher indiziert.
- Eine *Hypoglykämie* wird durch die intravenöse Gabe von initial 50 ml einer 50%igen *Glukoselösung* und dann nach Blutglukosewerten ausgeglichen.
- Die *Hyponatriämie* ist Folge einer vermehrten Wasserretention, eine verminderte adrenale Reserve wird ebenfalls diskutiert. Wegen der Gefahr einer pontinen Myelinolyse wird daher *keine Natriumsubstitution*, sondern nur eine *Wasserrestriktion* und *Substitution von Hydrokortison* empfohlen.
- Zur Behandlung der *Hypothermie* wird die passive Erwärmung durch *Wärmedecken* bevorzugt, nur bei Körpertemperatur < 31 °C wird eine langsame Erwärmung durch *Dialyse* oder *angewärmte Infusionen* empfohlen (nicht mehr als 0,5 °C/h).

86.11.3 Pharmakotherapie

Schilddrüsenhormone

- Entscheidend ist die rasche Wiederherstellung der Schilddrüsenfunktion. Da *L-Thyroxin (T4)* ein Prohormon ist, also nicht sofort wirkt, kann es gefahrlos *intravenös* verabreicht werden. L-Thyroxin 500 µg steht zur intravenös Therapie zur Verfügung und kann unverdünnt als Initialtherapie injiziert werden. Danach täglich 1,6 µg/kgKG oral, besser intravenös (alle 2–3 Tage je nach Körpergewicht, 25 % weniger als bei oraler Substitution).
- Eine zusätzliche Substitution mit *L-Triiodthyronin (T3)* kann in Erwägung gezogen werden, wenn kein Hinweis auf eine kardiale Vorerkrankung vorliegt [5]. Die T3-Startdosis liegt bei 5–20 µg i. v., gefolgt von einer Erhaltungstherapie mit 2,5–10 µg alle 8 Stunden. Höhere T3-Dosierungen sollten vermieden werden, da es Hinweise gibt, dass diese mit einer Verschlechterung der Prognose assoziiert sind [3], [9], [11].

Glukokortikoide

- Da eine begleitende primäre oder sekundäre Nebenniereninsuffizienz bestehen kann, werden zumindest initial Glukokortikoide in Stressdosis (Hydrokortison 200 mg/Tag) appliziert.

Glukose

- Eine Hypoglykämie wird initial mit 50 ml einer 50%igen Glukoselösung i. v. und dann weiter nach Blutglukosewerten ausgeglichen.

Antibiotika

- Eine engmaschige mikrobiologische Überwachung sowie der rechtzeitige und gezielte Beginn einer Antibiotikatherapie sind indiziert.

86.12 Nachsorge

- adäquate Substitution mit Schilddrüsenhormon (L-Thyroxin) und regelmäßige Laborkontrollen

86.13 Verlauf und Prognose

- Während früher das Myxödemkoma eine hohe Mortalität von über 70 % aufwies, konnte durch Fortschritte in der Intensivmedizin die *Mortalitätsrate auf 20–25 %* gesenkt werden. In einem aktuellen Bericht aus Japan mit 149 Patienten mit Myxödemkoma lag die Mortalität bei 30 % [7].
- *Prädiktoren für Mortalität* sind höheres Alter, kardiale Komplikationen, höherer Grad der Bewusstseinseinschränkung (Glasgow-Koma-Skala), erforderliche maschinelle Beatmung, persistierende Hypothermie und Sepsis [1], [3], [7], [9], [11].
- Entscheidend für die *Reduktion der Mortalität* sind die rechtzeitige Diagnosestellung durch frühzeitige Einbeziehung eines Myxödemkomas in die differenzialdiagnostischen Überlegungen und die sofortige Initiierung der multimodalen Therapie auf dem Boden des klinischen Verdachts auf ein Myxödemkoma, ohne auf die Bestätigung durch Laborbefunde zu warten.

86.14 Prävention

- bei bekannter Hypothyreose: rechtzeitige Schilddrüsenhormonsubstitution und regelmäßige Überwachung

86.15 Quellenangaben

[1] Dutta P, Bhansali A, Masoodi SR et al. Predictors of outcome in myxoedema coma: a study from a tertiary care center. Crit Care 2008; 12: R1
[2] Fliers E, Wiersinga WM. Myxedema coma. Rev Endocr Metab Disord 2003; 4: 137–141
[3] Hylander B, Rosenqvist U. Treatment of myxoedema coma-factors associated with fatal outcome. Acta Endocrinol 1985; 108: 65–71
[4] Jonklaas J, Bianco AC, Bauer AJ et al. Guidelines for the treatment of hypothyroidism: prepared by the american thyroid association task force on thyroid hormone replacement. Thyroid 2014; 24: 1670–1751
[5] Klein I, Danzi S. Thyroid disease and the heart. Circulation 2007; 116: 1725–1735
[6] Klubo-Gwiezdzinska J, Wartofsky L. Thyroid emergencies. Med Clin North Am 2012; 96: 385–403
[7] Ono Y, Ono S, Yasunaga H et al. Clinical characteristics and outcomes of myxedema coma: analysis of a national inpatient database in Japan. J Epidemiol 2017; 27: 117–122
[8] Popoveniuc G, Chandra T, Sud A et al. A diagnostic scoring system for myxedema coma. Endocr Pract 2014; 20: 808–817
[9] Rodriguez I, Fluiters E, Perez-Mendez L. Fetal Factors associated with mortality of patients with myxoedema coma: prospective study in 11 cases treated in a single institution. J Endocrinol 2004; 180: 347–350
[10] Spitzweg C, Reincke M, Gärtner R. Schilddrüsennotfälle Thyreotoxische Krise und Myxödemkoma. Internist (Berl) 2017; 58: 1011–1019
[11] Yamamoto T, Fukuyama J, Fujiyoshi A. Factors associated with mortality of myxedema coma: report of eight cases and literature survey. Thyroid 1999; 9: 1167–1174

86.16 Literatur zur weiteren Vertiefung

[1] Battegay E. Differenzialdiagnose Innerer Krankheiten: Vom Symptom zur Diagnose 2017.
[2] Classen M, Diehl V. Differenzialdiagnose auf einen Blick. 2013.
[3] Herold G. Innere Medizin. 2018
[4] Herrmann F, Müller P. Endokrinologie für die Praxis: Diagnostik und Therapie von A–Z. 2014
[5] Kasper DL, Fauci AS, Hauser SL, Longo DL, Jameson JL, Loscalzo J. Harrisons Innere Medizin. 19. Aufl. 2016
[6] Lehnert H. Rationelle Diagnostik und Therapie in Endokrinologie, Diabetologie und Stoffwechsel. 2014
[7] Jonklaas J, Bianco AC, Bauer AJ et al. Guidelines for the Treatment of Hypothyroidism: Prepared by the American Thyroid Association Task Force on Thyroid Hormone Replacement. Thyroid. 2014; 24: 1670–1751. http://online.liebertpub.com/doi/full/10.1089/thy.2014.0028

86.17 Wichtige Internetadressen

- *Fachgesellschaften:*
  - Deutsche Gesellschaft für Endokrinologie: http://www.endokrinologie.net
  - European Thyroid Association: http://www.eurothyroid.com
  - American Thyroid Association: http://www.thyroid.org
  - Endocrine Society: http://www.endocrine.org
  - Deutsche Gesellschaft für Innere Medizin: http://www.dgim.de
- *Selbsthilfegruppen:*
  - Patienten mit autoimmunen Schilddrüsenerkrankungen: http://www.ht-mb.de
  - Kinder und Erwachsene mit Schilddrüsenerkrankungen: http://www.sd-bv.de
  - Dachverband der Selbsthilfe-Gruppen für Schilddrüsenkranke und deren Angehörige: https://www.schilddruesenliga.de
  - Kompetenznetz Immun-Thyreopathien für Patienten: https://www.kit-online.org/shgs

87 Hyperthyreose: thyreotoxische Krise

Onno E. Janßen, Roland Gärtner

87.1 Steckbrief

Die Grenze zwischen einer schwer verlaufenden Hyperthyreose und der Entwicklung einer thyreotoxischen Krise ist schmal, die nach aktuellen Serien mit einer Mortalitätsrate von 8–25 % assoziiert ist. Enorm wichtig ist es daher, Patienten mit schwerer Hyperthyreose rechtzeitig adäquat zu behandeln, um den Übergang in eine Krise zu verhindern. Thromboembolische Komplikationen tragen zur hohen Mortalität der thyreotoxischen Krise bei. Das Punktesystem der Burch-Wartofsky Point Scale erleichtert deren Diagnose. Die Therapie umfasst neben supportiven Maßnahmen die Hemmung von Synthese und Sekretion der Schilddrüsenhormone sowie deren Wirkung. Eine frühzeitige Thyreoidektomie ist die beste Möglichkeit, die Schilddrüsenhormone zu normalisieren.

87.2 Aktuelles

- In einer Stellungnahme der japanischen Arbeitsgruppe um Akamizu von 2017 wird die Inzidenz der thyreotoxischen Krise bei hospitalisierten Patienten auf 0,2 pro 100 000 Personen pro Jahr und damit 0,22 % aller Patienten mit Hyperthyreose in Japan geschätzt, mit einer Mortalität von 10,7 % [1]. Die Haupttodesursachen waren Multiorganversagen und dekompensiertes (kongestives) Herzversagen, gefolgt von respiratorischer Insuffizienz (Atemstillstand) und Herzrhythmusstörungen.
- Im Gegensatz zu den europäischen oder amerikanischen Diagnosekriterien erfordert der japanische Diagnosealgorithmus den Nachweis erhöhter Spiegel von L-Triiodthyronin (FT 3) und/oder L-Thyroxin (FT 4). Dies widerspricht dem Verständnis nach dem möglichen gleichzeitigen Vorliegen eines Nieder-T 3-Syndoms, bei dem FT 3 und FT 4 niedriger als erwartet sein können.

87.3 Synonyme

- thyreotoxische Krise
- thyroid storm

87.4 Keywords

- thyreotoxische Krise
- klinischer Score
- thyreostatische Therapie
- Hyperthyreose

87.5 Definition

- lebensbedrohliche Entgleisung einer Hyperthyreose mit konsekutiver Beteiligung mehrerer Organe und Regulationssysteme, insbesondere mit Hyperthermie, Tachykardie und hyperdynamem Herzversagen sowie zentralnervösen Störungen

87.6 Epidemiologie

87.6.1 Häufigkeit

- Epidemiologische Daten liegen für Deutschland nicht vor. Sehr seltene Erkrankung, mit allerdings auch hoher Dunkelziffer. Nach eigener Erfahrung gibt es maximal 1–2 Fälle pro Jahr auf einer interdisziplinären Intensivstation.

87.6.2 Altersgipfel

- Die thyreotoxische Krise betrifft vor allem *ältere Menschen*.

87.6.3 Geschlechtsverteilung

- Schilddrüsenerkrankungen sind *bei Frauen häufiger*, so dass auch die thyreotoxische Krise bei Frauen häufiger ist als bei Männern.

87.6.4 Prädisponierende Faktoren

- Häufigste Ursache ist eine länger bestehende *unbehandelte Hyperthyreose* bei Schilddrüsenautonomie oder immunogener Hyperthyreose, üblicherweise ohne endokrine Orbitopathie, da dann die Diagnose rechtzeitig gestellt wird.
- *Auslösende Faktoren* für die Entwicklung einer thyreotoxischen Krise auf dem Boden einer meist schon länger bestehenden schweren Hyperthyreose sind eine Iodkontamination (Computertomografie, Herzkatheter, Amiodarontherapie), Infektionen, chirurgische Eingriffe, Traumata, eine Entbindung, kardiovaskuläre Ereignisse oder psychische Belastungssituationen.
- Bei einer *immunogenen Hyperthyreose* vom Typ Morbus Basedow muss an das gleichzeitige Vorliegen einer anderen organspezifischen Autoimmunerkrankung, z. B. einer primären Nebennierenrindeninsuffizienz (Morbus Addison), gedacht werden, die ein auslösender Faktor sein kann (sehr selten).

87.7 Ätiologie und Pathogenese

- Voraussetzung für die Entwicklung einer thyreotoxischen Krise ist immer eine länger bestehende, nicht erkannte bzw. *nicht behandelte Hyperthyreose*, meist auf dem Boden einer Schilddrüsenautonomie oder eines Morbus Basedow [13]. Auslöser einer Krise ist nicht die Schilddrüsenhormonwirkung allein. Es sind vielmehr zusätzliche akute Ereignisse, am häufigsten Infektionen, aber auch chirurgische Eingriffe, Traumata, kardiovaskuläre Ereignisse oder vor allem psychische Belastungssituationen. Diese *zusätzlichen Erkrankungen*, die ähnliche Symptome wie die Hyperthyreose selbst hervorrufen können, erschweren oft eine rasche Diagnosestellung.
- Häufig gehen einer thyreotoxischen Krise auch eine *unregelmäßige Einnahme* oder das *Absetzen von Thyreostatika* voraus. Da gerade in Deutschland infolge des Iodmangels Schilddrüsenautonomien sehr häufig sind, kann durch die Applikation iodhaltiger Kontrastmittel (Computertomografie, Herzkatheter) oder durch eine Therapie mit Amiodaron eine Hyperthyreose ausgelöst werden, die dann auf dem Boden der zugrunde liegenden Erkrankung zur thyreotoxischen Krise führen kann.
- Es bleibt letztlich unklar, warum unter bestimmten Bedingungen eine thyreotoxische Krise ausgelöst wird. Die Menge an zirkulierendem Schilddrüsenhormon ist dabei nicht verantwortlich für die Auslösung einer Krise, da Patienten mit einer thyreotoxischen Krise keine höheren Schilddrüsenhormonwerte aufweisen als solche mit einer unkompliziert verlaufenden Hyperthyreose [13]. Dies liegt daran, dass alle schweren Erkrankungen mit katabolem Stoffwechsel ein Nieder-T 3-Syndrom (non-thyroid illness syndrom: NTIS) verursachen. Dadurch ist nicht nur das FT 3, sondern im Verlauf auch FT 4 erniedrigt bzw. niedriger, als für eine Hyperthyreose erwartet.
- Schilddrüsenhormone bewirken eine erhöhte Katecholaminempfindlichkeit aller Organe und eine zusätzliche Katecholaminausschüttung z. B. bei Stressreaktionen [9]. Schilddrüsenhormone erhöhen die Expression von *betaadrenergen Rezeptoren* an allen Organen. Die Folgen im Herz-Kreislauf-System sind eine erhöhte Herzfrequenz, Rhythmusstörungen – vorwiegend ein tachykardes Vorhofflimmern – sowie eine Nachlastsenkung, die ein hyperdynames Herzversagen auslösen können [8].
- Eine weitere spezifische Schilddrüsenhormonwirkung ist die *gesteigerte Expression der Na$^+$-K$^+$-ATPase* an der Niere, die zu einer gesteigerten Na$^+$-Rückresorption und einem erhöhten Blutvolumen führt. Zusammen mit der gesteigerten betaadrenergen Aktivität resultiert ein erhöhter systolischer und eher niedriger diastolischer Blutdruck. Die erhöhte Vorlast kann häufig eine Rechtsherzdekompensation bewirken [8], [12]. Die erhöhte zentralnervöse betaadrenerge Wirkung wird auch für die psychomotorischen Symptome verantwortlich gemacht.

87.8 Risikostratifizierung

- Risikofaktoren für eine erhöhte Mortalität:
  - höheres Alter
  - Begleiterkrankungen: insbesondere kardiovaskuläre Erkrankungen, Sepsis, Pneumonie

87.9 Symptomatik

- Patienten mit schwerer, lebensbedrohlicher Thyreotoxikose weisen typischerweise eine Verstärkung der klassischen Symptome der Hyperthyreose auf. Bei älteren Patienten kann eine Hyperthyreose aber oft auch *monosymptomatisch* verlaufen.
- *Kardiovaskuläre Symptome* umfassen bei vielen Patienten vor allem ein hyperdynames Herzversagen und ausgeprägte Tachykardien: Ruhetachykardie, Vorhofflimmern, supraventrikuläre Tachyarrhythmien, selten ventrikuläre Tachyarrhythmien [13], [14].
- Eine schwere Hyperthyreose ist mit einer *hohen Blutdruckamplitude* assoziiert.
- Aufgrund des erhöhten myokardialen Sauerstoffbedarfs können *pektanginöse Beschwerden* auftreten.
- *Hohes Fieber* bis > 40 °C ohne sonstige Zeichen einer Infektion kann differenzialdiagnostisch an eine Sepsis denken lassen.
- Wechselnde Agitiertheit, Angst, Delir, Psychose, pseudobulbäre Paralyse, myasthenische Muskelschwäche sowie Stupor bis hin zu Koma sind häufige *zentralnervöse Symptome* [14].
- Bei Patienten mit *neurologischen Symptomen* sollte auch an eine *Sinusvenenthrombose* gedacht werden, die mit erhöhter Prävalenz bei schwerer Hyperthyreose beobachtet wird [5].
- Insgesamt sind *thromboembolische Komplikationen* mitverantwortlich für die hohe Mortalität der thyreotoxischen Krise.
- *Gastrointestinale Symptome* umfassen Übelkeit, Erbrechen, Diarrhö, Abdominalschmerzen und Ikterus bis hin zum Leberversagen.

87.10 Diagnostik

87.10.1 Diagnostisches Vorgehen

- Die Grenze zwischen einer schwer verlaufenden Hyperthyreose und der Entwicklung einer thyreotoxischen Krise ist sehr schmal. Nach aktuellen Serien ist die thyreotoxische Krise mit einer *Mortalitätsrate* von 8–25 % assoziiert [1], [3], [14]. Daher ist es enorm wichtig, Patienten mit schwerer Hyperthyreose *rechtzeitig adäquat zu behandeln*, um den Übergang in eine Krise zu verhindern.
- Die Diagnose einer thyreotoxischen Krise stützt sich ausschließlich auf *klinische Kriterien*, da sich das Ausmaß des Schilddrüsenhormonexzesses zwischen Patienten mit thyreotoxischer Krise und Patienten mit unkomplizierter Thyreotoxikose nicht unterscheidet

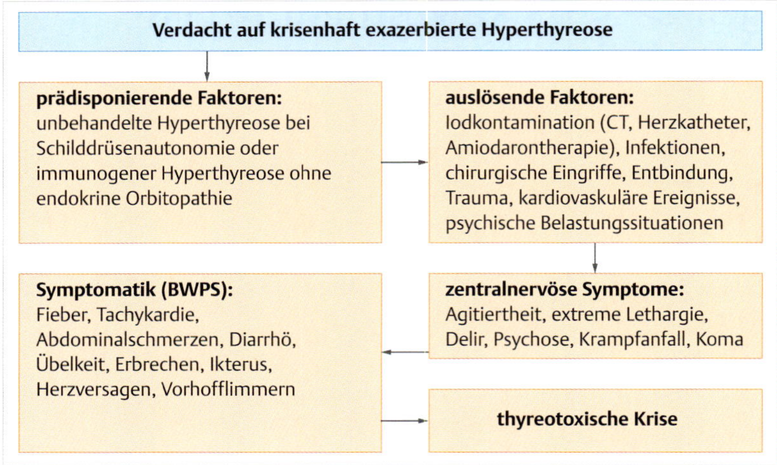

Hyperthyreose: thyreotoxische Krise

Abb. 87.1 Thyreotoxische Krise. Diagnostisches Vorgehen (BWPS: Burch-Wartofsky Point Scale).

```
Verdacht auf krisenhaft exazerbierte Hyperthyreose
```

prädisponierende Faktoren:
unbehandelte Hyperthyreose bei Schilddrüsenautonomie oder immunogener Hyperthyreose ohne endokrine Orbitopathie

auslösende Faktoren:
Iodkontamination (CT, Herzkatheter, Amiodarontherapie), Infektionen, chirurgische Eingriffe, Entbindung, Trauma, kardiovaskuläre Ereignisse, psychische Belastungssituationen

Symptomatik (BWPS):
Fieber, Tachykardie, Abdominalschmerzen, Diarrhö, Übelkeit, Erbrechen, Ikterus, Herzversagen, Vorhofflimmern

zentralnervöse Symptome:
Agitiertheit, extreme Lethargie, Delir, Psychose, Krampfanfall, Koma

thyreotoxische Krise

(▶ Abb. 87.1) [13]. Die Patienten weisen eine Verstärkung der klassischen Symptome einer schweren Hyperthyreose auf.

- Das 1993 von Burch und Wartofsky eingeführte Punktesystem (*Burch-Wartofsky Point Scale: BWPS*) erleichtert die Diagnose einer thyreotoxischen Krise anhand präziser klinischer Kriterien (▶ Tab. 87.1) [4].
  - Bei einem Score < 25 ist eine thyreotoxische Krise unwahrscheinlich.
  - Bei einem Score zwischen 25 und 44 besteht der Verdacht auf eine drohende thyreotoxische Krise.
  - Ein Score ≥ 45 ist hochgradig verdächtig auf eine thyreotoxische Krise.
- Dieses Scoringsystem weist eine hohe Sensitivität, aber eine limitierte Spezifität auf. Von der japanischen Schilddrüsengesellschaft wurde ein ähnlicher Score vorgeschlagen, der sich auf ähnliche Kombinationen klinischer Symptome stützt [1], [11].
- Insgesamt bleibt die Diagnose einer thyreotoxischen Krise eine klinische Diagnose und kann durch solche Punktesysteme nur unterstützt werden. Insbesondere Patienten mit einem *BWPS von 25–44* erfordern eine *engmaschige Beobachtung* und Beurteilung durch erfahrene Kliniker, da die Übergänge von der schweren Hyperthyreose zur thyreotoxischen Krise fließend sind, eine zu aggressive Übertherapie vermieden werden sollte, aber gleichzeitig eine frühzeitige und multimodale Therapie der thyreotoxischen Krise prognosebestimmend ist [3].

87.10.2 Anamnese

- Wichtige (fremd-) anamnestische Hinweise können das Vorliegen einer Hyperthyreose (Medikamentenanamnese!) oder einer Iodkontamination sein.

87.10.3 Körperliche Untersuchung

- Zeichen der krisenhaft ausgeprägten Hyperthyreose:
  - Ruhetachykardie, hyperdynames Herzversagen
  - „septisches" Krankheitsbild ohne Erregernachweis
  - ausgeprägte gastrointestinale Symptome (Übelkeit, Erbrechen, Diarrhö, Ikterus)
  - zentralnervöse Symptome wie psychomotorische Unruhe, Agitiertheit, Tremor bis hin zu Apathie und Koma
  - myasthenische Muskelschwäche

87.10.4 Labor

- *Biochemischer* Nachweis einer Hyperthyreose (supprimiertes Thyreotropin [TSH], erhöhtes freies Thyroxin (fT4), erhöhtes freies Triiodthyronin (fT3). Cave: Wegen des möglichen gleichzeitigen Vorliegens eines Nieder-T3-Syndroms unterscheidet die Höhe der freien Schilddrüsenhormone nicht zwischen einer einfachen Hyperthyreose und einer thyreotoxischen Krise. Die peripheren Schilddrüsenhormonwerte können sogar – je nach Schwere des Krankheitsbilds oder einer anderen zusätzlichen, möglicherweise die Krise auslösenden Erkrankung – im Referenzbereich liegen, da diese ein zusätzliches Nieder-T3-Syndrom durch den allgemeinen Katabolismus verursachen können [13].
- *TSH-Rezeptor-Antikörper* (TRAK) zur Differenzierung zwischen einer immunogenen Hyperthyreose (Morbus Basedow: TRAK positiv) und einer Schilddrüsenautonomie (TRAK negativ)
- Weitere *unspezifische Laborbefunde* umfassen Hyperglykämie, milde Hyperkalzämie, Leukozytose oder auch Leukopenie, Erhöhung der Transaminasen und/oder Cholestaseparameter sowie eingeschränkte Leberfunktionsparameter.

Tab. 87.1 Diagnosekriterien für die thyreotoxische Krise (Burch-Wartofsky Point Scale [4]). Bei < 25 Punkten ist eine thyreotoxische Krise unwahrscheinlich, bei 25–45 Punkten möglich und bei ≥ 45 Punkten wahrscheinlich.

Kriterien	Punkte
thermoregulatorische Dysfunktion: Körpertemperatur (°C)	
37,2–37,7	5
37,8–38,2	10
38,3–38,8	15
38,9–39,3	20
39,4–39,9	25
> 40	30
kardiovaskuläre Dysfunktion: Herzfrequenz	
100–109	5
110–119	10
120–129	15
130–139	20
≥ 140	25
Vorhofflimmern	
nein	0
ja	10
Herzversagen	
nein	0
mild	5
moderat	10
schwer	20
gastrointestinale/hepatische Dysfunktion	
nein	0
moderat (Diarrhö, Abdominalschmerzen, Übelkeit, Erbrechen)	10
schwer (Ikterus)	20
zentralnervöse Symptome	
nein	0
mild (Agitiertheit)	10
moderat (Delir, Psychose, extreme Lethargie)	20
schwer (Krampfanfall, Koma)	30
auslösender Faktor nachweisbar	
nein	0
ja	10

87.10.5 Bildgebende Diagnostik

Sonografie

- Die Schilddrüsensonografie unterscheidet zwischen einer Knotenstruma (Schilddrüsenautonomie) und einer immunogenen Hyperthyreose (Morbus Basedow): Mischformen sind möglich.

Echokardiografie

- zur Beurteilung des Schweregrads der kardialen Dekompensation

87.10.6 Instrumentelle Diagnostik

EKG

- Nachweis einer Tachykardie, verkürzte QT-Zeit, Nachweis oder Ausschluss von Herzrhythmusstörungen sowie zur Überwachung bei intensivmedizinisch betreuten Patienten

24-Stunden-Blutdruckmessung

- zur Überwachung bei intensivmedizinisch betreuten Patienten

Blutgasanalyse

- zur Überwachung bei intensivmedizinisch betreuten Patienten

87.11 Differenzialdiagnosen

- Die thyreotoxische Krise muss als wesentliche Differenzialdiagnose von der Sepsis abgegrenzt werden (▶ Tab. 87.2).

Tab. 87.2 Differenzialdiagnosen der thyreotoxischen Krise.

Differenzialdiagnose	Bemerkungen
Sepsis	Abgrenzung durch Erregernachweis und laborchemische Zeichen der schweren Infektion
	C-reaktives Protein (CRP), Prokalzitonin (PCT)

87.12 Therapie

87.12.1 Therapeutisches Vorgehen

- Die multimodale Therapie zielt auf die Blockade der Synthese, Wirkung und Rückresorption der Schilddrüsenhormone und die Stabilisierung der Herz-Kreislauf-Funktion (▶ Abb. 87.2).

87.12.2 Allgemeine Maßnahmen

- Jeder Patient mit Verdacht auf eine thyreotoxische Krise muss intensivmedizinisch betreut werden. Die kontinuierliche *Herz-Kreislauf- und Lungenfunktionsüberwachung* sowie das neurologische Monitoring sind essenziell, weil sich der Zustand des Patienten innerhalb weniger Stunden dramatisch ändern kann.
- Die aggressive Therapie einer thyreotoxischen Krise stützt sich neben der supportiven intensivmedizinischen Therapie sowie der Behandlung der auslösenden Ursache oder der zugrunde liegenden Erkrankung auf die *Hemmung* eines jeden pharmakologisch angehbaren Schritts in der *Schilddrüsenhormonproduktion und -wirkung* ([10]). Eine Reihe von therapeutischen Maßnahmen zielt auf die Hemmung der Konversion von Thyroxin (T 4) in das biologisch wirksame Triiodthyronin (T 3); dazu zählen der bevorzugte Einsatz von Propylthiouracil (PTU), die Gabe von Glukokortikoiden und des Betablockers Propranolol.
- Die Behandlungsstrategie kann in die in ▶ Abb. 87.2 dargestellten Schritte eingeteilt werden.

87.12.3 Pharmakotherapie

- *Hemmung der Schilddrüsenhormonsynthese und -sekretion:*
  - *Thiamazol* (20 mg i.v. alle 4–6 Stunden) oder – wenn eine orale Applikation noch möglich ist – *Propylthiouracil* (Startdosis abhängig von der Höhe der Thyroxinspiegel, 100–200 mg p.o., dann 100–200 mg alle 6 Stunden) hemmen die Schilddrüsenhormonsynthese.
  - *Natriumperchlorat* (1200–2000 mg/Tag) hemmt die Iodaufnahme, was insbesondere bei Iodkontamination sinnvoll sein kann, in Kombination mit der thyreostatischen Therapie.
  - Eine zusätzliche Gabe von *Colestyramin* (3–4-mal täglich 4 g) erniedrigt die zirkulierenden Schilddrüsenhormone durch Hemmung des enterohepatischen Kreislaufs der Schilddrüsenhormone.

Therapie der thyreotoxischen Krise

Blockade der SDH-Synthese:
- Thiamazol 20 mg i.v. alle 6 Stunden

oder:
- Propylthiouracil 100–200 mg p.o. alle 6 Stunden
- bei Iodkontamination (z.B. Kontrastmittel, Amiodaron):
  - Natriumperchlorat 1200–2000 mg/Tag (z.B. Irenat 4 × 30 gtt/Tag)
  - und/oder Colestyramin 4 g alle 8 Stunden

frühzeitige Thyreoidektomie in Erwägung ziehen

postoperativ:
- nach entsprechender Latenz: Schilddrüsenhormonsubstitution

Blockade der SDH-Wirkung:
- Propranolol 1 mg/Minute i.v. (maximal 10 mg/Tag)

oder:
- Propranolol 60–80 mg p.o. alle 4–6 Stunden
- Esmolol 0,5 mg/kgKG als Bolus über 2–3 Minuten, dann 50–200 µg/kgKG/Minute über Perfusor
- Metoprolol 100–400 mg/Tag p.o.
- Hydrokortison 300 mg Startdosis, Erhaltungsdosis 100 mg alle 8 Stunden

supportive Maßnahmen:
- hochkalorische parenterale Ernährung
- Überwachung von Kreislauf- und Lungenfunktion
- frühzeitige Beatmung, vor allem bei beginnenden zentralnervösen Symptomen mit Schluckstörung und Koma und/oder bei Lungenstauung
- Sedierung (Promethazin 2 × 25 mg oder Benzodiazepine)
- Thromboembolieprophylaxe

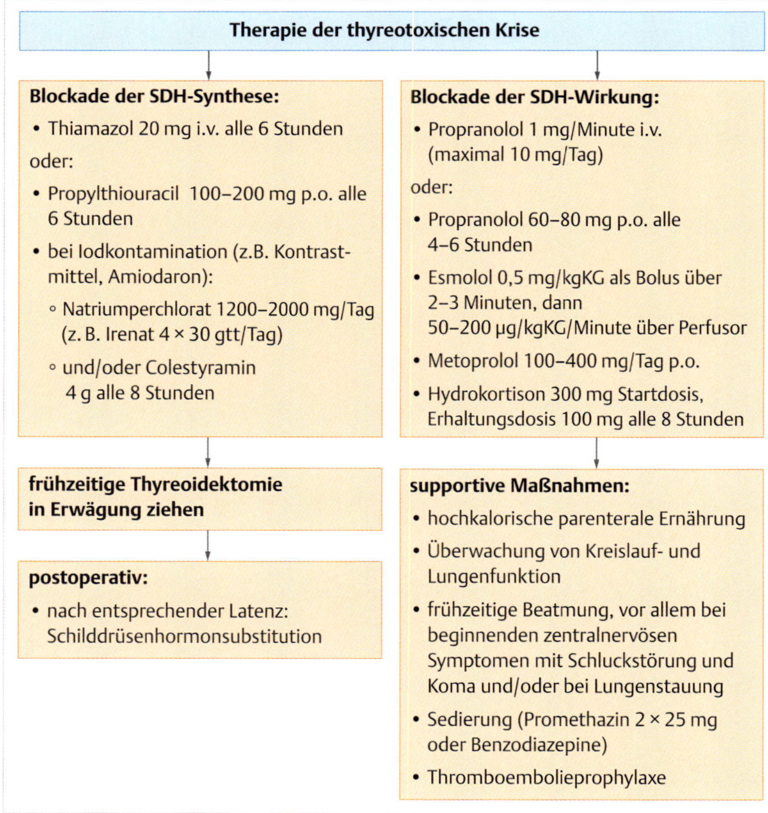

Abb. 87.2 Thyreotoxische Krise. Therapeutisches Vorgehen (SDH: Schilddrüsenhormone).

- *Hemmung der peripheren Wirkung der Schilddrüsenhormone durch Betablocker:*
  - *Propranolol* (1 mg/Minute i. v. bis maximal 10 mg/Tag oder 60–80 mg oral alle 4–6 Stunden), da es in hoher Dosierung zusätzlich die periphere Konversion von T 4 zu T 3 hemmt [7]. Für andere, β1-selektive Betablocker wie z. B. Metoprolol 100–400 mg/Tag p. o. wurde diese zusätzliche, schilddrüsenspezifische Wirkung nicht nachgewiesen.
  - alternativ *Esmolol* 0,5 mg/kgKG als Bolus über 2–3 Minuten, dann 50–200 µg/kgKG/Minute über Infusionspumpe oder *Atenolol* i. v. unter Monitorüberwachung
  - *Glukokortikoide* hemmen ebenfalls die periphere Konversion von T 4 zu T 3 und werden daher in der thyreotoxischen Krise regelhaft eingesetzt. Die häufig diskutierte so genannte *relative Nebenniereninsuffizienz* bzw. ein Glukokortikoidmangel ist bei der thyreotoxischen Krise nicht sicher belegt: Eine hoch dosierte Glukokortikoidsubstitution (Startdosis 300 mg Hydrocortison, Erhaltungsdosis 100 mg alle 8 Stunden) ist möglicherweise sinnvoll. Zudem muss bei einer immunogenen Hyperthyreose (Morbus Basedow) auch an eine möglicherweise im Rahmen eines polyglandulären Autoimmunsyndroms begleitende autoimmun bedingte Nebenniereninsuffizienz gedacht werden.
- supportive Maßnahmen
  - Behandlung der zugrunde liegenden Erkrankung und der auslösenden Ursache
  - hochkalorische parenterale Ernährung
  - Kreislauf- und Lungenfunktionsüberwachung
  - eventuell frühzeitige Beatmung, vor allem bei beginnenden zentralnervösen Symptomen mit Schluckstörung und Koma und/oder bei Lungenstauung
  - Sedierung (Promethazin 2-mal täglich 25 mg oder Benzodiazepine)
  - Thromboembolieprophylaxe

87.12.4 Interventionelle Therapie

Plasmapherese

- Da die Schilddrüsenhormone zu 99 % eiweißgebunden sind, macht eine Hämodialyse oder -filtration keinen Sinn. Eine Plasmapherese wird von einigen Autoren empfohlen, ist aber der Thyreoidektomie unterlegen, da es nur kurzfristig die zirkulierenden Schilddrüsenhormonkonzentrationen reduzieren kann.

87.12.5 Operative Therapie

- Eine *frühzeitige Thyreoidektomie* ist die beste Möglichkeit, um die Schilddrüsenhormone zu normalisieren. Mit einem Team aus erfahrenen Chirurgen und Anästhesisten kann diese Operation als Notfallmaßnahme durchgeführt werden.

- Insbesondere bei der seltenen Unverträglichkeit von Thyreostatika mit schwerwiegenden Nebenwirkungen wie Agranulozytose oder Hepatotoxizität oder bei ungenügender Effektivität der Thyreostatika ist die frühzeitige Thyreoidektomie *Mittel der 1. Wahl.*

87.13 Verlauf und Prognose

- Entscheidend für eine erfolgreiche Therapie einer thyreotoxischen Krise ist die *Früherkennung* der klassischen klinischen Symptome, die den raschen Beginn einer multimodalen Therapie ermöglicht.
- Die meisten Patienten, die eine thyreotoxische Krise überleben, zeigen bei adäquater Therapie eine rasche Stabilisierung innerhalb der ersten 24 Stunden.

87.14 Prävention

- Nachdem Schilddrüsenerkrankungen sehr häufig sind, insbesondere in Ländern mit historischem Iodmangel wie Deutschland, sollte grundsätzlich bei allen schwerkranken Patienten die Schilddrüsenfunktion überprüft werden, um eine Funktionsstörung rechtzeitig zu erkennen.

87.15 Quellenangaben

[1] Akamizu T, Satoh T, Isozaki O et al. Diagnostic criteria, clinical features, and incidence of thyroid storm based on nationwide surveys. Thyroid 2012; 22: 661–679
[2] Akamizu T. Thyroid storm: a japanese perspective. Thyroid. DOI: 10.1089/thy.2017.0243 [Epub ahead of print]
[3] Angell TE, Lechnermg, Nguyen CT et al. Clinical features and hospital outcomes in thyroid storm: a retrospective cohort study. J Clin Endocrinol Metab 2015; 100: 451–459
[4] Burch HB, Wartofsky L. Life-threatening thyrotoxicosis. Thyroid storm. Endocrinol Metab Clin North Am 1993; 22: 263–277
[5] Dai A, Wasay M, Dubey N et al. Superior sagittal sinus thrombosis secondary to hyperthyroidism. J Stroke Cerebrovasc Dis 2000; 9: 89–90
[6] Fischer MR, Spes CH, Huss R et al. Immunogenic hyperthyroidism with hyperdynamic heart failure and early cirrhotic transformation of the liver. Dtsch Med Wochenschr 1997; 122: 323–327
[7] Hughes G. Management of thyrotoxic crises with a beta-adrenergic blocking agent (Pronethalol). Br J Clin Pract 1966; 20: 579–581
[8] Klein I, Danzi S. Thyroid disease and the heart. Circulation 2007; 116: 1725–1735
[9] Klubo-Gwiezdzinska J, Wartofsky L. Thyroid emergencies. Med Clin North Am 2012; 96: 385–403
[10] Ross DS, Burch HB, Cooper DS et al. 2016 American Thyroid Association guidelines for diagnosis and management of hyperthyroidism and other causes of Thyrotoxicosis. Thyroid 2016; 26: 1343–1421
[11] Satoh T, Isozaki O, Suzuki A et al. 2016 Guidelines for the management of thyroid storm from The Japan Thyroid Association and Japan Endocrine Society. Endocr J 2016; 63: 1025–1064
[12] Spitzweg C, Reincke M. Thyroid diseases and hypertension. Internist (Berl) 2010; 51: 603–610
[13] Spitzweg C, Reincke M, Gärtner R. Schilddrüsennotfälle Thyreotoxische Krise und Myxödemkoma. Internist (Berl) 2017; 58: 1011–1019
[14] du Swee S, Chng CL, Lim A. Clinical characteristics and outcome of thyroid storm: a case series and review of neuropsychiatric derangements in thyrotoxicosis. Endocr Pract 2015; 21: 182–189

87.16 Literatur zur weiteren Vertiefung

[1] Battegay E. Differenzialdiagnose Innerer Krankheiten: Vom Symptom zur Diagnose 2017.
[2] Classen M, Diehl V. Differenzialdiagnose auf einen Blick. 2013.
[3] Kasper DL, Fauci AS, Hauser SL, Longo DL, Jameson JL, Loscalzo J. Harrisons Innere Medizin. 19. Aufl. Berlin: ABW Wissenschaftsverlag; 2016
[4] Herold G. Innere Medizin. 2018
[5] Herrmann F, Müller P. Endokrinologie für die Praxis: Diagnostik und Therapie von A–Z. 2014
[6] Lehnert H. Rationelle Diagnostik und Therapie in Endokrinologie, Diabetologie und Stoffwechsel. 2014
[7] Ross DS, Burch HB, Cooper DS et al. American Thyroid Association Guidelines for Diagnosis and Management of Hyperthyroidism and Other Causes of Thyrotoxicosis. Thyroid 2016; 26: 1343–1421 http://online.liebertpub.com/doi/full/10.1089/thy.2016.0229

87.17 Wichtige Internetadressen

- *Fachgesellschaften:*
    - Deutsche Gesellschaft für Endokrinologie: http://www.endokrinologie.net
    - European Thyroid Association: http://www.eurothyroid.com
    - American Thyroid Association: http://www.thyroid.org
    - Endocrine Society: http://www.endocrine.org
    - Deutsche Gesellschaft für Innere Medizin: http://www.dgim.de
- *Selbsthilfegruppen:*
    - Patienten mit autoimmunen Schilddrüsenerkrankungen: http://www.ht-mb.de
    - Kinder und Erwachsene mit Schilddrüsenerkrankungen: http://www.sd-bv.de
    - Dachverband der Selbsthilfe-Gruppen für Schilddrüsenkranke und deren Angehörige: https://www.schilddruesenliga.de
    - Kompetenznetz ImmunThyreopathien für Patienten: https://www.kit-online.org/shgs

88 Cushing-Syndrom (Hypothalamus und Hypophyse)[1]

Martin Reincke

88.1 Steckbrief

Das endogene Cushing-Syndrom ist Folge einer autonomen Mehrsekretion von Kortisol und verläuft unbehandelt tödlich (Cushing's disease = Killings disease). Klinisch besteht ein charakteristischer Phänotyp mit typischen Hautsymptomen und metabolischen Manifestationen. Die Diagnosesicherung erfolgt durch Nachweis eines erhöhten Kortisols im 24-Stunden-Sammelurin, einer aufgehobenen Kortisoltagesrhythmik oder einer fehlenden Suppression des Kortisols im 1-mg-Dexamethason-Hemmtest. Die Subtypbestimmung beruht auf der Messung des Plasma-ACTH (Adrenokortikotropin) zur Abgrenzung der ACTH-abhängigen Form (hypophysärer Morbus Cushing oder paraneoplastisches ektopes Cushing-Syndrom) von der ACTH-unabhängigen, adrenalen Form. Die Therapie ist primär chirurgisch: transsphenoidale Operation des kortikotrophen Adenoms, Tumorresektion der ektopen ACTH-Quelle und unilaterale Adrenalektomie beim kortisolproduzierenden Adenom.

88.2 Synonyme

- Hyperkortisolismus
- Hyperkortizismus
- Kortisolexzess

88.3 Keywords

- Kortisol
- Cushing-Syndrom
- ACTH
- Hyperkortisolismus

88.4 Definition

- Folgen einer anhaltenden Erhöhung der Kortisolsekretion; führt zu hyperglykämischer Stoffwechsellage, Proteinabbau und Immunsuppression mit typischen Symptomen
- progrediente Symptomatik
- unbehandelt im Median nach 5 Jahren tödlich verlaufend

---

[1] Dieses Kapitel ist eine Vorab-Publikation aus dem Referenz-Werk „Referenz Endokrinologie", Herausgeber: Sven Diederich, Joachim Feldkamp, Martin Grußendorf, Martin Reincke, geplanter Erscheinungstermin Juni 2020.

88.5 Epidemiologie

88.5.1 Häufigkeit

- seltene Krankheit: typische Rare bzw. Orphan Disease
- Inzidenz: 1–3 Neuerkrankungen/1 Mio. Personen/Jahr
- Prävalenz: 55–60 Patienten/1 Mio. Personen

88.5.2 Altersgipfel

- zwischen 20. und 60. Lebensjahr, Median: 35 Jahre

88.5.3 Geschlechtsverteilung

- Verhältnis Frauen zu Männer 4–5:1 für *hypophysäres* und *adrenales* Cushing-Syndrom
- Verhältnis Frauen zu Männer 1:1 beim *ektopen* Cushing-Syndrom

88.5.4 Prädisponierende Faktoren

- unbekannt

88.6 Ätiologie und Pathogenese

- *ACTH-produzierende kortikotrophe Adenome der Hypophyse (Morbus Cushing)*: überwiegend sporadisch auf der Basis einer monoklonalen Expansion singulär mutierter Zellen. Treibermutation im USP-8-Gen (ubiquitin-specific protease 8): 36–60 % aller Adenome; oder im USP-48-Gen (ubiquitin-specific protease 48): 5 % der Adenome. Selten als Folge einer familiären Tumorerkrankung mit Keimbahnmutation, wie MEN1 (multiple endokrine Neoplasie Typ 1), FIPA (familial isolated pituitary adenoma) oder dem Gen der Endoribonuklease DICER.
- *ektopes Cushing-Syndrom*: wird durch Tumoren der Lunge (Lungenkarzinoide, kleinzellige Lungenkarzinome) oder pankreatische neuroendokrine Tumoren (NET), NET des Thymus, Gastrinome, medulläres Schilddrüsenkarzinom und Phäochromozytome hervorgerufen
- *adrenales Cushing-Syndrom*: meist sporadisch kortisolproduzierende Adenome, in 30–60 % der Fälle durch aktivierende somatische Mutationen in der katalytischen Untereinheit der Proteinkinase A (PRKACA)
  - *bilaterale makronoduläre ACTH-unabhängige Nebennierenhyperplasie*: in 25–55 % der Fälle Mutationen

im ARMC 5-Tumor-Suppressorgen (ARMC 5: armadillo repeat containing 5)
- *primär pigmentierte mikronoduläre Nebennierenhyperplasie* (sporadisch oder als Teil des Carney-Komplexes): inaktivierende Mutationen in der regulatorischen Untereinheit der Proteinkinase A (PRKAR1A), seltener in den Phosphodiesterasen PDE11A oder PDE8B
- *McCune-Albright-Syndrom*: Mosaik aktivierender Mutationen im Gαs-Gen (GNAS-Mutation)

88.7 Klassifikation und Risikostratifizierung

- *ACTH-abhängiges Cushing-Syndrom* (80–85 %), davon:
  - kortikotrophe Hypophysenadenome: 75–80 %
  - ektopes oder paraneoplastisches Cushing-Syndrom bei extrahypophysärer ACTH-Quelle: 5–10 %
  - CRH-produzierende (CRH: corticotropin-releasing hormone), im Hypothalamus oder Pankreas lokalisierte Tumoren: < 1 %
- *ACTH-unabhängiges, adrenales Cushing-Syndrom* (15–20 %), davon:
  - kortisolproduzierendes Adenom: 10–15 %
  - kortisolproduzierendes Nebennierenrindenkarzinom: ca. 5 %
  - primäre bilaterale makronoduläre Nebennierenhyperplasie: < 1 %
  - mikronoduläre (pigmentierte) Nebennierenhyperplasie: < 1 %

88.8 Symptomatik

- *Symptome des Cushing-induzierten Katabolismus mit hoher diskriminatorischer Qualität:*
  - Rubeosis (Rötung der Haut): 70 %
  - altersuntypische papierdünne Haut: 50 %
  - Sugillationen (flächige Hautblutungen), Hämatomneigung: 65 %
  - Striae rubrae: 65 %
  - proximale Muskelschwäche: 60 %
  - Osteoporose: 75 %
- *Symptome assoziiert mit dem metabolischen Syndrom* (weniger spezifisch für Cushing-Syndrom):
  - gerundetes Gesicht (Vollmondgesicht): 90 %
  - Stammbetonung der Fettgewebeverteilung: 85 %
  - „Stiernacken": 55 %
  - arterielle Hypertonie: 85 %
  - Hirsutismus (bei Frauen): 70 %
  - Akne: 55 %
  - Hypogonadismus (Amenorrhö, Libido- und Potenzverlust): 80 %
  - psychische Veränderungen (Depression, Angststörung, Psychose): 45 %
- kardiovaskuläre, metabolische, und infektiologische Komorbiditäten
- Dauer bis Diagnose: 2–3 Jahre
- Die subtilen spezifischen Symptome des Cushing-Syndroms entstehen langsam und können leicht übersehen werden.
- Abzugrenzen gegen ein Cushing-Syndrom sind Erkrankungen und Zustände, die zu einem funktionellen Hyperkortisolismus führen (siehe Differenzialdiagnosen (S. 676)).

88.9 Diagnostik

88.9.1 Diagnostisches Vorgehen

- Das diagnostische Vorgehen bei Cushing-Syndrom ist in ▶ Abb. 88.1 und ▶ Abb. 88.2 zusammenfassend dargestellt.
- Indikation zum biochemischen Screening:
  - altersungewöhnliche Symptome (z. B. Osteoporose, Hypertonie)
  - multiple und progressive Cushing-typische Symptome mit hohem prädiktivem Wert (siehe Symptomatik (S. 672))
  - Kinder: Wachstumsstillstand bei zunehmendem Gewicht
  - Patienten mit Nebennierenzufallstumor und adenomtypischem Verhalten in der Bildgebung

Merke

Zur Vermeidung einer hohen Zahl von falsch-positiven Cushing-Diagnosen ist es erforderlich, mittels einer klinisch begründeten Verdachtsdiagnose eine hohe Prätestwahrscheinlichkeit sicherzustellen.

Cave

Das Vorliegen eines metabolischen Syndroms allein rechtfertigt kein biochemisches Cushing-Screening.

88.9.2 Anamnese

- Hautveränderungen
- Gewichtsentwicklung und Fettgewebeverteilung
- psychische Symptome
- Sexualanamnese (Zyklus, Libido und Potenz)
- muskuloskelettale Symptome (Frakturen, Myopathie)
- metabolische Komorbiditäten (Hypertonie, Diabetes)
- Zustände, die zu falsch-positiven Testergebnissen führen können (Ovulationshemmereinnahme, Depression, Niereninsuffizienz, Schlafapnoesyndrom)
- Medikamente: exogene Glukokortikoide

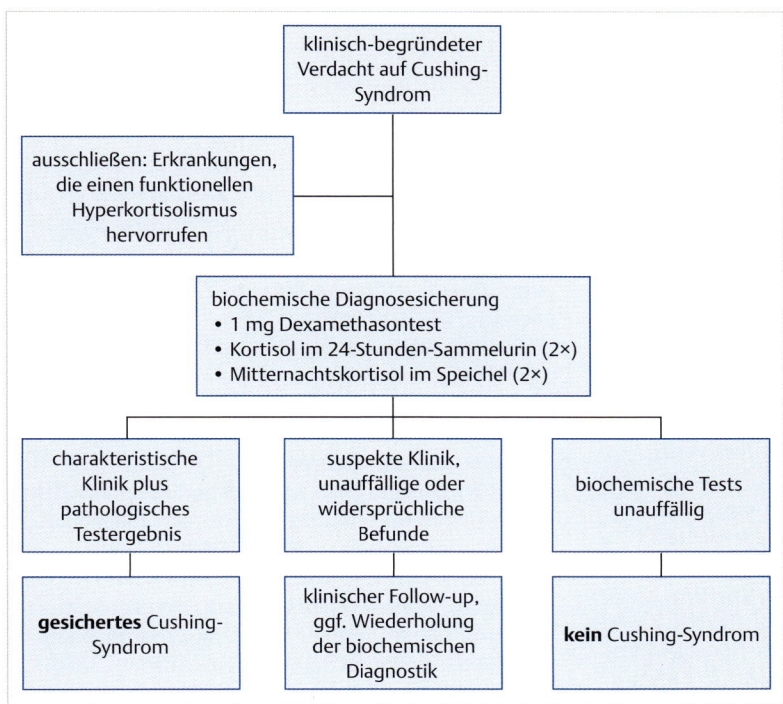

Abb. 88.1 Cushing-Syndrom. Diagnostisches Vorgehen. (Quelle: Diederich S, Feldkamp J, Grußendorf M, Reincke M. Referenz Endokrinologie. Stuttgart: Thieme; 2020)

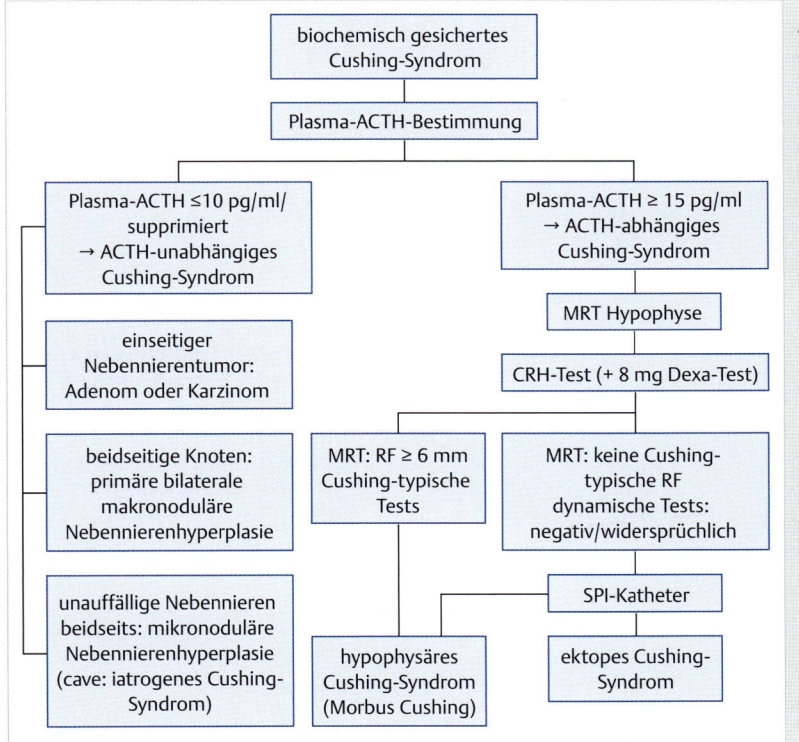

Abb. 88.2 ACTH-abhängiges Cushing-Syndrom. Diagnostisches Vorgehen (CRH: corticotropin-releasing hormone, RF: Raumforderung, SPI: Sinus-petrosus-inferior-Katheter). (Quelle: Diederich S, Feldkamp J, Grußendorf M, Reincke M. Referenz Endokrinologie. Stuttgart: Thieme; 2020)

Cushing-Syndrom (Hypothalamus und Hypophyse)

88.9.3 Körperliche Untersuchung

- Die Ganzkörperuntersuchung mit Fokus auf Haut, Fettgewebeverteilung und Muskulatur ist für die begründete Verdachtsdiagnose unerlässlich (siehe Symptomatik (S. 672)).

88.9.4 Labor

- entscheidend für die Diagnosesicherung und die Subtypisierung des Cushing-Syndroms
- Die Diagnose Cushing-Syndrom setzt das gleichzeitige Vorliegen von typischer Klinik und einem pathologischen Testergebnis voraus. Die Diagnostik erfolgt in 3 Schritten.
- *Schritt 1: biochemische Diagnosesicherung des Cushing-Syndroms*
    - Die biochemische Diagnosesicherung erfolgt mittels drei sich ergänzender Testverfahren, die jeweils Stärken und Limitationen haben (▶ Tab. 88.1).
    - Fallen zwei Tests normal aus, ist ein Cushing-Syndrom in der Regel ausgeschlossen.

Cave
Beim Morbus Cushing können initial Screeningtests normal ausfallen.

Merke

Bei klinisch begründetem Verdacht und biochemisch unauffälligem Testergebnis sind Folgeuntersuchungen in 3- bis 6-monatigen Abständen erforderlich.

- *Schritt 2: Differenzierung zwischen ACTH-abhängiger und ACTH-unabhängiger Form*
    - Bestimmung des basalen Plasma-ACTH (Normbereich: 10–50 pg/ml)
    - Beim adrenalen Cushing-Syndrom ist das Plasma-ACTH obligat niedrig oder unterhalb der Nachweisgrenze (P-ACTH ≤ 10 pg/ml). Ausnahme: Fluktuierende Kortisolsekretion kann zu nicht vollständiger ACTH-Suppression führen.
    - ACTH-abhängiges Cushing-Syndrom: Plasma-ACTH im mittleren Normbereich (≥ 15 pg/ml = inadäquat hoch für Kortisolexzess!) bis erhöht (> 50 pg/ml)
    - Bei im Graubereich gelegenen Plasma-ACTH (10 und 15 pg/ml) → wiederholte Messung und CRH-Stimulationstests. Beim adrenalen Cushing-Syndrom bleibt die CRH-Stimulation des ACTH aus, Anstieg (< 30 %), beim kortikotrophen Hypophysenadenom starker ACTH-Anstieg.
    - Plasma-ACTH beim ektopen Cushing-Syndrom erhöht bis stark erhöht

Tab. 88.1 Biochemische Screeningtests bei Cushing-Syndrom. Die Normbereiche dienen der Orientierung und sind assayabhängig.

Testverfahren	Normbereich, Sensitivität/Spezifität	Testprinzip bei Cushing-Syndrom	Limitationen/Stärken
1-mg-Dexamethason-Hemmtest	≤ 1,8 µg/dl (50 nmol/l)	Nachweis der Kortisolhypersekretion durch fehlende Suppression des Serumkortisols nach 1 mg Dexamethason oral um 23 Uhr; synthetisches Glukokortikoid Dexamethason zeigt keine Kreuzreaktivität im Kortisolimmunoassay	misst das Gesamtkortisol im Serum → Ovulationshemmer erhöhen das kortisolbindende Globulin und damit das Gesamtkortisol → falsch positives Testergebnis
			hepatischer Dexamethasonmetabolismus genetisch variabel → falsch positive Ergebnisse durch schnellen Dexamethasonmetabolismus
			falsch negativer Testausfall bei Morbus Cushing möglich durch hohe Empfindlichkeit kortikotropher Mikroadenome
			fehlende Dexamethasoneinnahme führt zu falsch negativem Testergebnis
24-Stunden-Sammelurin auf freies Kortisol	20–80 µg/Tag	gesteigerte zeitintegrierte Kortisolexkretion	Test sollte zur Verbesserung der Reliabilität 2-mal durchgeführt werden
			Sammelfehler
Kortisoltagesrhythmik im Speichelkortisol	regelrechte Tagesrhythmik, Speichelkortisol um 23 Uhr ≤ 1,5 ng/ml	aufgehobene Tagesrhythmik mit erhöhten nächtlichen Kortisolwerten (23 Uhr)	Test sollte zur Verbesserung der Reliabilität 2-mal durchgeführt werden
			Sammelfehler
			Kontamination mit Blut (Zähneputzen) oder steroidhaltigen Substanzen

- *Schritt 3: weitere biochemische Differenzierung zwischen hypophysärem Cushing-Syndrom und ektopem Cushing-Syndrom*
  - Stimulation im CRH-Test (diagnostisches Kriterium: Anstieg von ACTH > 40 % und Kortisol > 30 %), Suppression im hochdosierten Dexamethasontest (Einmaldosis 8 mg um 23 Uhr; Serumkortisol < 50 % vom Ausgangswert)
  - Kortikotrophe Adenomzellen bei hypophysärem Cushing-Syndrom behalten häufig Eigenschaften normaler Hypophysenzellen. (Ausnahme: ACTH-produzierende Makroadenome haben häufig eine „starre" ACTH-Sekretion, so dass hier Stimulation durch humanes Corticotropin-Releasing-Hormon und Suppression durch 8 mg Dexamethason fehlen können.)
  - ektopes Cushing-Syndrom: ACTH-Sekretion autonom und starr, Plasma-ACTH und Serumkortisol häufig stark erhöht
  - Tumormarkerdiagnostik mittels Kalzitonin und Chromogranin A beim ektopen Cushing-Syndrom

88.9.5 Bildgebende Diagnostik

Cave

Die Bildgebung wird immer nach der biochemischen Diagnostik durchgeführt, da zufällig diagnostizierbare tumoröse Veränderungen von Hypophyse (10 %) und Nebenniere (1–7 %) in der Normalbevölkerung häufig sind und zu einer falschen Subtypisierung führen können.

Sonografie

- Hals- und Schilddrüsensonografie bei (okkultem) ektopem Cushing-Syndrom

Röntgen

- Das konventionelle Röntgen hat keinen Stellwert in der Lokalisationsdiagnostik (z. B. Sella-Zielaufnahme).

CT

- *adrenale Tumoren*: Verfahren der Wahl zur Lokalisation adrenaler Tumoren (native Sequenzen und Sequenzen nach intravenöser Kontrastmittelgabe)
- *Nebennierenadenom*: unilaterale Tumoren von variabler Größe mit nativen fettäquivalenten Dichtewerten < 10 HU und schnellem Kontrastmittelauswasch. Die kontralaterale Nebenniere ist typischerweise atroph.
- *Nebennierenkarzinom*: inhomogenes Gewebemuster mit Nekrosen, Verkalkungen, HU > 10 und einer hohen Kontrastmittelaufnahme mit verzögertem Auswasch, mediane Größe: 10 cm; stadienabhängig Infiltration umliegender Strukturen (Niere, Leber, Pankreas), Lymphknoten- und Fernmetastasen
- *primäre bilaterale makronoduläre Nebennierenhyperplasie*: traubenförmige Knoten in beiden Nebennieren mit dazwischenliegender hyperplastischer Nebennierenrinde. Die Knoten können konfluieren und zeigen ein variables Kontrastmittelverhalten.
- *mikronoduläre Nebennierenhyperplasie*: beidseits normal imponierende oder geringfügig hyperplastische Nebennieren

MRT

- Verfahren der Wahl zur Lokalisation von Hypophysenadenomen
- Grundsätzlich wird zwischen kortikotrophem Mikroadenom (≤ 10 mm) und Makroadenom (≥ 10 mm) unterschieden.
- 10 % der kortikotrophen Hypophysenadenome sind *Makroadenome* mit variabler supraselärer Extension. Die Kernspintomografie ermöglicht die Größenbestimmung, die Abgrenzung des Chiasma opticums, ggf. Hinweise auf eine Invasion des Sinus cavernosus oder anderer angrenzenden Strukturen.
- *Mikroadenome*: signalarme Raumforderung von wenigen Millimetern Durchmesser, die nach Kontrastmittelgabe in frühaterriellen dynamischen Sequenzen kräftig Kontrastmittel aufnimmt. Raumforderungen ≥ 6 mm gelten als typisch für kortikotrophe Adenome. 40 % der Patienten mit Morbus Cushing sind „imaging-negative".

Merke

Bei Läsionen < 6 mm muss auch immer an die Möglichkeit von Artefakten oder nicht funktionellen Mikroadenomen gedacht werden (Normalbevölkerung: 10 %, Patienten mit ektopem Cushing-Syndrom: bis zu 15 %).

Cave

Der kernspintomografische Nachweis eines Mikroadenoms ist nicht gleichbedeutend mit Vorliegen eines Cushing-Syndroms.

Szintigrafie

- Die Somatostatinrezeptor-basierte Octreotidszintigrafie (Octreoscan) zur Lokalisation einer ektopen ACTH-Sekretion auf dem Boden eines neuroendokrinen Tumors wurde inzwischen aufgrund der geringeren Sensitivität zugunsten des DOTATATE-PET (Gallium-68-Dotatate-Positronen-Emissions-Tomografie-CT) verlassen.

PET/PET-CT

- PET-basierte Verfahren haben einen Stellenwert in der Diagnostik des ektopen Cushing-Syndroms.
- Bei okkulter ACTH-Quelle zunächst Computertomografie von Hals, Thorax und Abdomen. Hierbei besonders sorgfältige Bildanalyse der Lungenregion, da mehr als 70 % der ACTH-Tumorquellen oberhalb des Zwerchfells sitzen. Lungenkarzinoide sind typischerweise peripher gelegen (kleine Rundherde mit Lagebezug zu den Bronchien).
- ergänzend PET-CT-Verfahren in absteigender diagnostischer Wertigkeit: DOTATATE-PET (aufgrund der häufigen Somatostatinrezeptor-Expression neuroendokriner Tumoren) > DOPA-PET (höhere Sensitivität für Paragangliome/Phäochromozytome und C-Zell-Karzinome) > FDG-PET (besonders für rasch proliferierende neuroendokrine Tumoren geeignet).
- Wiederholung der Diagnostik in 6- bis 12-monatigen Abständen beim persistierend okkulten ektopen Cushing-Syndrom

88.9.6 Instrumentelle Diagnostik

Simultaner Sinus-petrosus-inferior-Katheter (SSPI) mit CRH-Stimulation

- Goldstandard in der Differenzierung zwischen ektoper ACTH-Sekretion und hypophysärem Cushing-Syndrom
- Das Verfahren setzt ein entsprechend erfahrenes Team voraus.
- *Indikation*: Sicherung der hypophysären Ursache des ACTH-abhängigen Cushing-Syndroms bei widersprüchlichen Befunden im CRH-Test und hochdosiertem 8-mg-Dexamethason-Test („mixed response" bzw. negativer Testausfall) oder bei Fehlen eines eindeutigen Adenomnachweises im MRT
- *Durchführung*: retrograde Positionierung von zwei über die Leiste eingebrachten Mikrokathetern im Sinus petrosus inferior rechts und links; Blutentnahme vor sowie 2, 5 und 10 Minuten nach CRH-Stimulation (100 µg hCRH iv)
- *diagnostische Kriterien für Morbus Cushing*: basal Plasma-ACTH-Quotient ≥ 2,0 zentral zu peripher und ≥ 3,0 nach 2, 5 oder 10 Minuten nach CRH-Stimulation
- falsch negativer Testausfall bei atypischer venöser Drainage, falscher Katheterlage möglich
- *Nebenwirkungen*: < 1 %, vor allem ZNS-Blutungen

88.10 Differenzialdiagnosen

Tab. 88.2 Differenzialdiagnosen des Cushing-Syndroms.

Differenzialdiagnose	Bemerkungen
milder, funktioneller Hyperkortisolismus bei Adipositas, metabolischem Syndrom, PCOS	meist diskrete Erhöhung des 24-Stunden-Urinkortisols
Hyperkortisolismus bei Depression	durch vermehrten hypothalamischen CRH-Tonus
Hyperkortisolismus bei Niereninsuffizienz	–
Hyperkortisolismus bei Schwangerschaft	–
Diabetes mit schlechter Stoffwechselkontrolle	–
alkoholinduziertes Cushing-Syndrom	Remissionsinduktion durch Alkoholkarenz
Einnahme von Ovulationshemmern	Erhöhung des Gesamtserumkortisols durch Erhöhung des kortisolbindenden Globulins
multiple Sklerose	–
exogenes Cushing-Syndrom	variable Präsentation, häufig niedrige Kortisolwerte in allen Screeningtests bei klinisch floridem Cushing-Phänotyp; sorgfältige Patientenbefragung zur Identifikation der exogenen Glukokortikoidquelle, z. B. intraartikuläre Injektionen, positive Medikamentenanamnese, Hautcremes

CRH: Corticotropin-Releasing-Hormon, PCOS: Syndrom der polyzystischen Ovarien = Polycystic Ovary Syndrome

88.11 Therapie

88.11.1 Therapeutisches Vorgehen

- Die Therapie des Cushing-Syndroms erfolgt primär chirurgisch (Ziel: R0-Resektion der zugrunde liegenden Hormonquelle).
- Therapieentscheidungen beim Cushing-Syndrom sollen in einem interdisziplinären endokrinen Tumorboard getroffen werden.
- Indikationsstellung und Durchführung operativer und anderer Maßnahmen gehören in die Hand des ausgewiesenen Spezialisten.
- Das therapeutische Vorgehen beim hypophysären Cushing-Syndrom ist in ▶ Abb. 88.3 dargestellt.

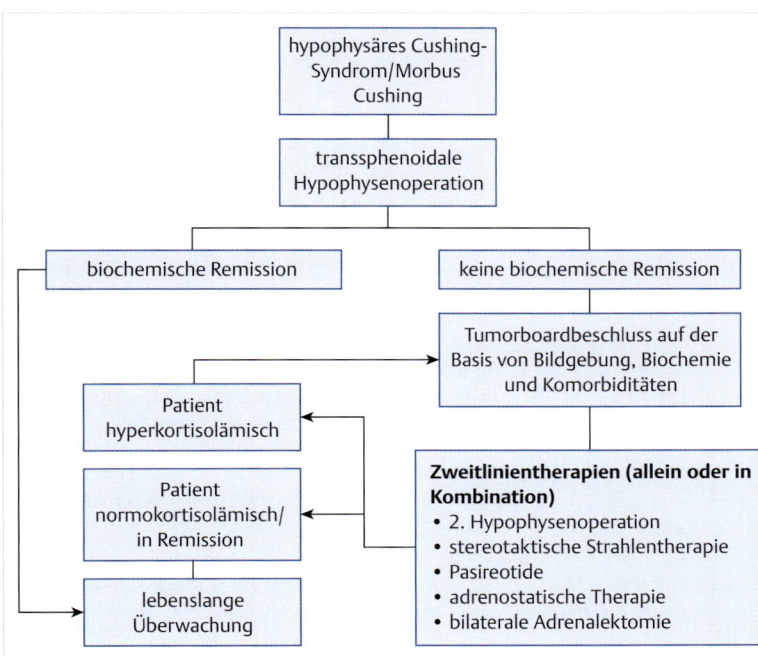

Abb. 88.3 **Hypophysäres Cushing-Syndrom.** Therapeutisches Vorgehen. (Quelle: Diederich S, Feldkamp J, Grußendorf M, Reincke M. Referenz Endokrinologie. Stuttgart: Thieme; 2020)

88.11.2 Operative Therapie

- *Primärtherapie des hypophysären Cushing-Syndroms (Morbus Cushing):*
  - transsphenoidale Hypophysenoperation mit selektiver Adenomektomie/Hypophysenexploration („MRT-negativ") durch einen erfahrenen Neurochirurgen
    - biochemische Remission bei 42–97%, Median: 78%; Rezidiv bei 0–47%, Median: 12%
    - postoperative Hypophysenvorderlappeninsuffizienz: <18%, -hinterlappeninsuffizienz: <9%
    - Liquorleck: <5%
    - Meningitis: <2%
    - temporäre postoperative Hyponatriämie
  - postoperative biochemische Reevaluation: Kortisol <5 µg/dl (<138 nmol/l) oder Kortisol im 24-Stunden-Urin <28–56 nmol/Tag (<10–20 µg/Tag), evaluiert 7 Tage nach Operation, spricht für eine Remission
  - Falls die transsphenoidale Hypophysenoperation nicht zur Remission geführt hat, bestehen mehrere Möglichkeiten, um eine biochemische Remission zu erzielen (▶ Tab. 88.3, ▶ Abb. 88.3).
- *ektopes Cushing-Syndrom:*
  - Resektion des ektopen ACTH-sezernierenden Tumors mit entsprechender Lymphknotenresektion
    - kurative Resektion bei 76% der Patienten, wenn der Patient ansonsten metastasenfrei ist
    - bei nicht-R0-resektablen Tumoren multimodale Therapie entsprechend der zugrunde liegenden Tumorentität; systemische Chemotherapie, lokale ablative Verfahren (vor allem bei Lebermetastasierung), chirurgisches Debulking, frühzeitiger Einsatz der bilateralen Adrenalektomie
- *ACTH-unabhängiges Cushing-Syndrom:*
  - unilaterales Adenom: laparoskopische Adrenalektomie
  - Nebennierenrindenkarzinom: Möglichst Operation mit vollständiger Entfernung des Tumors. Häufig postoperative Therapie mit Mitotane. Bei fortgeschrittenen Tumorstadien wird ebenfalls Mitotane oder Chemotherapie eingesetzt.
  - mikronoduläre Nebennierenhyperplasie: bilaterale Adrenalektomie
  - primäre bilaterale makronoduläre Hyperplasie → meist bilaterale Adrenalektomie, bei asymmetrischer Größenverteilung → unilaterale Adrenalektomie, ggf. individualisierte Therapie bei abnormer Rezeptorexpression

88.11.3 Pharmakotherapie

- *Pasireotid* (Somatostatinanalogon, Signifor): als Zweitlinientherapie nach erfolgloser Hypophysenoperation zugelassen; Absenkung des freien Kortisols im Urin um >50% bei 60% der Patienten, Normalisierung bei 20% (▶ Tab. 88.3).
- *adrenostatische Therapie mit Ketokonazol oder Metyrapon*: Kombination von Ketokonazol und Metyrapon reduziert die androgenen und mineralokortikoiden Nebenwirkungen von Metyrapon (Hirsutismus, Ödeme).

Tab. 88.3 Zweitlinientherapien nach erfolgloser erster Hypophysenoperation oder bei Cushing-Rezidiv.

Therapieverfahren	Erfolgswahrscheinlichkeit	Nebenwirkungen/Kommentare
Hypophysenoperation		
zweite transsphenoidale Operation	Remission (42 %), Persistenz (58 %), Rekurrenz (40 %), (mittlere Zeit bis zum Rezidiv: 42 Monate)	erhöhtes Risiko von Hypophysenvorderlappen- und -hinterlappensinsuffizienz
Strahlentherapie		
konventionelle fraktionierte Strahlentherapie (45 Gray, 6 Wochen)	*Erwachsene*: Remission (bis zu 83 %), 6–60 Monate nach Beginn; *Kinder*: Remission (78 %) nach 9–18 Monaten	Hypophysenvorderlappeninsuffizienz (bis zu 70 %), Optikusneuropathie (1–2 %), andere Hirnnervenneuropathie (2–4 %), sekundäre Malignome (0,5 %), neurokognitive Störungen, Strahlennekrosen (<1–2 %); überbrückende *adrenostatische Therapie* wegen späten Wirkungseintritts notwendig
stereotaktische Strahlentherapie (z. B. Gammaknife)	variable Erfolgsrate (28–86 %), Rekurrenz (bis zu 50 %), Tumorkontrolle (83–100 %)	Hypophysenvorderlappeninsuffizienz (bis zu 70 %), Optikusneuropathie (1–2 %), andere Hirnnervenneuropathie (2–4 %), sekundäre Malignome (0,5 %), neurokognitive Störungen, Strahlennekrosen (<1–2 %); überbrückende *adrenostatische Therapie* wegen späten Wirkungseintritts notwendig
Hypophysenadenom-gerichtete medikamentöse Therapie		
Somatostatin-Rezeptor-5-Modulator Pasireotid (900 μg 2-mal täglich s. c.) oder LAR-Präparation	20 % nach 6 Monaten, 40 % bei biochemisch mildem Cushing-Syndrom (Urinkortisol: 1,5- bis 5-mal oberer Normbereich)	Hyperglykämieereignisse (70 %), Gallenblasensteine, gastrointestinale Nebenwirkungen
adrenostatische Therapieoptionen		
Ketokonazol (Tagesdosis: 400–1200 mg, Mittelwert: 700 mg, aufgeteilt in 3 Dosen)	Hemmung des Side Chain Cleavage Enzyme, der 17,20-Lyase und der 11ß-Hydroxylase, Normalisierung des Hyperkortisolismus (42–80 %), rascher Wirkungseintritt innerhalb von 48 Stunden	Nebenniereninsuffizienz, Pruritus, Leberwerterhöhungen, lebensbedrohliche Lebertoxizität 1:15 000
Metyrapon (Tagesdosis: 500–6000 mg, aufgeteilt in 4 Dosen)	Hemmung der 11ß-Hydroxylase, Normalisierung des Hyperkortisolismus (50–75 %), rascher Wirkungseintritt innerhalb von 48 Stunden	Nebenniereninsuffizienz, gastrointestinale Symptome, Hirsutismus und Akne durch Akkumulation von androgenen Vorstufen, Hypokaliämie, Ödeme, Hypertonie durch Akkumulation von Mineralokortikoid-Vorstufen
Nebennierenoperation		
bilaterale Adrenalektomie	Erfolgsrate (100 %), perioperative Mortalität (1 %)	lebenslange Substitution mit Hydrokortison und Fludrokortison erforderlich, Nebennierenkrisenrisiko: 9,3/100 Patientenjahre, progressiver kortikotropher Tumor (Nelson-Tumor) (10–30 %)

- *Therapieansatz 1*: Dosistitration mit Überwachung des Kortisols, das im Normbereich liegen sollte (z. B. 24-Stunden-Urinkortisol; cave: der metyraponbedingte Anstieg der Vorläufersteroide 11-Desoxykortikosteron/11-Desoxykortisol kann im Immunoassay zu Interferenzen führen)
- *Therapieansatz 2*: „Blockieren und Ersetzen", d. h. vollständige Blockade der Kortisolsekretion mittels höher dosiertem Ketokonazol und Metyrapon und gleichzeitige Glukokortikoid-Ersatztherapie (Hydrokortison 25 mg/Tag)

88.11.4 Strahlentherapie

- *Indikation bei hypophysärem Cushing-Syndrom:*
  - residuelles Tumorgewebe nach transsphenoidaler Operation, das in der Bildgebung (MRT) oder ophthalmologischen Untersuchungen eine Tumorprogression zeigt
  - biochemisch persistierendes hypophysäres Cushing-Syndrom
  - progressiver kortikotropher Tumor (Nelson-Syndrom) (10–30 % nach bilateraler Adrenalektomie)
- *Technik der Radiotherapie:*
  - stereotaktische fraktionierte Radiotherapie am Linearbeschleuniger oder dreidimensional geplante, konformale Radiotherapie am Linearbeschleuniger, Radiochirurgie am Gammaknife, Cyberknife oder am Linearbeschleuniger
  - cave: kritische Lokalisation der Hypophyse zwischen verschiedenen wichtigen funktionellen Strukturen
  - *Effektivität*: > lokale Tumorwachstumkontrolle >> ACTH-Produktion
- Spätfolgen der Radiotherapie: siehe ▶ Tab. 88.3

88.12 Nachsorge

- Nach erfolgreicher Operation mit Entfernung des ACTH- bzw. kortisolproduzierenden Tumors sind Patienten obligat (tertiär = hypothalamisch) nebenniereninsuffizient. Die Dauer der *Niereninsuffizienz* richtet sich nach der Ursache des Cushing-Syndroms: ektopes Cushing-Syndrom: Median 0,6 Jahre, Morbus Cushing: Median 1,4 Jahre, adrenales Cushing-Syndrom: Median 2,5 Jahre).
- Die Patienten erhalten eine *Standard-Glukokortikoidsubstitution* (20–30 mg Hydrokortison/Tag) und müssen eine Nebennierenkrisenschulung erhalten
- Innerhalb der ersten 3 Monate nach OP besteht häufig ein „*Glukokortikoid-Entzugssyndrom*", charakterisiert durch Gelenkschmerzen, Abgeschlagenheit, Appetitlosigkeit, Myopathie, gestörten Tag-Nacht-Rhythmus, Depressivität → vorübergehend supraphysiologische Glukokortikoidsubstitution (z. B. 30–50 mg/Tag)
- Die *Nebennierenfunktion* wird periodisch durch basale Kortisolbestimmung oder ACTH-Stimulationstest überprüft.
- *ACTH-abhängiges Cushing-Syndrom*: lebenslange Nachsorge wegen Rezidivrisiko und Komorbiditäten wie metabolisches Syndrom, Hypertonie, Hyperlipidämie, Diabetes mellitus, Osteoporose und psychiatrische (Depression) Komorbiditäten.

88.13 Verlauf und Prognose

- Das Cushing-Syndrom verläuft unbehandelt im Median nach 5 Jahren tödlich.
- Haupttodesursache sind kardiovaskuläre Erkrankungen und Infektionen.
- Auch bei erfolgreicher Therapie des Kortisolexzesses bleibt die Mortalität höher als bei Kontrollpersonen (Standardmortalitätsrate: 1,61, für Herzkreislauferkrankungen: 2,72).

89 Primärer Aldosteronismus (Morbus Conn)

Holger S. Willenberg

89.1 Steckbrief

Der primäre Aldosteronismus ist die häufigste Ursache einer sekundären Hypertonie. Das Risiko für kardiovaskuläre Ereignisse ist bei dieser Hypertonieform höher als bei der essenziellen Hypertonie, auch wenn die Blutdruckwerte ähnlich gut eingestellt sind. Das liegt daran, dass diese Salzretentionserkrankung mit einer Hypervolämie assoziiert ist und einen inflammatorischen Phänotyp provoziert. Außerdem erfährt ein Teil der Patienten auch einen milden Glukokortikoidexzess. Die Diagnose stützt sich auf eine unter kontrollierten Bedingungen durchgeführte hormonelle Analytik, auf endokrine Funktionstests und auf radiologische Untersuchungen. Die Therapie der Wahl ist die Adrenalektomie bei unilateraler Erkrankung und die antimineralokortikoide medikamentöse Therapie bei bilateralen Erkrankungen.

89.2 Aktuelles

- Mutationen in der *Zona-glomerulosa-Zelle*, die zu Depolarisation, einer Aktivierung der Phospholipase C und des Kalzium-Calmodulin-Signalweges führen, können ein Conn-Syndrom auslösen.
- Verschiedene *Mutationen von Kalium-, Kalzium- und Chloridkanälen* wurden in jüngerer Zeit identifiziert, die die Entwicklung familiärer oder sporadischer Formen erklären; diese können mit einer Steroid-Metabolom-Analytik auch phänotypisch erkannt werden.
- Bei einem Teil der Patienten mit Conn-Syndrom lässt sich auch ein milder Hyperkortisolismus feststellen. Ob dieser das vermehrte Auftreten von Diabetes mellitus bzw. Insulinresistenz bei Patienten mit Conn-Syndrom verursacht, ist aktuell noch nicht vollständig geklärt.

89.3 Synonyme

- primärer Aldosteronismus
- Conn-Syndrom
- Morbus Conn
- aldosteronproduzierendes Adenom (der Nebenniere)
- Aldosteronom

89.4 Keywords

- Hyperaldosteronismus
- Conn-Syndrom
- Morbus Conn
- aldosteronproduzierendes Adenom (der Nebenniere)
- Aldosteronom
- Mineralokortikoidhypertonie
- Spironolacton
- Nebennierentumor

89.5 Definition

- Der Begriff primärer Aldosteronismus beschreibt eine Gruppe von Erkrankungen, bei denen die Aldosteronsekretion inadäquat zu hoch im Vergleich zum Salz-/Volumenstatus des Organismus und zumindest teilweise unabhängig von seinen regulatorischen Einflüssen (Renin/Angiotensin II oder/und Kalium) erfolgt.
- Die autonome Aldosteronsekretion bewirkt eine Natriumretention, die sekundär zu einer Hypervolämie und einem Bluthochdruck führt.

89.6 Epidemiologie

89.6.1 Häufigkeit

- Die Prävalenz des Conn-Syndroms beträgt bei Patienten mit arterieller Hypertonie ca. 2–10 %.
- Die Wahrscheinlichkeit für das Vorliegen dieser Erkrankung steigt mit dem Hypertoniegrad, der Zahl der zur Behandlung der Hypertonie notwendigen Medikamente, den Episoden hypertensiver Entgleisungen, den kardiovaskulären Komplikationen vor dem 50. Lebensjahr, dem Ausmaß der Hypokaliämie bzw. wenn ein niedriges Alter (< 40 Jahre), eine familiäre Hypertonie oder ein Nebennierenrindentumor vorliegen.

89.6.2 Altersgipfel

- Es können alle Altersgruppen betroffen sein. Das Risiko, ein Conn-Syndrom als Ursache der arteriellen Hypertonie zu haben, ist bei *jüngeren Patienten größer* als bei älteren Patienten.
- *Frauen* kommen zur Diagnose oft nach der Schwangerschaft und auch gehäuft nach Eintreten der Menopause.

89.6.3 Geschlechtsverteilung

- Anscheinend sind *Frauen häufiger* betroffen als Männer.

89.6.4 Prädisponierende Faktoren

- möglicherweise ein gesteigerter Salzkonsum
- Mutationen im Aldosteronsynthase-(CYP11B2-)Gen, den Genen KCNJ5, CACNA1D bzw. CACNA1H, ATP1A1 und ATP2B3 bzw. CTNNB1 und CLCN2

89.7 Ätiologie und Pathogenese

- Eine *Mutation der Aldosteronsynthase* (CYP11B2) mit Veränderungen in den Promotorbindungsstellen machen die Aldosteronsynthese sensitiv für den ACTH-cAMP-Proteinkinase-A-Signalweg und unabhängig vom negativen Feedback über Renin und Angiotensin II. Sie ist die Ursache für den familiären Hyperaldosteronismus (FHA) *Typ 1*.
- *Mutationen in der Zona-glomerulosa-Zelle*, die zur Depolarisation, zu einer Aktivierung der Phospholipase C und einer Aktivierung des Kalzium-Calmodulin-Signalweges führen, können ein Conn-Syndrom auslösen. Diese können sporadisch bzw. – seltener – auch familiär auftreten (*FHA Typ 2 und 3*).
- Bei ca. 1–2 Drittel der Fälle ist die Ursache der Nebennierenrinden-Tumorentstehung mit autonomer Aldosteronsekretion *unklar*.
- Die autonome Aldosteronsekretion führt zu einer vermehrten *Natriumretention*. Damit die Salzbelastung des Körpers nicht zu einer erhöhten Natriumkonzentration im Blut und osmotischem Stress führt, werden Mechanismen aktiviert, die zu einer *Wasserretention* und *vermehrten Flüssigkeitsaufnahme* mit konsekutiver, intravasaler Hypervolämie führen. Diese bewirkt einen *Bluthochdruck* und bei zunehmender Gefäßdehnung auch eine Inflammation und schließlich auch einen Widerstandshochdruck.
- Die Aldosteronwirkung hat einen Austausch von Natriumionen gegen Kaliumionen und -protonen im Sammelrohr zur Folge, so dass sich auch eine *Hypokaliämie* und eine *metabolische Alkalose* entwickeln können. Die vermehrte Vorhofdehnung bewirkt eine Freisetzung natriuretischer Peptide, wie NT-proBNP.
- Bei einem Teil der Patienten mit Conn-Syndrom liegt auch ein *milder Hypercortisolismus* vor.

89.8 Klassifikation und Risikostratifizierung

- Es werden verschiedene Entitäten unterschieden:
  - unilaterale versus bilaterale Erkrankung
  - alleiniger Aldosteronexzess versus Kosekretion von Cortisol in Conn-Adenomen
  - sporadische versus familiäre Erkrankung
  - benignes Aldosteronom versus Nebennierenrindenkarzinomen (sehr selten)
  - adrenaler versus ovarieller Hyperaldosteronismus (sehr selten)
  - Das Ausmaß der Hypertonie bzw. Hypokaliämie wird beurteilt.

89.9 Symptomatik

- Im Vordergrund steht die Diagnose der *arteriellen Hypertonie*.
  - Vermehrte Episoden mit krisenhaften Anstiegen bzw. Linksherzdekompensationen sind bei Patienten mit Conn-Syndrom beschrieben. Das Auftreten von Vorhofflimmern ist häufiger. Die krisenhaften Blutdruckanstiege können ebenfalls zu neurologischen Symptomen führen.
  - Das Conn-Syndrom kann auch *oligosymptomatisch* verlaufen, wobei die Blutdruckwerte nicht besonders hoch sein müssen, jedoch schwer zugänglich einer Therapie mit Antihypertensiva bleiben, die in das Renin-Angiotensin-Aldosteron-System eingreifen.
  - Ein Teil der Patienten (je nach Krankengut und Blutabnahmetechnik 15–50 %) haben eine Hypokaliämie bzw. entwickeln eine *Hypokaliämie* schnell nach Einleitung einer Therapie mit Diuretika, auch wenn diese mit einem ACE-Hemmer oder AT 1-Blocker bzw. Betablocker kombiniert wird.
  - Hypokaliämien mit niedrigen Serumwerten für Kalium können eine *neurologische Symptomatik* bis hin zu *Streckkrämpfen* provozieren.
  - Schwere Verlaufsformen äußern sich auch in einer *Polydipsie-Polyurie-Symptomatik*.

89.10 Diagnostik

89.10.1 Diagnostisches Vorgehen

- Das diagnostische Vorgehen entspricht einem klassischen endokrinologischen Ansatzpunkt, bestehend aus:
  - Screening bei Risikopatienten
  - endokrine Funktionsdiagnostik zum Nachweis oder Ausschluss
  - Kontrolluntersuchungen mit Anwendung aufwendiger Goldstandard-Hormonanalytik bei ambivalenten Resultaten
  - Differenzialdiagnostik bei positiven Bestätigungstests
  - Verlaufskontrollen bzw. Kontrolluntersuchungen nach erfolgter Intervention
- Hierfür kommen eine *hormonelle Analytik* unter kontrollierten Bedingungen mit bekannten und gut funktionierenden Assays sowie *radiologische Untersuchungen* zur Anwendung.
- Nicht immer ist die hormonelle Analytik möglich, ohne dass interferierende Medikamente eingenommen werden. Hierbei ist zu berücksichtigen, dass Glukokortikoide einen Mineralokortikoidexzess imitieren können.
- Der *Einfluss klassischer Hypertensiva* auf den Ausgang der Labordiagnostik ist umso geringer, je stärker das Conn-Syndrom ausgeprägt ist.

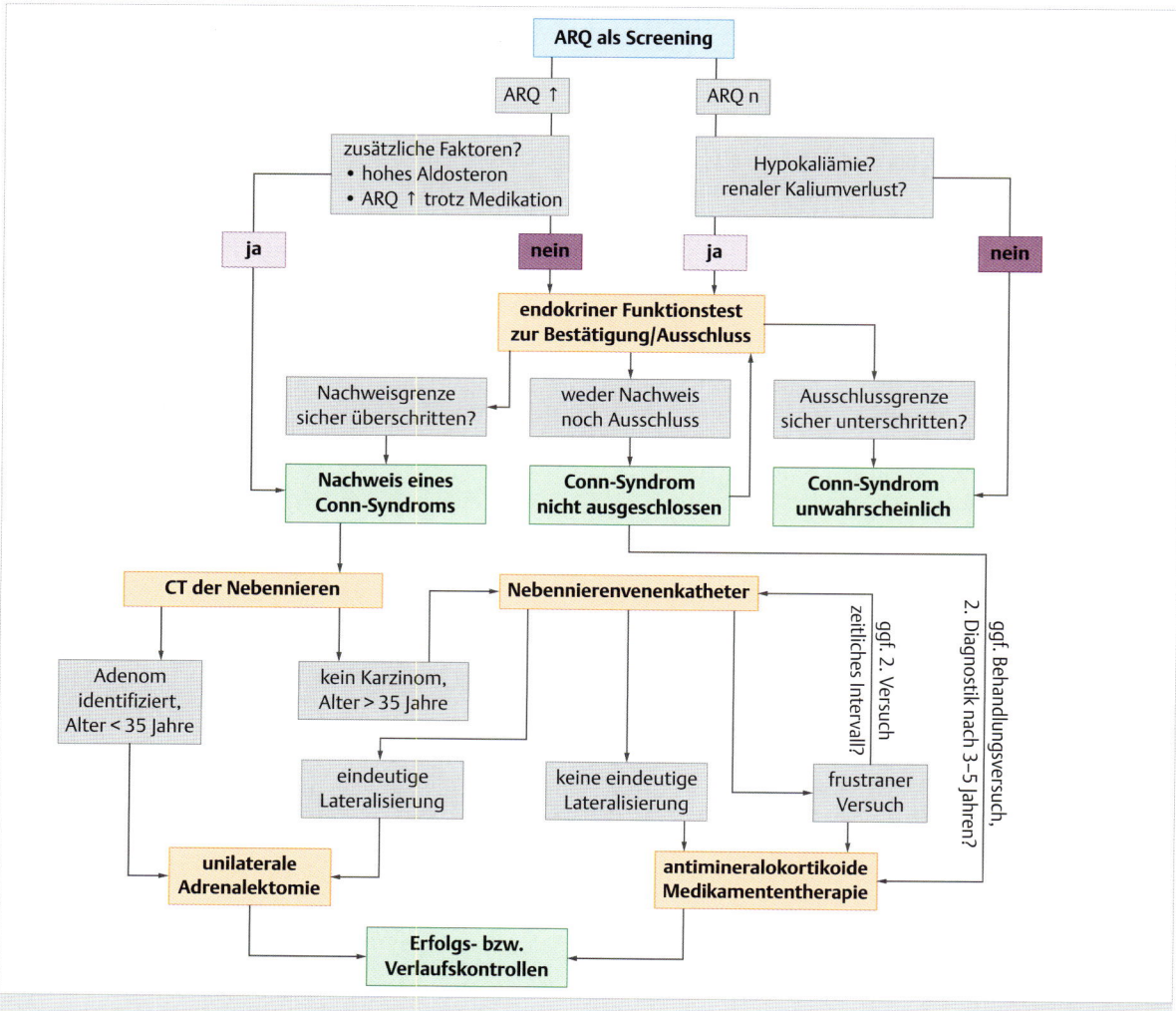

Abb. 89.1 Primärer Aldosteronismus (Morbus Conn). Diagnostischer Ablauf (ARQ: Aldosteron-Renin-Quotient, CT: Computertomografie).

89.10.2 Anamnese

- In der Anamnese wird versucht, Anhaltspunkte zu erfassen, welche die Erkrankung des Conn-Syndroms wahrscheinlich machen bzw. ob Symptome eher für andere Differenzialdiagnosen sprechen. Sie dient außerdem dazu, das Ausmaß der Hypertonie sowie etwaige Komplikationen festzustellen. Wichtig sind die Familienanamnese, kardiovaskuläre Ereignisse sowie andere Erkrankungen, die das Risikoprofil insgesamt beeinflussen. Es werden auch Faktoren abgefragt, die mit der Diagnostik interferieren. Mutationen in bestimmten Kalziumkanälen können zu einer Epilepsie oder zu einer Presbyakusis führen.

- Folgende Punkte bzw. Fragen sind hierbei konkret abzuarbeiten:
  - Seit wann ist die Hypertonie bekannt?
  - hypertensive Entgleisungen/Krisen?
  - Zeichen einer Herzinsuffizienz, bekannte Nierenerkrankung, Nykturie, Polyurie, Polydipsie?
  - Diabetes mellitus, Fettstoffwechselstörungen, Gewichtszunahme/Adipositas?
  - positive Familienanamnese mit kardiovaskulärem Ereignis vor dem 50. Lebensjahr?
  - Episoden einer Hypokaliämie oder neurologische Probleme mit Kribbelparästhesien bis hin zu Krämpfen?
  - Ernährungsverhalten/Salzkonsum
  - Nahrungs- und Genussmittelanamnese (Besserung der Hypertonie nach Alkoholgenuss, Verschlechte-

rung der Hypertonie durch Umstellung der Diät/des Salz- und Lakritzkonsums)
- ausführliche Medikamentenanamnese (einschließlich nicht oral eingenommener Glukokortikoide)
- 24-Stunden-Blutdruckmessung erfolgt? Nachtabsenkung?
- Ist ein Schlafapnoe-Syndrom bekannt oder liegen Anhaltspunkte dafür vor?
- Liegen anamnestische Merkmale eines begleitenden Hypercortisolismus vor (z. B. Appetit, Hautvulnerabilität, Infektneigung, Gemütszustand und Schlaf)?

89.10.3 Körperliche Untersuchung

- Hier ist proaktiv auf die klinischen Zeichen eines *Cushing-Syndroms* zu achten: Haut, Haarkleid, Fettverteilung (Salzfässchen, Nacken, Schläfen). Das Aufstehen aus der tiefen Hocke („Kniebeugen") kann wie die Handkraftmessung benutzt werden, um eine *proximale Muskelatrophie* zu diagnostizieren.
- Differenzialdiagnostisch müssen auch Zeichen beachtet werden, die einen *Bluthochdruck anderer Genese* möglich machen, einschließlich klinischer und anamnestischer Zeichen einer Akromegalie, eines hereditären Phäochromozytoms (Schilddrüsenoperation?, Café-au-lait-Flecken, Lisch-Knötchen sowie multiple Neurofibrome).
- Bei der Auskultation ist auf *Strömungsgeräusche* zu achten, einschließlich abdominell wie bei Nierenarterienstenose.

89.10.4 Labor

Grundsätze

- Die *hormonelle Analytik* nimmt eine bedeutende Stellung ein, weil von deren Ergebnissen die Diagnostik und Differenzialdiagnostik hauptsächlich leben und damit über die Therapiemodalitäten entschieden wird. Um die Labordiagnostik aussagekräftig zu machen, werden Assays eingesetzt, deren Leistung bekannt ist bzw. die sogar selbst evaluiert oder kontrolliert wurden.
- Jegliche Testdiagnostik ist aufgrund der zirkadianen Rhythmik *morgens und in Ruhe* durchzuführen. Hierbei ist darauf zu achten, dass während des diagnostischen Prozesses anders als während der Therapie eine *ausreichend hohe Salzzufuhr* gewährleistet ist (Natriumdiurese > 200 mmol/Tag) und dass das *Kalium ca. 4,0 mmol/l* beträgt.
- Typischerweise ist das Renin aufgrund des negativen Feedbacks der Aldosteronwirkung supprimiert (kleiner als ca. 3 ng/ml), wobei als Ausnahmen die Herzinsuffizienz bzw. ein sekundärer Nierenschaden zu nennen sind. Das Renin ist auch dann nicht supprimiert, wenn der Mineralokortikoidexzess spezifisch behandelt ist, z. B. durch Spironolacton bzw. kaliumsparende Diuretika, oder wenn Aliskiren eingesetzt wird.

Merke

Ein *niedriges Renin* ist Voraussetzung für eine gute Diagnostik – solange Renin niedrig ist, kann der labordiagnostische Prozess stattfinden.

- Der *Einfluss von Medikamenten* auf die Laboranalytik kann unüberschaubar werden und reicht von Hemmung oder Induktion steroidmetabolisierender Enzyme (CYP3A4, 5α-Reduktase, 11β-Hydroxysteroid-Dehydrogenase, 11β-Hydroxylase/Aldosteronsynthase) bis hin zur Veränderung der Bindungsproteine (z. B. Estradiol, Mitotan, Hyperthyreose).

Screeninguntersuchung

- Bestimmung des *Aldosteron-Renin-Quotienten* (ARQ) – idealerweise ohne Medikamente bzw. unter dem Einfluss von Verapamil (slow release) bzw. einem Alphablocker (Grenzwerte siehe ▶ Tab. 89.1).
- Die Spezifität (nicht Sensitivität) der Untersuchung wird gesteigert, wenn der ARQ trotz Einnahme eines ACE-Hemmers, AT 1-Blockers bzw. Diuretikums erhöht ist. NSAR, Betablocker und Clonidin/Moxonidin führen zu (falsch?) hohen Aldosteron-Renin-Quotienten. Die Bestimmungen können komplett durch die Einnahme von Aliskiren bzw. kaliumsparenden Diuretika unbrauchbar werden.
- Die *diagnostische Aussagekraft* des Aldosteron-Renin-Quotienten *erhöht sich*, wird Aldosteron in der 3. Potenz verwendet (A^3RQ) bzw. der ARQ mit dem SUSPPUP-Quotienten (sodium to urinary sodium to [potassium]^2

Tab. 89.1 Screeningtests zur Diagnostik des primären Aldosteronismus (die Grenzwerte wurden der Übersicht halber gerundet).

Test	Ausschluss	Verdacht auf Erkrankung	Einheit
Aldosteron-Renin-Quotient (ARQ)	< 75	> 145	pmol/l:ng/l
	< 20	> 40	ng/l:ng/l
Aldosteron^3-Renin-Quotient (A^3RQ)	< 324 100	> 324 100	ng/l:ng/l
	< 8 500 000	> 8 500 000	g/l:ng/ml/h
Aldosteron-Renin × Kalium-Quotient (ARK)	< 5,5	> 11,1	ng/l:ng/l × mmol/l

to urinary potassium) multipliziert oder durch die Serumkaliumkonzentration geteilt.
- Ist der ARQ erhöht, wird die nächste Stufe der Diagnostik betreten. Ist der *ARQ nicht erhöht* und liegt dennoch eine Hypokaliämie vor, sollten – sofern ein renaler Kaliumverlust wahrscheinlich ist (Anamnese, SUSPPUP-Quotient, transtubulärer Kaliumgradient) – *Wiederholungsuntersuchungen* mit bekannten Assays nach einem zeitlichen Abstand oder Umstellung der Medikation durchgeführt werden.

Bestätigungstests

- Auf einen Bestätigungstest (▸ Tab. 89.2) kann *verzichtet werden*, wenn die Befundkonstellation im Screeningtest eindeutig ist, z. B.:
  - erhöhter ARQ, basales Aldosteron > 555 pmol/l (200 ng/ml) mit Hypokaliämie
  - ARQ eindeutig erhöht und basale Aldosteronkonzentration bereits > 415 pmol/l (150 ng/l)
  - ARQ nach Gabe von 2 mg Dexamethason am Vorabend sowie 50 mg Captopril und 320 mg Valsartan > 85 pmol/l (30 ng/ml)
  - Produkt aus ARQ und SUSPPUP-Quotient > 200 (ng/l:ng/l × l/mmol)
- Ein Bestätigungstest lohnt sich jedoch oft, da dann mehrere Laborwerte vorliegen und das Ausmaß der Erkrankung sowie die mögliche Heilung nach Intervention besser abgeschätzt werden kann.
- Um Stress als Einfluss auszuschließen, wird *Cortisol mitbestimmt*, das entsprechend der tageszeitlichen Rhythmik fallen muss. Wegen dieses Problems werden bei manchen Testvarianten 1–2 mg Dexamethason am Vortag gegeben. Dann resultieren jedoch auch niedrigere Grenzwerte für Aldosteron.
- *Fludrocortison-Suppressionstest:*
  - Er besitzt die kleinste Schwankungsbreite zwischen Nachweis und Ausschluss eines Conn-Syndroms.
  - Seine wichtigste Nebenwirkung ist die *Linksherzdekompensation*. Problematisch ist, dass sich die Dekompensation mitunter erst nach Abschluss des Testes manifestiert.
  - In manchen Zentren wird nach der letzten Blutabnahme des Testes ein kurzwirksames *Schleifendiuretikum* eingesetzt.
- *Kochsalz-Belastungstest:*
  - weit verbreitet, relativ großer Graubereich zwischen Nachweis bzw. Ausschluss eines Conn-Syndroms, besitzt schlechtere Sensitivität als der Fludrocortison-Suppressionstest
  - Um *Nebenwirkungen* abzuwenden, wird in einigen Zentren nach der letzten Blutabnahme einmalig ein Schleifendiuretikum appliziert. Bei diesem Test ist es ratsam, dem Patienten nach ca. 2 Stunden einen Toilettengang zu ermöglichen, damit die letzten 2 Stunden möglichst wenig Bewegung stattfindet.
  - Während der Test ursprünglich *im Liegen* evaluiert wurde, zeigen neuere Daten, dass er auch *im Sitzen* durchgeführt werden kann.
  - Um die Aussagekraft zu steigern, kann am Vorabend der letzten Blutabnahme *1 mg Dexamethason* gegeben werden. Dann sind niedrigere Grenzwerte anzunehmen.
- *Bestimmung der Aldosterondiurese im 24-Stunden-Urin:*
  - Bei diesem Test ist insbesondere darauf zu achten, dass der orale Salzkonsum adäquat ist. Es lohnt sich, auch hier, das Renin zu überprüfen und einen Quotienten von Aldosterondiurese zu Plasmarenin zu bilden.
  - Wichtig ist, dass das Nachweisverfahren bekannt ist und inwiefern das Labor freies Aldosteron, Aldosteron-18-Glucuronid oder Gesamtaldosteron ohne (vollständige) Hydrolyse durchführt.

Tab. 89.2 Bestätigungstests zur Diagnostik des primären Aldosteronismus (die Grenzwerte wurden der Übersicht halber gerundet).

Test	Durchführung
Fludrocortison-Suppressionstest (4 Tage 0,1 mg Fludrocortison alle 6 Stunden)	Aldosteron am Tag 5 > 165 pmol/l (60 ng/ml) zum Nachweis bzw.
	Aldosteron am Tag 5 < 140 pmol/l (50 ng/ml) zum Ausschluss
	Aldosterongrenze am Tag 5 = 75 pmol/l (30 ng/ml) mit Dexamethason
Kochsalzbelastungstest (2000 ml NaCl 0,9 % über 4 Stunden)	Aldosteron nach 4 Stunden > 280 pmol/l (100 ng/ml) zum Nachweis bzw.
	Aldosteron nach 4 Stunden < 140 pmol/l (50 ng/ml) zum Ausschluss
	Aldosterongrenze nach 4 Stunden 66 pmol/l (25 ng/ml) mit Dexamethason
Urin-Aldosteronbestimmung (6 g für 3–5 Tage)	Aldosterondiurese > 33 nmol/Tag (12 µg/Tag) zum Nachweis bzw.
	Aldosterondiurese < 28 nmol/Tag (10 µg/Tag) zum Ausschluss
	Natriumdiurese > 200 mmol/Tag zur Kontrolle
Captopriltest (zerkleinerte 25-mg-Captopril-Tablette, p. o.; Blutabnahme nach 2 Stunden)	Aldosteron sollte um 30 % des Ausgangswertes fallen oder
	Aldosteron sollte unter 235–333 pmol/l (85–120 ng/l) fallen
	Renin steigt normalerweise nach ca. 2 Stunden auf das Doppelte an

- *Captopril-Test:*
  - Bei diesem Test besteht die Möglichkeit, den fehlenden Abfall von Aldosteron sowie die fehlende Stimulation von Renin nachzuweisen.
  - Während der Test wegen seiner Einfachheit viele Vorteile bietet, besteht der Hauptnachteil darin, dass er in vielen verschiedenen Varianten existiert (als Losartantest, kombinierter Captopril-Valsartan-Dexamethason-Test) und wenig Validierung erfahren hat.
  - Es ist insbesondere darauf zu achten, dass Medikamente, welche die Reninsekretion bzw. -aktivität unterdrücken, ausreichend lange pausiert wurden.
- Ist der *Bestätigungstest positiv*, wird mit der Differenzialdiagnostik fortgefahren; ist er negativ bei initial eindeutig erhöhtem ARQ, dann sollte dem Patienten eine Verlaufskontrolle nach ca. 6–12 Monaten angeboten werden.

Labor: Differenzialdiagnostik

- Um eine etwaige *Glukokortikoid-Mehrsekretion* diagnostizieren zu können, sollte ein 1-mg-Dexamethason-Hemmtest bzw. eine Bestimmung von Cortisol im 24-Stunden-Urin durchgeführt werden. Spezifischere Ergebnisse erhält man, wenn ein Steroidprofil im Plasma bzw. 24-Stunden-Urin angefertigt wird. Hierbei geht es insbesondere um den Nachweis von „Hybridsteroiden" wie 18-Oxocortisol bzw. 18-Hydroxycortisol sowie um eine Verminderung der Synthese von DHEA und DHEAS. Positive Befunde finden sich dann beim familiären Hyperaldosteronismus Typ 1 und Typ 3 sowie bei cortisolkosezernierenden Aldosteronomen.
- Zur Differenzierung zwischen *uni- bzw. bilateraler Erkrankung* wird die Bestimmung von Aldosteron und Kortisol bzw. anderen Analyten im Blut vorgenommen, das mittels Katheteruntersuchung der rechten und linken Nebennierenvene gewonnen wurde (siehe Instrumentelle Diagnostik (S. 685)).

89.10.5 Bildgebende Diagnostik

CT, MRT

- Sowohl CT als auch MRT können benutzt werden, um ein Nebennierenrindenkarzinom auszuschließen.
- Die Ortsauflösung der CT ist besser, um kleinere Nebennierenrindentumoren aufzuspüren. Die CT eignet sich gut, um den Einfluss der rechten Nebennierenvene in die V. cava darzustellen, was für nachfolgende angiologische Untersuchungen hilfreich ist.
- Aldosteronproduzierende Tumoren weisen die typische Signatur von Nebennierenrindenadenomen auf (niedrige Hounsfield-Einheiten, Auslöschung in fettsupprimierenden Sequenzen der MRT).
- Der Nachweis eines Nebennierenrindentumors ist nicht deckungsgleich mit dem Nachweis einer lateralisierten Aldosteronsekretion, so dass Patienten, die älter als 40–45 Jahre sind, eine Nebennierenvenen-Katheteruntersuchung durchlaufen sollten.
- Lässt sich kein Adenom nachweisen, kann dennoch eine lateralisierte Aldosteronsekretion vorliegen.

Endosonografie

- Für spezielle Fragestellungen wird die Endosonografie durchgeführt, die sie in der Hand des erfahrenen Untersuchers auch kleinere Nebennierenrindentumoren darstellen kann.

89.10.6 Instrumentelle Diagnostik

Nebennierenvenenkatheter

- Die Nebennierenvenen-Katheteruntersuchung ist der *Goldstandard*, um zwischen uni- bzw. bilateralen Läsionen zu differenzieren.
- Es werden gleichzeitig oder sequenziell die rechte und linke Nebennierenvene aufgesucht und daraus langsam Blut asserviert, das für hormonelle Untersuchungen genutzt wird (klassischerweise Aldosteron und Cortisol). In etwa zur gleichen Zeit wird jeweils Blut aus der Schleuse entnommen, um auch dort die Hormone zu kontrollieren.
- Ist das Verhältnis von Aldosteron zu Cortisol (*Lateralisationsindex*, LI) auf einer Seite 3-mal höher als auf der anderen, ist eine asymmetrische Aldosteronsekretion nachgewiesen. Beträgt der LI < 3, ist zunächst von einer bilateralen Hyperplasie auszugehen und von einer operativen Intervention abzuraten.
- Voraussetzung für die Berechnung des LI ist der Nachweis, dass es sich um Nebennierenvenenblut handelt, das asserviert wurde, bzw. dass dieses nicht zu stark durch Ansaugen von Blut aus benachbarten Venen verdünnt ist. Hierfür wird der *Selektivitätsindex* (SI) bestimmt. Er berechnet sich, indem die Cortisolkonzentration im Nebennierenvenenblut durch die Konzentration im Blut, das zeitgleich aus der Schleuse entnommen wurde, dividiert wird. Der SI sollte > 2 sein.
- Um keinem Fehler durch eine Cortisolkosekretion aufzusitzen, wird in machen Zentren anstelle des Cortisols auch DHEA (Dehydroepiandrosteron) zur Berechnung des LI bestimmt. Für die Bestimmung des SI kann ebenfalls DHEA benutzt werden; am sensitivsten hierfür scheint *Metanephrin* zu sein, wobei dann aufgrund des größeren Gradienten und anderer Bindungsverhältnisse im Blut ein SI von > 5–10 anzunehmen ist, um eine erfolgreiche Untersuchung zu dokumentieren.

89.11 Differenzialdiagnosen

- andere Formen der Hypertonie
- andere Formen einer Hypokaliämie

89.12 Therapie

89.12.1 Therapeutisches Vorgehen

- Bei Nachweis einer unilateralen Erkrankung bzw. bei einer Cortisolkosekretion sollte dem Patienten primär eine Adrenalektomie angeboten werden. Ansonsten wird eine Pharmakotherapie durchgeführt. Die Einschätzung des Erfolges einer Therapie(änderung) wird nach ca. 3 Monaten vorgenommen.
- Bei der Einschätzung des therapeutischen Erfolges wird zwischen verschiedenen Ergebnissen unterschieden (▶ Tab. 89.3).

89.12.2 Allgemeine Maßnahmen

- salzarme Ernährung bzw. Reduktion von Kochsalz
- Änderung des Lebensstils mit adäquatem Bewegungsradius („Schwitzen ist gesund")

89.12.3 Pharmakotherapie

- Therapie mit *Spironolacton*, Beginn typischerweise mit *25 mg*, Anpassung anhand der klinischen Symptomatik (Blutdruck, Brustschmerzen, Gynäkomastie). Da sich bei einem Großteil der Patienten der Blutdruck nach Adrenalektomie nicht normalisiert, richtet man sich bei der medikamentösen Therapie auch nicht ausschließlich nach dem Blutdruck, sondern auch nach den Befunden zum Renin, Kalium und Elektrolytverhältnis im Urin.
- bei Männern nach Möglichkeit Dosen über 50 mg vermeiden; in diesen Fällen Kombination mit amilorid- bzw. triamterenhaltigen Diuretika bzw. Umstellung auf eine Off-Label-Therapie mit Eplerenon (50 mg und mehr) bzw. Amilorid mono (5 mg und mehr)
- Reduktion anderer Hypertensiva und ggf. der Kaliumsupplementation

89.12.4 Interventionelle Therapie

- Der Standard bei nachgewiesener unilateraler Erkrankung ist die retroperitoneoskopische bzw. laparoskopische *Adrenalektomie*.
- In Ausnahmefällen kann auch die *Enukleation eines singulären Tumors* durchgeführt werden, wobei zu bedenken ist, dass sich in den histologischen Untersuchungen bei unilateralen Erkrankungen in bis zu 20 % der Fälle mehrere kleinknotige Veränderungen finden.

89.13 Nachsorge

- Operierte Patienten mit vollständigem klinischem Erfolg erfahren praktisch nie ein Rezidiv der Erkrankung.
- Patienten, bei denen eine Adenomenukleation durchgeführt wurde, bedürfen einer Nachsorge.
- Patienten ohne bzw. mit partieller biochemischer und klinischer Remission und Patienten mit familiären Formen sollten bei guter Einstellung und Mitarbeit etwa einmal jährlich kontrolliert werden.

Tab. 89.3 Primärer Aldosteronismus: Messung des therapeutischen Erfolgs

Ergebnis	Definition
vollständige klinische Remission	normaler Blutdruck ohne Antihypertensiva
partielle klinische Remission	unveränderter Blutdruck mit weniger Antihypertensiva *oder* niedrigerer Blutdruck mit unveränderten Antihypertensiva
keine klinische Remission	unveränderter Blutdruck mit unveränderten Antihypertensiva
vollständige biochemische Remission	keine Hypokaliämie mehr und normaler Aldosteron-Renin-Quotient (ARQ) *oder* erhöhter ARQ und Suppression von Aldosteron im Test möglich
partielle biochemische Remission	alle Zustände zwischen keiner und vollständiger biochemischer Remission
keine biochemische Remission	persistierende Hypokaliämie und erhöhter ARQ, keine Suppression von Aldosteron im Test möglich

Maximal 2 Drittel der Patienten erreichen einen vollständigen klinischen Erfolg, ein vollständiger biochemischer Erfolg wird bei ca. 90 % der Patienten erreicht.

89.14 Literatur zur weiteren Vertiefung

[1] Funder JW, Carey RM, Mantero F et al. The management of primary aldosteronism: case detection, diagnosis, and treatment: an endocrine society clinical practice guideline. J Clin Endocrinol Metab 2016; 101: 1889–1916
[2] Lang K, Reincke M. Conn-Syndrom – mehr als nur Aldosteronexzess? Dtsch Med Wochenschr 2018; 143: 143–146
[3] Prada ETA, Burrello J, Reincke M et al. Old and new concepts in the molecular pathogenesis of primary aldosteronism. Hypertension 2017; 70: 875–881
[4] Riester A, Reincke M, Beuschlein F. Primärer Hyperaldosteronismus – wo liegen die Grenzen der Diagnostik und Therapie? Dtsch Med Wochenschr 2014; 139: 1982–1984
[5] Willenberg HS. How to escape from primary aldosteronism? News and views on an adrenal disorder of salt retention. Horm Metab Res 2017; 49: 151–163
[6] Williams TA, Lenders JWM, Mulatero P et al.; Primary Aldosteronism Surgery Outcome (PASO) investigators. Outcomes after adrenalectomy for unilateral primary aldosteronism: an international consensus on outcome measures and analysis of remission rates in an international cohort. Lancet Diabetes Endocrinol 2017; 5: 689–699
[7] Wolley MJ, Stowasser M. New advances in the diagnostic workup of primary aldosteronism. J Endocr Soc 2017; 1: 149–161

89.15 Wichtige Internetadressen

- Deutsches Conn-Register/Else Kröner-Fresenius Conn-Register: http://www.conn-register.de

90 Diabetes insipidus

Johannes Hensen

90.1 Steckbrief

Endokrine Erkrankung, bei der die Nieren nicht mehr in der Lage sind, den Urin zu konzentrieren und damit die Wasserausscheidung den Erfordernissen anzupassen. Es kommt zur Ausscheidung von großen Urinmengen mit niedriger Urinosmolalität. Wenn die Flüssigkeitszufuhr unzureichend ist, besteht häufig eine hypertone Dehydratration mit Hypernatriämie. Der Urin ist meist unkonzentriert, kann in Ausnahmefällen im Verlauf aber auch konzentriert sein, wenn antidiuretisches Hormon (ADH) nicht-osmotisch bei hypertoner Dehydration über Volumenrezeptoren stimuliert wird. Die Natriumkonzentration beträgt meist > 143 mmol/l oder es besteht eine Hypernatriämie. Die Serumosmolalität ist größer als die Urinosmolalität. Ursächlich sind hypothalamische und hypophysäre Störungen der Synthese und Sekretion oder der renalen Wirkung von ADH. Die Therapie des Diabetes insipidus centralis erfolgt mit Desmopressin und Wasser. Die Therapie des kongenitalen Diabetes insipidus renalis ist weiterhin unbefriedigend.

90.2 Synonyme

- Diabetes insipidus (DI) centralis = neurogener Diabetes insipidus = hypothalamischer Diabetes insipidus = Diabetes insipidus neurohormonalis
- Diabetes insipidus hypersalaemicus = essenzielle Hypernatriämie (veraltet) = Hypodipsie-Hypernatriämie-Syndrom
- Diabetes insipidus renalis = nephrogener Diabetes insipidus (NDI)
- Arginiinvasopressin (AVP) = antidiuretisches Hormon (ADH)
- Desmopressin (DDAVP)
- Aquaporin-2 (AQP2)
- Organum vasculosum laminae terminalis (OVLT)
- Copeptin

90.3 Keywords

- Arginin-Vasopressin (AVP) = antidiuretisches Hormon (ADH)
- Desmopressin
- Aquaporin-2
- Organum vasculosum laminae terminalis
- Durst
- Adipsie
- Hypodipsie
- Polyurie
- Hypernatriämie
- Copeptin

90.4 Definition

- Störung der Regulation der Osmolalität bzw. der Natriumkonzentration im Plasma, entweder aufgrund eines Mangels an ADH oder aufgrund einer verminderten Wirkung von ADH am renalen Sammelrohr
- Beides führt primär zu einer vermehrten Ausscheidung eines unkonzentrierten Urins (hypotone Polyurie).

90.5 Epidemiologie

90.5.1 Häufigkeit

- Exakte Daten zur Inzidenz und Prävalenz des Diabetes insipidus liegen nicht vor.
- Die familiären Formen sind sehr selten, ebenso der kongenitale Diabetes insipidus renales.
- Auf der Intensivstation sind neurochirurgische Patienten mit Läsionen im Bereich des Hypothalamus oder der Hypophyse am häufigsten betroffen.
- Die Prävalenz des Diabetes insipidus beträgt etwa 1:25 000.

90.5.2 Altersgipfel

- Ein Altersgipfel ist nicht bekannt.

90.5.3 Geschlechtsverteilung

- Beide Geschlechter sind in der Regel gleich häufig betroffen. Bei den sehr seltenen unterschiedlichen Formen des familiären Diabetes insipidus (zentral und renal) bestimmt der Erbgang die Geschlechtsverteilung.

90.5.4 Prädisponierende Faktoren

- Prädisponierende Faktoren sind nicht bekannt.

90.6 Ätiologie und Pathogenese

- *Diabetes insipidus centralis:*
  - Dem erworbenen zentralen DI liegen vielfältige Erkrankungen im Bereich des Hypothalamus oder des Hypophysenstiels zugrunde.

- Wenn ein Diabetes insipidus bei einem Patienten mit „Verdacht auf Hypophysenadenom" auftritt, sollte differenzialdiagnostisch auch eine *Hypophysitis* erwogen werden. Eine Verdickung des Hypophysenstiels im MRT weist auf eine Entzündung des Hypophysenstiels („Stalkitis") hin, wobei die pathogenetische Zuordnung häufig nicht gelingt.
- *Ursachen* des erworbenen zentralen DI:
  - posttraumatische Störungen
  - postoperative Störungen
  - benigne Raumforderungen (Kraniopharyngeome, Germinome, Pinealome)
  - maligne Raumforderungen einschließlich Metastasen und Leukämien
  - entzündliche oder granulomatöse Erkrankungen (verschiedene Formen der Hypophysitis, Entzündungen des Hypophysenstiels („Stalkitis"), Enzephalitis, Sarkoidose, Langerhans-Zell-Histiozytose)
  - Gefäßerkrankungen (Aneurysma, Infarkte)
  - Medikamente (Temozolomid)
  - Hirntod
- weitere *spezielle Ursachen*:
  - Ein vormals partieller (kompensierter) Diabetes insipidus centralis kann in der Schwangerschaft aufgrund verstärkter ADH-Degradation durch eine Vasopressinase (= Ozytokinase), die in der Plazenta gebildet wird, dekompensieren und erstmals symptomatisch werden.
  - Ein milder Diabetes insipidus bei Simmonds-Sheehan-Syndrom kann sich nach Substitution des Kortisoldefizits aufgrund der ADH-inhibitorischen Wirkung von Kortisol und aufgrund der kortisolinduzierten Verbesserung der Hämodynamik und der Nierenfunktion verschlechtern.
- *postoperativer Diabetes insipidus centralis:*
  - Nach transsphenoidaler Operation eines intrasellären oder extrasellären Hypophysenadenoms kann ein passagerer Diabetes insipidus auftreten, nach transkranieller Operation deutlich häufiger als nach transsphenoidaler Operation.
  - Die polyurische Phase nach Operation im Bereich der Sellaregion ist in etwa 5 % der Fälle durch eine „Interphase" etwa eine Woche nach Operation unterbrochen, in der eine Oligurie besteht und sich vielfach auch passager eine euvoläme Hyponatriämie (SIADH) entwickelt. Die Interphase kommt durch ungeregelte verzögerte Freisetzung von ADH aus dem Hypophysenhinterlappen sowie durch aufsteigende, retrograde Degeneration von ADH-sezernierenden Neuronen zustande, deren Axone bei der Operation verletzt worden sind. Das SIADH kann postoperativ auch isoliert, d. h. ohne vorangehende Polyurie, auftreten, mit einem Maximum am 7. Tag postoperativ [1].
  - Der postoperative Diabetes insipidus bildet sich im Verlauf häufig zurück.
- *Diabetes insipidus hypersalaemicus:*
  - Der Diabetes insipidus hypersalaemicus wird durch eine Läsion im Bereich der osmosensitiven Neurone verursacht. Diese sind z. B. an der Vorderwand des dritten Ventrikels im Organum vasculorum terminalis (OVLT) gelegen.
  - In diesem Fall versiegen sowohl die osmotisch stimulierte ADH-Sekretion als auch das schützende Durstgefühl. Ursächlich können z. B. Aneurysmablutungen im Bereich der A. cerebri communicans anterior oder neurochirurgische Eingriffe im Hypothalamusbereich sein.
  - Die resultierende Hypernatriämie bei diesem Krankheitsbild ist oft beträchtlich.
  - Unbehandelt scheiden die Patienten zunächst einen hypotonen Urin aus, und es kommt aufgrund der fehlenden Polydipsie zur Hypernatriämie und Dehydration. Dann kann der Urin durch die nicht-osmotische ADH-Freisetzung wieder hochkonzentriert sein, was diagnostisch stets verwirrt (▶ Abb. 90.1, ▶ Abb. 90.2).
- *Diabetes insipidus renalis:*
  - Die Nieren führen den komplexen, energieverbrauchenden Vorgang der Urinkonzentration durch. Dabei werden pro Tag unter dem Einfluss von ADH durch die ADH-abhängigen Wasserkanäle der Hauptzellen

Subtypen des Diabetes insipidus centralis	
ohne Durststörung:	**mit Durststörung (Hypo- oder Adipsie):**
• zentraler ADH-Mangel • Urinosmolalität unbehandelt niedrig (< 100 mosmol/kgKG) • Polyurie • Polydipsie, auch nachts, bei freier Trinkmenge kaum dehydriert • Serumnatrium meist normal oder im oberen Normbereich, unbehandelt nie erniedrigt!	• Osmosensordefekt mit isoliertem Ausfall der osmotisch induzierten ADH-Sekretion • keine Polydipsie • Urinosmolalität nur initial niedrig (< 100 mosmol/kgKG), kann bei Dehydratation dann sogar maximal sein • Polyurie nur initial • Dehydratation • deutliche Hypernatriämie

Abb. 90.1 Diabetes insipidus centralis. Subtypen. Der Ausfall von osmotisch stimulierter ADH-Sekretion *und* Durstgefühl bewirkt den schwer zu behandelnden Diabetes insipidus hypersalaemicus (ADH: antidiuretisches Hormon).

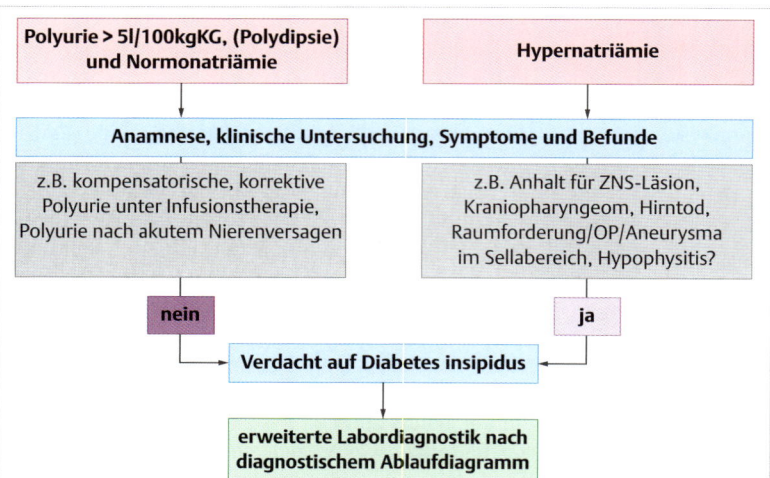

Abb. 90.2 Manifestationen des Diabetes insipidus centralis. Die Erkrankung kann sich auf der Intensivstation in klinisch unterschiedlicher Weise manifestieren.

(AQP2) sowie durch AQP4 etwa 18 Liter Wasser aus dem Urin durch die Hauptquellen zurück ins Blut transportiert. Das antidiuretische Hormon (ADH) führt zu einem Anstieg der Wasserdurchlässigkeit durch Einfügen von AQP2 aus intrazellulär gelegenen Vesikeln in die luminale Plasmamembran. Nun kann Wasser passiv entlang des osmotischen Gradienten durch die Wasserkanäle zurück in die Blutbahn gelangen.
- Weitaus häufiger als der kongenitale Diabetes insipidus renalis ist die erworbene Form. Bei der Lithiumnephropathie bewirkt Lithium eine hypotone Polyurie über eine Abnahme der ADH-abhängigen Insertion von Wasserkanälen (Aquaporin-2) in die luminale Zellmembran der Prinzipalzellen. Dadurch wird weniger Wasser aus dem Sammelrohr reabsorbiert.
- Die hypokaliämie- oder hyperkalzämieinduzierte Einschränkung der renalen Konzentrationskapazität ist ebenfalls durch eine Abnahme von AQP-2-Wasserkanälen verursacht.
- Demeklozyklin bewirkt einen Diabetes insipidus renalis über Inhibition der ADH-induzierbaren Adenylatzyklase.
- Der ADH-Effekt an der Niere ist auch bei übermäßigem Trinken (z. B. bei primärer Polydipsie) abgeschwächt. Während man dies früher durch eine „Auswaschung des Nierenmarks" erklärte, wird heute eher die Meinung vertreten, dass dies ebenfalls Folge einer Abnahme der AQP-2-Wasserkanäle ist. Auch in der polyurischen Phase der akuten tubulären Nekrose ist die ADH-induzierte Rückdiffusion von Wasser vermindert.

90.7 Klassifikation und Risikostratifizierung

- Durch Stimulationstests lassen sich unterschiedliche Typen des Diabetes insipidus centralis unterscheiden:
  - Patienten mit komplettem Diabetes insipidus centralis haben einen absoluten ADH-Mangel. Auch bei hohen Serumosmolalitäten steigt die Urinosmolalität nicht an.
  - Manche neurochirurgischen Patienten zeigen zunächst ebenfalls keinen Anstieg von Vasopressin während Kochsalzinfusion, reagieren jedoch auf die Hypovolämie nach längerer Dehydrierung mit einem plötzlichen Anstieg der Urinosmolalität. Dies zeigt, dass noch ADH vorhanden ist und dies durch nicht-osmotische Reize stimuliert werden kann. Dies kann z. B. auf einen defekten Osmosensor (im Bereich der Vorderwand des dritten Ventrikels gelegen) hinweisen, da die Freisetzung von Vasopressin durch Hypovolämie bei intaktem Barorezeptormechanismus noch gut funktioniert. Im Fall eines Osmorezeptordefekts sind die Patienten hypodiptisch und häufig hypernatriäm (Diabetes insipidus hypersalaemicus) (▶ Abb. 90.1, ▶ Abb. 90.2).

90.8 Symptomatik

- Leitsymptome des Diabetes insipidus sind *Polyurie* und *Polydipsie*. Auf der Intensivstation ist zudem die *Hypernatriämie* ein Leitbefund, auch ohne Polyurie und Polydipsie!
- Je nach Typ des Diabetes insipidus können weitere Symptome und Befunde auftreten wie Mundtrockenheit, Exsikkose, Hypernatriämie, Sehstörungen etc.

- Das besondere Merkmal des *familiären* Diabetes insipidus centralis ist der verzögerte Beginn im Kleinkindesalter bzw. in der frühen Kindheit.
- Bei *renalem* Diabetes insipidus bedingt die unbehandelte Erkrankung bei Kindern eine Hypernatriämie und Hyperthermie.
  - „Durstfieber" ist im Gegensatz zum Fieber bei Entzündungen meist morgens am höchsten. Eine mentale Retardierung kann durch mehrmalige Episoden von unbemerkter Dehydratation vor Diagnosestellung in frühester Kindheit entstehen.
  - Die Dilatation der ableitenden Harnwege kann das klinische Bild einer obstruktiven Uropathie bewirken.
- Bei unbehandeltem Diabetes insipidus kann sich eine *hypertone Dehydratation* mit Hypernatriämie und orthostatischer Hypotension entwickeln.
- Die *hypernatriämische Dehydration* bewirkt eine neurologische Symptomatik (Somnolenz, Verwirrtheit, Muskelkrämpfe, Kollaps, Durstfieber bei Säuglingen).

90.9 Diagnostik

90.9.1 Diagnostisches Vorgehen

- Der diagnostische Algorithmus bei Polyurie beinhaltet einen Suchtest bzw. eine Ausschlussdiagnostik, bei pathologischem Ausfall gefolgt von einem Durstversuch und bei wiederum pathologischem Ausfall gefolgt von einer bildgebenden Diagnostik, in der Regel eine kranielle MRT.
- Der seltene kongenitale renale Diabetes insipidus kann durch die Anamnese und den Nachweis eines sehr hohen morgendlichen Copeptins unter Nüchternbedingungen und 8-stündigem Dursten (> 20 pmol/l) sicher diagnostiziert werden.

90.9.2 Anamnese

- Erfragt werden sollten Trinkmenge sowie das Durstgefühl.
- Für einen Diabetes insipidus ist typisch ein plötzlicher Beginn und die Störung des Nachtschlafs durch Nykturie sowie Durst *und* Trinken größerer Mengen Wasser.
- Patienten mit gewohnheitsmäßiger (*habitueller*) Polydipsie haben ihre Trinkmenge meist langsam gesteigert. Die Trinkmenge übersteigt selten 4–5 l pro Tag.
- Patienten mit *psychogener Polydipsie* haben häufig eine zugrunde liegende psychiatrische Störung und eine psychiatrische Anamnese bzw. Medikation. Die Trinkmenge bei psychogener Polydipsie kann sehr hoch sein.
- Sehr selten kann eine *organische Hyperdipsie* (persistierend oder intermittierend) vorliegen, mit oder ohne nachweisbare hypothalamische Läsion, meist im Rahmen von neurologischen Erkrankungen wie einer Epilepsie.

- Berücksichtigt werden muss auch die Infusionsmenge in den letzten Tagen.
- Bei Überdosierung von Desmopressin kann es zu einer Wasserintoxikation mit Hyponatriämie kommen. Diese Patienten sind typischerweise nach Absetzen von Desmopressin und Wegfall der DDAVP-induzierten „Nierensperre" für einige Stunden polyurisch, bis sich die Natriumkonzentration wieder normalisiert hat.
- Ferner sollte nach möglichen *Ursachen* des Diabetes insipidus gefahndet werden, z. B. Schädel-Hirn-Trauma, Metastasen, vorangegangene neurochirurgische Eingriffe, entzündliche oder infiltrative Erkrankungen, familiäre Häufung.
- Das besondere Merkmal des *familiären* Diabetes insipidus centralis ist der verzögerte Beginn im Kleinkindesalter bzw. in früher Kindheit.

90.9.3 Körperliche Untersuchung

- Zeichen der Dehydrierung
- Hautveränderungen der Histiozytose
- Hinweise auf Salz- und Wassereinlagerungen, z. B. Ödeme

90.9.4 Labor

Such- bzw. Ausschlussdiagnostik

- Als Such- bzw. Ausschlussdiagnostik wird die Messung des *Harnvolumens* und der *Trinkmenge* über eine oder zwei 24-Stunden-Periode(n) nach Absetzen diuretischer oder antidiuretischer Medikation für mindestens 2 Tage empfohlen sowie die ein- oder zweimalige Bestimmung von *Serumnatrium* (▶ Abb. 90.3).
  - Eine *milde Polyurie* liegt ab einem Harnvolumen von > 30 ml/kgKG/24 Stunden vor.
  - Eine *relevante Polyurie* besteht bei einer Urinausscheidung von > 5 l/100 kgKG.
- Serumnatrium ist bei Diabetes insipidus morgens meist normal (> 143 mmol/l) oder hochnormal, nie erniedrigt. Eine Hypernatriämie weist auf einen Diabetes insipidus hypersalaemicus hin.
- Bei der Konstellation Natrium > 143 mmol/l, „hohe" Serumosmolalität > 295 mosmol/kgKG, Urinosmolalität < Plasmaosmolalität, dabei keine Urämie, Blutzucker < 180 mg/dl, Urinstick glukosenegativ besteht ein Diabetes insipidus.
- Bestehen eine hypotone Polyurie (Harnvolumen > 30 ml/kgKG/24 Stunden, spezifisches Gewicht < 1005 g/l bzw. Urinosmolalität < 150 mosmol/kgKG) und liegen keine anderen offensichtlichen Ursachen für die Polyurie vor wie eine offensichtliche habituelle oder psychogene Polydipsie, ein Zustand nach größeren Mengen einer Infusion von wässrigen Elektrolytlösungen oder eine Hyperglykämie, Hypokaliämie, Hyperkalziämie, eine chronisch polyurische Nierenerkrankung, eine Lithiumtherapie oder die polyurische Phase eines

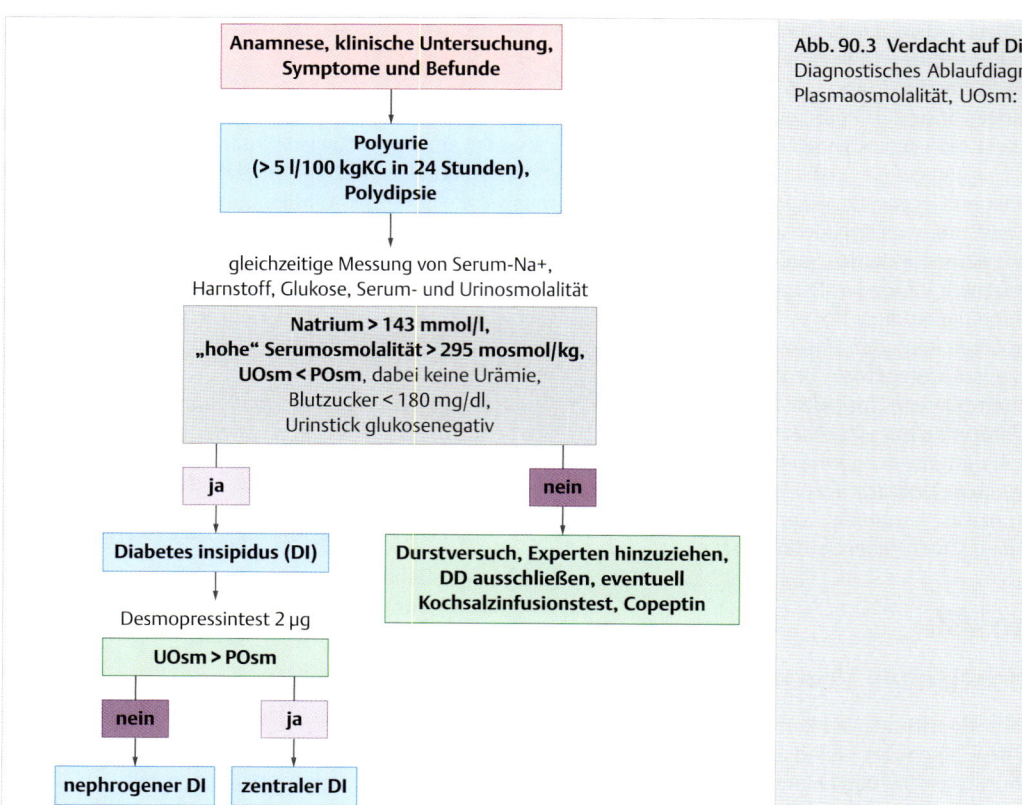

Abb. 90.3 Verdacht auf Diabetes insipidus. Diagnostisches Ablaufdiagramm (POsm: Plasmaosmolalität, UOsm: Urinosmolalität).

akuten Nierenversagens, ist ein Diabetes insipidus sehr wahrscheinlich.
- In uneindeutigen Fällen hilft ein kurzer Durstversuch weiter.

16-Stunden-Durstversuch mit anschließender DDAVP-Stimulation (Desmopressintest)

- Der Durstversuch ist ein klassischer Funktionstest, mit dem sowohl die physiologische osmotische ADH-Freisetzung als auch die Wirkung von ADH an der Niere über die indirekte Messung der Urinosmolalität überprüft wird.
- Üblicherweise beginnt der Durstversuch um 24 Uhr. Die Urinmenge von 24–8 Uhr wird gemessen. Ab spätestens 8 Uhr werden in 2-stündigem Abstand Harnmenge, Urinosmolalität, Körpergewicht, Blutdruck und Puls gemessen. Um 8 Uhr morgens und nachdem ein Plateau der Urinosmolalität erreicht ist, in der Regel um 16 Uhr, werden zudem die Osmolalität und Natrium im Plasma bestimmt.
- Abbruchkriterien sind der Verlust von 3–5 % des Körpergewichts, Hypotension oder unerträglicher Durst.
- Um 16 Uhr erfolgt die Injektion von Desmopressin (4 µg DDAVP i. v.), der Patient kann dann maximal 200 ml Wasser trinken. Es werden dann noch zwei Urinportionen Urin gesammelt, um 17 Uhr und zwischen 18 und 19 Uhr. Die letzte Urinosmolalität vor DDAVP (idealerweise wurde ein Plateau der Urinosmolalität erreicht) und die höchste Urinosmolalität nach DDAVP werden verglichen. Auch die Berechnung des Quotienten von Urin- und Plasmaosmolalität kann erfolgen.
- Nur bei Patienten mit einem Diabetes insipidus steigt nach Gabe von DDAVP die Urinosmolalität weiter an. Ein (partieller) Defekt der ADH-Sekretion kann nach Miller angenommen werden, wenn nach Erreichen eines Urinosmolalitätsplateaus exogenes DDAVP die Urinosmolalität um mehr als 10 % stimuliert. Bei komplettem Diabetes insipidus beträgt der Anstieg > 50 %, bei partiellem Diabetes insipidus kann der Anstieg deutlich niedriger sein (10 bis < 50 %). Patienten mit primärer Polydipsie und renalem Diabetes insipidus zeigen keinen Anstieg.
- Der klassische Durstversuch sollte immer mit der parallelen Bestimmung von Natrium und Copeptin um 8 und 16 Uhr zur Berechnung des Copeptinindex kombiniert werden (siehe unten).

Hypertoner Kochsalzinfusionstest

- Beim hypertonen Kochsalzinfusionstest mit direkter Bestimmung von ADH oder Copeptin wird durch 3 %ige Kochsalzlösung die Natriumkonzentration um etwa 10 mmol/l angehoben, aber nie über 150 mmol/l, und dadurch Copeptin direkt stimuliert und gemessen.
- Der Kochsalzinfusionstest, der als Goldstandard der Differenzialdiagnostik der Polyurie/Polydipsie angesehen wird, ist in Intensivsituationen nur selten nötig und erfahrenen Zentren vorbehalten.
- Ein Copeptinwert von > 4,9 pmol/l wird bei einem Natrium von 147 mmol/l als Grenze zwischen primärer Polydipsie und Diabetes insipidus partialis angesehen (94,0 % Spezifizität, 94,4 % Sensitivität) [2].

Copeptin (CT-proAVP)

- CT-proAVP wird in den parazellulären Neuronen des Hypothalamus als C-terminales Teil des ADH-Präprohormons synthetisiert. Dies wird dann proteolytisch in drei Peptide gespalten (ADH, Neurophysin II und Copeptin).
- Wann immer ADH ausgeschüttet wird, wird auch Copeptin ausgeschüttet. Während ADH sehr instabil und schlecht zu messen ist, ist Copeptin im Serum sehr stabil und vergleichsweise einfach zu messen.
- Copeptin wird allerdings durch zahlreiche andere Faktoren über einen nicht-osmotischen Weg stimuliert, im Vergleich zum osmotischen Weg sehr stark.
- Das Peptid ist bei einigen akuten Erkrankungen frühzeitig deutlich erhöht messbar. Der zugrunde liegende Pathomechanismus geht von einer zentralen nicht-osmotischen Sekretion von ADH bei einer hämodynamisch relevanten „Stressreaktion" des Körpers aus. So wird der Biomarker Copeptin zum Ausschluss bei Verdacht auf einen Nicht-ST-Strecken-Hebung-Myokardinfarkt als Ausschlussmarker mit hohem negativem prädiktivem Wert in der Notaufnahme eingesetzt.
- Diese nicht-osmotische Stimulation von Copeptin schränkt die Wertigkeit der Copeptinbestimmung bei Diabetes insipidus und SIADH als Suchtest im klinischen Alltag und auf der Intensivstation ein. Dies wird auch an dem breiten Normbereich mit erheblicher Streuung von Copeptin in Abhängigkeit von der Plasmaosmolalität bzw. von der Serumnatriumkonzentration deutlich.
- Copeptin lässt sich jedoch unter standardisierten Durst-(Dehydrations-) Bedingungen für die Diagnostik bei Diabetes insipidus in Zweifelsfällen gut nutzen.
- In Zweifelsfällen wird zukünftig möglicherweise auch das Arginin-stimulierte Copeptin in der Differenzialdiagnose der Polyurie/Polydipsie eine wichtige Rolle spielen [3].

16-Stunden-Durstversuch mit Bestimmung von Copeptin (CT-proAVP)

- Ein Copeptinwert morgens, nüchtern nach 8 Stunden Dehydratation > 20 pmol/l bei einem polyurischen Patienten spricht für einen renalen Diabetes insipidus renalis, ein Copeptin < 2,6 pmol/l für einen zentralen Diabetes insipidus totalis.
- Eine weitere Copeptinbestimmung um 16 Uhr nach insgesamt 16 Stunden Dürsten (Dehydration) kann unter Berechnung des Copeptinindex (Copeptin [pmol/l] 8–16 Uhr × 1000/ Serum-Na$^+$ [mmol/l] 16 Stunden) weiter differenzieren, wobei ein Index < 20 für einen zentralen Diabetes insipidus partialis und ein Index von > 20 für eine primäre Polydipsie spricht [2].

Therapieversuch mit Desmopressin

- Desmopressin in Verbindung mit Flüssigkeitszufuhr zeigt bei Patienten mit Diabetes insipidus centralis eine sofortige Wirkung. Die Patienten verspüren sofortige Erleichterung, weil Polyurie, Nykturie, Durst und Polydipsie sofort vergehen und weil sie wieder durchschlafen können.
- Patienten mit primärer Polydipsie verspüren jedoch keine oder nur wenig Linderung, sie werden eventuell durch die Wasserretention hyponatriäm, entwickeln Kopfschmerzen oder schlimmstenfalls ein Hirnödem mit hyponatriämer Enzephalopathie und deren Folgen.
- Deshalb muss ein Therapieversuch gut überwacht werden, mit Dokumentation von Trinkmenge, Gewicht, Urinausscheidung und Serumnatrium.

Merke

Der Hyponatriämie geht eine Gewichtszunahme voraus. DDAVP bei Hyponatriämie pausieren.

90.9.5 Bildgebende Diagnostik

Sonografie

- Die Sonografie der Nieren kann eine Dilatation der ableitenden Harnwege als Hinweis auf einen renalem Diabetes insipidus zeigen.
- Eine kollabierte V. cava inferior weist auf eine Dehydrierung hin.

MRT

- Bei der Beurteilung des kraniellen MRT ist insbesondere auf zwei Befunde zu achten:
  - Der intakte Hypophysenhinterlappen stellt sich in der T 1-gewichteten Spinechosequenz meist hyperintens als Hot Spot dar. Regenerate des Hinterlappens bzw.

ADH-sezernierender Neuronen nach Hypophysektomie oder Hypophysenstielabriss lassen sich gelegentlich im Bereich der Eminentia mediana aufgrund dieser Hyperintensität im T 1-gewichteten Bild nachweisen. Das Fehlen des Hot Spots ist ein (unspezifischer) Diagnosebaustein.
- ○ Ein verdickter Hypophysenstiel (> 3 mm) kann einen entzündlichen („Stalkitis" bei Hypophysitis) oder infiltrativen Prozess anzeigen.

90.9.6 Mikrobiologie
Molekulargenetische Diagnostik
- Eine molekulardiagnostische Untersuchung kann in seltenen Fällen im Verlauf sinnvoll sein.

Serologie
- Bei einigen Formen von idiopathischen Diabetes insipidus centralis wurden Antikörper gegen magnozelluläre Neuronen nachgewiesen.

90.10 Differenzialdiagnosen
- Beim Leitsymptom Polyurie müssen unterschiedliche Differenzialdiagnosen berücksichtigt werden (▶ Tab. 90.1). In erster Linie geht es um die primäre (habituelle, psychogene oder die sehr seltene organische) Polydipsie sowie die kompensatorische Polyurie nach Infusion von Flüssigkeiten und/oder Einlagerung von Wasser und Kochsalz. Letzteres führt auf der Intensivstation häufig zur Verdachtsdiagnose Diabetes insipidus.
- Weitere Differenzialdiagnosen sind die Nykturie aus anderen Gründen (Herzinsuffizienz) sowie die osmotische Polyurie bei Diabetes mellitus. Die Differenzialdiagnostik muss auch Störungen der renalen Urinkonzentration, z. B. bei Hyperkalzämie und Hypokaliämie und bei akuten und chronischen Nierenerkrankungen umfassen. Sehr selten ist eine organische Hyperdipsie.
- Beim Leitbefund Hypernatriämie kommen differenzialdiagnostisch die Infusion von kochsalzreichen Lösungen und ein nicht ausgeglichener Wasserverlust anderer Genese (über Darm, Haut und Lunge) in Betracht.

90.11 Therapie
90.11.1 Therapeutisches Vorgehen
- Die Behandlung des Diabetes insipidus muss sich an dessen Ursache und Ausprägung orientieren (▶ Abb. 90.4). Ziel der Therapie ist es, die Polyurie und die Natriumkonzentration zu normalisieren.
- Patienten mit langjährigem mildem (partiellem) Diabetes insipidus centralis benötigen nicht immer eine medikamentöse Therapie. Viele Patienten, insbesondere mit familiärem zentralem Diabetes insipidus, haben sich an die gesteigerte Trinkmenge gewöhnt. Manche Patienten tolerieren auch, dass sie unter Umständen 1- bis 2-mal pro Nacht aufstehen müssen.

90.11.2 Allgemeine Maßnahmen
- Wenn das Durstgefühl intakt ist, die Gesamttrinkmenge im Rahmen liegt und die Nykturie toleriert wird, kann ein Diabetes insipidus partialis auf Wunsch des Patienten allein mit *Trinken nach Durst* behandelt werden.
- Eine Behandlung mit *Desmopressin* ist absolut indiziert, wenn eine hypertone Dehydratation droht, z. B. wenn das Durstgefühl beeinträchtigt ist oder eine ausreichende Flüssigkeitszufuhr nicht möglich ist.
- Die *Therapie der Hypernatriämie* besteht in der vorsichtigen Zufuhr freien Wassers, z. B. durch vorsichtige und gleichzeitige Infusion 5 %iger Glukoselösung und phy-

Tab. 90.1 Differenzialdiagnosen der Polyurie.

Differenzialdiagnose	Bemerkungen
habituelle Polydipsie	Das gewohnheitsgemäße „Vieltrinken" ist heute mit Abstand die häufigste Differenzialdiagnose.
psychogene Polydipsie	z. B. bei Anorexia nervosa
organische Polydipsie	sehr selten, z. B. bei Epilepsie
osmotische Polyurie	Hyperglykämie, Mannitol, Alkohol etc.
kompensatorische bzw. korrektive Polyurie	nach vermehrter Flüssigkeitszufuhr und/oder Einlagerung von Salz und Wasser
Pollakisurie	keine echte Polyurie, sondern ungewöhnlich häufiger Harndrang mit häufigem Wasserlassen in kleinen Mengen
erworbene Störungen der renalen Urinkonzentration	Elektrolytstörungen und Medikamente, z. B. Hyperkalzämie, Hypokaliämie, Lithium, Antiphlogistika, Diuretika
Nierenerkrankungen	polyurische Phase des akuten Nierenversagens, Tubulopathien
Veränderungen der Hämodynamik	Koffein, Katecholamine etc.
Diabetes insipidus centralis	ADH-Mangel
Diabetes insipidus renalis	ADH-Resistenz

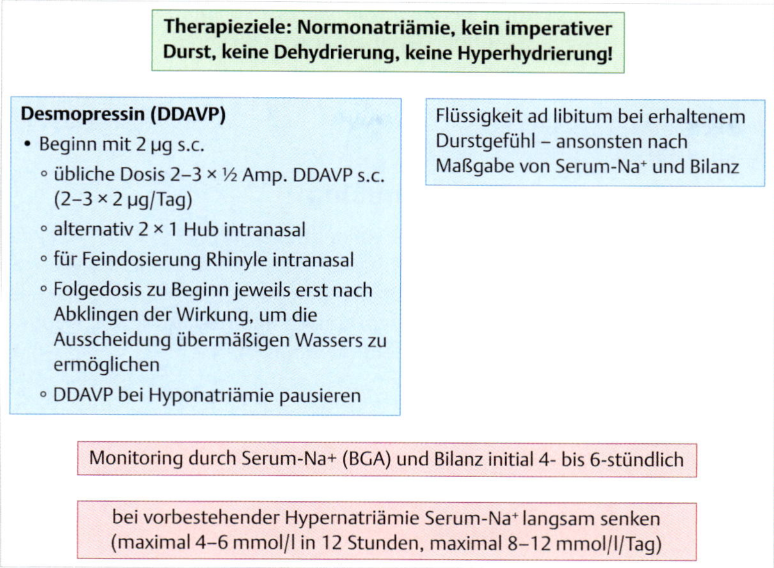

Abb. 90.4 Diabetes insipidus centralis. Therapeutischer Algorithmus, Therapie und Therapiekontrolle (BGA: Blutgasanalyse).

Therapieziele: Normonatriämie, kein imperativer Durst, keine Dehydrierung, keine Hyperhydrierung!

Desmopressin (DDAVP)
- Beginn mit 2 µg s.c.
  - übliche Dosis 2–3 × ½ Amp. DDAVP s.c. (2–3 × 2 µg/Tag)
  - alternativ 2 × 1 Hub intranasal
  - für Feindosierung Rhinyle intranasal
  - Folgedosis zu Beginn jeweils erst nach Abklingen der Wirkung, um die Ausscheidung übermäßigen Wassers zu ermöglichen
  - DDAVP bei Hyponatriämie pausieren

Flüssigkeit ad libitum bei erhaltenem Durstgefühl – ansonsten nach Maßgabe von Serum-Na$^+$ und Bilanz

Monitoring durch Serum-Na+ (BGA) und Bilanz initial 4- bis 6-stündlich

bei vorbestehender Hypernatriämie Serum-Na$^+$ langsam senken (maximal 4–6 mmol/l in 12 Stunden, maximal 8–12 mmol/l/Tag)

---

siologischer Kochsalzlösung unter engmaschiger Natriumkontrolle.
- Die Korrektur der Hypernatriämie muss *langsam* geschehen (maximal 0,5 mmol/Stunde; Korrektur von Natrium nur bis in den oberen Normbereich).
- Bei *zu schneller* Korrektur der extrazellulären Hypertonizität kommt es zu einem Hirnödem mit Krampfanfall, insbesondere, wenn mit DDAVP eine vollständige Antiaquarese induziert wurde und gleichzeitig zu viel freies Wasser verabreicht wurde. Engmaschige Natriumkontrollen (alle 2–4 Stunden) sind unter Umständen erforderlich.

90.11.3 Pharmakotherapie

Desmopressin und galenische Zubereitungen

- Mittel der Wahl bei Patienten mit Diabetes insipidus centralis ist Desmopressin (DDAVP). Dieses bindet nur an den antidiuretischen V2-AVP-Vasopressinrezeptor und hat deshalb keine pressorischen Nebenwirkungen. Wegen der fehlenden Alphaaminogruppe weist DDAVP auch im Vergleich zu AVP eine deutlich verlängerte Halbwertszeit von mehreren Stunden auf.
- Zur Verfügung stehen Nasenspray, Nasentropfen mit Rhinyle, Tabletten, Schmelztabletten mit einem DDAVP-Lyophilisat sowie Ampullen zur parenteralen Anwendung mit 4 µg.
- Die Wirkdauer beim jeweiligen Patienten kann leicht anhand des Wiederauftretens von hypotoner Polyurie (und ggf. Wiederauftreten von Durst) festgestellt werden.
- Ein Diabetes insipidus bei parenteral ernährten Patienten oder postoperativ kann intramuskulär oder subkutan mit 2 µg Desmopressin (½ Ampulle Minirin) 2- bis 3-mal pro Tag behandelt werden.
- Schwangerschaft und Laktation sind keine Kontraindikation für therapeutische „Substitutionsdosen" von DDAVP.

Therapie und Therapiekontrolle

- Beginn bei Erwachsenen z. B. mit DDAVP-Dosierspray intranasal in einer niedrigen Dosis, z. B. 1 Hub oder 0,1 ml zur Nacht (ca. 10 µg)
- Bei der Planung der Infusion ist darauf zu achten, dass während der Wirkdauer von DDAVP eine Ausscheidung von freiem Wasser nur eingeschränkt erfolgen kann (cave: Hyponatriämie).
- Je nach Wirkdauer kann morgens oder mittags eine zweite Dosis DDAVP zugegeben werden.
- Die Entwicklung einer Hyponatriämie kann minimiert werden, wenn die jeweilige Folgedosis erst mit Wiederauftreten der hypotonen Polyurie gegeben wird.
- Die *Rhinyle*, ein Schläuchchen, mit dem eine kleine Menge der Nasentropfen aufgezogen und dann in ein Nasenloch geblasen werden kann, hat den Vorteil, genauer und geringer als ein Spray dosieren zu können (0,05 ml entsprechen 5 µg).
- Für den Gebrauch bei *Kindern* und *Säuglingen* kann DDAVP weiter in physiologischer Kochsalzlösung verdünnt werden.
- Normalerweise gibt es bei erhaltenem Durstgefühl keinen Grund für die Erstellung einer *Bilanz*, außer zu Beginn der Therapie, um eine Überwässerung zu vermeiden. In den ersten Wochen sollte das Körpergewicht täglich kontrolliert werden. Auch für die Langzeittherapie ist das regelmäßige Wiegen eine gute Kontrollmöglichkeit bei unsicheren Patienten. Serumnatrium sollte

im ersten Therapiemonat wöchentlich überwacht werden, später in größeren Abständen, z. B. alle 3–6 Monate. Zur Selbstkontrolle eignet sich auch die Messung des spezifischen Gewichts im Urin mit einer Spindel.
- Patienten mit *Diabetes insipidus hypersalaemicus* müssen zusätzlich zur DDAVP-Therapie zu regelmäßigem Trinken, eventuell mit Dokumentation von Einfuhr, Ausfuhr und Gewicht, angehalten werden. Regelmäßige, unter Umständen wöchentliche Kontrollen von Serumnatrium sind bei solchen Patienten unerlässlich.

Nebenwirkungen von Desmopressin

- sehr selten Bauchkrämpfe und lokale Reaktionen an der Nasenschleimhaut (Perfusionssteigerung)
- Gewichtszunahme, Übelkeit, Schwindel, Müdigkeit, Kopfschmerzen und Krämpfe sind Hinweise auf eine Hyponatriämie! Diese tritt auf, wenn ein Patient mit einer primären psychogenen oder organischen Hyperdipsie mit DDAVP behandelt wird, wenn DDAVP überdosiert wird oder wenn ein Patient nach Gabe von DDAVP zu viel trinkt.

Merke

Kein DDAVP bei Hyponatriämie!

Modifikation der Wirkung von DDAVP und Wechselwirkungen

- Veränderung der Hämodynamik und zahlreiche Medikamente können den Prozess der Urinverdünnung und -konzentration erheblich beeinflussen.
  - Eine chronische *Lithiumtherapie* leitet eine deutliche Abnahme der AQP2-Bildung an den Sammelrohren ein, und der durch Lithium ausgelöste Diabetes insipidus renalis ist Folge dieser reduzierten AQP2-Bildung.
  - Neben den bereits dargestellten Elektrolytveränderungen führen aber auch Veränderungen der renalen Hämodynamik zu Einschränkungen des renalen Konzentrationsmechanismus. Deshalb sind alle *kreislaufbeeinflussenden Medikamente*, Koffein, aber auch Prostaglandinsynthese-Hemmer (z. B. Diclofenac, Ibuprofen, Aspirin) geeignet, die Wirkdauer und Wirkstärke von DDAVP zu beeinflussen.
  - Besonders interessant ist die Wechselwirkung von DDAVP mit *Carbamazepin*. Carbamazepin führt zu einer ADH unabhängigen Erhöhung von AQO2 an der Niere und damit zu einer Verstärkung der Wirkung von DDAVP an der Niere. Eine zentrale Wirkung von Carbamazepin auf die ADH-Freisetzung wird ebenfalls diskutiert. Die Dosis von DDAVP kann unter Carbamazepin reduziert werden, einige Patienten kommen unter Carbamazepin sogar ganz ohne DDAVP aus. Antidepressiva und Carbamazepin können den antidiuretischen Effekt verstärken.
  - *Nicht steroidale Antiphlogistika* können die Wasserretention/Hyponatriämie induzieren.
  - *Loperamid* kann zu einer 3fachen Erhöhung der Desmopressinplasmakonzentration mit Hyponatriämie führen.

Sonstige (Schulung)

- Eine Anlaufstelle im deutschsprachigen Raum bietet das Netzwerk Hypophysen- und Nebennierenerkrankungen mit seinen regionalen Gesprächsgruppen, diagnosespezifischen Gesprächskreisen und Abhaltung von Hypophysen- und Nebennierentagen.

90.12 Nachsorge

- Die Patienten sollten sich in einem endokrinologischen Zentrum vorstellen.
- Insbesondere Patienten mit einem Diabetes insipidus hypersalaemicus bedürfen einer engmaschigen Kontrolle in einem endokrinologischen Zentrum, in der Regel alle 3 Monate, und regelmäßiger teilweise wöchentlicher Natriumkontrollen.
- Die Nachsorge von Patienten mit Diabetes insipidus renalis erfolgt in der Regel in einem nephrologischen Zentrum.

90.13 Verlauf und Prognose

- Der *idiopathische* Diabetes insipidus centralis und die *entzündlichen* Formen bilden sich nur selten zurück.
- Dagegen ist ein *posttraumatischer* oder *postoperativer* Diabetes insipidus häufig transient. Die Wahrscheinlichkeit für einen permanenten Diabetes insipidus nimmt mit zunehmender Schwere des Schädel-Hirn-Traumas oder der Schädelbasisfrakturen zu. Auch gilt: Je länger ein manifester Diabetes insipidus besteht, desto weniger wahrscheinlich ist eine Remission.
- Die *Lebenserwartung* wird durch einen normodiptischen Diabetes insipidus centralis mit erhaltenem Durstgefühl nicht wesentlich beeinflusst.
- Die *Komplikationsrate* ist bei Diabetes insipidus hypersalaemicus deutlich erhöht.

90.14 Quellenangaben

[1] Hensen J, Henig A, Fahlbusch R et al. Prevalence, predictors and patterns of postoperative polyuria and hyponatraemia in the immediate course after transsphenoidal surgery for pituitary adenomas. Clin Endocrinol (Oxf) 1999; 4: 431–439

[2] Timper K, Fenske W, Kühn F et al. Diagnostic accuracy of copeptin in the differential diagnosis of the polyuria-polydipsia syndrome: a prospective multicenter study. J Clin Endocrinol Metab 2015; 6: 2268–2274. DOI: https://doi.org/10.1210/jc.2014-4507

[3] Winzeler B, Cesana-Nigro N, Refardt J et al. Arginine-stimulated copeptin measurements in the differential diagnosis of diabetes insipidus: a prospective diagnostic study. Lancet 2019; 394(10198): 587-595

Teil X
Systemische Erkrankungen

91	Tumorlysesyndrom	698
92	Polytrauma	703
93	Intoxikationen	715
94	Botulismus	720

91 Tumorlysesyndrom

Matthias Kochanek, Boris Böll

91.1 Steckbrief

Das Tumorlysesyndrom (TLS) bezeichnet den potenziell lebensbedrohlichen spontanen oder therapieinduzierten Zerfall von malignen Zellen mit Freisetzung von Kalium, Phosphat und Nukleinsäuren. Die daraus folgende Hyperurikämie und Bildung von Urat- und Kalziumphosphatpräzipitaten kann ein akutes Nierenversagen verursachen, eine begleitende Hyperkaliämie kann kardiale Arrhythmien verursachen und letal verlaufen. Das TLS entsteht insbesondere bei schnell proliferierenden Malignomen wie hochmalignen Lymphomen und akuten Leukämien, kann aber auch bei soliden Tumoren vorkommen. Ein TLS kann als Folge von Chemotherapie, Bestrahlung, Antikörpertherapie oder jedweder tumorwirksamen Therapie entstehen. Die Diagnose erfolgt anhand von Laborparametern und klinischen Kriterien. Die daraus folgende Schweregradeinteilung erlaubt eine abgestufte Prophylaxe und Therapie.

91.2 Synonyme

- TLS

91.3 Keywords

- TLS
- Tumorlysesyndrom
- Harnsäure
- Hyperphosphatämie
- Hyperkaliämie
- Allopurinol
- Rasburicase
- Burkitt-Lymphom
- akute Leukämie

91.4 Definition

- Das Tumorlysesyndrom ist definiert durch einen spontanen oder therapieinduzierten massenhaften Zerfall maligner Zellen mit Freisetzung von Kalium, Phosphat und Nukleinsäuren sowie konsekutiver Hyperurikämie mit akutem Nierenversagen.

91.5 Epidemiologie

91.5.1 Häufigkeit

- Genaue Daten zur Prävalenz des Tumorlysesyndroms liegen nicht vor. Fallsammlungen berichten von einer Labor-TLS-Inzidenz von bis zu 25 % bei hochproliferativen B-Zell-Neoplasien wie der akuten (B-Zell) lymphatischen Leukämie.
- Demgegenüber tritt ein TLS bei soliden Tumoren nur vereinzelt auf.

91.5.2 Altersgipfel

- Ältere Patienten sind wegen der häufiger vorliegenden Niereninsuffizienz eher betroffen als jüngere Patienten.

91.5.3 Geschlechtsverteilung

- Eine ungleiche Geschlechtsverteilung ist nicht bekannt.

91.5.4 Prädisponierende Faktoren

- große Tumorzellmasse
- Organ- und Knochenmarkinfiltration
- hochproliferative Neoplasie
- schnelles Ansprechen des Malignoms auf eine zytoreduktive Therapie
- vorbestehende Niereninsuffizienz
- vorbestehende Dehydratation
- saurer Urin-pH (verminderte Löslichkeit der Harnsäure)

91.6 Ätiologie und Pathogenese

- Durch spontanen oder therapieinduzierten massenweisen Zerfall von Tumorzellen kommt es zur Freisetzung von Zellbestandteilen in die Blutbahn.
- Die enzymatische Umwandlung der Purinbasen aus der Tumorzell-DNA in Harnsäure führt zur *Hyperurikämie*. Diese verursacht Organpräzipitate, wobei die Uratkristalle Mikroobstruktionen in den Glomeruli und Tubuli und eine Abnahme der glomerulären Filtration verursachen. Daneben sind durch die Harnsäure direkte nephrotoxische und proinflammatorische Effekte sowie eine Verminderung der renalen Durchblutung beschrieben, die insgesamt ein *akutes Nierenversagen* verursachen.
- Das akute Nierenversagen aggraviert die durch Freisetzung von Kalium aus den zerfallenen Tumorzellen bestehende Hyperkaliämie und begünstigt *kardiale Arrhythmien*.
- Eine *Hyperphosphatämie* durch Freisetzung aus den Tumorzellen und aggraviert durch die verminderte renale Exkretion bewirkt ein Ausfällen von Kalziumphosphat. Dies kann eine Erniedrigung des Serumkalziums zur Folge haben.

91.7 Klassifikation und Risikostratifizierung

- Die *Klassifikation* erfolgt anhand der Cairo-Bishop-Kriterien.
  - Demnach liegt ein *Labor-TLS* vor, wenn die folgenden Laborveränderungen innerhalb von 3 Tagen vor oder bis zu 7 Tagen nach Beginn einer zytoreduktiven Therapie auftreten:
    - Harnsäure ≥ 8 mg/dl (475 µmol/l) oder Anstieg um 25 % des Ausgangswerts
    - Kalium ≥ 6 mmol/l oder Anstieg um 25 % des Ausgangswerts
    - Phosphat ≥ 1,45 mmol/l oder Anstieg um 25 % des Ausgangswerts bei *Erwachsenen* oder ≥ 2,1 mmol/l (6,5 mg/dl) oder Anstieg um 25 % des Ausgangswerts bei *Kindern*
    - Kalzium ≤ 1,75 mmol/l oder Abfall um 25 % des Ausgangswerts
  - Ein *klinisches Tumorlysesyndrom* liegt nach den Kriterien von Cairo und Bishop vor, wenn zusätzlich zum Labor-TLS eines oder mehrere der folgenden Kriterien vorliegen:
    - Kreatinin ≥ 1,5fach obere Normgrenze
    - kardiale Arrhythmie, plötzlicher Herztod
    - zerebrale Krampfanfälle
- Eine *Risikostratifizierung* für das Auftreten eines Tumorlysesyndroms und die empfohlene Prophylaxe nach den Empfehlungen eines internationalen Expertenpanels ist in ▶ Tab. 91.1 aufgeführt.

Tab. 91.1 Risikostratifizierung für das Auftreten eines Tumorlysesyndroms und empfohlene Prophylaxe.

Risiko	Bedingung	empfohlene Prophylaxe
niedriges Risiko (< 1 %)	akut-myeloische Leukämie (AML) mit Leukozyten < 25 000/µl und LDH < 2facher oberer Grenzwert	Monitoring, Hydrierung, ggf. Allopurinol
	chronisch-lymphatische Leukämie (CLL) mit Leukozyten < 50 000/µl und nicht bei Behandlung mit Fludarabin/Rituximab oder Venetoclax	
	multiples Myelom	
	chronisch-myeloische Leukämie (CML)	
	solide Tumoren, die nicht die Kriterien für mittleres Risiko erfüllen	
	Non-Hodgkin-Lymphome (NHL), die nicht die Kriterien für mittleres oder hohes Risiko erfüllen und bei normwertiger LDH	
mittleres Risiko (1–5 %)	AML mit Leukozyten 25 000–100 000/µl oder < 25 000/µl und LDH ≥ 2facher oberer Grenzwert	Monitoring, Hydrierung, Allopurinol, Rasburicase bei Entstehung einer Hyperurikämie
	akute lymphatische Leukämie (ALL) mit Leukozyten < 100 000/µl und LDH < 2facher oberer Grenzwert	
	Burkitt-Lymphom im frühen Stadium und LDH < 2facher oberer Grenzwert	
	lymphoblastisches Lymphom im frühen Stadium und LDH < 2facher oberer Grenzwert	
	adultes T-Zell-Lymphom oder T-Zell-Leukämie, diffus-großzelliges B-NHL (DLBCL), peripheres T-NHL, transformiertes Lymphom, Mantelzelllymphom mit LDH-Erhöhung, aber ohne „bulky disease"	
	CLL mit Leukozyten ≥ 50 000/µl oder bei Behandlung mit Fludarabin und Rituximab oder Lenalidomid oder Venetoclax mit Lymphknoten ≥ 5 cm oder Leukozyten > 25 000/µl	
	seltene solide Tumoren mit „bulky disease", die sehr gut auf Chemotherapie ansprechen, z. B. Neuroblastome, Keimzelltumoren, kleinzelliges Bronchialkarzinom	
hohes Risiko (< 5 %)	alle Patienten mit o. g. intermediärem Risiko und Niereninsuffizienz und/oder Erhöhung von Harnsäure, Kalium oder Phosphat	Monitoring, Hydrierung, Rasburicase
	Burkitt-Lymphom im frühen Stadium mit LDH ≥ 2facher oberer Grenzwert, alle im Stadium III oder IV	
	B-ALL	
	ALL mit Leukozyten ≥ 100 000/µl und LDH ≥ 2facher oberer Grenzwert	
	AML mit Leukozyten ≥ 100 000/µl	
	lymphoblastisches Lymphom im frühen Stadium und LDH ≥ 2facher oberer Grenzwert, alle im Stadium III oder IV	
	CLL bei Behandlung mit Venetoclax mit Lymphknoten ≥ 10 cm oder Lymphknoten ≥ 5 cm plus Leukozyten ≥ 25 000/µl	
	T-NHL/T-Zell Leukämie, DLBCL, transformiertes Lymphom oder Mantelzelllymphom mit LDH-Erhöhung und „bulky disease"	

DLBCL: diffuses großzelliges B-Zell-Lymphom, LDH: Laktatdehydrogenase

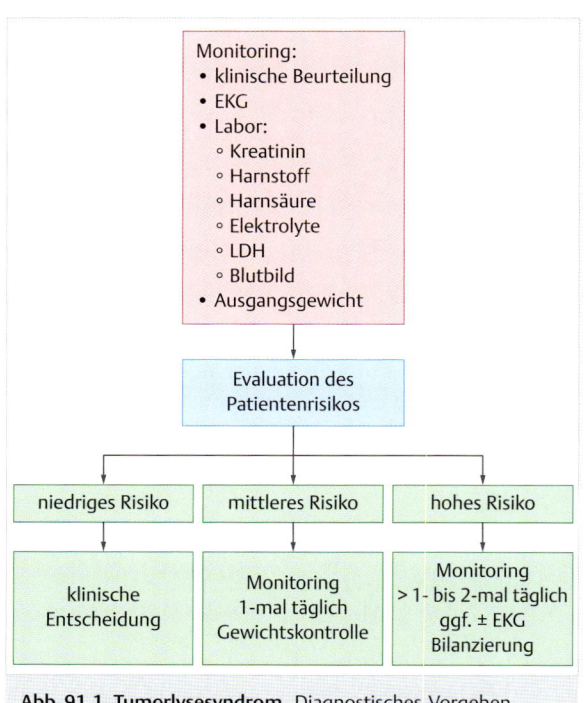

Abb. 91.1 Tumorlysesyndrom. Diagnostisches Vorgehen (LDH: Laktatdehydrogenase).

- Bei *fortgeschrittener* Erkrankung treten Herzinsuffizienz, kardiale Arrhythmien, Synkopen und zerebrale Krampfanfälle hinzu, die letztlich zum Tod des Patienten führen können.

91.9 Diagnostik

91.9.1 Diagnostisches Vorgehen

- Das diagnostische Vorgehen bei Verdacht auf Tumorlysesyndrom ist in ▶ Abb. 91.1 dargestellt.

91.9.2 Anamnese

- Bei der Anamnese sollten Risikofaktoren für ein Tumorlysesyndrom erfasst werden. Neben krankheitsbedingten Risikofaktoren ist insbesondere eine vorbestehende Niereninsuffizienz und Herzinsuffizienz entscheidend für das weitere Vorgehen zur TLS-Prophylaxe und Steuerung der Flüssigkeitsbilanz.

91.9.3 Körperliche Untersuchung

- Bei einem Labor-TLS ist der internistische Untersuchungsbefund durch die zugrunde liegende Erkrankung bestimmt. Treten klinische Symptome hinzu, sollte sorgfältig der Volumenstatus des Patienten untersucht werden, um eine vorbestehende Dehydratation zu vermeiden und bei Nierenversagen eine Überwässerung frühzeitig zu erfassen.

91.8 Symptomatik

- Die Symptome eines Tumorlysesyndroms sind in Abhängigkeit des Schweregrades durch Elektrolytverschiebungen und das entstehende akute Nierenversagen verursacht. Die Beschwerden der Patienten *beginnen* mit Adynamie, Inappetenz, Übelkeit und Erbrechen, Vigilanzminderung, Ödemen und Überwässerung.

91.10 Differenzialdiagnosen

Tab. 91.2 Differenzialdiagnosen und Diagnostik des Tumorlysesyndroms.

Differenzialdiagnose	Beschreibung	typische Anamnese und sinnvolle Untersuchung
Pseudohyperkaliämie	durch lange Stauung bei der Blutentnahme oder spontan bei Leukämien mit sehr hoher Zellzahl im Blut erfolgende Freisetzung von Kalium im Blutentnahmeröhrchen	Point-of-Care-Untersuchung direkt am Krankenbett ohne lange Transportzeit des Blutes zum Labor, z. B. venöse Blutgasanalyse auf Station
Leukostase	bei akuter (vor allem myeloischer) Leukämie mit sehr hohen Zellzahlen (meist >100 000/µl) auftretendes Syndrom mit Mikrozirkulationsstörungen in allen Organen und Blutungen	klinische Diagnose, bei Verdacht ggf. Intensivierung der zytoreduktiven Therapie und Leukozytenapherese
Zytokinfreisetzungssyndrom	Vor allem bei der Behandlung von B-Zell-Neoplasien mit dem monoklonalen Anti-CD20-Antikörper Rituximab auftretendes Syndrom mit Fieber, Schüttelfrost, Tachykardie und Exanthem. Dieses wird durch Zytokinfreisetzung verursacht und auch bei immunaktivierenden Therapien, Anti-T-Zell-Antikörpern (Antithymozytenglobulin) u. a. beobachtet.	Anamnese, Zusammenhang mit der Verabreichung der auslösenden Substanz, meist promptes Ansprechen auf Antihistaminika und Kortikosteroide

91.11 Therapie

91.11.1 Therapeutisches Vorgehen

- Das therapeutische Vorgehen bei Tumorlysesyndrom ist in ▶ Abb. 91.2 dargestellt.
- Als wichtigstes Therapieprinzip gilt die Prophylaxe vor Beginn einer zytoreduktiven Therapie entsprechend dem Risiko für die Entstehung eines Tumorlysesyndroms (▶ Tab. 91.1).
- *Engmaschiges Monitoring* mit Bilanzierung und wiederholten Laborkontrollen (insbesondere Elektrolyte, Harnsäure, LDH) sind insbesondere bei hohem Risiko für die Entstehung eines Tumorlysesyndroms und bei manifestem TLS indiziert.
- Bei Prophylaxe und Therapie eines Tumorlysesyndroms sind neben einer ausreichenden Flüssigkeitszufuhr und der Vermeidung nephrotoxischer Substanzen Medikamente zur *Senkung des Harnsäurespiegels* indiziert.
- Maßnahmen, um durch niedrig dosierte Vorphasetherapien eine langsame *Senkung der Tumorlast* zu erreichen, haben sich insbesondere bei den lymphatischen Neoplasien bewährt und konnten vor allem bei älteren Patienten die Rate an therapieassoziierten Todesfällen vermindern.
- Eine *Leukozytenapherese* zur Prophylaxe eines Tumorlysesyndroms bei sehr hoher Zellzahl bei Leukämien wird in Zentren unterschiedlich gehandhabt und zum Teil aufgrund der Invasivität und einer begrenzten Datenlage kontrovers diskutiert.
- Beim manifestem Tumorlysesyndrom ist in einigen Fällen zusätzlich zu den oben genannten Maßnahmen und der Behandlung der oft im Vordergrund stehenden Hyperkaliämie mit konservativen Mitteln eine *Dialyse* notwendig, um Hyperurikämie, Hypervolämie und Elektrolytentgleisungen zu behandeln. Dialyse und sonstige Maßnahmen zur Therapie von Elektrolytentgleisungen unterscheiden sich nicht von der üblichen intensivmedizinischen Praxis.
- Eine enge Kollaboration zwischen Intensivmediziner und Hämatoonkologen hat in großen Registeranalysen einen positiven Einfluss auf die Überlebenswahrscheinlichkeit von Krebspatienten auf der Intensivstation und empfiehlt sich insbesondere zur engmaschigen Absprache der zytoreduktiven Therapie und ggf. Anpassung an ein drohendes oder manifestes Tumorlysesyndrom.

91.11.2 Pharmakotherapie

- *intravenöse Flüssigkeitsgabe*:
  - Aggressive Hydrierung wird bei allen Patienten mit intermediärem oder hohem Risiko eines Tumorlysesyndroms empfohlen und erfordert auch bei Patienten mit hoher Trinkmenge in aller Regel eine intravenöse Volumensubstitution. Zuvor sollten bestehende Flüssigkeitsdefizite ausgeglichen und eine postrenale Obstruktion ausgeschlossen werden. Zusätzlich sollte eine *Bilanzierung* erfolgen und sofern möglich eine engmaschige, z. B. zweimal tägliche *Gewichtskontrolle* erfolgen.
  - *Ziele* der Hydrierung sind eine Erhaltung der renalen Perfusion und ein ausreichend hoher Urinfluss zur Ausscheidung von Harnsäure und Kalziumphosphat zur Vermeidung von Präzipitaten.
  - Valide Studien zur *Flüssigkeitsmenge* zur TLS-Prävention und -Behandlung fehlen, nach Expertenmeinung eines internationalen Konsensus werden 2–3 l/m² Körperoberfläche/24 Stunden empfohlen, die Urinausscheidung sollte demnach 80–100 ml/m²/Stunde betragen und erfordert ggf. den Einsatz von Diuretika.
  - Die *Wahl der Flüssigkeit* orientiert sich an den Elektrolytverschiebungen und erfordert trotz der bekannten negativen Auswirkungen von isotoner Kochsalzlösung bei Hyperkaliämie eine Vermeidung von Vollelektrolytlösungen.
  - Die optimale *Dauer* der Flüssigkeitssubstitution ist unbekannt und sollte sich am Verlauf der Nierenfunktion, dem Volumenstatus des Patienten und dem Verlauf von Indikatoren der Tumorlyse wie der Serum-LDH orientieren.
- *Allopurinol*:
  - Allopurinol verhindert durch Hemmung der Xanthinoxidase die Umwandlung von Xanthin und Hypoxanthin in Harnsäure und wird bei intermediärem oder hohem TLS-Risiko und normalen Harnsäurewerten (≤ 7,5 mg/dl) 1–2 Tage vor Beginn der zytoreduktiven Therapie begonnen und 3–7 Tage fortgesetzt. Die *empfohlene Dosis* beträgt 100–300 mg Allopurinol täglich, die *maximale Dosierung* beträgt 800 mg täglich, aufgeteilt in mehrere Gaben alle 8 Stunden.
  - Bei *Niereninsuffizienz* sollte eine Anpassung erfolgen: Bei Kreatininclearence von 10–20 ml/min → 100–200 mg/Tag, unter 10 ml/min → 100 mg/Tag und bei dialysepflichtigen Patienten kann nach Dialyse jeweils

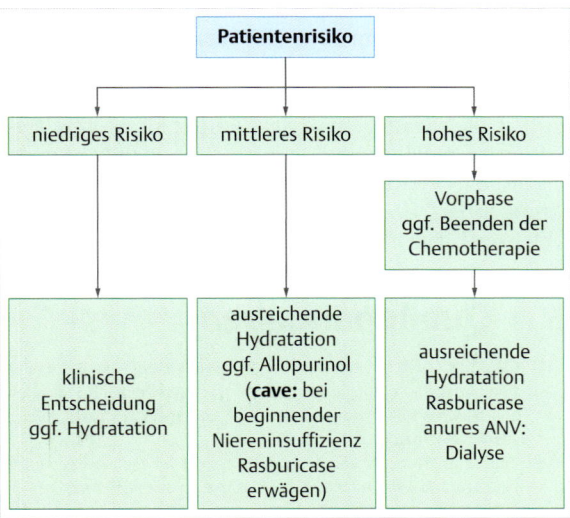

Abb. 91.2 **Tumorlysesyndrom.** Therapeutisches Vorgehen (ANV: akutes Nierenversagen).

einmalig 300 mg verabreicht werden. Beim Tumorlysesyndrom ist eine Steigerung über 300 mg/Tag aufgrund der meist bestehenden Niereninsuffizienz selten möglich oder sinnvoll.
- Einschränkende Effektivität von Allopurinol ergeben sich aus der fehlenden Wirkung auf bereits gebildete Harnsäure, so dass bei bereits bestehender Hyperurikämie die *zusätzliche Gabe von Rasburicase* empfohlen wird.
- Klinisch relevante *Medikamenteninteraktionen* bestehen für Allopurinol mit Mercaptopurin und Azathioprin, Methotrexat und viele andere in der Krebstherapie häufig eingesetzte Medikamente und erfordern ggf. eine Dosisanpassung oder komplette Vermeidung von Allopurinol.
- Häufig treten bei der Anwendung von Allopurinol *Unverträglichkeitsreaktionen* auf, insbesondere, aber nicht ausschließlich bei Vorliegen von genetischen Prädispositionen, die bei asiatischen Populationen häufiger vorkommen.
- Rasburicase:
  - Rasburicase ist die medikamentöse Form des Enzyms Uratoxidase und katalysiert die Umwandlung der schlecht wasserlöslichen Harnsäure in das gut wasserlösliche Allantoin. Rasburicase kommt prophylaktisch zum Einsatz bei intermediärem TLS-Risiko und vorbestehender Hyperurikämie und hohem TLS-Risiko unabhängig vom Harnsäurespiegel sowie therapeutisch bei manifestem Tumorlysesyndrom.
  - Rasburicase führt zur schnellen und effektiven Senkung des Harnsäurespiegels im Serum und ist meist *sehr gut verträglich*. Seltene *Nebenwirkungen* sind eine Hämolyse bei Glucose-6-phosphat-Dehydrogenase-defizienten Patienten sowie Methämoglobinämie und Anaphylaxie.
  - Obgleich beim Menschen die Anwendung bei *stillenden* und *schwangeren Frauen* nicht untersucht ist, zeigen tierexperimentelle Daten, dass ein Risiko zu Fehlbildungen bestehen könnte, so dass hier eine Anwendung nur in Ausnahmefällen infrage kommt.
  - Die *Dosierungsempfehlungen* der Fachinformation sehen eine einmalige tägliche Gabe von 0,2 mg/kgKG für bis zu 5 Tage vor. Die Empfehlungen eines Expertenkonsensus schlagen eine risikoadaptierte Gabe zur *Prophylaxe* vor: 0,2 mg/kg Rasburicase bei hohem Risiko oder einem Harnsäurespiegel von > 7,5 mg/dl vor Beginn der Therapie und 0,15 mg/kg bei Harnsäure ≤ 7,5 mg/dl und intermediärem TLS-Risiko.
  - Mehrere unkontrollierte kleinere Studien und Fallsammlungen zeigen zudem, dass auch niedrigere Dosen von 0,02–0,2 mg/kg und auch Einmalgaben wirksam sind. Einige Autoren empfehlen eine einmalige Gabe von 3 mg (2 Ampullen à 1,5 mg) mit anschließender engmaschiger Laborkontrolle und zusätzlicher Gabe von Allopurinol.
  - Bei den Kontrollen des Harnsäurespiegels nach Gabe von Allopurinol ist zu beachten, dass das Enzym im Blutentnahmeröhrchen die Aktivität beibehält und die gemessenen Harnsäurespiegel falsch niedrig (bzw. unter der Nachweisgrenzen) sind. Somit sind nach Rasburicasegabe *eine Kühlung der Blutprobe* und ein *zeitnaher Transport* in das untersuchende Labor erforderlich.
- *Harnalkalisierung:*
  - Eine Harnalkalisierung mittels intravenöser Gabe von Natriumbikarbonat wurde in der Vergangenheit häufig mit dem Ziel durchgeführt, die Löslichkeit von Harnsäure im Urin zu verbessern und Harnsäurepräzipitate zu verhindern. Daten aus Studien oder Kohortenanalysen, die ein solches Vorgehen stützen, konnten nie erhoben werden.
  - Zudem hat die Gabe von Natriumbikarbonat *nachteilige Wirkungen* wie die Entwicklung einer metabolischen Alkalose, Hypernatriämie und die Begünstigung von Kalziumphosphatpräzipitaten im alkalischen Urin. Somit ist die Alkalisierung bei Hyperphosphatämie *kontraindiziert* und wird derzeit von den meisten Autoren nicht mehr empfohlen.
- *Febuxostat:*
  - Febuxostat ist ein Inhibitor der Xanthinoxidase und erfordert im Gegensatz zu Allopurinol keine Dosisanpassung bei Niereninsuffizienz. Aufgrund einer begrenzten Datenlage und noch laufender Studien kann keine Empfehlung zu Febuxostat in Prophylaxe und Therapie des Tumorlysesyndroms erfolgen, mögliche Anwendungen ergeben sich bei Unverträglichkeit von Allopurinol.

91.12 Verlauf und Prognose

- Insbesondere das Vorhandensein eines klinischen Tumorlysesyndroms senkt die Überlebenswahrscheinlichkeit von Krebspatienten. Die Patienten haben eine geringere Rate an Remission der Krebserkrankung, eine längere mittlere Krankenhausverweildauer und höhere Komplikationsraten.
- Durch die effektive Prophylaxe mittels Monitoring, Hydrierung, medikamentöser Harnsäuresenkung kann das Auftreten eines Tumorlysesyndroms und der Übergang eines Labor-TLS in ein manifestes klinisches TLS in den meisten Fällen effektiv verhindert werden.

91.13 Quellenangaben

[1] Cairo MS, Coiffier B, Reiter A et al. Recommendations for the evaluation of risk and prophylaxis of tumour lysis syndrome (TLS) in adults and children with malignant diseases: an expert TLS panel consensus. Br J Haematol 2010; 149: 578–586
[2] Coiffier B, Altman A, Pui CH et al. Guidelines for the management of pediatric and adult tumor lysis syndrome: an evidence-based review. J Clin Oncol 2008; 16: 2767–2778

92 Polytrauma

Florian Prätsch, Torben Esser, Felix Walcher

92.1 Steckbrief

Das Management von polytraumatisierten Patienten ist eine Herausforderung für ein interdisziplinäres interprofessionelles Team. Die intensivmedizinischen Maßnahmen und das Stufenkonzept der operativen Versorgung müssen eng aufeinander abgestimmt werden und zu jedem Zeitpunkt die individuelle Situation des Patienten berücksichtigen. In diesem Kapitel wird auf eine Vielzahl von Besonderheiten eingegangen, die sich bei der intensivmedizinischen Behandlung Schwerverletzter von anderen Entitäten unterscheiden. Gleichermaßen wird auf Grundsätze in der Intensivmedizin verwiesen, die die Voraussetzung zur Behandlung des Patientenguts darstellen.

92.2 Aktuelles

- Leitlinie Polytrauma 07/2016 (S. 714)
- ESA-Leitlinie perioperative Massivtransfusion 06/2017 (S. 714)

92.3 Synonyme

- Mehrfachverletzung
- Schwerstverletzung

92.4 Keywords

- first, second hit
- primary, secondary, tertiary survey
- damage control surgery
- damage control orthopaedics
- Stufenkonzept der operativen Versorgung
- Verfahrenswechsel

92.5 Definition

- Die aktuelle Definition des Polytraumas wurde im Jahr 2014 nach einem internationalen Konsensprozess als *Berlin-Definition* verabschiedet. Das Polytrauma wird darin definiert als das Vorliegen relevanter Verletzungen von mindestens zwei Körperregionen mit einer Abbreviated Injury Scale (AIS) ≥ 3 und zusätzlich mindestens einem pathologischen Wert eines der fünf folgenden physiologischen Parameter:
  - Alter (> 70 Jahre)
  - Hypotension (RR systolisch < 90 mmHg)
  - Bewusstlosigkeit (Glasgow Coma Scale [GCS] am Unfallort ≤ 8)
  - Azidose (Basenexzess [BE] ≤ –6)
  - Koagulopathie (partielle Thromboplastinzeit [PTT] ≥ 40, International Normalized Ratio [INR] ≥ 1,4)
- Die bisherige und klinisch weiter geläufige Definition stammt von Tscherne und bezeichnet als Polytrauma „das Vorliegen gleichzeitig entstandener Verletzungen mehrerer Körperregionen oder Organsysteme, wobei eine einzelne dieser Verletzungen oder ihre Kombination lebensbedrohlich ist."
- Die Einordnung der gesamten Schwere der Verletzungen eines Verunfallten erfolgt nach dem *Injury Severity Score (ISS)* und umfasst Werte von 0 bis 75. Bewertungsgrundlage ist die jeweilige Überlebenswahrscheinlichkeit der Einzelverletzungen, die nach der Bewertungsskala *Abbreviated Injury Scale (AIS)* bestimmt werden. Das umfangreiche und kontinuierlich weiterentwickelte Werk geht auf die Unfallforschung für Kraftfahrzeuge in den 1960er-Jahren in den USA zurück.
- Die Klassifikation ist unabhängig von der Behandlungsart, der Abfolge der Behandlung, der Behandlungsqualität oder der Behandlungsdauer. Beim Polytrauma besteht nach der Definition von Tscherne mindestens ein ISS ≥ 16, was auch in der Literatur häufig zur Definition einer schweren Verletzung genutzt wird.

92.6 Epidemiologie

92.6.1 Häufigkeit

- Die Anzahl der Schwerverletzten betrug in Deutschland gemäß den Aufnahmekriterien in das TraumaRegister DGU im Jahr 2016 ca. 33 400 Patienten.
- Davon wiesen 18 479 Patienten einen ISS ≥ 16 auf, was einer Inzidenzrate von etwa 0,02 % in der deutschen Bevölkerung entspricht.
- Gemäß Berlin-Definition erfüllten davon wiederum 4800 Patienten die Kriterien für ein Polytrauma.
- Diese Zahlen haben sich innerhalb von 10 Jahren (2006–2016) nicht wesentlich verändert.
- Schwere Verletzungen sind in der westlichen Welt die führende Todesursache in der Altersgruppe bis 45 Jahre.

92.6.2 Altersgipfel

- In Deutschland gibt es laut statistischem Bundesamt zwei Altersgipfel.
- Der Anteil von Personen unter 16 Jahren beträgt derzeit 4 %.

- Der Altersdurchschnitt für Schwerverletzte lag im Jahr 2016 in Deutschland bei 51,4 Jahren und steigt seit Jahren kontinuierlich an.
- Der Anteil von Personen ab 70 Jahre nimmt kontinuierlich zu.

92.6.3 Geschlechtsverteilung

- Die Betroffenen waren im Jahr 2016 in 70 % der Fälle männlich und in 30 % der Fälle weiblich.

92.6.4 Prädisponierende Faktoren

- Verkehrsunfälle führten in 48,2 % der Fälle zu den meisten Schwerverletzten, gefolgt von Stürzen aus niedriger Höhe in 26,0 % der Fälle.
- Die Zahl an Schwerverletzten durch *Verkehrsunfälle* nimmt kontinuierlich ab, was zu einem großen Teil an den stetig verbesserten aktiven und passiven Sicherheitssystemen im Straßenverkehr liegt.
- Die Anzahl an *Stürzen aus niedriger Höhe* nimmt dagegen kontinuierlich zu, was dem demografischen Wandel geschuldet ist.

92.7 Ätiologie und Pathogenese

- Ursachen für schwere Verletzungen waren im Jahr 2016 (TraumaRegister 2017 DGU (S. 714)):
  - Verkehrsunfall – Auto: 20,9 %
  - Verkehrsunfall – Motorrad: 12,0 %
  - Verkehrsunfall – Fahrrad: 9,3 %
  - Verkehrsunfall – Fußgänger: 6,0 %
  - Sturz aus großer Höhe (> 3m): 15,2 %
  - Sturz aus niedriger Höhe: 26,0 %
  - Verdacht auf Suizid: 4,4 %
  - Verdacht auf Verbrechen: 2,6 %
- In 4 % der Fälle bestand ein perforierendes Trauma (TraumaRegister 2017 DGU (S. 714)).

92.8 Symptomatik

- Ab einem AIS-Schweregrad ≥ 3 spricht man definitionsgemäß von *relevanten Verletzungen* (serious injuries), die sich bezogen auf alle Schwerverletzten wie folgt verteilen:
  - Kopf: 46,0 %
  - Thorax: 45,5 %
  - Abdomen: 11,6 %
  - Extremitäten: 28,8 %
- In 30,2 % der Fälle ist mehr als eine Körperregion betroffen.
- Verletzungen der Wirbelsäule werden je nach ihrer Höhe der jeweiligen Körperregion zugeordnet.

- Am Unfallort können verschiedene pathophysiologische Probleme auftreten; 2016 waren dies:
  - 21,9 % respiratorische Insuffizienz mit Intubationspflicht
  - 17,3 % Bewusstlosigkeit (GCS ≤ 8)
  - 8,5 % Schock (systolischer Blutdruck ≤ 90 mmHg)
  - 2,9 % Kreislaufstillstand mit durchgeführter kardiopulmonaler Reanimation

92.9 Diagnostik

92.9.1 Diagnostisches Vorgehen

- Das klinische diagnostische Vorgehen wird gemäß dem in Deutschland üblichen Vorgehen nach ATLS (*ABCDE-Schema*) durchgeführt. Dies umfasst im Rahmen der *Primary Survey*:
  - **A**irway: Überprüfung des Atemweges unter Sicherstellung der HWS-Immobilisation
  - **B**reathing: klinische Untersuchung des Thorax mit Inspektion, Auskultation und Perkussion
  - **C**irculation: klinische Untersuchung des Abdomens, des Beckens und des Oberschenkels auf mögliche Blutungsursachen sowie Sicherstellung der Kreislauffunktion
  - **D**isability: Erfassung der Bewusstseinslage (GCS), Pupillenkontrolle und orientierende Erhebung der peripheren motorischen Funktionalität und Sensibilität
  - **E**nvironment: vollständige Entkleidung und Vermeidung von Unterkühlung, achsengerechtes Drehen
- Die *apparative Diagnostik* umfasst, ebenfalls nach ABCDE-Schema, im Rahmen der Primary Survey:
  - **A**: endexspiratorisches CO_2
  - **B**: Sauerstoffsättigung (SpO_2), E-FAST des Thorax, Röntgen und/oder CT des Thorax bei möglichem Thoraxtrauma
  - **C**: Überwachung (Dreikanal-EKG, Blutdruck, Pulsfrequenz), E-FAST, FEEL (S. 706), Blutentnahme mit Notfalllabor inklusive Blutgasanalyse (Hb, Base Excess), Gerinnungsdiagnostik, Kreuzblut und Bereitstellung von Erythrozytenkonzentraten, Schwangerschaftsdiagnostik, CT des Stammes
  - **D**: kranielle CT, CT-Wirbelsäule
  - **E**: Temperaturmessung, Blasenkatheter
- weitere apparative Diagnostik:
  - Röntgendiagnostik der Extremitäten
  - dopplersonografische Untersuchung der Extremitäten
  - Angiografie oder Angio-CT bei Verdacht auf Gefäßverletzungen
  - transurethrale Urethrografie bei Einblutung in das Skrotum und/oder Blutung aus dem Meatus
  - MRT
  - Drogenscreening: Alkohol, Antidepressiva, Benzodiazepine, Morphine
  - 12-Kanal-EKG (bei Verdacht auf Myokardverletzung)

- Das *Schockraummanagement* mit Erfassung der erhobenen Diagnosen muss standardisiert und möglichst elektronisch erfasst werden, um eine interoperable Verwendung der Daten zu ermöglichen. Einerseits muss eine möglichst redundanzfreie Dokumentation der klinischen Behandlung erfolgen, andererseits müssen auch Qualitätssicherung, Benchmarking und Versorgungsforschung ermöglicht werden.

92.9.2 Anamnese

- Die Erhebung der Anamnese sollte schnellstmöglich und noch im Rahmen der Übergabe angestrebt werden. Dies ist der Zeitpunkt, an dem das primär vor Ort versorgende Team noch Auskunft geben kann. Weitere Informationen müssen gegebenenfalls über Angehörige erhoben werden. Wie bei der körperlichen Untersuchung empfiehlt sich ein systematisches Vorgehen, beispielsweise nach dem AMPLE-Schema (ATLS 2018 (S. 714)):
  - **A**: Allergien
  - **B**: Medikamente oder Drogen
  - **C**: Patientengeschichte mit wesentlichen Vorerkrankungen und Operationen
  - **D**: letzte Nahrungsaufnahme
  - **E**: Ereignisse mit Bezug auf den Unfall
- Der Unfallanamnese kommt bei der Schwerverletzten- und Polytraumaversorgung besondere Bedeutung zu. Durch genaue Kenntnis des Traumamechanismus kann auf möglicherweise vorliegende Verletzungen, gegebenenfalls noch vor Abschluss der apparativen Diagnostik, geschlossen werden.
- Bei nicht ansprechbaren Patienten sind frühestmöglich Angaben zu *bestehenden Vorerkrankungen* einzuholen, da durch das sich stetig in das höhere Alter verschiebende Patientenkollektiv mit einer entsprechenden medikamentösen Vorbehandlung zu rechnen ist. So können beispielsweise Betablocker die kompensatorische Tachykardie bei Volumenmangel verschleiern oder deren unterbrochene Einnahme im weiteren stationären Verlauf eine Rebound-Tachykardie auslösen.
- Insbesondere bei älteren Patienten muss an die Einnahme von *Antikoagulanzien* gedacht werden, die sowohl Blutungen verstärken und gleichzeitig auch gängige Labortests beeinflussen können. Eine besondere Rolle nehmen hier die neuen oralen Antikoagulanzien (NOAK) ein.

92.9.3 Körperliche Untersuchung

- Bei der Aufnahme auf die Intensivstation sollte erneut eine körperliche Untersuchung durchgeführt werden. Dabei empfiehlt sich ein systematisches und prioritätengestütztes Vorgehen, wie beispielsweise nach dem *Grundprinzip des ABCDE-Schemas* gemäß Advance Trauma Life Support (ATLS 2018).
- Die körperliche Untersuchung wird durch Darstellung der Evidenz in der *S 3-Leitlinie Polytrauma* explizit erläutert. Sie ist unabdingbare Voraussetzung für das Erkennen von Symptomen und das Stellen von Verdachtsdiagnosen.
- Zu beachten ist die *vollständige Reevaluation* nach jeder durchgeführten Intervention (ATLS 2018) sowie die umgehende Behebung eines Problems, sobald dieses erkannt wird, ohne den Algorithmus erst bis zum Ende abzuarbeiten.
- Besondere Bedeutung kommt der *Tertiary Survey* zu, die innerhalb von 24 Stunden nach Aufnahme, zum Beispiel immer am Morgen des 1. posttraumatischen Tages, durchgeführt werden muss. Ziel dieser Untersuchung ist es, übersehene Verletzungen (missed injuries) zu diagnostizieren, ihre Relevanz zu beurteilen und sie gegebenenfalls in die weitere Diagnostik und Therapie einzubeziehen.
- *Übersehene Verletzungen* haben eine hohe klinische Relevanz mit möglicherweise nachteiligen Folgen für den Patienten und bergen dementsprechend auch ein juristisches Risiko für die Behandler.
- Je nach Literatur kommen in fast 40 % der Fälle übersehen Verletzungen vor, wovon rund 20 % auch klinisch relevant sind [7].
- Durch die Notfallversorgung von Traumapatienten werden in der CT-Diagnostik in ca. 50 % der Fälle zufällige pathologische Befunde erhoben (incidental findings), die nicht mit dem Unfallereignis in Zusammenhang stehen. Ein Teil dieser Befunde (18,5 %) erfordert weitere diagnostische Maßnahmen noch vor der Entlassung des Patienten. Bei 5,9 % der Patienten muss sogar eine zügigere Versorgung erfolgen.

92.9.4 Labor

- Im Rahmen der Schwerverletztenversorgung sollte mindestens die Bestimmung folgender Laborparameter bei Aufnahme durchgeführt und bei Bedarf wiederholt werden:
  - kleines Blutbild (Hb, Thrombozyten, Leukozyten)
  - Retentionswerte (Kreatinin, Harnstoff)
  - Leberwerte (Alaninaminotransferase [ALAT], Aspartataminotransferase [ASAT], Bilirubin, alkalische Phosphatase, Lipase, Pankreasamylase)
  - (Anti-)Akute-Phase-Proteine (Albumin, C-reaktives Protein [CRP])
  - Herzparameter (Troponin T, Kreatinkinase [CK], Kreatinkinase Isoenzym MB [CK-MB], N-terminal pro brain natriuretic peptide [NT-proBNP])
  - Rhabdomyolyse (Myoglobin)
  - Gerinnungswerte (partielle Thromboplastinzeit [PTT], International Normalized Ratio [INR], Antithrombin III [AT III], Fibrinogen, Faktor XIII)
  - funktionelle Gerinnungstests (Thrombelastometrie, Plättchentests)

- toxikologisches Screening (Drogen) und Ethanolspiegel
- Die aufgeführten Analysen sollten dementsprechend auch jederzeit schnellstmöglich verfügbar sein. In der Notaufnahme und auf der Intensivstation ist außerdem die Verfügbarkeit eines Point-of-Care-Blutgasanalysegeräts selbstverständlich (pH, pO_2, pCO_2, sO_2, Hb, Na^+, K^+, Ca^{2+}, Cl^-, Glukose, Laktat).

92.9.5 Bildgebende Diagnostik

Sonografie (E-FAST)

- Focused Abdominal Sonography for Trauma (FAST) beschreibt statt einer ausgedehnten sonografischen Organdiagnostik die strukturierte und fokussierte *Suche nach freier Flüssigkeit im Abdomen*.
- Bei der E-FAST-Untersuchung (extended FAST) wird die Sonografie erweitert um die *Suche nach Blut* in potenziell blutgefüllten Körperhöhlen des Thorax wie Perikard und Pleuraraum. Gleichermaßen erfolgen der Ausschluss bzw. der Nachweis eines *Pneumothorax*.
- Über 50 % aller Traumapatienten mit schweren abdominellen Verletzungen zeigen bei der klinischen Untersuchung des Abdomens keine Symptome oder sind bewusstlos. Neben der zügigen Computertomografie wird deshalb auch E-FAST im Rahmen der Primary Survey empfohlen (S 3-Leitlinie Polytrauma 2016).
- Mittels Sonografie lassen sich Flüssigkeiten je nach Körperhöhle ab etwa 5–50 ml nachweisen. Ein Pleuraerguss kann ab 20 ml, intraabdominelle freie Flüssigkeit ab 50 ml nachgewiesen werden [5]. Im Vergleich dazu lässt sich ein Pleuraerguss mittels Röntgen-Thorax im Liegen erst ab 50–100 ml erkennen.
- Die frühestmögliche Diagnose und Therapie eines *Pneumothorax* kann lebensrettend sein und ist retrospektiv für eine hohe Zahl vermeidbarer Todesfälle nach Trauma verantwortlich.
- Laut einer Metaanalyse von Studien mit sonografischem Pneumothoraxnachweis liegen die Sensitivität des Verfahrens bei 87 % und die Spezifität bei 99 %, womit die Sonografie der konventionellen Röntgenaufnahme überlegen ist.
- Bei klinischen Symptomen und Fehlen von Lungengleiten, fehlendem Lungenpuls und fehlenden B-Linien oder Nachweis des Lungenpunkts kann die Diagnose eines Pneumothorax und die Indikation zur Entlastung gestellt werden.

Echokardiografie (FEEL)

- Focused Echocardiographic Evaluation in Life Support (FEEL) beschreibt die fokussierte Suche nach einer potenziell behebbaren Ursache für einen *Herz-Kreislauf-Stillstand* bzw. die Unterscheidung zwischen *echter elektromechanischer Dissoziation* (EMD) und der sogenannten *„Pseudo"-EMD* mit noch vorhandenen myokardialen Wandbewegungen ohne EKG-Korrelat. Der Nachweis noch vorhandener Wandbewegungen bei der Reanimation geht mit einer höheren Überlebenswahrscheinlichkeit einher [2].
- Laut ERC-Leitlinie 2015 sollen bei allen Patienten mit instabilem Kreislauf oder mit Kreislaufstillstand parallel zum Advanced Life Support (ALS) nach reversiblen Ursachen gesucht und diese therapiert werden.
- Nach schwerem Trauma und insbesondere Thoraxtrauma sollte an eine *Perikardtamponade* gedacht und diese bei hämodynamischer Instabilität ausgeschlossen werden. Bei positivem Nachweis sollte eine Perikardpunktion nur erfolgen, wenn keine Thorakotomie durchgeführt werden kann.
- Mittels FEEL ist eine erste Einschätzung der myokardialen Pumpfunktion in *hochgradig eingeschränkt* und *nicht eingeschränkt* möglich, was in Anbetracht des ansteigenden Alters bei Polytraumatisierten zunehmend an Bedeutung gewinnt.
- Im weiteren klinischen Verlauf kann und soll die fokussierte Echokardiografie zum Ausschluss oder zum Nachweis einer *fulminanten Lungenarterienembolie* herangezogen werden, wenn der Patient hämodynamisch instabil ist. Durch Visualisierung einer möglichen Rechtsherzdyskinesie (z. B. so genanntes D-Sign in der parasternal kurzen Achse auf Ebene der Mitralklappe) kann die Diagnose bis hin zur möglichen Indikationsstellung einer Lysetherapie gesichert werden.

Röntgenkontrolle nach erster OP-Phase

- Wenn Patienten nicht transportfähig sind, müssen die Röntgenbilder auf der Intensivstation durchgeführt werden. Jeder Transport eines Intensivpatienten ist mit Risiken verbunden, weshalb der diagnostische Nutzen diese Risiken gerechtfertigt sein sollte. Bei der Planung jeglicher Maßnahmen mit erforderlichem Transport sollte die entsprechende Empfehlung der Deutschen Interdisziplinären Vereinigung für Intensivmedizin (DIVI e. V.) zum innerklinischen Transport kritisch kranker erwachsener Patienten unbedingt beachtet werden.
- Durchführung weiterer nativer Röntgen- oder Schnittbilddiagnostik gemäß den Verdachtsdiagnosen, die gegebenenfalls in der Tertiary Survey gestellt werden

CT

- Nach Einlieferung in den Schockraum, erster Untersuchung und Stabilisierung nach ABCDE-Schema soll schnellstmöglich ein *Ganzkörper-CT* durchgeführt werden, was heute in vielen Traumazentren als Standard bezeichnet werden kann. Mittlerweile werden entsprechende Geräte zunehmend direkt in den Schockraum eingebaut.

- Die frühe Ganzkörper-CT-Untersuchung von Polytraumapatienten hat einen positiven Effekt auf die Überlebensrate [3].
- Sollte bei Ankunft auf der Intensivstation noch keine entsprechende Untersuchung durchgeführt worden sein, wie beispielsweise nach einer Sekundärverlegung, ist diese zügig anzustreben.

MRT
- MRT des Kopfes bei Schädel-Hirn-Trauma (SHT) mit Verdacht auf axonalen Scherverletzungen
- MRT der Wirbelsäule bei Querschnittssymptomatik

92.9.6 Instrumentelle Diagnostik

EKG
- 12-Kanal EKG obligatorisch bei:
  - Thoraxtrauma
  - Verdacht auf Herzkontusion
  - Verdacht auf Myokardinfarkt

EEG
- im Verlauf nach SHT
- zur Hirntoddiagnostik

92.10 Differenzialdiagnosen

Tab. 92.1 Differenzialdiagnosen des Polytraumas.

Differenzialdiagnose	Bemerkungen (Untersuchungsverfahren, Konsil)
Myokardinfarkt	12-Kanal EKG
	Labor
Hirninfarkt	neurologische Untersuchung
	kranielles CT zur Kontrolle
	im Verlauf MRT
	Dopplersonografie der Halsgefäße
Hypoglykämie	Laborkontrolle
	Fremdanamnese
Krampfanfall	neurologische Untersuchung
	Fremdanamnese
	EEG
Intoxikation	Labor
	Anamnese
Fremdeinwirkung	Rechtsmedizin
	Polizei

92.11 Therapie

92.11.1 Therapeutisches Vorgehen

Therapiestrategie und Komplikationsmanagement

- Nach Präklinik und Schockraum und unter Umständen nach sofort erforderlichen Operationen wird der Polytraumatisierte intensivmedizinisch behandelt.
- Hier stehen zunächst allgemeine intensivmedizinische Maßnahmen zur weiteren Stabilisierung und Aufrechterhaltung der Vitalfunktionen im Vordergrund. Das Hauptziel ist die Vermeidung sekundärer Organschäden. Das frühzeitige Erkennen und die Behandlung traumaassoziierter Komplikationen (▶ Tab. 92.2) haben somit höchste Priorität. Die wiederholte Reevaluation aller erhobenen Befunde ist auf eine mögliche Verschlechterung hin durchzuführen.
- Ca. 34% der Schwerverletzten und Polytraumatisierten entwickeln ein Monoorganversagen, 20% ein Multiorganversagen und fast 7% eine Sepsis (TraumaRegister DGU 2017).
- Die Krankenhausletalität beträgt aktuell in Deutschland 11,3%, wobei mit 5,1% fast die Hälfte der Todesfälle bereits in den ersten 24 Stunden nach Aufnahme auftreten und durch ein schweres Schädel-Hirn-Trauma oder Tod durch Verbluten bedingt ist. Im weiteren Behandlungsverlauf stehen Multiorganversagen und Sepsis im Vordergrund.
- Die Versorgung von Schwerverletzten und Polytraumatisierten erfordert deshalb eine systematische Erfassung aller vorliegenden Verletzungen und deren Therapie je nach vitaler Bedrohung und Dringlichkeit.

Tab. 92.2 Typische traumaassoziierte Komplikationen.

Diagnose	mögliche Komplikationen
Extremitätentrauma	Blutung
	Kompartmentsyndrom
	Ischämie-Reperfusionssyndrom
	Rhabdomyolyse
Thoraxtrauma	Pneumothorax/Spannungspneumothorax
	Hämatothorax
	akutes Atemnotsyndrom (ARDS)
Schädel-Hirn-Trauma	Hirndruck (z. B. Einklemmung)
	Blutung
	Hygrome
Abdominaltrauma	Blutung
	abdominelles Kompartmentsyndrom

Pathophysiologie

- Der Ausgangszustand des Patienten und die durch das Ereignis verursachten Verletzungen (first hit) sind nicht zu beeinflussen, weshalb die gesamte weitere Versorgung darauf abzielt, einen *zusätzlichen Schaden (second hit) zu vermeiden* oder zu vermindern. Bereits ablaufende schädigende Kaskaden und Prozesse müssen durchbrochen werden. Zu keinem Zeitpunkt darf während der weiteren Therapie die individuelle biologische Reserve des Patienten überstrapaziert werden, weshalb eine interdisziplinär wohlüberlegte und abgestufte Vorgehensweise geboten ist.
- Durch die traumatisch bedingte Zell- und Gewebeschädigung sowie durch die Reperfusion von zeitweilig unterversorgtem Gewebe wird das *Immunsystem aktiviert*. Dies stellt einen sinnvollen Schutzmechanismus des Körpers dar, der dabei hilft, untergegangene Zellen zu eliminieren, und gleichzeitig die Wundheilung fördert. Eine überschießende und *unkontrollierte Immunreaktion* kann dagegen zu *Organschäden* führen und in ein *Multiorganversagen* münden.
- Posttraumatisch kommt es zu einem *Anstieg inflammatorischer Marker* mit Korrelation zur Schwere und Art des Traumas, wobei höhere Werte mit Organversagen assoziiert sind. So lässt beispielsweise die Durchführung einer primären Nagelosteosynthese des Femurs die Interleukin-6-Spiegel des Polytraumatisierten weiter ansteigen und erhöht die Wahrscheinlichkeit der Ausbildung eines ARDS. Durch das initial zügige und schonende mehrzeitige Vorgehen kann dagegen die *systemische Entzündungsreaktion abgemildert* und damit die Wahrscheinlichkeit der Ausbildung eines Multiorganversagens und ARDS verringert werden [6].
- Auch anhand von Daten aus dem Traumaregister der DGU konnte nachgewiesen werden, dass operative Primäreingriffe von mehr als 6 Stunden Dauer bei Schwerstverletzten mit einem ISS > 25 mit einer erhöhten Letalität und Rate an Organdysfunktionen einhergehen.

Merke

Deshalb sollte nach initial unbedingt notwendigen Eingriffen in den ersten 5 Tagen nach Trauma das zusätzliche chirurgische Trauma (second hit) so gering wie möglich gehalten und die weitere Versorgung erst nach Abklingen der systemischen Hyperinflammation begonnen werden.

Damage Control

- Seitens des operativen Vorgehens werden Konzepte nach Damage Control angewendet. Dabei bezieht sich *Damage Control Surgery* auf die *inneren Organe* (z. B. Leberpacking oder Splenektomie), während *Damage Control Orthopedics* auf den *Bewegungsapparat* abzielt.
- Der eingetretene Schaden wird bei diesem Vorgehen lediglich kontrolliert und stabilisiert (z. B. Blutstillung, Dekontamination und Stabilisierung), um eine weitere Schädigung des Gesamtorganismus und insbesondere die Ausbildung eines Systemic inflammatory Response Syndrome (SIRS) zu unterbinden. Erst nachdem sich der Zustand des Patienten verbessert hat, wird die definitive Versorgung einzelner Verletzungen (Verfahrenswechsel) angestrebt.
- Das gegenteilige Prinzip der Damage Control Surgery – als *Early Total Care* oder *One Day Surgery* bezeichnet – beinhaltet eine zügige, umfassende und abschließende *Versorgung aller Verletzungen* an. Dieses Prinzip fand bis in die 1990er-Jahre Anwendung.
- Zur Frage, wann ein Vorgehen nach *Damage Control Surgery* auf der Grundlage wissenschaftlicher Daten erwogen werden sollte, fand eine Metaanalyse von 2015 über 1000 *Indikationen*, wobei sich jedoch aus sämtlichen Quellen lediglich drei übereinstimmend ableiten ließen:
  - Massivtransfusion
  - pH-Wert < 7,3
  - Körpertemperatur < 35 °C
- Bezüglich der *Anwendung von Damage Control Surgery im Alltag* wurde eine Umfrage in über 230 Traumazentren durchgeführt, womit evaluiert werden sollte, bei welchen Patienten das Konzept tatsächlich angewendet wird. Dabei wurde weitgehend übereinstimmend das Vorliegen folgender Parameter genannt [10]:
  - Vorliegen der „letalen Trias" aus Hypothermie, Koagulopathie und Azidose
  - stattgehabte kardiopulmonale Reanimation
  - stattgehabte Thorakotomie
  - Gabe von mehr als 10 Erythrozytenkonzentraten
  - Verletzung von Oberbauchorganen
  - abdominelle Gefäßverletzungen
- Unter *Damage Control Orthopedics* versteht man die Stabilisierung von Frakturen mittels Fixateur externe und die Versorgung von Weichteilverletzungen zur Blutungskontrolle, Schmerzreduktion und Lagerungsfähigkeit des Patienten. Bei folgenden *Verletzungen* sollte nach diesem Konzept vorgegangen werden [4]:
  - ISS > 40
  - ISS > 20 mit Thoraxtrauma (AIS > 2)
  - multiple Verletzungen in Kombination mit schwerer abdomineller Verletzung oder Beckentrauma und hämorrhagischem Schock während der Aufnahme
  - moderates oder schweres Schädel-Hirn-Trauma
  - radiologisch nachgewiesene Lungenkontusion
  - bilaterale Femurfraktur
  - Körpertemperatur < 35 °C
- Andere Autoren fügen weitere *sinnvolle Parameter* hinzu, die es rechtfertigen, nach dem Prinzip der Damage Control vorzugehen. Unter anderem finden sich hier:

- stattgehabte Transfusion > 10 Erythrozytenkonzentrate
- Hypotension ≥ 1 Stunde
- Koagulopathie
- chirurgisch nicht behandelbare venöse Blutungen
- Neben den heute täglich und routinemäßig erhobenen Organfunktionsparametern kann es sinnvoll sein, möglichst frühzeitig die Wahrscheinlichkeit des Eintretens und die zu erwartende Schwere *möglicher Organdysfunktionen durch eine überschießende Immunaktivität* individuell für den betreffenden Patienten abzuschätzen:
  - *Interleukin-6 (IL-6):*
    – Als indirekter Marker der traumainduzierten Immunantwort hat der laborchemische Nachweis von IL-6 die größte klinische Bedeutung. Es wird als sekundäres Zytokin unter anderem von Tumor-Nekrose-Faktor alpha (TNF-α) und IL-1 induziert und ist durch seine Halbwertszeit präanalytisch gut zu handhaben.
    – Für IL-6 wurde eine gute Korrelation mit dem Schweregrad der Verletzung (ISS) sowie dem Weichteil-, Fraktur- und Thoraxtrauma nachgewiesen. Insbesondere frühe Anstiege von IL-6 unmittelbar nach dem Trauma korrelieren mit dem Auftreten von Komplikationen und sind mit Multiorganversagen und Sepsis assoziiert.
    – Durch die Bestimmung von IL-6 können besonders gefährdete Patienten auch laborchemisch frühzeitig identifiziert und das therapeutische Vorgehen wie beispielsweise Operationen oder aber auch die Entlassung von der Intensivstation individuell im Sinne eines personalisierten Behandlungskonzepts abgestimmt werden [9].
  - *Prokalzitonin (PCT):*
    – Für die Sepsis hat Prokalzitonin dem IL-6 vergleichbare, zum Teil sogar bessere Vorhersagewerte.
- Die *Massivblutung* ist neben dem schweren Schädel-Hirn-Trauma die häufigste traumabedingte Todesursache. Bei 25–40 % aller Schwerverletzten kann bereits im Schockraum eine Gerinnungsstörung nachgewiesen werden. Eine *traumainduzierte Koagulopathie* (TIK) geht einher mit einem erhöhten Transfusionsbedarf, einer erhöhten Organkomplikationsrate sowie einer erhöhten Mortalität. Die S 3-Leitlinie Polytrauma/Schwerverletzten-Behandlung erkennt die TIK als eigenständiges Krankheitsbild an.
- In der Regel erfolgt eine Gerinnungssubstitution anhand der gängigen Standardparameter der Blutgerinnung. In einigen Studien gibt es Hinweise, dass eine *Gerinnungsoptimierung mittels viskoelastischer Testverfahren* Vorteile bringen kann. So kann der Transfusionsbedarf verringert und die Gerinnung häufig zielgerichteter und damit unter Umständen schneller ausgeglichen werden. Wird das viskoelastische Testverfahren als Point-of-Care-(POC-)Verfahren oder mit Onlinezugriff auf ein Zentrallabor durchgeführt, können bereits nach wenigen Minuten erste Ergebnisse verwertet werden. Auch die aktuelle ESA-Leitlinie zur perioperativen Blutung empfiehlt die Verwendung viskoelastischer Testverfahren.
- Die Optimierung der Gerinnung kann dann nach Vorliegen der Testergebnisse anhand eines POC-viskoelastischen Algorithmus therapiert werden. Daneben sollten eine Normothermie, ein Kalium > 0,9 mmol/l und der Ausgleich einer vorliegenden Azidose angestrebt werden.

92.11.2 Allgemeine Maßnahmen

Beatmung

- Etwa die Häfte aller Schwerstverletzten weist ein *Thoraxtrauma* auf, wobei es häufig durch Rippen- oder Sternumfrakturen zu einer Beeinträchtigung der Atemmechanik oder einer schmerzbedingten Schonatmung kommt. Die direkte Schädigung des Lungenparenchyms und des Bronchialsystems sowie die Verminderung der nutzbaren Alveolaroberfläche durch Ödem und Blut können zu einer Störung des Gasaustauschs führen.
- Präklinisch haben die *Intubation* und *invasive Beatmung* gemeinsam mit der Anlage einer *Thoraxdrainage* einen wesentlichen positiven Einfluss auf das Überleben von Traumapatienten mit schwerem stumpfem Thoraxtrauma und primär niedriger Überlebenswahrscheinlichkeit.
- Im Fall eines *Schädel-Hirn-Traumas* kann es zu einer zentral bedingten Hypoventilation kommen. Daneben erhöht eine Vigilanzminderung das Aspirationsrisiko und macht häufig eine Intubation und Beatmung notwendig.
- *invasive Beatmung:*
  - Für die Präklinik gelten folgende Kriterien als Indikation zur Einleitung einer Narkose mit Intubation und invasiver Beatmung, die auch im weiteren Therapieverlauf auf der Intensivstation fortgeführt werden sollten:
    – Schädel-Hirn-Trauma mit einem GCS < 9 oder bei Apnoe/Schnappatmung (Atemfrequenz < 6/Minute)
    – SpO_2 < 90 % trotz Sauerstoffgabe und nach Ausschluss eines Spannungspneumothorax
    – traumabedingte hämodynamische Instabilität (RR systolisch < 90 mmHg)
    – Thoraxtrauma mit respiratorischer Insuffizienz (Atemfrequenz > 30/Minute)
  - Vor Einleitung einer Intubation und invasiven Beatmung ist bei einem Traumapatienten das Vorliegen eines *Pneumothorax auszuschließen* bzw. zeitnah bei Vorlage eines Pneumothorax eine *Thoraxdrainage anzulegen.*
  - Bei spontan atmenden Patienten mit Thoraxtrauma sollte eine schmerzbedingte Hypoventilation ausgeschlossen werden.

- Da Schwerstverletzte mit einem Thoraxtrauma ein hohes Risiko für die *Entwicklung eines ARDS* aufweisen, muss im Fall einer invasiven Ventilation *lungenprotektiv* beatmet werden, um eine weitere Schädigung der Lunge zu vermeiden (S 3-Leitlinie Polytrauma).
- Hierzu sollte das Tidalvolumen 6 ml/kgKG betragen und der Plateaudruck auf Werte von maximal 30 cm H_2O begrenzt werden. Bei Patienten mit ARDS kann so die Oxygenierung verbessert und die Letalität reduziert werden.
- Die Entwicklung eines milden ARDS ist ein unabhängiger Risikofaktor für eine erhöhte Letalität bei Traumapatienten (23,7 gegenüber 8,4 %).

- *nicht invasive Beatmung (NIV):*
  - Bei Patienten mit Thoraxtrauma gibt es deutliche Hinweise darauf, dass eine nicht invasive Beatmung im Gegensatz zur alleinigen Sauerstoffapplikation *Vorteile* im Sinne einer geringeren Intubationsrate, einer geringeren Pneumonierate, eines kürzeren Krankenhausaufenthalts und einer geringeren Sterblichkeit bietet.
  - Bei Polytraumatisierten mit *leichtem bis moderatem Thoraxtrauma* und moderater Hypoxie ($SpO_2 > 90$) trotz suffizienter Analgesie und Sauerstoffapplikation kann ein Therapieversuch mit nicht invasiver Beatmung erfolgen.
  - Patienten mit *schwerem Thoraxtrauma* oder *schwerem ARDS* mit einem Horovitz-Quotienten < 100 sollten dagegen primär invasiv beatmet werden.
  - Die kardiorespiratorische Funktion muss engmaschig überwacht werden, um eine indizierte invasive Beatmung nicht zu verzögern.
  - *Kontraindikationen* gegen eine nicht invasive Beatmung sind (Leitlinie Nichtinvasive Beatmung):
    – fehlende Spontanatmung oder Schnappatmung
    – fixierte oder funktionelle Verlegung der Atemwege
    – Ileus oder gastrointestinale Blutung
    – nicht hyperkapnisch bedingtes Koma

- *High Flow Nasal Cannula (HFNC):*
  - In der aktuellen Entwicklung spielt die High-Flow-Sauerstofftherapie über eine nasale Kanüle eine zunehmende Bedeutung bei Erwachsenen, die in der Frühgeborenen-Intensivmedizin seit längerer Zeit fest etabliert ist.
  - Es werden Durchflussraten von bis zu 60 l/Minute erreicht, wodurch die Atemarbeit reduziert wird. Der anatomische Totraum wird verringert, indem in der Nasenhöhle und im Nasopharynx ein O_2-Reservoir aufgebaut wird. Dies verbessert den Gasaustausch.
  - *Vorteile* sind eine gute Akzeptanz des Verfahrens durch den Patienten, da die nasale Kanüle angenehm zu tragen ist. Weitere Vorteile liegen in der Möglichkeit der verbalen Kommunikation und oralen Nahrungsaufnahme. Daneben ist eine bessere Atemgasklimatisierung im Vergleich zur reinen Sauerstoffinsufflation durch Kombination mit einem beheizbaren Anfeuchter möglich.
  - Die *Studienlage* ist bisher vergleichsweise überschaubar, die untersuchten Patientenkollektive waren heterogen und Daten speziell zu traumatologischen Patienten fehlen bisher. Zunächst gab es in kleineren Studien positive Hinweise auf Nicht-Unterlegenheit oder sogar auf Vorteile der HFNC gegenüber der herkömmlichen nicht invasiven Beatmung mittels einer Gesichtsmaske, wie beispielsweise Senkung der Intubations- und Reintubationsrate, Senkung der Anzahl der beatmungsfreien Tage und möglicherweise sogar Überlebensvorteile [1], [12]. In jüngerer Zeit konnten diese Ergebnisse an anderen Patientenkollektiven jedoch nicht bestätigt werden, oder die Kombination von HFNC mit konventioneller nicht invasiver Beatmung war gegenüber der alleinigen HFNC überlegen.

92.11.3 Pharmakotherapie

Thrombembolieprophylaxe

- Stehen in der Anfangsphase häufig akute Verletzungen mit hohem Blutungsrisiko und eine traumainduzierte Koagulopathie im Vordergrund, weisen Polytraumatisierte im weiteren Behandlungsverlauf nach etwa 1–2 Tagen ein zunehmendes und schließlich hohes Risiko für eine *venöse Thrombembolie* (VTE) auf. In bis zu 60 % aller Fälle kommt es dann auch zu einer tiefen Beinvenenthrombose.
- Unabhängig von ihrer Grunderkrankung weisen Intensivpatienten aufgrund der Immobilisation, etwaiger zentralvenöser Katheter und einer bestehenden Analgosedierung und Beatmung generell ein *hohes VTE-Risiko* auf.
- Sobald das akute Risiko einer Blutung reduziert ist, sollte eine medikamentöse VTE-Prophylaxe begonnen werden. Der *optimale Zeitpunkt* ist individuell abzuwägen und festzulegen.
- Bei Kontraindikationen gegen eine medikamentöse VTE-Prophylaxe müssen *physikalische Maßnahmen*, beispielsweise die intermittierende pneumatische Kompression, z. B. der unteren Extremität mittels Fußpumpe, zur Anwendung kommen.
- Bei anhaltend erhöhtem Blutungsrisiko, schwerer Niereninsuffizienz, niedrigem Herzzeitvolumen oder fraglicher Resorption aus der Subkutis durch eine hochdosierte Katecholamintherapie kann *unfraktioniertes Heparin* kontinuierlich intravenös verabreicht werden. Dieses Vorgehen scheint jedoch ein erhöhtes Risiko für die Entwicklung einer heparininduzierten Thrombozytopenie aufzuweisen.
- *Problematisch* kann die Durchführung einer *medikamentösen VTE-Prophylaxe* bei Patienten mit Schädel-Hirn-Trauma und insbesondere nach intrazerebraler Blutung oder Operation am Zentralnervensystem sein. Einerseits besteht auch bei diesen Patienten ein hohes

Thromboserisiko, andererseits kommt es zu einer potenziellen Zunahme des intrazerebralen Blutungsrisikos. Erschwerend kommt hinzu, dass bei den gängigen zur Verfügung stehenden Antikoagulanzien kürzlich stattgefundene intrazerebrale Blutungsereignisse oder Operationen am Zentralnervensystem *in den Fachinformationen als Gegenanzeigen* aufgeführt werden.
- Bei neurochirurgischen Patienten war die Blutungsrate in prospektiven Studien jedoch nicht relevant erhöht, solange erst postoperativ mit der Prophylaxe begonnen wurde. Laut einer Umfrage in 34 deutschen neurochirurgischen Kliniken im Jahr 2000 wurde bereits damals bei rund 90 % der Patienten nach einer Kraniotomie eine medikamentöse VTE-Prophylaxe durchgeführt.

Merke

Aufgrund dieser Tatsachen muss eine individuelle Risiko-Nutzen-Abwägung in interdisziplinärer Abstimmung erfolgen. Der Entscheidungsprozess sollte schriftlich fixiert werden. Sobald ein Betreuer oder Vorsorgebevollmächtigter verfügbar ist, sollte dieser über Risiken der Antikoagulation und die Anwendung außerhalb der Zulassung aufgeklärt und eine schriftliche Einwilligung eingeholt werden.

92.11.4 Operative Therapie

- Die operative Therapie ist ein entscheidender Schritt zur Wiederherstellung des schwerverletzten Patienten. Hierbei hat sich ein Stufenkonzept der operativen Strategie bewährt, das sich in einzelne Phasen gliedert:
  - *Primärphase* (Notfalleingriffe): abdominelle und thorakale Verletzungen, Gefäßverletzungen, intrazerebrale Blutungen
  - *Sekundärphase* (dringliche Operationen): Hohlorganverletzungen, Luxationen, Extremitäten- und Beckenfrakturen, Wirbelsäulenverletzungen, Kompartmentsyndrome
  - *Second-Look-Operationen*: Weichteilverletzungen, offene Frakturen
  - *Tertiärphase*: Komplettierung von Osteosynthesen, Verfahrenswechsel, rekonstruktive Eingriffe
- Die Durchführung der einzelnen Phasen im Sinne der operativen Strategie muss zu jeder Zeit *an den physiologischen Zustand des Patienten angepasst* werden. Hierbei ist eine Einschätzung der posttraumatischen Immunantwort des Patienten in Abhängigkeit des Verletzungsmusters a priori zu treffen.
- Die ersten beiden Phasen (*Primärphase – Notfalleingriffe* und *Sekundärphase – dringliche Operationen*) laufen noch am Tag des Traumas beziehungsweise bis zum ersten oder zweiten Tag danach ab. Hier stellen Eingriffe für den Organismus des Patienten nach dem Unfall als First Hit eine erneute Belastung im Sinne eines Second Hit dar. Dieser muss im Sinne des Damage Control möglichst gering gehalten werden.
- Die anschließende *Intensivtherapie* ermöglicht in der besonders vulnerablen Phase die Wiederherstellung und Stabilisierung der Homöostase und der Gerinnung sowie die Rekompensation des pulmonalen und kardiozirkulatorischen Systems. In dieser verlängerten Sekundärphase beschränken sich die Eingriffe auf Second-Look-Maßnahmen wie Debridement von Weichteilverletzungen und offenen Frakturen, Ausräumung von Hämatomen und Entfernung von Nekrosen. Ziel der weniger belastenden Eingriffe in der Zwischenphase ist die Verhinderung einer zusätzlichen Aktivierung der Inflammationskaskade.
- Eine besondere interdisziplinäre Herausforderung ist die Festlegung des *Beginns der Tertiärphase*. Ein zu früher Beginn der rekonstruktiven Eingriffe belastet den Organismus in der vulnerablen Phase zusätzlich und kann zu einer überschießenden Immunantwort führen. Andererseits kann ein verspäteter Beginn der Tertiärphase die Chancen für eine optimale Rekonstruktion von komplexen Verletzungen vermindern. Die tägliche interdisziplinäre Visite und Absprache zwischen Intensivmedizinern und den chirurgischen Disziplinen (Unfallchirurgie, Viszeralchirurgie, Neurochirurgie u. a.) spielt hierbei eine entscheidende Rolle. Einzelne harte Entscheidungsparameter gibt es nicht. Es handelt sich um eine jeweils individuelle Entscheidungsfindung, die im Team getroffen wird. Hierbei werden verschiedenste Aspekte und Parameter berücksichtigt, die eine Hilfestellung geben können (▶ Tab. 92.3).
- Reagiert der Patient auf einzelne rekonstruktive Eingriffe im Rahmen der 3. Operationsphase mit einer entsprechenden Verschlechterung der Gesamtsituation, müssen weitere Eingriffe verschoben werden, bis sich eine Stabilisierung eingestellt hat. Gleiches Vorgehen gilt es innerhalb einer Operation zu beachten, die ge-

Tab. 92.3 Anhaltspunkte für den Beginn der Tertiärphase.

Parameter	pro Operation	kontra Operation
Tage nach Trauma	>5 Tage	1–4 Tage
MOF-Score	↓	↑
Oxygenierung	↑	↓
PEEP	↓	↑
Kapillarleck	↓	↑
Gerinnung	↑	↓
Prokalzitonin, C-reaktives Protein, Interleukin-6	↓	↑
Laktat	↓	↑

MOF: Multiorganversagen, PEEP: positiver endexspiratorischer Druck

gebenenfalls aus mehreren Schritten geplant ist. Hier ist eine enge Absprache zwischen den operativen Fächern und der Anästhesie zu halten. Ergeben sich intraoperativ Hinweise, dass sich der Zustand des Patienten verschlechtert, können unter Umständen weitere chirurgische Rekonstruktionen nicht erfolgen. Diese Besonderheit erfordert demnach von dem Team zu jeder Zeit einen Plan B.

92.12 Nachsorge

- Die *möglichst frühzeitige Rehabilitation* ist ein zentrales Element im Management schwerverletzter Patienten. Die direkte Verlegung von Patienten in Rehabilitationseinrichtungen hat häufig für den Patienten wie auch für die Angehörigen den größten nachhaltigen Effekt, da die Versorgung in häuslicher Umgebung eine große Belastung für alle Beteiligten darstellt. In den ausgewiesenen Einrichtungen kann individuell auf die Bedürfnisse der Patienten eingegangen werden.
- Die *Anträge zur Übernahme der Kosten* sollten frühzeitig bei den jeweils zuständigen Kostenträgern eingereicht werden. Bei privaten Unfällen von Arbeitnehmern ist der Kostenträger der Abschlussheilbehandlung (AHB) die Rentenversicherung, bei Rentnern die Krankenkasse.
- Handelt es sich bei dem Unfall um einen *Arbeits- oder Wegeunfall*, ist der Kostenträger eine Berufsgenossenschaft oder Unfallkasse. Ziel des Rehamanagements im Rahmen der Berufsgenossenschaft ist es, durch Arbeits- oder Wegeunfälle erlittene schwere Gesundheitsschäden mit allen geeigneten Mitteln zu beseitigen oder zu bessern, eine Verschlimmerung zu verhüten oder deren Folgen zu mildern. Nach der Akutversorgung erfolgt dann die Weiterbehandlung als komplexe stationäre Rehabilitation (KSR) oder berufsgenossenschaftliche komplexe stationäre Weiterbehandlung (BGSW). Der ursprünglich für die Koordination zuständige Besuchsdienst der BG wurde durch die UV-Koordination der Unfallversicherungsträger abgelöst.
- Eine *direkt ambulante Rehabilitation* nach der Akutversorgung ist eher die Ausnahme.
- Die *erweiterte ambulante Physiotherapie* (EAP) ist eine Maßnahme, die der stationären Rehabilitation folgen kann.
  - Diese umfasst eine intensive *Physiotherapie* zur Verbesserung der Koordination, Kraft und Ausdauer, häufig kombiniert mit physikalischen Anwendungen und Ergotherapie.
  - Das *arbeitsplatzbezogene Training* (ABT) im Rahmen der EAP ist eine Vorbereitung auf spezifische Anforderungen am Arbeitsplatz.
  - Schließlich ist ein Teil der beruflichen Rehabilitation die *Arbeits- und Belastungserprobung* (ABE), bei der der Patient stundenweise am ursprünglichen Arbeitsplatz tätig ist. Im optimalen Fall wird die ABE durch einen Arbeitstherapeuten begleitet. Während der Zeit der ABE ist der Patient weiterhin krankgeschrieben.
  - Vorrangiges *Ziel* aller Aktivitäten ist der Erhalt des ursprünglichen Arbeitsplatzes und die Wiederaufnahme der bisherigen beruflichen Tätigkeit. Erst wenn dies nicht möglich ist, werden gemeinsam mit den Betroffenen andere geeignete Tätigkeiten oder Berufsfelder gesucht. Unterstützt wird diese Maßnahme durch den Berufshelfer der Berufsgenossenschaft (https://www.dguv.de/de/reha_leistung/teilhabe/reha-manager/index.jsp).
- Neben der beruflichen Rehabilitation ist soziale Reintegration und selbstbestimmte Lebensführung des Patienten für das Outcome entscheidend.

92.13 Verlauf und Prognose

- *Prognoseabschätzung:*
  - Die polytraumaassoziierte *Mortalität* wird in der Frühphase maßgeblich durch den Schweregrad einer primären Hirnverletzung und den primären Blutverlust bestimmt. Die Mortalität im weiteren stationären Verlauf wird durch das Vorliegen sekundärer Hirnschädigungen und das Auftreten von Organkomplikationen bestimmt.
  - Die Prognose kann durch verschiedenste Scores erfolgen, die auf verschiedensten Berechnungsgrundlagen beruhen (anatomische, physiologische und gemischte Scores). Im TraumaRegister wird der RISC II verwendet, welcher jüngst der Entwicklung in Deutschland angepasst wurde.
- *Verlauf und Outcome:*
  - Laut TraumaRegister DGU (2017) sinkt die Letalität schwerstverletzter und polytraumatisierter Patienten in den *ersten 30 Tagen nach dem Unfallereignis* kontinuierlich und liegt derzeit bei 11,3 %.
  - Ab dem *2. Jahr nach dem Unfallereignis* ist die Restlebenserwartung ehemals polytraumatisierter Patienten sowie die von Patienten mit Schädel-Hirn-Trauma und mit Rückenmarkverletzungen im Vergleich zur Normalbevölkerung signifikant verkürzt. Hier lässt sich aus den Daten der vergangenen 30 Jahre auch kein nennenswerter positiver Trend hin zu einer Verbesserung der Überlebensraten ableiten.
  - Die beiden wesentlichen *Prognosefaktoren für das Langzeitüberleben* Schwerstverletzter sind die initial bestehende Verletzungsschwere und das Ausmaß der bleibenden Behinderung. Risikofaktoren für eine erhöhte Vorsterblichkeit sind Alter, männliches Geschlecht, vorbestehende Erkrankungen, niedriger sozioökonomischer Status und Lebensstil.
  - Zum Langzeitüberleben von Patienten mit schwerem Schädel-Hirn-Trauma und mit Rückenmarkverletzungen gibt es viele fundierte Daten, während mit der Hannover-Polytrauma-Langzeitstudie bisher nur eine systematische Arbeit zum *Langzeitüberleben nach Polytrauma* existiert [8], [11].

- In dieser Arbeit wurden Patienten aus dem Zeitraum zwischen 1970 und 1990 ausgewählt und bis 2006 nachbeobachtet. Dabei betrug die Letalität innerhalb des 1. Jahres nach Polytrauma etwa 40 % und lag auch während der folgenden 2 Jahrzehnte oberhalb der Sterblichkeit in der Normalbevölkerung.
- Am Ende des Beobachtungszeitraums waren in der Gruppe der ehemals polytraumatisierten Patienten bereits etwa 10 % Patienten mehr verstorben, als dies in der deutschen Normalbevölkerung zu erwarten gewesen wäre.
  - *Ursachen für die Übersterblichkeit* im Langzeitverlauf sind in erster Linie unbeherrschbare Infektionen, aber auch erneute Unfälle und Suizide. Die erhöhte Infektionsrate resultiert beispielsweise aus der gesteigerten Dekubitusgefahr durch Immobilität oder der aus dauerhafter Abhängigkeit von künstlicher Beatmung.
    - Auch im Verlauf der Hannover-Polytrauma-Langzeitstudie traten interessanterweise überdurchschnittlich häufig *Suizide* bei 9,5 % (Normalbevölkerung: 1,2 %) und *weitere Unfälle mit Todesfolge* bei 19,1 % (Normalbevölkerung: 2,8 %) der Fälle auf.
    - Die Häufigkeit *kardiovaskulärer Erkrankungen* und von *Tumorleiden* war in der Studiengruppe dagegen vermindert, was an der insgesamt jüngeren Studienpopulation gelegen haben dürfte [8].
  - Bestimmte *Persönlichkeitsmerkmale* und *Verhaltensweisen* wie Alkohol- und Drogenmissbrauch scheinen für erneute schwere und potenziell tödlich verlaufende Unfälle zu prädisponieren. Das schwere Trauma kann deshalb auch im Sinne einer wiederkehrenden Erkrankung betrachtet und verstanden werden.

92.14 Berufsgenossenschaftliches Heilverfahren

- Ein großer Anteil der schwerverletzten Patienten erleidet den Unfall im Rahmen eines Arbeits- oder Wegeunfalls. Hierbei gelten bestimmte gesetzliche Regelungen.
- Zur Erfüllung der Tatsache eines Arbeits- oder Wegeunfalls muss ein geeignetes Unfallereignis im Sinne der Gesetzgebung zugrunde liegen. Dies bedeutet per definitionem ein plötzlich von außen unerwartet auf den Körper einwirkendes Ereignis, das zur Gesundheitsschädigung führt.
- Zuständig für die Steuerung des Heilverfahrens ist der Unfallversicherungsträger. Der Durchgangsarzt des Krankenhauses hat im Rahmen des Heilverfahrens quasi eine Lotsenfunktion; er legt die Koordination der Behandlung von der Aufnahme bis zur Rehabilitation fest.

92.14.1 Berichtswesen

- Durch die Teilnahme der Kliniken am Verletztenartenverfahren verpflichtet sich der Durchgangsarzt zur Erfüllung der Berichterstattung, die je nach Stadium der Behandlung bestimmten Anforderungen entsprechen muss. Mit dem *Durchgangsarztbericht* (Formular F1000) werden der Aufnahmebefund und die ersten Maßnahmen dokumentiert.
- Die detaillierte Beschreibung des Unfallereignisses sowie die Beschreibung von klinischen Normalbefunden bei der körperlichen Untersuchung ist im Durchgangsarztbericht wichtig für eine spätere Klärung von Kausalitätsfragen.
- Wesentliche Änderungen in der Behandlung des Patienten werden dem Unfallversicherungsträger in einem Zwischenbericht mitgeteilt.

92.14.2 Schwerverletztenartenverfahren (SAV)

- Die Versorgung der schwerverletzten Patienten im Rahmen des BG-Heilverfahrens ist durch ein Stufenkonzept klar geregelt. Hierbei sind die beteiligten Krankenhäuser in Abhängigkeit des Leistungsumfangs einer bestimmten Stufe zugeteilt.
- Die stationären Heilverfahren in der gesetzlichen Unfallversicherung wurden zum 01.01.2013 neu strukturiert und dreistufig gegliedert:
  - Stationäres Durchgangsarztverfahren (DAV)
  - Verletzungsartenverfahren (VAV)
  - Schwerstverletzungsartenverfahren (SAV)
- Unfallverletzte mit schwersten Verletzungen benötigen eine sofortige besondere unfallmedizinische Behandlung und müssen anschließend in speziellen Krankenhäusern der Akutversorgung (VAV oder SAV) vorgestellt bzw. verlegt werden.
- Die Zuweisung richtet sich dabei nach dem Verletzungsartenverzeichnis, das ebenfalls neu gefasst wurde. Hierin ist geregelt, welche Fälle seit dem 01.01.2014 dem Schwerstverletzungsartenverfahren (SAV) zuzuordnen sind.
- Die Landesverbände beteiligen ausschließlich besonders geeignete Krankenhäuser am Schwerstverletzungsartenverfahren. Diese müssen im Hinblick auf die Schwere der Verletzungen spezielle personelle, apparative und räumliche Anforderungen erfüllen und zur Übernahme bestimmter Pflichten bereit sein.
- Darüber hinaus unterhalten die Unfallversicherungsträger für eine hoch spezialisierte, umfassende medizinische Rehabilitation eigene Berufsgenossenschaftliche Unfallkliniken und Sonderstationen. In diesen Einrichtungen können schwerst Unfallverletzte, insbesondere mit Querschnittslähmung, schwerer Schädel-Hirn-Verletzung und Brandverletzungen sämtlicher Schweregrade behandelt werden.

- Ansprechpartner für nähere Informationen zum Schwerstverletzungsartenverfahren ist der regional zuständige Landesverband (http://www.dguv.de/landesverbaende/de/med_reha/sav/index.jsp).

92.15 Quellenangaben

[1] Frat JP, Brugiere B, Ragot S et al. Sequential application of oxygen therapy via high-flow nasal cannula and noninvasive ventilation in acute respiratory failure. An observational pilot study. Respiratory Care 2015; 2: 170–178. DOI: 10.4187/respcare.03075
[2] Gaspari R, Weekes A, Adhikari S et al. Emergency department point-of-care ultrasound in out-of-hospital and in-ED cardiac arrest. Resuscitation 2016; 109: 33–39. DOI: 10.1016/j.resuscitation.2016.09.018
[3] Huber-Wagner S, Lefering R, Qvick LM et al. Effect of whole-body CT during trauma resuscitation on survival. A retrospective, multicentre study. Lancet 2009; 373 (9673): 1455–1461. DOI: 10.1016/S 0140-6736(09)60232-4
[4] Lichte P, Kobbe P, Dombroski D et al. Damage control orthopedics. Current evidence. Curr Opin Crit Care 2012; 6: 647–650. DOI: 10.1097/MCC.0b013e328359fd57
[5] Montoya J, Stawicki SP, Evans D et al. From FAST to E-FAST. An overview of the evolution of ultrasound-based traumatic injury assessment. Eur J Trauma Emergency Surgery 2016; 2: 119–126. DOI: 10.1007/s00068-015-0512-1
[6] Pape HC, Rixen D, Morley J et al. Impact of the method of initial stabilization for femoral shaft fractures in patients with multiple injuries at risk for complications (borderline patients). Ann Surg 2007; 3: 491–499. DOI: 10.1097/SLA.0b013e3181485750
[7] Pfeifer R, Pape HC. Missed injuries in trauma patients. A literature review. Patient Safety in Surgery 2008; 2: 20. DOI: 10.1186/1754-9493-2-20
[8] Probst C, Zelle B, Sittaro NA et al. Late death after multiple severe trauma. When does it occur and what are the causes? J Trauma 2009; 4: 1212–1217. DOI: 10.1097/TA.0b013e318197b97c
[9] Qiao ZW, Weikang Y, Luxu L et al. Using IL-6 concentrations in the first 24 h following trauma to predict immunological complications and mortality in trauma patients. A meta-analysis. Eur J Trauma Emergency Surgery 2018; 5: 679–687. DOI: 10.1007/s00068-017-0880-9
[10] Roberts DJ, Zygun DA, Faris P et al. Opinions of practicing surgeons on the appropriateness of published indications for use of damage control surgery in trauma patients. An international cross-sectional survey. J Am Coll Surg 2016; 3: 515–529. DOI: 10.1016/j.jamcollsurg.2016.06.002
[11] Sittaro NA, Lohse R, Panzica M et al. Hannover-Polytrauma-Langzeit-Studie HPLS (I). Versicherungsmedizin 2007; 1: 20–25
[12] Stéphan F, Barrucand B, Petit P et al. High-flow nasal oxygen vs noninvasive positive airway pressure in hypoxemic patients after cardiothoracic surgery. A randomized clinical trial. JAMA 2015; 23: 2331–2339. DOI: 10.1001/jama.2015.5213

92.16 Literatur zur weiteren Vertiefung

[1] Leitlinie Polytrauma 07/2016: http://www.awmf.org/leitlinien/detail/ll/012-019.html
[2] ESA-Leitlinie perioperative Massivtransfusion 06/2017: https://journals.lww.com/ejanaesthesiology/fulltext/2017/06000/Management_of_severe_perioperative_bleeding_.3.aspx
[3] Advance Trauma Life Support (ATLS): https://www.facs.org/quality-programs/trauma/atls

92.17 Wichtige Internetadressen

- TraumaRegister DGU: http://www.traumaregister-dgu.de/de/startseite_tr.html
- TraumaNetzwerk DGU: http://www.traumanetzwerk-dgu.de/de/startseite_tnw.html

93 Intoxikationen

Nadja Struß, Lina Schulte-Güstenberg, Andreas Schaper

93.1 Steckbrief

Intoxikationen machen ca. 5 % der Fälle in der Notaufnahme aus. Akzidentelle Expositionen werden am häufigsten bei Kleinkindern beobachtet und machen selten eine stationäre Behandlung erforderlich. Suizidale Intoxikationen hingegen weisen ein höheres Risiko für schwere Verläufe auf und müssen oftmals intensivmedizinisch behandelt werden. Meist versuchen die betreffenden Patienten, sich mit Psychopharmaka zu schädigen oder zu suizidieren, z. B. mit selektiven Serotonin-Wiederaufnahmehemmern (SSRI), trizyklischen Antidepressiva, Herz-Kreislauf-Medikamenten (Betablocker, Kalziumantagonisten) oder Analgetika (Ibuprofen, Paracetamol, Opioide) in Kombination mit Alkohol. Vital bedrohliche Folgen können unter anderem Herz-Kreislauf-Versagen und Herzrhythmusstörungen durch kardiotoxische Effekte, ein Serotoninsyndrom mit Hyperthermie, eine Rhabdomyolyse mit Crush-Niere oder Koma und Krampfanfälle sein.

93.2 Aktuelles

- *Magenspülungen* verbessern sehr selten das Outcome und sollten daher, wenn überhaupt, nur in Einzelfällen von erfahrenem Personal in Rücksprache mit einem Giftinformationszentrum durchgeführt werden.
- *Provoziertes Erbrechen* mittels Applikation von Ipecacuhana-Sirup oder Salzwasser sollte nicht mehr angewendet werden.

93.3 Synonyme

- Intoxikationen
- Vergiftungen
- Überdosierungen

93.4 Keywords

- Intoxikationen
- Kalziumantagonisten
- Betablocker
- trizyklische Antidepressiva
- selektive Serotonin-Wiederaufnahmehemmer
- Paracetamol

93.5 Definition

- Intoxikationen entstehen aufgrund spezifischer Wechselwirkungen der aufgenommenen Noxe mit dem Körper. Die Pharmakodynamik und -kinetik eines ingestierten Medikaments geben wichtige Hinweise auf mögliche toxische Effekte. Im Fall einer Überdosierung können die unerwünschten Wirkungen verstärkt in Erscheinung treten.
- Zu beachten ist, dass die Toxikokinetik von der Pharmakokinetik abweicht, beispielsweise können Wirkdauer und Elimination verlängert sein.
- Obwohl die klinische Symptomatik häufig unspezifisch ist, kann die Zuordnung zu einem Toxidrom helfen, den weiteren Verlauf abzuschätzen und Rückschlüsse auf die eingenommene Substanz zu ziehen, z. B. Serotoninsyndrom, anticholinerges Syndrom, sympathomimetisches Syndrom, cholinerges Syndrom.

93.6 Epidemiologie

93.6.1 Häufigkeit

- Suizidale/parasuizidale Intoxikationen, die im Krankenhaus vorgestellt werden,
  - machen etwa 40 % aller Vergiftungsumstände in der Klinik aus,
  - erfolgen meistens mit Arzneimitteln: 20 % aller Betroffenen ingestieren Antidepressiva, 14 % Analgetika, 14 % Neuroleptika, 13 % Tranquilizer, 9 % nicht steroidale Antirheumatika, 8 % Antihistaminika, 5 % Herzkreislaufmedikamente und 13 % diverse sonstige Pharmaka,
  - machen bei 60 % der Patienten ein Herz-Kreislauf-Monitoring erforderlich,
  - führen bei rund 25 % der Patienten zu ausgeprägten Intoxikationssymptomen.

93.6.2 Altersgipfel

- Suizidale Intoxikationen kommen am häufigsten in der Gruppe der 20- bis 30-Jährigen vor.

93.6.3 Geschlechtsverteilung

- Frauen begehen etwa doppelt so häufig wie Männer Suizidversuche durch Vergiftungen.

93.6.4 Prädisponierende Faktoren

- Zugang zu entsprechenden Medikamenten
- psychische Erkrankungen, soziale Isolation
- unangemessene Berichterstattung in den Medien → Nachahmung

93.7 Ätiologie und Pathogenese

- *trizyklische Antidepressiva:*
    - Wiederaufnahmehemmung von Noradrenalin, Serotonin und Dopamin
    - in geringem Maße anticholinerge Wirkung
    - Blockade der schnellen Natriumkanäle im Myokard → ventrikuläre Tachykardien
    - Reduktion der intrazellulären Kalziumkonzentration → verminderte Myokardkontraktilität
    - systemische Vasodilatation, verminderte kardiale Auswurfleistung
- *SSRI:*
    - Wiederaufnahmehemmung von Serotonin → ZNS-Exzitation
    - Kaliumkanalblockade im Myokard → QT-Zeit-Verlängerung
- *Betablocker:*
    - Blockade von Beta-1-Rezeptoren (Myokard, Niere) → negative Inotropie und Chronotropie
    - Beta-2-Rezeptoren (Myokard, Gefäße, Atemwege) → Bronchokonstriktion
    - unterschiedlich ausgeprägte Lipophilie → ZNS-Depression
- *Kalziumantagonisten:*
    - Blockade der Kalziumkanäle vom L-Typ → Vasodilatation, verminderte Myokardkontraktilität
- *Paracetamol:*
    - Metabolisierung hoher Dosen braucht Gluthationspeicher auf → toxischer Metabolit N-Acetyl-p-benzochinonimin zerstört Hepatozyten → Leberschädigung

93.8 Klassifikation und Risikostratifizierung

- *anticholinerges Syndrom:*
    - peripher: Mundtrockenheit, warme Haut, Mydriasis, Tachykardie, Herzrhythmusstörungen, Hyperthermie
    - zentral: Halluzinationen, Desorientiertheit, Delir, Vigilanzminderung, Krampfanfälle
- *cholinerges Syndrom:*
    - muskarinische Effekte: Bronchokonstriktion, Bronchorrhö, Lungenödem, Diarrhö, Schwitzen, Hypersalivation, Bradykardie
    - nikotinische Effekte: Muskelkrämpfe und Faszikulationen, Tachykardie, arterielle Hypertonie
    - zentral: Koma, Krampfanfälle, Atem- und Kreislaufdepression
- *Serotoninsyndrom:*
    - Myoklonien, Hyperreflexie, Tremor, Verwirrtheit, Krampfanfälle, Hyperthermie, Tachykardie, Rhabdomyolyse, Nierenversagen, disseminierte intravasale Koagulopathie
- *Opiatsyndrom:*
    - Vigilanzminderung, Miosis, Atemdepression
- *sympathomimetisches Syndrom:*
    - Agitation, motorische Hyperaktivität, Aggression, Vigilanzminderung, Krampfanfälle, Tachykardie, Hypertonie, Herzrhythmusstörungen, Rhabdomyolyse, Nierenversagen

93.9 Symptomatik

- *trizyklische Antidepressiva:*
    - zentral: Vigilanzminderung, Koma, Krampfanfälle, Atemdepression
    - kardial: Hypotonie, Tachykardie, QRS-Verbreiterung, unterschiedliche Herzrhythmusstörungen (Kammertachykardien, Kammerflimmern, Asystolie, Torsade des pointes, QTc-Intervall-Verlängerung)
- *SSRI:*
    - zentral: Vigilanzminderung, Schwindel, Koma, Krampfanfälle, extrapyramidalmotorische Störung (EMPS)
    - kardial: Tachykardie, seltener Bradykardie, QTc-Intervall-Verlängerung (besonders bei Citalopram), QRS-Verbreiterung, Arrhythmien
    - Serotoninsyndrom besonders bei Mischintoxikationen mit serotonergen Substanzen
- *Betablocker:*
    - zentral: bei ausgeprägter Lipophilie Vigilanzminderung oder Exzitation, Halluzinationen, Krampfanfälle
    - kardial: Bradykardie, AV-Block 1. und 2. Grades, Hypotonie bis zum Herz-Kreislauf-Versagen
    - pulmonal: Bronchospasmus → Dyspnoe
    - metabolisch: Hypoglykämie, besonders bei Kindern
- *Kalziumantagonisten:*
    - Hyperglykämie, Erbrechen, Schwindel, Agitation, Koma, metabolische Azidose
    - Nifedipin-Typ: schwere Hypotonie führend, Reflextachykardie
    - Verapamil-Typ: Bradyarrhythmien, AV-Block 2. und 3. Grades, Asystolie, Hypotension
- *Paracetamol:*
    - Tag 1: Übelkeit, Erbrechen, Oberbauchschmerzen
    - Tag 2: beginnende Gerinnungsstörung, Transaminasenanstieg, metabolische Azidose
    - Tag 3–4: Leberschädigung, Abfall der Lebersyntheseleistungen, hepatische Enzephalopathie, Nierenschädigung, hepatorenales Syndrom

93.10 Diagnostik

93.10.1 Diagnostisches Vorgehen

- In der Regel handelt es sich um internistisch-neurologisch-psychiatrische Notfälle. Neben Kurzanamnese und orientierender körperlicher Untersuchung kommt der Menge der eingenommenen Substanz und der Latenz eine wichtige Bedeutung zu.
- ▸ Abb. 93.1 zeigt das diagnostisches Vorgehen bei Intoxikation.

93.10.2 Anamnese

- Die Ingestion von Tabletten erfolgt häufig in suizidaler Absicht; wichtig ist die exakte Identifizierung der Noxe und der maximal eingenommenen Menge.

Cave

Fallstricke mit ähnlichen Präparatenamen oder ausländischen Medikamenten: Acetaminophen ist beispielsweise der gängige angloamerikanische Name für Paracetamol; Kontakt mit Giftnotruf kann bei der Identifizierung hilfreich sein.

- Oft bestehen psychiatrische Vorerkrankungen wie Schizophrenie, Depression oder Borderline-Persönlichkeitsstörung.

93.10.3 Körperliche Untersuchung

- orientierende körperliche Untersuchung unter besonderer Berücksichtigung der Vitalparameter wie Puls, Blutdruck, Temperatur (Serotoninsyndrom), Ikterus (hepatotoxische Medikamente), Pupillenstatus (Miosis bei Opioidintoxikation), Symptome eines anticholinergen Syndroms (z. B. Mydriasis; trockene, heiße, gerötete Haut)

93.10.4 Labor

- Notfalllabor mit Bestimmung von Blutbild, Elektrolyten, Leber- und Nierenwerten sowie Blutgasanalyse
- Spiegelbestimmungen bei einigen Medikamenten, z. B. Paracetamol, Lithium, Carbamazepin, Eisen
- Spiegelbestimmungen bei anderen Noxen, z. B. toxische Alkohole wie Methanol und Ethylenglykol

93.10.5 Bildgebende Diagnostik

Röntgen

- Röntgen-Thorax bei Verdacht auf pulmonale Beteiligung (chemische Pneumonitis nach Aspiration langkettiger Kohlenwasserstoffe wie Benzin oder Grillanzünder); Aspiration von Tensiden (in Duschgel, Spülmittel etc.)
- Röntgen-Abdomen zum Nachweis röntgendichter Medikamente wie Eisentabletten oder Drogenpäckchen bei Body Packern

93.10.6 Instrumentelle Diagnostik

EKG

- praktisch immer indiziert bei Intoxikationen mit Medikamenten, die auf das Herz-Kreislauf-System wirken, z. B. trizyklische Antidepressiva, Betablocker, Kalziumantagonisten

Ösophago-Gastro-Duodenoskopie (ÖGD)

- indiziert nach Ingestion von Säuren oder Laugen zur Beurteilung der Schädigung; in der Regel nicht sofort, sondern nach einigen Stunden; mitunter zum Nachweis eines Medikamentenbezoars (Carbamazepin) oder Auskleidung der Magenschleimhaut durch Quetiapin

Bronchoskopie

- selten indiziert, beispielsweise jedoch nach Aspiration von Babypuder

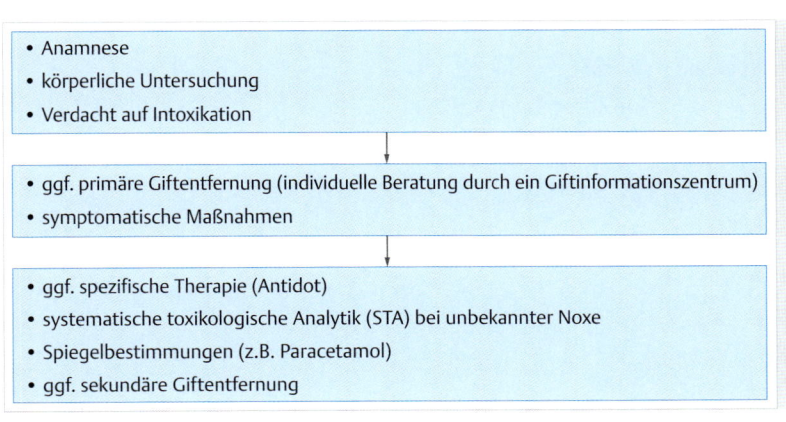

Abb. 93.1 Intoxikationen. Diagnostisches Vorgehen.

93.11 Differenzialdiagnosen

Tab. 93.1 Differenzialdiagnosen der Intoxikation.

Differenzialdiagnose	Bemerkungen
Koma	Intoxikation oder nicht vergiftungsbedingte ZNS-Symptomatik wie z. B. Apoplex oder intrazerebrale Blutung
Herzrhythmusstörungen	Intoxikation oder kardiale oder metabolische Genese
Leberschaden	Vergiftungen mit Paracetamol, Knollenblätterpilz oder anderen hepatotoxischen Substanzen; Differenzialdiagnose: Hepatitis oder Leberschaden anderer Genese
Niereninsuffizienz	Ethylenglykol, Orellanus-Pilzvergiftung; Differenzialdiagnose: nicht toxischer Nierenschaden
Blindheit	Methanol, Differenzialdiagnose: ophthalmologische oder neurologische Ursachen

93.12 Therapie

93.12.1 Therapeutisches Vorgehen

- Neben der symptomatischen Therapie intoxikierter Patienten existieren drei Grundsäulen der spezifischen Behandlung bei Intoxikationen (Drei-Säulen-Modell; ▶ Abb. 93.2).

93.12.2 Primäre Giftentfernung

- Als primäre Giftentfernung werden Maßnahmen bezeichnet, die die Resorption von giftigen Substanzen verhindern sollen.
- *Aktivkohle:*
  - Die einmalige Gabe von medizinischer Kohle ist innerhalb der 1. Stunde nach Ingestion einer potenziell toxischen Dosis einer Substanz zu erwägen. Voraussetzung ist, dass die Noxe an Aktivkohle bindet und der Patient bewusstseinsklar ist (sonst erhöhte Gefahr der Aspiration). Die Dosis wird über das Körpergewicht (0,5–1 g/kgKG) oder über die ingestierte Giftmenge (Kohlemenge 10fach über Giftmenge) berechnet.
- *Magenspülung:*
  - Die Indikation zur Magenspülung besteht innerhalb der 1. Stunde nach Ingestion einer potenziell lebensbedrohlichen Dosis einer Substanz.

Merke

Da bisher kein klinischer Vorteil für behandelte Patienten nachgewiesen wurde, sollte die risikobehaftete Magenspülung nur bei eindeutiger Anamnese und nach strenger Abwägung durchgeführt werden.

- *anterograde Darmspülung:*
  - Dieses Verfahren kann im Einzelfall bei Arzneimitteln mit verzögerter Wirkstofffreisetzung und fehlenden anderen Therapieoptionen erwogen werden.
- *Dekontamination Haut/Auge:*
  - Substanzreste sollten nach Möglichkeit frühzeitig entfernt werden. An der Haut genügt oftmals das Abwaschen oder Ausspülen mit körperwarmem Wasser. Die Augen sollten sofort mit körperwarmen Wasser oder isotonischer Kochsalzlösung gespült werden.

93.12.3 Sekundäre Giftentfernung

- Als sekundäre Giftentfernung werden Maßnahmen bezeichnet, die die Entfernung von giftigen Substanzen nach Resorption aus dem Körper fördern.
- *Urinalkalisierung:*
  - Die Alkalisierung des Urins durch intravenöse Natriumbikarbonatgabe mit einem Ziel-pH-Wert ≥ 7,5 stellt eine Therapiemaßnahme zur besseren renalen Elimination bestimmter Substanzen dar. Grund dafür

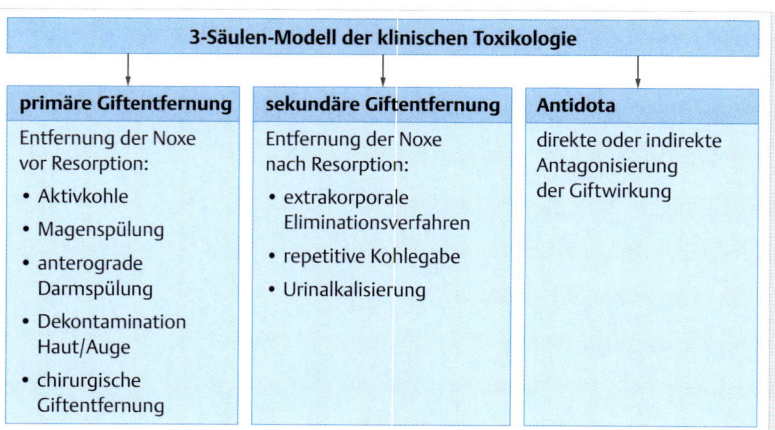

Abb. 93.2 Intoxikationen. Therapeutisches Vorgehen.

ist, dass schwache Säuren in einer alkalischen Umgebung stärker ionisiert werden und folglich besser renal ausgeschieden werden können.
- *Hämodialyse/Hämofiltration:*
  - Diese Verfahren sind oft bei schweren klinischen Intoxikationssymptomen und bei Substanzen indiziert, die dialysabel (z. B. kurzkettige Alkohole, Salizylate, Valproat, Lithium, Carbamazepin, Phenytoin und Metformin) oder filtrierbar sind.
- *repetitive Kohlegabe:*
  - Eine verspätete und repetitive Kohlegabe ist bei fünf Medikamenten (Carbamazepin, Theophyllin, Dapson, Phenobarbital und Chinin) indiziert. Pathophysiologisch wirkt es wie eine gastrointestinale Hämoperfusion. Dabei sollten alle 4 Stunden 50 g oder alternativ stündlich 12,5 g Kohle verabreicht werden.

93.12.4 Antidota

- Antidota sind Mittel, die auf verschiedenen Wegen die Wirkung von bestimmten Giften im Körper antagonisieren. Dies kann beispielsweise durch Inaktivierung oder Verdrängung des Giftes vom Wirkort oder durch eine beschleunigte Elimination erfolgen.
- ▶ Tab. 93.2. zeigt die geläufigsten klinisch relevanten Antidota.

Tab. 93.2 Antidota in der Therapie von Intoxikationen.

Antidot	Noxe/Indikation
Aktivkohle	unspezifisches Adsorbens, kein spezifisches Antidot
Naloxon	Opioid
Flumazenil	Benzodiazepin
N-Acetylcystein	Paracetamol
Dimeticon	Tensid
Sauerstoff	Kohlenmonoxid
Toloniumchlorid	Methämoglobinbildner
4-Dimethylaminophenol (4-DMAP), Natriumthiosulfat, Hydroxocobalamin	Zyanid
Kalziumglukonat	Flusssäure
Ethanol, Fomepizol	toxische Alkohole (z. B. Methanol)
Diazepam	Chloroquin
Digitalisantikörper	Digitalis
Deferoxamin	Eisen
Vitamin K	Phenprocoumon
Physostigmin	zentrales anticholinerges Syndrom
Biperiden	extrapyramidalmotorische Symptome
Silibinin	Amatoxin („Knollenblätterpilzgift")
Atropin	Physostigmin, Neostigmin

93.12.5 Neue Therapieformen bei speziellen Vergiftungen

- *Lipidantidottherapie:*
  - Die Gabe von Lipidemulsionen wird beispielweise bei lebensbedrohlichen Intoxikationen durch kardiotoxische, insbesondere lipophile Noxen (z. B. Lokalanästhetika, Betablocker, Kalziumantagonisten, Antidepressiva) diskutiert. Der Wirkmechanismus ist noch nicht gänzlich geklärt und den Empfehlungen liegt bisher eine sehr niedrige Evidenz zugrunde.
- *Insulintherapie:*
  - Die Insulin-Glukose-Therapie kann bei schweren Vergiftungen mit Betablockern und Kalziumantagonisten, die auf eine konventionelle Therapie nicht ansprechen, erwogen werden; allerdings bestehen auch hier begrenzte klinische Erfahrungen. Um eine effektive Wirkung zu erzielen, muss Insulin in hohen Dosen verabreicht werden (cave: Hypokaliämie).

93.13 Verlauf und Prognose

- abhängig von der Noxe, der Dosis und dem Therapiebeginn

93.14 Literatur zur weiteren Vertiefung

[1] Brent J, Burkhart K, Dargan P et al. Critical Care Toxicology. Stuttgart: Springer; 2017
[2] Zilker T. Klinische Toxikologie und Antidot-Therapie in der notfall- und Intensivmedizin. Bremen: UNI-MED Verlag AG; 2008

93.15 Wichtige Internetadressen

Giftnotrufzentralen nach Ländern:
- Berlin und Brandenburg: https://giftnotruf.charite.de
- Bremen, Hamburg, Niedersachsen und Schleswig-Holstein: http://www.giz-nord.de
- Nordrhein-Westfalen: http://www.gizbonn.de
- Mecklenburg-Vorpommern, Sachsen, Sachsen-Anhalt und Thüringen: http://www.ggiz-erfurt.de
- Baden-Württemberg: http://www.uniklinik-freiburg.de
- Saarland: http://www.uniklinikum-saarland.de/giftzentrale
- Hessen und Rheinland-Pfalz: http://www.giftinfo.uni-mainz.de
- Bayern: http://www.toxinfo.med.tum.de/inhalt/giftnotrufmuenchen
- Österreich: https://goeg.at/Vergiftungsinformation
- Schweiz: http://www.toxinfo.ch

94 Botulismus

Johannes Jochum, Stefan Schmiedel

94.1 Steckbrief

Botulismus ist eine in Deutschland sehr seltene Erkrankung, die durch Neurotoxine von Clostridien verursacht wird. Häufigster Erreger ist Clostridium botulinum. Die Klinik besteht in symmetrischen absteigenden schlaffen Lähmungen, die zunächst Hirnnerven betreffen und Wochen bis Monate bestehen bleiben können. Lebensgefahr besteht durch respiratorische Insuffizienz. Die Therapie basiert auf möglichst früher Gabe von Botulismusantitoxin und wenn erforderlich Intubation und Beatmung. Antibiotika spielen nur bei Wundbotulismus eine Rolle. Die Toxine können auch im Rahmen von Bioterrorismus eingesetzt werden durch Einbringen in Lebensmittel oder Verteilung als Aerosol. Die Erkrankung ist nicht von Mensch zu Mensch ansteckend. Bereits der Verdacht ist nach Infektionsschutzgesetz (IfSG) § 6 meldepflichtig.

94.2 Synonyme

- Wurstvergiftung

94.3 Keywords

- Botulismus
- Lebensmittelvergiftung
- Clostridium botulinum
- Clostridium butyricum
- Clostridium baratii
- schlaffe Parese
- Hirnnerven
- Bioterrorismus
- Meldepflicht

94.4 Definition

- Botulismus ist eine durch Clostridientoxine ausgelöste Erkrankung, die durch Hemmung der motorischen Endplatte zu symmetrischen absteigenden schlaffen Lähmungen führt. Zu Beginn sind stets Hirnnerven betroffen. Die Lähmungen können über Monate bestehen bleiben. Durch Beteiligung autonomer Neurone kommt es auch zu acholinergen vegetativen Störungen.
- Je nach Unterform der Erkrankung werden entweder die Toxine direkt in den Körper eingebracht, oder es kommt zur Aufnahme von Clostridiensporen, aus denen sich die toxinbildenden Bakterien entwickeln. Die Toxine können auch als Aerosol freigesetzt oder vorsätzlich in Lebensmittel eingebracht werden.

94.5 Epidemiologie

94.5.1 Häufigkeit

- In Deutschland wird die Erkrankung sehr selten diagnostiziert, in den letzten 10 Jahren wurden zwischen 3 und 15 Fälle pro Jahr gemeldet. Die verursachenden Bakterien sind weltweit im Erdreich verbreitet.

94.5.2 Altersgipfel

- *Säuglingsbotulismus* ist eine Erkrankung des 1. Lebensjahres, meist der ersten 6 Lebensmonate. Die anderen Formen können prinzipiell in allen Altersstufen vorkommen.
- In Deutschland zeigte sich in den letzten Jahrzehnten ein relativer Häufigkeitsgipfel zwischen 25 und 30 Jahren, 46 % aller Erkrankungen traten zwischen 25 und 49 Jahren auf. Nur 5 % der Erkrankungen wurden bei 2- bis 24-Jährigen beobachtet.

94.5.3 Geschlechtsverteilung

- In Deutschland waren 60 % der Erkrankten seit 2001 männlich. Auch in den USA fand sich in den letzten 10 Jahren ein leichtes Überwiegen männlicher Patienten.
- Von Wundbotulismus sind deutlich mehr Männer als Frauen betroffen.

94.5.4 Prädisponierende Faktoren

- Konsum von Risikolebensmitteln (insbesondere, wenn hausgemacht): Konserven mit Fleisch, Fisch, Hülsenfrüchten, Tomaten; in Öl eingelegter Knoblauch, in Alufolie gewickelte Kartoffeln. Botulismus wurde mittlerweile mit vielen unterschiedlichen Lebensmitteln assoziiert. Einige toxinbildende Clostridien sind gasbildend, daher gilt Gasbildung in luftdicht verschlossenen Lebensmitteln als Alarmzeichen.
- Säuglinge: Verzehr von Honig
- Achlorhydrie, Darmresektionen, Morbus Crohn, gestörte Darmflora
- tiefe verunreinigte Verletzungen
- Injektion von Drogen (insbesondere subkutan/intramuskulär, speziell Black Tar Heroin), Inhalation von Kokain
- therapeutische Verabreichung von Botulinumtoxin, vor allem „inoffizielle" Behandlungen

94.6 Ätiologie und Pathogenese

- Die Krankheitserscheinungen werden durch *Botulinum-Neurotoxine* (BoNT) hervorgerufen, die von sporenbildenden anaeroben Bakterien der Gattung Clostridium produziert werden. Bislang sind 8 verschiedene Serotypen von Toxinen beschrieben (A–H), wobei für A, B, E, F und H menschliche Botulismusfälle belegt sind. BoNT gehören zu den stärksten bekannten Giften.
- Die bei weitem meisten Erkrankungen gehen auf den klassischen Erreger *Clostridium botulinum* (BoNT A, B, E, F, H) zurück, wenige Fälle werden durch *C. butyricum* (BoNT Subtypen E4 und E5) sowie *C. baratii* (BoNT Subtyp F5) verursacht. Für *C. argentinense* (BoNT G) sind keine Fälle von Botulismus bewiesen.
- Die Toxine interagieren mit präsynaptischen Strukturen der neuromuskulären Endplatte und *inhibieren* hierdurch die *Freisetzung von Azetylcholin*. Hierdurch kommt es zu schlaffen Lähmungen. Neben den Alphamotorneuronen sind auch parasympathische Nerven und autonome Ganglien betroffen. Die Dauer der Blockade ist je nach Toxintyp unterschiedlich (am längsten bei BoNT A), auch die bevorzugt betroffenen Nervenzellen variieren etwas.
- Bei *lebensmittelbedingtem*, *inhalativem* und *iatrogenem* Botulismus werden die BoNT direkt in den Körper aufgenommen. Die Toxine an sich sind farblos, geruchlos und geschmacklos, sie können auch in krimineller Absicht als Aerosol freigesetzt oder in Lebensmittel eingebracht werden.
- Bei *Wundbotulismus* geraten Sporen des Bakteriums in tiefe Wunden oder werden mit kontaminierten Drogen (meist Black Tar Heroin) injiziert. Nach dem Auskeimen der Sporen vermehren sich die vegetativen Formen der Bakterien unter strikt anaeroben Bedingungen und produzieren BoNT.
- *Säuglingsbotulismus* kann entstehen, wenn Sporen neurotoxinbildender Clostridien die unreife Magensäurebarriere überwinden und sich die Bakterien nach dem Auskeimen im Darm vermehren. Die noch unzureichend ausgebildete Darmflora und die geringere Konzentration an Gallensäuren begünstigen das Wachstum der Clostridien. Gleichermaßen kann auch im *späteren Lebensalter* eine intestinale Kolonisation durch neurotoxinproduzierende Clostridien stattfinden, wenn prädisponierende Erkrankungen des Gastrointestinaltrakts vorliegen. Für Honig ist die Belastung mit Clostridium-botulinum-Sporen belegt, in den meisten Fällen von Säuglingsbotulismus blieb die Infektionsquelle jedoch unklar.
- Als *Komplikationen* drohen Aspirationspneumonie, ventilatorische Insuffizienz und paralytischer Ileus.

94.7 Klassifikation

- *lebensmittelbedingter Botulismus*: klassische Form der Erkrankung, Aufnahme von präformiertem Toxin über die Nahrung, auch bei Bioterrorismus möglich
- *Wundbotulismus*: Einbringen von Clostridiensporen in das Gewebe, neuerdings vor allem bei paravasaler Injektion von Black Tar Heroin
- *Säuglingsbotulismus* durch Aufnahme der Sporen in den unreifen Gastrointestinaltrakt
- *Botulismus durch intestinale Kolonisation*, gleicher Mechanismus wie bei Säuglingsbotulismus, aber bei älteren Kindern oder Erwachsenen mit Erkrankungen des Gastrointestinaltrakts
- *inhalativer Botulismus*: Aufnahme des Toxins über die Atemwege, bislang nur Einzelfälle beschrieben, im Fall von Bioterrorismus möglicher Erkrankungsweg
- *iatrogener Botulismus*: durch fehlerhafte/überdosierte Anwendung im Rahmen von therapeutischen oder kosmetischen Injektionen

94.8 Symptomatik

- Die *Inkubationszeit* schwankt je nach Menge des Toxins und Unterform des Botulismus.
  - Bei *lebensmittelbedingtem*, *inhalativem* und *iatrogenem* Botulismus treten die ersten Beschwerden nach 12–72 Stunden auf (Extremwerte: 2 Stunden bis 10 Tage).
  - Bei *Wundbotulismus* wird das BoNT erst nach der Germination der Sporen durch die vegetativen Bakterien gebildet, die Inkubationszeit beträgt 4–14 Tage.
  - Bei *Säuglingsbotulismus* und Botulismus durch intestinale Kolonisation ist die Inkubationszeit in der Regel nicht bekannt, eine Spanne von 3 Tagen bis zu einem Monat wird angenommen.
- Die *Kardinalbefunde* des Botulismus treten bei allen Formen auf:
  - initial symmetrische Lähmung von Hirnnerven (klinisch manifest durch Verschwommensehen, Doppelbilder, Ptosis, Dysphagie, Dysarthrie)
  - Es folgen absteigende symmetrische schlaffe Lähmungen (Eigenreflexe lange erhalten).
  - keine Sensibilitätsstörungen (bis auf Sehstörungen)
  - kein Fieber (solange keine zusätzliche Infektion hinzukommt)
  - verlangsamter oder normofrequenter Puls (solange keine Hypotonie vorliegt)
  - Der Patient bleibt die ganze Zeit ansprechbar (solange keine Bewusstlosigkeit durch Asphyxie eintritt).
  - Ventilatorische Insuffizienz kann eintreten durch Lähmung der Atemmuskulatur oder durch Verlegung der oberen Atemwege infolge von inspiratorischer Engstellung der Glottis.
  - Autonome Dysfunktionen beinhalten Mundtrockenheit, Blasenentleerungsstörungen, reduzierte gas-

trointestinale Peristaltik, Hypothermie und fehlende Kreislaufanpassung an posturale Änderungen oder Hypotonie.
- Je nach Unterform des Botulismus bestehen meist *zusätzliche Symptome*:
    - Bei *lebensmittelbedingtem* Botulismus kommen Übelkeit, Erbrechen und Durchfälle vor, wobei die Durchfälle auf einer zusätzlichen Verunreinigung der Nahrung beruhen (BoNT an sich führen zu Obstipation). Die gastrointestinalen Beschwerden können den Lähmungserscheinungen vorausgehen.
    - Bei *Wundbotulismus* können Zeichen einer Wundinfektion auftreten, Abszesse und Fieber eingeschlossen.
    - Kinder mit *Säuglingsbotulismus* zeigen oft zunächst Obstipation, Trinkschwäche und reduzierten Tonus. Verlegung der oberen Atemwege durch Lähmung des Pharynx oder Larynx kann das initiale Symptom darstellen und sich als *plötzlicher Kindstod* manifestieren.

94.9 Diagnostik

94.9.1 Diagnostisches Vorgehen

- Bei jeder symmetrischen Hirnnervenparese ohne sensibles Defizit sollte an die Möglichkeit von Botulismus gedacht werden, insbesondere, wenn symmetrische schlaffe Lähmungen der Extremitäten hinzutreten.
- Bei sorgfältiger Befunderhebung bestehen nur wenige Differenzialdiagnosen. Die Diagnose wird im Wesentlichen durch Erkennen des klinischen Bildes in Kombination mit dem Ausschluss relevanter Differenzialdiagnosen gestellt (▶ Abb. 94.1).

Merke

Bereits der Verdacht auf Botulismus ist nach IfSG § 6 meldepflichtig.

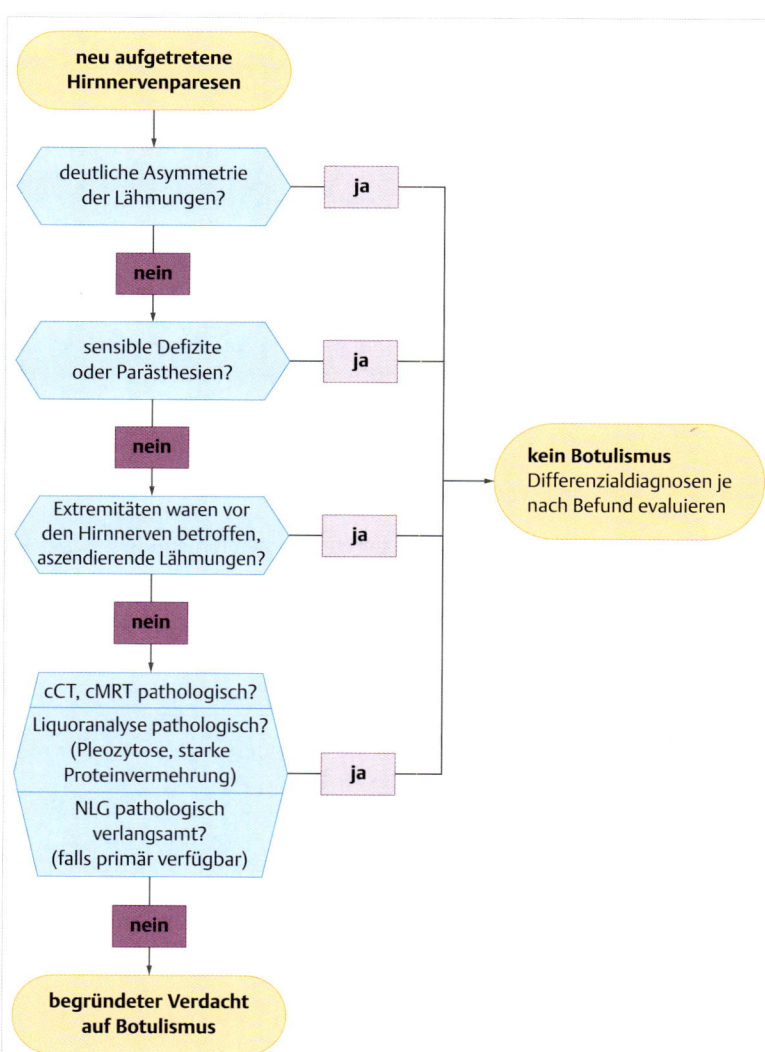

Abb. 94.1 Verdacht auf Botulismus. Diagnostisches Vorgehen (cCT: zerebrale Computertomografie, cMRT: zerebrale Magnetresonanztomografie, NLG: Nervenleitgeschwindigkeit).

94.9.2 Anamnese

- Die *exakte zeitliche Entwicklung* der klinischen Beschwerden muss genau erhoben werden.
- Außerdem sind mögliche *prädisponierende Faktoren* zu erfragen.
- Es sollte auch nach Personen gefragt werden, die aufgrund *gemeinsamer Exposition* (gemeinsames Essen, gemeinsamer Drogenkonsum, gemeinsamer Lebensmitteleinkauf, gemeinsame Nähe zu verdächtigen Substanzen) ebenfalls ein Risiko haben könnten.

94.9.3 Körperliche Untersuchung

- Eine sorgfältige neurologische Untersuchung ist obligatorisch. Hierbei muss kritisch auf Befunde geprüft werden, die einen Botulismus ausschließen bzw. auf eine wesentliche Differenzialdiagnose hinweisen.
- Außerdem ist auf drohende *respiratorische Insuffizienz* und *Aspirationsneigung* zu achten.

94.9.4 Labor

- Laborparameter sind nicht wegweisend verändert. Bei Wundbotulismus können Entzündungswerte erhöht sein.
- CO_2-Retention in der Blutgasanalyse ist als Spätzeichen einer imminenten ventilatorischen Insuffizienz anzusehen.

94.9.5 Mikrobiologie

- Nachweis des Erregers bzw. der BoNT werden zur letztendlichen Sicherung der Diagnose und Aufklärung epidemiologischer Zusammenhänge durchgeführt; dies ersetzt nicht die klinische Diagnose und soll das therapeutische Management nicht verzögern.
- Ein kultureller Nachweis des Erregers aus Stuhl bzw. Wundsekreten/Wundbiopsien kann versucht werden bei Säuglingsbotulismus, Botulismus durch intestinale Kolonisation und Wundbotulismus, gelingt jedoch nicht immer und nur unter strikt anaeroben Bedingungen.

> **Zusatzinfo**
>
> Zur mikrobiologischen Bestätigung kann das *Konsiliarlabor für Neurotoxin-produzierende Clostridien des Robert Koch-Instituts* kontaktiert werden;
> Telefon: 030–18754–2500,
> Notfalldienst (24/7): 030–18754–0,
> E-Mail: DornerB@rki.de;
> http://www.rki.de/DE/Content/Institut/OrgEinheiten/ZBS/ZBS 3/zbs3_node.html

- Hier wird neben dem Erregernachweis auch die Detektion der Toxine durchgeführt. Der Probenversand an das Konsiliarlabor ist nur nach vorheriger Kontaktaufnahme möglich. Geeignete Materialien zum Versand sind je nach Situation Serum, Stuhl, Wundsekrete/Wundbiopsien, verdächtige Lebensmittel.

94.9.6 Bildgebende Diagnostik

CT, MRT

- CT und MRT des Neurokraniums zeigen bei Botulismus *keine Auffälligkeiten*.
- Die Untersuchungen sind jedoch zum Ausschluss von Differenzialdiagnosen (Ischämie, Blutungen, Enzephalitis) erforderlich.

94.9.7 Instrumentelle und invasive Diagnostik

Liquoranalyse

- Typischerweise bestehen keine Liquorveränderungen, ein leicht erhöhtes Protein kann vorkommen.

Elektrophysiologische Untersuchungen

- Motorische und sensible *Nervenleitgeschwindigkeiten* sind unbeeinträchtigt, eine wichtige Abgrenzung gegenüber vielen Differenzialdiagnosen.
- Wenn F-Wellen ableitbar sind, ist die *Latenz* im Normbereich.
- Die Amplitude des *motorischen Muskelsummenaktionspotenzials* (MSAP) ist reduziert. Typisch (aber nicht immer nachweisbar) ist ein Inkrement der Amplitude nach maximaler willkürlicher Anspannung für 30 Sekunden (nur beim wachen kooperativen Patienten) oder repetitiver Reizung mit hohen Frequenzen von 20–50 Hz (schmerzhaft, nur in Ausnahmen indiziert).

94.10 Differenzialdiagnosen

Tab. 94.1 Differenzialdiagnosen des Botulismus.

Differenzialdiagnose	typische Befunde, weiterführende Diagnostik
Miller-Fisher-Syndrom	Ataxie, Hirnnervenparesen (vor allem Ophthalmoplegie), Areflexie. Kann in Guillain-Barré-Syndrom übergehen. Manchmal Proteinerhöhung im Liquor. Vor allem sensible Neurografie pathologisch (oft auch die motorische). Autoantikörper (GQ 1b).
Guillain-Barré-Syndrom	Aufsteigende symmetrische Lähmungen, oft über mehrere Tage. Atypischer Beginn mit Schluckstörung möglich. Oft Myalgien, Parästhesien und sensible Störungen. Ausfall der Muskeleigenreflexe. Häufig autonome Störungen (Brady-/Tachykardien, Blutdruckschwankungen, reduzierte Herzfrequenzvariabilität). Typischerweise Proteinerhöhung im Liquor ohne wesentliche Pleozytose. Pathologische motorische und sensible Neurografie.
Myasthenia gravis	Meist symmetrische Parese von Okulomotorik oder Schlundmuskulatur, auch generalisierte Formen. Myasthene Krisen kommen vor (in der Regel nicht als Erstmanifestation), meist länger vorbestehende Schwäche, abends stärker ausgeprägt als morgens. Meist normales MSAP bei Einzelreiz, kein Inkrement bei Anspannung oder hochfrequenter Stimulation, Besserung nach Edrophonium und Neostigmin. Autoantikörper (AChR, MuSK).
Lambert-Eaton-Syndrom	Proximale Muskelschwäche (Augen- und Schlundmuskulatur nur gelegentlich), acholinerge autonome Störungen. Erniedrigte MSAP-Amplitude, Inkrement bei hochfrequenter repetitiver Stimulation bzw. nach Anspannung, Autoantikörper (VGCC, SOX1). Oft tumorassoziiert.
zerebrale Ischämie oder Blutung, vor allem im Hirnstamm	Meist asymmetrische Befunde. Bei Hirnstammläsionen sind selten auch symmetrische Ausfälle von Hirnnerven möglich, zusätzlich Tetraparese. Auffällige Schnittbildgebung (außer in der absoluten Frühphase), motorische Neurografie unauffällig.
Hirnstammenzephalitis	Ataxie, Augenmuskelparese (und Beteiligung weiterer Hirnnerven), Bewusstseinsstörungen. cMRT üblicherweise auffällig, meist Liquorpleozytose. Motorische Neurografie unauffällig.
Zeckenparalyse	Aufsteigende symmetrische schlaffe Lähmungen, Sensibilität nicht eingeschränkt, Hirnnervenbeteiligung möglich. Zecke befindet sich noch in situ, solange das Krankheitsbild fortschreitet. Reduzierte Amplitude des MSAP, motorische Nervenleitgeschwindigkeit kann reduziert sein, normale sensible Neurografie.
paralytische Muschelvergiftung	1–2 Stunden nach Konsum von Muscheln beginnende periorale Parästhesien, gastrointestinale Beschwerden, Lähmungen der Extremitäten und Hirnnerven. Rückbildung innerhalb weniger Tage. Distale motorische Latenz verlängert, motorische und sensible Nervenleitgeschwindigkeit vermindert, reduzierte Amplitude des MSAP.
Poliomyelitis	Schlaffe Lähmungen nahezu immer asymmetrisch, oft Fieber, typischerweise Liquorpleozytose. Diagnose durch Stuhl-PCR.
diphtherische Neuropathie	Lähmung der Schlundmuskulatur, dann weiterer Hirnnerven, manchmal auch von proximal nach distal fortschreitende Lähmungen der Extremitäten. Pharyngitis mit Pseudomembranen.
Thalliumvergiftung	Gastrointestinale Beschwerden und Parästhesien, gefolgt von schlaffen aszendierenden Lähmungen mit Hirnnervenbeteiligung. Zusätzlich Dermatitis, Stomatitis und verzögerte Alopezie. Sensible und motorische Neurografie im fortgeschrittenen Stadium pathologisch. Thalliumnachweis in Blut und Urin.
Karwinskia-humboldtiana-Vergiftung (Buckthorn Poisoning)	Aufsteigende schlaffe Lähmungen 2–3 Wochen nach Konsum, mögliche Atemlähmung und Hirnnervenbeteiligung. Reduzierte motorische Nervenleitgeschwindigkeit. Der Strauch wächst in Texas und Nordmexiko.

AChR: Azetylcholinrezeptor, GQ 1b: Gangliosid Q 1b, MSAP: Muskelsummenaktionspotenzial, MuSK: muskelspezifische Rezeptortyrosinkinase, SOX1: sry-like high-mobility group box 1, VGCC: voltage-gated calcium channel

94.11 Therapie

94.11.1 Therapeutisches Vorgehen

- Bereits bei begründetem klinischem Verdacht ist eine *unverzügliche Aufnahme* und intensive Überwachung indiziert. Die respiratorische Insuffizienz kann relativ plötzlich eintreten.
- Die *Gabe von Antitoxin* darf nicht durch das Abwarten der mikrobiologischen Bestätigung des Botulismus verzögert werden.
- Im Verlauf ist die *supportive Therapie* mit sorgfältiger Vermeidung sekundärer Komplikationen von entscheidender Bedeutung.
- In ▶ Abb. 94.2 ist das therapeutische Vorgehen bei begründetem klinischem Verdacht auf Botulismus dargestellt.

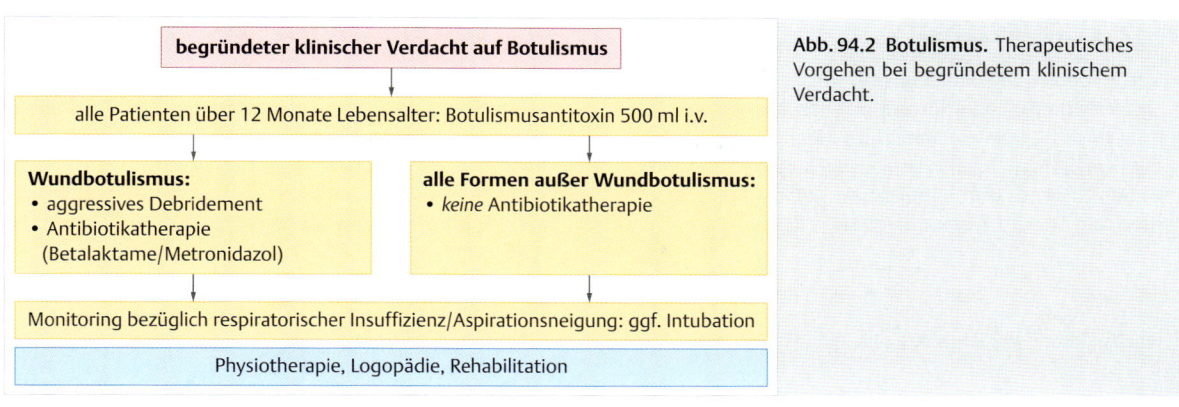

Abb. 94.2 Botulismus. Therapeutisches Vorgehen bei begründetem klinischem Verdacht.

94.11.2 Pharmakotherapie

Antitoxin

- Bereits bei klinisch begründetem Verdacht muss so schnell wie möglich eine Therapie mit Antitoxin durchgeführt werden. In Deutschland steht hierfür trivalentes (BoNT A, B, E) Antitoxin vom Pferd zur Verfügung (Botulismus-Antitoxin Behring). Die empfohlene Dosis ist für Kinder über einem Jahr und Erwachsene identisch und beträgt 500 ml intravenös.
- Auf die Gefahr einer *schweren allergischen Reaktion* auf das Fremdeiweiß ist zu achten, Notfallmedikamente (Adrenalin, Prednisolon, Antihistaminika) müssen unmittelbar bereitliegen. Das Antitoxin inaktiviert nur freies Toxin, das noch nicht an die Nervenzellen gebunden ist, die Gabe ist daher *nur in der Frühphase wirksam*.
- Für *Säuglingsbotulismus* ist das in Deutschland erhältliche trivalente equine Serum nicht zugelassen. In den USA ist für diese Indikation ein humanes Immunglobulin (BabyBIG) verfügbar.

Antimikrobielle Therapie

- Bei direkter Aufnahme der BoNT sind Antibiotika wirkungslos.
- Im Fall von *Säuglingsbotulismus* oder *Botulismus durch intestinale Kolonisation* ist ihre Gabe kontraindiziert, da durch Lyse der Erreger kurzfristig noch mehr Toxin freigesetzt werden kann.
- Nur bei *Wundbotulismus* ist – zusätzlich zum chirurgischen Debridement – eine antibakterielle Therapie *angezeigt*. Unbedingt begleitende Antitoxingabe! Penizilline und Metronidazol erfassen den Erreger. Clindamycin und Aminoglykoside müssen vermieden werden, da sie mehrfach eine Verstärkung der neuromuskulären Blockade gezeigt haben.

Magenentleerung, Laxanzien

- Eine *endoskopische Absaugung des Magens* oder Aktivkohlegabe ist im Regelfall nur in der 1. Stunde nach oraler Toxinaufnahme sinnvoll, das heißt deutlich vor Symptombeginn bei einzeitiger Toxinaufnahme. Falls (z. B. bei fortgesetztem Konsum) eine solche Intervention bei einem symptomatischen Patienten durchgeführt wird, sollte sie aufgrund der erheblichen Aspirationsgefahr unter Intubationsschutz erfolgen.
- Zur Elimination von Bakterien und/oder Toxin aus dem Darm können *Laxanzien* eingesetzt werden, solange kein paralytischer Ileus besteht. Hierfür sollten *keine Magnesiumsalze* verwendet werden.

94.11.3 Operative Therapie

- Bei Wundbotulismus ist ein großzügiges chirurgisches Debridement indiziert, auch wenn die Wunde scheinbar gut abheilt.

94.11.4 Supportive Therapie

- Die Indikation zur *Intubation* muss engmaschig überprüft werden. Diese besteht bei
  - ventilatorischer Insuffizienz durch Glottisparese oder Lähmung der Atemmuskulatur,
  - ausgeprägter Aspirationsneigung durch Lähmung von Pharynx oder Larynx.
- Wenn eine *ventilatorische Insuffizienz* eintritt, ist eine invasive Beatmung der Erkrankten oft über viele Wochen bis Monate erforderlich. In dieser Zeit sind die Patienten durch alle Sekundärkomplikationen eines prolongierten Intensivaufenthalts mit Langzeitbeatmung gefährdet.

94.12 Prävention

- Vermeiden von Risikolebensmitteln, Dogenkonsum und „inoffiziellen" Behandlungen mit Botulinumtoxin
- Eine *Übertragung von Mensch zu Mensch* wurde noch nie beschrieben, auch wenn beim Säuglingsbotulismus und Botulismus durch intestinale Kolonisation Clostridien und Sporen ausgeschieden werden.

> **Merke**
> Eine Isolierung der Erkrankten ist nicht erforderlich.

94.13 Verlauf und Prognose

- Die Lähmungen persistieren je nach Typ des BoNT und Schwere der Vergiftung unterschiedlich lange. Am längsten ist die Wirkung von BoNT Typ A, in einer Fallserie war eine Beatmung von durchschnittlich 58 Tagen erforderlich. Bis zum Beginn der klinischen Besserung können über 3 Monate vergehen. Muskelgruppen können über lange Zeit oder permanent geschwächt bleiben.
- Die *Letalität* beträgt bei optimalem Management unter 5 %, für Säuglingsbotulismus unter 1 %.

94.14 Wichtige Internetadressen

- Konsiliarlabor für für Neurotoxin-produzierende Clostridien des Robert Koch-Instituts: http://www.rki.de/DE/Content/Institut/OrgEinheiten/ZBS/ZBS 3/zbs3_node.html
- Robert Koch-Institut: http://www.rki.de/DE/Content/InfAZ/B/Botulismus/Botulismus_node.html
- Centers for Disease Coltrol and Prevention: https://www.cdc.gov/botulism/health-professional.html

Teil XI
Systemische Infektionen

95	Sepsis	728
96	ZVK-assoziierte Infektionen	734
97	Haut- und Weichteilinfektionen	738
98	Invasive Pilzinfektionen	744
99	Malaria	753
100	Infektionen bei Immunsuppression durch HIV/AIDS	759
101	Influenza	763
102	Tetanus	768
103	Anthrax	774

95 Sepsis

Tobias Schürholz

95.1 Steckbrief

Das Verständnis über die zugrunde liegende Pathophysiologie der Sepsis ist in den letzten beiden Jahrzehnten zunehmend ergänzt und gewandelt worden. Primär war es vor allem die Kontrolle der Reaktion auf eine Sepsis, auf die Forschung und Therapie abzielte. Mittlerweile besteht ein breiteres Wissen der genetisch diversen Immunantwort, die zur Entstehung einer Sepsis und zum Therapieerfolg beiträgt.

95.2 Aktuelles

- Der Umfang der durch die Entzündungsreaktion hervorgerufenen Gewebeschädigung hat eine immense Bedeutung für das klinische Bild der Sepsis.
- Transkriptomanalysen zeigen verschiedene Signaturen einer Sepsisantwort, die unterschiedlich von etablierten Therapiebestandteilen (z. B. Hydrokortison) profitieren. So kann die Therapie mit Hydrokortison in bestimmten Patientenpopulationen mit einer erhöhten Letalität assoziiert sein.
- Die schon immer bestehende geringe Spezifität der SIRS-Kriterien (SIRS: systemisch-entzündliches Response-Syndrom) mit bis zu 15 % SIRS-negativen Fällen an Sepsis führten in 2016 zu einer neuen Definition (▶ Tab. 95.1).

95.3 Synonyme

- Sepsis
- Septikämie

95.4 Keywords

- Sepsis
- generalisierte Infektion
- Pathophysiologie
- Toleranzentwicklung

95.5 Definition

- Neue Definition (Sepsis-3) seit 2016 [7]: Sepsis liegt vor bei vermuteter oder bewiesener Infektion und einem akuten Anstieg von 2 oder mehr Punkten im SOFA-Score (▶ Tab. 95.1). Die Patienten mit schwerer Sepsis nach der Definition bis 2015 sind jetzt als Sepsispatienten eingeordnet.
- Die Definition der Sepsis über den Anstieg des SOFA-Scores resultiert in höherer prognostischer Genauigkeit als SIRS-Kriterien.

95.6 Epidemiologie

95.6.1 Häufigkeit

- Jährlich insgesamt ca. 51 Millionen Krankenhausfälle an Sepsis und schwerer Sepsis weltweit. Genaue Zahlen sind aber für einen weltweiten verlässlichen Vergleich nicht verfügbar.
- Die Sepsisletalität variiert in den publizierten Studien sehr und liegt bei durchschnittlich 17 % (5–24 %) nach dem Jahr 2000. Davor sogar durchschnittlich ca. 25 %!
- Die Inzidenz der Sepsis stieg von 288 auf 437 pro 100 000 Einwohner pro Jahr.
- Die hohe Variabilität ist bedingt durch unterschiedliche Falldefinitionen.

95.6.2 Altersgipfel

- Das Risiko, an Sepsis zu erkranken, ist am höchsten im Kindesalter und ab dem 50. Lebensjahr. Häufig liegt das mittlere Alter der Sepsispatienten bei 65 Jahren.

95.6.3 Geschlechtsverteilung

- Durch alle Studien hindurch ist die Inzidenz eher mit dem *männlichen Geschlecht* assoziiert.

Tab. 95.1 Definition der Sepsis [5].

Definition	Sepsis	schwere Sepsis	septischer Schock
bis 2015	Infektion vermutet oder bewiesen **und** ≥ 2 SIRS-Kriterien	Sepsis **und** ≥ 1 Organdysfunktion	Sepsis und Organversagen **und** Blutdruck < 90 mmHg oder Vasopressorbedarf (trotz adäquater Volumengabe)
ab 2016	Infektion vermutet oder bewiesen und ein akuter Anstieg von SOFA von ≥ 2 Punkten		Sepsis **und** Vasopressorbedarf für MAP ≥ 65 mmHg **und** Laktat > 2 mmol/l (trotz adäquater Volumengabe)

MAP: mittlerer arterieller Druck, SIRS: systemisch-entzündliches Response-Syndrom, SOFA: sequential organ failure assessment

95.6.4 Prädisponierende Faktoren

- Eine hohe Anzahl an *Komorbiditäten* prädisponiert für die Entwicklung einer Sepsis. Zu diesen prädisponierenden Erkrankungen gehören Diabetes mellitus, chronisches Nierenversagen, chronische Lungenerkrankungen, Lebererkrankungen, Immunsuppression und Malignome, also insgesamt Erkrankungen, die den Weg für eine Infektion bereiten können.
- Zusätzlich haben sich genetische Prädispositionen ergeben, die die Antwort auf eine Infektion regulieren und so zur Sterblichkeit beitragen können. Die Identifikation ist in der klinischen Routine noch nicht möglich.

95.7 Ätiologie und Pathogenese

- Sepsis ist eine Erkrankung, die durch maladaptive Antworten des Immunsystems und des Metabolismus auf eine Infektion zu einer Kompromittierung der Homöostase des Organismus führen.
- *Infektionen* durch Bakterien, seltener auch durch Viren, können eine Sepsis verursachen.
- Neue Erkenntnisse messen dem *Schaden im Gewebe* und hier den Zelloberflächen (Glykokalix) besondere Bedeutung bei.
- Die *Aktivierung der Endothelzellen* ist assoziiert mit Veränderungen der Hämostase, der Gefäßpermeabilität, der Inflammation und der Mikrozirkulation.
- Biomarker, die den endothelialen Schaden widerspiegeln, sind assoziiert mit einer *höheren Letalität* (z. B. soluble vascular cell adhesion molecule [VCAM-1], soluble intercellular adhesion molecule [ICAM-1]). Sehr gute Daten sind unter anderem auch für Adrenomedullin (bio-ADM) publiziert.
- *konsekutive Organversagen*, die früh neben dem in der Definition enthaltenen Kreislaufversagen auftreten: septische Enzephalopathie und akutes Nierenversagen

95.8 Risikostratifizierung

- Derzeit wird die übliche Stratifizierung zu Krankheitsschwere und Prognose der Sepsis durch Scoresysteme getroffen (▶ Tab. 95.2).
- Falls nicht eigene elektronische Akten (patient data management system [PDMS]) die Berechnung automatisch durchführen, gibt es über das Internet diverse Seiten, um die Punkte zu errechnen (Beispiel http://www.sfar.org [Englisch/Französisch] oder https://www.divi.de/empfehlungen/publikationen/intensivmedizin (Deutsch)). Für Smartphones sind mittlerweile auch Apps verfügbar, die eine Errechnung der Punkte ermöglichen, z. B. des Sequential Organ Failure Assessment (SOFA).
- zukünftig mögliche Identifikation unterschiedlicher Typen einer Sepsisantwort mit Auswirkung auf (individualisierte) Therapie

95.9 Symptomatik

- Symptome der systemischen Infektion (SIRS) treten bei der Mehrheit der Patienten auf. Bis 15 % zeigen keine SIRS-Kriterien!
- Entscheidend ist die frühzeitige Diagnose, damit der Patient noch im Zeitfenster einer günstigeren Prognose therapiert werden kann (▶ Abb. 95.1).

95.10 Diagnostik

95.10.1 Diagnostisches Vorgehen

- Die in ▶ Tab. 95.1 aufgeführte Definition gibt schon einen Teil des diagnostischen Vorgehens an, da die Sepsisdiagnose primär klinisch gestellt wird.
- Sobald eine Infektion vermutet werden kann oder gar beweisbar ist (z. B. durch purulentes Sekret, sichtbare, schmutzige Sekretionen) und der SOFA-Score um wenigstens 2 Punkte angestiegen ist, liegt die Diagnose

Tab. 95.2 Scoresysteme für intensivstationäre Patienten.

Kurzbezeichnung	Name	Beurteilung von	benötigte Variablen
APACHE II	Acute Physiology and Chronic Health Evaluation II	Schwere der Erkrankung und Überlebensprognose	Alter, operativer Status, Gesundheitsstatus, akute Physiologie-/Laborparameter
SAPS II	Simplified acute Physiology Score II	Schwere der Erkrankung, auch im Verlauf	Alter, Aufnahmestatus, chronische Erkrankung, akute Physiologie-/Laborparameter
MODS	Multiple Organ Dysfunction Score	Überlebensprognose, Ausmaß der Organschädigung	paO_2/FiO_2, Thrombozyten, Bilirubin, Herzfrequenz, GCS, Serumkreatinin
SOFA	Sequential Organ Failure Assessment	wiederholte Beurteilung des Ausmaßes der Organschädigung bei Sepsis	paO_2/FiO_2, GCS, Thrombozyten, Bilirubin, Serumkreatinin, Blutdruck (MAP), Katecholamindosierung

Alle Scores lassen sich nach Eingabe der Variablen auch im Internet berechnen (siehe Text).
GCS: Glasgow Coma Scale, MAP: mittlerer arterieller Blutdruck.

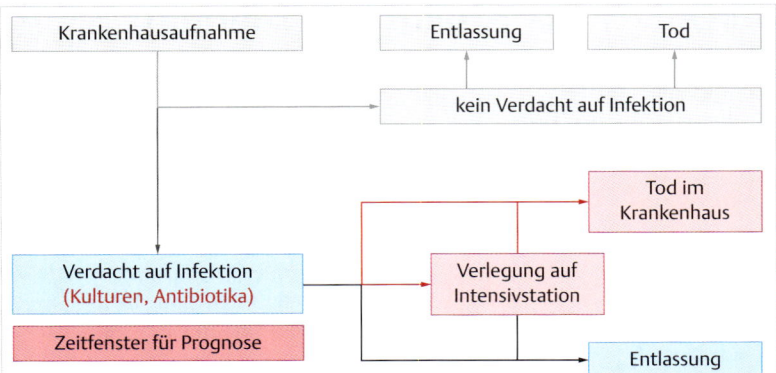

Abb. 95.1 Sepsis. Identifikation von Risikopatienten (IST: Intensivstation).

einer Sepsis vor. Für das Organsystem Atmung sind bereits 2 Punkte zu bewerten, wenn der Oxygenierungsindex (paO_2/FiO_2) unter 300 mmHg sinkt.
- Unbedingt sind *Blutkulturen* vor der Initiierung einer Antibiotikatherapie zu entnehmen (mindestens 2, besser 3 Blutkulturpaare). Aus anderen erreichbaren Kompartimenten müssen ebenfalls ohne Zeitverzug Proben entnommen werden (Abnahme von *Sekreten* und *Urin*).
- Parallel dazu *Biomarker bestimmen* (Sicherung der Diagnose). Der Biomarker mit der besten Sensitivität und Spezifität ist derzeit Prokalzitonin (PCT). Aktuell werden unterschiedliche Biomarker evaluiert. Adrenomedullin ist ein vielversprechender Kandidat, eventuell sind auch Panels von Biomarkern zukünftig wegweisend.
- Ist der Fokus unklar, müssen *bildgebende Verfahren* (Sonografie, CT, ggf. MRT) eingesetzt werden, um den Fokus zu identifizieren und unter Umständen einer operativen Sanierung zuzuführen.

95.10.2 Anamnese

- Die Anamnese ist für die Feststellung des Fokus und damit auch klinisch-infektiologisch wichtig! Beispiel:
  ○ Bagatellverletzungen als Eintrittspforte für Hautbakterien
  ○ iatrogene Verletzungen, z. B. durch Endoskopien
  ○ zurückliegende Implantationen von Fremdmaterial
  ○ Auslandsaufenthalt im Hinblick auf Erreger mit besonderem Resistenzmuster, z. B. NDM-1 (New Delphi metallo-beta-lactamase)
  ○ berufliche Exposition mit Tieren, Ausscheidungen von Tieren, z. B. Psittakose (Papageienkrankheit), Hantaviren aus Nagerkot

95.10.3 Körperliche Untersuchung

- *Bewusstsein*: Glasgow Coma Scale (CGS))
- *Kreislauf*: Herzfrequenz und Blutdruck, ggf. passives Anheben der Beine (passive leg raise), um Volumenreagibilität zu prüfen, Mottling (marmorierte Haut, lokale Durchblutungsstörung an Extremitäten, Knien)
- *Lunge*: Atemfrequenz, Zyanose
- *Haut, Schleimhäute*: Farbe, Temperatur, Ödembildung (prätibial, Knöchel)
- *Wundinspektion/Punktate*: Beurteilung von Quantität, Qualität, Farbe und Geruch und bei Drainage von liquiden Formationen
- Auf *Normalstationen* und *Notaufnahme*: qSOFA-Score als Entscheidungshilfe, ob weitere Diagnostik und Überwachung auf einer Intensivstation indiziert ist (▶ Abb. 95.2). Bei einem qSOFA-Score ≥ 2 Punkte besteht eine deutlich erhöhte Letalität.

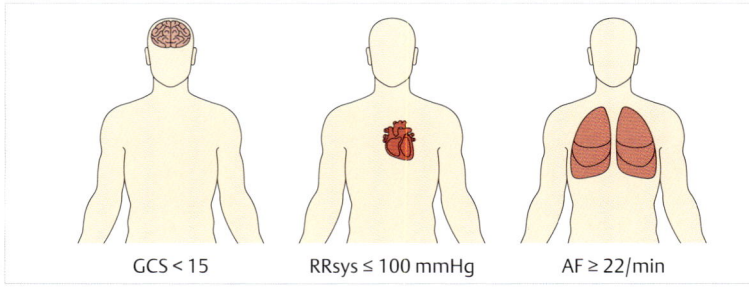

Abb. 95.2 Sepsis Kriterien des Quick-SOFA-Score.

95.10.4 Labor

- *Blutbild:*
  - Leukozytenzahl: geringe Spezifität und Sensitivität, sowohl Leukozytose als auch Leukopenie möglich, Linksverschiebung bei akuter Entzündung
  - Thrombozytenzahl: geringe Spezifität, Abfall bei Sepsis; fehlender Anstieg im Verlauf spiegelt ungünstige Prognose wider
- *Prokalzitonin (PCT):*
  - Anstieg nach 4 Stunden, Halbwertszeit: 24 Stunden, bei sequentieller Bestimmung negativer prädiktiver Wert > 90 %, positiv prädiktiver Wert nur 50 %; am besten im Rahmen eines Algorithmus zur Steuerung der Antibiotikatherapie (z. B. PCT reduziert um mehr als 80 % oder unter 0,5 µg/l → Antibiotika absetzen, ▶ Abb. 95.3); Interpretation immer im Zusammenhang mit Klinik und Anamnese und anderen Befunden
- *C-reaktives Protein (CRP):*
  - erhöht bei Sepsis, aber auch bei Trauma, Autoimmunerkrankungen, Malignomen; verzögerter Anstieg nach Infektion (sekundär nach IL-6 Anstieg) und Halbwertszeit bis 48 Stunden; Schweregrad spiegelt nicht Schwere der Infektion wider; im Vergleich zu PCT niedrigere Spezifität und Sensitivität
- *Interleukin-6:*
  - schneller Anstieg und kurze Halbwertszeit (etwa eine Stunde); auch nach Trauma, OP und bei Autoimmunerkrankung erhöht; korreliert mit Schweregrad und Prognose der Sepsis
- *andere Laborparameter:*
  - *Presepsin* (sCD14) wurde bislang in kleineren Studien erprobt. Es fehlen aber große Validierungsstudien zur klinischen Etablierung.
  - *Bioadrenomedullin* als prognostischer Parameter bei Sepsis im Hinblick auf Überleben und Entwicklung einer Vasopressorpflicht

95.11 Differenzialdiagnosen

- infektiöse Erkrankungen durch Bakterien, Viren, Parasiten ohne Organdysfunktion
- nicht infektiöse, entzündliche Erkrankungen (z. B. rheumatoide, neurologische Erkrankungen)
- akute Reaktion nach Trauma
- postoperativ bedingte Reaktion, vor allem bei Fremdoberflächenkontakt des Blutes (z. B. Herz-Lungen-Maschine)
- Pankreatitis
- Intoxikationen
- Anaphylaxie
- Exsikkose

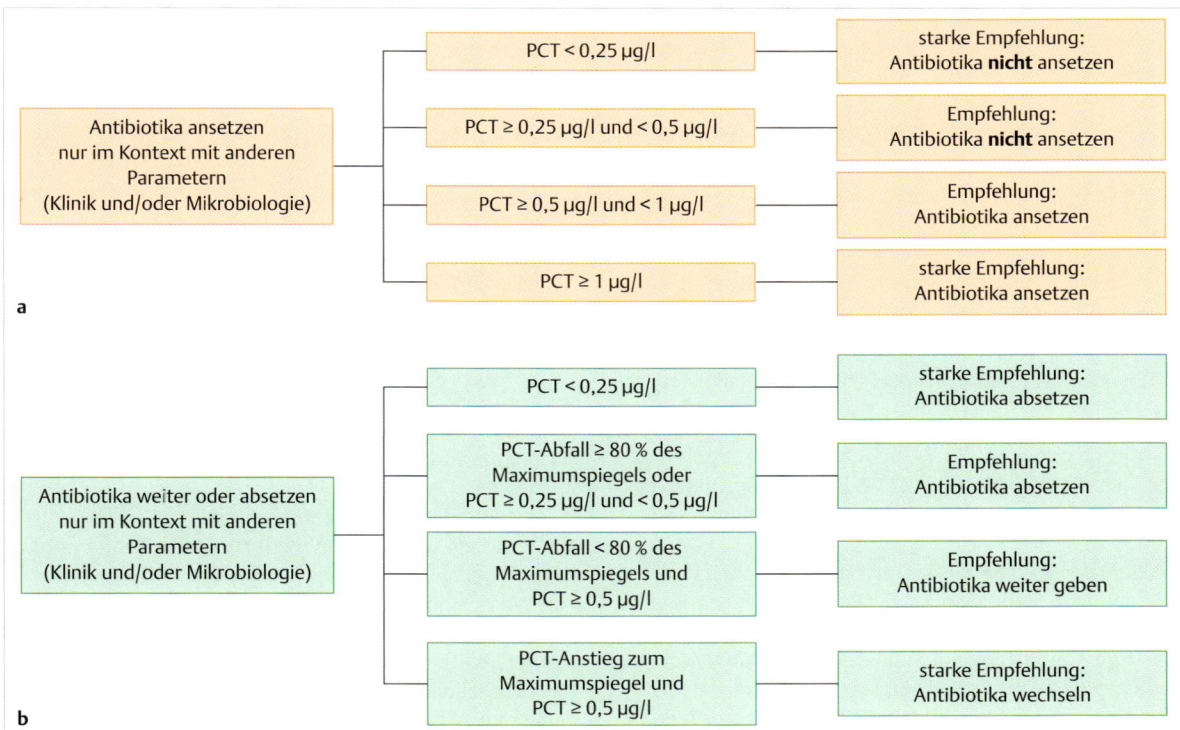

Abb. 95.3 Sepsis. Prokalzitoningesteuerte Antibiotikatherapie. (Quelle: Schürholz T. Diagnostik der Sepsis. Intensivmedizin up2date 2018; 1: 23–33)

- Die unspezifischen Zeichen einer Sepsis machen die Diagnose und Abgrenzung gegenüber anderen Krankheitsbildern schwierig. Der Übergang zwischen „normaler" Infektion und Sepsis kann fließend sein.

95.12 Therapie

- Ebenso wie in der Diagnostik sind für die Therapiemaßnahmen *Schulungen* des pflegerischen und ärztlichen Personals unumgänglich für eine wirksame Reduktion der Letalität.
- Dabei kommt nicht nur den einzelnen Maßnahmen, sondern auch den gesammelten Maßnahmen (Bündel) besondere Bedeutung zu. Selbst eine relativ niedrige Compliance mit den *Bündelmaßnahmen der Surviving Sepsis Campaign* (SSC) kann die Letalität signifikant senken.
- Zukünftig kann eine neue Strategie hilfreich sein, die auf eine Toleranz (*Resilienz*) der Erkrankung basiert. Diese Form der Protektion gegen deletäre Folgen einer Infektion ist in der Landwirtschaft seit Jahrzehnten bekannt.

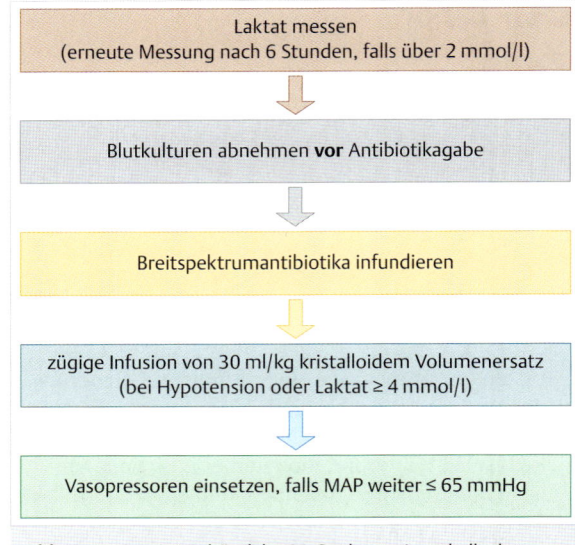

Abb. 95.4 **Sepsis.** Gebündelte Maßnahmen innerhalb der 1. Stunde nach Diagnose (MAP: mittlerer arterieller Druck).

95.12.1 Therapeutisches Vorgehen

- Jede Verzögerung in der Initiierung der Therapie resultiert in der Krankheitsprogression und eventuell höherer Letalität
- antiinfektive Therapie innerhalb der 1. Stunde nach Entnahme von Mikrobiologie und/oder Virologie beginnen: Blutkulturen, Sekrete, Urin; siehe diagnostisches Vorgehen
- kalkulierte Therapie mit Breitspektrumantibiotika (möglichen Fokus und lokale Resistenzen beachten) oder gezielt nach Antibiogramm bei Erregernachweis

> **Merke**
>
> Für den Therapieerfolg hat die Lokalisation der Infektion eine entscheidende Rolle neben der Zeitdauer bis zur Antibiotikagabe!

- Kristalloider Volumenersatz als balancierte Vollelektrolytlösung initial mit 30 ml pro Kilogramm Körpergewicht über 30 Minuten. Cave: Unkritische, ungesteuerte Volumentherapie kann zu erhöhter Letalität führen.
- Kolloidaler Volumenersatz mit balancierter Gelatine zur initialen Stabilisierung, bis Volumendefizit ausgeglichen ist. Nach Erreichen der Kreislaufstabilität keine weitere Applikation von Kolloiden. Keine Anwendung von hyperonkotischen Lösungen!
- Bis zu diesem Punkt sollte die Therapie innerhalb der 1. Stunde nach Diagnosestellung erfolgt sein (▶ Abb. 95.4)

- Transfusion von Erythrozytenkonzentrat oder anderen Blutprodukten nur bei strenger Indikation
  - wenn Hb < 8 g/dl (5 mmol/l), bei myokardialer Ischämie, akuter Hämorrhagie oder Subarachnoidalblutung → Hb von 10 g/dl (6,3 mmol/l) anstreben
  - Die Gabe von *gefrorenem Frischplasma* (FFP) ist nur bei Blutung oder geplanter Operation/Intervention zu vertreten und niemals zum Volumenersatz oder zur Laborkorrektur!
  - Auch die Transfusion von *Thrombozytenkonzentraten* sollte erst unter 10 000/µl zwingend erfolgen (zerebrales Blutungsrisiko). Bei chirurgischen Patienten oder geplanten invasiven Prozeduren sind mehr als 50 000/µl, bei Blutungsrisiko mehr als 30 000/µl anzustreben.
  - Merke: Alle Werte wurden empirisch gewonnen!
- *sofortige Fokussanierung* auch bei vermutetem Fokus, d. h.:
  - operative/interventionelle Sanierung, Drainage (bei Verhalt)
  - intravasale, venöse Katheter wechseln, dabei an Abnahme von Blutkulturen (sofern noch nicht erfolgt) denken
  - ggf. Harnblasenkatheter wechseln
- Traditionell wird intensivmedizinisch die Temperatur bei Fieber (z. B. > 38,5 °C) gesenkt. Dieses tradierte Vorgehen ist unbedingt zu überdenken!
- Wird bestätigt durch die vorhergehenden Analysen von mehr als 600 000 Patienten (ANZICS), die zeigten, dass bei Vorliegen einer Infektion eine Hypothermie (< 35 °C) und eine Hyperthermie erst ab 39,5 °C mit einer erhöhten Letalität assoziiert sind.

> **Merke**
>
> Zukünftige Therapiekonzepte sollen mit Schwerpunkt auf eine Reduktion des infektionsassoziierten Gewebeschadens entwickelt werden.

- Entwicklung einer Toleranz (*Resilienz*) in der Sepsis, basierend auf der Abstimmung adaptiver Antworten, die Eisen- und Glukosemetabolismus kontrollieren, um die Blutglukose innerhalb eines physiologischen Bereichs zu halten.
- Resilienz ist die Kapazität eines infizierten Organismus, die durch Pathogene, pathogenassoziierte molekulare Fragmente (PAMP) oder durch die körpereigene Antwort hervorgerufenen Gewebeschäden (tissue damage) zu begrenzen, ohne eine Reduktion der Pathogene zu erreichen.
- Demgegenüber steht die Kapazität des infizierten Organismus, eine Immunantwort gegen Pathogene auszulösen, um die Anzahl der Pathogene zu verringern.

95.13 Verlauf und Prognose

- Bei entschlossener und zeitgerechter Therapie lassen sich die an Sepsis erkrankten Patienten meist rasch stabilisieren. Folgt man den Zahlen der INSEP-Studie, beträgt die Letalität je nach Definition (alte oder neue Definition) immer noch 37–44 % [6].
- Über die Spätfolgen ist relativ wenig bekannt. Nur etwa 43 % der Patienten sollen sich komplett erholen und innerhalb eines Jahres wieder dem Beruf nachgehen.
- Etwa 30 % leiden nach der Entlassung von der Intensivstation für Monate unter Angstzuständen und Depressionen oder zeigen sogar noch häufiger Zeichen einer posttraumatischen Belastungsstörung (PTBS).

95.14 Quellenangaben

[1] Levymm, Evans LE, Rhodes A. Crit Care Med 2018; 6: 997–1000
[2] Rhodes A, Evans LE, Alhazzani W et al. Surviving sepsis campaign: international guidelines for management of sepsis and septic shock: 2016. Intensive Care Med 2017; 43: 304–377
[3] S 3-Leitlinie Volumentherapie beim Erwachsenen. http://www.awmf.org/leitlinien/detail/ll/001–020.html
[4] Schürholz T, Marx G. Sepsis. In: Checkliste Intensivmedizin. 5. Aufl. Stuttgart: Thieme; 2017: 349–354
[5] Schürholz T. Diagnostik der Sepsis. Intensivmedizin up2date 2018; 1: 2–33
[6] SepNet Critical Care Trials Group. Incidence of severe sepsis and septic shock in German intensive care units: the prospective, multicentre INSEP study. Intensive Care Med 2016; 42: 1980–1989
[7] Singer M, Deutschman CS, Seymour CW et al. The third international consensus definitions for sepsis and septic shock (sepsis-3). JAMA 2016; 315: 801–810

95.15 Wichtige Internetadressen

- Surviving Sepsis Campaign: http://www.survivingsepsis.org/Pages/default.aspx
- AWMF-Leitlinien: http://www.awmf.org/leitlinien
- Deutsche Gesellschaft für Anästhesiologie & Intensivmedizin: https://www.dgai.de/expertengruppen
- Deutsche Sepsis-Gesellschaft: http://www.sepsis-gesellschaft.de

96 ZVK-assoziierte Infektionen

Christian Lanckohr

96.1 Steckbrief

Gefäßzugänge sind bei praktisch allen Patienten auf der Intensivstation vorhanden. Häufig handelt es sich hierbei auch um zentralvenöse Zugänge. Die Anwendung dieser „Devices" ist mit Risiken verbunden, wobei insbesondere die Infektion von Einstichstelle bzw. Katheter mit nachfolgender Blutstrominfektion eine schwerwiegende Komplikation darstellt. Neben dem adäquaten Management der Infektion sind Präventionsmaßnahmen ein wichtiger Aspekt beim Umgang mit Gefäßkathetern.

96.2 Synonyme

- Blutstrominfektion
- catheter-associated bloodstream infection (CABSI)
- catheter-related bloodstream infection (CRBSI)
- central-line-associated bloodstream infection (CLABSI)
- primäre Sepsis

96.3 Keywords

- katheterassoziierte Infektion
- Blutstrominfektion
- nosokomiale Infektion

96.4 Definition

- Bei einer gefäßkatheterassoziierten Infektion ist der Fokus ein intravasal liegender Gefäßzugang. Es handelt sich um eine deviceassoziierte, typischerweise nosokomiale Infektion.

96.5 Epidemiologie

96.5.1 Häufigkeit

- Die Erhebung von Infektionen in Zusammenhang mit Gefäßkathetern (katheterassoziierte Septikämie) ist in Deutschland durch das Infektionsschutzgesetz (IfSG § 23) geregelt. Krankenhäuser sind angewiesen, die Häufigkeit dieser nosokomialen Infektion zu überwachen.
- Die Ereignisse sollen als *Inzidenzrate* (Ereignisse pro 1000 Anwendungstage) ausgewiesen werden.
- Die publizierten Inzidenzraten sind stark variabel. Teilweise werden (hohe) Raten von > 5 Infektionen pro 1000 Anwendungstage eines zentralvenösen Katheters berichtet, was allerdings oft die Ausgangssituation vor Beginn einer Intervention zur Senkung der Infektionsrate beschreibt.
- In Bereichen mit gut funktionierenden Präventionsmaßnahmen scheinen Inzidenzraten im Bereich von 0,5–1,5 Infektion pro 1000 Anwendungstage bei zentralen Venenkathetern realistisch.

96.5.2 Altersgipfel

- keine Angabe möglich

96.5.3 Geschlechtsverteilung

- keine Angabe möglich

96.5.4 Prädisponierende Faktoren

- Grundsätzliche Voraussetzung ist das Vorhandensein eines (zentralen) Gefäßkatheters. Daher ist die katheterassoziierte Blutstrominfektion in der Regel eine *nosokomiale Infektion*. Diese kann allerdings auch bei ambulanten Patienten auftreten, beispielsweise bei Infektion eines dauerhaft angelegten zentralvenösen Katheters.
- Die *Beschaffenheit der Oberfläche* des Gefäßkatheters hat einen Einfluss auf die Wahrscheinlichkeit der Kolonisation mit Erregern, die einer Infektion vorausgeht.
- *Inadäquate hygienische Maßnahmen* bei der Anlage des Katheters (z. B. unzureichende Hautdesinfektion, fehlende Barrieremaßnahmen) gehen mit einem erhöhten Infektionsrisiko einher. Diese Aspekte sind bei der Bewertung von Kathetern zu berücksichtigen, die in Notfallsituationen angelegt wurden.
- Viele Faktoren, die eine „*Immunsuppression*" hervorrufen, erhöhen das Risiko für katheterassoziierte Infektionen: medikamentöse Immunsuppression, Malignome, Immundefekte, Diabetes mellitus, Niereninsuffizienz, hohes Lebensalter, Mangelernährung, totale parenterale Ernährung.
- Der *Ort der Anlage* eines zentralvenösen Katheters scheint einen Einfluss auf die Infektionshäufigkeit zu haben. Folgende Reihenfolge wird beschrieben (abnehmende Häufigkeit): V. femoralis > V. jugularis interna > V. subclavia.

96.6 Ätiologie und Pathogenese

- Der Entstehung einer katheterassoziierten Infektion geht eine Kolonisation des Katheters durch Erreger (Bakterien, Pilze) voraus.
- Es können sowohl die innere als auch die äußere *Oberfläche* des Katheters kolonisiert werden. Auch an den Katheter *angeschlossene Devices* (z. B. Dreiwegehähne, Infusionssysteme) können besiedelt werden und eine Infektion auslösen.
- Nicht jede Kontamination mit Erregern führt zu einer dauerhaften Kolonisation der Katheteroberfläche. Ebenso entwickelt sich nicht aus jeder Kolonisation eine klinisch manifeste Infektion. Hier spielen die *Oberfläche des Katheters* und die Fähigkeit der Erreger zur *Bildung von Biofilmen* eine Rolle (z. B. Staphylococcus aureus, Pseudomonas aeruginosa, Candida spp.).
- Die Kolonisation mit Krankheitserregern kann während der Anlage des Katheters erfolgen, ebenso kann eine Besiedelung zu jedem Zeitpunkt der Liegedauer vorkommen. Mit *zunehmender Liegedauer steigt das Risiko* der Kolonisation bzw. Infektion an.
- Jede Manipulation an der Einstichstelle des Katheters (z. B. Verbandswechsel) und jede Maßnahme am Katheter selbst (z. B. Gabe von Medikamenten, Infusionen, Blutentnahmen) geht mit dem Risiko von Kontamination und Kolonisation einher.
- Eine Bakteriämie (insbesondere mit S. aureus) bzw. Candidämie aus einer entfernt liegenden Infektionsquelle kann zur Kolonisation eines intravasalen Katheters führen. Die katheterassoziierte Infektion entsteht als „Kollateralschaden".

96.7 Symptomatik

- Oft äußert sich die katheterassoziierte Infektion durch *systemische* Infektionszeichen wie Fieber, Krankheitsgefühl und steigende Entzündungsparameter.
- *Lokale* Beschwerden an der Einstichstelle des Katheters (Rötung, Schwellung, Schmerzen, Sekretion) können auftreten. Die Abwesenheit dieser Symptome an einer Einstichstelle schließen eine katheterassoziierte Infektion nicht aus.
- Katheterassoziierte Infektionen können *septische Krankheitsbilder* auslösen und in diesem Zusammenhang alle Formen des Organversagens bedingen.

96.8 Diagnostik

96.8.1 Diagnostisches Vorgehen

- Die Diagnostik von gefäßkatheterassoziierten Infektionen beruht auf dem Nachweis von Erregern in der Blutkultur und an dem betreffenden Katheter.

96.8.2 Anamnese

- Die Liegedauer eines intravasalen Katheters ist zu klären.
- Eine Anamnese auf Risiken für eine Kolonisation mit multiresistenten Erregern (z. B. MRSA: Methicillin-resistenter Staphylococcus aureus, VRE: Vancomycin-resistenter Enterococcus) ist notwendig bei der Auswahl einer kalkulierten Antibiotikatherapie.
- Hinweise auf kürzlich aufgetretene Infektionen (bakteriämischer Verlauf?) sollten verfolgt werden.

96.8.3 Körperliche Untersuchung

- Die Untersuchung der Einstichstelle eines möglicherweise infizierten Katheters ist obligat.

> **Merke**
>
> Lokale Infektionszeichen sind ein Hinweis auf eine katheterassoziierte Infektion. Das Fehlen dieser Zeichen schließt die Infektion nicht aus!

96.8.4 Labor

- Bei systemisch verlaufenden Infektionen finden sich unspezifisch erhöhte Infektionsparameter (Leukozyten, C-reaktives Protein, Prokalzitonin).

96.8.5 Mikrobiologie

- Der *Blutkulturdiagnostik* kommt eine zentrale Rolle in der Diagnostik von katheterassoziierten Infektionen zu.
- Sinnvoll sind die Entnahme von Blutkulturen aus jedem Lumen eines fraglich infizierten Katheters sowie die parallele Gewinnung von peripheren Blutkulturen. Der Nachweis des gleichen Erregers in beiden Kulturen ist ein wichtiger Hinweis auf eine katheterassoziierte Infektion.
- Die mikrobiologische Untersuchung der *Spitze eines entfernten Katheters* kann zusätzliche Informationen liefern.
- Bei Sekretion der Kathetereinstichstelle ist die Gewinnung eines *Abstriches* sinnvoll.

96.9 Differenzialdiagnosen

- keine Angaben

96.10 Therapie

96.10.1 Therapeutisches Vorgehen

- Bei Verdacht auf eine katheterassoziierte Infektion kann durch *Entfernung des Katheters* eine Fokussanierung erreicht werden.
- Falls ein Katheter nicht ohne Probleme entfernt werden kann (operativ angelegte Katheter zur längerfristigen Benutzung), sollte eine *Nutzung des Zugangs* idealerweise *vermieden werden*. Im ungünstigsten Fall wird bei jeder Infusion ein Eintrag von Erregern in den Blutstrom erzeugt.

96.10.2 Pharmakotherapie

- Bei der Entscheidung zur Therapie mit Antiinfektiva muss die Krankheitsschwere berücksichtigt werden. Bei schweren Verläufen mit systemischen Komplikationen (Sepsis) ist die Therapie obligat, bei milden Verläufen ist unter enger klinischer Überwachung grundsätzlich ein abwartendes Prozedere möglich.
- Die Substanzauswahl wird von der lokalen Resistenzsituation und dem Zustand des Patienten bestimmt.
- effektive Therapie im Spektrum *grampositiver Erreger* (S. aureus, Enterokokken, koagulasenegative Staphylokokken):
  - Klassischerweise wird *Vancomycin* eingesetzt; dies ist insbesondere bei einer hohen Prävalenz von MRSA wichtig.
  - Alternativ können Substanzen mit ähnlichem Wirkungsspektrum eingesetzt werden (*Teicoplanin, Daptomycin*).
  - Der Einsatz von *Linezolid* wird zur Behandlung von katheterassoziierten Infektionen nicht empfohlen.
- Die Erweiterung der Therapie in den Bereich *gramnegativer Erreger* ist abhängig von der Erkrankungsschwere und der Lage des Katheters (V. femoralis!). Die Substanzauswahl muss vor dem Hintergrund der lokalen Resistenzlage getroffen werden.
  - Typischerweise kommen *Cephalosporine der 3. Generation* (z. B. Ceftriaxon) oder *Breitspektrumpenizilline* in Kombination mit *Betalaktamaseinhibitoren* zum Einsatz (z. B. Piperacillin/Tazobactam).
  - Bei hoher Prävalenz von multiresistenten gramnegativen Erregern müssen *Carbapeneme* erwogen werden (z. B. Meropenem).
- Bei Vorliegen von Risikofaktoren ist die *kalkulierte Abdeckung von Candidaspezies* zu erwägen: totale parenterale Ernährung, umfangreiche Exposition mit Breitspektrumantibiotika in den vergangenen Wochen, Malignome, Zustand nach Organ- und Knochenmarktransplantation, femorale Insertionsstelle, umfangreiche Kolonisation mit Candida an verschiedenen Stellen.
  - Bei der Therapie von Infektionen mit Candidaspezies kommen in erster Linie *Echinocandine* zum Einsatz (Caspofungin, Anidulafungin, Micafungin), bei entsprechender Resistenztestung kann im weiteren Verlauf ein *Azolantimykotikum* genutzt werden (z. B. Fluconazol, Voriconazol).
- Für die meisten Erreger liegt die angestrebte *Therapiedauer* im Bereich von *7–14 Tagen*. Dies setzt die Entfernung des infizierten Katheters als Fokus voraus.

> **Merke**
>
> Eine wichtige Ausnahme von diesem Zeitrahmen sind Bakteriämien mit *Staphylococcus aureus*, die nicht kürzer als 14 Tage ab einer negativen Blutkultur behandelt werden sollen. Bei Vorhandensein von Absiedelungen (z. B. Endokarditis, Osteomyelitis) sind deutlich längere Behandlungen nötig.

- Bei Nachweis einer Candidämie ist ebenfalls eine Therapiedauer von 14 Tagen anzustreben.

96.11 Verlauf und Prognose

- Bei Nachweis einer Bakteriämie bzw. Candidämie ist die Gewinnung von *Kontrollblutkulturen* wichtig. Persistierende Nachweise von Erregern trotz Entfernung eines (möglicherweise) infizierten Katheters erfordern eine strukturierte Fokussuche.
- Bei Bakteriämie mit S. aureus ist der *Ausschluss weiterer Infektionsherde* (insbesondere Endokarditis) relevant.

96.12 Prävention

- Der überwiegende Teil an Infektionen von Gefäßkathetern ist nach heutiger Ansicht verhinderbar. Diese Haltung unterstreicht die große Bedeutung von Präventionsmaßnahmen. Es existieren umfassende Empfehlungen, die diese Präventionsstrategien zusammenfassen. Für Deutschland hat die KRINKO im Jahr 2017 entsprechende Empfehlungen veröffentlicht.
- Das *Personal* (Pflegekräfte und Ärzte) soll regelmäßig zur Infektionsprävention bei Gefäßkathetern *geschult* werden.
- Zur Anlage von zentralen Venenkathetern müssen *maximale Barrieremaßnahmen* eingehalten werden: steriler Kittel und Handschuhe, Haube, Mund- und Nasenschutz, ausreichend großes Lochtuch. Zuvor hat eine korrekt durchgeführte hygienische Händedesinfektion zu erfolgen.
- Vor Punktion muss eine adäquate *Hautdesinfektion* mit einem geeigneten Desinfektionsmittel erfolgen (Fest-

legung in den Hygieneplänen der Krankenhäuser). Als Anlageort sollte die V. femoralis nach Möglichkeit vermieden werden.
- Die *Kathetereinstichstelle* muss *steril verbunden* werden. Verbandswechsel sollen ca. alle 72 Stunden sowie bei Bedarf erfolgen. Durch ständiges „Auspacken" der Einstichstellen steigt die Gefahr der Kontamination.
- Nicht mehr benötigte Katheter sollten *entfernt werden*. Die Evaluation der Notwendigkeit eines Zugangs sollte täglich im Rahmen einer strukturierten Visite erörtert werden.
- Geplante Katheterwechsel (z. B. alle 10 Tage) *ohne den Verdacht auf eine Infektion* sind nicht sinnvoll.
- Der Wechsel eines Katheters über einen *Führungsdraht* sollte vermieden werden. Die Rationale ist hierbei, dass einerseits intraluminale Erreger im Katheter nach intravasal verschleppt werden können und gleichzeitig ein derart kontaminierter Draht den „frischen" Katheter verschmutzen kann. Andererseits ist es schwierig, unter sterilen Bedingungen den zu entfernenden Katheter zu manipulieren (Anbringen des Lochtuchs, Einbringen des Drahts, Herausziehen des Katheters etc.).
- Eine Empfehlung für die generelle Nutzung antimikrobiell beschichteter Katheter besteht nicht.
- Bei allen Manipulationen am Katheter (z. B. Medikamentengaben) muss eine vorherige *Händedesinfektion* durchgeführt werden. Die Konnektionsstellen (Hubs) sollten vor Benutzung desinfiziert werden.
- In Abhängigkeit der verabreichten Flüssigkeiten sind unterschiedliche *Wechselintervalle* der angeschlossenen Infusionssysteme empfohlen:
  - nach 6 Stunden bei Blutprodukten
  - nach 24 Stunden bei lipidhaltigen Lösungen
  - nach 96 Stunden bei allen anderen Systemen
- Transkutan eingebrachte Gefäßkatheter sind kritische Medizinprodukte, die vor ihrer Verwendung *steril verpackt* so gelagert werden müssen, dass eine Kontamination durch Krankheitserreger ausgeschlossen wird.

96.13 Quellenangaben

[1] Mermel LA, Allon M, Bouza E et al. Clinical practice guidelines for the diagnosis and management of intravascular catheter-related infection: 2009 Update by the Infectious Diseases Society of America. Clin Infect Dis 2009; 1: 1–45
[2] O'Grady NP, Alexander M, Burns LA et al. Guidelines for the prevention of intravascular catheter-related infections. Am J Infect Control 2011; 4 (Suppl. 1): S 1–34
[3] Prävention von Infektionen, die von Gefäßkathetern ausgehen. Teil 1 – Nichtgetunnelte zentralvenöse Katheter. Empfehlung der Kommission für Krankenhaushygiene und Infektionsprävention (KRINKO) beim Robert Koch-Institut. Bundesgesundheitsbl 2017, 60: 171–206
[4] Prävention von Infektionen, die von Gefäßkathetern ausgehen. Teil 2 – Periphervenöse Verweilkanülen und arterielle Katheter Empfehlung der Kommission für Krankenhaushygiene und Infektionsprävention (KRINKO) beim Robert Koch-Institut. Bundesgesundheitsbl 2017, 60: 207–215

97 Haut- und Weichteilinfektionen

Michael Adamzik, Tim Rahmel

97.1 Steckbrief

Haut- und Weichteilinfektionen bestehen aus einer heterogenen Gruppe von Krankheitsbildern unterschiedlicher klinischer Krankheitsschwere. Sie können Haut, Fettgewebe, Muskeln, Sehnen, Faszien und assoziierte Lymph-, Gefäß- und Nervenbahnen betreffen. Unkomplizierte Haut- und Weichteilinfektionen äußern sich meist durch lokal begrenzte Schmerzen, Rötung und Überwärmung, in der Regel ohne Notwendigkeit einer intensivmedizinischen Behandlung. Als Komplikation ist jedoch eine systemische Ausbreitung mit Fieber und Krankheitsgefühl bis hin zur lebensbedrohlichen Sepsis möglich. Vor allem die Entität der nekrotisierenden Haut- und Weichteilinfektionen (NSTI) ist aufgrund ihrer häufig fulminanten Verläufe und der Notwendigkeit eines komplexen intensivmedizinischen Behandlungssettings besonders zu erwähnen.

97.2 Synonyme

- skin and soft tissue infections (SSTI)

97.3 Keywords

- Haut
- Muskel
- Bindegewebe
- Fettgewebe
- Sepsis
- nekrotisierende Haut- und Weichteilinfektion
- Fournier-Gangrän

97.4 Definition

- Die Haut- und Weichteilinfektion ist eine Infektion mit Krankheitserregern, die neben der Haut auch Bindegewebe, Muskeln und Fettgewebe betreffen kann.

97.5 Epidemiologie

97.5.1 Häufigkeit

- Haut- und Weichteilinfektionen stellen nach Pneumonien (63 %) und abdominellen Infektionen (25 %) den dritthäufigsten Auslöser einer Sepsis mit ca. 9 % dar [5].
- Die Inzidenz der nekrotisierenden Haut- und Weichteilinfektionen in den USA bei ca. 500–1500 Fällen pro Jahr [1]. Für die nekrotisierende Fasziitis ist eine Inzidenz von 0,04 Fällen pro 1000 Personen pro Jahr beschrieben [4].
- In Deutschland liegen genaue Daten nur für den meldepflichtigen Gasbrand mit 60–120 Fällen pro Jahr vor. Die Inzidenz schwerer Haut- und Weichteilinfektionen ist mit etwa 0,15–0,2 auf 1000 Personen pro Jahr einzuschätzen.
- Zusatzinformation: Keimspektrum bei komplizierten Haut- und Weichteilinfektionen [6]:
  - *Anaerobier:*
    - andere Anaerobier (8,2 %), B. fragilis (1,5 %), Clostridium spp. (1,5 %), andere Bacterioides (3 %), Peptostreptococcus (1,5 %)
  - *gramnegative Bakterien:*
    - A. baumanii (15,2 %), Acinetobacter spp. (1,2 %), E. cloacae (6,1 %), E. coli (18 %), Enterobacter spp. (3 %), K. oxytoca (1,2 %), K. pneumoniae (2,4 %), P. aeruginosa (4,8 %), P. mirabilis (3,6 %), P. vulgaris (1,8 %), S. maltophilia (3 %)
  - *grampositive Bakterien:*
    - E. faecalis (10,2 %), E. faecium (12 %), Enterococcus spp. (3 %), S. aureus (52,7 %), Staphylococcus spp. (12 %), Streptococcus Gruppe A (3 %), Streptococcus spp. (9,1 %)

97.5.2 Altersgipfel

- Haut- und Weichteilinfektionen können in jedem Alter auftreten, mit einer zunehmenden Inzidenz im höheren Lebensalter.

97.5.3 Geschlechtsverteilung

- Bei der *Fournier-Gangrän* zeigt sich eine Häufung beim männlichen Geschlecht.

97.5.4 Prädisponierende Faktoren

- Alter > 70 Jahre
- niedriges Einkommen
- intravenöser Drogenabusus
- Alkoholabusus (> 6 Monate)
- Mangelernährung
- Diabetes mellitus
- Leberzirrhose (Child-Klassifikation B oder C)
- Neutropenie (Granulozytenzahl unter 500/mm^3)
- akute oder chronische Schädigungen der Haut
- Verbrennung (> 10 % der Körperoberfläche)
- Bakteriämie
- MRSA-Träger (MRSA: methycillinresistenter Staphylococcus aureus)
- immunsuppressive Therapie

- lokale oder systemische Strahlentherapie
- Organtransplantation
- Dialysepatient

97.6 Ätiologie und Pathogenese

- Eintrittspforte für Haut- und Weichteilinfektionen sind in gut 90 % aller Fälle kleine Hautläsionen durch *Bagatellverletzungen*. Häufig ist die initiale Hautläsion nicht mehr feststellbar und für den Patienten in diesem Zusammenhang nicht mehr erinnerlich. Neben Bagatellverletzungen können auch *Injektionsstellen* oder eine *Operationswunde* die Erregereintrittspforte darstellen.
- Nekrotisierende Haut- und Weichteilinfektionen können sich auch bei zuvor gesunden Erwachsenen entwickeln. Dabei korreliert das Ausmaß der Hautläsion nicht mit der Schwere der Erkrankung. Lediglich beim *Gasbrand* besteht regelhaft eine gewisse Korrelation zwischen dem Ausmaß der Verletzung bzw. des Gewebeschadens. Hieraus lässt sich die Beobachtung ableiten, dass insbesondere Polytraumapatienten mit großen stark verschmutzten Wundenflächen für Gasbrandinfektionen gefährdet sind.
- Bei der *Fournier-Gangrän* sind häufig banale perianale Infektionen, entzündete periurethrale Drüsen oder eine Bartholinitis die auslösende Ursache. Wesentliche Risikofaktoren stellen in diesem Zusammenhang Adipositas, Immunsuppression, Alkohol- oder Drogenabusus sowie Radiochemotherapie dar.
- Die schweren Verlaufsformen der *nekrotisierenden Haut- und Weichteilinfektion* werden durch Endo- und Exotoxine der jeweiligen Erreger getriggert, über die sich mitunter die dramatischen und tödlichen Verläufe erklären lassen. In diesem Zusammenhang sind als wichtigste Klassen von bakteriellen Pathogenitätsfaktoren vor allem Adhäsine, Invasine, Agressine, Impidine und Moduline bekannt [8].

97.7 Klassifikation und Risikostratifizierung

- *Einteilung nach anatomischen Strukturen:*
  - *Epidermis:* Impetigo, Ecthyma, Erysipel, Follikulitis
  - *Dermis/Corium:* Furunkel, Karbunkel, Zellulitis, Abszess
  - *Subkutis/Faszie:* Pannikulitis, *nekrotisierende Fasziitis* (tiefe Weichteilinfektion)
  - *Muskel: Myositis/Myonekrose* (tiefe Weichteilinfektion)
  - Bis auf die gekennzeichneten *tiefen* Weichteilinfektionen werden alle anderen Erkrankungen den *oberflächlichen* Weichteilinfektionen zugerechnet.
- *Einteilung nach Ausmaß und Schweregrad der Infektion:*
  - Von der amerikanischen Food and Drug Administration (FDA) wurde im Rahmen multinationaler Zulassungsstudien der Ausdruck der *unkomplizierten* (slow progressive) und der *schweren* Haut- und Weichteilinfektionen (rapidly progressive) geprägt.
  - Im Juli 2014 wurden von der Amerikanischen Gesellschaft für Infektionserkrankungen (IDSA) eine neue Leitlinie zur Diagnose und Behandlung von Infektionen der Kutis und Subkutis publiziert [3]. Dabei wird das gesamte Spektrum von oberflächlich-unkomplizierten bis hin zu lebensbedrohlich-invasiven Infektionen angesprochen. Diese Einteilung der Haut- und Weichteilinfektionen bringt vor allem im klinischen Alltag entscheidende Vorteile, da hierdurch eine schnelle Risikostratifizierung und eine gezielte Therapieplanung der Infektion möglich sind (▶ Tab. 97.3).

97.8 Symptomatik

- Die klinische Symptomatik einer Haut- und Weichteilinfektion lässt sich regelhaft in Anlehnung an die klassischen Entzündungszeichen nach Galen und Celsus beschreiben:
  - *Schmerz*:
    - Die Schmerzausprägung korreliert häufig mit dem Schweregrad der Infektion. Bei Progredienz der Nekrosen kann durch die konsekutive Zerstörung der peripheren Nerven die Ausprägung der Schmerzsymptomatik rückläufig sein. Ein plötzliches Nachlassen der Schmerzen ist daher nicht mit einer spontanen Remission gleichzusetzen.
  - *Rötung/Erythem:*
    - Bei einem *Erysipel* zeigt sich meist ein ausgeprägter kutaner Befund mit hellrotem und scharf begrenztem Erythem mit flammenartigen Ausläufern (▶ Abb. 97.1).
    - Bei einer *nekrotisierenden Fasziitis* zeigt sich hingegen häufig ein in Bezug zur Erkrankungsschwere geringer ausgeprägter Hautbefund mit livider Verfärbung und landkartenartiger Morphologie (▶ Abb. 97.2).
    - Bei *fortgeschrittener Erkrankung* kann es zur Ausbildung von kutanen Blasen kommen, die sich zu schwarzen Nekrosearealen entwickeln können. Das Ausmaß der faszialen oder muskulären Nekrose ist regelhaft deutlich größer, als es die Hautveränderungen vermuten lassen.
  - *Schwellung/Lymphangitis*:
    - Leitsymptom ist der durch die Entzündung der kutanen und subkutanen Lymphbahnen hervorgerufene *rote Streifen auf der Haut*, der vom Entzündungsherd in Richtung Körpermitte zieht.
    - Im weiteren Verlauf kann sich zusätzlich eine schmerzhafte *Lymphknotenschwellung* im betroffenem Abflussgebiet entwickeln, die gehäuft in einen

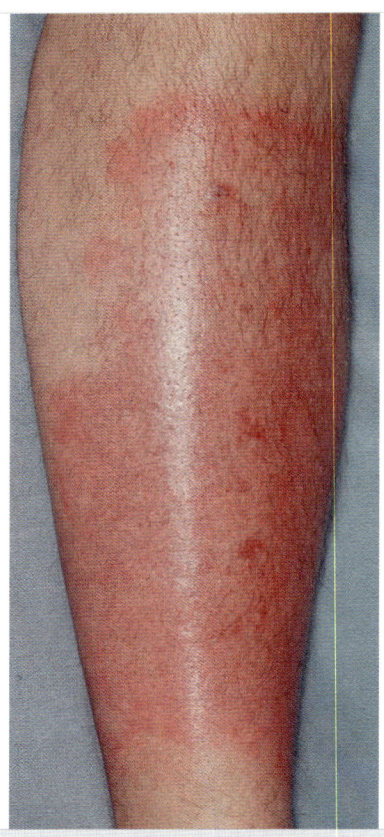

Abb. 97.1 **Haut- und Weichteilinfektionen.** Erysipel am Unterschenkel, verursacht durch eine Infektion mit Typ-A-Streptokokken. (Quelle: Czaika V, Sterry W. Grampositive Bakterien: Streptokokken. In: Sterry W, Burgdorf W, Worm M, Hrsg. Checkliste Dermatologie. 7. Aufl. Stuttgart: Thieme; 2014)

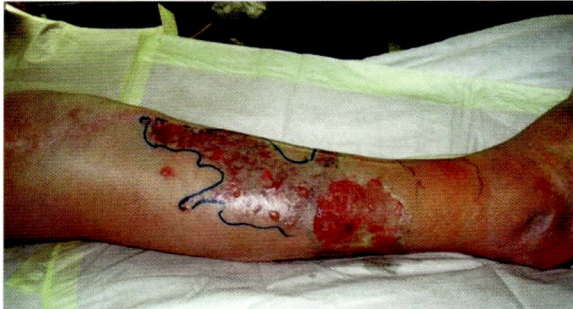

Abb. 97.2 **Haut- und Weichteilinfektionen.** Nekrotisierende Fasziitis bei einem 88-jährigen Patienten. Klassische livide Verfärbung der Haut am betroffenen Unterschenkel mit landkartenartigem Aussehen. (Quelle: Kujath P, Eckman C. Haut- und Weichgewebsinfektionen auf der Intensivstation. Intensivmedizin up2date 2010; 1: 53–66)

systemischen respektive septischen Infektionsverlauf übergehen kann.
- *Überwärmung*:
  - Hyperämie im Entzündungsareal im Rahmen der mediatorvermittelten Entzündungsantwort, ggf. auch Fieber und Schüttelfrost
- *Functio laesa*:
  - in der Regel schmerzbedingte Funktionseinschränkung
- Ein Hautemphysem kann vor allem bei einer zusätzlichen Infektion mit Anaerobiern vorliegen. Bei der Fournier-Gangrän ist insbesondere der Gasbranderreger Clostridium perfringens gehäuft zu finden.
- Einen Überblick über die Symptomatik und die Ausprägung der klinischen Befunde der intensivmedizinisch relevanten Haut- und Weichteilinfektionen gibt ▶ Tab. 97.1.

Tab. 97.1 Differenzierung der nekrotisierenden Haut- und Weichteilinfektionen.

Krankheit	Bakterien	Schmerz	Erythem	Lymphangitis	Nekrosetiefe	systemische Toxizität	Therapie
nekrotisierendes Erysipel	Gruppe-A-Streptokokken	+/−	+++	++	Haut	+/−	konservativ
nekrotisierende Fasziitis	anaerob/aerobe Mischinfektion	+++	++	+/−	Faszie	+++	operativ
clostridiale Myonekrose (Gasbrand)	Clostridium spp.	+++	+	+/−	Muskel	+++	operativ
Streptokokkenmyositis	Gruppe-A-Streptokokken	+++	++	++	Muskel	+++	operativ
STSS	Gruppe-A-Streptokokken	+/−	+++	++	Haut	+++	konservativ

STSS: Haut- und Weichteilinfektionen, +: gering, ++: mittel, +++: schwer, +/−: gering bis kein

97.9 Diagnostik

97.9.1 Diagnostisches Vorgehen

- Generell sollte zu Beginn im Rahmen der allgemeinen Anamnese und Untersuchung zum einen der Verdacht auf eine Haut- und Weichteilinfektion erhärtet und zum anderen auch der *Schweregrad* der Infektion *bestimmt werden*.
  - Die Diagnose *leichter* und *unkomplizierter* Infektionen kann in der Regel klinisch gestellt werden. Bei Befall der tieferen Hautschichten ist der kutane Befund meist wenig ausgeprägt, so dass bildgebende Verfahren (S. 741) zur Beurteilung notwendig sind.
  - Bei *schweren* Haut- und Weichteilinfektionen mit konsekutiver Sepsis stehen neben der dringlichen Fokussuche die gezielte Diagnostik und eine frühe zielgerichtete Therapie gemäß aktueller Sepsisleitlinien im Mittelpunkt.
- ▶ Abb. 97.3 zeigt das diagnostische Vorgehen.

97.9.2 Anamnese

- Es sollte gezielt nach Risikofaktoren gefragt werden.
- Auch die Frage nach entsprechenden kutanen Verletzungen (Eintrittspforte) in der Vorgeschichte kann wichtige Hinweise auf eine Haut- und Weichteilinfektion geben.

97.9.3 Körperliche Untersuchung

- ausführliche Inspektion des gesamten Integuments zur Abschätzung der Ausprägung und Ausbreitung
- Palpation der betroffenen Hautareale → Knistern beim Betasten, falls ein Hautemphysem vorliegt
- Fahndung nach klinischen Sepsiszeichen (quickSOFA) als Hinweis für eine schwere Verlaufsform:
  - veränderter Bewusstseins-/Wesenszustand (GCS < 15)
  - Tachypnoe (Atemfrequenz ≥ 22/Minute)
  - Hypotension (RR systolisch ≤ 100 mmHg)

97.9.4 Labor

- Ausführliche Labordiagnostik nach intensivmedizinischem Standard. Diese sollte neben den Infektvaria (CRP, PCT, Leukozyten, einschließlich Differenzialblutbild) auch großzügig bezüglich sepsisassoziierter Organkomplikationen (Nierenversagen, Leberversagen etc.) angelegt sein.
- Darüber hinaus können Hämoglobin, Leukozytenzahl, CRP, Serumnatrium, Kreatinin und Glukose über den LRINEC-Score (Laboratory Risk Indicator for necrotizing Fasciitis) helfen, zwischen einer *nekrotisierenden* und *nicht nekrotisierenden* Weichteilinfektion zu unterscheiden.

97.9.5 Mikrobiologie und Virologie

- Neben der frühestmöglichen Abnahme von Blutkulturen innerhalb der ersten Stunde sollte die Gewinnung von Material zur mikrobiologischen Untersuchung aus dem *infizierten Gewebe* erfolgen.
- Alternativ kann eine Keimgewinnung für die mikrobiologische Diagnostik durch Punktion sonografisch erfassbarer *Flüssigkeitsansammlungen* im Infektionsgebiet erfolgen.
- Die Anfertigung eines *Gram-Präparats* sollte insbesondere bei dem Verdacht auf eine polymikrobielle Infektion zur zeitnahen Eingrenzung des vorliegenden Keimspektrums erfolgen. Trotz der modernen methodischen Möglichkeiten gelingt ein Keimnachweis nur bei ca. 80% der Patienten [6].

97.9.6 Bildgebende Diagnostik

Sonografie, Röntgen

- Gaseinschlüsse lassen sich sowohl sonografisch als auch mit einer konventionellen Röntgenaufnahme nachweisen und erlauben Rückschlüsse auf die subkutane Ausbreitung der Infektion.

CT, MRT

- Um die genaue Ausdehnung von Infektion und Nekrosen zu bestimmen, kann eine CT- oder MRT-Untersuchung sinnvoll sein.
- Hierbei ist die MRT am *sensitivsten* in der Bestimmung der Infektionsausdehnung.

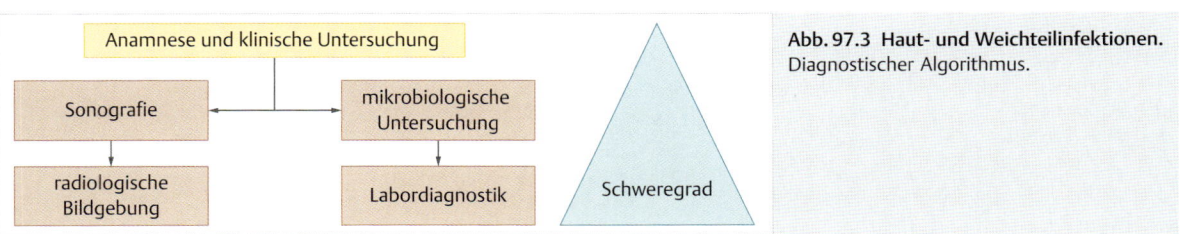

Abb. 97.3 Haut- und Weichteilinfektionen. Diagnostischer Algorithmus.

97.10 Differenzialdiagnosen

Tab. 97.2 Differenzialdiagnosen von Haut- und Weichteilinfektionen.

Differenzialdiagnose	Bemerkungen
Herpes zoster	Ausbreitung entlang von Dermatomen, starke assoziierte Schmerzen, kleine Bläschen
tiefe Beinvenenthrombose	keine Lymphadenopathie, positives Meyer-, Homans- bzw. Payr-Zeichen
akuter Gichtanfall	stärkste Schmerzen, Fokus der Beschwerden auf Gelenke oder Bursae
Kontaktdermatitis	kein Fieber, keine Lymphadenopathie
Erythema chronicum migrans	anamnestisch Zeckenbiss, zentrifugale Ausbreitung um helles Zentrum

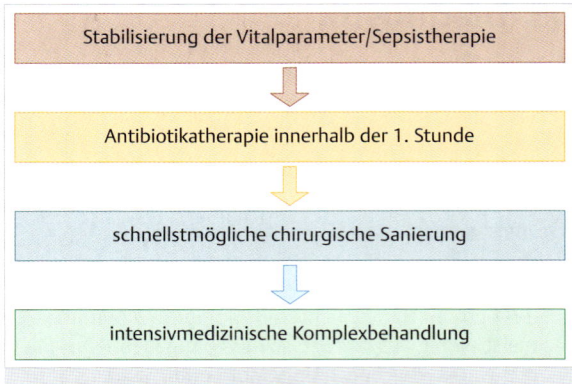

Abb. 97.4 Haut- und Weichteilinfektionen. Therapeutischer Algorithmus.

97.11 Therapie

97.11.1 Therapeutisches Vorgehen

- Das therapeutische Vorgehen fokussiert auf den Schweregrad und auf die Form der zugrunde liegenden Haut- und Weichteilinfektion.
- ▶ Tab. 97.3 beinhaltet purulente und nicht purulente Haut- und Weichteilinfektionen mit jeweiliger Therapieempfehlung nach Schweregrad und Entität:
  - Eine *mittelschwere* Infektion unterscheidet sich von der *einfachen* Infektion durch das zusätzliche Vorliegen systemischer Infektzeichen (ohne Sepsis bzw. < 2 erfüllten SIRS-Kriterien).
  - Bei einem zusätzlichen septischen Krankheitsverlauf liegt definitionsgemäß ein *schwerer* Krankheitsverlauf vor (≥ 2 SIRS-Kriterien bzw. Anstieg SOFA-Score ≥ 2 Punkte).
- Patienten mit *schweren nekrotisierenden* Haut- und Weichteileinfektionen präsentieren sich meist mit einem septischen Verlaufsbild. Sie erfordern daher die enge *interdisziplinäre Zusammenarbeit* zwischen dem Intensivmediziner und dem Chirurgen.
- Für eine erfolgreiche Behandlung ist eine frühestmögliche *kausale chirurgische Therapie* entscheidend (▶ Abb. 97.4).
- Darüber hinaus sind eine adäquate kalkulierte *Antibiotikatherapie* innerhalb der 1. Stunde und eine zielgerichtete Sepsistherapie für das Überleben des Patienten mit schwerer nekrotisierenden Haut- und Weichteilinfektion entscheidend.

97.11.2 Pharmakotherapie

- Ist die Erregerkonstellation bzw. Diagnose nicht sicher bekannt, sollte eine kalkulierte antiinfektive Therapie nach dem zu erwartenden Keimspektrum ausgewählt werden. Die *Antibiotikatherapie* sollte im weiteren Verlauf engmaschig anhand klinischer und mikrobiologischer Kriterien neu evaluiert und nach Resistogramm gezielt angepasst werden.

Tab. 97.3 Haut- und Weichteilinfektionen: Behandlungsalgorithmus (nach IDSA-Leitlinie 2014 [3]).

Erkrankung	Schweregrad	Mikrobiologie	empirische Antibiotikatherapie	chirurgische Therapie
nicht purulent (nekrotisierende Haut- und Weichteilinfektion, Zellulitis, Erysipel)	leicht	–	Penicillin, Cephalosporine oder Clindamycin (p. o.)	keine
	mittel	–	Penizillin, Ceftriaxon, Cefazolin oder Clindamycin (i. v.)	keine
	schwer	+	Vancomycin + Piperacillin/Tazobactam	radikales Debridement
purulent (Furunkel, Karbunkel, Abszess)	leicht	(+)	keine[1]	Inzision + Drainage
	mittel	+	TMP/SMX[2] oder Clindamycin	Inzision + Drainage
	schwer	+	Vancomycin, Daptomycin, Linezolid oder Ceftarolin	Inzision + Drainage

1) Aktuelle Daten deuten darauf hin, dass auch bei einer leichten Verlaufsform bereits eine antibiotische Therapie sinnvoll sein könnte [3].
2) Eine Behandlung mit TMP/SMX ist vor allem im angloamerikanischem Raum üblich, in Deutschland sind Penizilline und Clindamycin meist die favorisierte Primärtherapie.
TMP/SMX: Trimethoprim und Sulfamethoxazol, –: nicht notwendig, (+): nach Möglichkeit, +: notwendig

Tab. 97.4 Antibiotikatherapie bei *schweren* nekrotisierenden Weichteilinfektionen in Anlehnung an die Empfehlungen der Paul-Ehrlich-Gesellschaft [9] und der IDSA-Leitlinie von 2014 [3].

Erreger	First Line	Alternativregime
Erreger unbekannt bzw. kalkulierte Therapie	Vancomycin + Piperacillin/Tazobactam	Daptomycin + Meropenem
Streptococcus pyogenes	Penicillin + Clindamycin	Cefazolin
methycillinsensitiver Staphylococcus aureus (MSSA)	Flucloxacillin	Cefazolin, Clindamycin
methycillinresistenter Staphylococcus aureus (MRSA)	Vancomycin	Linezolid, Daptomycin, Ceftarolin, Ceftobiprol
Clostridium spp.	Penicillin + Clindamycin	Vancomycin
polymikrobiell	Vancomycin + Piperacillin/Tazobactam	Daptomycin + Meropenem

- ▶ Tab. 97.4 fasst die aktuellen Empfehlungen der Paul-Ehrlich-Gesellschaft und der amerikanischen Leitlinien der IDSA zur kalkulierten und erregerspezifischen Antibiotikatherapie der nekrotisierenden Weichteilinfektionen zusammen [9], [10]. Als Reserveantibiotikum vor allem bei komplizierten Haut- und Weichteilinfektionen mit multiresistenten Erregern stellt auch Tigecyclin einen sehr wirksamen Kombinationspartner dar [6].

97.11.3 Operative Therapie

- Die chirurgische Therapie der schweren nekrotisierenden Haut- und Weichteilinfektionen besteht im *radikalen Debridement sämtlicher nekrotischer Gewebe*. Als Ultima Ratio muss auch eine Majoramputation erwogen werden („life before limb"). Nur durch ein progressives chirurgisches Vorgehen kann – zusammen mit Antibiotikatherapie und supportiver Sepsistherapie – ein Fortschreiten der Erkrankung verhindert werden.
- Sind keine nekrotischen Areale mehr nachweisbar, folgt eine Phase der *offenen feuchten Wundbehandlung*. Spülung der Wunden beim Verbandswechsel mit physiologischer Kochsalzlösung oder Polyhexanid können dabei der Keimreduktion in der Wunde dienen. Die *Vakuumverbandtechnik* kann in der resorptiven und der proliferativen Phase der Wundheilung eingesetzt werden.
- Bei Patienten mit *Fournier-Gangrän* sollte ein *Deviationsstoma* angelegt werden, um eine rezidivierende Kontamination der Wunde mit Stuhl zu vermeiden. Die Deckung zurückbleibender Defektwunden erfolgt erst, wenn der Patient stabilisiert und infektfrei ist.

97.12 Verlauf und Prognose

- Bei *unkomplizierten leichteren* Haut- und Weichteilinfektionen ist die Prognose in der Regel sehr gut und eine vollständige Abheilung in Tagen bis wenigen Wochen zu erwarten.
- Bei *schweren*, vor allem bei *nekrotisierenden* Haut- und Weichteilinfektionen ist die Letalität der Erkrankung mit 20–73 % deutlich erhöht.
- Die *Prognose* ist eindeutig abhängig von der zeitlichen Latenz zwischen dem Auftreten der Erkrankung und der Initiierung einer geeigneten antibiotischen Therapie (innerhalb der 1. Stunde) und der frühzeitigen chirurgischen Intervention zur Herdsanierung.

97.13 Quellenangaben

[1] Anaya DA, Dellinger EP. Necrotizing soft-tissue infection: diagnosis and management. Clin Infect Dis 2007; 5: 705–710
[2] Czaika V, Sterry W. Grampositive Bakterien: Streptokokken. In: Sterry W, Burgdorf W, Worm M, Hrsg. Checkliste Dermatologie. 7. Auflage. Stuttgart: Thieme; 2014.
[3] Daum RS, Miller LG, Immergluck L et al. A placebo-controlled trail of antibiotics for smaller skin abscesses. N Engl J Med 2017; 26: 2545–2555
[4] Ellis Simonsen SM, van Orman ER, Hatch BE et al. Cellulitis incidence in a defined population. Epidemiol Infect 2006; 2: 293–299
[5] Engel C, Brunkhorst FM, Bone HG et al. Epidemiology of sepsis in Germany: results from a national prospective multicenter study. Intensive Care Med 2007; 4: 606–618
[6] Heizmann WR, Dupont H, Montravers P et al. Resistance mechanisms and epidemiology of multiresistant pathogens in Europe and efficacy of tigecycline in observational studies. J Antimicrob Chemother 2013; 68 (Suppl. 2): ii45–55
[7] Kujath P, Eckman C. Haut- und Weichgewebsinfektionen auf der Intensivstation. Intensivmedizin up2date 2010; 1: 53–66
[8] Kujath P, Schlöricke E, Unger L et al. Klinik und Therapie nekrotisierender Haut- und Weichgewebsinfektionen. Der Chirurg 2012; 83: 953–959
[9] Schofer H, Bruns R, Effendy I et al. Diagnosis and treatment of Staphylococcus aureus infections of the skin and mucous membranes. J Dtsch Dermatol Ges 2011; 11: 953–967
[10] Stevens DL, Bisno AL, Chambers HF et al. Practice guidelines for the diagnosis and management of skin and soft tissue infections: 2014 update by the Infectious Diseases Society of America. Clin Infect Dis 2014; 2: e10–52

97.14 Wichtige Internetadressen

- The Infectious Diseases Society of America (IDSA): http://www.idsociety.org/Index.aspx
- Paul-Ehrlich-Gesellschaft für Chemotherapie e. V.: http://www.p-e-g.org/econtext

98 Invasive Pilzinfektionen

Daniel Richter, Christoph Lichtenstern, Markus Weigand

98.1 Steckbrief

Die Inzidenz invasiver Pilzinfektionen in der Intensivmedizin steigt an. Die Zunahme immunsupprimierter, organtransplantierter und multimorbider Patienten mit einer Akkumulation von Risikofaktoren ist hierfür verantwortlich. In 20 % der Fälle einer Sepsis werden fungale Pathogene nachgewiesen. Schwere invasive Pilzinfektionen werden vor allem durch Candida spp. (invasive Candidiasis/Candidämie, IC) und Aspergillus spp. (invasive pulmonale Aspergillose, IPA) verursacht. Opportunistische invasive Pilzinfektionen durch Cryptococcus spp. sind in der operativen Intensivmedizin selten. Grundlage der Therapie sind Fokussuche und -sanierung sowie der Einsatz von Echinocandinen (Candida spp.), Azolen und liposomalem Amphotericin B (Aspergillus spp.). Die Behandlung erfolgt interdisziplinär (Infektiologie).

98.2 Synonyme

- invasive, fungale Infektion
- invasive fungal infections (IFI)
- Candidiasis
- Candidämie
- intraabdominelle Candidiasis
- invasive pulmonale Aspergillose (IPA)
- Mukorinfektion
- Kryptokokkose

98.3 Keywords

- invasive Pilzinfektionen
- Candidämie
- Candidaperitonitis
- invasive Aspergillose
- Mukormykose
- Kryptokokkose
- Antimykotika
- Sepsis

98.4 Definition

- *bewiesene* invasive Pilzinfektion: Nachweis von fungalen Bestandteilen in erkranktem (sonst sterilem) Gewebe (→ Mikroskopie, Blutkultur/kultureller Nachweis, Serologie)
- *wahrscheinliche* invasive Pilzinfektion: Kombination aus Risikofaktoren/Patientencharakteristika, klinischen Symptomen und begründete Hinweise auf eine Infektion
- *mögliche* invasive Pilzinfektion: Risikofaktoren/Patientencharakteristika und ausreichender klinischer Verdacht einer Infektion

98.5 Epidemiologie

98.5.1 Häufigkeit

- insgesamt *steigende Inzidenz* invasiver Pilzinfektionen; Europa: in ca. 20 % der Fälle einer Sepsis auch Nachweis von fungalen Pathogenen
- *Hauptursache*: Zunahme immunsupprimierter Patienten in der Intensivmedizin und Patientengut mit Risikofaktoren (S. 745) für eine invasive Pilzinfektion, z. B. chronisch-obstruktive Lungenerkrankung (COPD), Leberzirrhose/-insuffizienz, entgleister/nicht therapierter Diabetes mellitus
- *Erregergruppen*: Hefepilze (z. B. Candida spp., Cryptococcus neoformans, Blastoschizomyces spp.) und *Schimmelpilze* (Aspergillus spp., Zygomycetes, hyaline Schimmelpilze und Dematiazeen)
- intensivmedizinisch hoch relevant: *Candida spp.* (bis zu 80 % C. albicans) und *Aspergillus spp.* (vor allem A. fumigatus)
- Infektionen durch *Candida spp.* sind in der Regel nosokomial bei kolonisierten Risikopatienten (z. B. Immunsuppression, therapeutisch oder präexistent).
    - *Formen der invasiven Candidiasis:*
        - Candidämie (hämatogene Dissemination mit Multiorganmanifestation)
        - chronisch disseminierte Candidiasis (hepatosplenische C.), Peritonitis, Pneumonie, Endokarditis, Endopthalmitis, Zystitis, Meningitis
    - *Häufigkeit der invasiven Candidiasis:* Anteil an positiven Blutkulturen 5–15 %, nosokomiale Candidämie 5–10 pro 100 000 Krankenhausaufnahmen bzw. 0,9 (Deutschland) bis 4,8 (USA) pro 10 000 Kathetertage (ZVK)
    - 30–40 % der Candidämien sind katheterassoziiert.
    - Die Sterblichkeit der invasiven Candidainfektion liegt zwischen 20 und 60 % (zuschreibbare Sterblichkeit: ca. 10 %) und variiert je nach Subtyp und Infektionsfokus: Candidaperitonitis 25–38 %, Candidämie bis zu 40 %.
- *Invasive Aspergillosen* entstehen im Gegensatz zur invasiven Candidiasis nach Inhalation und Auskeimung der Sporen (exogene Infektion) unter Immunsuppression.
    - Bis zu 6,7 % der Intensivpatienten zeigen Symptome einer invasiven Aspergillose (histopathologisch, mikrobiologisch).
    - Die *Sterblichkeit* einer invasiven Aspergillose (unabhängig vom Subtyp) liegt zwischen 65 und 80 % (zuschreibbare Sterblichkeit: 20–30 %).

- Formen der invasiven Aspergillose: fast ausschließlich *invasive pulmonale Aspergillose* (IPA)
- Zygomykosen: vor allem durch Rhizopus, Mucor, Rhizomucor spp., seltene invasive Pilzinfektion, rasch progrediente Infektion mit hoher Letalität (zuschreibbare Letalität bis 50%)
- Kryptokokkose (meist als Meningitis): vor allem durch C. neoformans (Non-neoformans-Spezies sind Raritäten), in der Regel AIDS-definierende Erkrankung, aber auch bei Lymphomen, nach Transplantation oder Neutropenie möglicher (wenn auch viel seltenerer) Erreger, geringe Bedeutung in der operativen Intensivmedizin
- Mukormykosen sind in entwickelten Ländern eher selten (8–13% aller invasiven Pilzinfektionen), Inzidenz in Europa zwischen 0,7 und 1,7 pro 1 00 0000.

98.5.2 Altersgipfel

- *invasive Candidämie*: Kinder/Neonaten (< 1 Jahr) und Senioren > 70 Jahre
- *Kryptokokkosen*: eher adulte Patienten, AIDS-definierende Kryptokokkenmeningitis in Europa häufiger im Erwachsenenalter (in Afrika und Südostasien auch Kinder)

98.5.3 Geschlechtsverteilung

- keine spezifische Geschlechtsverteilung

98.5.4 Prädisponierende Faktoren

- *grundsätzlich prädisponierend für eine invasive Pilzinfektion*:
  - Immunsuppression (medikamentös, durch präexistente Erkrankungen wie HIV-Infektion/AIDS, Sepsis/septische Immunparalyse, Malignom)
- *invasive Candidiasis/Candidämie*:
  - Breitspektrumantibiotika (> 2 Wochen), Glukokortikoide, Alter (< 1 Jahr, > 70 Jahre), kritisch kranke Neugeborene mit niedrigem Gestationsalter und Geburtsgewicht < 1000 g, Malignom, Chemotherapie, Candidakolonisation (> 2 Lokalisationen), Katheterisierung (z. B. zentralvenöser Katheter, Hickman-Katheter), parenterale Ernährung, Neutropenie (≤ 500/µl), Anastomoseninsuffizienz nach gastrointestinaler Chirurgie, invasive Beatmung, Nierenversagen, Malnutrition, prolongierte Intensivtherapie (> 10 Tage), Einsatz von Protonenpumpeninhibitoren/Steigerung des gastralen pH-Wertes, hoher Bedarf an Bluttransfusionen
- *invasive Aspergillose*:
  - Transplantation solider Organe (vor allem Herz-, Lungen-, Leber- und Nierentransplantation), akute und chronische Rejektionsreaktion nach Transplantation, chronisch-obstruktive Lungenerkrankung, Leberzirrhose, Glukokortikoide, Hämodialyse, Kalzineurininhibitoren, Retransplantation, Splenektomie, Diabetes mellitus und diabetische Ketoazidose
- *Mukormykose*:
  - prädisponierende Faktoren einer invasiven Pilzinfektion (siehe oben)
- *Kryptokokkose*:
  - vor allem HIV-Infektion/AIDS (auch: Lymphom, Neutropenie, Transplantation)

98.6 Ätiologie und Pathogenese

- *Candidiasis/Candidämie:*
  - *Candida spp.* zählen zur Standortflora z. B. des oropharyngealen (30%), gastrointestinalen (> 50%) und genitalen (25%) Traktes, seltener der Haut.
  - Neben *C. albicans* (bis zu 80%) verursacht die *Non-albicans-Gruppe* (C. glabrata, C. krusei, C. paraspilosis, C. tropicalis) zunehmend invasive Pilzinfektionen.
  - Voraussetzung einer invasiven Candidiasis ist die *Desintegration physiologischer Barrieren* (z. B. intestinale Chirurgie, intestinale Ischämie oder sekundär bei Sepsis) und die Translokation von Candida spp. bei gleichzeitigem Vorliegen von Risikofaktoren bzw. einer Immunsuppression
  - *Intravenöse Katheter* sind häufig Schienen zur Translokation von Candida spp. und konsekutiver Candidämie (30–40% der Candidämien sind katheterassoziiert).
  - cave: Dissemination möglich (insbesondere Retina) → Funduskopie obligat!
  - Humanpathogene Aspergillus spp. (meist A. fumigatus, seltener A. flavus, A. niger, A. nidulans, A. terreus) werden in der Regel *in Sporenform inhaliert* (Stäube, Erdboden, Belüftungssysteme, pflanzliche Biomasse).
- *Aspergillose:*
  - Eine invasive Aspergillose entwickelt sich durch Auskeimen inhalierter Sporen im immunsupprimierten (> 90% der Fälle) Individuum.
  - Insbesondere bei Neutropenie kann es zur Gefäßinvasion der Aspergillushyphen mit konsekutiven Thrombosen, Nekrosen und hämorrhagischen Infarkten kommen.
  - hämatogene Dissemination von Aspergillus spp. möglich (bei Leukämie und/oder nach Stammzelltransplantation bei bis zu 50% der Fälle)
- *Mukormykose:*
  - Dissemination nach Infektion (häufig über kutane Läsionen oder per Inhalation der Sporen) im Kontext einer eingeschränkten Immunität/Immunsuppression
- *Kryptokokkose:*
  - primär asymptomatische Kolonisation (Inhalation der Pathogene aus Vogelkot) des Respirationstrakts, hämatogene Dissemination und Aktivierung der Erkrankung bei < 100/µl T-Helferzellen

98.7 Klassifikation und Risikostratifizierung

- Für die invasive Candidiasis und Aspergillose existieren definierte Risikofaktoren (S. 745).
- Das Ausmaß der Kolonisation mit Candida spp. kann als *Risikomarker* für Intensivpatienten herangezogen werden (Kolonisationsindex und Candidascore).
- *Klassifikation der invasiven Candidainfektion:*
  - isolierte Candidämie (katheterassoziiert oder nicht)
  - akute disseminierte Candidiasis mit oder ohne nachweisbare Fungämie oder disseminierte metastatische Absiedlungen
  - systemische/invasive, auf ein einzelnes Organ beschränkte Infektion (z. B. Peritonitis, Meningitis, Endokarditis
  - chronisch-disseminierte Candidiasis bei Patienten mit akuter Leukämie (z. B. hepatosplenische Candidiasis)
- *Klassifikation der Mukormykosen:*
  - rhinozerebral
  - pulmonal
  - kutan
  - gastrointestinal
  - disseminiert
  - untypisch
- *Klassifikation* der Kryptokokkose: HIV-Infektion bzw. Konversion in das Stadium der Immundefizienz (AIDS) mit Helferzellen < 100/µl
  - zerebral
  - pulmonal
  - nicht zerebral
  - nicht pulmonal

98.8 Symptomatik

- Die Symptome einer invasiven Pilzinfektion sind uneinheitlich und imponieren meist als schwere Infektion/infektiologische Notfälle.
- Insbesondere die Sepsis bzw. rekurrente und therapierefraktäre Verläufe müssen an eine invasive Pilzinfektion denken lassen.
- *Candidämie*: häufig Fieber und Assoziation zu intravenösen Kathetern
- *invasive pulmonale Aspergillose*: Tracheobronchitis/Pneumonie bis ARDS, septische Verläufe
- *Kryptokokkenmeningitis*: Zeichen der Meningoenzephalitis mit der Trias Meningismus, Kopfschmerzen, Fieber (zusätzliches Auftreten von Foto-/Phonophobie, fokalen neurologischen Defiziten)
- *Mukormykose*: je nach Form bzw. betroffenem System

98.9 Diagnostik

98.9.1 Diagnostisches Vorgehen

- *prinzipiell*: keine hinreichenden sensitiven oder spezifischen Infektionsparameter zur Diagnostik einer invasiven Pilzinfektion
- *Goldstandard*: kultureller und/oder mikroskopischer Erregernachweis aus sterilen Proben

> **Merke**
>
> *wichtig:*
> - Identifikation von Risikopatienten
> - Unterscheidung Kolonisation versus Infektion
> - frühe Diagnose mit geeigneten Testverfahren
> - engmaschige Überwachung von Risikopatienten bzw. Beginn einer frühen empirischen Therapie

- Um der hohen Sterblichkeit Rechnung zu tragen, können Kombinationen aus Risikofaktoren einer invasiven Pilzinfektion, Surrogatsymptomen und Laborparametern auf eine Infektion hinweisen:
  - C-reaktives Protein (CRP) und Prokalzitonin (PCT) können auf eine Infektion hinweisen.
  - Nachweis fungaler Antigene bzw. Zellwandbestandteile (z. B. Galaktomannan, 1,3-β-D-Glucan)
  - Bildgebung (invasive pulmonale Aspergillose) → Bereits der Erkrankungsverdacht mit entsprechend suggestiver Bildgebung rechtfertigt den Therapiebeginn.

98.9.2 Anamnese

- Immunsuppression oder Immundefizienz?
- (andere) Risikofaktoren einer invasiven Pilzinfektion?
- rekurrente oder therapierefraktäre Infektion/Sepsis?
- Kolonisationsstatus (Candida spp.) bekannt?
- Fieber bzw. Fieberkurve?

98.9.3 Körperliche Untersuchung

- Neben der körperlichen Untersuchung vor allem Evaluation möglicher Eintrittspforten: zentrale Katheter/Dialysekatheter (Candida spp., Mucor spp.), Blasenkatheter etc.
- chirurgische Eingriffe (insbesondere gastrointestinale Chirurgie)?
- neurologischer Status (vor allem bei Verdacht einer zerebralen Infektion)

98.9.4 Labor

- keine spezifischen Biomarker, ggf. CRP, PCT, Leukozytenzahl

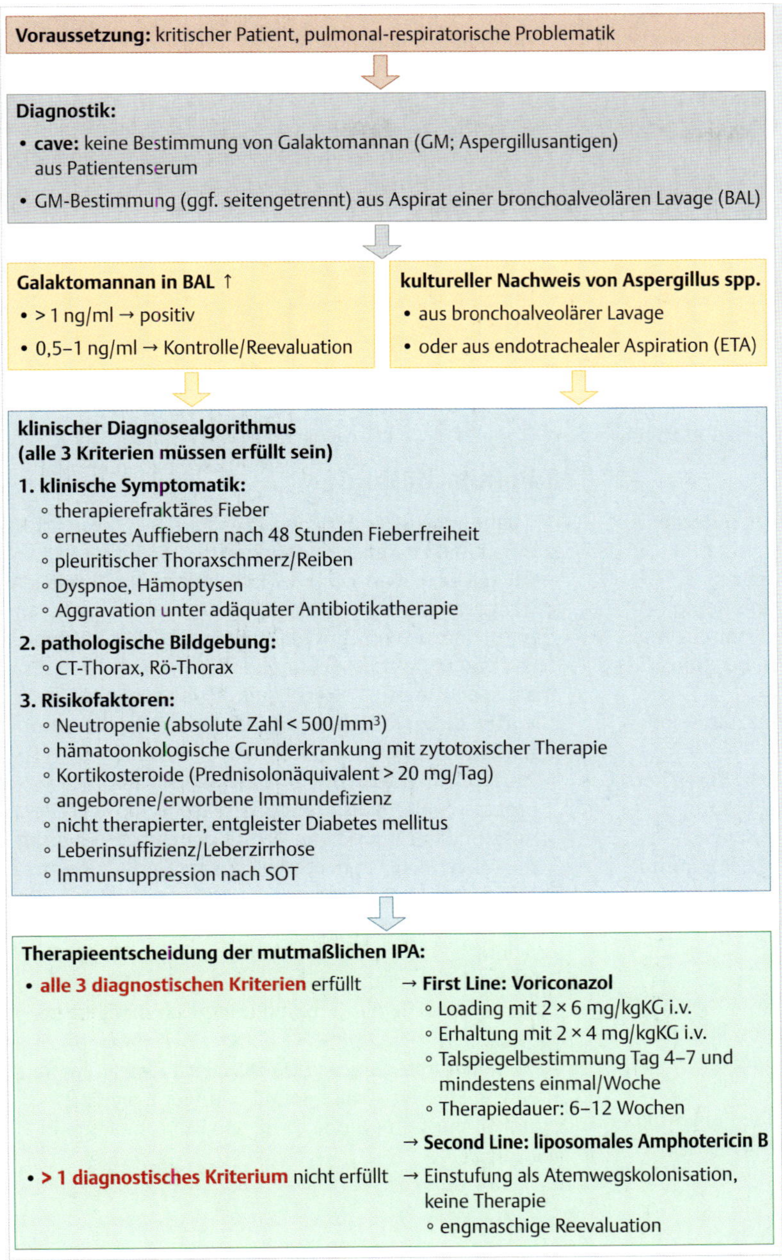

Abb. 98.1 Invasive pulmonale Aspergillose (IPA). Klinischer Diagnosepfad [1][2].

Voraussetzung: kritischer Patient, pulmonal-respiratorische Problematik

Diagnostik:
- **cave:** keine Bestimmung von Galaktomannan (GM; Aspergillusantigen) aus Patientenserum
- GM-Bestimmung (ggf. seitengetrennt) aus Aspirat einer bronchoalveolären Lavage (BAL)

Galaktomannan in BAL ↑
- > 1 ng/ml → positiv
- 0,5–1 ng/ml → Kontrolle/Reevaluation

kultureller Nachweis von Aspergillus spp.
- aus bronchoalveolärer Lavage
- oder aus endotrachealer Aspiration (ETA)

klinischer Diagnosealgorithmus
(alle 3 Kriterien müssen erfüllt sein)

1. **klinische Symptomatik:**
   - therapierefraktäres Fieber
   - erneutes Auffiebern nach 48 Stunden Fieberfreiheit
   - pleuritischer Thoraxschmerz/Reiben
   - Dyspnoe, Hämoptysen
   - Aggravation unter adäquater Antibiotikatherapie
2. **pathologische Bildgebung:**
   - CT-Thorax, Rö-Thorax
3. **Risikofaktoren:**
   - Neutropenie (absolute Zahl < 500/mm^3)
   - hämatoonkologische Grunderkrankung mit zytotoxischer Therapie
   - Kortikosteroide (Prednisolonäquivalent > 20 mg/Tag)
   - angeborene/erworbene Immundefizienz
   - nicht therapierter, entgleister Diabetes mellitus
   - Leberinsuffizienz/Leberzirrhose
   - Immunsuppression nach SOT

Therapieentscheidung der mutmaßlichen IPA:
- **alle 3 diagnostischen Kriterien** erfüllt
  → **First Line: Voriconazol**
    - Loading mit 2 × 6 mg/kgKG i.v.
    - Erhaltung mit 2 × 4 mg/kgKG i.v.
    - Talspiegelbestimmung Tag 4–7 und mindestens einmal/Woche
    - Therapiedauer: 6–12 Wochen
  → **Second Line: liposomales Amphotericin B**
- **> 1 diagnostisches Kriterium** nicht erfüllt
  → Einstufung als Atemwegskolonisation, keine Therapie
    - engmaschige Reevaluation

98.9.5 Mikrobiologie und Virologie

Kulturen

- *Goldstandard*: kultureller Nachweis aus sterilen Proben (Blut, Gewebe, bronchoalveoläre Lavage [BAL], Liquor)
- *Problem*: lange Latenz bis zum Nachweis (ca. 3–5 Tage, ≥ 7 Tage zum sicheren Ausschluss der invasiven Pilzinfektion z. B. bei Candida spp.)
- *Sensitivität kultureller Verfahren*: bei Candidämie 50 %, bei chronisch disseminierter Candidiasis 40 %
- *Vorgehen*: Entnahme von mindestens 2 Blutkulturflaschen (frische Punktion, mindestens 10 ml für jeweils aerobes und anaerobes Medium)
- Erregernachweise aus nicht sterilen Proben erlauben keine Differenzierung zwischen Kolonisation und Infektion
- Verdacht einer *invasiven pulmonalen Aspergillose*: Aspirat aus BAL oder endotrachealer Aspiration (ETA) zwingend

- Möglichkeit der Gewinnung von Gewebeproben durch Chirurgie/radiologisch gesteuerte Punktion evaluieren (transbronchiale Biopsie, Biopsie oder offene Operation transthorakal, intraoperative Abstriche (aus sonst steriler Umgebung, z. B. intraabdominell) → histopathologischer Erregernachweis
- *Kryptokokkenmeningitis*: Nachweis von C. neoformans im Liquorpräparat/Tuschepräparat durch lumbale Punktion (nach Ausschluss eines erhöhten intrakraniellen Druckes)

Resistenztestung

- In-vitro-Empfindlichkeitstestung der Isolate mittlerweile obligat
- Aspergillus spp.: Triazolresistenzen möglich und zunehmend
- resistente Candida spp.:
  - C. krusei: Fluconazol-resistenter Erreger, mitunter reduziertes Ansprechen auf Amphotericin B
  - C. glabrata: kann Triazolresistenz aufweisen
  - C. parapsilosis: Biofilmbildung und damit herabgesetztes Ansprechen auf Antimykotika, unter Umständen erhöhte minimale Hemmkonzentration (MHK) für Echinocandine
  - C. tropicalis: häufigere Fälle von Fluconazolresistenzen beschrieben
  - C. lusitaniae: Triazole meist wirksam, bei (Vor-)Therapie mit Amphotericin B zügig Resistenzbildung
- erregergerechte Anpassung der Therapie obligat
- Deeskalation nach kulturellem Befund/Resistogramm

Serologie

- *invasive Candidiasis*:
  - Wertigkeit von Candidaantigen und -antikörpern ist umstritten; werden Antikörper bestimmt, scheint Candida-IgG der IgM-Bestimmung überlegen.
  - Nachweis des Zellwandbestandteils (1,3)-β-D-Glucan (BDG) im Serum vor allem zum Ausschluss einer invasiven Candidiasis (negativer prädiktiver Wert von BDG hoch)
- *invasive Aspergillose*:
  - Nachweis des aspergillusspezifischen Zellwandbestandteils Galaktomannan (GM); sinnvoller ist der GM-Nachweis bei Verdacht einer invasiven pulmonalen Aspergillose aus der BAL (siehe unten)
  - GM-Nachweis im Serum vor allem bei neutropenen Patienten (geringere Nachweisraten bei nicht neutropenen Patienten durch Phagozytose von GM durch intakte neutrophile Granulozyten!)
  - GM-Spiegel und -Verlauf im Serum korrelieren (vor allem bei Neutropenie) mit Erkrankungsschwere und Therapieerfolg/-misserfolg (nur, wenn GM initial erhöht im Serum gemessen wurde)
  - Voraussetzung/Limitation: GM nur sinnvoll bei Aspergillose mit Invasion des Gefäßsystems
  - GM ist kein geeigneter Marker zum Screening der pulmonalen Aspergillose.
- *Kryptokokkenmeningitis*:
  - neben Erregerdiagnostik Bestimmung HI-Viruslast im Liquor und Bestimmung der CD4$^+$-Lymphozyten im Serum, Latexantigentest, Kryptokokkenantigen im Serum (sensitiver als Testung im Liquor)
- *Kryptokokkose*:
  - Kryptokokkenantigentest bei Verdacht und Immundefizienz (Bestimmung CD4$^+$- Lymphozyten im Plasma), Viruslast im Serum (PCR)
- *Mukormykose*:
  - GM-Bestimmung im Serum (und BAL/ETA) möglich (cave: Empfehlungsgrad: moderat, Evidenzqualität: Expertenmeinung)

Molekularbiologie

- Verfahren auf Basis der *Polymerasekettenreaktion* (PCR) können mittlerweile *Candida spp.* und *Aspergillus spp.* nachweisen, haben sich aber bisher in der Routine nicht durchgesetzt.
- Identifizierung von Candida spp.: *MALDI-TOF MS* (matrix-assisted laser desorption ionization-time of flight mass spectrometry), *Yeast Traffic Light PNA FISH*
  - Vorteil dieser Verfahren könnte durch einen diagnostischen Zeitgewinn entstehen.
  - Als Probenmaterial dienen neben Blut auch Gewebeproben, Liquor oder Atemwegssekrete.
  - Aufgrund der limitierten Datenlage sind diese Verfahren (noch nicht) in der Routine etabliert.
- PCR-basierte Nachweise sollten immer von erfahrenen Spezialisten (Infektiologe, Mikrobiologe) interpretiert werden.
- Für *Mucor spp.* sind keine standardisierten Assays zur Diagnostik verfügbar (Empfehlungsgrad: moderat bis gering).
- *Next Generation Sequencing* (NGS) wird – meist im Rahmen von Studien – zunehmend häufiger eingesetzt (sinnvoll nur unter Einbindung von Mikrobiologie/Infektiologie).

Sonstiges

- Candidanachweis im Urin

98.9.6 Bildgebende Diagnostik

- Insbesondere bei *invasiver pulmonaler Aspergillose* zeigen sich häufig charakteristische Veränderungen, die zwar alleine nicht beweisend sind, aber den Verdacht erhärten können; daher ist eine umgehende CT-Diagnostik bei Erkrankungsverdacht indiziert.
- Die bildgebende Diagnostik wird weiterhin zur Fokussuche bei disseminierten Verläufen (vor allem *Candidiasis*) angewendet.

Sonografie

- invasive Candidiasis: Screening- und Verlaufsuntersuchung (Anwendererfahrung)
- Negative Befunde schließen eine invasive Pilzinfektion nicht aus; ggf. Ergänzung durch CT-/MRT-Untersuchung.

Echokardiografie

- Candidaendokarditis: transösophageales (transthorakales) Echo zur Diagnose und Verlaufsbeurteilung

Röntgen

- *pulmonale Aspergillose*:
  - unspezifische Zeichen
- *Candidapneumonie*:
  - Rarität, Zeichen einer Pneumonie bis hin zur Abszessformation
- *Kryptokokkose*:
  - Thoraxaufnahme bei Verdacht einer pulmonalen Kryptokokkose (Hochresonanz-CT indiziert!)
- *Mukormykose*:
  - eventuell sinnvoll zur Beurteilung knöcherner Destruktion und Affektion der Lunge

CT

- *invasive pulmonale Aspergillose* (CT schon bei Verdacht indiziert):
  - Halo-Zeichen (Sensitivität 80%, vor allem bei Neutropenie!), ggf. Luftsichel
  - Angioinvasion von Aspergillushyphen im Thorax-CT, Thrombosen von pulmonalen Gefäßen
  - CT-Kontrollen im Verlauf der Therapie können Komplikationen der invasiven pulmonalen Aspergillose (Pneumothorax) und Therapieversagen beurteilen.

> **Cave**
>
> Trotz effektiver Therapie kann bis zu 7 Tage nach Therapiebeginn bildgebend ein „Pseudoprogress" der invasiven pulmonalen Aspergillose auftreten.

- *invasive Candidiasis*:
  - Fokussuche bei Verdacht der Dissemination (hepatosplenische Candidiasis, Candidapneumonie), Verlaufsbeobachtung und Steuerung bioptischer Verfahren
- *chronisch disseminierte Candidiasis*:
  - charakteristische abszessartige Läsionen in Leber, Milz und anderen Organen (→ Diagnosesicherung durch histopathologische Untersuchung)
- *Kryptokokkenmeningitis*:
  - CT zum schnellen Ausschluss eines erhöhten intrakraniellen Druckes vor Liquorpunktion

- *pulmonale Kryptokokkose*:
  - Standard zur Diagnosesicherung bei HIV-Patienten mit fortgeschrittener Immundefizienz und positivem Kyptokokkenantigen im Serum
- *Mukormykose*:
  - CT zur Fokusklärung (pulmonal, rhinozerebral usw.) bzw. zur Feststellung des Befundausmaßes
- *pulmonale Mukormykose*:
  - umgekehrtes Halo-Zeichen, Pleuraeffusionen, Lymphknoteninfiltration

MRT

- *Candidiasis*:
  - Diagnostik, Verlaufsbeobachtung und Steuerung bioptischer Verfahren
- *chronisch disseminierte Candidiasis*:
  - charakteristische abszessartige Läsionen in Leber, Milz und anderen Organen (→ Diagnosesicherung durch histopathologische Untersuchung)
- *Kryptokokkenmeningitis*:
  - vor allem zur Frage nach Abszessformationen
- *Mukormykose*:
  - Darstellung des Ausmaßes weichteiliger Affektion, Nachweis einer Sinus-/Hirnvenenthrombose

Sonstiges

- *Candidämie*:
  - augenärztliche Untersuchung bei nicht neutropenen Patienten zum Ausschluss einer retinalen Beteiligung eine Woche nach Therapiestart (Grad der Empfehlung: hoch, Evidenz: gering). Neutropene Patienten sollen nach Rekonstitution der neutrophilen Granulozyten augenärztlich untersucht werden (Grad der Empfehlung: hoch, Evidenz: gering).
  - retinale Beteiligung bei 10% der Candidämien
  - Auch nach Abklingen der Symptome und Fieberfreiheit kann es noch zu einer retinalen Beteiligung kommen.
  - bei zerebraler Mitbeteiligung: Hirnbiopsie (Ultima Ratio)

98.9.7 Instrumentelle Diagnostik

Bronchoskopie

- Die bronchoalveoläre Lavage (BAL) bzw. alternativ tiefes Trachealsekret (ETA) sind bei Verdacht einer invasiven *pulmonalen Aspergillose* zwingend notwendig (kultureller/mikroskopischer Nachweis).
- ggf. endobronchiale Biopsien
- Der Nachweis von *Candida spp.* aus BAL/ETA zeigt in der Regel eine Kolonisation an. (Candidapneumonien sind bei nicht immunsupprimierten Raritäten und treten meist im Rahmen der hämatogenen Streuung auf.)
- *Kryptokokkose*: bei Verdacht einer pulmonalen Form (Immundefizienz, Serumantigen positiv, suggestive hochauflösende CT [HRCT]) → BAL indiziert
- *Mukormykose*: BAL bei pulmonaler Form indiziert

98.9.8 Histologie, Zytologie und klinische Pathologie

Ergussdiagnostik

- Insbesondere bei invasiven pulmonalen Infektionen sollten Pleurapunktate zur Erregerdiagnostik an Pathologie und Mikrobiologie versendet werden.

Histologische Diagnostik der Haut

- Vor allem bei Mukormykosen ist ggf. ein Biopsat der betroffenen Weichteile zur Erregerdetektion sinnvoll.

98.9.9 Intraoperative Diagnostik

- Der intraoperative Nachweis von Candida spp. bei Hohlorganperforation (aus einer sonst sterilen Umgebung) beweist die Candidaperitonitis und sollte so behandelt werden.
- transkutane Punktion/operative Resektion von Aspergillomen → Erregerbestimmung, In-vitro-Resistenztestung

98.10 Differenzialdiagnosen

Tab. 98.1 Differenzialdiagnosen der invasiven Pilzinfektionen.

Differenzialdiagnose	Bemerkungen
Kolonisation mit Candida spp.	keine Möglichkeit der Differenzierung Infektion versus Kolonisation bei Nachweis von Candida spp. aus nicht sterilen Proben (respiratorische Sekrete, gastrointestinale Sekrete/Stuhl, Drainagen), Gewinnung steriler Proben: operativ (peritoneal), Blutkulturen, gesteuerte Punktion
Sepsis durch multiresistente Erreger	rekurrente Sepsis oder Therapieversagen durch ineffektive Antibiotikatherapie, Kontakt Infektiologie/Mikrobiologie, ggf. erneute Fokus- und Erregersuche, Revision des Therapieregimes
polymikrobielle Sepsis	Infektion mit mehreren (bakteriellen und viralen) Erregern, ggf. neue Fokus- und Erregersuche, Kontakt Infektiologie/Mikrobiologie, Revision/Anpassung des Therapieregimes
Verdacht auf Therapieversagen	richtiges Antimykotikum, zu kurze Therapiedauer, zu niedrige Wirkspiegel des Antimykotikums (Dosierung, Pharmakokinetik, Penetration ins Zielgewebe, Absorption, Interaktionen, erhöhte Clearance), Immunsuppression reduzieren, bisher nicht bekannte Immundefizienz?

98.11 Therapie

98.11.1 Therapeutisches Vorgehen

- Die Therapie invasiver Pilzinfektionen umfasst zunächst die Fokussuche und -sanierung.
- Die antimykotische Therapie sollte mit möglichst geringem Zeitverlust begonnen werden.
- In Studien wirkte sich die *Kombination beider Maßnahmen* (Fokussanierung und antimykotische Therapie) positiv auf das Überleben der Patienten aus.
- Im Vordergrund stehen die umfassende Fokussuche und -sanierung mittels *bildgebender Verfahren* (CT, Röntgen, Sonografie), die gezielte Anfertigung von Kulturen aus sterilen Proben (Blut, Liquor, Drainagesekreten) und ggf. die operative Exploration (Gewinnung von intraoperativen Abstrichpräparaten).
- Die antimykotische Therapie sollte zeitnah begonnen werden und kann nach Wahrscheinlichkeit des Vorliegens einer invasiven Pilzinfektion im Fall einer invasiven pulmonalen Infektion auch empirisch erfolgen.

98.11.2 Allgemeine Maßnahmen

- Bei Vorliegen einer *Candidämie* sollten zentralvenöse Katheter entfernt/gewechselt werden (Assoziation in 30–40 % der Fälle).
- Anfertigung von seriellen Blutkulturen bei Candidämie (mindestens alle 2 Tage) zum Therapiemonitoring
- bei Candidämie: hämatogene Dissemination möglich (z. B. Endophthalmitis und Pneumonie)
- im Fall einer persistierenden Candidämie bei *Neutropenie*: Evaluation von granulozytenstimulierendem Faktor (G-CSF) oder von Granulozytenkonzentraten

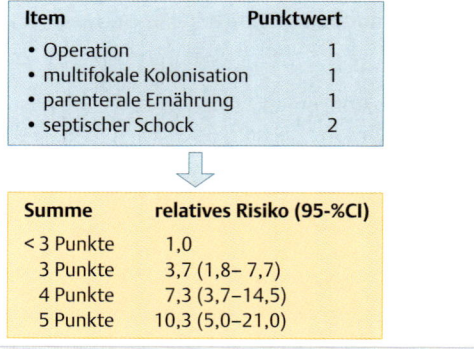

Abb. 98.2 Invasive Pilzinfektionen. Candidascore zur Abschätzung des Risikos einer invasiven Candidiasis bei (nicht neutropenen) Patienten auf der Intensivstation. Der negativ prädiktive Wert (NPV) des Candidascores liegt bei 90,8 % (CI: Konfidenzintervall).

- *Candidaperitonitis*: chirurgische Evaluation und Fokussanierung
- invasive Pilzinfektion unter *Immunsuppression*: Anpassung/Aussetzen der Immunsuppression diskutieren
- bei *HIV-Patienten*: Beginn einer hochaktiven antiretroviralen Therapie (HAART), wenn möglich.

98.11.3 Pharmakotherapie

- Eine empirische Therapie kritisch kranker, nicht neutropener Patienten mit Verdacht einer invasiven Candidiasis kann aufgrund klinischer Einschätzung, Risikoprofil und Surrogatparametern/kulturellen Daten erfolgen:
  - *Echinocandine* (Caspofungin: Bolus 70 mg, dann 50 mg täglich; Micafungin: 100 mg täglich; Anidulafungin: Bolus 200 mg, dann 100 mg täglich)
  - oder alternativ bei nicht kritischen Patienten *Fluconazol* (Bolus 800 mg, dann 400 mg täglich, entsprechend 12 mg/kgKG bzw. 6 mg/kgKG)
- empirischer Einsatz von *liposomalem Amphotericin B* (z. B. bei Unverträglichkeit anderer Antimykotika) mit 3–5 mg/kg täglich
  - mögliche invasive pulmonale Aspergillose (IPA): 3–5 mg/kg täglich
  - mögliche Mukormykose: bis 10 mg/kg täglich
- *Candidämie*:
  - Micafungin (100 mg täglich bzw. 150 mg bei ösophagealer Candidiasis) oder Caspofungin (Bolus 70 mg, dann 50 mg täglich), alternativ Anidulafungin (Bolus 200 mg, dann 100 mg täglich)
  - Candidämie durch Candida spp. ohne Fluconazolresistenz und nicht kritisch kranken Patienten: Fluconazol (Bolus 800 mg, dann 400 mg täglich, entsprechend 12 mg/kg bzw. 6 mg/kg)
  - Candidämie mit azolresistenten Candida spp. (z. B. C. krusei mit Fluconazolresistenz) oder Azolunverträglichkeit: liposomales Amphotericin B (3–5 mg/kg täglich)
  - Candidämie durch azol- und echinocandinresistente Candida spp.: liposomales Amphotericin B (3–5 mg/kg täglich)
  - Wechsel von Echinocandin (z. B. Caspofungin) auf Fluconazol nach 5–7 Tagen: möglich bei klinisch stabilem Verlauf, Nachweis azolsensibler Isolate (z. B. C. albicans) und negativen Blutkulturen
  - Wechsel von liposomalem Amphotericin B auf Fluconazol nach 5–7 Tagen: möglich bei Nachweis azolsensibler Isolate und negativen Blutkulturen
- *Candidaperitonitis*: s. Therapie der Candidämie
- *pulmonale Aspergillose*:
  - frühzeitige Therapie mit Voriconazol, alternativ: liposomales Amphotericin B, Isavuconazol (Therapiedauer 6–12 Wochen)
  - Kombinationstherapie mit Voriconazol und Echinocandinen nur für bestimmte Patientengruppen (rasche Progression der IPA)
- *Kryptokokkenmeningitis*:
  - unterschiedlich (HIV- oder Transplantationspatient), Beginn mit liposomalem Amphotericin B + Flucytosin als Induktionstherapie, Fluconazol als Konsolidierung und Erhaltungstherapie (s. Leitlinie der IDSA)
- *Mukormykosen*:
  - liposomales Amphotericin B (mindestens 5 mg/kgKG), alternativ (außer bei ZNS-Beteiligung) Posaconazol (2 × 400 mg oder 4 × 200 mg) oder Isavuconazol (Aufsättigung 200 mg alle 8 Stunden für 48 Stunden, danach 1 × 200 mg)

98.11.4 Operative Therapie

- umfassende chirurgische Fokussanierung (Debridement, Resektion, Revision insuffizienter Anastomosen usw.)
- externe Liquordrainage/lumbale Drainage bei Kryptokokkenmeningitis mit Liquoraufstau/erhöhtem intrakraniellem Druck

98.12 Verlauf und Prognose

- *primäres Therapieversagen*:
  - invasive Candidiasis/Candidämie: bis zu 40 %
  - invasive pulmonale Aspergillose: bis zu 70 %
- *Letalität*:
  - invasive Candidiasis/Candidämie: 20–60 %
  - invasive pulmonale Aspergillose: 65–80 %
  - Mukormykose: 24–49 %
  - Kryptokokkose: unbehandelt praktisch immer tödlich, behandelte HIV-Patienten: 6–25 %, Rezidive in der Prä-HAART-Ära häufig, aktuell in Europa selten
- Verlauf und Rekonvaleszenz werden vor allem durch zeitnahe Fokussanierung und schnellen Therapiebeginn (ggf. sogar empirisch) bestimmt (< 24 Stunden)

98.13 Prävention

- Risikostratifizierung gefährdeter Patienten
- antimykotische Prophylaxe in definierten Patientengruppen (Neutropenie, Transplantation)
- Infektionen durch Candida spp.: Selektive orale Dekontamination senkt das Risiko einer Candidämie.
- Infektionen durch Aspergillus spp.: Reduktion des Inhalationsrisikos sporentragender Stäube
- Modifikation von Risikofaktoren (Immunsuppression, Immunkompetenz, Glukokortikoidtherapie u. a.)
- HAART bei HIV-Infektion, Immunrekonstitution (Kryptokokkose in überwiegendem Teil der Fälle bei $CD4^+ < 100/\mu l$)

98.14 Quellenangaben

[1] Blot SI, Taccone FS, Van den Abeele AM et al. A clinical algorithm to diagnose invasive pulmonary aspergillosis in critically ill patients. Am J Respir Crit Care Med 2012; 186: 56-64
[2] Patterson TF, Thompson GR 3 rd, Denning DW et al. Practice Guidelines for the Diagnosis and Management of Aspergillosis: 2016 Update by the Infectious Diseases Society of America. Clin Infect Dis 2016 Aug 15; 63(4): e1-e60

98.15 Literatur zur weiteren Vertiefung

[1] Cornely OA, Arikan-Akdagli S, Dannaoui E. ESCMID and ECMM joint clinical guidelines for the diagnosis and management of mucormycosis 2013. ESMID and ECMM Publications 30 january 2014. Online: http://onlinelibrary.wiley.com/doi/10.1111/1469–0691.12371/full. Stand: 10.09.2019
[2] IDSA Practice Guidelinies Aspergillosis: https://www.idsociety.org/practice-guideline/aspergillosis/
[3] IDSA Practice Guidelinies Cryptococcal Disease: https://academic.oup.com/cid/article-pdf/50/3/291/11061139/50-3-291.pdf
[4] IDSA Practice Guidelinies Candidiasis: https://www.idsociety.org/practice-guideline/candidiasis/
[5] Wichtige Leitlinien zur Diagnostik und Therapie invasiver Pilzinfektionen finden sich z.B. bei der Deutschsprachigen Mykologischen Gesellschaft: https://www.dmykg.de/guidelines

98.16 Wichtige Internetadressen

- Deutschsprachige mykologische Gesellschaft: http://www.dmykg.de/guidelines
- Paul-Ehrlich-Gesellschaft für Chemotherapie e. V.: http://www.p-e-g.org
- Deutsche Gesellschaft für Neurologie: http://www.dgn.org
- Clinical Laboratory Standards Institute: http://www.clsi.org
- European Society of Clinical Microbiology & Infectious Diseases: http://www.eucast.org
- European Society for Clinical Microbiology & Infectious Diseases: http://www.escmid.org

99 Malaria

Dominic Wichmann

99.1 Steckbrief

Malaria ist die häufigste durch Protozoen hervorgerufene Infektionserkrankung der Welt. Weltweit leben rund 2 Milliarden Menschen in Malariaendemiegebieten. Jährlich sterben rund ein Million Menschen an den Folgen der Malaria. In Europa konnte die Malaria durch verbesserte Hygiene, Entwässerungsmanagement, Einsatz von Pestiziden und adäquate Therapiemaßnahmen nach dem Zweiten Weltkrieg ausgerottet werden, so dass alle heute in Europa diagnostizierten Fälle als in Endemiegebieten erworben angesehen werden können. Der unbeabsichtigte Import einer infizierten Mücke mit nachfolgender Übertragung (Flughafenmalaria), die Übertragung durch Blutkonserven oder eine autochthone Übertragung bei entsprechenden umwelt- und klimatischen Bedingungen stellen eine absolute Rarität dar.

99.2 Synonyme

- Malaria
- Malaria tropica
- komplizierte Malaria
- Schwere Malaria
- Falciparum-Malaria
- Wechselfieber
- Schwarzwasserfieber
- Sumpffieber

99.3 Keywords

- Malaria tropica
- komplizierte Malaria
- schwere Malaria
- Plasmodium falciparum
- Plasmodium knowlesi
- Malaria tertiana
- Plasmodium ovale
- Plasmodium vivax
- Malaria quartana
- Plasmodium malariae

99.4 Definition

- Malaria ist eine durch die Infektion mit humanpathogenen Plasmodien hervorgerufene fieberhafte Infektionserkrankung.
- Dieses Kapitel beschäftigt sich ausschließlich mit der komplizierten (= schweren) Malaria, da nur diese eine intensivmedizinische Behandlung benötigt. Der Begriff komplizierte Malaria bezeichnet eine Plasmodieninfektion mit Organkomplikationen, die in der Regel (aber nicht ausschließlich) durch P. falciparum hervorgerufen ist. Eine komplizierte Malaria ist bei unzureichender oder zu später Therapie mit einer sehr hohen Mortalität vergesellschaftet.
- Definitionsgemäß liegt eine komplizierte Malaria vor, wenn einer der nachfolgend genannten Parameter erfüllt ist:
  - höhergradige Bewusstseinsstörung oder zerebraler Krampfanfall
  - Schock
  - respiratorische Insuffizienz, Hypoxie
  - Hypoglykämie (Blutzucker < 40 mg/dl)
  - Niereninsuffizienz (Oligurie oder Kreatinin > 2,5 mg/dl)
  - metabolische Azidose (Basenüberschuss [BE] ≥ 8 mmol/l)
  - Hyperkaliämie (Serumkalium > 5,5mol/l)
  - schwere Anämie (Hämoglobin < 8 g/dl)
  - Hyperbilirubinämie (> 3 mg/dl)
  - Transaminasenerhöhung (> 3fach der Norm)
  - Hyperparasitämie (> 5 % der befallenen Erythrozyten)

99.5 Epidemiologie

99.5.1 Häufigkeit

- In Hochendemiegebieten beträgt die Prävalenz in Abhängigkeit von der Jahreszeit und der verwendeten Nachweismethode bis zu 50 %, was vielen hundert Millionen Infektionen jährlich entspricht. Konservativen Schätzungen zufolge dürfte die Zahl der Malariainfektionen mit Todesfolge jährlich bei rund einer Million liegen.
- In Deutschland ist der Labornachweis von Plasmodien meldepflichtig. Auf Basis dieser Daten werden aktuell rund 750 nach Deutschland importierte Malariafälle jährlich verzeichnet. In den letzten 15 Jahren konnte hier ein steter Rückgang registriert werden.
- Die komplizierten Malariafälle machen in Deutschland rund 3–5 % aus. Hiervon versterben aufgrund von verzögerter Diagnostik und Therapie bis zu 10 Patienten pro Jahr.

99.5.2 Altersgipfel

- In Abhängigkeit von der epidemiologischen Situation liegt der Altersgipfel zwischen dem 1. und 8. Lebensjahr in Hochendemiegebieten und verschiebt sich bei abnehmender Endemizität ins Erwachsenenalter.

- Bei Reisenden aus Nichtendemiegebieten ist die Altersstruktur der Betroffenen abhängig von der Altersstruktur der Reisenden.

99.5.3 Geschlechtsverteilung

- In Hochendemiegebieten sind Jungen und Mädchen gleich häufig betroffen.
- Mit Beginn der reproduktiven Lebensphase nimmt der Anteil der Patientinnen leicht zu. Grund hierfür ist der teilweise Verlust der zuvor gewonnenen Teilimmunität, da die Plazenta in der Schwangerschaft zusätzliche, zuvor nicht exprimierte Oberflächenantigene, die für bestimmte Plasmodiensubtypen suszeptibel machen, exprimiert.
- Bei Reisenden aus Nichtendemiegebieten ist die Geschlechtsverteilung abhängig von der Gruppe der Reisenden (Immigranten auf Heimaturlaub, Touristen, geschäftlich Reisende). Bei den nach Nordeuropa importierten Malariafällen überwiegt aus diesem Grund der Anteil der männlichen Patienten leicht.

99.5.4 Prädisponierende Faktoren

- Die Epidemiologie der Malaria in Deutschland wird im Wesentlichen durch das Verhalten der betroffenen Risikopolulation (Reisende, Immigranten, Expatriots, Missionare etc.) bestimmt.
- Exposition zum Vektor und Erreger
- Fehlen oder Verlust einer erworbenen Teilimmunität
- kein Benutzen von Repellenzien, Moskitonetzen etc.

99.6 Ätiologie und Pathogenese

- Malaria wird durch die Infektion mit einem von fünf humanpathogenen Plasmodienarten hervorgerufen. Die zur Gruppe der Protozoen gehörenden Plasmodien durchlaufen im Rahmen ihrer Entwicklung einen komplexen, Speziesbarrieren überspringenden Lebenszyklus. Hauptwirt (Ort der geschlechtlichen Vermehrung) und Hauptüberträger sind Moskitos der Gattung Anopheles, aber auch andere Gattungen können Plasmodien übertragen. Durch den Stich beim Blutsaugen injizieren die Mücken Sporozoiten, die ihren ersten Entwicklungsschritt zum Merozoiten in Hepatozyten vollziehen. Diese Phase der Infektion entspricht der Inkubationszeit und kann in Abhängigkeit von der Plasmodienart zwischen 8 Tagen und mehreren Monaten betragen.
- Die Merozoiten gelangen nach ihrer Freisetzung in das Blut und infizieren *Erythrozyten*, in denen sie sich über das Trophozoitenstadium zu Schizonten und wieder zu Merozoiten entwickeln. Danach rupturiert die Erythrozytenmembran und setzt die Merozoiten sowie Reste der Schizonten frei, wodurch im Patienten Fieber und Entzündungsreaktionen getriggert werden.
- Diese Phase verläuft bei P. ovale, P. vivax und P. malariae synchronisiert; sie dauert 48 Stunden bei den beiden erstgenannten (= Malaria tertiana) und 72 Stunden bei P. malariae (= Malaria quartana). Die Vermehrung von P. falciparum und P. knowlesi verläuft unsynchronisiert, was erklärt, warum hier ein Fieberkontinuum und keine rhythmischen Fieberepisoden auftreten.
- Nach dem Freisetzen der Trophozoiten aus den aufplatzenden Erythrozyten beginnen sie als freie Erreger nach erneutem Befall eines Erythrozyten einen weiteren Vermehrungszyklus.
- In unregelmäßigen Abständen entwickeln sich Schizonten nicht zu Merozoiten, sondern zu geschlechtlichen Gametozyten. Diese können keine Erythrozyten infizieren, sondern werden bei einer Blutmahlzeit von einer Anophelesmücke aufgenommen und beginnen in dieser den geschlechtlichen Vermehrungszyklus im Hauptwirt.
- Im Rahmen der Infektion wird ein großer Teil der parasitierten Erythrozyten in der Milz sequestriert, was die für die Malaria pathognomonische Splenomegalie erklärt. Dies hat wahrscheinlich evolutionär zu der Fähigkeit von P. falciparum geführt, auf der Erythrozytenoberfläche Proteine zu exprimieren, die die Adhäsion an Endothelien kleiner Kapillaren vermitteln, um so der Filterfunktion der Milz entgehen. Die Folge sind Endorganschäden durch direkten Endothelschädigung und Minderversorgung der Organe.

99.7 Klassifikation und Risikostratifizierung

- Eine unkomplizierte Malaria wird in vielen Ländern der Welt ambulant behandelt und stellt keinen Grund für eine intensivmedizinische Versorgung dar.
- Eine komplizierte Malaria muss bis zur klinischen und labormedizinischen Stabilisierung intensivmedizinisch betreut werden.

99.8 Symptomatik

- Die Malaria bei teilimmunen Patienten im Endemiegebiet kann oligosymptomatisch verlaufen.
- Bei den nach Europa importierten Fällen stehen in abnehmender Häufigkeit folgende Symptome im Vordergrund (Angaben aus mehreren Studien gemittelt):
  - Fieber (97%)
  - Schüttelfrost (78%)
  - Kopfschmerzen (74%)
  - Schweißausbrüche (64%)
  - Myalgien (34%)
  - Nausea (27%)
  - Erbrechen (27%)

- Husten (20%)
- Durchfälle (18%)
- abdominelle Schmerzen (13%)

99.9 Diagnostik

99.9.1 Diagnostisches Vorgehen

- Die Diagnostik stützt sich neben der klinischen Symptomatik im Wesentlichen auf die Reiseanamnese, die den Aufenthalt in einem Malariaendemiegebiet in den letzten 2 Jahren erfragen muss.
- Hierfür wird dringend die Kontaktaufnahme mit einer tropenmedizinischen Einrichtung empfohlen, da aufgrund jahreszeitlicher Schwankungen des Klimas und unrichtigen Aussagen in Reiseführern, auf Internetseiten etc. die Aussagen der Reisenden nicht immer als verlässlich gelten können.

99.9.2 Anamnese

- Die Frage nach einer möglichen Exposition ist die wichtigste Information, die im Rahmen der Anamnese erfragt werden muss.
- Des Weiteren muss geklärt werden, ob eine Malariaprophylaxe durchgeführt wurde, mit welchem Präparat, wo dieses erworben wurde, ob die Prophylaxe regelgerecht eingenommen wurde oder möglicherweise Faktoren wie eine Reisediarrhö zu einer verminderten Wirksamkeit geführt haben könnten.

99.9.3 Körperliche Untersuchung

- Es gibt keine malariaspezifischen Befunde in der körperlichen Untersuchung.

- Die Klärung, ob neurologische Symptome auf einen zerebralen Malariabefall zurückzuführen oder nur Ausdruck einer schweren Allgemeinzustandsverschlechterung sind, sollte durch eine fundierte neurologische Befunderhebung geklärt werden.

99.9.4 Labor

- Neben der nachfolgend geschilderten malariaspezifischen Diagnostik sollte zur Beurteilung des Schweregrads und der Organmitbeteiligung eine standardisierte Labordiagnostik erfolgen, die sich an der Diagnostik bei Patienten mit Verdacht auf Sepsis orientiert.

99.9.5 Mikrobiologie und Virologie

Kulturen

- Blutkulturen sind bei komplizierter Malaria zur differenzialdiagnostischen Fokussuche indiziert. Zum Beispiel kann eine bakterielle Sepsis bei Typhus oder Paratyphus bei einer gleichzeitigen Parasitämie das klinische Bild einer schweren Malaria imitieren.

Serologie

- Im Ausnahmefall kann der Nachweis einer Malaria durch einen Antigenschnelltest erfolgen.
  - Hierbei ist aber zu beachten, dass gerade bei sehr hoher Erregerlast ein falsch negatives Ergebnis auftreten kann.
  - Zudem kann im Antigenschnelltest keine Parasitämiebestimmung oder Speziesdiagnostik erfolgen. Dies muss schnellst möglich durch eine Mikroskopie nachgeholt werden!

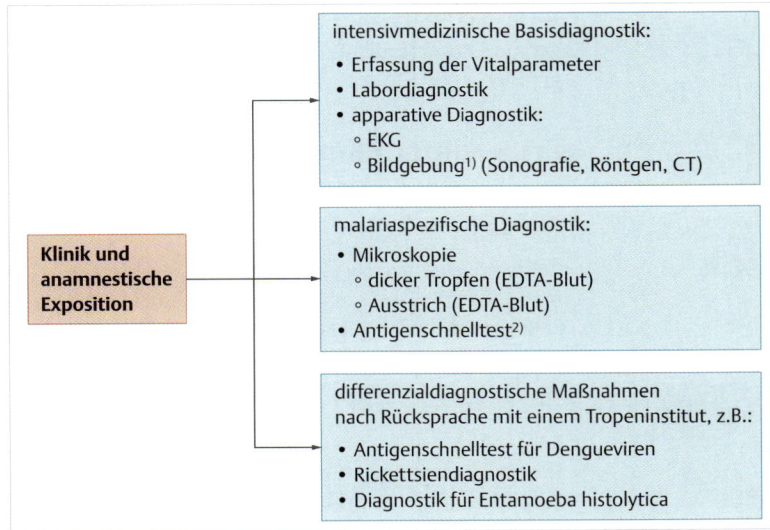

Abb. 99.1 Verdacht auf komplizierte Malaria. Diagnostisches Vorgehen (EDTA: Ethylendiamintetraessigsäure, 1): sofern differenzialdiagnostisch geboten, 2): Cave: falsch negative Ergebnisse bei hoher Parasitenlast möglich). CT: Computertomografie.

Merke

Serologische Tests (Antikörpersuchtests) haben in der Diagnostik der akuten Malaria keinen Stellenwert. Sie finden lediglich im Rahmen von berufsgenossenschaftlichen Fragestellungen Anwendung.

Molekularbiologie

- Nukleinsäure-Amplifikationsverfahren haben in der Diagnostik der akuten Malaria keinen Stellenwert. Sie finden im Wesentlichen Anwendung im Rahmen von Hochdurchsatz-Testverfahren in Blutbanken.

Mikroskopie

- Die Labordiagnostik muss bei Verdacht auf Malaria umgehend eine Erregerdiagnostik in einem erfahrenen Zentrum beinhalten. Diese sollte mikroskopisch im Blutausstrich und Dicken Tropfen erfolgen und den Speziesnachweis sowie das Ausmaß der Parasitämie beinhalten.

99.9.6 Bildgebende Diagnostik

Sonografie

- Eine Oberbauchsonografie ist indiziert zur differenzialdiagnostischen Klärung bei Hyperbilirubinämie und Transaminasenerhöhung.
- Die Sonografie der V. cava ist eine nicht invasive, schnelle und aussagekräftige Methode zur Beurteilung des Volumenmanagements bei komplizierter Malaria.

Röntgen

- Ein Röntgen-Thorax ist indiziert zur Fokussuche bei Fieber und differenzialdiagnostischen Klärung einer Dyspnoe.

MRT

- Eine zerebrale MRT kann zur differenzialdiagnostischen Abklärung einer Vigilanzminderung bei zerebraler Malaria indiziert sein.

99.9.7 Instrumentelle Diagnostik

EKG

- Ein EKG zur Dokumentation von Herzrhythmus und QT-Zeit ist aufgrund des Nebenwirkungsspektrums einiger Antimalariamedikamente zwingend erforderlich.

99.10 Differenzialdiagnosen

- Fieber ist bei 20 % aller Tropenrückkehrer das führende Krankheitssymptom. Daher ist die differenzialdiagnostische Bandbreite groß (▶ Tab. 99.1).

Tab. 99.1 Differenzialdiagnosen der Malaria.

Differenzialdiagnose	Bemerkungen
Denguefieber	wesentliche Differenzialdiagnose bei Thrombozytopenie und Fieber, tritt in ähnlicher Häufigkeit auf wie Malaria, Diagnose kann durch den Nachweis des NS 2-Antigens zuverlässig gestellt werden
Typhus, Paratyphus, Amöbenleberabszess, Pneumonie, Harnweginfekt	Differenzialdiagnosen bei monosymptomatischem Fieber
viszerale Leishmaniose (Kala-Azar), Typhus abdominalis, Zytomegalievirus- und Epstein-Barr-Virus-Infektionen akute HIV-Infektion, Denguefieber, Rickettsiosen, Brucellose, Rückfallfieber, infektiöse Endokarditis und afrikanische Trypanosomiasis (Schlafkrankheit)	Differenzialdiagnosen bei Splenomegalie
Typhus abdominalis, afrikanische Trypanosomiasis, bakterielle oder virale Meningitis	Differenzialdiagnosen bei Bewusstseinsstörungen im Rahmen einer zerebralen Malaria

99.11 Therapie

99.11.1 Therapeutisches Vorgehen

- **Malaria ist keine Sepsis!** Auch wenn die klinischen Bilder von bakterieller Sepsis und komplizierter Malaria sehr ähnlich sind (Fieber, Tachykardie, Oligurie, Vigilanzminderung, Laktatanstieg etc.), ist die Pathogenese bei beiden Krankheitsbildern grundverschieden. Die wichtigsten Unterschiede sind in ▶ Tab. 99.2 gegenübergestellt.
- Die schnellst mögliche adäquate antiparasitäre Therapie ist der Grundpfeiler der Therapie. Hierfür stehen die beiden Präparate Artesunat i. v. sowie Chinin i. v. zur Verfügung (▶ Abb. 99.2). Dosierungen, Nebenwirkungen und Kontraindikationen sind in ▶ Tab. 99.3 aufgeführt.

99.11.2 Allgemeine Maßnahmen

Merke

Aufgrund der unterschiedlichen Pathogenese stellt die bei der bakteriellen Sepsis angewendete großvolumige Flüssigkeitsgabe bei der komplizierten Malaria einen schwerwiegenden, prognoseverschlechternden Fehler dar und muss vermieden werden.

- Die parasiteninduzierten Endothelschäden führen insbesondere in der Lunge zu einer Kapillarstörung mit der Folge eines Lungenödems, das bei der Malaria nicht nur in Endemiegebieten, sondern auch in industriali-

99.11 Therapie

Tab. 99.2 Gegenüberstellung der wichtigsten Unterschiede zwischen Malaria und bakterieller Sepsis.

Parameter	Malaria	Sepsis
Pathogenese	Adhäsion parasitierter Erythrozyten	direkte Wirkung freigesetzter Toxine oder immunologische Reaktion auf die Infektion
Herzindex	normwertig	gesteigert
Blutdruck	in der Regel normwertig	in der Regel vermindert
gesamtvaskulärer Widerstand	normwertig bis leicht gesteigert	erniedrigt

Tab. 99.3 Therapie der komplizierten Malaria.

Arzneimittel	Dosierung	Nebenwirkung	cave
Artesunat i. v.	2,4 mg/kgKG zu Stunde 0, 12, 24, 48 und 72	hämolytische Anämie ca. 14 Tage nach Gabe	in Deutschland formal nicht zugelassen
gefolgt von Atovaquon/Proguanil p. o.	1000 mg/400 mg an Tag 4, 5 und 6	Übelkeit, abdominelle Schmerzen, Erbrechen, Zephalgien, Transaminasenerhöhung	–
Chinin-Dihydrochlorid i. v.[1)]	20 mg/kgKG über 4 Stunden, anschließend 10 mg/kgKG alle 8 Stunden für 7–10 Tage	QT-Zeit-Verlängerungen, Schwerhörigkeit, Farbsehstörungen, Transaminasenanstieg	EKG-Monitoring
in Kombination mit Doxycyclin p. o.	1 × 200 mg	Übelkeit, Erbrechen, abdominelle Schmerzen, Diarrhö, Photosensibilisierung, Transaminasenerhöhung	kontraindiziert bei Schwangerschaft
oder mit Clindamycin p. o.	3 × 600 mg	metallischer Geschmack, Übelkeit, abdominelle Schmerzen, Erbrechen, Diarrhö, Hypotension, Transaminasenerhöhung	kontraindiziert bei Schwangerschaft

KG: Körpergewicht
1) bei fortbestehendem Multiorganversagen an Tag 3: Dosis um 30–50 % reduzieren; Dosis um 50 % reduzieren, wenn QTc-Zeit um 25 % ansteigt; Chinin wird nicht hämofiltriert: Die Dosierung muss nicht angepasst werden.

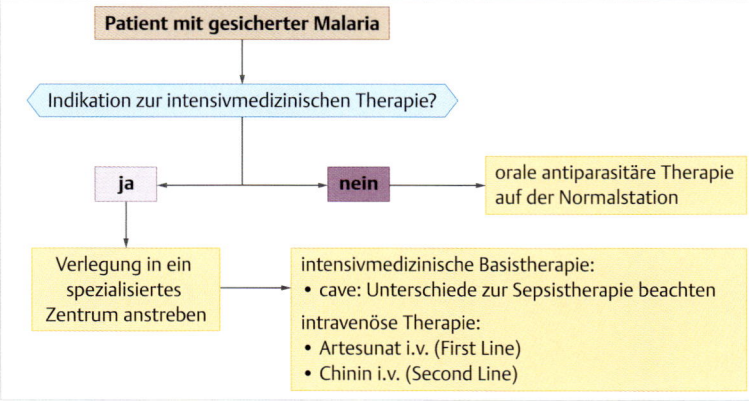

Abb. 99.2 Malaria. Therapeutisches Vorgehen.

sierten Ländern mit einer signifikant gesteigerten Mortalität vergesellschaftet ist.
- Vor diesem Hintergrund sollte eine durch Volumengabe induzierte invasive Beatmungspflichtigkeit auch um den Preis einer eventuellen Einleitung einer Nierenersatztherapie zwingend vermieden werden. Eine Positivbilanz von 20–25 ml/kgKG in 24 Stunden ist in der Regel als Grenze anzusehen. Weiterhin gelten die allgemeinen intensivmedizinischen Indikationen für den Einsatz von extrakorporalen Organunterstützungsverfahren wie Nierenersatztherapie und (nicht)invasive Beatmung.

99.11.3 Pharmakotherapie

- Die Therapie einer komplizierten Malaria sollte in einem tropenmedizinisch infektiologischen Zentrum mit entsprechender Erfahrung in der Behandlung solcher Patienten erfolgen.
- Der weltweit aktuell gültige Standard der antiparasitären Therapie besteht aus der intravenösen Gabe von Artesunat (▶ Tab. 99.3). Es ist in Europa formal nicht zugelassen und die Gabe erfolgt auf persönliche Verantwortung des verabreichenden Arztes.

- Alternativ steht in Deutschland Chinin zur intravenösen Therapie zur Verfügung.
- Fieber, Kopfschmerzen Myalgien und Arthralgien sollten mit Paracetamol oder falls notwendig mit Opiaten behandelt werden.
- Aspirin, nicht steroidale Antirheumatika und Heparin sind kontraindiziert (gesteigerte Mortalität).
- Der Einsatz von Kortikoiden bei Hirndruck im Rahmen einer zerebralen Malaria ist kontraindiziert (gesteigerte Mortalität).

99.11.4 Zellbasierte Verfahren

Austauschtransfusionen

- Austauschtransfusionen bei hoher Parasitämie werden in der modernen Malariatherapie nicht mehr empfohlen. Sie können in sehr gut begründeten Einzelfällen nach vorheriger Konsultation eines Tropenmediziners in Erwägung gezogen werden.

99.12 Nachsorge

- Die Therapie mit Artesunat verursacht bei ca. 25 % der Patienten 14 Tage nach Therapieende eine ätiologisch bis jetzt ungeklärte hämolytische Anämie. Die Patienten sollten bei Entlassung darüber aufgeklärt und ambulant kontrolliert werden.

99.13 Verlauf und Prognose

- Unbehandelt liegt die Letalität der komplizierten Malaria bei fast 100 %.
- Durch adäquate antiparasitäre Therapie kann die Letalität auf 10–20 % gesenkt werden. Die Zahl kann im Einzelfall erheblich abweichen, da die Kriterien für eine komplizierte Malaria unterschiedlich starke Prädiktoren für einen schweren Verlauf darstellen.

99.14 Prävention

- medikamentöse Prophylaxe bei Aufenthalt in einem entsprechenden Risikogebiet
- Expositionsprophylaxe durch körperbedeckende Kleidung, Moskitonetze und den Gebrauch von Repellenzien sowie den Aufenthalt in klimatisierten Räumen
- Einsatz von Insektiziden zur Vektorkontrolle

99.15 Quellenangaben

[1] Löscher T, Burchard GD, Hrsg. Tropenmedizin in Klinik und Praxis. Stuttgart: Thieme; 2010

99.16 Wichtige Internetadressen

- Deutsche Gesellschaft für Tropenmedizin und International Gesundheit e.v: http://www.dtg.org
- AWMF online Portal der wissenschaftlichen Medizin: Leitlinie Malaria Diagnostik und Therapie: http://www.awmf.org/leitlinien/detail/ll/042–001.html

100 Infektionen bei Immunsuppression durch HIV/AIDS

Timo Wolf, Gerrit Kann

100.1 Steckbrief

Der Diagnostik und Behandlung von Infektionen bei Immunsuppression durch HIV und dem Management eines HIV-Patienten kommen in der Intensivmedizin große Bedeutung zu. Insbesondere bei Pneumocystis-jirovecii-Pneumonie sind die frühzeitige und adäquate Therapie (Trimethoprim/Sulfamethoxazol) sowie die diagnostische Sicherung (Bronchoskopie) entscheidend. Auch die Kryptokokkenmeningitis ist bedeutend. Therapiemöglichkeiten sind liposomales Amphotericin B, Flucytosin und Azole.

100.2 Synonyme

- HIV-1
- AIDS
- opportunistische Infektionen

100.3 Keywords

- HIV
- AIDS
- Pneumocystispneumonie (PCP)
- Kryptokokkenmeningitis
- opportunistische Infektionen

100.4 Definition

- HIV ist ein zur Familie der Retroviridae gehörendes Lentivirus und kann die erworbene Immunschwäche AIDS (Acquired Immune Deficiency Syndrome) bedingen, bei der es zu einer Depletion der CD4-Zellen kommt.
- Im Rahmen dieser Immundefizienz (bei CD4-Zellzahl unter 200/µl) gehören unter anderem zu den wichtigsten opportunistischen Infektionen auf Intensivstationen die *Pneumocystispneumonie* (PCP), ein durch den Erreger Pneumocystis jerovicii hervorgerufene interstitielle Pneumonie, und die *Kryptokokkenmeningitis*; verursacht wird diese opportunistische Pilzinfektion durch verschiedene Kryptokokkusarten, am häufigsten ist C. neoformans, die schlechteste Prognose birgt C. gattii.

100.5 Epidemiologie

100.5.1 Häufigkeit

- Die geschätzte Häufigkeit HIV-infizierter Menschen in Deutschland betrug Ende 2014 über 83 400. 2014 lag die geschätzte Anzahl der HIV-Erstdiagnosen bei 3700, davon ca. 1200 mit der klinischen Kategorie AIDS oder aber einer deutlich herabgesetzten CD4-Zell-Zahl (< 200 CD4-Zellen/µl).
- Valide Daten zur Inzidenz von Pneumocystispneumonie und Kryptokokkenmeningitis bei HIV-Patienten in Deutschland sind nicht verfügbar. Die Epidemiologie ist unbekannt.

100.5.2 Altersgipfel

- Der geschätzte Altersgipfel liegt zwischen 40 und 49 Jahren.

100.5.3 Geschlechtsverteilung

- Männer sind etwa mehr als viermal häufiger betroffen.

100.5.4 Prädisponierende Faktoren

- *HIV-Infektion:*
  - Promiskuität
  - „unsafe sex"
  - andere sexuell übertragbare Erkrankungen
  - intravenöser Drogengebrauch
  - Bluttransfusionen (vor allem in Ländern mit weniger entwickeltem Gesundheitssystemen)
- *Pneumocystispneumonie:*
  - fortgeschrittener Immundefekt bei unbehandelter HIV-Infektion
  - CD4-Zellzahl < 200 Zellen/µl bzw. < 14 % der Lymphozyten
  - vorangegangene PCP
  - Mundsoor
  - rezidivierende bakterielle Pneumonien
  - ungewollter Gewichtsverlust

100.6 Ätiologie und Pathogenese

- *HIV-Infektion:*
  - sexuell bzw. parenteral übertragbar
  - Zielzellen sind CD4-Oberflächenantigen-tragende Zellen (z. B. T-Helferzellen).
  - Durch die Zerstörung der T-Helferzellen kommt es zur Schädigung des Immunsystems.
  - Folgen können opportunistische Infektionen oder Malignome sein.
- *Pneumocystispneumonie:*
  - Pneumocystis jerovicii wird über die Luft übertragen.
  - Bei Immunsuppression kann es zu schweren interstitiellen Lungenentzündungen kommen.

100.7 Klassifikation und Risikostratifizierung

- Die heute immer noch gebräuchliche CDC-Klassifikation (CDC: Centers for Disease Control and Prevention) der HIV-Infektion (1993) richtet sich nach der klinischen Symptomatik (Kategorien A/B/C) sowie der CD4-Zellzahl (1/2/3) (▶ Tab. 100.1).

100.8 Symptomatik

- *HIV-Infektion:*
  - Das Beschwerdebild Infektion ergibt sich vor allem aus der Begleiterkrankung wie z. B. der opportunistischen Infektion.
- *Pneumocystispneumonie:*
  - Die klassische Symptomtrias besteht aus trockenem Husten und Luftnot sowie Gewichts- und Leistungsverlust und schreitet über Tage bis Wochen voran. Fieber kann zwar auftreten, die Körpertemperaturen sind aber häufiger subfebril oder auch normal.

100.9 Diagnostik

- Im Folgenden wird die Diagnostik der *Pneumocystispneumonie* beschrieben.

100.9.1 Diagnostisches Vorgehen

- Das diagnostische Vorgehen bei Verdacht auf Pneumocystispneumonie ist in ▶ Abb. 100.1 dargestellt.

100.9.2 Anamnese

- Die Patienten klagen typischerweise über trockenen Husten, Belastungsdyspnoe, Gewichtsverlust.

Tab. 100.1 CDC-Klassifikation von 1993 (CDC: Centers for Disease Control and Prevention).

CD4-Zellzahl	klinische Kategorie A: asymptomatisch bzw. akute HIV-Infektion	klinische Kategorie B: symptomatisch, aber weder A noch C	klinische Kategorie C: AIDS-definierende Erkrankung[1]
> 500/µl	A1	B1	C1
200–499/µl	A2	B2	C2
< 200/µl	A3	B3	C3

1) Zu den AIDS-definierenden Erkrankungen gehören z. B. Pneumocystispneumonie, Tuberkulose, zerebrale Toxoplasmose, extrapulmonale Kryptokokkose, ösophageale Candidose, Burkitt-Lymphom.

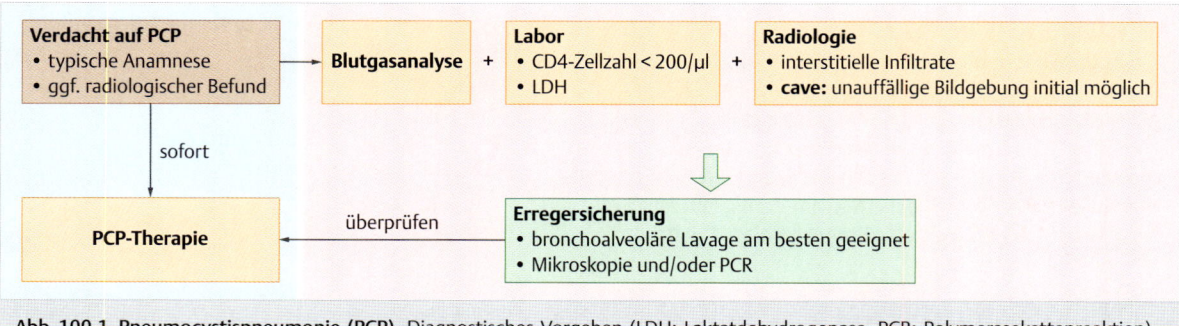

Abb. 100.1 Pneumocystispneumonie (PCP). Diagnostisches Vorgehen (LDH: Laktatdehydrogenase, PCR: Polymerasekettenreaktion).

100.9.3 Körperliche Untersuchung
- Der Auskultationsbefund ist meist unauffällig.

100.9.4 Labor
- CD4-Zellzahl < 200/µl
- Die Blutgasanalyse (BGA) zeigt frühzeitig eine Hypoxämie.
- LDH-Aktivität oft erhöht
- erniedrigter S-Adenosylmethionin-Spiegel
- erhöhte β-D-Glucan-Spiegel

100.9.5 Mikrobiologie
- Ein Erregernachweis sollte angestrebt werden; am geeignetsten aus *bronchoalveolärer Lavage* (Sensitivität > 90 %), ersatzweise aus *induziertem Sputum* (Sensitivität geringer)
- Nachweis durch *Spezialfärbungen* (Giemsa, Grocott, Immunfluoreszenz) oder *Polymerasekettenreaktion* (PCR)

100.9.6 Bildgebende Diagnostik
- radiologisch interstitielle Infiltrate
- typischerweise schmetterlingsförmige, d. h. beidseits von hilär sich ausbreitende interstitielle Zeichnungsvermehrung
- In fortgeschrittenen Stadien sind Pneumatozelen oder ein Pneumothorax möglich.
- In frühen Stadien ist bei bis zu 40 % der Patienten eine unauffällige Bildgebung möglich.

100.10 Differenzialdiagnosen
- Mögliche Differenzialdiagnosen einer Pneumocystispneumonie sind vor allem andere Pneumonien (▶ Tab. 100.2).

Tab. 100.2 Differenzialdiagnosen der Pneumocystispneumonie (PCP).

Differenzialdiagnose	Bemerkungen
Zytomegalieviruspneumonie	ähnliche Klinik (eventuell auch als Koinfektion zur PCP)
Pneumokokkenpneumonie	Bild einer Lobärpneumonie bzw. nicht interstitiellen Pneumonie
andere atypische und interstitielle Pneumonien durch bakterielle Erreger	z. B. Chlamydia pneumoniae, Mycoplasma pneumoniae, Legionella pneumophila

100.11 Therapie

100.11.1 Therapeutisches Vorgehen

Antiretrovirale Therapie
- Die Initiierung oder Fortführung der antiretroviralen Therapie muss besonders auf der Intensivstation eingeschränkten Organfunktionen Rechnung tragen. Dabei kommt der *Dosisanpassung* bei Nieren- bzw. Leberinsuffizienz besondere Bedeutung zu.
- Falls der Patient noch nie eine HIV-Therapie erhalten hat, muss bei bestehenden opportunistischen Infektionen daran gedacht werden, dass ein *Immunrekonstitutionssyndrom* folgen kann.
- Prinzipiell sollte die Therapieeinleitung in Absprache mit einem in der HIV-Behandlung erfahrenen Infektiologen erfolgen.

Therapie der Pneumocystispneumonie

> **Merke**
>
> *Grundsätzlich gilt*: Bei Verdacht auf Pneumocystispneumonie (klinisch bzw. klinisch-radiologisch) sollte die Therapie *sofort eingeleitet* werden. Auch Tage nach Behandlungsbeginn sind Erreger noch nachweisbar. Die Verzögerung der Therapieeinleitung und das Abwarten der Untersuchungsergebnisse sind nicht vertretbar.

- Therapiedauer immer mindestens 21 Tage, nur in Ausnahmefällen länger
- Begleitende Steroidtherapie: Es gibt Empfehlungen bei respiratorischer Insuffizienz (Blutgasanalyse: paO$_2$ < 70 mmHg) zur Gabe von Predniso(lo)n (2 × 40 mg/Tag für 5 Tage, dann 1 × 40 mg/Tag für weitere 5 Tage, dann 1 × 20 mg/Tag für 10 Tage).
- Mittel der Wahl ist *Trimethoprim/Sulfamethoxazol* (TMP/SMX) (▶ Tab. 100.3).
- *Pentamidin* hat sich als Alternative bewährt, besitzt aber keine antibakterielle Wirkung, so dass dann eine zusätzliche Therapie mit antibakteriell wirkenden Substanzen erwogen werden sollte.

Tab. 100.3 Therapie der Pneumocystispneumonie: Trimethoprim/Sulfamethoxazol (TMP/SMX) SMX und Alternativen.

Therapie	Dosierung (Tagestherapiedosis)	Besonderheiten, Nebenwirkungen
TMP/SMX	TMP 15–20 mg/kgKG/Tag (+ SMX 75–100 mg/kgKG/Tag), verteilt auf 3–4 Einzeldosen (meist 4 × 4 oder 3 × 5 Ampullen à 480 mg i. v.)	Arzneimittelexanthem, Myelo-, Leber- und Nierentoxizität
Pentamidin	4 mg/kgKG i. v. für 5 Tage, dann ggf. Reduktion auf 2 mg/kg (bei First-Line-Einsatz ggf. Begleitantibiotikum)	Hypoglykämien (Blutzuckerkontrollen), Hypotension, Niereninsuffizienz, QTc-Verlängerung
Atovaquon	2 × 750 mg (5 ml) Suspension p. o. mit einer Mahlzeit	–
Clindamycin/Primaquin	3–4 × 600 mg (i. v./p. o.) + Primaquin 30 mg (p. o.)	–
Dapson/Trimethoprim	Dapson 1 × 100 mg, Trimethoprim 3 × 5 mg/kgKG	–

KG: Körpergewicht

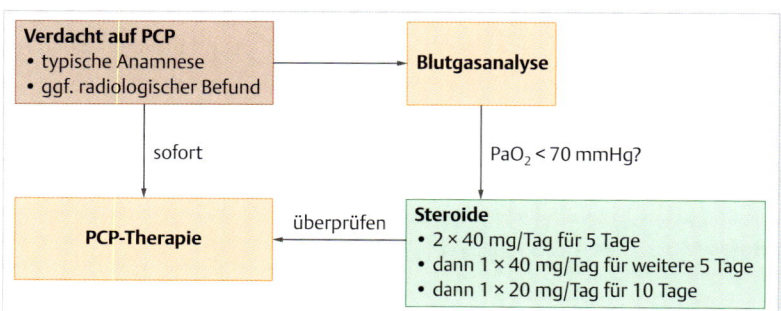

Abb. 100.2 Pneumocystispneumonie (PCP). Therapeutisches Vorgehen.

Tab. 100.4 Medikamentöse Prophylaxe der Pneumocystispneumonie.

Medikament	Dosierung	Besonderheiten
Trimethoprim/Sulfamethoxazol (TMP/SMX)	480 mg/Tag oder 3 × 960 mg/Woche	protektiver Effekt für bakterielle Infektionen und zerebrale Toxoplasmose
Pentamidin	1–2 × 300 mg/Monat per inhalationem	–
Dapson	1 × 100 mg/Tag	–
Dapson + Pyrimethamin	Dapson 1 × 200 mg/Woche p.o plus Pyrimethamin 1 × 75 mg/Woche p. o. plus Folinsäure 1 × 250 mg/Woche p. o.	–
Atovaquon	2 × 750 mg p. o. pro Tag	–

100.12 Verlauf und Prognose

- Gesamtüberleben einer Pneumocystispneumonie: ca. 90 %
- Letalität einer Pneumocystispneumonie bei maschineller Beatmung: ca. 60 %

100.13 Prävention

- In ▶ Tab. 100.4 ist die medikamentöse Prophylaxe der Pneumocystispneumonie dargestellt.

100.14 Quellenangaben

[1] Deutsche AIDS-Gesellschaft (DAIG) unter Beteiligung der Österreichischen AIDS-Gesellschaft (ÖAIG). Deutsch-Österreichische Leitlinien zur Therapie und Prophylaxe opportunistischer Infektionen bei HIV-infizierten erwachsenen Patienten (12.09.2014).//http://www.daignet.de/site-content/hiv-therapie/leitlinien-1/LL%20OI%202014–2.pdf (Stand 23.11.2017)
[2] Herold G. Innere Medizin. Köln: Herold G.; 2016
[3] Hoffmann C, Rockstroh JK. HIV 2016/2017. Hamburg: Medizin Fokus; 2016
[4] Panel on Opportunistic Infections in HIV-Infected Adults and Adolescents. Guidelines for the prevention and treatment of opportunistic infections in HIV-infected adults and adolescents: recommendations from the Centers for Disease Control and Prevention, the National Institutes of Health, and the HIV Medicine Association of the Infectious Diseases Society of America. http://aidsinfo.nih.gov/contentfiles/lvguidelines/adult_oi.pdf (Stand 08.11.2017)
[5] Robert-Koch-Institut. Epidemiologisches Bulletin: Schätzung der Prävalenz und Inzidenz von HIV-Infektionen in Deutschland, Stand Ende 2014. http://www.rki.de/DE/Content/Infekt/EpidBull/Archiv/2015/Ausgaben/45_15.pdf (Stand: 08.11.2017)

101 Influenza

Timo Wolf, Gerrit Kann

101.1 Steckbrief

Die Influenza ist eine saisonal auftretende Erkrankung. Dabei kann es zyklisch zu schweren Influenzaepidemien bis hin zu -pandemien kommen, die zu einer großen Zahl an intensivmedizinisch zu betreuenden Patienten führen können. Für prädisponierte Gruppen wie z. B. immunsupprimierte, adipöse oder ältere Patienten kann die Influenza schwere Verlaufsformen annehmen. Influenzawirksame Virostatika können die schweren Verläufe abmildern. Das Management von bakteriellen und viralen Superinfektionen spielt eine wichtige Rolle.

101.2 Synonyme

- (echte) Grippe
- Influenzapneumonie
- Grippepneumonie

101.3 Keywords

- Influenza
- virale Atemwegserkrankung
- Tröpfcheninfektion
- Pneumonitis

101.4 Definition

- Die Influenza ist eine saisonal auftretende, akute und führend respiratorische Erkrankung, hervorgerufen durch Orthomyxoviren.

101.5 Epidemiologie

101.5.1 Häufigkeit

- Die Influenza ist eine weltweite Erkrankung. Sie tritt in den gemäßigten Ländern der Nord- und Südhalbkugel in den Wintermonaten, in tropischen Gebieten ganzjährig auf.
- In Deutschland tritt die Grippe vor allem in den Monaten Dezember bis Februar auf. Die Inzidenz von Influenzaerkrankungen kann von Saison zu Saison erheblich schwanken. In der Saison 2012/2013 wurden in Deutschland 30 000 stationär behandlungspflichtige Influenzafälle sowie 20 000 influenzabedingte Todesfälle geschätzt; somit handelte es sich hier um eine schwere Saison. In der Folgesaison 2013/2014 wiederum wurden lediglich 3000 Hospitalisierungen und keine erhöhte Sterblichkeit geschätzt [5].
- In der Saison 2016/2017 wurden 114 000 laborbestätigte Erkrankungen und 26 000 laborbestätige Fälle von Krankenhausaufnahme verzeichnet [3].
- In Deutschland werden während der Saison ca. 5–20 % der Bevölkerung infiziert.

101.5.2 Altersgipfel

- Infektionen treten in jeder Altersgruppe auf, Personen über 60 Jahre sind aber häufiger von schweren Verläufen betroffen und weisen eine erhöhte Mortalität auf.

101.5.3 Geschlechtsverteilung

- prinzipiell ausgeglichene Geschlechterverteilung

101.5.4 Prädisponierende Faktoren

- Berufe mit erhöhtem Kontakt mit Erkrankten (medizinischer Bereich, Kindergärten, Schulen)
- Aufenthalt in Gemeinschaftsunterkünften
- fehlende Impfprophylaxe
- Immunschwäche

101.6 Ätiologie und Pathogenese

- Die Übertragung erfolgt meist auf respiratorischem Weg meist über *Tröpfcheninfektion* (hier wird häufig eine Tröpfchengröße von 5 µl angegeben). Eine aerogene Übertragung für kleinere Tröpfchengrößen wird diskutiert.
- Eine Übertragung über *Schmierinfektion* oder kontaminierte Flächen auf Schleimhäute, in der Regel über Hände oder Händeschütteln, ist ebenfalls relevant.
- Infektion des Organismus über endständige *Neuraminsäurereste* respiratorischer Epithelien
- Bei schweren Verläufen kann es zu einer Zerstörung der Alveolarepithelien mit nekrotischer Schädigung und Blutungen kommen.
- Durch die Schädigung werden *invasive Superinfektionen* mit Bakterien und anderen Viren (z. B. Herpes-simplex-Virus) permissiv begünstigt.
- Bakterielle Superinfektion wirken pathogenetisch synergistisch: Proteasen von Staphylococcus aureus z. B. können indirekt über Modifikation des Proteins Hämagglutinin die Infektiosität von Influenzaviren steigern, umgekehrt wird die Internalisierung von S. aureus in Lungenzellen durch Hämagglutinin gesteigert [6], [7].

- *Inkubationszeit*: 1–2 bis maximal 4 Tage
- Bezüglich der *Präpatenzzeit* ist zu sagen, dass Patienten bereits infektiös sein können, wenn sie noch gar keine Symptome aufweisen.
- *Ausscheidungsdauer*: 3–5 bis maximal 7 Tage, bei Immunsupprimierten oder auch bei schweren Verlaufsformen länger
- Besonders gefährdend für *schwere Verläufe* sind höheres Alter, Immunsuppression, chronische Lungenerkrankung, schwere Adipositas, neurologische oder neuromuskuläre Erkrankungen, Diabetes mellitus oder andere Stoffwechselerkrankungen, Schwangerschaft.

101.7 Klassifikation und Risikostratifizierung

- *Einteilung* der Influenzaviren: Neben dem Typ (A/B/C) werden der Wirt, bei dem das Virus gefunden wurde, der Ort der Isolierung, die Nummerierung, das Jahr sowie die Subtypen des Hämagglutinin und der Neuraminidase genannt (z. B. A/Hong Kong/4801/2014 (H3N2)).
- *Schwere Verläufe* sind häufig gekennzeichnet durch pulmonale Komplikationen wie:
  - primäre Influenzapneumonie
  - bakterielle Pneumonie durch Superinfektion
  - Exazerbation einer chronisch-obstruktiven Lungenerkrankung (COPD)
- Außerdem kann es bei schweren Verlaufsformen zu Myokarditis, Enzephalitis oder Rhabdomyolyse kommen.

101.8 Symptomatik

- Die *klassische* Symptomatik (ILI: influenza-like illness) zeichnet sich durch einen plötzlichen bis schlagartigen Beginn mit Fieber, Husten, Myalgien/Zephalgien aus.

Ein kleiner Anteil der Patienten hat auch gastrointestinale Symptome wie Übelkeit mit oder ohne Erbrechen. Weitere Symptome sind Rhinitis, Schwäche und Frösteln bzw. Schweißausbrüche.
- Geschätzt nur 1 Drittel der Patienten weisen klassische Symptome auf, der Rest kann untypische bis *asymptomatische* Verläufe zeigen.
- *Schwere* Verläufe bis hin zu einem akuten Atemnotsyndrom (ARDS) sind möglich und treten häufig 3–7 Tage nach Symptombeginn auf.

101.9 Diagnostik

101.9.1 Diagnostisches Vorgehen

- Ein *Virusnachweis* sollte angestrebt werden. Innerhalb einer Saison oder gar Pandemie sollte aber auf eine typische Klinik geachtet werden. Eine Therapie ist in einer pandemischen Situation bzw. innerhalb der Grippesaison in der Regel vor Erhalt des Virusnachweises geboten.
- Es sollte ein Erregernachweis in Sputum, Rachen- oder besser Nasenabstrich bzw. ggf. auch in der bronchoalveolären Lavage (BAL) bzw. im Tracheal- oder Bronchialsekret erfolgen.
- *Goldstandard* ist der *PCR-basierte Nachweis* (PCR: Polymerasekettenreaktion).
- Ein *Antigenschnelltest* für Abstrichmaterial (in Ausnahmefällen Sputum) steht zur Verfügung.
  - Dieser weist aber eine deutlich geringere und virustypenabhängige Sensitivität auf und sollte bei negativem Ergebnis nicht allein zur Grundlage einer therapeutischen Entscheidung werden.
  - Gleichwohl ist die Spezifität gut und der Test kann deswegen zur Bestätigung der Diagnose hilfreich sein, insbesondere außerhalb einer Grippesaison.

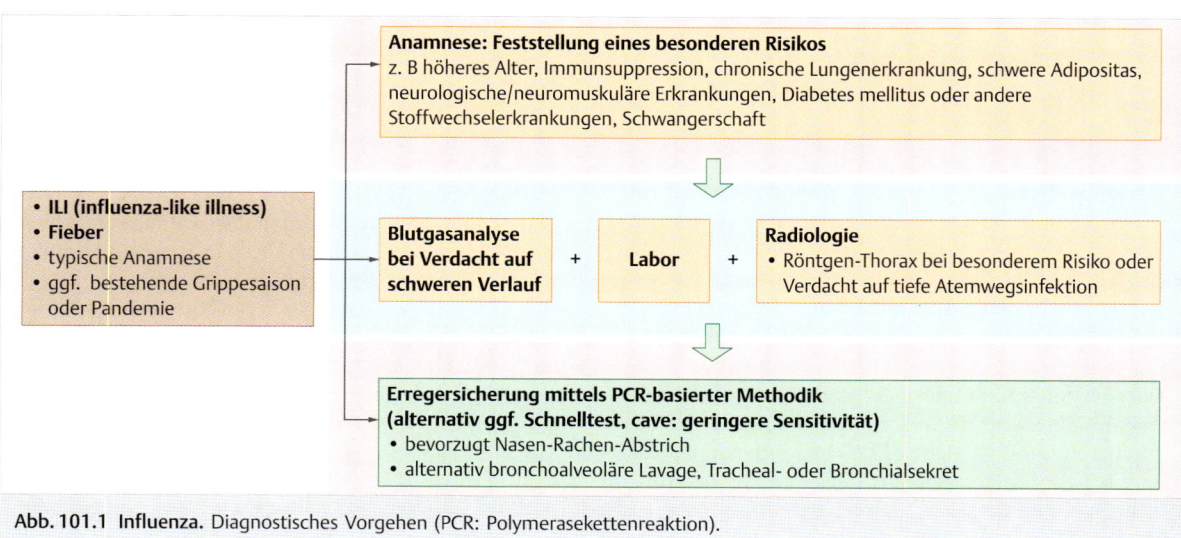

Abb. 101.1 Influenza. Diagnostisches Vorgehen (PCR: Polymerasekettenreaktion).

101.9.2 Anamnese

- Erfragen der klinischen Symptomatik wie oben beschrieben
- Anamnestisch wichtig ist auch,
  - ob der Patient sich innerhalb der letzten 5 Tage in einem Gebiet mit Grippesaison aufgehalten hat,
  - wie der Grippeimpfstatus ist,
  - ob Kontakt zu Grippepatienten bestand.

101.9.3 Körperliche Untersuchung

- Pharyngitis, Rhinitis, Konjunktivitis, ggf. auch Ohrspiegelung (vor allem bei Kindern)
- Auskultation der Lunge
- Bestimmung der Atemfrequenz
- Untersuchung des Herzens inklusive EKG, um eine Myokarditis abzuklären
- Der Untersucher sollte entsprechende Schutzkleidung für respiratorisch übertragene Erkrankungen tragen (Atemschutzmaske, Handschuhe, Kittel, Schutzbrille).

101.9.4 Labor

- Neben Routinelabor ist vor allem die Blutgasanalyse zu nennen.

101.9.5 Mikrobiologie

- Ein Erregernachweis mittels PCR und Virusisolation sollte angestrebt werden.
- Eine Virusisolation ist vor allem für die Resistenztestung wichtig.
- Bakterielle und fungale Kulturen sollten aufgrund der Bedeutung für Superinfektionen insbesondere bei schweren Verläufen angelegt werden.
- Auf virale Superinfektionen durch Alpha-Herpesviren (HSV: Herpes-simplex-Virus) oder Gamma-Herpesviren (CMV: Zytomegalievirus, HHV6: Humanes Herpesvirus Typ 6) sollte bei schweren Verläufen geachtet werden.

101.9.6 Bildgebende Diagnostik

- Eine Bildgebung der Lunge zur Erkennung schwerer Verlaufsformen inklusive bakterieller Pneumonie (als Superinfektion oder differenzialdiagnostisch) sollte erfolgen.
- Schwere Verläufe mit Bildern eines ARDS sind möglich.

101.10 Differenzialdiagnosen

- Innerhalb einer Grippensaison kann bei passender Klinik zunächst von einer Influenza ausgegangen werden.

Tab. 101.1 Differenzialdiagnostisches Erregerspektrum der Influenza.

Differenzialdiagnostisches Erregerspektrum	Bemerkungen
Rhinoviren	keine Angaben
Respiratory Syncitial Virus	
Humane Metapneumoviren	
Mykoplasmen	
Chlamydia pneumoniae	
Legionellae	
sonstige bakterielle Bronchitis/ Pneumonie	durch Haemophilus, Pneumokokken, Staphylokokken, bei Immungeschwächten oder Patienten mit strukturellen Lungenvorerkrankungen auch erweitertes Spektrum

101.11 Therapie

101.11.1 Therapeutisches Vorgehen

- Prinzipiell sollte bei passender Klinik bei schweren Verläufen und bei Patienten mit den oben genannten Risikofaktoren oder bei Hospitalisation eine Therapie angeboten werden.
- Bei in der Region/Saison zirkulierenden Influenzaviren kann und sollte die Therapie auch bei passenden klinischen Symptomen begonnen werden.
- Die Wirksamkeit scheint am besten bei Beginn innerhalb von *48 Stunden nach Symptombeginn*. Jedoch zeigte sich bei intensivmedizinisch versorgungspflichtigen Patienten auch bei späterem Beginn noch eine Reduktion der Mortalität [4].
- Eine *Sicherung der Diagnose* ist insbesondere bei schweren Verläufen sehr sinnvoll, sollte den Therapiebeginn aber nicht verzögern.
- Die *mikrobiologischen Ergebnisse* können zur Anpassung der Therapie zu Rate gezogen werden.
- Die Therapie wird ganz überwiegend mit den *Neuraminidaseinhibitoren Oseltamivir* und *Zanamivir* durchgeführt.
  - In den letzten Jahren sind kaum zirkulierende *Resistenzen* gegen Neuraminidasehemmer aufgetreten. Die Resistenzlage muss aber in jeder Saison neu bewertet werden! Resistenzen treten ansonsten vor allem bei Unterdosierung und länger verabreichter Therapie, beispielsweise bei Immunsupprimierten auf.
  - Seltene *Nebenwirkungen* von *Oseltamivir* sind Übelkeit und Erbrechen, die durch gleichzeitige Nahrungsaufnahme gemildert werden können.
  - Bei *Zanamivir* kann es, insbesondere bei längerfristiger Anwendung, zur Bronchialobstruktion kommen. Patienten mit COPD sollten vor Anwendung von Za-

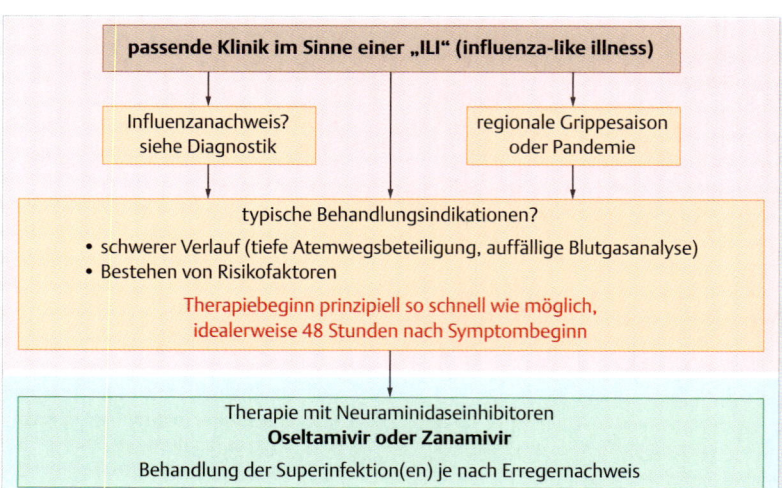

Abb. 101.2 Influenza. Therapeutisches Vorgehen.

Tab. 101.2 Therapie der Influenza [8].

Therapie	Dosierung (Tagestherapiedosis)	Besonderheiten/Nebenwirkungen
Oseltamivir (Kapseln)	2 × 75 mg täglich über 5 Tage, Kinder < 40 kgKG (zugelassen ab 1 Jahr, Dosierung nach kg Körpergewicht	Dosisanpassung bei Kreatininclearance 10–30 ml/Minute auf 1 × 75 mg täglich (siehe auch Fachinfo!), seltene Nebenwirkungen: Übelkeit, Erbrechen
Zanamivir (Pulver zur Inhalation)	2 × 10 mg täglich über 5 Tage	Nebenwirkungen: Bronchokonstriktion; bei Dauertherapie mit Bronchodilatatoren diese *vor* Zanamivir ansenden (siehe auch Fachinfo!)

1) 2 × 2 mg/kgKG/Tag (siehe auch Fachinfo!)

namivir ihre regelmäßige Therapie mit Bronchodilatatoren anwenden.
- Die Substanz *Amantadin* (nur Influenza A wirksam) spielt aufgrund schlechter Verträglichkeit und rascher Resistenzentwicklung in Deutschland *nahezu keine Rolle* mehr.
- ▶ Abb. 101.2 zeigt zusammenfassend das therapeutisches Vorgehen bei Influenza.

101.12 Verlauf und Prognose

- siehe Epidemiologie (S. 763)

101.13 Prävention

- Die wichtigste und effektivste Präventionsmaßnahme ist die *Impfung*. Sie wird empfohlen für:
  - alle Personen über dem 60. Lebensjahr
  - Personen, die auf der Basis eines Grundleidens eine erhöhte gesundheitliche Gefährdung aufweisen
  - Personen mit einer erhöhten Exposition (z. B. Krankenhauspersonal); siehe auch Empfehlungen der STIKO [2]
- Prinzipiell sind *Neuraminidasehemmer* auch zur Prophylaxe zugelassen, in der Praxis aber nur eine Ergänzung zur Impfung, z. B.
  - als Postexpositionsprophylaxe: ungeimpfte Personen, insbesondere solche mit Gefährdung, innerhalb von 48 Stunden nach engem Kontakt mit einem Erkrankten
  - falls saisonal kein Impfstoff zur Verfügung steht, wenn beispielsweise der zirkulierende Impfstamm nicht im Impfstoff enthalten war, insbesondere im Fall von Pandemien

101.14 Quellenangaben

[1] https://www.awmf.org/uploads/tx_szleitlinien/020-020l_S 3_ambulant_erworbene_Pneumonie_Behandlung_Praevention_2016-02-2.pdf

[2] Empfehlungen der STIKO. Influenza. https://www.rki.de/DE/Content/Infekt/Impfen/ImpfungenAZ/Influenza/Influenza.html (Stand 24.12.2017)

[3] Bericht zur Epidemiologie der Influenza in Deutschland Saison 2016/2017. https://influenza.rki.de/Saisonberichte/2016.pdf (Stand: 22.1.2017)

[4] Louie JK, Yang S, Acosta M et al. Treatment with neuraminidase inhibitors for critically ill patients with influenza A (H1N1)pdm09. Clin Infect Dis 2012; 55: 1198–1204

[5] RKI Ratgeber für Ärzte. Influenza (Teil 1). Saisonale Influenza. https://www.rki.de/DE/Content/Infekt/EpidBull/Merkblaetter/Ratgeber_Influenza_saisonal.html (Stand: 22.12.2017)

[6] Passariello C, Nencioni L, Sgarbanti R et al. Viral hemagglutinin is involved in promoting the internalisation of Staphylococcus aureus into human pneumocytes during influenza A H1N1 virus infection. Int J Med Microbiol 2011; 2: 97–104. DOI: 10.1016/j.ijmm.2010.06.008

[7] Tse LV, Whittaker GR. Modification of the hemagglutinin cleavage site allows indirect activation of avian influenza virus H9N2 by bacterial staphylokinase. Virology 2015; 482: 1–8. DOI: 10.1016/j.virol.2015.03.023

[8] Wutzler P, Kossow KD, Lode H et al. Antivirale Therapei und Prophylaxe der Influenza. Empfehlung der Konsensuskonferenz der Paul-Ehrlich-Gesellschaft für Chemotherapie e.v. (PEG) und der Deutschen Vereinigung zur Bekämpfung der Viruskrankheiten e.v. (DVV). Chemotherapie Journal 2003; 12: 1–3

102 Tetanus

Stefan Schmiedel, Johannes Jochum

102.1 Steckbrief

Tetanus oder Wundstarrkrampf (lockjaws) ist eine akute, spastische Erkrankung des Nervensystems, die durch Muskelkrämpfe charakterisiert ist und durch Toxine des Bakteriums Clostridium tetani verursacht wird. Tetanus ist eine klinische Verdachtsdiagnose bei Patienten mit Muskelkrämpfen und unzureichender Immunisierung. Wesentliche Strategie zum erfolgreichen Management einer Tetanuserkrankung ist eine gute supportive Therapie. Durch die Gabe von Tetanusimmunglobulin kann versucht werden, noch nicht an Neuronen gebundenes Toxin zu neutralisieren. Eine antimikrobielle Therapie dient neben einer guten Wundreinigung der Infektionskontrolle. Muskelkrämpfe werden durch Sedierung mit Benzodiazepinen und nicht depolarisierenden Muskelrelaxanzien therapiert, autonome Dysregulation/Hyperaktivität mit Labetalol und Morphinderivaten.

102.2 Aktuelles

- aktueller Impfkalender (▶ Tab. 102.1)
- Aktuelles Postexpositionsschema nach Verletzungen (▶ Tab. 102.2)

102.3 Synonyme

- Tetanus
- Wundstarrkrampf
- lockjaws

102.4 Keywords

- Tetanus
- Tetanus neonatorum
- Wundstarrkrampf
- Wundinfektion

Tab. 102.1 Tetanus: Impfkalender (Standardimpfungen) für Säuglinge, Kinder, Jugendliche und Erwachsene (WHO 2017, STIKO 2018).

Alter (Monate)			Alter (Jahre)						
2	3	4	11–14	2–4	5–6	9–14	15–17	ab 18	ab 60
G1	G2	G3	G4	N	A1[1]	A2[1]	N[1]	A[2] bzw. N[1]	A[2] bzw. N[1]

A: Auffrischimmunisierung, G: Grundimmunisierung, N: Nachholimpfung (aller noch nicht Geimpften bzw. Komplettierung einer unvollständigen Impfserie)
1) ggf. zusammen mit Diphtherie, Pertussis, Polio
2) alle 10 Jahre

Tab. 102.2 Tetanusimmunprophylaxe im Verletzungsfall entsprechend den Fachinformationen einiger Tetanusimpfstoffe (WHO 2017, STIKO 2018).

Vorgeschichte der Tetanusimmunisierung*	saubere, geringfügige Wunden	saubere, geringfügige Wunden	alle anderen Wunden	alle anderen Wunden
	T[2]	TIG[3]	T[2]	TIG[3]
unbekannt oder keine	ja	nein	ja	ja
1	ja	nein	ja	ja
2	ja	nein	ja	nein[4]
3 oder mehr	nein	nein	nein[5]	nein

* Anzahl der erhaltenen Tetanusimpfstoffdosen, T: Tetanusimpfung, TIG: Tetanusimmunglobulin
1) tiefe und/oder verschmutzte (Staub, Erde, Speichel, Stuhl) Wunden, Verletzungen mit Gewebezertrümmerung und reduzierter Sauerstoffversorgung oder Eindringen von Fremdkörpern, schwere Verbrennungen und Erfrierungen, Gewebenekrosen, septische Aborte
2) Erwachsene erhalten Tdap (Tetanus-Diphtherie-Pertussis Kombinationsimpfstoff), wenn sie noch keine Tdap-Impfung im Erwachsenenalter (≥18 Jahre) erhalten haben oder sofern eine aktuelle Indikation für eine Pertussisimpfung besteht.
3) Im Allgemeinen werden 250 IE Tetanusimmunglobulin verabreicht. TIG wird simultan mit DTap/Tdap-Impfstoff an kontralateralen Körperstellen verabreicht. Die Dosis kann auf 500 IE erhöht werden bei infizierten Wunden (bei denen eine angemessene chirurgische Behandlung nicht innerhalb von 24 Stunden gewährleistet ist), tiefen oder kontaminierten Wunden mit Gewebezertrümmerung und reduzierter Sauerstoffversorgung sowie Fremdkörpereindringung, schweren Verbrennungen, Erfrierungen, Gewebenekrosen, septischen Aborten
4) ja, wenn die Verletzung länger als 24 Stunden zurückliegt
5) ja (eine Dosis), wenn seit der letzten Impfung mehr als 5 Jahre vergangen sind

- Postexpositionsprophylaxe nach Verletzungen
- Tetanusimpfung
- Trismus

102.5 Definition

- Tetanus oder Wundstarrkrampf (lockjaws) ist eine akute Erkrankung des Nervensystems, die durch Muskelkrämpfe charakterisiert ist und durch Toxine des Bakteriums Clostridium tetani verursacht wird.
- Tetanus entsteht, wenn Sporen des obligat anaeroben, sporenbildenden Stäbchenbakteriums *Clostridium tetani* in menschliches Gewebe eindringen, sich dort vermehren und Toxine bilden.

102.6 Epidemiologie

102.6.1 Häufigkeit

- Aufgrund der hohen Durchimpfungsraten in Industrieländern kommt die Erkrankung heute vor allem in den Tropen in Ländern mit unzureichend funktionierenden Gesundheitssystemen vor. Tetanus ist dort ein wesentliches Gesundheitsproblem, wo eine adäquate Wundversorgung und eine aktive Tetanusimmunisierung nicht regelmäßig stattfinden.
- In den Industrieländern liegt die Inzidenz bei < 0,2 Fällen pro eine Million Einwohner jährlich, im Wesentlichen ist dies durch die hohen Impfraten von > 90 % zu erklären. Allerdings nehmen die Inzidenzen wegen nachlassender Impfrate bei Personen über 60 Jahren zu. In den letzten Jahren sind in den Industrieländern auch intravenös Drogenabhängige von Tetanusinfektionen betroffen.
- In den Entwicklungsländern treten nach WHO-Schätzungen etwa eine Million Tetanuserkrankungen jährlich auf, es gibt etwa 300 000 Todesfälle.

102.6.2 Altersgipfel

- Es sterben etwa 200 000 Neugeborene jährlich an neonatalem Tetanus. Der Tetanus neonatorum ist in den Industriestaaten im Gegensatz zu den Entwicklungsländern extrem selten.
- Zunehmend sind jüngere intravenös Drogenabhängige von Tetanusinfektionen betroffen.

102.6.3 Geschlechtsverteilung

- Eine Geschlechtspräferenz der Erkrankung ist nicht bekannt.

102.6.4 Prädisponierende Faktoren

- Die meisten Tetanuserkrankten erinnern eine akute Verletzung vor Ausbruch der ersten Symptome, zwei Drittel der Betroffenen hatten aber keine medizinische Behandlung erhalten.
- Die meisten Tetanuspatienten haben niemals eine vollständige Tetanusgrundimmunisierung erhalten.
- Tetanus bei vollständig Geimpften stellt eine extreme Rarität dar.
- Risikopersonen und -konstellationen:
  - Neugeborene mit Umbilikalinfektionen
  - Frauen nach septischen Aborten oder unsterilen Geburtspraktiken
  - Patienten nach Darmoperationen, Dentaloperationen und solche mit schlechter Oralhygiene
  - Diabetiker mit Ulzerationen
  - Drogenbenutzer mit infizierten Injektionsbestecken
  - Gelegentlich findet sich bei Tetanuskranken kein identifizierbarer Grund für die Infektion, zum Teil wohl nach Bagatellverletzungen.

102.7 Ätiologie und Pathogenese

- Tetanus entsteht, wenn Sporen des obligat anaeroben, sporenbildenden Stäbchenbakteriums *Clostridium tetani* in menschliches Gewebe eindringen und dort Toxine bilden. Normalerweise kommt C. tetani im Darm von Säugetieren vor, Sporen sind ubiquitär im Erdreich vorhanden.
- Unter *anaeroben* Bedingungen kann C. tetani im Gewebe wachsen und dort die Toxine Tetanospasmin und Tetanolysin produzieren.
- Für die Erkrankung ist hauptsächlich *Tetanospasmin* verantwortlich.
  - Das Toxin wird durch retrograden axonalen Transport in das Rückenmark und Stammhirn transportiert, wo es irreversibel an Rezeptoren bindet; Tetanospasmin blockiert inhibitorische Neurotransmitter durch eine Hemmung der Neuroexozytose. Hierdurch werden exzitatorische Impulse aus dem Motorkortex desinhibiert und es kommt zu Muskelrigidität und -krämpfen.
  - Die Desinhibition von Nerven des autonomen Nervensystems führt zu einer ausgeprägten vegetativen Instabilität. Der Verlust der autonomen Steuerung führt zur Freisetzung adrenaler Katecholamine: dies äußert sich klinisch in Hyperthermie, Schweißausbrüchen, Tachykardie und Hypertension.
  - Diese Wirkung des Tetanospasmins hält über sehr lange Zeit, oftmals Wochen an, die Erholung erfolgt erst nach einem Nachwachsen von axonalen Nervenenden.

- *Tetanolysin* kann eine Hämolyse bedingen, ist aber für die klinische Erkrankung von *geringerer Bedeutung*.
- C. tetani kann ausschließlich unter anaeroben Bedingungen wachsen, in gesundem Gewebe ist es nicht überlebensfähig. Deshalb bedarf es neben einer penetrierenden Verletzung mit Sporeninokulation noch weiterer *Wirtsfaktoren*, damit es zu einer Erkrankung kommt. Oft sind dies eine bakterielle Koinfektion, Nekrosen im Wundbereich, Fremdkörper oder eine lokale Ischämie.

102.8 Klassifikation und Risikostratifizierung

- Grundsätzlich lassen sich vier klinische Verlaufsformen unterscheiden:
  - generalisierter Tetanus
  - lokaler Tetanus
  - zephalischer Tetanus
  - neonataler Tetanus
- Generalisierter Tetanus ist die häufigste und schwerste Manifestationsform.
- Lange Inkubationszeiten prädisponieren zu milderem Krankheitsverlauf.
- Auch subpräventive Impftiter können den Krankheitsverlauf mildern.

102.9 Symptomatik

- Die *Inkubationszeit* kann bei Tetanus zwischen 3 Tagen und mehreren Monaten liegen. Infektionen, die weit entfernt vom ZNS auftreten (z. B. an den Füßen), haben meist eine längere Inkubationszeit als ZNS-nahe Lokalisationen. Etwa 90 % der Erkrankten hatten eine Verletzung innerhalb des letzten Monats. Schwere und Häufigkeit der klinischen Erscheinungen können je nach Menge des Tetanustoxins, die das ZNS erreicht, variieren. Der Höhepunkt der Erkrankung ist oft erst 2 Wochen nach Symptombeginn erreicht.
- *Leitsymptome*:
  - Kiefersperre (Trismus)
  - Starre der Gesichtsmuskulatur (Risus sardonicus)
  - autonome Dysregulation
  - Starre der Zungen-, Mundboden-, Schlundmuskulatur (Schluck- und Sprachbeschwerden)
- Oft bestehen eine ausgeprägte Unruhe, Fieber und Irritabilität, jedoch keinerlei Bewusstseinseinschränkung.
- *generalisierter Tetanus*:
  - Die Patienten haben meist tonische Kontraktionen der Skelettmuskulatur und intermittierend intensive, sehr schmerzhafte Muskelkrämpfe. Muskelspasmen werden oft durch sensorische Reize (Luftzug, Geräusche) ausgelöst. Die Krampfanfälle sind für den Kranken äußerst qualvoll.
  - Bei generalisierten tetanischen Spasmen kommt es zu einer charakteristischen Körperhaltung mit Überstreckung der Wirbelsäule (Ophistotonus) und Beine, gebeugten, abduzierten Armen sowie geballten Händen und Füßen.
  - typische Klinik:
    - Nackensteife
    - Ophistotonus
    - Risus sardonicus
    - bretthartes Abdomen
    - Apnoe durch Zwerchfellkontraktionen
    - pharygeale oder glottische Spasmen
    - Dysphagie
- *lokaler Tetanus*:
  - Selten bleiben Krämpfe und Muskelrigidität auf eine Körperregion beschränkt, meist kommt es im Verlauf dann doch zu einer Generalisation.
- *zephalischer Tetanus*:
  - Patienten mit Verletzungen an Kopf und Hals entwickeln gelegentlich eine Tetanusform, die zumindest initial nur die Hirnnerven befällt. Oftmals entsteht aber auch beim zephalischen Tetanus im weiteren Verlauf dann ein generalisierter Tetanus.
- *neonataler Tetanus*:
  - Diese besondere Verlaufsform der Erkrankung tritt bei Neugeborenen innerhalb des 1. Lebensmonats auf. Innerhalb der ersten Lebenstage entwickeln sich Unvermögen zu saugen, Muskelkrämpfe und Rigidität. Eine erkennbare Wunde oder Wundinfektion fehlt meist.
  - Außerhalb der Subtropen und Tropen kommt diese Verlaufsform kaum vor.
  - Neonataler Tetanus tritt infolge mangelnder aseptischer Techniken bei der Nabelversorgung auf.
  - Eine weitere Bedingung ist eine unzureichende Tetanusimmunisierung (< 2 aktive Impfungen) der Mütter, da andernfalls eine Immunität der Neugeborenen durch mütterliche Antikörper besteht.

102.10 Diagnostik

102.10.1 Diagnostisches Vorgehen

- Die Diagnose beruht allein auf den anamnestischen Angaben und den typischen klinischen Befunden.
- Serologische Verfahren, der Nachweis von zirkulierendem Toxin oder Antikörpern sowie der direkte Erregernachweis sind möglich, für die Diagnosestellung aber nicht erforderlich.
- Der Nachweis eines protektiven Antikörpertiters in einer frühen Phase der Erkrankung macht die Diagnose sehr unwahrscheinlich.
- Die zirkulierende Toxinmenge erlaubt keine Rückschlüsse auf die Schwere der Tetanuserkrankung oder die Prognose.
- Das diagnostischen Vorgehen ist in ▶ Abb. 102.1 dargestellt.

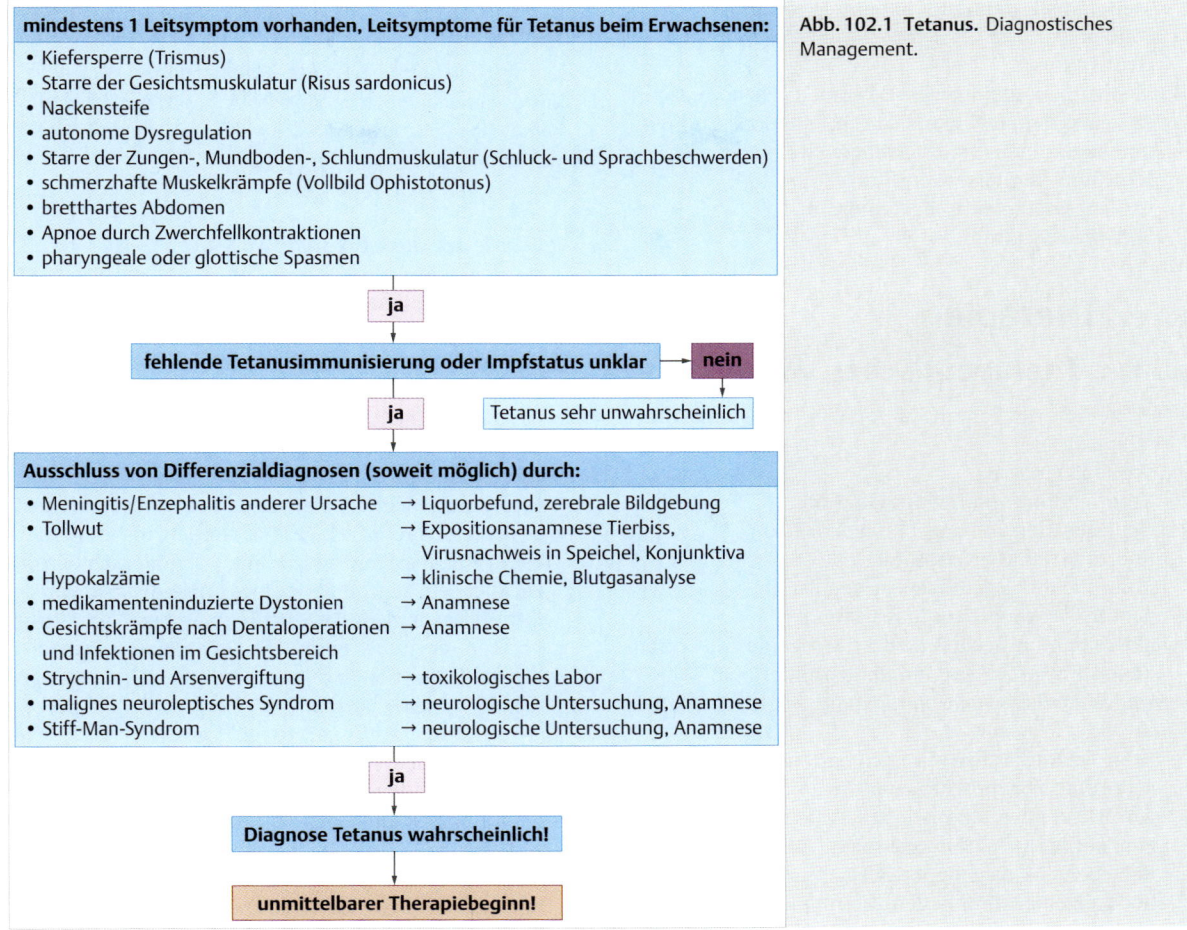

Abb. 102.1 **Tetanus.** Diagnostisches Management.

102.10.2 Anamnese

- Die Diagnose beruht allein auf den anamnestischen Angaben und den typischen klinischen Befunden.
- Erfragt werden müssen stattgehabte Verletzungen, Drogenkonsum und der Impfstatus.

102.10.3 Körperliche Untersuchung

- Leitsymptome des generalisierten Tetanus: Kiefersperre (Trismus), Starre der Gesichtsmuskulatur (Risus sardonicus), autonome Dysregulation, Schluck- und Sprachbeschwerde, Unruhe, Fieber und Irritabilität, jedoch keinerlei Bewusstseinseinschränkung.
- Muskelspasmen werden oft durch sensorische Reize ausgelöst, die Krampfanfälle sind für den Kranken äußerst qualvoll besonders bei generalisierten tetanischen Spasmen.

102.10.4 Bildgebende Diagnostik

- Bei typischer Anamnese und Klinik für eine Tetanuserkrankung ist eine zerebrale Bildgebung nicht notwendig.

102.10.5 Instrumentelle Diagnostik

- Eine weitere instrumentelle Diagnostik wie EEG, EMG oder evozierte Potenziale ist nicht notwendig.

102.11 Differenzialdiagnosen

- Die Diagnose wird aufgrund der typischen, klinischen Zeichen gestellt. Tetanus muss vermutet werden, wenn aktuell oder in der Vorgeschichte eine Verwundung aufgetreten ist und kein sicherer Tetanusimpfschutz besteht. Tetanus kann gelegentlich, besonders in der Initialphase, mit anderen Erkrankungen verwechselt werden:

- Meningitis/Enzephalitis anderer Ursache
- Tollwut
- Hypokalzämie
- medikamenteninduzierte Dystonien (Phenothiazine)
- Gesichtskrämpfe (Trismus) nach Dentaloperationen und Infektionen im Gesichtsbereich
- Strychnin- und Arsenvergiftung
- malignes neuroleptisches Syndrom
- Stiff-Man-Syndrom

102.12 Therapie

102.12.1 Therapeutisches Vorgehen

- Die Therapie des Tetanus ist vor allem *symptomatisch*; Therapieziele:
  - Wundbehandlung
  - Unterbindung von Toxinproduktion
  - Neutralisation von ungebundenem Toxin
  - Kontrolle der Muskelspastik
  - Kontrolle der vegetativen Dysregulation
  - generelles supportives Management
  - aktive Immunisierung, da die durchgemachte Erkrankung keine protektive Immunität hinterlässt
- *Wundbehandlung und Unterbindung der Toxinproduktion:*
  - Jeder Tetanuskranke mit noch bestehenden Wunden sollte eine *chirurgische* Wundtherapie erhalten, um aerobe Wundverhältnisse zu schaffen.
  - Eine *antibiotische* Therapie spielt eine untergeordnete Rolle beim Management des Tetanus, wird aber dennoch allgemein empfohlen. *Metronidazol* (z. B. 3 × 500 mg), *Penicillin G* (z. B. 10 Mio. IE i. v. für 3–7 Tage), auch *Cephalosporine* sind gut gegen C. tetani wirksam.
  - Möglicherweise ist Metronidazol anderen Antibiotika überlegen, da es nicht die GABA-antagonistischen Effekte der Betalaktamantibiotika aufweist.
- *Neutralisation von ungebundenem Toxin:*
  - Tetanospasmin bindet irreversibel an Nervenzellen, nur bei weniger als 10 % der Erkrankten lässt sich freies Toxin im Serum oder Liquor nachweisen. Dennoch bedingt eine passive Immunisierung mit Tetanusimmunglobulin zur Neutralisierung noch ungebundenen Toxins einen *deutlichen Überlebensvorteil* und gehört zur Standardtherapie.
  - *Humanes Tetanusimmunglobulin* (HTIG) wird hierfür einmalig in einer Dosis von 500–6000 IE intramuskulär verabreicht, ersatzweise kann equines Immunglobulin verwendet werden.

Merke

Die durchgemachte Tetanusinfektion induziert keinen ausreichenden Impfschutz. Deshalb muss nach erfolgreicher Behandlung eine *Grundimmunisierung* durchgeführt werden.

- *Kontrolle der Muskelspastik:*
  - Die generalisierten Muskelkrämpfe und die vegetative Instabilität müssen medikamentös kontrolliert werden. Die Patienten sollten so untergebracht werden, dass keine externen Störfaktoren diese Symptome auslösen.
  - *Benzodiazepine*, z. B. Midazolam oder Diazepam, sind zur Sedierung und Krampfkontrolle gut geeignet, ebenso Propofol.
  - Oft müssen nicht depolarisierende *Muskelrelaxanzien* (z. B. Pancuronium) eingesetzt werden, insbesondere wenn eine maschinelle Beatmung erforderlich wird.
  - Baclofen, ein zentral wirksamer *GABA-Agonist*, wirkt intrathekal appliziert ebenfalls gut, scheint aber keine Vorteile gegenüber peripherer Relaxation zu haben.
  - *Phenothiazine* und *Barbiturate* sollten nicht mehr verwendet werden.
- *Kontrolle der vegetativen Dysregulation:*
  - Die autonome Dysregulation muss zusätzlich mit Magnesiumsulfat, Antihypertensiva oder besser Labetalol, einer sowohl alpha- als auch betaadrenerge Rezeptoren blockierenden Substanz, behandelt werden (cave: Lebertoxizität, in Deutschland nicht zugelassen, muss aus der Schweiz, GB, Dänemark importiert werden).
  - Auch *Morphin* ist zur Kontrolle der vegetativen Instabilität gut geeignet.
- *Inhalte der supportiven Therapie:*
  - Vorbeugung und Behandlung der Folgen lang anhaltender Immobilisierung
  - Pneumonieprophylaxe
  - frühzeitige hochkalorische Ernährungstherapie
  - Sondenernährung
  - Thrombembolieprophylaxe
  - Reizabschirmung
- Das therapeutische Vorgehen bei Tetanus ist zusammenfassend in ▶ Abb. 102.2 dargestellt.

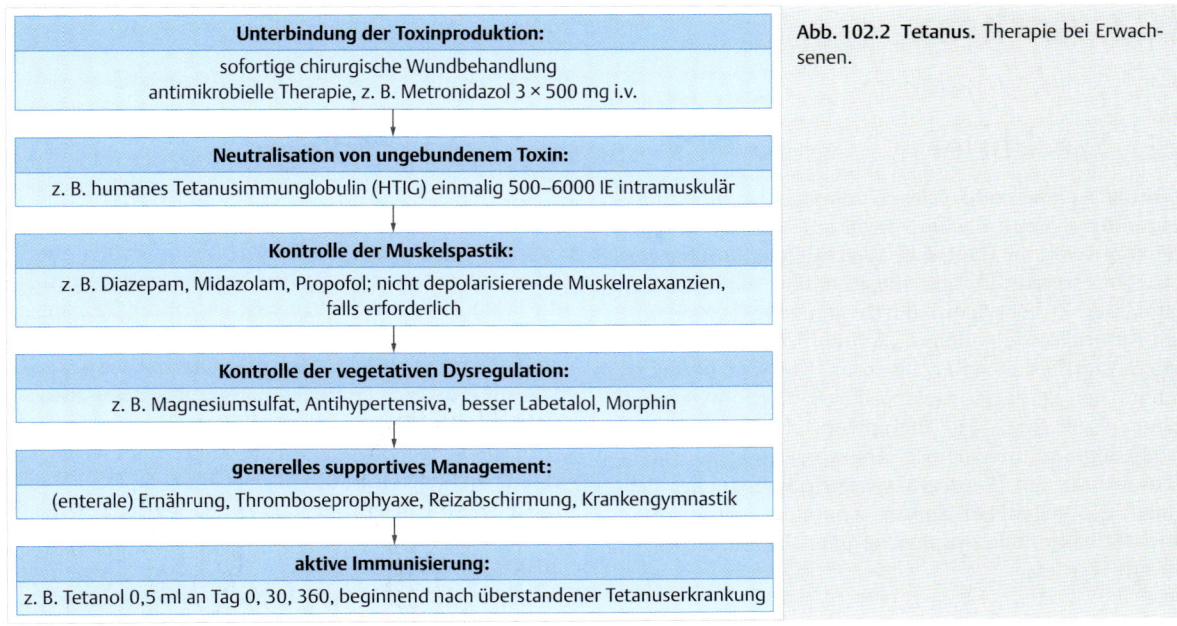

Abb. 102.2 Tetanus. Therapie bei Erwachsenen.

102.13 Verlauf und Prognose

- Die Letalität der Tetanuserkrankung bei Erwachsenen liegt bei milden Fällen bei etwa 6 %, in schwereren Fällen in der Türkei bei 58 %, in Brasilien bei 25 %, in Korea bei 24 %.
- In vielen Fällen kommt es zu Restitutio ad integrum.

102.14 Prävention

- Eine *routinemäßige Immunisierung* gegen Tetanus im Kindesalter (hier werden meist tri- bis oktavalente Mehrfachkombinationsimpfungen eingesetzt) und bei Erwachsenen wird heute weltweit empfohlen.
- Eine *Grundimmunisierung* erfolgt mit 3 Impfstoffdosen Tetanustoxoid-Aluminiumhydroxid-Adsorbatimpfstoff zu den Zeitpunkten 0, 1 und 12 Monate.
- *Auffrischungsimpfungen* sollen mit einer Einzeldosis alle 10 Jahre stattfinden (bevorzugt als Kombinationsimpfstoff mit Diphtherie- und eventuell auch Polio- und Pertussiskomponente).
- Eine Tetanusimmunisierung von *Schwangeren* beugt sowohl dem maternalen als auch dem neonatalen Tetanus vor. Insbesondere erscheint es wichtig, darauf zu achten, dass alle Schwangeren und Frauen mit Kinderwunsch gegen Tetanus geimpft sind, um dem Neugeborenentetanus wirksam vorzubeugen.
- Bei *Reisenden* sollte ebenfalls der Tetanusimpfschutz überprüft und unter Umständen erneuert werden.

102.15 Literatur zur weiteren Vertiefung

[1] World Health Organization. Tetanus vaccines: WHO position paper, February 2017 –Recommendations. Vaccine

102.16 Wichtige Internetadressen

- World Health Organization: http://apps.who.int
- Centers for Disease Control and Prevention: https://wwwnc.cdc.gov/travel/yellowbook/2018/infectious-diseases-related-to-travel/tetanus
- Government UK Digital Services: https://www.gov.uk/government/publications/tetanus-the-green-book-chapter-30
- Robert Koch Institut: http://www.rki.de/DE/Content/InfAZ/T/Tetanus/Tetanus.html

103 Anthrax

Johannes Jochum, Stefan Schmiedel

103.1 Steckbrief

Anthrax ist eine sehr seltene zoonotische Infektionserkrankung durch Bacillus anthracis, die sich je nach Infektionsweg an Haut und Weichteilen, Oropharynx, Gastrointestinaltrakt und intrathorakal manifestieren kann. Der Erreger kann durch aerogene Verbreitung von Anthraxsporen auch im Rahmen von bioterroristischen Angriffen eingesetzt werden. Die Erkrankung ist bereits bei Verdacht meldepflichtig nach Infektionsschutzgesetz (IfSG) § 6. Therapieentscheidend ist eine frühzeitige antimikrobielle Therapie und bei Injektionsanthrax ein chirurgisches Debridement. Bei Personen, die gegenüber Sporen exponiert waren, muss eine antibakterielle Prophylaxe über 2 Monate durchgeführt werden.

103.2 Synonyme

- Milzbrand
- Pustula maligna
- Woolsorter's disease

103.3 Keywords

- Anthrax
- Milzbrand
- Bacillus anthracis
- Mediastinitis
- Bioterrorismus
- Zoonose
- Meldepflicht

103.4 Definition

- Anthrax ist eine Infektionserkrankung, die durch Bacillus anthracis verursacht wird. Es handelt sich um eine *Zoonose*, die vor allem – jedoch nicht ausschließlich – bei *Huftieren* vorkommt. Die Übertragung erfolgt durch die Sporen des Erregers. Eine Übertragung von Mensch zu Mensch wurde noch nie beobachtet.
- Je nach Eintrittspforte kommt es zu unterschiedlichen Krankheitsmanifestationen. Weltweit ist mit ca. 95 % am häufigsten die Haut betroffen, seltener der Oropharynx, Gastrointestinaltrakt oder die Lunge. Injektionsanthrax ist in Europa bei Drogenkonsumenten aufgetreten.
- Der Erreger kann als Aerosol auch im Rahmen bioterroristischer Angriffe eingesetzt werden.

103.5 Epidemiologie

103.5.1 Vorkommen, Häufigkeit

- Anthrax kommt auf allen Kontinenten außer der Antarktis vor. In Nordamerika und Nordwesteuropa tritt die Erkrankung nur noch in seltenen Einzelfällen auf. Die meisten natürlichen Fälle wurden in den letzten Jahrzehnten in Afrika südlich der Sahara sowie in Zentral- und Südasien beobachtet. In nicht endemischen Regionen können sporadische Fälle auch nach sehr langer Zeit wieder auftreten, da die Sporen über viele Jahrzehnte im Boden infektiös bleiben können.
- Die Inzidenz ist weltweit stark rückläufig, nach WHO-Schätzung sind pro Jahr noch zwischen 2000 und 20 000 Menschen betroffen.
- Seit dem Jahr 2000 kam es in Nordwesteuropa zu mehreren Ausbrüchen und Einzelfällen von Injektionsanthrax unter Heroinabhängigen. Zwei Ausbrüche von inhalativem Anthrax ereigneten sich 1979 in Swerdlowsk und 2001 in den USA.

103.5.2 Altersgipfel

- Die Erkrankung kommt in allen Altersstufen vor.

103.5.3 Geschlechtsverteilung

- Männer und Frauen sind gleichermaßen empfänglich.
- In vielen Ländern haben Männer aufgrund ihrer Tätigkeiten ein höheres Expositionsrisiko als Frauen.

103.5.4 Prädisponierende Faktoren

- Kontakt zu Fleisch, Fellen, Häuten (auch Trommeln) oder anderen Überresten von an Anthrax verstorbenen Tieren
- injektiver Drogenkonsum, vor allem durch kontaminiertes Heroin
- Kontakt zu Anthraxsporen im Rahmen von bioterroristischen Angriffen

103.6 Ätiologie und Pathogenese

- Die Übertragung erfolgt durch infektionstüchtige Sporen des Bakteriums Bacillus anthracis.
- Hauptvirulenzfaktoren des Erregers: antiphagozytotische Kapsel sowie Exotoxine, die im Gewebe Ödeme, Hämorrhagien und Nekrosen verursachen

- *Hautmilzbrand*: Sporenaufnahme durch (Mikro-)Verletzungen der Haut. Eine Übertragung durch Bremsen und Stechfliegen ist beschrieben.
- *Injektionsanthrax*: Injektion von mit Sporen kontaminiertem Heroin
- *Oropharyngealer/gastrointestinaler Anthrax*: Aufnahme von Sporen in unzureichend durchgegartem Fleisch. Bei gastrointestinalem Milzbrand entstehen Ulzerationen zwischen Ösophagus und Zäkum (meist terminales Ileum). Komplikationen: Ulkusblutungen, Perforationen, paralytischer Ileus und Aszites.
- *Inhalativer Anthrax*: Sporen werden von Alveolarmakrophagen aufgenommen und in die mediastinalen Lymphknoten transportiert, dort Auskeimung nach einer variablen Latenzzeit. Es folgt eine Lymphadenitis des Mediastinums mit hämorrhagisch-nekrotisierender Mediastinitis. Im Lungenparenchym entwickeln sich Hämorrhagien, hyaline Membranen und Ödeme. Es entstehen bilaterale, meist hämorrhagische Pleuraergüsse, oft auch ein Perikarderguss.
- Oft kommt es im Verlauf zur Aussaat des Erregers über die Blutbahn. Hierdurch kann es zur *Anthraxmeningitis* kommen, die durch hämorrhagische Nekrosen und intrazerebrale, subarachnoidale oder subdurale Blutungen charakterisiert ist.

103.7 Klassifikation

- *kutaner Anthrax, Hautmilzbrand*: über 95 % der diagnostizierten Fälle
- *Injektionsanthrax*: Einzelne Ausbrüche sind aufgetreten bei Heroinkonsumenten.
- *oropharyngealer Anthrax*
- *gastrointestinaler Anthrax, Darmmilzbrand*: etwa 1 % der diagnostizierten Fälle
- *Inhalativer Anthrax, Lungenmilzbrand*: Natürlich erworbener Lungenmilzbrand ist extrem selten; bei absichtlicher aerogener Sporenfreisetzung (im Rahmen bioterroristischer Attacken) ist am ehesten mit dieser klinischen Manifestation zu rechnen.
- *Anthraxmeningitis*: durch sekundäre Aussaat der Erreger bei ursprünglich anderem Infektionsort

103.8 Symptomatik

- *kutaner Anthrax*:
  - 12 Stunden bis 5 Tage nach der Infektion bilden sich an der Eintrittspforte eine juckende Papel, dann Bläschen, schließlich ein unter dem Hautniveau liegendes Ulkus. Im Ulkusgrund bildet sich eine charakteristische und namengebende schwarze Kruste (Anthrax = griechisch Kohle).
  - Das Ulkus ist von einer Indurationszone umgeben sowie einem Ödem, das oft überproportional zur Ulkusgröße erscheint. Bei ausgeprägtem Ödem ist ein Kompartmentsyndrom möglich (vor allem an Fingern).
  - Nur bei einem Teil der Patienten bestehen zusätzlich Allgemeinsymptome.
  - In unkomplizierten Fällen Abheilung auch ohne Therapie nach mehreren Wochen.
  - Unter eingeschränkten hygienischen Bedingungen droht eine Superinfektion mit pyogenen Bakterien. Es folgt ein ausgeprägter Schmerz im bis dahin weiterhin schmerzlosen Ulkus und Eitersekretion, die bei reinem Anthrax nicht auftritt.
- *Injektionsanthrax*:
  - Stunden bis wenige Tage nach Injektion entwickelt sich das Bild einer schweren Weichteilinfektion mit ausgeprägtem Ödem, Schwellung und Rötung. Große Spannungsblasen können auftreten. Oft weniger Schmerzen als bei einem derart massiven Lokalbefund zu erwarten wäre.
  - Meist keine typischen Läsionen von kutanem Anthrax, oberflächliche Nekrosen kommen aber vor.
  - Systemische Symptome einschließlich Fieber können zunächst fehlen.
  - im Verlauf oft septische Streuung mit Symptomen von gastrointestinalem Anthrax und Anthraxmeningitis
  - in einigen Fällen primär systemische Anthraxinfektion (ohne äußerlich sichtbare Läsionen) mit septischem Schock und Meningitis, am ehesten nach ausschließlich intravenöser Injektion
- *oropharyngealer Anthrax*:
  - Stunden bis Tage nach dem Kontakt zu Anthraxsporen bildet sich eine Papel mit umgebender Hyperämie an einer Tonsille, Zunge, Mund- oder Pharynxschleimhaut.
  - Rasche Ulzeration, immense Ödembildung und regionalen Lymphadenopathie. Das Ulkus hat einen weißen Grund, in der zweiten Krankheitswoche oft eine Pseudomembran.
  - Häufig besteht das Bild einer schweren Pharyngitis mit Dysphagie. Ein Pharynx- oder Larynxödem kann Dyspnoe, Stridor und rasche Asphyxie verursachen.
  - Äußerlich sichtbar: schmerzhafte, oft unilateral betonte Schwellung von Hals, Mund oder Gesicht; am Hals können Ekchymosen auftreten.
  - Fieber und Allgemeinsymptome sind die Regel.
- *gastrointestinaler Anthrax*:
  - Stunden bis Tage nach Ingestion der Sporen beginnen Fieber, Übelkeit und Erbrechen, gefolgt von starken Bauchschmerzen; das Bild eines akuten Abdomens ist möglich.
  - oft paralytischer Ileus und Aszites, durch die Flüssigkeitsverschiebung intravasaler Volumenmangel mit hypovolämischem Schock
  - Hämatemesis, peranale Blutabgänge oder blutige Diarrhöe können auftreten. Entwicklung einer Meningitis ist häufig.

- *inhalativer Anthrax:*
  - Die Inkubationszeit beträgt in der Regel 1–6 Tage (selten über 50).
  - Prodromale Symptome: grippale Beschwerden, erhöhte Temperatur, Kopf- und Gliederschmerzen. Einige Patienten zeigen trockenen Husten und zunächst geringe retrosternale Schmerzen. Auch Erbrechen und Durchfälle kommen vor. Eine vorübergehende Besserung kann auftreten.
  - nach einigen Tagen: Akutphase mit plötzlichem Beginn von hohem Fieber, Dyspnoe, pleuritischen Thoraxschmerzen; massiv reduzierter Allgemeinzustand mit Schwäche, Schwitzen, Verwirrtheit und zunehmender respiratorischer Verschlechterung
  - Rasche Progredienz zur finalen Phase mit Schock, intubationspflichtiger respiratorischer Insuffizienz und Meningitis, Multiorganversagen. Üblicherweise tritt der Tod innerhalb von 24 Stunden nach Beginn der letzten Krankheitsphase ein.
- *Anthraxmeningitis:*
  - Akut beginnen Kopfschmerzen, hohes Fieber, Übelkeit und Erbrechen; Meningismus tritt oft erst spät auf. Rasch entwickeln sich Verwirrtheit, Krampfanfälle und Koma.

103.9 Diagnostik

103.9.1 Diagnostisches Vorgehen

- Aufgrund der Seltenheit der Erkrankung und vielfältiger Differenzialdiagnosen ist die Diagnosestellung *sehr schwierig*, sofern kein bekannter Ausbruch vorliegt.
- *Kutaner* bzw. *oropharyngealer* Anthrax sollten immer in Betracht gezogen werden, wenn eine vergleichsweise schmerzarme Läsion ohne Eiterbildung mit disproportional ausgeprägter Umgebungsreaktion besteht.
- An die Möglichkeit von *inhalativem* Anthrax sollte gedacht werden bei jeder fulminant verlaufenden Erkrankung mit Mediastinalverbreiterung bzw. hämorrhagisch-nekrotisierender Mediastinitis, Pleuraergüssen und zunächst relativ wenig betroffenem Lungenparenchym.
- Bei jedem Fall von inhalativem Anthrax ist bis zum Beweis des Gegenteils die Möglichkeit von *Bioterrorismus* anzunehmen.
- Das diagnostische Vorgehen bei möglichem inhalativem Anthrax ist in ▶ Abb. 103.1 dargestellt.

bekannte oder wahrscheinliche Exposition
Krankheitssymptome:
- früh: grippale/gastrointestinale Beschwerden
- spät: Fieber, Schock, respiratorische Insuffizienz

- CT von Thorax und Abdomen mit Kontrastmittel
- CT von Hirnschädel nativ (wenn klinisch auffällig)
- kardiale Sonografie/Echokardiografie

- Differenzialblutbild, LDH, Laktat
- Elektrolyte, Leber- und Nierenwerte
- Gerinnung mit D-Dimeren, Fibrinogen, Antithrombin III

- 2 Blutkulturpaare, 16S-rRNA-PCR (wenn verfügbar)
- Gram-Färbung von Vollblut/Buffy-Coat-Schicht
- bei Pleuraergüssen: Punktion, Kultur, PCR (ggf. Drainagen)
- bei Aszites: Punktion, Kultur, PCR
- wenn nicht kontraindiziert: LP mit Mikroskopie, Kultur, PCR

keine bekannte Exposition
Kombination folgender Befunde:
- klinisch akute schwere Krankheit
- Leukozytose oder Linksverschiebung
- verbreitertes Mediastinum, Pleuraergüsse

Bildgebung, Labor und Mikrobiologie wie bei bekannter bzw. wahrscheinlicher Exposition

zusätzlich

Bronchoskopie mit BAL
- Kultur, Ziehl-Neelsen-Färbung
- PCR auf Legionellen, Mykoplasmen, Chlamydophila spp., Tuberkulose, Influenza (weitere Organismen bei spezifischem Verdacht)

Hinweise für akute bakterielle Mediastinitis?
- Senkungsabzesse aus dem Halsbereich?
- Anamnese für Boerhaave-Syndrom, Lufteinschlüsse?

Anamnese: mögliche Expositionen? Ermittlung weiterer möglicherweise exponierter Personen, Meldung nach IfSG §6

Abb. 103.1 Inhalativer Anthrax. Diagnostisches Vorgehen (BAL: bronchoalveoläre Lavage, CT: Computertomografie, IfSG: Infektionsschutzgesetz, LDH: Laktatdehydrogenase, LP: Lumbalpunktion, PCR: Polymerasekettenreaktion, rRNA: ribosomale Ribonukleinsäure).

103.9.2 Anamnese

- Wenn Anthrax differenzialdiagnostisch in Erwägung gezogen wird, sollte nach möglichen Sporenkontakten gefragt werden; dazu gehören:
  - genaue Reiseanamnese
  - Kontakt zu Fellen, Häuten, Trommeln, Knochen (-mehl) oder sonstigen Tierprodukten, insbesondere, wenn diese aus Regionen mit noch häufigem Anthraxvorkommen importiert wurden
  - bei Verdacht auf *oropharyngealen* oder *gastrointestinalem* Anthrax: Konsum von Trockenfleisch oder unzureichend gegartem Fleisch, insbesondere aus Endemiegebieten und – falls bekannt – von Tieren, die vor der Schlachtung bereits krank oder verendet waren
  - bei Verdacht auf *Injektionsanthrax*: Drogenkonsum, insbesondere Heroin
  - bei *allen Manifestationen*: Kontakt zu ungewöhnlichen pulverartigen Substanzen, ungewöhnliche Briefe oder andere Postsendungen, Arbeit im Postdienst
  - Fälle mit ähnlichen Beschwerden im Umfeld

103.9.3 Körperliche Untersuchung

- Bei Verdacht auf kutanen Anthrax, Injektionsanthrax und oropharyngealen Anthrax ist die primäre Läsion auf Schmerzhaftigkeit, Umgebungsreaktion, eitrige Sekretion und Krepitation zu überprüfen.
- Bei oropharyngealem Anthrax ist auf Zeichen drohender Atemwegsverlegung zu achten.
- Gestaute Halsvenen können auf eine Perikardtamponade hinweisen.

103.9.4 Labor

- Die Laborveränderungen sind unspezifisch. Eine neutrophile Leukozytose mit Linksverschiebung entwickelt sich oft erst im Verlauf, dann sind auch C-reaktives Protein (CRP) und Prokalzitonin erhöht. Bei Injektionsanthrax wurden zum Teil kaum erhöhte CRP-Werte beobachtet.
- Zusätzlich können Thrombozytopenie und zum Teil extrem erhöhte D-Dimere auftreten.
- In den späteren Stadien bestehen oft Hämokonzentration und Multiorganversagen (einschließlich Verbrauchskoagulopathie). Bei Blutungen kann eine plötzliche Anämie auftreten.
- Alle Veränderungen sind bei kutanem Anthrax deutlich weniger ausgeprägt als bei den anderen Formen.

103.9.5 Mikrobiologie

- Der Verdacht sollte dem mikrobiologischen Labor mitgeteilt werden, da die Anzucht der Erreger unter Bedingungen der *Sicherheitsstufe BSL-3* erfolgen muss.
- Die sichere Identifizierung des Erregers ist in der Abgrenzung zu Bacillus cereus schwierig.

> **Zusatzinfo**
> - Bei Fragen bezüglich der mikrobiologischen Anthraxdiagnostik kann das Konsiliarlabor für Bacillus anthracis des Robert Koch-Instituts kontaktiert werden: Telefon: 030–18754–2100, Notfalldienst (24/7): 030–18754–0, E-Mail: GrunowR@rki.de
> - Auf der Internetseite des Referenzlabors finden sich auch Hinweise zum Probenversand, der nur nach vorheriger Rücksprache erfolgen kann: http://www.rki.de/DE/Content/Infekt/NRZ/Konsiliar/konsiliar_anthrax.html

Kulturen

- Ein kultureller Nachweis sollte in jedem Fall versucht werden, es sind vor Therapiebeginn mindestens 2 Blutkulturpaare abzunehmen. Der Erreger wächst rasch, die schwierige Abgrenzung zu Bacillus cereus muss berücksichtigt werden.
- Bei äußerlich erreichbaren Läsionen sind Abstriche und Biopsien zu entnehmen, aus denen zusätzlich zur Kultur direkte Gram-Präparate angefertigt werden sollten.

Molekularbiologie

- Auch die klassische PCR der ribosomalen 16S-rRNA kann nicht zwischen Bacillus anthracis und Bacillus cereus unterscheiden. Hierfür sind Spezialuntersuchungen erforderlich, die auf dem Nachweis von Gensequenzen der Virulenzplasmide von Bacillus anthracis basieren. In Zusammenschau mit dem klinischen Bild kann eine positive 16S-rRNA PCR trotzdem ein wertvoller diagnostischer Baustein sein.
- Der Nachweis kann aus allen Materialien (Abstriche, Wundsekret, Biopsien, Blut, Pleurapunktat, Aszitespunktat und Liquor) versucht werden.

Serologie

- Serologische Untersuchungen sind zur Diagnostik der floriden Erkrankung nicht geeignet, können aber zur retrospektiven Sicherung einige Wochen nach Krankheitsbeginn eingesetzt werden.

103.9.6 Bildgebende Diagnostik

- *kutaner Anthrax und Injektionsanthrax:*
  - Ödeme ohne Verflüssigung des Gewebes, Abszesse nur ausnahmsweise bei Injektionsanthrax
  - kein Bild einer Fasziitis, keine Gaseinschlüsse
  - Nekrosen des Subkutangewebes meist eher oberflächlich lokalisiert

- fokale muskuläre Beteiligung nur bei intramuskulärer Injektion an dieser Stelle
- *oropharyngealer Anthrax:*
  - ausgeprägte Ödeme und Lymphadenopathie (bis zu 5 cm)
  - keine peritonsillären, parapharyngealen oder retropharyngealen Abszesse
- *gastrointestinaler Anthrax:*
  - Ileus und Aszites (mit angehobenen Dichtewerten in der CT als Zeichen von Blutbeimengung), mesenteriale Lymphadenopathie
  - Der Darm ist ödematös verändert und kann Wandnekrosen zeigen.
  - ggf. freie intraabdominelle Luft bei Magen- oder Darmperforation
  - Sekundär können sich Zeichen von inhalativem Anthrax entwickeln.
- *inhalativer Anthrax:*
  - Erstes Zeichen: vergrößerte mediastinale Lymphknoten (im Röntgenbild als Mediastinalverbreiterung). In der Nativphase der CT erscheinen diese durch hämorrhagische Veränderungen typischerweise relativ hyperdens, in der Kontrastmittelphase ggf. Darstellung von Lymphknotennekrosen.
  - Es folgen (oft dichteangehobene) Pleuraergüsse und atypisch erscheinende Lungeninfiltrate, die innerhalb von Stunden rapide zunehmen.
  - Ein hämorrhagischer Perikarderguss kann rasch zur Tamponade führen, daher sollten regelmäßige sonografische Verlaufsuntersuchungen durchgeführt werden.
  - Zusätzlich können Zeichen von Darmmilzbrand auftreten.

103.9.7 Invasive Diagnostik

Chirurgische Exploration bei Injektionsanthrax

- Intraoperative Befunde sind ausgeprägte kapilläre Blutungen, oberflächliche Fettgewebenekrosen und Ödeme; zusätzlich ggf. nekrotische Stichkanäle. Bei intramuskulärer Injektion fokale Muskelbeteiligung. Keine Fasziolyse.

Pleurapunktion, Perikardpunktion, Aszitespunktion, Liquorpunktion

- Die Ergüsse sind typischerweise hämorrhagisch, bei Anthraxmeningitis oft auch der Liquor.
- Die Liquoranalyse ergibt eine ausgeprägte neutrophile Pleozytose, erhöhtes Protein, erniedrigte Glukose.

103.10 Differenzialdiagnosen

Tab. 103.1 Differenzialdiagnosen von Anthrax.

Differenzialdiagnose	typische Klinik	weiterführende Diagnostik
kutaner Anthrax		
pyogene Weichteilinfekte (Staphylokokken, Streptokokken)	Eiterbildung, schmerzhaft, geringere Umgebungsreaktion als bei Anthrax	Abstrich und Kultur
Ecthyma (Streptococcus pyogenes)	ausgestanztes Ulkus, meist schmerzhaft, geringere Umgebungsreaktion	Abstrich und Kultur
Ecthyma gangraenosum (gramnegative Erreger, vor allem Pseudomonas spp.)	Immunsuppression, hämorrhagisches Bläschen, dann ausgestanztes Ulkus mit umgebendem Ödem, fulminanter Verlauf	Abstrich und Kultur
Rickettsiosen inklusive Tsutsugamushi-Fieber	schwarzer Eschar mit geringerer Umgebungsreaktion, je nach Art der Erkrankung zusätzliche Exantheme, fehlende Leukozytose, oft Thrombopenie	PCR auf Rickettsien aus dem Eschar oder einem Abstrich unter dem Eschar
ulzeroglanduläre Tularämie	Ulkus und Umgebungsreaktion geringer ausgeprägt, suppurative Lymphadenitis	Biopsie mit PCR und Kultur
Mycobacterium-marinum-Infektion	subakut entstehendes Ulkus, oft nodulär, ggf. sporotrichoide Ausbreitung, weniger umgebendes Ödem als bei Anthrax	Aquarium oder andere Süßwasserkontakte? PCR und Kultur
Buruli-Ulkus	schmerzlos, stark unterminierte Ränder	Reiseanamnese, Histologie, PCR
kutane Leishmaniosen	schmerzlos, langsam, wenig Ödem	Reiseanamnese, PCR
Loxoszelismus (durch Speispinnenbiss)	Ulkus, Ödem, schon früh sehr schmerzhaft	Reisen? Mögliche Spinnenkontakte?

Tab. 103.1 Fortsetzung

Differenzialdiagnose	typische Klinik	weiterführende Diagnostik
Injektionsanthrax		
nekrotisierende Fasziitis	starker Schmerz (ggf. im Verlauf nachlassend), livide, landkartenartige Verfärbungen, oft Spannungsblasen	CT/MRT, Operation, Kultur
Gasbrand	wie nekrotisierende Fasziitis, zusätzlich Krepitation durch Gasbildung	CT, Abstrich mit Gram-Färbung und Kultur
oropharyngealer Anthrax		
Lues	schmerzloses Ulkus mit regionaler Lymphadenopathie, kein Ödem	Anamnese, Serologie
Rachendiphtherie	Tonsillopharyngitis mit Pseudomembranen, in der Regel bilateral, süßlicher Geruch, Lymphadenopathie	Abstrich unter der Pseudomembran, PCR und Kultur (Spezialmedien)
peritonsilläre, parapharyngeale und retropharyngeale Abszesse	Fluktuation, Eiteransammlung	CT/MRT, Inzision und Drainage
gastrointestinaler Anthrax		
Dysenterie (bakteriell oder parasitär)	blutiger Durchfall, Fieber, Krämpfe	Reiseanamnese? Stuhlkulturen, -mikroskopie und PCR
Mesenterialischämie	perakuter Schmerzbeginn, Ileus	Vorhofflimmern? Gefäßpatient? CT
inhalativer Anthrax		
pulmonale Tularämie	Lungeninfiltrate, hiläre Lymphadenopathie, gelegentlich Pleuraergüsse	Kultur und PCR
Lungenpest	fulminant progrediente Pneumonie mit reichlich Sputum, ggf. auch Hämoptysen; Lungenparenchym primär betroffen	Kultur/PCR von Blut und respiratorischen Sekreten
Pneumonie durch Legionellen oder Chlamydophila psittaci	plötzlicher Beginn, verschiedengestaltige Infiltrate	Reisen, Vogelkontakte? PCR, Legionellenantigen
Viruspneumonie (z. B. Influenza oder hochpathogene Coronaviren)	rasch respiratorische Insuffizienz möglich, interstitielle bzw. milchglasartige Infiltrate	aktuelle Ausbrüche, Kontakt zu Kranken? PCR

CT: Computertomografie, MRT: Magnetresonanztomografie, PCR: Polymerasekettenreaktion

103.11 Therapie

103.11.1 Therapeutisches Vorgehen

- In allen Fällen ist eine umgehende antimikrobielle Therapie von herausragender Bedeutung.
- Bei systemischem Anthrax sollte stets die Aufnahme auf eine Intensivstation erfolgen.
- Das weitere Vorgehen richtet sich je nach der Manifestation der Erkrankung, eine Übersicht ist in ▶ Abb. 103.2 dargestellt. Dabei ist zu beachten, dass sich Komplikationen von inhalativem bzw. gastrointestinalem Anthrax auch durch septische Streuung von primär anderen Manifestationen ergeben können.

103.11.2 Pharmakotherapie

Antibiotika

- Die antibakterielle Therapie sollte frühestmöglich nach Abnahme von Blutkulturen und gegebenenfalls weiterer invasiver Proben (Biopsien, Punktionen) begonnen werden. Die Diagnostik darf den Beginn der Therapie nicht verzögern. Auswahl der Medikamente, Dosierung und empfohlene Therapiedauer sind in ▶ Tab. 103.2 dargestellt.
- Bei ungeklärtem Übertragungsweg oder Verdacht auf Bioterrorismus dürfen *Penizilline* erst bei nachgewiesener Sensibilität angewendet werden, da penizillinresistente Erreger leicht zu erzeugen sind.
- Falls auch nur vage Hinweise auf eine aerogene Sporenfreisetzung bestehen, muss eine *Gesamttherapiedauer von 60 Tagen* eingehalten werden.
- Aufgrund der hohen Letalität der Erkrankung soll nicht gezögert werden, alle Substanzen auch bei *Schwangeren und Kindern ohne Altersgrenze* einzusetzen.
  - *Ausnahme*: Bei nachgewiesener Penizillinempfindlichkeit und fehlender Indikation zur intravenösen Kombinationstherapie kann bei Kindern Amoxicillin statt Ciprofloxacin bzw. Doxycyclin eingesetzt werden.
  - Die Dosierungen für Kinder sind der Leitlinie der American Academy of Paediatrics zu entnehmen [2].

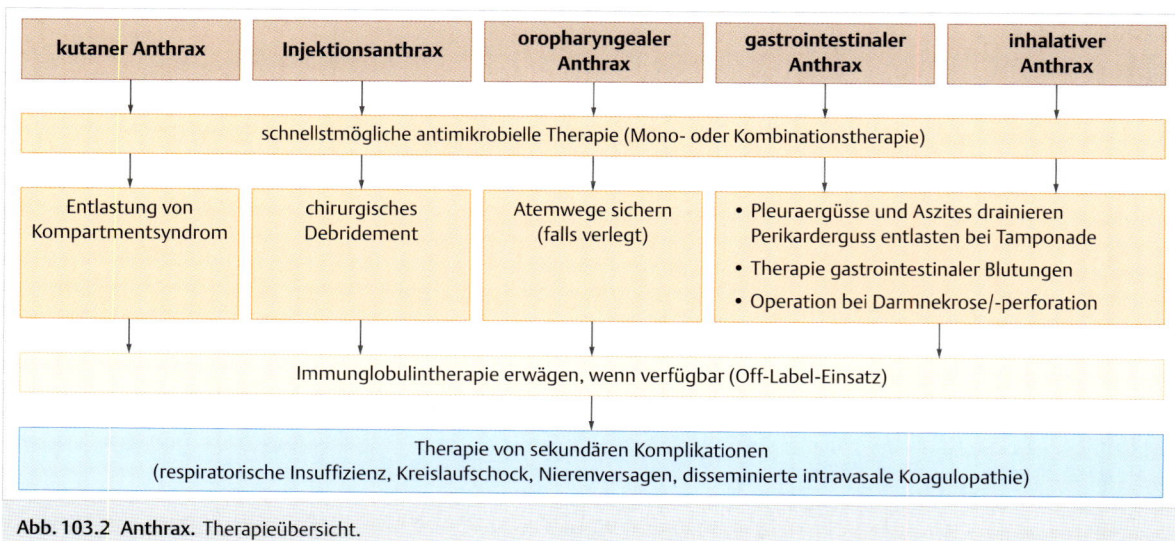

Abb. 103.2 **Anthrax.** Therapieübersicht.

Tab. 103.2 Antimikrobielle Therapie des Anthrax bei Erwachsenen.

klinische Situation		Medikament		Dosierung[6], Dauer
kutaner Anthrax, milde Erkrankung[1], natürliche Infektion	Therapie der Wahl	Amoxicillin[3]		3 × 1000 mg p. o., 10 Tage
	Penizillinallergie	Ciprofloxacin		2 × 500 mg p. o., 10 Tage
	Penizillinallergie	Doxycyclin		2 × 100 mg p. o., 14 Tage
kutaner Anthrax, milde Erkrankung[1], unklarer Infektionsweg oder Bioterrorismus	Therapie der Wahl	Ciprofloxacin		2 × 500 mg p. o., 60 Tage
	Alternative	Doxycyclin		2 × 100 mg p. o., 60 Tage
alle übrigen Formen[2]	Dreifachkombination: 2 bakterizide Substanzen (1 Gyrasehemmer und 1 Betalaktamantibiotikum) und 1 Proteinsynthesehemmer	Gyrasehemmer	Ciprofloxacin	3 × 400 mg i. v.[7]
			Levofloxacin	2 × 500 mg i. v.[7]
		Betalaktam	Meropenem	3 × 2 g i. v.[7]
			Penicillin G[4]	6 × 5 Mio. IE i. v.[7]
		Proteinsynthesehemmer	Clindamycin	3 × 900 mg i. v.[7]
			Linezolid[5]	2 × 600 mg i. v.[7]

1) keine systemischen Symptome, höchstens mäßiges Ödem, nicht an Kopf oder Hals
2) Nach CDC-Empfehlung kann, wenn eine meningeale Beteiligung ausgeschlossen ist, auch eine Zweifachkombination mit einem Proteinsynthesehemmer plus einem sensibel getesteten bakteriziden Antiinfektivum (Betalaktam oder Gyrasehemmer) eingesetzt werden.
3) parallel zur Therapie Sensibilitätstestung des Erregers, Penizillinresistenzen bis 10 %
4) nur bei nachgewiesener Sensibilität des Erregers (minimale Hemmkonzentration [MHK] < 0,125 µg/ml)
5) bevorzugte Substanz bei möglicher oder gesicherter Meningitis
6) bei eingeschränkter Nierenfunktion: Anpassung der Dosis frühestens nach 24 Stunden
7) Die intravenöse Kombinationstherapie dauert bis zur klinischen Stabilisierung, mindestens aber 2 Wochen. Danach muss eine orale Prophylaxe mit Ciprofloxacin oder Doxycyclin angeschlossen werden. Im Falle einer (möglichen) Inhalation von Sporen sollte so eine Gesamttherapiedauer von 60 Tagen seit Krankheitsbeginn erreicht werden.

Steroide

- keine systematischen Daten bei Menschen
- zu erwägen (aufgrund von Einzelfallbeobachtungen) bei
  - Personen mit Steroidtherapie in der Vorgeschichte
  - ausgeprägten Ödemen insbesondere an Kopf und Hals
  - Zeichen von Anthraxmeningitis oder vasopressorrefraktärem Schock

Immunglobuline

- In Deutschland sind keine Präparate zugelassen; Einsatz ggf. als individueller Heilversuch (wenn Bezug über Hersteller bzw. Importeur gelingt).
- in den USA zugelassen: *polyklonales humanes Immunglobulin* (Anthrasil), monoklonale Antikörper *Raxibacumab* und *Obiltoxaximab* (Anthim)
- Die CDC empfehlen, bei jedem hochgradigen Verdacht auf systemischen Anthrax zusätzlich zur antimikrobiellen Kombinationstherapie auch ein Immunglobulin zu verabreichen, keines der drei Präparate wird bevorzugt.
- erforderliche Dosis:
  - Anthrax Immunglobulin (Erwachsenen und Kinder über 60 kg): 420 IE als Einzeldosis
  - Raxibacumab (Erwachsenen und Kindern über 50 kg): 40 mg/kgKG als Einzeldosis
  - Obiltoxaximab (Erwachsene und Kinder über 40 kg): 16 mg/kgKG als Einzeldosis
  - Pädiatrische Dosierungen der Präparate sind der Verschreiberinformation zu entnehmen.

103.11.3 Operative Therapie

- *Kutaner Anthrax*: Die Entlastung eines Kompartmentsyndroms ist die einzige Indikation einer operativen Intervention. Kein Wunddebridement durchführen (kann Risiko einer septischen Streuung erhöhen).
- *Injektionsanthrax*: Radikales chirurgisches Debridement ist immer indiziert. Sicherheitsabstand von 2 cm zum makroskopisch betroffenen Gewebe anstreben. Oft sind Folgeeingriffe mit erneutem Debridement und Nachresektionen notwendig.
- *gastrointestinaler Anthrax*: Operationsindikation bei Darmperforation, Darmnekrosen und unstillbarer gastrointestinaler Blutung

103.11.4 Management von Pleuraergüssen und Aszites

- Bei dem Ausbruch von inhalativem Anthrax 2001 in den USA war eine aggressive Drainage von Pleuraergüssen mit verbessertem Überleben assoziiert.
- vermuteter Mechanismus: Elimination von Anthraxtoxin aus dem Körper (in den Ergüssen in hoher Konzentration vorhanden), zusätzlich verbesserte Ventilation
- Da die Ergüsse sehr rasch nachlaufen, ist die Anlage von Thoraxdrainagen zu bevorzugen.
- analog großzügige Aszitesdrainage

103.12 Verlauf und Prognose

- *Kutaner Anthrax*: Unbehandelt beträgt die Letalität 10–20 %, bei adäquater Therapie < 1 %.
- *Injektionsanthrax*: Trotz Therapie verstarben 30–40 % der Patienten bei den beobachteten Ausbrüchen.
- *Oropharyngealer Anthrax*: Zwei kleine Fallserien in Thailand und der Türkei zeigten unter Therapie eine Letalität zwischen 12 und 50 %.
- *Gastrointestinaler Anthrax*: Bei einem Ausbruch in Uganda mit über 130 Erkrankten traten fast ausschließlich Diarrhöen auf, alle erwachsenen Betroffenen überlebten. Es ist unklar, ob hier eine partielle Immunität durch frühere (kutane) Expositionen eine Rolle spielte. Wenn das Vollbild der Erkrankung eintritt, ist die Letalität bis zu 50 %, oft innerhalb von 48 Stunden.
- *Inhalativer Anthrax*: Ohne Therapie fast immer tödlich. Von den 11 Fällen in den USA 2001 überlebten 6 der 7 Patienten, bei denen die Kombinationstherapie bereits während der Prodromalphase begonnen wurde. Alle 4 Patienten mit späterem Behandlungsbeginn starben trotz maximaler Therapie.
- *Anthraxmeningitis*: Auch unter Therapie ist mit einer Sterblichkeit von 95 % zu rechnen.

103.13 Prävention und Postexpositionsprophylaxe

- Die Prävention besteht in der Vermeidung des Kontakts zu Anthraxsporen. Als *präexpositionelle Impfung* für Personen mit hohem Expositionsrisiko ist in Deutschland seit 2013 der azelluläre Impfstoff BioThrax zur intramuskulären Injektion zugelassen.
- Im Fall einer Exposition gegenüber Anthraxsporen ist eine *Antibiotikaprophylaxe* indiziert.
  - Wenn eine Inhalation von Sporen ausgeschlossen ist (zum Beispiel bei Kontakt mit oder Verzehr von kontaminiertem Fleisch), ist eine Dauer von *14 Tagen* ausreichend.
  - In allen anderen Fällen sollte die Prophylaxe über *60 Tage* durchgeführt werden.
  - Medikamente der Wahl sind *Ciprofloxacin* (2 × 500 mg) oder *Doxycyclin* (2 × 100 mg), nur bei bestätigter Sensibilität gegenüber Penizillinen kommt als Alternative *Amoxicillin* (3 × 1000 mg) infrage. Für Kinder und Schwangere werden dieselben Medikamente verwendet.

- Da bei Primaten vereinzelt noch nach über 60 Tagen Sporen nachgewiesen werden konnten, empfiehlt das Advisory Committee on Immunization Practices der USA zusätzlich zur Antibiotikaprophylaxe eine *postexpositionelle Impfung*.
  - Hierzu werden 3 Dosen des Impfstoffes BioThrax subkutan zu den Zeitpunkten 0, 2 und 4 Wochen verabreicht. Es handelt sich um einen Off-Label-Gebrauch, der nach sorgfältiger Prüfung vor allem bei Verdacht auf massive Sporenexposition erwogen werden kann.
  - Für Kinder liegen keine Daten und keine Empfehlungen vor.
- *Kontaktpersonen* oder Behandler von an Anthrax Erkrankten *benötigen keine Prophylaxe* (sofern sie nicht ebenfalls zu den Sporen Kontakt hatten, die zur Erkrankung beim Indexfall führten).
- Eine Übertragung von Mensch zu Mensch wurde noch nie beschrieben, bei der Therapie genügen Maßnahmen der Standardhygiene. Leichen sind allerdings als infektiös anzusehen. Bereits bei Erkrankungsverdacht ist in jedem Fall der Krankenhaushygieniker zu informieren, um alle erforderlichen Präventionsmaßnahmen festzulegen.
- Detaillierte *Empfehlungen zu Hygienemaßnahmen* finden sich in der Stellungnahme zu Injektionsanthrax der Deutschen Gesellschaft für Infektiologie und der Deutschen Gesellschaft für Hygiene und Mikrobiologie: https://www.dghm.org/wp-content/uploads/2019/01/323_anthraxdgidghm_03092012.pdf

103.14 Literatur zur weiteren Vertiefung

[1] Centers for Disease Control and Prevention Expert Panel Meetings on Prevention and Treatment of Anthrax in Adults 2014: http://dx.doi.org/10.3201/eid2002.130687
[2] Pediatric Anthrax Clinical Management, American Academy of Pediatrics 2014: https://www.ncbi.nlm.nih.gov/pmc/articles/PMC 4479255/
[3] Stellungnahme der Deutschen Gesellschaft für Infektiologie und Deutschen Gesellschaft für Hygiene und Mikrobiologie (umfangreiche Hygieneempfehlungen) 2012: https://www.dghm.org/wp-content/uploads/2019/01/323_anthraxdgidghm_03092012.pdf

103.15 Wichtige Internetadressen

- Konsiliarlabor für Bacillus anthracis des Robert Koch-Instituts:
  http://www.rki.de/DE/Content/Infekt/NRZ/Konsiliar/konsiliar_anthrax.html

Teil XII
Invasive Maßnahmen

104	Venöse Zugänge	785
105	Arterielle Zugänge	792
106	Intraossärer Zugang	797
107	Laryngoskopie	803
108	Maskenbeatmung	805
109	Endotracheale Intubation	807
110	Fiberoptische Intubation	810
111	Extubation	813
112	Weaning der Langzeitbeatmung	816
113	Tracheotomie	820
114	Dekanülierung nach Tracheotomie	830
115	Pleurapunktion	835
116	Thoraxdrainage	840
117	Perkutane Perikardpunktion	847
118	Kardioversion und Defibrillation	853
119	Einsatz temporärer transvenöser und transkutaner Herzschrittmacher	858
120	Perkutan implantierbare Herzunterstützungssysteme	863
121	Transurethrale Verweilkatheter	868

122	Suprapubische perkutane Harnableitung	*873*
123	Kontinuierliche Nierenersatz-verfahren (CRRT)	*877*
124	Spezielle Dialysefilter	*881*
125	Intermittierende Nierenersatz-verfahren (IHD, SLEDD)	*884*
126	Magensonden	*887*
127	Gastrointestinale Sonden	*890*
128	Perkutane Gastrostomie (PEG)	*893*

104 Venöse Zugänge

Christian Reyher, Kai Zacharowksi

104.1 Steckbrief

Die zentralvenöse Kanülierung ist integraler Bestandteil moderner Anästhesie und Intensivmedizin. Mit entsprechenden anatomischen Kenntnissen und bei streng aseptischem Vorgehen können Katheter sicher und risikoarm intravasal platziert werden. Ernsthafte Komplikationen sind selten, können aber im Einzelfall auch lebensbedrohlich sein. Die Inzidenz von Komplikationen ist im Wesentlichen abhängig vom Punktionsort, von der Punktionstechnik, den Vorerkrankungen des Patienten und der Erfahrung des jeweiligen Anwenders. Mit der Verwendung ultraschallgestützter Verfahren konnte die Rate an Fehl- und Mehrfachpunktionen signifikant reduziert werden, so dass bereits einzelne Fachgesellschaften den routinemäßigen Einsatz bei der Punktion zentralvenöser Gefäße fordern.

104.2 Synonyme

- zentraler Venenkatheter (ZVK)
- zentraler Zugang
- venöse Punktion
- zentraler Venendruck (ZVD)

104.3 Keywords

- hämodynamisches Monitoring
- venöse Gefäßpunktion
- venöser Zugang
- ZVK
- ZVD

104.4 Definition

- Punktion einer zentralen Vene mit einer Hohlnadel und Einbringen eines intravasalen Katheters

104.5 Indikationen

- Die häufigste Indikation für die Anlage eines zentralvenösen Katheters (ZVK) ist das *hämodynamische Monitoring* (zentraler Venendruck, zentralvenöse Sauerstoffsättigung) und die *herznahe Applikation vasoaktiver Substanzen* (z. B. Katecholamine).
- Der Vorteil gegenüber peripheren Zugängen liegt im schnelleren Wirkungseintritt und in der besseren Steuerbarkeit bei der Verwendung geringer Infusionsvolumina, außerdem bergen periphervenöse Zugänge die Gefahr der akzidenziellen paravasalen Infusion mit zum Teil deletären Folgen.
- Über ZVK können venenreizende Substanzen (Chemotherapie, parenterale Ernährung, hochkalorische Lösungen) sicher und über einen *längeren Zeitraum* verabreicht werden.
  - Mit der Verwendung mehrerer Lumen sind unterschiedliche Laufraten und die gleichzeitige Applikation verschiedener, auch inkompatibler Substanzen möglich.
  - Derzeit sind Katheter mit bis zu 5 Lumen erhältlich, jedoch erhöht sich mit steigender Anzahl der Lumina auch das Risiko *thrombembolischer Komplikationen*.
  - Ob sich die *Infektionsrate* mit steigender Lumenanzahl ebenfalls verändert, ist noch unklar.
- Zur *schnellen Volumensubstitution* sind zentrale Venenkatheter aufgrund des geringen Durchmessers der einzelnen Lumen sowie der Länge des Katheters in der Regel *ungeeignet*. Das zentralvenöse Einbringen großlumiger Zugänge (z. B. Shaldon-Katheter) erlaubt es jedoch in Kombination mit maschinellen Infusionssystemen, auch sehr große Volumenverschiebungen effizient auszugleichen.
- weitere *Indikationen* für die Anlage eines zentralvenösen Zugangs:
  - schlechter peripherer Venenstatus
  - Akutdialyse
  - spezielle operative Verfahren, beispielsweise die halbsitzende Lagerung für Eingriffe in der hinteren Schädelgrube mit der Gefahr von Luftembolien

104.6 Kontraindikationen

- Kontraindikationen für die zentralvenöse Punktion sind *relativ* und bei absoluter Indikation lediglich auf den *Ort der Punktion beschränkt*.
  - So sollte beispielsweise bei chronischen Lungenerkrankungen wegen des erhöhten Pneumothoraxrisikos auf eine Subklaviapunktion möglichst verzichtet werden. Ebenso sollte bei bekannten Gefäßanomalien ein alternativer Punktionsort gewählt werden.
  - Weitere relative Kontraindikationen sind Gerinnungsstörungen und die Einnahme gerinnungshemmender Medikamente. In diesem Fall sollten gut komprimierbare Regionen für die Punktion gewählt werden.
  - Eine akzidentielle arterielle Punktion, z. B. der A. carotis, kann zu einer Thrombembolie oder auch zu einer Dissektion des Gefäßes führen. Des Weiteren besteht bei höhergradigen Karotisstenosen potenziell die Gefahr, dass bei Blutungen mit entsprechendem Hämatom ein funktioneller Gefäßverschluss zu einer zerebralen Minderperfusion führen kann.

104.7 Anästhesie

- ggf. Lokalanästhesie bei wachen Patienten

104.8 Aufklärung und spezielle Risiken

- Vor jeder elektiven Punktion muss der Patient über die verfahrensimmanenten Risiken, häufige Komplikationen und die geplante Vorgehensweise *individuell* und mit *ausreichender Bedenkzeit* aufgeklärt werden. Nur in Ausnahmefällen gilt die Geschäftsführung ohne Auftrag im Rahmen der Notfallindikation.
- aufgeklärt werden muss über:
  - Blutung
  - Infektion
  - Gefäß-/Nervenverletzung
  - Fehl-/Mehrfachpunktion
  - Katheterfehllagen
  - Gefäßverschluss, Embolie, Thrombose
  - Pneumothorax

104.9 Material

- Händedesinfektion
- Haube, Mundschutz, sterile Handschuhe und steriler Kittel
- Hautdesinfektion mit chlorhexidin- oder octenidinhaltigen Desinfektionsmitteln als Wischdesinfektion
- großflächige Abdeckung (Lochtuch)
- NaCl 0,9 %
- Punktionsset
- steriler Wundverband
- Druckleitung und Druckaufnahmesystem
- kontinuierliches Infusionssystem
- EKG-Ableitung

104.10 Durchführung

104.10.1 Sonografie

- Die Sonografie ermöglicht die „Online-Visualisierung" anatomischer Strukturen. In verschiedenen Studien konnte der Vorteil gegenüber der Landmarkentechnik gezeigt werden.
- So können anatomische Variationen (Lage, Gefäßverlauf, Größe etc.) dargestellt oder für das Einbringen großlumiger Zugänge kann der Durchmesser des zu punktierenden Gefäßes beurteilt werden (▶ Abb. 104.1). Auch können potenzielle Punktionshindernisse (Thromben etc.) detektiert werden.
- Nachteilig ist der Preis für die Anschaffung der Geräte und dass diese im Klinikbetrieb nicht ubiquitär verfügbar sein können. Die Punktion nach *Landmarkentechnik* sollte daher unbedingt weiterhin gelehrt und gelernt werden.
- Es bestehen zwei Möglichkeiten der Punktion mit Sonografie:
  - in plane
  - out of plane
- *In plane* bedeutet: Die Punktion erfolgt in der Achse des Schallkopfes. Vorteil der In-plane-Technik ist die direkte Visualisierung der Nadel und deren Verlauf im Gewebe bzw. deren Eindringtiefe.
- *Out of plane* beschreibt die Punktion im rechten Winkel dazu. Zur Orientierung und Darstellung umgebender Strukturen ist die Out-of-plane-Technik besser geeignet (▶ Abb. 104.2).
- Durch die Verwendung von *Farbdopplern* besteht die Möglichkeit, die Flussrichtung und die Flussgeschwindigkeit im Gefäß darzustellen. Dies kann im Einzelfall die Unterscheidung zwischen arteriell und venös erleichtern.

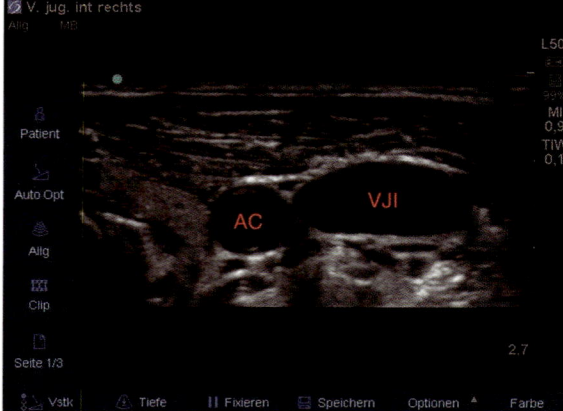

Abb. 104.1 Sonografischer Querschnitt. Dargestellt sind A. carotis (AC) und die V. jugularis interna (VJI) rechts in typischer anterolateraler Position.

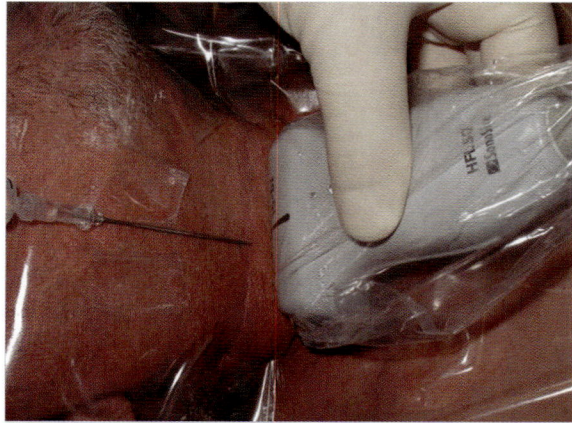

Abb. 104.2 Sonografie. Darstellung der Schallkopfposition bei der Out-of-plane-Technik.

104.10.2 Zugangswege

- Zugangswege für die Punktion zentraler Venen (▶ Abb. 104.3):
  - V. jugularis interna
  - V. subclavia
  - V. femoralis
  - V. basilica
  - V. jugularis externa
  - V. cephalica
  - V. brachiocephalica (anonyma)

V. jugularis interna

- Der optimale Zugangsweg ist umstritten.
- Die Punktion der V. jugularis interna bietet jedoch aus verschiedenen Gründen *Vorteile*. Zum einen ist sie durch anatomische Landmarken häufig gut aufzufinden, zum anderen kommt es durch ihren geraden Verlauf seltener zu Katheterfehllagen. Die rechte Seite ist dabei zu bevorzugen, da es hier nicht zu einer versehentlichen Punktion des linksseitig verlaufenden Ductus thoracicus kommen kann.
- *Nachteile* sind die im Vergleich zum Subklaviazugang erhöhte Infektionsrate und der etwas reduzierte Patientenkomfort.

V. jugularis externa

- Die V. jugularis externa ist eine einfach zu punktierende Alternative.
- Auch nach erfolgreicher Kathetereinlage besteht jedoch ein erhöhtes Risiko für eine sekundäre Perforation (insbesondere bei Verwendung von kurzen Verweilkanülen) mit entsprechendem Paravasat.
- Die *Einstichstelle* muss deshalb vor allem bei der zügigen Infusion großer Volumenmengen *engmaschig kontrolliert* werden.

V. subclavia

- Der entscheidende *Vorteil* des Subklaviazugangs ist die bindegewebige Fixierung der Vene, die selbst bei ausgeprägtem Volumenmangelschock nicht kollabiert.
- Ein erheblicher *Nachteil* ist die erhöhte Pneumothoraxgefahr und die Tatsache, dass bei akzidenzieller arterieller Punktion das Gefäß schwieriger von extern zu komprimieren ist. Bei Gerinnungsstörungen ist folglich primär ein anderer Zugangsweg zu bevorzugen. Nach frustraner Punktion sollte eine Punktion der Gegenseite unterbleiben.

V. femoralis

- Die V. femoralis ist anatomisch relativ einfach lokalisierbar und wegen der fehlenden Nähe zu verletzlichen Strukturen als *Notfallzugang* gut geeignet.
- Dieser Zugangsweg birgt jedoch das größte *Infektionsrisiko*. Die Liegedauer von dort eingebrachten Kathetern sollte daher zeitlich begrenzt sein und deren Anlage Notfallindikationen vorbehalten bleiben.

V. basilica

- Mit peripher eingebrachten zentralvenösen Kathetern (PICC: peripherally inserted central venous catheter) gibt es die Möglichkeit, ohne Kanülierung zentraler Strukturen herznah Medikamente zu applizieren und relativ genau hämodynamische Parameter zu erfassen (ZVD, zentralvenöse Sauerstoffsättigung).
- Aufgrund der Gefahr des Abknickens mit diskontinuierlicher Infusionslaufrate und des erheblich höheren Thromboserisikos werden diese jedoch nur selten eingesetzt.

104.10.3 Methode

Seldinger-Technik

- Heutzutage ist die 1953 von dem Radiologen Sven-Ivar Seldinger entwickelte Methode zum Einbringen von Angiografiekathetern die *Standardmethode zur Gefäß-*

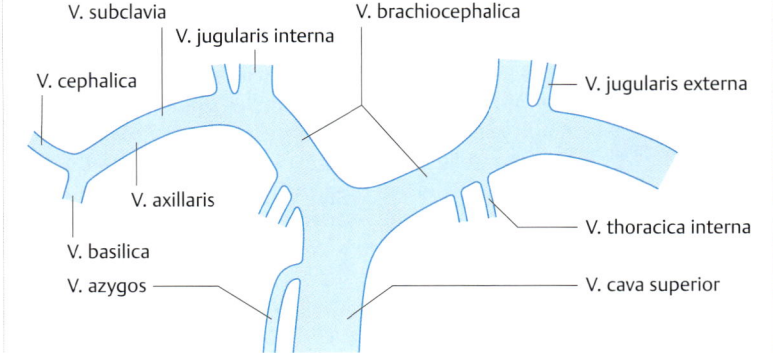

Abb. 104.3 Venöse Zugänge. Punktion zentraler Venen: Zugangswege.

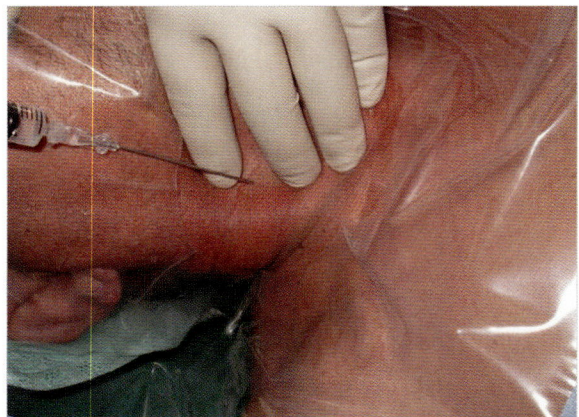

Abb. 104.4 Venöse Zugänge. Punktion nach Landmarkentechnik.

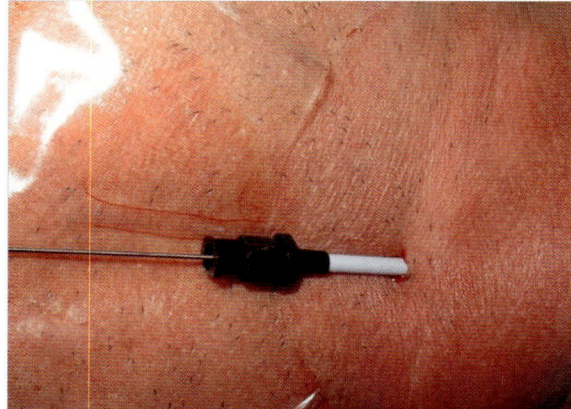

Abb. 104.5 Venöse Zugänge. Gegebenenfalls kann das Einführen des Gewebedilatator mittels kleiner Stichinzision erleichtert werden.

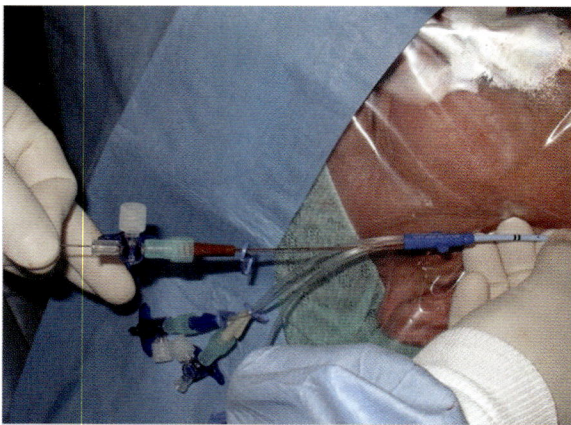

Abb. 104.6 Venöse Zugänge. Einführen des Katheters. Beim Vorschieben des Katheters über den Führungsdraht sollte dieser mit einer Hand fixiert werden, um eine Dislokation nach intravasal zu vermeiden.

punktion. Mit einer Hohlnadel wird zunächst das Gefäß unter Aspiration punktiert. Bei sicher intravasaler Lage wird über die liegende Kanüle ein Führungsdraht eingebracht und die Kanüle dann zurückgezogen. Mit einem Dilatator wird daraufhin der Stichkanal geweitet, was das Einführen des Katheters erleichtert und für die spätere Wundheilung vorteilhaft ist. Über den einliegenden Draht wird nun der Katheter vorgeschoben.

- Der *Vorteil* der Seldinger-Technik liegt darin, dass Katheter mit weicheren Materialien verwendet werden können und diese durch ihre Führung entlang des Drahtes nicht dislozieren bzw. nicht wie Katheter aus festen Materialien das Gefäß sekundär perforieren können.
- *Nachteilig* ist, dass durch einen zu tief eingebrachten Draht unter Umständen maligne Rhythmusstörungen ausgelöst werden können.
- Prinzipiell ist – wie beim Periduralkatheter – eine *Katheterimplementierung* direkt durch die Nadel möglich. Dafür muss das Gefäß jedoch mit einer erheblich großlumigeren Nadel punktiert werden und der eingebrachte Katheter aus einem deutlich festeren Material gefertigt sein. Außerdem besteht die Gefahr, dass der Katheter am scharfen Schliff der Punktionskanüle abschert, weswegen sich diese Methode zur ZVK-Anlage nicht durchsetzen konnte.

104.10.4 Vorgehen

- Katheterinfektionen gehören zu den häufigsten nosokomialen Infektionen. Es ist daher essenziell, bei der Anlage auf ein *streng aseptisches Vorgehen* zu achten. Hierzu gehören:
  - hygienische Händedesinfektion
  - Verwendung von Haube, Mundschutz, sterilen Handschuhen und Kittel
  - Hautdesinfektion mit chlorhexidin- oder octenidinhaltigen Desinfektionsmitteln als Wischdesinfektion
  - großflächige Abdeckungen (Lochtuch)
  - Verwendung von sterilen Wundverbänden
- Des Weiteren muss die *Verpackung* auf Unversehrtheit und Haltbarkeit überprüft werden.
- Auch bei personellen Engpässen muss die *Anlage von 2 Personen* (Arzt und Assistenz) durchgeführt werden.
- Auf Höhe des Schildknorpels kann medial des M. sternocleidomastoideus die A. carotis getastet werden. Die Punktion erfolgt leicht lateral unter Aspiration (▶ Abb. 104.4). Das Einführen des Drahtes sollte leicht und widerstandsfrei sein (▶ Abb. 104.5, ▶ Abb. 104.6).
- Nach erfolgreicher Anlage muss die korrekte intravasale Lage verifiziert werden. Dazu werden alle Schenkel kurz aspiriert und wieder gespült. Wichtig ist, dass das Blut nicht bis in den 3-Wege-Hahn zurückgezogen wird, da dies bereits nach kurzer Zeit zu Okklusionen und sekundären Infektionen führen kann. Nach Aspirationskontrolle werden die 3-Wege-Hähne erneut steril mit Kappen verschlossen.

104.10.5 Lagekontrolle

EKG

- Eine Verifizierung der Katheterlage ist vor Nutzung des Gefäßzugangs zwingend erforderlich. Durch einfache Aspiration aller Schenkel kann bereits während der Anlage die intravasale Lage überprüft werden.
- Die optimale Position des ZVK ist in der V. cava superior vor der Einmündung in den rechten Vorhof. Im Einzelfall ist eine tiefere Platzierung im rechten Vorhof indiziert (halbsitzende Lagerung).
- Die Positionierung kann mittels intrakardialem EKG erfolgen (▶ Abb. 104.7).
  - Unter Verwendung einer Extremitätenableitung (Einthoven I oder II) wird die Schulterelektrode (rot) mit der Katheterspitze verbunden. Entweder geschieht dies über die Konnektion am Seldinger-Draht oder mittels elektrisch leitender Infusionslösung (NaCl 20%).
  - Anhand der Veränderung der P-Welle kann die genaue Positionierung vorgenommen werden.
  - Voraussetzung für dieses Vorgehen ist eine regelhafte Vorhoffunktion, bei *Vorhofflimmern* kann diese Methode somit *nicht eingesetzt* werden.
- Vorteil gegenüber der Röntgenaufnahme ist die Möglichkeit, Fehllagen bereits während der Anlage zu erkennen und zu korrigieren.

Röntgen-Thorax

- Postinterventionell wird die Röntgenaufnahme des Thorax in der Regel im *anterior-posterioren Strahlengang* als Liegendaufnahme durchgeführt. Die optimale Position des ZVK ist in Projektion auf Höhe der Carina.
- Vorteil der Röntgenkontrolle ist der gleichzeitige Ausschluss von Pneumo-, Hämato- oder Infusothorax. Es ist allerdings zu beachten, dass sich diese auch erst mit einer gewissen zeitlichen Latenz entwickeln können und somit bei klinischem Verdacht die Röntgen-Thoraxaufnahme im Verlauf wiederholt werden muss.
- Eine generelle Empfehlung bezüglich der *Kontrolle nach Anlage* existiert nicht. Sinnvoll scheint eine Röntgenkontrolle, wenn kein alternatives Verfahren zur Verifizierung der Katheterposition zur Anwendung kam, nach Subklaviapunktion oder nach erschwerter Punktion.
- Grundsätzliche *Nachteile* sind die Strahlenbelastung und die zusätzlichen Kosten.
- Verschiedene Zentren verzichten ganz auf Röntgenuntersuchungen nach zentralvenöser Punktion.

Sonografie

- Als strahlungsfreie Alternative gewinnt zunehmend die *Lungensonografie* an Bedeutung.
- Die Lagekontrolle erfolgt mittels intrakardialem EKG und Aspiration der einzelnen Schenkel. Der Ausschluss eines Hämato-/Pneumothorax erfolgt sonografisch.

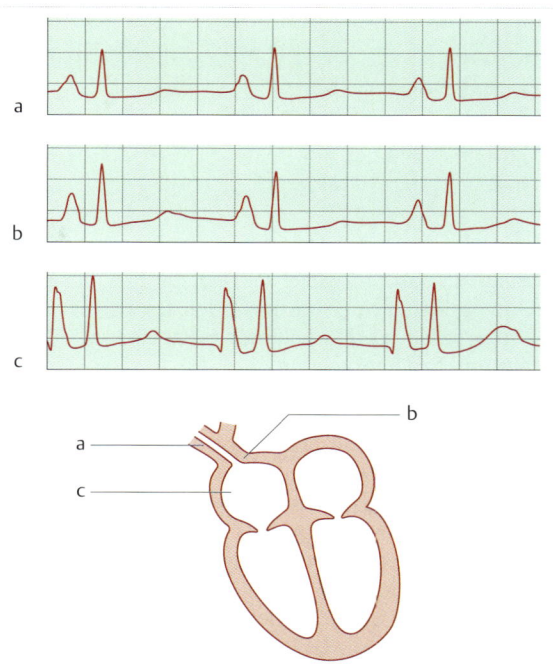

Abb. 104.7 Venöse Zugänge. Schematische Darstellung eines mit Alphacard-System eingebrachten zentralen Venenkatheters. Die P-Wellen-Erhöhung (a–c) entspricht der Positionierung im rechten Vorhof. Für die korrekte Platzierung am Übergang zur V. cava superior muss der Katheter zurückgezogen werden, bis die P-Welle ihre Ausgangsgröße erreicht hat.

104.11 Mögliche Komplikationen

104.11.1 Intraoperative Komplikationen

Arterielle Punktion

- Bei akzidenzieller arterieller Punktion ist die Nadel zu entfernen und die Einstichstelle 5–10 Minuten zu komprimieren.
- Die Unterscheidung zwischen korrekter venöser und arterieller Fehlpunktion ist jedoch nicht immer einfach, wie beispielsweise bei Oxygenierungsstörungen mit Hypoxämie oder bei Vorliegen einer Trikuspidalklappeninsuffizienz mit pulsatilem venösem Rückfluss. Auch eine Blutgasanalyse ist nicht immer eindeutig.
- Einzig die *direkte Darstellung der Druckkurven* kann eine sichere Unterscheidung ermöglichen. Hierfür kann über den liegenden Draht eine kleinlumige, periphere Venenverweilkanüle (20 G) eingebracht oder die Druckleitung direkt an die Punktionsnadel angeschlossen werden.

Tab. 104.1 Katheterfehllagen in Abhängigkeit vom Zugangsweg.

Zugangsweg	Anzahl (n)	Katheterfehllagen (%)
V. jugularis interna	10013	0,85
V. subclavia	20451	5,96
V. jugularis externa	1637	11,06
V. basilica	8058	9,47

- Keinesfalls darf im Zweifel der Dilatator bzw. der Katheter in das Gefäß eingebracht werden. Derartig fehlkanülierte arterielle Gefäße bedürfen meist einer gefäßchirurgischen Intervention.

Pneumothorax

- Das höchste Pneumothoraxrisiko besteht beim Subklaviazugang. Prinzipiell sollte nach einer Punktion in diesem Bereich ein *Röntgenbild* angefertigt werden.
- Beim beatmeten Patienten kann zur Risikominimierung kurz vor Punktion eine PEEP-Reduktion vorgenommen werden oder ggf. die Punktion in kurzer Apnoe erfolgen.

Merke

Für alle Zugangswege gilt, dass die Gefäße nur in Ausnahmefällen tiefer als 2–3 cm liegen. Mit zunehmender Punktionstiefe steigt das Risiko für Verletzungen umgebender Strukturen. Sogar endotracheale Fehllagen von zentralen Venenkathetern sind beschrieben.

Katheterfehllagen

- ▶ Tab. 104.1 zeigt Katheterfehllagen in Abhängigkeit vom Zugangsweg.

104.11.2 Postoperative Komplikationen

Infektion

- *katheterassoziierte Infektionen:*
  - Die häufigste Spätkomplikation von zentralvenösen Zugängen ist die Infektion mit zum Teil schwerwiegenden gesundheitlichen Folgen für den Patienten. Auf deutschen Intensivstationen werden pro Jahr ca. 6000 Infektionen durch zentrale Venenkatheter verursacht. Katheterassoziierte Infektionen sind somit die häufigsten nosokomialen Infektionen. Eine *individuelle Risiko-Nutzen-Abwägung* ist daher vor jeder Anlage erforderlich.
  - Durch umfangreiche Maßnahmen kann die Rate infektassoziierter Katheterkomplikationen um 58 % gesenkt werden, was nicht zuletzt auch unter gesundheitsökonomischen Aspekten erhebliche Einsparungen zur Folge hat.
- *Liegedauer:*
  - Die Liegedauer zentralvenöser Systeme reicht von wenigen Tagen bis hin zu Monaten und Jahren (getunnelte Katheter, implantierte Portsysteme etc.). Ein *streng aseptisches Vorgehen* ist daher für die Anlage essenziell. In Notfallsituationen kann dies jedoch nicht immer sicher gewährleistet werden. Solche unter erschwerten Bedingungen etablierten Gefäßzugänge sollten maximal für 48 Stunden belassen werden.
  - Ein routinemäßiger Wechsel von elektiv eingebrachten Gefäßzugängen führte nicht zu einer Reduktion der Infektionsrate und ist somit nicht erforderlich.
- *Krankenhaus-Infektions-Surveillance-System (KISS):*
  - Mit der Einführung so genannter Krankenhaus-Infektions-Surveillance-Systeme konnten individuelle Risikokeime detektiert und kalkulierte antibiotische Therapieregime aufgrund der lokalen Resistenzlage etabliert werden. Eine routinemäßige *Antibiotikaprophylaxe* zur ZVK-Anlage ist jedoch *nicht sinnvoll* und steigert lediglich unnötig den Selektionsdruck der Bakterien.
  - Antibiotische Beschichtungen von zentralen Venenkathetern zeigten zwar eine Reduktion der Infektionsrate, sind aber im Routinebetrieb nicht kosteneffizient. Bei nicht beherrschbaren Infektionen ist deren Verwendung jedoch eine mögliche Option.
  - Auch die Verwendung von „lock solutions", Antibiotikalösungen, mit denen die Katheter geblockt werden können, wird für den Routinebetrieb nicht empfohlen.

Stenose und Thrombose

- Nahezu regelhaft bildet sich innerhalb von 24 Stunden nach Insertion ein Fibrinmantel um den Katheter. Dieser führt in Kombination mit einer Flussminderung und der Reduktion des Gefäßdurchmessers zu einer lokalen Stase mit Gerinnungsaktivierung und der potenziellen Gefahr einer Thrombembolie. Fehl- bzw. Mehrfachpunktionen erhöhen das Risiko muraler Thromben.
- Auch die Irritation des Gefäßendothels durch den einliegenden Katheter führt über Mikroverletzungen zur Gerinnungsaktivierung. Daher gehen Zugangswege mit höherer mechanischer Beanspruchung (Subklaviazugang, PICC etc.) mit einem erhöhten Thromboserisiko einher. Eine *systemische Antikoagulation* nach ZVK-Anlage wird jedoch *nicht empfohlen*.
- Ein thrombotischer Verschluss mit Okklusion des Katheters kann durch regelmäßiges Spülen der Schenkel verhindert werden, das „Blocken" z. B. mit *unfraktioniertem Heparin* zeigte jedoch keinen Vorteil in Bezug auf die Offenheitsrate.

- Einzig die Verwendung des *Fibrinolytikums rt-PA* als Spüllösung konnte das Risiko von Katheterdysfunktionen reduzieren. Dies ist jedoch nicht kosteneffizient und geht mit einem gesteigerten Blutungsrisiko vor allem nach operativen Eingriffen einher.

Materialfehler

- Bei längerer Liegedauer und mechanischer Beanspruchung kann es durch eine Materialermüdung oder bei vorbestehenden Materialfehlern zu Rissen am Katheter mit entsprechendem Paravasat kommen. Auch Katheterabrisse mit Dislokation nach zentral (Pulmonalarterie) wurden beschrieben.
- Vor Anlage ist daher jeder Katheter durch kurzes Anspülen der einzelnen Schenkel auf Unversehrtheit zu prüfen.

Katheterdislokation

- Nicht zuletzt führen auch dislozierte zentrale Venenkatheter mitunter zu erheblichen Komplikationen. Ist es beispielsweise bei laufender, hoch dosierter Katecholamintherapie nicht möglich, schnell genug einen erneuten Gefäßzugang zu etablieren, kann dies für den Patienten deletäre Folgen haben.
- Auch Subluxationen sind möglich, bei denen einzelne ZVK-Schenkel nicht mehr intravasal liegen und zu einem Paravasat führen.

104.12 OP-Bericht

- Jede Intervention am Patienten bedarf der sorgfältigen und zeitnahen *Dokumentation*. Aus forensischen Gründen ist es erforderlich, den genauen Zeitpunkt der Anlage (Datum und Uhrzeit) und die die Intervention durchführenden Personen schriftlich zu fixieren.
- Außerdem sollten aseptisches Vorgehen, Hautreinigung und -desinfektion, Punktionsort, Punktionstechnik (z. B. sonografisch gesteuert), Fehl- bzw. Mehrfachpunktionen, Katheterart und Lumenanzahl, Art der Lagekontrolle, Fixationstiefe sowie aufgetretene Komplikationen (Blutung, Luftaspiration etc.) dokumentiert werden.
- Nur durch adäquate Dokumentation lassen sich Rechtsstreitigkeiten auf die tatsächlich beklagenswerten Punkte reduzieren und führen nicht bereits aufgrund von Dokumentationsmängeln zur Vermutung eines fehlerhaften Vorgehens.

105 Arterielle Zugänge

Christian Reyher, Kai Zacharowksi

105.1 Steckbrief

Die arterielle Kanülierung ist integraler Bestandteil moderner Anästhesie und Intensivmedizin. Mit entsprechenden anatomischen Kenntnissen und bei streng aseptischem Vorgehen können Katheter sicher und risikoarm intravasal platziert werden. Ernsthafte Komplikationen sind selten, können aber im Einzelfall operative Revisionen erforderlich machen und schlimmstenfalls auch lebensbedrohlich sein. Die Inzidenz von Komplikationen ist im Wesentlichen abhängig vom Punktionsort, von der Punktionstechnik, den Vorerkrankungen des Patienten und der Erfahrung des jeweiligen Anwenders. Mit der Verwendung ultraschallgestützter Verfahren konnte die Rate an Fehl- und Mehrfachpunktionen signifikant reduziert werden, so dass bereits einzelne Fachgesellschaften den routinemäßigen Einsatz fordern. Die Sonografie bietet vor allem bei schwierigem Gefäßstatus oder Gefäßanomalien wesentliche Vorteile.

105.2 Synonyme

- Arterie
- arterielle Punktion
- invasive Blutdruckmessung

105.3 Keywords

- hämodynamisches Monitoring
- Gefäßpunktion
- Arterie
- arterieller Zugang

105.4 Definition

- Punktion eines peripheren arteriellen Gefäßes mit einer Hohlnadel und Einbringen eines intravasalen Katheters

105.5 Indikationen

- Die häufigste Indikation für die Anlage eines arteriellen Katheters ist das hämodynamische Monitoring (invasive Blutdruckmessung, Pulswellenanalyse etc.) sowie die Möglichkeit zur Entnahme arterieller Blutgasanalysen.
- Der Vorteil gegenüber diskontinuierlichen Verfahren (Messung nach Riva-Rocci) liegt neben der „Online-Visualisierung" von Kreislaufschwankungen in zusätzlichen Informationen wie z. B. Volumenstatus, elektromechanische Kopplung oder der Detektion von Klappeninsuffizienzen. Außerdem kann mit speziellen Verfahren (PiCCO [Pulse Contour Cardiac Output], etc.) über die Analyse der Pulskontur und Schlagvolumenvarianz das hämodynamische Monitoring erweitert werden.
- In Kombination mit transpulmonaler Thermodilution ermöglicht es die Messung dynamischer Kreislaufparameter wie z. B. Herzzeitvolumen oder die Quantifizierung vaskulärer Widerstände. In Kombination mit arteriellen und venösen Druckparametern kann eine differenzierte Katecholamintherapie engmaschig verifiziert werden.

105.6 Kontraindikationen

- Kontraindikationen für arterielle Punktionen sind *relativ* und bei absoluter Indikation lediglich auf den *Ort der Punktion beschränkt*.
  - So genannte *Endstromarterien* (z. B. A. brachialis) sollten aufgrund der fehlenden Kollateralisierung nicht als primärer Punktionsort gewählt werden.
  - Ebenso sollte bei bekannten *Gefäßanomalien* (AV-Malformationen, Shunts etc.) oder *Infektionen* im Punktionsgebiet ein alternativer Punktionsort gewählt werden.
  - Eine Punktion der A. carotis ist obsolet.
  - Ebenfalls sollte von einer Punktion von *Gefäßprothesen* abgesehen werden.
  - Weitere relative Kontraindikationen sind *Gerinnungsstörungen* und die Einnahme von gerinnungshemmenden Medikamenten.

105.7 Anästhesie

- Lokalanästhesie

105.8 Aufklärung und spezielle Risiken

- Vor jeder elektiven Punktion muss der Patient über die verfahrensimmanenten Risiken, häufige Komplikationen und die geplante Vorgehensweise *individuell* und mit *ausreichender Bedenkzeit* aufgeklärt werden. Nur in Ausnahmefällen gilt die Geschäftsführung ohne Auftrag im Rahmen der Notfallindikation.
- aufgeklärt werden muss über:
  - Blutung
  - Infektion
  - Gefäß-/Nervenverletzung
  - Fehl-/Mehrfachpunktion
  - Katheterfehllage
  - Gefäßverschluss, Embolie

105.9 Präoperative/präinterventionelle Diagnostik

105.9.1 Sonografie, Dopplersonografie

- Die Sonografie ermöglicht die „Online-Visualisierung" anatomischer Strukturen. In verschiedenen Studien konnte der Vorteil gegenüber der Landmarkentechnik gezeigt werden.
- So können anatomische Variationen (Lage, Gefäßverlauf, Größe etc.) dargestellt oder für das Einbringen großlumiger Zugänge kann der Durchmesser des zu punktierenden Gefäßes beurteilt werden. Auch können potenzielle Punktionshindernisse (Atherosklerose, Plaque etc.) detektiert werden.
- Nachteilig ist der Preis für die Anschaffung der Geräte und dass diese im Klinikbetrieb nicht ubiquitär verfügbar sein können. Die Punktion nach *Landmarkentechnik* sollte daher unbedingt weiterhin gelehrt und gelernt werden.
- Es bestehen zwei Möglichkeiten der Punktion mit Sonografie:
  - in plane
  - out of plane
- *In plane* bedeutet: Die Punktion erfolgt in der Achse des Schallkopfes. Vorteil der In-plane-Technik ist die direkte Visualisierung der Nadel und deren Verlauf im Gewebe bzw. deren Eindringtiefe.
- *Out of plane* beschreibt die Punktion im rechten Winkel dazu. Zur Orientierung und Darstellung umgebender Strukturen ist die Out-of-plane-Technik besser geeignet.
- Durch die Verwendung von *Farbdopplern* besteht die Möglichkeit, die Flussrichtung und die Flussgeschwindigkeit im Gefäß darzustellen. Dies kann im Einzelfall die Unterscheidung zwischen arteriell und venös erleichtern.

105.9.2 Allen-Test

- Temporäre Kompression der zuführenden A. radialis und A. ulnaris mit anschließender Messung der Rekapillarisierung über den Arcus palmaris zur Detektion von Durchblutungsstörungen.
- Der diagnostische Wert gilt als umstritten. Verschiedene Fachgesellschaften empfehlen keine Durchführung.

105.10 Material

- Händedesinfektion
- Haube, Mundschutz, sterile Handschuhe und steriler Kittel
- Hautdesinfektion mit chlorhexidin- oder octenidinhaltigen Desinfektionsmitteln als Wischdesinfektion
- Abdeckung (Lochtuch)
- Punktionsset
- steriler Wundverband
- Druckleitung und Druckaufnahmesystem
- kontinuierliches Spülsystem

105.11 Durchführung

105.11.1 Zugangswege

- Zugangswege für die arterielle Punktion:
  - A. radialis
  - A. femoralis
  - A. brachialis
  - A. axillaris
  - A. ulnaris

A. radialis

- Der optimale Zugangsweg ist umstritten.
- Die Punktion der A. radialis bietet jedoch aus verschiedenen Gründen *Vorteile*. Zum einen ist sie durch anatomische Landmarken häufig gut aufzufinden, zum anderen erfolgt bei Komplikationen in der Regel eine ausreichende Vaskularisierung über die A. ulnaris.
- *Nachteilig* ist, dass eine persistierende Minderperfusion mit ggf. bleibender Funktionseinschränkung oder Verlust der Extremität für die Patienten weitreichende Konsequenzen haben kann. Die nicht führende Hand ist bei einer arteriellen Punktion somit zu bevorzugen.

A. femoralis

- Die A. femoralis ist eine einfach zu punktierende Alternative. Als Landmarkentechnik bietet sich der Merksatz IVAN (innen: Vene, Arterie, Nerv) an. Die Punktion erfolgt unter Palpitation oder sonografisch.
- Gelegentlich liegen die Gefäße jedoch dicht beisammen, so dass bei Verwendung der Landmarkentechnik Katheter akzidenziell transvenös gelegt wurden.
- Zwar ist die A. femoralis ebenfalls Endstromarterie, aufgrund ihres großen Durchmessers sind Gefäßokklusionen durch intravasale Katheter jedoch selten.
- Vor allem als *Notfallzugang* ist sie durch die meist gute Palpabilität auch im Kreislaufschock gut geeignet, birgt aber das *größte Infektionsrisiko*. Die Liegedauer von dort eingebrachten Kathetern sollte daher zeitlich begrenzt sein.

A. brachialis

- Die A. brachialis ist als Endstromarterie mit (im Vergleich z. B. zur A. femoralis) reduziertem Gefäßdurchmesser nicht als primärer Punktionsort für intraarterielle Katheter geeignet.
- Des Weiteren kommt es bei wachen Patienten häufig zu Bewegungsartefakten.

A. axillaris

- Die A. axillaris ist anatomisch relativ einfach lokalisierbar. Dieser Zugangsweg birgt jedoch ebenfalls ein *hohes Infektionsrisiko*. Die Liegedauer von dort eingebrachten Kathetern sollte daher zeitlich begrenzt sein.

105.11.2 Methode

Seldinger-Technik

- Heutzutage ist die 1953 vom Radiologen Sven-Ivar Seldinger entwickelte Methode zum Einbringen von Angiografiekathetern die Standardmethode zur Gefäßpunktion. Mit einer Hohlnadel wird zunächst das Gefäß punktiert. Bei sicher intravasaler Lage wird über die liegende Kanüle ein Führungsdraht eingebracht und die Kanüle dann zurückgezogen. Gegebenenfalls wird mit einem Dilatator daraufhin der Stichkanal geweitet (z. B. PiCCO [Pulse Contour Cardiac Output]), was das Einführen des Katheters erleichtert und für die spätere Wundheilung vorteilhaft ist. Über den einliegenden Draht wird nun der Katheter vorgeschoben.
- Der *Vorteil* der Seldinger-Technik liegt darin, dass Katheter mit weicheren Materialien verwendet werden können und diese durch ihre Führung entlang des Drahtes nicht dislozieren bzw. nicht wie Katheter aus festen Materialien das Gefäß sekundär perforieren können. *Nachteilig* ist, dass unter Umständen atheromatöse Plaque abgeschert werden können.
- Prinzipiell ist, wie bei der peripheren Venenverweilkanüle, eine Punktion mit einer *kunststoffummantelten Metallkanüle* möglich. Nach erfolgreicher Gefäßpunktion wird der Kunststoffkatheter vorgeschoben und die innenliegende Metallkanüle entfernt. Vorteil ist die schnelle Durchführbarkeit, nachteilig sind die kurze Verweildauer und erhöhte Komplikationsrate (z. B. Messungenauigkeiten, Abknicken, Dislokation) der Katheter.

105.11.3 Vorgehen

- Katheterinfektionen gehören zu den häufigsten nosokomialen Infektionen. Es ist daher essenziell, bei der Anlage auf ein *streng aseptisches Vorgehen* zu achten. Hierzu gehören:
  - hygienische Händedesinfektion
  - Verwendung von Haube, Mundschutz, sterilen Handschuhen und Kittel
  - Hautdesinfektion mit chlorhexidin- oder octenidinhaltigen Desinfektionsmitteln als Wischdesinfektion
  - großflächige Abdeckungen (Lochtuch)
  - Verwendung von sterilen Wundverbänden
- Des Weiteren muss die *Verpackung* auf Unversehrtheit und Haltbarkeit überprüft werden.

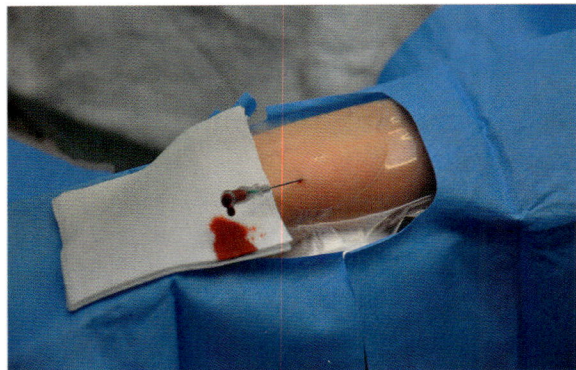

Abb. 105.1 Arterielle Zugänge. Punktion der A. radialis nach Hautdesinfektion und steriler Abdeckung. Die Hand wird in leichter Extension gelagert.

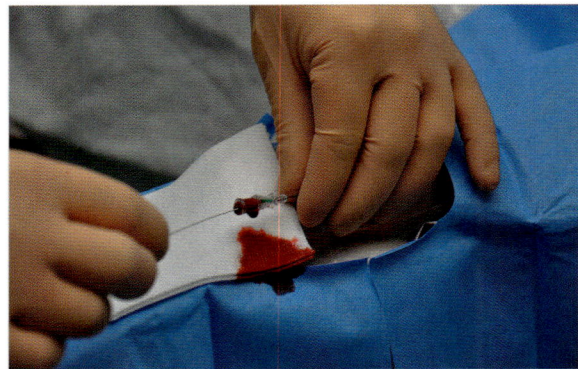

Abb. 105.2 Arterielle Zugänge. Einbringen des Drahtes in Seldinger-Technik.

- Auch bei personellen Engpässen muss die *Anlage von 2 Personen* (Arzt und Assistenz) durchgeführt werden.
- ▶ Abb. 105.1, ▶ Abb. 105.2, ▶ Abb. 105.3 und ▶ Abb. 105.4 zeigen zusammenfassend das praktische Vorgehen.

105.11.4 Lagekontrolle

- Bei akzidenzieller venöser Punktion ist die Unterscheidung zwischen korrekter arterieller und venöser Fehlpunktion nicht immer einfach. Bei Oxygenierungsstörungen mit Hypoxie und Kreislaufinstabilität ist selbst eine Blutgasanalyse nicht immer eindeutig. Einzig die direkte Darstellung der Druckkurven kann eine sicherere Unterscheidung ermöglichen. Die Sonografie kann hier ebenfalls hilfreich sein.

105.12 Mögliche Komplikationen

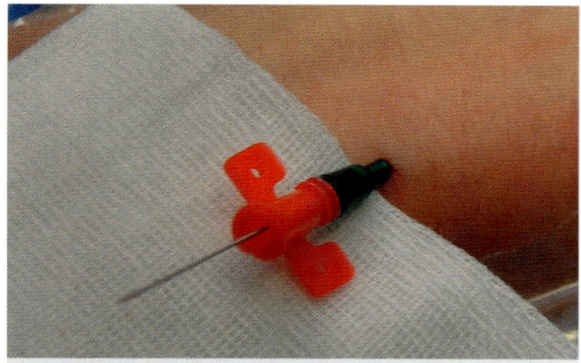

Abb. 105.3 Arterielle Zugänge. Einliegender Katheter.

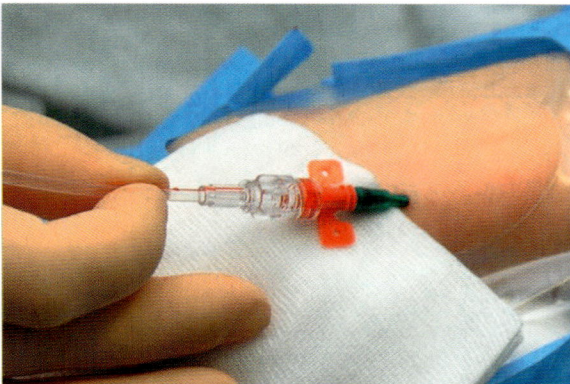

Abb. 105.4 Arterielle Zugänge. Angeschlossene Druckleitung.

105.12 Mögliche Komplikationen

105.12.1 Intraoperative Komplikationen

Gefäßverletzung

- Gefäßverletzungen sind eine häufige Komplikation. Selbst bei initial korrekter intravasaler Kanülierung sind *sekundäre Perforationen* mit unter Umständen ausgeprägten Hämatomen beschrieben.
- Nach Fehl- oder Mehrfachpunktionen steigt das Risiko von aneurysmatischen *Gefäßausweitungen* (Aneurysma spurium), die häufig operativ korrigiert werden müssen.
- Durch Einbringen des Seldinger-Drahtes oder des Katheters kann es intermittierend zum *Gefäßspasmus* (Angiospasmus) kommen. Dieser kann zu Fehlmessungen, aber auch zu einer Ischämie des nachfolgenden Gewebes führen.

- Der intraarterielle Einsatz von vasodilatativen Substanzen oder Lokalanästhetika sowie Allgemeinmaßnahmen (Wärmezufuhr) sind *therapeutische Optionen*.

Akzidenzielle arterielle Medikamentenapplikation

- Viele Medikamente führen bei fehlerhafter intraarterielle Applikation zu schweren Gewebeschäden im Endstromgebiet. Oberstes Ziel ist daher die Prävention durch *eindeutige Kennzeichnung* der arteriellen Gefäßzugänge. Auch von der Industrie angebotene unterschiedliche Konnektionsstellen können zur Risikominimierung beitragen.

> **Merke**
>
> Bei akzidenzieller Medikamentenapplikation muss die *Injektion sofort gestoppt* werden. Der Gefäßzugang sollte jedoch unbedingt belassen werden, um beispielsweise durch Verdünnung (Nachspritzen von NaCl 0,9 %) die Gewebekonzentration und damit unter Umständen auch die Gewebetoxizität zu reduzieren.

- Des Weiteren kann mittels *intraarterieller Lokalanästhetikagabe* (z. B. Lidocain 2 %) der Gefäßspasmus reduziert werden und durch *lokale Antikoagulation* ein Gefäßverschluss verhindert werden.
- Eine periphere Leitungsblockade (z. B. axillärer Plexus) kann neben der Analgesie vor allem durch die induzierte *Sympathikolyse* die Durchblutung fördern.
- Ob *Kortikoide* eine therapeutische Option sind, ist unklar.
- *Supportive Maßnahmen* sind Lagerung und Wärme.
- *Chirurgische Therapien* (z. B. Thrombektomie, Bypass-OP, Fasziotomie) sollten ebenfalls erwogen werden.

105.12.2 Postoperative Komplikationen

Infektion

- katheterassoziierte Infektionen:
  - Die häufigste Spätkomplikation von intravasalen Zugängen ist die Infektion mit zum Teil schwerwiegenden gesundheitlichen Folgen für den Patienten. Auf deutschen Intensivstationen werden pro Jahr ca. 6000 Infektionen durch zentrale Venenkatheter verursacht. Katheterassoziierte Infektionen sind somit die häufigsten nosokomialen Infektionen. Eine *individuelle Risiko-Nutzen-Abwägung* ist daher vor jeder Anlage erforderlich.

- Durch umfangreiche Maßnahmen kann die Rate infektassoziierter Katheterkomplikationen um 58 % gesenkt werden, was nicht zuletzt auch unter gesundheitsökonomischen Aspekten erhebliche Einsparungen zur Folge hat.
- Die Infektionsrate intraarterieller Katheter ist insgesamt seltener und häufiger lokal. Dennoch gelten dieselben *hygienischen Regeln* bei Anlage, Nutzung und Pflege wie bei intravenösen Kathetern.

- *Liegedauer:*
  - Die Liegedauer arterieller Systeme reicht von wenigen Tagen bis hin zu Wochen. Ein *streng aseptisches Vorgehen* ist daher für die Anlage essenziell. In Notfallsituationen kann dies jedoch nicht immer sicher gewährleistet werden. Solche unter erschwerten Bedingungen etablierten Gefäßzugänge sollten maximal für 48 Stunden belassen werden.
  - Ein routinemäßiger Wechsel von elektiv eingebrachten Gefäßzugängen führte nicht zu einer Reduktion der Infektionsrate und ist somit nicht erforderlich.
  - Generell gilt jedoch, dass ungenutzte oder nicht indizierte Katheter konsequent entfernt werden müssen.

- *Krankenhaus-Infektions-Surveillance-System (KISS):*
  - Mit der Einführung so genannter Krankenhaus-Infektions-Surveillance-Systeme konnten individuelle Risikokeime detektiert und kalkulierte antibiotische Therapieregime aufgrund der lokalen Resistenzlage etabliert werden. Eine routinemäßige *Antibiotikaprophylaxe* zur arteriellen Katheteranlage ist jedoch *nicht sinnvoll* und steigert lediglich unnötig den Selektionsdruck der Bakterien.

Stenose und Gefäßverschluss

- Nahezu regelhaft bildet sich innerhalb von 24 Stunden nach Insertion ein Fibrinmantel um den Katheter. Dieser führt in Kombination mit einer Flussminderung und der Reduktion des Gefäßdurchmessers zu einer lokalen Stase mit Gerinnungsaktivierung und der potenziellen Gefahr einer Thrombembolie.
- Fehl- bzw. Mehrfachpunktionen erhöhen das Risiko muraler Thromben. Auch die Irritation des Gefäßendothels durch den einliegenden Katheter führt über Mikroverletzungen zur Gerinnungsaktivierung. Daher gehen Zugangswege mit hoher mechanischer Beanspruchung mit einem erhöhten Embolierisiko einher. Eine *systemische Antikoagulation* nach Anlage arterieller Katheter wird jedoch nicht empfohlen.
- Ein *thrombotischer Verschluss* mit Okklusion des Katheters kann durch kontinuierliches Spülen des Schenkels verhindert werden. Das Zusetzen von Antikoagulanzien in die Spüllösung, z. B. mit unfraktioniertem Heparin, zeigte keinen Vorteil in Bezug auf die Offenheitsrate.

Materialfehler

- Bei längerer Liegedauer und mechanischer Beanspruchung kann es durch eine Materialermüdung oder bei vorbestehenden Materialfehlern zu Rissen am Katheter mit entsprechendem Paravasat kommen. Auch Katheterabrisse mit Dislokationen wurden beschrieben.
- Vor Anlage ist daher jeder Katheter durch kurzes Anspülen *auf Unversehrtheit zu prüfen.*

105.13 OP-Bericht

- Jede Intervention am Patienten bedarf der sorgfältigen und zeitnahen *Dokumentation*. Aus forensischen Gründen ist es erforderlich, den genauen Zeitpunkt der Anlage (Datum und Uhrzeit) und die die Intervention durchführenden Personen schriftlich zu fixieren.
- Außerdem sollten aseptisches Vorgehen, Hautreinigung und -desinfektion, Punktionsort, Punktionstechnik (z. B. sonografisch gesteuert), Fehl- bzw. Mehrfachpunktionen, Katheterart und -größe, Art der Lagekontrolle, Fixationstiefe sowie aufgetretene Komplikationen (z. B. Blutung) dokumentiert werden.
- Nur durch adäquate Dokumentation lassen sich Rechtsstreitigkeiten auf die tatsächlich beklagenswerten Punkte reduzieren und führen nicht bereits aufgrund von Dokumentationsmängeln zur Vermutung eines fehlerhaften Vorgehens.

106 Intraossärer Zugang

Thorsten Hess, Thoralf Kerner

106.1 Steckbrief

Der Einsatz invasiver Techniken in der Notfallmedizin wie die intraossäre Punktion ist bei bestehender Indikation alternativlos und für jeden notfallmedizinisch tätigen Arzt oder nicht ärztliches Fachpersonal, z. B. Notfallsanitäter oder Pflegepersonal in der Notaufnahme oder auf der Intensivstation, gleichermaßen eine Herausforderung. Selbst bei regelmäßiger Tätigkeit in notfallmedizinisch relevanten Arbeitsbereichen bleiben invasive Maßnahmen eher eine Seltenheit. In den wesentlichen Leitlinien für die Notfallmedizin wurde der Stellenwert des intraossären Zugangs als Alternative zum konventionellen periphervenösen Zugang bei kritisch kranken und schwer verletzten Kindern und Erwachsenen gefestigt. In diesem Beitrag wird der intraossäre Zugang hinsichtlich Indikation, Durchführung, Problemen und Risiken bei der Anwendung an Erwachsenen und Kindern vorgestellt.

106.2 Aktuelles

- In der Vergangenheit wurde der intraossäre Zugang (IOZ) häufig bei Kindern aufgrund von Schwierigkeiten bei der Venenpunktion vor allem als Rückfallebene propagiert, die aktuellen Reanimationsleitlinien betonen unter bestimmten Bedingungen und vitaler Indikation den primären Einsatz First Line [4], [9], [11].
- Zentralvenöse Katheter (ZVK) bieten im Vergleich zu intraossären oder periphervenösen Zugängen während der Reanimation keine Vorteile. Die American Heart Association (AHA) sieht allerdings noch vor, die Anlage eines ZVK unter Reanimationsmaßnahmen durch den Geübten zu erwägen (AHA 2015, Klasse IIb LOE C) (LOE: Level of Evidence) [9]. Aufgrund von Anlagedauer und Komplikationen kann ein ZVK im Notfall jedoch nicht mehr generell empfohlen werden.
- Durch die Weiterentwicklung verschiedener technischer Systeme erfährt die intraossäre Infusion heute eine vergleichsweise breite Anwendung in der prä- und innerklinischen Notfallmedizin. Andererseits gibt es Hinweise darauf, dass ein intraossärer Zugang trotz gegebener Indikation und Empfehlungen der Fachgesellschaften immer noch zu selten angewendet wird.

106.3 Synonyme

- keine Angaben

106.4 Keywords

- intraossärer Zugang
- invasive Notfalltechnik
- Notfallmedikation
- Notfallmedizin

106.5 Definition

- Der intraossäre Zugang ist eine Alternative zum konventionellen periphervenösen Zugang bei kritisch kranken und schwer verletzten Kindern und Erwachsenen. Er dient der notfallmäßigen Verabreichung von Medikamenten und Infusionslösungen.

106.6 Indikationen

- Die intraossäre Punktion wird als primärer Zugangsweg bei vitaler Indikation für Kinder (AHA 2015, Klasse I LOE C [4]) und Erwachsene (AHA 2015, Klasse IIa LOE C [9]) empfohlen (z. B. Herz-Kreislauf-Stillstand, manifestes Schockgeschehen), sofern
  - nicht bereits ein geeigneter venöser Zugang vorhanden ist (AHA 2015) oder
  - voraussichtlich nicht schnell genug etabliert werden kann (ERC 2015: nach erfolglosen venösen Punktionsversuchen ≤ 60 Sekunden bei Kindern in kritischem Zustand) [11].
- Bei Säuglingen und Kleinkindern ist eine erfolgreiche venöse Punktion in weniger als 60 Sekunden häufig nicht zu realisieren, hier sollte bei vitaler Indikation primär ein intraossärer Zugang etabliert werden, insbesondere bei schwierigen Venenverhältnissen [8] (▶ Tab. 106.1).
- In besonderen Fällen (z. B. differenzierte Katecholamintherapie über eine Spritzenpumpe, Volumentherapie) kann die Anlage von zwei (oder mehr) intraossären Infusionen an unterschiedlichen Punktionsstellen erwogen werden; eine komplexe medikamentöse Behandlung über einen einlumigen Zugang gestaltet sich oft schwierig.
- Die rein prophylaktische Anlage eines intraossären Zugangs ist nicht indiziert.

Tab. 106.1 Indikationen zur intraossären Infusion in der Kinderanästhesie (Wissenschaftlicher Arbeitskreis Kinderanästhesie [WAKKA] der Deutschen Gesellschaft für Anästhesiologie und Intensivmedizin [DGAI]).

sofortige Indikation	dringliche Indikation	semielektive Indikation
frühzeitiger bzw. primärer IOZ	zeitnaher IOZ bei erfolglosen venösen Punktionsversuchen	IOZ bei erfolglosen venösen Punktionsversuchen und nach sorgfältiger Nutzen-Risiko-Abwägung
Herz-Kreislauf-Stillstand	Rapid Sequence Induction	nach Maskeneinleitung (falls Gefäßzugang erforderlich)
kritische hämodynamische Instabilität	unaufschiebbare Narkoseeinleitung beim Kind mit instabilem Kreislauf oder schwerer kardialer Insuffizienz	zwingende „intravenöse" Einleitung (z. B. bei Disposition für eine maligne Hyperthermie)
schwerer Laryngospasmus	–	–
Narkoseinduktion bei starker Atemwegsblutung	–	–
IOZ: intraossärer Zugang		

106.7 Kontraindikationen

- Als *absolute* Kontraindikationen gelten Zustände, die den Erfolg einer intraossären Infusion infrage stellen. Als solche sind – auch in lebensbedrohlichen Situationen – zu berücksichtigen:
    - vorausgehende Punktionsversuche (innerhalb von 48 Stunden) am selben Knochen
    - aktuelle oder kürzliche Fraktur im Punktionsgebiet
    - implantiertes Osteosynthesematerial bzw. kürzliche Entfernung von Osteosynthesematerial im betroffenen Gebiet
    - Gefäßverletzung proximal der Punktionsstelle
    - fehlende anatomische Orientierungspunkte
- Als *relative* Kontraindikationen gelten:
    - Erkrankungen des Knochens und des blutbildenden Systems
    - kardialer Rechts-links-Shunt mit der Gefahr einer paradoxen Knochenmark- oder Fettembolie

106.8 Anästhesie

- Die *Applikation von Medikamenten* erfolgt bei einem intraossären Zugang wie beim periphervenösen Zugang. Alle gängigen Notfallmedikamente können intraossär appliziert werden. Die relativen Kontraindikationen sind nach Auffassung verschiedener Autoren im Notfall vernachlässigbar, jedoch besteht für die wenigsten üblichen Notfallmedikamente explizit eine Zulassung für die intraossäre Anwendung (Off-Label-Einsatz).
- Hypertone (z. B. Glukose), stark alkalische (z. B. Barbitursäurederivate) sowie saure (z. B. Amiodaron) Pharmaka können bei Extravasation mit einer erhöhten Rate an Komplikationen vergesellschaftet sein.
- *Natriumhydrogenkarbonat* 8,4 % ist hyperosmolar und muss vorsichtig appliziert (und/oder zuvor verdünnt) werden; darüber hinaus reagiert es chemisch mit zweiwertigen Ionen (z. B. Magnesium, Kalzium) und darf daher nicht zusammen mit diesen Substanzen injiziert werden (Fällungsreaktion).
- *Katecholamine* können durch alkalische Lösungen inaktiviert werden und sollen intraossär ebenfalls nicht gemeinsam mit Natriumhydrogenkarbonat verabreicht werden. Nach sehr hohen Dosen von Adrenalin oder Glukose 50 % wurde bei Kindern eine erhöhte Inzidenz an *Osteomyelitiden* beobachtet. Eine Osteomyelitis wird bei intraossärem Zugang insgesamt mit ca. 0,4 % angegeben.
- Bei bewusstseinsklaren Patienten können sowohl die Aspiration als auch die Injektion von Substanzen schmerzhaft sein. Reinhardt et al. (2013) beobachteten bei wachen Patienten mit intraossärem Zugang selbst noch nach subkutaner und intraossärer Lokalanästhesie (Off-Label-Einsatz) in 12,5 % der Fälle Schmerzen bei der Instillation einer Natriumchloridlösung. Die vorsichtige Titration eines Lokalanästhetikums sollte bei Schmerzen erwogen werden (z. B. Lidocain 1 %) [12].
- In mehreren Studien wurden *Analgosedierung* oder Notfallnarkose als problemlos beschrieben, wenn diese über einen intraossären Zugang induziert wurden. Als Erfolgskriterien wurden dabei in einigen Arbeiten gute Intubationsbedingungen gewertet [6], [1].

106.9 Aufklärung und spezielle Risiken

- Nach Möglichkeit sollte der Patient über die anstehende Maßnahme informiert werden und dieser zustimmen. In Notfallsituationen ist eine Einwilligung des Patienten („informed consent") in der Regel nicht zu erreichen.

106.10 Material

- Entsprechend ihrem Funktionsprinzip lassen sich manuelle Systeme (z. B. Modell Diekmann, Cook Medical; TALON [Tactically Advanced Lifesaving IO Needle], Teleflex), halbautomatische Systeme (z. B. EZ-IO [Easy Intraosseous Device], Teleflex) und vollautomatische Systeme (z. B. BIG [Bone Injection Gun], Waismed; NIO [New Intraosseous Device], PerSys Medical; FAST-1 [First Access Shock and Trauma], Pyng Medical Corp.) unterscheiden. Gegenüber der manuellen Punktion besitzen die automatischen Systeme verschiedene Vorteile, zu diesen zählen:
  - Schnelligkeit
  - definierte Eindringtiefe
  - hohe Dichtigkeit
  - geringe Verletzungs- und Infektionsgefahr
  - geringerer Trainingsaufwand [7].
- *manuelle Systeme:*
  - Manuelle Intraossärnadeln sind in unterschiedlichen Größen erhältlich. Sie verfügen über einen Handknauf und verschiedene Nadelmodifikationen. Für Kinder werden meist Nadeln zwischen 16 und 18 G (Gauge) verwendet, für Erwachsene zwischen 14 und 16 G. Die Punktionskanüle wird unter Drehbewegungen und Druck in den Knochen eingeführt. Ist ein Trokar vorhanden, wird dieser nach der Punktion entfernt. Die meisten Systeme sind explizit auf eine Anwendung an der *Tibia* beschränkt.
  - Für den *sternalen* intraossären Zugang (nur Erwachsene) steht neuerdings das manuelle Punktionsgerät TALON (15 G/38,5 mm) zur Verfügung. Auf dem Manubrium sterni wird ein spezielles Zielpflaster mit Haltenadeln aufgebracht. Dieses Pflaster verfügt mittig über einen Führungskanal, der eine Punktion des IOZ im 90-Grad-Winkel zur Knochenoberfläche gewährleisten soll. Die Punktion erfolgt durch manuelles Eindrehen der Kanüle in den Knochen.
- *halbautomatische Systeme:*
  - Zu diesen Systemen gehört das EZ-IO; dies ist ein batteriebetriebenes Gerät, mit dem ein intraossärer Zugang an der *proximalen* und *distalen Tibia*, dem *Humeruskopf* oder am *distalen Femur* etabliert werden kann. Man unterscheidet drei verschiedene Nadeltypen:
    – 15 G/15 mm, rosa, für Kinder (3–39 kgKG)
    – 15 G/25 mm, blau, für Kinder und Erwachsene (ab 3 kgKG)
    – 15 G/45 mm, gelb, zur Punktion spezieller Areale, z. B. Humerus beim Erwachsenen (ab 40 kgKG)
  - Es wird empfohlen, die Kanüle bis zum Knochenkontakt durch die Weichteile einzustechen. Die EZ-IO-Nadel ist 5 mm vom Anschluss entfernt mit einer schwarzen Linie markiert. Wenn die Kanüle nach Durchstechen der Haut den Knochen nicht erreicht oder wenn die letzte Nadelmarkierung oberhalb der Haut nicht erkennbar ist, muss eine längere Kanüle oder ein anderer Punktionsort gewählt werden.
  - Der Handbohrer wird mit vorsichtigem Druck betätigt. Der Schalter wird dann losgelassen, wenn ein plötzlicher Widerstandsverlust bei Erreichen des Markraumes verspürt wird (sog. „taktiles Feedback"); dieser kann am Humeruskopf fehlen (z. B. geringe Kompaktadicke, knorpelhafte Strukturen). Für Erwachsene wird am Humerus eine 45-mm-Nadel (gelb) verwendet, die – nur an diesem Punktionsort – bis zur letzten sichtbaren Nadelmarkierung in den Knochen eingebracht werden soll. Nach einer erfolgreichen Punktion wird der Bohrer entfernt und der Trokar mit Drehbewegungen gegen den Uhrzeigersinn entnommen.
- *vollautomatische Systeme:*
  - Bei Systemen wie der BIG bzw. dem Nachfolgemodell NIO unterscheidet man ein Modell für Kinder < 12 Jahren (18 G, rot) und eine Variante für Erwachsene (15 G, blau). Die Systeme sind für den Einsatz an der *proximalen* und *distalen Tibia* und (neuerdings) am *Humerus* zugelassen. Vor einer Punktion muss bei Kindern zunächst die gewünschte Eindringtiefe der Nadel eingestellt werden. Danach wird das Instrument mit einer Hand in Position gehalten, mit der anderen Hand wird ein Sicherheitsriegel entfernt. Nach dem Auslösen des federbelasteten Systems muss die Abschussvorrichtung (Introducer) abgenommen werden. Die Nadel wird fixiert und der Trokar entfernt.
  - Das System FAST-1 wird meist im militärischen Kontext verwendet. Der einzige zugelassene Punktionsort ist das *Sternum*. Die Intraossärnadel hat eine Größe von 17 G; die Perforationstiefe beträgt 6 mm (ab Kortikalis) und ist nicht regulierbar. Unterhalb der Incisura jugularis wird ein Zielpflaster aufgebracht. Zur Punktion wird der Handapparat mit den Stabilisierungsnadeln auf dem Manubrium in einer Auslassung des Zielpflasters positioniert. Der Handgriff wird mit zunehmender Kraft des Anwenders in Richtung Knochen inseriert. Das Auslösen des federbelasteten Mechanismus ist durch ein Klicken hör- und spürbar.

106.11 Durchführung

106.11.1 Vor Beginn des Eingriffs

- Es erfolgt eine sorgfältige Auswahl des Punktionsortes (siehe unten) und das Vorbereiten eines Punktionssystems.

106.11.2 Chirurgische Anatomie

- Je nach Punktionsort muss mit dem Punktionssystem eine unterschiedliche Weichteilstruktur durchdrungen werden, um zum darunterliegenden Knochen zu gelangen. An der distalen Tibia und am distalen Femur ist – vor allem bei Patienten > 6 Jahre – eine dickere Kortikalis im Vergleich zu anderen Punktionsorten (Humerus,

proximale Tibia) zu berücksichtigen, die einen Punktionserfolg beeinträchtigen kann.
- Mit der Intraossärkanüle wird die Kortikalis eines Knochens durchbohrt. Hierbei ist ggf. ein Widerstandsverlust spürbar (bei manuellen oder halbautomatischen Systemen). Die Spitze der Kanüle kommt in der Markhöhle eines Knochens zu liegen. Infundierte Lösungen und Medikamente gelangen über venöse Sinusoide, Zentralvenen und ableitende Knochenvenen in den venösen Systemkreislauf.

106.11.3 Zugangswege

- In der Literatur lassen sich verschiedene, als geeignet beschriebene Punktionsorte für intraossäre Zugänge finden. Zu diesen gehören Punktionsstellen an proximaler und distaler Tibia, am proximalen Humerus und am distalen Femur.
- In einer Handlungsempfehlung der DGAI (2010) [7] und einem Update (2018) [8] werden Punktionsorte der 1.–3. Wahl unterschieden ▶ Tab. 106.2.
- Der European Resuscitation Council (ERC) betont in seinen aktuellen Reanimationsleitlinien, weder eine spezielle Empfehlung für ein bestimmtes Punktionsgerät noch für einen anatomischen Punktionsort geben zu können, weil hierzu die Daten fehlen [13].
- Nach Auffassung der Autoren sollte bei der Auswahl eines Punktionsortes Folgendes ergänzend berücksichtigt werden:
  - Konstitution des Patienten (z. B. extremes Unter- oder Übergewicht)
  - aktuelle Situation und Praktikabilität (z. B. enge räumliche Verhältnisse)
  - Notfallgeschehen selbst (krankheits- oder verletzungsbedingte Zustände). Bei Polytraumatisierten eignet sich ein intraossärer Zugang am Humeruskopf, da „missed injuries" (z. B. Beckenfraktur) vorliegen können; bei Brandverletzungen erfolgt die Anlage möglichst in unverletzten Arealen.
- Punktionen an Sternum, Radius, Klavikula oder Kalkaneus sind eher ungewöhnlich und/oder schlichtweg nicht zugelassen.
- *Sonderfall: intraossärer Zugang bei Neugeborenen*
  - Der in den ERC-Leitlinien empfohlene umbilikalvenöse Zugang bei der Reanimation Neugeborener wird von manchen Autoren kritisch gesehen.

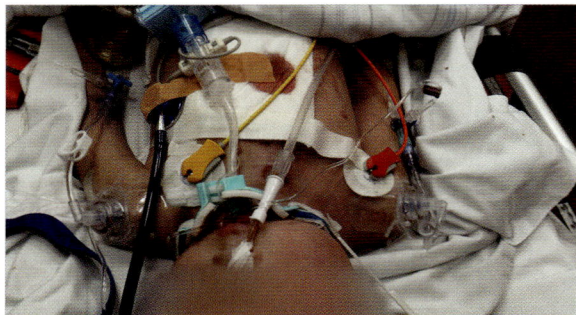

Abb. 106.1 Intraossärer Zugang (IOZ). Kritisch krankes Kind nach bilateraler Anlage eines IOZ am Humeruskopf. Über den rechten IOZ wird Adrenalin mittels Spritzenpumpe infundiert, über den linken IOZ werden Flüssigkeit, Pufferlösung und Sedativa verabreicht. (Quelle: Hess T, Böhmer R, Arndt F et al. Bilateraler intraossärer Zugang am Humerus bei Reanimation eines 3-Jährigen. Anasthesiol Intensivmed Notfallmed Schmerzther 2016; 7–8: 468–474)

  - Für die Notfallversorgung von Neugeborenen und Säuglingen kann bei vitaler Indikation am ehesten der Einsatz eines intraossären Zugangs (z. B. halbautomatische Systeme) erwogen werden (schneller, sicherer, weniger Komplikationen). Im Rettungsdienst werden kommerzielle Nabelvenenkatheter in der Regel nicht vorgehalten. Darüber hinaus dürfte in Notfallsituationen beim Neugeborenen selbst der erfahrene anästhesiologische Facharzt Probleme bei der praktischen Anlage eines Nabelvenenkatheters haben.
  - In einer Kadaverstudie untersuchten Mogale et al. (2015) den intraossären Zugang am Humeruskopf (n = 60) an 30 Neonaten (0–28 Tage). Basierend auf den erhobenen anatomischen Daten empfehlen die Autoren den Humeruskopf als sicheren Zugangsweg für Kinder aller Altersklassen. Für die notfallmäßige Anwendung beim Kind liegt bislang nur ein Einzelfallbericht vor [8] (▶ Abb. 106.1) [10].

106.11.4 Operationsschritte

- Eine intraossäre Punktion ist unter möglichst *aseptischen* Kautelen vorzunehmen.
- Beim wachen Patienten kann eine *Lokalanästhesie im Punktionsareal* (kutaner Stichkanal inklusive Periost)

Tab. 106.2 Empfohlene Punktionsorte für intraossäre Zugänge Deutschen Gesellschaft für Anästhesiologie und Intensivmedizin (DGAI).

	≤6 Jahre	>6 Jahre	Erwachsene	spezielle Systeme
1. Wahl	Tibia proximal	Tibia proximal	Tibia proximal	Sternum[1]
2. Wahl	Tibia distal	Tibia distal	Tibia distal	
3. Wahl	Femur distal	Femur distal[2]	Humeruskopf	Humeruskopf[3]

1) nur Erwachsene (z. B. FAST, TALON)
2) Das derzeit einzige zugelassene System an diesem Punktionsort (EZ-IO) ist für Kinder < 6 Jahre verfügbar
3) EZ-IO (für Erwachsene, Kinder zugelassen), NIO (für Erwachsene zugelassen)

vor der Insertion eines intraossären Zugangs empfohlen werden.
- *Punktionsort Tibia:*
  - Als primärer Punktionsort wird für *Kinder bis 6 Jahre* die proximale Tibia empfohlen: Innenfläche (1–) 2 cm distal und medial (cave: Wachstumsfuge) der Tuberositas tibiae (Standard für alle IOZ-Systeme, außer sternale Systeme).
  - Für *Kinder > 6 Jahre und Erwachsene* wird auch die distale Tibia empfohlen: Innenfläche (1–) 2 cm proximal der Spitze des Malleolus medialis (Standard für alle IOZ-Systeme, außer sternale Systeme).
  - Die Punktion der proximalen Tibia wird in der Literatur insgesamt in allen Altersklassen bevorzugt. Die Insertion erfolgt – wenn nicht explizit anders beschrieben – im 90-Grad-Winkel zur Knochenachse.
- *Punktionsort Humerus:*
  - Der Punktionsarm wird im Ellenbogen um 90 Grad gebeugt und innenrotiert (Ablegen der Hand auf dem Bauchnabel). Es erfolgt die Identifikation des Punktionsortes (Tuberculum majus). Die Punktionsrichtung beträgt 45 Grad zur anterioren Ebene des Patienten, nach posteromedial.
- Bei festem Sitz einer Kanüle im Knochen und positiver Aspirationsprobe (z. B. Blut) kann von einer korrekten Kanülenlage ausgegangen werden. Manchmal muss eine Kanüle zunächst unter Druck (Flush) freigespült werden, bevor ein freier Infusionsfluss möglich ist. Die meisten Hersteller empfehlen eine Infusionstherapie unter Druck.
- Im handelsfertigen Zubehör sind häufig spezielle Stabilisierungspflaster und Infusionsverlängerungen mit Luer-Lock-System enthalten.

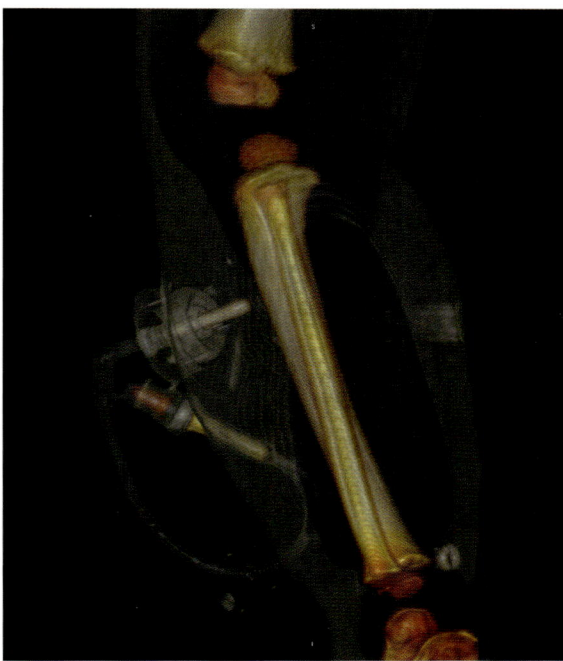

Abb. 106.2 Komplikationen bei intraossärem Zugang. Extravasation. Patient (16 Monate) nach Reanimation. 3-D-Rekonstruktion, CT-Scan. (Quelle: Hess T, Böhmer R, Stuhr M et al. Invasive Notfalltechniken: Intraossärer Zugang. Anasthesiol Intensivmed Notfallmed Schmerzther 2014; 10: 576–586. Univ.-Prof. Dr. Klaus Püschel, Institut für Rechtsmedizin, Universitätsklinikum Hamburg-Eppendorf, Hamburg)

106.12 Mögliche Komplikationen

- Die Komplikationsraten bei prä- und innerklinisch etablierten intraossären Zugängen sind sowohl im Vergleich zwischen den einzelnen Techniken als auch im Vergleich zu periphervenösen oder zentralvenösen Zugängen relativ gering.
- Folgende Komplikationen sind häufig:
  - *anwenderbedingt* (z. B. Wahl einer falschen Kanülenlänge, Missachtung von empfohlenen Punktionsorten bzw. -richtungen, Mehrfachpunktion desselben Knochens)
  - *materialseitig* bedingt (z. B. Technikversagen, Materialbruch, Verbiegen)
- Eine *Extravasation*, z. B. nach primärer oder sekundärer Dislokation der Kanüle, gilt als die häufigste Komplikation (▶ Abb. 106.2). Ein ggf. resultierendes *Kompartmentsyndrom* – bis hin zur Notwendigkeit der Amputation einer Extremität – wird in der neueren Literatur (Einzelfallberichte und kleinere Fallserien) vor allem bei Kindern mit unbemerkter Extravasation am Punktionsort Tibia in Verbindung gebracht.
- Frühere Arbeiten führen *Osteomyelitiden*, *intraossäre Abszesse* und *Septikämien* als weitere Komplikationen auf.
- Eine Verletzung von *Epiphysenfugen* ist grundsätzlich möglich. Brickman et al. (1988) beobachteten hingegen selbst nach intendierter Punktion von Epiphysenfugen und intraossärer Infusion weder Früh- noch Spätkomplikationen bei infantilen Tieren [3].
- Eine unsachgemäße Handhabung (z. B. fehlendes Widerlager unter der zu punktierenden Extremität) kann im Einzelfall zu *knöchernen Verletzungen* (z. B. Frakturen) führen. Hierbei scheinen vollautomatische Systeme besonders komplikationsträchtig zu sein.
- Zu den Raritäten zählen *Fett- oder Gasembolien*.

106.13 OP-Bericht

- Ein Anlageprotokoll eines intraossären Zugangs sollte Folgendes beinhalten:
  - Indikation (z. B. C-Problem)
  - Insertionszeitpunkt
  - etwaige Komplikationen

106.14 Postoperatives Management

- Die angewendeten Erfolgskriterien können nicht immer sicher erhoben werden; dazu zählen:
  - positive Aspiration von Knochenmark
  - problemlose Instillation
  - fester Sitz
  - Widerstandsverlust bei Durchdringen der Kortikalis (bei manuellen bzw. halbautomatischen Systemen)
- Nach der Punktion muss daher der Infusionsfluss regelmäßig überprüft und die *Einstichstelle* auf eine *Extravasation* hin untersucht werden. Ein freier Infusionsfluss kann sowohl bei korrekt platzierter Kanüle als auch bei Fehllagen beobachtet werden.
- Der intraossäre Zugang ist immer nur ein die Notfallsituation überbrückendes Provisorium. Um Komplikationen vorzubeugen (z. B. sekundäre Dislokation), sollte er *möglichst frühzeitig entfernt* und durch einen geeigneten Gefäßzugang ersetzt werden. Die Liegedauer von Intraossärkanülen ist herstellerabhängig variabel (z. B. 72 Stunden für EZ-IO).
- Nach Entfernung der Kanüle wird die *Punktionsstelle steril abgedeckt* und im Verlauf nach lokalen Entzündungszeichen untersucht (z. B. Schwellung, Rötung, Sekretion). Bei Knochenschmerzen wird eine bildgebende Diagnostik empfohlen.

106.15 Quellenangaben

[1] Barnard EB, Moy RJ, Kehoe AD et al. Rapid sequence induction of anaesthesia via the intraosseous route: a prospective observational study. Emerg Med J 2014; 24: pii: emermed-2014-203740. doi: 10.1136/emermed-2014-203740. [Epub ahead of print]
[2] Bernhard M, Gräsner JT, Gries A et al. Die intraossäre Infusion in der Notfallmedizin. Anästh Intensivmed 2010; 51: 508–512
[3] Brickman KR, Rega P, Koltz M et al. Analysis of growth plate abnormalities following intraosseous infusion through the proximal tibial epiphysis in pigs. Ann Emerg Med 1988; 17: 121–123
[4] de Caen AR, Berg MD, Chameides L et al. Part 12: Pediatric advanced life support. 2015 American Heart Association Guidelines update for cardiopulmonary resuscitation and emergency cardiovascular care. Circulation 2015; 132 (Suppl. 2): 526–542
[5] Eich C, Weiss M, Neuhaus D et al. Handlungsempfehlung zur intraossären Infusion in der Kinderanästhesie. Anästh Intensivmed 2011; 52: 46–52
[6] Gazin N, Auger H, Jabre P et al. Efficacy and safety of the EZ-IO™ intraosseus device: Out-of-hospital implementation of a management algorithm for difficult vascular access. Resuscitation 2011; 82: 126–129
[7] Hess T, Böhmer R, Stuhr M et al. Invasive Notfalltechniken: Intraossärer Zugang. Anasthesiol Intensivmed Notfallmed Schmerzther 2014; 10: 576–586
[8] Hess T, Böhmer R, Arndt F et al. Bilateraler intraossärer Zugang am Humerus bei Reanimation eines 3-Jährigen. Anasthesiol Intensivmed Notfallmed Schmerzther 2016; 7–8: 468–474
[9] Link MS, Berkow LC, Kudenchuk PJ et al. Part 7: Adult Advanced Cardiovascular Life Support. 2015 American Heart Association Guidelines for Cardiopulmonary Resuscitation and Emergency Cardiovascular Care. Circulation 2015; 132 (Suppl. 2): 444–464
[10] Mogale N, van Schoor AN, Bosman MC. A theoretical alternative intraosseous infusion site in severely hypovolemic children. Afr J Prm Health Care Fam Med 2015; 7(1): 835
[11] Monsieurs KG, Nolan JP, Bossaert LL et al. European Resuscitation Council Guidelines for Resuscitation 2015. Section 1. Executive Summary. Resuscitation 2015; 95: 1–80
[12] Reinhardt L, Brenner TH, Bernhard M et al. Four years of EZ-IO® system in the pre- and in-hospital emergency setting. Cent Eur J Med 2013; 8(2): 166–171
[13] Soar J, Nolan JP, Böttiger BW et al. European Resuscitation Council Guidelines for Resuscitation 2015. Section 3. Adult advanced life support. Resuscitation 2015; 95: 100–147
[14] Update S 1-Leitlinie „Die intraossäre Infusion in der Notfallmedizin", 28.02.2018. http://www.awmf.org/leitlinien/detail/ll/001-042.html

106.16 Literatur zur weiteren Vertiefung

[1] Abe KK, Blum GT, Yamamoto LG. Intraosseous is faster and easier than umbilical venous catheterization in newborn emergency vascular access models. Am J Emerg Med 2000; 18: 126–129
[2] Dasgupta S, Playfor SD. Intraosseous fluid resuscitation in meningococcal disease and lower limb injury. Pediatr Rep 2010; 2: e5
[3] Hein, M. Nabelvenenkatheter bei Früh- und Neugeborenen; Retrospektive Analyse über einen 10-Jahres-Zeitraum. Halle (Saale), Univ., Med. Fak., Diss, 49 Seiten, 2012
[4] Oesterlie GE, Petersen KK, Knudsen L et al. Crural amputation of intraosseous needle insertion and calcium infusion. Pediatr Emerg Care 2014; 30: 413–414
[5] Sunde GA, Heradstveit BE, Vikenes BH et al. Emergency intraosseous access in a helicopter emergency medical service: a retrospective study. Scand J Trauma Resusc Emerg Med 2010, 18: 52
[6] Suominen PK, Nurmi E, Lauerma K. Intraosseous access in neonates and infants: risk of severe complications – a case report. Acta Anaesth Scand 2015; 59(10): 1389–1393
[7] Taylor CC, Clarke NMP. Amputation and intraosseus access in infants. BMJ 2011; 342: d 2778

106.17 Wichtige Internetadressen

- S 1-Leitlinie „Die intraossäre Infusion in der Notfallmedizin": http://www.awmf.org/leitlinien/detail/ll/001-042.html
- Teleflex: https://www.teleflex.com/usa/en/clinical-resources/ez-io/

107 Laryngoskopie

Christian Byhahn, Martin Bergold

107.1 Steckbrief

Die Laryngoskopie bezeichnet die Betrachtung des Larynx. Diese kann direkt mit dem menschlichen Auge oder mit entsprechenden Optiken auch indirekt erfolgen. In der Intensivmedizin wird diese Intervention meist durchgeführt, um anschließend einen Tubus translaryngeal in die Trachea einzubringen.

107.2 Synonyme

- Kehlkopfspiegelung

107.3 Keywords

- Laryngoskopie
- direkt
- indirekt

107.4 Definition

- Die Laryngoskopie bezeichnet die Betrachtung des Larynx.

107.5 Indikationen

- vorbereitende Prozedur zum translaryngealen Einbringen eines Endotrachealtubus
- Diagnose von laryngealen Pathologien
- Visualisierung von laryngealen Strukturen vor diagnostischen (z. B. Biopsie) oder therapeutischen Eingriffen

107.6 Kontraindikationen

- Ablehnung der Maßnahme durch den Patienten oder den gesetzlichen Betreuer
- unzureichende Erfahrung des Anwenders

107.7 Anästhesie

- Eine Laryngoskopie kann vorgenommen werden in:
  - *Oberflächenanästhesie* der Schleimhäute
  - *Regionalanästhesie* der den Hypopharynx und den Larynx versorgenden Nerven (N. glossopharyngeus und N. laryngeus superior; die Blockade des N. laryngeus inferior ist für eine Laryngoskopie alleine entbehrlich und nur erforderlich, wenn Manipulationen im subglottischen Bereich vorgenommen werden)
  - *Allgemeinanästhesie*
- Unter Zuhilfenahme entsprechend dünner Optiken wird eine Laryngoskopie auch *ohne Anästhesie* gut toleriert.

107.8 Aufklärung und spezielle Risiken

- Der Umfang der Aufklärung ist von der Dringlichkeit der Maßnahme abhängig. Die nachfolgenden Punkte gelten für die elektive Laryngoskopie. Der Autor übernimmt keine Verantwortung für die Vollständigkeit dieser Punkte im juristischen Sinn.
  - Zahnschäden
  - Verletzungen der Weichteile (Lippen, Mund-Rachen-Raum)
  - Nasenbluten
  - Halsschmerzen
  - Heiserkeit und Stimmveränderungen (auch dauerhaft)
  - Schluckbeschwerden
  - Larynx- und Trachealschäden

107.9 Präoperative/präinterventionelle Diagnostik

- Um das Verfahren der Laryngoskopie (direkt oder indirekt) sowie das hierfür verwendete Instrument zu indizieren, sind eine Anamnese sowie eine orientierende körperliche Untersuchung sinnvoll. Diese würdigen unter anderem:
  - Schwierigkeiten bei vorausgegangenen Laryngoskopien
  - Größe der Mundöffnung
  - kongenitale oder erworbene anatomische Auffälligkeiten der Kopf-Hals-Region
  - vorausgegangene Operationen oder Bestrahlung der Kopf-Hals-Region
- Liegt eine Schnittbildgebung der Halsregion vor, soll diese vor einer geplanten Laryngoskopie betrachtet werden.

107.10 Material

- *obligat:*
  - Laryngoskop. Bei primärer Anwendung der direkten Laryngoskopie muss zudem immer ein Verfahren zur indirekten Laryngoskopie als Rückfallebene vorhanden sein (Videolaryngoskop, starre oder flexible Optik).
- *fakultativ:*
  - Basismonitoring (3-Kanal-EKG, Pulsoxymetrie, nicht invasive Blutdruckmessung)
  - sicherer venöser Zugang mit laufender Infusion
  - Sauerstoff
  - Absaugeinheit und Absaugkatheter in verschiedenen Größen
  - ggf. Medikamente zur Narkoseeinleitung

- ggf. Schleimhautanästhetikum mit dafür bestimmtem Applikator
- ggf. Lokalanästhetikum
- Notfallmedikamente
- Spritzen und Kanülen
- Einmalhandschuhe
- Lösung zur hygienischen Händedesinfektion

107.11 Durchführung

- *oral (direkte Laryngoskopie)*:
  - Rückenlage des Patienten
  - Öffnen des Mundes (aktiv oder passiv)
  - Eingehen mit dem Spatel des Laryngoskops (Macintosh: von rechts, Miller: mittig)
  - Zug am Laryngoskop in Griffrichtung. Keine Hebelbewegungen! Bei korrekter Durchführung der Technik kann der Kopf des Patienten mit dem Laryngoskop frei angehoben werden, ohne dass der Spatel die Zähne des Oberkiefers berührt.
  - Blick durch den Mund des Patienten auf den Larynx
- *oral (indirekte Laryngoskopie mit Videolaryngoskop)*:
  - optimalerweise Rückenlage des Patienten
  - Öffnen des Mundes (aktiv oder passiv)
  - Eingehen mit dem Spatel des Laryngoskops und Darstellung des Larynx auf dem Monitor. Ein Zug am Laryngoskopgriff ist mit wesentlich geringerer Kraft und oft auch gar nicht nötig.
- *oral (indirekte Laryngoskopie mit starrer Optik)*:
  - optimalerweise Rückenlage des Patienten
  - Öffnen des Mundes (aktiv oder passiv)
  - Beim anästhesierten Patienten ist ein Anheben des Zungengrundes obligat, um einen ausreichenden pharyngealen Raum zu schaffen. Dies kann durch einen Esmarch-Handgriff, mit dem Zeigefinger der nicht geräteführenden Hand oder mithilfe eines Laryngoskops erfolgen.
  - Eingehen mit der starren Optik (typischerweise retromolar, aber auch mittiger Zugang möglich)
  - Zug am Laryngoskop in Griffrichtung. Keine Hebelbewegungen! Bei korrekter Durchführung der Technik kann der Kopf des Patienten mit dem Laryngoskop frei angehoben werden, ohne dass der Spatel die Zähne des Oberkiefers berührt.
  - Visualisierung des Larynx auf dem Monitor oder durch das Okular
- *oral (indirekte Laryngoskopie mit flexibler Optik)*:
  - halbsitzende oder Rückenlage des Patienten
  - Öffnen des Mundes (aktiv oder passiv)
  - Die Schaffung eines ausreichenden pharyngealen Raums ist beim anästhesierten Patienten obligat, beim wachen Patienten wünschenswert. Hierzu werden vorzugsweise so genannte Schlitz-Guedel-Tuben, die seitlich offen sind, verwendet. Auch die Verwendung eines (Video-)Laryngoskops kann erfolgen.
  - Eingehen mit der flexiblen Optik (typischerweise durch den Guedel-Tubus oder entlang des Laryngoskopspatels)
  - Visualisierung des Larynx auf dem Monitor oder durch das Okular
- *nasal (indirekte Laryngoskopie mit flexibler Optik)*:
  - halbsitzende oder Rückenlage des Patienten
  - Die Schaffung eines ausreichenden pharyngealen Raums ist beim anästhesierten Patienten obligat, beim wachen Patienten wünschenswert. Hierzu werden vorzugsweise Guedel-Tuben, die seitlich offen sind, verwendet. Die Verwendung eines (Video-)Laryngoskops oder des Esmarch-Handgriffs können ebenso erfolgen. Bei kooperativen Patienten ist es oft hilfreich, diese phonieren zu lassen.
  - Eingehen mit der flexiblen Optik primär durch das linke Nasenloch, das bei der Mehrheit der Bevölkerung das anatomisch weitere ist.
  - Visualisierung des Larynx auf dem Monitor oder durch das Okular

107.11.1 Vor Beginn des Eingriffs

- Prinzipiell kann eine Laryngoskopie der Trachea an jedem Ort durchgeführt werden.
- Ausreichende Platz- und Lichtverhältnisse sowie ein ungehinderter Zugang zur Kopf-Hals-Region des Patienten sind wünschenswert.
- Es werden keine Blutkonserven benötigt.

107.11.2 Zugangswege

- nasal oder oral

107.11.3 Lagerung

- direkte Laryngoskopie: möglichst Rückenlage
- Die indirekte Laryngoskopie kann, insbesondere mit flexiblen Optiken, prinzipiell in jeder Lagerung vorgenommen werden. Empfehlenswert ist hier jedoch ebenfalls die Rückenlage, ggf. mit erhöhtem Oberkörper (halbsitzend).

107.12 Mögliche Komplikationen

- Zahnschäden
- Verletzungen der Weichteile (Lippen, Mund-Rachen-Raum)
- Nasenbluten (bei nasotrachealer Intubation)
- Halsschmerzen
- Heiserkeit und Stimmveränderungen (auch dauerhaft)
- Schluckbeschwerden
- Larynx- und Trachealschäden
- Hypoxie

108 Maskenbeatmung

Christian Byhahn, Martin Bergold

108.1 Steckbrief

Die Maskenbeatmung bezeichnet die kontrollierte oder assistierte Beatmung über eine dichtsitzende Gesichtsmaske. Die Beatmung kann über einen Handbeatmungsbeutel oder einen Intensivrespirator bzw. andere automatische Beatmungsgeräte erfolgen.

108.2 Synonyme

- Beutelbeatmung
- nicht invasive Beatmung (NIV)
- CPAP (continuous positive airway pressure)
- CPAP-Beatmung

108.3 Keywords

- Gesichtsmaske
- Beatmung
- Beatmungsbeutel
- NIV

108.4 Definition

- Unter Maskenbeatmung versteht man die kontrollierte oder assistierte Insufflation eines Luft-Sauerstoff-Gemischs über eine dichtsitzende Gesichtsmaske. Fakultativ können dem Gasgemisch auch Medikamente beigesetzt werden.

108.5 Indikationen

- Atemstillstand
- respiratorische Partialinsuffizienz
- respiratorische Globalinsuffizienz
- operativer Eingriff in Allgemeinanästhesie, der jedoch weder einen supraglottischen Atemweg noch die Intubation der Trachea erfordert
- nach Narkoseeinleitung Überbrückung der Apnoephase zwischen medikamentös induziertem Atemstillstand und Sicherung der Atemwege durch einen supraglottischen Atemweg oder Endotrachealtubus

108.6 Kontraindikationen

- Ablehnung der Maßnahme durch den Patienten oder den gesetzlichen Betreuer
- bekannte Allergie gegen das Material der Gesichtsmaske
- unzureichende Erfahrung des Anwenders
- fehlende Schutzreflexe (assistierte Beatmung)

108.7 Anästhesie

- Eine Maskenbeatmung erfordert *typischerweise keine Anästhesie*. Bei unkooperativen Patienten kann im Rahmen der nicht invasiven Beatmung eine Sedierung erforderlich werden.
- Soll ein wacher Patient einer kontrollierten Maskenbeatmung unterzogen werden (z. B. im Rahmen einer Narkose), ist üblicherweise eine Allgemeinanästhesie nötig.

108.8 Aufklärung und spezielle Risiken

- Der Umfang der Aufklärung ist von der Dringlichkeit der Maßnahme abhängig. Der Autor übernimmt keine Verantwortung für die Vollständigkeit dieser Punkte im juristischen Sinn.
  - Zahnschäden
  - Verletzungen der Weichteile (Lippen, Zunge)
  - Druckulzera
  - Magendistension
  - Erbrechen
  - Aspiration

108.9 Präoperative/präinterventionelle Diagnostik

- Vor der Durchführung einer Maskenbeatmung – sofern es sich nicht um eine Notfallsituation wie beispielsweise eine kardiopulmonale Reanimation handelt – sollten die Nüchternheit des Patienten sowie eventuelle Probleme bei vorausgegangenen Maskenbeatmungen abgefragt werden (Vorhandensein eines Anästhesieausweises).

108.10 Material

- Basismonitoring (3-Kanal-EKG, Pulsoxymetrie, nicht invasive Blutdruckmessung)

> **Merke**
> Bei kardiopulmonaler Reanimation und anderen Notfallsituationen darf der Beginn der Maskenbeatmung nicht durch das Etablieren eines Monitorings verzögert werden!

- sicherer venöser Zugang mit laufender Infusion (in Notfallsituationen kann dieser auch nachfolgend etabliert werden)
- Kapnometrie, besser: Kapnografie
- Beatmungsmöglichkeit (Beatmungsbeutel oder -gerät)
- Sauerstoff
- Absaugeinheit und -katheter in verschiedenen Größen
- ggf. Medikamente zur Narkoseeinleitung
- Einmalhandschuhe
- Gesichtsmasken in unterschiedlichen Größen
- alternative Atemwege, z. B. Larynxmaske/Larynxtubus in unterschiedlichen Größen
- Lösung zur hygienischen Händedesinfektion

108.11 Durchführung

- Lagerung des Patienten flach auf dem Rücken oder in Oberkörperhochlage
- Aufsetzen der Gesichtsmaske über Mund und Nase
- Befestigen der Gesichtsmaske mit entsprechenden Bändern oder Halten der Maske mithilfe des einfachen C-Griffes. Bei Problemen kann der doppelte C-Griff mit beiden Händen angewendet werden.
- assistierte oder kontrollierte Beatmung des Patienten

108.11.1 Vor Beginn des Eingriffs

- Prinzipiell kann eine Maskenbeatmung an jedem Ort durchgeführt werden.
- Ausreichende Platz- und Lichtverhältnisse sowie ein ungehinderter Zugang zur Kopf-Hals-Region des Patienten sind wünschenswert.
- Blutkonserven werden für die Durchführung einer Maskenbeatmung nicht benötigt.

108.11.2 Lagerung

- möglichst Rückenlage (flach oder mit erhöhtem Oberkörper)

108.12 Mögliche Komplikationen

- Zahnschäden
- Verletzungen der Weichteile (Lippen, Mund-Rachen-Raum)
- Druckulzerationen durch die Maske
- Magendistension
- Insuffizienz frischer Anastomosen durch mechanischen Stress (z. B. zervikale Anastomose nach Ösophagusresektion)
- Aspiration

109 Endotracheale Intubation

Christian Byhahn, Martin Bergold

109.1 Steckbrief

Die endotracheale Intubation bezeichnet das Einbringen eines zumeist einlumigen, hohlzylindrischen Beatmungsschlauchs in die Luftröhre. Dies kann von Mund oder Nase zwischen den Stimmlippen und den Kehlkopf hindurch erfolgen, aber auch durch die Vorderwand der Luftröhre selbst (Tracheotomie) oder zwischen Ring- und Schildknorpel (Koniotomie). Die endotracheale Intubation durch Mund oder Nase erfordert üblicherweise spezielle Geräte (Laryngoskop oder Bronchoskop). Wird die endotracheale Intubation über eine Tracheotomie oder Koniotomie vorgenommen, kann dies offen chirurgisch oder minimalinvasiv mit industriell gefertigten Sets erfolgen. Eine Sonderform ist der Doppellumentubus, bei dem ein Ende in der Luftröhre, das andere Ende im linken oder rechten Hauptbronchus zum Liegen kommt.

109.2 Aktuelles

- Seit Kurzem steht ein neuer Endotrachealtubus („Tritube" der Firma Ventinova) zur Small-Lumen-Ventilation zur Verfügung. Der Innendurchmesser beträgt 2,4 mm, der Außendurchmesser 4,4 mm.

109.3 Synonyme

- Legen eines Beatmungsschlauchs

109.4 Keywords

- Intubation, tracheal
- oral
- nasal
- transkrikoidal
- transtracheal

109.5 Definition

- Die endotracheale Intubation bezeichnet das Einbringen eines einlumigen, hohlzylindrischen Beatmungsschlauchs in die Luftröhre.
- Dieser kann mit einer die Luftröhre zirkulär verschließenden, meist mit Luft zu befüllenden Manschette (Cuff) versehen sein.
- Spezielle Bauarten verfügen zudem über die Möglichkeit der trachealen Druckmessung distal des Cuffs („Tritube").

109.6 Indikationen

- Sicherung der Atemwege bei unzureichender Bewusstseinslage
- Sicherung der Atemwege bei unzureichenden Schutzreflexen
- Sicherung der Atemwege bei zentralen Schluckstörungen
- Durchführung einer invasiven Beatmung
- Durchführung diagnostischer (z. B. Bronchoskopie) oder therapeutischer Maßnahmen (z. B. transbronchiale Biopsie, Fremdkörperentfernung)
- Notfallmaßnahme (Koniotomie) in einer Cannot-intubate-cannot-oxygenate-Situation, z. B. bei Obstruktion der oberen Atemwege
- langfristige Atemwegssicherung (Tracheotomie)
- operativer Eingriff, der nicht mit einem supraglottischen Atemweg durchgeführt werden kann

109.7 Kontraindikationen

- Ablehnung der Maßnahme durch den Patienten oder den gesetzlichen Betreuer
- bekannte Allergie gegen das Material des Endotrachealtubus
- unzureichende Erfahrung des Anwenders

109.8 Anästhesie

- Eine *endotracheale* Intubation kann vorgenommen werden in:
  - Oberflächenanästhesie der Schleimhäute
  - Lokalanästhesie (Tracheotomie, Koniotomie)
  - Allgemeinanästhesie
- Ist eine *oro- oder nasotracheale* Intubation in Allgemeinanästhesie geplant, sollte zusätzlich ein Muskelrelaxans in doppelter ED95 verabreicht werden. In seltenen Fällen (Asphyxie, Herz-Kreislauf-Stillstand) ist die Anästhesie entbehrlich.

109.9 Aufklärung und spezielle Risiken

- Der Umfang der Aufklärung ist von der Dringlichkeit der Maßnahme abhängig. Die nachfolgenden Punkte gelten für die elektive *endotracheale Intubation*. Der Autor übernimmt keine Verantwortung für die Vollständigkeit dieser Punkte im juristischen Sinn.

- Zahnschäden
- Verletzungen der Weichteile (Lippen, Mund-Rachen-Raum)
- Nasenbluten (bei nasotrachealer Intubation)
- Halsschmerzen
- Heiserkeit und Stimmveränderungen (auch dauerhaft)
- Schluckbeschwerden
- Larynx- und Trachealschäden (z. B. Ulzerationen oder Strikturen), insbesondere bei zu erwartender Intubationsdauer von 7–10 Tagen und mehr.

- *Tracheotomie:*
  - Blutung
  - Infektion
  - Wundheilungsstörung
  - Verletzung benachbarter Strukturen, insbesondere Tracheahinterwand und Ösophagus
  - Atemwegverlust
  - Tod

109.10 Präoperative/präinterventionelle Diagnostik

- Vor einer Tracheotomie kann eine Sonografie der Halsregion durchgeführt werden, um größere Gefäße und eine im OP-Feld liegende Schilddrüse präoperativ zu identifizieren.
- Bei einer elektiven Intubation der Trachea über eine Tracheotomie sollten bei auffälliger Blutungsanamnese TPZ (Thromboplastinzeit), PTT (partielle Thromboplastinzeit) sowie die Thrombozytenzahl bestimmt werden. Eine PFA-100-(Platelet function analyzer)Bestimmung kann in Einzelfällen hilfreich sein.

109.11 Material

- Basismonitoring (3-Kanal-EKG, Pulsoxymetrie, nicht invasive Blutdruckmessung)
- sicherer venöser Zugang mit laufender Infusion
- Kapnometrie, besser: Kapnografie
- Beatmungsmöglichkeit (Beatmungsbeutel oder -gerät)
- Sauerstoff
- Absaugeinheit und -katheter in verschiedenen Größen
- ggf. Medikamente zur Narkoseeinleitung
- ggf. Schleimhautanästhetikum mit dafür bestimmtem Applikator
- ggf. Lokalanästhetikum
- Notfallmedikamente
- Spritzen und Kanülen
- Befestigungsmaterial für den Tubus (z. B. Pflaster, Mullbinde, Annaht, Tubushaltesystem)
- Stethoskop
- Einmalhandschuhe
- Tuben in unterschiedlichen Größen
- bei Verwendung blockbarer Tuben: Blockerspritze
- Gesichtsmasken in unterschiedlichen Größen
- alternative Atemwege, z. B. Larynxmaske/Larynxtubus in unterschiedlichen Größen
- Magill-Zange
- Führungsstab
- Bougie-Intubationshilfe
- Lösung zur hygienischen Händedesinfektion
- In Abhängigkeit davon, mit welcher Technik die Intubation der Trachea erfolgen soll, sind die entsprechenden Gerätschaften bereitzustellen und auf ordnungsgemäße Funktionstüchtigkeit hin zu überprüfen.
  - *direkte Laryngoskopie:*
    - Laryngoskopgriff mit Spatelblättern verschiedener Größe
    - Ersatzgriff sollte vorhanden sein
  - *indirekte Laryngoskopie:*
    - entweder Videolaryngoskop mit Spatelblättern verschiedener Größe und ggf. Form
    - und/oder starres Intubationsendoskop (z. B. Bonfils, C-MAC VS, Shikani Optical Stylet, Clarus Video System Stylet, etc.)
    - und/oder flexible Fiberoptik/flexibles Videoendoskop
  - *chirurgisch durchgeführte Koniotomie (in Abhängigkeit von der Dringlichkeit):*
    - Hautdesinfektionsmittel
    - Skalpell (obligat)
    - sterile Handschuhe, hilfsweise unsterile Einmalhandschuhe
    - steriles Lochtuch
    - Nasenspekulum
  - *Punktionstracheotomie:*
    - Tracheotomieset
    - Hautdesinfektionsmittel
    - Lösung zur chirurgischen Händedesinfektion
    - sterile Handschuhe
    - steriler Kittel
    - Mundschutz
    - Kopfhaube
    - Abdecktücher
    - flexible Fiberoptik/flexibles Videoendoskop
  - *chirurgische Tracheotomie:*
    - Hautdesinfektionsmittel
    - Lösung zur chirurgischen Händedesinfektion
    - sterile Handschuhe
    - steriler Kittel
    - Mundschutz
    - Kopfhaube
    - Abdecktücher
    - steriler Sauger
    - bipolarer Elektrokauter (optional)

109.12 Durchführung

109.12.1 Vor Beginn des Eingriffs

- Prinzipiell kann eine Intubation der Trachea an jedem Ort durchgeführt werden.
- Ausreichende Platz- und Lichtverhältnisse sowie ein ungehinderter Zugang zur Kopf-Halsregion des Patienten sind wünschenswert.
- Blutkonserven werden üblicherweise nicht benötigt.

109.12.2 Zugangswege

- nasal, oral, transkrikoidal und transtracheal

109.12.3 Lagerung

- möglichst Rückenlage

109.13 Mögliche Komplikationen

- *endotracheale Intubation:*
  - Zahnschäden
  - Verletzungen der Weichteile (Lippen, Mund-Rachen-Raum)
  - Nasenbluten (bei nasotrachealer Intubation)
  - Halsschmerzen
  - Heiserkeit und Stimmveränderungen (auch dauerhaft)
  - Schluckbeschwerden
  - Larynx- und Trachealschäden (z. B. Ulzerationen oder Strikturen), insbesondere bei zu erwartender Intubationsdauer von 7–10 Tagen und mehr.
  - Hypoxie
- *Tracheotomie/Koniotomie:*
  - Blutung
  - Infektion
  - Wundheilungsstörung
  - Verletzung benachbarter Strukturen, insbesondere Tracheahinterwand und Ösophagus
  - Atemwegsverlust
  - Tod

109.14 Wichtige Internetadressen

- Selbsthilfegruppe Tracheostoma: https://karin-schreibt.weebly.com/blog/selbsthilfegruppe-tracheostoma

110 Fiberoptische Intubation

Christian Byhahn, Martin Bergold

110.1 Steckbrief

Die fiberoptische Intubation bezeichnet das Einbringen eines meist einlumigen, hohlzylindrischen Beatmungsschlauchs in die Luftröhre mithilfe eines flexiblen Fiberskops. Dies erfolgt von Mund oder Nase zwischen den Stimmlippen und dem Kehlkopf hindurch.

110.2 Aktuelles

- Seit Kurzem stehen auch flexible Videoendoskope zur Verfügung, die nicht mehr über die namensgebenden fiberoptischen Bündel verfügen, sondern an der Spitze einen integrierten Videochip verbaut haben. Videoendoskope verfügen nicht mehr über ein Okular.

110.3 Synonyme

- tracheale Intubation

110.4 Keywords

- tracheale Intubation
- Fiberoptik
- Videoendoskop

110.5 Definition

- Die fiberoptische Intubation bezeichnet das Einbringen eines meist einlumigen, hohlzylindrischen Beatmungsschlauchs in die Luftröhre mithilfe eines flexiblen Fiberskops.

110.6 Indikationen

- Sicherung der Atemwege
  - bei unzureichender Bewusstseinslage
  - bei unzureichenden Schutzreflexen
  - bei zentralen Schluckstörungen
- Durchführung einer invasiven Beatmung
- Durchführung einer endotrachealen Intubation bei erwartet oder bekannt schwieriger direkter oder indirekter Laryngoskopie mit anderen Instrumenten

110.7 Kontraindikationen

- Ablehnung der Maßnahme durch den Patienten oder den gesetzlichen Betreuer
- unzureichende Erfahrung des Anwenders

110.8 Anästhesie

- Eine fiberoptische Intubation kann vorgenommen werden in:
  - *Oberflächenanästhesie* der Schleimhäute
  - *Regionalanästhesie* der den Hypopharynx und den Larynx versorgenden Nerven (N. glossopharyngeus und N. laryngeus superior sowie N. laryngeus inferior)
  - *Allgemeinanästhesie*
- Da typischerweise ein schwieriger Atemweg vorliegt oder erwartet wird, soll die Spontanatmung des Patienten bis zum Abschluss der Maßnahme erhalten bleiben.

110.9 Aufklärung und spezielle Risiken

- Der Umfang der Aufklärung ist von der Dringlichkeit der Maßnahme abhängig. Die nachfolgenden Punkte gelten für die *elektive* endotracheale Intubation. Der Autor übernimmt keine Verantwortung für die Vollständigkeit dieser Punkte im juristischen Sinn.
  - Zahnschäden
  - Verletzungen der Weichteile (Lippen, Mund-Rachen-Raum)
  - Nasenbluten (bei nasotrachealer Intubation)
  - Halsschmerzen
  - Heiserkeit und Stimmveränderungen (auch dauerhaft)
  - Schluckbeschwerden
  - Larynx- und Trachealschäden (z. B. Ulzerationen oder Strikturen), insbesondere bei zu erwartender Intubationsdauer von 7–10 Tagen und mehr

110.10 Präoperative/präinterventionelle Diagnostik

- Um das individuelle Vorgehen sowie das hierfür verwendete Instrument zu indizieren, sind eine Anamnese sowie eine orientierende körperliche Untersuchung sinnvoll. Diese würdigen unter anderem:
  - Schwierigkeiten bei vorausgegangenen Laryngoskopien
  - Größe der Mundöffnung
  - kongenitale oder erworbene anatomische Auffälligkeiten der Kopf-Hals-Region
  - vorausgegangene Operationen oder Bestrahlung der Kopf-Hals-Region
- Liegt eine Schnittbildgebung der Halsregion vor, soll diese vor einer geplanten fiberoptischen Intubation betrachtet werden.

110.11 Material

- Basismonitoring (3-Kanal-EKG, Pulsoxymetrie, nicht invasive Blutdruckmessung)
- sicherer venöser Zugang mit laufender Infusion
- Kapnometrie, besser Kapnografie
- Beatmungsmöglichkeit (Beatmungsbeutel oder -gerät)
- Sauerstoff
- Xylometazolin-Nasentropfen
- Absaugeinheit und -katheter in verschiedenen Größen
- Medikamente zur Narkoseeinleitung
- Schleimhautanästhetikum mit dafür bestimmtem Applikator
- Lokalanästhetikum
- Notfallmedikamente
- Spritzen und Kanülen
- Befestigungsmaterial für den Tubus (z. B. Pflaster, Mullbinde, Annaht, Tubushaltesystem)
- Stethoskop
- Einmalhandschuhe
- Tuben in unterschiedlichen Größen
- bei der Verwendung blockbarer Tuben: Blockerspritze
- Gesichtsmasken in unterschiedlichen Größen/Einsatz spezieller Endoskopiemasken erwägen
- Lösung zur hygienischen Händedesinfektion
- flexible Fiberoptik/flexibles Videoendoskop nebst Zubehör (Lichtquelle, Monitor etc.)

110.12 Durchführung

- Das nachfolgend beschriebene Vorgehen ist eine Variante von vielen; sie beschreibt die in der Klinik der Autoren implementierte Technik.
- Xylometazolin-Nasentropfen in beide Nasenlöcher tropfen
- primäres Vorgehen durch das linke Nasenloch (ist bei den meisten Menschen das weitere Nasenloch)
- zweimalige Lokalanästhesie von Nase, Zungengrund und Pharynx mit jeweils 5–7 ml Lidocain 2 %, das fein zerstäubt werden muss (z. B. MADic Atomizer oder Enk Fiberoptic Atomizer)
- transkrikoidale Injektion von 2–3 ml Lidocain 2 % nach Punktion des Ligamentum cricothyroideum mit einer ausreichend dimensionierten Kanüle (z. B. Größe 1) zur Anästhesie von Trachea und Larynx
- Auswahl des Endotrachealtubus, dessen Innendurchmesser nur wenig mehr als der Außendurchmesser des Bronchoskops betragen sollte, um das Spiel zwischen Bronchoskopschaft und Tubusspitze zu minimieren (z. B. Bronchoskopaußendurchmesser: 5,0 mm, Tubusinnendurchmesser: 6,5 mm)
- Einführen des Endotrachealtubus durch das linke Nasenloch bis in den Hypopharynx (ca. 13 cm)
  - Vorteile:
    - Patient gibt an, ob die Lokalanästhesie ausreichend ist
    - Schutz der flexiblen Optik vor Verschmutzung durch Blut, Sekrete oder Feststoffe (vulgo: Popel)
    - Anatomische Passagehindernisse werden im Vorfeld erkannt (rechte Nasenhälfte anästhesieren und Tubus auf dieser Seite einführen. Misslingt auch dies, muss eine orale Intubation vorgenommen werden.)
  - Nachteil:
    - Induktion einer Schleimhautblutung (abwarten)
- Passage des Tubus mit der flexiblen Optik. Klassischerweise erhält man einen direkten Blick auf den Larynxeingang. Ist dies nicht der Fall, sollte der Tubus unter bronchoskopischer Sicht etwas zurückgezogen werden.
- Einbringen der flexiblen Optik in die Trachea bis kurz vor die Bifurkation
- Vorschieben des Tubus über das Bronchoskop und Entfernen desselben
- Blocken des Tubuscuffs

Cave

Der Tubuscuff darf niemals geblockt werden, solange sich das Bronchoskop noch im Tubus befindet und dessen Lumen verlegt! Der Patient bekommt keine Luft und kann sogar ein Unterdrucklungenödem entwickeln.

- erneute Verifikation der trachealen Tubuslage durch Kapnografie
- falls erforderlich: Narkoseeinleitung

110.12.1 Vor Beginn des Eingriffs

- Prinzipiell kann eine fiberoptische Intubation der Trachea an jedem Ort durchgeführt werden.
- Ausreichende Platz- und Lichtverhältnisse sowie ein ungehinderter Zugang zur Kopf-Halsregion des Patienten sind wünschenswert.
- Es werden keine Blutkonserven benötigt.

110.12.2 Zugangswege
- nasal und oral

110.12.3 Lagerung
- Rückenlage, typischerweise mit erhöhtem Oberkörper (halbsitzend)

110.13 Mögliche Komplikationen
- Zahnschäden
- Verletzungen der Weichteile (Lippen, Mund-Rachen-Raum)
- Nasenbluten
- Halsschmerzen
- Heiserkeit und Stimmveränderungen (auch dauerhaft)
- Schluckbeschwerden
- Larynx- und Trachealschäden (z. B. Ulzerationen oder Strikturen), insbesondere bei zu erwartender Intubationsdauer von 7–10 Tagen und mehr.

111 Extubation

Rüdger Kopp, Thorsten Janisch

111.1 Steckbrief

Die Mehrzahl der Patienten auf einer Intensivstation benötigt zu irgendeinem Zeitpunkt eine invasive Beatmung über einen Endotrachealtubus. Ziel ist dann die möglichst zeitnahe Extubation dieser Patienten, um beatmungsassoziierte Komplikationen zu vermeiden. Dafür ist es wichtig, neben der sachgerechten Durchführung auch den optimalen Zeitpunkt zu finden, bestmögliche Voraussetzungen zu schaffen und durch ein entsprechendes Management nach der Extubation die Reintubationsrate niedrig zu halten. Dazu gehören insbesondere die Nutzung von differenzierter invasiver und nicht invasiver Beatmung, Sekretmanagement, klinische Beurteilung des Patienten, aber auch Konzepte bei einem Ödem der oberen Atemwege oder bei bekanntem schwierigem Atemweg.

111.2 Aktuelles

- Die Extubation bei Intensivpatienten ist ein kritisches Ereignis und scheitert bei etwa 10–20 % der Patienten, so dass der optimalen Durchführung der Extubation zur Vermeidung der Reintubation und Verbesserung des Outcomes eine hohe Bedeutung zukommt.

111.3 Synonyme

- Extubation
- Airway-Management

111.4 Keywords

- Extubation
- Weaning
- Reintubation
- Sekretmanagement
- Larynxödem
- Pharynxödem
- schwieriger Atemweg
- Airway-Management
- Dekanülierung
- terminale Extubation

111.5 Definition

- Als Extubation wird die Entfernung des endotrachealen Tubus beim oral oder nasal intubierten Patienten bezeichnet.

111.6 Indikationen

- Die Extubation ist anzustreben, wenn der Patient nicht mehr die Kriterien für eine invasive Beatmung erfüllt.
- Dazu sollte der Patient insbesondere wach und kooperativ mit hämodynamischer Stabilität und suffizienter Spontanatmung sein.

111.7 Kontraindikationen

- Verlegung der oberen Atemwege, zum Beispiel durch Schwellung
- fehlende ausreichende Spontanatmung
- fehlende Schutzreflexe
- unzureichende Sekretmobilisation, fehlender Hustenstoß
- stark eingeschränkter Gasaustausch
- hämodynamische Instabilität

111.8 Aufklärung und spezielle Risiken

- Hauptrisiken:
  - Verlegung des bisher durch den Tubus offen gehaltenen Atemweges
  - insuffiziente Spontanatmung des Patienten
- Die Reintubationsrate liegt bei Intensivpatienten zwischen 10 und 20 % und führt zu einer hohen Letalität von 25–50 % bei den reintubierten Patienten.

111.9 Material

- Entblockerspritze
- Absauger
- Beatmungsbeutel mit Maske und Sauerstoffanschluss
- Möglichkeit zur Sauerstoffapplikation über Maske, Brille, Highflow-O_2-Gerät
- Equipment zur nicht invasiven Beatmung (NIV-CPAP) (CPAP: continuous positive airway pressure) mit entsprechenden Masken
- Equipment zur Reintubation inklusive Equipment zum Management eines schwierigen Atemwegs

111.10 Durchführung

- Vor der Extubation als technische Maßnahme zur Entfernung des endotrachealen Tubus dürfen die Kriterien für eine invasive Beatmung nicht mehr vorliegen.

- Dazu wurden in der Vergangenheit dezidierte *Weaningprotokolle* entwickelt, die die Voraussetzungen für eine Entwöhnung von der invasiven Beatmung festlegen:
  - *Grundsätzlich Kriterien* sind der wache und kooperative Patient mit suffizienten Schutzreflexen, hämodynamische Stabilität mit nur gering dosierten vasoaktiven Medikamenten, Normothermie, ausreichende Spontanatmung mit adäquatem Gasaustausch, erfolgreicher Spontanatmungsversuch über mindestens 30 Minuten.
  - Beim *Sekretmanagement* sollte die endotracheale Absaugfrequenz überprüft werden und ob der Patient in der Lage ist, durch einen suffizienten Hustenstoß das Sekret bis in die Trachea und den Tubus zu mobilisieren.
  - Falls es Anzeichen für eine *Schwellung im Larynx* oder *Pharynx* gibt, ist die Durchführung eines *Beilufttests* obligatorisch.
    – Hierbei wird nach tief oralem Absaugen der Tubus entblockt und entweder bei Spontanatmung der Tubus verschlossen und die Atmung neben dem Tubus beurteilt oder bei fortgeführter Beatmung das Leckagevolumen am Beatmungsgerät gemessen.
    – Im Zweifelsfall sollte zusätzlich eine visuelle Beurteilung mit *(Video-)Laryngoskop* erfolgen.
  - Bei Patienten mit erhöhtem Risiko für ein *Ödem* oder nachgewiesenem Ödem kann durch die *prophylaktische Gabe von Kortison* die Rate an Stridor und Reintubation gesenkt werden [3]. Beispielsweise war die Gabe von 20 mg Methylprednisolon 12, 8, 4 Stunden und unmittelbar vor Extubation effektiv.
  - Bei Patienten mit bekanntem *schwierigem Atemweg* sind die Extubationskriterien besonders sorgfältig zu prüfen. Bei der Extubation ist das Equipment zum Management des schwierigen Atemwegs am Bett vorzuhalten, es muss ausreichend qualifiziertes Personal vor Ort sein und idealerweise erfolgt der Extubationsversuch in der Kernarbeitszeit und nicht nachts.
  - Patienten mit bekannter *chronischer Lungenerkrankung*, hohem Risiko für ein Extubationsversagen oder eingeschränktem Gasaustausch vor Extubation:
    – Die Indikation zur nicht invasiven Beatmung nach Extubation sollte sehr niedrig gestellt werden und dann bei der Extubation das entsprechende Equipment bereits bereitliegen.
    – Alternativ wird die Gabe von *Sauerstoff* ggf. auch als High-Flow-Therapie vorbereitet.
  - Nach Information des Patienten, optimierter Lagerung mit erhöhtem Oberkörper und oralem Absaugen zur Vermeidung von Sekret auf der Stimmritze wird der *Tubus entblockt* und *entfernt*. Dabei ist zur Vermeidung von Resorptionsatelektasen die Entfernung unter endotrachealem Absaugen eher negativ zu bewerten, stattdessen sollte die Extubation unter Blähen erwogen werden.
  - *Nach Extubation* sollte die Atmung des Patienten klinisch beobachtet werden, ebenso wie die Sauerstoffsättigung und ggf. zeitnah eine Blutgasanalyse erfolgen.
  - Während in der Regel bei Intensivpatienten in der Anfangsphase eine *Sauerstoffgabe* erforderlich ist, sollte bei *Risikopatienten*, z. B. mit chronischer Lungenerkrankung oder eingeschränktem Gasaustauch, eine *intensivierte Therapie* erwogen werden. Typische Risikofaktoren sind auch stattgefundener intrathorakaler oder Oberbaucheingriff.
    – Zur intensivierten Therapie gehören neben der Sekretmobilisation, inklusive Physiotherapie, auch die nicht invasive Beatmung oder die High-Flow-Sauerstofftherapie mit Atemgaskonditionierung.
  - In einem *palliativmedizinischen* Therapiekonzept erfolgt unter Umständen auch die Extubation, obwohl die klassischen Extubationskriterien nicht erfüllt sind.
- In Analogie zur Extubation kann auch die *Dekanülierung bei Tracheostoma* erfolgen, wenn der Patient von der invasiven Beatmung entwöhnt werden konnte und kein relevantes Aspirationsrisiko besteht. Hierbei ist zu beachten, dass bei einem operativ angelegten Tracheostoma in der Regel eine problemlose Rekanülierung möglich ist, während bei der dilatativen Tracheotomie durch das Kulissenphänomen innerhalb weniger Tage oder sogar Stunden keine Rekanülierung mehr möglich ist.

111.11 Mögliche Komplikationen

- Ein Hauptrisiko ist die *Schwellung der oberen Atemwege*, die nach Extubation zu Stridor und im schlimmsten Fall Verlegung der Atemwege führen kann. Hat der Patient ein erhöhtes Risiko oder ist das Problem bekannt, ist die Gabe von *Kortison* bereits vor der Extubation indiziert (siehe Durchführung (S. 813)). Kommt es zu einem unerwarteten Stridor, verspricht eher die inhalative Gabe von *Betasympathomimetika* Erfolg (z. B. Gabe von Adrenalin über Maske), flankiert von der Kortisongabe.
- *Fehlende Schutzreflexe* oder *Dysphagie* können eine Aspiration bedingen.
- Bei *insuffizientem Hustenstoß* und unzureichender *Sekretmobilisation* kann es zum pulmonalen Sekretverhalt kommen, der dann blindes endotracheales Absaugen, Bronchoskopie in Analgosedierung oder die Reintubation erfordern kann.
- Bei *insuffizienter Spontanatmung* kommt es zur respiratorischen Insuffizienz, die die nicht invasive Beatmung oder – nach erneuter Intubation – die Fortführung der invasiven Beatmung erfordert.

- Kommt es nach der Extubation zu einer *respiratorischen Insuffizienz*, sind spezifische Komplikationen wie Sedierungs- bzw. Relaxierungsüberhang oder Sekretverlegung auszuschließen und es kann ein Versuch mit nicht invasiver Beatmung erfolgen, im Zweifel kann aber insbesondere bei fehlender Stabilisierung die Reintubation erforderlich werden.

111.12 Literatur zur weiteren Vertiefung

[1] Gottschlich B. Extubationsversagen. Anasth Intensivmed 2017; 58: 317–24
[2] Krinsley JS, Reddy PK, Iqbal A. What ist he optimal rate of failed extubation? Crit Care 2012; 16: 111
[3] Kuriyama A, Umakoshi N, Sun R. Prophylacticv corticosteroids for prevention of postextubatiom stridor and reintubation in adults. A systematic review and meta-analysis. Chest 2017; 151: 1002–1010
[4] Schönhofer B, Geiseler J, Dellweg D et al. Prolongiertes Weaning S 2k-Leitlinie herausgegeben von der Deutschen Gesellschaft für Pneumologie und Beatmungsmedizin e. V. Pneumologie 2014; 68: 19–75
[5] Sturgess DJ, Greenland KB, Senthuran S et al. Tracheal extubation of the adult intensive care patient with a predicted difficult airway – a narrative review. Anaesthesia 2017; 72: 248–61
[6] Thille AW, Cortes-Puch I, Esteban A. Weaning from the ventilator and Extubation in ICU. Curr Opin Crit Care 2013; 19: 57–64

112 Weaning der Langzeitbeatmung

Johannes Bickenbach

112.1 Steckbrief

Das Erkennen einer respiratorischen Insuffizienz sowie die Behandlung der zugrunde liegenden Ursache sind essenziell, weil sich daraus unterschiedliche Implikationen für die Beatmungstherapie und die Beatmungsentwöhnung (Weaning) ergeben. Gleichzeitig kann eine länger andauernde, invasive Beatmung das Outcome der Patienten deutlich verschlechtern. Diverse Maßnahmen zusätzlich zu der graduellen Entwöhnung vom Respirator müssen dazu beitragen, die Atemkapazität des Patienten wiederherzustellen. Weaning bedeutet dabei mehr als „nur" die Trennung von maschineller Beatmung und beschreibt vielmehr einen ganzheitlichen Ansatz, in dem insbesondere die bestmögliche Wiederherstellung der Atemmuskulatur, der kognitiven Funktion, der hämodynamischen Stabilität, der nutritiven Situation und nicht zuletzt der Patientenmotivation erforderlich ist.

112.2 Aktuelles

- Aufgrund der zunehmenden Bedeutung ist bereits im Jahr 2014, im Zusammenspiel vielzähliger Fachgesellschaften, eine Leitlinie zum prolongierten Weaning publiziert worden, die sich aktuell in Überarbeitung befindet.
- Die Leitlinie fasst den aktuellen Wissensstand zusammen. Weitere multizentrische Studien sind unbedingt durchzuführen, um aus der an vielen Stellen noch vorliegenden Expertenmeinung Evidenz werden zu lassen.

112.3 Synonyme

- Beatmungsentwöhnung

112.4 Keywords

- Weaning
- prolongiertes Weaning
- Langzeitbeatmung

112.5 Definition

- Maschinelle Beatmung ist einer der wesentlichen Grundpfeiler in der Intensivmedizin und kommt zur Behandlung der *akuten respiratorischen Insuffizienz* (ARI) häufig zum Einsatz. Gerade das frühzeitige Erkennen einer ARI sowie die Behandlung der zugrunde liegenden Ursache sind essenziell, weil sich daraus unterschiedliche Folgerungen für die Beatmungstherapie und die Beatmungsentwöhnung (Weaning) ergeben.
  - Generell ist hierbei die Unterteilung in eine *hypoxisch* oder *hyperkapnisch bedingte* ARI aus pathophysiologischer Sicht sinnvoll, weil sie aus Einschränkungen des gasaustauschenden Systems (Lunge) oder dem ventilierenden Organsystem (Atempumpe) hervorgehen.
  - Während die *Hypoxie* meist aus einer Störung des Lungenparenchyms, z. B. durch Atelektasen oder pneumonische Infiltrate, resultiert, ist die *Hyperkapnie* das Leitsymptom der atemmuskulären Insuffizienz.
  - Die *nicht invasive Beatmung* (non invasive ventilation, NIV) ist die Domäne der Behandlung einer *Hyperkapnie*.
  - Bei einer *Hypoxie* muss in aller Regel ein *kontinuierlicher, invasiver Überdruck* mittels maschineller Beatmung appliziert werden.
- Das prolongierte Weaning ist durch die bestehende Klassifizierung nach Boles et al. klar definiert [1]. Die Begriffe *Langzeitbeatmung* und *prolongiertes Weaning* vermischen sich häufig, wenngleich nicht jeder Patient nach Langzeitbeatmung zwangsläufig eine komplexe Beatmungsentwöhnung in der Folge hat.

Definition

In den meisten Literaturangaben wird unter *Langzeitbeatmung* eine Dauer von mehr als 21 Tagen verstanden [11].

- Der eigentliche *Weaningprozess* beginnt mit dem ersten Spontanatmungsversuch (spontaneous breathing trial, SBT), dessen früher Beginn prognoseentscheidend ist [3]. Umso länger die maschinelle Beatmung bestand, desto schwieriger erscheint die Identifikation des richtigen Zeitpunktes für die Bereitschaft eines Patienten zur Beatmungsentwöhnung.

Definition

Ein *Weaningerfolg* ist definiert als eine Beendigung der Beatmung bzw. der Extubation ohne nachfolgende ventilatorische Unterstützung für mindestens 48 Stunden [10].

112.6 Indikationen

- Bei allen Patienten, bei denen die zugrunde liegende Ursache einer respiratorischen Insuffizienz erfolgreich behandelt ist, muss so rasch wie möglich die Beatmungsentwöhnung eingeleitet werden.
- Die Ready-to-wean-Kriterien beschreiben als Grundvoraussetzung für ein erfolgreiches Weaning die klinisch entscheidenden Determinanten, die auf klinische Stabilität und Abschluss der Akuterkrankung hinweisen (siehe Durchführung (S. 818)).

112.7 Kontraindikationen

- Der Anteil an Patienten, die nicht entwöhnbar sind, ist gering. Das Weaningversagen beschreibt die Notwendigkeit der fortbestehenden Langzeitbeatmung bei unzureichender Spontanatemfähigkeit.
- Gründe hierfür können sein:
  - *Störungen des Atemzentrums*, z. B. bei neurologischen oder neurochirurgischen Patienten
  - *Störungen der neuromuskulären Überleitung*, z. B. bei Patienten mit Querschnittsymptomatik oder anderen neuromuskulären Erkrankungen
  - *Überlastung der Atempumpe*, z. B. bei Patienten mit fortgeschrittener Lungenerkrankung wie einer Lungenfibrose oder chronisch-obstruktiver Lungenerkrankung (COPD)

112.8 Anästhesie

- Um einerseits eine möglicherweise komplikationsbehaftete Selbstextubation zu verhindern und andererseits Analgosedierung so zu steuern, dass die Patienten kooperativ sind und folglich der Weaningprozess rechtzeitig eingeleitet werden kann, helfen in die tägliche Routine integrierte, validierte Messinstrumente zur Erfassung von Sedierungsgrad, Schmerzen und Delir. Hiermit lässt sich das Therapieregime nachweislich besser steuern und die Beatmungsdauer verkürzen.
- Die *S 3-Leitlinie zum Management von Analgesie, Sedierung und Delir*, die federführend durch die Deutsche Gesellschaft Anästhesie und Intensivmedizin entstanden ist, hat hierzu die aktuelle Evidenz aufgearbeitet [5]. Letztlich müssen Sedierungspausen und erste Spontanatmungsversuche strategisch gebündelt werden und systematische Evaluationen von angemessener Analgesie und Sedierungstiefe sowie die Fähigkeit der Spontanatmung täglich durchgeführt werden. In einigen Fällen ist möglicherweise gar keine dauerhafte Gabe analgosedierender Medikamente mehr erforderlich.
- Dennoch sind *anhaltende Unruhe* und *Delir* gerade bei Langzeitbeatmeten häufig auftretende Probleme. Mit dem CAM-ICU liegt ein validierter Score vor, durch den das Delir erfasst werden kann [2]. In der aktuellen DAS-Leitlinie 2015 wird empfohlen, ein Delirscreening einmal pro Schicht (in der Regel alle 8 Stunden) vorzunehmen, um insbesondere die hypoaktive Verlaufsform des Delirs zu erkennen [5].
- Generell ist im Hinblick auf die Durchführung täglicher Sedierungspausen der Einsatz *kurzwirksamer Sedativa* vorteilhaft.

112.9 Aufklärung und spezielle Risiken

- Nach Langzeitbeatmung kann der Prozess der Beatmungsentwöhnung oft auch eine lange Zeitdauer in Anspruch nehmen. Dementsprechend müssen Patienten und auch Angehörige über die *protrahierte Therapiedauer* informiert werden.
- Häufig tritt nach protrahierter Intensivbehandlung eine *allgemeine Muskelschwäche* auf.
  - Der Begriff „auf der Intensivstation erworbene Muskelschwäche" (ICU-acquired weakness) subsumiert das Syndrom einer Critical-Illness-Polyneuropathie (CIP) und einer Critical-Illness-Myopathie (CIM).
  - Letztlich stellt die „ICU-acquired weakness" bei künftig zunehmender Inzidenz der Sepsis [12] nicht nur in puncto Verlängerungen der Beatmungsentwöhnung und der Krankenhausaufenthaltsdauer ein nachhaltiges Problem dar, sondern auch im Langzeitverlauf mit Bezug auf Rehabilitationsmaßnahmen und lebensqualitativen Einschränkungen dieser Patienten.
  - Umso wichtiger erscheint die Durchführung einer *neuromuskulär fokussierten Rehabilitation*, die allerdings die Behandlungsdauer oft erheblich verlängert.
- *rezidivierende Infektionen*, vor allem mit multiresistenten Erregern und resultierender Isolationspflicht
- Unter Umständen ist eine *Pflegeunterstützung* in der *außerklinischen Versorgung* erforderlich, die ambulant oder stationär strukturiert sein kann.

112.10 Material

- (Intensiv-)Respirator
- endotracheale Absaugung
- individuell anpassbare Trachealkanülen
- individuell anzupassende Masken für eine NIV
- Blutgasanalysen
- Weaningprotokolle
- Intensivmonitoring
- Perfusoren
- Personalausstattung: Pflege mit Pflegeschlüssel von 1:2, 1:3, Physiotherapie, ärztliche Anwesenheit 24/7, Logopädie, Psychologie

112.11 Durchführung

- Nach Behebung der zur Beatmung geführten Ursache wird ein Prozess eingeleitet, in dem iterativ die Atemkapazität des Patienten überprüft werden muss.
- Im Fokus steht die Wiedererlangung und Hinzunahme des Spontanatemanteils.
- Das *einfache Weaning* beschreibt den einfachen Spontanatmungsversuch und die direkte Extubation (bei etwa 60% aller beatmeten Patienten möglich).
- Die *Beatmungsentwöhnung* ist vor allem besonders erschwert bei Patienten, bei denen weitaus länger aufgrund komplexerer operativer Prozeduren, kritischer Schockepisoden oder schwerwiegender Komorbiditäten (vor allem kardiale und pulmonale Vorerkrankungen mit chronischer ventilatorischer Insuffizienz) die Indikation zur maschinellen Beatmung besteht und nur eine langwierige Beatmungsentwöhnung gelingt.
- Entsprechende Patientengruppen werden wie folgt durch Kategorien definiert:
  - *Gruppe 2 („schwieriges" Weaning)*: erfolgreiche Beatmungsentwöhnung spätestens mit dem 3. Spontanatmungsversuch bzw. innerhalb von 7 Tagen nach dem ersten Spontanatmungsversuch
  - *Gruppe 3 („prolongiertes" Weaning)*: erfolgreiche Beatmungsentwöhnung erst nach dem 3. Spontanatmungsversuch, Beatmung > 7 Tage nach dem ersten Spontanatmungsversuch [1].
- *Generell gilt*: Die invasive, maschinelle Beatmung ist so rasch wie möglich zu beenden, um das Auftreten beatmungsassoziierter *Komplikationen* zu reduzieren; dazu zählen:
  - ventilatorassoziierte Pneumonie (ventilator associated pneumonia, VAP) [6]
  - ventilatorinduzierte Lungenschädigung (ventilator induced lung injury, VILI) [11]
  - diaphragmale Schädigung (ventilator induced diaphragmatic dysfunction, VIDD) [7]
- Die *Spontanatmungsaktivität* des Patienten ist so rasch wie möglich zu überprüfen.
- Folgende „ready-to-wean"-Kriterien sollten erfüllt sein:
  - Regredienz der zur Beatmung geführten Akutphase
  - keine akute Infektion
  - erfolgreicher Aufwachversuch, Patient kooperativ, nicht sediert (Richmond Agitation Sedation Scale [RASS], 0/−1) [5]
  - ausreichende Schutzreflexe, ausreichender Hustenstoß
  - hämodynamische Stabilität (keine/niedrigdosierte Katecholamintherapie)
  - stabile Oxygenierung ($S_aO_2 \geq 90\%$ bzw. $> 85\%$ bei chronisch respiratorischer Insuffizienz, $FiO_2 \leq 0{,}4$, PEEP ≤ 8 mbar; $paO_2/FiO_2 > 150$)
  - stabile Atemmechanik: kein „rapid shallow breathing" (Atemfrequenz/Atemzugvolumen < 105)
  - Abwesenheit einer respiratorischen Azidose
- Sind alle Kriterien erfüllt, kann ein *Spontanatmungsversuch* über eine Zeitdauer von *30 Minuten* durchgeführt werden.
  - *Cave*: Es ist zu überprüfen, ob der Patient sich innerhalb dieser Dauer ventilatorisch erschöpft. Falls dies zutrifft, muss er wieder einer Beatmungstherapie zugeführt werden.
  - *Durchführung* des *Spontanatmungsversuchs*:
    - mit niedrigen, die Inspiration unterstützenden Drücken von 5–8 mbar (pressure support ventilation, PSV) oder
    - am T-Stück, also komplett ohne Druckunterstützung und mit reiner O_2-Insufflation
    - Die Anwendung einer Druckunterstützung scheint tendenziell bei Patienten im schwierigen und prolongierten Weaning zu einer *Verkürzung der Zeitdauer* bis zur erfolgreichen Entwöhnung zu führen [7].
- *Weaningprotokolle*:
  - nützlich für eine regelmäßige und standardisierte Durchführung; Hilfe für das Behandlungsteam bei der Identifizierung des frühesten Zeitpunkts für den Beginn des Weanings
  - In einigen Studien konnte belegt werden, dass ein protokollbasiertes Weaning sowohl die Beatmungsdauer als auch beatmungsassoziierte Komplikationen (z. B. ventilatorassoziierte Pneumonie) reduziert [4], [8].
  - Je nach individuellem Krankheitsverlauf sind jedoch oft auch einzeln angepasste Behandlungsformen erforderlich, so dass ein Protokoll nicht generell medizinische Entscheidungen und infrastrukturelle Gegebenheiten ersetzen kann.
- *Tracheotomie*:
  - Wenngleich die Studienergebnisse zum besten Zeitpunkt der Tracheotomie nicht eindeutig (und auch klinisch kaum steuerbar) sind, scheint eine *frühe* Tracheotomie im Hinblick auf den Patientenkomfort und die mögliche Reduktion analgosedierender Medikamente sinnvoll.
  - In der aktuell bestehenden Leitlinie wird bei intubierten Patienten mit vorhersehbarem prolongiertem Weaning eine frühzeitige Tracheotomie *nach 4–7 Tagen invasiver Beatmung* (NIV) empfohlen, sofern keine Option für eine frühzeitige Extubation mit anschließender NIV besteht [10].
- *nicht invasive Beatmung*:
  - häufiger klinischer Einsatz zur pulmonalen Stabilisierung post extubationem, aber auch im schwierigen und prolongierten Weaning, wenn beispielsweise eine chronische respiratorische Insuffizienz mit Hyperkapnie vorliegt
  - Auch nach Langzeitbeatmung ist zu überprüfen, ob der Zustand einer NIV-Fähigkeit hergestellt werden kann, um beispielsweise Patienten mit hyperkap-

nischer akuter respiratorischer Insuffizienz zu extubieren bzw. dekanülieren.
- Die Bedeutung der nicht invasiven Beatmung bei der akuten respiratorischen Insuffizienz wird in der entsprechenden S 3-Leitlinie „Nichtinvasive Beatmung als Therapie der akuten respiratorischen Insuffizienz" hervorgehoben [13].

112.12 Mögliche Komplikationen

- Insbesondere Patienten im prolongierten Weaning haben nicht nur eine oftmals langdauernde Behandlung, sondern eine beschriebene Sterblichkeitsrate von etwa 20 %.
- Rezidivierende Infektionen können den Verlauf deutlich aggravieren.

112.13 Quellenangaben

[1] Boles JM, Bion J, Connors A et al. Weaning from mechanical ventilation. Eur Respir J 2007; 29: 1033–1056
[2] Ely EW, Margolin R, Francis et al. Evaluation of delirium in critically ill patients: validation of the Confusion Assessment Method for the Intensive Care Unit (CAM-ICU). Crit Care Med 2001; 29: 1370–1379
[3] Epstein SK, Ciobutaru RL, Wong JB. Effect of failed extubation on the outcome of mechanical ventilation. Chest 1997; 1: 186–192
[4] Gupta P, Giehler K, Walters RW et al. The effect of a mechanical ventilation discontinuation protocol in patients with simple and difficult weaning: impact on clinical outcomes. Respir Care 2014; 2: 170–177
[5] http://www.awmf.org/uploads/tx_szleitlinien/001-012l_S 3_Analgesie_Sedierung_Delirmanagement_Intensivmedizin_2015-08_01.pdf
[6] Hunter JD. Ventilator associated pneumonia. Postgrad Med J 2006; 82: 172–178
[7] Ladeira MT, Vital FM, Andriolo RB et al. Pressure support versus T-tube for weaning from mechanical ventilation in adults. Cochrane Database Syst Rev 2014; 5: CD006056. DOI: 10.1002/14651858. CD006056.pub2
[8] Marelich GP, Murin S, Battistella F et al. Protocol weaning of mechanical ventilation in medical and surgical patients by respiratory care practitioners and nurses: effect on weaning time and incidence of ventilator-associated pneumonia. Chest 2000; 118: 459–467
[9] Rose L, McGinlay M, Amin R et al. Variation in definition of prolonged mechanical ventilation. Respir Care 2017; 10: 1324–1332
[10] Schönhofer B, Geiseler J, Dellweg D et al. S 2k-Guideline „Prolonged Weaning". Pneumologie. 2015; 10: 595–607
[11] Silva PL, Negrini D, Macêdo Rocco PR. Mechanisms of ventilator-induced lung injury in healthy lungs. Best Pract Res Clin Anaesthesiol 2015; 3: 301–313
[12] Vincent JL, Marshall JC, Namendys-Silva SA et al.; ICON investigators. Assessment of the worldwide burden of critical illness: the intensive care over nations (ICON) audit. Lancet Respir Med 2014; 5: 380–386
[13] Westhoff M, Schönhofer B, Neumann P et al. Noninvasive mechanical ventilation in acute respiratory failure. Pneumologie 2015; 12: 719–756

112.14 Literatur zur weiteren Vertiefung

[1] Leitlinie NIV zur Behandlung der akuten respiratorischen Insuffizienz: http://www.awmf.org/uploads/tx_szleitlinien/020-004l_Nichtinvasive_Beatmung_ARI_2015-09.pdf
[2] Leitlinie invasive Beatmung: http://www.awmf.org/uploads/tx_szleitlinien/001-021l_S 3_Invasive_Beatmung_2017-12.pdf
[3] Leitlinie prolongiertes Weaning: http://www.awmf.org/uploads/tx_szleitlinien/020-015l_S 2k_Prolongiertes_Weaning_2014_01_verlaengert_01.pdf

112.15 Wichtige Internetadressen

- Wissenschaftlicher Arbeitskreis Intensivmedizin: http://www.ak-intensivmedizin.de/dgai-zertifizierung-entwoehnung-von-der-beatmung.html

113 Tracheotomie

Stefan Kluge, Stephan Braune

113.1 Steckbrief

Bei invasiv beatmeten Patienten mit manifester oder absehbarer Langzeitbeatmung ist die Tracheotomie fester Bestandteil der intensivmedizinischen Routinepraxis. Ziele sind die Erleichterung des respiratorischen Weanings und die Verminderung beatmungs- und sedierungsassoziierter Nebenwirkungen. Diesen potenziellen Vorteilen stehen einige, zum Teil schwere Früh- und Spätkomplikationen gegenüber. Daher kommt der differenzierten und individualisierten Indikationsstellung, dem richtigen Zeitpunkt sowie der korrekten Durchführung und Nachsorge eine entscheidende Bedeutung zu. In diesem Kapitel werden Indikationen, Kontraindikationen und Komplikationen von Tracheotomien im Allgemeinen diskutiert. Des Weiteren wird die praktische Durchführung der Punktionstracheotomie mit der in Deutschland am häufigsten angewendeten Einschrittdilatationstechnik nach Ciaglia beschrieben.

113.2 Aktuelles

- Neben der chirurgisch-offenen Tracheotomie existieren derzeit sechs verschiedene Techniken der perkutanen dilatativen Tracheotomie (PDT) [11].
- Das in Deutschland und weltweit am häufigsten eingesetzte Verfahren der PDT ist die Einschrittdilatationstracheotomie nach Ciaglia [5].
- Die Rate schwerer tracheotomieassoziierter Komplikationen liegt im einstelligen Prozentbereich mit einem Mortalitätsrisiko von 0,2–0,7 % [4], [9].
- Große randomisiert-kontrollierte Studien und Metaanalysen zeigen einen Vorteil der Früh- gegenüber der Spättracheotomie hinsichtlich der Senkung des Sedativaverbrauchs, der Rate an ventilatorassoziierten Pneumonien (VAP) und einer (etwas) kürzeren Beatmungszeit. Derzeit existieren allerdings keine Daten, die einen eindeutigen Vorteil hinsichtlich des Überlebens belegen [8], [10].
- Daher wird in den aktuellen deutschen und internationalen Leitlinien derzeit keine generelle Empfehlung zur Frühtracheotomie abgegeben [6], [7].

113.3 Synonyme

- Tracheotomie
- Tracheostomie
- Dilatationstracheotomie
- Punktionstracheotomie
- Luftröhrenschnitt

113.4 Keywords

- Tracheotomie
- Tracheostomie
- Tracheotomietechnik
- Punktionstracheotomie
- Dilatationstracheotomie
- operative Tracheotomie
- Indikationen
- Kontraindikationen
- Komplikationen
- Zeitpunkt der Tracheotomie
- Weaning

113.5 Definition

- Die Tracheotomie ist die operative oder interventionelle Schaffung eines direkten Atemwegszugangs durch die Halsweichteile auf Höhe des 1.– 4. Trachealknorpels zur Luftröhre (Tracheostoma).
- Es wird grundsätzlich unterschieden zwischen einer meist im Operationssaal durchgeführten chirurgisch-offenen Tracheotomie und einer im Regelfall bettseitig auf der Intensivstation durchgeführten Punktions- oder Dilatationstracheotomie.
  - Für *chirurgische Tracheostomata* existieren unterschiedliche Operationsverfahren mit Schaffung eines voll-, teil- oder nicht epithelialisierten Zugangs.
  - Die *interventionellen Dilatationstracheotomien* werden mit den unterschiedlichen Techniken nach Ciaglia, Griggs, Fantoni, Frova oder Zgoda durchgeführt [11].
- Von dem (semi-)elektivem Eingriff der Tracheotomie müssen die Notfallkoniotomie und die „Minitracheotomie" abgegrenzt werden.
  - Die *Notfallkoniotomie* dient bei Verlegung des oberen Atemwegs als notfallmäßiger Beatmungszugang.
  - Die *Minitracheotomie* dient als Zugang zur Sekretabsaugung.
  - Bei beiden Verfahren erfolgt der Zugang zur Trachea durch das Ligamentum cricothyroideum (Ligamentum conicum).

113.6 Indikationen

- Die Hauptindikationen für eine Tracheotomie beim Intensivpatienten mit prolongierter invasiver Beatmung sind die Entwöhnung von der Beatmung (Weaning) sowie die Notwendigkeit einer dauerhaften invasiven (Heim-)Beatmung.

- Für die Tracheotomie im *Weaning* bietet die bettseitig durchführbare perkutane Dilatationstechnik gegenüber der chirurgischen Tracheotomie Vorteile hinsichtlich der Effizienz, des Infektionsrisikos und des Verschlusses [1].
- Bei anzunehmender dauerhafter *invasiver (Heim-)Beatmung* ist für ein sicheres Kanülenmanagement im normalstationären und ambulanten Umfeld ein stabiles, meist chirurgisches Tracheostoma notwendig.
• Die *Indikation* zur Tracheotomie im Allgemeinen ergibt sich vorwiegend aus den Nachteilen des translaryngealen Endotrachealtubus.
  - In der Vergangenheit galt als Hauptargument für eine Tracheotomie die Vermeidung von mechanischen Larynxschäden durch den Orotrachealtubus. Aufgrund verbesserter Eigenschaften moderner Endotrachealtuben ist diese Problematik heute in den Hintergrund getreten.
  - Die bessere Toleranz einer Trachealkanüle im Vergleich zum translaryngealen Tubus ermöglicht meist die *Reduktion von Analgosedativa*.
• Die Tracheotomie erleichtert zudem die *Mundpflege* und die *Bronchialtoilette*.
• Bei vermindertem Atemwegswiderstand bzw. reduzierter Atemarbeit ermöglicht eine Trachealkanüle im Weaning den Wechsel von konditionierender Spontanatmung und entlastender Beatmung durch den Ventilator.
• In der Summe können diese Faktoren die Entwöhnung von der Beatmung erleichtern.
• Von den meisten Intensivmedizinern wird eine Tracheotomie spätestens nach einer Intubationsdauer von *mehr als 10–14 Tagen* („Spättracheotomie") durchgeführt.
• Die Indikationsstellung einer Tracheotomie zu einem frühen Zeitpunkt, d. h. innerhalb von 7 Tagen nach Intubation („Frühtracheotomie") erfolgt vielfach, wenn eine prolongierte Beatmung von *mehr als 10–14 Tagen* postuliert wird.
• Die große Herausforderung in der klinischen Routineversorgung besteht jedoch gerade darin, eine prolongierte Beatmungszeit valide vorherzusagen.
• Früh- versus Spättracheotomie:
  - Große randomisiert-kontrollierte Studien zum Vergleich von Früh- versus Spättracheotomie zeigen, dass bei etwa der Hälfte der Patienten, die in die Spättracheotomiegruppe randomisiert wurden, letztlich gar keine Tracheotomie erfolgt ist [12]. Gründe hierfür waren die vorherige erfolgreiche Extubation oder das vorzeitige Versterben. Retrospektiv gesehen wäre also bei diesen Patienten eine Frühtracheotomie mit allen unten genannten Risiken und Komplikationen „umsonst" gewesen.
  - Systematische Reviews und Metaanalysen zum Thema zeigen zwar einen signifikanten Vorteil der Früh- gegenüber der Spättracheotomie hinsichtlich der Senkung des Sedativaverbrauchs, der Rate an ventilatorassoziierten Pneumonien (VAP) und einer (etwas) kürzeren Beatmungszeit, für einen Überlebensvorteil hingegen existieren derzeit keine belastbaren Daten [8], [10].

Merke

Vor diesem Hintergrund finden sich in den entsprechenden deutschen und internationalen Leitlinien derzeit *keine generellen Empfehlungen zur Frühtracheotomie* [6], [7].

113.7 Kontraindikationen

• Für die *chirurgische Tracheotomie* gelten die allgemeinen Kontraindikationen für einen elektiven operativen Eingriff, wie etwa nicht korrigierbare Gerinnungsstörungen oder Infektionen im Operationsgebiet.
• Für die *perkutane Dilatationstracheotomie* gelten darüber hinaus folgende spezielle Kontraindikationen [2]:
  - schwierige oder unmögliche Intubationsverhältnisse
  - unklare Anatomie mit nicht identifizierbarem Trachealverlauf (z. B. bei großer Struma, morbider Adipositas, extrem kurzem Hals oder nach zervikalen Voroperationen)
  - instabile oder frakturgefährdete Halswirbelsäule
  - Atemwegsnotfall
• Wenn die oben genannten speziellen Kontraindikationen für eine Dilatationstracheotomie vorliegen, sollte eine chirurgisch-offene Tracheotomie erfolgen.

113.8 Anästhesie

• Alle Patienten brauchen für die Zeit der Tracheotomie eine *ausreichend tiefe Analgosedierung*.
  - Grundsätzlich sind kurzwirksame, gut steuerbare Substanzen zu bevorzugen, um nach erfolgter Tracheotomie schnellstmöglich mit dem Weaning von der Beatmung fortzufahren.
• Auf vielen Intensivstationen erfolgt für die Zeit des Eingriffs zusätzlich eine *Muskelrelaxierung* mit nicht depolarisierenden Substanzen.
  - Diese soll das Risiko einer akzidentellen periprozeduralen Dislokation des Endotrachealtubus, z. B. durch einen Hustenstoß, senken.
  - Für die Dauer der Relaxierung muss eine ausreichend tiefe Sedierung sichergestellt werden.

113.9 Aufklärung und spezielle Risiken

- Wegen des (semi-)elektiven Charakters des Eingriffs sollte aus Sicht der Autoren vor jeder Tracheotomie eine schriftlich dokumentierte Aufklärung des Patienten bzw. der bevollmächtigten Angehörigen/dem Betreuer über Indikation und die unten genannten potenziellen Risiken und Komplikationen (S. 828) erfolgen.
- Bei fehlender Vorsorgebevollmächtigung muss für eine juristisch einwandfreie Aufklärung und Einwilligungserklärung eine *gerichtliche Eilbetreuung* eingerichtet werden.

113.10 Präoperative/präinterventionelle Diagnostik

- Informationen über den Schwierigkeitsgrad der vorangegangenen Intubationsverhältnisse
- Informationen über den Grad der aktuellen Beatmungsintensität (inspiratorische Sauerstoffkonzentration [FiO_2]; positiver endexspiratorischer Druck [PEEP])
- Gerinnungsstatus (Thrombozytenzahl und -funktion, INR, PTT, Fibrinogen)
- klinisch-anatomische Verhältnisse der Halsweichteile, der Trachea und der Halswirbelsäule
- Sonografie der prätrachealen Gefäßverhältnisse

113.11 Material

- Videobronchoskopieeinheit
- Notfallmedikamente
- Intubations-/Atemwegsinstrumente, inklusive Hilfsmittel für den schwierigen Atemweg
- Monitoring (EKG, Blutdruck, Pulsoxymetrie mit aktivierter Pulstonlautstärke)
- Absaugvorrichtung
- Für die Punktionstracheotomie mit der Einschrittdilatationstechnik nach Ciaglia werden die beispielhaft in ▶ Abb. 113.1 dargestellten Materialien benötigt.

113.12 Durchführung

- Die folgende praktische Schritt-für-Schritt-Anleitung beschreibt die Punktionstracheotomie mit der Einschrittdilatationstechnik nach Ciaglia [2].

113.12.1 Vor Beginn des Eingriffs

- Pausierung der enteralen Ernährung mehrere Stunden vor dem Eingriff
- Absaugung des Mageninhalts unmittelbar vor Beginn des Eingriffs
- Sicherstellung eines stabilen Gasaustausches und einer stabilen Hämodynamik
- Sicherstellung der Vollständigkeit und Funktionstüchtigkeit des Materials (S. 822)
- Optimierung der Gerinnung: rechtzeitige Pausierung einer therapeutischen Heparinisierung in Abhängigkeit von der Ausgangs-PTT, Thrombozyten > 50 000/µl, Quick > 50 %
- Eine Antibiotikaprophylaxe ist *nicht* erforderlich.
- tiefe Analgosedierung und Muskelrelaxierung
- kontrollierte Beatmung mit einer FiO_2 von 100 % (unmittelbar vorher)
- Anwesenheit mindestens zweier in der Punktionstracheotomie und Intubation erfahrener Ärzte
- gute Einsehbarkeit des Bronchoskopiebildschirms für Operateur und Bronchoskopeur

113.12.2 Chirurgische Anatomie

- Die in ▶ Abb. 113.2 und ▶ Abb. 113.3 dargestellten anatomischen Landmarken werden palpatorisch identifiziert: Schildknorpel, Ringknorpel, Trachealspangen und Fossa jugularis.

113.12.3 Zugangswege

- gründliche Desinfektion und sterile Abdeckung der ventralen Hals- und oberen Sternumregion.
- Einige Intensivmediziner injizieren Adrenalin (1:10-Verdünnung) subkutan prätracheal, um durch die lokale Vasokonstriktion intraprozedurale Blutungen zu vermindern.

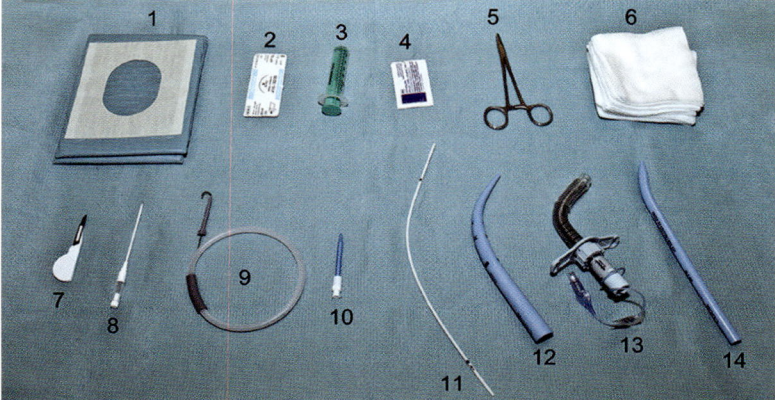

Abb. 113.1 Perkutane Dilatationstracheotomie. Instrumententisch mittels Einschrittdilatator (1: steriles Lochtuch, 2: nicht resorbierbares Nahtmaterial, 3: Spritze(n), 4: steriles Gel, 5: stumpfe Klemme, 6: sterile Kompressen, 7: Skalpell, 8: Metallkanüle in Kathetereinführungsschleuse, 9: Führungsdraht, 10: 14-French-Vordilatator, 11: Führungskatheter, 12: Einschrittdilatator, 13: Trachealkanüle, 14: 28-French-Ladedilatator. (Quelle: Braune S, Kluge S. Die perkutane Dilatationstracheotomie. Dtsch Med Wochenschr 2011; 23: 1265–1269)

113.12 Durchführung

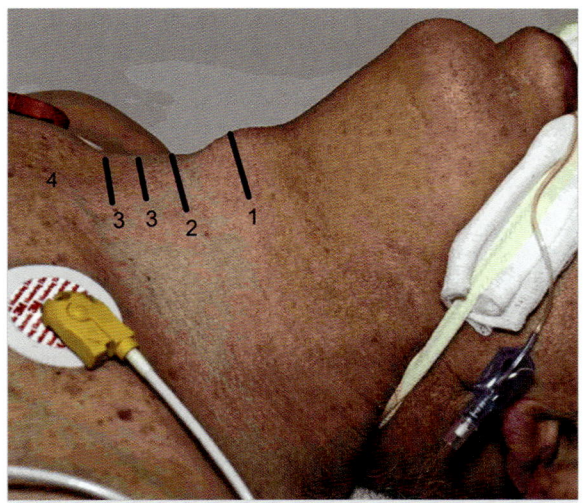

Abb. 113.2 Perkutane Dilatationstracheotomie. Kopf-Hals-Lagerung mit anatomischen Landmarken (1: Schildknorpel, 2: Ringknorpel, 3: Tracheaspangen, 4: Fossa jugularis). (Quelle: Braune S, Kluge S. Die perkutane Dilatationstracheotomie. Dtsch Med Wochenschr 2011; 23: 1265–1269)

113.12.4 Lagerung
- Rückenlagerung des Patienten
- Schulterunterlage zur Unterstützung einer maximalen Reklination des Kopfes

113.12.5 Operationsschritte
- *Atemwegsmanagement und Bronchoskopie:*
  - Das Bronchoskop wird in den Endotrachealtubus eingeführt und der Unterrand des Tubus dargestellt. Nach (Teil-)Entblockung des Cuffs und Lösung der äußeren Tubusfixierung werden Tubus und Bronchoskop gemeinsam als Einheit unter Sicht vorsichtig zurückgezogen, bis die potenzielle tracheale Punktionsstelle sichtbar wird.
  - Der Zielbereich liegt median zwischen 1. und 2. oder zwischen 2. und 3. Trachealspange. Eine zu hohe Tracheotomie ist wegen druckinduzierter Knorpelschäden des bradytrophen Ringknorpels kontraindiziert, eine zu tiefe Punktion steigert das Risiko einer Gefäßverletzung.

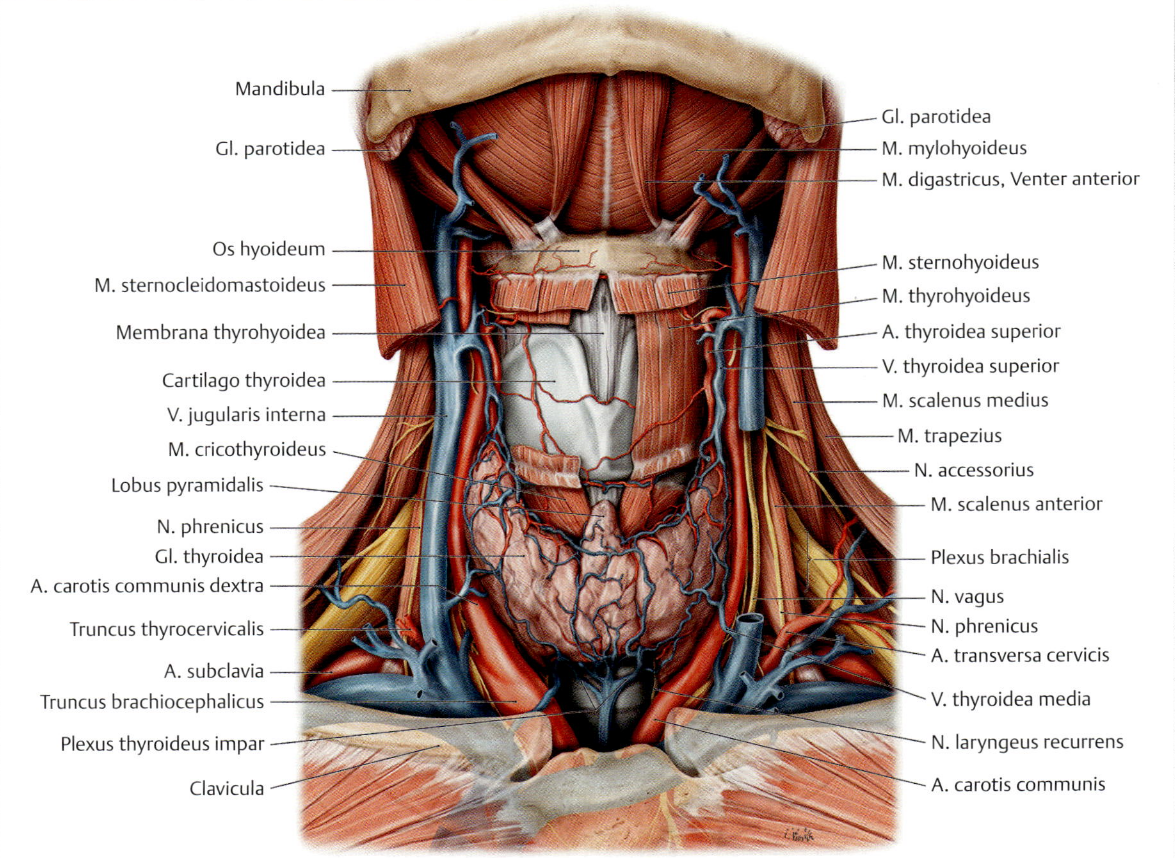

Abb. 113.3 Perkutane Dilatationstracheotomie. Vordere Halsanatomie. (Quelle: Schünke M, Schulte E, Schumacher U. Prometheus. LernAtlas der Anatomie. Illustrationen von M. Voll und K. Wesker. 1. Aufl. Stuttgart: Thieme; 2011)

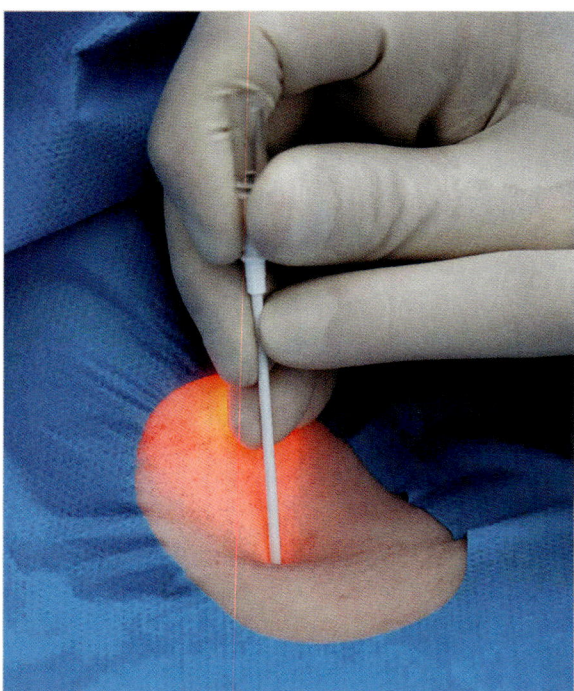

Abb. 113.4 Perkutane Dilatationstracheotomie. Transillumination. (Quelle: Braune S, Kluge S. Die perkutane Dilatationstracheotomie. Dtsch Med Wochenschr 2011; 23: 1265–1269)

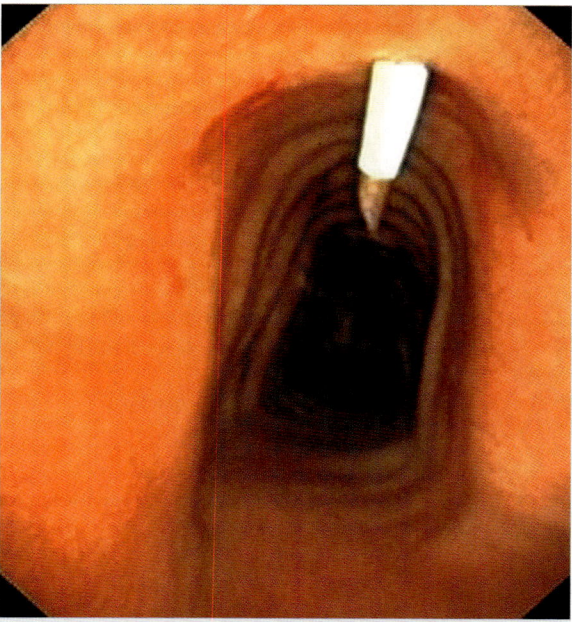

Abb. 113.5 Perkutane Dilatationstracheotomie. Tracheale Punktion mit Metallkanüle und Kathetereinführungsschleuse. (Quelle: Braune S, Kluge S. Die perkutane Dilatationstracheotomie. Dtsch Med Wochenschr 2011; 23: 1265–1269)

- Durch äußeren, punktuellen Druck im Bereich der Transillumination (Diaphanoskopie) kann zusätzlich versucht werden, die geplante Punktionsstelle bronchoskopisch endoluminal zu verifizieren (▶ Abb. 113.4).
- Der Tubus wird nachfolgend wieder, in der Regel auf Stimmbandebene, geblockt.
- Während des sich anschließenden Dilatationsvorgangs muss dem Operateur videobronchoskopisch möglichst durchgehend ein optimales Bild der Trachea dargestellt werden.

Cave

Beim Rückzug des Endotrachealtubus ist eine versehentliche Extubation unbedingt zu vermeiden.

- Das Risiko der akzidentellen Extubation wird durch den *Einsatz einer Hilfsperson* reduziert, die den zurückgezogenen Tubus während der Prozedur manuell fixiert.
- Alternativ ist in der Literatur ein geplanter präoperativer Wechsel des Atemwegszugangs vom Endotrachealtubus auf die Larynxmaske beschrieben. Über die passager eingebrachte Larynxmaske erfolgt dann die bronchoskopische Darstellung der Trachea. Vorteil des supraglottischen Atemwegszugangs ist der optimale Blick auf den subglottischen Trachealraum, Nachteil ist der geringere Aspirationsschutz.
- Dilatationstracheotomie:
  - Nach Identifizierung der Punktionsstelle wird die Trachea unter videobronchoskopischer Sicht mit der in der Kathetereinführungsschleuse einliegenden Metallkanüle median punktiert (▶ Abb. 113.5).
- Die Punktionsrichtung in der Sagittalebene sollte dabei nur leicht nach kaudal geneigt sein.
- Änderungen in der Transversalebene erfolgen durch Parallelverschiebungen in dieser Ebene und nicht durch „Kippen" mit unkontrollierter lateraler Abweichung der Punktionskanülenspitze in der Tiefe des Gewebes mit der Gefahr einer lateralen Fehlpunktion.

Cave

Der Schritt der transtrachealen Punktion ist kritisch, da es hierbei einerseits zu prätrachealen (Gefäß-)Verletzungen und andererseits zur Verletzung der weichen trachealen Hinterwand kommen kann.

- Das Risiko für Letzteres wird durch eine kontinuierliche videobronchoskopische Darstellung der Trachea reduziert.
- Die intratracheale Lage der Kanülenspitze kann neben der videobronchoskopischen Darstellung zusätzlich durch Aspiration von Luftblasen in eine mit Flüssigkeit

gefüllte, der Punktionsnadel aufgesetzten Spritze überprüft werden.
- Das Bronchoskop sollte vor Punktion in den liegenden Endotrachealtubus zurückgezogen werden, um Beschädigungen des Bronchoskops durch die Punktionsnadel zu vermeiden.
- Die Einführungsschleuse wird nun über die Metallkanüle vorgeschoben und die scharfe Metallkanüle wird entfernt.
- Über die Einführungsschleuse wird anschließend der „J"-förmige Führungsdraht nach kaudal in die Trachea eingebracht und die Einführungsschleuse entfernt (▶ Abb. 113.6).
- Nach Einbringen des Führungsdrahtes erfolgt eine ca. 1,5 cm lange transversale Hautinzision (▶ Abb. 113.6).
- Alternativ kann die Hautinzision auch schon vor der transtrachealen Punktion erfolgen, mit stumpfer Vorpräparation des subkutanen, prätrachealen Gewebes mittels einer Klemme. Dieses Vorgehen bieten sich an, wenn die prätracheale Weichteilstrecke verbreitert ist und die darunterliegenden trachealen Strukturen schwer zu palpieren sind.
- Über den einliegenden Führungsdraht wird dann der Punktionskanal durch den kurzen, ca. 14 French messenden Einführungsdilatator vordilatiert (▶ Abb. 113.7).
- Anschließend erfolgt die Dilatation mit dem konisch geformten Einschrittdilatator.
- Für ein möglichst reibungsfreies Einführen in das Gewebe wird die hydrophile Beschichtung des Einschrittdilatators mittels Wasser- oder Gelbenetzung aktiviert.
- Über den auf den Führungsdraht aufgesetzten ca. 8 French messenden Führungskatheter wird der Einschrittdilatator bis zum distalen Sicherheitsring des Führungskatheters vorgeschoben.
- Die Einheit aus beidem wird nun über den Führungsdraht und unter bronchoskopischer Sicht in die Trachea vorgeschoben (▶ Abb. 113.8). Um Verletzungen an der trachealen Hinterwand zu vermeiden, muss der Führungsdraht dem Führungskatheter und dem Dilatator immer vorausgehen. Der Einschrittdilatator wird vorgeschoben, bis die breite schwarze Positionsmarkierung auf dem Dilatator sich im Hautniveau befindet oder alternativ in der Trachea (▶ Abb. 113.9).
- Die Dilatation erfordert je nach Gewebetiefe und -festigkeit zum Teil erheblichen manuellen Druck.
- Im Rahmen der Dilatation kommt es häufig zur Fraktur einer Trachealspange mit plötzlichem Widerstandsverlust. Frakturen der Trachealspangen haben in der Regel keine akute klinische Relevanz. Diskutiert wird, inwieweit Trachealspangenfrakturen das Risiko einer späteren Trachealstenose erhöhen.
- Nach Dilatation des Punktionskanals und Entfernung des Einschrittdilatators erfolgt die Einführung der Trachealkanüle.

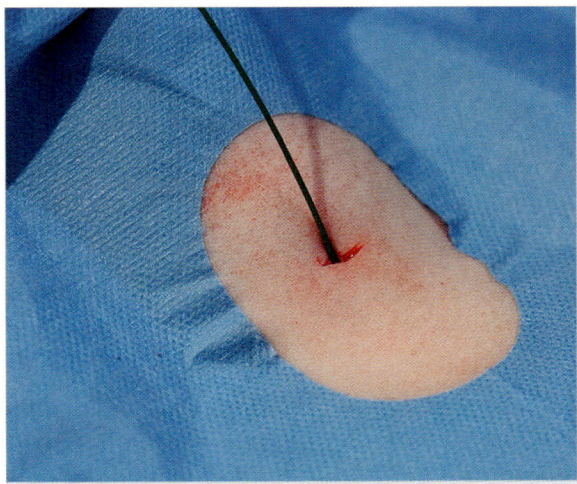

Abb. 113.6 Perkutane Dilatationstracheotomie. Eingebrachter Führungsdraht. (Quelle: Braune S, Kluge S. Die perkutane Dilatationstracheotomie. Dtsch Med Wochenschr 2011; 23: 1265–1269)

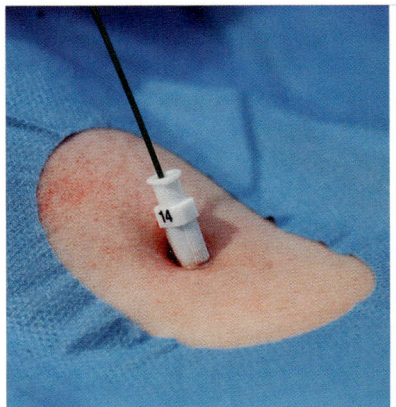 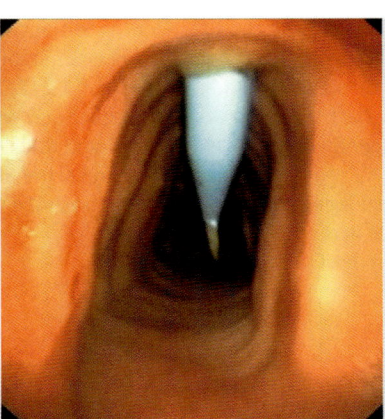

Abb. 113.7 Perkutane Dilatationstracheotomie. Vordilatation mittels 14-French-Vordilatator (*links*: Außenansicht, *rechts*: Innenansicht). (Quelle: Braune S, Kluge S. Die perkutane Dilatationstracheotomie. Dtsch Med Wochenschr 2011; 23: 1265–1269)

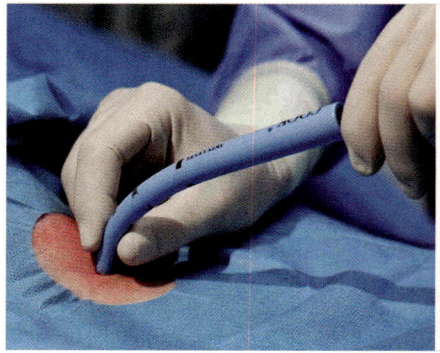 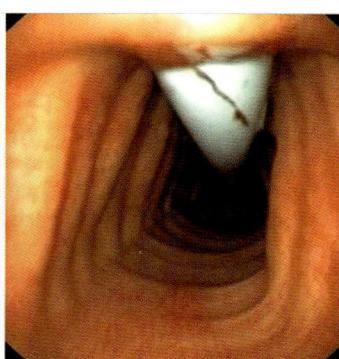

Abb. 113.8 Perkutane Dilatationstracheotomie. Einführung des Einschrittdilatators (*links*: Außenansicht, *rechts*: Innenansicht). (Quelle: Braune S, Kluge S. Die perkutane Dilatationstracheotomie. Dtsch Med Wochenschr 2011; 23: 1265–1269)

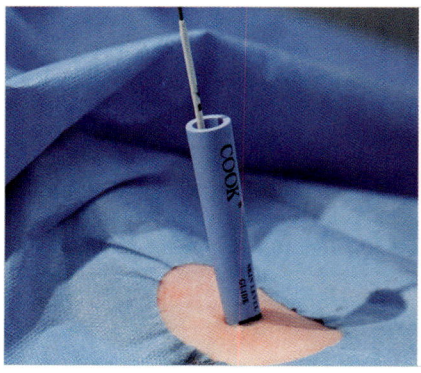 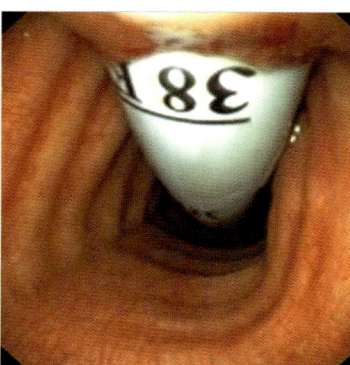

Abb. 113.9 Perkutane Dilatationstracheotomie. Eingebrachter Einschrittdilatator (*links*: Außenansicht, *rechts*: Innenansicht). (Quelle: Braune S, Kluge S. Die perkutane Dilatationstracheotomie. Dtsch Med Wochenschr 2011; 23: 1265–1269)

- Der Cuff der Trachealkanüle muss zuvor auf Dichtigkeit getestet und die Trachealkanüle bis über den Cuff hinaus mittels Gel gleitfähig gemacht werden.
- Um ein „Hängenbleiben" der Trachealkanüle zwischen zwei Trachealspangen zu verhindern, sollte der Übergang vom Führungsdraht zu Trachealkanüle möglichst stufenlos konisch zulaufen.
- Hierfür wird die Trachealkanüle mit einem passenden herstellerspezifischen Ladedilatator beladen.
- Anschließend wird die Einheit aus Führungskatheter, Ladedilatator und Trachealkanüle über den Führungsdraht in die Trachea vorgeschoben (▶ Abb. 113.10).
- Dabei sollte die Intubationsrichtung initial senkrecht zur trachealen Achse verlaufen und sich nach endotrachealem Erscheinen der Tubusspitze bogenförmig nach kaudal wenden.
- Die Trachealkanüle wird so weit vorgeschoben, dass der Cuff vollständig aus dem Punktionskanal in die Trachea getreten ist mit anschließender Inflation des Cuffs unter Sicht (▶ Abb. 113.11).

- Trachealkanülen, die in ihrer Eindringtiefe stufenlos verstellbar sein, lassen eine optimale individuelle Positionierung der Kanüle in Relation zum Punktionskanal und zur Karina einstellen.
- Nach Entfernung von Führungsdraht, Führungskatheter und Ladedilatator wird die korrekte Lage der Trachealkanüle bronchoskopisch kontrolliert.
- Erst dann erfolgt der Anschluss an das Beatmungsgerät.
- Die Trachealkanüle wird mit einem Halteband fixiert, in den Abteilungen der Autoren erfolgt zusätzlich eine fixierende Hautnaht für die ersten 7 Tage bis zur Ausbildung einer stabilen Tracheostomaöffnung (▶ Abb. 113.12).
- Abschließend wird der Endotrachealtubus entfernt.
- Bei einem Rückzug des Endotrachealtubus unter bronchoskopischer Sicht kann abschließend die genaue Punktionshöhe verifiziert werden.

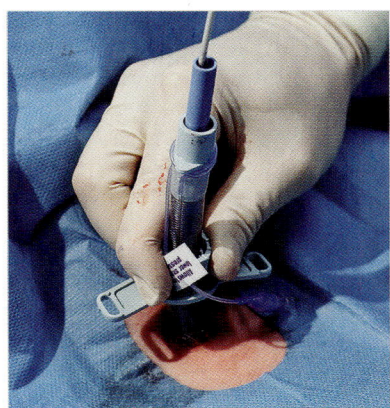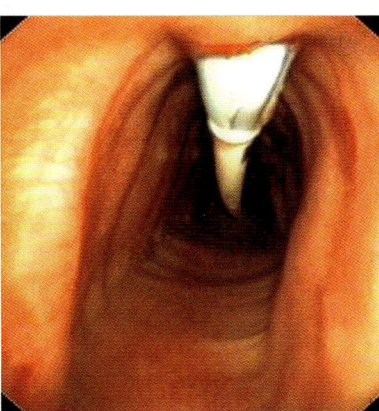

Abb. 113.10 Perkutane Dilatationstracheotomie. Einführung der Trachealkanüle mit Führungskatheter und Ladedilatator (*links*: Außenansicht, *rechts*: Innenansicht). (Quelle: Braune S, Kluge S. Die perkutane Dilatationstracheotomie. Dtsch Med Wochenschr 2011; 23: 1265–1269)

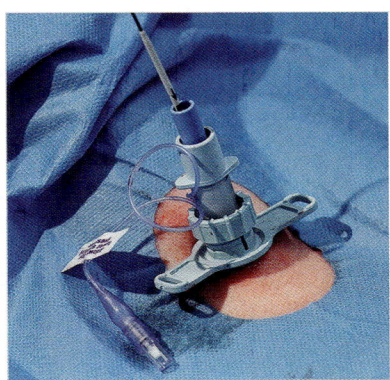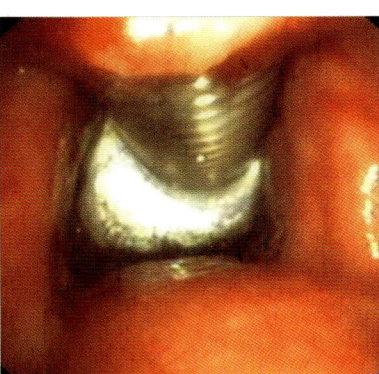

Abb. 113.11 Perkutane Dilatationstracheotomie. Eingebrachte und geblockte Trachealkanüle (lichtreflektierender Cuff) (*links*: Außenansicht, *rechts*: Innenansicht). (Quelle: Braune S, Kluge S. Die perkutane Dilatationstracheotomie. Dtsch Med Wochenschr 2011; 23: 1265–1269)

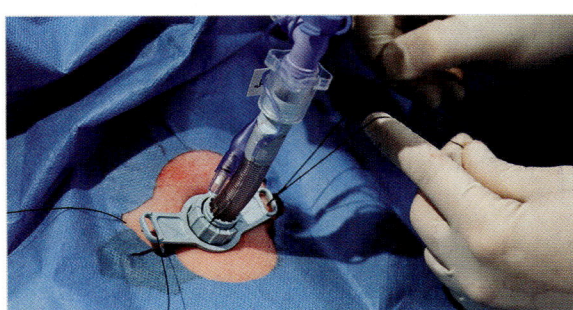

Abb. 113.12 Perkutane Dilatationstracheotomie. Nahtfixierung der ventilatorkonnektierten Trachealkanüle. (Quelle: Braune S, Kluge S. Die perkutane Dilatationstracheotomie. Dtsch Med Wochenschr 2011; 23: 1265–1269)

113.13 Mögliche Komplikationen

113.13.1 Perioperative Frühkomplikationen

- Die häufigsten Akutkomplikationen, sowohl der Dilatationstracheotomien als auch der chirurgischen Tracheotomie, sind *schwere Blutungen* (1–4 %). Schwere und/oder anhaltende Blutungen müssen operativ versorgt werden, ggf. mit Wechsel auf eine operative Tracheotomie.

> **Merke**
>
> Die schwerste Form der Blutungskomplikation, die *tracheoarterielle Fistel*, kann bis zu 30 Tage nach Tracheotomie auftreten, ist mit einer sehr hohen Letalität verbunden und bedarf einer sofortigen operativen Revision. Bis zur Operation ist die Trachealkanüle überblockt in situ zu belassen und nicht zu entfernen.

- Geringe Blutungen sistieren meist nach Einsetzen der Trachealkanüle infolge Tamponierung durch das peristomale Gewebe oder können mittels Gefäßligatur, Koagulation oder lokaler Adrenalininstallation gestillt werden.
- Seltenere schwere Akutkomplikationen (1 %) sind die Entwicklung eines *Hautemphysems*, *Pneumothorax* oder *Pneumomediastinums* durch Kanülenfehllage, Punktion der Pleura, Verletzung der Tracheahinterwand oder den Übertritt von Luft über den Bougierungskanal in das paratracheale Gewebe. Lokalisation und Größe der Leckage müssen mittels Bronchoskopie und/oder Computertomografie diagnostiziert werden. Das Komplikationsmanagement kann in Abhängigkeit der anatomischen Verhältnisse sowohl konservativ als auch operativ sein.
- Eine spezifische schwere Akutkomplikation nach Punktionstracheotomie ist die *akzidentelle Dekanülierung* in den ersten 7–10 Tagen. In dieser Phase ist das frische dilatative Stoma im Gegensatz zum chirurgischen Stoma instabil.
  - Ein so genanntes *Kulissenphänomen* der prätrachealen Weichteilstrukturen führt häufig rasch zum funktionellen Verschluss des Stomas. Eine notfallmäßige Rekanülierung kann dann schwierig bis unmöglich sein und bei fortgesetzter Manipulation zu Blutungen, Kanülenfehllagen und Trachealverletzungen führen. In einem solchen Fall muss der Patient zunächst endotracheal intubiert, um dann in einem zweiten geplanten Schritt transtracheal rekanüliert werden.
  - Dies ist der Grund, warum schwierige oder unmögliche Intubationsverhältnisse eine *absolute Kontraindikation* für eine Dilatationstracheotomie darstellen!
- Nach 10 Tagen ermöglicht ein stabiles Stoma in der Regel für den Geübten einen sicheren Trachealkanülenwechsel.
- *Lokale Infektionen* des Tracheostoma sind Komplikationen, die signifikant häufiger bei chirurgisch angelegten Tracheostomata auftreten [1]. Zwar führen solche Infektionen selten zu einer Sepsis, sie stellen jedoch eine besondere Herausforderung an die Pflege der infizierten Stomata.
- Die tracheotomieassoziierte *Mortalität* liegt bei 0,2–0,7 % (1:200 bis 1:600 Todesfälle/Tracheotomien) [4], [9].
- Die genaue Kenntnis der Halsanatomie, die Beachtung aller Kontraindikationen, eine videobronchoskopische Kontrolle und ein erfahrenes Team können das Risiko schwerer Komplikationen minimieren.

113.13.2 Postoperative Spätkomplikationen

- Häufig sind *Schluckstörungen* mit der Trachealkanüle assoziiert, die oft nach Dekanülierung reversibel sind.
- Die Ausbildung von Trachealstenosen Wochen bis Monate nach Verschluss der Tracheotomie wird in der Literatur mit einer Häufigkeit von 0,6–2,6 % angeben [3].

113.14 OP-Bericht

- Datum und Uhrzeit der Tracheotomie
- Name des Operateurs und Bronchoskopeurs
- Technik
- Höhe der trachealen Punktion
- Besonderheiten bei der Tracheotomie
- expliziter Hinweis, dass in den ersten 7–10 Tagen kein routinemäßiger Trachealkanülenwechsel durchgeführt werden soll

113.15 Postoperatives Management

- adäquate Analgosedierung bis zum Abklingen der Muskelrelaxierung
- nach Beendigung der Relaxierung und der Sedierung schnellstmögliche Fortsetzung des Weanings
- Röntgen-Thorax zum Ausschluss eines Pneumothorax
- aseptischer täglicher Verbandswechsel
- In den ersten 7–10 Tagen sollte kein routinemäßiger Trachealkanülenwechsel durchgeführt werden.
- Trachealkanülenwechsel innerhalb dieses Zeitfensters sollen nur vom erfahrenen Intensivmediziner durchgeführt werden.

113.16 Quellenangaben

[1] Brass P, Hellmich M, Ladra A et al. Percutaneous techniques versus surgical techniques for tracheostomy. Cochrane Database Syst Rev 2016; 7: Cd008045
[2] Braune S, Kluge S. Die perkutane Dilatationstracheotomie. Dtsch Med Wochenschr 2011; 23: 1265–1269
[3] Dempsey GA, Morton B, Hammell C et al. Long-term outcome following tracheostomy in critical care: a systematic review. Crit Care Med 2016; 3: 617–28
[4] Klemm E, Nowak AK. Tracheotomy-Related Deaths. Dtsch Arztebl Int 2017; 16: 273–279
[5] Kluge S, Baumann HJ, Maier C et al. Tracheostomy in the intensive care unit: a nationwide survey. Anesth Analg 2008; 5: 1639–1643
[6] Raimondi N, Vial MR, Calleja J et al. Evidence-based guidelines for the use of tracheostomy in critically ill patients. J Crit Care 2017; 38: 304–318
[7] S3-Leitlinie Invasive Beatmung und Einsatz extrakorporaler Verfahren bei akuter respiratorischer Insuffizienz. http://www.awmf.de
[8] Siempos, II, Ntaidou TK, Filippidis FT et al. Effect of early versus late or no tracheostomy on mortality and pneumonia of critically ill patients receiving mechanical ventilation: a systematic review and meta-analysis. Lancet Respir Med 2015; 2: 150–158
[9] Simon M, Metschke M, Braune SA et al. Death after percutaneous dilatational tracheostomy: a systematic review and analysis of risk factors. Crit Care 2013; 5: R258
[10] Szakmany T, Russell P, Wilkes AR et al. Effect of early tracheostomy on resource utilization and clinical outcomes in critically ill patients: meta-analysis of randomized controlled trials. Br J Anaesth 2015; 3: 396–405
[11] Vargas M, Sutherasan Y, Antonelli M et al. Tracheostomy procedures in the intensive care unit: an international survey. Crit Care 2015; 19: 291
[12] Young D, Harrison DA, Cuthbertson BH et al. Effect of early vs late tracheostomy placement on survival in patients receiving mechanical ventilation: the TracMan randomized trial. JAMA 2013; 20: 2121–2129

113.17 Literatur zur weiteren Vertiefung

[1] S3-Leitlinie Invasive Beatmung und Einsatz extrakorporaler Verfahren bei akuter respiratorischer Insuffizienz. http://www.awmf.de

114 Dekanülierung nach Tracheotomie

Jens Gerhard Geiseler, Dominic Dellweg

114.1 Steckbrief

Die Dekanülierung nach Tracheotomie ist ein entscheidender Schritt. Persistiert die ventilatorischen Insuffizienz, kann nach erfolgreicher Dekanülierung die Beatmung über Maske erfolgen. Auch ermöglicht die Dekanülierung wieder eine normale Sprechfunktion, einen normalen Hustenstoß sowie auch eine meist ungehinderte Nahrungsaufnahme, sofern keine relevante Schluckstörung vorliegt. Eine Verlegung mit Trachealkanüle ist aktuell nur in spezialisierte Kliniken für neurologische oder pneumologische Frührehabilitation möglich. Gesundheitsökonomisch ist die Dekanülierung wichtig, weil aufgrund der dauernden Absaugbereitschaft bei tracheotomierten Patienten eine außerklinische Intensivversorgung notwendig ist – hier besteht ein entscheidender Unterschied zu Patienten, die beispielsweise wegen Larynxkarzinom laryngektomiert und tracheotomiert werden, die sich aber selbst zu Hause versorgen können.

114.2 Aktuelles

- In der aktuellen Erstellung der Revision der Leitlinie Prolongiertes Weaning wird die Problematik der Entlassung mit Tracheostoma aus dem Krankenhaus in einem Kapitel neu mit aufgenommen, da die Zahl der außerklinisch nach frustranem Weaning bzw. nach frustraner Dekanülierung mit Tracheostoma versorgten Patienten dramatisch zunimmt.

114.3 Synonyme

keine Angaben

114.4 Keywords

- chirurgisches Tracheostoma
- Dilatationstracheostoma
- Platzhalter
- Button
- Trachealstenose
- Tracheomalazie
- Zuschwellen des Larynxeingangs
- Schluckstörung
- endoskopische Schluckdiagnostik
- Bronchoskopie
- Sekretmanagement

114.5 Definition

- Die Dekanülierung ist die definitive Entfernung einer Trachealkanüle, die in der Intensivmedizin in der Regel bei prolongierter Beatmung > 10–14 Tage anstelle des Endotrachealtubus zur Beatmung verwendet wird.
- Für die definitive Dekanülierung werden unterschiedliche Herangehensweisen in deutschen Intensivstationen verwendet:
  - Entfernung der ursprünglichen Kanüle mit oder ohne Platzhalter
  - Einlage von Kanülen mit abnehmendem Außendurchmesser, um ein kontrolliertes Schrumpfen des Tracheostomas bei gesichertem Atemweg zu erreichen

114.6 Indikationen

- Beendigung einer invasiven Langzeitbeatmung

114.7 Kontraindikationen

- Die Kontraindikationen sind nicht in Studien validiert, entsprechen aber mit Ergänzungen den in der Leitlinie Prolongiertes Weaning aufgeführten Voraussetzungen für eine erfolgreiche Dekanülierung [4]:
  - Instabilität der Beatmungssituation (ständig wechselnde Beatmungsparameter, FIO_2 etc.)
  - unzureichende Spontanatmungskapazität < 8–12 Stunden (Ein Wechsel von invasiver auf 24-stündige, nicht invasive Beatmung ist in wenigen Expertenzentren bei bestimmten neuromuskulären Krankheitsbildern mit chronisch ventilatorischer Insuffizienz prinzipiell möglich, wird aber nicht generell empfohlen.)
  - Unfähigkeit, ein nicht invasives Interface bei chronisch ventilatorischer Insuffizienz anzupassen
  - Intoleranz einer nicht invasiven Beatmung (NIV) bei chronisch-ventilatorischer Insuffizienz
  - ausgeprägte Schluckstörung mit Aspirationsneigung
  - fehlende Kooperation des Patienten beispielsweise zur NIV (z. B. im Rahmen eines Delirs)
  - signifikante Obstruktionen im Bereich von Larynx, Glottis, Trachea
  - ausgeprägte Sekretlast bei gleichzeitig ineffektivem nichtinvasiven Sekretmanagement

114.8 Aufklärung und spezielle Risiken

- Eine Aufklärung des Patienten vor Dekanülierung sollte folgende Punkte beinhalten:
  - Entwicklung einer Trachealstenose
  - Sekretverhalt
  - Entwicklung einer Oxygenierungsstörung bzw. einer ventilatorischen Insuffizienz – ggf. NIV, eventuell Rekanülierung oder im Fall eines schnellen Schrumpfens des Tracheostomas Reintubation

114.9 Präinterventionelle Diagnostik

- Obligat ist eine *endoskopische Diagnostik der oberen Atemwege bis zur Glottis*.
  - Beurteilung der Offenheit bzw. von Verletzungen, Schwellungen im Bereich des Larynxeingangs bzw. der Glottis. Ursachen hierfür können sein:
    – vorangegangene Crush-Intubation
    – Schwellung des Kehlkopfs durch gestörten Lymphabfluss (z. B. bei fälschlich hoch angelegtem Tracheostoma)
  - Beurteilung des subglottischen Raumes bis zur Trachealkanüle hin, Einengung durch Granulationsgewebe, frakturierte Knorpelspangen (▶ Abb. 114.1, ▶ Abb. 114.2).
- *Testung auf Vorliegen einer Schluckstörung*
  - *Ursachen* für Schluckstörungen nach Tracheotomie:
    – vorbestehende Schluckstörungen vor der Beatmungs-/Weaningphase (Demenz, Morbus Parkinson, neuromuskuläre Erkrankungen)
    – Schluckstörung im Rahmen der Grunderkrankung (neurologisch)
    – auf der Intensivstation erworbene Muskelschwäche (ICU-acquired weakness)
    – Bewusstseinstrübung (Grunderkrankung, Nebenwirkung von Sedativa)
    – durch die Trachealkanüle induzierte Behinderung der Elevation des Kehlkopfs im Rahmen des Schluckaktes
    – Schwellungen/Verletzungen im Hypopharynx-/Larynxbereich (z. B. durch nasogastrale Sonden)
    – Deprivation des Schluck-/Hustenreflexes des Larynx durch mangelnde Stimulation von sensiblen Rezeptoren aufgrund eines dauerhaft geblockten künstlichen Atemweges
  - Grundsätzlich wird in der Schluckdiagnostik unterschieden:
    – *Penetration* (Eindringen von Speichel oder Nahrungsbestandteilen in den Aditus laryngis, jedoch kein Durchschreiten der Glottis)

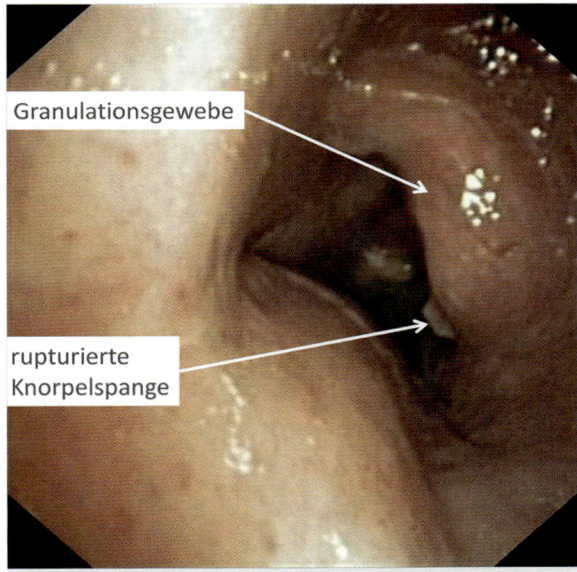

Abb. 114.1 Endoskopische Diagnostik nach Tracheotomie. Frakturierte Knorpelspange.

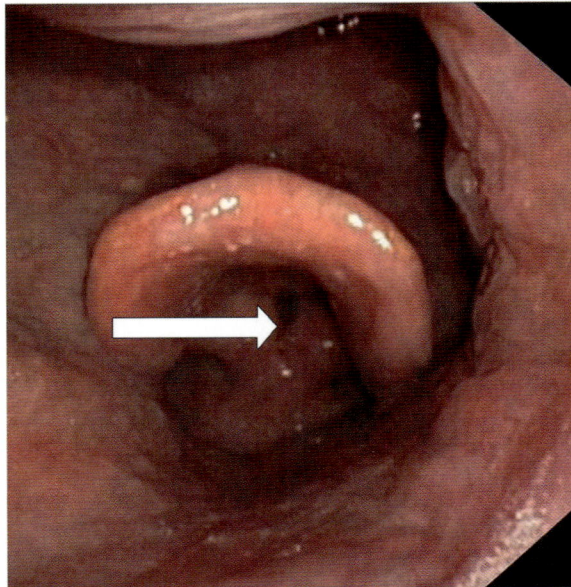

Abb. 114.2 Endoskopische Diagnostik nach Tracheotomie. Zugeschwollener Larynxeingang.

– *Aspiration* (Tiefertreten von Speichel oder Nahrungsbestandteilen durch die Glottis in den subglottischen Raum bzw. die Trachea)
– Die Graduierung ist nur über die FEES (fiberendoscopic evaluation of swallowing) möglich und wird

zum Beispiel nach der Rosenbek-Skala beschrieben [3].
- Für die Testung auf das Vorliegen einer Schluckstörung existieren vornehmlich zwei *Methoden*:
  – modifizierter Evan's Blue Dye Test
  – Die FEES (▶ Abb. 114.3, ▶ Abb. 114.4) wird als Goldstandard angesehen.

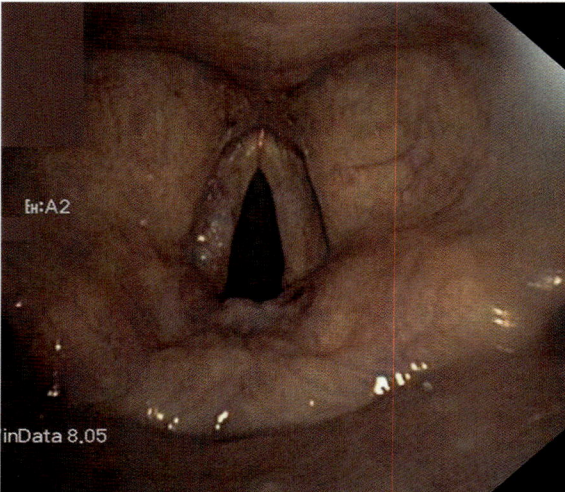

Abb. 114.3 **Schluckdiagnostik nach Tracheotomie.** Normaler Kehlkopf.

114.10 Material

- Absauggerät mit Absaugkatheter
- sterile Handschuhe, Mundschutz
- ggf. Kanülenspreitzer
- Desinfektionsmittel
- Verbandmaterial
- ggf. Platzhalter oder Button, insbesondere bei Dilatationstracheostomata
- ggf. Schere zum Zuschneiden der endotracheal gelegenen Halteplatte, in Abhängigkeit vom verwendeten Platzhalter
- Halteband für Platzhalter
- Ersatztrachealkanüle sowie Ersatztrachealkanüle ½ Nummer kleiner bei Komplikationen wie Blutung, Entwicklung eines Stridors, zur sofortigen Rekanülierung
- Bronchoskopie zur translaryngealen Inspektion bis hin zum Tracheostoma
- ggf. Argonbeamer/Laser/Kryotherapie bei Granulationsgewebe/rupturierten Knorpelspangen

114.11 Durchführung

114.11.1 Vor Beginn des Eingriffs

- Wichtig für die Vorbereitung der notwendigen Arbeitsmaterialien ist die Kenntnis der Art des Tracheostomas:
  ○ *Dilatationstracheostomata* – vor allem, wenn sie nicht wochenlang bestehen – weisen oft eine starke Schrumpfungstendenz auf, die schon kurze Zeit nach

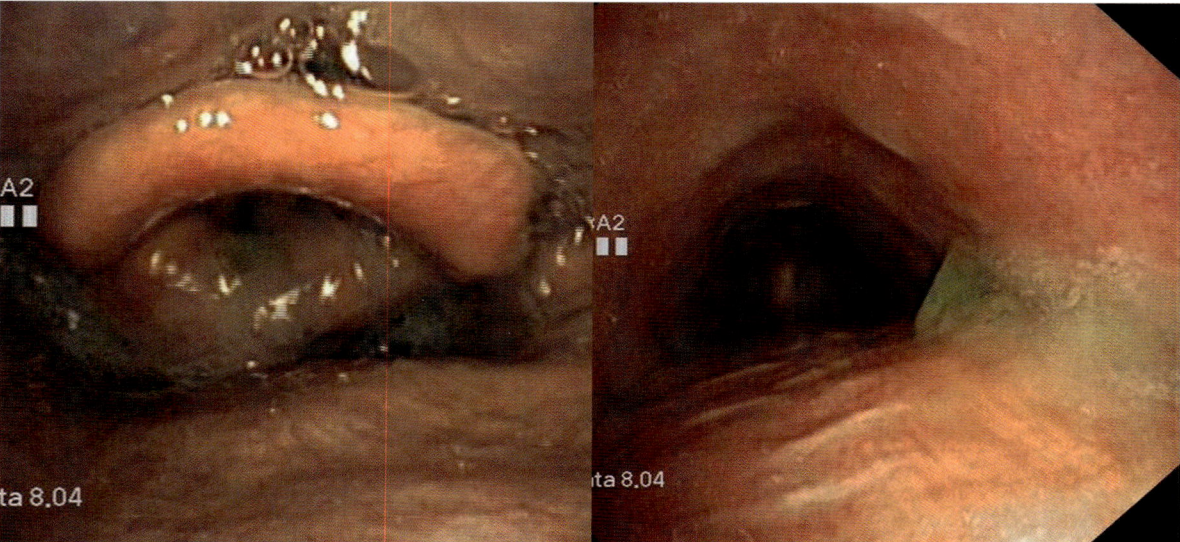

Abb. 114.4 **Schluckdiagnostik nach Tracheotomie.** Aspiriertes Material.

Entfernen der Kanüle die Neueinlage einer Kanüle gleichen Außendurchmessers nicht mehr erlauben. Dafür weisen sie eine hohe Spontanverschlussrate innerhalb von wenigen Tagen auf und bedürfen sehr häufig keines chirurgischen Verschlusses.
  - *Epithelialisierte Tracheostomata* dagegen sind stabil, d. h. auch nach einigen Tagen ist noch eine Rekanülierung möglich. Die Herausforderung bei notwendiger NIV nach Dekanülierung besteht im Abdichten der Kanüle, um eine effektive nicht invasive Beatmung zu ermöglichen. Außerdem ist bei einigen Patienten ein chirurgischer Verschluss des Tracheostomas sekundär notwendig.
- Die Dekanülierung im Weaningprozess wird auf der Intensivstation/Überwachungsstation/Weaningstation durchgeführt.
  - Erkennen von vagal bedingtem Abfall der Herzfrequenz
  - Erkennen eines unmittelbar nach Dekanülierung einsetzenden Stridors
- Die Entfernung der Trachealkanüle sollte *standardisiert* erfolgen.
  - Das Monitoring von Sauerstoffsättigung, Herzfrequenz und Blutdruck ist periinterventionell und in den Stunden nach der Dekanülierung notwendig, um rechtzeitig eine drohende Verschlechterung der respiratorischen Situation erkennen zu können.
  - klinische Untersuchung vor der Intervention und in Intervallen mit Fokus auf die Entwicklung eines Stridors und Zunahme der Atemarbeit
- ggf. milde *Sedierung* bei ausgeprägter Angst, z. B. 0,5 mg Lorazepam
- ggf. Sedierung mit Propofol, z. B. 0,5–1 mg/kgKG intravenös

114.11.2 Zugangswege

- *endoskopische Schluckdiagnostik FEES*:
  - durch die rechte oder linke Nase, unter Verzicht auf ausgiebige Lokalanästhesie
- *Bronchoskopie*:
  - Inspektion von Larynx, Glottis und oberem Teil der Trachea durch die Nase oder den Mund; hier ist der Schutz des Bronchoskops durch einen Beißring erforderlich.
  - Eine Inspektion des oberen Teils der Trachea durch den Tracheostomakanal mit Blick zur Glottis ist nicht sicher zum Ausschluss von Engstellen am laryngotrachealen Übergang geeignet.

114.11.3 Lagerung

- liegend oder halb sitzend, mit überstrecktem Kopf, um das Tracheostoma möglichst zu weiten und gut inspizieren zu können

114.11.4 Schritte beim Entfernen der Trachealkanüle

- endotracheales Absaugen durch die Kanüle
- falls vorhanden: Absaugen über die subglottische Absaugmöglichkeit
- Entblocken der Kanüle, bei eingeführtem Absaugkatheter
- Lösen des Kanülenhaltebandes
- Entfernen der Kanüle
- Inspektion des Tracheostomas
- Verschluss des Tracheostomas mit dem behandschuhten Finger → bei inspiratorischem Stridor sofortige Rekanülierung vor weiterer Diagnostik
- klinische Untersuchung auf Stridor, Stimmfähigkeit und Schluckakt
- *mit Einlage eines Platzhalters*: Einführen des mit Lokalanästhetikum präparierten Platzhalters, Ziehen der Halteplatte an die Vorderwand der Trachea, Fixierung, ggf. Halteband
- Eine *bronchoskopische Lagekontrolle* ist bei selbst zugeschnittenen Halteplatten obligat, bei anderen Platzhaltertypen fakultativ, sofern kein Stridor auftritt.
- *Ohne Einlage eines Platzhalters*: Adaptation des Tracheostomarands z. B. mit Steri-Strips, Kugelkompresse, Hydrokolloidverband. Ist eine nicht invasive Beatmung erforderlich, muss der Verband dem von innen kommenden Inspirationsdruck standhalten und diesen abdichten.
- *täglicher Verbandwechsel*, um die Schrumpfungstendenz des Tracheostomas zu beurteilen
- vgl. zur Durchführung das Video (▶ Video 114.1)

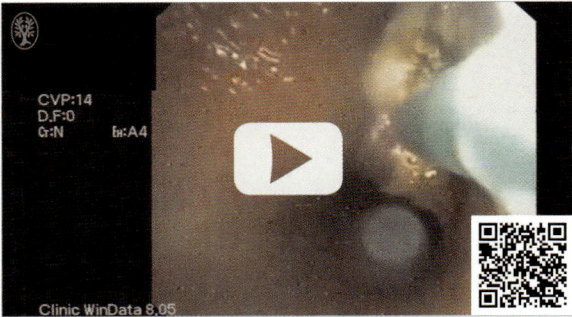

Video 114.1 Entfernen der Trachealkanüle.

114.12 Mögliche Komplikationen

114.12.1 Komplikationen im Zusammenhang mit Kanülenwechsel/Dekanülierung

- *Blutung aus dem Tracheostoma bzw. der Trachea:*
  - Ursache können Schleimhautverletzungen im Bereich der Trachea durch den Absaugkatheter oder die Kanüle sein.
  - bei *leichten Blutspuren* Inspektion des Tracheostomakanals und der Trachea mit dem Bronchoskop, Absaugen des Blutes, ggf. Noradrenalin lokal 1:1000-Lösung auf die Blutungsquelle auftragen, alternativ Eiswasser, ggf. lokale Argonbeamerbehandlung, falls verfügbar
  - bei *starken* Blutungen unmittelbare Rekanülierung zur Sicherung des Atemwegs, Blockung, Beatmung vor der dann notwendigen Diagnostik
- *Entwicklung eines Stridors:*
  - Ursache kann eine Fehllage der endotrachealen Halteplatte mit Einengung des Tracheallumens sein, aber auch eine Schleimverlegung der Atemwege bei Abhustschwäche oder Granulationsgewebe bzw. eine Tracheomalazie
    - bei *leichtem* Stridor: bronchoskopische Diagnostik
    - bei *starkem* Stridor, mit Sättigungsabfall: sofortige Entfernung des Platzhalters, Rekanülierung, Blockung, Beatmung zur Sicherung des Atemwegs und der Oxygenierung vor weiterer Diagnostik

> **Merke**
>
> Bei Diagnose einer Trachealstenose ist ein interdisziplinäres Festlegen des weiteren Prozederes zwischen Intensivmediziner, Thoraxchirurg und interventionellem Pneumologen notwendig.

114.12.2 Späte Komplikationen nach primär erfolgreicher Dekanülierung

- verzögerte Entwicklung eines Stridors
- Verdacht auf Entwicklung einer Trachealstenose – bronchoskopische Untersuchung indiziert!
- Fehlender vollständiger Verschluss des Tracheostomakanals: Eine subglottische Engstelle, die zu einer Druckerhöhung in der Trachea mit Entweichen der Luft über das Tracheostoma führt und den vollständigen Verschluss verhindert, muss bronchoskopisch ausgeschlossen werden.
- ggf. bei Fehlen von Kontraindikationen Kontaktaufnahme mit Chirurgie oder HNO-Arzt, um die Option eines sekundären Wundverschlusses des Tracheostomas zu besprechen

114.13 Postoperatives Management

- Eine Überwachung für 24 Stunden nach Dekanülierung auf einer Überwachungs- bzw. Intensivstation ist indiziert, um früh auftretende Probleme wie Stridor, Sekretverhalt oder Ähnliches rechtzeitig zu detektieren.

114.14 Quellenangaben

[1] Dellweg D, Barchfeld T, Haidl P et al. Tracheostomy decannulation: implication on respiratory mechanics. Head Neck 2007; 29: 1121–1127
[2] Macht M, Wimbish T, Clark BJ et al. Postextubation dysphagia is persistent and associated with poor outcomes in survivors of critical illness. Critical Care 2011; 5: R231
[3] Rosenbek JC, Robbins JA, Roecker EB et al. A penetration-aspiration scale. Dysphagia 1996; 11: 93–98
[4] Schönhofer B, Geiseler J, Braune S et al. Prolongiertes Weaning. S 2k-Leitlinie herausgegeben von der Deutschen Gesellschaft für Pneumologie und Beatmungsmedizin e. V. – Update 2019. AWMF-Register Nr. 020/015. Im Internet: https://www.awmf.org/uploads/tx_szleitlinien/020-015l_S 2k_Prolongiertes_Weaning_2019_09_1.pdf

115 Pleurapunktion

Klaus-Asmus Matzen, Thoralf Kerner

115.1 Steckbrief

Eine Pleurapunktion wird aus diagnostischen (Ergussgenese?) und therapeutischen Gründen (Entlastung) durchgeführt. Die Komplikationsrate ist bei sachgerechter Anwendung gering, der Nutzen (Symptomkontrolle, Diagnosestellung infektiöser oder maligner Erguss usw.) sehr hoch. Für die Intervention werden (neben der Technik mit einer einfachen Venenverweilkanüle) verschiedene Pleurapunktionssets vertrieben, die im Text vorgestellt werden. Die Pleurapunktion ist weniger invasiv als die Anlage einer Thoraxdrainage über eine Minithorakotomie. Die Indikation dafür ist aber eine andere, wenn auch eventuell durch die Diagnostik aus der Pleurapunktion die Indikation für eine Minithorakotomie gestellt werden kann.

115.2 Synonyme

- Pleurazentese

115.3 Keywords

- Pleuraerguss
- Pleurapunktion
- Thorakozentese
- Pneumothorax

115.4 Definition

- Bei einer Pleurapunktion handelt es sich um das perkutane transthorakale Einführen einer Kanüle und in der Folge eines Katheters in den Pleuraraum, um unter Sog oder alleine durch die Schwerkraft in therapeutischer oder diagnostischer Intention Flüssigkeit abzulassen. Die Darstellung bezieht sich für ein ICU-Setting auf den liegenden Patienten.

115.5 Indikationen

- Therapeutisch wird die Pleurapunktion im intensivmedizinischen Kontext sehr häufig zur Entlastung bei symptomatischem Erguss eingesetzt.
- Aber die Materialentnahme dient auch der differenzialdiagnostischen Abklärung durch laborchemische, zytologische und mikrobiologische Aufarbeitung.
- Ein Pleuraempyem bedarf der Anlage einer Pleuradrainage, allerdings wird diese Diagnose gelegentlich erst nach diagnostischer Pleurapunktion gestellt.

115.6 Kontraindikationen

- schlechte oder fehlende Patientencompliance (z. B. deliranter oder nicht kooperationsfähiger Patient)
- wenig Ergussvolumen (unter 300–400 ml)
- *Blutungsneigung bei Aggregationshemmern:*
  - Azetylsalizylsäure in üblichen Dosen stellt keine Kontraindikation dar.
  - Das empfohlene Warteintervall vor einer Punktion sollte bei Clopidogrel/Prasugrel 7–10 Tage betragen und bei Ticagrelor 5 Tage.
  - Im Notfall muss letztlich die Dringlichkeit der Intervention über das Prozedere und eventuelle Intervallverkürzungen entscheiden.
- *Blutungsneigung unter Nutzen-Risiko-Abwägung bei Antikoagulanzientherapie:*
  - Hier sind die empfohlenen Warteintervalle z. B. für *Rivaroxaban* (bei einer Dosierung von 2 × 15 mg/Tag) 44–65 Stunden und für *Apixaban* (bei einer Dosierung von 2 × 2,5 mg/Tag) 26–30 Stunden nach Absetzen.
  - Bei Therapie mit Cumarinderivaten können keine Zeiträume angegeben werden, hierbei ist eine International Normalized Ratio (INR) von < 1,4 wünschenswert.
- *Heparintherapie:*
  - Für die Warteintervalle nach Absetzen bei Heparinen gelten folgende Richtwerte:
    - unfraktionierte Heparine (Prophylaxe s. c.): 4 Stunden
    - unfraktionierte Heparine (Therapie i. v.): 4–6 Stunden
    - niedermolekulare Heparine (Prophylaxe s. c.): 12 Stunden
    - niedermolekulare Heparine (Therapie s. c.): 24 Stunden
- Blutungsneigung z. B. bei hämatologischen Grunderkrankungen oder Lebererkrankungen: Bei dringlicher Indikation müssen eventuell Gerinnungsfaktoren (z. B. Prothrombinkomplex; PPSB) oder Thrombozytenkonzentrate verabreicht werden.

115.7 Aufklärung und spezielle Risiken

- Eine Aufklärung über den Ablauf und die Risiken des Eingriffes muss erfolgen (siehe auch Kapitel Komplikationen (S. 839) und Kontraindikationen (S. 835)).

115.8 Präoperative/präinterventionelle Diagnostik

- Eine *sonografische Darstellung* des Pleuraergusses vor der Punktion ist obligatorisch.

> **Merke**
>
> Eine Punktion lediglich nach Befund des *Röntgen-Thorax* bzw. nur nach *Perkussion/Auskultation* ist nicht mehr zeitgemäß (Ultraschallgeräte sollten auf jeder Intensivstation vorhanden sein) und somit allenfalls nur im *absoluten Notfall* erlaubt.

- Am aufrechten Patienten kann eine Abschätzung der Menge über folgende Faustformel zuverlässig erfolgen (nach [5]):

$$\text{laterale Ergusshöhe an der Thoraxwand (cm)} \\ \times\ 90\ \text{(empirischer Faktor)} \\ =\ \text{Ergussmenge (ml)}$$

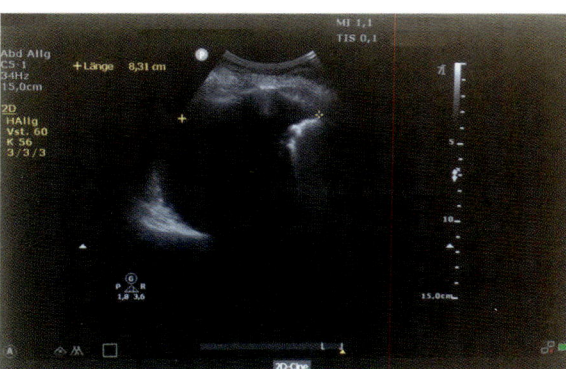

Abb. 115.1 Sonografie eines Pleuraergusses. Für den dargestellten Erguss ergeben sich rechnerisch nach der im Text genannten Formel ca. 700 ml Flüssigkeit.

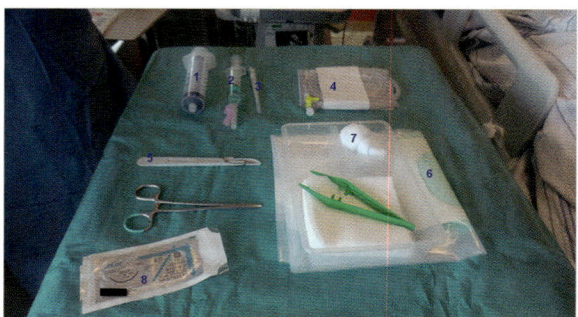

Abb. 115.2 Pleurapunktion. Erforderliches Material (Beschreibung siehe Text).

- Für den in ▶ Abb. 115.1 gezeigten Pleuraerguss ergeben sich nach angegebener Formel ca. 700 ml Flüssigkeit.
- Ein Blutbild mit Thrombozytenzahl und Gerinnungsparametern (PTT, Quick, gegebenenfalls Anti-Xa-Wert) muss vorliegen. Wünschenswert sind eine Thrombozytenzahl > 80 000/µl, eine Prothrombinzeit nach Quick > 60 % (INR < 1,4) und eine aPTT < 40 s oder ein Anti-Xa-Wert < 0,15 IE/ml für eine Punktion.

115.9 Material

- In ▶ Abb. 115.2 ist folgendes Material dargestellt:
  - 1) große Spritze (50 ml)
  - 2) Lokalanästhesie (z. B. Lidocain 5 ml in einer Dosierung von 10 mg/ml)
  - 3) Punktionsstahlkanüle
  - 4) Ablaufbeutel mit Dreiwegehahn
  - 5) Skalpell für die Stichinzision
  - 6) steriles Lochtuch zur Abdeckung
  - 7) Tupfer und Desinfektionsmittel zur aseptischen Vorbereitung der Haut
  - 8) Annaht und Klemme (werden bei dauerhafter Einlage einer Drainage zur Fixierung benötigt)

115.10 Durchführung

115.10.1 Vor Beginn des Eingriffs

- Zunächst wird die richtige Lagerung durchgeführt, wichtig dabei ist die korrekte Position des Armes über dem Kopf.
- Hierbei kann eventuell eine assistierende Hand notwendig sein, die den Arm während der Intervention in Position hält.

115.10.2 Chirurgische Anatomie

- Dann erfolgt die inspektorische („triangle of safety") und sonografisch gestützte Identifikation des Punktionsortes (Bilddokumentation erforderlich) (▶ Abb. 115.3).
- Empfehlenswert ist eine wasserfeste Markierung (z. B. vorsichtige Hauteinkerbung durch Plastikkanüle). Beim liegenden Patienten bietet sich der 5.–6. Interkostalraum (ICR) (Bülau-Position) lateral im Bereich der mittleren Axillarlinie an.
- Zu beachten ist die Faustregel, dass der Eingriff wegen des höher stehenden Zwerchfells nicht tiefer als in Höhe der Intermamillarlinie durchgeführt werden sollte.

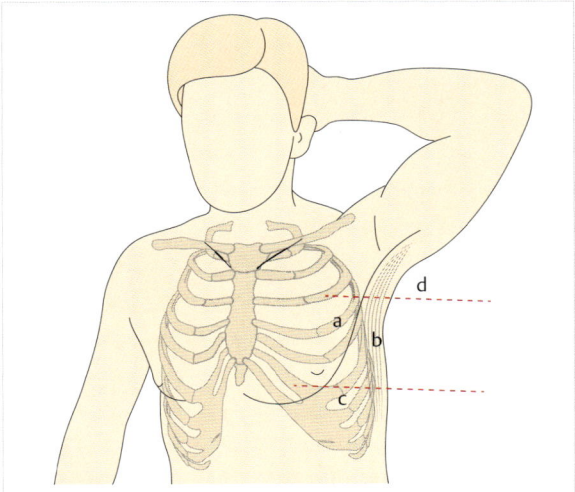

Abb. 115.3 Pleurapunktion. Inspektorische („triangle of safety") und sonografisch gestützte Identifikation des Punktionsortes. In diesem Areal ist eine risikoarme Punktion möglich. Das Dreieck wird nach (a) anterior begrenzt durch den lateralen Rand des M. pectoralis major und nach (b) lateral durch den lateralen Rand des M. latissimus dorsi, nach (c) inferior durch die Linie des 5. Interkostalraumes und nach (d) superior durch die Basallinie der Axilla [2].

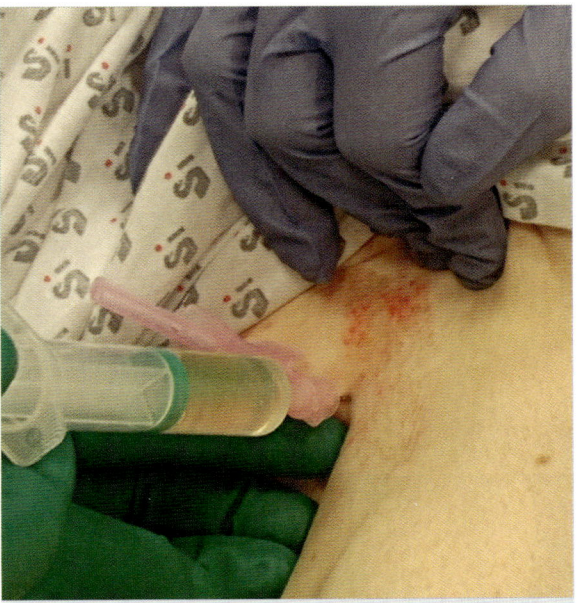

Abb. 115.4 Pleurapunktion. Infiltration eines Lokalanästhetikums und Probeaspiration.

115.10.3 Operationsschritte

- Nach Hautdesinfektion (eventuell Rasur) wird der Interventionsbereich mit einem Lochtuch bgedeckt. Während der Punktion sollte *größtmögliche Sterilität* gewährleistet sein.
- Zu Beginn wird beim nicht analgesierten Patienten die Interventionsregion mit *intrakutaner Infiltrationsanästhesie* betäubt. Danach wird die Nadel unter Aspiration vorangeschoben, wobei auf dem Weg in tiefere Schichten Lokalanästhetikadepots gesetzt werden.
- Dann wird mit der Nadel Kontakt mit der Rippe gesucht und das Periost infiltriert. Nun wird die Nadel über den oberen Rippenrand (cave: im Sulcus des darüberliegenden Rippenunterrandes der nächsten Rippe laufen die A. und V. intercostalis sowie der N. intercostalis) weiter in die Tiefe vorgebracht. Kurz vor Erreichen der Pleura parietalis wird erneut infiltriert.
- Bei weiterem Vorschieben wird das parietale Pleurablatt durchstoßen und es kommt zur Probeaspiration (▶ Abb. 115.4). Hierbei sollte man sich an der Punktionsnadel gedanklich eine Markierung machen und sich merken, wie tief ungefähr die Stelle des Durchtritts war.
- Nunmehr wird dieselbe Einstichstelle verwendet und die vorgesehene Punktionsnadel (siehe auch unten, z. B. einfache Venenverweilkanüle oder die des jeweils verwendeten Systems, z. B. Pleuracath, Pleurafix oder Tracoe Dilatationsset) senkrecht zur Thoraxwand und unter Kontakt zur Rippe mit dem oben beschriebenen Vorgehen eingeführt. Vor dem Eingehen mit der Nadel wird mit dem Skalpell eine Stichinzision durchgeführt.
- Nach Eindringen in die Pleura (angezeigt durch das Ablaufen des Sekretes, ▶ Abb. 115.5) erfolgt der Anschluss des Überleitungsschlauches am Ablaufbeutel an die eingebrachte Kanüle (▶ Abb. 115.6).
- Die Flüssigkeit aus der Pleura wird nun abgeleitet, was meistens ohne Sog von selbst passiert, welcher aber durch Zwischenschaltung eines Dreiwegehahns mit konnektierter großer Spritze (50 ml) (▶ Abb. 115.6) manuell erzeugt werden kann.
- Nach Ablassen bzw. Absaugen der Pleuraflüssigkeit wird die Stahlkanüle zusammen mit dem Ableitungssystem entfernt.

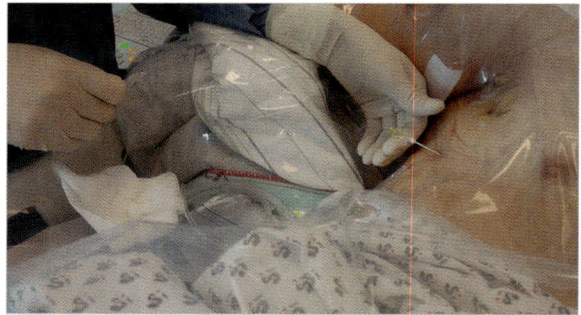

Abb. 115.5 **Pleurapunktion.** Ablaufendes Sekret.

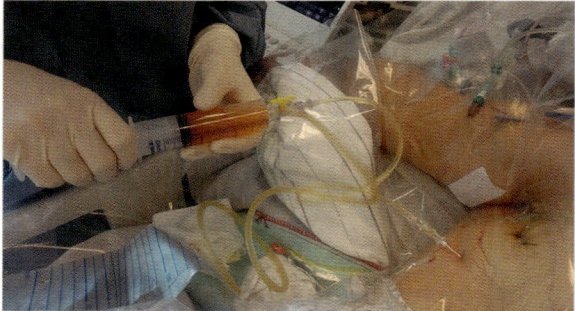

Abb. 115.6 **Pleurapunktion.** Überleitungsschlauch und Sekretbeutel.

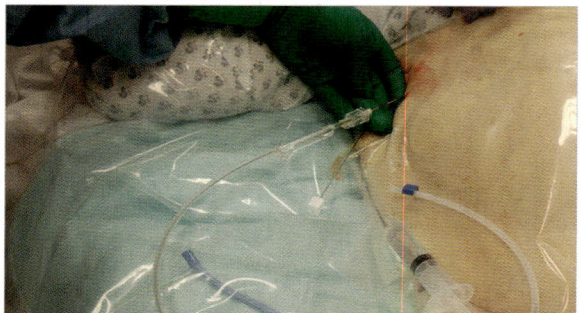

Abb. 115.7 **Pleurapunktion.** Seldinger-Draht wird in die liegende Kanüle eingeführt.

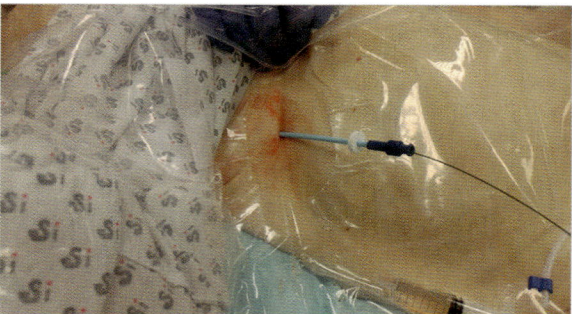

Abb. 115.8 **Pleurapunktion.** Dilatator wird über den liegenden Seldinger-Draht eingeführt.

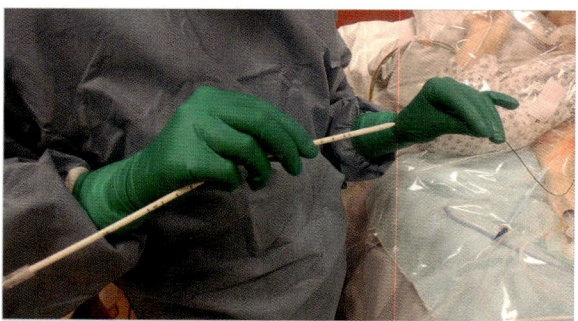

Abb. 115.9 **Pleurapunktion.** Pleuraschlauch wird über den Seldinger-Draht eingeführt.

und dann ein Draht in den Pleuraspalt vorgelegt. Nach Entfernen der Kanüle wird ein Dilatator über den Draht geschoben und so das Gewebe vorgedehnt, wonach über den immer noch liegenden Draht ein Drainageschlauch in die Pleura eingebracht wird (▶ Abb. 115.7, ▶ Abb. 115.8, ▶ Abb. 115.9).
- Es gibt auch Sets, die keinen Seldinger-Draht vorsehen. Dann muss der Schlauch ohne Draht durch die in der Pleura liegende Kanüle eingebracht werden.
- Ist ein System verwendet worden, bei dem ein Schlauch in die Pleura eingeführt wurde, sollte dieser (wenn er dauerhaft belassen werden soll) fixiert werden (z. B. durch eine Annaht, ▶ Abb. 115.10).
- Als Alternative kann als Punktionsnadel auch eine Venenverweilkanüle verwendet werden. Nach Durchtritt durch die Pleura und erfolgreicher Probeaspiration wird die Nadel um ca. 0,5–1 cm weitergeschoben und dann der kürzere Plastikreiter über die in der Konsistenz derbere Pleura parietalis in den Pleuraraum geschoben. Dann wird die Hohlnadel mitsamt Spritze zurückbewegt und aus dem Kanülenreiter herausgezogen bei gleichzeitigem Vorschieben des Letzteren.

- Die Punktionsstelle wird mit einem sterilen Tupfer unter leichter Kompression mit einem Pflaster abgedeckt.
- Eine weitere Möglichkeit ist das Einlegen eines Drainageschlauchs z. B. in Seldinger-Technik. Hierzu sind entsprechende Sets auf dem Markt. Dabei wird mit einer Stahlkanüle ebenfalls wie bereits beschrieben punktiert

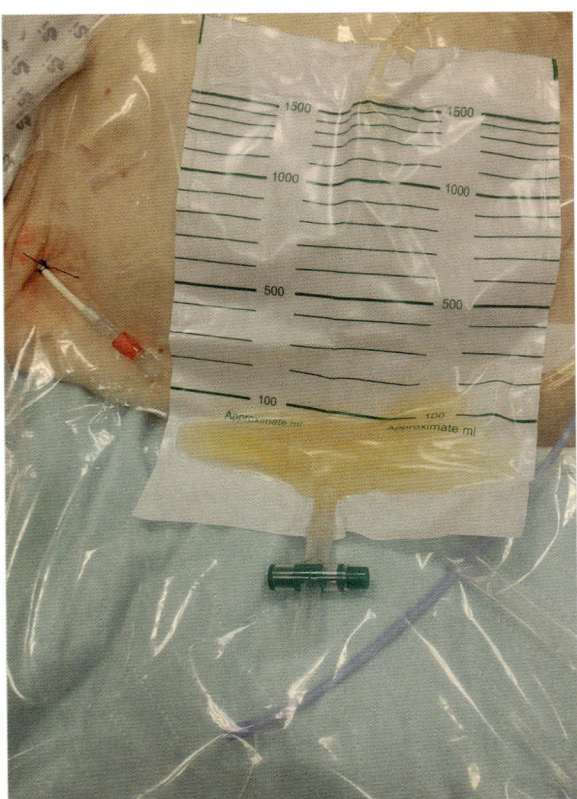

Abb. 115.10 Pleurapunktion. Ablaufbeutel wird mit dem Pleuraschlauch konnektiert und zum Beispiel mit einer Naht fixiert.

Venenverweilkanülen zur Pleurapunktion sollten allerdings nicht verwendet werden, weil es bei Intensivpatienten auch bei streng senkrechter Punktionstechnik und Anlage der Plastikkanüle immer wieder zu Dislokationen kommt, so dass Mehrfachpunktionen notwendig werden können oder das Ablassen des Pleurainhalts vorzeitig beendet werden muss.

115.11 Mögliche Komplikationen

- Seltene Komplikationen sind im Wesentlichen *Blutungen* durch Verletzen der Interkostalgefäße (mit Ausbildung eines Thoraxwandhämatoms oder Hämatothorax) und die Entstehung eines *Pneumothorax* (Risikofaktor Mehrfachpunktionen oder Entnahme von mehr als 1500 ml Flüssigkeit [1].
- Sehr selten kann es auch zu *Verletzungen an Organen* wie Leber und Milz kommen. Äußerst selten werden Infektionen des Interpleuralraums (*Pleuraempyem*) und ein *Reexpansionslungenödem* beobachtet.

115.12 Postoperatives Management

- Nach der Punktion erfolgt die Vitalparameterkontrolle.
- Eine Röntgenaufnahme des Thorax sollte innerhalb von 24 Stunden angefertigt werden, um einen Pneumothorax auszuschließen. Sollten klinische Auffälligkeiten auftreten, muss das Röntgenbild entsprechend früher durchgeführt werden.

115.13 Ergebnisse

- Aus dem gewonnenen Material sollte folgende Labordiagnostik durchgeführt werden: pH-Wert, Protein, Laktatdehydrogenase und Glukose. Abhängig vom Aussehen und dem klinischen Verdacht ggf. Bestimmung weiterer Parameter (Hämatokrit, Cholesterin, Triglyzeride, Amylase).
- Weiterhin sollte eine zytologische und mikrobiologische Diagnostik (Gram-Färbung, bakteriologische Untersuchung und Untersuchung auf säurefeste Stäbchen plus Mykobakterienkultur) erfolgen.

115.14 Quellenangaben

[1] Ault MJ, Rosen BT, Scher J et al. Thoracocentesis outcomes: a 12-year experience. Thorax 2015; 70: 127–132
[2] BTS Pleural Disease Guidlines. Thorax 2010; 65 (Suppl. II): 61–76
[3] Buchanan DR, Neville E. Thoracoscopy for physicians – a practical guide. London: Arnold; 2004
[4] Leitlinien der Deutschen Gesellschaft für Anästhesiologie und Intensivmedizin (DGAI) der Arbeitsgemeinschaft der Wissenschaftlichen Medizinischen Fachgesellschaften (AWMF online) für rückenmarksnahe Punktionen. Stand 07/2014
[5] Mathis G, Hrsg. Bildatlas der Lungensonographie. 6. Aufl. Heidelberg: Springer; 2015
[6] Nakhosteen JA, Khanakvar B, Darwiche K, Scherff A, Hecker E, Ewig S, Hrsg. Atlas und Lehrbuch der thorakalen Endoskopie. 4. Aufl. Heidelberg: Springer; 2009

116 Thoraxdrainage

Lars Holzer

116.1 Steckbrief

Erkrankungen des Pleuraraums, beispielsweise ein Pleuraerguss oder im Notfall sogar ein Pneumothorax (Polytrauma), können die Anlage einer Thoraxdrainage nötig machen. Hierzu werden Kunststoffkatheter in verschieden Formen und Längen in den Pleuraspalt, einen normalerweise luftleeren und nur mit geringer Menge Flüssigkeit gefüllten Raum, eingeführt. Die Platzierung erfolgt zwischen Pleura parietalis und visceralis. So wird gewährleistet, dass Sekrete oder angesammelte Luft nach außen abgeleitet werden. Zur Entfernung der Luft oder Flüssigkeit stehen neben der üblichen, mit Wasser gefüllten Flasche (Wasserschloss) auch elektronische Saugeinheiten zur Verfügung. Damit wird eine Entfaltung der Lunge wieder gewährleistet.

116.2 Synonyme

- Thoraxdrainage
- Bülau-Drainage (Drainage in Bülau-Position)
- Monaldi-Drainage (Drainage in Monaldi-Position)

116.3 Keywords

- Thoraxdrainage
- Bülau
- Monaldi
- Pleura visceralis
- Pleura parietalis
- Pleuraerguss
- Pneumothorax
- Spannungspneumothorax
- Hämatothorax, Chylothorax
- Wasserschloss

116.4 Definition

- Bei Thoraxdrainagen handelt es sich um Kunststoffkatheter in verschieden Formen, Größen und Längen. Diese können manuell mittels einer Minithorakotomie, Punktion oder sogar CT-gesteuert platziert werden.
- Je nach Platzierung spricht man bei der lateralen Anlage von einer Drainage in *Bülau-*, bei einer ventralen Anlage von einer Drainage in *Monaldi-Position*.
- Die Drainage wird in den *Pleuraspalt*, also zwischen Pleura parietalis (Rippenfell) und Pleura visceralis (Lungenfell), platziert.

- Der Pleuraspalt ist ein luftleerer Raum, der mit einer geringen Menge Flüssigkeit gefüllt ist. Diese Flüssigkeit gewährleistet zum einen eine Adhäsion der beiden Pleuren und somit eine Entfaltung der Lunge, andererseits wird somit bei der Atmung ein Gleiten der beiden Blätter gegeneinander ermöglicht.
- Unter Ansammlung von Flüssigkeit (Erguss, Blut, Eiter, Lymphe) oder Luft im Pleuraspalt ist die Adhäsion der beiden Blätter nicht mehr gewährleistet. Die Lunge nimmt an Volumen ab oder kollabiert sogar. Durch den Verlust des Volumens ist unter Umständen ein ausreichender Gasaustausch nicht mehr gegeben. Die Katheter ermöglichen eine Drainage des Pleuraspalts. Der Pleuraspalt wird kleiner und die Lunge kann sich wieder entfalten, die Gasaustauschfläche vergrößert sich.
- Je nach Konstellation verbleibt die Drainage für einige Tage und kann dann nach radiologischer Kontrolle (Entfaltung der Lunge, Rest an Luft oder Flüssigkeit) wieder entfernt werden.

116.5 Indikationen

- Spannungspneumothorax (Notfallindikation [4])
  - anhaltende schwere respiratorische Störung mit einer peripheren Sauerstoffsättigung unter 90 %
  - schwere kardiozirkulatorische Dekompensation mit Schock
  - Trachealverlagerung zur Gegenseite (selten)
  - obere Einflussstauung (kann bei Hypovolämie fehlen)
  - zunehmender Beatmungsdruck oder Abfall der pulmonalen Compliance [2]
- Hämatothorax
- Pleuraerguss jeweils mit respiratorischer Kompromittierung oder Beatmungspflichtigkeit
- Unabdingbar ist eine vorausgegangene Diagnostik mittels Sonografie, Röntgen-Thorax oder CT, außer es besteht eine Notfallsituation.

116.6 Kontraindikationen

- Absolute Kontraindikationen bestehen im Notfall nicht.
- mangelnde Erfahrung
- Pneumothorax oder Erguss ohne fehlende respiratorische Kompromittierung
- bekannte (schwere) Gerinnungsstörung
- besondere Umstände:
  - pleurale Adhäsionen
  - abgekapselte oder gekammerte Flüssigkeitsansammlungen
  - Riesenbullae (Fehldeutung Pneumothorax)

○ Zwerchfellruptur (Trauma) mit Verlagerung von abdominalen Organen in den Thorax. Hier sollte die Diagnostik erweitert und ggf. Operationsbereitschaft hergestellt werden.

116.7 Anästhesie

- Anlage bei wachen Patienten in Lokalanästhesie
- je nach körperlicher Konstitution 10–20 ml eines geeigneten Lokalanästhetikums
- Neben einer Hautquaddel sollten Unterhautgewebe und der zu präparierende Zugangsweg anästhesiert werden (Unterhautgewebe und Gewebe an Rippen und Rippenzwischenraum).
- Auch eine Anästhesie der Pleura parietalis sollte erfolgen. Hierzu kann mit der Nadel durch den Interkostalraum gegangen werden (streng oberhalb der unteren Rippe), da die Präparation sehr schmerzhaft ist.
- Leicht sedierte Patienten sollten ebenfalls eine Lokalanästhesie erhalten.
- Bei narkotisierten Patienten kann ggf. auf eine Lokalanästhesie verzichtet werden.

116.8 Aufklärung und spezielle Risiken

- Über folgende Komponenten des Eingriffes muss der Patient aufgeklärt werden:
  ○ Indikation
  ○ Technik
  ○ Auswirkungen über das nachfolgende Befinden
  ○ Möglichkeiten der Anästhesie, z. B. Lokalanästhesie mit zusätzlicher Sedierung
  ○ Komplikationen:
    – Drainagenfehllage
    – Verletzung des Rippenperiosts
    – Verletzung von Interkostalnerven, Interkostalneuralgien
    – Verletzung von Interkostalgefäßen mit möglicher schwerer Blutung
    – Verletzung von Lunge mit bronchopleuraler Fistel, Weichteilemphysem
    – Verletzung von weiteren Organen (oberhalb des Zwerchfelles: Mediastinum, Aorta, Herz; unterhalb des Zwerchfelles: Leber, Milz und Darm)
    – Infektion, Pleuraempyem
    – Reexpansionsödem der Lungen
    – Hustenreiz
    – Schulter- und Thoraxschmerzen
    – vagale Reaktionen
    – Folgeoperationen

116.9 Präoperative/präinterventionelle Diagnostik

- *körperliche Untersuchung:*
  ○ Die körperliche Untersuchung sollte unter Berücksichtigung des Traumas und seiner Kinetik oder der Grunderkrankung erfolgen.
  ○ Sie schließt eine Inspektion und Palpation des Thoraxes ein. Hinsichtlich der *Inspektion* sollte nach Prellmarken, offenen Verletzungen, paradoxer Atmung oder Thoraxdeformitäten gesucht werden. Eventuelle Instabilitäten durch Rippenverletzungen können mittels *Palpation* gefunden werden.
  ○ Bei Trauma, aber auch bei internistischer Erkrankung gehört auf jeden Fall die *Auskultation* zu jeder körperlichen Untersuchung.
  ○ Hinweis auf Pneumothorax oder Flüssigkeitsansammlungen im Pleuraraum jeglicher Genese kann ein einseitiges abgeschwächtes Atemgeräusch sein. Bei intubierten Patienten sollte die korrekte Tubuslage überprüft werden.
  ○ Hilfreich kann auch die *Perkussion* sein, die durch einen hypersonoren Klopfschall einen Hinweis auf einen Pneumothorax geben kann. Ein dumpfer Klopfschall spricht dagegen für einen flüssigkeitsgefüllten Pleuraraum.
  ○ Die periphere Sauerstoffsättigung sollte kontinuierlich überwacht werden. Auch die Atemfrequenz kann Hinweis auf eine Kompromittierung der Atmung geben. Zusätzlich muss bei beatmeten Patienten auf die Beatmungsdrücke und die Kapnografie ein besonderes Augenmerk gerichtet werden [2].
- *Sonografie:*
  ○ Die Sonografie bietet sich als bettseitige und immer wiederholbare Untersuchungsmethode optimal an. In Zusammenschau von klinischer Symptomatik und Ultraschalluntersuchungen können die verschiedenen Differenzialdiagnosen rasch abgearbeitet werden. Sie ist einfach in der Anwendung und zeigt auch bei ungeübten eine steile Lernkurve.
  ○ Es kann mit einem Linear- oder Konvexschallkopf gearbeitet werden. Der konvexe Schallkopf bietet eine höhere Eindringtiefe und eignet sich vor allem zum Ausschluss von Flüssigkeiten im Pleuraraum.
  ○ Einen *Erguss/Hämatothorax* erkennt man am besten bei Patienten, die mit einem leicht erhöhten Oberkörper gelagert sind. Geschallt wird am lateralen bis dorsalen abdo-thorakalen Übergang. Zunächst sollte die Leber rechts bzw. die Milz links dargestellt werden. Durch eine kraniale Verschiebung des Schallkopfes erscheinen zunächst Zwerchfell und dann Lunge bzw. mögliche Flüssigkeitsansammlungen, deren Ausdehnung ausgemessen werden kann. Eine Unterscheidung zwischen Hämatothorax oder Erguss ist nicht möglich (siehe ▶ Abb. 116.3).

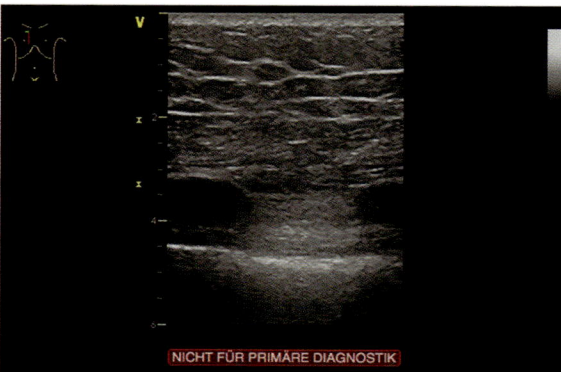

Abb. 116.1 Präoperative Diagnostik bei Thoraxdrainage. Bat Sign. Hier sind zwei Rippen dargestellt. Dazwischen ist als horizontale Linie der Pleuraspalt zu erkennen.

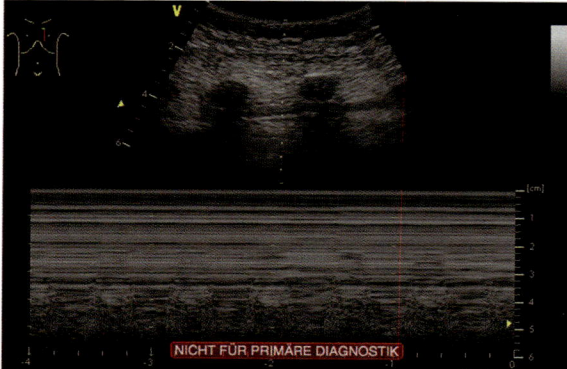

Abb. 116.2 Präoperative Diagnostik bei Thoraxdrainage. Lungenpuls. Atemsynchrone Wellen im M-Mode stellen den Lungenpuls dar. Die unterschiedliche Darstellung zwischen „streifenförmigen" und „gepunkteten" Abschnitten ist charakteristisch für das Seashore-Sign.

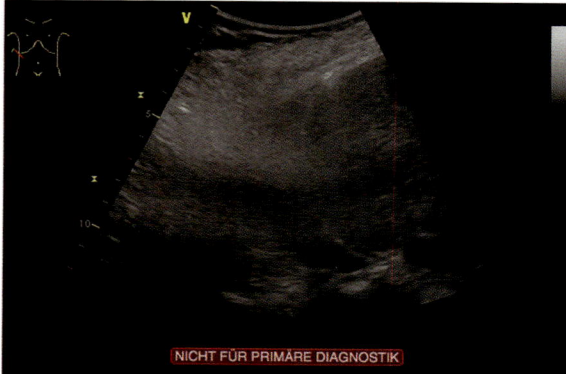

Abb. 116.3 Präoperative Diagnostik bei Thoraxdrainage. Pleuraerguss. Von der rechten Bildseite wölbt sich kuppelförmig das Diaphragma in die Bildmitte. Links davon ist der Erguss zu erkennen, welcher das Lungengewebe verdrängt.

- Für den Ausschluss eines *Pneumothoraxes* eignet sich dagegen der *Linearschallkopf*. Hierfür wird der Schallkopf an vier Punkten einer Thoraxhälfte in kraniokaudaler Richtung aufgesetzt. Diese Aufsetzpunkte befinden sich jeweils parasternal und lateral in der vorderen bis mittleren Axillarlinie jeweils oberhalb und unterhalb der Mamille.
  - Liegt kein Pneumothorax vor, sollten das Pleuragleiten (Pleura parietalis gleitet gegen die Pleura visceralis) und die sogenannten B-Linien (raketenschweifartige Artefakte, die von der Pleura bis an den Bildunterrand reichen) erkennbar sein.
  - Nach der Umschaltung in den M-Mode schließt das Vorhandensein eines Lungenpulses (▶ Abb. 116.2) und eines Seashore-Zeichens den Pneumothorax aus.
  - Liegt dagegen ein Stratossphere-Zeichen vor, ist von einem Pneumothorax auszugehen.
  - Das Bat-Sign (▶ Abb. 116.1) zeigt zwei Rippen und den dazwischen liegenden Pleuraspalt.
- *Röntgenthorax:*
  - Die Untersuchung des Thorax mittels Röntgen dient heute noch allgemein als Standarduntersuchung zum *Ausschluss* eines *Pneumothorax* oder eines *Ergusses*. Sie ist aber mit einem höheren apparativen Aufwand verbunden, denn entweder muss der Patient zum Gerät oder – wie auf der Intensivstation – das Gerät zum Patienten gebracht werden.
  - In der heutigen digitalisierten Welt sind die Bilder rasch verfügbar, aber es bleibt trotzdem *keine optimale Diagnostik*. Der Intensivpatient, der bettseitig geröntgt werden muss, kann nur in einer Ebene seine Untersuchung erhalten. Die seitliche Aufnahme fehlt somit. Ein ventraler Pneumothorax kann nicht zu 100 % ausgeschlossen werden. Es kann außerdem nicht auf die Art des Ergusses und die Menge der vorhandenen Flüssigkeit geschlossen werden.
  - Außerdem bleibt weiterhin die Belastung des Patienten mit Röntgenstrahlung bestehen.
- *Computertomografie:*
  - Die Computertomografie bleibt von allen drei genannten Verfahren das *sensitivste*, auch wenn bereits per Ultraschall kleine Ergussmengen nachweisbar sind. Mit der CT können Größe und Ausdehnung eines Ergusses festgestellt werden. Zudem kann zwischen Blut und Erguss unterschieden werden.
  - Auch Größe, Lage und Ausdehnung des Pneumothorax können verifiziert werden. Damit kann die Anlage der Drainage besser geplant oder sogar ggf. eine Drainagenanlage mittels CT-gesteuerter Punktion erfolgen.
  - Definitiv nachteilig ist die Computertomografie im *personellen* und *materiellen Aufwand*. Die Patienten können nicht bettseitig ihre Untersuchung erhalten. Transport, Aufrechterhaltung der Sedierung, Lagerung und Untersuchungsdauer müssen minutiös voraus-

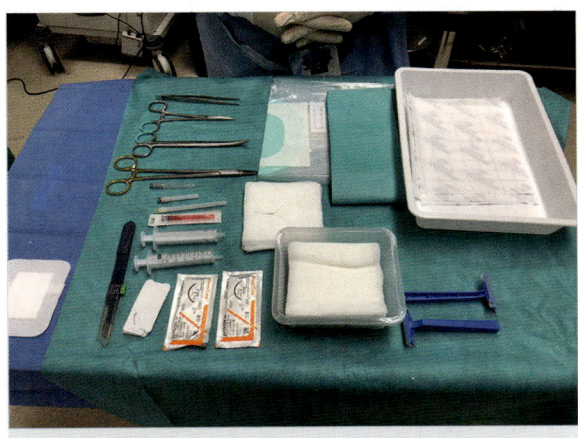

Abb. 116.4 Thoraxdrainage. Erforderliches Material.

- Abdecken des Operationsgebietes mit einem großen Lochtuch, ggf. zusätzliche sterile Tücher
- weiteres Vorgehen unter streng sterilen Kautelen
- ggf. Setzen einer Lokalanästhesie (Einwirkzeit beachten)
- Es muss immer streng oberhalb einer Rippe präpariert werden, um Interkostalgefäße und Nerven zu schonen!
- Die Drainagengröße sollte sich am pathologischen Befund orientieren. Für die Entlastung eines Pneumothorax reichen 18- bis 20-Fr-Drainagen. Bei einem Erguss sollte die Drainagengröße 24 Fr betragen. Bei einem Hämatothorax kann die Größe des Katheters sogar bis zu 32 Fr betragen [2].

116.11.2 Chirurgische Anatomie

- siehe Zugangswege

116.11.3 Zugangswege

- Für die Anlage der Thoraxdrainage ergeben sich zwei Zugangswege: Thoraxdrainage nach Bülau und nach Monaldi.
  - *Monaldi-Position:*
    - Anlage der Drainage im 2.(–3.) Interkostalraum (ICR) Medioklavikularlinie
    - mindestens 3 cm Abstand zum Rand des Sternums, Schonung der A. thoracica interna
    - Als Orientierung kann der Angulus sterni dienen, Ansatz der 2. Rippe.
    - In der Annahme, das sich bei einem Pneumothorax die Luft beim liegenden Patienten ventral sammelt, ist dieser Zugang optimal zur Entlastung.
  - *Bülau-Position:*
    - Zugangsweg zur Entlastung von Luft in der Pleuraspitze oder dorsaler Luftansammlungen oder zur Entlastung eines Ergusses [3]
    - lateraler Zugang zum Thorax
    - Anlage erfolgt in Höhe des 4.–5. ICR zwischen der mittleren und vorderen Axillarlinie.
    - Der Zugang sollte nicht kaudaler als die Höhe der Mamillen beim Mann bzw. der submammären Umschlagsfalte bei der Frau erfolgen.
    - Zur Orientierung liegt der Zugangsweg etwa eine Handbreit unter der Achsel bei seitlich angelagertem Arm.
    - Beachtung des „triangle of safty" (Axilla kranial, Mamillarlinie kaudal, vordere Axillarlinie ventral und mittlere Axillarlinie dorsal)

> **Cave**
>
> Durch Auslagerung des Armes verzieht sich der eventuell schon markierte Zugangsweg durch Zug am M. pectoralis major und M. latissimus dorsi.

geplant werden, was gerade bei kritisch kranken Patienten einen hohen Aufwand bedeutet.
  - Zuletzt ist die *Strahlenbelastung* des Patienten noch einmal deutlich höher als beim konventionellen Röntgen.

116.10 Material

Folgendes Material ist erforderlich (▶ Abb. 116.4):
- Desinfektionsmittel
- Lochtuch
- sterile Abdeckungstücher
- sterile Kompressen/Tupfer
- Skalpell
- Kornzange
- Präparierschere (z. B. Metzenbaumschere, gebogen und stumpf-stumpf)
- chirurgische Pinzette
- Nahtmaterial
- Nadelhalter
- Thoraxdrainage
- Wasserschloss
- Soganlage
- Lokalanästhetika/Spritze/Nadel
- sterile Handschuhe
- steriler Kittel
- Haube und Mundschutz

116.11 Durchführung

116.11.1 Vor Beginn des Eingriffs

- optimale Lagerung, freier Zugang zum Operationsgebiet
- ausführliche Desinfektion mit ausreichender Einwirkzeit
- Vorbereitung des Sterilguts durch eine zweite Person

116.11.4 Lagerung

- Die Lagerung des Patienten erfolgt in Rückenlage mit leicht erhöhtem Oberkörper.
- Bei Anlage in *Monaldi-Position* müssen keine weiteren Lagerungsschritte durchgeführt werden.
- Beim *lateralen* Zugang muss der Arm ausgelagert werden, dabei muss auf die geänderten anatomischen Verhältnisse Rücksicht genommen werden. Durch die Auslagerung wir ein freier Zugang gewährleistet.

116.11.5 Schnittführung

- Die Schnittführung erfolgt parallel dem Interkostalraum.
- Beim lateralen Zugangsweg kann der Schnitt einen ICR kaudaler gewählt werden. Somit ist sichergestellt, dass man sich nach kranial am Vorderrand der Rippe auf den Oberrand zu präpariert und streng über den Rippenoberrand gehend die Pleura perforiert. Gleichzeitig wird die Drainage auf einem kurzen Stück getunnelt, was hygienisch von Vorteil erscheint.
- Die Schnittlänge sollte etwa 3–4 cm betragen, damit optimale Bedingungen erreicht werden.

116.11.6 Operationsschritte

- Die Anlage erfolgt durch eine *Minithorakotomie* mittels stumpfer Präparation [1], [2].
- Die Präparation erfolgt mit dem *Finger* oder, wenn z. B. Faszien nicht perforiert werden können, mit der *Präparierschere*.
  - Diese wir entlang des Fingers vorgeschoben und die Faszie vorsichtig durchstoßen.
  - Nach der Perforation wird die Schere gespreizt und in geöffneter Stellung wieder herausgezogen.

Cave

Die Schere sollte unter keinen Umständen wieder geschlossen werden, da es zu iatrogenen Verletzungen von Strukturen kommen kann. Des Weiteren könnte der sterile Handschuh perforiert werden oder sogar Verletzungen am eigenen Finger entstehen.

- Nach der Präparation bis zum vorderen Rippenbogen erfolgt das weitere Vorgehen nach kranial entlang der Rippe bis zu deren Oberrand. Hat man diesen erreicht, präpariert man sich in gleicher Weise durch die Interkostalmuskulatur, die von der Rippe abgeschoben werden kann. Anschließend gelangt man an die Pleura. Eine Perforation der Pleura mit der Schere sollte vermieden werden, da man durch den Widerstandsverlust mit der Schere tief in den Thorax eindringen und so iatrogene Verletzungen setzen kann.

- Der Pleuraraum sollte digital ausgetastet werden, um die korrekte intrapleurale Position zu sichern. Hierbei sollte auf eine Adhäsion der Lunge an der Thoraxwand geachtet werden. Des Weiteren können eventuell intrathorakal liegende abdominale Organe getastet werden. Beim beatmeten Patient ist unter Umständen ein atemsynchrones Anstoßen der Lunge am Finger tastbar.
- Nach dem Eröffnen der Pleura entweicht Luft oder Erguss.
- Als nächster Schritt erfolgt das *Einlegen der Drainage* mittels der Kornzange.
  - Besitzt die Drainage einen Trokar, kann die Drainage wieder entlang des Fingers bis zum Rippenrand eingeführt und dann über den Trokar vorgeschoben werden, während dieser in Position gehalten wird. Eine Platzierung mit dem Trokar verbietet sich wegen des hohen Verletzungsrisikos aufgrund der Starrheit des Stahlmandrins und ist absolut kontraindiziert.
  - Um den *Pneumothorax* zu entlasten, wird die Drainage nach kranial Richtung Lungenspitze vorgeschoben.
  - Soll ein *Erguss* entlastet werden, muss die Drainage von kranial nach dorsokaudal platziert werden, so dass sie im Rezessus zum Liegen kommt.

Cave

Eine Drainage darf niemals gegen einen Widerstand vorgeschoben werden. Die Tiefe nach dem Einbringen der Drainage sollte mindestens 15 cm betragen. Bei dieser Tiefe wird gewährleistet, dass sich alle Öffnungen der Drainage intrathorakal befinden.

- Die letzten Schritte betreffen den *Verschluss der Wunde* und die *Fixierung der Drainage*.
  - Zunächst wird eine U-Naht vorgelegt, mit der die Wunde nach Entfernung der Drainage wieder verschlossen werden kann. Der Durchzug des Fadens sollte möglichst tief erfolgen. Somit wird ausreichend Gewebe zusammengezogen und die Wunde sicher verschlossen. Der Schnitt kann mit Einzelknopfnähten oder Donati-Rückstichnähten verschlossen werden.
  - Schiebt man die Drainage an den unteren Rand des Schnittes, kann hier nach einer Rückstichnaht und mit genügend Restfaden die Drainage fixiert werden. Zur Entfernung muss nur oberhalb des Knotens die Drainage gelöst werden und die Wunde bleibt verschlossen.

116.12 Mögliche Komplikationen

116.12.1 Intraoperative Komplikationen

- *Verletzungen von Nerven* oder *Gefäßen*, vor allem bei der Präparation am Unterrand einer Rippe. Deshalb ist immer der Zugang am Oberrand einer Rippe herzustellen.
- Kleinere *Blutungen* aus Interkostal- oder Muskelgefäßen lassen sich nicht immer sicher vermeiden.
- Beim Zugang über die Monaldi-Position besteht die Gefahr der *Verletzung der A. thoracica interna*. Deshalb sollte der Abstand zum Rand des Sternums immer mindestens 3 cm betragen.
- Eine *extrathorakale Fehllage* tritt in etwa 3 % der Fälle auf [5], [6]. Diese Komplikation kann durch vorheriges Austasten des Pleuraraums und die Einlage mittels eines Fingers als Führungsschiene fast gänzlich verhindert werden.
- *Intrathorakale Fehllagen* kommen mit 19–23 % dagegen häufiger vor [6]. Häufig handelt es sich um Drainagenspitzen, die intralobulär oder intrapulmonal zum Liegen kommen und zur Verletzung des Parenchyms führen. Dadurch kommt es zu keiner suffizienten Entlastung des Pleuraraums, was die Anlage einer zweiten Drainage erforderlich machen kann.
- *Verletzung von Zwerchfell* und *abdominalen Organen* durch einen möglichen Zwerchfellhochstand oder eine Zwerchfellruptur mit Verlagerung von Organen nach intrathorakal oder aber durch eine iatrogene Verletzung und Perforation des Zwerchfells mittels der Drainage beispielsweise beim einliegenden Trokar. Hier gilt die gleiche Devise wie bei der möglichen Verletzung von Lungenparenchym: Die Anlage soll ohne Trokar erfolgen.

116.12.2 Postoperative Komplikationen

- Ein *Weichteilemphysem* kann entstehen, wenn sich Luft innerhalb der Subkutis ausbreitet und das typische palpatorisch induzierte Knistern (Schneeballknistern) hervorruft. Tritt diese Komplikation auf, müssen die Durchgängigkeit, Dichtigkeit und Lage der Drainage kontrolliert werden.
  - Große broncho- oder alveolopleurale Fisteln können ein Weichteilemphysem verursachen. Dies geschieht häufig, wenn das Drainagesystem insgesamt zu klein gewählt wurde. Durch ein aktives Drainagesystem kann ggf. das System noch genutzt werden, bevor die Entscheidung fällt, ein größer dimensioniertes System zu platzieren.
  - Entleert sich blutige Schaum, sollte von einer Parenchymverletzung ausgegangen werden, die durch eine direkte Verletzung verursacht worden sein kann. Außer einer Leckage liegt dann auch eine Blutung vor. Gegebenenfalls muss neben einer zweiten Drainage eine chirurgische Intervention erfolgen.
- Eine seltene, aber potenziell gefährliche und letale Komplikation ist das *unilaterale Reexpansionsödem*.
  - Es entsteht durch die rasche Expansion einer großen Atelektase, die über einen Zeitraum von mehr als 3 Tagen bestand.
  - Klinisch klagen die Patienten über starken Hustenreiz mit Produktion von hellrotem Sputum, Tachypnoe und Tachykardie. Das einseitige Lungenödem kann bis zu 24 Stunden nach Expansion auftreten und radiologisch nachweisbar sein.
  - Verhindert werden kann das Ödem durch das intermittierende Abklemmen der Drainage. Mit dieser Maßnahme wird die Expansionsphase ausgedehnt.
- *Infektionen* und *Pleuraempyeme* treten insgesamt mit 1–2 % selten auf. Es gilt die Devise, so keimarm wie möglich zu arbeiten.

116.13 OP-Bericht

- Die wichtigsten Punkte, die in der Dokumentation aufgelistet werden sollten sind:
  - dreimalige Desinfektion
  - Steriles Abdecken und Anlage unter sterilen Kautelen. Falls die Anlage notfällig angelegt werden musste, muss dies an die weiterbetreuenden Kolleginnen und Kollegen kommuniziert werden.
  - stumpfe Präparation
  - Vorgehen über die Oberkante der Rippe
  - Austasten der Pleura als Hinweis für die korrekte Lage und Platzierung ohne Trokar
  - Annaht
  - steriler Wundverband

116.14 Postoperatives Management

- Innerklinisch sollte eine ableitendes System Verwendung finden, das an eine Soganlage konnektiert wird. Passive Systeme, z. B. ein Zweikammersystem, müssen durchgehend unter dem Patientenniveau gehängt werden, um einen Sekret- und/oder Blutfluss zu gewährleisten.
- Bei *spontan atmenden* Patienten muss ein *Ventilmechanismus* etabliert werden. Damit wird ein Unterdruck im Pleuraspalt hervorgerufen und die Aufrechterhaltung der Atemfunktion ermöglicht. Bei *beatmeten Patienten* ist der Ventilmechanismus nicht zwingend notwendig. In der Regel haben sich halbgeschlossene Systeme bei

allen Patienten allein schon aus hygienischen Gründen durchgesetzt.
- Ein atemsynchrones „Spielen" der Flüssigkeit im Ableitungsschlauch spricht für eine Ausdehnung der Lunge. Durch die Dehnung bei der Inspiration wird die Flüssigkeit im Schlauch in Richtung des Wasserschlosses gedrückt. Bei Exspiration folgt die Flüssigkeit den intrathorakalen Druckverhältnissen und verschiebt sich in Richtung der Drainage.
- Ein *Fisteln* der Drainage, d. h. das Entstehen von Luftblasen im Wasserschloss, spricht für ein Austreten von Luft aus dem Lungenparenchym z. B. durch eine Verletzung. Luft strömt während der Exspiration nicht durch die luftleitenden Wege (Bronchien und Trachea) aus dem Patienten, sondern in den Pleuraspalt. Von dort wird die Luft über die platzierte Drainage entfernt. Kleine Fisteln verschließen sich häufig von selbst. Es entstehen keine Blasen mehr im Wasserschloss. Große Fisteln müssen eventuell operativ versorgt werden.
- Die Lage der Drainage sollte durch Röntgenuntersuchung oder eventuell auch Computertomografie verifiziert werden.

116.15 Quellenangaben

[1] Bernhard M, Helm M, Mutzbauer TS et al. Invasive Notfalltechniken. Notfall Rettungsmed 2010; 13: 399–414
[2] Deutsche Gesellschaft für Unfallchirurgie, Deutsche Gesellschaft für Allgemein- und Viszeralchirurgie, Deutsche Gesellschaft für Anästhesiologie und Intensivmedizin et al. S 3-Leitlinie Polytrauma/Schwerverletzten-Behandlung. AWMF-Register-Nr. 012/019; 2016
[3] Hess T, Knacke PG, Stuhr M. Invasive Notfalltechniken – Entlastung des Pleuraraumes. Anästhesiol Intensivmed Notfallmed Schmerzther 2014; 49: 298–305
[4] https://www.awmf.org/uploads/tx_szleitlinien/012-019l_S 3_Polytrauma_Schwerverletzten-Behandlung_2017-08.pdf
[5] Schelzig H, Kick J, Orend KH et al. Thoraxverletzungen. Chirurg 2006; 77: 281–297
[6] Schupfner R, Rupprecht H, Wagner W. Outcome-Analyse präklinisch gelegter Thoraxdrainagen. Zentralbl Chir 2013; 138: 334–341

117 Perkutane Perikardpunktion

Konstantinos Karatolios, Bernhard Maisch

117.1 Steckbrief

Die perkutane Perikardpunktion (Perikardiozentese) umfasst die diagnostische oder therapeutische Punktion des Perikards. Sie kann unter Röntgendurchleuchtung im Herzkatheterlabor oder echokardiografischer Kontrolle auf der Intensivstation erfolgen. Sie ist vital indiziert bei Tamponade oder ätiologisch unklarem punktionswürdigem Erguss. In allen Fällen muss während der Durchführung der Prozedur eine kontinuierliche Überwachung der Vitalparameter (Herzfrequenz, Blutdruck, Sauerstoffsättigung) des Patienten gewährleistet sein. Die Punktion und Drainage der Perikardflüssigkeit ermöglicht die Entlastung und hämodynamische Stabilisierung des Patienten sowie die Abklärung der zugrunde liegenden Ätiologie durch weitere laborchemische, mikrobiologische, zytologische und molekularbiologische Analysen der gewonnenen Perikardflüssigkeit.

117.2 Aktuelles

- In kardiologisches Zentren mit interventioneller Expertise kann
  - die weitere ätiologische Abklärung auch über eine Peri- oder Epikardbiopsie unter perikardioskopischer Kontrolle erfolgen und
  - eine kausale lokale intraperikardiale Therapie über den intraperikardialen Pigtail-Katheter mit nur geringen systemischen Nebenwirkungen durchgeführt werden.

117.3 Synonyme

- Perikardiozentese

117.4 Keywords

- Epikard
- Halophänomen
- Perikardbiopsie
- Perikarderguss
- Perikardhistologie
- Perikardpunktion
- Perikardioskopie
- intraperikardiale Therapie
- Zytologie

117.5 Definition

- Unter einer Perikardpunktion versteht man die diagnostische oder therapeutische Punktion des Herzbeutels (Perikard) zum Zweck der Flüssigkeitsentfernung.

117.6 Indikationen

- Unabhängig von der Ursache ist die Perikardtamponade der wichtigste Grund für eine Perikardpunktion. Die Perikardtamponade führt zu einer lebensbedrohlichen, sich langsam oder rasch entwickelnden Kompression des Herzens aufgrund einer Akkumulation von Flüssigkeit, Eiter, Blut, Gerinnseln oder Gas im Perikard, die durch eine Entzündung, ein Trauma, eine Herzruptur, eine Aortendissektion, postoperativ oder postinterventionell verursacht wird. Die Perikardiozentese ist bei Perikardtamponade die einzig effektive und lebensrettende Maßnahme [1], [3], [4], [5], [6].
- Ein detailliertes Scoringsystem der Europäischen Gesellschaft für Kardiologie (ESC) für die Triage zwischen dringlicher und nicht dringlicher Perikardpunktion mit Darstellung der Punktionszugänge findet sich in
  ▶ Abb. 117.1.
  - Bei einem Score > 6 sollte die Punktion unverzüglich erfolgen, bei einem Score < 6 kann die vorsorgliche Verlegung in ein Zentrum erfolgen, das auch eine weitere ätiologische Abklärung und eine ätiologiespezifische, eventuell intraperikardiale Therapie durchführen kann.
  - Eine primäre und unmittelbare herzchirurgische Versorgung ist bei einer Typ-A-Aortendissektion, einer Ruptur der freien Wand bei Herzinfarkt, blutenden schweren Thoraxtraumen und nicht stillbarem, iatrogenem Hämoperikard nach einer Katheterintervention, einer Perforation nach Ablationstherapie oder einer misslungenen oder anatomisch unmöglichen Perikardpunktion erforderlich [4].
- Weitere Indikationen für eine Perikardpunktion nach den Leitlinien der Europäischen Gesellschaft für Kardiologie zu Perikarderkrankungen sind [1], [3], [4], [5], [6]:
  - Verdacht auf einen purulenten oder tuberkulösen Perikarderguss
  - Verdacht auf einen neoplastischen Perikarderguss
  - großer Perikarderguss (echokardiografisch > 20 mm perikardiale Separation in der Diastole) unklarer Genese
  - therapierefraktärer moderater Perikarderguss (echokardiografisch 10–20 mm diastolische perikardiale Separation) unklarer Genese

Perkutane Perikardpunktion

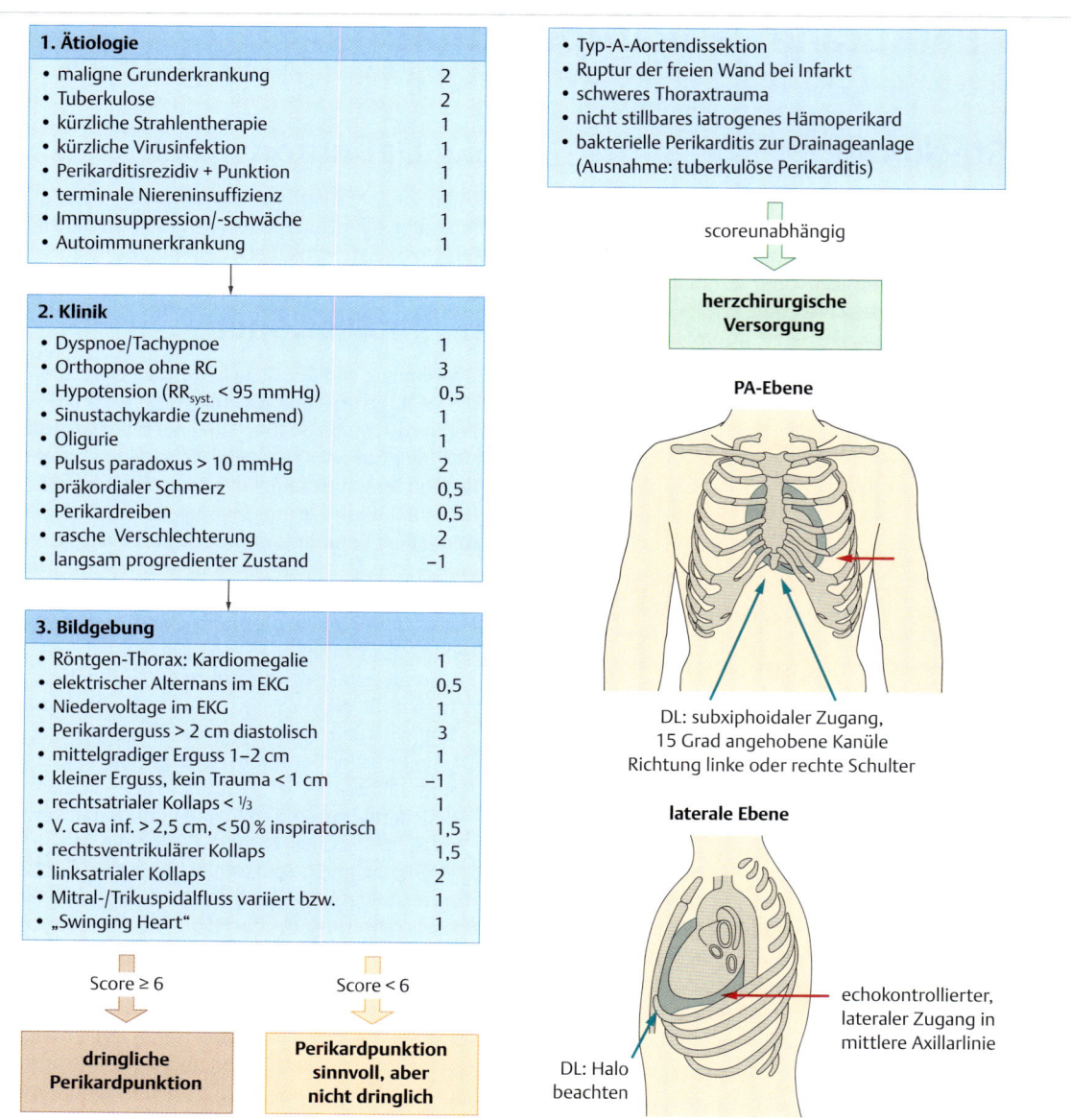

Abb. 117.1 Perkutane Perikardpunktion. Detailliertes Scoring System der Europäischen Gesellschaft für Kardiologie (ESC) in drei Schritten zur Dringlichkeit der Perikardpunktion (Einzelheiten s. Text). Eingefügtes Bild zur Perikardpunktion: In Europa wird der subxiphoidale Zugang unter Durchleuchtung im Herzkatheterlabor am häufigsten praktiziert (schwarzer Pfeil), in den USA der laterale Zugang unter Echokardiografiekontrolle (schwarz umrandeter weißer Pfeil). Die Durchleuchtungskontrolle beim subxiphoidalen Zugang sollte in der lateralen Ebene das Schichtphänomen von epikardialem Fett und Perikardflüssigkeit (Halo) als Zielstruktur verwenden. (Quelle: Reprinted by permission from Springer: Maisch B, Ristić AD. Diagnostics and therapy of pericarditis and pericardial effusion. Herz 2014; 39: 837–856. Im Internet: https://link.springer.com/article/10.1007%2Fs00059-014-4167-1)

- Die Perikardpunktion bietet bei epikardialen Foci lebensbedrohlicher Herzrhythmusstörungen einen Zugang für eine Ablationstherapie.
- Bei Herzbeuteltamponade sollte der Herzbeutel unter echokardiografischer oder röntgenologischer Kontrolle punktiert und drainiert werden; bei instabilen Patienten hat dies unverzüglich zu erfolgen.
- Bei purulenter Perikarditis oder in dringenden Fällen bei einer Einblutung in das Perikard kann die Drainage auch operativ durchgeführt werden.
- Der diagnostische und therapeutische Entscheidungsbaum zur Perikardpunktion ist in ▶ Abb. 117.2 dargestellt.

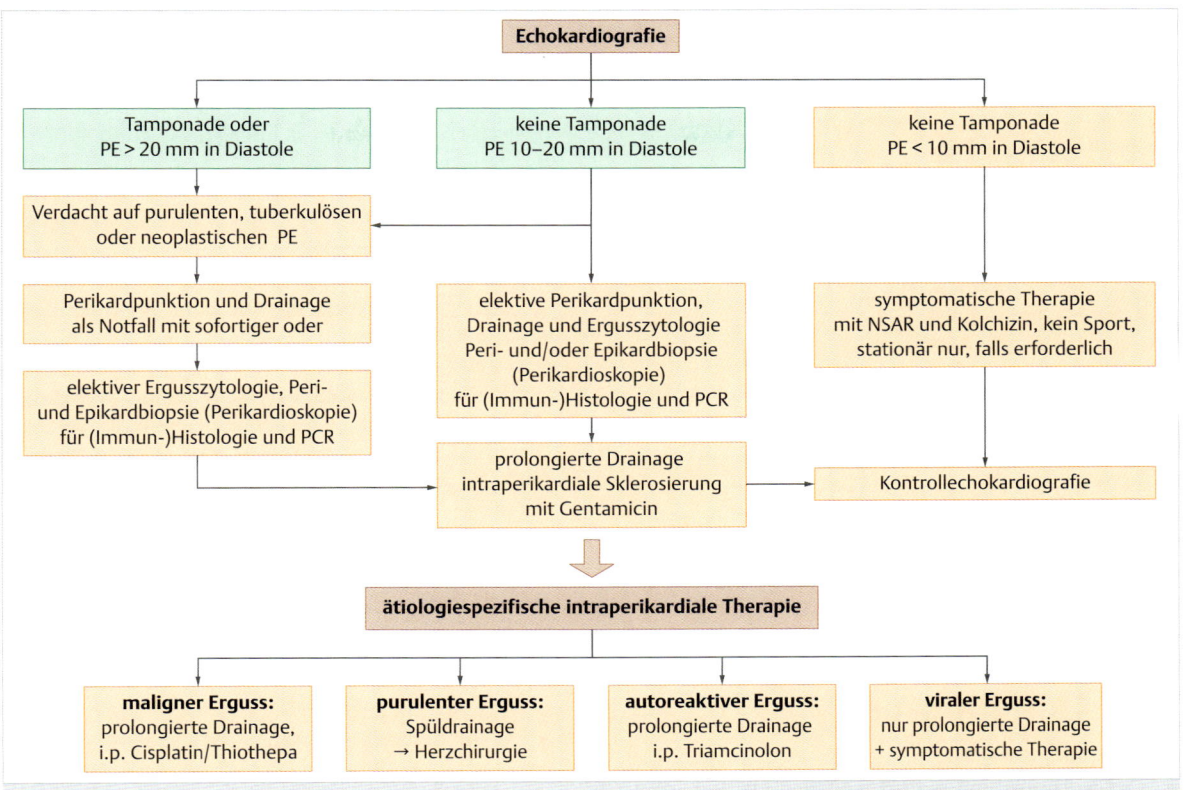

Abb. 117.2 Perkutane Perikardpunktion. Diagnostischer und therapeutischer Entscheidungsbaum bei Perikarderguss (NSAR: nicht steroidale Antiphlogistika, COX-2-Hemmer; PCR: Polymerasekettenreaktion zum Nachweis kardiotroper Erreger-DNA oder -RNA; PE: Perikarderguss). (Quelle: Reprinted by permission from Springer: Maisch B, Ristić AD. Diagnostics and therapy of pericarditis and pericardial effusion. Herz 2014; 39: 837–856. Im Internet: https://link.springer.com/article/10.1007%2Fs00059-014-4167-1)

117.7 Kontraindikationen

- Eine blinde Perikardpunktion ohne Bildgebung ist kontraindiziert.
- Das tamponierende Hämoperikard infolge einer Aortendissektion oder eines penetrierenden Thoraxtraumas sollte unverzüglich herzchirurgisch behandelt werden. Um den Patienten vorübergehend zu stabilisieren und einen Blutdruck von ungefähr 90 mmHg aufrechtzuerhalten, bevor er herzchirurgisch weiterversorgt werden kann, kann eine kontrollierte Drainage sehr kleiner Mengen des Hämoperikards versucht werden.
- Die diagnostische Perikardpunktion kleiner oder gekammerter Ergüsse bedarf einer besonderen Expertise und stellt eine relative Kontraindikation dar.

117.8 Anästhesie

- Durchführung unter sterilen Kautelen
- ausgiebige Lokalanästhesie mit *Mepivacain* [(RS)-1-Methylpiperidin-2-carbonsäure-(2,6-dimethylphenyl)amid, (RS)-N-(2,6-Dimethylphenyl)-1-methylpiperidin-2-carbamid]
- wenn erforderlich weitere Schmerztherapie mit *Morphin* und Sedierung mit *Midazolam*, cave: Blutdruckabfall

117.9 Aufklärung und spezielle Risiken

- Sofern kein absoluter Notfall vorliegt, ist eine schriftliche Aufklärung vor dem Eingriff erforderlich.
- Der Patient ist aufzuklären über:
  - Zugangsweg (subxiphoidal oder transkostal)
  - sämtliche prozedurale Risiken wie Tod, Ventrikelperforation, Koronarverletzung, Pneumothorax, Verletzung von Organen auf dem Zugangsweg

117.10 Präinterventionelle Diagnostik

- Farbdoppler-Echokardiografie mit zusätzlicher subxiphoidaler Anschallung

- bei Verdacht auf malignen oder purulenten Perikarderguss Röntgen-Thorax und/oder CT-Thorax
- Gerinnungsstatus

117.11 Material

- Desinfektion der Punktionsstelle
- Lokalanästhetikum
- Tuohy-Punktionsnadel oder 6- bis 7-F-Teflonkanüle
- Einführbesteck mit 6-F-Dilatator
- J-Führungsdraht mit flexiblem Endteil (0,0035 Inch)
- 50-ml-Spritzen, Dreiwegehahn und Sammelbeutel (500 ml)
- 0,9 % NaCl-Lösung zur Perikardspülung
- Pigtail-Katheter (6 oder 7 F)
- Untersucher mit steriler Kleidung, sterilen Handschuhen, Gesichtsmaske und Kopfbedeckung
- Bei gleichzeitiger Perikardioskopie mit Epi- und Perikardbiopsie 17-F-Einführungsbesteck und Perikardioskop (= Urethroskop mit Biopsiekanal); bei dieser Erweiterung des Eingriffs sind eine Sedierung und Schmerztherapie notwendig.

117.12 Durchführung

- Die perkutane Perikardpunktion wird entweder unter Durchleuchtung im Herzkatheterlabor oder unter echokardiografischer Kontrolle auf der Intensivstation durchgeführt [2], [4].
- In beiden Fällen ist die echokardiografische Darstellung des Perikardergusses unmittelbar vor der Perikardpunktion erforderlich zur Dokumentation, Lokalisation, Quantifizierung und Beurteilung der hämodynamischen Auswirkungen auf den rechten Ventrikel.

117.12.1 Perikardpunktion unter Röntgenkontrolle im Herzkatheterlabor

- Unter Röntgendurchleuchtung wird der subxiphoidale Zugang benutzt. Dafür wird der Patient in Rückenlage oder mit leicht angehoben Oberkörper (30 Grad) auf dem Untersuchungstisch gelagert. Nach Rasur und Desinfektion der Haut wird der Patient steril abgedeckt.

> **Merke**
>
> Die Einhaltung steriler Kautelen während der kompletten Prozedur ist absolut obligat.

- Vor der Punktion wird eine *Lokalanästhesie*, ggf. begleitet von einer additiven systemischen Analgesie (z. B. Morphin intravenös), verabreicht. Für die Lokalanästhesie wird der linke xiphokostale Winkel initial auf Hautniveau und anschließend subkutan bis zum Diaphragma mit dem Lokalanästhetikum betäubt.
- Die eigentliche subxiphoidale Punktion erfolgt bevorzugt mit einer Tuohy-Nadel (alternativ kann eine 16- oder 18-Gauge-Punktionskanüle [1,6–1,2 mm Außendurchmesser] benutzt werden) 1–2 cm kaudal und links des Processus xiphoideus (linker xiphokostaler Winkel).
- Die Punktion erfolgt in Richtung der linken Schulter mit einem flachen *Punktionswinkel* von 30 Grad zum Hautniveau (▶ Abb. 117.1). Dieser Punktionsweg vermeidet Verletzungen der Pleura, der Koronararterien und der A. mammaria interna.
- Die *Punktionsnadel* wird unter kontinuierlicher Röntgendurchleuchtung und Aspiration bis zum Perikard vorgeschoben. Die laterale Ebene „left anterior oblique" (LAO) 90 Grad ist zur radiologischen Kontrolle am besten geeignet, da in dieser Ebene die Lokalisation der Punktionsnadel in Bezug auf Sternum, Diaphragma und Perikard sehr gut darstellbar ist.
- In dieser Ebene wird bei den Perikardergüssen das epikardiale *Halophänomen* (Schichtphänomen zwischen Perikarderguss und Epikard) sichtbar. Dies ist ein wichtiger Orientierungsmarker für die Perikardpunktion, der mit der Punktionsnadel nicht perforiert werden sollte (▶ Abb. 117.3).
- Nach Punktion und Penetration des subkutanen Gewebes wird der Mandrin der Tuohy-Nadel entfernt und

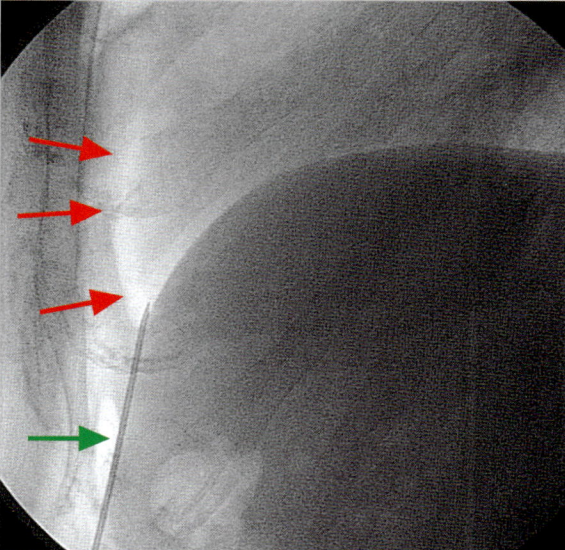

→ Halophänomen
→ Tuohy-Punktionsnadel

Abb. 117.3 Halophänomen und Perikardpunktion unter Röntgendurchleuchtung. Darstellung des Halophänomens in der lateralen (90 Grad) Ebene als Schichtphänomen zwischen Epikard und Perikarderguss (roter Pfeil). Die Tuohy-Punktionsnadel (grüner Pfeil) hat den Perikarderguss erreicht.

eine 10-ml-Luer-Lock-Spritze aufgesetzt. Nach Punktion und Penetration des parietalen Perikards kann die Perikardflüssigkeit aspiriert werden.
- Vor Einführung des Führungsdrahtes sollte eine geringe *Kontrastmittelinjektion* über die Punktionsnadel unter Durchleuchtung erfolgen, damit die korrekte Lage bestätigt wird.
- Bei korrekter Lage der Punktionsnadel wird anschließend ein *weicher J-förmiger Führungsdraht* (0,0035 Inch) über die Punktionsnadel eingeführt und anschließend die Nadel entfernt. Die korrekte Lage des Führungsdrahtes im Perikardraum sollte in zwei Ebenen bestätigt werden (LAO 90 Grad und anterior-posterior).
- Über den korrekt einliegenden Führungsdraht wird ein *6-F-Dilatator* eingeführt, um den Stichkanal zu erweitern. Schließlich wird der Dilatator entfernt und ein 6- oder 7-French-Pigtail-Katheter über den liegenden Führungsdraht eingeführt.
- Die Perikardflüssigkeit wird nach Anschluss eines Dreiwegehahns mit Sammelbeutel aspiriert, damit auch weitere laborchemische (inklusive Blutgasanalyse mit pH und Laktat), mikrobiologische, zytologische und molekularbiologische Untersuchungen des Punktats erfolgen können.

Cave
Die Drainagemenge des Perikardergusses sollte 1000 ml pro Sitzung nicht überschreiten, da sonst eine akute rechtsventrikuläre Dilatation drohen kann (sudden decompression syndrome).

- Der intraperikardial liegende *Pigtail-Katheter* wird durch eine Hautnaht stabil *fixiert* und abschließend ein Verband angebracht.

117.12.2 Subxiphoidale Perikardpunktion unter echokardiografischer Kontrolle

- Insbesondere bei lebensbedrohlichen Situationen wie einer Perikardtamponade mit Schock kann die Perikardpunktion bettseitig unter echokardiografische Kontrolle erfolgen. Auch in solchen Fällen eignet sich der subxiphoidale Zugang bei flach liegenden Patienten oder bei leicht (30 Grad) angehobenem Oberkörper.
- Unmittelbar vor der Punktion wird ein subxiphoidale Echokardiografie durchgeführt, um Lokalisation, Ausmaß des Ergusses an punktionstypischer Stelle vor dem rechten Ventrikel und insbesondere die Punktionstiefe zu bestimmen.
- Die weitere echokardiografische Kontrolle während der Prozedur erfolgt von der apikalen Anlotungsebene durch einen *zweiten Untersucher*.
- Eine *sterile Vorgehensweise* mit ausreichender Desinfektion der Punktionsstelle, steriles Abdecken und sterile Bekleidung des Untersuchers ist auch bei Notfallpunktionen obligat.
- Die Verabreichung der *Lokalanästhesie*, der *Punktionsort* (am linken xiphokostalen Winkel 1–2 cm kaudal und links des Processus xiphoideus) und die *Punktionsrichtung* (Richtung linke Schulter mit einem flachen Punktionswinkel von 30 Grad) sind unter echokardiografischer oder radiologischer Kontrolle identisch.
- Nach Punktion und Penetration des subkutanen Gewebes wird der Mandrin der Tuohy-Nadel entfernt und eine 10-ml-Luer-Lock-Spritze aufgesetzt.
- Nach *Penetration des parietalen Perikards* und Aspiration der Perikardflüssigkeit werden zur Bestätigung der korrekten Lage der Kanüle über die Punktionsnadel wenige Milliliter agitierte Kochsalzlösung oder Echokontrastmittel appliziert unter gleichzeitiger echokardiografischer Kontrolle.
- Die weiteren Schritte der Prozedur (Einführen des Führungsdrahtes, des Dilatators und des Pigtails sowie Drainage und Analyse der Perikardflüssigkeit) unterscheiden sich nicht von der Technik der Perikardpunktion unter Röntgendurchleuchtung.

117.12.3 Transkostale Perikardpunktion unter echokardiografischer Kontrolle

- Die transkostale Perikardpunktion unter echokardiografischer Kontrolle erfolgt bei liegenden, steril abgedeckten Patienten nach vorheriger Lokalanästhesie links lateral in dem Rippenzwischenraum, an dem der Erguss der Hautoberfläche am nächsten kommt.
- Diesen Zugangsweg hat die Mayo Clinic bei über 1000 Patienten unter Verwendung einer 16-Gauge-Braunüle (1,6 mm Außendurchmesser) ohne gravierende Komplikationen praktiziert [1], [2].

117.13 Mögliche Komplikationen

- mögliche seltene Komplikationen der Perikardpunktion:
  - Hämoperikard durch Myokardperforation oder Verletzung der Koronargefäße
  - Pneumoperikard
  - Pneumothorax
  - Verletzung der A. mammaria interna, der V. cava inferior oder der Lebervenen
  - purulente Perikarditis bei unsterilem Vorgehen

- Akute rechtsventrikuläre Dilatation bei zu rascher Entlastung eines großen Perikardergusses. Mehr als 1000 ml sollten in einer Sitzung nicht entnommen werden.

117.14 Postinterventionelles Management

117.14.1 Bearbeitung von Perikardflüssigkeit und Biopsiematerial

- Die laborchemische, mikrobiologische, zytologische und molekularbiologische Analyse der drainierten Perikardflüssigkeit dient der Abklärung der zugrunde liegenden Ätiologie der Perikarderkrankung.
- Die *laborchemischen* Analysen sollten mindestens Hämoglobin, die, Protein, Laktatdehydrogenase (LDH), Glukose, aber auch pH- und Laktatwert (aus der Blutgasanalyse der Perikardflüssigkeit) beinhalten.
- *Mikrobiologische* Untersuchungen des Punktats mit Keimnachweis sind unabdingbare Voraussetzungen für die Diagnose des purulenten Perikardergusses (zusammen mit erhöhter Leukozytenzahl, pH < 7,2, hohem Laktat, hoher LDH und niedriger Glukose im Punktat), aber auch für die Einleitung einer gezielten antibiotischen Therapie.
- Für die Diagnose der in Europa seltenen *tuberkulösen Perikarditis* sind die Bestimmung von Adenosindesaminase und Interferon-gamma im Punktat, das Ziehl-Neelson-Präparat zum Nachweis säurefester Stäbchen oder der molekularbiologische Nachweis von Mykobakterien in der Perikardflüssigkeit erforderlich.
- Die zytologische Untersuchung der Perikardflüssigkeit oder der Epi- und Perikardbiopsate stellt die Methode der Wahl für den Nachweis eines *malignen* Ergusses dar.
- Die Diagnose der *viralen Perikarditis* ist nur durch den molekularbiologischen Nachweis viralen Genoms in der Perikardflüssigkeit und der Biopsie möglich.

117.14.2 Monitoring und therapeutische Optionen

- Nach Durchführung der Perikardpunktion ist eine Fortführung der hämodynamischen und rhythmologischen Überwachung des Patienten auf einer Intermediate-Care- oder Intensivstation erforderlich.
- Regelmäßige *echokardiografische Verlaufskontrollen* (mindestens 1-mal pro Tag) sollten erfolgen, bei klinischen Zeichen einer Perikardtamponade umgehend.
- *Verbandswechsel* mit Inspektion der Punktionsstelle werden täglich durchgeführt.
- Solange der Pigtail-Katheter noch im Perikard liegt, wird *eine intravenöse Antibiotikaprophylaxe* angeraten.
- Nach Abklärung der zugrunde liegenden Ätiologie der Perikarderkrankung durch die Analysen der Perikardflüssigkeit kann über den liegenden Pigtail eine *intraperikardiale Instillation* zur lokoregionalen Behandlung (Triamcinolon bei virusnegativen, autoreaktiven oder Cisplatin bei malignen Ergüssen) oder zumindest eine Sklerosierungstherapie (z. B. mit Gentamicin 40 mg intraperikardial) erfolgen.
- Der Pigtail-Katheter kann *entfernt* werden,
  - sobald sich < 25–50 ml Erguss pro Tag aspirieren lassen,
  - in der Echokardiografie kein relevanter Perikarderguss mehr nachweisbar ist,
  - keine Notwendigkeit für eine intraperikardiale Therapie besteht.

117.15 Quellenangaben

[1] Adler Y, Charron P, Imazio M et al; European Society of Cardiology (ESC). 2015 ESC Guidelines for the diagnosis and management of pericardial diseases: The Task Force for the Diagnosis and Management of Pericardial Diseases of the European Society of Cardiology (ESC) Endorsed by: The European Association for Cardio-Thoracic Surgery (EACTS). Eur Heart J 2015; 36: 2921–2964

[2] Karatolios K, Maisch B. Pericardiocentesis. Dtsch Med Wochenschr 2007; 132: 1707–1710

[3] Maisch B, Seferović PM, Ristić AD et al.; Task Force on the Diagnosis and Management of Pericardial Diseases of the European Society of Cardiology. Guidelines on the diagnosis and management of pericardial diseases executive summary; The Task force on the diagnosis and management of pericardial diseases of the European society of cardiology. Eur Heart J 2004; 25: 587–610

[4] Maisch B, Ristić AD. Diagnostics and therapy of pericarditis and pericardial effusion. Herz 2014; 39: 837–856

[5] Maisch B, European Society of Cardiology. Progress or regress or both? ESC guidelines on pericardial diseases 2015. Herz 2015; 40: 1061–1069

[6] Maisch B, Klingel K, Perings S et al. Kommentar zu den 2015-Leitlinien der Europäischen Gesellschaft für Kardiologie (ESC) zu Perikarderkrankungen. Der Kardiologe 2017; 11: 291–294

117.16 Literatur zur weiteren Vertiefung

[1] Maisch B, Ristic AD, Seferovic PM, Tsang TSM. Interventional pericardiology-pericardiocentesis, pericardioscopy, pericardial biopsy, balloon pericardiotomy and intrapericardial therapy. Heidelberg: Springer; 2011

[2] Tsang TS, Freeman WK, Barnes ME et al. Rescue echocardiographically guided pericardiocentesis for cardiac perforation complicating catheterbased procedures. The Mayo Clinic experience. J Am Coll Cardiol 1998; 32: 1345–1350

118 Kardioversion und Defibrillation

Stephan Willems, Julia Magdalena Moser

118.1 Steckbrief

Insbesondere bei kritisch kranken Patienten haben auch supraventrikuläre Rhythmusstörungen deutliche Auswirkung auf Hämodynamik, Sauerstoffversorgung des Gewebes und Organfunktionen. Zugrunde liegende Mechanismen dafür sind je nach Art der Rhythmusstörung eine fehlende atriale Kontraktilität und eine höhere Herzfrequenz bzw. eine asynchrone Ventrikelkontraktion. Patienten mit zusätzlich bestehender diastolischer Dysfunktion haben in Kombination mit tachykarden Rhythmusstörungen ein erhöhtes Risiko, einen kardiogenen Schock zu entwickeln. Der erhöhte enddiastolische Druck birgt zusätzlich das Risiko einer myokardialen Ischämie. Eine frühzeitige elektrische Kardioversion oder Defibrillation bei kritisch kranken Patienten auf Intensivstation ist daher eine wichtige und effektive Maßnahme, um Rhythmusstörungen kurzfristig zu beenden und mögliche Komplikationen zu vermeiden.

118.2 Synonyme

- Kardioversion
- Defibrillation
- DC-Schock

118.3 Keywords

- Kardioversion
- Defibrillation
- Rhythmusstörungen
- Vorhofflimmern
- ventrikuläre Tachykardie
- hämodynamische Instabilität
- Antikoagulation

118.4 Definition

- *elektrische Kardioversion:*
  - synchronisierte Gleichstromentladung zur Terminierung von Rhythmusstörungen, bei denen aufgrund einer relevanten Refraktärzeit (Vorhofflimmern, Vorhofflattern, atriale Tachykardien, supraventrikuläre Tachykardien, langsame monomorphe ventrikuläre Tachykardien) die Entladung R- oder S-Zacken-synchronisiert abgegeben wird, um eine Induktion von Kammerflimmern bei Entladung der vulnerablen Phase zu vermeiden.
- *medikamentöse Kardioversion:*
  - In Abhängigkeit vom Vorliegen einer strukturellen Herzerkrankung können Antiarrhythmika zur Terminierung von hämodynamisch stabilen Rhythmusstörungen eingesetzt werden.
- *Defibrillation:*
  - Wird als asynchrone Applikation eines Stromimpulses definiert und nur bei Kammerflimmern, schneller polymorpher ventrikulärer Tachykardie oder Kammerflattern empfohlen.

118.5 Indikationen

- *akut:*
  - unverzügliche Defibrillation bei *Kammerflimmern*
  - Alle Patienten mit *Arrhythmien* (Schmal- oder Breitkomplextachykardie) und Zeichen der *hämodynamischen Instabilität* sollten umgehend mittels synchronisierter elektrischer Kardioversion bzw. Defibrillation behandelt werden.
  - *Breitkomplextachykardien* bei *hämodynamisch stabilen Patienten* sollten mittels elektrischer Kardioversion als Erstlinientherapie terminiert werden.
  - Insbesondere sollten Rhythmusstörungen bei Patienten mit *Herzinsuffizienz* oder im Rahmen eines *akuten Koronarsyndroms* umgehend und früh kardiovertiert bzw. defibrilliert werden.
  - Patienten mit *anhaltender ventrikulärer Tachykardie* sollten auch bei fehlender hämodynamischer Instabilität früh kardiovertiert oder defibrilliert werden.

> **Cave**
> - In allen Fällen von hämodynamisch stabilen bzw. wachen Patienten muss die Kardioversion in Kurznarkose unter entsprechender Überwachung erfolgen.
> - Eine synchronisierte Kardioversion sollte nicht zur Behandlung von Kammerflimmern oder schneller polymorpher ventrikulärer Tachykardie angewendet werden. Durch fehlende Detektion des QRS-Komplexes kann es zu einer verzögerten Schockabgabe kommen.

- *Schwangerschaft:*
  - Während der Schwangerschaft gelten die generellen Empfehlungen zur elektrischen Kardioversion.
  - Eine elektrische Kardioversion von Vorhofflimmern kann bei hämodynamischer Instabilität mit niedriger Komplikationsrate für Mutter und Fötus in jedem Schwangerschaftsstadium durchgeführt werden.

- Bei Patientinnen mit anhaltender ventrikulärer Tachykardie wird eine unmittelbare elektrische Kardioversion empfohlen.
- *elektive elektrische Kardioversion:*
  - Patienten, die hämodynamisch stabil, aber durch die Rhythmusstörung im Alltag beeinträchtig sind, oder mit bestehendem Risiko einer hämodynamischen Verschlechterung sollten elektrisch kardiovertiert werden.
  - Zu den am häufigsten kardiovertierten Rhythmusstörungen zählt persistierendes Vorhofflimmern sowie typisches und atypisches Vorhofflattern.
  - Typische supraventrikuläre Tachykardien (AV-Knoten-Reentrytachykardie, AV-Reentrytachykardie) können meist medikamentös terminiert werden. Eine Kardioversion wird empfohlen bei beginnender hämodynamischer Instabilität oder wenn eine rasche medikamentöse Terminierung nicht möglich ist.

118.6 Kontraindikationen

- Kontraindikationen für eine elektive elektrische Kardioversion (u. a.):
  - Patienten mit Vorhofflimmern/Vorhofflattern ohne Antikoagulation, mit unklarer oder unzureichender Antikoagulation und fehlender Möglichkeit eines Thrombenausschluss mittels transösophagealer Echokardiografie
  - manifeste Hyperthyreose
  - akute Infektion oder systemische inflammatorische Reaktion (SIRS, Sepsis)
  - Digitalisintoxikation
  - Elektrolytentgleisungen (insbesondere Hypokaliämie)
  - bekanntes symptomatisches Sick-Sinus-Syndrom ohne Schrittmacherschutz
  - Alkoholintoxikation
  - Kontraindikation gegen Kurznarkose mit Maskenbeatmung (z. B. fehlende Nüchternheit)
  - fehlende Einwilligung oder Aufklärung
  - Rhythmus: junktionale Tachykardie, Sinustachykardie

118.7 Anästhesie

- Auf eine adäquate Sedierung und Analgesie sollte auch bei kritisch kranken Patienten mit beginnender hämodynamischer Instabilität geachtet werden, um eine weitere sympathische Aktivierung und somit zusätzlichen myokardialen Stress zu vermeiden.
- Eine durchgehende EKG-, Blutdruck- und Sauerstoffsättigung-Monitorkontrolle und die Möglichkeit eines adäquaten Atemwegsmanagements muss gewährleistet sein.
- Präoxygenierung bei nicht beatmeten Patienten

- Sedierung mit Propofol i. v. (auch in Kombination mit Midazolam möglich) Dosierung: initial 0,5 mg/kgKG mit schrittweiser Steigerung (üblicherweise bis 1 mg/kgKG, in manchen Fällen jedoch bis 2 mg/kgKG notwendig); cave: Hypotonie
- Zusätzlich kann ein Opioid als Analgetikum, z. B. Fentanyl, verabreicht werden.
- Midazolam und Etomidat (Hypnomidat 0,15–0,3 mg/kgKG) kann als Alternative bei schwerer Hypotonie eingesetzt werden.

Cave

Unter Etomidat besteht ein erhöhtes Risiko, eine Nebennierenrindeninsuffizienz zu entwickeln.

118.8 Aufklärung und spezielle Risiken

- Einverständniserklärung und Aufklärung müssen bei jedem elektiven Eingriff mit ausreichender Bedenkzeit durchgeführt werden. Bei im Vorfeld erfolgter Aufklärung muss der Eingriff für den Patienten klar aus dem Zusammenhang ersichtlich sein und vor dem Eingriff weiterhin Einverständnis zur geplanten Intervention bestehen.
- *Risiken durch Sedierung:*
  - allergische Reaktionen
  - Hypoxie
  - Hypotonie
- *Risiken der transösophagealen Echokardiografie:*
  - Schluckstörungen
  - Heiserkeit
  - Verletzung der Stimmbänder
  - Perforation (sehr selten)
  - Infektion
  - Blutungen
  - Zahnschäden
- *Risiken der Kardioversion:*
  - Hautschäden (Verbrennungen und Rötungen durch die Elektroden)
  - Rhythmusstörungen
  - Thrombembolien, inklusive Schlaganfall
  - Muskelschmerzen
  - Reprogrammierung oder Veränderung der Funktion eines implantierten Device

118.9 Präinterventionelle Diagnostik

- *elektive elektrische Kardioversion (hämodynamisch stabile Patienten):*

> **Merke**
>
> Die Dokumentation der Rhythmusstörung mittels 12-Kanal-EKG sollte bei allen hämodynamisch stabilen Patienten erfolgen.

- Anamnese und Anforderung ggf. von Befunden zur Frage nach weiteren internistischen Erkrankungen (vor allem Lungenerkrankung, Blutungsneigung, erhöhtes Thromboserisiko)
- Labordiagnostik mit (hoch-)normalen Serumspiegeln für Kalium und Magnesium, normalen Gerinnungs- und Schilddrüsenwerten
- echokardiografische Vorbefunde und Frage nach Vorliegen einer strukturellen Herzerkrankung
- Erweiterung der Diagnostik mit kontrastmittelunterstützter Echokardiografie bei hochgradig reduzierter linksventrikulärer Funktion zur Detektion von Ventrikelthromben
- Schrittmacher-/ICD-Ausweis bei Patienten mit implantiertem Device
- *transösophageale Echokardiografie:*
  - Bestehen Vorhofflimmern, Vorhofflattern oder einer atriale Tachykardie länger als 48 Stunden, muss entweder eine durchgehende und adäquate Antikoagulation für mindestens 3 Wochen vor dem Eingriff erfolgt sein oder es müssen bei unklarer Einnahme bzw. bei elektiver früher elektrischer Kardioversion intrakardiale Thromben mittels TEE(transösophagealer Echokardiografie)-Untersuchung ausgeschlossen werden.
  - Bei Nachweis eines intrakardialen Thrombus sollte bei elektiver Kardioversion eine effektive orale Antikoagulation für mindestens 4 Wochen mit anschließender Reevaluation mittels TEE vor Kardioversion erfolgen.

118.10 Material

- Pulsoxymetrie, SpO$_2$-Messung
- Blutdruck- und EKG-Monitoring
- Vorhandensein von mindestens einem adäquaten intravenösen Zugang
- Bereitstellung von Equipment für Atemwegsmanagement und Intubation (Guedel-Tubus, Wendel-Tubus, Tubus, Laryngoskop, Beatmungsmaske, Larynxmaske, Sauerstoff)
- Anästhetika, Notfallmedikamente (inklusive Atropin, Inotropika, Katecholamine)
- Flumazenil und Naloxon zur Antagonisierung
- Defibrillator mit Patches (= Klebeelektroden) und Paddels
- Möglichkeit zur temporären transkutanen Stimulation über Defibrillator wünschenswert

118.11 Durchführung

- Bei hämodynamischer Instabilität wird die Kardioversion bzw. Defibrillation ohne Thrombenausschluss durchgeführt.
- Nüchternheit: mindestens 4–6 Stunden (bei hämodynamischer Instabilität nicht relevant)
- Überwachung des Patienten mit:
  - Pulsoxymetrie, SpO$_2$-Messung, Präoxygenierung mittels Sauerstoffmaske
  - Blutdruckmonitoring (invasiv oder nicht invasiv)
  - EKG-Ableitung, an Defibrillator angeschlossen (im Notfall EKG-Ableitung über Paddels möglich)
- *Kardioversion und Defibrillation:*
  - Die biphasische Schockform ist effektiver als die monophasische.
  - Für die Elektrodenpositionierung kann eine anterior-posteriore oder eine anterior-laterale Position gewählt werden, wobei eine anterior-posteriore Elektrodenpositionierung in einigen Studien eine höhere Effektivität gezeigt hat.
  - im Notfall: anterior-laterale Ableitung (über Paddels)
  - Klebelektroden sollten bevorzugt verwendet werden.
  - Die initiale Wahl einer höheren Energie (z. B. 200 J) ist effektiv und kann die Anzahl der notwendigen Schocks und so auch die Dauer der Sedierung reduzieren.

> **Cave**
>
> Bei der Defibrillation darf kein synchronisierter Modus gewählt werden, da die Gefahr einer verzögerten Entladung bei fehlender Detektion der R-Zacke im Rahmen von Kammerflimmern besteht.

- *Wichtiges zur elektrischen Kardioversion:*
  - Es muss sichergestellt sein, dass sich der Defibrillator im synchronisierten Modus befindet.
  - Vor jedem Schock muss geprüft werden, ob der Synchronisationsmarker die R-Zacke korrekt annotiert. Bei manchen Geräten muss nach jeder Schockabgabe die Synchronisationstaste erneut betätigt werden!
  - bei kleiner Amplitude eine alternative Ableitung wählen (ggf. Umkleben der Elektroden)
  - Die manuelle Betätigung der mit „Schock" gekennzeichneten Taste verursacht im synchronisierten Modus innerhalb < 4 Millisekunden eine elektrische Ent-

ladung R- bzw. S-Zacken-getriggert (um die Induktion von Kammerflimmern durch Entladung in der vulnerablen Phase zu vermeiden).
- *medikamentöse antiarrhythmische Begleittherapie:*
  - Die Substitution von Kalium und Magnesium vor Kardioversion kann den Erfolg der elektrischen Kardioversion bei persistierendem Vorhofflimmern erhöhen.
  - Bei kritisch kranken Patienten sollte bevorzugt Amiodaron als antiarrhythmische Begleittherapie verabreicht werden.
  - Bei erfolgloser Kardioversion von Vorhofflimmern/Vorhofflattern/atrialer Tachykardie kann eine erneute Kardioversion unmittelbar nach intravenöser Gabe eines Antiarrhythmikums erfolgen (Amiodaron 150 mg i. v. oder Klasse-1c-Antiarrhythmikum, z. B. Flecainid oder Propafenon, bei Fehlen von Kontraindikationen in körpergewichtadaptierter Dosis).
  - Bei lang anhaltendem persistierendem Vorhofflimmern kann eine medikamentöse Vorbehandlung den Erfolg der Kardioversion erhöhen und das Rezidivrisiko senken.
  - Bei Patienten mit polymorphen ventrikulären Tachykardien wird die intravenöse Gabe von Amiodaron ergänzend zur Kardioversion empfohlen
  - Bei anhaltenden ventrikulären Arrhythmien kann die intravenöse Gabe von Amiodaron die Erfolgsrate der Kardioversion/Defibrillation erhöhen und/oder Rezidive von ventrikulären Tachykardien oder Vorhofflimmern in der akuten Situation reduzieren.
  - Nach erfolgloser Kardioversion einer ventrikulären Tachykardie sollte auch bei hämodynamischer Instabilität nach Korrektur reversibler Ursachen zur Terminierung der Arrhythmie Amiodaron verabreicht werden (300 mg i. v.).

> **Merke**
>
> Bei anhaltender ventrikulärer Tachykardie sollte neben dem Ausschluss einer relevanten Myokardischämie und dem Elektrolytausgleich (K^+, Mg^{2+}) die Katheterablation und der Transfer an ein für Ablationen ventrikulärer Tachykardien spezialisiertes Zentrum (eventuell in Kombination mit Sedierung) erwogen werden.

- *Antikoagulation:*
  - Die therapeutische Antikoagulation sollte so früh wie möglich vor jeder Kardioversion von Vorhofflimmern, atrialer Tachykardie oder Vorhofflattern erfolgen.
- *Patienten mit Schrittmacher/implantierbarem Kardioverterdefibrillator (ICD):*
  - Platzierung der Elektroden: Bei Schrittmacher-/ICD-Patienten sollte ein Mindestabstand von 8 cm zum Aggregat eingehalten werden.
  - Eine externe elektrische Kardioversion ist einer internen Kardioversion aufgrund einer höheren Effektivität vorzuziehen.
  - Vor externer Kardioversion: Bei Schrittmacher-/ICD-Patienten sollte die Indikation für die Implantation bekannt und sichergestellt sein, dass regelmäßige Kontrollen des Systems erfolgt sind.
  - Empfehlung nach externer Kardioversion: Abfrage des implantierten Systems nach Kardioversion (noch vor Entlassung aus der Klinik)
  - (Interne Kardioversion: Bei ausgewählten Patienten mit ICD kann bei oben genannten Indikationen auch über den ICD eine synchronisierte Kardioversion bzw. Defibrillation erfolgen. Eine Abfrage des Systems sollte nach erfolgter Energieabgabe erfolgen.)
- *Schwangerschaft:*
  - Durchführung:
    - Fetales Monitoring während der Kardioversion und unmittelbar nach Kardioversion wird empfohlen.
    - Die Energiewahl zur Kardioversion ist identisch wie bei nicht schwangeren Frauen.
    - Eine elektrische Kardioversion sollte nur in Einrichtungen durchgeführt werden, in denen die Möglichkeit zur fetalen Überwachung und zur Durchführung einer Notfallsectio besteht.
    - 100 % Sauerstoffgabe, intravenöser Zugang und Linksseitenlage der Patientin (zur Verbesserung des venösen Rückflusses)
    - Die Elektroden sollten so platziert werden, dass der Uterus möglichst weit vom Energiefeld entfernt ist.
  - Antikoagulation:
    - Vitamin-K-Antagonisten sind im ersten Trimester und 2–4 Wochen vor der Geburt zu vermeiden.
    - Niedermolekulares und unfraktioniertes Heparin ist sicher, da es nicht plazentagängig ist.
    - Im 3. Trimenon sollen regelmäßige Laborkontrollen zur Dosisanpassung erfolgen.
    - Direkte orale Antikoagulanzien (DOAC) sind zu vermeiden (sowohl bei geplanter als auch bei bestehender Schwangerschaft).

118.12 Mögliche Komplikationen

- Sinusarrest oder Sinusbradykardie mit dem Risiko einer kardialen Dekompensation
- ventrikuläre Tachykardie oder Kammerflimmern (insbesondere bei Hypokaliämie oder bei hochgradig reduzierte linksventrikulärer Funktion)
- Hypoxie, Aspiration unter Sedierung
- Schlaganfall/Thrombembolien bei fehlendem Ausschluss intrakardialer Thromben
- potenzielle Schädigung des Aggregats oder der Sonden bei Patienten mit Schrittmacher- oder ICD-System

118.13 Postoperatives Management

- Überwachung des Patienten für mindestens 2 Stunden am Monitor bzw. bis zur vollständigen Wachheit (EKG, nicht invasiver Blutdruck, SpO$_2$) und neurologische Untersuchung zum Ausschluss eines fokalen neurologischen Defizits; Überwachung auf Station oder in einer Überwachungseinheit für 4–6 Stunden
- 12-Kanal-EKG-Dokumentation nach Kardioversion
- keine aktive Teilnahme am Straßenverkehr, Verkehrsunfähigkeit für 24 Stunden nach Kardioversion bei erfolgter Sedierung
- Alle Patienten sollten mindestens 4 Wochen nach Kardioversion von Vorhofflimmern und Vorhofflattern/atrialer Tachykardie antikoaguliert werden.
- weiterführende Therapie:
  - Bei Patienten mit erhöhtem Schlaganfallrisiko sollte nach der Kardioversion eine dauerhafte Antikoagulation erfolgen, entsprechend dem thromboembolischen Risiko (CHA2DS 2-VASc-Score), unabhängig von der Effektivität einer medikamentösen oder elektrischen Kardioversion.
  - Besonders bei kritisch kranken Patienten kann zur Reduktion eines Rezidivs der Rhythmusstörung eine antiarrhythmische Therapie sinnvoll sein.
  - Bei Verdacht auf eine ventrikuläre Tachykardie sollte eine weiterführende Diagnostik (Ausschluss der kardialen Grunderkrankung bzw. Myokardischämie) und ggf. die Indikation für eine Katheterablation geprüft werden.
  - Bei typischem Vorhofflattern und paroxysmalen supraventrikulären Tachykardien ist eine Katheterablation zu erwägen.
  - Bei Vorhofflimmern sowie atrialen Tachykardien ist ebenfalls eine Katheterablation in Abhängigkeit von der Symptomatik und bestehenden Begleiterkrankungen in Betracht zu ziehen.

118.14 Literatur zur weiteren Vertiefung

[1] Arrigo M, Bettex D, Rudiger A. Management of atrial fibrillation in critically ill patients. Crit Care Res Pract 2014; 840615. doi: 10.1155/2014/840615. Epub 2014 Jan 16
[2] Brugada J, Katritsis DG, Arbelo E et al. ESC Guidelines for the management of patients with supraventricular tachycardia. The Task Force for the management of patients with supraventricular tachycardia of the European Society of Cardiology (ESC). Eur Heart J 2019; ehz467. https://academic.oup.com/eurheartj/advance-article/doi/10.1093/eurheartj/ehz467/5556821
[3] Camm AJ, Lip GY, De Caterina R et al. 2012 focused update of the ESC Guidelines for the management of atrial fibrillation: an update of the 2010 ESC Guidelines for the management of atrial fibrillation–developed with the special contribution of the European Heart Rhythm Association. Europace 2012; 14: 1385–1413
[4] Deakin CD, Nolan JP, Sunde K, Koster RW. European Resuscitation Council Guidelines for Resuscitation 2010 Section 3. Electrical therapies: automated external defibrillators, defibrillation, cardioversion and pacing. Resuscitation 2010; 81: 1293–1304
[5] Fuster V, Ryden LE, Cannom DS et al. ACC/AHA/ESC 2006 guidelines for the management of patients with atrial fibrillation-executive summary: a report of the American College of Cardiology/American Heart Association Task Force on Practice Guidelines and the European Society of Cardiology Committee for Practice Guidelines (Writing Committee to Revise the 2001 Guidelines for the Management of Patients with Atrial Fibrillation). Eur Heart J 2006; 27: 1979–2030
[6] Lüker J, Kuhr K, Sultan A et al. Internal versus external electrical cardioversion of atrial arrhythmia in patients with implantable cardioverter-defibrillator. A randomized clinical trial. Circulation 2019; 140: 1061–1069
[7] Page RL, Joglar JA, Caldwell MA et al. 2015 ACC/AHA/HRS Guideline for the Management of Adult Patients With Supraventricular Tachycardia: A Report of the American College of Cardiology/American Heart Association Task Force on Clinical Practice Guidelines and the Heart Rhythm Society. J Am Coll Cardiol 2016; 67: e27–e115
[8] Priori SG, Blomstrom-Lundqvist C, Mazzanti A et al. 2015 ESC Guidelines for the management of patients with ventricular arrhythmias and the prevention of sudden cardiac death: The Task Force for the Management of Patients with Ventricular Arrhythmias and the Prevention of Sudden Cardiac Death of the European Society of Cardiology (ESC)Endorsed by: Association for European Paediatric and Congenital Cardiology (AEPC). Europace 2015; 17: 1601–1687
[9] Sultan A, Steven D, Rostock T et al. Intravenous administration of magnesium and potassium solution lowers energy levels and increases success rates electrically cardioverting atrial fibrillation. J Cardiovasc Electrophysiol 2012; 23: 54–59

119 Einsatz temporärer transvenöser und transkutaner Herzschrittmacher

Nils Gosau, Ruben Schleberger

119.1 Steckbrief

Patienten mit lebensbedrohlichen bradykarden Herzrhythmusstörungen können durch Anlage eines temporären Herzschrittmachers versorgt werden. Als Zugangsweg für das rechtsventrikulär einliegende Sondenkabel eignet sich insbesondere die rechte V. jugularis interna. Die transvenöse Stimulation dient der Überbrückung bis zur Implantation eines permanenten Schrittmachers oder bis zur Regredienz der Herzrhythmusstörung. Aufgrund des Komplikationspotenzials mit möglicher Sondendislokation ist eine zügige Versorgung mit einem permanenten Schrittmacher bei klarer Indikation indiziert. Alternativ zur transvenösen Stimulation kann kurzfristig transkutan über Defibrillator-Pads stimuliert werden. Dies ist jedoch für den wachen Patienten belastend und geht mit einer unzuverlässigen Ventrikelstimulation einher.

119.2 Aktuelles

- Die temporäre transvenöse Schrittmacherversorgung gewinnt insbesondere aufgrund der steigenden Häufigkeit des transkutanen Aortenklappenersatzes (TAVI) an Bedeutung.
- Bei diesem Eingriff wird regelhaft ein transvenöser Schrittmacher angelegt, da bradykarde Herzrhythmusstörungen zu den häufigeren Komplikationen gehören. Weiterhin wird bei der Intervention eine Hochfrequenzstimulation zur Induktion eines kurzfristigen Herzstillstands notwendig.
- Grundsätzlich ist die Schrittmacheranlage durch die Entwicklung von Schrittmachersonden mit Ballonspitze deutlich erleichtert und dadurch auch häufiger geworden.

119.3 Synonyme

- temporärer Schrittmacher
- passagerer Schrittmacher
- temporäres Pacing
- passageres Pacing
- transvenöser Schrittmacher
- transkutanes Pacing
- temporary pacemaker
- transvenous pacemaker

119.4 Keywords

- Bradykardie
- bradykarde Herzrhythmusstörung
- Sinusarrest
- AV-Block
- TAVI
- Schrittmacher
- Herzschrittmacher
- temporärer Schrittmacher
- passagerer Schrittmacher
- transvenöser Schrittmacher

119.5 Definition

- Temporäre Schrittmacher bestehen aus einem Schrittmacherstimulator sowie einer speziellen rechtsventrikulär einliegenden Sonde. Diese wird über eine Schleuse transvenös eingebracht (▶ Abb. 119.1). Sie können notfallmäßig bei bradykarden Herzrhythmusstörungen eingebracht werden und dienen der Überbrückung bis zur Implantation eines permanenten Schrittmachers oder bis zur Regredienz der Pathologie.
- Alternativ kann kurzfristig überbrückend transkutan mittels aufgeklebter Defibrillator-Pads stimuliert werden.
- In seltenen Fällen ist eine transösophageale Stimulation mittels Spezialsonde möglich.

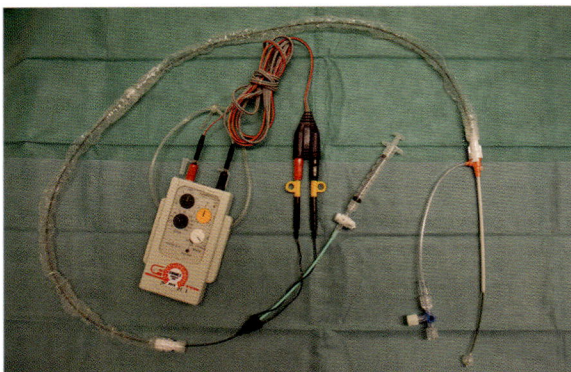

Abb. 119.1 Aufbau eines transvenösen temporären Schrittmachers. Das Sondenkabel wird über eine Insertionsschleuse eingebracht und mithilfe eines aufblasbaren Ballons in den rechten Ventrikel eingeschwemmt.

119.6 Indikationen

> **Merke**
>
> Grundsätzlich geht die Anlage eines passageren Schrittmachers mit einem erheblichen Komplikationsrisiko einher. Die Indikationsstellung zur Anlage sollte daher unter Beachtung der Risiken gestellt werden, unter Umständen ist die sofortige Implantation eines permanenten Schrittmachers vorzuziehen oder ein abwartendes Prozedere ausreichend.

- Bei bedrohlichen bradykarden Herzrhythmusstörungen wie Sinusarrest oder höhergradigen AV-Blockierungen können – sofern eine sofortige Versorgung mittels eines permanenten Schrittmachers nicht möglich oder indiziert ist – temporäre Herzschrittmacher verwendet werden [1].
- Bei reversiblen bradykarden Herzrhythmusstörungen, z. B. bei Myokardinfarkten, Medikamentenüberdosierung, Intoxikation, Elektrolytstörungen, Infektionen oder postoperativ nach Herz-OP kann die Anlage eines temporären Schrittmachers notwendig sein.
- Die prophylaktische Anlage erfolgt vor Durchführung von Interventionen mit hohem Risiko des Auftretens bradykarder Herzrhythmusstörungen, z. B. bei kathetergestützter Implantation von Herzklappenprothesen.
- Muss bei Infektion oder Endokarditis ein permanenter Schrittmacher bei einem schrittmacherabhängigen Patienten entfernt werden und ist die sofortige Neuanlage an anderer Stelle nicht möglich, kann mit einem temporären Schrittmacher überbrückt werden.
- Beim Auftreten mancher ventrikulären Tachykardien, vor allem bradykardieassoziierter Torsades-de-pointes-Tachykardien, ist gelegentlich eine protektive schnellere Stimulation kurzfristig notwendig.

119.7 Kontraindikationen

- Es gibt für die notfallmäßige Anlage eines transvenösen Schrittmachers bei lebensbedrohlichen Herzrhythmusstörungen *keine absoluten Kontraindikationen*. Bei mechanischem Trikuspidalklappenersatz sollte jedoch eine medikamentöse Therapie oder eine transösophageale Anlage bevorzugt werden, da die Klappe den Rückzug der Sonde eventuell behindert.
- Als *relative Kontraindikation* gelten:
  - Hautinfektionen im Bereich der Zugangswege
  - Thrombosierungen im Bereich der venösen Zugangswege
  - schwere Gerinnungsstörungen

119.8 Anästhesie

- Die Anlage des *transvenösen Schrittmachers* ist prinzipiell am wachen Patienten mit *lokaler Betäubung* der Punktionsstelle möglich. Als Lokalanästhetikum eignen sich beispielsweise 5 ml Lidocain 1 %.
- Bei unruhigen oder ängstlichen Patienten kann eine *milde Sedierung*, beispielsweise mit Midazolam titriert nach gewünschtem Effekt in 1-mg-Bolusgaben, erfolgen. Zu beachten ist, dass die Sedierung zu Aggravierung der Bradykardie und weiterer hämodynamischer Kompromittierung führen kann.
- Die Durchführung eines *transkutanen Pacings* ist grundsätzlich unangenehm für den Patienten, so dass hier eine *Sedierung* zur besseren Toleranz der Maßnahme erfolgen sollte. Es eignen sich beispielsweise je nach Wirkung titrierte Bolusgaben von Midazolam 1 mg oder Propofol 20 mg.

119.9 Aufklärung und spezielle Risiken

- Die Aufklärung ist je nach Dringlichkeit der Anlage des passageren Pacers im Umfang anzupassen.
- Grundsätzlich ist die Prozedur unangenehm aufgrund der Lagerung sowie der sterilen Abdeckung, jedoch bei adäquater Lokalanästhesie nicht schmerzhaft.
- Je nach Situation sollte über folgende Risiken aufgeklärt werden:
  - arterielle Fehlpunktion
  - Pneumothorax
  - Perikardtamponade
  - mögliche Sondendislokation mit Stimulationsausfall
  - weitere Komplikationen (S. 861) (siehe unten)

119.10 Präoperative/präinterventionelle Diagnostik

- Durchführung eines 12-Kanal-EKGs zur Sicherung der Diagnose der Herzrhythmusstörung
- Laboranalyse von Blutbild und Gerinnungsparametern
- ggf. Gefäßsonografie im Bereich der gewünschten Punktionsstelle, Darstellung der venösen und arteriellen Gefäße, Ausschluss bestehender Thrombosen

119.11 Material

- Desinfektionsmittel für die Hautdesinfektion; sterile NaCl-Lösung; ausreichend Kugeltupfer und Kompressen, sterile Pflaster
- Lokalanästhetikum sowie 5-ml-Spritze und 21-G-Kanüle für Hautinfiltration
- steriles großes Lochtuch sowie Abdecktuch für Beistelltisch

Einsatz temporärer transvenöser und transkutaner Herzschrittmacher

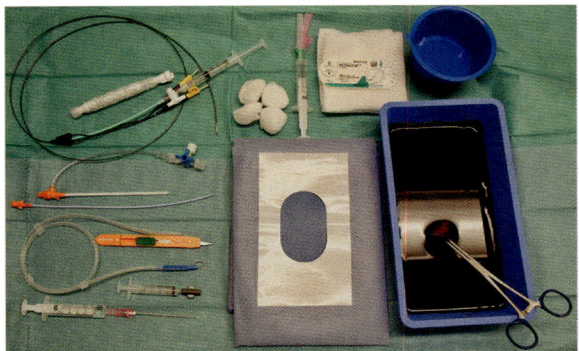

Abb. 119.2 Material für die Anlage eines temporären transvenösen Schrittmachers. Die Anlage der Insertionsschleuse erfolgt in Seldinger-Technik unter sterilen Kautelen.

- steriler Ultraschallkopf-Überzug, Ultraschallgerät mit Gefäßschallkopf
- Schleusenset: Insertionsschleuse, z. B. 7 F inklusive Punktionskanüle, 5-ml-Spritze für Punktion, BGA-Röhrchen (BGA: Blutgasanalyse) für Lagekontrolle, Seldinger-Draht, Dilatator, Stichskalpell, steriler Überzug für Schrittmachersonde, Faden sowie Nadel für die Annaht der Schleuse
- Schrittmacherset: Schrittmachersonde, z. B. 5 F mit Ballonspitze sowie passende Konnektoren
- Schrittmacherstimulator mit ausreichender Batterieladung
- Monitor für EKG sowie SpO_2 und Blutdruck während der Punktion
- für *transkutane Stimulation*: aufklebbare Defibrillator-Pads sowie externer Defibrillator mit Schrittmacherfunktion
- ▶ Abb. 119.2 zeigt das Material für die Anlage eines temporären transvenösen Schrittmachers.

119.12 Durchführung

119.12.1 Vor Beginn des Eingriffs

- Aufklärung des Patienten, Entkleiden des Oberkörpers, Abnahme von Gesichtsschmuck
- ggf. Sedierung nach oben stehendem Schema, Lagerung
- ggf. Volumengabe zur Besserung der Venenfüllung
- Monitoring des Patienten, Aktivierung des Pulstons mit Quelle SpO_2 am Monitor
- chirurgische Händedesinfektion, steriles Einkleiden mit Haube, Mundschutz, Kittel, Handschuhen, ggf. Schutzbrille
- steriles Entpacken der Materialien und Anordnung auf einem steril abgedeckten Beistelltisch
- mehrfache Desinfektion des Punktionsgebiets und Abdecken mit großem Lochtuch
- Anbringen des sterilen Ultraschallüberzugs
- Spülen der Insertionsschleuse mit sterilem NaCl
- Durchführung der lokalen Anästhesie (S. 864) nach oben stehendem Schema durch Infiltration von Punktionsstelle und geplantem Stichkanal

119.12.2 Zugangswege

- Bevorzugte Zugangswege sind aufgrund des vorteilhaften Gefäßverlaufs zum rechten Vorhof die V. jugularis interna rechts sowie die V. subclavia links.
- Mögliche weitere Zugangswege sind die V. jugularis interna links, V. subclavia rechts sowie die Vv. femorales. Letztere machen die Immobilisation des Patienten notwendig und gehen mit einer erhöhten Gefahr von Infektionen sowie tiefen Beinvenenthrombosen einher. Weiterhin ist bei Anlage über die V. femoralis eine Durchleuchtung notwendig.
- Bei transkutaner Stimulation sollten die Defibrillator-Pads nach Maßgabe des Herstellers geklebt werden (z. B. anterior-posterior).

119.12.3 Lagerung

- Rückenlagerung, Arme angelagert, Kopf bei Punktion der V. jugularis interna leicht schräg von der Punktionsstelle weggedreht, kein Kopfkissen
- ggf. Kopftieflagerung bei schlechter Venenfüllung

119.12.4 Operationsschritte

Transvenöse Schrittmacheranlage

- sonografische Darstellung der Punktionsstelle:
  - juguläre Anlage: meist lateral der tastbaren A. carotis auf etwa halber Höhe des M. sternocleidomastoideus
  - femorale Anlage: etwas unterhalb des Leistenbands medial der A. femoralis
  - V. subclavia: in Medioklavikularlinie direkt unterhalb der Klavikula
- Punktion unter Ultraschallkontrolle mit der Punktionskanüle auf einer leicht gefüllten 5-ml-Spritze
- Vorschieben der Spritze unter Sog und Darstellung der Nadelspitze im Ultraschall
- bei Aspiration von Blut vorsichtige Fixierung der Nadel mit einer Hand, Diskonnektion der Spritze und Abnahme einer BGA aus der Nadel, Kontrolle der BGA bezüglich venöser Lage der Nadel
- Vorschieben des Drahtes durch die Nadel. Das Auftreten von Extrasystolen beim Vorschieben des Drahtes deutet auf die gewünschte Lage im rechten Herzen hin.
- kleine Stichinzision im Bereich des Drahtes; Vorschieben des Dilatators über den Draht und Aufweitung der Punktionsstelle; eine Hand hält ständig den Draht fest, um diesen nicht im Gefäß zu verlieren
- Zurückziehen des Dilatators, Belassen des Drahtes, Vorschieben der Schleuse über den Draht
- Entfernen des Drahtes bei einliegender Schleuse

- Kontrolle der Schleuse auf Aspirierbarkeit, ggf. Repositionierung; Annaht
- Einfädeln der Schrittmachersonde in sterile Schutzhülle; Testen des Ballons; Einfädeln der Sondenspitze in die Schleuse, Konnektion der Schutzhülle mit der Schleuse (Bajonettverschluss) und Überziehen über die gesamte Sonde
- Verbinden der Schrittmachersonde mit dem Stimulator; Einstellen des Stimulators auf V00 oder VVI, maximaler Output, geringste Sensitivität, Stimulationsfrequenz 10–20 Schläge oberhalb der Herzfrequenz des Patienten
- Vorschieben der Sonde auf 20 cm; Blocken des Ballons mit der empfohlenen Menge Luft
- Vorschieben der Sonde unter Beobachtung des EKGs, bis breite QRS-Komplexe mit der eingestellten Stimulationsfrequenz erscheinen
- Schmale Komplexe sprechen für eine Lage im rechten Vorhof, ein Zucken des Zwerchfells kann für eine Fehllage in der V. cava sprechen.
- wenn keine breiten Komplexe auftreten, Entblocken des Ballons und Zurückziehen bis auf 20 cm; erneutes Einschwemmen mit geblocktem Ballon; KEIN Zurückziehen des geblockten Ballons; ggf. Vorschieben unter Ultraschallkontrolle
- Bei Lage im rechten Ventrikel zunächst Reduktion des Outputs bis keine schrittmacherstimulierten QRS-Komplexe mehr auftreten (Reizschwelle). Eine Reizschwelle < 2 V ist gut, bei mehr als 4 V sollte repositioniert werden.
- Entblocken des Ballons
- nach erfolgreicher Positionierung Einstellen eines Outputs vom 2- bis 3fachen der Reizschwelle
- Testung der Wahrnehmung (bei erhaltenem Eigenrhythmus des Patienten): Einstellen einer Frequenz niedriger als die Eigenfrequenz; Einstellung der Sensitivität auf den kleinsten Wert (höchste Sensitivität); langsames Verringern der Sensitivität, bis der Schrittmacher den Eigenrhythmus des Patientin nicht mehr wahrnimmt und zu stimulieren beginnt (Wahrnehmungsschwelle); Einstellen auf etwa 1 Drittel der Wahrnehmungsschwelle
- Fixierung der Schrittmachersonde in der sterilen Schutzhülle
- Abdecken der Schleuse mit einem sterilen Pflaster; Fixierung der Schrittmachersonde mit Clip am Oberkörper des Patienten

Transkutane Stimulation

- Die Handelsanweisung unterscheidet sich teils deutlich je nach Hersteller der Defibrillatorgeräts.
- Anbringen der aufklebbaren Defibrillator-Pads nach Maßgabe des Herstellers (meist anterior-posterior)
- Anbringen der zusätzlichen EKG-Ableitungen des Defibrillators, falls eine synchronisierte Stimulation gewünscht wird
- Anschalten des Defibrillatorgeräts mit Wahl der Schrittmacherfunktion, Auswahl synchrone oder asynchrone Stimulation
- Auswahl einer Stimulationsfrequenz von 70–100 bpm
- Steigerung der Stromstärke, bis QRS-Komplexe sichtbar sind; sofortige Kontrolle, ob der Karotispuls tastbar ist; häufig sind 40–80 mA Stromstärke notwendig.

119.13 Mögliche Komplikationen

119.13.1 Intraoperative Komplikationen

- *allergische Reaktionen* auf Lokalanästhetikum, Hautdesinfektionsmittel und Materialien
- *arterielle Fehlpunktion* bei Anlage der Schleuse mit ggf. folgendem zerebralem Insult (Mobilisation von Plaques oder Entstehung von Thromben): Verringerung des Risikos durch strikte Ultraschallkontrolle, BGA-Kontrolle; *KEIN* Dilatieren vor zweifelsfreiem Nachweis der venösen Drahtlage
- *Hämatombildung* im Bereich der Punktionsstelle: Verringerung des Risikos durch Abbruch der Punktion nach Fehlpunktion und Komprimieren der Punktionsstelle für einige Minuten; ggf. Optimierung der Gerinnung vor Punktion
- *Pneumothorax*, insbesondere bei Anlage an der V. subclavia: Verringerung des Risikos durch strikte Ultraschallkontrolle sowie juguläre Anlage
- *Myokardperforation/Perikardtamponade*: Verringerung des Risikos durch vorsichtiges Vorschieben, nur bei geblocktem Ballon sowie ggf. sonografisch kontrolliertes Einschwemmen
- Auftreten von *ventrikulären Extrasystolen* (VES), *ventrikulären Tachykardien* oder *Kammerflimmern* bei Irritation durch Draht oder Sonde: Verringerung des Risikos durch geringes Zurückziehen bei Auftreten von VES
- *Luftembolie* bei offener Schleuse und niedrigem zentralem Venendruck (insbesondere beim sitzenden Patienten): Verringerung des Risikos durch Anlage in Kopftieflage und Verschluss der Schleuse

119.13.2 Postoperative Komplikationen

- *Dislokation der Sonde* und erneutes Auftreten bradykarder Herzrhythmusstörungen: Verringerung des Risikos durch Aufklärung des Patienten und Fixierung der Sonde, zügige Implantation eines permanenten Schrittmachers, Kontrolle der Reizschwellen einmal pro Schicht

- *Aggravierung der Bradykardie* durch Schrittmacherstimulation: Die Überstimulation durch den Schrittmacher kann bewirken, dass der Ersatzrhythmus des Patienten ausfällt. Dies wird insbesondere im Fall einer Dislokation des Schrittmachers relevant. Verringerung des Risikos durch Vermeidung hoher Stimulationsfrequenzen (Einstellen einer Schutzfrequenz von 30 Schlägen pro Minute) bei suffizientem Ersatzrhythmus.
- *Katheterinfektion und ggf. Kathetersepsis*: Verringerung des Risikos durch sterile Anlage, tägliche Kontrollen der Punktionsstellen auf Rötung oder Sekretion, ggf. Neuanlage; Vermeidung eines femoralen Zugangswegs, Vermeidung von Blutentnahmen oder Medikamentengabe über die Schleuse
- *Thrombose* im Bereich des Zugangsgefäßes: Verringerung des Risikos durch Kontrolle auf vorbestehende Thrombosen vor Anlage
- *ventrikuläre Tachykardien* oder *Kammerflimmern* durch das R-auf-T-Phänomen: Bei schlechter Wahrnehmungsschwelle kann es sein, dass der Schrittmacher die Eigenschläge des Patienten nicht erkennt und seinen Impuls in der vulnerablen Phase des Eigenrhythmus abgibt. Dies kann prinzipiell zu Kammerflimmern führen. Das Risiko wird allgemein als gering angesehen und kann durch Lagekontrollen der Sonde sowie adäquate Einstellungen der Wahrnehmungsschwelle reduziert werden.
- *Beschädigung des Herzklappenapparats* durch die Sonde beim Rückzug: Verringerung des Risikos durch Entblocken des Ballons beim Rückzug sowie Vermeiden von Schlaufenbildung
- *Lungenembolie* bei Belassen des geblockten Ballons in einer Lungenarterie: Verringerung des Risikos durch Entblocken des Ballons nach finaler Positionierung

119.14 OP-Bericht

- Muster-OP-Bericht:
  - Es erfolgte die unkomplizierte Anlage eines passageren Schrittmachers bei AV-Block Grad III mit bradykardem Ersatzrhythmus und hämodynamischer Relevanz. Die Anlage erfolgte mittels einer venösen Schleuse in der V. jugularis interna rechts.
  - Vorgehen unter sterilen Kautelen. Anlage unter Ultraschallkontrolle in Seldinger-Technik.
  - Sicherung der venösen Punktion mittels BGA. Draht in toto ex. Annaht der Schleuse.
  - Einbringen der Schrittmachersonde unter EKG-Kontrolle, sichere rechtsventrikuläre Lage mit Reizschwelle 2V und Wahrnehmungsschwelle 10 mV. Eingestellte Schrittmacherfrequenz 60 Schläge pro Minute.
  - Nach Anlage kein Hinweis auf Perikarderguss oder Pneumothorax.

119.15 Postoperatives Management

- unmittelbar nach Anlage *Auskultation des Herzens sowie der Lunge* zum Ausschluss eines Pneumothorax oder einer Perikardtamponade
- Durchführung eines *12-Kanal-EKGs*: Bei rechtsventrikulärer Lage zeigen sich unter Schrittmacherstimulation breite QRS-Komplexe mit linksschenkelblockartiger Morphologie.
- Nach der Anlage sollte ein *Röntgen-Thorax* zur Lagekontrolle von Schleuse und Schrittmacher erfolgen.
- *Kontrollen der Reizschwellen* sollten mindestens einmal pro Schicht zum Ausschluss einer Dislokation erfolgen.
- Bei Patienten mit temporären Schrittmachern ist eine *durchgehende Monitorüberwachung* notwendig.
- bei nicht schrittmacherabhängigen Patienten *Einstellen einer Schutzfrequenz* von 30 Schlägen pro Minute; bei schrittmacherabhängigen Patienten Einstellung je nach Hämodynamik (z. B. 60–70 Schläge pro Minute)

119.16 Zusatzkapitel: temporäre epikardiale Schrittmachersonden

- Im Rahmen herzchirurgischer Eingriffe werden häufig epikardiale Schrittmachersonden angelegt.
- Die Anlage erfolgt am rechten Atrium, rechten Ventrikel oder an beiden Kammern; dementsprechend sind verschiedene Schrittmachermodi möglich (z. B. VVI, DDD).
- Anwendungsarten: Stimulation bei bradykarden Herzrhythmusstörungen, Überstimulation bei tachykarden Herzrhythmusstörungen, atriale Stimulation zur Verringerung des Risikos von postoperativem Vorhofflimmern
- Häufig kommt es nach einigen Tagen zur Erhöhung der Reizschwelle aufgrund von Fibrosierungen an den Schrittmachersonden.
- spezielle Risiken: Infektionen der Schrittmachersonden, Perikardtamponade nach Myokardverletzungen und Beschädigung von Koronaranastomosen beim Zug der Sonden
- Entfernung der Sonden so früh wie vertretbar, insbesondere bei bereits unzuverlässigen Stimulationswerten; ggf. Anlage eines transvenösen oder permanenten Schrittmachers
- Entfernung der Sonden durch gleichmäßiges Ziehen unter möglichst optimaler Gerinnungssituation, im Anschluss daran echokardiografischer Ausschluss eines Perikardergusses

119.17 Quellenangaben

[1] Brignole M, Auricchio A, Baron-Esquivias G et al. 2013 ESCGuidelines on cardiac pacing and cardiac resynchronization therapy. Europace 2013; 8: 1070–1118

120 Perkutan implantierbare Herzunterstützungssysteme

Ajay Kumar Moza, Andreas Goetzenich

120.1 Steckbrief

Die Verfügbarkeit minimalinvasiv und kathetergestützt platzierbarer temporärer Herzunterstützungssysteme hat die Therapie des akuten kardialen Schocks maßgeblich beeinflusst. Die Therapie des kardiogenen Schocks umfasst, wenn indiziert, eine zügige Revaskularisierung, eine polyinotrope Therapie und den Einsatz mechanischer Herzunterstützungssysteme. Während initial nur die extrakorporale Membranoxygenierung (ECMO) zur Verfügung stand, gibt es heute mit der Abiomed Impella oder dem Cardiac Assist Tandem Heart verschiedene Therapiealternativen. Im weiteren Sinne zählt auch die intraaortale Ballonpumpe (IABP) zu den kathetergestützten Unterstützungsverfahren und wird deshalb auch hier besprochen.

120.2 Aktuelles

- Die Mortalität von Patienten, die im akuten Schockgeschehen mit einem permanenten Herzunterstützungssystem (LVAD, left ventricular assist device) versorgt werden, ist um ein Vielfaches höher im Vergleich zu Patienten, die elektiv ein LVAD erhalten. Aus diesem Grund kommen perkutan implantierbaren LVADs entweder als Überbrückung bis zur Wiederherstellung der Ventrikelfunktion oder bis zur Implantation eines permanenten Systems eine zunehmend wichtigere Rolle in der Primärversorgung zu.
- Die *Abiomed Impella* erfährt derzeit im kardiologischen Bereich eine Indikationserweiterung vom Rescue Device zur Unterstützung bei der protected PCI (percutaneous coronary intervention).

120.3 Synonyme

- temporäres Assist Device
- kathetergestützte Herzunterstützungstherapie
- temporäre mechanische Kreislaufunterstützung
- myokardiale Entlastung

120.4 Keywords

- intraaortale Ballonpumpe (IABP)
- extrakorporale Membranoxygenierung (ECMO)

120.5 Definition

- Die temporäre katheterbasierte Herzunterstützung umfasst alle transkutan (offen oder geschlossen) platzierbaren Systeme, die mechanisch einen Teil der Herzarbeit übernehmen und/oder das Herz entlasten.

120.6 Indikationen

- Temporäre katheterbasierte Herzunterstützungsverfahren dienen der Überbrückung eines passageren kardialen Funktionsverlusts sowie der Entlastung des Herzens mit dem Ziel der Erholung oder Überbrückung bis zur definitiven Versorgung.
- Zu unterscheiden sind die Indikationen für die einzelnen unterschiedlichen Unterstützungsverfahren:
  - *IABP*:
    - akuter kardiogener Schock z. B. nach Myokardinfarkt oder Low-cardiac-Output-Syndrom (LCOS) nach herzchirurgischem Eingriff, kann jedoch das Herzzeitvolumen (HZV) nur geringfügig (ca. 0,5 l/min) verbessern
  - *ECMO*:
    - kardiogener Schock und/oder Lungenversagen, kann Herzkreislauf komplett übernehmen, Herzzeitvolumen 5,0–6,0 l/min möglich, Implantation offen chirurgisch als auch perkutan interventionell, Einsatz z. B. Post-Kardiotomie-LCOS, acute respiratory distress syndrome (ARDS)
  - *Impella-Pumpe*:
    - Impella 2.5 und Impella CP: Indikationen wie IABP können das Herzzeitvolumen deutlich steigern um 2,5 l/min, die CP um 3,0–4,0 l/min, Einsatz im Herzkatheterlabor/Hybrid-OP auch präventiv vor Hochrisiko-PCI
  - *Impella 5.0*:
    - Implantation nur chirurgisch möglich, vollständige linksventrikuläre Entlastung möglich, z. B. Post-Kardiotomie-LCOS, Kardiomyopathien mit erhaltener Rechtsherzfunktion. Impella RP zur Entlastung des rechten Ventrikels, vor allem in Kombination mit einer linksventrikulären Entlastung
  - *Tandem Heart*:
    - Indikationen wie Impella, komplette linksventrikuläre Entlastung möglich auch bei Patienten, bei denen eine Impella-Pumpe kontraindiziert wäre: linksventrikulärer Thrombus, Aortenklappenstenose oder Vorhandensein einer mechanischen Aortenklappenprothese

120.7 Kontraindikationen

- *IABP:*
  - Aortenklappeninsuffizienz
  - Arrhythmia absoluta
  - Aortenaneurysma
  - arterielle Verschlusskrankheit (pAVK) der Beckenarterien
- *Impella:*
  - Vorhandensein einer mechanischen Aortenklappenprothese
  - linksventrikulärer Thrombus
  - Ventrikelseptumdefekt (VSD)
  - schwere pAVK vom Beckentyp
- *Tandem Heart:*
  - Vorhandensein eines VSD mit dem Risiko eines Rechts-links-Shunts
  - rechtsventrikuläres Pumpversagen
  - Aortenklappeninsuffizienz
  - Aortendissektion
  - ausgedehnte pAVK
- *ECMO:*
  - Relative Kontraindikation ist die Aortenklappeninsuffizienz.
  - Bei schwerer pAVK vom Becken-Bein-Typ ist eine Sternotomie mit zentraler Kanülierung zu erwägen.

120.8 Anästhesie

- Die perkutan implantierbaren Systeme erfordern keine systemische Anästhesie. In der Regel ist der Patient jedoch aufgrund seiner Vorgeschichte bereits sediert, intubiert und beatmet.
- Beim wachen Patienten ist ein Vorgehen in Lokalanästhesie möglich.

120.9 Aufklärung und spezielle Risiken

- In den meisten Fällen erfolgt die Implantation notfallmäßig ohne vorhergehende Aufklärung.
- Risikobehaftete Herzkatheteruntersuchungen, Ballondilatationen und Stentimplantationen werden heute teils prophylaktisch unter mechanischer Kreislaufunterstützung, z. B. mit Abiomed Impella, durchgeführt. Hier ist eine präinterventionelle Aufklärung obligat.
- Im Rahmen der Aufklärung zu erwähnende Risiken sind im Kapitel „Mögliche Komplikationen (S. 866)" erfasst.

120.10 Material

- Neben der einzusetzenden Pumpe und den dazugehörigen Schlauchsets werden – je nach Art der Anlage – transkutane Punktionssets oder kleine (gefäß-)chirurgische Sets benötigt.

120.11 Durchführung

- *IABP:*
  - Ein in die Aorta descendens eingeschwemmter Ballonkatheter wird intermittierend mit Helium aufgeblasen und maschinell abgelassen. Die Inflation geschieht dabei in der Diastole und führt durch den retrograden Blutstrom zu einer verbesserten Koronarperfusion. Die Deflation in der Systole des Herzzyklus reduziert durch den Einstrom des Blutes in den freiwerdenden aortalen Raum die Nachlast und steigert so das Herzminutenvolumen – wenn auch nur geringfügig um ca. 0,5 l/min.
  - Die Steuerung des Vorgangs kann entweder EKG- oder blutdruckgetriggert vorgenommen werden und in einem Verhältnis von 1:1 bis 1:3 zum Eigenrhythmus geschehen.
  - Einsatz und Nutzen einer IABP werden kontrovers diskutiert. Während die „Schock"-Studie eine verbesserte Krankenhaus- und 1-Jahres-Mortalität bei Patienten mit ST-Strecken-Elevations-Myokardinfarkt (STEMI) zeigte, die eine IABP und Fibrinolyse erhielten, verglichen mit Patienten, die nur eine Fibrinolyse erhielten, zeigte die „IABP-Schock-II"-Studie keinen Überlebensvorteil für Herzinfarktpatienten im kardiogenen Schock, bei denen eine perkutane koronare Intervention (PCI)/Stentimplantation durchgeführt wurde.
  - Auch die „CRISP-AMI"-Studie zeigte bei Patienten mit Vorderwandinfarkt, bei denen eine PCI/Stentimplantation sowie eine IABP-Implantation durchgeführt wurden, keine Reduktion des Infarktareals verglichen mit einer alleinigen Revaskularisation.
  - Da der Nutzen einer IABP in klinischen Studien nicht validiert werden konnte, wird in den entsprechenden europäischen Leitlinien (ESC/EACTs Guidelines 2014) für die Behandlung von Patienten im kardiogenen Schock infolge eines STEMI nur noch eine *Klasse-IIIa-Empfehlung* für den Einsatz einer IABP ausgesprochen, sofern eine alleinige pharmakologische Stabilisierung nicht ausreicht.
- *Impella-Pumpe:*
  - Die Impella ist eine axiale Blutpumpe, die über die Aorta in den linken Ventrikel eingeführt wird. Je nach Pumpengröße können bis zu 2,5 l/min (Impella 2.5), 3,0–4,0 l/min (Impella CP) oder 5,0 l/min (Impella 5.0) Herzminutenvolumen generiert werden. Der miniaturisierte Antrieb ist in der distalen Katheterspitze integriert. Die Antriebseinheit mit Monitor und Druckabnehmer befinden sich extern.
  - Bei korrekter Lage der linksventrikulär implantierbaren Impella-Typen befindet sich der Einlass im linken Ventrikel und der Auslass oberhalb der Aortenklappe in der Aortenwurzel.
  - Die Pumpe generiert einen kontinuierlichen Fluss, der vom zugrunde liegenden Herzrhythmus unabhängig ist. Eine Druck- oder EKG-Steuerung wie bei einer IABP ist nicht notwendig.

- Die Impella-Pumpe fördert das Blut direkt aus dem linken Ventrikel in die Aorta ascendens und entlastet so den linken Ventrikel, erhöht das Herzzeitvolumen, verbessert den systemischen Druck und verringert den myokardialen Sauerstoffbedarf. Sie ist jedoch vorlastabhängig und damit abhängig von einer ausreichenden Rechtsherzfunktion. Mittlerweile wird mit der Impella RP eine zusätzliche Rechtsherzentlastung angeboten.
- Eine abschließende klinische Bewertung bezüglich der klinischen Relevanz steht derzeit noch aus. Insbesondere im Bereich von Hochrisikointerventionen im Herzkatheterlabor erfreuen sich die minimalinvasiven Katheterpumpen aufgrund ihrer relativ geringen Invasivität und hohen Effizienz zunehmender Beliebtheit.
- Erste klinische Daten suggerieren, dass sich die Krankenhaus- und 30-Tage-Mortalität bei der Routineanwendung von Impella oder IABP im kardiogenen Schock nach Myokardinfarkt zwischen beiden Verfahren nicht unterscheidet. Der Einsatz der Impella bei Patienten mit periprozedualem Myokardinfarkt bei Hochrisiko-Herzkathetereingriffen scheint die Mortalität gegenüber dem Einsatz einer IABP zu senken.
- Gleichzeitig ergab sich ein ähnliches Sicherheitsprofil beim Einsatz der Impella im Vergleich zur IABP. Weitere Studien zum Thema rekrutieren derzeit.

- *Tandem Heart:*
  - Das Tandem Heart ist eine extrakorporale Zentrifugalpumpe, die bis zu 5,0 l/min fördern kann.
  - Die über die V. femoralis eingebrachte Kanüle wird transseptal im linken Vorhof positioniert. Das oxygenierte Blut wird hier aspiriert und über eine arterielle Kanüle in die Femoralarterie zurückgepumpt. Der linke Ventrikel wird so entlastet und dadurch sinkt der linksventrikuläre enddiastolische Druck, jedoch kann die Nachlast für das Herz steigen, da das oxygenierte Blut in den arteriellen Kreislauf zurückgepumpt wird.
  - Wie die Impella kann auch das Tandem Heart zur Rechtsherzunterstützung verwendet werden. Im Gegensatz zur Impella-Pumpe kann es auch bei Patienten eingesetzt werden, die einen Thrombus im linken Ventrikel besitzen. Auch eine Aortenklappenstenose oder ein mechanischer Aortenklappenersatz stellt keine Kontraindikation dar.
  - Außerdem ist prinzipiell die Aufrüstung des Systems mit einem zwischengeschalteten Oxygenator möglich. Nachteil ist die technisch anspruchsvollere Platzierung des Katheters durch transseptale Punktion, die nur einem erfahren Interventionalisten vorbehalten ist. Hierbei kann es zu Verletzungen von umgebenden Strukturen (Perforation des Koronarsinus, rechter Vorhof, Aortenwurzel) kommen. Da eine Dislokation des Katheters unbedingt vermieden werden muss, muss der Patient für die Dauer der Therapie immobilisiert werden.

- *ECMO:*
  - Die extrakorporale Membranoxygenierung bietet ein breites Spektrum an Interventionsmöglichkeiten bei der kurz- bis mittelfristigen Versorgung eines links- oder biventrikulären Pumpversagens.
  - Für eine Notfallkanülierung wird in der Regel ein Zugang über die großen Venen am Hals oder an den unteren Extremitäten und die A. femoralis gewählt. Dabei werden lange Kanülen ultraschall- oder röntgengesteuert bis in den rechten Vorhof vorgeschoben. Die arteriellen Kanülen reichen meist nur bis in die Beckenetage.
  - *Vorteile* gegenüber einer zentralen Kanülierung in rechtem Vorhof und Aorta sind die geringere Invasivität und der geringere manuelle Anspruch durch den Wegfall einer Thorakotomie.
  - *Nachteile* sind mögliche Extremitätenischämien durch die arterielle Kanüle und die Gefahr der Ausbildung einer zerebralen Unterversorgung im Fall einer unbemerkten Erholung der linksventrikulären Funktion bzw. der persistierenden linksventrikulären Residualfunktion bei gleichzeitig persistierend eingeschränkter Lungenfunktion. In diesem Fall wirft der linke Ventrikel unter Umständen hypoxisches Blut gegen den retrograd gerichteten ECMO-Fluss aus. Daher ist bei einer femoralen Kanülierung ein arterieller Zugang an der rechten oberen Extremität für die *Überwachung des Sauerstoffgehalts* des zum Gehirn fließenden Blutes unverzichtbar.
  - Ebenso sollte ein *Pulsoxymeter* entweder an der rechten Hand oder aber an Ohr oder Nase des Patienten angebracht werden. Neuere nicht invasive Geräte zur zerebralen Überwachung mittels *Nahinfrarotspektroskopie* durch die Schädeldecke bieten auch eine regionale Sauerstoffmessung, die zusätzlich zur Überwachung genutzt werden kann.
  - Der Betrieb einer ECMO erfordert die engmaschige Kontrolle und Steuerung einer therapeutischen Antikoagulation. Bewährt hat sich dazu die bettseitige Messung der aktivierten Gerinnungszeit (ACT).
  - Da durch die Invasivität des Verfahrens bei gleichzeitiger Antikoagulation häufig Blutungskomplikationen auftreten, empfiehlt sich für den Hämoglobingehalt des Blutes ein Zielwert im niedrigen zweistelligen Bereich, um bei Komplikationen eine entsprechende Sicherheitsmarge zu haben. Ein sinnvoller *Zielwert für die ACT* liegt im Bereich von 160–180 Sekunden.
  - Alleinstellungsmerkmal der ECMO gegenüber allen anderen vorgestellten Verfahren der mechanischen Kreislaufunterstützung ist die Fähigkeit zur *Modifikation des Perfusats*. So ermöglicht die Kombination aus Membran, Pumpe und Wasserbad die Oxygenierung/Dekarboxylierung sowie Temperierung des zurückgegebenen Blutes.
  - *Nachteil* der ECMO ist das Fehlen eines linksventrikulären Unloadings bei gleichzeitiger Erhöhung der linksventrikulären Nachlast. Diese Nachteile erfor-

dern systematische wissenschaftliche Analysen, um eine langfristige klinische Relevanz für die Patienten abschätzen zu können.

> **Cave**
>
> Wenn im laufenden Betrieb ein Ansaugalarm (steigende negative Drücke auf der venösen Seite) ausgelöst wird, ist meist ein (relativer) intravasaler Volumenmangel die Ursache. Meist genügt es, die Drehzahl der ECMO passager zu reduzieren, um dem Patienten Volumen anzubieten. Dennoch sollte jeder Alarm Anlass geben, die korrekte Lage der Kanülen radiografisch zu verifizieren und sonografisch eine Tamponade auszuschließen.

120.11.1 Vor Beginn des Eingriffs

- Alle Systeme können bettseitig auf der Intensivstation eingebracht werden.
- Die Anlage im Operationssaal ermöglicht eine verbesserte Wahrung der Sterilität sowie die verbesserte Handhabung von Komplikationen.

120.11.2 Zugangswege

- Alle vorgestellten Systeme werden über die Leistengefäße eingebracht.
- Für die ECMO ist auch ein venovenöser Anschluss möglich. Dieser dient jedoch ausschließlich der Lungenunterstützung und wird daher hier nicht behandelt.
- Ein offen chirurgisches Vorgehen ist insbesondere bei der ECMO und der Impella 5.0 (kann auch über die A. axillaris eingeführt werden) aufgrund des hohen Kanülendurchmessers notwendig.

120.11.3 Operationsschritte

- *IABP:*
  - Die Implantation erfolgt über eine Leistenarterie, entweder über eine direkte transkutane Punktion in Seldinger-Technik oder über eine arterielle Schleuse (7,5–8 French).
  - Die Lagekontrolle erfolgt fluoroskopisch oder durch eine transösophageale Echokardiografie (TEE) gesteuert, wobei die röntgendichte Katheterspitze distal des Abgangs der linken A. subclavia liegen muss. Die Steuerung des Ballons erfolgt entweder EKG- oder druckgesteuert.
  - Postinterventionell ist zwingend eine radiologische Kontrolle notwendig.
- *Impella:*
  - Impella 2.5 und Impella CP: Die Implantation im Herzkatheterlabor oder Hybrid-OP erfolgt über eine arterielle Schleuse (12 respektive 14 French) in die A. femoralis. Fluoroskopisch und/oder TEE-gesteuert wird in Seldinger-Technik die Impella-Pumpe transaortal in der linken Herzkammer positioniert.
  - Für die Implantation der Impella 5.0 wird chirurgisch die A. subclavia freigelegt, eine Gefäßprothese (10 mm Durchmesser, 15 cm lang) im 60-Grad-Winkel End-zu-Seit-anastomosiert und eine 21 French Schleuse eingebracht. Das weitere Vorgehen erfolgt wie bei der Impella 2.5 und Impella CP.
- *Tandem Heart:*
  - Während die Impella-Pumpe auch nur TEE-gesteuert implantiert werden kann, muss das Tandem-Heart im Herzkatheterlabor oder Hybrid-OP fluoroskopisch und TEE-gesteuert implantiert werden. Hierzu wird eine venöse Kanüle in Seldinger-Technik über die V. femoralis transseptal im linken Vorhof positioniert.
  - Das Blut wird über eine arterielle Kanüle, die ebenso in Seldinger-Technik in eine der Leistenarterien eingebracht wird, zurückgepumpt.
- *ECMO:*
  - Die Anlage kann im OP oder im Herzkatheterlabor/Hybrid-OP durchgeführt werden. Zunächst erfolgt die operative Freilegung der Leistengefäße, Vorlegen von Tabakbeutelnähten, in Seldinger-Technik unter Fluoroskopie/TEE-Kontrolle werden die arterielle Kanüle und die venöse Kanüle (Positionierung der Spitze im rechten Vorhof) eingeschwemmt.
  - Die Kanülen können auch minimalinvasiv durch direkte transkutane Punktion in die Leistengefäße implantiert werden.
  - Bei schwerer pAVK vom Becken-Bein-Typ kann die arterielle Kanüle durch eine Gefäßprothese (Schornstein-Technik), die an die A. subclavia anastomosiert wurde, implantiert werden.
  - Die Anlage einer zentralen ECMO ist ebenso möglich. Hierzu muss das Sternum eröffnet werden. Die Kanülierung erfolgt analog dem Anschluss einer Herz-Lungen-Maschine über die Aorta ascendens und den rechten Vorhof.

120.12 Mögliche Komplikationen

- Blutung
- Beinischämie
- typische Komplikationen aller Katheterpumpen:
  - Punktionskomplikationen bis hin zur Dissektion und Perforation
  - Blutungen durch die erforderliche Antikoagulation
  - thrombembolische Ereignisse bei unzureichender Antikoagulation
- Ferner besteht die Möglichkeit von Verletzungen intrakardialer Strukturen bis hin zur Ventrikelperforation, beim Tandem Heart zusätzlich das Persistieren eines Vorhofseptumdefekts in Folge der transseptalen Lage.

120.13 Literatur zur weiteren Vertiefung

[1] Dangas GD, Kini AS, Sharma SK et al. Impact of hemodynamic support with Impella 2.5 versus intra-aortic balloon pump on prognostically important clinical outcomes in patients undergoing high-risk percutaneous coronary intervention (from the PROTECT II randomized trial). Am J Cardiol 2014; 113: 222–228

[2] O'Neill WW, Kleiman NS, Moses J et al. A prospective, randomized clinical trial of hemodynamic support with Impella 2.5 versus intra-aortic balloon pump in patients undergoing high-risk percutaneous coronary intervention: the PROTECT II study. Circulation 2012; 126: 1717–1727

[3] Ouweneel DM, Eriksen E, Sjauw KD et al. Percutaneous mechanical circulatory support versus intra-aortic balloon pump in cardiogenic shock after acute myocardial infarction. J Am Coll Cardiol 2017; 69: 278–287

120.14 Wichtige Internetadressen

- S3-Leitlinie zum Einsatz der IABP in der Kardiochirurgie: http://www.dgthg.de/upload/011-020l_S 3_IABP_Kardiochirurgie_Ballongegenpulsation_2015-04_verlaengert.pdf
- 2014 ESC/EACTS Guidelines on myocardial revascularization: The Task Force on Myocardial Revascularization of the European Society of Cardiology (ESC) and the European Association for Cardio-Thoracic Surgery (EACTS) Developed with the special contribution of the European Association of Percutaneous Cardiovascular Interventions (EAPCI): https://doi.org/10.1093/eurheartj/ehu278
- 2015 SCAI/ACC/HFSA/STS Clinical Expert Consensus Statement on the Use of Percutaneous Mechanical Circulatory Support Devices in Cardiovascular Care: http://www.onlinejacc.org/content/65/19/e7

121 Transurethrale Verweilkatheter

Nadine Wunder, Andreas Neisius

121.1 Steckbrief

Transurethrale Verweilkatheter ermöglichen die einfache Entleerung der Harnblase im Rahmen von Infektgeschehen, bei Blasenentleerungsstörungen, zur Volumenbilanzierung und im perioperativen Setting. Nach Auswahl des geeigneten Katheters sind die korrekte sterile Einlage und anschließend die gründliche Versorgung zur Vermeidung von katheterassoziierten Beschwerden ausschlaggebend.

121.2 Synonyme

- transurethraler Blasenkatheter
- transurethraler Dauerkatheter
- Urinkatheter

121.3 Keywords

- Katheterisierung
- Harnableitung
- transurethral
- Blasenkatheter

121.4 Definition

- Ein transurethraler Verweilkatheter ist ein dünner Schlauch, der in die Harnblase über die Harnröhre eingelegt und mit einem Ballon geblockt wird, um über einen gewissen Zeitraum den Urin nach außen abzuleiten.

121.5 Indikationen

- Primär dient ein transurethraler Blasenkatheter der Entleerung der Harnblase.
- Bei Urosepsis oder akuten Infektionen des oberen und unteren Harntrakts bewirkt ein Ableiten des Urins den Abtransport von Keimen und fördert das Abklingen der Entzündung.
- Im Fall einer pathologischen Harnretention ist eine längerfristige Katheterisierung notwendig, wenn eine Operation aufgrund des Patientenalters nicht vertretbar ist.
- Die Indikationen zur Kathetereinlage sind nach anatomischer und funktioneller Ursache der Blasenentleerungsstörung zu unterscheiden (▶ Tab. 121.1).
  - Während *anatomisch* meist eine Obstruktion die Grundlage der pathologischen Restharnbildung bildet,
  - liegt einer *funktionellen* Blasenentleerungsstörung die Detrusorhypokontraktilität bzw. -akontraktilität zugrunde.
- Perioperativ ist eine Katheterableitung sinnvoll, wenn ein chirurgischer Eingriff von über 6 Stunden Dauer oder postoperativ eine lange Immobilisation bevorsteht.
- Ein transurethraler Blasenkatheter als Niederdruckableitung ist nach urologischen Operationen mit Eröffnung der Harnblase oder des Nierenbeckens obligat. Gleichermaßen fungiert der Blasenkatheter nach operativer Rekonstruktion der Harnröhre als Schiene und reduziert auch nach Beckentrauma mit Harnröhrenbeteiligung das Risiko der Entstehung einer narbigen Harnröhrenstriktur.
- Bei einer bestehenden Belastungsharninkontinenz steht als Ultima Ratio die Dauerversorgung mit einem Bla-

Tab. 121.1 Anatomische und funktionelle Ursache der Blasenentleerungsstörung.

anatomische Blasenentleerungsstörung		funktionelle Blasenentleerungsstörung		
vesikal	subvesikal	neurogen	medikamentös	psychogen
• Blasentamponade • Blasentumor • Blasensteine • großkapazitäre Blasendivertikel • Zystozele mit Quetschhahnphänomen	• benigne Prostatahyperplasie • Prostatakarzinom • akute Prostatitis • Blasenhalssklerose • Harnröhrenstriktur • Anastomosenstriktur nach Prostatektomie • Harnröhrenklappen • Meatusstenose • Phimose • Peniskarzinom	• degenerative Erkrankungen des ZNS (z. B. Morbus Parkinson, multiple Sklerose) • Spina bifida • Rückenmarkschädigung (Prolaps, Trauma, Tumor)	• Anticholinergika • Antiepileptika (z. B. Benzodiazepine) • Sympathomimetika (z. B. Amphetamine) • Antidepressiva (z. B. Serotonin-Wiederaufnahmehemmer)	• somatoforme Störungen (Angst-, Zwangsstörung) • Stress • Lazy-Voider-Syndrom

senkatheter zur Symptomminderung und Verbesserung der Hygiene zur Verfügung. Vor allem bei gleichzeitig bestehenden Wunden im perineoskrotalen Bereich oder dem Vorliegen eines Sakraldekubitus sollte die Indikation zur Katheterableitung großzügiger gestellt werden.
- Sekundär dient ein transurethraler Verweilkatheter der Gewinnung von Urin zur Bilanzierung oder sterilen Gewinnung, um eine Urinkultur anlegen zu können.
- Über dreilumige Verweilkatheter gelingt die intravesikale Instillation von *Flüssigkeiten* bei gleichzeitigem Abfluss. Dies ist im Rahmen der Blasendauerirrigation bei Makrohämaturie notwendig, um die Entstehung von okkludierenden Blutkoageln zu vermeiden.
  ○ Gleichermaßen eignen sich die dreilumigen Katheter zur Instillation von *Medikamenten*, die z. B. einer lokalen Immunisierung zur Vermeidung von rezidivierenden Blasentumoren (BCG) dienen. Die intravesikale Instillation von Mitomycin C, einem Chemotherapeutikum, senkt die Rezidiv- und Progressionsrate von oberflächlichen Blasentumoren nach transurethraler Resektion.

121.6 Kontraindikationen

- Dient die Dauerversorgung mit einem transurethralen Blasenkatheter ausschließlich der Entlastung der pflegerischen Tätigkeit am Patienten, um beispielsweise seltener die Urinflasche anreichen zu müssen, ist diese kontraindiziert.

121.7 Anästhesie

- Zur Lokalanästhesie ist der Einsatz von Gleitgelen, die mit 2 % Lidocain versetzt sind, weit verbreitet.

121.8 Aufklärung und spezielle Risiken

- Vor Kathetereinlage sollte der Patient über die bevorstehenden Abläufe und die Gründe der notwendigen Harnableitung informiert werden.
- Es ist hilfreich, den Patienten zu beruhigen, da die Prozedur wegen des Einsatzes eines Lokalanästhetikums nicht schmerzhaft, jedoch kurzfristig unangenehm ist.

121.9 Material

- saugfähige oder wasserdichte Unterlage
- 2 sterile Abdecktücher
- sterile Handschuhe
- Schleimhautdesinfektionsmittel (z. B. Octenisept, Braunol)
- 3–4 sterile Tupfer/Kompressen
- sterile Fasszange
- Gleitgel mit 2 % Lidocain
- Blockungsspritze gefüllt mit 10 ml 10 % Glyzerinlösung, alternativ 10 ml destilliertes Aqua
- Katheterventil oder Urinbeutel als Bett- oder Beinbeutel
- transurethraler Blasenkatheter

121.10 Durchführung

121.10.1 Vor Beginn des Eingriffs

- Überprüfung, ob Allergien seitens des Patienten gegen Latex, Lidocain oder Iod vorliegen
- Vor allem bei immobilen oder adipösen Patienten ist das Hinzuziehen einer zweiten Person zur Assistenz hilfreich.
- Die Vorauswahl eines geeigneten Blasenkatheters kann die gesamte Katheterisierung für den Patienten komplikationsärmer und für die ausführende Person leichter gestalten.
  ○ Für *Frauen* eignen sich standardmäßig Katheter mit einem Innendurchmesser zwischen 12 und 14 Ch (1 Charrière = 0,33 mm), bei *Männern* zwischen 12 und 16 Ch und bei *Kindern* im Allgemeinen zwischen 6 und 10 Ch.
  ○ Größere Katheter zwischen 18 und 24 Ch verursachen oft Harnröhrenirritationen, verstärken Blasenkrämpfe und einen Dochteffekt, mit vermehrtem Nässen entlang des Katheters.
- Bei der Auswahl der Kathetergröße sollte allerdings auch die *Qualität des Urins*, der abtransportiert werden sollte, berücksichtigt werden.
  ○ Katheter bis 14 Ch sollten nur bei klarem Urin eingesetzt werden.
  ○ Ist der Urin leicht trübe oder leicht mit Blut tangiert, eignen sich Katheter zwischen 16 und 18 Ch.
  ○ Um Okklusionen zu vermeiden, werden bei ausgeprägter Makrohämaturie oder stark flockigem Urin mit Detritus Spülkatheter mit Lumina zwischen 18 und 24 Ch eingesetzt.
- Die *Katheterspitze* ist bei Frauen gerade (Nelaton-Spitze), während sie bei Männern zur leichteren Passage der prostatischen Harnröhre gebogen ist (Tiemann- oder Mercier-Spitze).
- Die Auswahl des geeigneten *Kathetermaterials* richtet sich nach der Liegedauer des Katheters, der Erwartung von relativen aber überwindbaren Harnröhrenstrikturen und dem Tragekomfort des Patienten.
  ○ Im Allgemeinen bieten *Latexkatheter* wegen der geringeren Oberflächenreibung einen angenehmen Tragekomfort, sind jedoch aufgrund der verringerten Steifigkeit bei der Einlage erschwert führbar und neigen schon frühzeitig zur Biofilmbildung mit Inkrustration und Okklusion.

- *Silikonkatheter* sind im Vergleich stabiler, bieten eine bessere Drainage und eine erleichterte Steuerbarkeit bei der Einlage, lösen jedoch deswegen verstärkt Katheterbeschwerden aus. Außerdem entsteht der Biofilm deutlich später, weshalb die Liegedauer um ein Vielfaches steigt.
- Katheter aus *Polyvinylchlorid* (PVC) liegen mit ihren Eigenschaften zwischen denen aus Latex und Silikon.

121.10.2 Chirurgische Anatomie

- Die erneute Vergegenwärtigung der ventralen Lage des Meatus urethrae im Bereich des Introitus vaginae nach Aufspreizen der Labia minora ist hilfreich bei der Auffindung des Zugangs bei der *Frau*. Sollte keine direkte Einsicht des Meatus möglich sein, unterstützt die digitale Palpation, unter gleichzeitiger Führung des Katheters in die anvisierte Richtung, die Kathetereinlage.
- Beim *Mann* ist das Wissen des gesamten Verlaufs der Harnröhre essenziell. Nach Entrieren des Katheters am Meatus urethrae folgt ein kurzes Stück der Fossa navicularis, der sich eine relativ lange penile und am Beckenboden fixierte bulbäre Harnröhre anschließt. Im Bereich des Schließmuskels, der membranösen Harnröhre, ist mit einem ersten Widerstand zu rechnen, wonach die Urethra eine nahezu 90-Grad-Kurve nach ventral macht. Durch Absenken des Penis ist eine lotgerechte Einlage des Katheters unter sämigem Vorschub über die prostatische Harnröhre am Blasenhals vorbei in die Blase möglich.

121.10.3 Lagerung

- Zur Kathetereinlage liegt die *Frau* auf dem Rücken mit angezogenen Knien in leichter Hüftbeugung, so dass die Füße etwa 50 cm voneinander entfernt sind. Nach Möglichkeit kann das Becken durch eine Unterpolsterung leicht angehoben werden.
- Der *Mann* sollte entspannt in flacher Rückenlage mit leicht geöffneten Beinen liegen.

121.10.4 Operationsschritte

- Der Operateur steht rechts vom Patienten, um mit der rechten Hand den Katheter legen zu können
- Vorbereitung des Materials in Patientennähe, wobei das erste sterile Abdecktuch als Unterlage für die sterilen Materialien verwendet wird, Tupfer/Kompressen werden in Desinfektionsmittel getränkt, die Blockerspritze wird mit 10 ml 10 % Glyzerinlösung oder destilliertem Aqua aufgezogen.
- saugfähige oder wasserdichte Unterlage unter das Becken des Patienten platzieren
- sterile Handschuhe anziehen
- zweites steriles Abdecktuch auf und zwischen die Beine des Patienten locker ablegen
- *Frau:*
  - Labia minora mit linkem Zeigefinger und Daumen spreizen, ggf. mit trockener Kompresse behelfen
  - Die linke Hand sollte nach Möglichkeit in dieser Position passiv verweilen, bis der Katheter liegt.
  - Meatus 3-mal mit Desinfektionsmittel-getränkten Tupfern von ventral nach dorsal desinfizieren; der letzte Tupfer kann im Introitus für die Kathetereinlage liegen bleiben und anschließend entfernt werden.
  - Gleitgel mit Lokalanästhetikum in den Meatus applizieren und einwirken lassen
  - Katheter nahe der Spitze zwischen Zeigefinger und Daumen in die rechte Hand greifen, um die Spitze besser steuern zu können; eine zusätzliche Fixation des letzten Katheterdrittels ist als Schlaufe zwischen Ring- und kleinem Finger möglich.
  - Einführen der Katheterspitze in den Meatus und behutsames Vorschieben um etwa 10 cm, um Blockung des Katheters innerhalb der Urethra zu vermeiden
- *Mann:*
  - Zurückziehen des Präputiums mit der linken Hand, ggf. mit trockener Kompresse behelfen
  - Die linke Hand sollte nach Möglichkeit in dieser Position passiv verweilen, bis der Katheter liegt.
  - Glans vom Meatus weg in spiralförmigen Zügen bis zum Sulcus coronarius 3-mal mit Desinfektionsmittel-getränkten Tupfern desinfizieren
  - Penis mit der linken Hand auf Sulkushöhe langgestreckt halten
  - Gleitgel mit Lokalanästhetikum langsam in den Meatus applizieren und einwirken lassen; nach Möglichkeit Urethra mit der linken Hand komprimieren, damit Gleitgel nicht sofort wieder austritt und es gut einwirken kann
  - Katheter nahe der Spitze zwischen Zeigefinger und Daumen in die rechte Hand greifen, um die Spitze besser steuern zu können; zusätzliche Fixation des letzten Katheterdrittels ist als Schlaufe zwischen Ring- und kleinem Finger möglich.
  - Die gebogene Katheterspitze des Tiemann- oder Mercier-Katheters zeigt während der gesamten Katheterisierung nach ventral bzw. 12 Uhr.
  - Meatus durch leichten sagittalen Druck mit linkem Zeigefinger und Daumen von ventral und dorsal öffnen, Katheterspitze in den Meatus unter behutsamem Vorschub einführen
  - Nach etwa der Hälfte der Katheterlänge ist ein kleiner Widerstand vom externen Sphinkter zu erwarten.
  - Penis weiter gestreckt in die Waagerechte absenken; den Patienten bitten zu husten/zu lachen und sich zu entspannen und währenddessen den Katheter weiter in gleichmäßigen Zügen vorschieben, bis die Ventile auf Höhe des Meatus liegen, um Blockung des Katheters innerhalb der Urethra zu vermeiden
- Blockung des Katheterballons mit 10 ml Blockerflüssigkeit

- Zurückziehen des Katheters bis spürbares Anstoßen des Katheterballons am Blasenhals
- prüfen, ob Urin kommt, da eine Verstopfung durch Gleitgel möglich ist und bei Bedarf mit der Gleitgelspritze aspiriert werden kann
- Katheterende an den Urinbeutel anschließen
- fraktioniertes Ablassen des Urins in 500-ml-Schritten, um eine Entlastungsmakrohämaturie zur vermeiden
- Sicherung des Katheters am Patientenhemd/Bettlaken, um Zug am Katheterballon zu vermeiden, was Blasenkrämpfe auslösen kann

121.11 Mögliche Komplikationen

121.11.1 Intraoperative Komplikationen

- Nicht intravesikal geblockter oder liegender Katheter mit Lage in der Vagina, intraprostatisch oder im weiten Ureterostium bzw. Neoostium nach Harnleiterneueinpflanzung. Ebenfalls ist das Bohren einer Via falsa mit Fehllage des Katheters außerhalb des Harntrakts möglich.
- Ballonruptur durch Überfüllung des Ballons oder Reibung durch Blasensteine
- Makrohämaturie durch intraprostatisch geblockten Katheter, Irritation von Prostatavarizen oder nach Entlastung durch zu schnelles Ablassen des Urins bei Harnverhaltung

121.11.2 Postoperative Komplikationen

- Die Entwicklung einer katheterassoziierten *Harnwegsinfektion* ist abhängig von Kathetermaterial, Methode und Dauer der Katheterisierung, Qualität der Katheterpflege, sowie der Immunabwehr des Patienten. Eine Antibiotikatherapie sollte nur erfolgen, wenn die Indikation der Katheteranlage eine Infektion des Harntrakts war, der Patient Fieber oder Symptome eines Harnwegsinfekts unter einliegendem Blasenkatheter entwickelt.
- *Blasenkrämpfe* sind schmerzhafte autonome Detrusorkontraktionen, die in der Regel in den ersten 24 Stunden der Katheterisierung auftreten und durch die konstante Entleerung der Harnblase sowie Fremdkörperirritation des Katheterballons oder der Katheterspitze in der Blasenwand ausgelöst werden.
  - Ausgeprägte Blasenkrämpfe können vor allem bei Frauen zur Expulsion des Katheterballons oder Dislokation des Katheters führen.
  - Abhilfe verschafft ein Katheterventil, das intermittierend eine Füllung der Harnblase ermöglicht.
  - Alternativ hilft die medikamentöse Therapie mit einem Anticholinergikum (z. B. Trospiumchlorid 15 mg 1–1–1; cave: Glaukom), das jedoch unbedingt vor Katheterentfernung zur Vermeidung eines Harnverhalts wieder abgesetzt werden muss.
- Ein weiteres Problem ist die *Urinleckage am Katheter vorbei*. Verstärkt wird dies durch Blasenkrämpfe, einen zu stark aufgefüllten Katheterballon oder einen Katheter mit zu großem Kaliber. Das Abblocken des Katheterballons oder der Wechsel auf einen dünneren Katheter kann Abhilfe schaffen.
- *Katheterokklusionen* durch Blut, Enkrustrationen, Detritus oder Pus sind häufig. Aber auch Detrusorautonomien oder eine ausgeprägte Obstipation können dazu führen, dass die Mukosa den Katheter verlegt. Hängt der Katheterbeutel tiefer als 30 cmH$_2$O von der Blase entfernt, führt ein zu hoher Ansaugeffekt der Mukosa zur Verlegung der Katheteröffnungen. Bei ausbleibender Fördermenge des Katheters sollte ebenfalls auf den Verlauf des Katheterschlauchs geachtet werden, der abgeknickt oder abgedrückt sein kann.
- Die Entstehung von *Blasensteinen* ist bei einer Katheterdauerversorgung häufig, wenn der Urin durch die permanente Bakteriurie alkalisch wird, so dass sich Struvit und Kalziumphosphatkristalle um den Katheterballon ausbilden und zu einem Stein kumulieren.
- Vor allem demente Patienten ziehen sich häufig traumatisch den Blasenkatheter mit geblocktem Katheterballon. Oft entsteht hierbei eine *urethrale Blutung*, weshalb eine erneute Kathetereinlage notwendig ist, um die Blutung zu komprimieren und die Entstehung einer Blasentamponade zu vermeiden. Im Zweifel sollte ein Katheter ausgewählt werden, der mit mehr Flüssigkeit geblockt werden kann und anschließend eng entlang des Beins, für den Patienten erschwert erreichbar, fixiert wird.

121.12 OP-Bericht

- In der Patientenkurve sollte die Indikation für den Blasenkatheter, die einliegende Kathetergröße, die Katheterspitze und das Kathetermaterial dokumentiert sein.
- Zusätzlich kann die erwartete Liegedauer und die Menge, mit der der Katheter geblockt ist, notiert werden, um vor Katheterentfernung eine vollständige Entleerung des Ballons sicherzustellen.
- War während der Einlage ein unerwarteter Widerstand zu verspüren, ist eine Notiz mit der abgeschätzten Lokalisation des Widerstandes sinnvoll.

121.13 Postoperatives Management

- Auf eine ausreichende Diurese von mindestens 2 l pro Tag müsste je nach kardialer Situation geachtet werden, um katheterassoziierte Harnwegsinfektionen und sekundäre Katheterokklusionen zu vermeiden.
- Eine prophylaktische Antibiotikatherapie bei einliegendem Blasenkatheter ist obsolet.
- Es sollte regelmäßig die Indikation des Katheters reevaluiert und die fortwährende Katheterisierung begründet werden.
- Einliegende Blasenkatheter sollten regelmäßig alle 4–6 Wochen gewechselt werden.

121.14 Literatur zur weiteren Vertiefung

[1] European Association of Urology Nurses. Evidence-based Guidelines for Best Practice in Urological Health Care. Catheterisation. Indwelling catheters in adults. Urethral and Suprapubic. http://nurses.uroweb.org/guideline/catheterisation-indwelling-catheters-in-adults-urethral-and-suprapubic

[2] Houghton M. Urinary Catheter Care Guidelines (Version 4; August 2017). http://www.southernhealth.nhs.uk/_resources/assets/inline/full/0/70589.pdf

122 Suprapubische perkutane Harnableitung

Nadine Wunder, Andreas Neisius

122.1 Steckbrief

Eine suprapubische perkutane Harnableitung bietet im Vergleich zur weniger invasiven transurethralen Blasenkatheterversorgung eine deutlich erhöhte Patientenakzeptanz durch gesteigertem Tragekomfort, unkomplizierterer Hygiene und der Möglichkeit der Kohabitation sowie der Wiederaufnahme der Spontanmiktion via naturalis.

122.2 Synonyme

- suprapubischer Blasenkatheter
- suprapubische Zystostomie
- suprapubischer Fistelkatheter
- suprapubische Blasenpunktionsfistel
- Cystofix
- Bauchdeckenkatheter

122.3 Keywords

- Katheterisierung
- suprapubische Harnableitung
- Katheter
- Blasenkatheter
- Zystostomie

122.4 Definition

- Bei der suprapubischen perkutanen Harnableitung wird ein dünner Schlauch knapp oberhalb der Symphyse durch die Bauchdecke in die Blase eingelegt und der Urin nach außen abgeleitet.

122.5 Indikationen

- Bei *Entzündungen des unteren Harntrakts* (z. B. Prostatitis, Epididymitis) leitet ein suprapubischer Katheter den Urin um und nicht an den entzündeten Organen entlang, um die Infektion zu unterhalten.
- Bei *rezidivierenden Harnwegsinfekten* kann ein Wechsel von einer transurethralen auf eine suprapubische Versorgung vorteilhaft sein.
- Soll der Urin dauerhaft wegen *chronischer Harnretention* mit pathologischer Restharnbildung abgeleitet werden, ist ein suprapubischer Blasenkatheter meist verträglicher und pflegerisch einfacher zu versorgen als ein transurethraler Katheter.
- Ist aufgrund einer ausgeprägten subvesikalen Obstruktion, wie einer *Harnröhrenstriktur* oder *Blasenhalsstenose*, eine transurethrale Katheterisierung nicht möglich, muss die Blase von suprapubisch abgeleitet werden.
- Ebenfalls sollte bei einem *Beckentrauma mit Harnröhrenbeteiligung*, bei dem ein primäres Realignment nicht möglich ist, ein suprapubischer Katheter angelegt werden.
- *Toleriert* ein Patient den *transurethralen Blasenkatheter nicht*, stellt ein suprapubischer Katheter aufgrund des erhöhten Tragekomforts eine Alternative dar.

122.6 Kontraindikationen

- *Gerinnungsstörungen* oder die fortgesetzte Einnahme einer *oralen Antikoagulation* (z. B. Marcumar, Anti-Xa-Inhibitoren) erhöhen das Blutungsrisiko deutlich.
- Bei *Blasentumoren* in der Vorgeschichte, Vorliegen einer Peritonealkarzinose oder einer zystoskopisch nicht abgeklärten Makrohämaturie können durch die Punktion eines suprapubischen Katheters Tumorzellen verschleppt werden.
- Die Gefahr einer *Darmverletzung* steigt durch eine kleinkapazitäre Blase oder nach Operationen am Unterbauch mit Bridenbildung deutlich.
- Ist aufgrund von ausgeprägtem *Aszites* oder *Adipositas* der Abstand zwischen Haut und Blase vergrößert, kann mitunter mit dem Trokar die Blase nicht erreicht werden.
- Auch eine vorbestehende *Belastungsinkontinenz* würde nach suprapubischer Katheteranlage persistieren.
- Bei *dementen, motorisch unruhigen Patienten* besteht ein erhöhtes Risiko, dass diese sich den Katheter ziehen oder dieser abreißt und ein Katheterstück intravesikal verbleibt.

122.7 Anästhesie

- Vor Anlage des suprapubischen Blasenkatheters wird der suprapubische kutane Stichkanal mit einem Lokalanästhetikum (z. B. 2 % Scandicain, 1 % Lidocain) betäubt.

122.8 Aufklärung und spezielle Risiken

- Der Patient muss präinterventionell über die bevorstehenden Abläufe und die Gründe der notwendigen

Harnableitung mit ihren möglichen Komplikationen informiert werden.
- Die Anlage eines suprapubischen Blasenkatheters ist invasiver und geht mit erhöhten intraoperativen Risiken einher als die eines transurethralen Blasenkatheters, weshalb die Indikation sorgfältig gestellt sein sollte.
- siehe auch Kapitel „Mögliche Komplikationen (S. 875)"

122.9 Präoperative/präinterventionelle Diagnostik

- Überprüfung der Gerinnungsparameter: Thrombozyten > 50 000/μl, Quick > 60 %, partielle Thromboplastinzeit (PTT) < 50 s, International Normalized Ratio (INR) < 1,5
- Falls schon seit längerer Zeit eine Dauerversorgung mit einem transurethralen Blasenkatheter besteht, empfiehlt sich ein vorab durchgeführtes Blasentraining, da es unter der Dauerableitung zur Ausbildung einer Schrumpfblase kommen kann. Hierbei wird der Blasenkatheter an mehreren Tagen intermittierend abgestöpselt, um die Blase vorzudehnen und das für eine sichere Punktion benötigte Volumen von etwa 300 ml zu erreichen.

122.10 Material

- Ultraschallgerät mit sterilem Ultraschallkopf
- Einwegrasierer
- saugfähige oder wasserdichte Unterlage
- 2 sterile Abdecktücher
- sterile Handschuhe
- Hautdesinfektionsmittel
- Blockungsspritze gefüllt mit 5 ml 10 % Glyzerinlösung, alternativ destilliertes Aqua
- 10-ml-Spritze, gefüllt mit Lokalanästhetikum, mit mindestens 8 cm langer Kanüle
- Trokar
- suprapubischer Blasenkatheter (10–14 Ch)
- Katheterventil oder Urinbeutel als Bett- oder Beinbeutel
- Verbandsmaterialien

122.11 Durchführung

122.11.1 Vor Beginn des Eingriffs

- Überprüfung, ob Allergien des Patienten gegen Latex oder Lokalanästhetika vorliegen
- Das Hinzuziehen einer zweiten Person zur Assistenz ist hilfreich.
- Zuvor empfiehlt sich die sonografische Kontrolle der Blasenfüllung. Ist die Harnblase mit weniger als 300 ml gefüllt, sollte entweder gewartet werden, bis die Blase mit genug Urin für eine komplikationslose Kathetereinlage gefüllt ist oder ein transurethraler Blasenkatheter eingelegt und die Blase auf das gewünschte Volumen aufgefüllt werden.

122.11.2 Chirurgische Anatomie

- Die Harnblase liegt extra- bzw. subperitoneal und ist kranial und dorsokranial von Peritoneum bedeckt, weshalb bis zu diesem Bereich Darmschlingen vor der Blase liegen können. Neben der erhöhten Verletzungsgefahr durch die Punktion der Blase in diesem Bereich kann ein transperitoneal liegender Katheter einen schmerzhaften peritonitischen Reiz auslösen.
- Üblicherweise wird ein suprapubischer Katheter extraperitoneal von ventral eingelegt.

122.11.3 Lagerung

- Zur Kathetereinlage liegt der Patient entspannt in flacher Rückenlage.
- Nach Möglichkeit sollte der Patient auch mit dem Kopf in der Waagerechten liegen, um das reflektorische Anspannen der Bauchmuskulatur zu vermeiden.

122.11.4 Schnittführung

- Die übliche Punktionsstelle liegt etwa 2–3 cm kranial der Symphyse in der Medianlinie.

122.11.5 Operationsschritte

- Vorbereitung des Materials in Patientennähe, wobei das erste sterile Abdecktuch als Unterlage für die sterilen Materialien verwendet wird
- saugfähige oder wasserdichte Unterlage unter das Becken des Patienten platzieren
- suprapubisches Punktionsareal mit dem Einmalrasierer von Haaren befreien und mit Hautdesinfektionsmittel desinfizieren
- zweites steriles Abdecktuch um das Punktionsareal legen
- sterile Handschuhe anziehen
- eine Hand (in der Regel die linke Hand) fasst den Ultraschallkopf und stellt die Blase von suprapubisch dar, wobei vor der Blase liegende Darmschlingen ausgeschlossen werden müssen
- mit der anderen Hand wird nach Setzen einer subkutanen Quaddel der gesamte Stichkanal durch die Bauchwand unter regelmäßiger Aspiration mit dem Lokalanästhetikum betäubt und mittels sonografischer Kontrolle nachvollzogen, bis die Kanüle die Blase punktiert und sich Urin aspirieren lässt
- Kanüle entfernen und Stichrichtung sowie -tiefe einprägen
- etwa 5–10 mm lange Stichinzision der Punktionsstelle mit dem Skalpell durchführen

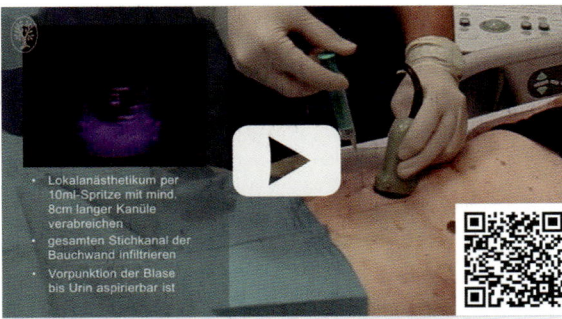

Video 122.1 Suprapubische perkutane Harnableitung. Anlage.

- Katheter in den Trokar einführen, wobei dieser die Spitze des Trokars nicht überragen darf
- mit dem Trokar in der Senkrechten weiterhin unter sonografischer Kontrolle entlang der vorherigen Stichrichtung bis in die Blase vorpunktieren, bis Urin kommt
- Katheter zügig bis zum Anschlag vorschieben
- Trokar zurückziehen und entfernen, ohne dabei den Katheter wieder herauszuziehen (in der Regel durch seitliches Aufspalten beider Hälften)
- Katheter mit 5 ml Blockerflüssigkeit blocken
- Katheter zurückziehen, bis ein Anstoßen des Katheterballons an der Blasenwand spürbar ist und sich weiterhin Urin entleert
- Katheterende an den Urinbeutel anschließen
- sonografische Lagekontrolle des Katheterballons
- steriler Verband an der Punktionsstelle
- fraktioniertes Ablassen des Urins in 500-ml-Schritten, um eine Entlastungsmakrohämaturie zu vermeiden
- Sicherung des Katheters am Patientenhemd/Bettlaken, um Zug am Katheterballon zu vermeiden
- ▶ Video 122.1 zeigt die Anlage einer suprapubischen perkutanen Harnableitung.

122.12 Mögliche Komplikationen

122.12.1 Intraoperative Komplikationen

- *Blutungen* können durch den perkutanen Stichkanal, Gerinnungsstörungen oder die fortgesetzte Einnahme der Antikoagulation ausgelöst werden. Relevante Blutungen können auch unbemerkt auftreten, wenn nach Mehrfachpunktionen der Katheter zwar intravesikal liegt und klaren Urin fördert, jedoch große Gefäße im kleinen Becken penetriert wurden.
- Eine *Perforation des Darms* führt zwangsläufig zu einer notfallmäßigen explorativen Laparotomie und chirurgischen Versorgung des Defekts.
- Schmerzhafter *Peritonismus* kann ausgelöst werden, wenn der Katheter transperitoneal in die Blase eingebracht wurde.
- *Ballonrupturen* mit Dislokation des Katheters treten auf, wenn der Ballon mit dem scharfen Trokarende in Kontakt kommt, der Ballon überfüllt wird oder Reibung durch Blasensteine den Ballon arrodieren lassen.
- *Makrohämaturie* wird provoziert, wenn die Blase durch zu schnelles Ablassen von Urin entlastet wird und die Schleimhaut nach Distension und Relaxation reaktiv zu bluten beginnt.

122.12.2 Postoperative Komplikationen

- Die Entwicklung einer katheterassoziierten *Harnwegsinfektion* ist abhängig von Kathetermaterial, Methode und Dauer der Katheterisierung, Qualität der Katheterpflege sowie der Immunabwehr des Patienten.
  - Eine Antibiotikatherapie sollte nur erfolgen, wenn die Indikation der Katheteranlage eine Infektion des Harntrakts war, der Patient Fieber oder Symptome eines Harnwegsinfekts unter einliegendem Blasenkatheter entwickelt.
  - Eine katheterassoziierte asymptomatische Bakteriurie gilt generell nicht als therapiebedürftig.
- *Blasenkrämpfe* sind schmerzhafte autonome Detrusorkontraktionen, die in der Regel in den ersten 24 Stunden der Katheterisierung auftreten und durch die konstante Entleerung der Harnblase sowie Fremdkörperirritation des Katheterballons oder der Katheterspitze in der Blasenwand ausgelöst werden. Abhilfe verschafft ein Katheterventil, das intermittierend eine Füllung der Harnblase ermöglicht. Alternativ hilft die medikamentöse Therapie mit einem Anticholinergikum (z. B. Trospiumchlorid 15 mg 1–1–1; cave: Glaukom).
- Ein *persistierender Urinverlust* per urethram ist aufgrund von bestehender Belastungsinkontinenz oder durch autonome Detrusorkontraktionen möglich.
- *Katheterokklusionen* durch Blut, Enkrustationen, Detritus sowie Pus sind häufig. Aber auch Detrusorautonomien und eine ausgeprägte Obstipation können dazu führen, dass die Mukosa den Katheter verlegt. Hängt der Katheterbeutel tiefer als 30 cmH$_2$O von der Blase entfernt, führt ein zu hoher Ansaugeffekt der Mukosa zur Verlegung der Katheteröffnungen. Bei ausbleibender Fördermenge des Katheters sollte ebenfalls auf den Verlauf des Katheterschlauchs geachtet werden, der abgeknickt oder abgedrückt sein kann.
- Die Entstehung von *Blasensteinen* ist bei einer Katheterdauerversorgung häufig, wenn der Urin durch die permanente Bakteriurie alkalisch wird, so dass sich Struvit und Kalziumphosphatkristalle um den Katheterballon ausbilden und zu einem Stein kumulieren.

- Vor allem *demente Patienten* ziehen sich häufig traumatisch den Blasenkatheter mit geblocktem Katheterballon. Da die suprapubischen Blasenkatheter in der Regel dünner als die transurethralen Katheter sind, kann der Katheter auch abreißen und hierbei das Katheterende intravesikal verbleiben.

122.13 OP-Bericht

- In der Patientenkurve sollte die Indikation für den Blasenkatheter, die Durchführung der Punktion sowie die einliegende Kathetergröße dokumentiert sein.
- Zusätzlich sollte die erwartete Liegedauer und die Menge, mit welcher der Katheter geblockt ist, notiert werden, um vor Katheterentfernung eine vollständige Entleerung des Ballons sicherzustellen.

122.14 Postoperatives Management

- Auf eine ausreichende Diurese von mindestens 2 l pro Tag sollte je nach kardialer Situation geachtet werden, um katheterassoziierte Harnwegsinfektionen und sekundäre Katheterokklusionen zu vermeiden.
- Eine prophylaktische Antibiotikatherapie bei einliegendem Blasenkatheter ist obsolet.
- Es sollte regelmäßig die Indikation des Katheters reevaluiert und die fortwährende Katheterisierung begründet werden.
- Einliegende Blasenkatheter sollten regelmäßig alle 4–6 Wochen gewechselt werden.

122.15 Literatur zur weiteren Vertiefung

[1] European Association of Urology Nurses. Evidence-based Guidelines for Best Practice in Urological Health Care. Catheterisation. Indwelling catheters in adults. Urethral and Suprapubic. http://nurses.uroweb.org/guideline/catheterisation-indwelling-catheters-in-adults-urethral-and-suprapubic

[2] Houghton M. Urinary Catheter Care Guidelines (Version 4; August 2017). http://www.southernhealth.nhs.uk/_resources/assets/inline/full/0/70589.pdf

123 Kontinuierliche Nierenersatzverfahren (CRRT)

Jan Christoph Oehler

123.1 Steckbrief

Auf Intensivstation entwickeln 30 % aller Patienten und 50 % der Patienten mit Sepsis ein dialysepflichtiges akutes Nierenversagen (acute kidney injury, AKI). Besteht im Rahmen des AKI eine hämodynamisch instabile Situation, werden kontinuierliche Nierenersatzverfahren (continuous renal replacement therapy, CRRT) als vorteilhaft angesehen. Zum Einsatz kommen die kontinuierliche venovenöse Hämodialyse (CVVHD) und die kontinuierliche venovenöse Hämodiafiltration (CVVHDF). Letztere verbindet die Vorteile von Dialyse und Filtration und kann so die Effektivität des Verfahrens steigern.

123.2 Aktuelles

- Wie bei allen extrakorporalen Verfahren (Fremdoberfläche eines Dialysefilters beträgt ca. 1,5–1,8m^2) kommt der Antikoagulation eine spezielle Aufgabe zu.
- Grade bei blutungsgefährdeten Patienten steht der Grad der benötigten Antikoagulation, z. B. mit Heparin, in Konkurrenz mit der nötigen Hämostase. In zunehmendem Maße wird daher (in Deutschland) die regionale Antikoagulation mit Zitrat durchgeführt.

123.3 Synonyme

- Akutdialyse
- CVVHD
- CVVHDF
- CRRT

123.4 Keywords

- CRRT
- CVVHD
- kontinuierliche Nierenersatztherapie
- Zitratantikoagulation
- Akutdialyse

123.5 Definition

- Als Dialyse bezeichnet man den Stoffaustausch über eine semipermeable Membran entlang eines Konzentrationsgradienten.
- Die Membran erlaubt in Abhängigkeit von ihrer Porengröße den Übertritt niedermolekularer Substanzen wie Elektrolyte, Kreatinin und Harnstoff bis zu einer Molekulargröße von ca. 30 kD. Höhermolekulare Substanzen wie z. B. Albumin werden zurückgehalten.
- Der Stoffaustausch erfolgt via Konvektion dem osmotischen Gradienten folgend (z. B. Kalium im Blut 5 mmol/l, im Dialysat 2 mmol/l). Über einen Druckgradienten kann der Flüssigkeitsentzug (Ultrafiltration) geregelt werden.

123.6 Indikationen

- Die Indikation bzw. Empfehlung zur Einleitung eines Nierenersatzverfahrens sind in der aktuellen Literatur und den Empfehlungen der jeweiligen Fachgesellschaften sehr heterogen.
- Die KDIGO (Kidney Disease: Improving Global Outcomes) empfiehlt, bei Patienten in der schweren Sepsis mit begleitendem akutem Nierenversagen frühzeitig ein Nierenersatzverfahren einzuleiten. Dabei ist der Zeitpunkt des Dialysebeginns nicht festgelegt. Nach aktueller Datenlage ist der Zeitpunkt des Dialysebeginns nicht outcomerelevant.
- Letztendlich hängt die Indikation zur Nierenersatztherapie neben den lokalen Gepflogenheiten auch vom klinischen Bild, Krankheitsverlauf, von der Grunderkrankung und laborchemischen Parametern ab.
- In ▶ Tab. 123.1 sind die Kriterien zur Einleitung einer Nierenersatztherapie aus verschiedenen Quellen zusammengefasst.

Tab. 123.1 Kriterien zur Einleitung einer Nierenersatztherapie.

laborchemische Kriterien	klinische Kriterien
Urämie mit Serumharnstoff > 150 mmol/l	Oligo-/Anurie entsprechend AKIN-Stadium III
Hyperkaliämie > 6,5 mmol/l	Multiorganversagen mit akutem Nierenversagen
schwere Hyper- oder Hyponatriämie	therapierefraktäre Volumenüberladung
schwere Hyper- oder Hypokalzämie	Elimination von Entzündungsmediatoren
therapierefraktäre metabolische Azidose pH < 7,15	Endorganbeteiligung (z. B. Urämie Perikarditis, Enzephalopathie, Myopathie)
Hyperurikämie	urämische Blutung
Hyperphosphatämie	Intoxikation mit dialysierbaren Toxinen (geringe Eiweißbindung (z. B. Lithium Theophyllin etc.)
	septischer Schock

Tab. 123.2 Nierenersatzverfahren: Vor- und Nachteile der einzelnen Verfahren [1].

Vorteile	CRRT	SLEDD	IHD
hämodynamische Stabilität	++	++	–
Flüssigkeitsmanagement	++	++	–
geringere Gefahr des Dysäquilibriums	++	+	–
Notfallbehandlung bei Elektrolytentgleisung	–	+	++
Medikament- und Toxinelimininerung	–	+	++
Blutungsrisiko	++ / Zitrat: –	+	+
Temperaturregulierung	++	+	–
Thrombozytenaktivierung/-verlust	–	–	+
Patientenmobilität	–	+	++
Materialkosten	–	+	+

CRRT: continuous renal replacement therapy, IHD: intermittierende Hämodialyse, SLEDD: slow extended daily dialysis
+: gut/ausgeprägt, ++: sehr gut/sehr ausgeprägt, –: schlecht/nicht ausgeprägt

- Prinzipiell sollte mit einer Nierenersatztherapie begonnen werden, bevor eine Notfalldialyse indiziert ist.
- Gegenwärtig existieren keine Untersuchungen, die belegen, dass ein kontinuierliches Nierenersatzverfahren den intermittierenden Verfahren überlegen ist.
- Einige Vor-und Nachteile der einzelnen Verfahren sind in ▶ Tab. 123.2 zusammengefasst.

123.7 Kontraindikationen

- Für ein kontinuierliches Nierenersatzverfahren existieren *keine absoluten Kontraindikationen*.
- Bei der Wahl des Dialyseverfahrens bestehen *relative* Kontraindikationen insbesondere in Bezug auf die Wahl der *Antikoagulation*.
  - Die systemische Antikoagulation mit *Heparin* kann bei stark erhöhtem Blutungsrisiko kontraindiziert sein.
  - Die regionale Antikoagulation mit *Zitrat* ist mittlerweile als Standardverfahren anzusehen. Dabei wird dem extrakorporalen Kreislauf Zitrat zugeführt, wodurch das für die Gerinnungskaskade essenzielle Kalzium in einem Chelatkomplex gebunden wird. Vor Rückgabe des Blutes in den Patientenkreislauf erfolgt eine Kalziumsubstitution.
  - Basierend auf diesem Verfahren, ergeben sich relative Kontraindikationen für eine Zitratantikoagulation wie z. B. Störungen im Kalzium- oder Zitratstoffwechsel, unter anderem im Leberversagen mit Quick < 26 und Laktat > 30 mg/dl oder schweren Multiorganversagen wie in ▶ Tab. 123.3 aufgezeigt.

Tab. 123.3 Kontraindikationen für eine Zitratantikoagulation

Zitratantikoagulation	Heparinantikoagulation
Leberversagen mit Quick < 26 und Laktat > 30 mg/dl	heparininduzierte Thrombozytopenie (HIT)
schweres Multiorganversagen (MOV)	erhöhtes Blutungsrisiko

123.8 Aufklärung und spezielle Risiken

- Wie bei jeder intensivmedizinischen Maßnahme muss auch vor der Nierenersatztherapie eine Aufklärung über Ablauf und Risiken erfolgen.
- Dazu gehört auch die Aufklärung über den gewählten *Zugangsweg*. Als Zugangsweg dient in den meisten Fällen ein Shaldon-Katheter.
- spezifische Risiken bzw. Nebenwirkungen einer Dialysetherapie:
  - Dysäquilibrium
  - Hypotonie
  - Elektrolytentgleisung
  - Vitamin- und Spurenelementverlust
  - Hypophosphatämie
  - heparininduzierte Thrombozytopenie
  - Zitratakkumulation
  - Azidose, Alkalose
  - Hypokalzämie

123.9 Präoperative/präinterventionelle Diagnostik

- Vor Beginn der Nierenersatztherapie sollte die Diagnose eines akuten Nierenversagens verifiziert werden, auch wenn in der Mehrzahl der Fälle ein prärenales Nierenversagen vorliegt.
- Erhebung laborchemischer Parameter wie Serumharnstoff, Serumkreatinin oder Kreatinin- und Cystatinclearance
- Ausschluss postrenaler Ursachen, z. B. mittels Ultraschalldiagnostik

123.10 Material

- venöser Zugang (Shaldon-Katheter)
- Dialysegerät (z. B. Fresenius Multifiltrate, Gambro Prismaflex)
- Dialysekassette mit entsprechendem Filter
- Ablaufbeutel
- Dialysat/Substituat
- Antikoagulation mittels Heparin, falls keine Zitratdialyse

123.11 Durchführung

- Zur Durchführung der Nierenersatztherapie wird die entsprechend der Herstellereinweisung aufgebaute und vorgefüllte Hämodialyse an den Patienten angeschlossen.
- Für den Anschluss an den Patienten bestehen zwei Möglichkeiten der Durchführung.
  - Bei *hämodynamisch instabilen Patienten* sollte der Anschluss möglichst volumenneutral erfolgen. Dabei werden sowohl der venöse (blaue, rückführende) als auch der arterielle (rote, abführende) Schenkel gleichzeitig konnektiert.
  - Moderne Dialysegeräte detektieren Blut im Schlauchsystem und starten die Therapie nach Bestätigung des ordnungsgemäßen Anschlusses des Patienten.
  - Bei *hämodynamisch stabilen Patienten* kann die Konnexion seriell erfolgen. Bei diesem Vorgehen wird erst der rote Schenkel mit dem Patienten verbunden; sobald das Dialysegerät Blut im System detektiert, wird der venöse Schenkel mit dem Patienten konnektiert und die Therapie gestartet.
- Es wird eine *effektive Dialysedosis* von 20–25 ml/kgKG/Stunde für kontinuierliche Nierenersatzverfahren empfohlen. In ▶ Tab. 123.4 sind exemplarisch Grundeinstellungen für einen 70 kg schweren Patienten abgebildet. Aufgrund von Therapieunterbrechungen in der täglichen Routine (z. B. Transporte, Beutelwechsel) sollten die eingestellten Dialysedosen so gewählt werden, dass die oben genannte Dialysedosis über 24 Stunden erreicht wird.
- Eine Intensivierung der Dialysedosis auf bis zu 35 ml/kgKG/Stunde kann erwogen werden, weist aber keinen outcomerelevanten Einfluss auf.
- Der *Blutfluss* sollte initial mit ca. 1,5 ml/kg/Minute gewählt werden. Aufgrund der Hämokonzentration im Dialysefilter (Dialysator) ist es bei hohem Substituatfluss notwendig, höhere Blutflussraten zu wählen.
- *Zitrat- und Kalziumlaufrate* ergeben sich aus Blut-, Dialysat- und Substituatfluss und werden entsprechend den eingestellten Parametern durch das Dialysegerät dosiert. Ziel ist eine Kalziumkonzentration im extrakorporalen System von 0,25–0,4 mmol/l. Zum Monitoring einer ausreichenden Antikoagulation sollte in Abständen von 4–8 Stunden sowie nach Veränderungen an der Dialyse das ionisierte Kalzium (nach dem Filter) kontrolliert werden. Dies soll eine adäquate Antikoagulation bzw. Zitratzufuhr bei der Zitratdialyse gewährleisten.
- Um typische Nebenwirkungen der *Zitratdialyse* zu detektieren, muss direkt nach Beginn der Therapie und in den ersten Sunden eine engmaschige (z. B. stündliche) *Kontrolle des Säure-Basen-Haushalts* mittels BGA (pH-Wert, Basenüberschuss, HCO_3^-, Na^+, K^+, ionisiertes Ca^{2+}) erfolgen. Bei stabilem Säure-Basen-Haushalt können die Kontrollen nur noch alle 4–8 Stunden erfolgen.
- Die systemische Antikoagulation mit *Heparin* erfordert theoretisch eine aktivierte partielle Thromboplastinzeit (aPTT) oder eine aktivierte Koagulationszeit (ACT), die um das 1,5- bis 2fache erhöht ist. Als Kompromiss zwischen Filterstandzeit und Blutungsrisiko kann eine aPTT von 40–50 Sekunden angestrebt werden.
- Um den Patienten bei Therapieende oder vor Unterbrechungen (z. B. Transport zur Diagnostik) *von der Dialyse zu trennen*, sollte stets das im System vorhanden Blut zurückgegeben werden.
  - Zu diesem Zweck gibt es bei den modernen Dialysegeräten eine Funktion zur Blutrückgabe bzw. Zirkulation mit vorheriger Blutrückgabe. Hierfür wird der abführende Schenkel mit einem Reservoir (z. B. 1000 ml NaCl) konnektiert.
  - Sobald das Dialysegerät erkennt, dass kein Blut mehr im System vorhanden ist, wird der zuführende Schenkel ebenfalls mit dem Reservoir verbunden.

123.11.1 Zugangswege

- Als Zugangsweg für eine Akutdialyse bei Intensivpatienten dient in der Regel ein Shaldon- Katheter. Bei Patienten mit liegenden Demers-/Vorhofkatheter kann dieser benutzt werden.
- Primär wird – unter anderem von der KDIGO – der *nicht getunnelte Shaldon-Katheter* als primärer Zugangsweg empfohlen. Erste Wahl für die Punktion ist die rechte V. jugularis, zweite Wahl sind die Vv. femorales, danach die linke V. jugularis und die V. subclavia der dominanten Körperseite.
- Die Punktion sollte *ultraschallgesteuert* erfolgen und vor Dialysebeginn (Vv. jugularis und subclavia) zusätzlich die *Lage radiologisch kontrolliert werden*.

123.12 Mögliche Komplikationen

- *Zitratakkumulation:*
  - Es gibt keinen Grenzwert für die Serumzitratkonzentration. Daher können als Indikator für eine Zitratakkumulation nur *Surrogatparameter* herangezogen werden.

Tab. 123.4 Nierenersatztherapie: Grundeinstellungen für einen 70 kg schweren Patienten.

Parameter	CVVHD	CVVHDF
Blutfluss (ml/min)	100–200	100–200
Dialysatfluss (ml/h)	1500–2500	1500–2000
Substituatfluss (ml/h)		1500–2000

CVVHD: kontinuierliche venovenöse Hämodialyse, CVVHDF: kontinuierliche venovenöse Hämodiafiltration

- So gelten ein steigender Kalziumbedarf unter Zitratdialyse und das Auftreten einer metabolischen Azidose mit vergrößerter Anionenlücke als Anzeichen einer Zitratakkumulation.
- Zur Verifizierung wird das Verhältnis von Gesamtkalzium zu ionisiertem Kalzium bestimmt. Bei einem Quotienten > 2,5 spricht man von einer Zitratakkumulation.
- *Alkalose bei Zitratdialyse:*
  - Durch die Verstoffwechselung des infundierten Zitrats kann es zu einer metabolischen Alkalose kommen. Durch Anheben des Dialysatflusses wird vermehrt Zitrat dialysiert und die Zitratbelastung gesenkt.
- *weitere dialysespezifische Komplikationen:*
  - technische Komplikationen
  - Luftembolie
  - Hämolyse
  - Anaphylaxie
  - heparininduzierte Thrombozytopenie (HIT)
- *allgemeine Komplikationen:*
  - Kopfschmerzen
  - Blutdruckentgleisung
  - Übelkeit
  - Herzrhythmusstörungen

123.13 OP-Bericht

- Es sollten unter der Therapie regelmäßig die Blut- und Dialysat- bzw. Substituatflüsse sowie der Entzug und bei Zitratantikoagulation auch die Zitrat- und Kalziumdosierungen dokumentiert werden.

123.14 Quellenangaben

[1] Jörres A. Nierenersatztherapie, Unterschiedliche Verfahren und Differenzialindikationen. Intensivmed 2010; 47: 422–428

123.15 Literatur zur weiteren Vertiefung

[1] Jörres A, John, S, Lewington A et al. A European Renal Best Practice (ERBP) position statement on the Kidney Disease Improving Global Outcomes (KDIGO) Clinical Practice Guidelines on Acute Kidney Injury. Part 2: Renal replacement therapy. NDT 2013; 12: 2940–2945
[2] Khwaja A. KDIGO clinical practice guidelines for acute kidney injury. Nephron Clin Pract 2012; 4: c179–184
[3] Liu C, Mao Z, Kang G et al. Regional citrate versus heparin anticoagulation for continuous renal replacement therapy in critically ill patients: a meta-analysis with trial sequential analysis of randomized controlled trials. Crit Care 2016; 1: 144
[4] Ronco C, Bellomo R, Homel P et al. Effects of different doses in continuous veno-venous haemofiltration on outcomes of acute renal failure: a prospective randomised trial. Lancet 2000; 9223: 26–30
[5] Zarbock A, Kellum JA, Schmidt C et al. Effect of early vs delayed initiation of renal replacement therapy on mortality in critically ill patients with acute kidney injury: the ELAIN Randomized Clinical Trial. JAMA 2016; 20: 2190–2199

123.16 Wichtige Internetadressen

- Kidney Disease: Improving Global Outcomes (KDIGO): http://www.kdigo.org
- Akute Kidne Injury Network (AKINET): http://www.akinet.org
- Deutsche Gesellschaft für Nephrologie: https://www.dgfn.eu/leitlinien.html
- Informationsseite für medizinische Fachkreise der Firma Fresenius medical care Deutschland: https://www.freseniusmedicalcare.com/de/medizinisches-fachpersonal/akuttherapien/ueberblick-akuttherapien
- Baxter: http://www.gambro.at/Austria/Products/Acute-Care/index.html
- Deutsche Gesellschaft für Nephrologie (Fassung von 2016): https://www.dgfn.eu/dialyse-standard.html?file=files/content/downloads/2016–03–23 %20Dialysestandard.pdf

124 Spezielle Dialysefilter

Jan Christoph Oehler

124.1 Steckbrief

Das akute Nierenversagen tritt bei bis zu 50 % der Patienten mit septischem Schock auf. Es liegt nahe, eine adjunktive Sepsistherapie mit der Nierenersatztherapie zu kombinieren. Im aktuellen Statement der Surviving Sepsis Campain aus dem Jahr 2016 wird zu diesem Thema keine Stellung bezogen, da die Datenlage nicht ausreichend für eine Empfehlung ist. In den letzten Jahren sind vermehrt Dialysefilter mit Spezialmembranen für eine bessere Elimination von Zytokinen oder höhermolekularen Substanzen auf dem Markt gekommen (medium cut-off membrane [MCO], high retention onset membrane [HRO]). Somit besteht in der Akutdialyse inzwischen die Möglichkeit, eine Art Immunadsorption bzw. -elimination durchzuführen.

Tab. 124.1 Spezialfilter: dialysierbare Moleküle.

Molekül	Größe
Harnstoff	60 Da
Kreatinin	113 Da
Beta-2-Mikroglobulin	12 kDa
Myoglobin	16 kDa
Zytokine	17 kDa
Interleukin-6	21 kDa
freie Leichtketten kappa	25 kDa
Tumor-Nekrose-Faktor alpha	26 kDa
Interleukin 10	37 kDa
Kreatinkinase	43 kDa
Albumin	60 kDa

Da: Dalton, kDa: Kilodalton

124.2 Synonyme

- High-Cut-off-Dialyse
- Immunadsorption

124.3 Keywords

- Immunadsorption
- High-Cut-off-Dialyse
- Septex
- Cytosorb
- Oxiris
- EmiC^2
- adjunktive Sepsistherapie
- HCO

124.4 Definition

- Spezialfilter für die Dialyse weichen in ihrer Struktur oder Funktion von den Standardmembranen für die Akutdialyse ab.
- Moderne Dialysatoren bestehen meist aus vollsynthetischen Polymeren (z. B. Polysulfon oder Polyacrylnitril).
- Ein Standarddialysator (High-Flux-Dialysator) besteht aus mehreren tausend (z. B. 20 000) parallelen Kapillaren mit einem Durchmesser von ca. 200 μm und einer Gesamtoberfläche von 1,4–1,8 m². Die Porengröße liegt unter 0,01 μm.
- Der Cut-off für dialysierbare Moleküle liegt bei ca. 20–30 Kilodalton (kDa). Zu diesen kleinen Molekülen zählen unter anderem Harnstoff und Kreatinin mit Molekülgrößen unter 500 Dalton (Da). Mittelgroße Moleküle wie etwa Beta-2-Mikroglobluin und Zytokine sind definiert mit einem Molekulargewicht zwischen 500 Da und 60 kDa.
- In ▶ Tab. 124.1 sind einige dieser Substanzen exemplarisch aufgelistet.
- Im Gegensatz dazu sind so genannte Medium-Cut-off-Membranen für Moleküle von bis zu 45 kDa permeabel, was durch eine Porengröße von bis zu 0,02 μm ermöglicht wird. Membranen, die in der Plasmapherese eingesetzt werden, haben im Vergleich eine Porengröße von bis zu 0,3 μm.
- Eine weitere Entwicklung sind Dialysatoren, die Adsorbereigenschaften enthalten und beispielsweise Zytokine (Interleukin-6, -10, TNF) adsorbieren können.
- Des Weiteren ist seit einiger Zeit ein Vollblutadsorber zugelassen, der in den Dialysekreislauf eingeschaltet werden und hydrophobe Moleküle aus dem Vollblut adsorbieren kann.

124.5 Indikationen

- Spezielle Membranen ermöglichen die Elimination von höhermolekularen Substanzen bis ca. 45 kDa. Ursprünglich waren diese Membranen entwickelt worden, um proinflammatorische Zytokine bei Patienten mit schwerer Sepsis zu dialysieren, heute werden diese Membranen vorrangig zur *Elimination von Myoglobin* (z. B. nach Trauma oder Verbrennung) eingesetzt.
- In Studien konnte belegt werden, dass es bei Verwendung von Medium-Cut-off-Membranen zwischen kontinuierlicher venovenöser Hämodiafiltration (CVVHDF) und kontinuierlicher venovenöser Hämodialyse (CVVHD) keine Unterschiede in der Effektivität zur Eliminierung von IL-6 und kleineren Molekülen gab

Spezielle Dialysefilter

Tab. 124.2 Spezialfilter

Spezifikation	Low-Flux-Dialysator	High-Flux-Dialysator	Medium-Cut-off-Dialysatoren	High-Cut-off-Dialysatoren
Porengröße (nm)	1,3–4	6–8	<20	ca. 100
Oberfläche (m²)	ca. 1,2–2	0,7–1,8	1,8	0,6
Cut-off (Kilodalton)	<5	<35	–45	60–150
Ultrafiltrationskoeffizient (ml/h/mmHg) (KUF)	<10	>10–20	20–70	20–70

Tab. 124.3 Mögliche Indikationen für die einzelnen Spezialdialysatoren.

Zytokinadsorber	Medium-/ High-Cut-off-Membran
• septischer Schock • Verbrennung • Traumata • Leberversagen • Pankreatitis • Influenza • akutes Atemnotsyndrom (ARDS)	• septischer Schock • Rhabdomyolyse • hochgradige Verbrennung

(▶ Tab. 124.2). Jedoch zeigte sich eine verbesserte Dialysierbarkeit größerer Moleküle wie freier Leichtketten, TNF-alpha etc. über die MCO-Membranen mit allerdings geringerem Albuminverlust als über High-Cut-off Membranen. Über diese Membranen können theoretisch Mediatoren eliminiert werden, die die Leukozytenfunktion beeinflussen. Außerdem können die hämodynamische Stabilität und der Katecholaminbedarf im septischen Schock reduziert werden.

- Zur *Zytokinelimination* in der Akutdialyse stehen mittlerweile ein Vollblutadsorber, der in den Dialysekreislauf eingeschaltet werden kann, sowie ein beschichteter Dialysefilter zur Verfügung. Aufgrund der Adsorption ist die Anwendungsdauer beschränkt und der Effekt nach 6–24 Stunden ausgeschöpft.
- Ziel ist es, hauptsächlich hydrophobe Moleküle aus dem Patientenkreislauf zu eliminieren. Dabei ist die Elimination nicht selektiv auf proinflammatorische Zytokine beschränkt. Es werden auch antiinflammatorische Substanzen und andere hydrophobe Substanzen wie Myoglobin, Bilirubin, Gallensäuren sowie Exo- oder Endotoxine eliminiert.
- Durch Adsorption können Zytokine im septischen Schock effektiv gebunden werden und so dem Effekt der überschießenden Hyperinflammation entgegenwirken. Der Adsorber eliminiert die meisten Zytokine.
- ▶ Tab. 124.3 zeigt mögliche Indikationen für die einzelnen Spezialdialysatoren.

124.6 Aufklärung und spezielle Risiken

- Der Vollblutadsorber ist als Zytokinadsorber in Europa zugelassen.
- Da bisher noch keine ausreichenden Daten zum Vollblutadsorber vorliegen, handelt es sich bei der Anwendung um einen individuellen Heilversuch.

124.7 Material

- Analog zur Standard-Nierenersatztherapie
- venöser Zugang (Shaldon-Katheter)
- Dialysegerät (z. B. Fresenius Multifiltrate, Gambro Prismaflex)
- Dialysekassette mit entsprechendem Filter – MCO/HRO
- Ablaufbeutel
- Dialysat/Substituat
- Antikoagulation mittels Heparin, falls keine Zitratdialyse
- Für die Anwendung des Vollblutadsorbers werden die passenden Adapter zum Einschalten in den Dialysekreislauf/extrakorporalen Kreislauf oder ECMO (extracorporeal membrane oxygenation) benötigt.

124.8 Durchführung

- Dialysatoren, die Medium-Cut-off-Membranen beinhalten, werden anstelle konventioneller Dialysatoren in den Dialysekreislauf eingesetzt. Die Nierenersatztherapie sollte als Hämodialyse durchgeführt werden, da es beim Einsatz als Hämodiafiltration zu erhöhten Albuminverlusten kommen kann.
- Der Zytokinadsorber kann zusätzlich zum konventionellen Dialysator oder an dessen Stelle in den Dialysekreislauf eingeschaltet werden. Außerdem besteht die Möglichkeit, den Adsorber in den extrakorporalen Kreislauf der Herz-Lungen-Maschine oder die ECMO/ECLS (extracorporeal membrane oxygenation/extracorporeal live support) einzusetzen.

124.9 Mögliche Komplikationen

- *allgemeine Komplikationen:*
  - Kopfschmerzen
  - Blutdruckentgleisung
  - Übelkeit
  - Herzrhythmusstörungen
  - Blutungen
- *dialysespezifische Komplikationen:*
  - Zitratakkumulation
  - technische Komplikationen
  - Luftembolie
  - Hämolyse
  - Anaphylaxie
  - heparininduzierte Thrombozytopenie (HIT)

124.10 Literatur zur weiteren Vertiefung

[1] Boschetti-de-Fierro A, Voigt M, Storr M et al. MCO membranes: enhanced selectivity in high-flux class. Scientific Reports 2015; 5: 18448
[2] Esteban E, Ferrer R, Alsina L et al. Immunomodulation in sepsis: the role of endotoxin removal by polymyxin B-immobilized cartridge. Hindawi Mediators of Inflammation 2013; Article ID 507539, http://dx.doi.org/10.1155/2013/507539
[3] Honore PM, Jacobs R, Joannes-Boyau O. Newly designed CRRT membranes for sepsis and SIRS – a pragmatic approach for bedside intensivists summarizing the more recent advances: a systematic structured review. ASAIO J 2013; 2: 99–106
[4] HP Shum, WW Yan, TM Chan. Extracorporeal blood purification for sepsis. Hong Kong Med J 2016; 22: 478–85
[5] Morgera S, Haase M, Kuss T et al. Pilot study on the effects of high cutoff hemofiltration on the need for norepinephrine in septic patients with acute renal failure. Crit Care Med 2006; 34: 2099–2104
[6] Morgera S, Rocktaschel J, Haase M et al. Intermittent high permeability hemofiltration in septic patients with acute renal failure. Intensive Care Med 2003; 29: 1989–1995
[7] Ronco C. The Rise of Expanded Hemodialysis Blood Purif 2017; 2: I–VIII

124.11 Wichtige Internetadressen

- CytoSorb: http://cytosorb-therapie.de
- Baxter: http://www.baxter.de
- Fresenius Medical Care: https://www.freseniusmedicalcare.com/de/startseite

125 Intermittierende Nierenersatzverfahren (IHD, SLEDD)

Jan Christoph Oehler

125.1 Steckbrief

Intermittierende Nierenersatzverfahren spielen in der intensivmedizinischen Therapie nur eine untergeordnete Rolle. Intermittierende Verfahren sind aufgrund der höheren Flussraten deutlich effizienter als die kontinuierliche venovenöse Hämodialyse (CVVHD). Elektrolytentgleisungen oder Urämie können effizienter therapiert werden, allerdings steigt dadurch auch die Gefahr des Dysäquilibrium. Die intermittierende Hämodialyse (IHD) stellt aufgrund der Elektrolyt- und Volumenverschiebungen eine höhere Belastung für den Patientenkreislauf dar. Im Vergleich zur kontinuierlichen Nierenersatztherapie zeigen sich in Bezug auf den Verlauf des akuten Nierenversagens oder die Erholung der Organfunktion keine Unterschiede. Eine Sonderposition nehmen die SLEDD (sustained/slow low-efficiency daily dialysis) oder die PIRRT (prolonged intermittent renal replacement therapy) ein, die im Vergleich zur intermittierenden Hämodialyse längere Dialyselaufzeiten (8–12 Stunden) mit geringerem Blut- und Dialysatfluss haben.

125.2 Synonyme

- intermittierende Hämodialyse (IHD)
- sustained low-efficiency dialysis (SLED)
- sustained/slow low-efficiency daily dialysis (SLEDD)

125.3 Keywords

- Hämodialyse
- SLEDD

125.4 Definition

- Als Dialyse bezeichnet man den Stoffaustausch über eine semipermeable Membran entlang eines Konzentrationsgradienten. Die Membran erlaubt in Abhängigkeit von ihrer Porengröße den Übertritt niedermolekularer Substanzen wie Elektrolyte, Kreatinin und Harnstoff bis zu einer Molekulargröße von ca. 30kD. Höhermolekulare Substanzen wie z. B. Albumin werden zurückgehalten.
- Der Stoffaustausch erfolgt via Konvektion dem osmotischen Gradienten folgend (z. B. Kalium im Blut 5 mmol/l, im Dialysat 2 mmol/l). Über einen Druckgradienten kann der Flüssigkeitsentzug (Ultrafiltration) geregelt werden.
- Eine intermittierende Dialysebehandlung erfolgt in der Regel 3- bis 4-mal pro Woche über jeweils ca. 5 Stunden.
- In der intensivmedizinischen Therapie kann eine intermittierende tägliche oder übertägige Dialyse mit verlängerter Behandlungszeit (SLEDD/PIRRT) durchgeführt werden. Die Therapiedauer kann hier je nach Anforderungen zwischen 6 und 12 oder sogar bis zu 16 Stunden pro Tag betragen. Dabei kann neben Standarddialysegeräten auch ein so genanntes Batch-System (Genius®) zum Einsatz kommen.

125.5 Indikationen

- Über die SLEDD soll im Vergleich zur intermittierenden Hämodialyse eine schonendere Dialysebehandlung erreicht werden.
- Die SLEDD kann im Rahmen der Rekonvaleszenz nach akutem Nierenversagen auf zwei Weisen nutzbringend eingesetzt werden.
  - Zum einen kann bei unzureichender Clearance die renale Funktion unterstützt,
  - zum anderen kann bei An- oder Oligurie über entsprechende Ultrafiltration eine Bilanzierung erreicht werden.
- Eine weitere Einsatzmöglichkeit besteht für Patienten, die lediglich einer kurzzeitigen Dialysebehandlung bedürfen, z. B. Elektrolytentgleisung oder Elimination dialysierbarer Toxine.
- In ▶ Tab. 125.1 sind einige mögliche Indikationen und Kontraindikationen der SLEDD aufgelistet.

Tab. 125.1 Indikationen und Kontraindikationen der SLEDD (sustained/slow low-efficiency daily dialysis).

Indikation	relative Kontraindikation
Bilanzierung bei Oligurie/Anurie	hämodynamische Instabilität
Elektrolytentgleisung	schwere Herzinsuffizienz
supportive Therapie in der Rekonvaleszenz	Dialysezugangsprobleme
kurzzeitige Dialysebehandlung	Notwendigkeit einer Zitratdialyse
Laktatazidose	Kontraindikation für Heparin oder niedermolekulares Heparin
Thermoregulation (abkühlen, z. B. bei Fieber oder Rotorest-Therapie)	
mobiler Patient	

125.6 Kontraindikationen

- Für hämodynamisch instabile Patienten sollte ein kontinuierliches Nierenersatzverfahren bevorzug verwendet werden.
- Aufgrund des höheren Blutflusses ist es essenziell, dass der Dialysezugang (Shaldon-Katheter) einwandfrei funktioniert.

125.7 Aufklärung und spezielle Risiken

- Wie jede intensivmedizinische Maßnahme muss auch vor der Nierenersatztherapie eine Aufklärung über Ablauf und Risiken erfolgen. Dazu gehört auch die Aufklärung über den gewählten Zugangsweg.

125.8 Material

- gut funktionierender Dialysezugang
- Konventionelles Dialysegerät zur kontinuierlichen oder intermittierenden Hämodialyse; alternativ sei hier wegen des abweichenden Konzeptes das Genius-Therapiesystem erwähnt, bei dem es sich um ein Tank- oder Batchsystem handelt.
- systemische Antikoagulation mittels Heparin, analog zur Heparinantikoagulation bei kontinuierlichen Nierenersatzverfahren

125.9 Durchführung

- Zur Durchführung wird die entsprechend der Herstellereinweisung aufgebaute und vorgefüllte Hämodialyse an den Patienten angeschlossen. Exemplarisch sei hier die SLEDD anhand eines Batchsystems (z. B. Genius) erläutert.
- Der Anschluss sollte möglichst volumenneutral erfolgen. Dabei werden sowohl der venöse (blaue, rückführende) Schenkel als auch der arterielle (rote, abführende) Schenkel gleichzeitig konnektiert. Die Konnexion kann auch seriell erfolgen. Dabei wird erst der rote Schenkel mit dem Patienten verbunden; sobald die Dialyse mit Blut gefüllt ist, wird der venöse Schenkel am Patienten konnektiert. Das Genius-System erkennt nicht automatisch, dass das System mit Blut gefüllt ist. Daher muss bis zur Konnektion des venösen Schenkels auf jeden Fall eine visuelle Kontrolle des Schlauchsystems erfolgen.
- Je nach Erfordernissen können bei der SLEDD über Blutfluss und (beim Genius-System gekoppeltem) Dialysatfluss die Dialysedauer und Ultrafiltrationsrate bestimmt werden.
- Zur effektiven Dialyse sollte ein ausreichender Blutfluss gewählt werden. Je höher der Blutfluss ist, umso höher ist die Clearance und desto schneller wird die Dialysedosis erreicht. Es können durchaus Blutflüsse von über 300 ml/Minute analog zur intermittierenden Hämodialyse gefahren werden. Wenn der Blutfluss verringert wird, z. B. auf 100 ml/Minute, ist die Dialyseclearance pro Zeit vermindert. Beim Batchsystem ist nach Aufbrauchen des Tankinhalts die effektive Dialysedosis jedoch die gleiche. Durch die verlängerte Laufzeit können schonender Volumen entzogen oder Elektrolyte ausgeglichen werden.
- Auch bei der SLEDD wird am Ende der Therapie das im System befindliche Blut zurückgegeben. Dabei wird ein Reservoir mit dem roten Schenkel verbunden. Sobald der Filter gespült ist, wird die Dialyse gestoppt, der blaue Schenkel diskonnektiert und der Shaldon-Katheter mit z. B. 10 ml Natriumchlorid gespült oder mit Heparin oder Zitrat geblockt. Auch beim Beenden der Therapie ist darauf zu achten, dass das Genius-System nicht detektiert, inwieweit das System leer gespült ist.
- Die SLEDD kann täglich oder übertägig erfolgen.

125.9.1 Zugangswege

- Als Zugangsweg dient in den meisten Fällen ein *Shaldon-Katheter*, auch ein Demers- oder Vorhofkatheter können zur SLEDD verwendet werden. Primär wird, unter anderem von der KDIGO (Kidney Disease: Improving Global Outcomes), der nicht getunnelte Shaldon-Katheter als primärer Zugangsweg empfohlen.
- Erste Wahl für die Punktion ist die rechte V. jugularis; zweite Wahl sind die Vv. femorales, danach die linke V. jugularis und V. subclavia der dominanten Körperseite.
- Die Punktion sollte ultraschallgesteuert erfolgen und vor Dialysebeginn (Vv. jugularis und subclavia) zusätzlich radiologisch lagekontrolliert werden.
- Die Dialyse über einen Shunt ist im Allgemeinen den Nephrologen vorbehalten und sollte auch nur durch diese erfolgen.

125.10 Mögliche Komplikationen

- Dysäquilibrium
- Herzrhythmusstörungen
- Hypotonie/Hypertonie
- Elektrolytentgleisung
- Vitamin- und Spurenelementverlust
- heparininduzierte Thrombopenie (HIT)
- Hämolyse
- technische Komplikationen
- Anaphylaxie
- Luftembolie

125.11 Quellenangaben

[1] Jörres A, John, S, Lewington A et al. A European Renal Best Practice (ERBP) position statement on the Kidney Disease Improving Global Outcomes (KDIGO) Clinical Practice Guidelines on Acute Kidney Injury. Part 2: Renal replacement therapy. NDT 2013; 12: 2940–2945
[2] Khwaja A. KDIGO clinical practice guidelines for acute kidney injury. Nephron Clin Pract 2012; 4: c179–184
[3] Rabindranath K, Adams J, Macleod AM et al. Intermittent versus continuous renal replacement therapy for acute renal failure in adults. Cochrane Database Syst Rev 2007; 3
[4] Zhang L, Yang J, Eastwood GM, et al. Extended daily dialysis versus continuous renal replacement therapy for acute kidney injury: a meta-analysis. Am J Kidney Dis 2015; 2: 322–330

125.12 Wichtige Internetadressen

- Kidney Disease: Improving Global Outcomes: http://www.kdigo.org
- European Renal Best Practice: http://www.european-renal-best-practice.org

126 Magensonden

Geraldine de Heer, Alexandru Ogica, Arved Weimann

126.1 Steckbrief

Magensonden sind die häufigsten Zugänge in der Intensivmedizin. Neben der Zufuhr von enteraler Ernährung und Medikamenten dienen sie der gastralen Dekompression. Die visuelle Beurteilung des Mageninhalts kann diagnostische Hinweise liefern. Zu über die Bauchdecke eingebrachten Sonden gehören die perkutane endoskopische Gastrostomie (PEG) und die radiologische Gastrostomie (PRG). Sie werden für die langfristige enterale Ernährung angelegt, z. B. bei Dysphagie bei neurologischen Krankheitsbildern oder nach HNO-ärztlichen Eingriffen. Am wachen Patienten sind diese Sonden komfortabler, weniger dislokationsgefährdet und die enterale Ernährung ist auch poststationär problemlos möglich. In der Intensivmedizin stellen diese Zugänge oftmals einen Teil der Rehabilitationsbehandlung dar.

126.2 Aktuelles

- Nach den Ergebnissen einer großen multizentrischen randomisierten englischen Studie an Intensivpatienten [2] wurde im Vergleich von enteraler mit parenteraler Ernährung bezüglich der Letalität innerhalb von 30 Tagen und anderer Outcomedaten kein Unterschied festgestellt. Trotzdem gilt die enterale Ernährung als physiologischer, risikoärmer und kostengünstiger und damit als erste Wahl der Route für die Substratzufuhr bei Intensivpatienten [3], [5], [6].
- Eine aktuelle Entwicklung stellt eine Magensonde mit Real-Time-Führung mittels einer kleinen eingebauten Kamera (IRIS-Technologie) dar. Die klare, mit einer endoskopischen Untersuchung vergleichbare Darstellung der Schleimhaut erlaubt eine exakte Platzierung. Auch nach abgeschlossener Platzierung ist eine Lagekontrolle im Verlauf (nach Tagen) möglich.
- Die erste prospektive Studie an 20 bewusstlosen neurochirurgischen Patienten mit Indikation zur enteralen Ernährung
  - ergab eine primäre, jedoch mit der Kamera visualisierte Fehllage in der Trachea bei 7 Patienten (35 %), die eine erneute Platzierung nach sich zog.
  - Die korrekte Lage im Magen mit Darstellung der Magenschleimhaut wurde bei 18 (90 %) der Patienten nachgewiesen, in einem Fall lag die Sonde sichtbar im ösophagogastralen Übergang, in dem anderen Fall gelang keine Visualisierung der Lokalisation.
  - Bei 14 Patienten (70 %) wurde die Lage der Sonde 3 Tage nach der Platzierung erfolgreich bestätigt, im weiteren Verlauf mit Zunahme nach der ersten Woche ließ die Qualität der Sonde der Darstellung signifikant nach [4].

126.3 Synonyme

- transnasale Magensonde
- nasogastrale Sonde
- orogastrale Sonde

126.4 Keywords

- Magensonde
- nasogastrale Sonde
- orogastrale Sonde
- enterale Ernährung
- gastrale Dekompression

126.5 Definition

- Magensonden sind über die Nase oder seltener den Mund eingebrachte Zugänge mit mindestens einem Lumen, die im Magen enden.

126.6 Indikationen

- kurzfristige (Wochen) Applikation von enteraler Ernährung sowie Kontrolle des gastralen Residualvolumens zur Steuerung des Kostaufbaus
- Applikation von Medikamenten
- Ableitung des Mageninhalts bzw. Magendekompression:
  - gastrale bzw. intestinale Motilitätsstörung
  - rezidivierendes Erbrechen und Aspirationsgefahr
  - postoperative Atonie des oberen Gastrointestinaltrakts
  - Aspirationsprophylaxe vor Intubation („Ileus-Einleitung")
  - Entlastung des Magens bei Aerophagie (z. B. unter nicht invasiver Beatmung, High-Flow-Sauerstofftherapie)
  - Diagnostik und Monitoring einer oberen gastrointestinalen Blutung (wenig Spezifizität und Sensibilität)
- transpulmonale Druckmessung (Optimierung von Beatmungseinstellungen)
- Schienung von Anastomosen nach Ösophaguschirurgie

126.7 Kontraindikationen

- Ösophagusstrikturen
- Ösophagusverletzungen, z. B. nach Ingestion von Laugen oder Säuren, postoperativ nach Anlage einer frischen Anastomose (Neuanlage)
- ausgeprägte Gerinnungsstörungen mit erhöhtem Risiko einer Epistaxis
- höhergradige Ösophagusvarizen, wenn Notfallendoskopie nicht verfügbar (Datenlage nicht eindeutig)
- Mittelgesichtsfrakturen mit Läsionen der kribriformen Platte
- ausgeprägte Schädelbasisfrakturen

126.8 Aufklärung und spezielle Risiken

- Außerhalb der intensivmedizinischen Notfallversorgung ist die Anlage einer Magensonde als elektiver Eingriff zu sehen, der grundsätzlich der Zustimmung des Patienten bzw. seines Vertreters bedarf.

126.9 Material

- *Sonden aus Polyvinylchlorid (PVC):*
  - einlumige Sonden werden ebenso wie die im Intensivbereich häufiger eingesetzten 2-lumigen Sonden zur enteralen Ernährung bzw. zur Dekompression des Magens eigesetzt.
  - zweilumige Sonden verfügen über je ein Lumen zur Dekompression und zur Be- bzw. Entlüftung, um das Ansaugen der Sonde an die Magenwand zu verhindern. Sie kommen oftmals als perioperative Entlastungssonden, vor allem bei viszeralchirurgischen Eingriffen zum Einsatz. Nach 24–72 Stunden verlieren PVC-Sonden ihren Weichmacher (Phthalat), werden steifer und können so zu Schleimhautverletzungen führen.
- *Sonden aus Silikon oder Polyurethan:*
  - Diese Sonden sind weicher und für eine längerfristige Behandlung wie eine Ernährungstherapie geeignet.
  - Unabhängig von den unterschiedlichen Materialeigenschaften sind die meisten Sonden in verschiedenen Größen verfügbar: CH 6–18 (Kinder: CH 10–14, Erwachsene: CH 14–18), Länge: 60–120 cm. Oftmals verfügen sie über röntgenologisch erkennbare Markierungen, die bei der Lagekontrolle hilfreich sein können.
  - Die Auswahl einer Magensonde sollte in Abhängigkeit von der Indikation erfolgen, wobei größerlumige Sonden eher für die Ableitung von Mageninhalt geeignet sind, kleinere, dünnere für eine andauernde Applikation von Ernährung. Wird das Lumen allerdings zu klein gewählt, steigt das Risiko einer Okklusion.

126.10 Durchführung

- *wache, kooperative Patienten:*
  - Vor der Anlage sollte nasal ein Lokalanästhetikum als Spray mit entsprechender Einwirkzeit verwendet werden.
  - Auf die Sonde oder in die Nase sollte ein Gleitmittel appliziert werden.
  - Am sitzenden, geradeaus schauenden Patienten wird die Sonde zunächst waagerecht eingeführt, bei Berührung der hinteren Pharynxwand sollte der Kopf leicht nach vorne gekippt werden. Aktives Schlucken, ggf. von etwas Wasser, erleichtert nun das Vorschieben der Sonde durch den Ösophagus in den Magen. Besonders bei starkem Hustenreiz sollte aufgrund einer möglichen Fehlplatzierung der Sonde nach endotracheal der Vorgang abgebrochen und neu gestartet werden.
- *sedierte, intubierte Patienten:*
  - Bei ausreichend tiefer Sedierung kann auf eine nasale Lokalanästhesie, nicht jedoch auf die Verwendung eines Gleitmittels verzichtet werden. Das Vorschieben der Sonde bei Berührung der Pharynxwand am liegenden Patienten wird durch Anheben und Inklination des Kopfes erleichtert.
  - Am intubierten Patienten verhindert ein geblockter Cuff eine endotracheale Fehllage nicht, der warnende Hustenreiz kann bei tiefer Analgosedierung fehlen.
  - Durch die Sondenanlage „unter Sicht" mittels indirekter Laryngoskopie kann eine endotracheale Fehllage in der Regel verhindert werden.
  - Gekühlte Sonden (Gefrierfach) sind etwas steifer und lassen sich leichter vorschieben.
- *Lagekontrolle:*
  - Die radiologische Kontrolle mit Verabreichung von Kontrastmittel stellt den Goldstandard dar. Sie ist verhältnismäßig aufwendig und bedeutet eine zusätzliche Strahlenbelastung, sollte aber insbesondere in Zweifelsfällen unbedingt durchgeführt werden.
  - In der täglichen Praxis sind Inspektion und ggf. Austasten der Rachenhinterwand sowie das rasche Einbringen von etwa 30–50 ml Luft über die liegende Sonde und die zeitgleiche Auskultation des Magens (Luftaustritt meist hörbar) übliche Verfahren zur Lagekontrolle. Bei der Auskultation kann eine zu hohe oder zu tiefe Lage jedoch nicht sicher ausgeschlossen werden. Es empfiehlt sich, die Anlage einer Magensonde unmittelbar vor einer anstehenden Röntgenkontrolle durchzuführen.
  - Die Aspiration von Mageninhalt und eine zusätzliche pH-Bestimmung mittels Indikatorpapier (cave: PPI-Therapie) kann ebenfalls durchgeführt werden [1].
- *Fixierung der Sonde:*
  - hypoallergenes Pflaster, ggf. vorher alkoholische Hautreinigung
  - Verwendung spezieller Halterungen mit Kunststoffclips

126.11 Mögliche Komplikationen

- *bei Anlage der Magensonde:*
  - Stressreaktion, Schmerzen
  - Epistaxis mit Blutaspiration
  - Erbrechen und Aspiration
  - Fehllagen: Aufrollen der Sonde im Mund, Pharynx oder Hypopharynx; endotracheal
  - Ösophagusvarizenblutung
  - Perforation, Verletzung der Ösophagus- oder der hinteren Pharygealwand
  - Pneumothorax, Hydrothorax (selten)
- *bei liegender Magensonde:*
  - Sinusitis
  - Ösophagitis
  - ösophageale oder gastrale Erosionen, Ulzerationen, Blutungen
  - Dislokation
  - Okklusion, Abknicken

126.12 Literatur zur weiteren Vertiefung

[1] Ellett ML. What is known about methods of correctly placing gastric tubes in adults and children. Gastroenterol Nurs 2004; 27: 253–259; quiz 260–251
[2] Harvey SE, Parrott F, Harrison DA et al. Trial of the route of early nutritional support in critically ill adults. N Engl J Med 2014; 371: 1673–1684. DOI: 10.1056/NEJMoa1409860
[3] McClave SA, Taylor BE, Martindale RG et al. Guidelines for the provision and assessment of nutrition support therapy in the adult critically ill patient: Society of Critical Care Medicine (SCCM) and American Society for Parenteral and Enteral Nutrition (A.S.P.E.N.). JPEN J Parenter Enteral Nutr 2016; 40: 159–211. DOI: 10.1177/0148607115621863
[4] Mizzi A, Cozzi S, Beretta L et al. Real-time image-guided nasogastric feeding tube placement: a case series using Kangaroo with IRIS Technology in an ICU. Nutrition 2017; 37: 48–52. DOI: 10.1016/j.nut.2016.09.002
[5] Preiser JC, van Zanten AR, Berger MM et al. Metabolic and nutritional support of critically ill patients: consensus and controversies. Crit Care 2015; 19: 35. DOI: 10.1186/s13054-015-0737-8
[6] Reintam Blaser A, Starkopf J, Alhazzani W et al. Early enteral nutrition in critically ill patients: ESICM clinical practice guidelines. Intensive Care Med 2017; 43: 380–398. DOI: 10.1007/s00134-016-4665-0

126.13 Wichtige Internetadressen

- Life in the Fast Lane: http://www.litfl.com

127 Gastrointestinale Sonden

Geraldine de Heer, Alexandru Ogica, Arved Weimann

127.1 Steckbrief

Gastrointestinale Sonden sind flexible Sonden, die postpylorisch, d. h. duodenal oder jejunal, platziert werden. Sie dienen in erster Linie der postpylorischen Ernährung bzw. der Medikamentengabe. Gastrointestinale Sonden, die für eine längerfristige Ernährung geeignet sind, werden über die Bauchdecke endoskopisch als perkutane endoskopische Jejunostomie (PEJ) oder als Jet-PEG (perkutane endoskopische Gastrostomie mit postpylorischem Sondenende), radiologisch als perkutane radiologische Jejunostomie (PRJ) oder operativ als Feinnadelkatheterjejunostomie (FKJ) eingebracht [10], [11]. Diese Sonden werden durch Darstellung des entsprechenden Darmsegments mittels Direktpunktion eingebracht und entsprechend fixiert.

127.2 Aktuelles

- In einer Cochrane-Analyse von 14 randomisierten kontrollierten Studien mit 1109 Patienten erfolgte ein Vergleich nasogastrischer mit *postpylorischer*, d. h. nasoduodenaler und nasojejunaler Sondenernährung.
  - Es bestand kein Unterschied in der Häufigkeit gastrointestinaler Komplikationen, der Dauer der maschinellen Beatmung, der Länge des Krankenhausaufenthalts oder auch der Letalität.
  - Für die postpylorische Ernährung zeigte sich jedoch bei postpylorischer Sondenernährung eine 30 % niedrigere Rate an Aspirationspneumonien (mäßige Evidenz) und eine höhere Kalorienzufuhr (niedrige Evidenz). Hieraus resultiert die Empfehlung, beim Intensivpatienten die postpylorische Sondenplatzierung, wenn technisch durchführbar, anzustreben [1].
- In einer weiteren Metaanalyse von 8 randomisierten kontrollierten Studien mit 835 Patienten wurde für die *transpylorische* Ernährung eine signifikant niedrigere Inzidenz an ventilatorassoziierten Pneumonien gezeigt. Weder in den Outcomeparametern noch in der Inzidenz von Diarrhö und Erbrechen zeigte sich ein Unterschied, so dass die Autoren selbst vor einer Überbewertung der Ergebnisse warnten [4].

> **Merke**
>
> Somit ist die Wahl der Ernährungssonde und die Platzierung eine individuelle, an die lokalen Gegebenheiten angepasste Entscheidung, wobei für Patienten mit erhöhtem Aspirationsrisiko die postpylorische Platzierung zu bevorzugen ist.

- Neu ist zudem der Einsatz der IRIS-Technologie für die postpylorische Platzierung [6]. Diese aktuelle Entwicklung stellt eine Magensonde mit Real-Time-Führung mittels einer kleinen eingebauten Kamera dar.

127.3 Synonyme

- nasoenterale Sonde
- nasoduodenale Sonde
- nasojejunale Sonde

127.4 Keywords

- gastrointestinale Sonde
- nasoenterale Sonde
- nasojejunale Sonde
- postpylorische Ernährung
- enterale Ernährung

127.5 Definition

- Gastrointestinale Sonden sind flexible Sonden mit mindestens einem Lumen, die meist transnasal eingebracht werden und postpylorisch, d. h. duodenal bzw. jejunal, enden.
- Sonden, die zusätzlich über ein gastrales Lumen verfügen, können neben postpylorischer Ernährung gleichzeitig die gastrale Dekompression ermöglichen.
- Ein Ent- bzw. Belüftungslumen verhindert das Ansaugen der Sonde an die Magenwand [8].

127.6 Indikationen

- enterale, postpylorische Ernährung bei gastraler Motilitätsstörung
- enterale Ernährung unter Umgehung chirurgisch angelegter Anastomosen im oberen Gastrointestinaltrakt (z. B. Ösophaguschirurgie)
- Applikation von Medikamenten

127.7 Kontraindikationen

- Ösophagusstrikturen
- Ösophagusverletzungen, z. B. nach Ingestion von Laugen oder Säuren, postoperativ nach Anlage einer frischen Anastomose (Neuanlage)
- ausgeprägte Gerinnungsstörungen mit erhöhtem Risiko einer Epistaxis
- höhergradige Ösophagusvarizen, wenn Notfallendoskopie nicht verfügbar (Datenlage nicht eindeutig)
- Mittelgesichtsfrakturen mit Läsionen der kribriformen Platte
- ausgeprägte Schädelbasisfrakturen

127.8 Anästhesie

- Für die endoskopische Anlage einer gastrointestinalen Sonde im Rahmen einer Ösophagogastroduodenoskopie (ÖGD) oder einer radiologischen Untersuchung ist eine ausreichende Sedierung unter kontinuierlichem Monitoring der Vitalfunktionen erforderlich.
- Bei Anlage z. B. mittels Sonografie oder anderen bildgebenden Verfahren sowie bei selbst platzierenden Sonden sollte eine Lokalanästhesie bei nicht sedierten Patienten mit einem nasal applizierten Spray erfolgen.
- Die Verwendung eines Gleitmittels (Nase bzw. Sonde) erhöht die Gleitfähigkeit der Sonde.

127.9 Aufklärung und spezielle Risiken

- Die Anlage einer gastrointestinalen Sonde erfolgt in der Regel als elektiver Eingriff, der grundsätzlich der Zustimmung des Patienten bzw. seines Vertreters bedarf.

127.10 Material

- Die Sonden bestehen üblicherweise aus Polyurethan, Silikon oder Polyvinylchlorid.
- Transnasale Sonden sind flexibel, ein- bis mehrlumig, mit einem Durchmesser von 8–16 Ch und einer Länge bis 270 cm.
- Einige Sondentypen verfügen über einen Einführungsdraht, der die postpylorische Platzierung, z. B. bei der bettseitigen oder der endoskopischen Anlage, erleichtert.

127.11 Durchführung

- *bettseitige Anlage ohne besondere Hilfsmittel:*
  - selbstwandernde oder auch selbstplatzierende Sonden, die über die Nase in den Magen vorgeschoben werden, werden zusätzlich stündlich um etwa 10 cm vorgeschoben, um dann mithilfe der gastralen Motilität den Pylorus zu passieren [7]. Das Wandern der Sonde kann durch Gabe von Prokinetika (z. B. Metoclopramid, Erythromycin) oder auch Luftinsufflation erleichtert werden [9].
  - In einer großen multizentrischen randomisierten kontrollierten Studie mit 307 Patienten wurde die Platzierung einer spiralförmigen Nasojejunalsonde signifikant durch eine prokinetische Medikation erleichtert: Metoclopramid (n = 103, Erfolgsrate: 55,0 %) oder Domperidon (n = 100, Erfolgsrate: 51,5 %), Kontrollgruppe (n = 104, Erfolgsrate: 27,3 %) [3].
- *weitere Optionen:*
  - Anlage gastrointestinaler Sonden unter Sonografiekontrolle
  - Anlage mittels elektromagnetischer Darstellung der Sonde auf einem Monitor
  - Anlage durch Endoskopie:
    – Die Sonde wird im Rahmen einer ÖGD mittels einer Fasszange in den oberen Dünndarm gelegt.
    – Die Sonde wird durch den Arbeitskanal des Gastroskops vorgeschoben und intestinal eingebracht [2], [5].

127.11.1 Vor Beginn des Eingriffs

- Insbesondere bei Anlagen unter Sedierung sollte auf die Nüchternheit eines Patienten geachtet werden. Die Entlastung des Magens durch eine zuvor eingebrachte Magensonde kann erwogen werden.

127.12 Mögliche Komplikationen

- *bei Anlage einer gastrointestinalen Sonde:*
  - Stressreaktion, Schmerzen
  - Epistaxis mit Blutaspiration
  - Erbrechen und Aspiration
  - Fehllagen: Aufrollen der Sonde im Mund, Pharynx oder Hypopharynx; endotracheal
  - Ösophagusvarizenblutung
  - Perforation, Verletzung der Ösophagus- oder der hinteren Pharygealwand
  - Pneumothorax, Hydrothorax (selten)
- *bei liegender gastrointestinaler Sonde:*
  - Sinusitis
  - Ösophagitis
  - ösophageale oder gastrale Erosionen, Ulzerationen, Blutungen
  - Dislokation
  - Okklusion, Abknicken

127.13 Quellenangaben

[1] Alkhawaja S, Martin C, Butler RJ et al. Post-pyloric versus gastric tube feeding for preventing pneumonia and improving nutritional outcomes in critically ill adults. Cochrane Database Syst Rev 2015. DOI: 10.1002/14651858.CD008875.pub2: CD008875. DOI: 10.1002/14651858.CD008875.pub2

[2] Hernandez-Socorro CR, Marin J, Ruiz-Santana S et al. Bedside sonographic-guided versus blind nasoenteric feeding tube placement in critically ill patients. Crit Care Med 1996; 24: 1690–1694

[3] Hu B, Ye H, Sun C et al. Metoclopramide or domperidone improves post-pyloric placement of spiral nasojejunal tubes in critically ill patients: a prospective, multicenter, open-label, randomized, controlled clinical trial. Crit Care 2015; 19: 61. DOI:10.1186/s13054-015-0784-1

[4] Li Z, Qi J, Zhao X et al. Risk-benefit profile of gastric vs transpyloric feeding in mechanically ventilated patients: a meta-analysis. Nutr Clin Pract 2016; 31: 91–98. DOI: 10.1177/0884533615595593

[5] Metheny NA, Meert KL. Effectiveness of an electromagnetic feeding tube placement device in detecting inadvertent respiratory placement. Am J Crit Care 2014; 23: 240–247; quiz 248. DOI: 10.4037/ajcc2014954

[6] Mizzi A, Cozzi S, Beretta L et al. Real-time image-guided nasogastric feeding tube placement: A case series using Kangaroo with IRIS Technology in an ICU. Nutrition 2017; 37: 48–52. DOI: 10.1016/j.nut.2016.09.002

[7] Schroder S, van Hulst S, Claussen M et al. [Postpyloric feeding tubes for surgical intensive care patients. Pilot series to evaluate two methods for bedside placement]. Anaesthesist 2011; 60: 214–220. DOI: 10.1007/s00101-010-1814-7

[8] Silk DB, Quinn DG. Dual-purpose gastric decompression and enteral feeding tubes rationale and design of novel nasogastric and nasogastrojejunal tubes. JPEN J Parenter Enteral Nutr 2015; 39: 531–543. DOI: 10.1177/0148607114551966

[9] Tiancha H, Jiyong J, Min Y. How to promote bedside placement of the postpyloric feeding tube: a network meta-analysis of randomized controlled trials. JPEN J Parenter Enteral Nutr 2015; 39: 521–530. DOI: 10.1177/0148607114546166

[10] Weimann A, Braga M, Carli F et al. ESPEN guideline: clinical nutrition in surgery. Clin Nutr 2017; 36: 623–650. DOI: 10.1016/j.clnu.2017.02.013

[11] Weimann A, Braunert M, Muller T et al. Feasibility and safety of needle catheter jejunostomy for enteral nutrition in surgically treated severe acute pancreatitis. JPEN J Parenter Enteral Nutr 2004; 28: 324–327. DOI: 10.1177/0148607104028005324

128 Perkutane Gastrostomie (PEG)

Dieter Schilling

128.1 Steckbrief

Die PEG (perkutan endoskopische Gastrostomie) ist ein von Kinderärzten eingeführtes Verfahren zur langfristigen enteralen Ernährung bei Patienten, die eine künstliche Ernährung benötigen und bei denen keine Passagestörung im Gastrointestinaltrakt im Sinne einer Stenose oder im Sinne einer Motilitätsstörung vorliegt. Sie ist mit weniger infektassoziierten Komplikationen im Langzeitverlauf behaftet als ein wie auch immer gearteter zentralvenöser Zugang und deshalb auch in der Intensivmedizin eine gängige Maßnahme. Im Folgenden werden Indikation, Kontraindikation, Anlagetechniken und Komplikationen besprochen.

128.2 Synonyme

- PEG

128.3 Keywords

- endoskopische Gastrostomie
- PEG
- Sondenernährung
- endoskopische Enterostomie
- perkutane endoskopische Jejunostomie (PEJ)

128.4 Definition

- endoskopisch kontrollierte Gastrostomie mit Anlage einer Sonde im Bereich der vorderen Magenwand zur enteralen Ernährung

128.5 Indikationen

- alle Indikationen zur künstlichen enteralen Ernährung; dies sind bei Intensivpatienten vor allem
  - Intubation oder Tracheotomie bei Beatmung
  - neurogene Schluckstörungen
  - Tumoren, welche die Passage behindern
  - mangelernährte Patienten
  - Patienten mit Kurzdarmsyndrom mit mehr als einem Meter Restdünndarmlänge

128.6 Kontraindikationen

- Ulzera und Tumoren im Bereich der Magenvorderwand
- Fehlende Passage in den nachgeschalteten Dünn- bzw. Dickdarmabschnitten sind absolute Kontraindikationen ebenso wie manifeste schwere Gerinnungsstörungen oder eine notwendige Antikoagulation, die eine Punktion unmöglich machen.
- Patienten mit Malabsorptionssyndromen sind ebenfalls keine Kandidaten für eine wie auch immer geartete enterale Ernährung.

128.7 Anästhesie

- Der Eingriff wird in der Regel in Propofolsedierung durchgeführt, wie auch sonst mehr als 90 % aller gastrointestinalen Endoskopien in einer Propofolsedierung erfolgen. Hier sei auch auf die Leitlinie „Sedierung in der gastrointestinalen Endoskopie" der Deutschen Gesellschaft für Verdauungskrankheiten und Gastroenterologie verwiesen.
- Zusätzlich erfolgt eine Lokalanästhesie, die auch das Peritoneum erreichen sollte.

128.8 Aufklärung und spezielle Risiken

- Die Aufklärung muss die Komplikationen der PEG-Anlage, aber auch die chronischen Komplikationen nach PEG-Anlage beinhalten.
- Ferner ist gerade in Grenzsituationen auf die künstliche Ernährung als potenziell lebensverlängernde Maßnahme einzugehen
- weitere Risiken siehe Kapitel „Mögliche Komplikationen (S. 894)"

128.9 Präoperative/präinterventionelle Diagnostik

- Auf jeden Fall sollte vor der PEG-Anlage eine Sonografie des Abdomens durchgeführt werden.
- Bei präinterventionellem Vorliegen eines Aszites kann dann entschieden werden, ob primär eine endoskopisch geführte Gastropexie durchgeführt werden sollte, damit keine Peritonitis direkt nach der Anlage entsteht.
- Bei fehlendem präinterventionellem Aszitesnachweis ist davon auszugehen, dass ein auftretender Aszites direkt im Zusammenhang mit dem Eingriff steht.

128.10 Material

- Auf einem sterilen Tisch sollten folgende Materialien gerichtet sein:
  - Lochtuch

Perkutane Gastrostomie (PEG)

- Kompressen
- Spritze mit Lokalanästhetikum und langer 1er-Nadel
- Skalpell Nr. 1
- PEG-Set, in dem Punktionsnadel eine PEG-Sonde, äußere Halteplatte und Faden enthalten sind

128.11 Durchführung

- Der Patient liegt in Rückenlage. Abgesehen von der Position wird ansonsten alles in Analogie zu einer Ösophagogastroduodenoskopie (ÖGD) durchgeführt.
- Die *Sedierung* erfolgt in der Regel beim nicht intubierten Patienten mit fraktionierter Propofolapplikation. Sauerstoffinsufflation und Monitoring sind obligat.
- Während der Endoskopiker das Gerät einführt und zunächst einmal eine diagnostische ÖGD durchführt, um Kontraindikationen für eine PEG-Anlage auszuschließen, desinfiziert der Assistent großzügig und deckt steril ab.
- Der Endoskopiker sucht eine geeignete *Punktionsstelle* im Bereich der vorderen Magenwand, optimalerweise im Bereich Corpus-Antrum-Übergang.
- Im leicht abgedunkelten Raum wird dann überprüft, ob *Diaphanie* besteht. Wenn bei positiver Diaphanie noch der *positive Fingerdruckversuch* nachweisbar ist, kann an dieser Stelle, die vom Assistenten mittels Nadel markiert werden sollte, sicher punktiert werden.
- Nach *lokaler Anästhesie* der Haut und aller Schichten der Bauchwand wird unter Aspiration der Magen punktiert. Bei der Anästhesie ist hier vor allem auf ausreichende Lokalanästhesie der Kutis, aber auch der vorderen und hinteren Bauchwandfaszie zu beachten.
- Bei *eingeschränkter Diaphanie* sollte der Nadelaspirationstest mit einer kochsalzgefüllten Spritze durchgeführt werden. Lässt sich vor Erreichen der Nadel im Magenlumen Luft aspirieren, muss die Punktion abgebrochen werden, da davon auszugehen ist, dass die Luft aus dem Magen, aufliegenden Dünndarm oder Kolon stammt. Wird Luft erst mit Erreichen des Magenlumens aspirierbar, ist alles in Ordnung.
- Die Spritze wird abgezogen, die Nadel belassen und unmittelbar an der Einstichstelle der Nadel eine ca. 5 mm weite *Inzision* mit dem Skalpell durchgeführt. Durch diese Inzision wird nun die Trokarnadel in paralleler Stichrichtung wie die Anästhesienadel eingeführt, bis auch der Trokar im Magenlumen erkennbar ist.
- Nach Entfernen des Stahlmandrins wird der doppelt liegende Faden in den Magen vorgeschoben. Dieser Faden wird mittels einer Biopsiezange oder Fasszange gefasst, ein wenig in den Arbeitskanal des Endoskops hineingezogen, um dann das Endoskop insgesamt zurückzuziehen. Nach Entfernung des Endoskops wird der aus dem Mund ragende Faden mit der PEG-Sonde verbunden.
- Anschließend zieht der Assistent die PEG-Sonde durch den Mund und Ösophagus in den Magen. Den Eintritt des Sondenkonus in die Trokarspitze bemerkt man durch Widerstandserhöhung.
- Zuletzt wird der Konus an der PEG-Sonde abgeschnitten, die äußere Halteplatte, die Klemme und das Ansatzstück werden über die Sonde geschoben und befestigt.
- Abschließend erfolgen die Fixation der äußeren Halteplatte und der Verband.

128.11.1 Vor Beginn des Eingriffs

- Wenn eine mobile endoskopische Videoeinheit zur Verfügung steht, kann die PEG-Anlage bettseitig auf der Intensivstation erfolgen. Wichtig sind eine Monitoranlage mit EKG sowie pulsoxymetrisches und Blutdruckmonitoring.
- Die Anforderungen an die Sterilität sind vergleichbar mit denen bei der Anlage eines zentralen Venenkatheters. Der Assistent, der die gastrale Punktion durchführt, muss steril gekleidet sein.
- Es müssen die unterschriebene Einverständniserklärung des Patienten oder dessen gesetzlichen Betreuers vorliegen.
- Weiterhin müssen die aktuellen Gerinnungswerte und die Sonografie des Abdomens vorliegen.
- Es ist auszuschließen, dass eine akute, systemische Infektion besteht. Der Patient muss eine perioperative Antibiotikaprophylaxe erhalten haben.
- Das Epigastrium sollte bei starker Behaarung rasiert werden.

128.12 Mögliche Komplikationen

- Unterschieden werden muss zwischen akuten (sozusagen intra- und perioperativ) und chronischen Komplikationen der PEG.
- *akute Komplikationen:*
  - *leichte* Komplikationen:
    - lokale Rötung
    - passageres Pneumoperitoneum, wenn Faden und Sonde nicht ausreichend bei der Anlage auf Zug gehalten werden
  - *schwere* Komplikationen:
    - Perforation eines zwischen Magenvorderwand und vorderer Bauchwand liegenden Hohlorgans (Colon transversum, Dünndarm)
    - Milz- oder Aortenverletzungen
    - Fistelbildung
    - Peritonitis in der Folge der Hohlorganverletzung
    - Blutungen bei Punktion der epigastrischen Gefäße
- *chronische Komplikationen:*
  - *leichte* Komplikationen:
    - Leckagen
    - Hypergranulationen

- *schwere* Komplikationen:
  - vor allem das sogenannte Buried-Bumper-Syndrom, also das Einwachsen der inneren Halteplatte in die Mukosa der Magenvorderwand durch fehlende regelmäßige Mobilisation der inneren Halteplatte
- chronische Infektionen an der Einstichstelle
- Aspiration von Sondenkost bei fehlender Magenmotilität oder fehlerhafter Patientenlagerung

128.13 OP-Bericht

- Das Protokoll sollte folgende Angaben enthalten:
  - Diaphanie
  - eventuelle Probleme bei der Punktion
  - eventuelle Blutung, auch nur passager
- Aus diesen Aspekten heraus kann entschieden werden, mit welcher Latenz nach dem Eingriff die enterale Ernährung über die PEG-Sonde beginnen kann.

128.14 Postoperatives Management

- 4–6 Stunden nach der PEG-Anlage können Flüssigkeit und Sondenkost über die PEG appliziert werden.
- Der Kostaufbau erfolgt nach einem standardisierten Protokoll und bei Intensivpatienten unter sonografischer Kontrolle der Motilität oder einem Aspirationstest nach Applikation einer definierten Menge an Sondenkost. Da bei Intensivpatienten der PEG-Anlage meist eine Sondenernährung vorausgeht, ist die Motilitätsfrage des Gastrointestinaltrakts meist schon beantwortet.
- Nach 12–24 Stunden erfolgt der erste Verbandswechsel. Hierbei sollte auch erstmals die Halteplatte gelockert und dann wieder angezogen werden; nach Desinfektion der Einstichstelle, Drehung der Sonde um 360 Grad und ca. 4 cm Vorverlagern nach intragastral; abschließend Heranziehen der Halteplatte mit sanftem Druck.
- Der Verbandswechsel sollte täglich erfolgen, bis von einem stabilen Trakt auszugehen ist, was nach ca. 8 Tagen zu erwarten ist. Danach sind Verbandswechsel zweimal pro Woche ausreichend, allerdings auch dann regelmäßig mit Mobilisation der Halteplatte.

128.15 Quellenangaben

[1] Gauderer MW, Ponsky JL, Izant RJ. Gastrostomy without laparotomy: a percutaneous endoscopic technique. J Pediatr Surg 1980; 15: 872–875
[2] Grund KE, Konigsrainer I, Zipfel A. Endoskopische gelegte Ernährungssonden: technische Tipps und Tricks. Endoskopie heute 2006; 19: 98–105
[3] Lucendo AJ, Friginal-Ruiz AB. Percutaneous endoscopic gastrostomy: an update on its indications management, complications and care. Rev Esp Enferm Dig 2014; 8: 529–539
[4] Rosenbaum A, Riemann JF, Schilling D. Die perkutane endoskopische Gastrostomie. Dtsch Med Wochenschr 2015; 140: 1072–1076

128.16 Literatur zur weiteren Vertiefung

[1] Lipp A, Lusardi G. Systemic antimicrobial prophylaxis for percutaneous endoscopic gastrostomy. Cochrane database Syst Rev 2013; 11: CD 005571

Teil XIII

Intensivmedizinische Untersuchung und Monitoring

- 129 Erweitertes hämodynamisches Monitoring — *898*
- 130 Elektrokardiogramm (EKG) — *906*
- 131 Echokardiografie — *909*
- 132 Zerebrales Monitoring — *914*
- 133 Gastrointestinale Endoskopie — *918*
- 134 Bronchoskopie — *926*
- 135 Laborchemisches Basismonitoring — *932*
- 136 Point-of-Care-Verfahren zur bettseitigen Gerinnungsdiagnostik — *934*
- 137 Mikrobiologische Diagnostik — *936*
- 138 Elektrische Impedanztomografie (EIT) — *943*

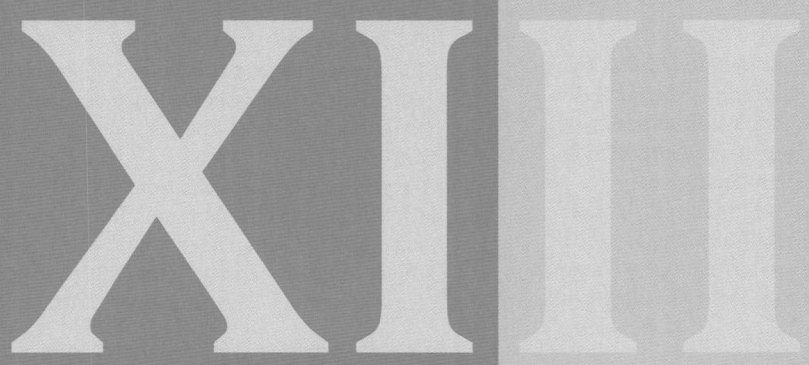

129 Erweitertes hämodynamisches Monitoring

Daniel A. Reuter, Bernd Saugel

129.1 Steckbrief

Erweitertes hämodynamisches Monitoring umfasst Verfahren, die neben der Routineüberwachung der Herz- und Kreislauffunktionen (Elektrokardiogramm, Pulsoxymetrie, Blutdruckmessungen) zum Einsatz kommen. Klar abzugrenzen ist der Begriff des erweiterten hämodynamischen Monitorings von der kardiovaskulären Akutdiagnostik mittels Echokardiografie. Die klassischen Methoden des erweiterten hämodynamischen Monitorings sind die pulmonalarterielle und transpulmonale Thermodilution sowie die arterielle Pulskonturanalyse. Im Mittelpunkt der Thermodilutionsverfahren stehen die Messung von Herzzeitvolumen, intrakardialen bzw. intrathorakalen Blut- und Flüssigkeitsvolumina sowie Parametern der Lungenpermeabilität. Die arterielle Pulskonturanalyse liefert neben Informationen über das Herzzeitvolumen funktionelle Parameter wie die linksventrikuläre Schlagvolumenvariation bzw. die arterielle Pulsdruckvariation.

129.2 Synonyme

- Herz-Kreislauf-Monitoring
- kardiovaskuläres Monitoring

129.3 Keywords

- pulmonalarterielle Thermodilution
- transpulmonale Thermodilution
- Herzzeitvolumen
- rechtsventrikuläres enddiastolisches Volumen
- globales enddiastolisches Volumen
- intrathorakales Blutvolumen
- extravaskuläres Lungenwasser
- Vorlast
- Volumenreagibilität
- Lungenödem

129.4 Definition

- Unter erweitertem hämodynamischem Monitoring versteht man Verfahren zur temporären, differenzierten Überwachung der Herz- und Kreislauffunktionen bei kritisch kranken Patienten, die über die Routineüberwachung auf der Intensivstation hinausgehen.
- Erweitertes hämodynamisches Monitoring als Werkzeug der Überwachung von Vitalfunktionen sowie der Überwachung von Effekten von eingeleiteten Therapiemaßnahmen ist klar abzugrenzen von Akutdiagnostik hämodynamischer Instabilität. Dies ist die Domäne insbesondere der Echokardiografie.

129.5 Indikationen

- Die Indikationen für erweitertes hämodynamisches Monitoring sollte immer dann gestellt werden, wenn eine protrahierte hämodynamische Instabilität vorliegt. Dies umfasst nicht nur die Hypotension, sondern alle Aspekte, die auf eine Minderperfusion von Endorganen im Sinne des Schocks hindeuten.
- Hierzu zählen:
    - Befunde der körperlichen Untersuchung wie Temperaturdifferenzen zwischen Körperstamm und den Akren oder sichtbare Durchblutungsstörungen der Haut (mottled skin)
    - laborchemische Parameter der Minderversorgung mit Sauerstoff wie die Hyperlaktatämie und nicht anders zu erklärende Dysfunktionen von Endorganen, z. B. Niere (Anurie) oder Gehirn (Somnolenz, Verwirrtheit)
- Zu den Indikationen zählt auch eine fortlaufende, sogenannte „Katecholaminpflichtigkeit" des Patienten, d. h. der kontinuierliche Bedarf an herz-und kreislaufwirksamen Medikamenten sowie der erhöhte Bedarf an einer Volumen- und Flüssigkeitsersatztherapie.
- spezielle Indikationen der einzelnen Verfahren:
    - *Pulmonaliskatheter und pulmonalarterielle Thermodilution:*
        – Die Indikationen zur Anlage eines Pulmonaliskatheters haben sich in den letzten 2 Jahrzehnten mit der Entwicklung, Evaluation und klinischen Implementierung insbesondere der transpulmonalen Thermodilution deutlich verringert. Zur Messung des Herzzeitvolumens und Steuerung der kardialen Vorlast ist die Anlage eines Pulmonaliskatheters in der Regel nicht mehr gerechtfertigt.
        – Da sich aber mittels des Pulmonaliskatheters der pulmonalarterielle Blutdruck direkt und kontinuierlich messen lässt, ist die heutige, klassische Indikation für dieses Monitoringinstrument vor allem bei Krankheitsbildern zu stellen, die mit einer pulmonalen Hypertonie einhergehen.
        – Da der pulmonalarterielle Blutdruck die Nachlast für den rechten Ventrikel darstellt, kann die Anlage eines Pulmonaliskatheters auch bei *Rechtsherzdysfunktion* bzw. im Rahmen des *Rechtsherzversagens* angezeigt sein.
    - *transpulmonale Thermodilution:*
        – Die transpulmonale Thermodilution, die neben einem (meist schon liegenden) zentralvenösen Katheter einen mit einem Temperatursensor bestückten arteriellen Katheter in einer zentralen Arterie

(meist Femoralarterie) benötigt, besitzt die breiteste Indikation als erweitertes hämodynamisches Monitoring.
– Neben verlässlicher Messung des Herzzeitvolumens sind volumetrische Parameter der kardialen Vorlast (globales enddiastolisches Volumen, intrathorakales Blutvolumen) insbesondere zur differenzierten Steuerung einer Volumentherapie sinnvoll.
– Auch stellt das Lungenödem (kardiogener und nicht kardiogener Genese) eine Indikation zur Erfassung und Überwachung des extravaskulären Lungenwassers dar.
○ arterielle Pulskonturanalyse:
– Eine über die kontinuierliche Bestimmung des arteriellen Blutdrucks hinausgehende Analyse dieses Signals ist im Prinzip an jedem invasiv und auch nicht invasiv abgeleiteten, kontinuierlichen Blutdrucksignal möglich. Jedoch sind peripher abgeleitete Blutdrucksignale (A. radialis, dorsalis pedis etc.) gerade bei komplexen hämodynamischen Störungen und durch die Applikation vasoaktiver Substanzen so beeinflusst, dass die arterielle Pulskonturanalyse für den kritisch kranken Patienten derzeit nur auf Basis einer invasiven Messung zentral (in der Regel in der distalen Aorta via A. femoralis) empfohlen werden kann.
– Mit der arteriellen Pulskonturanalyse können im Wesentlichen kontinuierlich und automatisiert das linksventrikuläre Schlagvolumen und davon abgeleitet das Herzzeitvolumen sowie die funktionellen Parameter Schlagvolumenvariation bzw. Pulsdruckvariation bestimmt werden.
– Auch hier die wesentlichen Indikationen die protrahierte hämodynamische Instabilität inklusive des protrahierten Bedarfs an Vasopressoren bzw. Inotropika sowie der Bedarf für eine Volumensubstitution.

129.6 Kontraindikationen

- Explizite Kontraindikationen für die Methoden des erweiterten hämodynamischen Monitorings gibt es nicht.
- Bei jeder Anwendung sind vielmehr die methodenassoziierten Risiken den therapeutisch relevanten Erkenntnisgewinnen gegenüberzustellen.

129.7 Aufklärung und spezielle Risiken

- Jede Form der intravasalen Katheterisierung ist verbunden mit den generellen Risiken von Blutungen, Gefäßverletzungen und deren Folgen (Aneurysmata, Thrombosen), Läsionen anderer Strukturen (Nerven) und Infektionen.
- Die speziellen Risiken der Verfahren werden im Abschnitt „Mögliche Komplikationen (S. 904)" beschrieben.

129.8 Material

- Zur Anlage von erweitertem hämodynamischen Monitoring ist in aller Regel eine Punktion zentraler Blutgefäße (Vena jugularis interna, Vena subclavia, Arteria femoralis) notwendig.
- Diese sollten in aller Regel unter sonografischer Kontrolle stattfinden.
- Die notwendigen Materialien für die einzelnen Verfahren werden im folgenden Abschnitt „Durchführung" beschrieben.

129.9 Durchführung

129.9.1 Pulmonaliskatheter und pulmonalarterielle Thermodilution

- Der Pulmonaliskatheter ist „der Klassiker" unter den Werkzeugen des erweiterten hämodynamischen Monitorings. Der Katheter wird in aller Regel über die rechte V. jugularis interna, alternativ auch über linke V. jugularis interna oder eine der beiden Vv. subclaviae eingebracht. Hierfür muss in das Gefäß zuerst eine Schleuse mittels Seldinger-Technik eingelegt werden. Über diese Schleuse wird dann der Pulmonaliskatheter, weiter unter streng sterilen Kautelen, eingeführt.
- *Vorbereitung:*
  ○ Der Katheter besteht aus zwei Lumina, einem proximalen und einem distalen Lumen. Die Öffnung des proximalen Lumens kommt bei positioniertem Katheter im rechten Vorhof zu liegen. Die Öffnung des distalen Lumens bildet die Katheterspitze und liegt dementsprechend nach Positionierung in einem Seitenast der Pulmonalarterie. Beide Lumen müssen vor Anlage mit einem Dreiwegehahn ausgestattet und mit NaCl 0,9 % entlüftet werden.
  ○ Weiterhin ist der Katheter mit einem Ballon ausgestattet, der zum Einschwemmen des Katheters sowie zur Bestimmung des pulmonalkapillären Verschlussdrucks (PAOP), auch „Wedge-Druck (PCWP) genannt. Zum Füllen des Ballons mit Luft dient die mitgelieferte Kunststoffspritze, die auch ein für den Ballon genormtes Volumen hat (in der Regel 1 ml). Vor Anlage des Katheters sollte die Dichtigkeit des Ballons einmal überprüft werden.
  ○ Wichtig ist vor Einführen des Katheters durch die Schleuse, die Luft aus dem Ballon wieder passiv entweichen zu lassen (Spritze absetzen und Lumen öffnen). Nun sollte noch die Schutzhülle, die mit der Einführschleuse mitgeliefert wird, über den Pulmonaliskatheter gefädelt werden, so dass der Verschluss-

mechanismus, der die Schutzhülle mit dem Schleusenkonus verbinden soll, nach distal zeigt.
- Beide Lumina des Pulmonaliskatheters sollten nun mittels wassergefüllter Druckleitungen mit den entsprechenden Druckaufnehmern verbunden sein, die wiederum mit dem entsprechenden Monitor verbunden sein müssen. Beide Drucksignale sollten nun dargestellt und für beide Lumina (zentralvenöser [ZVD] und pulmonalarterieller Druck [PAD]) sollte ein entsprechender Nullabgleich durchgeführt werden.
- *Anlage und Einschwemmen:*

>
> **Cave**
> - Das Vorschieben des Pulmonaliskatheters über die Einführschleuse hinaus darf nur mit inflatiertem Ballon erfolgen, da sonst Gefäßrupturen drohen.
> - Ein Rückzug des Katheters hingegen darf nur mit entleertem Ballon erfolgen, da sonst Schäden an Herzklappen auftreten können.

- Zum Einschwemmen des Pulmonaliskatheters wird die Spitze des Katheters mit entleertem Ballon in die Schleuse eingeführt und dann der Katheter ca. 15 cm vorsichtig vorgeschoben.
- Dann wird der Ballon gefüllt und verschlossen, bevor der Katheter weiter vorgeschoben wird. Der Ballon wird nun bei weiterem Vorschieben im Blutstrom „schwimmen" (daher der Begriff „Einschwemmkatheter") und somit dem Blutstrom folgen. Das Vorschieben muss immer ohne Widerstand erfolgen.
- Das Fortkommen der Katheterspitze lässt sich nun anhand der Druckkurve, die dort abgeleitet wird, verfolgen:
  - Solange die Katheterspitze sich in der V. jugularis bzw. der V. cava befindet, wird eine *zentralvenöse* Druckkurve abgeleitet.
  - Gelangt der Katheter über den rechten Vorhof in den rechten Ventrikel, schlägt diese Druckkurve in den klassischen *rechtsventrikulären* Druckkurvenverlauf um: Dieser ist charakterisiert durch eine systolische Druckspitze von ca. 20 mmHg und einen Abfall der Druckwerte während der Diastole auf nahezu 0 mmHg.
  - Tritt die Katheterspitze unter weiterem Vorschub über in die Pulmonalarterie, lässt sich der typische *pulmonalarterielle* Druckverlauf ableiten: Die systolischen Druckspitzen liegen bei 20–25 mmHg und die diastolischen Werte gehen nicht bis auf 0 mmHg zurück, sondern bewegen sich um die 10 mmHg.
  - Bei weiterem Vorschub verschließt schließlich der gefüllte Ballon die arterielle Strombahn und der an der Katheterspitze abgeleitete Blutdruck fällt nun plötzlich ab. Der Druck, der nun bestimmt wird, ist der *pulmonalkapilläre Okklusionsdruck* (PAOP) oder Wedge-Druck (PCWP). Da die Blutsäule nun über die Lungenstrombahn mit dem Blutvolumen im linken Vorhof kommuniziert, stellt dieser Druck während der Diastole den *Füllungsdruck des linken Herzens* dar.
- Soll der Katheter in situ verbleiben, ist unbedingt zu beachten, dass der Ballon entleert und der Katheter ca. 1–2 cm zurückgezogen wird, um eine Spontan-Wedge-Position zu vermeiden. Spontan-Wedge Position heißt, dass der Katheter ungewollt das Stromgebiet eines Astes der Pulmonalarterie verlegt und somit eine Minderdurchblutung dort auslösen kann
- *Messergebnisse:*
  - Folgende Blutdrücke lassen sich kontinuierlich über den positionierten Katheter ableiten:
    - zentraler Venendruck (ZVD)/rechtsatrialer Druck (RAP)
    - pulmonalarterieller Druck (PAP), der sich in systolischen (SPAP), diastolischen (DPAP) und mittleren pulmonalarteriellen Druck (MPAP) differenzieren lässt
  - zusätzlich bestimmen lassen sich:
    - diskontinuierlich durch Inflation des Wedge-Ballons und ggf. geringfügig weiteres Vorschwemmen der Wedge-Druck (PCWP)
    - mit Durchführung einer Thermodilution das Herzzeitvolumen und daraus errechnete Parameter

129.9.2 Pulmonalarterielle Thermodilution

- *Prinzip:*
  - Die pulmonalarterielle Thermodilution zur Bestimmung des Herzzeitvolumens folgt dem Grundprinzip aller Dilutionsverfahren: In den Blutstrom wird eine bestimmte Menge eines Indikators eingegeben und weiter stromabwärts wird der Konzentrationsverlauf des Indikators detektiert. Aufgrund der Analyse der *Indikatorkonzentrationskurve* dort kann auf den Blutstrom an sich rückgeschlossen werden.
  - Als *Indikator* wird kalte (kälter als die Bluttemperatur) Infusionslösung, meist NaCl 0,9 % verwendet.
  - Der *Injektionsort* ist der proximale Schenkel des Pulmonaliskatheters, d. h., der Indikator tritt auf Höhe des rechten Vorhofs in den Blutstrom ein und vermischt sich mit dem vorbeifließenden Blut.
  - Gleichzeitig wird kontinuierlich die Bluttemperatur an der Spitze des Pulmonaliskatheters, also weiter distal im Blutstrom gemessen. Der proximal eingebrachte Bolus an kälterer NaCl-Lösung vermindert schlagartig die Bluttemperatur, die an der Spitze des Pulmonaliskatheters detektiert wird.
  - Ist der Blutstrom sehr langsam, d. h. das *Herzzeitvolumen sehr gering*, wird der Indikatorbolus die Bluttemperatur stark reduzieren (hoher Anstieg der Indikatordilutionskurve) und die Erniedrigung der Bluttemperatur wird sich nur langsam wieder an die Aus-

gangstemperatur angleichen. Der Kurvenverlauf wird also relativ hoch und lang und somit das Integral, also die Fläche unter der Indikatordilutionskurve, relativ groß sein.
- Ist im Gegensatz dazu das *Herzzeitvolumen sehr hoch*, wird der Temperatureffekt des Kältebolus wesentlich geringer sein, der initiale Anstieg der Indikatordilutionskurve fällt dementsprechend niedriger aus. Auch wird die ausgelöste Veränderung der Bluttemperatur schneller wieder ausgeglichen sein, der Kurvenverlauf ist also auch wesentlich kürzer und somit das Integral deutlich kleiner.
- Somit gilt: hohe, protrahierte Dilutionskurve → kleines Herzzeitvolumen; niedrige, schnell abklingende Dilutionskurve → hohes Herzzeitvolumen. Um das Herzzeitvolumen auch zu quantifizieren, bringt der Hämodynamikmonitor eine modifizierte Stewart-Hamilton-Formel zur Anwendung, die sich neben der Werte der Blut- und Injektattemperaturen auch Konstanten in Abhängigkeit des jeweilig verwendeten Katheters bedient.

- *praktisches Vorgehen:*
  - Zuerst müssen gemäß den Herstellerangaben der Temperatursensor an der Spitze des Katheters (in den Katheter integriert) sowie der noch an den proximalen Einspritzport des Katheters anzubringende Temperatursensor mit dem Monitor konnektiert und die erforderlichen Patienten- und ggf. Katheterinformationen eingegeben werden. Hierzu zählt auch die Festlegung der Indikatormenge (bei erwachsenen Patienten in der Regel 5 ml).
  - Danach wird durch Start der Messung am Monitor die Bluttemperatur an der Katheterspitze gemessen und bei einer stabilen Temperaturkurve die weitere Messung freigegeben.
  - Nun soll der in eine dafür vorgesehene Spritze aufgezogene Indikator im Bolus, d. h. so schnell wie möglich, in den proximalen (rechtsatrialen) Port des Katheters injiziert werden. Wichtig ist bei der pulmonalarteriellen Thermodilution, dass die Injektionen in der Endexspiration durchgeführt werden, um den Einfluss der (Be-)Atmung auf die Herzfunktion und somit auf das Herzzeitvolumen möglichst in den Messergebnissen zu minimieren, bzw. zu standardisieren, um eine Vergleichbarkeit zu ermöglichen. Es gibt jedoch auch die Meinung, ganz bewusst randomisiert über verschiedene Zyklen des (Be-)Atmungszyklus mit den Injektionen zu starten, um hierdurch den respiratorischen Einfluss „herauszumitteln".
  - Unmittelbar nach Injektion lässt sich die *Indikatordilutionskurve* am Monitor verfolgen und qualitativ beurteilen. Insbesondere sollten keine „Vielfachspitzen" in der Kurve auftreten, die auf ein ungleichmäßiges Injizieren des Indikators hinweisen.
  - Die Messungen sollten mindestens dreimal durchgeführt und die Ergebnisse gemittelt werden. Als Qualitätsindikator sollte gelten, dass die jeweils hintereinander durchgeführten Messungen sich im Ergebnis (Herzzeitvolumen) nicht mehr als 10% voneinander unterscheiden. „Ausreißer" sollten gelöscht und die Messung wiederholt werden.

- *Messergebnisse:*
  - Im Ergebnis liefert der Hämodynamikmonitor als Grundwert das Herzzeitvolumen (HZV), mit dem weitere Parameter des erweiterten hämodynamischen Monitorings berechnet werden können.
  - *Grundparameter*:
    – Schlagvolumen (SV)
    – systemisch vaskulärer Gefäßwiderstand (SVR)
    – pulmonalvaskulärer Widerstand (PVR) bzw. die auf die Körperoberfläche bezogenen Indizes Schlagvolumenindex (SVI), systemisch vaskulärer Gefäßwiderstandsindex (SVRI) und pulmonalvaskulärer Gefäßwiderstandsindex (PVRI)
  - *erweiterte Parameter:*
    – kontinuierliches Herzzeitvolumen (HZV_{cont}), rechtsventrikuläre Ejektionsfraktion (RVEF), rechtsventrikuläres enddiastolisches Volumen (RVEDV)
    – Mithilfe des CCO-Pulmonaliskatheters (CCO: continuous cardiac output) oder des Fast-Response-Pulmonaliskatheters lassen sich zusätzlich das Herzzeitvolumen sowie einige zusätzliche Parameter in einer quasi kontinuierlichen Form bestimmen.
    – Hierzu wird ein modifiziertes Verfahren der Thermodilution automatisiert verwendet. Statt eines einmaligen Kältebolus werden repetitiv automatisiert kleine Wärmeboli, produziert von einer in den rechtsatrialen Teil des Katheters integrierten Heizspirale, an den Blutstrom abgegeben und die dadurch systematisch ausgelösten Veränderungen der Bluttemperatur an der Spitze des Katheters gemessen.
    – So können repetitiv rechtsventrikuläre Ejektionsfraktion (REF), Herzzeitvolumen (HZV) und durch Einbeziehung der Herzfrequenz das Schlagvolumen (SV) bestimmt werden. Das rechtsventrikuläre enddiastolische Volumen (RVEDV) lässt sich als RVEDV = SV/RVEF berechnen. Hierbei ist es wichtig zu wissen, dass Veränderungen im Herzzeitvolumen bei diesem Verfahren erst mit einer gewissen Latenzzeit von einigen Minuten technisch abgebildet werden können.

129.9.3 Transpulmonale Thermodilution

- *Hintergrund:*
  - Neben der pulmonalarteriellen Thermodilution hat sich innerhalb der letzten 20 Jahre die transpulmonale Thermodilution als zweites Messverfahren des erweiterten hämodynamischen Monitorings in der Intensivmedizin etabliert. Bei vielen Indikationsstel-

lungen gibt es klare Überschneidungen zur pulmonalarteriellen Thermodilution, was aufgrund der verhältnismäßig geringeren Invasivität der transpulmonalen Thermodilution zu einer Verschiebung der Indikationen zugunsten dieses Verfahrens geführt hat.

- *Material:*
  - Außer einem (meist schon liegenden) zentralen Venenkatheter ist ein spezieller arterieller Katheter notwendig. Dieser weist analog zum Pulmonaliskatheter neben einem Lumen zur Druckmessung einen an der Spitze integrierten Temperatursensor auf.
- *Vorbereitung:*
  - Der Thermodilutionskatheter, der unter streng sterilen Kautelen angelegt werden muss, bedarf keiner weiteren speziellen Vorbereitung. Natürlich müssen die zur Druckmessung und intermittierenden Spülung des Katheters erforderlichen Druckabnehmer und Spülsysteme analog zu jeder anderen invasiven Druckmessung vorbereitet werden.
  - Der für die Messung ebenfalls erforderliche zentrale Venenkatheter muss zusätzlich mit einem Temperatursensor zur Messung der Injektattemperatur an einem seiner Injektionsports nachgerüstet werden.
- *Anlage:*
  - Der arterielle Thermodilutionskatheter ist für Erwachsene in den Größen 4 und 5 French erhältlich. Er wird in der Regel mittels Seldinger-Technik in eine der Femoralarterien eingebracht, so dass die Spitze des Katheters in der distalen Aorta zu liegen kommt.
  - Die Anlagetechnik entspricht im Wesentlichen derjenigen der „normalen" arteriellen Kanülierung nach Seldinger-Technik; aufgrund des etwas dickeren Katheteraußenumfangs ist vor Einlage des Katheters zusätzlich eine Bougierung des Gefäßes mithilfe des mitgelieferten Dilatators über den Führungsdraht erforderlich.
  - Nach Anlage und adäquater Fixierung müssen gemäß den Herstellerangaben beide Temperatursensoren mit dem Hämodynamikmonitor verbunden werden
- *Prinzip:*
  - Die transpulmonale Thermodilution zur Bestimmung des Herzzeitvolumens folgt dem Grundprinzip aller Dilutionsverfahren (wie oben beschrieben).
  - Es unterscheidet sich von der pulmonalarteriellen Thermodilution im Wesentlichen in der Wegstrecke, die zwischen Injektion des Indikators in den Blutstrom bis zur Detektion stromabwärts liegt: Während dies bei der pulmonalarteriellen Thermodilution nur wenige Zentimeter sind (vom rechten Vorhof, dem rechten Ventrikel bis in den Beginn des pulmonalarteriellen Systems), erreicht die Strecke bei der transpulmonalen Thermodilution bis zu 1 m.
  - Der Indikator wird in die V. cava appliziert, von wo er sich durch das rechte Herz, die gesamte pulmonale Zirkulation, das linke Herz und den Aortenbogen ausbreiten muss, bevor er in der distalen Aorta detektiert wird. Hier erfolgt im Prinzip die gleiche Analyse des Indikatorkonzentrationsverlaufs.
  - Aufgrund der längeren Indikatorlaufzeit und des auf der längeren Laufzeit starker Abschwächung unterworfenen Signals gelten für die transpulmonale Thermodilution einige Besonderheiten.
  - Es wird kalte Infusionslösung, meist NaCl 0,9 % verwendet, sie sollte aber explizit „kalt", d. h. heißt idealerweise < 10 °C sein. Zudem muss in der Regel ein deutlich größeres *Bolusvolumen* verwendet werden (15–20 ml).
  - Der *Injektionsort* ist der distale Schenkel des zentralen Venenkatheters, so dass der Indikator so nah wie möglich am rechten Atrium in die Blutbahn eintritt und sich mit dem vorbeifließenden Blut vermischt.
  - Gleichzeitig wird – analog zum Pulmonaliskatheter – kontinuierlich die Bluttemperatur an der Spitze des Thermodilutionskatheters in der distalen Aorta gemessen. Der proximal eingebrachte Bolus an kälterer NaCl-Lösung vermindert schlagartig die Bluttemperatur, die schließlich in der distalen Aorta detektiert wird.
  - Im Vergleich zur pulmonalarteriellen Thermodilutionskurve dauert bei der transpulmonalen Thermodilutionskurve die Latenzzeit zwischen Injektion und Detektion des Indikators deutlich länger (mehrere Herzaktionen bzw. mehrere Sekunden). Zudem sind die gemessene absolute Temperaturdifferenz – also die Amplitude der Dilutionskurve – deutlich geringer und die initiale Anstiegsgeschwindigkeit des Dilutionssignals geringer.
  - Die Prinzipien der Thermodilution sind aber identisch: Ist der Blutstrom sehr langsam, d. h. das *Herzzeitvolumen sehr gering*, wird der Indikatorbolus die Bluttemperatur stark reduzieren (hoher Anstieg der Indikatordilutionskurve) und die Erniedrigung der Bluttemperatur wird sich nur langsam wieder an die Ausgangstemperatur angleichen. Der Kurvenverlauf wird also relativ hoch und lang sein und somit das Integral, also die Fläche unter der Indikatordilutionskurve, relativ groß.
  - Ist im Gegensatz dazu das *Herzzeitvolumen sehr hoch*, wird der Temperatureffekt des Kältebolus wesentlich geringer sein; der initiale Anstieg der Indikatordilutionskurve fällt dementsprechend niedriger aus. Auch wird die ausgelöste Veränderung der Bluttemperatur schneller wieder ausgeglichen sein, der Kurvenverlauf ist also auch wesentlich kürzer und somit das Integral deutlich kleiner.
  - Somit gilt: hohe, protrahierte Dilutionskurve → kleines Herzzeitvolumen; niedrige, schnell abklingende Dilutionskurve → hohes Herzzeitvolumen. Um das Herzzeitvolumen auch zu quantifizieren, bringt auch hier der Hämodynamikmonitor eine Modifikation der Stewart-Hamilton-Formel zur Anwendung.

- *praktisches Vorgehen:*
  - Zuerst müssen gemäß den Herstellerangaben die beiden Temperatursensoren (zentralvenöser Katheter [Injektion] und femoralarterieller Katheter [Detektion]) mit dem Monitor konnektiert und die erforderlichen Patienten- und ggf. Katheterinformationen eingegeben werden. Die Indikatormenge sollte mit 15–20 ml gewählt werden.
  - Durch Start der Messung am Monitor wird die Bluttemperatur an der Katheterspitze gemessen und bei stabiler Temperaturkurve die weitere Messung freigegeben.
  - Nun soll der in eine dafür vorgesehene Spritze aufgezogene Indikator im Bolus, d. h. so schnell wie möglich in den mit einem Temperatursensor ausgestatteten Port des zentralen Venenkatheters appliziert werden.
  - Im Gegensatz zur pulmonalarteriellen Thermodilution ist keine Synchronisation mit dem Atem-/Beatmungszyklus notwendig; die Messung erfordert durch die längere Indikatorlaufzeit weit mehr als einen Atemzyklus, so dass sich die Auswirkungen der Ventilation auf die Messung gleichmäßig verteilen.
  - Mit einer geringen Latenz lässt sich die Indikatordilutionskurve am Monitor verfolgen und qualitativ beurteilen. Es sollten keine „Vielfachspitzen" in der Kurve auftreten, die auf ein ungleichmäßiges Injizieren des Indikators hinweisen. Allerdings können „Doppelspitzen" auch auftreten, wenn Teile des Indikators auf ihrem Weg „Abkürzungen" aufgrund von anatomischen (intrakardialen) oder funktionellen (intrapulmonalen) Shunts nehmen. Also können solche „Doppelhöcker" (double jumps, camel curve) auch eine diagnostische Wertigkeit haben.
  - Die Messungen sollen mindestens dreimal durchgeführt und die Ergebnisse gemittelt werden. Als Qualitätsindikator sollte gelten, dass die jeweils hintereinander durchgeführten Messungen sich im Ergebnis (Herzzeitvolumen) nicht mehr als 10 % voneinander unterscheiden. „Ausreißer" sollten gelöscht und die Messung wiederholt werden.
- *Messergebnisse:*
  - Im Ergebnis liefert der Hämodynamikmonitor als Grundwert das Herzzeitvolumen (HZV), mit dem weitere Parameter des erweiterten hämodynamischen Monitorings berechnet werden können.
  - *Grundparameter*:
    - Schlagvolumen (SV)
    - systemisch vaskulärer Gefäßwiderstand (SVR)
    - bzw. die auf die Körperoberfläche bezogenen Indizes Schlagvolumenindex (SVI), systemisch vaskulärer Gefäßwiderstandsindex (SVRI)
  - *erweiterte Parameter:*
    - Sie werden generiert, indem neben der Bestimmung der mittleren Transitzeit (mtt) auch die exponenzielle Abfallzeit des Indikatorsignals (edt) kalkuliert wird.
  - Aus diesen beiden Größen können gemeinsam mit der Bestimmung des HZV folgende Größen berechnet werden, wobei das intrathorakale das pulmonale Thermovolumen nicht von direktem klinischem Belang, jedoch für die Berechnung und das Verständnis der weiteren Größen erforderlich sind: intrathorakales Thermovolumen (ITTV), pulmonales Thermovolumen (PTV), globales enddiastolisches Volumen (GEDV), intrathorakales Blutvolumen (ITBV), extravaskuläres Lungenvolumen (EVLW) bzw. die auf die Körperoberfläche bezogenen Indices GEDVI, ITBVI und EVLWI
  - Zusätzlich können aus diesen Größen weitere, in speziellen klinischen Situationen wertvolle funktionelle Parameter abgeleitet werden wie der kardiale Funktionsindex (Cardiac Function Index, CFI) und die globale Ejektionsfraktion (GEF).
- häufige *Fehlerquellen* für Verfahren der Thermodilution (gelten sowohl für die pulmonalarterielle als auch die transpulmonale Thermodilution):
  - Parallel applizierte Infusions- oder Medikamentengaben stören die stabile Temperaturgrundlinie: Verfälschung der Messergebnisse.
  - Mehr verwendeter Indikator als festgelegt führt zu falsch niedrigen, weniger Indikator zu falsch hohen Messergebnissen.
  - Ungleichmäßig applizierter Indikator führt zu verfrühten und multiplen Spitzen der Indikatordilutionskurve, was eine korrekte Analyse nicht zulässt und somit falsche Messergebnisse produziert.

129.9.4 Arterielle Pulskonturanalyse

- *Hintergrund:*
  - Eine arterielle Pulskonturanalyse kann prinzipiell mit jeder Blutdruckkurve durchgeführt werden. Das kontinuierliche Drucksignal muss hierzu in einen Hämodynamikmonitor, der diese Analyse bietet, eingespeist werden. Heute stehen Anwendungen zur Pulskonturanalyse für invasiv (A. femoralis und A. radialis) sowie nicht invasiv erhobene Blutdruckkurven zur Verfügung.

> **Merke**
>
> Grundsätzlich gilt, dass beim kritisch kranken Patienten derzeit ausschließlich die Anwendung der Pulskonturanalyse aus der distalen Aorta, die so genannte *zentrale, kalibrierte Pulskonturanalyse*, empfohlen wird.

- *Material und Durchführung:*
  - Zur zentralen, kalibrierten Pulskonturanalyse ist ein spezieller femoralarterieller Katheter erforderlich, der in Kombination die transpulmonale Thermodilution und die arterielle Pulskonturanalyse ermöglicht.

- *Anlage des kombinierten Pulskontur-/Thermodilutionskatheters:*
  - Der arterielle Katheter, der für erwachsene Patienten in den Größen 4 und 5 French erhältlich ist, wird in der Regel mittels Seldinger-Technik in eine der Femoralarterien eingebracht, so dass die Spitze des Katheters in der distalen Aorta zu liegen kommt. Die Anlagetechnik entspricht im Wesentlichen der der „normalen" arteriellen Kanülierung nach Seldinger-Technik, jedoch ist vor Einlage des Katheters aufgrund seines etwas dickeren Außenumfangs eine Bougierung des Gefäßes mithilfe des mitgelieferten Dilatators über den Führungsdraht erforderlich.
- *Grundprinzip der zentralen, kalibrierten Pulskonturanalyse:*
  - Die der arteriellen Pulskonturanalyse zugrunde liegende Überlegung ist, dass bei gleichbleibenden, elastischen Eigenschaften der Aortenwand das Integral des systolischen Anteils der aortalen Druckkurve in direkter Relation mit dem linksventrikulären Schlagvolumen steht.
  - Mit anderen Worten: Wenn automatisch die Fläche unter der arteriellen Druckkurve – beginnend vom systolischen Aufstrich (Beginn der Systole) bis zum dikroten Punkt (Ende der Systole) – gemessen wird und dieser Wert mit einer verlässlichen Methode zur Bestimmung des Schlagvolumens kalibriert wird, kann in der Folge anhand dieser Flächenberechnung Schlag für Schlag das Schlagvolumen und somit das Herzzeitvolumen fortbestimmt werden.
  - Im Allgemeinen bietet sich die Methode der transpulmonalen Thermodilution, die mit demselben Katheter durchgeführt werden kann, als Kalibrierungsverfahren an.
  - Prinzipiell gilt, dass bei Verdacht auf wesentliche Veränderungen des arteriellen Vasotonus (z. B. stark gestiegener Bedarf an Vasopressoren) eine Rekalibrierung durchgeführt werden sollte.
- *praktische Durchführung:*
  - Die Ableitung des arteriellen Drucksignals entspricht vom Vorgehen her exakt dem für alle direkten, kontinuierlichen Druckableitungen. Das Lumen des Katheters wird über eine Wassersäule mit einem Druckaufnehmer verbunden.
  - Hierbei ist wie auch bei allen anderen Druckableitungen zu beachten, dass diese Wassersäule so kurz wie möglich sein sollte und ausschließlich die hierfür vom Monitoringhersteller mitgelieferten Druckleitungen verwendet werden sollten. Auch muss strikt darauf geachtet werden, dass die Wassersäule völlig frei von Luftblasen ist. Ein Nullabgleich muss ebenfalls wie üblich durchgeführt werden.
  - Zur Kalibrierung werden drei Messungen mittels transpulmonaler Thermodilution durchgeführt. Diese sollten nicht mehr als 10 % voneinander abweichen. Der Monitor übernimmt automatisch den so erhaltenen Wert des HZV bzw. des Schlagvolumens und kalibriert damit die aortale Pulskonturanalyse. Es werden nun Schlag für Schlag die Schlagvolumina berechnet und nach Multiplikation mit der Herzfrequenz als kontinuierlicher Wert des Herzzeitvolumens dargestellt.
- *Messergebnisse:*
  - Die arterielle Pulskonturanalyse liefert kontinuierlich die Daten, die sich aus der Integralberechnung sowie den Blutdruckwerten generieren lassen. Dies sind im Wesentlichen:
  - Grundparameter:
    - Schlagvolumen (SV) bzw. SVI
    - Herzzeitvolumen (HZV) bzw. Herzindex (HI)
    - systolischer arterieller Blutdruck (SAP)
    - diastolischer arterieller Blutdruck (DAP)
    - mittlerer arterieller Blutdruck (MAP)
  - Hieraus lassen sich weitere funktionelle Parameter kalkulieren:
    - Schlagvolumenvariation (SVV): Hierbei werden über ein kontinuierlich fortlaufendes Zeitfenster (jeweils in der Regel 30 Sekunden) maximales (SV_{max}), minimales (SV_{min}) sowie das durchschnittliche Schlagvolumen bestimmt und für die Berechnung der Schlagvolumenvariation herangezogen.
    - Pulsdruckvariation (PPV): Analog zur Schlagvolumenvariation lässt sich aus den arteriellen Blutdruckwerten die Pulsdruckvariation (PPV) bestimmen. Der Pulsdruck beschreibt die Differenz aus systolischem und diastolischem Blutdruck und ist ebenfalls ein Korrelat des linksventrikulären Schlagvolumens.
    - Die Pulsdruckvariation ist somit eng korreliert mit der Schlagvolumenvariation, jedoch stärker beeinflusst von plötzlichen Veränderungen des arteriellen Gefäßtonus (z. B. Effekt von Vasopressoren).

129.10 Mögliche Komplikationen

129.10.1 Pulmonaliskatheter

- Für die Verwendung des Pulmonaliskatheters gelten alle Komplikationen, die mit der Katheterisierung einer zentralen Vene einhergehen können, d. h. insbesondere
  - Blutungskomplikationen durch arterielle Fehlpunktionen
  - Gefäßdissektionen
  - Pneumothorax, Hämatothorax
  - Infektionen
- Für den Pulmonaliskatheter *spezifisch* sind folgende Komplikationen zu beachten:
  - Rhythmusstörungen:
    - Sie sind häufigste Komplikation, die während der Anlage bei Passage der Katheterspitze und des Ballons durch den rechten Vorhof auftreten. Diese sind in der Regel selbstlimitierend, sobald der Ballon den Vorhof passiert hat.

- *Perforationen:*
  - Die gefürchtetste Komplikation bei der Anlage des Pulmonaliskatheters sind Perforationen der V. cava, des (dünnwandigen) rechten Vorhofs und Ventrikels und der Pulmonalarterie. Diese Komplikationen sind zwar selten, aber häufig letal.

> **Cave**
>
> Der Fehler, der eine Perforation am stärksten begünstigt, ist das Vorschieben des Pulmonaliskatheters ohne inflatierten Ballon. *Daher ist es eine Grundregel, dass beim Vorschieben immer der Ballon inflatiert sein muss.* Einzige Ausnahme ist die initiale, kurze Passage des Katheters durch die Einführschleuse.

- *Beschädigung/Zerstörung der Trikuspidal- und/oder Pulmonalklappe:*
  - Auch dies ist eine extrem seltene, aber höchst gefährliche Komplikation. Sie kann beim Vorschieben des Katheters geschehen, vor allem aber, wenn der Katheter mit gefülltem Ballon zurückgezogen wird.

> **Cave**
>
> Daher ist es eine Grundregel, dass der Pulmonaliskatheter nur *zurückgezogen* werden darf, *wenn der Ballon sicher entleert ist.*

- *partieller Lungeninfarkt:*
  - Wird der Ballon des Pulmonaliskatheters in Wedge-Position inflatiert, reißt die Durchblutung des nachfolgenden Lungensegments (gewollt) ab. Bleibt der Ballon aber dauerhaft geblockt, nimmt das entsprechende Lungensegment nicht mehr am Gasaustausch teil und das Lungengewebe kann dauerhaften Schaden nehmen.

> **Cave**
>
> - Daher ist es eine Grundregel, dass der Ballon des Pulmonaliskatheters nur während des Einschwemmens und während der Bestimmung des Wedge-Drucks inflatiert sein darf.
> - Weitere Grundregel ist, dass die Druckkurve, gemessen an der Katheterspitze bei liegendem Katheter, immer auf dem Monitor dargestellt sein muss; denn so lässt sich das Auftreten einer spontanen Wedge-Position sofort erkennen (Verlust der klassischen pulmonalarteriellen Druckkurve, Auftreten einer atemzyklussynchronen Wedge-Druck-Kurve).

- *Infektionen:*
  - Ein Pulmonaliskatheter dient natürlich auch als potenzieller Vektor für Mikroorganismen und bahnt den Weg direkt zu den sehr vulnerablen Strukturen Endokard und Herzklappen. Es muss daher auf *strikte Hygiene und Sterilität* geachtet werden.

129.10.2 Transpulmonale Thermodilution

- Hier gelten alle Komplikationen, die für eine zentralvenöse sowie eine arterielle Punktion zu beachten sind, d. h. insbesondere
  - Blutungskomplikationen durch arterielle Fehlpunktionen
  - Gefäßdissektionen
  - Pneumothorax, Hämatothorax
  - Infektionen
- *Spezifische* Komplikationen sind assoziiert mit dem relativ großen Außendurchmesser des Katheters und der Notwendigkeit, dass eine Dilatation der Punktionsstelle bei der Anlage erforderlich ist. In diesem Zusammenhang sind Gefäßdissektionen und ischämische Komplikationen des Beines beschrieben.

129.10.3 Arterielle Pulskonturanalyse

- Für die zentrale, kalibrierte, arterielle Pulskonturanalyse wird der gleiche Katheter verwendet wie für die transpulmonale Thermodilution. Es gelten daher die gleichen, potenziellen Komplikationen.

130 Elektrokardiogramm (EKG)

Philipp Sommer, Clara Stegmann

130.1 Steckbrief

Das Elektrokardiogramm ist eine Methode zur Aufzeichnung der elektrischen Aktivität des Herzens. 1882 wurde das erste EKG durch Augustus D. Waller abgeleitet und von Einthoven, Goldberger und Wilson weiterentwickelt. Elektrische Erregungen gehen jedem Herzschlag voraus und werden über das Erregungsleitungssystem weitergeleitet. Durch die Spannungsänderungen entsteht ein geringer Strom, der an der Körperoberfläche ableitet wird. Durch seine einfache Handhabung ist das EKG speziell bei Herzinfarkten und Herzrhythmusstörungen ein essenzieller Teil der kardiologischen Diagnostik. Die Interpretation einer EKG-Kurve gibt im klinischen Alltag Hinweise auf mögliche Differenzialdiagnosen und ist damit wichtig für die weiterführende Diagnostik.

130.2 Aktuelles

- Zur weiterführenden Diagnostik von Herzrhythmusstörungen und bei der Synkopendiagnostik sind implantierbare Ereignisrekorder von immer größerer Bedeutung.
- Zudem nimmt der Anteil an mobilen EKG-Apps zu, die beispielsweise im Rahmen des Telemonitorings genutzt werden können.

130.3 Synonyme

- EKG
- Herzspannungskurve
- Herzschrift
- electrocardiogram (ECG)

130.4 Keywords

- Herzrhythmusstörungen
- kardiologische Diagnostik
- Erregungsleitungssystem
- elektrische Herzaktion

130.5 Definition

- Altgriechisch: kardia = Herz, gramma = Geschriebenes
- Das EKG ist eine nicht invasive Methode zur temporären oder dauerhaften Aufzeichnung der Summe aller elektrischen Aktivitäten der Herzmuskelzellen.
- Es erfolgt eine Aufzeichnung von Spannungsänderungen benachbarter Herzmuskelfasern an der Körperoberfläche mithilfe von EKG-Elektroden.

130.6 Indikationen

- Das EKG spielt im Rahmen der Diagnostik eines akuten Koronarsyndroms (speziell ST-Hebungsinfarkt) und Herzrhythmusstörungen eine Rolle.
- Es kann zudem klinische Hinweise auf das Vorliegen einer Myokardhypertrophie, einer Peri-/Myokarditis, von Elektrolytstörungen, einer Lungenarterienembolie bzw. eines Cor pulmonale, eines Perikardergusses, von Medikamentenintoxikationen, eines Long-QT-Syndroms oder eines Brugada-Syndroms liefern.
- Im Notfall ist stets die Dokumentation eines 12-Kanal-EKGs ratsam.
- In der Notfall- und Intensivmedizin sind zudem Telemetrie- oder Monitorüberwachung von großer Bedeutung, die meist die Dokumentation eines 2- bis 3-Kanal-EKGs beinhalten.

130.7 Kontraindikationen

- Es existieren keine absoluten Kontraindikationen für das Schreiben eines *Ruhe-EKGs*
- Kontraindikationen für die Durchführung eines *Belastungs-EKGs*:
  - Verdacht auf Herzinfarkt bzw. instabile Angina pectoris
  - bisher nicht abgeklärte höhergradige Klappenvitien
  - Blutdruckentgleisungen
  - schwere Herzinsuffizienz
  - Vorliegen einer Peri-/Myokarditis
  - ventrikuläre Rhythmusstörungen bei eingeschränkter linksventrikulären Pumpfunktion
  - Aortendissektion

130.8 Aufklärung und spezielle Risiken

- Die Durchführung einer *Ruhe-EKG-Aufzeichnung* ist für den Patienten ungefährlich und benötigt keine gesonderte Aufklärung.
- Speziell bei der Durchführung eines *Belastungs-EKGs* muss der Patient auf mögliche Blutdruckentgleisungen, das Auftreten eines akuten Myokardinfarkts oder höhergradiger Herzrhythmusstörungen hingewiesen werden.

130.9 Präoperative/präinterventionelle Diagnostik

- Bei Durchführung eines Belastungs-EKGs sind folgende Erkrankungen auszuschließen:
  - hypertensive Entgleisung
  - höhergradige Vitien
  - ventrikuläre Herzrhythmusstörungen bei eingeschränkter linksventrikulärer Pumpfunktion

130.10 Material

- Die Materialen beziehen sich auf die Aufzeichnung eines 12-Kanal-EKGs und können variieren bei Langzeit-EKG, Belastungs-EKG, intrakardialem EKG sowie der Telemetrie- oder Monitorüberwachung.
- EKG-Gerät
- Millimeterpapier (alternativ: elektronische Aufzeichnung)
- Elektroden
- Elektrodengel bzw. Desinfektionsmittel

130.11 Durchführung

- Die Durchführung bezieht sich auf die Aufzeichnung eines 12-Kanal-EKGs unter Ruhebedingungen und kann variieren bei Langzeit-EKG, Belastungs-EKG, intrakardialem EKG sowie der Telemetrie- oder Monitorüberwachung.
- Lagerung des Patienten in Rückenlage
- ggf. Rasur bei starker Behaarung des Brustkorbs
- Anbringen der Elektroden in korrekter Reihenfolge (siehe chirurgische Anatomie (S. 907) und ▶ Abb. 130.1)
- Cave: Bei Vorliegen eines Situs inversus sollte das Anbringen der Elektroden ebenfalls invers erfolgen (rechtspräkordiale Ableitungen, ▶ Abb. 130.1).
- Aufzeichnung des EKGs unter Ruhebedingungen
- Die Ableitungsgeschwindigkeit beträgt in der Regel 50 mm pro Sekunde (in den USA und Großbritannien wird meist 25 mm pro Sekunde bevorzugt), bei einem Rhythmusstreifen beträgt sie 25 mm pro Sekunde.
- Bei Verdacht auf einen Herzinfarkt empfiehlt es sich, zur besseren Beurteilbarkeit der Hinterwand des Herzens ein zweites EKG mit den Ableitungen V7–V9 anzufertigen.
- Dokumentation von Namen und Geburtsdatum des Patienten auf dem EKG

130.11.1 Vor Beginn des Eingriffs

- Erfragen von Medikamenten, welche die EKG-Kurve beeinflussen könnten (z. B. Digitoxin), sowie aktueller Beschwerden (z. B. Angina pectoris)
- Den Patienten darauf hinweisen, still liegen zu bleiben und einen Moment lang die Luft anzuhalten, um Artefakte zu vermeiden

130.11.2 Chirurgische Anatomie

- Die Anatomie ist auf die Aufzeichnung eines 12-Kanal-EKGs in Ruhebedingungen bezogen (▶ Abb. 130.1) und kann variieren bei Langzeit-EKG, Belastungs-EKG, intrakardialem EKG sowie der Telemetrie- oder Monitorüberwachung.
- *Extremitätenableitungen nach Einthoven (bipolar):*
  - I: zwischen rechtem und linkem Arm
  - II: zwischen rechtem Arm und linkem Bein
  - III: zwischen linkem Arm und linkem Bein
- *Extremitätenableitungen nach Goldberger (unipolar):*
  - aVR: zwischen rechtem Arm und den zusammengeschalteten Elektroden von linkem Arm und linkem Bein
  - aVL: zwischen linkem Arm und den zusammengeschalteten Elektroden von rechtem Arm und linkem Bein

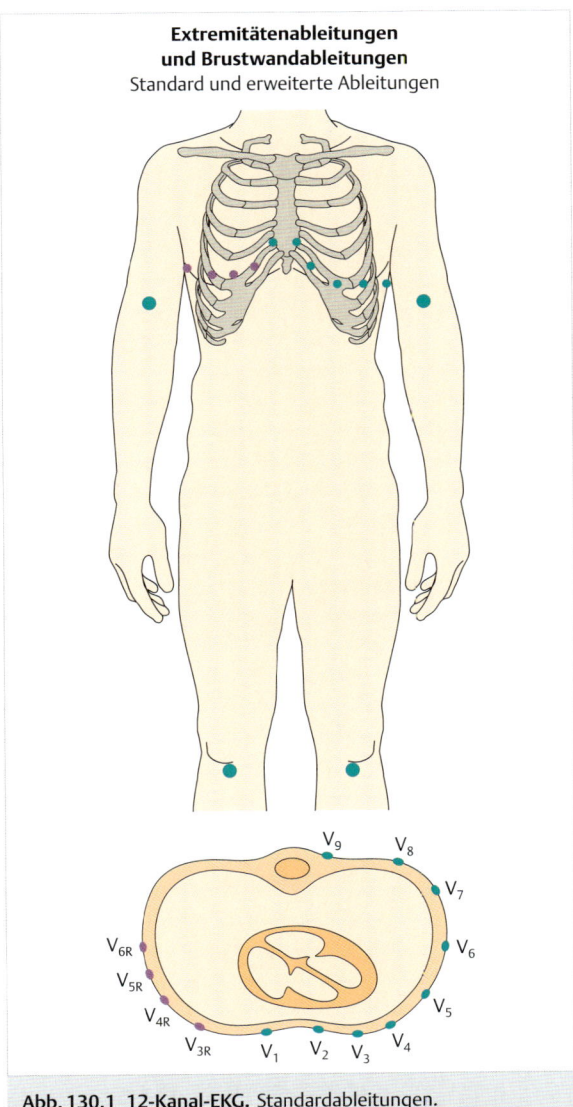

Abb. 130.1 12-Kanal-EKG. Standardableitungen.

Elektrokardiogramm (EKG)

Tab. 130.1 Systematische EKG-Auswertung.

EKG-Abschnitt	Normwerte	Definition und Interpretation
Rhythmus	Sinusrhythmus	Ist eine P-Welle vor jedem QRS-Komplex? Sind die QRS-Komplexe regelmäßig?
Herzfrequenz	50–100/min	Zeigen sich Hinweise für eine Brady- oder Tachykardie, z. B. bei Herzrhythmusstörungen, Schmerzen oder Intoxikationen?
Lagetyp	Steil- bis Linkstyp	Richtung des Vektors der elektrischen Herzachse: Zeigen sich z. B. Hinweise auf eine Lungenarterienembolie?
P-Welle	< 100 ms	Depolarisation der Vorhöfe: Zeigen sich z. B. Hinweise auf einen vergrößerten Vorhof?
PQ-Zeit	< 200 ms	Zeit vom Ende der Vorhoferregung bis zum Beginn der Kammererregung: Zeigen sich Hinweise auf AV-Blockierungen?
QRS-Komplex	< 120 ms	Depolarisation der Herzkammern: Zeigen sich Hinweise auf einen stattgehabten Herzinfarkt oder Blockbilder?
QT-Zeit	frequenzabhängig	Gesamtdauer der Kammererregung; ggf. frequenzkorrigierte QT-Zeit berechnen (QTc) zur Beurteilung eines QT-Syndroms
ST-Strecke	frequenzabhängig	Dauer der völligen Erregung der Herzkammern: Zeigen sich z. B. Hinweise auf einen ST-Hebungsinfarkt?
T-Welle	frequenzabhängig	Repolarisation der Herzkammern: Zeigen sich z. B. Hinweise auf Elektrolytstörungen oder Myokardischämie?

  - aVF: zwischen linkem Bein und den zusammengeschalteten Elektroden von beiden Armen
- *Brustwandableitungen nach Wilson (unipolar, V1–V6, erweitert: V7–V9)*
  - V1: 4. Interkostalraum (ICR) rechts parasternal
  - V2: 4. ICR links parasternal
  - V3: zwischen V2 und V4
  - V4: 5. ICR links Medioklavikularlinie
  - V5: vordere Axillarlinie in Höhe V4
  - V6: mittlere Axillarlinie in Höhe V4
  - V7: hintere Axillarlinie in Höhe V4–V6
  - V8: Skapularlinie in Höhe V4–V6
  - V9: Paravertebrallinie in Höhe V4–V6
- *rechtspräkordiale Ableitungen (gespiegelt):*
  - V3R–V6R

130.11.3 Lagerung

- Die Lagerung ist auf die Aufzeichnung eines 12-Kanal-EKGs in Ruhebedingungen bezogen und kann variieren bei Langzeit-EKG, Belastungs-EKG, intrakardialem EKG und der Telemetrie- oder Monitorüberwachung.
- Rückenlage

130.12 Mögliche Komplikationen

- Verwechslung der Ableitungen oder des Patienten (cave während der Auswertung)

130.12.1 Intraoperative Komplikationen

- Atembewegungen oder Bewegungen einer Extremität können zu Artefakten während der Aufzeichnung führen.
- In diesem Fall ist es ratsam, eine Wiederholung der Aufzeichnung durchzuführen.

130.12.2 Postoperative Komplikationen

- allergische Hautreaktionen durch die Elektroden bzw. das Elektrodengel

130.13 Ergebnisse

- nützliche Hilfsinstrumente zur EKG-Auswertung:
  - EKG-Lineal
  - EKG-Zirkel
  - Cabrera-Kreis
- Eine systematische EKG-Auswertung ist empfehlenswert (▶ Tab. 130.1).

130.14 Quellenangaben

[1] Sommer P, Fürnau G, Thiele H. EKG-Diagnostik. Notfallmedizin up2date 2010; 3: 193–208

131 Echokardiografie

Gösta Lotz, Daniel Gerd Gill-Schuster

131.1 Steckbrief

Die Echokardiografie hat ihren Stellenwert sowohl in der Diagnostik als auch bei der Therapiesteuerung des Intensivpatienten. Intensivmedizinische Patienten sind häufig hämodynamisch instabil. Die möglichen Ursachen dafür sind mannigfaltig und können sowohl kardial als auch extrakardial liegen. Die Echokardiografie erlaubt es, Aussagen zur kardialen Pumpfunktion und zur Funktion der Klappen zu treffen. Ebenso können das Perikard und die Pleuren mitbeurteilt werden und dabei ggf. relevante Flüssigkeitsansammlungen detektiert werden. Damit erlaubt die Echokardiografie die rasche Beurteilung möglicher Ursachen einer hämodynamischen Instabilität des Intensivpatienten, die Klärung möglicher Differenzialdiagnosen sowie die Steuerung und Überprüfung der Therapie.

131.2 Synonyme

- Ultraschallkardiografie (UKG)
- Herzecho
- Schluckecho

131.3 Keywords

- Echokardiografie
- Ultraschallkardiografie
- UKG
- Echo
- Herzecho
- transthorakale Echokardiografie (TTE)
- transösophageale Echokardiografie (TEE)
- Schluckecho

131.4 Definition

- Bei der Echokardiografie wird das Herz mittels Ultraschall untersucht.
  - Dies erfolgt *nicht invasiv transthorakal* von außen durch Auflage eines Ultraschallkopfes am Brustkorb (TTE).
  - Bei der *invasiven transösophagealen* Echokardiografie (TEE) wird eine Ultraschallsonde in die Speiseröhre eingeführt und darüber das Herz untersucht.
- Verschiedene *Techniken* kommen bei TTE/TEE zum Einsatz.
- Im 2-D-Mode wird ein Bild in Echtzeit dargestellt (▶ Abb. 131.1).
- Im M-Mode wird ein hochfrequenter Strahl durch ein 2-D-Bild gelegt und im zeitlichen Verlauf dargestellt (▶ Abb. 131.2).
- Bei den Verfahren Farbdoppler (▶ Abb. 131.3), PW-Doppler und CW-Doppler werden Blutflussgeschwin-

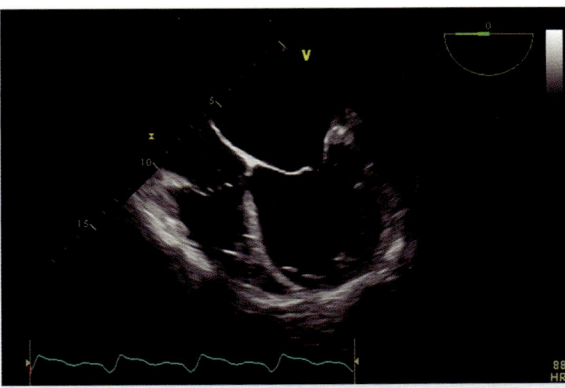

Abb. 131.1 Transthorakale Echokardiografie (TTE). 2-D-Mode.

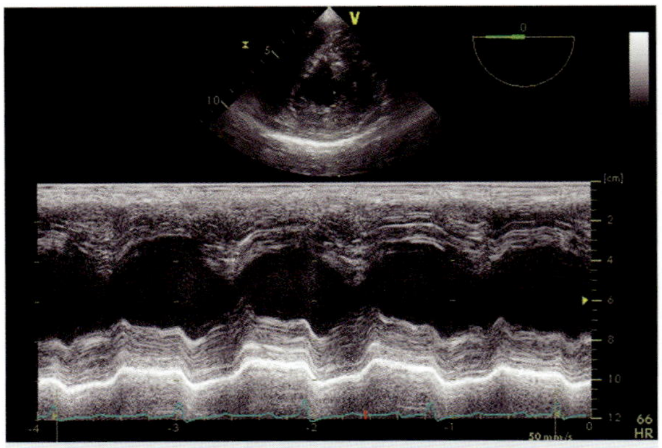

Abb. 131.2 Transthorakale Echokardiografie (TTE). M-Mode.

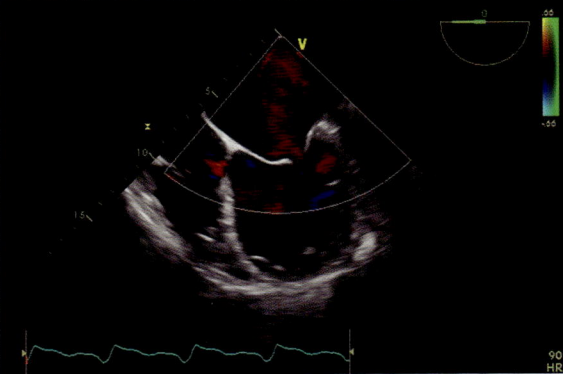

Abb. 131.3 Transthorakale Echokardiografie (TTE). Farbdoppler bei Mitralinsuffizienz.

digkeiten gemessen und dargestellt. Im Gewebedoppler wird die Geschwindigkeit des Gewebes (Myokards) gemessen und dargestellt.
- Im 4-D oder Real-Time-3-D-Modus wird ein dreidimensionales Bild in Echtzeit wiedergegeben.

131.5 Indikationen

- Die Indikationen zur *Echokardiografie* umfassen unter anderem:
  - intra- und postoperativ unklare therapieresistente Kreislaufinsuffizienz
  - Beeinträchtigung der myokardialen Kontraktilität
  - unklarer Kreislaufzustand auf der Intensivstation
  - perioperativ bei rekonstruktiven kardiochirurgischen Eingriffen
  - Erkrankungen der thorakalen Aorta
  - Ausschluss einer infektiösen Endokarditis
  - Ausschluss einer Perikardtamponade
  - Verdacht auf pulmonalen Hypertonus, Ausschluss einer Dyspnoe kardialer Genese
  - Nachweis von intrakardialen oder aortalen Shunt- oder Emboliequellen
  - Eingriffe mit erhöhtem Risiko der Myokardischämie
  - stumpfes oder spitzes Thoraxtrauma, Polytrauma
  - traumatisierter Patient mit Verdacht auf kardiale Vorerkrankung
  - potenzielle Organspende
- *transösophageale Echokardiografie (TEE):*
  - Die Indikation zur TEE ist gegeben, wenn therapierelevante Befunde nicht oder nicht so schnell durch die Durchführung einer TTE erhoben werden können.
  - Ebenso ist die TEE der TTE bei besonderen Fragestellungen und Patienten qualitativ überlegen [1].
  - In folgenden Situationen bietet die TEE Vorteile gegenüber der TTE:
    – hämodynamisch instabiler Patient mit suboptimaler Bildqualität im TTE
    – schlecht lagerbarer Patient (z. B. Polytrauma)
    – Pathologie der thorakalen Aorta (Verdacht auf aortales Trauma, Aortendissektion)
    – beatmeter Patient

131.6 Kontraindikationen

- *TTE:*
  - Für die transthorakale Echokardiografie als nicht invasive Methode gibt es *keine Kontraindikation*. Allerdings muss es möglich sein, mit dem Schallkopf am Thorax anzukoppeln.
  - Vorteilhaft ist es bei der Durchführung, wenn der Patient in Linksseitenlage gebracht werden kann.
- *TEE:*
  - Die Sonde muss oral eingeführt werden. Daher muss eine Mundöffnung möglich sein. Zusätzlich können anatomische Veränderungen des Ösophagus oder des Magens eine Kontraindikation darstellen.
  - Eine *absolute* Kontraindikation sind aktive obere gastrointestinale Blutung, Ösophagusatresie oder -resektion.
  - Zu den *relativen* Kontraindikationen gehören Divertikel, Strikturen und Tumoren.
  - Ösophagusvarizen galten lange Zeit als Kontraindikation, sind aber, sofern keine aktive Blutung vorliegt, nicht mehr als Kontraindikation zu sehen.

131.7 Anästhesie

- *TTE:*
  - In der Regel ist keine Sedierung des Patienten erforderlich.
- *TEE:*
  - Vor allem bei länger dauernder TEE ist eine Sedierung oder Allgemeinanästhesie vor allem bei Patienten der ASA(American Society of Anesthesiologists)-Kategorien ≥ 3 vorteilhaft. Dabei sollte der Gesamtzustand des Patienten in die Überlegungen mit einbezogen werden.
  - Bei geplanten Untersuchungen ist das Nüchternheitsgebot vor Allgemeinanästhesien einzuhalten.
  - Bei wachen Patienten sollte eine topische Lokalanästhesie erfolgen.

131.8 Aufklärung und spezielle Risiken

- *TTE:*
  - Das Risiko einer Schädigung oder Verletzung durch die Untersuchung ist sehr unwahrscheinlich.
- *TEE:*
  - Ist prinzipiell sehr sicher, die Letalität liegt unter 1:10 000, die Morbiditätsrate liegt bei 2–5:10 000.
  - *Verletzungen* von Zähnen, Pharynx, Larynx, Trachea, Ösophagus und Magen
  - Das Risiko für eine *Ösophagusperforation* liegt bei ca. 3:10 000 [5].
  - *Atemwegsprobleme*, z. B. durch eine tracheale Intubation mit der TEE-Sonde oder durch eine Dislokation des Endotrachealtubus
  - *Kreislaufreaktionen* und *Herzrhythmusstörungen* unter anderem durch vagale Reflexe
  - Bei der Sedierung oder Allgemeinanästhesie bestehen die üblichen Risiken dieser Methoden. Es kann zu *Erbrechen* und *Aspiration* kommen.
  - Bei Verwendung von Lokalanästhetika können *allergische* oder *toxische Reaktionen* auftreten.
  - Durch die Verwendung steriler Einweghüllen und sachgerecht durchgeführter Aufbereitung der Ultraschallsonden sollte eine Übertragung von *Infektionen* ausgeschlossen sein.

131.9 Material

- *TTE:*
  - Ultraschallgerät
  - Ultraschallsonde
  - Einweghülle
  - Ultraschallgel
- *TEE:*
  - Ultraschallgerät
  - Ultraschallsonde (multiplanar)
  - Einweghülle
  - Ultraschallgel
  - Lokalanästhetikum
  - Beißschutz
  - Laryngoskop

131.10 Durchführung

- *TTE:*
  - Der Patient liegt in Linksseitenlage.
  - Durchführung einer strukturierten kurzen orientierenden TTE-Untersuchung analog der Focus Assessed Thransthoracic Echocardiography (FATE) an 3 Stellen:
    - *Subkostaler (subxiphoidaler) 4-Kammer-Blick*: Der Schallkopf wird flach unterhalb des Xiphoids mit leichter Rechtsdrehung des Kopfes angelegt. In der Darstellung sollte man rechten Vorhof und rechte Kammer links im Bild sowie linken Vorhof und linke Kammer rechts im Bild sehen.
    - *Apikaler 4-Kammer-Blick*: Am Punkt des Herzspitzenstoßes bzw. in Höhe des 5. Interkostalraums (ICR) (ca. vordere Axillarlinie) wird der Schallkopf orthogonal zum Brustkorb aufgesetzt. Rechter Ventrikel und rechtes Atrium sollten links auf dem Bildschirm sein, linker Ventrikel und linkes Atrium sind rechts zu sehen.
    - *Parasternaler Kurz- und Längsachsenblick*: Auch hier wird der Schallkopf orthogonal zur Haut aufgestellt und zwar parasternal links medioklavikular in Höhe des 3–5 ICR. Wenn die Markierung in Richtung der rechten Schulter gehalten wird, erkennt man die Aortenklappe in Bildmitte sowie den rechtventrikulären Ausflusstrakt (RVOT) oben und die linken Ventrikel auf der linken Seite. Dreht man nun die Markierung des Schallkopfes zur rechten Schulter, sieht man den Querschnitt durch den linken Ventrikel.
  - Die Sonde sollte in der rechten Hand gehalten werden.
  - Ein EKG ist zur Unterscheidung von Systole und Diastole anzuschließen.
- *TEE:*
  - Der TEE-Schallkopf ist ein teures Instrument, mit dem vorsichtig umgegangen werden sollte. Zudem birgt die dicke, recht starre Sonde die Gefahr von Verletzungen beim zu untersuchenden Patienten.
  - Verwendung einer Einwegschutzhülle mit Ultraschallgel innen
  - Konnektion an Ultraschallgerät
  - EKG-Ableitung zur zeitlichen Zuordnung der Filmsequenz an den Herzzyklus
  - topische Lokalanästhesie des Rachens
  - Beißschutz verwenden, Zahnstatus notieren
  - Erwägen einer Analgosedierung, ggf. Relaxation in Intubationsnarkose
  - schonendes Einführen der Ultraschallsonde, ggf. unter Verwendung eines Laryngoskops
  - unbedingt auf flexible Sondenspitze beim Vorschieben achten (keine Arretierung)
  - nicht gegen Widerstand vorschieben
  - Anfertigung der relevanten Schnitte: im Notfall fokussierte Fragestellung
  - Durchführung des kompletten Untersuchungsgangs (nach Empfehlung der American Society of Echocardiography; ASE)

131.10.1 Vor Beginn des Eingriffs

- Alle erforderlichen Geräte sollten vor Ort sein.
- Der Patient sollte gelagert sein.
- Es kann hilfreich sein, das Umgebungslicht zu reduzieren.
- Bei einer Sedierung muss neben dem Untersucher eine zweite Person zur Überwachung des Patienten anwesend sein.

131.10.2 Zugangswege

- *TTE*: Der Zugang erfolgt transthorakal.
- *TEE*: Die Ultraschallsonde muss durch den Mund in die Trachea eingeführt werden. Das Herz wird transösophageal geschallt.

131.10.3 Lagerung

- *TTE*: Lagerung in Linksseitenlage vorteilhaft
- *TEE*: Rückenlage

131.10.4 Schnittführung

- ▶ Abb. 131.4 zeigt die Schnittführung bei der transthorakalen Echokardiografie.
- *TEE*: Die American Society of Echocardiography empfiehlt für die 2-D-Echokardiografie einen Basisuntersuchungsgang mit 11 Schnitten [7] sowie einen ausführlichen Untersuchungsgang mit 28 Standardschnitten [3].

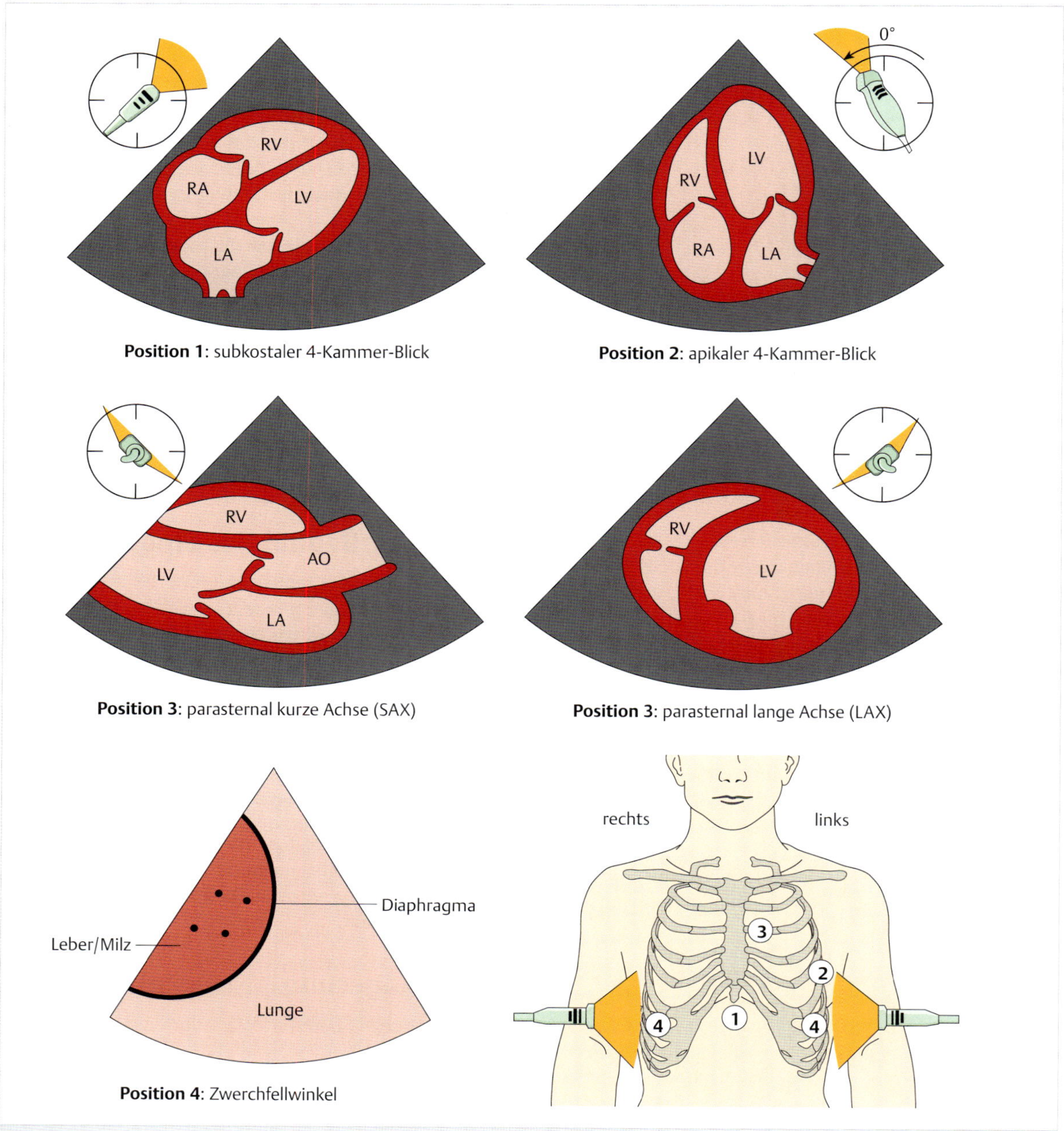
0°
RV
RA
LV
LA
Position 1: subkostaler 4-Kammer-Blick
LV
RV
RA
LA
Position 2: apikaler 4-Kammer-Blick
RV
AO
LV
LA
Position 3: parasternal kurze Achse (SAX)
RV
LV
Position 3: parasternal lange Achse (LAX)
Diaphragma
Leber/Milz
Lunge
Position 4: Zwerchfellwinkel
rechts
links
3
2
1
4
4

Abb. 131.4 Transthorakale Echokardiografie (TTE). Standardeinstellung nach Focus Assessed Thransthoracic Echocardiography (FATE) (AO: Aorta ascendens, LA: linker Vorhof, LV: linker Ventrikel, RA: rechter Vorhof, RV: rechter Ventrikel). Punkte 1–4 sind die Anlotungszonen beim TTE. (Quelle: Kochs E, Zacharowski K. Echokardiografie. Anästhesievorbereitung und perioperatives Monitoring. Stuttgart; Thieme: 2014)

131.11 Mögliche Komplikationen

- Fehlbeurteilung der Befunde
- *TTE*: keine spezifische Komplikation zu erwarten, ggf. Beeinträchtigung durch Lagerung
- *TEE*: alle bereits aufgeführten Risiken, vor allem Verletzungen des Ösophagus und gastrointestinalen Traktes, Kreislaufreaktion durch vagale Reflexe, Herzrhythmusstörungen

131.11.1 Intraoperative Komplikationen

- Bei im Rahmen der TEE akut auftretenden *Blutungen* aus dem gastrointestinalen Trakt und dem Ösophagus ist eine sofortige Endoskopie erforderlich. Bestehende Beeinträchtigungen der Blutgerinnung sollten abhängig von der Komorbidität ausgeglichen werden.
- In der Anamnese sollte immer nach Hinweisen auf bestehende *Ösophagusvarizen* gefragt werden. Ohne vorhergehende akute Blutung stellen sie aber nach Ansicht der meisten Untersucher keine absolute Kontraindikation dar.

131.12 OP-Bericht

- Eine Dokumentation erfolgt idealerweise durch Überspielen der *Bilder* in ein PACS (Picture Archiving and Communication System). Damit sind die Befunde später nachvollziehbar.
- Ein *schriftlicher Befund* mit der Interpretation der Bilder sollte zudem erstellt werden. Die DGAI gibt Vorschläge zur Dokumentation in Form von Befundbogen Fokussierte Transthorakale Echokardiografie (TTE) und Fokussierte Transösophageale Echokardiografie (TEE).

131.13 Postoperatives Management

- Nach einer Untersuchung in Sedierung kann es zu *Beeinträchtigungen der Vigilanz* des Patienten kommen.
- Bei häufig beatmeten Intensivpatienten ist darauf zu achten, dass es durch das Manipulieren mit der Ultraschallsonde bei der TEE zu keiner *Dislokation des Endotrachealtubus* kam.

131.14 Ergebnisse

- Die Echokardiografie ist in der modernen Intensivmedizin ein unverzichtbares Verfahren, das es erlaubt, schnell die kardiale Situation eines Patienten zu beurteilen. Es eignet sich damit sowohl zur zeitnahen Diagnostik als auch zur Steuerung der Therapie.

131.15 Quellenangaben

[1] Greim C, Schmidt C, Schirmer U et al. Aktuelle Empfehlungen zum perioperativen Einsatz der transösophagealen Echokardiographie in der Anästhesiologie. Anästh Intensivmed 2011; 52: 73–76
[2] Greim CA, Weber S, Göpfert M. Mitteilung: Neues Fortbildungskonzept und Modifikation des TEE-Zertifikats. Anästh Intensivmed 2017; 58: 616–648
[3] Hahn RT, Abraham T, Adams MS et al. Guidelines for performing a comprehensive transesophageal echocardiographic examination: recommendations from the American Society of Echocardiography and the Society of Cardiovascular Anesthesiologists. J Am Soc Echocardiography 2013; 9: 921–964
[4] Kochs E, Zacharowski K. Echokardiografie. Anästhesievorbereitung und perioperatives Monitoring. Stuttgart; Thieme: 2014
[5] Min JK, Spencer KT, Furlong KT et al. Clinical features of complications from transesophageal echocardiography: a single-center case series of 10,000 consecutive examinations. J Am Soc Echocardiography 2005; 9: 925–929
[6] Porter TR, Shillcutt SK, Adams MS et al. Guidelines for the use of echocardiography as a monitor for therapeutic intervention in adults: a report from the American Society of Echocardiography. J Am Soc Echocardiography 2015; 1: 40–56
[7] Reeves ST, Finley AC, Skubas NJ et al. Basic perioperative transesophageal echocardiography examination: a consensus statement of the American Society of Echocardiography and the Society of Cardiovascular Anesthesiologists. J Am Soc Echocardiography 2013; 5: 443–456

131.16 Wichtige Internetadressen

- Guidelines der ASE: http://asecho.org/ase-guidelines-by-publication-date
- FATE: https://aalborguh.rn.dk/for-sundhedsfaglige/uddannelse-kurser-og-kompetenceudvikling/nordsim/kursusmateriale/-/media/Hospitaler/AalborgUH/For-sundhedsfaglige/Uddannelse,-kurser-og-kompetence-udvikling/NordSim/Kursusmateriale/FATE_kort.ashx
- DGAI AK Ultraschall: http://www.ak-ultraschall.dgai.de
- Virtual TEE: http://pie.med.utoronto.ca/TEE/index.htm

132 Zerebrales Monitoring

Matthias Derwall, Gerrit Alexander Schubert

132.1 Steckbrief

Patienten mit einer intensivmedizinisch überwachungspflichtigen, neurochirurgischen oder neurologischen Erkrankung können von einer engmaschigen Überwachung definierter Parameter des zentralen Nervensystems profitieren. Diese sind insbesondere intrakranieller Druck (ICP), Liquorproduktion und -drainage, zerebrale Perfusion (zerebraler Blutfluss und Gewebesauerstoffsättigung) und Metabolismus (in der Regel Glukose, Laktat, Pyruvat). Neben spezifischen invasiven Verfahren bleibt aber vor allem die klinische Untersuchung zur Beurteilung höherer Hirnleistungen ein unverzichtbarer Bestandteil intensivmedizinischer Maßnahmen. Die vorgestellten Verfahren des invasiven Neuromonitorings umfassen externe Ventrikeldrainagen und Parenchymsonden.

132.2 Aktuelles

- Aktuelle Empfehlungen zum invasiven, multimodalen Neuromonitoring wurden in einer Konsensusarbeit zusammengefasst [2].

132.3 Synonyme

- externe Ventrikeldrainage (EVD)
- Parenchymsonde
- Codman-Sonde
- Raumedic-Sonde

132.4 Keywords

- Neuromonitoring
- Hirndruck
- zerebraler Metabolismus
- Gewebesauerstoffsättigung
- zerebraler Blutfluss

132.5 Definition

- Das *invasive, intrazerebrale Monitoring* kommt vor allem bei Patienten zum Einsatz, bei denen aufgrund der zugrunde liegenden Pathologie (Trauma, Blutung, Ischämie) eine Mangelversorgung des Gehirns zu befürchten und die rechtzeitige Detektion und Prävention entscheidend ist.
- *Intraparenchymale Sonden* dienen der Erfassung des intrakraniellen Drucks (ICP), des lokalen Metabolismus und der zerebralen Durchblutung bzw. der Sauerstoffversorgung. Über eine externe Ventrikeldrainage kann sowohl der ICP erfasst und gleichzeitig über eine Drainage des Liquors therapiert werden.

132.6 Indikationen

- eingeschränkte neurologische Beurteilbarkeit oder länger andauernde Notwendigkeit einer *Analgosedierung* (z. B. nach Schädel-Hirn-Trauma, Subarachnoidalblutung)
- Steuerung einer hämodynamischen oder spasmolytischen Therapie, z. B. im Rahmen der *Vasospasmustherapie*; durch Echtzeitauswertung der ermittelten Daten in einer dedizierten Monitoringsoftware besteht ggf. die Möglichkeit zur Bestimmung neuerer Autoregulationsindizes, die eine weitere Behandlungsoptimierung erlauben [1].
- Über eine externe Ventrikeldrainage kann zusätzlich zur Hirndruckmessung auch die *Hirndrucktherapie* über eine Entlastung des Liquorsystems erfolgen.

132.7 Kontraindikationen

- Für das *invasive Neuromonitoring* bestehen nur wenige relative Kontraindikationen wie eine nicht behandelte (oder iatrogene) *Gerinnungsstörung.* Kann die Gerinnungsstörung nicht ausgeglichen werden, muss der potenzielle Nutzen eines erweiterten Monitorings kritisch hinsichtlich des geringgradig erhöhten Blutungsrisikos bei Anlage abgewogen werden.
- Die Indikation zur Anlage einer *externen Ventrikeldrainage* ist dann zurückhaltend zu stellen, wenn die zugrunde liegende Pathologie im infratentoriellen Kompartiment (z. B. Kleinhirn, Hirnstamm) liegt und bei übermäßiger Drainage das Risiko einer aufsteigenden Einklemmung (upward-herniation) von infra- nach supratentoriell besteht.

132.8 Aufklärung und spezielle Risiken

- Externe Ventrikeldrainagen oder Hirndrucksonden können in der Regel unter lokaler Betäubung mithilfe einer Bohrlochtrepanation anhand anatomischer Landmarken unter sterilen Kautelen in die jeweilige Zielregion eingebracht werden.
- Die Implantation intrakraniellen Drainagen oder Sensoren birgt neben dem *Blutungsrisiko* prinzipiell immer ein *Infektionsrisiko* in sich. Dieses kann im Extremfall

das Vollbild einer Meningitis oder Zerebritis/Enzephalitis annehmen.
- *weitere eingriffstypische Risiken:*
  - Blutungen
  - Dislokationen
  - permanente Hirnfunktionsausfälle
  - Über- oder Unterdrainage von Liquor mit konsekutiver Einklemmung und/oder Kompression des Hirnstamms
- Vor Anlage einer externen Ventrikeldrainage oder Hirndrucksonde sollte eine kranielle Computertomografie durchgeführt werden. Eine Verlaufsbildgebung gibt Auskunft über die korrekte Lage (Ventrikel vs. Parenchym) und unerwünschte Ereignisse (Blutung, Dislokation, Überdrainierung von Liquor).

132.9 Material

- elektrischer Haarschneider
- Material zur Hautdesinfektion und sterilen Abdeckung (Lochtuch)
- Maßband für die Auffindung der Punktionsstelle
- Naht
- 11er-Skalpell
- Trepanationsbohrer
- Drainage oder Drucksonde
- ggf. externes Ventrikeldrainageset inklusive Tropfkammer und Abflussbeutel

132.10 Durchführung

132.10.1 Vor Beginn des Eingriffs

- Folgende Punkte sind zu prüfen:
  - Gerinnungsanamnese des Patienten: neue orale Antikoagulanzien, Marcumar, ASS, Heparin, Thrombopenie, Blutungsneigung, partielle Thromboplastinzeit (pTT), International Normalized Ratio (INR)?
  - Aufklärung vorhanden bzw. erforderlich?
  - Material vollständig?

132.10.2 Chirurgische Anatomie

- Der intrakranielle Druck kann intraventrikulär, intraparenchymatös, in sehr seltenen Fällen auch subarachnoidal, subdural oder epidural ermittelt werden.
- Die Platzierung *epiduraler Sonden* ist komplikationsbehaftet und wird daher zugunsten parenchymatöser Verfahren nur noch zurückhaltend eingesetzt.
- Die *Lage der Messsonde* richtet sich nach dem mutmaßlich beteiligten Versorgungsgebiet.
  - Bei einer Subarachnoidalblutung aus einem rechtsseitigen A.-cerebri-media-Aneurysma wird die Messsonde beispielsweise meist in das entsprechende vaskuläre Territorium oder die benachbarte Grenzzone gelegt.
  - Im Rahmen des Schädel-Hirn-Traumas sollte die Sonde außerhalb der Kontusion platziert werden, um die periläsionelle Zone mit erhöhtem Versorgungsrisiko zu erfassen-
- Obligat ist das Meiden eloquenter Hirnregionen (motorischer Kortex, Capsula interna, Sprachzentrum).

132.10.3 Lagerung

- Kopf des Patienten in Rückenlage in eine Kopfschale in Neutralposition

132.10.4 Schnittführung

- Stichinzision

132.10.5 Operationsschritte

- Patient ggf. analgosedieren
- Händedesinfektion; Gabe eines prophylaktischen Antibiotikums, mindestens 15 Minuten vor dem Schnitt
- Kopf des Patienten in Rückenlage in eine Kopfschale in Neutralposition lagern
- Anlageort anhand anatomischer Landmarken ermitteln; für die externe Ventrikeldrainage ist das in der Regel der Kocher-Punkt, die Positionierung von Parenchymsonden erfolgt anhand der individuellen Situation im betroffenen Gefäßterritorium (▶ Abb. 132.1).
- Haare am ermittelten Anlageort in einem Bereich von ca. 5 × 5 cm entfernen

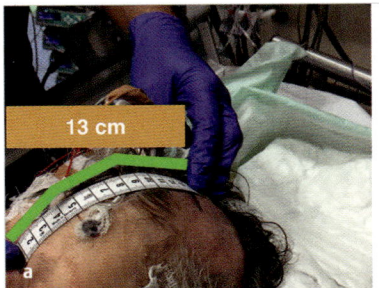
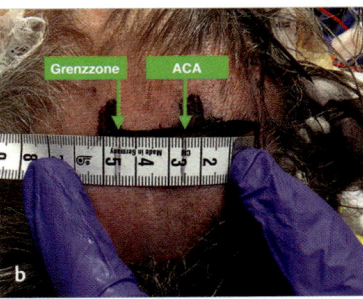

Abb. 132.1 Zerebrales Monitoring. Auffinden des Anlageortes einer Hirndrucksonde anhand anatomischer Landmarken nach Kocher.
a Abmessung ab Nasion bis ca. 1 cm vor Kranznaht, 2–3 cm parallel zur Mittellinie.
b Beispielhafte Abmessung Gefäßterritorium der A. cerebri anterior versus Grenzzone.

Zerebrales Monitoring

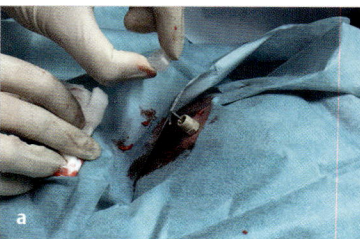
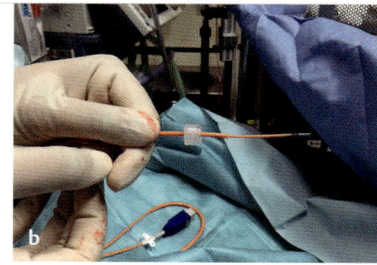
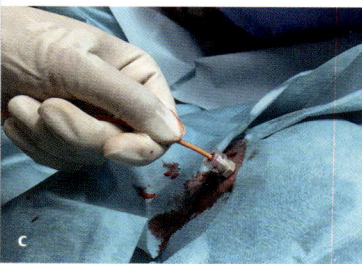
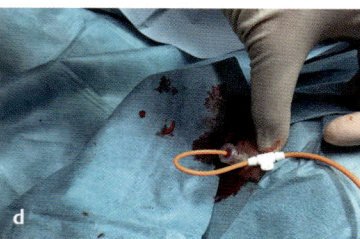

Abb. 132.2 Parenchymsonde. Praktisches Vorgehen bei der Implantation.
a Fixierungsschraube mit innenliegendem Duraperforator.
b Parenchymsonde inklusive Luer-Lock-Adapter unmittelbar vor Einführen in die Fixierungsschraube.
c Eingebrachte Parenchymsonde in finaler Position mit geschlossenem Luer-Lock-Adapter.
d Spannungsfreie Annaht nach Vorlegen einer knickfreien Schleife.

- Desinfektion des Operationsgebiets und steriles Abdecken
- lokale Betäubung
- Bohrlochtrepanation bis zur Dura
- ggf. Blutstillung und kreuzförmige Inzision der Dura
- externe Ventrikeldrainage: Vorschieben der durch einen Mandrin stabilisierten Drainage, Entfernen des Mandrins bei Erreichen des Zielortes; Verifizierung der korrekten Lage über Liquorfluss
- intraparenchymale Sonde: Vorschieben der Messsonde bis zum Zielort (▶ Abb. 132.2)
- Anschluss des Systems (Drainageset/ Messeinrichtung)
- Annaht
- steriler Verband, z. B. mit chlorhexidinhaltigen Auflagen
- Lagekontrolle durch kranielle Computertomografie

132.11 Mögliche Komplikationen

132.11.1 Intraoperative Komplikationen

- Bei elektiver Anlage einer Messsonde sind die präoperative Laborkontrolle und ggf. die Substitution der Gerinnungsparameter zwingend erforderlich.
- Bei *unerwarteter Blutung* während der Anlage sollte unmittelbar eine *Pupillenkontrolle* erfolgen, um eine intrakranielle Raumforderung zu detektieren.
- In jedem Fall ist eine unmittelbare kranielle Bildgebung erforderlich,
  - um eine *mutmaßliche Fehllage* erkennen und korrigieren zu können,
  - um eine raumfordernde *intrakranielle Blutung* zu diagnostizieren und eventuell erforderliche chirurgische Maßnahmen in die Wege zu leiten.

132.11.2 Postoperative Komplikationen

- *fremdkörperassoziierte Meningitis:*
  - Es empfiehlt sich ein Wechsel der einliegenden Fremdmaterialien, die Entnahme mikrobiologischer Proben (Sampling, inklusive Liquor) und der Start einer empirischen Antibiose mit Vancomycin (2 × 1 g, Spiegelbestimmung) und Meropenem (3 × 1g).
  - Neben einem Arbeiten unter maximal aseptischen Kautelen bei der Neuanlage empfiehlt sich ein steriler Wundverband mit chlorhexidinhaltigen Auflagen.
- *(mutmaßliche) Dislokation:*
  - Es empfiehlt sich eine Verlaufsbildgebung und ggf. eine Neuanlage.
  - Eine sorgfältige Annaht sowie Umsicht bei erforderlichen Lagerungsmaßnahmen können die Dislokationsrate von zerebral einliegenden Kathetern beträchtlich senken.

132.12 Quellenangaben

[1] Albanna W, Weiss M, Müller M et al. Endovascular rescue therapies for refractory vasospasm after subarachnoid hemorrhage: a prospective evaluation study using multimodal, continuous event neuromonitoring. Neurosurgery 2017; 6: 942–949
[2] Le Roux P, Menon DK, Citerio G et al. The International Multidisciplinary Consensus Conference on Multimodality Monitoring in Neurocritical Care: a list of recommendations and additional conclusions: a statement for healthcare professionals from the Neurocritical Care Society and the European Society of Intensive Care Medicine. Neurocritical Care 2014; 21 Suppl. 2: S 282–296

132.13 Literatur zur weiteren Vertiefung

[1] Schwab S, Schellinger P, Werner C, Unterberg A, Hacke W, Hrsg. Neurointensivmedizin. 3. Aufl. Heidelberg: Springer; 2015

132.14 Wichtige Internetadressen

- DGNI – Deutsche Gesellschaft für Neurointensiv- und Notfallmedizin: http://www.dgni.de

133 Gastrointestinale Endoskopie

Fabian Finkelmeier, Mireen Friedrich-Rust, Jörg Bojunga

133.1 Steckbrief

Die Endoskopie ist heute der Goldstandard in der Notfalldiagnostik bei gastrointestinalen Blutungen und gleichzeitig die primäre Therapieoption. Die endoskopische Anlage von intestinalen Ernährungssonden stellt ein weiteres Einsatzgebiet auf der Intensivstation dar. Die biliäre Pankreatitis, die eitrige Cholangitis und die sekundär sklerosierende Cholangitis stellen Indikationen bei Erkrankungen der Gallenwege dar, die durch endoskopische Methoden zu behandeln sind. Zur Behandlung von Nekrosen im Rahmen einer nekrotisierenden Pankreatitis kann der endoskopische Ultraschall (EUS) eine wichtige Hilfe sein.

133.2 Aktuelles

- Die Inzidenz der gastrointestinalen Blutung auf der Intensivstation ist seit einigen Jahren rückläufig und liegt, bei spärlicher Datenlage, zwischen 1 und 7 % [6].
- Die Index- Ösophagogastroduodenoskopie (ÖGD) bei schwerer gastrointestinaler Blutung sollte frühzeitig (< 12 Stunden) erfolgen. Auch bei primär rektalen Blutungszeichen (Hämatochezie) ist die ÖGD die primäre Maßnahme, da dies Zeichen einer fulminanten oberen gastrointestinalen Blutung sein kann.
- Eine Notfallkoloskopie kann nach Vorbereitung meist am Folgetag erfolgen.
- Die Kreislaufstabilisierung steht immer im Vordergrund vor der endoskopischen Diagnostik und Therapie. Hilfe bei der Risikoabschätzung können der Rockall-Score [8] oder der Glasgow-Blatchford-Bleeding-Score [2] liefern.
- Eine generelle Intubation vor notfälligen endoskopischen Eingriffen ist nicht indiziert, sollte aber individuell je nach Aspirationsrisiko bei schwerer oberer gastrointestinaler Blutung erwogen werden.
- Neuere therapeutische Entwicklungen sind der Krallenclip (over the scope clip [OTSC]), der auch Blutungen aus derben Ulzera stillen lässt, hämostatische Sprays bei diffusen Blutungen und der vollbeschichtete Ella-Stent bei Ösophagusvarizenblutung.

133.3 Synonyme

- keine Angaben möglich

133.4 Keywords

- Ösophagogastroduodenoskopie (ÖGD)
- Ileokoloskopie
- endoskopisch retrograde Cholangiopankreatikografie (ERCP)
- Kapselendoskopie
- endoskopischer Ultraschall (EUS)
- gastrointestinale Blutung

133.5 Definition

- *Ösophagogastroduodenoskopie* (ÖGD): diagnostische und therapeutische Endoskopie des Ösophagus, des Magens und des Duodenums
- *Koloskopie*: diagnostische und therapeutische Endoskopie des Kolons bis kurz über die Ileozökalklappe hinaus
- *endoskopisch retrograde Cholangiopankreatikografie* (ERCP): diagnostische und therapeutische Endoskopie der Gallenwege und des Pankreasganges
- *endosonografischer Ultraschall* (EUS): diagnostisches und therapeutisches Kombinationsverfahren aus Endoskopie und Ultraschall

133.6 Indikationen

- Ösophagoduodenoskopie:
  - Die häufigste Indikation zur ÖGD auf der Intensivstation ist die obere *gastrointestinale Blutung*. Eine detaillierte Liste der Anwendungen ist in ► Tab. 133.1 aufgeführt, auf das Wesentliche wird nachfolgend weiter eingegangen.
  - obere gastrointestinale Blutung:
    – Klinische Zeichen sind Hämatemesis, Teerstuhl/ausgeprägte Hämatochezie, Abfall des Serumhämoglobins ohne offenkundige Blutungszeichen oder neues Blut in Sonden des oberen Gastrointestinaltrakts.
    – Die häufigste Ursache der oberen gastrointestinalen Blutung sind gastroduodenale Ulzerationen/Erosionen, bei Patienten mit fortgeschrittener Lebererkrankung/Zirrhose sind Blutungen aus Varizen des oberen Gastrointestinaltrakts am häufigsten, ebenfalls möglich sind Blutungen aus Tumoren, Angiodysplasien oder bei Refluxösophagitis.
    – Mit der ÖGD können die meisten Blutungen erfolgreich therapiert werden.
    – Die Länge des Aufenthalts und ein erhöhtes Kreatinin sind unabhängige Risikofaktoren für eine gastrointestinale Blutung; dadurch wird auf der Intensivstation die Mortalität erhöht [6].

133.6 Indikationen

Tab. 133.1 Indikationen zur Ösophagogastroduodenoskopie (ÖGD) auf der Intensivstation.

Indikation	mögliche Ursachen	endoskopische Therapie
Blutung	Ulkus Blutung, Varizenblutung, Tumor	Blutungsstillung (Ligatur, Injektionstherapie, ELLA-Stent), Diagnosesicherung (Biopsie Entnahme)
Intoxikation	Tabletteningestion, Laugen/Säuren	endoskopische Entfernung der Tabletten, Abschätzung der Prognose
persistierendes Erbrechen und/oder Übelkeit	enterale Stenose	Behandlung der Stenose
enterale Ernährung	–	Einlage einer nasojejunalen Sonde, Anlage einer PEG (Indikation: in den nächsten 6 Wochen keine ausreichende orale Nahrungsaufnahme zu erwarten)
Fremdkörperextraktion	akzidentelles Verschlucken, Bodypacking	Bergung mithilfe einer Zange oder Korb
frustrane Anlage einer Magensonde	Stenose benigner oder maligner Ätiologie	endoskopisch gesteuerte Sondenanlage
Infektion	Infektion (z. B. Soor-Ösophagitis, HSV- oder CMV-assoziierte Ulzera	Diagnosesicherung
postoperative Diagnostik	Leckage an einer Anastomose	endoskopischer Verschluss der Leckage mittels Metallclips, OTSC, Einlage eines cSEMS

cSEMS: ummantelter selbst expandierender Metallstent, PEG: perkutane endoskopische Gastrostomie, OTSC: over the scope clip, HSV: Herpes-simplex-Virus, CMV: Zytomegalievirus

Tab. 133.2 Indikation und Therapieoptionen der Koloskopie auf der Intensivstation.

Indikation	mögliche Ursachen	endoskopische Therapie
intestinale Blutung	Divertikelblutung, Angiodysplasien, Kolitis (ischämisch, infektiös, chronisch-entzündliche Darmerkrankung), anorektale Erkrankungen (Hämorrhoiden, Rektumvarizen, Rektumulkus), Neoplasien, Postpolyektomieblutung	Blutungsstillung
Megakolon	toxisches Megakolon, intestinale Pseudoobstruktion	endoskopische Dekompression ggf. mit Einlage einer Dekompressionssonde
Diarrhö	pseudomembranöse Kolitis, CMV-assoziierte Kolitis	Biopsieentnahme zur weiterführenden Diagnostik

CMV: Zytomegalievirus

- *Ernährungssonden:*
  - Die endoskopische Anlage von Ernährungssonden ist indiziert, wenn die Applikation von Nahrung und/oder Medikamenten in den Magen, meist über nasogastrische Sonden, nicht möglich ist.
  - Die Ernährungssonden müssen in diesem Fall mithilfe der Endoskopie postpylorisch im Dünndarm platziert werden.
- Koloskopie:
  - Die häufigste Indikation zur Koloskopie auf der Intensivstation ist die untere gastrointestinale Blutung. Eine detaillierte Liste der Anwendungen ist in ▶ Tab. 133.2 aufgeführt, auf das Wesentliche wird nachfolgend weiter eingegangen.
  - *untere gastrointestinale Blutung:*
    - Deutlich seltener als obere gastrointestinale Blutungen; häufigste Ursache sind Divertikelblutungen (42 %), gefolgt von Angiodysplasien (3 %), auf der Intensivstation die ischämische Kolitis oder chronisch-entzündliche Darmerkrankungen.
    - Häufig selbstlimitierend, eine Blutungsquelle wird selten gefunden.
    - Auch bei Hämatochezie ist in bis zu 10 % der Fälle eine obere gastrointestinale Blutung die Ursache, daher ist insbesondere bei instabilen Patienten immer erst eine ÖGD indiziert.
- endoskopisch retrograde Cholangiopankreatikografie (ERCP):
  - Die Indikation zu einer ERCP wird auf der Intensivstation selten gestellt. Häufige Indikationen sind:
    - biliäre Pankreatitis
    - akute Cholangitis
    - postoperative Komplikationen wie Pankreasgangleckagen oder biliäre Leckagen nach operativen Eingriffen

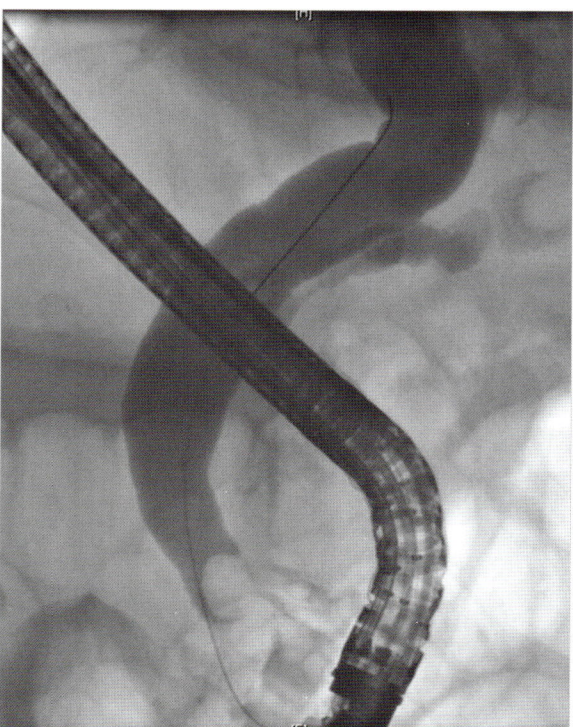

Abb. 133.1 Cholangitis bei Choledocholithiasis. Cholangiografie mit Kontrastmittelaussparung im distalen Ductus hepatocholedochus vereinbar mit einer Choledocholithiasis.

- – selten, aber zunehmend häufiger diagnostiziert: sekundär sklerosierende Cholangitis (SSC)
- ○ Häufigste Ursache, die einer endoskopischen Intervention zugeführt wird, ist die biliäre Pankreatitis, die durch eine Choledocholithiasis ausgelöst wird.
- ○ Für eine *Choledocholithiasis* sind folgende Kriterien prädiktiv:
  - – erweiterter Ductus hepatocholedochus (DHC)
  - – Hyperbilirubinämie
  - – erhöhte GGT/ALT oder
  - – erweiterter DHC > 10 mm, Cholezystolithiasis, Koliken
  - – bildgebender Nachweis eines Konkrementes im DHC
- ○ Zeichen einer *Cholangitis* (▶ Abb. 133.1) werden in der Charcot-Trias zusammengefasst: Fieber (initial häufig mit Schüttelfrost), Ikterus und rechtsseitige Oberbauchschmerzen. Das Erregerspektrum besteht häufig aus Enterokokken, Enterobacteriaceae, Pseudomonaden oder Candida spp.
- ○ Die *sekundär sklerosierende Cholangitis* ist eine chronisch biliär cholestatische Erkrankung des Gallenwegsystems, die sich zunehmend bei Patienten beobachten lässt, die sich von lebensbedrohlichen Erkrankungen mit aufwendiger intensivmedizinscher Therapie

erholt haben. Das klinische Bild ist geprägt durch progressive hepatische Fibrose, multiple biliäre Strikturen und biliäre Dilatationen [4].
- **Endosonografie:**
  ○ In den letzten Jahren hat die therapeutische Endosonografie eine zunehmende Rolle bei der endosonografischen Drainage und Nekrosektomie bei infizierter nekrotisierender Pankreatitis und infizierten Pseudozysten erlangt.
  ○ *Pankreaspseudozysten und -nekrosen:*
    – Die akut nekrotisierende Pankreatitis (ANP) ist eine Komplikation im Rahmen der akuten Pankreatitis (5–10 %).
    – Der Verlauf der ANP ist ein dynamisches Krankheitsbild mit der Manifestation von peripankreatischen Flüssigkeitsansammlungen, die sich infizieren können.
    – Die Unterteilung dieser Flüssigkeitsverhalte erfolgt gemäß der Atlanta-Klassifikation [1] in 4 Gruppen, wovon sich 2 Formen etwa 4 Wochen nach der Pankreatitis manifestieren, die Pseudozysten und die Walled-off-Nekrosen (WON).
    – Beide Verhalte weisen eine solide Kapsel auf; während die Pseudozysten innen liquide und nicht infiziert sind, weist die WON nekrotisches Material und häufig Infektionen auf. Die diagnostische Unterscheidung ist wesentlich für die weitere Therapie.

133.7 Kontraindikationen

- Da es sich in den meisten Fällen um notfällige Eingriffe handelt, gibt es meist nur relative Kontraindikationen.
  ○ fehlende Einwilligung bei elektiver Endoskopie
  ○ gastrointestinale Perforation (cave: Luftinsufflation)
  ○ hämorrhagischer oder septischer oder kardiogener Schock mit der Notwendigkeit einer Kreislaufstabilisation
  ○ ungeklärte, klinisch relevante Gerinnungsstörung
  ○ ERCP: Gravidität (cave: Durchleuchtung)

133.8 Anästhesie

- Eine *Sedierung* des Patienten ist meist indiziert; vor allem auf der Intensivstation besteht die Gefahr einer Kreislauf- oder Atemdepression.
- *Propofol* in Form der intermittierenden Bolusapplikation ist *Mittel der ersten Wahl*.
- Eine generelle Intubation vor endoskopischen Eingriffen auf der Intensivstation ist nicht indiziert.
- Eine intensivmedizinisch erfahrene Person sollte allein für die Sedierung und das Kreislaufmanagement anwesend sein.

133.9 Aufklärung und spezielle Risiken

- Eine schriftliche Einwilligungserklärung des Patienten oder seines gesetzlichen Betreuers muss bei *elektiven* Eingriffen vorliegen.
- Bei nicht einwilligungsfähigem Patienten erfolgt eine *Notfalluntersuchung* nach dem mutmaßlichen Willen des Patienten.

133.10 Präoperative/präinterventionelle Diagnostik

- Eine Labordiagnostik mit Bestimmung der Gerinnungsparameter (Thrombozyten, Quick/INR, PTT, Fibrinogen) sollte vorhanden sein.
- Eine Notfallendoskopie ist auch unter Thrombozytenaggregationshemmung und/oder Antikoagulation möglich.
- Hinsichtlich der neuen oralen Antikoagulanzien (NOAK) ist die Datenlage noch spärlich; sie sollten, wenn möglich, abgesetzt werden [7].

- Mithilfe des Blatchford-Scores lässt sich abschätzen, ob bei oberer gastrointestinaler Blutung eine Intervention (Endoskopie, Bluttransfusion, OP) notwendig wird (▶ Tab. 133.3). Ab einem Score von ≥ 6 ist bei mehr als 50 % der Patienten eine Intervention notwendig. Bei einem Score von 0 (Werte jeweils unterhalb oder oberhalb der in ▶ Tab. 133.3 angegebenen Grenzwerte (z. B. Harnstoff < 6,5 mmol/l oder Blutdruck > 110 mmHg) benötigt der Patient mit größter Wahrscheinlichkeit keine Intervention (Wahrscheinlichkeit < 1 %).
- Mithilfe des Rockall-Scores lässt sich das Mortalitätsrisiko von Patienten mit oberer gastrointestinaler Blutung nach erfolgter Endoskopie abschätzen [8].

133.11 Material

- Zur Ausstattung gehört ein mobiler Endoskopie-Turm (mit Lichtquelle, Prozessor, Monitor und Absauge-Einheit), der an das Patientenbett gefahren werden kann oder auf der Intensivstation oder im Bereich der Notaufnahme vorgehalten wird.
- Zur Basisausstattung am Bett sollten Instrumente und Medikamente wie Biopsiezangen, Fasszangen, Metall-Clips, Injektionsnadel, Suprarenin 1:10 000, Fibrinkleber, Histoacryl für Fundusvarizen und Ligatur-Sets für die Ösophagusvarizenligatur gehören.
- Je nach Intervention kann ein mobiler Hochfrequenzgenerator für thermische Therapien bzw. eine APC-Einheit für die Argonplasma-Koagulation (APC) nötig sein.
- Ein intensivmedizinisch erfahrener Arzt, der die Sedierung durchführt und die Vitalparameter des Patienten überwacht, sollte anwesend sein.
- Ein Arzt führt die Endoskopie durch und wird von einer Endoskopieassistenz unterstützt.

133.12 Durchführung

- An erster Stelle steht die Stabilisierung des Kreislaufs.
- Vor allem bei Blutungen sollte zunächst die Gerinnung stabilisiert werden (Anhalt: Thrombozytenzahlen > 50/nl, Quick > 50 %).
- Eine Antikörpergabe bei NOAK-Intoxikation und fulminanter Blutung kann diskutiert werden.
- Therapieoptionen finden sich in ▶ Tab. 133.2.
- **Ösophagogastroduodenoskopie:**
  - Der spontan atmende Patient wird für die Endoskopie in stabiler Linksseitenlage positioniert, der intubierte Patient kann auf dem Rücken liegend oder in einer angedeuteten Linksseitenlage untersucht werden.
  - *obere gastrointestinale Blutung:*
    – Zur beschleunigten Magenentleerung kann bei genügender Vorlaufzeit (> 30 Minuten) *Erythromycin* 125–250 mg i. v. (Off-Label-Use) verabreicht werden.

Tab. 133.3 Blatchford Score: Abschätzung der Notwendigkeit einer endoskopischen Intervention.

Parameter	Punkte
Harnstoff im Serum (mmol/l):	
≥ 6,5 < 8,0	2
≥ 8,0 < 10,0	3
≥ 10,0 < 25,0	4
≥ 25,0	6
Hämoglobin im Serum g/dl (Männer):	
12,0–12,9	1
10,0–11,9	3
< 10,0	6
Hämoglobin im Serum g/dl (Frauen):	
10,0–11,9	3
< 10	6
systolischer Blutdruck (mmHg):	
100–109	1
90–99	2
< 90	3
andere Parameter:	
Puls ≥ 100/min	1
Teerstuhl	1
Synkope	2
Lebererkrankung (anamnestisch, klinisch oder im Labor Hinweis auf akute oder chronische Lebererkrankung)	2
Herzinsuffizienz (anamnestisch, klinisch oder echokardiografisch Hinweis auf Herzinsuffizienz)	2

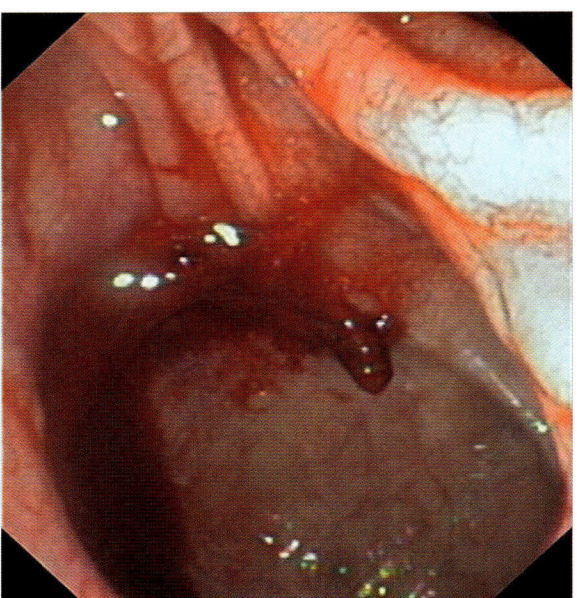

Abb. 133.2 Obere gastrointestinale Blutung. Blutung aus einem Forrest-Ib-Ulkus am Rand eines Duodenaldivertikels. Sickerblutung aus einem Gefäßstumpf.

Tab. 133.4 Einteilung der Ulkusblutungen nach der Forrest-Klassifikation.

Klassifikation	Blutung	Rezidivblutungsrisiko (%)	Mortalität (%)
Forrest Ia	arteriell spritzende Blutung	55	11
Forrest Ib	Sickerblutung	55	11
Forrest IIa	Gefäßstumpf	34	11
Forrest IIb	Blutkoagel	22	7
Forrest IIc	Hämatin	10	3
Forrest III	fibrinbelegte Läsion	5	2

– Eine Unterscheidung in variköse oder nicht variköse Blutungen anhand nicht invasiver Marker ist nicht möglich; hier ist die *Eigen- oder Fremdanamnese* entscheidend (▶ Abb. 133.2).
– Bei Verdacht auf variköse Blutungen sind bereits vor der Endoskopie ein Vasokonstriktor (z. B. Terlipressin) sowie ein Antibiotikum zu verabreichen, bei Verdacht auf eine Ulkusblutung ein Protonenpumpenhemmer intravenös als Bolus.
– Eine restriktive Transfusionsstrategie (Transfusion nur bei Hb < 7 g/dl, Ziel: 7–9 g/dl) ist einer liberalen überlegen [11].
– Die Ulkusblutungen werden gemäß der *Forrest-Klassifikation* eingeteilt, die das Risiko der Rezidivblutung wiedergibt (▶ Tab. 133.4) [3].
• Die Behandlungsoptionen der Blutung richten sich nach Art, Lokalisation und Blutungsquelle; infrage kommen:
  ○ Injektionsverfahren (Suprarenin, Histoacryl)
  ○ mechanische Verfahren (Gummibandligaturen, Hämoclips, OTS-Clip, Stent)
  ○ hämostatische Pulver (Hemospray, EndoClot)
  ○ thermische Verfahren (Argonplasmakoagulation, APC; Elektrokoagulation)
• ▶ Abb. 133.3 zeigt den Behandlungsalgorithmus bei der oberen gastrointestinalen Blutung.
• Ernährungssonden:
  ○ Nasogastrale Sonden sind im Normalfall manuell zu legen.
  ○ Nasojejunale Sonden sind meist zweilumige Sonden mit jeweils einem jejunalen Schenkel zur Applikation von Medikamenten oder Nahrung und einem gastralen Schenkel zur Magendekompression. Die Anlage erfolgt unter endoskopischer Sicht. Der jejunale Schenkel sollte distal der Flexura duodenojejunalis liegen. Es existieren verschiedene Techniken der Anlage entsprechend dem Fabrikat.
• Koloskopie:
  ○ Eine Darmreinigung sollte, wenn möglich, immer zuvor durchgeführt werden, Polyethylenglycol-Lösungen sind auch über die Magensonde zu applizieren (Blutungen wirken ebenfalls abführend, hier können die Maßnahmen ggf. reduziert werden). Auch eine Lavage durch einen Hebe-Senk-Einlauf ist im Notfall möglich.
  ○ Die Indikation zur Endoskopie beim toxischen Megakolon, der schweren akuten Kolitis und/oder Ischämie ist zurückhaltend zu stellen, da im Rahmen der Entzündung des Darmes ein erhöhtes Perforationsrisiko besteht. Hier sollte die Koloskopie nur durchgeführt werden, wenn eine Therapiekonsequenz besteht.
  ○ untere gastrointestinale Blutung:
    – Divertikelblutungen sind endoskopisch gut therapierbar, je nach Lage und Ausmaß mittels Injektionstherapie, Clips oder Hämostasepulver.
    – Angiodysplasien werden mittels thermischer Verfahren (z. B. Argonplasmakoagulation) behandelt.
    – Der Schweregrad der Blutung lässt sich anhand von Risikofaktoren abschätzen (Herzfrequenz > 100/Minute, systolischer Blutdruck < 115 mmHg, Synkope, nicht gespanntes Abdomen, rektale Blutung in den ersten 4 Stunden nach Vorstellung, ASS-Einnahme, mehr als zwei Komorbiditäten); mehr als 3 Faktoren entspricht einem Risiko von 84 % für eine schwere Blutung [9].
    – Eine Notfallkoloskopie kann nach Vorbereitung meist am Folgetag erfolgen, wenn eine akute obere gastrointestinale Blutung ausgeschlossen wurde.
    – ▶ Abb. 133.4 zeigt den Algorithmus zur unteren gastrointestinalen Blutung.

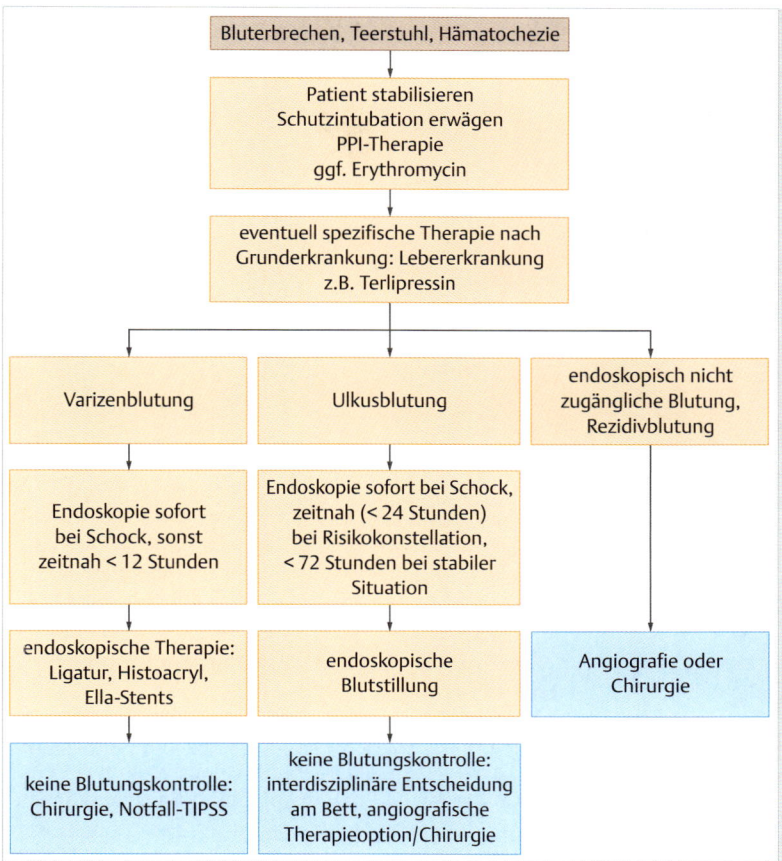

Abb. 133.3 Obere gastrointestinale Blutung. Behandlungsalgorithmus (PPI: Protonenpumpeninhibitor, TIPPS: transjugulärer intrahepatischer portosystemischer (Stent-)Shunt) [5].

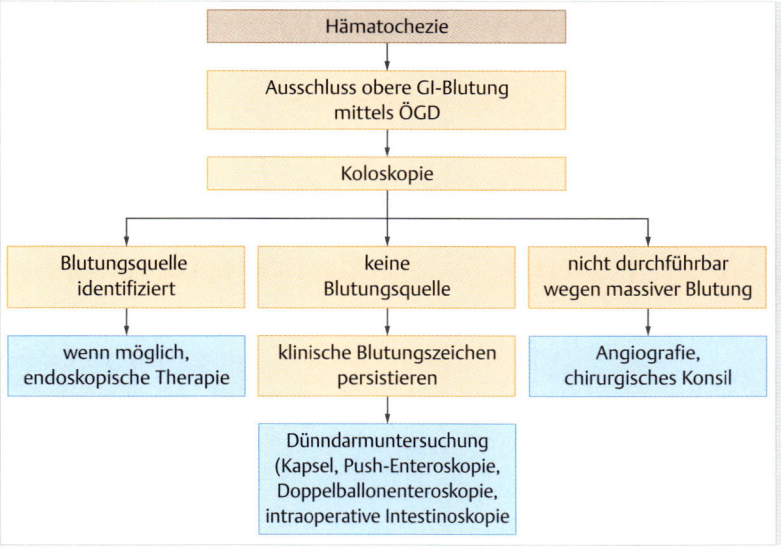

Abb. 133.4 Untere gastrointestinale Blutung. Behandlungsalgorithmus (GI: Gastrointestinal, ÖGD: Ösophago-Gastro-Duodenoskopie) [5].

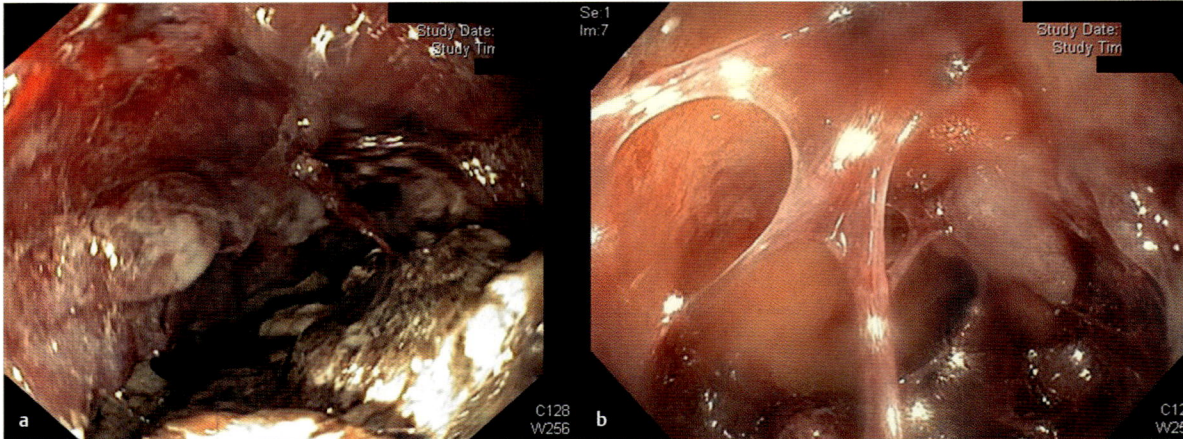

Abb. 133.5 Walled-off-Nekrose bei nekrotisierender Pankreatitis. Blick in die Nekrosehöhle nach erste Nekrosektomie (a); Blick in die Nekrosehöhle nach 5 Sitzungen mit Granulationsgewebe in der Höhle (b).

- endoskopisch retrograde Cholangiopankreatikografie (ERCP):
  - Für die ERCP ist eine Durchleuchtung notwendig und somit auch der Transport des intensivpflichtigen Patienten.
  - biliäre Pankreatitis:
    – Wichtig ist die endoskopische Wiederherstellung des biliären Abflusses durch Konkrementextraktion.
    – Die ERCP sollte bei diesen Patienten innerhalb von 72 Stunden nach Aufnahme erfolgen, eine frühzeitigere (< 24 Stunden) Intervention kann die Prognose verbessern.
  - Cholangitis:
    – Wichtig ist die Asservierung von Blutkulturen und, wenn möglich, Gallensekret/-kulturen.
    – Bei einer septischen Cholangitis geht die Sepsistherapie der Durchführung einer ERCP voraus, die erst erfolgen kann, nachdem der Kreislauf stabilisiert wurde.
    – Eine frühzeitige biliäre Drainage ist anzustreben, bei Ansprechen auf die Antibiose kann frühelektiv (< 72 Stunden) interveniert werden, während die cholangiogene Sepsis eine Notfallindikation ist.
  - sekundär sklerosierende Cholangitis bei kritisch kranken Patienten (SSC-CIP):
    – Es zeigen sich duktale Füllungsdefekte aufgrund einer ausgeprägten biliären Castbildung (nekrotische Epithelkonglomerate).
    – Die Therapiemöglichkeit dieser Form der SSC ist begrenzt. Eine ERCP mit wiederholter Entfernung der biliären Casts, Gallenwegtoilette und Dilatation dominanter Stenosen führt zu einer klinischen und laborchemischen Verbesserung, aber nicht zu einer Verbesserung der klinischen Prognose.
    – Rezidivierende Cholangitiden werden antibiotisch behandelt.
    – Die kausale Therapie ist die Lebertransplantation.
- Endosonografie:
  - Die endosonografische Steuerung zur Punktion von infizierten Pankreaszysten/-nekrosen ist heute Standard.
  - Im Vergleich zur primär offenen, operativen Nekrosektomie bei nekrotisierender Pankreatitis haben minimalinvasive Verfahren in Studien eine Reduktion der Mortalität und Morbidität aufgezeigt und sollten für diese Indikation primär bevorzugt werden [10].
  - Neben der transabdominellen sonografischen oder CT-gesteuerten Drainage zählt hierzu auch die endosonografisch gesteuerte Drainage – meist transgastrisch.
  - Während bei der Pseudozyste die Drainage ausreicht, muss bei Walled-off-Nekrosen eine weiterführende Nekrosektomie, meist in mehreren Sitzungen erfolgen (▶ Abb. 133.5).

133.13 Mögliche Komplikationen

- diagnostische ÖGD:
  - Perforation: 0,02 %
  - Blutung: 0,03 %
  - kardiopulmonale Komplikationen: 0,06 %
  - Infektion: 1:50 000
  - Mortalität: < 0,01 %
- Koloskopie:
  - Perforation: 0,02 % im gesunden Kolon, 10–15 % bei schwerer Kolitis
  - Blutung: 0,2 % bei der diagnostischen Koloskopie, 6 % bei therapeutischer Koloskopie

- kardiopulmonale Komplikation: 0,06 %
- Infektion: 1:50 000
- Mortalität: < 0,01 %
- ERCP:
  - Perforation: 0,45–1,9 %
  - Blutung: < 1 %
  - Pankreatitis: 1,7–10 %
  - Cholangitis: < 1 % (Häufigkeit einer transienten Bakteriämie bis 25 %)
- *endoskopischer Ultraschall:*
  - Perforation: 0,03–0,15 %
  - Blutung: 1,3–6 % (bei Punktionen)
  - Infektion: 0,2–0,6 % (wird höher als bei der normalen Endoskopie, wenn punktiert)

133.14 Postoperatives Management

- Im Anschluss an die Endoskopie ist die Überwachung nach Sedierung notwendig.
- Nach der Behandlung von Blutungen sollten klinische und laborchemische Kontrollen erfolgen und die Gerinnungsparameter unter Umständen substituiert werden.

133.15 Quellenangaben

[1] Banks P, Bollen TL, Dervenis C et al. Classification of acute pancreatitis-2012: revision of the Atlanta classification and definitions by international consensus. Gut 2013; 62: 102–111
[2] Blatchford O, Murray WR, Blatchford M. A risk score to predict need for treatment for upper-gastrointestinal haemorrhage. Lancet 2000; 9238:1318–1321
[3] Forrest JA, Finlayson ND, Shearman DJ. Endoscopy in gastrointestinal bleeding. Lancet 1974; 2: 394–397
[4] Gelbmann CM, Rümmele P, Wimmer M et al. Ischemic-like cholangiopathy with secondary sclerosing cholangitis in critically ill patients. Am J Gastroenterol 2007; 102: 1221–1229
[5] Götz M, Anders M, Biecker E et al. S 2k Guideline Gastrointestinal Bleeding – Guideline of the German Society of Gastroenterology DGVS. Z Gastroenterol 2017; 9: 883–936
[6] Kumar S, Ramos C, Garcia-Carrasquillo RJ et al. Incidence and risk factors for gastrointestinal bleeding among patients admitted to medical intensive care units. Frontline Gastroenterol 2017; 3: 167–173
[7] Lange CM, Fichtlscherer S, Miesbach W et al. The periprocedural management of anticoagulation and platelet aggregation inhibitors in endoscopic interventions. Dtsch Arztebl Int 2016; 8: 129–135
[8] Rockall TA, Logan RF, Devlin HB et al. Risk assessment after acute upper gastrointestinal haemorrhage. Gut 1996; 3: 316–321
[9] Strate LL, Saltzman JR, Ookubo R et al. Validation of a clinical prediction rule for severe acute lower intestinal bleeding. Am J Gastroenterol 2005; 8: 1821–1827
[10] Van Santvoort HC, Besselink MG, Bakker OJ et al. A step-up approach or open necrosectomy for necrotizing pancreatitis. N Engl J Med 2010; 16: 1491–1502
[11] Villanueva C, Colomo A, Bosch A et al. Transfusion strategies for acute upper gastrointestinal bleeding. N Engl J Med 2013; 1: 11–21

133.16 Literatur zur weiteren Vertiefung

[1] Riphaus A, Wehrmann T, Hausmann J et al. S 3-guidelines „sedation in gastrointestinal endoscopy" 2014 (AWMF register no. 021/014). Z Gastroenterol 2015; 8: 802–842
[2] Lammert F, Neubrand MW, Bittner R et al. S 3-guidelines for diagnosis and treatment of gallstones. German Society for Digestive and Metabolic Diseases and German Society for Surgery of the Alimentary Tract. Z Gastroenterol 2007; 9: 971–1001

134 Bronchoskopie

Michael Gugel, Lars Hüter

134.1 Steckbrief

Seit ihrer Einführung in die klinische Routine durch Ikeda 1967 stellt die Untersuchung der Atemwege mittels flexibler Bronchoskopie eine diagnostische und therapeutische Basismaßnahme in der Intensivmedizin dar. Im Gegensatz zu der bis dahin ausschließlich verwendeten starren Endoskopie, die auch heute in selektierten Fällen ihre Indikation hat, handelt es sich um ein bettseitig einsetzbares Verfahren mit günstigem Nutzen-Risiko-Profil. Die Bandbreite der intensivmedizinischen Indikationen reicht von der Pneumoniediagnostik über die Behandlung von Atelektasen und endobronchialen Blutungen bis zur Beurteilung möglicher Folgen von Traumata oder Aspirationsereignissen.

134.2 Aktuelles

- Die zunehmende Verbreitung von Videoendoskopen mit netzunabhängiger Lichtquelle und tragbarem Bildschirm ermöglicht einen noch flexibleren Einsatz bis in den Bereich der Notfallversorgung.

134.3 Synonyme

- Atemwegspiegelung
- Lungenspiegelung
- Endoskopie der Luftröhre und Bronchien

134.4 Keywords

- flexible Bronchoskopie (FB)
- bronchoalveoläre Lavage (BAL)
- Atelektase
- Pneumonie

134.5 Definition

- Die Bronchoskopie ist die direkte visuelle Untersuchung der Luftröhre und des Bronchialsystems mittels eines optischen Instruments.
- Im intensivmedizinischen Arbeitsumfeld handelt es sich bei dem optischen Instrument in der Regel um ein flexibles Bronchoskop.

134.6 Indikationen

- Im Rahmen der Intensivtherapie ist die strenge Unterscheidung der Indikationsstellung für die flexible Bronchoskopie in diagnostisch und therapeutisch nur selten möglich.
- häufigste Indikationen im Überblick:
  - Kontrolle von Lage und Durchgängigkeit von Luftbrücken
  - Husten, Heiserkeit/Stridor
  - Absaugung/Abtragung/Spülsaugung
  - unklare/neu aufgetretene pulmonale Verschattung
  - unklare/plötzliche Ventilationsstörung
  - Materialgewinnung für Mikrobiologie
  - Verdacht auf Aspiration
  - Verdacht auf Läsion:
    - Kontrolle des Atemweges nach notfallmäßiger Intubation
    - postoperative/posttraumatische Kontrolle
  - Verdacht auf Stenosen der Atemwege
  - Hämoptoe
  - Extraktion kleiner Fremdkörper
  - perkutane Dilatationstracheotomien
  - Sicherung des Atemweges

134.7 Kontraindikationen

- Bei entsprechenden technischen und personellen Voraussetzungen besteht für eine flexible Bronchoskopie *keine absolute Kontraindikation*, wenn durch deren Einsatz eine potenziell vitale Gefährdung abwendbar ist.
- *relative Kontraindikationen*:
  - Instabilität von Hämodynamik
  - Ventilation und Oxygenierung
  - ausgeprägte Gerinnungsstörung
  - Erhöhung des intrakraniellen Druckes
- Diese relativen Kontraindikationen beeinflussen die Dauer und die Invasivität der Untersuchung.
- Die Nutzen-Risiko-Abwägung hat in jedem Einzelfall zu erfolgen und ist zu dokumentieren.

134.8 Anästhesie

- Die Anästhesie erfolgt als *Oberflächenanästhesie* der Schleimhaut, in der Regel verbunden mit einer *intravenösen Sedierung*.
- Bei *beatmeten Patienten* wird die bestehende Analgosedierung vertieft und unter Umständen zusätzlich ein Muskelrelaxans appliziert.
- Bei der orotrachealen flexiblen Bronchoskopie ist immer auf einen *Beißschutz* zu achten.

- Ziel ist die Gewährleistung suffizienter Untersuchungsbedingungen bei gleichzeitig minimiertem Risiko (Hypoxie, Kreislaufbeeinträchtigung) und guter Toleranz durch den Patienten.
- *Schleimhautanästhesie:*
  - Die topische Anästhesie der oberen Atemwege erfolgt mit 2–4 %igem *Lidocain* durch Besprühen der Schleimhaut. Hierbei können spezielle Verneblersysteme für die naso- bzw. oropharyngeale Applikation oder handelsübliches Pumpspray in Konzentrationen von 4 % oder 10 % (10 % = 10 mg Lidocain/Sprühstoß) verwendet werden.
  - Vom Kehlkopf an abwärts anästhesiert man anschließend schrittweise über den Arbeitskanal des flexiblen Bronchoskops durch Instillation von kleinen Portionen von Lidocain 1(–2)%. In einer 5-ml-Spritze werden dazu z. B. 1–2 ml Lidocain und 3–4 ml Luft „aufgezogen". Die Luft dient dazu, den Arbeitskanal zu „spülen" und dadurch die gesamte Lokalanästhetikamenge auf die Schleimhäute zu verteilen.
  - Die Gesamtdosis des Lokalanästhetikums muss mitgerechnet und dokumentiert werden.
  - Es gilt zu beachten, dass topische Anästhetika – vor allem Lidocain – *bakterizide Effekte* aufweisen. Diese können im Einzelfall die mikrobiologischen Ergebnisse verfälschen, vor allem, wenn die Applikation über den Arbeitskanal erfolgt und/oder größere Mengen erforderlich werden.
- *Sedierung:*
  - Die zusätzliche intravenöse Sedierung mit fraktionierten Dosen von *Midazolam* (0,5–2 mg fraktioniert i. v.) oder von *Propofol* kontinuierlich via Spritzenpumpe (1–2 mg/kgKG/Stunde) darf die Spontanatmung nicht oder nur unwesentlich einschränken.
  - Eine insuffiziente Schleimhautanästhesie sollte nicht durch die Dosissteigerung der Sedativa kompensiert werden.
  - *Remifentanil* via Spritzenpumpe bietet in den Händen des erfahrenen Anwenders eine geeignete Alternative als Monosubstanz während der flexiblen Bronchoskopie. Die Dosierung erfolgt nach klinischen Kriterien und sollte 0,02–0,05 µg/kgKG/Minute nicht überschreiten.
  - In kritischen Fällen kann die Verwendung eines Endotrachealtubus (Beatmungsoption, Kapnografie, wiederholbare FB-Passage, reduziertes Aspirationsrisiko) oder einer Larynxmaske (Beurteilung der Stimmbänder und ggf. deren Funktion) in Verbindung mit einer Kurznarkose und zusätzlicher Schleimhautanästhesie sinnvoll sein.
- *Analgosedierung:*
  - Bei analgosedierten und beatmeten Patienten wird die Sedierung vertieft. Zusätzlich kann die Muskelrelaxation sinnvoll sein.
- *Beatmung:*
  - Die Beatmungseinstellung muss an die Untersuchung angepasst werden.
  - Das Tubuslumen wird durch das Endoskop partiell verlegt. Beispielsweise ergibt sich bei einem Tubus mit Innendurchmesser von 7 mm und einem (Standard-) Bronchoskop mit einem Außendurchmesser von 5 mm ein Restlumen entsprechend etwa eines 5-mm-Tubus. Daraus resultiert die Empfehlung, dass der Innendurchmesser der Luftbrücke mindestens 2 mm größer als der Außendurchmesser des Endoskops sein sollte.
  - Aus dem geringeren Querschnitt mit erhöhtem Widerstand ergibt sich, dass die Beatmungsparameter während der Untersuchung angepasst werden müssen.
  - Durch das geringere Lumen kann das Atemgas nur verzögert entweichen und es kann sich ein erhöhter positiver endexspiratorischer Druck (Auto-PEEP) mit dynamischer Hyperinflation entwickeln.
  - Durch den Sog mit dem flexiblen Bronchoskop, insbesondere in Wedge-Position, verstärkt durch Spülmanöver, können sich Atelektasen ausbilden.
  - Weitere Effekte auf Oxygenierung und Ventilation sind im Einzelfall nur schwer vorhersagbar, können aber bei kritisch Kranken zu einer erheblichen Gefährdung führen. Als Beispiel sei hier eine Hypoventilation mit Hyperkapnie und Hirndruckanstieg bei gefährdeten Patienten erwähnt.

> **Merke**
>
> Für alle Verfahren gilt, dass die entsprechende Infrastruktur zum Erkennen und Behandeln von Komplikationen durch die Sedierung bzw. Anästhesie vorhanden sein muss. Dies kann durchaus eine zusätzliche Person erfordern, die ausschließlich mit der Überwachung und Steuerung der Anästhesie und der Behandlung eventuell auftretender Komplikationen beauftragt ist.

134.9 Aufklärung und spezielle Risiken

- Unter intensivmedizinischen Bedingungen sind eine Aufklärung und das Einholen einer Einverständniserklärung durch den Patienten oder seinen Betreuer selten zu erreichen.
- Dementsprechend ist die Indikation kritisch zu stellen und entsprechend zu dokumentieren.
- Für planbare Untersuchungen und Eingriffe (z. B. Biopsien zur Tumorsuche) gelten die allgemeinen Aufklärungsvorgaben.

134.10 Präoperative/präinterventionelle Diagnostik

- Indikationsstellung und Dringlichkeit ergeben sich aus:
  - Anamnese
  - klinischem Befund (Auskultation, Inspektion)
  - Blutgasanalyse
  - bildgebender Diagnostik (Röntgen-Thorax, CT)

134.11 Material

- Die Auflistung dient als Anhaltspunkt für die Grundausrüstung zur flexiblen Bronchoskopie. Zweckmäßigerweise werden die Materialien auf einem Wagen zusammengefasst.
  - flexible(s) Bronchoskop(e) mit Lichtquelle
  - passender Schlauch für Saugung
  - Probengefäße (Mikrobiologie, Histologie)
  - sonstiges Zubehör:
    - Antibeschlagmittel
    - sterile Abdeckung/Ablage
    - Beißschutz
    - Mundschutz, OP-Haube, steriler Kittel, sterile Handschuhe
    - Sprühvernebler
    - Gleitmittel: MCT-Öl (MCT: mittelkettige Triglyzeride), kein Silikonspray
    - Adapter mit FB-Durchlass
    - sterile Kochsalzlösung
- Die hygienische Aufbereitung des flexiblen Bronchoskops erfolgt heute meist vollautomatisch in entsprechenden Reinigungsmaschinen, ggf. auch außerhalb der Intensivstation (Endoskopieabteilung).
- Weiteres Zubehör zur Sicherung des Atemwegs und zur Behandlung respiratorischer oder kardialer Notfälle (vom Bronchospasmus bis hin zur Reanimation) wird im intensivmedizinischen Bereich allgemein vorgehalten.

134.12 Durchführung

134.12.1 Vor Beginn des Eingriffs

- Überprüfen von Endoskop und Zubehör auf Vollständigkeit und Funktionsfähigkeit
- ggf. Erweiterung des Monitorings
- Sedierung, ggf. Schleimhautanästhesie und/oder Narkose
- Anpassen der Beatmungsparameter

134.12.2 Zugangswege

- transnasal
- transoral
- über Luftbrücken (Tubus, Trachealkanüle, eventuell über nicht invasive Beatmungsmaske oder Larynxmaske)

134.12.3 Lagerung

- In der Regel *Rückenlage*, der Untersucher steht neben oder am Kopfende des Patienten.
- In Einzelfällen kann die Bronchoskopie auch in *Seiten- oder Bauchlage* des Patienten erforderlich werden. Hierbei steigt der Schwierigkeitsgrad bei der anatomischen Orientierung.

134.12.4 Operationsschritte

- Bei einer funktionellen Untersuchung (Beurteilung der Stimmbandfunktion, Verdacht auf tracheale Instabilität) ist der Erhalt der Spontanatmung erforderlich.
- Bei vollständiger, nicht nur symptomorientierter Untersuchung erfolgt
  - zunächst die Inspektion des „gesunden" bzw. rechten
  - und anschließend die Inspektion des „kranken" bzw. linken Bronchialsystems.
- *Überprüfung von Luftbrücken:*
  - Die flexible Bronchoskopie zur Kontrolle von Position und Durchgängigkeit endotrachealer Luftbrücken dient der Abklärung und Repositionierung bei klinischem bzw. radiologischem Hinweis auf eine Fehllage oder Funktionsstörung.
  - Luftbrücken können atemmechanisch blockiert sein durch:
    - Lumenverlegung
    - Abknickung
    - endobronchiale Lage mit einseitiger Ventilation
    - distal der Öffnung gelegene Atemwegsstenose
  - oder eine fortwährende Undichtheit aufweisen:
    - Dislokation
    - Cuff-Defekt
    - Tracheomalazie
  - Hieraus können gravierende funktionelle Beatmungsprobleme entstehen, die mittels flexibler Bronchoskopie abgeklärt werden sollten.
- *Intubation:*
  - Nach jeder intensivmedizinischen Intubation sollte bronchoskopiert werden, da es während der Intubation oder im Vorfeld häufig zur Aspiration von Sekreten oder Fremdkörpern kommt.
- *Atelektasen:*
  - Die häufigste intensivmedizinische Indikation zur flexiblen Bronchoskopie ist die Atelektase mit konsekutiver Gasaustauschstörung. Sie entwickelt sich als direkte Folge des Akutgeschehens, der Exazerbation chronischer Erkrankungen oder immobilisierender Therapien und wird durch Sekretverhalt, Blut oder Aspirate hervorgerufen. Weitere Ursachen sind die eingeschränkte muköziliäre Clearance sowie der ab-

geschwächte Hustenreflex. Sekretkonsistenz und -menge variieren dabei sehr.
- Bei neu aufgetretenen Atelektasen ist die gezielte flexible Bronchoskopie der ungezielten Absaugung überlegen. Anschließend ist ein Rekrutierungsmanöver erforderlich.
- *Asthma bronchiale:*
  - Bei beatmeten Patienten mit Asthma bronchiale kann zusätzlich zur funktionellen Obstruktion eine ausgeprägte bronchioläre Obstruktion durch Sekret bestehen. Die resultierenden Beatmungsprobleme erfordern eine flexible Bronchoskopie mit fraktionierter therapeutischer Lavage.
- *Aspiration von Magen-Darm-Inhalt:*
  - Hierbei werden die pulmonalen Komplikationen durch die Menge und Beschaffenheit des Aspirats und insbesondere durch die Säureschädigung bestimmt. Dadurch entstehen Dys- bzw. Atelektasen, eine chemische Pneumonitis und eine sekundäre Infektion (Aspirationspneumonie). Die Folgen reichen von diskreten Oxygenierungsstörungen bis zum schweren, in kürzester Zeit entstehenden akuten Atemnotsyndrom (ARDS). Die flexible Bronchoskopie dient der Sicherung der Diagnose und der Absaugung sichtbaren Aspirats, ohne den unmittelbaren Säureschaden verhindern zu können. Eine Lavage zur vollständigen Entfernung allen Sekretes ist obsolet.
  - Der endoskopische Negativbefund schließt eine Aspiration nicht aus.
- *Inhalationstrauma:*
  - Das Inhalationstrauma erhöht neben den Faktoren Lebensalter und Verbrennungsausdehnung die Mortalität des Verbrennungspatienten. Entscheidend ist die frühe Diagnose, da eine Weiterbehandlung in einem Schwerbrandverletztenzentrum erwogen werden soll.
  - Die Diagnose des Inhalationstraumas kann durch Inspektion und Nachweis von Rußablagerungen, Schleimhautveränderungen wie Erythem, Ödem, Nekrosen und Exsudationen in den zentralen Atemwegen deskriptiv erfolgen.
- *tracheobronchiale Verletzungen:*
  - Die flexible Bronchoskopie der zentralen Atemwege nach stumpfem oder penetrierendem Thoraxtrauma dient dem Ausschluss operationspflichtiger tracheobronchialer Verletzungen. Diese sind bei stumpfen Traumen überwiegend bifurkationsnah lokalisiert (ca. 80 %).
  - Der Zeitpunkt für die flexible Bronchoskopie sollte innerhalb der posttraumatischen 12-Stunden-Grenze liegen.
  - Die entsprechenden operativen Eingriffe am Tracheobronchialsystem müssen frühzeitig erfolgen. Die Umintubation oder Reposition einer Luftbrücke vor und nach der thoraxchirurgischen Versorgung wird stets mit flexibler Bronchoskopie durchgeführt.

- *Atemwegsblutungen:*
  - Sie sind bei Intensivpatienten ätiologisch vielfältig; die Ursachen umfassen:
    - iatrogen-mechanische Ursachen
    - Gerinnungsstörung bzw. Antikoagulation
    - Traumafolge
    - Neoplasie
    - seltene Ursachen (kardiovaskuläre Erkrankungen, Entzündung, Systemerkrankung)
  - Relevante Atemwegsblutungen erfordern die exakte Lokalisation der Blutungsquelle, eine Freisaugung und FB-gestützte Maßnahmen zur Blutstillung.
  - Patienten mit Hämoptoe sind selten durch quantitativen Blutverlust, sondern eher durch die Verlegung der Atemwege durch Blut/Koagel mit Erstickungsgefahr bedroht, insbesondere, wenn effektives Abhusten unmöglich ist.
  - Differenzialdiagnostisch muss die Blutaspiration aus einer anderen Quelle (Hämatemesis, Schleimhautblutung aus Nase oder Mund-Rachen-Raum) bedacht werden.
- *Blutstillung:*
  - Zur Blutstillung bei *zentral gelegener umschriebener Blutungsquelle* ist die Instillation verdünnter Vasokonstriktorlösung effektiv (Boli von 1 ml Noradrenalin 1:10 000, Aufziehen mit 3–4 ml Luft; siehe Anästhesie (S. 926)) über den Arbeitskanal des flexiblen Bronchoskops. Die Anwendung thermischer Verfahren (z. B. Argonplasmakoagulation) wird in den meisten Kliniken nicht Bestandteil des intensivmedizinischen Repertoires sein.
  - Liegt die *Blutungsquelle weiter in der Peripherie*, kann man das flexible Bronchoskop in segmentaler Wedge-Position zunächst für wenige Minuten unter Dauersog positionieren, um eine Blutstillung zu erreichen (Zavala-Manöver). Wenn keine Blutstillung gelingt, kann auch hier die Vasokonstriktorlösung selektiv instilliert werden.
  - *Massive* Atemwegsblutungen erfordern nach Atemwegsicherung durch Intubation und Seitenlokalisation der Blutungsquelle mittels Bildgebung und flexibler Bronchoskopie eine Kombination aus endoskopischer und nicht endoskopischer Therapie.
  - Die Ballonblockade stärkerer Blutungen aus einem Lappen- oder Segmentbronchus erfolgt mithilfe eines Bronchusblockers (6 Charrière [Ch]). Um den Blocker neben dem Endotrachealtubus auszuleiten, muss entweder nach der Platzierung des Blockers umintubiert werden oder die Einführung des Blockers erfolgt primär translaryngeal entlang des Tubus. Dieses Vorgehen erweist sich jedoch als schwierig, wenn der Blocker jenseits der Hauptbronchien platziert werden soll.
  - Der Bronchusblocker nach Arndt (Erwachsene: 9 Ch, Kinder: 5 Ch) kann mithilfe einer Nylonschlinge an der Spitze des Blockers in die gewünschte Position

geführt werden. Diese Blocker sind durch einen speziellen Adapter für Single-Lumen-Tuben unkompliziert anzuwenden. Wird der Ballon mit verdünntem Kontrastmittel geblockt, ermöglicht dies eine radiologische Lagekontrolle.
- Bronchusblocker können längere Zeit (ggf. einige Tage) in situ verbleiben. Entblockung und Entfernung sollten unter endoskopischer Kontrolle erfolgen, um eine erneute Blutung zu erkennen und zu therapieren.
- Alternative Notfallmaßnahmen, um eine kontralaterale Ventilation und ipsilaterale Tamponade zu ermöglichen, sind die geführte Platzierung mit einem flexiblen Bronchoskop
  – eines linksseitigen Doppellumentubus,
  – eines kontralateralen endobronchialen Tubus (konventioneller Endotrachealtubus links endobronchial; Bronchovent rechts endobronchial).
- Der Doppellumentubus schränkt allerdings durch seine geringen Lumina fiberbronchoskopisches Arbeiten ein (maximal möglicher Außendurchmesser des flexiblen Bronchoskops: 4 mm).
- Bei trachealer Arrosionsblutung kann man als Erstmaßnahme den Tubus-Cuff FB-gestützt als Tamponade verwenden.

- *Atemwegsfremdkörper:*
  - Solide Atemwegsfremdkörper bei Intensivpatienten sind selten. Die prähospitale Notfallsituation kann im Einzelfall Hinweise geben, z. B. bei einer Mittelgesichtsfraktur mit Zahnverlust. Umgekehrt kann die Fremdkörperaspiration zum Notfall werden.
  - Die Auswahl möglicher Fremdkörper ist vielfältig (Zähne, Zahnersatz, Abdruckmaterial, Nahrungsmittel, Glas, Kunststoffe, Metall). Auch bei Verdacht muss, insbesondere bei Kindern, bronchoskopiert werden und eine zügige Fremdkörperextraktion erfolgen, um sekundäre Komplikationen wie lokale Läsionen, Atelektasen und poststenotische Infektionen zu vermeiden.
  - Größe, Gestalt und Konsistenz des Fremdkörpers bestimmen das zur Extraktion erforderliche Instrumentarium. Die starre Bronchoskopie ist hierbei in vielen Fällen das Verfahren der Wahl.

- *bronchopleurale Atemwegsfisteln:*
  - Sie entstehen vorwiegend postoperativ, seltener durch Entzündung oder Trauma. Die Fisteltopografie und -ausdehnung sind entscheidend für das therapeutische Vorgehen. Nach Klinik und Bildgebung kann die flexible Bronchoskopie zum Fistelnachweis eingesetzt werden.
  - zentrale Fisteln: direkter visueller Nachweis
  - periphere Fisteln: ballongestützte Okklusion mit Ausbleiben von Luftblasen im Wasserschloss einer Thoraxdrainage

- *Umintubation von Luftbrücken:*
  - Das flexible Bronchoskop kann bei problematischer Umintubation von Luftbrücken als fiberoptischer Mandrin im Rahmen eines schwierigen Atemwegs nützlich sein. Cave: Der Atemweg ist kurzzeitig nicht gesichert!

- *Punktionstracheotomie:*
  - Während des gesamten Eingriffs ist die fiberbronchoskopische Assistenz obligat. Es ist das Ziel, eine korrekte Punktionsstelle zu finden und eine Läsion der Pars membranacea der Trachea zu vermeiden.

- *Diagnostik nosokomialer Pneumonien:*
  - Die supportive Diagnostik nosokomialer Pneumonien mittels fiberbronchoskopgestützter Verfahren ist eine häufige Indikation. Dominierende Verfahren sind die Sekretabsaugung oder die bronchoalveoläre Lavage (BAL). Ergänzend zu klinischen und radiologischen Pneumoniekriterien wird dabei angestrebt, die relevanten Keime aus den betroffenen Lungenarealen selektiv zu isolieren.
  - Die transbronchiale Biopsie zum histologischen Nachweis einer Pneumonie scheidet als Routinemaßnahme für kritisch Kranke wegen ihrer Komplikationsrate aus.
  - Die Gewinnung von quantitativem Trachealsekret als primäre diagnostische Maßnahme bei Verdacht auf Beatmungspneumonie bringt vergleichbare Resultate. Die flexible Bronchoskopie zur Gewinnung von Material bleibt jedoch individuell ein wichtiges Hilfsmittel, insbesondere bei unklaren Befunden oder Therapieversagern.

- *Diagnostik unter Immunsuppression:*
  - Die BAL kommt in der Diagnostik opportunistischer Infektionen bei stark immunkompromittierten Patienten zum Einsatz. Die Differenzialdiagnose der pulmonalen Verschattung ist unter Immunsuppression außerordentlich vielfältig.
  - Zur korrekten Durchführung der BAL bei immunsupprimierten Patienten sind einige Punkte zu beachten:
    – sterilisiertes flexibles Bronchoskop oder „geschützter Katheter"
    – limitierte Flüssigkeitsmenge (Erwachsene: maximal 5 Portionen à 20 ml, Kinder: 1–4,5 ml/kgKG)
    – sterile körperwarme Lösung
    – Wedge-Position (Subsegment)
    – vorsichtige Flüssigkeitsapplikation ohne übermäßigen Druck
    – Rückgewinnung von etwa 40–70 % des instillierten Volumens

134.13 Mögliche Komplikationen

134.13.1 Intraoperative Komplikationen

- Hypoxie/Hyperkapnie:
  - Anpassung der Beatmungsparameter
  - Ausschluss Pneumothorax
  - Limitierung der Spülmenge
- kardiale Probleme:
  - Anpassen der Sedierung
  - Anpassen der Katecholamintherapie
- Folgen aus obigen Komplikationen:
  - Hirndruckanstieg
  - Myokardinfarkt
- Schleimhautblutungen
- In Einzelfällen muss die Untersuchung unterbrochen oder abgebrochen (und unter Umständen später erneut durchgeführt) werden.

134.13.2 Postoperative Komplikationen

- Zu den fortbestehenden intraoperativen Komplikationen können noch die Folgen der Untersuchung kommen. Dazu zählen:
  - Gasaustauschstörungen, insbesondere nach ausgiebigen Saug- oder Spülmanövern
  - transientes Fieber

134.14 OP-Bericht

- Eine standardisierte Dokumentation ist Bestandteil jeder flexiblen Bronchoskopie. Sie dient dem Vergleich mit Vorbefunden und hat medikolegale Bedeutung. Bestandteile sind:
  - Indikationsstellung und vorausgegangene Diagnostik
  - Medikation und Dosierung zu Schleimhautanästhesie und Sedierung
  - Lumenverhältnisse und Position künstlicher Luftbrücken (Sekretinkrustierung, Tubuslage)
  - topografische, morphologische und funktionelle Aspekte (Schleimhaut- und Sekretverhältnisse)
  - Untersuchungsgang sowie Maßnahmen (Proben für Mikrobiologie usw.)
  - Untersuchungstoleranz
  - Diagnose und Empfehlungen
- Eine optionale Zusatzdokumentation über Videosysteme mit der Möglichkeit der digitalen Speicherung ergänzt den Befundbericht.

134.15 Postoperatives Management

- Rekrutierungsmanöver
- Anpassen der Beatmungsparameter
- nach Beendigung von Sedierung/Relaxation Rückkehr zum ursprünglichen Beatmungsmodus
- Blutgasanalyse und eventuell Röntgen-Thorax

134.16 Quellenangaben

[1] Guerreiro da Cunha Fragoso E, Gonçalves J. Role of fiberoptic bronchoscopy in intensive care unit: current practice. J Bronchology Interv Pulmonol 2011; 18(1): 69–83. DOI: 10.1097/LBR.0b013e31820700f6

[2] Gugel M, Schreiber T, Mäder I, Gottschall R. Indikation und Technik der Bronchoskopie. In: Van Aken H, Reinhart K, Welte T, Weigand M, Hrsg. Intensivmedizin. 3. Aufl. Stuttgart: Thieme; 2014: 256–264

134.17 Literatur zur weiteren Vertiefung

[1] AWMF Leitlinie zur Tracheo-, Bronchoskopie: http://www.awmf.org/uploads/tx_szleitlinien/017–061l_S1_Tracheo_Bronchoskopie_2015–07.pdf
[2] Dobbertin I, Freitag L. Bronchoskopie. Bern: Huber; 2012
[3] Ko-Pen Wang, Atul C. Mehta, J. Francis Turner. Flexible Bronchoscopy. 3rd ed. Hoboken/NJ: John Wiley & Sons; 2012
[4] Leitlinie der British Thoracic Society zur flexiblen Bronchoskopie Erwachsener. https://www.brit-thoracic.org.uk/document-library/guidelines/bronchoscopy/bts-guideline-for-diagnostic-flexible-bronchoscopy-in-adults

134.18 Wichtige Internetadressen

- Bronchoskopiesimulator: http://www.pie.med.utoronto.ca/VB/VB_content/simulation.html

135 Laborchemisches Basismonitoring

Heiner Ruschulte

135.1 Steckbrief

Neben der täglichen körperlichen Untersuchung, der fortlaufenden Überwachung der Vitalfunktionen und den bildgebenden Verfahren sind laborchemische Untersuchungen vor allem im Verlauf einer Intensivbehandlung unerlässlich. Sie erlauben Aufschluss über die Störung von Organfunktionen und helfen beim Treffen therapeutischer Entscheidungen. Ihre Ergebnisse sollten innerhalb von 2 Stunden nach Abnahme verfügbar sein.

135.2 Aktuelles

- Neben der im Allgemeinen auf einer Station durchführbaren patientennahen Labordiagnostik (Point-of-Care-Testing; POCT) wie Blutgasanalyse und Überwachung der aktivierten Gerinnungszeit vor allem bei extrakorporalen Unterstützungssystemen werden heutzutage auch Gerinnungs- und Thrombozytenfunktionsdiagnostik immer wichtiger.

135.3 Synonyme

- Labormonitoring

135.4 Keywords

- Überwachung
- Hämatologie
- klinische Chemie
- Blutgasanalyse

135.5 Definition

- Beim laborchemischen Basismonitoring handelt es sich um eine in der Intensivmedizin wenigstens einmal täglich durchzuführende, orientierende, organbezogene Untersuchung von Zellen, Zellfunktionen und Enzymaktivitäten im Blut.
- Die Entnahme erfolgt meist aus einem bereits gelegten arteriellen Gefäßzugang; Entnahmen aus (zentral-)venösen Kathetern sind grundsätzlich zu vermeiden.

135.6 Indikationen

- Bewertung des Trends von Organfunktionen
- Überwachen des Erfolgs therapeutischer Bemühungen (Infektbehandlung, Organersatztherapie, Transfusion usw.)
- Entscheidungsfindung für die weitere Therapie

135.7 Kontraindikationen

- Der Sinn auch einer Basisüberwachung bzw. die Indikation für die intensivstationäre Unterbringung sind kritisch zu hinterfragen, wenn eine Reaktion auf Laborergebnisse bereits zum Zeitpunkt der Entnahme sicher nicht vorgesehen ist.

135.8 Aufklärung und spezielle Risiken

- keine Angaben

135.9 Material

- Blutentnahme aus einem liegenden, vorzugsweise arteriellen Katheter
- ggf. Stauschlauch und Punktionsnadel (z. B. Butterfly), Tupfer, Pflaster
- leere 5-ml-Spritze, Blutentnahmeröhrchen und Adapter
- Desinfektionsspray, frische Kompresse
- 5-ml-Spritze mit Kochsalzlösung
- steriler Verschlussstopfen

135.10 Durchführung

- *liegender arterieller Katheter:*
  - Verschlusstopfen abnehmen und Zugang desinfizieren
  - Aspiration von ca. 5 ml Blut
  - Aufsetzen des ersten Röhrchens mit Entnahmeadapter
  - alle gewünschten Proben entnehmen; diese jeweils vorsichtig bewegen, um sie mit den jeweiligen Antikoagulanzien in den Röhrchen zu vermischen
  - Konus des Dreiwegehahns, Leitung und Katheter mit Kochsalzlösung spülen und mit frischem Verschlussstopfen verschließen

- *Frischpunktion:*
  - Anlegen eines Stauschlauchs, Aufsuchen eines geeigneten Blutgefäßes
  - Hautdesinfektion (sprühen, wischen, sprühen)
  - Punktion mit Nadel und Verlängerungsschlauch
  - Ansetzen des ersten Röhrchens mit Entnahmeadapter
  - alle gewünschten Proben entnehmen; diese jeweils vorsichtig bewegen, um sie mit den jeweiligen Antikoagulanzien in den Röhrchen zu vermischen
  - nach Probengewinnung die Nadel ziehen und die Einstichstelle mit einem Tupfer und einem Pflaster mit so viel Druck verbinden, dass kein Blut nachläuft
- Es gibt geschlossene Punktionssysteme, mit denen mittels Unterdruck Blut geschlossen angesaugt wird, hier entfallen Aspirieren bzw. Verwerfen und Spülen des Zugangs.

135.10.1 Standards

- Grundsätzlich empfiehlt sich ein Standardschema, das sich an Abnahmezeiten und einem Muster an Laborparametern orientiert. Sie sollten in jedem Haus erarbeitet und konsentiert werden. Im Folgenden ein Beispiel einer anästhesiologisch geführten Interdisziplinären Intensivstation einer niedersächsischen Universitätsklinik.
- Bei **jeder Aufnahme** und **jeden Morgen** um 5 Uhr wird als **Standard** abgenommen:
  - Blutbild (nach Bedarf öfter)
  - Quick
  - PTT (nach Bedarf öfter)
  - GPT
  - Protein
  - Kreatinin
  - Harnstoff
  - Lipase
  - CRP
- **Jeden Mittwoch** wird zusätzlich morgens um 5 Uhr abgenommen:
  - Cholesterin
  - Triglyceride
  - TSH
- Es können dann organ- bzw. krankheitsbezogene Profile dazu genommen werden.
- **Akute Blutung**:
  - Blutbild, Quick, PTT, s. o.
  - Fibrinogen
  - Antithrombin
  - Faktor II
  - Faktor V
  - Weitere Gerinnungsfaktoren
- (Lungenarterien-)**Embolie**
  - D-Dimere
- **Herzinfarkt**
  - CK
  - CK-MB
  - Troponin T
- **Inflammation/Sepsis**
  - Procalcitonin (PCT) (wenn klinischer Verdacht auf Sepsis besteht und/oder bei CRP-Erhöhung)
- **Myolyse**
  - CK
  - Myoglobin
- **Oberbauch** (alle Patienten mit entsprechender internistischer Diagnose bzw. nach entsprechendem Eingriff) bei Aufnahme und am ersten Morgen nach der Aufnahme, danach nach Absprache
  - Bilirubin (gesamt)
  - GOT
  - AP
  - GLDH
  - γ-GT
  - Ammoniak (nur bei Bedarf)
  - CHE (nur bei Bedarf)

135.11 Mögliche Komplikationen

- Blutung
- Bluterguss
- Anämie
- Probenverwechslung

136 Point-of-Care-Verfahren zur bettseitigen Gerinnungsdiagnostik

Christian Weber, Kai Zacharowski

136.1 Steckbrief

Weil die Ergebnisse der konventionellen Laborgerinnungsanalytik für die Diagnostik und die Therapiesteuerung von Koagulopathien ungeeignet sind, werden zu diesem Zweck zunehmend so genannte Point-of-Care-Verfahren eingesetzt. Unter diesem Oberbegriff werden verschiedene Methoden zusammengefasst, denen die Möglichkeit zur schnellen, bettseitig verfügbaren Analyse eines Teilbereichs der Hämostase gemeinsam sind. Die Thrombozytenfunktion wird oftmals mittels aggregometrischer Methoden charakterisiert, während viskoelastische Verfahren genutzt werden, um die Gerinnselbildungszeit, -festigkeit und -stabilität zu untersuchen. Die Methodik moderner POC-Verfahren kann auf Testkassetten basieren, die eine nahezu autonome Analytik ermöglichen, so dass aufwändige Pipettierarbeiten entfallen. Metaanalysen zeigten, dass der Einsatz von POC-Methoden die Transfusionsrate allogener Blutprodukte reduzieren und das klinische Ergebnis koagulopathischer Patienten verbessern kann [1].

136.2 Aktuelles

- Mit der Einführung von kassettenbasierten Single-Use-Testsystemen für die viskoelastischen POC-Verfahren TEG (TEG 6 s, Haemonetics, Braintree) und ROTEM (ROTEM SIGMA, Instrumentation Laboratory, Werfen, Bedford, USA) stehen seit dem Jahr 2017 POC-Methoden zur Verfügung, die die relativ zeitaufwändigen manuellen Pipettierarbeiten überflüssig machen. Dadurch wird die Integration der POC-Systeme insbesondere an solchen Arbeitsplätzen erleichtert, an denen eine bettseitige Gerinnungsdiagnostik prinzipiell erforderlich ist, aber personelle Ressourcen begrenzt sind (z. B. Schockraum). Zum aktuellen Zeitpunkt stehen die kassettenbasierten Systeme lediglich zur Analyse der plasmatischen Gerinnung und der Gerinnselfestigkeit zur Verfügung. Das im Jahr 2019 eingeführte System ClotPro (Enicor, München) hat ein größeres diagnostisches Spektrum (NOAKs, Effizienz antifibrinolytischer Therapie), muss aber manuell pipettiert werden.
- Eine umfassende Diagnostik der Thrombozytenfunktion ist mit den kassettenbasierten Systemen nicht möglich.
- Es existieren noch keine in prospektiven/kontrollierten Studien angewendeten Hämotherapiealgorithmen für die neuen POC-Methoden. Ob die Grenzwerte der älteren Systeme (z. B. ROTEM Delta/TEG5000) auf die neue Generation der POC-Verfahren übertragen werden können, ist zum gegenwärtigen Zeitpunkt noch unklar.

136.3 Synonyme

- Thrombelastogramm
- Thrombelastograf
- Aggregometer
- bettseitige Gerinnungsdiagnostik
- Point-of-Care-Verfahren
- ROTEM
- TEG

136.4 Keywords

- Point-of-Care-Verfahren
- Gerinnungsdiagnostik
- Thrombelastografie
- Aggregometrie
- Thrombozytenfunktionsdiagnostik
- Hämotherapie
- POC coagulation analyses
- viscoelastic measures
- aggregometric measures
- platelet function testing
- hemotherapy

136.5 Definition

- POC-Verfahren können außerhalb eines Zentrallabors in unmittelbarer Nähe des Patienten (bettseitig) betrieben werden. Üblicherweise sind die nötigen Reagenzien sofort einsatzbereit und es sind keine aufwändigen präanalytischen Arbeitsschritte (z. B. Zentrifugation) nötig. POC-Verfahren zeichnen sich typischerweise durch einfache Ergebnisinterpretation aus (z. B. Analyse der Blutzuckerkonzentration mittels Teststreifensystem).
- Auch die viskoelastischen und aggregometrischen Methoden zur bettseitigen Diagnostik der Hämostase gelten als POC-Verfahren, obwohl in Abhängigkeit des Verfahrens die Durchführung der Messungen und auch die Ergebnisinterpretation anspruchsvoll sein können.

136.6 Indikationen

- Überall dort, wo potenziell koagulopathische Patienten behandelt werden, können POC-Methoden zum Einsatz kommen. Ihr Einsatzspektrum erstreckt sich von der hämostaseologischen Ambulanz (z. B. Diagnostik hereditärer Koagulopathien wie das Von-Willebrand Syndrom) über die anästhesiologische Prämedikationsambulanz (z. B. Differenzialdiagnostik auffälliger Blutungsneigung) und die Notfallambulanz bzw. den

Schockraum (z. B. Differenzialdiagnostik multifaktoriell bedingter Gerinnungsstörungen wie der traumainduzierten Koagulopathie) bis zum Operationssaal und die Intensivstation (z. B. Diagnostik erworbener Thrombozytopathien, Hyperfibrinolyse).
- Auch präklinisch können POC-Verfahren zur Gerinnungsdiagnostik eingesetzt werden (z. B. Analyse des INR-Wertes mittels Teststreifen).
- Keines der Verfahren ermöglicht eine umfassende Analyse der Hämostase; selbst durch Kombination viskoelastischer und aggregometrischer Verfahren können wichtige Ursachen für Koagulopathien unentdeckt bleiben (z. B. hypothermieinduzierte Koagulopathie, niedermolekulare Heparine, direkte orale Antikoagulanzien usw.).

136.7 Kontraindikationen

- Es existieren *keine absoluten Kontraindikationen* für die Anwendung von POC-Verfahren zur Gerinnungsdiagnostik.
- *Relative Kontraindikationen* sind Zustände, die zur Fehlinterpretation der Ergebnisse und Durchführung einer inadäquaten Hämotherapie führen können.
  - So kann eine Hypothermie bei viskoelastischer Diagnostik fälschlicherweise das Bild eines Gerinnungsfaktorendefizits verursachen.
  - Eine Thrombozytopenie (< 70/nl) kann bei aggregometrischen Verfahren das Bild einer Thrombozytopathie verursachen.
- Weitere relative Kontraindikationen sind *Hypokalzämie* und *Azidose*.

136.8 Aufklärung und spezielle Risiken

- POC-Verfahren zur Gerinnungsdiagnostik bergen – abgesehen von der Blutentnahme – keine speziellen Risiken.
- Eine Risikoaufklärung vor Durchführung einer hämostaseologischen Diagnostik ist nicht erforderlich.

136.9 Material

- Kühlschrank (+4 °C) mit Eisfach (–7 °C) für bestimmte Reagenzien
- POC-System
- Reagenzien
- Testküvetten
- Drucker, Netzwerkanschluss, ggf. Schnittstelle zu PDMS
- antikoagulierte Spritzen (Thrombininhibitor oder Heparin für Aggregometrie, Zitrat für viskoelastische Verfahren)

136.10 Durchführung

- Exemplarisch wird hier die Durchführung einer ROTEM-SIGMA-Messung beschrieben.
  - Blutentnahme in mittels Zitrat antikoaguliertes Blut (3 ml)
  - ROTEM-Testsystem aktivieren; ggf. warten, bis Zieltemperatur erreicht ist und Arbeitskanäle freigegeben sind
  - Eingabe von Patientendaten (Name, Patientennummer)
  - Wahl zwischen Testkassette HEPTEM (für Patienten mit Exposition gegenüber unfraktioniertem Heparin) oder APTEM (für Patienten, bei denen eine Hyperfibrinolyse Ursache der Koagulopathie sein könnte, z. B. Polytrauma, Transplantationschirurgie)
  - Testkassette in ROTEM-System einbringen und den Anweisungen auf dem Bildschirm folgen
  - mit Patientenblut gefülltes Zitratröhrchen (> 3 ml Fassungsvolumen) auf den Dorn in der Testkassette drücken
  - Messung starten
  - Ergebnis der Messung abwarten und pathologische Werte bei Vorliegen einer Koagulopathie behandeln

136.10.1 Vor Beginn des Eingriffs

- Der Aufstellungsort der POC-Systeme sollte stabil sein. Insbesondere die viskoelastischen Verfahren können empfindlich gegenüber Erschütterungen sein.

136.11 Mögliche Komplikationen

- Auch bei Patienten ohne klinisch relevante Koagulopathien können POC-Verfahren fraglich pathologische Werte anzeigen. Es besteht dann die Gefahr, dass Patienten grundlos gerinnungsaktive Hämotherapeutika erhalten.
- Pathologische hämostaseologische Rahmenbedingungen (Azidose, Hypokalzämie) können dazu führen, dass die POC-Verfahren falsche Ergebnisse anzeigen.
- Weil die Blutproben in vitro auf 37 °C aufgewärmt werden, kann eine hypothermiebedingte Koagulopathie nur indirekt abgebildet werden. (Das POC-Verfahren bildet dann die Gerinnungssituation so ab, wie sie bei Normothermie wäre.)

136.12 Quellenangaben

[1] Wikkelsø A, Wetterslev J, Møller AM et al. Thromboelastography (TEG) or thromboelastometry (ROTEM) to monitor haemostatic treatment versus usual care in adults or children with bleeding. Cochrane Database Syst Rev 2016; 8: CD007871

137 Mikrobiologische Diagnostik

Holger Rohde, Moritz Hentschke

137.1 Steckbrief

Die mikrobiologische Diagnose einer Infektionserkrankung ist auf der Intensivmedizin sowohl hinsichtlich ambulant erworbener als auch nosokomialer Infektionen von großer Bedeutung. Erforderlich ist die mikrobiologische Analytik auch zum Nachweis einer möglichen Kolonisation mit krankenhaushygienisch relevanten Erregern. Notwendige Voraussetzung für das erfolgreiche Management von Infektionen und die krankenhaushygienische Überwachung ist eine zielgerichtete, rationale Durchführung der mikrobiologischen Diagnostik. Wichtig sind hierbei Kenntnisse der korrekten Probenentnahme, des Transports (zusammen Präanalytik), aber auch der Befundinterpretation (Postanalytik). Notwendig sind basale Einblicke in klinisch-mikrobiologische Analyseverfahren und deren Limitierungen.

137.2 Aktuelles

- Der Nachweis von Pathogenen im Kontext mikrobiologischer Analytik beruht traditionell vor allem auf dem Einsatz kulturbasierter Verfahren. Die Geschwindigkeit dieser Analytik ist dementsprechend inhärent durch die Replikationszeit von Mikroorganismen begrenzt. Gleiches gilt auch für die Basisanalytik zur Erregerdifferenzierung und Empfindlichkeitsprüfung.
- In den vergangenen Jahren hat sich jedoch eine grundlegende Änderung in den Prozessen mikrobiologischer Analytik ergeben. Diese ist vor allem getragen durch den Einsatz molekularer, vor allem amplifikationsbasierter Verfahren zum kulturunabhängigen *Nachweis von Pathogenen* in klinischen Materialien sowie die umfassende Applikation der Massenspektrometrie im Rahmen der Erregerdifferenzierung. Insgesamt haben diese technischen Veränderungen eine erhebliche Verbesserung von Sensitivität, Spezifität und Geschwindigkeit mikrobiologischer Analytik zur Folge.
- *Amplifikationsbasierte Tests* stehen für den Nachweis einer Vielzahl von bakteriellen Pathogene in definierten klinischen Situationen zur Verfügung. Beispiele sind der Nachweis von C. difficile in Stuhlproben, M.-tuberculosis-Komplex in Atemwegs- und Gewebematerialien und methicillinresistente Staphylococcus aureus (MRSA) in Nasenabstrichen.
- Zunehmend sind Testsysteme verfügbar, die nicht nur die Detektion eines Pathogens ermöglichen, sondern eine *Liste von Erregern* erfassen, die in einem definierten klinischen Setting in differenzialdiagnostische Überlegungen eingeschlossen werden müssen. Szenarien, in welchen diese syndrombasierte Teststrategie zum Einsatz kommen, sind zum Beispiel Meningitis/Enzephalitis, Gastroenteritis und Atemwegsinfektionen.
- Die Integration des Nachweises von *Resistenzmarkern* macht zunehmend nicht nur die Detektion eines Pathogens möglich, sondern erlaubt auch Vorhersagen hinsichtlich der zu erwartenden Antibiotikaempfindlichkeit.
- Durch den Einsatz der *Massenspektrometrie* ist heute die Differenzierung von kultivierten Pathogenen in hoher Geschwindigkeit und mit hoher Spezifität möglich. Während der Einsatz traditioneller Methoden in der Regel Inkubationszeiten von mindestens 12 Stunden benötigten, ist durch die Massenspektrometrie ein Ergebnis innerhalb von Minuten verfügbar. In der Folge können spezifische Mitteilungen über die Art der in einem klinischen Material enthaltenen Erreger auch im Kontext kulturbasierter Analytik bis zu 24 Stunden früher an den klinisch tätigen Arzt kommuniziert werden.
- Die massenspektrometrische *Erregeridentifikation* lässt sich heute mit der unmittelbaren Detektion von *Resistenzdeterminanten* kombinieren. Die aus der Erregeridentifikation abgeleitete natürliche Empfindlichkeit kann somit durch den Nachweis erworbener Resistenzdeterminanten erweitert werden. So ist es heute möglich, in positiven Blutkulturen nicht nur S. aureus zu bestimmen, sondern durch Nachschaltung einer Polymerasekettenreaktion (PCR) das Vorliegen eines MRSA darzustellen oder auszuschließen. Hierdurch ist zum Zeitpunkt des Nachweises eines Erregers in der Blutkultur direkt eine Umstellung auf die optimale Therapie möglich (in diesem Beispiel: Vancomycin [MRSA] oder Flucloxacillin [MSSA]).
- Eine *Limitierung dieses Vorgehens* ergibt sich im gramnegativen Bereich: Durch die außerordentliche Vielfalt genetischer Resistenzdeterminanten ist eine sichere Vorhersage, basierend auf der Detektion einzelner Gene, nicht sicher möglich.
- Die Beschleunigung in der mikrobiologischen Analytik hat einen direkten Einfluss auf das *Patientenmanagement*. Die frühere Verfügbarkeit von Erkenntnissen zur Kausalität von Infektionserkrankungen macht eine raschere Umsetzung von gezielten Antibiotikatherapien möglich. Somit ist mikrobiologische Analytik ein essenzielles Werkzeug, um Ziele von Antibiotic-Stewardship-Programmen zu erreichen.
- Die Beschleunigung der mikrobiologischen Analytik führt nicht zwangsläufig zu einem optimierten Patientenmanagement. Um klinisch nutzbar zu sein, ist eine zeitnahe Verarbeitung der Materialien notwendig; lange Transportzeiten sind daher als kritisch zu betrachten.

- Zudem ist die *Kommunikation der erhobenen Ergebnisse* von integraler Bedeutung. Entscheidend hierbei ist, dass Ergebnisse in einer Form übermittelt werden, die es dem Kliniker unmittelbar möglich macht, gegebenenfalls konkrete Änderungen in der Antibiotikatherapie oder zusätzliche diagnostische Maßnahmen durchzuführen. Dieser Aspekt zeigt, wie eng mikrobiologische Analytik mit Antibiotic-Stewardship-Programmen verbunden ist.
- Die zunehmende Komplexität mikrobiologischer Analytik ist nicht nur für das durchführende Labor eine Herausforderung. Der Einsatz hoch sensitiver Analytik macht es auch für den Kliniker schwieriger, die *klinische Bedeutung* von Erregernachweisen (oder negativen Ergebnissen) *korrekt zu interpretieren*.
- Beispielsweise ist gut dokumentiert, dass der alleinige Einsatz molekularer Tests in der C.-difficile-Analytik durch den Nachweis kolonisierender Erreger zu einer Überdiagnose und damit auch zu *nicht indizierten Antibiotikatherapien* führen kann. Mehr denn je ist daher, auch vor dem Hintergrund der mit dem Einsatz molekularer Tests verbundenen Kosten, die Integration von Testsystemen in indikationsdefinierende Algorithmen unumgänglich.
- Diagnostic-Stewardship-Programme sind hierbei ein effizientes Werkzeug, um Testauswahl, Indikationen und Zeitpunkt der Testung entsprechend verfügbarer Evidenz zu strukturieren und zu standardisieren. Hierbei wird auch der Implementierung von Decision-Support-Systemen eine wichtige Rolle spielen. In jedem Fall ist eine enge Koordination zwischen einsendender Klinik und dem mikrobiologischen Serviceanbieter zwingend geboten.

137.3 Synonyme

- Infektionsdiagnostik
- Bakteriologie
- Virologie

137.4 Keywords

- Indikationsstellung zur mikrobiologischen Analytik
- Materialgewinnung
- Probentransport
- Erregernachweis
- Empfindlichkeitsprüfung
- multiresistente Erreger (MRE)
- MRE-Screening

137.5 Definition

- Die mikrobiologische Diagnostik dient dem Nachweis und der Resistenzbestimmung von krankheitsverursachenden Mikroorganismen oder/und von Mikroorganismen, die den jeweiligen Träger zwar nur kolonisieren, aber deren Übertragung auf andere Menschen vermieden werden soll und deren Nachweis daher spezielle krankenhaushygienische Maßnahmen nach sich ziehen.

137.6 Indikationen

- Indikationen für die Durchführung mikrobiologischer Analytik sollten in enger Kooperation mit dem versorgenden mikrobiologischen Labor abgestimmt werden. Dies gilt auch für die Auswahl des Testverfahrens. Hierdurch ist eine optimale Diagnostik mit hoher Sensitivität und Spezifität, aber auch hoher positiv wie negativ prädiktiver Aussagekraft möglich.
- *Infektionsdiagnostik*:
  - Auf Intensivstationen sollte bei jeder lokalisierten und auch generalisierten Infektion ein Erregernachweis angestrebt werden.
  - Eine rein empirische Therapie ist nicht ausreichend, da im Vergleich zum ambulanten Sektor oder auch peripheren Stationen mit einem deutlich breiteren Spektrum von Erregern und Resistenzen zu rechnen ist.
- *Abklärung einer unklaren Infektionskonstellation*:
  - Häufig präsentieren Patienten auf Intensivstationen Infektzeichen, ohne dass unmittelbar ein Fokus der Infektion naheliegt.
  - Jede Intensivstation sollte ein *diagnostisches Standardvorgehen* für diese Konstellation festlegen. Hierzu gehört auch die Abnahme verschiedener mikrobiologischer Untersuchungsmaterialen, die mindestens respiratorisches Material (z. B. Tracheasekret), Urin und Blutkulturen umfassen sollten.
- *MRE-Screening*:
  - Dieses ist eine bedeutende Maßnahme zur effizienten Bettenplanung, Erkennung von Übertragungen und anschließender Einleitung krankenhaushygienischer Maßnahmen. Auch für eine eventuelle empirische antibiotische Therapie bei Infektionsverdacht ist es wichtig, den Besiedlungsstatus von intensivmedizinisch betreuten Patienten mit multiresistenten Erregern (MRE) zu kennen.
  - Unter Beachtung der jeweils aktuellen Vorgaben durch die Kommission für Krankenhaushygiene und Infektionsprävention (KRINKO) sollte jede Intensivstation eine *individuelle Screeningstrategie* festlegen. Neben der Erfassung bestehender MRE-Besiedlungen bei Aufnahme empfiehlt es sich, auch während des Aufenthalts in regelmäßigen Intervallen (zum Beispiel

wöchentlich) die Patienten erneut zu screenen, um Übertragungen zeitnah zu detektieren.
- Neben methicillinresistentem Staphylococcus aureus (MRSA) sollten die gramnegativen 3MRGN und 4MRGN (multiresistente gramnegative Erreger, insbesondere Enterobakterien, Pseudomonas aeruginosa und Acinetobacter-baumannii-Komplex) sowie auch vancomycinresistente Enterokokken (VRE) vom Screening abgedeckt werden.
- Während MRSA bevorzugt aus *Nasenabstrichen* nachgewiesen wird, finden sich multiresistente gramnegative Erreger und VRE hauptsächlich im *Gastrointestinaltrakt*, so dass ein Screening mindestens einen Nasen- und einen Analabstrich beinhalten sollte.
- Ein sinnvolles Vorgehen für die spezifischen Gegebenheiten (zum Beispiel ob noch weitere Erreger berücksichtigt werden sollten) muss gemeinsam mit der jeweiligen Hygieneabteilung und dem mikrobiologischen Labor festgelegt werden.

• Eine Auswahl der wichtigsten infektiologischen Krankheitsbilder und deren jeweilige diagnostische Besonderheiten findet sich in ▶ Tab. 137.1.

Tab. 137.1 Organbezogene Übersicht mikrobiologischer Analytik bei häufigen Infektionen intensivmedizinischer Patienten.

Organsystem	Infektion	Materialgewinnung	Lagerung und Transport	häufigste Erreger	Untersuchung	Besonderheiten
Blutstrom	Sepsis	periphere Blutentnahme, mindestens 40 ml für 2 BK-Sets	Lagerung und Transport bei Raumtemperatur < 16 Stunden	S. aureus, koagulasenegative Staphylokokken (KNS), E. coli, P. aeruginosa, Enterococcus spp., Candida spp.	kulturelle Anzucht	bei Verdacht auf Candidämie: β-1,6-D-Glucantest (Serum)
	Katheter-/Portinfektion	Blutentnahme aus peripherer Vene und ZVK/Port, mindestens 40 ml für 2 Blutkultursets, ZVK-Spitze, ggf. explantierter Port	Lagerung und Transport bei Raumtemperatur < 16 Stunden	S. aureus, KNS, Candida spp.	kulturelle Anzucht, quantitative Kultur der ZVK-Spitze	> 15 CFU spricht für ZVK-Infektion
Herz	Endokarditis	periphere Blutentnahme, mindestens 60 ml für 3 BK-Sets	Lagerung und Transport bei Raumtemperatur < 16 Stunden	S. aureus, vergrünende Streptokokken, Enterococcus spp., KNS	kulturelle Anzucht	bei kulturnegativer IE: serologische Untersuchungen auf Coxiella burnetti, Brucella spp., Bartonella spp., Mycoplasma spp., Legionella spp., eventuell Candida spp., Galactomannan
		explantiertes Klappenmaterial	Lagerung und Transport bei Raumtemperatur < 16 Stunden	S. aureus, vergrünende Streptokokken, Enterokokken, KNS	kulturelle Anzucht, molekularer Erregernachweis (z. B. 16S-PCR)	bei Verdacht auf Candida-IE zusätzlich 18S-ITS-PCR
ZNS	spontane bakterielle Meningitis	Liquorpunktion mindestens 1 ml, zusätzlich stets periphere Blutentnahme mindestens 40 ml für 2 BK-Sets	schnellstmöglicher Transport bei Raumtemperatur (möglichst < 2 Stunden)	S. pneumoniae, N. meningitides, L. monocytogenes, S. agalactiae, H. influenzae	Gram-Präparat, kulturelle Anzucht	bei sterilem Liquor mit hoher Zellzahl (> 500/µl): Multiplex-PCR, ggf. Ausschluss einer Meningitis tuberculosa
	bakterielle Ventrikulitis	Liquorpunktion mindestens 1 ml aus Ableitung	schnellstmöglicher Transport bei Raumtemperatur (möglichst < 2 Stunden)	Staphylokokken, P. aeruginosa, Enterobakterien, Anaerobier	Gram-Präparat, kulturelle Anzucht	bei einliegendem Fremdmaterial, nach neurochirurgischem Eingriff: verlängerte Kulturdauer (14 Tage)

Tab. 137.1 Fortsetzung

Organsystem	Infektion	Materialgewinnung	Lagerung und Transport	häufigste Erreger	Untersuchung	Besonderheiten
	virale Enzephalitis	Liquorpunktion mindestens 1 ml	Lagerung und Transport bei 4 °C	Herpes-simplex-Virus (Typ 1 und 2), Enteroviren, Varicella-Zoster-Virus	PCR	bei Enterovirusverdacht zusätzlich PCR aus Stuhl, bei Reiseanamnese: ggf. tropenmedizinisches Konsil
	Hirnabszess	Aspirat, ggf. Liquor, ggf. periphere Blutentnahme mindestens 40 ml für 2 BK-Sets	schnellstmöglicher Transport bei Raumtemperatur (möglichst < 1 Stunde)	S. aureus, Enterobakterien, vergrünende Streptokokken, Anaerobier (oft Mischinfektionen)	Gram-Präparat, kulturelle Anzucht (auch anaerob)	–
Respirationstrakt	ambulant erworbene Pneumonie	Sputum, Trachealsekret, Bronchialsekret, BAL	Lagerung und Transport bei 4 °C (möglichst < 2 Stunden)	S. pneumoniae, H. influenzae, M. pneumoniae	Gram-Präparat, kulturelle Anzucht, PCR (atypischer Erreger)	Legionellenantigen (Urin)
	nosokomiale Pneumonie	Sputum, Trachealsekret, Bronchialsekret, BAL	Lagerung und Transport bei 4 °C (möglichst < 2 Stunden)	S. aureus, P. aeruginosa Enterobakterien, Schimmelpilze	Gram-Präparat, kulturelle Anzucht	ggf. Legionellenantigen (Urin), ggf. Galaktomannan aus BAL
	exazerbierte COPD	Sputum, Trachealsekret, Bronchialsekret, BAL	Lagerung und Transport bei 4 °C (möglichst < 2 Stunden)	S. pneumoniae, H. influenzae	Gram-Präparat, kulturelle Anzucht	oft durch triviale virale obere Atemwegserreger bedingt: ggf. respiratorische Viren mittels Multiplex-PCR
	Pleuraempyem	Pleurapunktat	Lagerung und Transport bei 4 °C	Pneumonieerreger, Anaerobier	Gram-Präparat, kulturelle Anzucht	ggf. zusätzlich Tuberkulosediagnostik
	Tuberkulose	Sputum, Trachealsekret, Bronchialsekret, BAL	Lagerung und Transport bei 4 °C (möglichst < 24 Stunden)	Mycobacteriumtuberculosis-Komplex	kulturelle Anzucht, Ziehl-Neelsen-Präparat, PCR	begleitende Diagnostik auf latente Tuberkulose mittels IGRA
	Pilzpneumonie	Trachealsekret, Bronchialsekret, BAL	Lagerung und Transport bei 4 °C	A. fumigatus, Aspergillus spp., andere Fadenpilze	Calcofluor-Präparat, kulturelle Anzucht, Galaktomannan (Serum/BAL), β-1,6-D-Glucantest (Serum), PCR (P. jirovecii, Mucor spp.)	Hefepilze verursachen extrem selten Pneumonien und können im Allgemeinen vernachlässigt werden.
	Influenza und andere virale Infektionen	Nasenabstrich, Rachenspülwasser, Sputum, Trachealsekret, Bronchialsekret, BAL	Lagerung und Transport bei 4 °C	Influenzavirus A und B, Parainfluenzaviren	PCR	–
Harnwege	Urosepsis	Mittelstrahlurin	Lagerung und Transport bei 4 °C, schneller Transport ins Labor	E. coli, andere Enterobakterien, P. aeruginosa, Enterococcus spp., S. saprophyticus	quantitative kulturelle Anzucht	Bestimmung der Leukozyten im Urin, zusätzlich immer Blutkulturdiagnostik

Tab. 137.1 Fortsetzung

Organsystem	Infektion	Material-gewinnung	Lagerung und Transport	häufigste Erreger	Untersuchung	Besonderheiten
	harnwegskatheterassoziierte Infektion	Punktionsurin aus Entnahmestelle des Katheters	Lagerung und Transport bei 4 °C, schneller Transport ins Labor	E. coli, andere Enterobakterien, P. aeruginosa, Enterococcus spp., Hefepilze	quantitative kulturelle Anzucht	Leukozyturie diagnostisch nicht verwertbar
Abdomen	Peritonitis	Punktat, Gewebeproben, intraoperative Abstriche	Lagerung und Transport bei 4 °C (möglichst < 2–4 Stunden)	Enterobakterien, Enterococcus spp., vergrünende Streptokokken, Anaerobier, Hefepilze, häufig Mischinfektionen	kulturelle Anzucht (auch anaerob), Gram-Präparat	–
	Abszesse (intraabdominell, Leber)	Punktate	Lagerung und Transport bei 4 °C (möglichst < 2–4 Stunden)	Enterobakterien, Enterococcus spp., vergrünende Streptokokken, Anaerobier, Hefepilze	Gram-Präparat, kulturelle Anzucht (inklusive Anaerobier)	bei Reiseanamnese: ggf. Ausschluss Amöbenabszess
Gelenke	septische Arthritis	Gelenkpunktion, periphere Blutentnahme mindestens 40 ml für 2 BK-Sets	Lagerung und Transport bei 4 °C (möglichst < 2 Stunden)	S. aureus, selten andere	Gram-Präparat, kulturelle Anzucht	–
	Prothesen-infektion	Gelenkpunktion, intraoperative Gewebeproben	Lagerung und Transport bei 4 °C (möglichst < 2 Stunden)	S. aureus, KNS, Enterobakterien, P. aeruginosa, Enterococcus spp., P. acnes, Streptococcus spp.	kulturelle Anzucht (14-tägige Bebrütung)	mindestens 3–5 Gewebeproben, eventuell Untersuchung der explantierten Prothese zur Unterscheidung zwischen Kontamination und Infektion (identischer Erreger in mehr als einem Material)
Knochen	Osteomyelitis	Biopsien, intraoperative Abstriche	Lagerung und Transport bei 4 °C (möglichst < 2 Stunden)	S. aureus, selten andere Erreger	kulturelle Anzucht	–
	Spondylodiszitis	Biopsien, intraoperative Abstriche, periphere Blutentnahme mindestens 40 ml für 2 BK-Sets	Lagerung und Transport bei 4 °C (möglichst < 2 Stunden)	S. aureus, Enterobakterien, Streptococcus spp.	kulturelle Anzucht	Gewinnung von 3–5 Gewebeproben notwendig (Unterscheidung zwischen Kontamination und Infektion)
Weichteilinfektionen	nekrotisierende Weichteilinfektionen	Gewebeproben	Lagerung und Transport bei 4 °C (möglichst < 4 Stunden)	S. pyogenes, Mischinfektionen mit Anaerobierbeteiligung	kulturelle Anzucht (auch anaerob), Gram-Präparat	–
	postoperative Wundinfektionen	Gewebeproben, Wundabstriche	Lagerung und Transport bei 4 °C (möglichst < 4 Stunden)	S. aureus, Enterobakterien, Anaerobier	Gram-Präparat, kulturelle Anzucht (auch anaerob)	–

Tab. 137.1 Fortsetzung

Organsystem	Infektion	Materialgewinnung	Lagerung und Transport	häufigste Erreger	Untersuchung	Besonderheiten
Gastrointestinaltrakt	nosokomiale Diarrhö	flüssiger Stuhl	Lagerung und Transport bei 4 °C (möglichst < 4 Stunden)	Clostridium difficile	Antigen- und Toxin-A-/-B-Nachweis mittels ELISA oder PCR	nur bei Verdacht auf Ausbrüche von Gastroenteritiden, im Krankenhaus auch Diagnostik auf Noroviren, Rotaviren (PCR), Salmonellen, Campylobacter spp. (bakteriologische Anzuchtverfahren)
MRE-Screening	Kolonisation	Nase-, Rachen-, Analabstrich, ggf. Leiste, Wunde	Lagerung und Transport bei 4 °C (möglichst < 24 Stunden)	E. coli (3MRGN, 4MRGN), K. pneumoniae (3MRGN, 4MRGN), P. aeruginosa (3MRGN, 4MRGN), Acinetobacter-baumannii-Komplex (4 MRGN), MRSA, VRE	kulturelle Anzucht und Resistenztestung, MRSA-PCR	Aufnahme- und z. B. wöchentliches Verlaufsscreening, Anpassung der Strategie an lokale Gegebenheiten notwendig (Patientenkollektive, Verfügbarkeit von mikrobiologischer Analytik)

BK-Set: Blutkulturenset, CFU: Colony forming units, COPD: chronic obstructive pulmonary disease, IGRA: Interferon-Gamma-Release-Assay, MRGN: multiresistente gramnegative Bakterien, MRSA: methicillinresistenter S. aureus, PCR: Polymerase Chain Reaction, VRE: vancomycinresistente Enterokokken, ZVK: zentraler Venenkatheter

137.7 Kontraindikationen

- Es existieren keine grundsätzlichen Kontraindikationen für die mikrobiologische Diagnostik.
- Für *invasive Verfahren der Probengewinnung* sind die dort beschriebenen Standardkontraindikationen zu beachten (z. B. Blutungsneigung bei Punktionen von Körperhöhlen oder Gelenken, Infektionsgefahr bei Punktion steriler Körperhöhlen etc.).

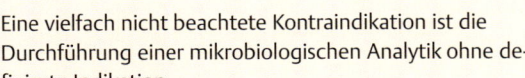

Merke

Eine vielfach nicht beachtete Kontraindikation ist die Durchführung einer mikrobiologischen Analytik ohne definierte Indikation.

137.8 Aufklärung und spezielle Risiken

- Spezielle aufklärungsbedürftige Risiken einer mikrobiologischen Diagnostik an sich gibt es nicht.
- Der Aufklärung bedürfen die Risiken von invasiven Maßnahmen der Probengewinnung, wie etwa die Punktion von sterilen Körperkompartimenten, Bronchoskopie, Koloskopie etc. Diese umfassen vor allem Blutungen, Infektionen durch Einschleppen von Bakterien in sterile Areale und Verletzung innerer Strukturen.

137.9 Material

- Kühlschrank (+4 °C) und eventuell Brutschrank (37 °C) zur Probenlagerung
- Versandboxen gemäß UN3373
- aerobe und anaerobe Blutkulturflaschen
- Abstrichtupfer mit Gelmedium für die kulturelle bakteriologische Diagnostik
- Abstrichtupfer trocken, ohne Medium (PCR-Diagnostik)
- eventuell beflockte Tupfer in Flüssigmedium („E-Swabs"; Liquid Microbiology) für bakteriologische und virologische Analytik (Kultur und PCR)
- sterile Röhrchen und Gefäße für den Transport von Punktaten, Eiter, respiratorische Materialien, Urin, Gewebeproben

137.10 Durchführung

- Zur Vermeidung der unter Kap. 137.11 aufgeführten Komplikationen sollten alle mikrobiologischen Probenentnahmen unter möglichst sterilen Bedingungen durchgeführt werden und die in ▶ Tab. 137.1 aufgeführten Transport- und Lagerungsbedingungen eingehalten werden. Daneben sollte stets eine klare Indikation zur Veranlassung der Untersuchung vorhanden sein.

137.11 Mögliche Komplikationen

- Insbesondere invasive Probenentnahmemaßnahmen wie Punktionen bergen neben *Blutungsrisiken* oder der *Verletzung innerer Strukturen* selbst natürlich das Risiko einer Einschleppung von Erregern mit nachfolgender *Infektion*. Für alle invasiven diagnostischen Maßnahmen ist eine strenge Indikationsstellung erforderlich, insbesondere auch im Hinblick auf die Frage, inwiefern die Ergebnisse dieser Untersuchungen das weitere therapeutische Vorgehen beeinflussen. Alle diagnostischen Maßnahmen sind stets mit der notwendigen Sorgfalt unter sterilen Bedingungen durchzuführen.
- *falsch positive Befunde:*
  - falsch positive Befunde, beispielsweise durch Kontamination mit kolonisierender Patientenflora, bergen die Gefahr einer *Übertherapie mit Antibiotika, unnötiger Operationen* wie Gelenkprothesenwechsel, Portexplantation etc.
  - Positive Befunde müssen daher stets auf Plausibilität interpretiert werden.
    – Kann der nachgewiesene Erreger überhaupt verantwortlich sein für das Krankheitsbild des Patienten?
    – Passen verschiedene Befunde des Patienten zusammen? Also wurden zum Beispiel aus dem gleichen Areal in mehreren Materialien die gleichen Erreger gefunden?
    – Handelt es sich bei den nachgewiesenen Bakterien um eine typischerweise an dieser Lokalisation ansässige Kolonisationsflora?
    – Gibt es noch weitere Befunde, die die Interpretation eines nachgewiesenen Erregers als Infektionserreger stützen (begleitende Leukozyturie, erhöhtes Prokalzitonin im Serum etc.)?
  - Das Risiko falsch positiver Befunde ergibt sich besonders bei *Durchführung einer nicht indizierten Diagnostik*. Auch aufgrund der Sensitivität moderner Nachweisverfahren nimmt hierbei die Wahrscheinlichkeit des Nachweises von fakultativ pathogenen Erregern in klinischen Materialien zu.
  - Neben dem oben genannten Beispiel der C.-difficile-Diagnostik führen beispielsweise der Nachweis von koagulasenegativen Staphylokokken in Blutkulturen, der Nachweis von Enterobakterien in pulmonalen Materialien oder Hefen in Abstrichmaterialien häufig zur Initiierung antiinfektiver Therapien ohne klare Evidenz für eine Infektion.

> **Merke**
>
> Falsch positive Ergebnisse können also zum nicht indizierten Einsatz von Antiinfektiva führen, was unerwünschte Nebenwirkungen beim Patienten zur Folge haben kann und Konsequenzen für das Auftreten von multiresistenten Erregern hat. Eine dementsprechend hohe Bedeutung ist der Indikationsstellung der mikrobiologischen Diagnostik und der Auswahl des Testverfahrens beizumessen.

- *falsch negative Befunde:*
  - Diese bergen im Gegensatz dazu die Gefahr einer *Unter- oder Fehltherapie*, da fälschlicherweise eine Infektion als ausgeschlossen angesehen wird. Negative mikrobiologische Befunde müssen stets gegen die Plausibilität eines klinischen Verdachts abgewogen werden.
  - Bei weiterbestehendem Verdacht trotz negativer Befunde sollten Faktoren in Betracht gezogen werden, die zu falsch negativen Untersuchungsergebnissen führen können. Diese umfassen insbesondere:
    – zu geringe Probenmenge (z. B. zu geringe Anzahl von Blutkultursets)
    – antibiotische Vorbehandlung (z. B. bei bakterieller Meningitis)
    – mit Standardmethoden nicht oder schwer anzüchtbare Erreger (z. B. bei Coxiellenendokarditis)
    – falsche Anforderung (z. B. normale Bakteriologieanforderung statt Mykobakteriennachweis bei Verdacht auf Tuberkulose)
    – fehlerhafte oder zu lange Lagerung und zu langer Transport der Proben

138 Elektrische Impedanztomografie (EIT)

Haitham Mutlak, Marc Bodenstein

138.1 Steckbrief

Bei der elektrischen Impedanztomografie handelt es sich um ein nicht invasives, strahlungsfreies Schnittbildverfahren, das in der Medizin meist zur Darstellung der regionalen Ventilation der Lunge angewendet wird. Die Methode wurde als Tomografieverfahren bereits seit 1985 mit der Entwicklung von technischen Prototypen für Labormessungen eingeführt. Impedanzmessungen zur experimentellen Charakterisierung von Gewebeeigenschaften waren allerdings schon viele Jahrzehnte vorher bekannt. Für die EIT wird der regionale Wechselstromwiderstand (Impedanz) des Lungengewebes aus Messungen an der Körperoberfläche algorithmisch rekonstruiert und farbkodiert als Schnittbild dargestellt. Der regionale Wechselstromwiderstand des Lungengewebes ist stark abhängig vom wechselnden Luftgehalt während des Atemzyklus. Weitere Einflussfaktoren sind extravaskuläres Lungenwasser und pulmonale Perfusion.

138.2 Aktuelles

- Mit dem Beginn der kommerziellen Verbreitung der EIT seit 2010 wurde ihre Anwendung in der Patientenversorgung auch außerhalb von Studien möglich. Mittlerweile werden EIT-Geräte von mehreren Herstellern hergestellt und vertrieben.
- Die EIT wurde in der Patientenversorgung bisher meist zur Darstellung der regionalen Ventilation bei beatmeten Patienten verwendet. Nach wissenschaftlichen Untersuchungen wurden in diesem Zusammenhang Anwendungen bei folgenden Fragestellungen publiziert: Rekrutierung der Lunge und Best-PEEP (open lung concept), regionale Homo- und Heterogenität der Lungenmechanik, regionale Compliance, Effekte der Hochfrequenzoszillation, Überblähung, regionaler Atemgasfluss, Einlungenventilation und Monitoring von tidaler Rekrutierung von Atelektasen.
- Technisch möglich erscheinen zukünftig auch die Darstellung von perfusionsassoziierten Impedanzveränderungen der Lunge und final möglicherweise auch die Schnittbilddarstellung von Ventilations-Perfusions-Verhältnissen. Manuskripte, die die folgenden Fragestellungen behandeln, sind in den letzten Jahren erschienen: regionale Perfusion der Lunge, pulmonale Hypertension, Ventilations-Perfusions-Verteilung, Cardiac-Output-Berechnung, rechtsventrikuläre diastolische Dysfunktion, Herz-Lungen-Interaktion, Lungenödem und extravaskuläres Lungenwasser.
- Folgende Krankheitsbilder und klinische Fragestellungen wurden mit der EIT in Publikationen behandelt: Pleuaerguss und -empyem, Pneumothorax, Pneumonie, Bronchialkarzinom, COPD, Asthma, ARDS und Infant Respiratory Distress Syndrome, zystische Fibrose, Tracheomalazie, Lungentransplantation, Entwöhnung von der Beatmung und Onlinefeedback bei physiotherapeutischer Versorgung mit Atemtherapie bei kritisch Kranken und Beatmungsadaptation in der Neonatologie.
- Es existieren bislang noch keine großen prospektiven, kontrollierten Studien, die einen Einfluss einer EIT-gestützten Beatmungsparametereinstellung auf die Verbesserung der Mortalität und Morbidität von Intensivpatienten beweisen. Allerdings liegt eine positive Behandlung des Krankheitsverlaufs durch Surrogatstudien nahe.
- Weitere Einsatzmöglichkeit neben der direkten Steuerung der Beatmungsparameter durch die EIT sind die klinische Ausbildung von Studenten, Ärzten und Pflegekräften in den regionalen Auswirkungen der mechanischen Beatmung und die Forschung im Bereich pathophysiologischer Zusammenhänge bei der mechanischen Beatmung.

138.3 Synonyme

- funktionelle elektrische Impedanztomografie (F-EIT)
- electrical impedance tomography (EIT)
- applied potential tomography (APT)

138.4 Keywords

- Tomografieverfahren
- schnittbildgebendes Verfahren
- EIT-gestützte Beatmungsparametereinstellung
- Monitoring der regionalen Ventilation

138.5 Definition

- Die elektrische Impedanztomografie misst und stellt die regionale Gewebeimpedanz der Lunge als funktionelles Schnittbild dar.
- Die regionale Gewebeimpedanz der Lunge ist eine physikalische Gewebeeigenschaft, die von Luftgehalt und Perfusion der Lunge sowie dem extravaskulären Lungenwasser abhängt.

138.6 Indikationen

- *Messung der regionalen Ventilation* und *regionalen Lungenmechanik* bei beatmeten und nicht beatmeten Patienten zur Optimierung von Parametern und Modi der mechanischen Beatmung sowie zur Optimierung der therapeutischen Lagerung bei Patienten mit akuter respiratorischer Insuffizienz
- *Messung regionaler Perfusionsphänomene* der Lunge derzeit noch für Forschungszwecke (▶ Abb. 138.1)

138.7 Kontraindikationen

- Wegen der potenziellen Interaktion des verwendeten Wechselstroms empfehlen die Hersteller keine Anwendung bei Patienten mit Herzschrittmachern oder implantierten Defibrillatoren.
- Messungenauigkeiten aufgrund von zu geringem Sensorkontakt und Grenzen der Anwendbarkeit der EIT können bei extrem adipösen Patienten und bei Patienten mit großen Wunden und Drainagen in der Untersuchungsebene der EIT auftreten bzw. erreicht werden.

138.8 Aufklärung und spezielle Risiken

- Durch das notwendige Drehen oder Aufsetzen des Patienten zur Anlage der Messapparatur bestehen geringe *Risiken wie bei der pflegerischen Lagerung*.
- Eine ununterbrochene Anwendung der Messapparatur am Menschen über viele Stunden kann zu *Druckulzerationen* im Aufliegebereich des Körpers führen.
- Eine *Risikoaufklärung* vor Durchführung der EIT ist *nicht erforderlich*.

138.9 Material

- Impedanztomograf mit Rechner oder integrierte Impedanztomografie im Beatmungsgerät oder in Monitoren
- Elektrodengürtel, textiler Gürtel mit integrierten Sensoren oder Elektroden, die am Körper angebracht werden
- Verbindungskabel

138.10 Durchführung

- Die konkrete Durchführung unterscheidet sich in Abhängigkeit des eingesetzten EIT-Systems.
- Eine EIT-Messung beginnt mit dem *Anbringen der Elektroden* meistens als Gürtel an den Patienten. Dafür wird bei analgosedierten Patienten eine Lagerung nach rechts und links notwendig, um dem Patienten den Gürtel rund um den Thorax anzupassen.
- Beim Anbringen der Elektroden bzw. des Gürtels ist darauf zu achten, dass ein *guter Haut-Elektroden-Kontakt* entsteht. Bei Verwendung eines Gürtels mit integrierten Elektroden empfiehlt sich zur Reduktion der natürlichen Hautimpedanz die Applikation eines Kontaktschaums.
- Herstellerabhängig muss die Nummerierung und entsprechende Verkabelung der Elektroden an der richtigen Stelle sein: Orientierungspunkte sind das Sternum, die Wirbelsäule sowie die linke und die rechte hintere Axillarlinie als seitliche Thoraxbegrenzung. Alternativ wird ein Gürtel mit integrierten Elektroden anhand der genannten anatomischen Landmarken angebracht.
- Die *Höhe des Elektrodengürtels* liegt meist im Bereich des dritten Interkostalraums (ICR). Bei Frauen wird meistens unterhalb der Brust abgeleitet. Es ist aber auch möglich, die Elektroden direkt unterhalb der Achsel anzubringen.
- Von bis zu 5 cm oberhalb und unterhalb der eigentlichen Elektrodenebene können elektrische Eigenschaften des Thorax und der angrenzenden Körperhöhle

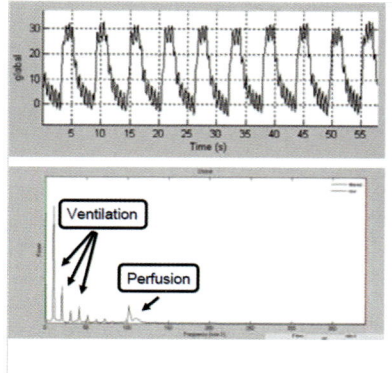
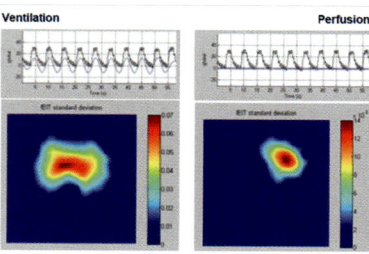

Abb. 138.1 Elektrische Impedanztomografie (EIT). Trennung des EIT-Signals in Ventilation und Perfusion. *Links oben:* globale, thorakale, relative Impedanzänderung über die Zeit während druckkontrollierter Beatmung. Niedrigfrequentes Beatmungssignal wird von hochfrequentem Perfusionssignal überlagert. *Links unten:* Freie Fourier-Transformation des obigen Signals. Trennung des Ventilations- und Perfusionssignals. *Rechts:* per Bandpassfilter getrennte Signale: Ventilation, Perfusion. *Rechts oben:* relative Impedanzänderung über die Zeit. *Rechts unten:* funktionelles Tomogramm mit örtlicher Zuordnung der Herkunft des Signals. Ventilation: Lungenareal, Perfusion: Herzareal.

(Hals, Abdomen) in die Schnittbilddarstellung einfließen. Das heißt, dass beispielsweise ein zu tief angebrachter Gürtel Zwerchfell und Magenblase enthalten kann.
- Wenn rezidivierend gemessen werden soll, kann die Höhe mit einer *Markierung auf der Haut* für Folgemessungen reproduzierbar gemacht werden.
- Nach dem Anbringen des Elektrodengürtels wird das Gerät mit dem Messcomputer/Beatmungsgerät/Monitor verbunden.
- Zunächst wird ein *Testprogramm* den Messaufbau auf Plausibilität und gute Haut-Elektroden-Kontakte überprüfen.
- Meist wird im Verlauf mehrfach gemessen oder das EIT als *kontinuierliches Monitoring* eingesetzt; z. B. vor, während und nach einem Positive-endexpiratory-pressure-Trial oder vor, während und nach einer Bronchoskopie, einer Rekrutierung, einer Beatmungsparametermodifikation, einer therapeutischen Lagerung oder weiteren Interventionen. Das heißt, am Anfang wird eine Referenzmessung des Ausgangszustands gemessen, die dann für Differenzschnittbilder verwendbar ist (z. B. zur Erfassung von rekrutierten Lungenarealen) (▶ Abb. 138.2, ▶ Abb. 138.3).
- Im Verlauf weiterer Messungen werden dann Schnittbilder betrachtet und in Abhängigkeit des Herstellers *ROI-Analysen* (ROI: quantitative region of interest) in fixierten oder frei wählbaren Regionen durchgeführt. Im Thorax befindliches Mediastinum, Herz, Thoraxwand werden häufig algorithmisch ausgeblendet, so dass vor allem Lungenareale analysiert werden.
- Bei den ROI-Analysen werden häufig rechte und linke Lunge verglichen oder dorsal, mittlere oder ventrale Lungenbereiche im Vergleich analysiert.
- Quantitativ wird der Verlauf des Impedanzniveaus in Diagrammen in einzelnen Bildpunkten oder aufsummiert in den genannten ROIs über die Zeit verfolgt.
- Außerdem kann quantitativ beispielsweise der Anteil der Ventilation in Prozent in einer ROI, bezogen auf die gesamte Lunge, berechnet werden.
- Es ist möglich, die Impedanzwerte durch Kopplung mit Beatmungsgeräten und parallele Messungen des Luftgehalts (Normierung) auch in Volumeneinheiten anzugeben. Impedanz und Luftgehalt sind linear korreliert.

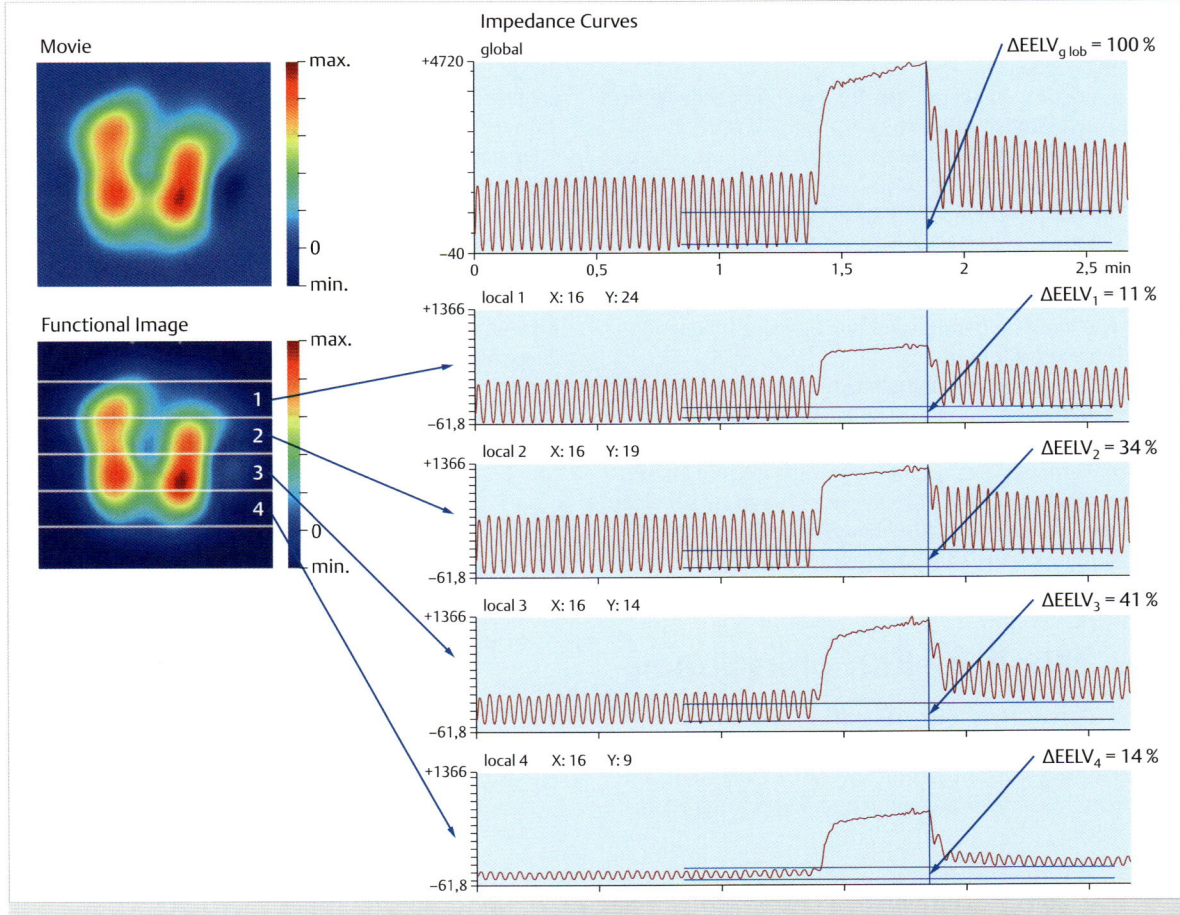

Abb. 138.2 Elektrische Impedanztomografie (EIT). Regionales endexspiratorisches Lungenvolumen (EELV) im Vergleich von vier thorakalen Regions of Interest und dem globalen Signal vor, während und nach Rekrutierungsmanöver (open lung approach). Von der Rekrutierung profitieren hier vor allem die beiden mittleren Lungenareale. (Herkunft der Kurven: Pulmovista 500 von Dräger AG Lübeck.)

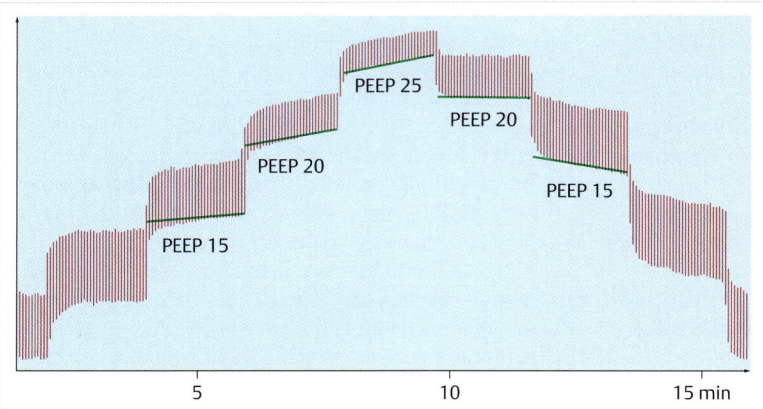

Abb. 138.3 Elektrische Impedanztomografie (EIT). Relative Impedanzänderung während eines aszendierenden und dezelerierenden PEEP-Trials. Optimaler PEEP bei 20mbar im dezelerierenden Schenkel. Das endexspiratorische Lungenvolumen ändert sich nicht als Anhalt für eine ausbleibende Rekrutierung und Derekrutierung nach Einstellen des PEEPs (positiver endexspiratorischer Druck).

So kann sehr einfach das ventilierte Luftvolumen in einer ROI während eines Atemzugs berechnet werden. Gleiches ist mit etwas mehr Aufwand auch bezüglich des endexspiratorischen Luftgehalts der Lunge möglich, wenn eine Referenzmessung zur Verfügung steht. So kann beispielsweise auch der Verlust oder Gewinn dieses Luftgehalts in Volumeneinheiten in einer wählbaren ROI über eine Rekrutierung oder eine PEEP-Veränderung (PEEP: positiver endexspiratorischer Druck) bestimmt werden.

- Es ist möglich, Zielwerte (z. B. für eine homogene Belüftung) anzustreben und sich diesen zum Beispiel durch eine Modifikation der Beatmungsparameter oder durch Interventionen zu nähern.
- Die Analysen können online oder offline nach Auslesen der Daten auf einem separaten Computer durchgeführt werden.
- Befunde geben quantitative und qualitative Informationen weiter. Diese Befunde können zu einer Festlegung des Prozederes führen.
- Der Einsatz der EIT erfolgt ähnlich wie bei einer Echokardiografie oder einem 12-Kanal-Echokardiogramm diskontinuierlich und wiederholt. Während einer Messphase werden allerdings meist deutlich längere Phasen als bei einem EKG und auch längere Phasen als bei einer Echokardiografie abgeleitet. Eine Messphase dauert je nach Interventionslänge und gewünschter Nachbeobachtung mehrere Minuten bis zu wenigen Stunden.

138.11 Mögliche Komplikationen

- Sofern die vom Hersteller genannten Kontraindikationen beachtet werden, ist von einer komplikationsfreien Messung auszugehen. Der angewendete Wechselstrom hat keine Wechselwirkung mit dem Körper und ist unschädlich.
- Bei Pacern und implantierten Defibrillatoren sind die Herstellerangaben zu beachten (meist treffen diese Kontraindikationen für die Verwendung der EIT zu). Ob tatsächlich Fehlfunktionen durch die EIT auslösbar sind, ist bisher nicht publiziert.
- Die Lagerung für das Anbringen des Elektrodengürtels muss achtsam wie in anderen Situationen auch erfolgen und somit der Dislokation von liegenden Kathetern, Tuben, Kanülen und Drainagen vorbeugen.
- Bei längerem Belassen der Elektroden kann es im Aufliegebereich zu Druckstellen kommen. Hier sind ebenfalls die Herstellerangaben bezüglich der zulässigen Messdauer zu beachten.
- Fehlinterpretationen der Befunde können zu therapeutischen Fehlentscheidungen führen. Obwohl die Bedienung und die Befundermittlung intuitiv und übersichtlich gestaltet sind, ist die Interpretation an eine gewisse Erfahrung gebunden. Wie bei allen diagnostischen Methoden macht der Anwender eine Lernkurve durch. Bei Beginn der Verwendung der EIT sollten zu allererst auch andere objektive Methoden und der Behandlungskontext in die therapeutische Entscheidungsfindung mit einbezogen werden.

138.12 Literatur zur weiteren Vertiefung

[1] Frerichs I, Amato MB, van Kaam HB et al. Chest electrical impedance tomography examination, data analysis, terminology, clinical use and recommendations: consensus statement of the Translational EIT development study group. Thorax 2017; 72: 83–93

[2] Kremeier P, Woll C, Pulletz S. Algorithmenbasiertes Monitoring der Intensivbeatmung mittels elektrischer Impedanztomographie. Lengerich: Pabst Science Publishers; 2017

[3] Teschner E, Imhoff M, Leonhardt S. Elektrische Impedanztomgrahie: Von der Idee zur Anwendung des regionalen Beatmungsmonitorings. Lübeck: Dräger AG; 2016

Teil XIV
Intensivtherapie und Beatmungstherapie

139	Reanimation	948
140	Maschinelle Beatmung	953
141	Nicht invasive Beatmung bei akuter respiratorischer Insuffizienz	956
142	Extrakorporale Membranoxygenierung (ECMO)	963
143	Extrakorporale CO_2-Elimination	970
144	Hyperbare Oxygenierung	975
145	Volumentherapie	979
146	Patient Blood Management (PBM)	984
147	Ernährungstherapie	989
148	Sedierung	994

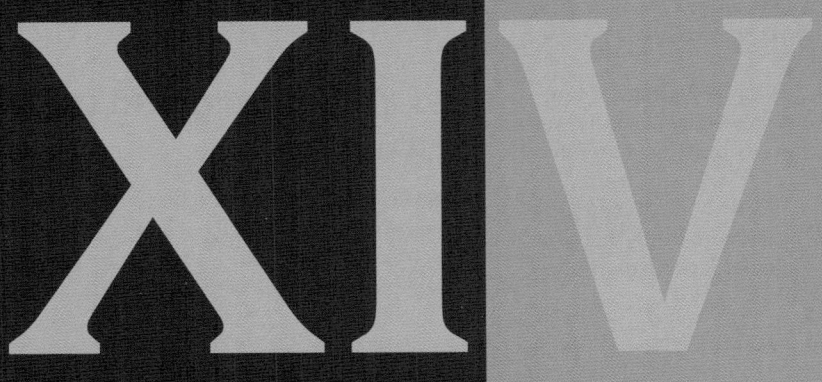

139 Reanimation

Wolfgang A. Wetsch, Bernd W. Böttiger

139.1 Steckbrief

Jährlich erleiden in Europa etwa 350 000–700 000 Menschen einen plötzlichen Herz-Kreislauf-Stillstand. Dieser stellt die unmittelbarste Bedrohung für das menschliche Leben dar: Innerhalb weniger Minuten tritt eine schwerste irreversible Organschädigung bis zum Tod ein, wenn nicht sofort lebensrettende Maßnahmen ergriffen werden. Daher muss sofort mit der Reanimation begonnen werden, um eine Kreislauffunktion wiederherzustellen. Trotz aller Bemühungen überleben nur 10–15 % der Betroffenen das Ereignis. Damit gehört der plötzliche Herztod zu den häufigsten Todesursachen in den industrialisierten Ländern. Etwa ein Drittel der Patienten – also jährlich mindestens 100 000 Menschen allein in Europa – könnten gerettet werden, wenn rechtzeitige adäquate Hilfe durch eine korrekt und qualitativ gut durchgeführte kardiopulmonale Reanimation erfolgen würde.

139.2 Synonyme

- kardiopulmonale Reanimation
- Wiederbelebung
- Herzdruckmassage

139.3 Keywords

- Kreislaufstillstand
- Herz-Kreislauf-Stillstand
- Reanimation
- Wiederbelebung

139.4 Definition

- Die Reanimation soll einen eingetretenen Atem- und Kreislaufstillstand beenden und die Lebensfunktionen wiederherstellen. Die wesentlichen Bestandteile sind die Herzdruckmassage und die Beatmung (Basic Life Support [BLS]); hierdurch kann ein Notkreislauf erreicht werden, um eine Gewebeperfusion und -oxygenierung zu erzielen.
- Lebensbedrohliche, defibrillierbare Rhythmen (Kammerflimmern, pulslose ventrikuläre Tachykardie) können durch Anwendung eines Defibrillators terminiert werden.
- Durch die Anwendung erweiterter Maßnahmen (Advanced Life Support [ALS]), z. B. Atemwegssicherung, Medikamentengabe etc., kann der Reanimationserfolg weiter verbessert werden.

139.5 Indikationen

- Vorliegen eines Herz-Kreislauf-Stillstands (inklusive aller Herzrhythmusstörungen mit funktionellem Kreislaufstillstand wie Kammerflimmern, pulslose elektrische Aktivität und pulslose ventrikuläre Tachykardie)

139.6 Kontraindikationen

- Die Einleitung einer Reanimation ist kontraindiziert, wenn keine Aussicht auf Erfolg besteht (z. B. bei Vorliegen von mit Sicherheit tödlichen Verletzungen) [2].
- Auch bei Ablehnung der Maßnahmen durch den Patienten (z. B. Vorliegen einer Patientenverfügung) oder bei interdisziplinär festgelegter Therapielimitierung („DNR") dürfen keine Reanimationsmaßnahmen durchgeführt werden.

139.7 Anästhesie

- Während der Reanimation ist in der Regel keine Anästhesie (also Gabe von Anästhetika und/oder Sedativa) nötig, sie kann im Einzelfall aber erforderlich werden. Nach den aktuellen Leitlinien wird die Gabe von Anästhetika oder Sedativa nicht empfohlen, ist jedoch in Diskussion.
- Nach Wiedererlangen eines Spontankreislaufs kann die Gabe von Medikamenten zur Sedierung und/oder Analgesie insbesondere zur Toleranz weiterer erforderlicher intensivmedizinischer Maßnahmen (Intubation, Beatmung, gezieltes Temperaturmanagement etc.) erforderlich werden. Hier sollten Substanzen mit möglichst geringem kardiovaskulärem Nebenwirkungsprofil und kurzer Halbwertszeit bevorzugt werden.
- Tritt der Kreislaufstillstand im OP-Bereich im Rahmen einer Allgemeinanästhesie auf, muss natürlich ebenfalls unverzüglich mit leitliniengerechten Reanimationsmaßnahmen begonnen werden. OP-Wunden sollten zügig möglichst steril abgedeckt werden (z. B. mit Bauchtüchern), bei besonderen Lagerungen (Bauchlage etc.) muss eine notfallmäßige Umlagerung in die Rückenlage erfolgen.

139.8 Aufklärung und spezielle Risiken

- Die Reanimation ist eine lebensrettende Maßnahme beim Kreislaufstillstand. Eine Aufklärung hierüber ist nicht erforderlich. Da sie in der Regel unerwartet im Rahmen einer Notfallsituation eintritt, ist eine vorheri-

ge Aufklärung in aller Regel auch nicht möglich. Reanimationsspezifische Verletzungen werden in diesem Kapitel unter „Komplikationen" (S. 951) behandelt.
- Die größte Gefahr bei der Reanimation besteht darin, dass der Zustand nicht überlebt wird. Daher besteht Konsens, dass die Reanimationsmaßnahmen immer bestmöglich durchgeführt werden müssen. Etwaig resultierende Verletzungen, die durch Reanimationsmaßnahmen entstehen, müssen daher im Rahmen der Güterabwägung billigend in Kauf genommen werden. Reanimationsverletzungen selbst sind für den Patienten in aller Regel nicht prognoseentscheidend.

139.9 Material

- Im Notfall werden zunächst keine Materialien für den Basic Life Support (Herzdruckmassage, ggf. Mund-zu-Mund-/Mund-zu-Nase-Beatmung) benötigt. Parallel erfolgt die Alarmierung weiterer Helfer (im Krankenhaus: hausinterner Notruf, „Rea-Funk", Code-Blue-Button).
- Auf jeder Intensivstation gibt es entsprechende Notfallwagen (▶ Abb. 139.1), auf denen sich alle benötigte Ausrüstung (z. B. Beatmungsbeutel, Zugänge, Medikamente, Materialien zur Atemwegssicherung, Defibrillator, Absaugpumpe usw.) befinden. Dieser Notfallwagen sollte unverzüglich zum Patienten gebracht werden.
- Ereignet sich der Notfall auf einer Normalstation, sollte ein Notfallkoffer (mit Beatmungsbeutel, Materialien zur Atemwegssicherung, Zugängen und Medikamenten) zum Patienten gebracht werden. Defibrillator und weitere Ausrüstung werden dann im Regelfall vom Reanimationsteam mitgebracht.
- Bei Notfällen in innerklinischen Funktionsbereichen (OP, Diagnostikbereiche) stehen im Regelfall ebenfalls Notfallwägen mit der benötigten Ausstattung bereit.

139.10 Durchführung

- Das frühe Erkennen eines drohenden oder bereits eingetretenen Kreislaufstillstands ist für das Überleben essenziell!
- Phänomene wie Krampfanfälle oder Schnappatmung, die aufgrund von Restaktivitäten im Hirnstamm entstehen, verzögern die korrekte Diagnose „Kreislaufstillstand" oft erheblich und führen zu Verzögerungen und damit einer verschlechterten Überlebensrate.

> **Merke**
>
> Daher empfehlen die aktuellen Leitlinien: Ein Patient, der *nicht auf Ansprache* (und ggf. Schmerzreiz) *reagiert und nicht normal atmet*, hat – bis zum Beweis des Gegenteils – einen Kreislaufstillstand; es wird unmittelbar mit der Reanimation begonnen.

- Auf Intensivstationen wird das Eintreten eines Kreislaufstillstands in aller Regel durch entsprechende Alarme des Monitorings sehr schnell erkannt.

139.10.1 Basic Life Support (BLS)

- Auf das Tasten des Pulses sollte verzichtet werden, da dies immer zu einem verzögerten Beginn der Reanimationsbehandlung und – leider auch bei medizinischem Fachpersonal – häufig zu Unsicherheit und damit noch weiter verzögertem Therapiebeginn führt.
- Der Helfer kniet neben dem Thorax des Patienten, legt beide Hände übereinander auf die Mitte des Sternums, streckt die Arme durch und beginnt mit rhythmischen Thoraxkompressionen. Der Thorax sollte dabei *mindestens 5 cm, höchstens aber 6 cm* (entsprechend etwa einem Drittel der Thoraxapertur) komprimiert und unmittelbar danach wieder vollständig entlastet werden. Die Thoraxkompressionen sollen mit einer *Frequenz von 100–120 pro Minute* erfolgen.
- Da dies körperlich sehr anstrengend ist, sollten die Helfer sich hier regelmäßig (alle 2 Minuten oder aber bei Anzeichen der körperlichen Erschöpfung) in der Durchführung der Thoraxkompressionen abwechseln.

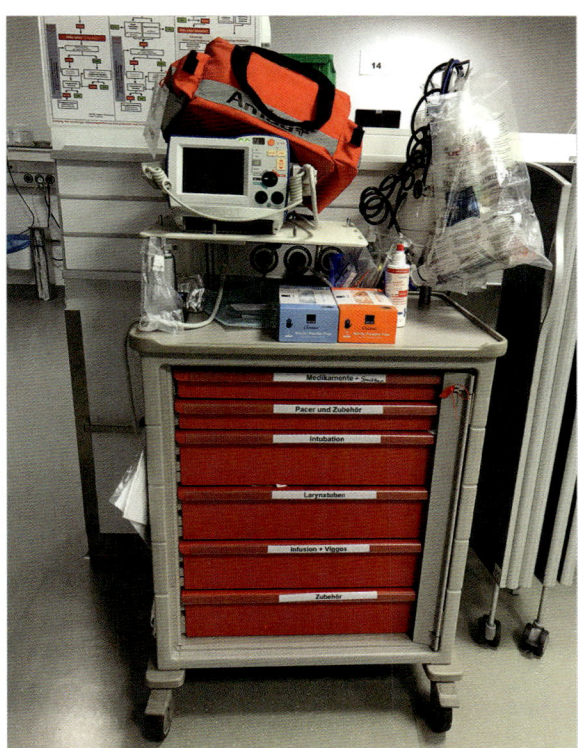

Abb. 139.1 Reanimation. Notfallwagen auf einer Intensivstation. Alle Hilfsmittel, die für den Basic Life Support und den Advanced Life Support benötigt werden, sind schnell zugänglich auf dem Notfallwagen untergebracht.

- Die *Unterbrechung* der Thoraxkompressionen soll nur, wenn unbedingt nötig und nur *so kurz wie möglich* (maximal 5–10 Sekunden) erfolgen.
- Nach allen 30 Thoraxkompressionen erfolgen 2 Beatmungen. Spätestens beim Eintreffen eines zweiten Helfers soll dies mithilfe eines Beatmungsbeutels erfolgen [6].
- Sofern ein weiterer Helfer verfügbar ist, soll dieser einen *automatischen externen Defibrillator* (AED) holen. Vor allem *im Krankenhaus* gehen viele Kreislaufstillstände (80 %) jedoch mit *initial nicht defibrillierbaren Rhythmen* (Asystolie, pulslose elektrische Aktivität) einher, so dass auf dieser Maßnahme keine Priorität liegt und es insbesondere dafür zu keiner Unterbrechung des BLS kommen darf. Da das Reanimationsteam in den allermeisten Krankenhäusern einen Defibrillator mitbringt, sollte der Fokus eher auf der frühzeitigen Alarmierung des Reanimationsteams liegen.

139.10.2 Advanced Life Support (ALS)

- So lange nur 1 oder 2 Helfer zur Verfügung stehen, wird unabhängig von deren Qualifikation ausschließlich BLS durchgeführt. Mit Eintreffen des professionellen Helferteams (Reanimationsteam, Notarzt etc.) wird zusätzlich zum unterbrechungsfrei weitergeführten BLS mit den erweiterten Maßnahmen des Advanced Life Support (ALS) begonnen.
- Spätestens jetzt wird unter weitergeführten Reanimationsmaßnahmen ein *Monitor* (meist Defibrillator) angeschlossen und der *Herzrhythmus beurteilt*. Die Pausen in der Reanimation sollen dabei aber so kurz wie möglich gehalten werden.
- Liegt ein defibrillierbarer Rhythmus vor, erfolgt die *einmalige Defibrillation* (Energiewahl herstellerabhängig), anschließend wird die Reanimation sofort für 2 Minuten weitergeführt, dann erfolgt eine erneute Evaluation. Bei nicht defibrillierbaren Rhythmen wird ebenfalls 2 Minuten weiter reanimiert und dann reevaluiert.
- In dieser Phase sollte auch der Atemweg gesichert werden. Dem *erfahrenen Anwender* (Anästhesist/Intensivmediziner) wird die *endotracheale Intubation empfohlen;* diese soll jedoch unter laufender Reanimation erfolgen und eine Pause der Thoraxkompressionen soll nicht zur Laryngoskopie, sondern nur zum unmittelbaren Einführen des Tubus (also wenige Sekunden) erfolgen.
- Ist dies nicht aussichtsreich oder der Anwender in der Intubation nicht sehr erfahren, sollte ein *alternatives Atemwegshilfsmittel* (Larynxmaske, Larynxtubus) zum Einsatz kommen. Bei gesichertem Atemweg (Endotrachealtubus, Larynxtubus) wird der Rhythmus von 30:2 aufgegeben und die Thoraxkompressionen erfolgen durchgehend und unabhängig von der Beatmung.

- Unabhängig vom gewählten Atemwegshilfsmittel sollte *immer eine Kapnografie* eingesetzt werden. Hierdurch ist während der Reanimation eine Kontrolle des Reanimationserfolgs möglich und Veränderungen des endtidalen CO_2-Partialdrucks ($p_{et}CO_2$) können wichtige Hinweise (z. B. plötzlich fehlendes CO_2 als Hinweis auf Tubusdislokation, ansteigendes CO_2 als erster Hinweis auf Wiedereintreten eines Spontankreislaufs ([*return of spontaneous circulation, ROSC*]) auf Veränderungen während der Reanimation liefern.
- Ebenfalls sollte nun versucht werden, einen *periphervenösen Zugang* zu etablieren, sofern der Patient noch keinen hat. Meist ist eine Punktion der Venen am Handrücken oder der Cubita problemlos möglich. Auch eine Punktion der V. jugularis externa ist bei Patienten im Kreislaufstillstand oft problemlos möglich. Nach erfolgreicher Anlage sollten alle Medikamentengaben von einem Flüssigkeitsbolus (z. B. 20 ml NaCl) gefolgt werden, um sicherzustellen, dass der zentrale Wirkort ausreichend schnell erreicht wird.
- Sollte die Anlage nicht rasch gelingen (also, wenn mehr als 2 Versuche nötig sind), soll kein weiterer Punktionsversuch unternommen werden, sondern stattdessen ein *intraossärer Zugang* angelegt werden [9].

> **Merke**
>
> Nach aktuellen Daten wird durch die Anwesenheit eines Notarztes beim präklinischen Kreislaufstillstand die Überlebenswahrscheinlichkeit verdoppelt.

139.10.3 Medikamente

- *Adrenalin* (1 mg) wird bei Kammerflimmern oder pulsloser ventrikulärer Tachykardie nach der dritten Defibrillation verabreicht; bei Asystolie oder pulsloser elektrischer Aktivität erfolgt die Verabreichung so bald wie möglich. Eine Repetition wird alle 3 Minuten empfohlen.
- *Vasopressin* als mögliche Alternative zu Adrenalin wird nach den aktuellen Leitlinien nicht mehr empfohlen.
- *Amiodaron* soll bei persistierendem Kammerflimmern oder persistierender pulsloser ventrikulärer Tachykardie nach der dritten erfolglosen Defibrillation verabreicht werden (300 mg i. v.). Weitere 150 mg Amiodaron können nach der fünften erfolglosen Defibrillation verabreicht werden, wenn die Arrhythmien anhalten. Dabei verbessert Amiodaron aber nach aktueller Studienlage lediglich das Wiedereintreten eines Spontankreislaufs, nicht aber das Gesamtüberleben.
- *Lidocain* (1–1,5 mg/kgKG) kann in der oben genannten Situation als Alternative zu Amiodaron verwendet werden, wenn dieses nicht verfügbar ist.

- *Atropin* wird gemäß den neuen Leitlinien während der Reanimation nicht mehr empfohlen, auch nicht bei Asystolie.
- *Natriumbicarbonat* soll ausschließlich nach einer erfolgten Blutgasanalyse und nachgewiesenen Azidose verabreicht werden [9].
- Wenn als Ursache des Kreislaufstillstands eine Lungenembolie vermutet wird oder gesichert ist, sollte eine Thrombolyse durchgeführt werden. Nach Gabe eines Thrombolytikums soll die Reanimation jedenfalls für 60–90 Minuten fortgeführt werden [10].

139.10.4 Potenziell reversible Ursachen eines Kreislaufstillstandes

- Viele Kreislaufstillstände haben potenziell reversible Ursachen, die erkannt und beseitigt werden müssen, da ansonsten nicht mit dem Wiedereintreten eines Spontankreislaufs gerechnet werden kann.
- Im deutschsprachigen Raum haben sich die Anfangsbuchstaben („4 H's, HITS") als Gedankenstütze durchgesetzt [10].
  - H: Hypoxie
  - H: Hypovolämie
  - H: Hyper-/Hypokaliämie
  - H: Hypothermie
  - H: Herzbeuteltamponade
  - I: Intoxikation
  - T: Thrombembolie
  - S: Spannungspneumothorax
- Die potenziell reversiblen Ursachen eines Kreislaufstillstands sollten im Rahmen jeder Reanimation differenzialdiagnostisch erwogen werden.
- In der Klinik sollte nach Möglichkeit zügig eine Blutgasanalyse erfolgen, um die damit erfassbaren potenziell reversiblen Ursachen auszuschließen.
- Eine Notfallsonografie soll vom Erfahrenen möglichst ohne Unterbrechung der Reanimationsmaßnahmen durchgeführt werden, um Perikardtamponade, Pneumothorax und Thrombembolie auszuschließen.

139.10.5 Lagerung

- Um mit der mechanischen Thoraxkompression einen suffizienten Druck auf das Herz erzielen zu können und einen Auswurf zu generieren, sollte der Patient auf einer harten Unterlage liegen, die ein Widerlager zum ausgeübten Druck von vorne bietet. Je weicher die Unterlage ist, desto mehr Kraft aus der Kompression geht in die Bewegung der Unterlage verloren.
- Im Krankenhaus empfiehlt sich die Verwendung eines „Reanimationsbrettes", das unter den Thorax des Patienten gelegt wird. Bei Intensivbetten gibt es oft spezielle Hebel am Bett, die dieses in Reanimationsstellung bringen (Flachstellung, automatische Entlüftung von Lagerungsmatratzen).

139.11 Mögliche Komplikationen

- Im Rahmen der Reanimation kann es zu verschiedenen Verletzungen kommen, unter anderem:
  - Rippenfrakturen
  - Sternumfrakturen
  - Pneumothorax
  - Hämatothorax
  - Insufflation von Luft in den Magen mit konsekutiver Aspiration
  - Verletzung parenchymatöser Oberbauchorgane (Leber, Milz)
- Frakturen von Sternum und Rippen bedürfen in aller Regel keiner Therapie und heilen folgenlos ab. Pneumo- und Hämatothoraces sollten – insbesondere, wenn sie eine Spannungskomponente entwickeln oder schnell größenprogredient sind – zügig mit einer Thoraxdrainage entlastet werden, da sie selbst Ursache für einen Kreislaufstillstand werden können.
- Verletzungen parenchymatöser Oberbauchorgane sind sehr selten, jedoch potenziell letal und erfordern eine rasche chirurgische Blutstillung.

139.12 Bericht

- Eine zeitnahe Dokumentation des Verlaufs aller durchgeführter Maßnahmen und aller verabreichten Medikamente sowie der jeweils erhobenen Vitalparameter ist auch aus medikolegalen Aspekten obligatorisch.
- Eine Dokumentation analog zu den gebräuchlichen Notarzt- oder Notfallteam-Protokollen ist in den meisten Kliniken verbreitet und kann hierfür auch empfohlen werden.

139.13 Postreanimationsmanagement

- Nach Wiedererlangen eines Spontankreislaufs muss der Patient auf eine Intensivstation aufgenommen werden. Idealerweise sollte der Patient nach prähospitalem Kreislaufstillstand in einem Reanimationszentrum (Zentrum mit rund um die Uhr verfügbarem Herzkatheterlabor, standardisierter Intensivtherapie und gezieltem Temperaturmanagement) weiter behandelt werden [8].
- Sofern eine kardiale Ursache für den Kreislaufstillstand identifiziert werden konnte, soll früh eine perkutane Koronarangiografie (PCI) erfolgen. Ein gezieltes Temperaturmanagement (targeted temperature management [TTM]) ist bei allen Patienten indiziert, die nach Wiedereintreten eines Spontankreislaufs das Bewusstsein nicht wiedererlangen.

- Die Empfehlung der Leitlinien lautet hier, eine Körperkerntemperatur von 32–36 °C für 24 Stunden zu halten [1], [3]. Neuere Studien zeigen, dass für ausgewählte Patienten möglicherweise auch weniger tiefe Temperaturen (z. B. 36 °C für 24 Stunden) ausreichen könnten [4]. Fieber muss jedoch bei allen Patienten nach Reanimation unbedingt vermieden werden; hier muss gegebenenfalls früh aktiv gegenreguliert werden [5].

139.14 Ergebnisse

- Die Überlebenschancen eines Herz-Kreislauf-Stillstands sind leider trotz aller medizinischen und wissenschaftlichen Fortschritte immer noch nicht gut. Nur 10–15 % der Patienten überleben diesen Zustand.
- Eine Prognoseabschätzung zur möglichen Therapielimitation bei mutmaßlich schlechter neurologischer Prognose sollte frühestens nach 72–96 Stunden und nur von darin sehr erfahrenen Ärzten vorgenommen werden. Hier muss eine multimodale Strategie, bestehend aus klinischer Untersuchung, Pupillenstatus, Reflexstatus, Elektrophysiologie, ggf. Biomarkern (neuronspezifische Enolase [NSE]) und kranieller Bildgebung (cMRT), zur Anwendung kommen [7].

139.15 Quellenangaben

[1] Bernard SA, Gray TW, Buist MD et al. Treatment of comatose survivors of out-of-hospital cardiac arrest with induced hypothermia. N Engl J Med 2002; 346: 557–563
[2] Bossaert LL, Perkins GD, Askitopoulou H et al. European Resuscitation Council Guidelines for Resuscitation 2015: Section 11. The ethics of resuscitation and end-of-life decisions. Resuscitation 2015; 95: 302–311
[3] Hypothermia after Cardiac Arrest Study G. Mild therapeutic hypothermia to improve the neurologic outcome after cardiac arrest. N Engl J Med 2002; 346: 549–556
[4] Nielsen N, Wetterslev J, Cronberg T et al. Targeted temperature management at 33 degrees C versus 36 degrees C after cardiac arrest. N Engl J Med 2013; 369: 2197–2206
[5] Nolan JP, Soar J, Cariou A et al. European Resuscitation Council Guidelines for Resuscitation 2015: Section 5. Post resuscitation care. Resuscitation 2015; 95: 202–222
[6] Perkins GD, Handley AJ, Koster RW et al. European Resuscitation Council Guidelines for Resuscitation 2015: Section 2. Adult basic life support and automated external defibrillation. Resuscitation 2015; 95: 81–99
[7] Sandroni C, Cariou A, Cavallaro F et al. Prognostication in comatose survivors of cardiac arrest: an advisory statement from the European Resuscitation Council and the European Society of Intensive Care Medicine. Resuscitation 2014; 85: 1779–1789
[8] Schober A, Sterz F, Laggner AN et al. Admission of out-of-hospital cardiac arrest victims to a high volume cardiac arrest center is linked to improved outcome. Resuscitation 2016; 106: 42–48
[9] Soar J, Nolan JP, Böttiger BW et al. European Resuscitation Council Guidelines for Resuscitation 2015: Section 3. Adult advanced life support. Resuscitation 2015
[10] Truhlar A, Deakin CD, Soar J et al. European Resuscitation Council Guidelines for Resuscitation 2015: Section 4. Cardiac arrest in special circumstances. Resuscitation 2015; 95: 148–201

139.16 Literatur zur weiteren Vertiefung

[1] deutschsprachige Leitlinien zur kardiopulmonalen Reanimation befinden sich auf der Seite des Deutschen Rates für Wiederbelebung: https://www.grc-org.de/wissenschaft/leitlinien
[2] englischsprachige Leitlinien befinden sich auf der Seite des Europäischen Rates für Wiederbelebung; kostenfrei downloadbar unter: https://cprguidelines.eu

139.17 Wichtige Internetadressen

- European Resuscitation Council: http://www.erc.edu
- Deutscher Rat für Wiederbelebung: http://www.grc-org.de
- International Liaison Committee on Resuscitation: http://www.ilcor.org

140 Maschinelle Beatmung

Rolf Dembinski

140.1 Steckbrief

Die maschinelle Beatmung ist die Standardtherapie bei respiratorischer Insuffizienz und daher essenzieller Bestandteil der Intensivmedizin. Die Beatmung kann entweder invasiv über einen Endotrachealtubus oder nicht invasiv über eine Beatmungsmaske bzw. einen Beatmungshelm appliziert werden. Sie muss engmaschig überwacht werden und macht daher zumindest bei akuter respiratorischer Insuffizienz den Aufenthalt auf einer Intensiv- oder Überwachungsstation notwendig. Grundsätzlich muss die Dauer insbesondere der invasiven Beatmung minimiert werden, um ventilatorassoziierte Komplikationen zu vermeiden: Hierzu gehören insbesondere Pneumonie, Zwerchfelldysfunktion und Lungenschädigung. Die strukturierte Entwöhnung (Weaning) von der Beatmung ist daher ein wichtiger Aspekt der Beatmungsstrategie.

140.2 Aktuelles

- Die frühzeitige Etablierung von assistierten Beatmungsverfahren zur Unterstützung von Spontanatmungsaktivität ist grundsätzlich geeignet, eine Zwerchfelldysfunktion zu vermeiden und die Beatmungsdauer zu verkürzen. Allerdings herrscht aktuell Unklarheit über die Frage, ob und unter welchen Bedingungen auch Spontanatmungsaktivität einen ventilatorassoziierten Lungenschaden induzieren kann. Gesichert scheint zumindest, dass forcierte Inspirationsbemühungen zu potenziell schädlich hohen transpulmonalen Drücken führen können.
- Der transpulmonale Druck wirkt auf die Alveole und determiniert damit sowohl die Rekrutierung und Stabilisierung als auch die Überdehnung und Schädigung der Alveole. Der transpulmonale Druck ist die Differenz zwischen alveolärem Druck und Pleuradruck. Vereinfachend wird in der Klinik die Differenz zwischen Atemwegsdruck und Ösophagusdruck bestimmt, allerdings ist dies eine Approximation mit vielen Ungenauigkeiten; zudem ist der transpulmonale Druck in der Lunge regional unterschiedlich.
- Die Rolle der maschinellen Assistenz spontaner forcierter Atembemühungen im Rahmen der maschinellen Beatmung ist umstritten.

140.3 Synonyme

- positive Druckbeatmung
- Die Kombination kontrollierter und assistierter Beatmungsverfahren hat zu einer unüberschaubaren Anzahl von Beatmungsmodi geführt, die zudem durch unterschiedliche Bezeichnungen der verschiedenen Hersteller von Beatmungsgeräten zusätzlich unübersichtlich geworden ist.

140.4 Keywords

- akute respiratorische Insuffizienz
- invasive Beatmung
- nicht invasive Beatmung
- Entwöhnung von der Beatmung
- Weaning

140.5 Definition

- Maschinelle Beatmung wird im DRG-System zur Abrechnung medizinischer Leistungen als ein Vorgang definiert, bei dem Gase mittels einer mechanischen Vorrichtung in die Lunge bewegt werden.
- Entsprechend der Möglichkeit zur Spontanatmung wird zwischen *kontrollierten* (keine Spontanatmung) und *assistierten* Beatmungsverfahren (Spontanatmung möglich) unterschieden. Inzwischen stellen die meisten Beatmungsmodi eine Kombination aus beiden Verfahren dar, um erhaltene Spontanatmungsaktivität zulassen bzw. unterstützen und bei insuffizienter Spontanatmungsaktivität eine ausreichende Ventilation sicherstellen zu können.
- Bis auf die in der klinischen Praxis de facto nicht eingesetzte Kürass-Ventilation, bei der durch Anlegen eines externen thorakalen Unterdrucks die Spontanatmung unterstützt werden kann, erfolgt die Verabreichung des Atemgases mittels *positivem Atemwegsdruck*.
- Neben der inspiratorischen Sauerstoffkonzentration kann durch Adjustierung der Beatmungseinstellung die Höhe des Atemzugvolumens und der Atemfrequenz und damit des Atemminutenvolumens gesteuert werden.
  - Insbesondere die *Inspiration* kann durch Modulation des inspiratorischen Druckes und des Atemgasflusses an die Bedürfnisse des Patienten angepasst werden.
  - Die *Exspiration* hingegen ist unabhängig vom Beatmungsverfahren immer ein passiver Vorgang, der nach Öffnung der Exspirationsventile im Beatmungsgerät ausschließlich durch die mechanischen Eigenschaften der Lunge bestimmt wird.

- Allein durch die Veränderung der Exspirationszeit und den Einsatz eines positiven endexspiratorischen Druckes (PEEP) kann der Exspirationsvorgang indirekt beeinflusst werden.
- Eine Ausnahme bietet die Hochfrequenz-Oszillationsventilation, bei der niedrige Tidalvolumina mit hohen Atemfrequenzen appliziert werden: Hier wird die Exspiration aktiv durch eine oszillierende Membran und entsprechend induziert. Aufgrund negativer Studienergebnisse wird dieses Verfahren jedoch nur noch vereinzelt bei schwerem Lungenversagen eingesetzt.

140.6 Indikationen

- Maschinelle Beatmung ist beim *Atemversagen* oder *Lungenversagen* zur Sicherstellung des pulmonalen Gasaustausches indiziert.
  - Hierbei steht beim primär *hyperkapnischen* Atemversagen die Übernahme der Atemarbeit, beim primär *hypoxischen* Lungenversagen die dauerhafte Rekrutierung von Atelektasen im Vordergrund.
  - Bei Patienten, die therapeutisch, zum Beispiel bei erhöhtem intrakraniellem Druck, tief sediert werden müssen, dient die maschinelle Beatmung der Aufrechterhaltung eines suffizienten Gasaustausches auch ohne respiratorische Insuffizienz.
- Nach Möglichkeit sollte vor Einleitung einer invasiven Beatmung zunächst ein Therapieversuch mittels *nicht invasiver Beatmung* unternommen werden, um insbesondere das Risiko der ventilatorassoziierten Pneumonie zu reduzieren. Meist ist diese Beatmung beim hyperkapnischen Atemversagen effektiver einsetzbar als beim hypoxischen Lungenversagen.
- Eine weitere Indikation maschineller Beatmung ist das *kardiogene Lungenödem*, da der positive Atemwegsdruck durch Reduktion der kardialen Vor- und Nachlast zur Verbesserung der Herzfunktion führen kann.

140.7 Kontraindikationen

- *nicht invasive Beatmung:*
  - Beim Einsatz muss insbesondere das Risiko von Aspirationen bedacht werden. Daher stellt eine *erhöhte Aspirationsgefahr*, zum Beispiel bei schwerer Vigilanzstörung und eingeschränkten Schutzreflexen, eine Kontraindikation dar.
  - Weitere absolute Kontraindikationen sind akut lebensbedrohliche Zustände wie *Schock* und *Reanimationssituationen*.
  - Zu den häufigen relativen Kontraindikationen gehört vor allem die *mangelnde Kooperationsfähigkeit der Patienten*, die eine effektive Therapie häufig unmöglich macht.

- *invasive Beatmung:*
  - Aus medizinischer Sicht gibt es grundsätzlich keine Kontraindikationen.
  - Jedoch geht die Einleitung insbesondere bei nicht nüchternen und instabilen Patienten oder bei schwierigen Intubationsverhältnissen mit einem erhöhten Risiko für *Aspiration, Kreislaufregulationsstörungen* und *Hypoxämie* sowie *Verletzungen im Kehlkopfbereich* einher.
  - Allein mögliche Therapielimitationen entsprechend dem mutmaßlichen Willen des Patienten müssen vor der Einleitung kontrolliert werden.

140.8 Anästhesie

- Für die Durchführung einer Anästhesie zur endotrachealen Intubation und Einleitung einer invasiven Beatmung werden verschiedene Hypnotika in Kombination mit Opioiden und Muskelrelaxanzien eingesetzt. Bewährt haben sich hierbei rasch wirksame Substanzen mit möglichst *geringer kreislaufdepressiver Wirkung*.
- Zu beachten ist dabei, dass akut respiratorisch insuffiziente Patienten in der Intensivmedizin als nicht nüchtern angesehen werden müssen, weshalb eine Rapid Sequence Induction möglichst ohne Zwischenbeatmung angestrebt werden sollte.
  - Aufgrund des Risikos lebensbedrohlicher Hyperkaliämien muss hierbei auf die Gabe von Succinylcholin als Muskelrelaxans verzichtet werden.
  - Als Ersatz hat sich das *Rocuronium* bewährt, das in entsprechend hoher Dosierung von 0,9 mg/kg eine rasche Anschlagszeit von 60 Sekunden hat.
- Wichtig ist die Etablierung von lokalen Standards und eine klare Vorgabe des Vorgehens vor Einleitung der Anästhesie. Hierzu gehört insbesondere ein geregeltes Vorgehen bei schwierigem Atemweg mit entsprechenden Problemen bei der Intubation.

140.9 Aufklärung und spezielle Risiken

- Sofern keine Therapielimitierung bekannt ist, darf bei der Einleitung der invasiven maschinellen Beatmung als Notfallmaßnahme nicht auf eine entsprechende Aufklärung von Patienten oder Betreuern bzw. Angehörigen gewartet werden, da die lebensrettende Sicherstellung der Vitalfunktionen als mutmaßlicher Wille des Patienten gelten muss.
- Natürlich muss dem Patienten trotzdem vor Beginn sowohl der invasiven als auch der nicht invasiven Beatmung das bevorstehende Prozedere – sofern möglich – erklärt werden.

140.10 Präinterventionelle Diagnostik

- Für die Beurteilung des Ausmaßes der respiratorischen Insuffizienz sind zunächst deren *typische klinische Zeichen* zu berücksichtigen: Dazu gehören vor allem Tachypnoe und Tachykardie sowie eine flache Atmung unter Nutzung der Atemhilfsmuskulatur.
- Die darüber hinaus wichtigste Diagnostik ist die nicht invasive *Pulsoxymetrie*, die bei unklaren Situationen durch invasive arterielle Blutgasanalysen ergänzt werden kann. Letztere liefern neben Sauerstoff- und Kohlendioxidpartialdrücken mit der Analyse des Säure-Basen-Haushalts wichtige Informationen zur Kompensation respiratorischer Störungen und damit indirekt auch Hinweise auf die Dauer der respiratorischen Störung.

140.11 Material

- ggf. Standard Operation Procedure (SOP) zur Intubation und Einleitung der Beatmung
- Beatmungsgerät mit Gasversorgung und Schlauchsystem
- Vorrichtung zum nasotrachealen Absaugen
- Interfaces wie Maske oder Helm bei nicht invasiver Beatmung, Beatmungstubus oder Trachealkanüle bei invasiver Beatmung
- ggf. Sedativa bei nicht invasiver Beatmung, zusätzlich Muskelrelaxanzien und ggf. Opioide bei invasiver Beatmung
- (Video-)Laryngoskop
- Atemwegshilfsmittel bei schwieriger Intubation/Beatmung („cannot intubate, cannot ventilate")
- ggf. SOP zur Anpassung der Beatmung

140.12 Durchführung

- Nach Einleitung der Beatmung (entweder nicht invasiv oder invasiv) wird die maschinelle Beatmung durch Adjustierung der Beatmungseinstellung weitergeführt. Wichtigste Einstellungen hierbei sind:
  - inspiratorische Sauerstoffkonzentration (FiO_2)
  - Atemfrequenz (nur bei invasiver kontrollierter Beatmung)
  - Inspirations-Exspirations-Verhältnis
  - Atemzugvolumen (direkt bzw. indirekt durch Vorgabe des Volumens bzw. des Atemwegsdrucks)
  - positiver endexspiratorischer Druck (PEEP)

140.12.1 Vor Beginn des Eingriffs

- Die maschinelle Beatmung muss bei akuter respiratorischer Insuffizienz engmaschig überwacht werden. Hierfür eignen sich besonders Überwachungs- und Intensivstationen.

140.12.2 Zugangswege

- *nicht invasive* Beatmung via Nasen-, Mund-Nasen- oder Vollgesichtsmaske oder Beatmungshelm
- *invasive* Beatmung via oralem Trachealtubus oder Trachealkanüle
- Grundsätzlich ist auch der Zugang über einen nasotrachealen Tubus möglich, aufgrund des erhöhten Risikos für Sinusitiden und Limitationen des Tubusdurchmessers ist dies jedoch nur Zugang der zweiten Wahl.

140.12.3 Lagerung

- Während der maschinellen Beatmung sollten die Patienten unter Berücksichtigung der Kontraindikationen in der Regel mit mindestens 30 Grad erhöhtem Oberkörper gelagert werden.
- Bei schwerem akutem Lungenversagen wird unter Berücksichtigung der Kontraindikationen die Bauchlagerung für mindestens 16 Stunden empfohlen.

140.13 Mögliche Komplikationen

- ventilatorassoziierte Pneumonie (vor allem bei invasiver Beatmung)
- ventilatorassoziierte Zwerchfelldysfunktion (vor allem bei kontrollierter Beatmung)
- ventilatorassoziierte Lungenschädigung (vor allem bei hohen Atemzugvolumina mit hohen transpulmonalen Drücken)

140.14 Quellenangaben

[1] S3-Leitlinie Invasive Beatmung und Einsatz extrakorporaler Verfahren bei akuter respiratorischer Insuffizienz. http://www.awmf.org/leitlinien/detail/ll/001-021.html
[2] Nichtinvasive Beatmung als Therapie der akuten respiratorischen Insuffizienz. http://www.awmf.org/leitlinien/detail/ll/020-004.html
[3] Nichtinvasive und invasive Beatmung als Therapie der chronischen respiratorischen Insuffizienz. http://www.awmf.org/leitlinien/detail/ll/020-008.html
[4] Prolongiertes Weaning. http://www.awmf.org/leitlinien/detail/ll/020-015.html

141 Nicht invasive Beatmung bei akuter respiratorischer Insuffizienz

Michael Westhoff

141.1 Steckbrief

Die nicht invasive Beatmung (NIV) hat mittlerweile einen hohen Stellenwert im klinischen Alltag erlangt. Ihr Einsatz reduziert die Intensiv- und Krankenhausaufenthaltsdauer sowie die Mortalität bei akutem hyperkapnischem Atemversagen. Eine akute respiratorische Insuffizienz im Rahmen eines Lungenödems sollten neben den notwendigen kardiologischen Interventionen mit Anwendung eines kontinuierlichen positiven Atemwegsdrucks (CPAP) oder nicht invasiver Beatmung behandelt werden. Bei anderen Formen des akuten hypoxämischen Atemversagens wird empfohlen, den Einsatz der NIV lediglich auf ein mildes akutes Atemnotsyndrom zu begrenzen, da bei schweren Formen das Therapieversagen und die Mortalität erhöht sind. Im Weaning von invasiver Beatmung reduziert die NIV die Reintubationsraten im Wesentlichen bei hyperkapnischen Patienten. Eine verzögerte Intubation bei Auftreten eines NIV-Versagens erhöht die Mortalität und sollte deshalb vermieden werden. In der Palliativmedizin kann die NIV hilfreich bei der Reduktion von Dyspnoe und der Verbesserung von Lebensqualität sein.

141.2 Synonyme

- noninvasive ventilation
- NIV

141.3 Keywords

- Beatmung
- nicht invasive Beatmung (NIV)
- hyperkapnisches Versagen
- hypoxämisches Atemversagen
- Lungenerkrankungen
- chronisch-obstruktive Lungenerkrankung (COPD)
- Lungenödem
- akutes Atemnotsyndrom (ARDS)
- Immunsuppression
- postoperative NIV
- Weaning

141.4 Definition

- Mechanische Beatmung, die über eine Mund-Nasen-Maske, eine Nasenmaske oder mit einem Beatmungshelm erfolgt.
- Im Gegensatz zur invasiven Beatmung erfolgt die Beatmung nicht über einen endotrachealen Tubus oder ein Tracheostoma.

141.5 Indikationen

- Pathophysiologisch wird zwischen zwei Formen der akuten respiratorischen Insuffizienz (ARI) unterschieden:
    - *hypoxämische respiratorische Insuffizienz*, die ein Lungenparenchymversagen darstellt; hierzu zählen Lungenödem und akutes Atemnotsyndrom (ARDS)
    - *hyperkapnische ventilatorische Insuffizienz*, die Ausdruck einer Erschöpfung der Atemmuskulatur ist und mit einer Hypoxämie vergesellschaftet sein kann.
- Sie umfasst Erkrankungen wie die chronisch-obstruktive Lungenerkrankung COPD, Obesitas-Hypoventilationssyndrom (OHS), euromuskuläre und thorakorestriktive Erkrankungen und gelegentlich auch kardiale Dekompensationen.
- Das Ziel einer Beatmung besteht in einer Verbesserung der Oxygenierungsstörung und/oder der Ventilation mit Entlastung der Atemmuskulatur.

141.5.1 Hyperkapnische ARI

- *Hintergrund:*
    - Bei Vorbestehen einer chronischen Atempumpenbelastung, also einer Erschöpfung der Atemmuskulatur, kann es akut-auf-chronisch schon innerhalb kürzester Zeit zu einer bedrohlichen ventilatorischen Insuffizienz kommen, die sich durch einen Anstieg des pCO_2 über 45 mmHg und einen Abfall des pH-Wertes unter 7,35 manifestiert. Zusätzlich kann eine Hypoxämie bestehen oder sich entwickeln [28].
    - Klinisch zeichnet sich die Erschöpfung der Atemmuskulatur durch eine schnelle und flache Atmung und zunehmenden Einsatz der Atemhilfsmuskulatur aus.
- *akute hyperkapnische Exazerbation der COPD (AE-COPD):*
    - Neben der maschinellen Druckunterstützung, die über eine Reduktion der Atemarbeit des Zwerchfells die Atemmuskulatur entlastet, kann durch die gleichzeitige Applikation eines extrinsischen PEEP der intrinsische PEEP antagonisiert und die Triggerarbeit des Patienten reduziert werden [1].
    - Patienten mit *leichtgradiger AE-COPD* und pH-Werten > 7,35 haben primär keine Indikation zur NIV und werden gemäß den allgemeinen Empfehlungen zur Behandlung der COPD therapiert [29]. Bei Hyperkap-

nie mit kontinuierlichem Absinken des pH-Wertes und entsprechender Klinik sollte allerdings nicht abgewartet werden, bis der pH unter 7,35 abgesunken ist.
- Für *eine leicht- bis mittelgradige* ARI bei AE-COPD mit pH-Werten zwischen *7,30 und 7,35* ist die Effektivität der NIV hinreichend belegt.
- Der Erfolg einer NIV – immer kombiniert mit der Basistherapie der AE-COPD – kann schon innerhalb der ersten Behandlungsstunde an einer Verbesserung der Blutgase, insbesondere des pH-Wertes und einer Atemfrequenzsenkung erkennbar sein. In der Folge resultiert eine erfolgreiche NIV in einer Reduktion von Krankenhausaufenthaltsdauer und Mortalität. Nach einer aktuellen Cochrane-Analyse wird die Mortalität um 46 % und die Intubationsrate um 65 % reduziert. Die Anzahl notwendiger Behandlungen (NNT) liegt bei 12 [19].
- Sofern unter NIV eine klinische und/oder BGA-Verschlechterung (BGA: Blutgasanalyse) auftritt, deutet dies auf ein drohendes oder manifestes *NIV-Versagen* hin, das zu einer Intubation führen sollte. Wichtig ist allerdings die Zusammenschau von klinischem Befund, Sauerstoffsättigung und BGA, um eine Entscheidung für oder gegen Fortführung der NIV zu treffen, da niedrig stabile pH-Werte bei Besserung des klinischen Befunds durchaus auch für eine Fortführung der NIV sprechen können.
- Bei zunehmender klinischer Erfahrung können in erfahrenen Zentren auch Patienten mit einem *pH-Wert deutlich < 7,30* oder sogar einem *hyperkapnischen Koma* [23] effektiv und vergleichbar mit einer invasiven Beatmung nicht invasiv beatmet werden. Allerdings steigt das Risiko eines NIV-Versagens.
- Aus früheren Daten von Plant et al. ergibt sich, dass das NIV-Versagen bei einem pH von 7,25 um den Faktor 10 höher ist als bei einem pH von 7,35. Dies wird durch neuere Daten bestätigt [13]. Insofern müssen die *Prädiktoren eines NIV-Versagens* (niedrige pH-Werte [< 7,25] sowohl vor als auch 1–2 Stunden nach Beginn der NIV, hohe APACHE-II-Scores [> 29] und der Glasgow Coma Scale [< 11]), die auf ein bis zu 90 %iges NIV-Versagen hindeuten können, sorgfältig beachtet werden.
- Auch nach einer primär erfolgreichen NIV sind wiederholte Kontrollen der Sauerstoffsättigung, der BGA und des Patientenzustands angezeigt, da sich in bis zu 23 % der Fälle ein „NIV-Spätversagen" mit erneuter hyperkapnischer ARI einstellen kann, das mit einer hohen Letalität assoziiert ist [16].
- *hyperkapnische ARI infolge anderer Indikationen:*
  - Für das *Asthma bronchiale* mit Status asthmaticus wurde ein günstiger Effekt auf den Gasaustausch, eine raschere Besserung der Dyspnoe und Lungenfunktion und eine Reduktion von Hospitalisierungen durch eine NIV gesehen. Eine generelle Empfehlung zum Einsatz wird jedoch nicht ausgesprochen [5], [15], [22].
  - Weiterhin kann die NIV bei hyperkapnischer ARI bei *neuromuskulärer oder thorakal restriktiver Erkrankung* erfolgreich eingesetzt werden. Die BTS-Guideline empfiehlt außerdem, bei einer Vitalkapazität < 1 l und einer Atemfrequenz > 20 eine NIV in Erwägung zu ziehen, auch wenn noch keine Azidose vorliegt.
  - Für Patienten mit *Obesitas-Hypoventilationssyndrom* (OHS), das häufig im Sinne eines Overlapsyndroms auch mit einer COPD und/oder einer obstruktiven Schlafapnoe assoziiert sein kann [18], wird eine Orientierung an den Empfehlungen zur akuten hyperkapnischen Insuffizienz bei AE-COPD empfohlen [5].
  - Grundsätzlich sollten bei Patienten mit neuromuskulärer, thorakal restriktiver Erkrankung und OHS-Patienten die auch die für die chronische ventilatorische Insuffizienz festgelegten Kriterien zur Einleitung einer NIV Anwendung finden [30].

141.5.2 Hypoxämische ARI

- ARI bei kardialem Lungenödem:
  - Die akute pulmonale Stauung mit Lungenödem infolge einer Linksherzinsuffizienz stellt die häufigste Ursache der hypoxämischen ARI dar. Neben der im Vordergrund stehenden kausalen – medikamentösen und eventuell auch interventionellen – Behandlung der Linksherzinsuffizienz kommt bei unter hochdosierter O_2-Gabe nicht ausreichender Oxygenierung und fortbestehender Dyspnoe neben der Anwendung eines kontinuierlichen, positiven Atemwegsdruckes (CPAP) auch die NIV zum Einsatz.
  - Sowohl für CPAP als auch NIV konnte im Vergleich zur Standardtherapie mit O_2-Gabe eine Reduktion der Letalität und der Intubationsrate aufgezeigt werden, ohne dass eine Zunahme von Myokardinfarkten auftrat [12].
  - Sofern das Lungenödem mit einer ventilatorischen Insuffizienz einhergeht, erscheint die NIV gegenüber CPAP als vorteilhaft, wenngleich es keine durchgehend eindeutigen Ergebnisse für einen Vorteil eines dieser Verfahren gibt [28].
  - Für eine CPAP-Therapie wird ein Zieldruck von 10 hPa angegeben. Bei Anwendung der NIV ist neben einer adäquaten inspiratorischen Druckunterstützung auf die Einstellung eines der CPAP-Therapie vergleichbaren effektiven endexspiratorischen Druckes zu achten [28].

> **Merke**
>
> Die leitliniengerechten diagnostischen und therapeutischen Maßnahmen dürfen durch die Anwendung der NIV keine Verzögerung erfahren.

- *hypoxämische ARI nicht kardialer Genese:*
  - Die hypoxämische respiratorische Insuffizienz ist im Wesentlichen auf eine pulmonal-parenchymatöse Schädigung, sei es im Rahmen einer Pneumonie, eines primären oder sekundären ARDS oder eines Thoraxtraumas mit Lungenkontusion zurückzuführen. Deshalb stehen die Verbesserung des Gasaustausches durch Erhöhung des transpulmonalen Druckes sowie eine Verbesserung oder Normalisierung einer pathologisch reduzierten Residualkapazität therapeutisch im Vordergrund.
  - Durch einen hohen und konstant einwirkenden PEEP kann ein Alveolarkollaps vermieden und eine Rekrutierung von kollabierten Alveolarbezirken erzielt werden. Da durch die längerfristige Aufrechterhaltung des PEEP durch Leckagen oder Maskenintoleranzen nur bedingt möglich ist und dadurch rasch wieder ein Derekruitment und Gasaustauschverschlechterungen auftreten können, ist die *Anwendung der NIV limitiert.*
  - Aufgrund sehr heterogener Studienkollektive mit Einsatz der NIV bei ARI lassen sich im Vergleich zur NIV bei hyperkapnischem Atemversagen *keine klaren und allgemeingültigen Aussagen* machen [22], [28].
- *ARDS:*
  - Die Übergänge von einer ambulant erworbenen Pneumonie zu einem ARDS sind hinsichtlich der Schwere der Gasaustauschstörung fließend. Der Einsatz der NIV ist beim mittelschweren und schweren ARDS mit Versagerquoten von mehr als 50 % verbunden. Das NIV-Versagen bei schwerem ARDS ist wiederum mit Mortalitätsraten von fast 50 % assoziiert [3].
  - Als *Prädiktor für das NIV-Versagen* bei ARDS erweist sich neben der Schwere des aktuellen Krankheitsbildes (Simplified Acute Physiology Score [SAPS] > 37) das Ausmaß der Oxygenierungsstörung, mit einer kritischen Grenze für eine erhöhte Mortalität bei einem $paO_2/FiO_2 < 150$ [3].
  - Aufgrund der Studienlage stellt insbesondere das *schwere ARDS* keine geeignete NIV-Indikation dar [22], [28].
  - Zentren mit Erfahrung in der NIV können bei *leichtem ARDS* einen Therapieversuch mit NIV unternehmen, was allerdings ein engmaschiges Monitoring zur Erfassung der Kriterien für ein NIV-Versagen, mit der Möglichkeit einer raschen Überleitung auf eine invasive Beatmung voraussetzt.
  - Neuere Untersuchungen deuten darauf hin, dass eine lungenprotektive Einstellung und eine entsprechend hohe Einstellung des PEEP auch bei der NIV einen Einfluss auf das Outcome haben [9]. Hier kann ggf. ein neuer Typ des Beatmungshelms die Applikation *höherer PEEP-Werte* ermöglichen [20].
  - Bei Patienten mit Pneumonien bei COPD, die ein „acute-on-chronic respiratory failure" (akutes auf chronisches respiratorisches Versagen) aufweisen, wurden durch die NIV eine signifikant geringere Intubationshäufigkeit und eine verkürzte Therapiedauer auf der Intensivstation erzielt. Demnach kann bei einer ambulant erworbenen Pneumonie, insbesondere bei COPD-Patienten, ein Therapieversuch mit NIV als gerechtfertigt angesehen werden.
  - Zu beachten sind jedoch Kontraindikationen und Anzeichen eines drohenden NIV-Versagens, auf das eine ausbleibende Verbesserung des Oxygenierungsindex nach einer einstündigen NIV-Therapie hindeutet. Aktuellen Studien zufolge können mit „high flow nasal oxygen" (High-Flow-Sauerstofftherapie) bei leichteren Formen des ARDS mit der NIV vergleichbare Ergebnisse erzielt werden, wobei die Intubationsraten jedoch weiterhin um 40 % liegen [16].
  - Für eine abschließende Bewertung sind die Ergebnisse weiterer Studien abzuwarten.

141.5.3 Immunsuppression und Tumorerkrankung

- In *der ersten S 3-Leitlinie* zur NIV bei akuter respiratorischer Insuffizienz wurde der NIV bei Immunsuppression noch ein hoher Empfehlungsgrad zugewiesen, da in einzelnen Studien durch Vermeidung der Intubation die Mortalität der Patienten gesenkt werden konnte. Dabei handelte es sich allerdings um erfahrene Zentren. In neueren Untersuchungen zeigte sich hingegen keine signifikante Mortalitätsreduktion [8], [14].
- Nach der *deutschen S 3-Leitlinie* zum Einsatz der NIV bei akuter respiratorischer Insuffizienz kann der Einsatz der NIV zur Besserung der Oxygenierung und Vermeidung der Intubation erwogen werden, jedoch unter Beachtung der Kontraindikationen und der Entwicklung eines NIV-Versagen[28]. Prädiktoren sind neben einem mittelschweren und schweren ARDS weitere Organkomplikationen, die den Einsatz von Katecholaminen oder Nierenersatzverfahren erforderlich machen.
- Die *aktuelle ERS/ATS-Leitlinie* schlägt bei immunkommprommitierten Patienten einen frühen Einsatz der NIV vor, dies als bedingte Empfehlung mit moderater Evidenz [22].

141.5.4 Seltene Erkrankungen

- Für CPAP bzw. NIV gegenüber alleiniger Sauerstoffgabe konnte bei *Traumapatienten* eine Verbesserung des Gasaustausches nachgewiesen werden. Verglichen zur invasiven Beatmung war die Inzidenz nosokomialer Infektionen geringer, verbunden mit einem besseren Überleben.
- Der Einsatz der nicht invasiven Beatmung bei *interstitiellen Lungenerkrankungen* bedarf einer differenzierten Betrachtung der zugrunde liegenden Form und ihrer therapeutischen Beeinflussbarkeit. Hier ist deshalb eine individuelle Entscheidung zu treffen, die auch das Sta-

dium und die Reversibilität der interstitiellen Veränderungen durch eine medikamentöse Therapie einbezieht [27].
- Im Endstadium einer idiopathischen pulmonalen Fibrose bzw. Exazerbation ist die NIV eher als palliative Maßnahme zu sehen und steht in Konkurrenz zur High-Flow-Sauerstofftherapie.

141.5.5 Nicht invasive Beatmung bei ARI in der Postextubationsphase

- zu unterscheiden sind:
  - NIV zur Extubationserleichterung (Patienten mit gescheitertem Spontanatmungsversuch)
  - prophylaktischer Einsatz der NIV bei Risikopatienten, die ein Postextubationsversagen entwickeln können
  - Rescue-NIV bei eingetretenem Postextubationsversagen; dieses ist mit einer hohen Komplikations- und Letalitätsrate verbunden. Die Krankenhausmortalität kann 30–40 % übersteigen.
- Der erfolgreiche Einsatz der NIV, d. h. die „NIV-Fähigkeit", ist an die *Kooperationsfähigkeit* des Patienten gebunden. Postoperativ ist ebenfalls zwischen hypoxämischem und hyperkapnischem Atemversagen zu unterscheiden.
- Ein grundsätzlicher Einsatz von NIV nach Extubation führt allerdings zu keinem Vorteil, vielmehr müssen *Risikogruppen* erkannt werden.
  - Dies sind Patienten mit COPD, Hyperkapnie, schwieriger Entwöhnung in der Anamnese, Adipositas bzw. Obesitas-Hypoventilation, hohem Alter, Herzinsuffizienz und Hypersekretion, die im Rahmen des Spontanatmungsversuchs eine Hyperkapnie oder nach Extubation eine hyperkapnische ARI entwickeln.
  - Bei diesen Patienten kann die NIV die Reintubations- und zum Teil auch die Mortalitätsrate senken [25].
- Den Ergebnissen randomisierter kontrollierter Studien bzw. Metaanalysen zufolge ist der Einsatz der NIV als Therapie der manifesten hypoxämischen ARI nach Extubation, d. h. des *Postextubationsversagens*, nicht indiziert [6].
- Der Einsatz der NIV direkt postoperativ ist anders zu bewerten (siehe „Perioperative Anwendung (S. 959)").

141.5.6 Nicht invasive Beatmung im Weaning

- Da eine COPD bei bis zu 60 % der Patienten im prolongierten Weaning die Ursache des Atemversagens ist, stellt die NIV eine mögliche Therapieoption im Rahmen des schwierigen Entwöhnungsprozesses dar.
- Studien zeigen eine Reduktion von Intubationsdauer, Pneumonie- und Tracheotomierate sowie Mortalität vorwiegend für hyperkapnische COPD-Patienten, beinhalten aber kaum Patienten im klassischen prolongierten Weaning mit gescheitertem Spontanatmungsversuch oder dabei auftretender Hyperkapnie [11].

- Die von Bach et al. erzielten Weaningerfolgsraten im Extubations- und Weaningmanagement bei neuromuskulärer Schwäche erfolgten in einem hochspezialisierten Zentrum durch konsequenten Einsatz von NIV, unterstützt durch Hustentechniken, und sind nur begrenzt auf andere Weaningeinheiten übertragbar [2].

141.5.7 Perioperative und periinterventionelle Anwendung

- Postoperativ ist gleichfalls zwischen der Behandlung einer aufgetretenen respiratorischen Insuffizienz nach Extubation und einem präventiven NIV-Einsatz bei Risiko für die Entwicklung einer respiratorischen Insuffizienz zu unterscheiden.
- Von der CPAP/NIV-Anwendung im peri-/postoperativen Setting profitieren insbesondere *stark übergewichtige Patienten*.
- Im Vergleich zur Sauerstoffgabe verbessert die NIV die Oxygenierung, reduziert das CO_2 und die alveolo-arterielle Sauerstoffdifferenz ($AaDO_2$).
- Bei postoperativer Hypoxämie/ARI nach *Abdominalchirurgie* werden durch CPAP im Vergleich zur O_2-Therapie die Intubations- und Infektionsrate sowie die Intensiv- und Krankenhausmortalität reduziert [24].
- Bei *kardiochirurgischen* Patienten zeigten sich im Vergleich zu einer konservativen Therapie durch den Einsatz von CPAP oder NIV eine signifikante Besserung der Blutgase und eine Abnahme der Atemfrequenz, bei einer nur geringen Reintubationsrate von bis zu 10 %. Dies führt zu einer Reduktion der Intensiv- und zum Teil der Krankenhausaufenthaltsdauer, der Reiintubationsraten, der Mortalität und pulmonaler Infektionen.
- Wichtig sind *engmaschige Kontrollen* der Patienten, da ein NIV-Versagen, das bei bis zu 52 % der Fälle beobachtet wurde, mit einer deutlich erhöhten Mortalität einhergeht.
- Als *Prädiktoren* bzw. unabhängige *Risikofaktoren* erwiesen sich ein frühes Eintreten der ARI nach einem Intervall von < 24 Stunden nach Extubation, ein APACHE-II-Score > 20 und das Auftreten einer Pneumonie.
- Der Einsatz der NIV bei ARI nach *thoraxchirurgischen* Eingriffen hat eine signifikante Abnahme der Intubationsrate, Krankenhaus- und 120-Tage-Mortalität zur Folge, wobei insbesondere hyperkapnische Patienten profitieren. Ein NIV-Versagen ist auch bei dieser Patientengruppe mit einem hohen Mortalitätsrisiko von bis zu 46 % assoziiert. Ein hoher SOFA-Index, ein Anstieg der Atemfrequenz, ein vermehrter Bedarf an Bronchoskopien und ein Anstieg der Zeit unter NIV müssen als Hinweis auf ein drohendes Versagen gewertet werden [26].
- Wichtig ist auch beim postoperativen Einsatz ein *frühzeitiger Beginn* der NIV, da ein zu später Einsatz im Sinne einer „Rescuetherapie" die Mortalität ansteigen lässt [4].

- Ein *präventiver* Einsatz bei Patienten ohne oder mit niedrigem Risiko wird nicht empfohlen [22].

141.5.8 Palliativmedizin

- Die NIV stellt eine Alternative zur invasiven Beatmung dar, insbesondere, wenn zwar eine Intubation, aber nicht grundsätzlich eine Beatmung abgelehnt wird [10]. Hierzu bedarf es im Vorfeld einer eindeutigen *Klärung der Behandlungswünsche* des Patienten und der Erläuterung der Unterschiede von invasiver und nicht invasiver Beatmung.
- *Vorteile* der NIV bestehen in einem nur geringen Bedarf an sedierender oder analgetischer Medikation und der Möglichkeit der Kommunikation, Nahrungsaufnahme und Aufrechterhaltung des Hustenstoßes zwecks Sekretclearance. Zusätzlich kann die Dyspnoe günstig beeinflusst werden [17].
- Andererseits ist die NIV nicht unproblematisch, da bei längerer Anwendung erhebliche *Toleranzprobleme* auftreten können. Die Ursachen hierfür umfassen Leckagen, Mundtrockenheit oder Maskenprobleme mit Auftreten von Druckulzera.
- Darüber hinaus kann sich eine *Abhängigkeit* von der NIV entwickeln, so dass sich Fragen nach der weiteren Fortführung der NIV, dem Weaning von der NIV oder der Beendigung der NIV ergeben.

> **Merke**
>
> Wichtig ist, dass der palliative Einsatz der NIV nicht zu einer Verlängerung des Leidensweges bzw. des Sterbevorgangs führen darf.

141.6 Kontraindikationen

- Liegen Kontraindikationen für eine NIV (▶ Tab. 141.1) oder eindeutige Gründe für eine invasive Beatmung vor, ist dieser der Vorzug zu geben.
- In der aktuellen S 3-Leitlinie zur NIV bei akuter respiratorischer Insuffizienz stellt das hyperkapnische Koma nur noch eine relative Kontraindikation dar, sofern entsprechende NIV-Erfahrung im behandelnden Team vorliegt [28].
- Auch für die übrigen relativen Kontraindikationen sind eine ausreichende Erfahrung der Anwender und eine rasche Interventionsmöglichkeit bei NIV-Versagen unabdingbar [9].

Tab. 141.1 Kontraindikationen für die NIV (nach S 3-Leitlinie bei ARI [28]).

absolute Kontraindikationen	relative Kontraindikationen
fehlende Spontanatmung, Schnappatmung	hyperkapnisch bedingtes Koma
fixierte oder funktionelle Verlegung der Atemwege	massive Agitation
gastrointestinale Blutung oder Ileus	massiver Sekretverhalt trotz Bronchoskopie
nicht hyperkapnisch bedingtes Koma	schwergradige Hypoxämie oder Azidose (pH < 7,1)
	hämodynamische Instabilität (kardiogener Schock, Myokardinfarkt)
	anatomische und/oder subjektive Interface-Inkompatibilität
	Zustand nach oberer gastrointestinaler OP

141.7 Anästhesie

- Zur Sedierung können im Einzelfall unter engmaschigem Monitoring kurzwirksame Benzodiazepine oder Opiate in niedriger Dosierung eingesetzt werden [5], [28].

141.8 Aufklärung und spezielle Risiken

- Die Art der Aufklärung ist abhängig von der Dringlichkeit der nicht invasiven Beatmung. Bei notfallmäßigem Einsatz erfolgt keine Aufklärung. Ansonsten findet im Regelfall eine mündliche Aufklärung des Patienten, aber keine schriftliche statt.
- Im Vergleich zur invasiven Beatmung bestehen die Vorteile der NIV in einer Reduktion der Intubationshäufigkeit und tubusassoziierter Komplikationen (▶ Tab. 141.2). Dadurch resultieren eine Verkürzung des Intensivaufenthalts und eine Erhöhung der Überlebenswahrscheinlichkeit [19], [22].
- In jedem Fall sollte eine ausführliche und adäquate Aufklärung des Patienten und seiner Angehörigen über die diagnostischen und therapeutischen Optionen sowie die Prognose stattfinden.

141.9 Material

- Nasenmaske
- Mund-Nasen-Maske
- Vollgesichtsmaske oder Beatmungshelm
- Schlauchsystem
- für nicht invasive Beatmung geeignetes und zugelassenes Beatmungsgerät

Tab. 141.2 Charakteristika der invasiven Beatmung/der NIV(nach S 3-Leitlinie bei ARI [28]).

Komplikationen und klinische Aspekte	invasive Beatmung	nicht invasive Beatmung
ventilator(tubus-)assoziierte Pneumonie	Anstieg des Risikos ab dem 3.–4. Tag der Beatmung	selten
tubusbedingte zusätzliche Atemarbeit	ja (während Spontanatmung und im Fall assistierender Beatmung)	nein
tracheale Früh-und Spätschäden	ja	nein
Sedierung	häufig tief oder moderat	nein oder mild
intermittierende Applikation	selten möglich	häufig möglich
effektives Husten möglich	nein	ja
Essen und Trinken möglich	erschwert (Tracheostoma) bzw. nein (Intubation)	ja
Kommunikation möglich	erschwert	ja
Zugang zu den Atemwegen	direkt	erschwert
Druckstellen im Gesichtsbereich	nein	mit Anwendungsdauer zunehmend
CO_2-Rückatmung	nein	beim Beatmungshelm
Leckage	selten	häufig
Aerophagie	sehr selten	häufiger

141.10 Durchführung

- *Beatmungsmodus:*
  - Die bevorzugte Beatmungsform zur Behandlung der ARI ist die *Positivdruckbeatmung mit inspiratorischer Druckunterstützung* (d. h. assistierender Modus), die mit einem PEEP, einer Sicherheitsatmungsfrequenz zum Apnoeschutz und bedarfsweise einer Sauerstoffgabe zur Sicherstellung einer Sauerstoffsättigung von 85–90 % kombiniert wird [5], [28].
  - Für *stark agitierte Patienten* ist ein assistierter Beatmungsmodus hilfreich, der bei hohem Atemantrieb die Synchronisation von Patient und Ventilator begünstigt. Insbesondere bei *adipösen Patienten* empfiehlt sich die Einleitung der Beatmung halbsitzend.
  - Die Beatmungseinstellung muss die pathophysiologischen Besonderheiten der zugrunde liegenden Erkrankungen mit entsprechendem Verhältnis von Inspiration und Exspiration (COPD: I:E mindestens 1:2 bis 1:3, Inspirationszeit: 0,8–1,2 Sekunden; neuromuskuläre, restriktive Erkrankungen und OHS: I:E 1:1, Inspirationszeiten: 1,2–1,5 Sekunden) und höherem exspiratorischem Druck (EPAP bis zu 8hPa) bei OHS und schwerer Kyphoskoliose berücksichtigen [5].
- *Beatmungszugang (Interface):*
  - Der Beatmungszugang der Wahl im Rahmen des akuten Einsatzes der NIV ist die Nasen-Mund-Maske [1], [23]. Zur Vermeidung von Druckulzera empfiehlt sich bei länger Beatmungsdauer ein Wechsel zwischen verschiedenen Maskentypen, einschließlich Ganzgesichtsmasken.
  - Bei hypoxämischer ARI kann der Beatmungshelm eine Alternative darstellen [20].
- *Beatmungsgeräte:*
  - Neben Intensivrespiratoren mit NIV-Modus werden mittlerweile vorwiegend Leckagegeräte ohne aktive Ausatemventilsteuerung eingesetzt. Diese müssen zur Totraumauswaschung während der Exspiration eine kontinuierliche Mindestleckage und damit einen Mindest-EPAP aufweisen.
  - Geräte mit Ventilsteuerung können auch mit einem EPAP von Null eingestellt werden.
  - Für eine längere NIV-Anwendung ist eine zusätzliche *Atemgasbefeuchtung* ratsam.
  - In der Akutsituation empfiehlt sich der Einsatz von Beatmungsgeräten mit direkter Zumischung von Sauerstoff, so dass eine inspiratorische Sauerstoffkonzentration zwischen 0,21 und 1,0 eingestellt werden kann [22]. Die Sauerstoffkonzentration sollte im Rahmen der NIV-Therapie titriert werden, mit einem Zielbereich von 88–92 % [5].
- *Monitoring:*
  - Aufgrund des Risikos eines NIV-Versagens wird in den ersten 1–2 Stunden eine engmaschige klinische Kontrolle des Patienten und der Sauerstoffsättigung empfohlen [28]. Dabei sollte 30, 60 und 120 Minuten nach Beginn der NIV eine BGA zur Beurteilung von pH und pCO_2 erfolgen.
  - Wenn sich der klinische Befund nicht bessert, der pH-Wert weiter absinkt und/oder eine Oxygenierungsstörung auftritt bzw. sich verschlechtert, sollte unverzüglich intubiert und eine invasive Beatmung durchgeführt werden.
- *Personal:*
  - Der Personalbedarf während der ersten Behandlungsstunden ist hoch und erfordert ein 1:1-Verhältnis von Patient und Therapeut.

- Das Behandlungsteam sollte Erfahrung in der NIV-Anwendung haben und in der Lage sein, den Patienten bei NIV-Versagen rasch zu intubieren [5], [28].
- *Einsatzort:*
  - Vorzugsweise sollte die NIV auf der Intensivstation erfolgen, insbesondere, wenn eine Polymorbidität und ein Mehrorganversagen vorliegen.
  - In Einzelfällen und bei entsprechender Erfahrung kann die NIV auch auf einer Beatmungsstation bzw. Respiratory Failure Unit erfolgen [21].
  - Für den Einsatz der NIV im Prähospitalbereich und in den Notaufnahmen wird eine Dyspnoe- und Outcomeverbesserung berichtet, so dass der Einsatz mittlerweile empfohlen wird [18].

141.11 Mögliche Komplikationen

- mögliche Komplikationen einer Maskenbeatmung:
  - Ulzerationen im Gesichtsbereich
  - Konjunktivitis
  - Aerophagie mit möglicher Aspiration

141.12 Quellenangaben

[1] Appendini L, Patessio A, Zanaboni S et al. Physiologic effects of positive end-expiratory pressure and mask pressure support during exacerbations of chronic obstructive pulmonary disease. Am J Respir Crit Care Med 1994; 149: 1069–1076

[2] Bach JR, Gonçalves MR, Hamdani I et al. Extubation of patients with neuromuscular weakness: a new management paradigm. Chest 2010; 137: 1033–1039

[3] Bellani G, Laffey JG, Pham T et al. Non-invasive Ventilation of Patients with ARDS: Insights from the LUNG SAFE Study. Am J Respir Crit Care Med. 2017; 195: 67–77

[4] Cabrini L, Landoni G, Oriani A et al. Noninvasive ventilation and survival in acute care settings: a comprehensive systematic review and meta-analysis of randomized controlled trials. Crit Care Med 2015; 43: 880–888

[5] Davidson AC, Banham S, Elliott M et al. BTS/ICS guideline for the ventilatory management of acute hypercapnic respiratory failure in adults. Thorax 2016; 71: 1– 35

[6] Esteban A, Frutos-Vivar F, Ferguson ND et al. Noninvasive positive-pressure ventilation for respiratory failure after extubation. N Engl J 2004; 350: 2452–2460

[7] Frat JP, Thille AW, Mercat A et al.; FLORALI Study Group; REVA Network. High-flow oxygen through nasal cannula in acute hypoxemic respiratory failure. N Engl J Med. 2015; 372: 2185–2196

[8] Frat JP, Ragot S, Girault C et al. Effect of noninvasive ventilation vs oxygen therapy on mortality among immunocompromised patients with acute respiratory failure: a randomized clinical trial. Lancet Respir Med 2016; 4: 646–652

[9] Frat JP, Ragpt S, Coudroy R et al. Predictors of intubation in patients with acute hypoxemic respiratory failure treated with a noninvasive oxygenation strategy. Crit Care Med 2018; 46: 208–215

[10] Gifford AH. Noninvasive ventilation as a palliative measure. Curr Opin Support Palliat Care 2014; 8: 218–224

[11] Girault C, Bubenheim M, Abroug F et al. Non-invasive ventilation and weaning in chronic hypercapnic respiratory failure patients: a randomized multicenter trial. Am J Respir Crit Care Med 2011; 184: 672–679

[12] Gray A, Goodacre S, Newby DE et al. Noninvasive ventilation in acute cardiogenic pulmonary edema. N Engl J Med 2008; 359: 142–151

[13] Ko BS, Ahn S, Lim KS et al. Early failure of noninvasive ventilation in chronic obstructive pulmonary disease with acute hypercapnic respiratory failure. Intern Emerg Med 2015; 10: 855–860

[14] Lemiale V, Mokart D, Resche-Rigon M et al. Effect of non-invasive oxygenation strategies in immunocompromised patients with severe acute respiratory failure: a post-hoc analysis of a randomised trial. JAMA 2015; 314: 1711–1719

[15] Lim WJ, Mohammed Akram R, Carson KV et al. Non-invasive positive pressure ventilation for treatment of respiratory failure due to severe acute exacerbations of asthma.Cochrane Database Syst Rev 2012; 12: CD004360

[16] Moretti M, Cilione C, Tampieri A et al. Incidence and causes of non-invasive mechanical ventilation failure after initial success. Thorax 2000; 55: 819–825

[17] Nava S, Ferrer M, Esquinas A et al. Palliative use of non-invasive ventilation in end-of-life patients with solid tumours: a randomised feasibility trial. Lancet Oncol 2013; 14: 219 –227

[18] Nielsen VM, Madsen J, Aasen A et al. Prehospital treatment with continuous positive airway pressure in patients with acute respiratory failure: a regional observational study. Scand J Trauma Resusc Emerg Med 2016; 24: 121

[19] Osadnik CR, Tee VS, Carson-Chahhoud KV et al. Non-invasive ventilation for the management of acute hypercapnic respiratory failure due to exacerbation of chronic obstructive pulmonary disease. Cochrane Database Syst Rev 2017 Jul 13;7:CD004104

[20] Patel BK, Wolfe KS, Pohlman AS et al. Effect of noninvasive ventilation delivered by helmet vs face mask on the rate of endotracheal intubation in patients with acute respiratory distress syndrome: a randomized clinical trial. JAMA 2016; 315: 2435–2441

[21] Plant PK, Owen JL, Elliott MW. Early use of non-invasive ventilation for acute exacerbations of chronic obstructive pulmonary disease on general respiratory wards: a multi-centre randomised controlled trial. Lancet 2000; 355: 1931–1935

[22] Rochwerg B, Brochard L, Elliott MW et al. Official ERS/ATS clinical practice guidelines: noninvasive ventilation for acute respiratory failure. Eur Respir J 2017; 50: 1602426

[23] Squadrone E, Frigerio P, Fogliati C et al. Noninvasive vs. invasive ventilation in COPD patients with severe respiratory failure deemed to require ventilatory assistance. Intensive Care Med 2004; 30: 1303–1310

[24] Squadrone V, Coha M, Cerutti E et al. Continuous positive airway pressure for treatment of postoperative hypoxemia: a randomized controlled trial. JAMA 2005; 293: 589–595

[25] Vargas F, Clavel M, Sanchez-Verlan P et al. Intermittent noninvasive ventilation after extubation in patients with chronic respiratory disorders: a multicenter randomized controlled trial (VHYPER). Intensive Care 2017; 43: 1626–163

[26] Wallet F, Schoeffler M, Reynaud M et al. Factors associated with noninvasive ventilation failure in postoperative acute respiratory insufficiency: an observational study. Eur J Anaesthesiol 2010; 27: 270–274

[27] Westhoff M. Akut auf chronisches respiratorisches Versagen bei interstitiellen Pneumonien. Med Klin Intensivmed Notfmed 2015; 110: 188–196

[28] Westhoff M, Schönhofer B, Neumann P et al. S 3-Leitlinie. Nichtinvasive Beatmung als Therapie der akuten respiratorischen Insuffizienz. Pneumologie 2015; 69: 719–775

[29] Westhoff M, Bachmann M, Braune S et al. Schweres hyperkapnisches Atmungsversagen bei akuter COPD-Exazerbation: Stellenwert von Beatmung und ECCO2 R. Dtsch Med Wochenschr 2016; 141; 1758–1762

[30] Windisch W, Dreher M, Geiseler J et al. S 2k-Leitlinie: Nichtinvasive und invasive Beatmung als Therapie der chronischen respiratorischen Insuffizienz. Revision 2017. Pneumologie 2017; 71: 722–795

142 Extrakorporale Membranoxygenierung (ECMO)

Tobias Michael Bingold, Harald Keller, Kai Zacharowski

142.1 Steckbrief

1972 gelang es Hill et al. erstmals, bei einem Patienten mit Lungenversagen über eine ECMO CO_2 aus dem Blut über einen Zeitraum von mehreren Tagen zu eliminieren [6]. Eine extrakorporale Membranoxygenierung (ECMO) wird als extrakorporales Verfahren zur vorübergehenden Unterstützung der Lunge und des Herzens eingesetzt. Die verwendeten Membranoxygenatoren (MO) ermöglichen eine vollständige Dekarboxylierung und Oxygenierung des Blutes. Die Indikation zu einer ECMO-Therapie besteht bei schwerem akutem Lungenversagen (ARDS) und oder schwerem akutem kardialem Pumpversagen (nach Myokardinfarkt, Lungenembolie, Reanimation). Bei niedrigen ECMO-Blutflussraten erfolgt primär eine CO_2-Elemination und bei Blutflussraten > 2 l/Minute zusätzlich eine zunehmende Oxygenierung. Aufgrund der potenziellen Komplikationen bedarf es eines sehr gut geschulten Behandlungsteams sowie einer ausreichenden Anwendungsdichte.

Fazit

Der Einsatz einer ECMO bei adäquater Patientenauswahl und strikter Einhaltung der konservativen Behandlungsprotokolle ist eine sinnvolle Therapie. Die Studie zeigt auch, dass die Indikation als Rescuetherapie bei adäquater Patientenauswahl gegeben ist.

142.2 Aktuelles

- Bei schwerem ARDS im Erwachsenenalter existierte lange Zeit nur die viel diskutierte CESAR-Studie. Wesentliche Kritikpunkte waren die fehlende Standardisierung in der Kontrollgruppe, der untersagte Wechsel zu einer ECMO-Therapie bei kritischer Hypoxämie sowie die nur teilweise angewendete ECMO-Therapie in der ECMO-Gruppe.
- 2018 wurde die EOLIA-Studie publiziert (n = 249) [3].
  - Durch den kontrollierten Einsatz einer ECMO nach adäquater Ausreizung der konservativen Therapie war eine absolute Reduktion der Letalität von 46 % in der Kontrollgruppe auf 35 % in der Therapiegruppe möglich. Dies entspricht einer relativen Risikoreduktion von 0,76 (95-%-Konfidenzintervall: 0,55–1,04).
  - Aufgrund der vorhergehenden Annahme einer Letalität von 60 % in der Kontrollgruppe war die Fallzahl zu gering angesetzt, um statistisch ein signifikantes Ergebnis zu erzielen.
  - Weiterhin ist zu bedenken, dass in der Kontrollgruppe eine ECMO als Rescuetherapie möglich war (Crossover). Bei diesen konservativen Therapieversagern, die eine ECMO als Rescuetherapie erhielten, war eine Letalität von nur 57 % beobachtet worden. Diese Patienten hätten ohne Therapie eine extrem hohe Wahrscheinlichkeit zu versterben.

142.3 Synonyme

- Extracorporal Live Support (ECLS)

142.4 Keywords

- ECMO
- ECLS
- ARDS
- Membranoxygenator
- akutes Lungenversagen
- akutes Herzversagen

142.5 Definition

- Die ECMO ist als venovenöse (vv) extrakorporale Unterstützung bei akutem Lungenversagen definiert, während ein ECLS (Extracorporal Life Support) als venoarterielle (va) Unterstützung bei einem primären, akuten kardialen Versagen definiert ist. Vornehmlich wird der Begriff der ECMO für beide Indikationen (Herz- und Lungenersatz) verwendet.
- Das maschinelle Setup ist bei beiden Methoden nahezu gleich, nur die Kanülierung ist unterschiedlich (vv versus va) (▶ Abb. 142.1).

142.6 Indikationen

- Durch die baulichen Veränderungen der ECMO-Systeme im vergangenen Jahrzehnt (deutlich geringere Komplikationsraten) ist mittlerweile eine breitere Indikationsstellung möglich. Eine evidenzbasierte Empfehlung ist für die meisten Indikationen derzeit noch nicht möglich.
- *Primäre Indikation* für eine ECMO-Therapie ist das *schwere ARDS* (paO_2/FiO_2 < 80 mmHg) mit lebensbedrohlicher Hypoxämie (paO_2/FiO_2-Quotient < 80 mmHg, respektive < 60 mmHg), bei Versagen konservativer Therapiestrategien (High-PEEP, niedrige Ti-

Extrakorporale Membranoxygenierung (ECMO)

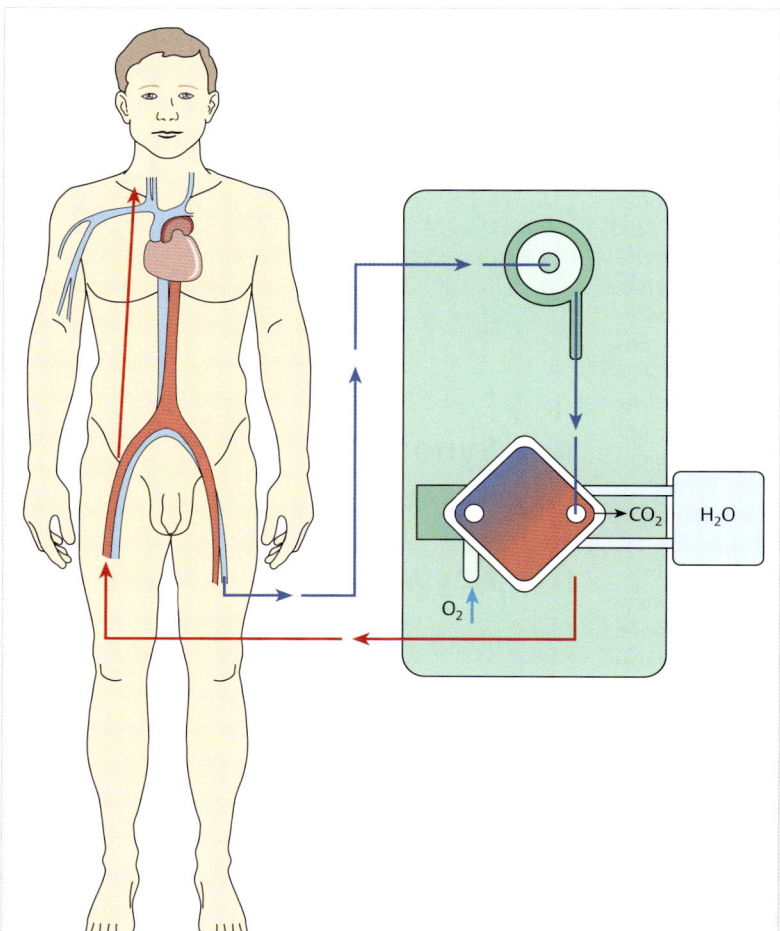

Abb. 142.1 Extracorporal Life Support (ECLS). Typischer Kreislauf einer venoarteriellen maschinellen Kreislaufunterstützung (ECLS) dargestellt. Das Blut fließt durch Schwerkraft und dem erzeugten Sog der Zentrifugalpumpe aus der Femoralvenenkanüle durch einen Membranoxygenator. Im Membranoxygenator findet der Gasaustausch statt. Durch eine Wärmeeinheit (H_2O) kann am Oxygenator die Temperatur des Blutes reguliert werden. (Quelle: Bingold T, Keller H, Zacharowski K. ECMO. In: Kochs E, Zacharowski K, Hrsg. Anästhesievorbereitung und perioperatives Monitoring. 1. Auflage. Stuttgart: Thieme; 2014)

dalvolumina und Druckbegrenzung des Spitzendruckes < 28 cmH$_2$O, Lagerungstherapie, Volumenkontrolle).
- Eine ECMO-Therapie sollte ohne Zeitverzug an einem ECMO-Zentrum erfolgen, das über eine ausreichende Expertise in der Durchführung dieser Behandlung verfügt.
  - Geringe Fallzahlen, unzureichend erfahrenes ärztliches und pflegerisches Personal sowie eine unzureichende Infrastruktur bergen große Risiken, dass der Patient verstirbt oder schwerwiegende Komplikationen erleidet.
  - Weitere Prädiktoren für eine schlechteres Überleben bei erwachsenen Patienten sind höheres Lebensalter, aktive Tumorerkrankung, chronisches Leberversagen [8] sowie länger dauernde invasive Beatmung vor Beginn der ECMO-Therapie und Mehrorganversagen.
- *Differenzialindikationen* für die aktuellen Systeme ergeben sich aus der Größe des Membranoxygenators sowie des zu generierenden Blutflusses. Bei niedrigem ECMO-Blutfluss ist eine extrakorporale Dekarboxylierung möglich (ECCO$_2$R). Hieraus ergeben sich verschiedene Indikationen:
  - bei Patienten mit exazerbierter chronisch-obstruktiver Lungenerkrankung (COPD) (Vermeidung einer Intubation)
  - frühzeitigere Extubation bei Patienten mit komplizierter Entwöhnung von der Beatmung
  - Etablierung einer ultraprotektiven Beatmung bei ARDS-Patienten. Bein et al. konnte diesem Therapieansatz folgend prospektiv multizentrisch eine Reduktion der Dauer der mechanischen Ventilation durch Etablierung einer ultraprotektiven Beatmung unter Einsatz eines pumpenlosen ILA-Systems (ILA: Interventional Lung Assist) bei Patienten mit einer paO$_2$/FiO$_2$ < 150 mmHg nachweisen [2].
  - Eine ausreichende Evidenz durch prospektive randomisierte Studien fehlt bisher für diese Indikationen.
- Die Vermeidung der Intubation und invasiven Beatmung bei Patienten mit ARDS und Patienten, die auf eine Lungentransplantation warteten, konnte in kleine-

ren Untersuchungen und Fallserien als zukünftige Indikationen für eine ECMO erfolgreich getestet werden [7], [14].
- Ein wesentlicher Faktor in der erfolgreichen Anwendung einer venovenösen ECMO-Therapie ist die weitere Versorgung des Patienten. Eine vollständige Entlastung der Lunge ab Therapiebeginn sowie eine Beendigung der Sedierung sind essenziell. Eine Lagerungstherapie sowie eine möglichst schnelle Extubation des Patienten sind Eckpunkte einer erfolgreichen ECMO-Therapie und ermöglichen Überlebensraten von > 60 %.
- *Indikation für eine venoarterielle ECMO-Therapie* ist das primäre, akute Pumpversagen des Herzens. Die häufigste Indikation hierfür ist bei Patienten mit akutem Myokardinfarkt und begleitendem schwerem kardiogenem Schock gegeben sowie bei Patienten, die nach Abgang von der Herz-Lungen-Maschine eine schweres kardiales Pumpversagen aufweisen. Zunehmend wird der Einsatz der venoarteriellen ECMO-Therapie auch bei akutem Herz-Kreislauf-Stillstand diskutiert.

142.7 Kontraindikationen

- *relative Kontraindikationen:*
  - nicht saniertes Tumorleiden
  - Alter > 75 Jahre
  - invasive Beatmung mit FiO_2 > 90 % und Plateaudruck > 30 mbar über mehr als 7 Tage
  - intrakranielle Blutung
  - COPD im Stadium GOLD IV
  - chronische Herz- oder Niereninsuffizienz im Endstadium
  - bei Reanimation: unbeobachteter Kreislaufstillstand und/oder prolongierte Reanimation mit inadäquater Zirkulation
- *absolute Kontraindikationen:*
  - palliative Situation
  - begrenzter Therapiewunsch des Patienten

142.8 Aufklärung und spezielle Risiken

- In der Regel ist die ECMO-Therapie eine Notfallindikation. Dennoch sollte, wenn möglich mit Angehörigen oder idealerweise mit dem Patienten die Therapie sowie die spezifischen Risiken (S. 967) besprochen werden.
- Bei Hochrisikoeingriffen in der Kardiologie und Kardiochirurgie kann bei der präinterventionellen Aufklärung auch eine Aufklärung über die ECMO-Therapie erfolgen.

142.9 Material

- Eine ECMO besteht aus mehreren Komponenten:
  - Als Antrieb dient in der Regel eine *Zentrifugalpumpe*. Durch die Verwendung von Zentrifugalpumpen anstelle von Rollerpumpen konnte die Hämolyse im System deutlich reduziert werden, so dass sie bei adäquater Anwendung keinen relevanten Einfluss mehr hat [9].
  - Eine *Kontrollkonsole* ist zum Monitoring der Pumpenumdrehungen, des Blutflusses und je nach Hersteller der Drücke im extrakorporalen Kreislauf sowie des Hämoglobins inklusive der venösen Sättigung notwendig.
  - Das System benötigt zuführende und abführende *Schlauchsysteme*.
- Das Herzstück ist der *Membranoxygenator (MO)*.
  - Der Gasaustausch erfolgt durch Diffusion zwischen Blut und Membranfaser. Das Hämoglobin (Hb) gewährleistet den Transport von Sauerstoff (O_2) und Kohlendioxid (CO_2) im Körper. Bei normalen Hb-Werten beträgt die Sauerstoffkapazität von einem Liter Blut ca. 0,168 l, entsprechend einem Partialdruck von 150 mmHg [1].
  - Im MO ist die Partialdruckdifferenz von O_2 und CO_2 zwischen Blutseite und Gasseite die treibende Kraft für den Gasaustausch (▶ Abb. 142.2). Die Oberfläche des MO beträgt nur knapp 10 % der Gasaustauschfläche der menschlichen Lunge (200–300 m²); trotzdem arbeiten MO mit der gleichen Effizienz. Durch längere Kontaktzeiten und einen höheren Partialdruckdifferenz zwischen Blut und Gasseite im Oxygenator wird die Gasaustauscheffizienz entsprechend dem Fick'schen Gesetz gesteigert.
  - Die in den MO verwendeten *Fasern* bestehen aktuell meist aus Polymethylpenten-(PMP-)Fasern [1]. Durch die zusätzliche Umhüllung der Fasern mit einer Diffusionsmembran (▶ Abb. 142.3) wurde der früher problematische Austritt von Plasma behoben.

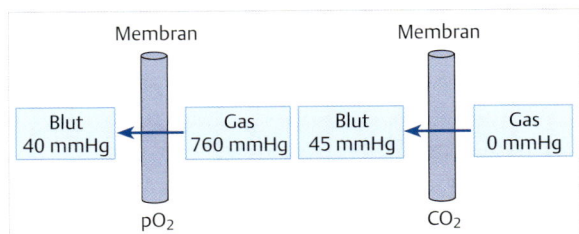

Abb. 142.2 Extrakorporale Membranoxygenierung (ECMO). Diffusion von Gasen im Membranoxygenator: Der Gasaustausch erfolgt durch einen Druckgradienten. (Quelle: Bingold T, Keller H, Zacharowski K. ECMO. In: Kochs E, Zacharowski K, Hrsg. Anästhesievorbereitung und perioperatives Monitoring. 1. Auflage. Stuttgart: Thieme; 2014)

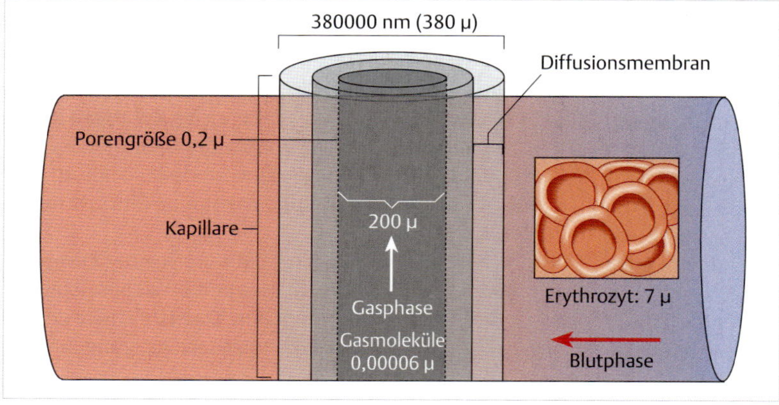

Abb. 142.3 Extrakorporale Membranoxygenierung (ECMO). Schematische Darstellung einer Diffusionsmembran, bestehend aus Polymethylpentenfasern. (Quelle: Bingold T, Keller H, Zacharowski K. ECMO. In: Kochs E, Zacharowski K, Hrsg. Anästhesievorbereitung und perioperatives Monitoring. 1. Auflage. Stuttgart: Thieme; 2014)

- Membranoxygenatoren werden je nach klinischer Indikation von den Herstellern mit verschieden großen Membranoberflächen (0,3–1,9 m²) und entsprechenden Füllungsvolumina (55 bis > 200 ml) angeboten. Die kleinen MO können deshalb auch erfolgreich bei Kindern eingesetzt werden [4], [10].
- Zur Temperatursteuerung ist ein *Wärmetauscher* notwendig.

142.10 Durchführung

142.10.1 Vor Beginn des Eingriffs

- Alles notwendige Material muss vor Anlage einer ECMO vor Ort vorhanden sein sowie die Maschine fertig aufgebaut und überprüft werden.
- transösophageale oder transthorakale Echokardiografie zur Kontrolle der kardialen Pumpfunktion und des Ausschlusses kardialer Pathologien vor Anlage
- vor Kanülierung Gefäßdarstellung der zu punktierenden Gefäße per Ultraschall. Ziel: Ermittlung des Gefäßdurchmessers, anatomische Lage der V. femoralis zur A. femoralis, Ausschluss von Thromben
- aktuelles Labor: Gerinnungsparameter (inklusive Fibrinogen, aktuelle Thrombozytenzahl, arterielle Blutgasanalyse)
- Team-Timeout vor Beginn der Intervention

142.10.2 Kanülierung und Kreisläufe

- Die Kanülierung erfolgt bei einer ECMO-Therapie in der Regel venovenös. Im Gegensatz dazu erfolgt die Kanülierung für eine ECLS in der Regel venoarteriell. Bei Mischbildern zwischen kardialem und pulmonalem Organversagen kann eine venoarterielle Kanülierung sinnvoll sein. In der Kardiochirurgie oder bei isolierter Ausschaltung einer pulmonalen Hypertonie kann eine zentrale Kanülierung am Herzen bzw. den großen intrathorakalen Gefäßen erfolgen [12].
- Die Kanülen sollten nach Ausmessung des Gefäßlumens minimalinvasiv ultraschallgesteuert mit *Seldinger-Technik* platziert werden. Alternativ kann auch eine chirurgische Präparation des Gefäßes erfolgen.
- Zur *venösen Ableitung* des Blutes wird in der Regel die V. femoralis verwendet, alternativ die V. jugularis. Die Kanülen sollte, um eine hohen Fluss bei niedrigem Ansaugdruck zu gewährleisten, einen *entsprechend großen Durchmesser* haben (21–27 French [Fr]) [8]. Der Flusswiderstand sinkt bei größeren Innendurchmesser (1/r4; Hagen-Poiseuille-Gesetz) der Kanüle. Die Länge der Kanüle muss entsprechend dem Punktionsort gewählt werden. Aber auch die Membranoxygenatoren haben einen entscheidenden Einfluss; zwischen den auf dem Markt befindlichen Systemen zeigen sich relevante Unterschiede [9].
- Die *Länge der Kanülen* ist nicht nur anatomisch determiniert, sondern muss bei der venovenösen ECMO-Therapie unter Berücksichtigung der Durchmischung des Blutes (Jetrange) angepasst werden. Entscheidende Faktoren sind hierbei:
  - Abstand zwischen der ansaugenden und rückführenden Kanüle (Soll > 10 cm): Je geringer der Abstand ist, desto reduzierter ist der therapeutische Effekt der ECMO. Das heißt, der Jet der rückführenden Kanüle in der V. cava superior wird von der ansaugenden Kanüle in der V. cava inferior wieder eingesaugt.
  - Zusätzlich wird die Leistung der ECMO durch den Durchmesser der verwendeten Kanülen, das Herzzeitvolumen des Patienten sowie den Blutfluss der ECMO beeinflusst.
- Die rückführende Kanüle wird entsprechend in die V. femoralis oder V. jugularis platziert und sollte mit der Spitze möglichst auf Höhe des rechten Vorhofs liegen. Die abführende Kanüle wird zwischen Bifurkation der V. cava inferior und dem Eingang zum rechten Vorhof platziert.

- Die Anlage hat hygienisch unter *sterilen Kautelen* zu erfolgen. Eine kontinuierliche Kontrolle mittels TTE/TEE sollte aus Sicherheitsgründen zur Vermeidung von Fehlpunktionen und fehlerhafter Anlage der Kanülen während der Kanülierung erfolgen.
- Bei einer Mid- oder Low-Flow-ECMO (S. 968) können auch *Doppellumenkanülen* verwendet werden. Dabei werden verschiedene Konzepte verfolgt.
  - Die Avalon-Doppellumenkanüle (▶ Abb. 142.4) kann nur in der V. jugularis interna angelegt werden. Das Blut wird aus der V. cava superior und inferior jeweils durch Öffnungen angesaugt und über ein zweites Lumen vor dem rechten Vorhof wieder rückgeführt.
    – Es sind Kanülen in den Größen 13, 16 und 19 Fr für Kinder sowie in den Größen 20, 23, 27 und 31 Fr für Erwachsene erhältlich.
    – Die Kanüle muss zwingend unter transösophagealer Echokardiografie (TEE) positioniert werden. In der Anwendung ist zu beachten, dass durch Mobilisation des Patienten das distale Ende nicht in den rechten Vorhof disloziert.
  - Bei einem anderen System (NovaPort twin) ist die Kanüle ähnlich einem Shaldon-Katheter aufgebaut.
    – Die Kanüle kann in der Größe 18 und 22 Fr in der V. jugularis interna sowie in der Größe 24 Fr (27 cm lang) in der V. femoralis platziert werden.
    – Eine Lagekontrolle mittels TEE ist nicht erforderlich.
    – Entscheidend für die Performance ist auch hier der Innendurchmesser der Kanülen. Die 18- und 22-French-Kanülen werden deshalb auch primär nur zur Dekarboxylierung empfohlen.
- Bei der *arteriellen* Kanülierung werden bei erwachsenen Patienten die A. femoralis oder die A. subclavia verwendet.
  - Bei Rückführung des Blutes über die A. femoralis muss das oxygenierte Blut gegen den Auswurf des Herzens zum Gehirn gelangen. Deshalb ist eine Kontrolle der Oxygenierung des hirnversorgenden Blutes über eine arterielle Blutgasanalyse aus dem rechten Arm (z. B. A. radialis oder brachialis) sicherzustellen.
  - Eine zusätzliche Kontrolle der zerebralen Oxygenierung über ein entsprechendes transkutanes Monitoring (z. B. Nahinfrarotspektroskopie; NIRS) wird diskutiert; es existieren jedoch keine gesicherten Daten, die einen Vorteil durch dieses zusätzliche Monitoring belegen.
  - Unabdingbar ist die Sicherstellung der Perfusion der kanülierten Extremität durch eine zusätzliche Kanülierung nach distal (6–8Fr).
  - Bei Kanülierung der A. subclavia ist eine höhere neurologische Komplikationsrate beschrieben. Auch bei dieser Kanülierung muss auf eine ausreichende Perfusion der Extremität geachtet werden. Zusätzlich kann als venoarteriovenöse Variante neben der arteriellen Rückführung beispielsweise über die V. jugularis venös ECMO-Blut rückgeführt werden.

142.11 Mögliche Komplikationen

- Eine ECMO-Therapie kann sowohl mit technischen als auch mit patientenassoziierten Problemen einhergehen.
- Die Inzidenz von Schlauchrupturen liegt gemäß ELSO-Registerdaten (2016) bei 0,2–0,3 %.
- Komplikationen unter ECMO-Therapie sind in ▶ Tab. 142.1 gemäß den ESLO-Registerdaten (2016) aufgeführt. Diese beinhalten aber nicht die Komplikationen bei ECMO-Anlage.

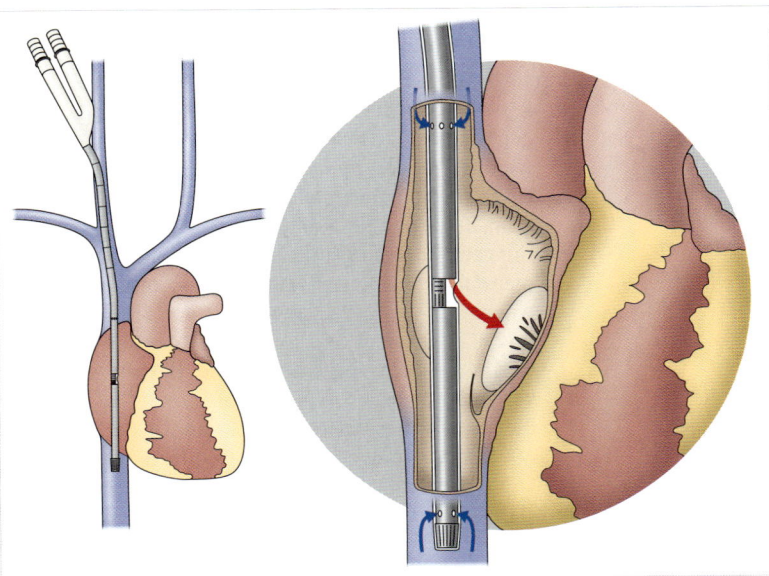

Abb. 142.4 Extrakorporale Membranoxygenierung (ECMO). Avalon-Doppellumenkanüle mit Lage im Herzen (mit freundlicher Genehmigung von Getinge).

Tab. 142.1 Komplikationen unter ECMO-Therapie bei Erwachsenen (nach den Registerdaten der Extracorporeal Life Support Organization 2016 [13]).

Ursache	venovenöse ECMO (%)	venoarterielle ECMO (%)
technisch		
Pumpenfehlfunktion	1,5	0,8
Fehlfunktion des Membranoxygenators	9,1	6,6
patientenassoziiert		
Blutung aus Kanüleneinstichstelle	13,2	18,5
chirurgisch assoziierte Blutung	10,5	20,2
Lungenblutung	6,1	3,1
intrakranielle Blutung	3,9	2,2
intrakranieller Infarkt	2,0	3,8
Nierenversagen (Kreatinin > 3,0 mg/dl)	9,3	12,3
Hyperbilirubinämie (> 2 mg/dl)	8,7	12,2
Infektion	17,5	13,0

ECMO: extrakorporale Membranoxygenierung

142.12 Dokumentation

- Entsprechend einem OP-Bericht sollte der Prozess der Anlage vollständig beschrieben werden:
  - steriles Abwaschen
  - Abdeckung unter sterilen Kautelen
  - sonografisch gesteuerte und kontrollierte Punktion
  - verwendete Kanülen
  - Punktionsort der Kanülen
  - Lage der Kanüle
- In der Krankenakte muss die Verweildauer der Kanülen, die ECMO-Form und die Einstellungen sowie die Durchblutung, Motorik und Sensibilität der perfundierten Extremitäten dokumentiert werden.

142.13 Therapie mit ECMO

- *Steuergrößen Blutfluss und Spülgasfluss:*
  - Der Effekt einer ECMO-Therapie wird durch den *Blutfluss und Spülgasfluss* definiert. Entsprechend der Blutflussraten unterscheidet man: Low- (< 800 ml/Minute), Mid- (< 2400 ml/Minute) und High-Flow-Therapien (> 2400 ml/Minute) [5].

> **Merke**
> Der Blutfluss bestimmt den Grad der Oxygenierung, der Spülgasfluss die Effizienz der Dekarboxylierung [11].

- Das Low-Flow-Verfahren bewirkt primär eine Dekarboxylierung (extrakorporale CO_2-Elimination). Flussraten über 2,4 l/Minute führen zu einer suffizienten Oxygenierung des Blutes; deshalb wird dies als ECMO definiert.
- Zu Beginn der ECMO-Therapie muss der Gasfluss zur Steuerung des Sauerstoffpartialdrucks ($PaCO_2$) mittels wiederholter Blutgasanalysen (BGA) kontrolliert werden. In der Regel wird mit einem Blutfluss- zu Gasflussverhältnis von 1:1 gestartet und BGA-gesteuert eine Anpassung nach Oxygenierung und Dekarboxylierung vorgenommen.
- *Blutfluss/Oxygenierung:*
  - Die Effizienz der Oxygenierung des Blutes hängt vom Blutfluss ab. Je höher der Blutfluss, desto höher ist der Anteil des über die ECMO oxygenierten Blutes im Kreislauf des Patienten.
  - Durch das Herzzeitvolumen (HZV) des Patienten erfolgt bei venovenöser ECMO im rechten Herzen eine Durchmischung des über die ECMO oxygenierten Blutes mit dem venösen Blut des Patienten.
  - In der Regel ist ein Blutfluss der ECMO von > 60 % des HZV des Patienten für eine vollständige extrakorporale Oxygenierung erforderlich (Sauerstoffsättigung; SaO_2 > 90 %).
  - Wichtig: Für die Sauerstoffversorgung des Patienten ist das *Sauerstoffangebot* (DO_2) entscheidend. Es berechnet sich vereinfacht aus HZV × SaO_2 × Hb. Die SaO_2 unter ECMO-Therapie berechnet sich somit aus der Durchmischung von ECMO-HZV zu Patienten-HZV.
  - Gemäß der ELSO-Empfehlung 1.4 aus 2017 wird eine Sauerstoffsättigung von 80 % bei einem Hämatokrit von 40 % als ausreichend sicheres Sauerstoffangebot beschrieben (https://www.elso.org/Resources/Guidelines.aspx).
  - Die Steuerung der minimal zu tolerierenden Hämoglobinkonzentration sollte nach den Parametern Sauerstoffangebot und Laktat erfolgen. In der Praxis sind deshalb zum Teil deutlich niedrigere Hb-Werte tolerabel.
- *Spülgasfluss/Dekarboxylierung:*
  - Für eine Dekarboxylierung über den Membranoxygenatoren sind Spülgasflüsse von 1–10 l/Minute notwendig. Je niedriger der pH-Wert und je höher der $PaCO_2$, desto höher ist die CO_2-Abgabe über die Membran. Zu Beginn der ECMO-Therapie muss der Gasfluss zur Steuerung des $paCO_2$ durch Blutgasanalyse mehrfach kontrolliert werden. In der Regel wird mit einem Blut- zu Gasflussverhältnis von 1:1 gestartet und BGA-gesteuert eine Anpassung des Blut- und Gasflusses nach Oxygenierung und Dekarboxylierung vorgenommen.
  - Bei venovenösen ECMO-Systemen wird als Spülgas 100 % Sauerstoff verwendet. Bei venoarteriellen ECMO-Systemen wird hingegen der Sauerstanteil

über einen Mischer geregelt, so dass nach Bedarf 21–100 % Sauerstoff als Spülgas verwendet werden kann.
- *Antikoagulation:*
  - Bei Verwendung von heparinbeschichteten Kanülen sind alle Oberflächen des extrakorporalen Systems mit Heparin beschichtet. Dennoch muss eine Antikoagulation des Systems durchgeführt werden.
    – Als Standard wird eine Antikoagulation mit *Heparin* verwendet (Ziel-aPTT: 50–55 Sekunden; aPTT: aktivierte partielle Thromboplastinzeit).
    – Bei entsprechend hohem Blutungsrisiko des Patienten, z. B. bei schwerem Polytrauma oder akuter Blutungsneigung, kann im High-Flow-Bereich in den ersten 24 Stunden unter entsprechender Risikoabwägung auf eine Antikoagulation verzichtet werden.
    – Als alternative Antikoagulation, vor allem bei Verdacht auf eine heparininduzierte Thrombozytopenie II, ist die Therapie mit dem direkten Thrombininhibitor *Argatroban* möglich. Aufgrund des kritischen Krankheitszustands der Patienten ist eine engmaschige Kontrolle der aPTT erforderlich, da der Abbau des Präparats im Organismus sehr unterschiedlich erfolgt.

142.14 Quellenangaben

[1] Abetz V, Brinkmann T, Dijkstra M et al. Developments in membrane research: from material via process design to industrial application. Advanced Engineering Materials 2006; 5:328–358
[2] Bein T, Weber-Carstens S, Goldmann A et al: Lower tidal volume strategy (approximately 3 ml/kg) combined with extracorporeal CO2 removal versus „conventional" protective ventilation (6 ml/kg) in severe ARDS: the prospective randomized Xtravent-study. Intensive Care Med 2013; 5: 847–856
[3] Combes A, Hajage D, Capellier G et al: Extracorporeal membrane oxygenation for severe acute respiratory distress syndrome. N Engl J Med 2018; 21: 1965–1975
[4] Fallon SC, Shekerdemian LS, Olutoye OO et al. Initial experience with single-vessel cannulation for venovenous extracorporeal membrane oxygenation in pediatric respiratory failure. Pediatr Crit Care Med 2013; 4: 366–373
[5] Gattinoni L, Kolobow T, Tomlinson T et al. Control of intermittent positive pressure breathing (IPPB) by extracorporeal removal of carbon dioxide. Br J Anaesth 1978; 8: 753–758
[6] Hill JD, O'Brien TG, Murray JJ et al. Prolonged extracorporeal oxygenation for acute post-traumatic respiratory failure (shock-lung syndrome). Use of the Bramson membrane lung. N Engl J Med 1972; 12: 629–634
[7] Hoeper MM, Wiesner O, Hadem J, Wahl O, Suhling H, Duesberg C, Sommer W, Warnecke G, Greer M, Boenisch O et al: Extracorporeal membrane oxygenation instead of invasive mechanical ventilation in patients with acute respiratory distress syndrome. Intensive care medicine 2013, 39(11):2056–2057
[8] Laffey JG, Bellani G, Pham T et al. Potentially modifiable factors contributing to outcome from acute respiratory distress syndrome: the LUNG SAFE study. Intensive Care Med 2016; 12: 1865–1876
[9] Lehle K, Philipp A, Muller T et al. Flow dynamics of different adult ECMO systems: a clinical evaluation. Artificial Organs 2014; 5: 391–398
[10] Rehder KJ, Turner DA, Cheifetz IM. Extracorporeal membrane oxygenation for neonatal and pediatric respiratory failure: an evidence-based review of the past decade (2002–2012). Pediatr Crit Care Med 2013; 9: 851–861
[11] Schmidt M, Tachon G, Devilliers C et al: Blood oxygenation and decarboxylation determinants during venovenous ECMO for respiratory failure in adults. Intensive Care Med 2013; 5: 838–846
[12] Strueber M, Hoeper MM, Fischer S et al. Bridge to thoracic organ transplantation in patients with pulmonary arterial hypertension using a pumpless lung assist device. Am J Transplant 2009; 4: 853–857
[13] Thiagarajan RR, Barbaro RP, Rycus PT et al. Extracorporeal life support organization registry international report 2016. ASAIO Journal 2017; 1: 60–67
[14] Wiesner O, Hadem J, Sommer W et al. Extracorporeal membrane oxygenation in a nonintubated patient with acute respiratory distress syndrome. Eur Respir J 2012; 5: 1296–1298

142.15 Literatur zur weiteren Vertiefung

[1] AWMF S 3-Leitlinie Invasive Beatmung und Einsatz extrakorporaler Verfahren bei akuter respiratorischer Insuffizienz: Register-Nr. 001/021. Im Internet: https://www.awmf.org/leitlinien/detail/ll/001-021.html
[2] Extracorporeal Life Support Organization (ELSO). Guidelines for Adult Respiratory Failure, August 2017. Im Internet: https://www.elso.org/Resources/Guidelines.aspx

142.16 Wichtige Internetadressen

- http://ardsnetzwerk.de
- Extracorporeal Life Support Organization – ECMO and ECLS > Home: http://www.elso.org

143 Extrakorporale CO_2-Elimination

Johannes Bickenbach, Gernot Marx

143.1 Steckbrief

Die akute respiratorische Insuffizienz ist ein häufiges Syndrom mit der Erfordernis der maschinellen Beatmung. Vor allem bei der schweren, therapierefraktären respiratorischen Azidose ist die extrakorporale CO_2-Elimination eine mögliche Therapieoption, um prognostisch limitierende, beatmungsassoziierte Komplikationen (Zwerchfellschädigungen, Schädigungen des Lungengewebes, Pneumonie) zu minimieren. Wenngleich pathomechanistisch völlig plausibel, stehen der Anwendung therapieassoziierte Komplikationen wie Blutungen und Ischämien gegenüber, die hinsichtlich des klinischen Nutzens abzuwägen sind. Der prognostische Effekt der extrakorporalen CO_2-Entfernung im Hinblick auf das klinische Outcome ist bisher nicht eindeutig belegt. Der Einsatz sollte Spezialzentren vorbehalten sein, in denen das Behandlungsteam entsprechend geschult ist und weitreichende Infrastrukturen und Ressourcen, auch für den Umgang mit Komplikationen, vorliegen.

143.2 Synonyme

- respiratory extracorporeal life support
- extracorporeal CO_2 Elimination

143.3 Keywords

- extracorporeal CO_2 removal (ECCO$_2$R)
- respiratory extracorporeal life support
- extracorporeal CO_2 elimination
- maschinelle Beatmung
- respiratorische Insuffizienz
- akutes Lungenversagen
- lungenprotektive Beatmung
- ventilatorinduzierte Lungenschädigung

143.4 Definition

- Bei der Anwendung extrakorporaler CO_2-Eliminationssysteme (extracorporeal CO_2 removal, ECCO$_2$R) bei Patienten mit schwerer Hyperkapnie und akutem Lungenversagen erfolgt ein Teil des Gasaustauschs über einen künstlichen Membranoxygenator. Da CO_2 im Vergleich zu O_2 eine weitaus höhere Diffusionskapazität besitzt, reichen Blutflüsse von etwa 800–1500 ml/Minute aus, um eine suffiziente Dekarboxylierung zu erreichen.
- Rein technisch wird zwischen arteriovenösen und venovenösen Verfahren unterschieden.

143.5 Indikationen

- Das Erkennen einer akuten respiratorischen Insuffizienz sowie die Behandlung der zugrunde liegenden Ursache sind essenziell, weil sich daraus unterschiedliche Folgerungen sowohl für die Beatmungstherapie als auch für die Beatmungsentwöhnung (Weaning) ergeben.
- Entsprechend den vorliegenden Störungen des pulmonalen Gasaustauschs wird zwischen einer *hypoxisch* und einer *hyperkapnisch* bedingten, akuten respiratorischen Insuffizienz (ARI) unterschieden, je nachdem, welches Leitsymptom führend ist.
  - Das *hypoxisch bedingte Versagen* wird meist ausgelöst durch Atelektasenbildung im Rahmen eines akuten Lungenversagens (acute respiratory distress syndrome, ARDS), in dessen Folge die kollabierten Lungenareale nicht mehr ventiliert, aber weiterhin perfundiert werden, so dass nicht oxygeniertes Blut aus der Lunge in den systemischen Blutkreislauf gelangt und dort den arteriellen Sauerstoffgehalt reduziert.
  - Die *Hyperkapnie* hingegen ist in der Regel Ausdruck einer gestörten Atemarbeit, also einer Überlastung der Atemmuskulatur, die zu einer Störung der Ventilation führt.
    - Oft zeigt sich bei solchen Patienten bereits trotz Einsatzes der gesamten Atemhilfsmuskulatur eine respiratorische Erschöpfung mit flacher schneller Atmung (rapid shallow breathing) mit einer in der Blutgasanalyse nachweisbaren respiratorischen Azidose.
    - Ursache für die hyperkapnisch bedingte ARI sind generell alle Störungen der Atempumpe, also sowohl Störungen im Atemzentrum, Störungen der nervalen Steuerung (beispielsweise bei neuromuskulären Erkrankungen) als auch der Atemmuskulatur sowie des knöchernen Thorax. Im Besonderen, da am häufigsten vorkommend, ist die chronisch-obstruktive Lungenerkrankung (COPD) zu nennen, dessen akute Exazerbation wohl die häufigste Ursache darstellt.
- Beide Leitsymptome der ARI haben natürlich unterschiedliche Implikationen für die *Beatmungstherapie*, allerdings treten sie nicht gänzlich isoliert auf. Beispielsweise kann eine hyperkapnische respiratorische Insuffizienz im Rahmen einer ARI als Folge einer primären hypoxischen Insuffizienz auf dem Boden einer Pneumonie entstehen, wenn die kompensatorische Hyperventilation im Verlauf zu einer respiratorischen Erschöpfung führt.
  - Bei führender *Hyperkapnie* ist hinsichtlich der Beatmungstherapie die *nicht invasive Beatmung* (non-invasive ventilation, NIV) Therapie der ersten Wahl, um

eine gestörte Atempumpe zu unterstützen. Durch die maschinelle Druckunterstützung wird insbesondere die diaphragmale Atemarbeit reduziert [12]. Entscheidend für den Erfolg der Behandlung ist vor allem der frühzeitige Einsatz der NIV.
- Die NIV kann bei einem breiten und heterogenen Patientengut zum Einsatz kommen und ist fester Bestandteil bei unterschiedlichen Behandlungspfaden der ARI. Folglich kann auch bei einer beginnenden *Hypoxie* zunächst versucht werden, die Belüftung der Lunge durch den Einsatz einer NIV zu verbessern [13].
- Bei milden Formen kann zwar ein Therapieversuch mittels NIV unternommen werden [2], bei ausgeprägten Formen eines Lungenversagens mit großem Anteil von Atelektasen ist für das Wiedereröffnen (Recruitment) solcher Lungenareale allerdings ein kontinuierlicher Atemwegsdruck mittels *invasiver Beatmung* erforderlich, und eine erforderliche Intubation zur Durchführung einer invasiven Beatmung sollte nicht verzögert werden [2].

Merke
Die *invasive Beatmungstherapie* ist ein Eckpfeiler in der Intensivmedizin mit äußerst hoher klinischer Relevanz, weil sie oft vital indiziert, gleichzeitig jedoch mit Risiken und Komplikationen assoziiert ist.

- Eine länger andauernde, invasive Beatmung kann das Outcome der Patienten deutlich verschlechtern [6], weil Zwerchfellschädigungen (ventilator induced diaphragmatic dysfunction, VIDD), mechanisch bedingte Schädigungen des Lungengewebes (ventilator induced lung injury, VILI) und tubusassoziierte Infektionen (ventilator induced pneumonia, VAP) drohen (▶ Abb. 143.1).

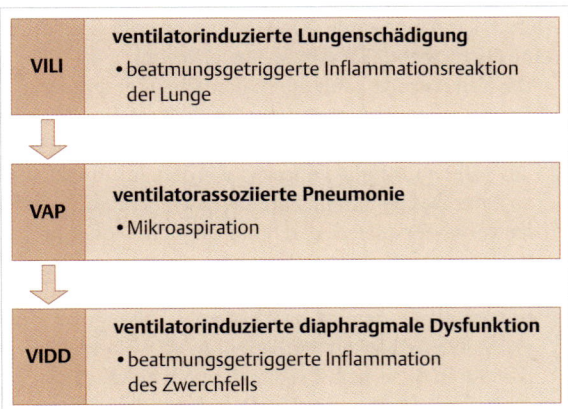

Abb. 143.1 Invasive Beatmung. Risiken und Schädigungsmechanismen.

- Vor allem die mechanische Schädigung der Lunge kann nur minimiert werden, wenn durch die Anwendung niedriger Tidalvolumina und einer Limitierung der Beatmungsdrücke eine *lungenprotektive Beatmung* sichergestellt wird, weil nur hierdurch evident eine Reduktion der Mortalität erzielt werden kann [3].
  - Die Anwendung eines *Tidalvolumens von 6 ml/kgKG* ist derzeit als eine der wenigen evidenzbasierten Leitlinien für die Behandlung von Patienten mit akutem Lungenversagen implementiert und bildet heute die Grundlage für das Konzept der lungenprotektiven Beatmung.
  - In neueren Studien konnte zudem gezeigt werden, dass vor allem die *Reduktion der Druckamplitude* (driving pressure) zwischen Inspirations- und Exspirationsdruck die Mechanismen des VILI reduzieren und somit die Prognose der Patienten verbessern kann [1]. In Bezug auf die klinische Anwendung bedeutet die Reduktion der Druckamplitude (vor allem durch Limitierung des Plateaudrucks) eine Abnahme des Atemminutenvolumens unter Inkaufnahme einer möglichen CO_2-Retention.
  - Insbesondere beim schweren ARDS wird die so genannte permissive Hyperkapnie toleriert, solange keine schwere respiratorische Azidose vorliegt. Bei drohenden Nebenwirkungen (pH-Wert < 7,2) (Herzrhythmusstörungen, verminderte Katecholaminwirkung, vaskuläre Nebenwirkungen etc.) sollte eine extrakorporale CO_2-Elimination erwogen werden [9], um zugunsten der Lungenprotektion geringe Tidalvolumina < 6 ml/kgKG einstellen zu können.

143.6 Kontraindikationen

- *arteriovenöse Verfahren:*
  - schwere arterielle Verschlusskrankheit als Vorerkrankung
  - schwere hämodynamische Instabilität
  - myokardiales Pumpversagen
- *venovenöse Verfahren:*
  - schwerste moribunde Krankheitsbilder mit eingeschränkter Prognose
  - Hirnblutungen
  - klinische Entitäten, die eine therapeutische Antikoagulation erfordern
  - hypoxisch bedingte Hirnschädigungen

143.7 Aufklärung und spezielle Risiken

- Die extrakorporale CO_2-Elimination ist eine sehr invasive Maßnahme, bei der großlumige Kanülen in Femoral- oder halsnahe Gefäße eingebracht werden; insofern besteht ein hohes Risiko für *gefäßassoziierte Verletzungen*

(Blutungen, Thrombosen, Dissektionen) und Komplikationen (arterielle Beinischämien).
- Die extrakorporale CO_2-Elimination kommt als Rescueversuch bei invasiv beatmeten Patienten mit akutem Lungenversagen zum Einsatz. Das akute Lungenversagen selbst ist mit einer Sterblichkeitsrate von 30–40 % assoziiert. Allein hieraus kann sich eine eingeschränkte Prognose ergeben.
- Die extrakorporale CO_2-Elimination ist letztlich nur ein Bridgingverfahren, um eine lungenprotektive Beatmung zu ermöglichen und der Lunge Zeit zur Heilung zu ermöglichen

143.8 Präoperative/präinterventionelle Diagnostik

- *arteriovenöse CO_2-Elimination:*
  - Für die Kanülierung der Femoralgefäße werden auf arterieller Seite 13- bis 15-F-Kanülen, auf venöser Seite 15- bis 17-F-Kanülen verwendet. Nachteilig ist vor allem die arterielle Kanülierung, weil aufgrund der Teilverlegung der arteriellen Strombahn Ischämien drohen. Deshalb ist unbedingt eine *Sonografie* der zu kanülierenden Gefäße durchzuführen; auf ein verbleibendes Restlumen von mindestens 30 % der Arterie ist zu achten, um das Risiko für Ischämien zu minimieren.
  - Da der künstlich angelegte Shunt zu einer deutlichen Reduktion des peripheren Gefäßwiderstands führen kann, sollte zur Beurteilung der myokardialen linksventrikulären Pumpfunktion vorher unbedingt eine *Echokardiografie* erfolgen.
- *venovenöse CO_2-Elimination:*
  - Venovenöse und damit pumpengetriebene Verfahren rücken zunehmend in den Fokus der Therapie zur extrakorporalen CO_2-Elimination, weil sie weitaus besser über den Blutfluss regulierbar sind.
  - Entzug und Rückgabe erfolgen im venösen System, die Kanülierung kann beispielsweise auch über eine in die V. jugularis interna eingeführte *Doppellumenkanüle* erfolgen. Hier ist entscheidend, dass die Kanülenlage exakt überprüft wird, da das Rückgabevolumen der Kanüle, die das oxygenierte Blut abgibt, senkrecht zur Trikuspidalklappe positioniert sein muss. Das Einbringen solcher Doppellumenkanülen muss folglich unbedingt unter *Echokardiografiekontrolle* erfolgen.

Merke
Der Patient muss entsprechend gelagert werden, um optimale Bedingungen zur Punktion der Leisten- und Halsgefäße zu überprüfen.

- Venovenöse, pumpengetriebene Verfahren erfordern eine therapeutische *Antikoagulation*. Vor der Durchführung sollten mittels Computertomografie eine relevante zerebrale Blutung (aber auch andere große Blutungen) sowie hypoxisch bedingte Hirnschädigungen ausgeschlossen werden.

143.9 Material

- Intensivrespirator
- hämodynamisches Monitoring
- erweitertes hämodynamisches Monitoring
- Sonografie
- Echokardiografie
- regelmäßige, engmaschige Blutgasanalysen

143.10 Durchführung

- *Arteriovenöse* Verfahren sind *pumpenlose* Technologien, bei denen der arteriovenöse Druckgradient für den Blutfluss durch einen *Membranoxygenator* genutzt wird.
  - Hierbei erfolgt hierbei die Kanülierung der A. und V. femoralis; der Oxygenator wird zwischen dieser arteriovenösen Shuntverbindung zwischengeschaltet.
  - Der Oxygenator hat eine Gesamtoberfläche von 1,2 m^2 (Interventional Lung Assist, ILA; Xenios AG Heilbronn) und ermöglicht pumpenlos eine effiziente CO_2-Elimination von – je nach Gasfluss – bis zu 60 % [10].
  - Ein großer Vorteil des Systems ist die *Heparinbeschichtung* der gesamten Oberflächen, so dass für das ILA prinzipiell keine systemische Heparinisierung erforderlich ist. Da keine Pumpe vorliegt, ist zudem das „Bluttrauma" für Thrombozyten und Erythrozyten sehr gering.
- *Venovenöse* Verfahren sind *pumpengetrieben* (mittels Zentrifugal- oder Axialpumpe); je nach Höhe des Blutflusses kann eine reine CO_2-Elimination oder zusätzlich eine ausreichende Oxygenierung erfolgen.
  - Die Kanülierung kann durch juguläre oder femorale *Doppellumenkanülen* in einer Größe zwischen 20 und 24F erfolgen. Hiermit können in der Regel Blutflüsse um 1000 ml/Minute generiert werden. Als Alternative zu einer Doppellumenkanüle werden *einlumige Kanülen* verwendet, bei denen femorofemorale oder jugulofemorale Zugänge verwendet werden.
  - Wenngleich das Punktionsrisiko bzw. kanülenbedingte Komplikationen erfahrungsgemäß seltener sind, ist die Mobilisierbarkeit der Patienten im weiteren Verlauf durch diese Kanülierung deutlich eingeschränkt.
  - Als weiteres Verfahren existieren *Low-Flow-Systeme*, bei denen Gasaustauschfilter in einen venovenösen Dialysekreislauf integriert werden. Hierbei sind allerdings lediglich Blutflüsse um etwa 300–500 ml/Minute zu generieren, so dass die CO_2-Eliminationskapazi-

tät mit etwa 30 % deutlich limitiert ist [7] und höhere Blutflüsse von etwa 1000 ml/Minute angestrebt werden sollten, um eine suffiziente Eliminationsrate von etwa 60 % zu erzielen [8]. Damit sind die Low-Flow-Systeme nur sehr limitierten klinischen Fragestellungen vorbehalten.

143.10.1 Vor Beginn des Eingriffs

- Lagerungsbedingungen des Patienten überprüfen
- sterile Kautelen
- Sonografiebereitschaft

143.11 Mögliche Komplikationen

- Blutungen
- Thrombosen
- Dissektionen
- arterielle Beinischämien

143.12 OP-Bericht

- Folgendes sollte dokumentiert werden:
  - Kanülengröße
  - Punktionsort
  - Kanülierungsbedingungen (Punktion versus offen chirurgische Freilegung des Gefäßes)

143.13 Ergebnisse

- Die extrakorporale CO_2-Elimination ist auf vielen Intensivstationen eine etablierte Maßnahme bei Patienten mit schwerster respiratorischer Azidose. Neben dem Einsatz bei akutem Lungenversagen ist eine weitere mögliche Indikation die Exazerbation der COPD. Bei einzelnen Patienten, die ein NIV-Versagen zeigen, kann durch den Einsatz der extrakorporalen CO_2-Elimination eine Intubation verhindert werden. In jedem Fall müssen Nutzen und Risiken gut gegeneinander abgewogen werden. Eine extrakorporale CO_2-Elimination sollte nur in speziellen, darauf geschulten Behandlungszentren durchgeführt werden, um die damit assoziierten Komplikationen weitestgehend zu minimieren.
- Die Datenlage für den Einsatz bei COPD ist bisher noch sehr gering.
  - Eine Metaanalyse aus dem Jahre 2015 zeigte in Studien mit sehr geringen Fallzahlen eine sichere Anwendung und das sichere Verhindern von Intubationen, allerdings liegen keine belastbaren Zahlen zur signifikanten Verbesserung der Sterblichkeitsrate vor. Die Komplikationsrate, insbesondere mit Blutungskomplikationen, war in dieser Metaanalyse gravierend hoch [11].
  - In einer prospektiven Untersuchung (ECLAIR-Studie) wurde überprüft, ob bei Patienten mit akuter Exazerbation der COPD die Intubation zu vermeiden war mit der Rationale, beatmungsassoziierte Komplikationen zu reduzieren [5]. Von 25 Patienten in der Gruppe mit extrakorporaler CO_2-Elimination nach NIV-Versagen konnte nur in 56 % der Fälle eine Intubation verhindert werden. Ursachen hierfür waren gleichzeitig bestehende Hypoxien sowie relevante Blutungskomplikationen. Die untersuchte 90-Tage-Mortalität zeigte ebenfalls keinen Unterschied in der Patientengruppe mit extrakorporaler CO_2-Elimination verglichen mit der Kontrollgruppe konventionell behandelter Patienten (Intubation nach NIV-Versagen).
  - Abschließend bleibt festzuhalten, dass größere, randomisierte Studien die Effektivität der extrakorporalen CO_2-Elimination überprüfen müssen, um das Potenzial, Intubationen und Langzeitbeatmungen zu vermeiden, gegenüber der hohen Komplikationsrate abzuwägen.
- In der Xtravent-Studie, der ersten prospektiven Studie im Hinblick auf die Lungenprotektion, wurde die konventionelle lungenprotektive Beatmung mit der Strategie sehr kleinen Tidalvolumina (ca. 3 ml/kgKG), kombiniert mit einer extrakorporalen CO_2-Elimination, verglichen. Primäres Outcome waren die Anzahl der beatmungsfreien Tage.
- Wenngleich sich kein Unterschied zwischen den Studiengruppen ergab, zeigte sich zumindest in einer Post-hoc-Analyse, dass in einer Subgruppe von Patienten mit einer schlechteren Oxygenierung ($paO_2/FiO_2 \leq 150$) ein signifikant höherer Anteil beatmungsfreier Tage nach 60 Tagen erreicht werden konnte [4].

143.14 Quellenangaben

[1] Amato MB, Meade MO, Slutsky AS et al. Driving pressure and survival in the acute respiratory distress syndrome. N Engl J Med 2015; 8: 747–755

[2] ARDS Definition Task Force, Ranieri VM, Rubenfeld GD et al. Acute respiratory distress syndrome: the Berlin Definition. JAMA 2012; 307: 2526–2533

[3] ARDS Network. Ventilation with lower tidal volumes as compared with traditional tidal volumes for acute lung injury and the acute respiratory distress syndrome. N Engl J Med 2000; 342: 1301–1308

[4] Bein T, Weber-Carstens S, Goldmann A et al. Lower tidal volume strategy (≈3 ml/kg) combined with extracorporeal CO2 removal versus "conventional" protective ventilation (6 ml/kg) in severe ARDS: the prospective randomized Xtravent-study. Intensive Care Med 2013; 39: 847–856

[5] Braune S, Sieweke A, Brettner F et al. The feasibility and safety of extracorporeal carbon dioxide removal to avoid intubation in patients with COPD unresponsive to noninvasive ventilation for acute hypercapnic respiratory failure (ECLAIR study): multicentre case-control study. Intensive Care Med 2016; 9: 1437–1444

[6] Esteban A, Anzueto A, Frutos F et al. Mechanical Ventilation International Study Group. Characteristics and Outcomes in adult patients receiving mechanical ventilation: a 28-day international study. JAMA 2002; 287: 345–355

[7] Jeffries RG, Lund L, Frankowski B et al. An extracorporeal carbon dioxide removal ($ECCO_2R$) device operating at hemodialysis blood flow rates. Intensive Care Med Exp 2017; 1: 41

[8] Karagiannidis C, Kampe KA, Sipmann FS et al. Veno-venous extracorporeal CO2 removal for the treatment of severe respiratory acidosis: pathophysiological and technical considerations. Crit Care 2014; 3: R124

[9] Moerer O, Hahn G, Quintel M. Lung impedance measurements to monitor alveolar ventilation. Curr Opin Crit Care 2011; 3: 260–267

[10] Muller T, Lubnow M, Philipp A et al. Extracorporeal pumpless interventional lung assist in clinical practice: determinants of efficacy. Eur Respir J 2009; 33: 551 – 558

[11] Sklar MC, Beloncle F, Katsios CM et al. Extracorporeal carbon dioxide removal in patients with chronic obstructive pulmonary disease: a systematic review. Intensive Care Med 2015; 10: 1752–1762

[12] Vitacca M, Ambrosino N, Clini E et al. Physiological response to pressure support ventilation delivered before and after extubation in patients not capable of totally spontaneous autonomous breathing. Am J Respir Crit Care Med 2001; 164: 638–641

[13] Westhoff M, Schönhofer B, Neumann P et al. Noninvasive Mechanical Ventilation in Acute Respiratory Failure. Pneumologie 2015; 12: 719–756

143.15 Literatur zur weiteren Vertiefung

[1] S 3-Leitlinie Invasive Beatmung und Einsatz extrakorporaler Verfahren bei akuter respiratorischer Insuffizienz. AWMF-Register Nr. 001/021. Im Internet: http://www.awmf.org/uploads/tx_szleitlinien/001-021l_S 3_Invasive_Beatmung_2017–12.pdf

144 Hyperbare Oxygenierung

Thorsten Janisch, Holger Schöppenthau

144.1 Steckbrief

Die hyperbare Oxygenierung (HBO) ist ein Therapieverfahren, bei dem ein Patient unter deutlich erhöhtem Umgebungsdruck in einer Druckkammer reinen Sauerstoff atmet. Wesentliche, sich daraus ergebende Effekte sind: Verbesserung der Gewebe-Sauerstoffversorgung, Verkleinerung von Gasblasen, Abschwellung, Schutz vor Reperfusionsschäden, Förderung der Wund- und Knochenheilung, Unterstützung der Infektabwehr und Kohlenmonoxidverdrängung vom Hämoglobin und Zytochrom.

144.2 Synonyme

- hyperbare Sauerstofftherapie
- HBO-Therapie
- HBOT
- Druckkammertherapie
- Sauerstoff-Überdruckbehandlung

144.3 Keywords

- hyperbare Oxygenierung
- HBO
- HBOT
- hyperbaric oxygen therapy
- Druckkammer
- Überdruckkammer
- hyperbaric chamber

144.4 Definition

- Bei Atmung von reinem Sauerstoff (100 %) unter deutlich erhöhtem Umgebungsdruck in einer Druckkammer kommt es zu folgenden Effekten:
  - *Verbesserung der Gewebe-Sauerstoffversorgung*: Dem Druck direkt proportional ist die Steigerung der Menge physikalisch gelösten Sauerstoffs im Blut (Gasgesetz von Henry) mit nachfolgend deutlich verlängerter Diffusionsstrecke des Sauerstoffs im Gewebe.
  - *Verkleinerung von Gasblasen*: Mit steigendem Druck verringert sich das Volumen einer festen Gasmenge (Gesetz von Boyle-Mariotte). In der Blase befindliches Gas geht zudem bei steigendem Druck stärker in Lösung (Gesetz von Henry). Gasblasen in Blut und Gewebe lassen sich durch Erhöhung des Umgebungsdrucks deutlich verkleinern und schneller auflösen.
  - *Abschwellung*: In Blutgefäßen mit hohem Sauerstoffgehalt kommt es zur Vasokonstriktion mit geringerem Flüssigkeitsaustritt aus der Blutbahn in das Gewebe und relativ verstärkter Flüssigkeitswiederaufnahme in die Blutbahn. Dies fördert die raschere Resorption von Ödemen.
  - *Schutz vor Reperfusionsschäden*: Die Granulozytenadhäsion an die Venolenwand als wichtiger ursächlicher Faktor bei der Triggerung eines Endothelschadens bei der Reperfusion zuvor ischämischer Gewebe wird vermindert. Der Reperfusionsschaden kann damit unter Umständen abgeschwächt bzw. verhindert werden.
  - *Förderung der Wund- und Knochenheilung*: Wichtige sauerstoffabhängige Prozesse bei der Wund- und Knochenheilung lassen sich gerade in nicht ausreichend mit Sauerstoff versorgten Geweben (Problemwunden, z. B. bei Minderperfusion) durch gezielte Anhebung des Sauerstoffdrucks stimulieren und steigern.
  - *Unterstützung der Infektabwehr*: Sauerstoff hat dosisabhängig direkt bakterizide Effekte auf Anaerobier, unspezifische bakteriostatische Effekte auch auf verschiedene Aerobier, erhöht die Phagozytoseleistung von polymorphkernigen Granulozyten und Makrophagen und hemmt in hoher Dosis die Toxinproduktion von Clostridien (bei Gasbrand).
  - *Kohlenmonoxidverdrängung vom Hämoglobin*: Die massive Erhöhung des physikalisch im Blut gelösten Sauerstoffs führt zu einer kompetitiven Verdrängung von an Hämoglobin und intramitochondriale Zytochrome gebundenem Kohlenmonoxid (CO) und damit zu einer beschleunigten CO-Elimination und verbesserten Oxygenierung der Gewebe.

144.5 Indikationen

- *Tauchunfall/Dekompressionserkrankung:*
  - Wenn eine stärkere Blasenbildung nach dem Tauchen zu klinischen Symptomen (Hauterscheinungen, Gelenk- oder Muskelschmerzen, Schwindel, neurologischen Ausfällen und Ähnlichem) führt, sollte schnellstmöglich eine Druckkammerbehandlung mit hyperbarer Oxygenierung (HBO) durchgeführt werden.
- *arterielle Gasembolie:*
  - Eine rasch durchgeführte HBO führt zur schnellen Auflösung der perfusionsblockierenden Gasblasen und Freigabe der Strombahn.
- *Kohlenmonoxidintoxikation:*
  - Bei deutlicher kardialer oder neurologischer Vergiftungssymptomatik ist unabhängig vom CO-Hämoglobin-Spiegel (CO-Hb) im Blut eine schnellstmögliche HBO zur Verhinderung hypoxischer Schäden anzu-

streben. Bei leichter Symptomatik (Kopfschmerzen, Schwindel) kann darauf eventuell verzichtet werden.
  - Die Indikation zur HBO ist bei Schwangeren aufgrund der erhöhten Gefährdung des Fetus unabhängig von der Symptomatik und dem CO-Hb-Spiegel der Mutter großzügig zu stellen.
- *anaerobe und schwere Mischinfektionen:*
  - Die klassische Indikation für eine HBO ist der Gasbrand (clostridiale Myonekrose). HBO bewirkt hierbei die Hemmung der clostridialen Toxinproduktion und eine zusätzlich zur Antibiotikatherapie wirkende Bakterizidie.
  - Andere wichtige Indikationen sind nekrotisierende Weichteilinfektionen (z. B. nekrotisierende Fasziitis, Fournier-Gangrän), bei denen das Ausmaß der Nekrotisierung begrenzt werden kann, sowie multiple oder tief gelegene Hirnabszesse, die durch Antibiotika und chirurgische Prozeduren nur schwer erreichbar sind.
- *Crushverletzungen:*
  - Bei offenen Frakturen mit ausgedehntem Weichteilschaden (Gustilo Typ 3B und 3C) kann die HBO Nekrosen begrenzen und das Infektionsrisiko senken.
- *Radionekrosen:*
  - Bestrahltes Gewebe (Weichgewebe und Knochen) zeigt durch Hypoperfusion und Hypoxie oft ein vermindertes Wundheilungspotenzial, das durch kontinuierliche und regelmäßige Durchführung der HBO verbessert werden kann.
  - Gute Erfahrungen gibt es vor allem in den Problembereichen Mandibula, Harnblase, Rektum.
- *diabetisches Fußsyndrom:*
  - Eine diabetische Makro- und Mikroangiopathie führt durch Fehlbelastung oder Verletzung häufig zu schlecht heilenden, chronischen und oft superinfizierten Wunden mit nachfolgender Amputation.
  - Bei Ausschöpfung der konventionellen Behandlungsmethoden (Gefäßchirurgie, entlastendes Schuhwerk, Blutzuckereinstellung, chirurgische und konservative spezifische Wundbehandlung) kann eine zusätzliche HBO eine Wundheilung ermöglichen und Amputationen verhindern.
- *ischämische Ulzerationen:*
  - Problemwunden, die auf chronischer Minderperfusion und Gewebehypoxie beruhen (z. B. periphere arterielle Verschlusskrankheit), können bei erhaltener minimaler Restperfusion durch konsequente HBO für eine Wundheilung ausreichend oxygeniert werden.
- *akuter Hörsturz:*
  - Ein akuter idiopathischer Hörverlust lässt sich insbesondere innerhalb der ersten 2 Wochen oft erfolgreich mit HBO behandeln; 4 Wochen nach Ereignis sinken die Heilungsraten deutlich.
- *Femurkopfnekrosen und andere aseptische Knochennekrosen:*
  - In den initialen Stadien einer aseptischen Knochennekrose können konventionelle multidisziplinäre Therapieansätze (z. B. Entlastung, Physiotherapie, Nikotinabstinenz, ggf. auch Knochenbohrung) sinnvoll und erfolgreich durch regelmäßige HBO-Sitzungen unterstützt werden, die ein beschleunigtes Remodelling des Knochens bewirken.
- *therapierefraktäre chronische Osteitis/Osteomyelitis:*
  - Ergänzend zur operativen Sanierung und Antibiotikagabe lässt sich durch mehrwöchige HBO-Therapie eventuell langfristig eine Keimfreiheit erzielen.
- *gefährdete Lappenplastiken und Transplantate:*
  - Die HBO dient hierbei zur Konditionierung des Empfängerbetts bei schwierigen lokalen Verhältnissen (z. B. bestrahltes Gewebe) und ausreichender Oxygenierung kritischer Lappen bei umschriebenen mikrovaskulären Perfusionsproblemen.
- *Verbrennungen:*
  - Zweitgradige Verbrennungen mit einem Gesamtausmaß von > 20 % der Körperoberfläche sowie von Gesicht, Händen und Genitalbereich können von einer zusätzlichen HBO-Therapie profitieren, wenn diese an einem speziellen Verbrennungszentrum durchgeführt wird.
- *Zentralarterienverschluss am Auge:*
  - Ein schneller HBO-Behandlungsbeginn kann möglicherweise die Netzhautdegeneration verhindern und das Sehvermögen erhalten.

144.6 Kontraindikationen

- *absolute Kontraindikationen:*
  - Die einzige absolute Kontraindikation für eine HBO-Therapie ist ein *unbehandelter Pneumothorax*. Dieser lässt sich durch Anlegen einer Thoraxdrainage ausschließen.
  - Ansonsten sind bei dringlichen und vitalen Indikationen und fehlenden alternativen Behandlungsmöglichkeiten (Tauchunfall, schwere Kohlenmonoxidintoxikation, Gasbrand) alle Kontraindikationen von nachgeordneter Bedeutung.
- *relative Kontraindikationen:*
  - In Abhängigkeit vom möglichen Nutzen (Risiko-Nutzen-Abwägung) und alternativer Behandlungsmöglichkeiten bestehen folgende Ausschlussgründe:
    – Druckausgleichsprobleme im Bereich Mittelohr, Nasennebenhöhlen
    – Lungen- und Atemwegerkrankungen mit erhöhter Gefahr eines Lungenrisses bei Druckwechsel (z. B. Infektionen, Fibrosen, Obstruktionen, Vernarbungen, Bullae)
    – schwere und akute Herzerkrankungen
    – nicht sicher überdrucktaugliche Implantate (Herzschrittmacher, Pumpen etc.)
    – Epilepsie
    – Medikamente, die zu einer Erhöhung der Sauerstofftoxizität führen können
    – Klaustrophobie und andere psychische Störungen
    – Schwangerschaft
    – fehlende Kooperation

144.7 Aufklärung und spezielle Risiken

- Da die HBO keine allgemein anerkannte Behandlungsmethode ist, muss vor Behandlungsbeginn entsprechend sorgfältig aufgeklärt werden. Die Aufklärung und Patienteneinwilligung sind zu dokumentieren.
- Bei dringlichen und vitalen Indikationen sowie fehlender Einwilligungsfähigkeit (Bewusstlosigkeit) ist im Interesse des vermuteten Patientenwillens zu verfahren.
- spezielle Risiken:
  - *Barotrauma der Lunge (Pneumothorax, Mediastinal-/Hautemphysem, arterielle Gasembolie):*
    – Ein fehlender Druckausgleich in einzelnen Lungenabschnitten kann bei Druckwechseln einen Einriss von Lungengewebe zur Folge haben.
    – Dieses Risiko ist besonders hoch bei der Druckverringerung in der Behandlungskammer, da nicht abströmendes Atemgas mit seiner Volumenzunahme Lungengewebe überdehnen kann. Druckwechsel in der Kammer müssen daher langsam und kontrolliert erfolgen.
  - *Barotrauma des Mittelohres (Trommelfell) oder der Nasennebenhöhlen:*
    – Gelingt der Druckausgleich zum Mittelohr nicht (verschlossene Eustach'sche Röhre), kann bei Druckwechsel eine (schmerzhafte) Überdehnung des Trommelfells bis hin zum Trommelfellriss oder eine Ausbildung eines Paukenergusses resultieren.
    – Bei Belüftungsstörungen im Bereich der Nasennebenhöhlen können Schmerzen und entsprechende Schleimhautblutungen („Nasenbluten") auftreten.
  - *sauerstofftoxische Krampfanfälle:*
    – Prinzipiell besteht bei jeder Sitzung in der Druckkammer bei den gängigen Behandlungsschemata ein geringes Risiko für einen derartigen Krampfanfall.
    – Dieser sistiert sofort nach Beendigung der Sauerstoffatmung und hinterlässt keine anhaltenden Schäden.
  - *sauerstofftoxische Lungenveränderungen:*
    – Nach wiederholten und lang dauernden HBO-Sitzungen kann es zu einer allmählichen Verschlechterung der Lungenfunktion kommen (Abnahme von Compliance und Vitalkapazität), die jedoch bei guter Überwachung (spirometrische Kontrolluntersuchungen) nach Beendigung der Therapie meist gut reversibel sind.
  - *sauerstofftoxische Sehverschlechterung:*
    – Mitunter lässt sich eine zunehmende Myopie beobachten, die in aller Regel bei Beendigung der HBO-Therapie gut reversibel ist.
  - *Brandgefahr:*
    – Durch die Erhöhung des Sauerstoffpartialdrucks in der luftgefüllten Druckkammer steigt das Zünd- und Brandrisiko. Leicht entflammbare Materialien und nicht geprüfte bzw. zugelassene elektrische Geräte dürfen daher nicht mit in die Kammer genommen werden.
    – Der Sauerstoffgehalt muss in der Kammer permanent überwacht werden.

144.8 Präoperative/präinterventionelle Diagnostik

- Standarduntersuchungen vor Beginn einer HBO-Therapie:
  - körperliche Untersuchung inklusive kardiopulmonale Auskultation
  - Otoskopie oder Ohrmikroskopie mit Prüfung der Trommelfellbelastbarkeit und Tubendurchgängigkeit
  - Ruhe-EKG
  - Spirometrie
  - eventuell Röntgen-Thorax

144.9 Material

- Für die Durchführung einer HBO-Therapie wird eine Druckkammer mit der Möglichkeit der Applikation von Sauerstoff benötigt (▶ Abb. 144.1, ▶ Abb. 144.2). Diese Druckkammer muss Folgendem entsprechen:
  - Vorschriften nach DIN/EN 14031, DIN/EN 16081, DIN/EN 12021
  - Medizinproduktegesetz (MPG) für Therapiekammern
  - Technische Regeln Druckgase
- Das Personal sollte entsprechend den nationalen Vorgaben oder Empfehlungen der jeweiligen Fachgesellschaften (Gesellschaft für Tauch- und Überdruckmedizin [GTÜM e. V.], European Committee for Hyperbaric Medicine [ECHM]) fachkundig ausgebildet und qualifiziert sein.

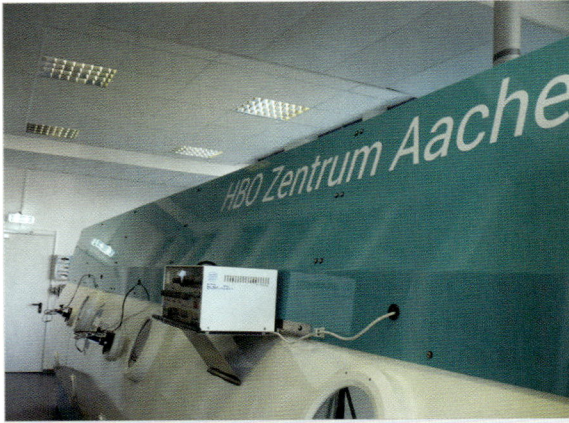

Abb. 144.1 Hyperbare Oxygenierung (HBO). Mehrpersonen-Druckkammer von außen. (Quelle: HBO-Zentrum Euregio Aachen, Dr. Ullrich Siekmann)

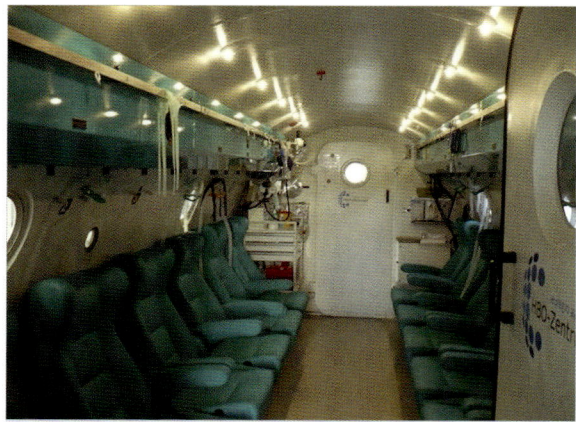

Abb. 144.2 Hyperbare Oxygenierung (HBO). Mehrpersonen-Druckkammer von innen. (Quelle: HBO-Zentrum Euregio Aachen, Dr. Ullrich Siekmann)

144.10 Durchführung

- Je nach Erkrankungsbild wird vom behandelnden Druckkammerarzt ein *Therapieregime* festgelegt. Dieses umfasst die jeweiligen einzelnen Sitzungen und Schleusungsprotokolle, die Abstände der Sitzungen (teilweise mehrfach täglich) sowie die vorgesehene Gesamttherapiedauer und Sitzungszahl.
- Im Allgemeinen wird mit *Behandlungsdrücken* von 2,2–3 bar Gesamtdruck, entsprechend 12–20 m Wassertiefe, behandelt. Die *Schleusungszeiten* betragen meist 2–2,5 Stunden, in Einzelfällen bis zu über 8 Stunden.
- In Deutschland üblich und auch seitens der Patientensicherheit zu bevorzugen sind *begehbare Mehrpersonenkammern*, in denen die Patienten nicht alleine gelassen werden und fachmedizinische Hilfe durch Personal jederzeit auch in der Kammer erfolgen kann.
- Die Sauerstoffatmung erfolgt aus Brandschutzgründen meist über *dicht sitzende Maskensysteme*, die auch die sauerstoffreiche Ausatemluft direkt aus der Kammer herausführen. Dadurch kann in der Behandlungskammer selbst ein normaler atmosphärischer Sauerstoffgehalt (21 %) gehalten werden. In regelmäßigen Abständen angesetzte Sauerstoffpausen verringern das sauerstofftoxische Risiko und ermöglichen den Patienten eine Erholung von der ungewohnten Maskenatmung.
- Das medizinische und technische *Fachpersonal überwacht kontinuierlich* die Patienten und die einwandfreie Funktion der Druckkammeranlage während des Betriebs. Auch bei auftretenden Notfällen muss kontrolliert und mit Bedacht gehandelt werden, um die Patienten (z. B. durch zu schnelle Druckwechsel) nicht zusätzlich zu gefährden.

144.11 Mögliche Komplikationen

- Barotrauma der Lunge (Pneumothorax, Mediastinal-/Hautemphysem, arterielle Gasembolie)
- Barotrauma des Mittelohrs (Trommelfell) oder der Nasennebenhöhlen
- sauerstofftoxische Krampfanfälle
- sauerstofftoxische Lungenveränderungen
- sauerstofftoxische Sehverschlechterung

144.12 Quellenangaben

[1] Mathieu D, Marroni A, Kot J. Tenth European Consensus Conference on Hyperbaric Medicine: recommendations for accepted and non-accepted clinical indications and practice of hyperbaric oxygen treatment. Diving and Hyperbaric Medicine 2017; 1: 24–32

144.13 Wichtige Internetadressen

- Gesellschaft für Tauch- und Überdruckmedizin: http://www.gtuem.org
- European Committee for Hyperbaric Medicine: http://www.echm.org

145 Volumentherapie

Achim Schindler

145.1 Steckbrief

Die Volumentherapie dient dem Ziel, die Organperfusion zu verbessern. Balancierte Kristalloide sind in der Regel als sicherste Wahl anzusehen. Die Diskussion um nephrotoxische Effekte künstlicher Kolloide hält an. Die Hypervolämie ist eine prognoselimitierende Nebenwirkung. Eine an der Volumenreagibilität orientierte Therapie reduziert das Risiko einer Hypervolämie.

145.2 Aktuelles

- Die Zukunft der HES-Zulassung (HES: Hydroxyethylstärke) ist derzeit unklar. Kristalloide sind insbesondere bei Intensivpatienten die Volumentherapeutika der ersten Wahl. Kolloide sind effektiver; ob dies auch patientenrelevante Ergebnisse günstig beeinflusst, untersucht derzeit der GENIUS-Trial. Es gibt bisher keine Belege für outcomerelevante Unterschiede zwischen Gelatine und Humanalbumin.
- Die Volumenreagibilität blutflussbasierter Parameter als günstige Methode für die Steuerung der Volumentherapie stellt sich zunehmend als State of the Art heraus. Die Bedeutung einer zeit- bzw. stadiengerechten Therapie (Timeliness) wird immer deutlicher. Dazu gehören neben der aggressiven Frühtherapie auch die zeitnahe Negativbilanzierung nach der hämodynamischen Stabilisierung [2].

145.3 Synonyme

- Volumentherapie
- Flüssigkeitstherapie
- Volumenersatz
- Flüssigkeitsersatz
- Volumensubstitution
- Flüssigkeitssubstitution

145.4 Keywords

- Hypovolämie
- Volumentherapie
- Volumenersatz
- Kristalloide
- Kolloide

145.5 Definition

- Als Volumentherapie bezeichnet man die Gabe kristalloider oder kolloidaler Volumenersatzlösungen zur Restitution der Normovolämie. Exkludiert sind Infusionen zu anderen Zwecken.

145.6 Indikationen

- Die Volumentherapie ist indiziert, wenn das zirkulierende Blutvolumen als zentrales Kompartiment des Volumenhaushalts reduziert ist.

145.7 Kontraindikationen

- Hypervolämie
- Unverträglichkeit gegen Inhaltsstoffe können insbesondere bei künstlichen Kolloiden auftreten.

145.8 Aufklärung und spezielle Risiken

- Die Volumentherapie bedarf als intensivmedizinische Basis- bzw. Notfallmaßnahme keiner spezifischen Aufklärung.
- Typische Risiken sind die Hypervolämie und – je nach Substanz – Allergien, Koagulopathien sowie möglicherweise Nierenschäden.

145.9 Präoperative/präinterventionelle Diagnostik

- Die Evaluation des Volumenstatus ist integraler Bestandteil der präinterventionellen Untersuchung.
- Vorbestehende Flüssigkeitsdefizite sollten ausgeglichen werden.

145.10 Material

- Volumenersatzlösungen
- Infusionsbestecke
- großlumige venöse bzw. im Einzelfall auch intraossäre Kanülen
- ggf. Infusionswärmer

145.11 Durchführung

- Bei Intensiv- und periinterventionellen Patienten sind meist sowohl die eigenständige Flüssigkeitszufuhr reduziert als auch der Flüssigkeitsbedarf gesteigert. Es resultiert eine Hypovolämie, die über die verminderte kardiale Vorlast das Herzzeitvolumen (HZV) reduziert.
- Ein zu niedriges HZV führt zu Gewebehypoxie, Organdysfunktion und Organversagen. Die Dosis-Wirkungs-Beziehung zwischen Sauerstoffdefizit und Letalität ist experimentell belegt. Eine frühe, aggressive Restitution des zirkulierenden Blutvolumens ist ein Grundpfeiler der Schocktherapie und verbessert das Überleben bei Patienten im septischen Schock und bei Notfallpatienten [4].
- In der S3-Leitlinie „Intravasale Volumentherapie beim Erwachsenen" der Arbeitsgemeinschaft der Wissenschaftlichen Medizinischen Fachgesellschaften (AWMF) wurde die am 14.06.2013 verfügbare Datenlage zur Volumentherapie von einem Expertengremium bewertet. Auf dieser Basis wurden 6 Statements und 42 Empfehlungen zur Volumentherapie formuliert [1]. Die Leitlinie war bis zum 31.07.2017 gültig und befindet sich aktuell im Revisionsprozess. Die Autoren dieses Beitrages betrachten die Empfehlungen der S3-Leitlinie trotz der abgelaufenen Gültigkeit als Basis für die folgenden Erörterungen.
- *Diagnostik und Therapiesteuerung:*
  - Die Wahl der günstigsten *Volumenersatzlösung* beherrscht die Diskussion. Jedoch ist zu betonen, dass jede Volumengabe zuerst einmal indiziert sein muss. Sorgfältige Diagnostik und eine effektorientierte Therapiesteuerung vermeiden eine unnötige, prognostisch ungünstige Hypervolämie.
  - *Anamnese* und *körperlicher Befund* sind unverzichtbar, sie grenzen die Vielfalt der Hypovolämieursachen ein (▶ Tab. 145.1). Ausmaß und Dynamik des Volumenverlustes sowie begleitende Imbalancen werden abschätzbar, denn sie variieren mit der Art des Flüssigkeitsverlustes (▶ Tab. 145.2). Die diagnostische Güte dieser Basaldiagnostik für die Indikation einer Volumentherapie ist aber limitiert; am ehesten weisen orthostatische Tachykardie oder symptomatische Hypotonie auf eine Hypovolämie hin [5].
- *Apparative Methoden* sind diagnostisch sensitiver und spezifischer als die klinische Basisdiagnostik, jedoch erlaubt kein Verfahren allein eine eindeutige Diagnose und keines ist immer anwendbar. ▶ Tab. 145.3 gibt einen Überblick über Indikatoren, ihre Cutoffwerte und Limitationen.
- *Druckbasierte Parameter* wie zentralvenöser Druck (ZVD) oder pulmonalarterieller Verschlussdruck (PAWP) sind zur Prädiktion der Volumenreagibilität ungeeignet und daher für diesen Zweck obsolet.

Tab. 145.1 Typische Hypovolämieursachen bei Intensivpatienten durch gesteigerte Verluste oder verminderte Zufuhr. Die Häufigkeiten der genannten Störungen variieren mit dem Behandlungsspektrum.

Ursache	Auslöser
erhöhte Verluste intravasalen Volumens durch externe Verluste oder Sequestration	
Blutung	Operation, gastrointestinale Blutung, Antikoagulanzien, Traumen inklusive Frakturen, Gefäß- oder Organruptur
Wundsekrete/Evaporation	iatrogene Drainagen, Laparostoma, großflächige Hautdefekte, Therapie im Fluid-Air-Bett, Hitze
Polyurie	Diabetes insipidus, Hyperglykämie, zerebrales Salzverlustsyndrom
gastrointestinale Verluste	Ileus, Magenatonie, Diarrhoen, Fisteln, Malassimilationssyndrome
interstitiell/Kapillarleck, Transsudation/Exsudation	SIRS/Sepsis, Verbrennungskrankheit, Pankreatitis, Aszites, Pleuraerguss, Albumin-/Proteinmangel
unzureichende Zufuhr	
Hypodispie, Adipsie	vermindertes Durstgefühl, Dysphagie, Gastritis, Magenausgangsstenose, Hypothalamusschäden
Unfähigkeit der selbständigen Zufuhr	auf der Intensivstation erworbene Muskelschwäche (ICU-acquired weakness), Delir, Sedativa, Paresen

SIRS: Systemic Inflammatory Response Syndrome

Tab. 145.2 Typische Zusammensetzung wichtiger Körpersekrete.

Körpersekret	Na$^+$ [mmol/l]	K$^+$ [mmol/l]	Cl$^-$ [mmol/l]	HCO$_3^-$ [mmol/l]	tägliche Sekretion (ml)
Speichel	2–10	20	8–18	30	1000–1500
Magensaft	10–60	10	90–100	0	2500
Gallensaft	145	5	110	40	1500
Pankreas	140	5	75	90–120	700–1000
Dünndarm	130	10	100	30	3500
Schweiß	50	5	55	–	0–3000

145.11 Durchführung

Tab. 145.3 Apparative Methoden zur Beurteilung der Volumenreagibilität.

Methode	typische Indikatoren	Grenzwert/Cutoff	Limitationen
Autotransfusion	PLR	SV-Anstieg ≥ 10 %, Pulsdruckanstieg ≥ 12 %	wenn Lagerung kontraindiziert (z. B. Trauma, Hirndruck, während Interventionen), Beinamputation; cave: Aufwachreaktion/Schmerzinduktion
dynamische Vorlastparameter	SVV, PPV	SVV > 10–13 %, PPV > 12 %	bei lungenprotektiver Beatmung geringe Testgüte
Volumetrie durch transpulmonale Indikatorverdünnung	ITBV(I), GEDV(I)	GEDVI < 600 bzw. ITBVI < 725	geringe Validität bei nichtkardiochirurgischen Patienten oder reduzierter Myokardfunktion, Cutoffwerte in der Literatur uneinheitlich
Laborparameter	Laktatclearance, ScvO$_2$	Laktat < 2,4 mmol/l, Laktatclearance > 10 %/6 Stunden, ScvO$_2$ > 70 %	in der Regel diskontinuierlich, lange Plasmahalbwertszeit von Laktat
Sonografie	kardial, V. cava inferior	kardial: reduzierter LVEDD, „kissing papillaries", IVC-Durchmesser < 10 mm, IVC-Dehnbarkeitsindex > 18 %, (Dehnbarkeitsindex = IVC$_{max}$–IVC$_{min}$)/IVC$_{min}$	nur diskontinuierlich

GEDV(I): globales enddiastolisches Volumen (indiziert), ITBV(I): intrathorakales Blutvolumen (indiziert), LV: linksventrikulär/linker Ventrikel, LVEDD: linksventrikulärer enddiastolischer Durchmesser, PLR: Passive Leg Raising, PPV: Pulsdruckvariation, ScvO$_2$: zentralvenöse Sauerstoffsättigung, SSV: Schlagvolumenvariation, SV(I): Schlagvolumen (indiziert)

- Als Referenztest für die Notwendigkeit einer Volumentherapie gilt die *Volumenreagibilität*, d. h. die Zunahme von HZV oder Schlagvolumen (SV) um 10–12 % nach rascher Infusion von 500 ml Volumen. NB: Die Beurteilung erfolgt ex post. Zur Einschätzung ex ante können die Beine passiv angehoben werden (Passive Leg Raising [PLR]), was eine Autotransfusion von ca. 300–500 ml Blut in die zentralen Venen bewirkt. Für das PLR-Manöver wird der um 45 Grad erhöhte Oberkörper bei erhaltener Hüftbeugung in die Horizontale bewegt (nicht jedes Intensivbett ist geeignet); Arousal oder Schmerzen können das Ergebnis konfundieren.
- ▶ Abb. 145.1 zeigt exemplarisch einen in unserem Hause etablierten Algorithmus zur Steuerung der Volumentherapie bei septischem Schock, der in modifizierter Form im laufenden GENIUS-Trial (ClinicalTrials.gov NCT 02715466) genutzt wird. Für Hypovolämien anderer Ätiologie sind Modifikationen insbesondere der Diagnosestellung erforderlich; bei Herzinsuffizienz sollte die Volumendosis reduziert werden.
- Ein Anstieg des HZV ≥ 10±2 % nach PLR zeigt die Volumenreagibilität an [7]. Ein Pulsdruckanstieg um ≥ 12 ± 4 % ist bei ähnlicher Spezifität erheblich weniger sensitiv. Dafür kann er praktisch überall gemessen werden, unter Umständen auch nicht invasiv. Der Anstieg der endtidalen CO$_2$-Konzentration um ≥ 5 % könnte als Reagibilitätsindikator sinnvoll sein, größere Studien stehen aus.
- Durch das PLR-Manöver können überflüssige Volumengaben reduziert und eventuell auch der Volumenentzug nach der Akutphase gesteuert werden [6]. Eine hohe Flüssigkeitsbilanz senkt die Überlebensrate bei septischen und kritisch kranken Patienten. Ob eine PLR-gesteuerte Volumentherapie die Prognose verbessert, ist (noch) nicht empirisch belegt – aber es ist wahrscheinlich.
- *Infusionslösungen:*
  - Die Empfehlungen zu den verschiedenen Volumenersatzlösungen in der Volumentherapieleitlinie entsprechen nach Ansicht der Autoren und ohne Vorgriff auf die Revision der Leitlinie der aktuellen empirischen Datenlage.

Merke

- *generell:*
  - Balancierte Lösungen sind State of the Art, NaCl 0,9 % ist obsolet.
  - Kolloide sollen in Schwangerschaft und Stillzeit nur in Notfällen angewendet werden.
- *periinterventionell:*
  - Humanalbumin, Gelatine und HES unterscheiden sich nicht bezüglich wichtiger patientenrelevanter Outcomes.
  - Patientenindividuelle Risikofaktoren sollen bei der Wahl der Lösung beachtet werden.
- *bei Intensivpatienten:*
  - Kristalloide sind die Volumenersatzmittel der ersten Wahl.
  - Wirken Kristalloide bei akuter Hypovolämie unzureichend, können Gelatine und Humanalbumin verwendet werden.

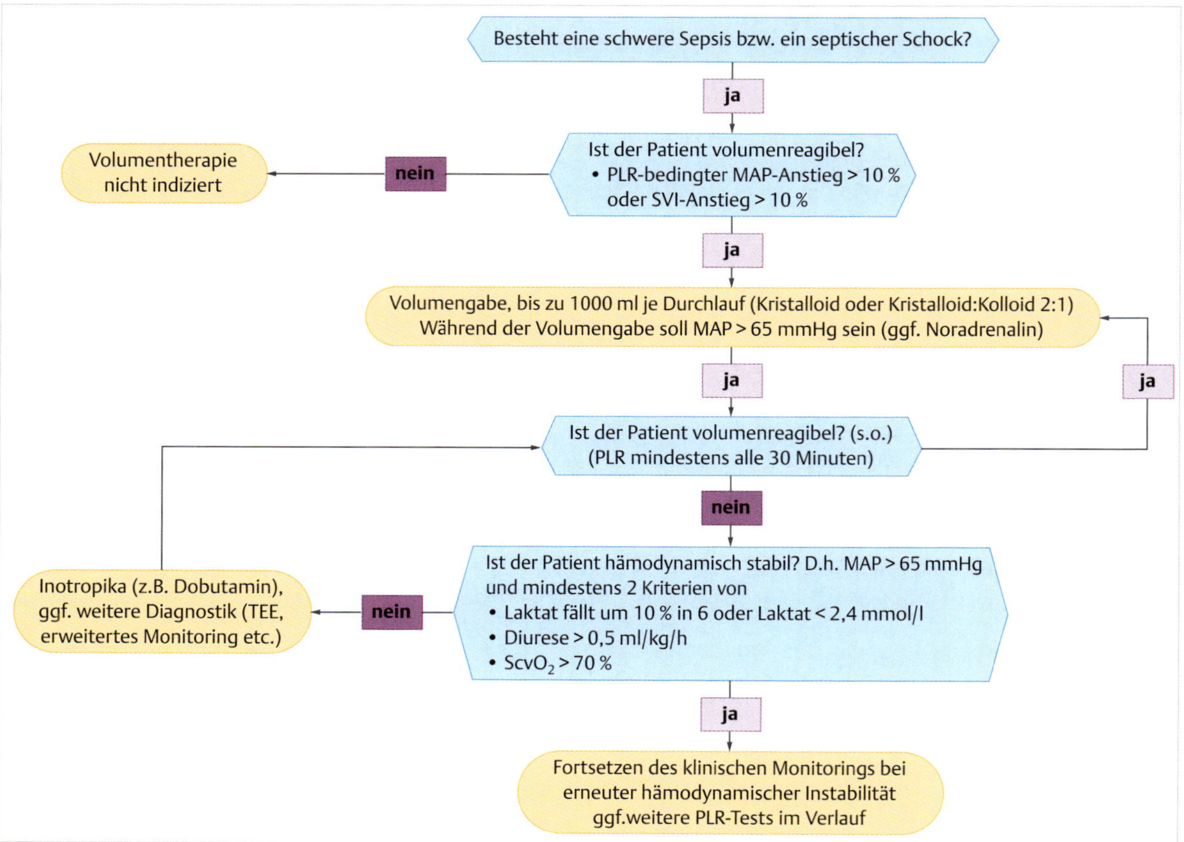

Abb. 145.1 Volumentherapie. Exemplarischer Algorithmus zur Therapiesteuerung bei septischem Schock (MAP: arterieller Mitteldruck, PLR: Passive Leg Raising, ScvO$_2$: zentralvenöse Sauerstoffsättigung, SVI: Schlagvolumenindex, TEE: transösophageale Echokardiografie)

- *Isotone NaCl-Lösung* bewirkt eine hyperchlorämische Azidose und kann das Risiko einer renalen Dysfunktion steigern [9], allerdings sind die Daten nicht völlig konsistent – geringe Dosen von NaCl scheinen nicht signifikant zu schaden. Eine retrospektive Analyse von Abrechnungsdaten zeigte einen mit dem Anteil von NaCl im Regime positiv korrelierten Letalitätszuwachs. Bei fehlenden Vorteilen ist daher NaCl 0,9 % heute obsolet.
- Besonders kontrovers wird die Nephrotoxizität *künstlicher Kolloide* diskutiert. Da unklar ist, ob und mit welchen Einschränkungen HES künftig noch zugelassen sein wird, unterbleibt die Diskussion an dieser Stelle. Jedenfalls sind die Beschränkungen für Intensivpatienten, Schwerverbrannte und kritisch Kranke zu beachten.
- Für *Gelatine* ist ein gelatineassoziiertes Gesundheitsrisiko mangels hochwertiger Evidenz weder belegt noch widerlegt.
  - Rezente Metaanalysen zeigen weder erhöhte Letalität [3] noch klinisch relevante Nierenschäden noch vermehrte Blutungen. Eine sequenzielle Studie mit drei Infusionsregimen (HES plus Kristalloide, Gelatine plus Kristalloide, Kristalloide allein) fand mit beiden Kolloiden mehr Nierenersatztherapien als in der Kristalloidphase. Allerdings schwächen inkonsistentes Reporting und mehrere über die Zeit modifizierte Einflussfaktoren die Aussagekraft dieser Sequenzstudie mit einem Inklusionszeitraum von etwa 6 Jahren.
  - Deutsche Pharmakovigilanzdaten zeigen keinen Anhalt für gelatineassoziierte Nierenschäden. Allergische Reaktionen verlaufen mehrheitlich mild und sind bei der modernen modifizierten Flüssiggelatine (MFG) seltener als bei älteren Präparaten.
- *Humanalbumin* erlebt durch die Diskussion um künstliche Kolloide eine Renaissance – auch, weil das 2011er-Update des Cochrane Reviews keinen Anhalt für eine 1998 vermutete Letalitätssteigerung durch Albumin fand [8].
  - Maßgeblichen Einfluss auf dieses Ergebnis hatte die SAFE-Studie, in der 7000 hypovolämische Patienten ohne operationalisierte Diagnostik oder Therapie-

steuerung Humanalbumin oder NaCl 0,9% erhielten; die erfassten patientenrelevanten Outcomes waren vergleichbar.
   ○ Auch die ALBIOS-Studie fand keinen patientenrelevanten Nutzen von Humanalbumin versus NaCl 0,9% bei septischen Patienten. Es fehlen Hinweise für einen Überlebensvorteil oder einen nephroprotektiven Effekt von Albumin.

145.12 Synopsis

- Eine Volumentherapie ist nur bei Hypovolämie indiziert.
- Die Hypovolämiediagnose ergibt sich aus der Synopsis von Anamnese, körperlichem Befund, Laborwerten, Sonografie und einer differenzierten Beurteilung der Hämodynamik.
- Die Therapie wird anhand ihrer zirkulatorischen Wirkungen gesteuert.
- Balancierte Lösungen sind zu bevorzugen.
- Beim Intensivpatienten sind Kristalloide die Lösungen der ersten Wahl.
- Die Zulassung für Hydroxyethylstärke wird derzeit durch die Europäische Arzneimittel-Agentur (EMA) neu geprüft.
- Vor- oder Nachteile von Gelatine (als modifizierte Flüssiggelatine) versus Humanalbumin sind derzeit nicht belegt.

145.13 Mögliche Komplikationen

- während der Therapie: Allergien und Unverträglichkeit
- posttherapeutisch: Hypervolämie

145.14 Quellenangaben

[1] AWMF. S 3-Leitlinie Intravasale Volumentherapie beim Erwachsenen. 2015. http://www.awmf.org/leitlinien/detail/ll/001-020.html
[2] Balakumar V, Murugan R, Sileanu FE et al. Both positive and negative fluid balance may be associated with reduced long-term survival in the critically Ill. Crit Care Med 2017; 8: e749–e757
[3] Bunn F, Trivedi D. Colloid solutions for fluid resuscitation. Cochrane Database Syst Rev; 2012. DOI: 10.1002/14651858.CD001319.pub5
[4] Leisman DE, Goldman Ch, Doerfler ME et al. Patterns and outcomes associated with timeliness of initial crystalloid resuscitation in a prospective sepsis and septic shock cohort. Crit Care Med 2017; 45(10): 1596–1606
[5] McGee S, Abernethy WB, Simel DL. Is this patient hypovolemic? J Am Med Assoc 1999; 11: 1022–1029
[6] Monnet X, Cipriani F, Camous L et al. The passive leg raising test to guide fluid removal in critically ill patients. Ann Intensive Care 2016; 1: 46
[7] Monnet X, Marik P, Teboul JL. Passive leg raising for predicting fluid responsiveness: a systematic review and meta-analysis. Intensive Care Med 2016; 12: 1935–1947
[8] Roberts I, Blackhall K, Alderson P et al. Human albumin solution for resuscitation and volume expansion in critically ill patients. Cochrane Database Syst Rev; 2011; 11: CD001208
[9] Yunos NM, Bellomo R, Hegarty C et al. Association between a chloride-liberal vs chloride-restrictive intravenous fluid administration strategy and kidney injury in critically ill adults. J Am Med Assoc 2012; 15: 1566–1572

146 Patient Blood Management (PBM)

Patrick Meybohm, Suma Choorapoikayil, Christoph Füllenbach, Kai Zacharowski

146.1 Steckbrief

Die Anämie zählt in der Intensivmedizin zu den häufigsten gestellten Diagnosen. Patient Blood Management (PBM) ist ein interdisziplinäres Diagnose-, Verhaltens- und Therapiekonzept bestehend aus drei Säulen: umfassendes (präoperatives) Anämiemanagement, Minimierung iatrogener (vermeidbarer) Blutverluste und Ausschöpfung der natürlichen Anämietoleranz sowie Etablierung eines rationalen Umgangs mit Fremdblutkonserven (▶ Abb. 146.1). In der Intensivmedizin führt PBM vor allem durch die Minimierung diagnostischer und therapeutischer Blutverluste und ein intensiviertes Gerinnungsmanagement zu einer Optimierung patienteneigener Blutressourcen.

146.2 Aktuelles

- Zwischen 10 und 48 % aller chirurgischen Patienten weisen zum Zeitpunkt des operativen Eingriffs eine *Anämie* auf [15]. Laut Weltgesundheitsorganisation (WHO) werden Frauen und Männer bei einem Hämoglobinwert (Hb) < 12 und < 13 g/dl als anämisch eingestuft. Erfolgt keine Diagnose und Therapie, werden diese Patienten unnötigen Risiken ausgesetzt, da eine präoperative Anämie mit einem erhöhten Risiko postoperativer Komplikationen, Morbidität und Sterblichkeit assoziiert ist. So wurde anhand einer Studie mit 227 425 nicht herzchirurgischen Patienten gezeigt, dass die 30-Tage-Sterblichkeitsrate bei vorhandener unbehandelter präoperativer Anämie 10 % beträgt, verglichen mit einer Sterblichkeit von 0,8 % bei nicht anämischen Patienten [16].
- Am wichtigsten jedoch ist, dass eine präoperative Anämie den Bedarf einer Fremdbluttransfusion und damit (eigentlich vermeidbare) transfusionsassoziierte Risiken relevant erhöht. Bluttransfusionen sind in bestimmten Situationen, wie etwa bei einem akuten Blutverlust, eine lebensrettende Therapiemaßnahme. Jedoch sollte aufgrund aktueller Erkenntnisse kritisch hinterfragt werden, ob sich die gängige Transfusionspraxis im klinischen Alltag streng nach den Leit- und Richtlinien orientiert. Die Transfusionspraxis von Erythrozytenkonzentraten (EK) bei Patienten mit vergleichbarem Krankheitsbild variiert stark zwischen verschiedenen Krankenhäusern. Zusätzlich berichten retrospektive Studien von einer möglichen Assoziation zwischen einer höheren Anzahl an Bluttransfusionen und einer höheren Komplikations- und nosokomialen Infektionsrate.
- Auf Basis des breiten interdisziplinären (Anästhesiologie, Chirurgie, Intensivmedizin, usw.) sowie zeitlichen (prä- über intra- bis postoperativ) Einsatzspektrums konnten bisher mehr als 100 PBM-Einzelmaßnahmen definiert werden [14]. Die Sicherheit und Effektivität des PBM wurde inzwischen wiederholt bewiesen. In Deutschland beispielsweise wurde im Rahmen eines Pilotprojekts das PBM im Jahr 2013 an 4 Universitätsklinika (Bonn, Frankfurt, Kiel und Münster) implementiert. Die Datenanalyse von knapp 130 000 stationären Patienten konnte die Sicherheit des Konzepts bestätigen und zudem einen deutlichen Rückgang von (vermeidbaren) Transfusionen mit Erythrozytenkonzentraten (EK) verzeichnen [12].

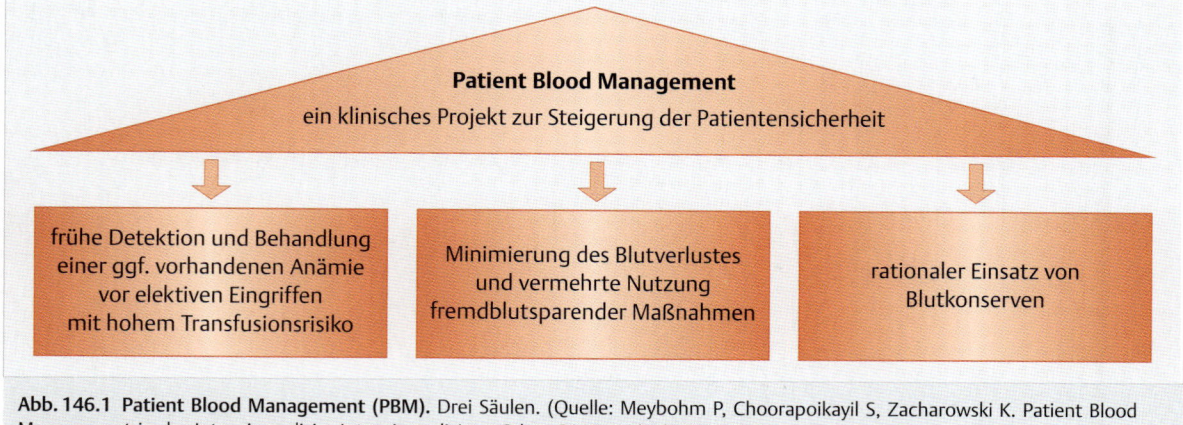

Abb. 146.1 Patient Blood Management (PBM). Drei Säulen. (Quelle: Meybohm P, Choorapoikayil S, Zacharowski K. Patient Blood Management in der Intensivmedizin. Intensivmedizin up2date 2017; 13(03): 291–307)

- *Säule 1: Management der präoperativen und im Krankenhaus erworbenen Anämie*
  - Die „Intensivmedizin" fängt bei chirurgischen Risikopatienten mit einem geplanten Intensivstationsaufenthalt bereits präoperativ an. Die Wahrscheinlichkeit einer Bluttransfusion ist bei anämischen Patienten mit einem elektiven Eingriff, der mit einem (kritischen) Blutverlust assoziiert ist, deutlich höher als bei nicht anämischen Patienten (▶ Abb. 146.2).
  - Bei etwa einem Drittel aller Fälle wird die präoperative Anämie durch einen *Eisenmangel* verursacht und könnte relativ einfach, z. B. mittels intravenöser Eisensupplementation idealerweise 2–4 Wochen vor der Operation, korrigiert werden, um perioperativ den größtmöglichen Effekt zu erzielen. Bei dringender Indikation könnte eine Eisensubstitution sogar in einem verkürzten Zeitraum bis zur OP zu einem postoperativen Anstieg des Hb-Wertes und einem Rückgang der postoperativen Transfusionsrate führen [13]. Insgesamt hat eine präoperative Eisentherapie bei Patienten mit diagnostizierter Eisenmangelanämie damit sowohl prä-, intra- als auch postoperativ (Intensivstationsphase) einen Nutzen (▶ Abb. 146.2).
- Etwa 2 Drittel der Patienten sind bereits bei Aufnahme auf die Intensivstation anämisch. Die Ursachen für die Anämie bei Intensivpatienten sind multifaktoriell. Die Erythropoese kann beispielsweise durch (chronische) Entzündungen, Freisetzung von Zytokinen oder Veränderungen im Eisenmetabolismus beeinträchtigt sein. Des Weiteren können beispielsweise ein offener oder okkulter Blutverlust und/oder eine reduzierte Lebensdauer der Erythrozyten im Rahmen einer Hämolyse die Entstehung einer Anämie begünstigen. Überdies führen vor allem die wiederholten Blutabnahmen auf der Intensivstation zu einer im Krankenhaus erworbenen Anämie.
- Der Nutzen einer *Eisentherapie* bei intensivpflichtigen Patienten ist bislang nicht eindeutig belegt. Erste Ergebnisse in diesem Zusammenhang lieferte die IRONMAN-Studie, in der anämische Intensivpatienten (Hb < 10 g/dl) bei Aufnahme 500 mg Eisencarboxymaltose oder ein Plazebopräparat erhielten. Eisen i. v. konnte im Vergleich zu Plazebo den Hb-Wert zum Zeitpunkt der Entlassung von der Intensivstation um knapp 1 g/dl anheben, die Rate an Fremdbluttransfusionen um 29 % reduzieren (aber nicht signifikant) und führte entgegen den häufig geäußerten Vorbehalten nicht zu einem Anstieg der Infektionsrate. Obwohl die Studie durch die relativ niedrige Anzahl von insgesamt nur 140 Patienten limitiert ist, trägt sie nun doch dazu bei, das Thema der intravenösen Eisengabe (hier Eisencarboxymaltose) auf der Intensivstation patientenindividuell, vor allem bei einem nachgewiesenen Eisenmangel und/oder Eisenmangelanämie, zukünftig häufiger in Erwägung zu ziehen [8].
- Der Stellenwert von *erythropoesestimulierenden Agenzien* (ESA) in der Intensivmedizin ist aktuell noch kontrovers. ESA sind in speziellen Fällen indiziert, etwa bei Patienten mit renaler Anämie oder hämatoonkologischen Patienten mit Chemotherapie. Der Erfolg einer ESA-Therapie zeigt sich durch Zunahme der Hb-Konzentration, die bei kritisch kranken Patienten aufgrund inflammatorischer Prozesse aber verlangsamt sein kann. Eine Metaanalyse mit 48 Studien zeigte keinen medizinischen Vorteil einer routinemäßigen Anwendung von ESAs in der Intensivmedizin [10]. Der Einsatz von ESA könnte aber bei speziellen Intensivpatienten sinnvoll sein, z. B. bei Patienten mit Ablehnung allogener Blutprodukte (Zeugen Jehovas), seltener Blutgruppe, relevanten Antikörpern oder renaler Anämie.
- *Säule 2: Minimierung vermeidbarer iatrogener Blutverluste*
  - Die iatrogene Anämie auf der Intensivstation wird vor allem durch *wiederholte Blutabnahmen* verursacht. Der diagnostische Blutverlust kann auf der Intensivstation bis zu 40 ml pro Tag und damit bis zu 500 ml pro Woche betragen, was dem Volumen von 1–2 Blutkonserven entspricht. So ist es nicht verwunderlich,

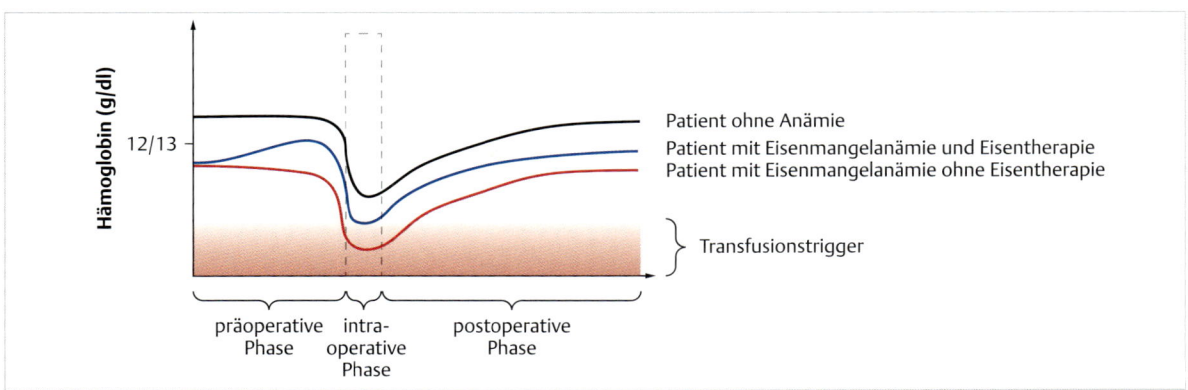

Abb. 146.2 Patient Blood Management (PBM). Schematischer Hämoglobinverlauf bei Eisenmangelanämie-Patienten mit bzw. ohne Therapie.

dass etwa 41 % aller intensivpflichtigen Patienten mindestens eine EK-Transfusion erhalten, allein um die im Krankenhaus erworbene Anämie zu kompensieren [19].
- Zurückhaltende *Verlaufskontrollen* können bei intensivmedizinischen Patienten diagnostische Blutverluste aber oft reduzieren. Ebenso kann durch eine an den einzelnen Patienten angepasste Diagnostik mit weniger Blutabnahmen unnötige Blutverluste weiter reduzieren. Eine Blutgasanalyse, für die nur geringe Volumina von 0,5–1,0 ml erforderlich sind, könnte die klassische Laborbestimmung von Elektrolyten und des Hb-Wertes ersetzen.
- Der Einsatz eines so genannten „blutsparenden Bündels" auf der Intensivstation, bestehend aus geschlossenen Druckmesssystemen, 1 ml Blutvolumen für Blutgasanalysen, 2,7 ml für Standard-Lithium-Heparin-Serum-Monovetten, Pulsoxymeter, Kapnometrie und Blutglukosesticks, konnte den täglichen Blutverlust um mindestens 30 ml senken und damit sowohl die EK-Transfusionsrate als auch die Intensivverweildauer signifikant reduzieren [17].

Merke

Insgesamt lassen sich durch eine Individualisierung diagnostischer Laboranforderungen und die Anwendung blutsparender Methoden im intensivmedizinischen Alltag sowohl die Frequenz als auch das Volumen diagnostischer Blutentnahmen ohne Einschränkungen der Behandlungsqualität dramatisch reduzieren.

- Im perioperativen Setting kann eine Vielzahl an Maßnahmen ebenso zur weiteren Reduktion von unnötigen Blutverlusten beitragen [14]. Am wichtigsten sind eine optimale und *rasche chirurgische Blutstillung* sowie der Einsatz *minimalinvasiver Operationstechniken*.
- Blutungen können durch die Aufrechterhaltung der Hämostase und durch Einstellen optimaler physiologischer Rahmenbedingungen, etwa pH-Wert (> 7,2), Kalziumwerte (> 1,1 mmol/l) und Körperkerntemperatur (> 36 °C), reduziert werden. Bei Blutverlusten von mehr als 500 ml bietet sich der Einsatz der maschinellen Autotransfusion (MAT) an, d. h. Auffangen, Reinigen und Wiederzuführen von autologem Blut. So wurde in einer Metaanalyse mit 47 Studien gezeigt, dass mithilfe der MAT die Transfusionsrate signifikant um 39 % reduziert und die Krankenhausverweildauer um 2,5 Tage verkürzt war. In der Orthopädie kann die MAT den Bedarf an Blutprodukten sogar um 57 % senken [11].
- Um etwaige Gerinnungsstörungen möglichst frühzeitig zu diagnostizieren, kann der Einsatz von Point-of-Care- (POC-)Verfahren auf der Intensivstation hilfreich sein. Dabei werden aggregometrische und viskoelastische Methoden verwendet, die im Vergleich zur konventionellen Labordiagnostik eine schnellere und funktionellere Beurteilung der Hämostase direkt am Patientenbett ermöglichen. Wurde eine Gerinnungsstörung diagnostiziert, sollten für eine algorithmusbasierte Therapie möglichst rasch die passenden Maßnahmen herangezogen werden.
- *Säule 3: Etablierung eines rationalen Umgangs mit Fremdblutkonserven*
  - Das Ziel einer EK-Transfusion liegt immer in der Sicherstellung eines suffizienten globalen Sauerstoffangebots sowie in der Vermeidung potenzieller anämieassoziierter Komplikationen. Demgegenüber stehen potenzielle transfusionsassoziierte Risiken wie nosokomiale Infektion, akutes Lungenversagen und Immunmodulation. Vor diesem Hintergrund sollten transfundierende Ärzte das Risiko einer profunden Anämie mit einem reduzierten Sauerstoffangebot versus das transfusionsassoziierte Risiko abwägen. In die Entscheidungsfindung sollte nicht nur der Hb-Wert allein, sondern auch weitere Faktoren wie die individuelle Anämietoleranz, der akute klinische Zustand des Patienten sowie physiologische Transfusionstrigger (z. B. Laktatazidose, Abfall der zentralvenösen Sauerstoffsättigung < 60 %) einfließen. Beispielsweise können Patienten mit normaler Herz-Kreislauf-Funktion häufig niedrigere Hb-Werte (6–8 g/dl) kompensieren. Bei der korrekten Indikationsstellung werden transfundierende Ärzte von den Querschnitts-Leitlinien der Bundesärztekammer unterstützt [2].
  - Um in der Intensivmedizin eine rationale, leitlinienorientierte Transfusionsstrategie zu etablieren, kann auch ein *EDV-gestütztes Anforderungssystem* mit integriertem Behandlungs- und Entscheidungsalgorithmus (z. B. Anzeigen von Laborergebnissen oder Warnhinweisen) von Vorteil sein [4]. Des Weiteren hat sich das Prinzip der *„Single Unit Transfusion Policy"* als sinnvoll erwiesen. So konnte anhand der Kampagne „Why give 2 when 1 will do" im Rahmen der Implementierung von PBM an drei amerikanischen Krankenhäusern eine leitliniengetreue Transfusionsroutine etabliert werden. Dabei erfolgte nach jeder verabreichten Konserve eine kontinuierliche Reevaluation der Indikation, bevor weitere Konserven transfundiert wurden. Die Transfusionsrate eines einzelnen EK erhöhte sich von 38 auf 71 % und Transfusionen außerhalb der Leitlinie konnten um 20 % reduziert werden.

146.3 Synonyme

- PBM

146.4 Keywords

- Patient Blood Management
- Bluttransfusion
- Blutverlust
- Anämie
- Erythrozytenkonzentrat
- Gerinnung

146.5 Definition

- PBM ist ein multimodales Konzept, dass auf Basis des breiten interdisziplinären sowie zeitlichen Einsatzspektrums aus mehr als 100 PBM-Einzelmaßnahmen besteht [14].
- Diese unterstützen das medizinische Personal bei der Entscheidungsfindung und machen die Behandlung aus Aspekten der Qualitätssicherung nachvollziehbarer. Der Vorteil des umfangreichen PBM-Maßnahmenkatalogs liegt vor allem darin, dass die Auswahl der Maßnahmen an die lokalen Ressourcen (finanziell und personell) sowie die jeweiligen Schwerpunkte jedes Krankenhauses angepasst werden können.

146.6 Indikationen

- alle Patienten

146.7 Kontraindikationen

- keine

146.8 Aufklärung und spezielle Risiken

- PBM ist inzwischen ein internationaler Standard und wird von verschiedensten Richt- und Leitlinien weltweit empfohlen.
- Eine spezielle Aufklärung für PBM ist nicht notwendig.
- Relevante Risiken sind nicht bekannt.

146.9 Präoperative/präinterventionelle Diagnostik

- PBM ermöglicht durch ein intensiviertes präoperatives Anämie- und Gerinnungsmanagement Schonung und Optimierung körpereigner Blutressourcen.
  - *Anämiemanagement*: Hierbei hat sich die Etablierung eines speziellen Algorithmus zur präoperativen Diagnostik und Therapie einer Anämie als hilfreich erwiesen (▶ Abb. 146.3).
  - *Gerinnungsmanagement*: Eine sorgfältige Medikamentenanamnese und eine individuelle Risikostratifizierung sind die wichtigsten Voraussetzungen für das perioperative Management oraler Antikoagulanzien.

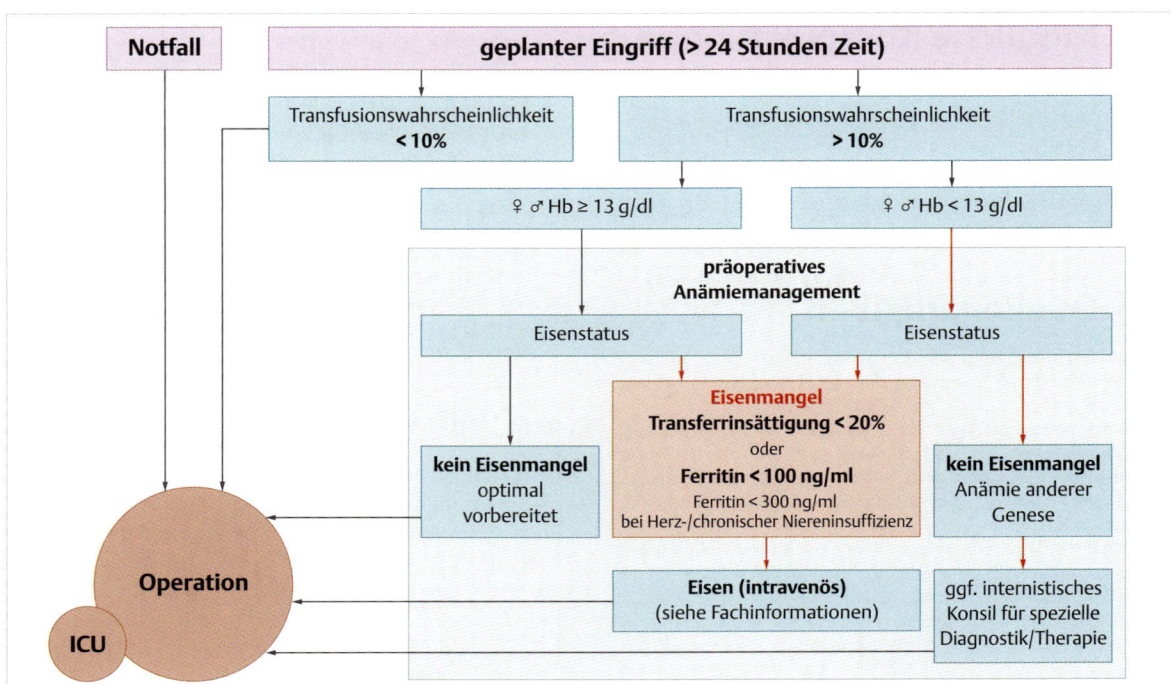

Abb. 146.3 Patient Blood Management (PBM). Algorithmus zur präoperativen Diagnostik und Therapie von Anämien (ICU: Intensivstation).

146.10 Material

- *PBM-Projektmanagement:*
  - Für eine optimale Implementierung von PBM ist eine auf das Krankenhaus zugeschnittene Implementierungsstrategie essenziell. Dabei ist die Verwendung von Schulungsmaterialien hilfreich.
  - Des Weiteren sollten regelmäßig Schulungen und Seminare stattfinden, in denen Leitlinien, Standard Operating Procedures (SOP), Protokolle und Checklisten vorgestellt und eingeführt werden [14].
- *PBM-Umsetzung auf der Intensivstation:*
  - Die Umsetzung bedarf keiner speziellen Materialen. Generell sollten Medikamente und Medizinprodukte, beispielsweise kleinere Blutentnahmeröhrchen, geschlossene Druckaufnehmersysteme, Point-of-Care-Verfahren und maschinelle Autotransfusion (MAT), nach Herstellerangaben bzw. leitlinien- und richtlinienkonform eingesetzt werden [14].

146.11 Durchführung

- Um gängige Behandlungsabläufe auf der Intensivstation zu ändern, z. B. Vermeidung iatrogener Anämie durch patientenzentrierte Diagnostik, Reduzierung der benötigten Blutvolumina für Diagnostik oder Gerinnungsmanagement, Anwendung von Point-of-Care-Verfahren oder Einführung einer restriktiven Transfusionsstrategie, bieten sich Standard Operating Procedures und Checklisten sowie intensive Schulungen an.

146.12 Mögliche Komplikationen

- Weltweit wurde mit der Implementierung zahlreicher PBM-Aspekte begonnen. Einige Projekte wurden wissenschaftlich zur Qualitätssicherung begleitet, so dass die Effektivität, Sicherheit und nachhaltige Wirksamkeit von PBM inzwischen wiederholt bewiesen wurde [1], [6], [12], [18].

146.13 Quellenangaben

[1] Althoff FC, Neb H, Herrmann E et al. Multimodal Patient Blood Management Program Based on a Three-pillar Strategy: A Systematic Review and Meta-analysis. Ann Surg 2019; 269(5): 794–804

[2] Bundesärztekammer. Querschnitts-Leitlinien (BÄK) zur Therapie mit Blutkomponenten und Plasmaderivaten. 4. Aufl. 2014. http://www.bundesaerztekammer.de/aerzte/medizin-ethik/wissenschaftlicher-beirat/veroeffentlichungen/haemotherapie-transfusionsmedizin/querschnitt-leitlinie

[3] Corwin HL, Gettinger A, Pearl RG et al. The CRIT Study: Anemia and blood transfusion in the critically ill – current clinical practice in the United States. Critical Care Med 2004; 1: 39–52

[4] Goodnough LT, Maggio P, Hadhazy E et al. Restrictive blood transfusion practices are associated with improved patient outcomes. Transfusion 2014; 10 (Pt 2): 2753–2759

[5] Jelkmann I, Jelkmann W. Impact of erythropoietin on intensive care unit patients. Transfus Med Hemotherapy 2013; 5: 310–318

[6] Kotze A, Carter LA, Scally AJ. Effect of a patient blood management programme on preoperative anaemia, transfusion rate, and outcome after primary hip or knee arthroplasty: a quality improvement cycle. Br J Anaesth 2012; 6: 943–952

[7] Kumar N, Chen Y, Zaw AS et al. Use of intraoperative cell-salvage for autologous blood transfusions in metastatic spine tumour surgery: a systematic review. The Lancet Oncology 2014; 1: e33–41

[8] Litton E, Baker S, Erber WN et al. Intravenous iron or placebo for anaemia in intensive care: the IRONMAN multicentre randomized blinded trial: a randomized trial of IV iron in critical illness. Intensive Care Med 2016; 11: 1715–1722

[9] Loor G, Rajeswaran J, Li L et al. The least of 3 evils: exposure to red blood cell transfusion, anemia, or both? J Thorac Cardiovas Surg 2013; 6: 1480–1487.e6

[10] Mesgarpour B, Heidinger BH, Schwameis M et al. Safety of off-label erythropoiesis stimulating agents in critically ill patients: a meta-analysis. Intensive Care Med 2013; 11: 1896–1908

[11] Meybohm P, Choorapoikayil S, Wessels A et al. Washed cell salvage in surgical patients: a review and meta-analysis of prospective randomized trials under PRISMA. Medicine 2016; 31: e4490

[12] Meybohm P, Herrmann E, Steinbicker AU et al. Patient blood management is associated with a substantial reduction of red blood cell utilization and safe for patient's outcome: a prospective, multicenter cohort study with a noninferiority design. Annals of Surgery 2016; 2: 203–211

[13] Meybohm P, Goehring MH, Choorapoikayil S et al. Feasibility and efficiency of a preoperative anaemia walk-in clinic: secondary data from a prospective observational trial. Br J Anaesth 2017; 4: 625–626

[14] Meybohm P, Richards T, Isbister J et al. Patient Blood Management Maßnahmenbündel. Anästh Intensivmed 2017; 58: 16–29

[15] Munoz M, Gomez-Ramirez S, Campos A et al. Preoperative anaemia: prevalence, consequences and approaches to management. Blood Transfusion 2015; 3: 370–309

[16] Musallam KM, Tamim HM, Richards T et al. Preoperative anaemia and postoperative outcomes in non-cardiac surgery: a retrospective cohort study. Lancet 2011; 9800: 1396–1407

[17] Riessen R, Behmenburg M, Blumenstock G et al. A simple "blood-saving bundle" reduces diagnostic blood loss and the transfusion rate in mechanically ventilated Patients. PloS one 2015; 9: e0138879

[18] Theusinger OM, Kind SL, Seifert B et al. Patient blood management in orthopaedic surgery: a four-year follow-up of transfusion requirements and blood loss from 2008 to 2011 at the Balgrist University Hospital in Zurich, Switzerland. Blood Transfusion 2014; 2: 195–203

[19] Vincent JL, Baron JF, Reinhart K et al. Anemia and blood transfusion in critically ill patients. J Am Med Assoc 2002; 12: 1499–1507

[20] Whitlock EL, Kim H, Auerbach AD. Harms associated with single unit perioperative transfusion: retrospective population based analysis. Br Med J (clinical research ed.). 2015; 350: h3037

[21] Yang WW, Thakkar RN, Gehrie EA et al. Single-unit transfusions and hemoglobin trigger: relative impact on red cell utilization. Transfusion 2017; 5: 1163–1170

146.14 Wichtige Internetadressen

- Patient Blood Management: http://www.patientblood-management.de
- Patient Blood Manager: https://www.patientbloodmanager.de

147 Ernährungstherapie

Christian Stoppe, Andreas Goetzenich

147.1 Steckbrief

Die Ernährungstherapie gehört nach wie vor zu den unterschätzten und wenig beachteten Behandlungsstrategien beim kritisch kranken Intensivpatienten. Neben der grundlegenden Verbesserung der Versorgungsstandards kann die individualisierte Behandlung die Effektivität einer Ernährungstherapie weiter optimieren. Wichtig ist die Beachtung des klinischen Umfeldes: Während Patienten nach Verbrennungstrauma einen deutlich höheren Kalorien- und Proteinbedarf haben, zeigen beispielsweise Patienten mit mechanischer Kreislaufunterstützung einen weitaus niedrigeren Energiebedarf. Leider lässt sich die Verweildauer eines Patienten bisher kaum vorhersehen, was für den Nutzen einer Ernährungstherapie wichtig wäre.

147.2 Aktuelles

- Eine zukünftige Wegbeschreibung bietet der Open-Access-Artikel "The intensive care medicine research agenda in nutrition and metabolism" von Arabi et al. [1].
- In den Fokus rücken zunehmend selektive Betrachtungen zu speziellen Kohorten wie Verbrennungspatienten oder die Behandlung nach herzchirurgischen Eingriffen [7].

147.3 Synonyme

- klinische Ernährung
- clinical nutrition

147.4 Keywords

- Malnutrition
- Screening und Monitoring
- enteral nutrition
- parenteral nutrition
- supplementäre parenterale Ernährung
- Pharmakonutrition

147.5 Definition

- Klinische Ernährung behandelt die Vorbeugung, die Diagnose und das Management ernährungsbezogener und metabolischer Veränderungen im Zusammenhang mit akuten oder chronischen Erkrankungen und Zuständen, die durch einen Mangel oder Überschuss an Energie und Nährstoffen verursacht werden.
- Jede Ernährungsmaßnahme, sei sie präventiv oder kurativ, die der individuellen Behandlung von Patienten dient, ist klinische Ernährung. Diese ist weitestgehend definiert durch das Zusammenspiel aus Nährstoffmangel und katabolen Prozessen in Bezug auf Krankheit und Altern.
- Darüber hinaus beinhaltet klinische Ernährung das Wissen und die Wissenschaft über die Körperzusammensetzung und metabolische Störungen, die pathologische Veränderungen der Körperzusammensetzung und -funktion während akuter und chronischer Erkrankungen verursacht.
- Die Ausführungen sind modifiziert nach den „E.S.P.E.N.-Guidelines on definitions and terminology of clinical nutrition" (http://www.sciencedirect.com/science/article/pii/S 0261561416312420).

147.6 Indikationen

- Eine geeignete Ernährungstherapie trägt durch unterschiedliche Ansätze und Mechanismen zur Genesung des Intensivpatienten bei; dazu gehören:
  - Aufrechterhaltung des Metabolismus
  - Vermeidung kataboler Stoffwechselzustände
  - Unterstützung der Darmintegrität
  - Reduktion von postoperativen Komplikationen wie Wundheilungsstörungen
  - Sicherstellung einer adäquaten Hydrierung und Normoglykämie
- Eine individualisierte Ernährungstherapie bedarf wie jede andere intensivmedizinische Therapieform einer *kritischen Indikationsstellung*. Dem steht die Schwierigkeit einer adäquaten Risikoabwägung gegenüber.
  - In einer Vielzahl klassischer Nutrition Risk Assessment Scores wird der intensivmedizinische Patient per se als gefährdet für eine Mangelernährung eingestuft, so dass diese klassischen Scoringsysteme die individuellen Umstände nur wenig berücksichtigen und eine Initiierung der Ernährungstherapie bei *allen Intensivpatienten als gleichwichtig klassifizieren*.
  - Vorangegangene Studien haben in diesem Zusammenhang jedoch gezeigt, dass eine hieraus abgeleitete frühzeitige hochkalorische Ernährungstherapie

nicht gleichermaßen zu einer Verbesserung der Überlebenswahrscheinlichkeit in allen Gruppen führt.
- Demgegenüber konnte gezeigt werden, dass im Fall eines kalkulierten erhöhten ernährungsmedizinischen Risikos ein *frühzeitiger Therapiebeginn* für den Erfolg maßgeblich ist. Entscheidend ist somit die sichere Identifikation von Patienten, die von einer intensiven Ernährungstherapie profitieren. Die Evaluation dessen sollte idealerweise bereits zu Beginn des Intensivaufenthalts erfolgen und täglich neu evaluiert werden [6].
- *Risikostratifizierung für die Initiierung einer Ernährungstherapie:*
    - Die *klassischen* Risikoscoresysteme versuchen, das Risiko für das Vorliegen einer Mangelernährung zu erfassen. Hierbei werden neben dem aktuellen Body-Mass-Index (BMI) auch Gewohnheiten zur Nahrungsaufnahme sowie Begleiterkrankungen erfasst. Ebenso werden Angaben zum Gewichtsverlust über den vorangegangenen Zeitraum erhoben.
    - In der *Intensivmedizin* sind diese Scores häufig zu einseitig, da die pathogene und iatrogene Verschlechterung des Zustands durch die zugrunde liegende Erkrankung (z. B. Inflammation) oder die Nebeneffekte der Hospitalisation (z. B. präoperative Nüchternheit) nicht ausreichend berücksichtigt werden.
    - Obwohl klassische Risikoscores nicht für Intensivpatienten entwickelt wurden und daher diese oft per se als mangelernährt einstufen, finden die nachfolgenden Scores weltweit seit fast 20 Jahren eine weite Verbreitung im klinischen Alltag:
        – Subjective Global Assessment (SGA)
        – Nutritional Risk Screening 2002 (NRS-2002)
        – Malnutrition Universal Screening Tool (MUST)
        – Mini-Nutritional Assessment (MNA)
        – Short Nutritional Assessment Questionnaire (SNAQ)
    - NUTRIC-Score: Von der kanadischen Gruppe um Dr. Daren Heyland wurde ein weiterer Risikoscore mit speziellem Fokus auf intensivmedizinische Patienten vorgestellt und validiert (▶ Tab. 147.1). Der NUTRIC-Score erfasst bewusst Parameter, die im klinischen Alltag ohnehin erhoben werden, und ermittelt den zu erwartenden Bedarf anstelle eines präexistenten Mangels. Entsprechend finden „übliche" ernährungsbezogene Variablen wie der BMI keine Beachtung, weswegen der Score oft kritisiert wird [4], [6].

147.7 Kontraindikationen

- *enterale Ernährung:*
    - intestinale Passagehindernisse, funktioneller Verschluss (Ileus, Perforation)
    - akutes Abdomen
    - intestinale Ischämie
    - initiale Stabilisierungsphase eines Schockzustands
- *parenterale Ernährung:*
    - keine hochosmolaren (>850mosm) Zubereitungen über periphervenöse Zugänge
    - enteral bereits ausreichende Ernährung

147.8 Aufklärung und spezielle Risiken

- In der Regel erfolgt keine gesonderte Aufklärung über die Ernährungstherapie.

147.9 Präoperative/präinterventionelle Diagnostik

- *Messung des Energiebedarfs:*
    - Goldstandard für die Quantifizierung des tatsächlichen Energiebedarfs ist die *indirekte Kalorimetrie*. Auch wenn in naher Zukunft kostengünstige Point-of-Care-Systeme auf dem Markt verfügbar werden, ist die routinemäßige Messung beim Intensivpatienten bisher nicht etabliert und bleibt aufwendig und fehlerbehaftet.
    - Grundsätzlich lässt sich der Kalorienbedarf beim beatmeten Intensivpatienten mithilfe des Sauerstoffangebots und der Kohlendioxidproduktion in der Ausatemluft berechnen, wobei VCO_2 in Prozent der exspiratorischen Atemluft, *gemittelt* (mixing chamber!) angegeben wird:

$$VCO_2 \times \text{Atemminutenvolumen (AMV)} \times 8{,}14 = \frac{kcal}{min}$$

Tab. 147.1 NUTRIC-Score zur Risikostratifizierung für die Initiierung einer Ernährungstherapie [5].

Variable	Rang	Punkte
Alter	<50 Jahre	0
	50–75 Jahre	1
	75	2
APACHE II	<15	0
	15–19	1
	20–28	2
	>28	3
SOFA	<6	0
	6–9	1
	>10	2
Anzahl an Begleiterkrankungen	0–1	0
	>2	1
Interleukin-6 (IL-6)	0–400	0
	>400	1

Für den Parameter IL-6 konnte gezeigt werden, dass der Score auch ohne diesen Wert kaum an Vorhersagekraft einbüßt. Ernährungsrisiko: 0–5 (kein Risiko) und 6–9 (hohes Risiko)

- In besonderen Situationen sollte gezielt vom berechneten Ergebnis abgewichen werden, um den errechneten Bedarf an die aktuellen klinischen IST-Zustände anzupassen (wie z. B. bei Verbrennungen oder Patienten mit extrakorporaler Kreislaufunterstützung).
- Mittlerweile existieren – neben der Vielzahl an unterschiedlichen Formeln – *pragmatische Grundsätze* für eine adäquate Ernährungstherapie:
  - Alle intensivmedizinisch betreuten Patienten sollen bei Aufnahme einem Screening des ernährungsbezogenen Risikos (z. B. NUTRIC-Score) unterzogen werden.
  - Die kontinuierliche Flüssigkeits- und Gewichtsbilanzierung gehören zum intensivmedizinischen Standard.
  - Falls die Messung des Energiebedarfs mittels indirekter Kalorimetrie nicht möglich ist, sollte für Patienten in der Akutphase eine Berechnung über publizierte Formeln oder die vereinfachte gewichtsbasierte Formel (25 kcal/kg aktuelles Körpergewicht/Tag und Proteinziel 1,5 g/kgKG) geschätzt werden.
  - Für die anabole Rekonvaleszenz- und Rehabilitationsphase sollte das Kalorienziel ≥ 100 % des gemessenen/geschätzten Energieumsatzes betragen. Dieser Wert steigt aufgrund der zunehmenden Aktivität im Verlauf der klinischen Besserung an (ca. 30–35 kcal/kgKG).
  - Darüber hinaus empfiehlt die ASPEN Gesellschaft für Patienten mit einem BMI > 30 eine geringere Supplementierung von Energie (22–25 kcal/kgKG) und eine höhere Verabreichung von Proteinen (> 2 g/kg Idealgewicht).
- Innerhalb der Ernährungstherapie kritisch kranker Patienten gewinnt insbesondere die *Proteinzufuhr* zunehmend an Bedeutung, da sonst die katabole Stoffwechsellage weiter verstärkt und keine anabole Phase ermöglicht wird.

147.10 Material

- Sowohl für die enterale als auch die parenterale Ernährung stehen heute *Komplettsysteme* in Mehrkammerbeuteln zur Verfügung. Diese bieten standardisierte Mischverhältnisse mit definierter Osmolarität und Zusammensetzung bei hygienischen Vorteilen gegenüber der Einzelkomponententherapie. Einer Verwechslung parenteraler und enteraler Mischungen wird durch standardisierte Anschlüsse (parenteral: Luer, enteral: größerer Konus) vorgebeugt, dennoch sollte hier immer bewusst gehandelt werden.
- Es nicht möglich, dem Intensivpatienten eine allgemein gültige Zusammensetzung hinsichtlich der Lipide, Proteine und Kohlenhydrate zu geben, da das klinische Umfeld jeweils mitberücksichtigt werden muss.
  - Die Supplementierung von Spurenelementen (z. B. Selen) wird bei allen Patienten empfohlen, die rein parenteral ernährt werden. Allgemein ist jedoch zu sagen, dass etwa 1,5–2 g/kgKG/Tag Aminosäuren, 1 g/kgKG/Tag Lipide und etwa 1–2 g/kgKG/Tag Glukose verabreicht werden sollten.
  - *Beispiel*: Ein 80 kg schwerer Patient sollte am Tag 2000 kcal erhalten; dabei sollten 120–160 g (600–800 kcal) durch Aminosäuren, 80 g (ca. 700 kcal) durch Lipide und 125 g (ca. 500 kcal) durch Glukose zugeführt werden.
- ▶ Tab. 147.2 zeigt Vor- und Nachteile von enteraler und parenteraler Ernährung.

Tab. 147.2 Potenzielle Vor- und Nachteile von enteraler und parenteraler Ernährung bei kritisch kranken Intensivpatienten.

	enterale Ernährung	parenterale Ernährung
Vorteile	physiologisch	weniger Hypoglykämien
	Absorption und Verstoffwechselung bewiesen	weniger gastrointestinale Komplikationen
	selten ernsthafte gastrointestinale Komplikationen	höheres Erreichen des Ernährungszieles
	Verbesserung der enteralen Perfusion	schnellere Bioverfügbarkeit
	enterale Vasodilatation mit Erhalt der Darmmukosa und Darmflora	
Nachteile	meist hypokalorisch	unphysiologisch
	häufige Unterbrechungen durch Interventionen	möglicherweise nicht geeignet, um Katabolismus zu vermeiden
	gesteigerter enteraler Sauerstoffverbrauch	
	mögliche Komplikationen: • schlechte Ernährungstoleranz durch Magen-Darm-Atonie: Erbrechen, Magenreste, Obstipation • gastrointestinale Ischämie mit bakterieller Translokation, Endotoxinämie und Multiorganversagen • Blutdruckabfall durch verringerten systemischen Widerstand • Steal-Phänomen durch gesteigerten intestinalen Blutfluss ohne Erhöhung des Cardiac Outputs • Ischämie-Reperfusionsschaden • Aspiration • ventilatorassoziierte Pneumonie	*mögliche Komplikationen:* • Überernährung mit möglichen Komplikationen • Blutstrominfektionen • Leberwerterhöhung • Hyperglykämie • prolongierte Beatmungstherapie

- *kombinierte Strategie:*
  - Falls eine rein enterale Ernährung nicht 80–100 % des berechneten Kalorien- und Proteinziels erreicht, ist eine kombinierte Applikation von *enteraler* und *parenteraler* Ernährung im Sinne einer supplementären parenteralen Ernährung möglich, um einer hypokalorischen Ernährung und einem resultierenden Muskelabbau entgegenzuwirken.
  - Mit Steigerung der enteralen Kost kann simultan die parenterale Ernährung reduziert und schließlich ganz ausgeschlichen werden.
- *Pharmakonutrition:*
  - Diese umfasst *immunwirksame Nährstoffe*, die spezielle Einflüsse auf den Metabolismus, die Entzündungsreaktion oder den oxidativen Stress und die Aktivität verschiedener Immunzellen haben können. Aminosäuren wie Glutamin und Arginin oder Lipide wie Omega-3-Fettsäuren, Mikronährstoffe wie Selen und Zink sowie die Vitamine A, C, D und E sind Beispiele für solche Schlüsselnährstoffe.
  - Bei Applikation von *Fischöl* wurden eine signifikant reduzierte biologische und klinische Entzündungsreaktion sowie weniger Infektionen, eine kürzere Beatmungsdauer und kürzere Krankenhausverweildauern beobachtet. Bisher konnten allerdings in größeren klinischen Studien an kritisch kranken Patienten keine Vorteile für die Patienten gezeigt werden [2], [3], [4], [7].

147.11 Durchführung

- Die hier vorgestellten Grenzwerte und Empfehlungen richten sich nach den im Jahr 2016 aktualisierten Guidelines der Amerikanischen Gesellschaft für parenterale und enterale Ernährung, welche bei Verfassung dieses Kapitels als aktuellste Leitlinien zur Verfügung standen.
- *Grundlagen der enteralen Ernährungstherapie:*
  - In allen Krankheitsphasen sollte eine enterale Ernährung *bevorzugt* eingesetzt werden.
  - Diese sollte innerhalb von 24–48 Stunden begonnen werden, wenn absehbar ist, dass der Patient nicht zur selbständigen Kostaufnahme in der Lage ist.
  - Eine *duodenale* oder *jejunale Ernährungssonde* wird empfohlen für Intensivpatienten,
    - bei denen eine Ernährung für länger als einen Monat zu erwarten ist,
    - die ein erhöhtes Aspirationsrisiko aufweisen,
    - die bereits eine schlechte Verträglichkeit gastraler Ernährung gezeigt haben.
    - Allerdings sollte der gastrale Zugangsweg gegenüber dem jejunalen Zugangsweg bevorzugt werden.
  - Im Falle hämodynamischer Instabilität mit steigendem Katecholaminbedarf sollte die enterale Ernährung bis zur Stabilisierung des Patienten pausiert werden.
- *Dosierung bei enteraler Ernährungstherapie:*
  - Für Patienten mit *niedrigem Risiko* (NUTRIC < 5) und normalem Ernährungszustand kann für bis zu einer Woche Intensivaufenthalt auf eine spezielle Ernährungstherapie verzichtet werden. Jedoch sollte eine trophische Ernährung (10 ml/Stunde) etabliert werden.
  - Patienten mit einer erwarteten *Beatmungsdauer von über 72 Stunden* sollten entweder eine trophische oder eine vollwertige enterale Ernährungstherapie erhalten.
  - Bei Patienten mit *hohem Risiko* (NUTRIC > 5) und/oder *schwerer Mangelernährung* sollte eine zielgesteuerte Ernährungstherapie so zügig wie möglich gesteigert werden. Hierbei sollten nach 2–3 Tagen mindestens 80 % der kalkulierten oder gemessenen Zielenergie und Proteinmenge verabreicht werden.
  - Am *Anfang der Erkrankung* ist der Energiebedarf mit ca. 25 kcal/kgKG einzuschätzen (Proteinziel: 1,5 g/kgKG).
  - In der *anabolen Erholungsphase* (Rekonvaleszenz, Rehabilitation) sollte das Kalorienziel ≥ 100 % des gemessenen/geschätzten Energieumsatzes betragen und steigt im Verlauf der klinischen Besserung an (ca. 30–35 kcal/kgKG).
  - Um eine möglichst hohe Zielerreichung zu gewährleisten, sollte auf *standardisierte Ernährungsprotokolle* zurückgegriffen werden.
- *parenterale Ernährungstherapie:*
  - Für Patienten mit *geringem Risiko* (NUTRIC < 5) kann auf eine ausschließliche parenterale Ernährungstherapie in den ersten 7 Tagen verzichtet werden.
  - Für Patienten mit *erhöhtem Risiko* (NUTRIC > 5), bei denen eine enterale Ernährung nicht möglich ist, sollte so schnell wie möglich mit der parenteralen Ernährung begonnen werden.
  - Sollten nach 7 Tagen nicht mindestens 60 % des täglichen Proteinbedarfs über enterale Ernährung applizierbar sein, ist die parenterale Ernährung zu supplementieren. Eine frühzeitigere Anwendung parenteraler Ernährung verbessert nicht das Outcome und könnte sich schädigend auswirken.
  - Auf eine engmaschige *Glukosekontrolle* mit Zielwerten um 140 oder einem Korridor von 150–180 mg/dl (in Einzelfällen andere Zielwerte) sollte geachtet werden.
- *Monitoring der Ernährungstherapie:*
  - Es gibt derzeit keine geeigneten biochemischen oder anthropometrischen Parameter zum Monitoring der Ernährung. Häufig genutzte *Marker* wie Gewicht, Stickstoffbalance, Serumpräalbumin, Stärke des Händedrucks, C-reaktives Protein (CRP), Transferrin, Extremitätenumfang haben *keinen Einfluss auf den Therapieerfolg* gezeigt.
  - In der klinischen Praxis bleiben daher die metabolische Kontrolle, die Erhaltung der Normoglykämie, der zielgerichtete Ersatz von Elektrolyten nach Laborwerten und die Anpassung der oralen Ernährung an die individuelle Toleranz des Patienten.

Merke

- Neben der Kontrolle auf Reflux, Diarrhö und Darmgeräusche wird die Kontrolle von Blutzuckerspiegel, Elektrolyten, Natrium, Kalium, Magnesium, Kalzium, Phosphat, Albumin (1-mal pro Woche), Triglyzeriden und Harnstoff empfohlen.
- Die Bestimmung des Magenrestinhalts wird aktuell nicht mehr empfohlen.

147.12 Mögliche Komplikationen

- Eine frühzeitige enterale Ernährung bei *hämodynamisch instabilen Patienten* kann möglicherweise
  - das Aspirationsrisiko erhöhen,
  - zu einem vermehrten Auftreten an mesenterialen Ischämien führen,
  - ein Steal-Phänomen durch vermehrte Perfusion aktiver Darmabschnitte mit konsekutiver Unterversorgung anderer Organsysteme auslösen.
  - ABER: Frühzeitige enterale Ernährung bei Patienten unter Vasopressortherapie kann beispielsweise das Herzzeitvolumen steigern.

Merke

Aktuell wird die Ernährungstherapie daher beim Patienten mit stark ansteigendem Katecholaminbedarf *nicht empfohlen*.

- *Overfeeding-Syndrom:*
  - Es kann als Folge einer zu schnelle Steigerung der enteralen Ernährung ohne Kontrolle auftreten, ist jedoch nicht zu erwarten bei einem Kalorienziel von 20–25 kcal/kgKG/Tag.
  - mögliche Folgen: Hyperglykämie, Leberverfettung- und dysfunktion, respiratorische Insuffizienz und Hyperkapnie, Immunsuppression und vermehrte Inzidenz an infektiösen Komplikationen
- *Refeeding-Syndrom:*
  - tritt auf nach Reinitiierung einer enteralen oder parenteralen Ernährung
  - Folgen: Elektrolytschwankungen (Hypophosphatämie, Hypokaliämie und Hypomagnesiämie, Hypernatriämie) und Wasserretention
  - Insbesondere die *Hyperphosphatämie* gehört zu den frühen Warnzeichen, die zur respiratorischen und kardialen Insuffizienz führen können.
  - Lange präoperative Nüchternheit sowie Mangelernährung sind prädisponierende Faktoren für das Auftreten eines Refeeding-Syndroms. Ein regelmäßiges *Monitoring der Phosphatspiegel* während der Initiierung der Ernährungstherapie wird daher empfohlen.

147.13 Quellenangaben

[1] Arabi YM, Casaer MP, Chapman M et al. The intensive care medicine research agenda in nutrition and metabolism. Intensive Care Med 2017; 43(9): 1239–1256
[2] Berger MM, Chiolero RL. Enteral nutrition and cardiovascular failure: from myths to clinical practice. Journal of Parenteral and Enteral Nutrition 2009; 33: 702–709
[3] Berger MM, Delodder D, Liaudet L et al. Three short perioperative infusions of n-3 pufas reduce systemic inflammation induced by cardiopulmonary bypass surgery: a randomized controlled trial. Am J Clin Nutr 2013; 97: 246–254
[4] Heyland DK, Cahill N, Day AG. Optimal amount of calories for critically ill patients: depends on how you slice the cake! Crit Care Med 2011; 39: 2619–2626
[5] Heyland DK, Dhaliwal R, Jiang X, Day AG. Identifying critically ill patients who benefit the most from nutrition therapy: the development and initial validation of a novel risk assessment tool. Crit Care. 2011;15(6):R268
[6] Rahman A, Hasan RM, Agarwala R et al. Identifying critically-ill patients who will benefit most from nutritional therapy: Further validation of the "modified nutric" nutritional risk assessment tool. Clin Nutr 2016; 35: 158–162
[7] Stoppe C, Spillner J, Rossaint R et al. Selenium blood concentrations in patients undergoing elective cardiac surgery and receiving perioperative sodium selenite. Nutrition 2013; 1: 158–165

147.14 Literatur zur weiteren Vertiefung

[1] McClave SA, Taylor BE, Martindale RG et al. Guidelines for the Provision and Assessment of Nutrition Support Therapy in the Adult Critically Ill Patient: Society of Critical Care Medicine (SCCM) and American Society for Parenteral and Enteral Nutrition (A.S.P.E.N.). Journal of Parenteral and Enteral Nutrition 2016; 2: 159–211
[2] Kreymann KG, Berger MM, Deutz NEP et al. ESPEN Guidelines on Enteral Nutrition: Intensive Care. Clinical Nutrition 2006; 25: 210–223
[3] Stoppe C, Goetzenich A, Whitman G et al. Role of nutrition support in adult cardiac surgery: a consensus statement from an International Multidisciplinary Expert Group on Nutrition in Cardiac Surgery. Crit Care 2017; 1: 131

147.15 Wichtige Internetadressen

- Critical Care Nutrition: http://www.criticalcarenutrition.com
- European Society for Clinical Nutrition and Metabolism: http://www.espen.org
- Deutsche Gesellschaft für Ernährungsmedizin: http://www.dgem.de

148 Sedierung

Ulf Günther

148.1 Steckbrief

Sedativa sind oft unvermeidbar, allerdings geht tiefe Sedierung mit einer niedrigeren Überlebenswahrscheinlichkeit einher. Sedativa sollten vorrangig eingesetzt werden, um Agitation oder Aggressivität zu dämpfen, ohne eine tiefe „Sediertheit" herzustellen. Bei Entzugssyndromen dienen sie zur Dämpfung psychischer Erscheinung sowie zur Beherrschung der vegetativen Begleitsymptomatik. Das Anwenden von Sedativa erfordert regelmäßiges Monitoring der Sedierungstiefe; hierzu empfiehlt die deutsche S 3-Leitlinie „Delir, Analgesie und Sedierung" 2015 die Richmond Agitation-Sedation Scale (RASS) oder die Sedation-Agitation Scale (Riker-Skala). Je flacher die Sedierung, desto höher ist das Risiko von Schmerzen. Für das Schmerzmonitoring werden die Behavioral Pain Scale für intubierte (BPS) bzw. nicht intubierte Patienten (BPS-NI) empfohlen.

148.2 Aktuelles

- Für die Wahl der Sedativa gibt aktuell die deutsche S 3-Leitlinie „Delir, Analgesie und Sedierung" (S 3-DAS-Leitlinie) von 2015 detaillierte Hinweise.

148.3 Synonyme

- Analgosedierung

148.4 Keywords

- Sedativa
- Sedierung
- Analgosedierung
- sedatives
- analgetics

148.5 Definition

- Sedierung ist die Dämpfung von Funktionen durch Beruhigungsmittel.
- Die neuen Sedierungsleitlinien verzichten bewusst auf den früher gebräuchlichen Begriff „Analgosedierung", da nach neuerer Auffassung Schmerz, Agitation und Delir getrennt voneinander erfasst werden und getrennt voneinander therapiert werden sollten. Patienten mit Schmerzen sollen beispielsweise nicht sediert, sondern müssen primär analgetisch versorgt werden.

148.6 Indikationen

- Im Intensivbereich lässt sich der Einsatz von Sedativa nicht immer vermeiden. Hierzu zählen nicht nur gefährliche Agitation mit Fremd- und Eigengefährdung, sondern auch erhöhter intrakranieller Druck und Hypothermiebehandlungen sowie offener Thorax.

148.7 Aufklärung und spezielle Risiken

- Vor Aufnahme auf eine Intensivstation sollte den Patienten (und auch den Angehörigen) erläutert werden,
  - dass sie für die Anfangszeit einer Beatmung ohne Bewusstsein sein könnten,
  - dass die Aufwachphase durch Phasen von Unkoordiniertheit oder Desorientierung geprägt sein kann.

148.8 Präinterventionelle Diagnostik

- *Monitoring von Sedierungstiefe, Delir und Schmerz:*
  - Zum Monitoring der *Sedierungstiefe* empfiehlt die deutsche S 3-Leitlinie „Delir, Analgesie und Sedierung 2015" (S 3-DAS-Leitlinie) [10] die Richmond Agitation-Sedation Scale (RASS-Skala, siehe http://www.icudelirium.org) [7] oder die Riker Sedation-Agitation Scale (Riker- oder SAS-Skala). Es wurde gezeigt, dass eine tiefe Sedierung (RASS ≤ 3) mit einer niedrigeren Überlebenswahrscheinlichkeit einhergeht als bei Patienten, deren RASS-Werte zwischen 0 und –2 lagen [8]. Schon vor Längerem wurde gezeigt, dass unbeabsichtigt tiefe medikamentöse Sedierung mit einer erhöhten Mortalität vergesellschaftet war.
  - Sedativa sind potenziell delirogen – daher ist ein regelmäßiges *Delirmonitoring* erforderlich. Die S 3-DAS-Leitlinie empfiehlt hierfür die Intensive Care Delirium Screening Checklist (ICDSC) [1] oder die Confusion Assessment Method for Intensive Care Unit (CAM-ICU) (▶ Abb. 148.1) [4]. Diese sowie die deutschsprachigen Varianten sind unter http://www.icudelirium.org herunterladbar.
  - Je flacher die Patienten sediert sind, desto höher ist das Risiko, dass Schmerzen wahrgenommen werden. Daher ist das *Monitoring von Schmerzen* gerade bei intubierten, aber auch bei nicht intubierten bewusstseinseingeschränkten Patienten obligat. Dies kann nach S 3-DAS-Leitlinie mit der Behavioral Pain Scale für intubierte (BPS) und nicht intubierte Patienten (BPS-NI) erfolgen [5], [2].

148.8 Präinterventionelle Diagnostik

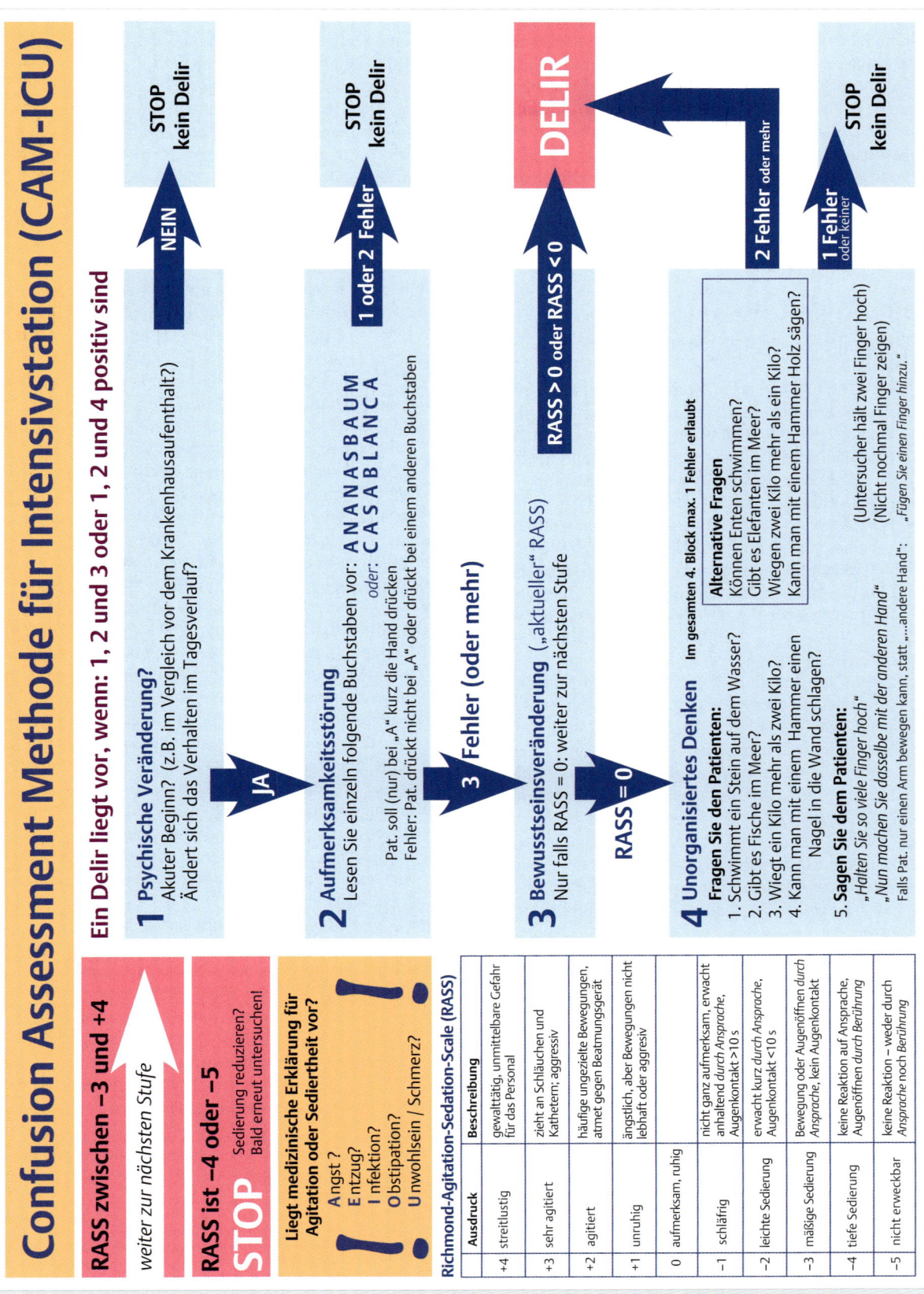

Abb. 148.1 Sedierung. Die Confusion Assessment Method for Intensive Care Units (CAM-ICU) erlaubt den Nachweis oder Ausschluss eines Delirs bei intubierten Patienten. Die Richmond-Agitation-Sedation Scale (RASS) ist Bestandteil der CAM-ICU. Voraussetzung ist ein kommunikationsfähiger Patient. (Quelle: Copyright © 2013, E. Wesley Ely, MD, MPH; Vanderbilt University, Nashville TN, USA, all rights reserved)

- Für Patienten mit *unklarer Bewusstseinsstörung* gilt generell: Für die Diagnostik unklarer Bewusstseinsstörungen muss zügig eine *neurologische Diagnostik* erfolgen, die körperliche Untersuchung, Anamnese, kranielle CT und ggf. Elektrophysiologie sowie Liquordiagnostik usw. beinhaltet. Die spezifische Therapie muss durch Hinzuziehen von Experten der zuständigen Fachdisziplinen indiziert werden. Dies unterstreicht die Wichtigkeit der regelmäßigen Unterbrechung („Daily interruption of sedation") von Sedierungen zur regelmäßigen neurologischen Beurteilbarkeit.

148.9 Material

- Die Wahl des Sedativums ist von Bedeutung.
- *Propofol:*
  - Für den Stellenwert von Propofol gibt es keine eindeutigen wissenschaftlichen Belege, aber eine Empfehlung der S 3-DAS-Leitlinie sowie der aktuellen US-amerikanischen Leitlinie für „Pain, Agitation/Sedation, Delirium, Immobility and Sleep Disruption" (PADIS-Guideline 2018) [3].
  - Propofol wirkt negativ inotrop und in höheren Dosen peripher vasodilatierend. Wegen der Gefahr eines Propofol-Infusionssyndroms soll laut S 3-DAS-Leitlinie die Anwendungszeit auf maximal 7 Tage und die Dosis auf maximal 4 mg/kgKG/Stunde begrenzt werden.
- *Dexmedetomidin:*
  - Die PADIS-Guideline 2018 empfiehlt zur Sedierung primär die Nutzung von Dexmedetomidin und Propofol anstelle von Benzodiazepinen [3]. In einer Arbeit mit herzchirurgischen Patienten wurde Dexmedetomidin mit Propofol verglichen. In der Dexmedetomidingruppe trat ein Delir signifikant seltener auf (17,5 versus 31,5 %) und war signifikant kürzer (2 versus 3 Tage, p = 0,04).
  - Mit Dexmedetomidin lassen sich kaum tiefe Sedierungen bewirken (ein meist günstiger Effekt); es wirkt bradykardisierend und kann AV-Blöcke verursachen.
- *inhalative Sedativa (z. B. Isofluran, Sevofluran):*
  - Als moderne Alternative bei intubierten Patienten, die längerfristig einer Sedierung bedürfen, stehen im Intensivbereich seit einigen Jahren Geräte zur Applikation von Inhalationsanästhetika bereit (z. B. Isofluran). Überschüssiges Gas wird dabei über einen Aktivkohlefilter absorbiert.
  - Derzeit ist hierzu eine randomisierte kontrollierte Studie im Gang; die klinischen Erfahrungen hinsichtlich des Schutzes kognitiver Funktionen sind sehr vielversprechend. In einer retrospektiven Analyse von 72 mit Isofluran sedierten chirurgischen Intensivpatienten war die 365-Tage-Überlegenswahrscheinlichkeit nicht niedriger als in der Propofol- bzw. Midazolamgruppe.
  - Zu beachten ist das Risiko einer *Umgebungskontamination* durch flüchtiges Gas sowie das sehr seltene Risiko einer *malignen Hyperthermie*.
- *Benzodiazepine zur Sedierung beatmeter Patienten:*
  - Insbesondere für kontinuierlich verabreichte Benzodiazepine wurde mehrfach gezeigt, dass sie ein hohes delirogenes Potenzial haben. In einer multizentrischen randomisierten kontrollierten Studie stieg die Delirprävalenz in der Gruppe der mit Midazolam (versus Dexmedetomidin) sedierten Patienten sogar an. Für die ungünstige Wirkung könnte der Modus der Benzodiazepinapplikation eine Rolle spielen.
  - In einer niederländischen prospektiven Kohortenstudie mit mehr als 1000 Intensivpatienten wurde gezeigt, dass das Delirrisiko bei kontinuierlicher Gabe höher lag als bei Bolusinjektionen. Die Autoren schlussfolgerten, dass das erhöhte Delirrisiko bei Benzodiazepinen in der *kontinuierlichen Gabe* bestehe.
  - Unabhängig davon gilt, dass Benzodiazepine eine *anterograde Amnesie* verursachen, die reorientierende Gespräche mit älteren Patienten erheblich erschweren oder unmöglich machen kann.
- *Benzodiazepine zur Therapie zerebraler Krampfanfälle, akuter Angststörungen und bei Entzugssymptomatik:*
  - Hierzu gehört auch der Entzug von Alkohol und Benzodiazepinen, deren regelmäßiger Missbrauch zum Zeitpunkt der Krankenhausaufnahme oft nicht bekannt ist. Schätzungen zufolge betreiben in Deutschland mehrere Millionen Menschen einen schädlichen Gebrauch von Alkohol oder Medikamenten oder sind davon abhängig. Bei diesen Personen reduzieren Benzodiazepine die Schwere und Häufigkeit von Symptomen des Alkoholentzugssyndroms (Tremor, Unruhe, Schlafstörungen, Hypertonus) sowie die Häufigkeit schwererer Entzugskomplikationen wie Delir und Entzugskrampf.
  - Daher ist davon auszugehen, dass Patienten vor allem nach dringlichen Operationen auf der Intensivstation regelmäßig Entzugssymptome von nicht bekannten Substanzen entwickeln.
- *hoch- und mittelpotente Neuroleptika:*
  - Das hochpotente Neuroleptikum *Haloperidol* wurde mehrfach im Zusammenhang mit Delir untersucht. Ein delirverkürzender Effekt wurde in zwei niederländischen Arbeiten bei Patienten mit Schenkelhalsfrakturen und Intensivpatienten gezeigt. Neue randomisierte kontrollierte Studien konnten die Wirksamkeit einer prophylaktischen Haloperidolgabe zur Reduktion von Delirinzidenz oder -länge nicht bestätigen.
  - Die deutsche S 3-DAS-Leitlinie von 2015 empfiehlt, den Einsatz von Haloperidol bei *hohem Delirrisiko* zu erwägen [10].

- Alternativen zu Haloperidol, das arrhythmogenes Potenzial besitzt, sind *Rivastigmin* und das *mittelpotente Quetiapin*. Letzteres ist auch für den Einsatz bei Parkinson-Patienten geeignet, beide Substanzen haben ein wesentlich geringeres arrhythmogenes Potenzial als Haloperidol.
- Insgesamt liegen für diese Substanzen aber kaum Arbeiten zu Intensivpatienten vor. Patienten mit und ohne Delir können während ihres Intensivaufenthalts von unangenehmen Halluzinationen geplagt werden und bedürfen unter Umständen einer Therapie – nicht einer Sedierung – mit hochpotenten Neuroleptika unabhängig von der obigen Studienlage.

- *niedrigpotente Neuroleptika:*
  - Sie wirken nicht antipsychotisch, haben aber eine Bedeutung bei der Wiederherstellung des Tag-Nacht-Rhythmus. Da dieser im Delir fast regelhaft gestört ist, kommt seiner Wiederherstellung zentrale Bedeutung zu. Hier eignen sich Substanzen wie *Melperon* (25–100 mg p. o.) oder *Pipamperon* (20–60 mg p. o.). Zu beachten ist, dass diese eher früh am Abend verabreicht worden sollten.
  - Hochpotente und niedrigpotente Neuroleptika können bei Beachtung der Kontraindikationen kombiniert werden.

- *Opioide:*
  - Sie haben einen festen Platz als Kombinationspräparat bei längerfristigen Sedierungen. In einer großen, prospektiven Kohortenstudie bei chirurgischen Patienten waren lang und kurz wirksame Opioide (Fentanyl versus Remifentanil) mit einem erhöhten Delirrisiko nicht nur im Aufwachraum, sondern auch am ersten postoperativen Tag vergesellschaftet [6].
  - Im Intensivbereich bedeutet eine flachere Sedierung nicht nur, dass mehr Delir „erlebt" werden kann, sondern Schmerz ist selbst auch ein erheblicher delirogener Faktor. Deshalb muss dem Monitoring und der gezielten Therapie von Schmerz große Aufmerksamkeit geschenkt werden. Eine Therapie von schmerzgeplagten Patienten mit Sedativa ist inadäquat und erhöht das Delirrisiko.
  - Zu beachten ist das erhebliche Risiko von *Darmatonien*.

- *Ketamin:*
  - Ketamin könnte über eine Hemmung von NMDA-Rezeptoren eine Blockade proinflammatorischer Signalwege bewirken und so zu einer Senkung der Delirinzidenz beitragen.
  - In einer prospektiven monozentrischen Studie reduzierte die einmalige Gabe von Ketamin 0,5 mg/kgKG die Inzidenz eines postoperativen Delirs bei kardiochirurgischen Patienten.
  - In einer multizentrischen randomisierten plazebokontrollierten Studie (PODCAST-Trial) mit 672 Patienten und zwei verschiedenen Dosierungen (0,5 mg/kgKG, 1 mg/kgKG oder Plazebo) zeigte sich jedoch kein Einfluss von Ketamin auf die Delirinzidenz oder -dauer. Die Rate unangenehmer Halluzinationen und Alpträume war in den Ketamingruppen signifikant höher als in der Plazebogruppe.

- *keine Sedierung:*
  - Eine randomisierte Arbeit aus Dänemark verzichtete in einer Gruppe beatmeter Patienten vollständig auf eine geplante Sedierung (n = 55), die Kontrollgruppe erhielt Propofol bzw. Midazolam (n = 58) [9]. Die mittlere Beatmungszeit in der nicht sedierten Gruppe war um 4,2 Tage kürzer als in der Kontrollgruppe (95-%-KI: 0,9–8,3 Tage). Allerdings kamen 18 % der nicht sedierten Gruppe nicht ohne Sedativa aus.
  - Da für diese Arbeit mehr als eine Pflegekraft pro Patient vorgehalten wurde, ist dieses Konzept in Deutschland nicht ohne Weiteres umsetzbar.

148.10 Durchführung

- Indikation einer Sedativatherapie durch den behandelnden Arzt (vorher Schmerz ausschließen)
- Festlegen der gewünschten Sedierungstiefe
- regelmäßige Überprüfung, ob Sedierungstiefe noch erforderlich ist
- regelmäßiges Monitoring und Dokumentation von Sedierungstiefe, Schmerz und Delir
- Es ist zu beachten, dass bei flacherer Sedierung vermehrt Schmerz auftreten oder ein Delir sichtbar werden kann; andererseits kann Schmerz Agitation verursachen. Deshalb ist zunächst der Schmerz auszuschließen, bevor eine Sedierung indiziert wird.

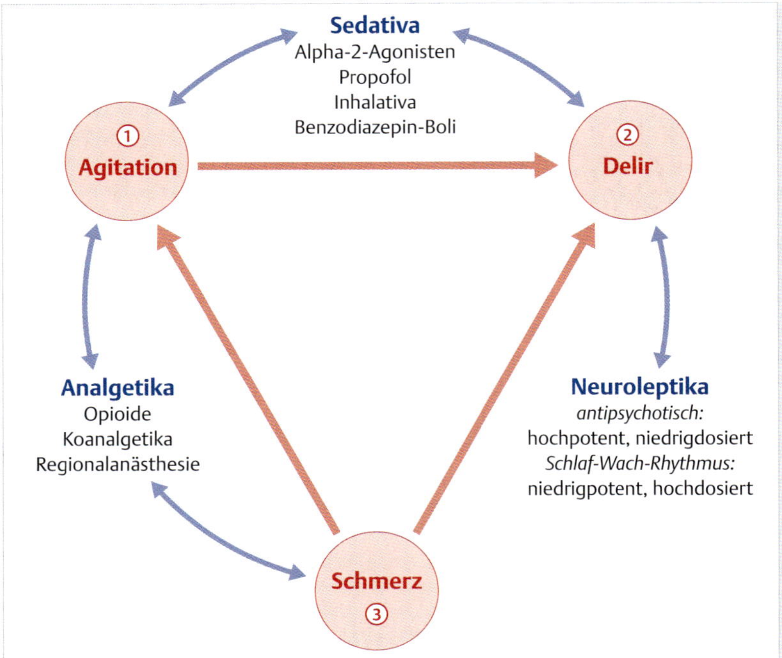

Abb. 148.2 Medikamentöse Sedierung. Sedativa können bei Agitation oder agitiert-deliranten Patienten indiziert sein. Schmerz als wichtige Ursache von Agitation oder Delir sollte vor Indikationsstellung einer Sedierung ausgeschlossen werden. Zur symptomatischen Therapie der getrennt zu betrachtenden Symptome Agitation, Delir und Schmerz stehen unterschiedliche Substanzklassen zur Verfügung. Bei Weitem nicht immer ist bei agitierten Patienten eine Sedierung erforderlich. So kann beispielsweise eine Sedierung entbehrlich sein durch den gezielten Einsatz von Analgetika, die eine Agitation verhindern können.

148.11 Mögliche Komplikationen

- Eine zu tiefe Sedierung erhöht nicht nur die Mortalität, sondern auch das Risiko längerfristiger kognitiver Störungen.
- Da tief sedierte Patienten wesentlich schwerer mobilisiert werden können, steigt mit der Sedierungstiefe und -dauer auch das Risiko des Muskelabbaus. Der verminderte Hustenstoß erhöht das Pneumonierisiko.
- Die spezifischen Nebenwirkungen der einzelnen Substanzen sind im Kapitel „Material (S. 996)" aufgeführt.

148.12 Quellenangaben

[1] Bergeron N, Dubois MJ, Dumont M et al. Intensive Care Delirium Screening Checklist: evaluation of a new screening tool. Intensive Care Med 2001; 5: 859–864
[2] Chanques G, Payen JF, Mercier G et al. Assessing pain in non-intubated critically ill patients unable to self report: an adaptation of the Behavioral Pain Scale. Intensive Care Med 2009; 12: 2060–2067
[3] Devlin JW, Skrobic Y, Gélinas C et al. Clinical Practice Guidelines for the Prevention and Management of Pain, Agitation/Sedation, Delirium, Immobility, and Sleep Disruption in Adult Patients in the ICU. Crit Care Med 2018; 9: e825–e873
[4] Ely EW, Inouye SK, Bernard GR et al. Delirium in mechanically ventilated patients: validity and reliability of the confusion assessment method for the intensive care unit (CAM-ICU). J Am Med Assoc 2001; 21: 2703–2710
[5] Payen JF, Bru O, Bosson JL et al. Assessing pain in critically ill sedated patients by using a behavioral pain scale. Crit Care Med 2001; 12: 2258–2263
[6] Radtke FM, Franck M, Lorenz M et al. Remifentanil reduces the incidence of pst-operative delirium. J Int Med Res, 2010; 4: 1225–1232
[7] Sessler CN, Gosnell MS, Grap MJ et al. The Richmond Agitation-Sedation Scale: validity and reliability in adult intensive care unit patients. Am J Respir Crit Care Med 2002; 10: 1338–1344
[8] Shehabi Y, Chan L, Kadiman S et al. Sedation depth and long-term mortality in mechanically ventilated critically ill adults: a prospective longitudinal multicentre cohort study. Intensive Care Med 2013; 5: 910–918
[9] Strom T, Martinussen T, Toft P. A protocol of no sedation for critically ill patients receiving mechanical ventilation: a randomised trial. Lancet 2010; 375 (9713): 475–480
[10] Taskforce DAS, Baron R, Binder A et al. Evidence and consensus based guideline for the management of delirium, analgesia, and sedation in intensive care medicine. Revision 2015 (DAS-Guideline 2015) – short version. Ger Med Sci 2015; 13: Doc19

148.13 Wichtige Internetadressen

- Critical Illness, Brain Dysfunction, and Survivorship (CIBS) Center: http://www.icudelirium.org

Teil XV
Spezielle Themen in der Intensivmedizin

149 Intensivpatienten in speziellen diagnostischen Bereichen *1000*

150 Intensivtransport *1003*

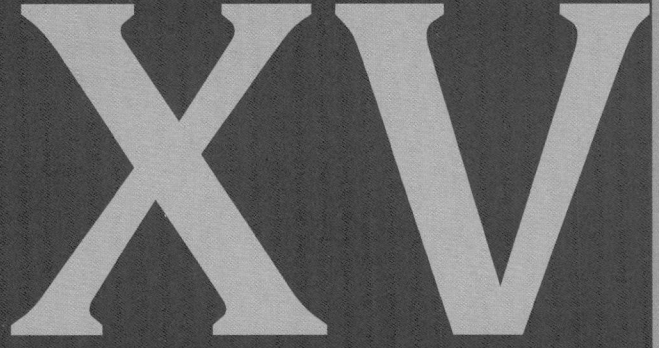

149 Intensivpatienten in speziellen diagnostischen Bereichen

Lars Holzer, Florian Raimann

149.1 Steckbrief

Im Rahmen der Versorgung von Intensivpatienten kann es notwendig werden, den Patienten für weitergehende Diagnostik und/oder Interventionen temporär weiteren (klinikinternen) Abteilungen zuzuführen. Hierfür ist ein (innerklinischer) Transport notwendig. In Abhängigkeit vom jeweiligen Patientenzustand kann es zudem nötig sein, Narkose und Beatmung an externen Arbeitsplätzen fortzuführen; dies bedarf einer gründlichen Vorbereitung und Planung.

149.2 Aktuelles

- Durch immer weiter voranschreitende Spezialisierungen und komplexere diagnostische Untersuchungen wird ein Transport von Intensivpatienten immer häufiger. Nicht alle für weitergehende Untersuchung notwendige Geräte lassen sich auf einer Intensivstation vorhalten.
- Hieraus resultiert die Notwendigkeit einer temporären Verlegung von Intensivpatienten in andere Abteilungen oder Kliniken. Dies stellt den Intensivmediziner vor diverse Herausforderungen, die bei der Planung des Transports und der weitergehenden Versorgung von zum Teil vital bedrohten Patienten berücksichtigt werden müssen.

149.3 Synonyme

- Patiententransport

149.4 Keywords

- Transport
- Verlegung
- Intensivverlegung
- Diagnostik
- Intervention
- Transportbeatmung
- Transportbegleitung
- CT
- MRT
- Angiografie
- Punktions-CT
- Herzkatheterlabor (HKL)
- Gastroskopie
- Bronchoskopie
- Koloskopie
- EBUS (endobronchialer Ultraschall)

149.5 Definition

- temporäre Verlegung eines Patienten in spezielle diagnostisch-interventionelle Bereiche

149.6 Indikationen

- Die Indikation zur Verlegung eines Intensivpatienten in eine weitergehende Behandlungseinrichtung, andere Abteilungen oder spezielle Diagnostikeinrichtungen ist vor dem Transport kritisch zu prüfen. Es sollte immer eine Abwägung des mit dem Transport verbundenen Risikos für den Patienten und der Notwendigkeit des jeweils durchzuführenden Eingriffs erfolgen.
- Das jeweilige Ziel des Transports kann, je nach Fragestellung und notwendiger Diagnostik/Intervention, stark variieren.

149.7 Kontraindikationen

- Die Verlegung in spezielle diagnostische Bereiche ist kontraindiziert, wenn das Risiko für den Patienten durch den Transport und die Diagnostik größer ist als der zu erwartende Nutzen.
- Der Patientenzustand lässt einen Transport nicht zu.

149.8 Anästhesie

- Fortführen der medikamentösen Therapie. Dies kann das Fortführen einer Narkose, Analgosedierung und Beatmung beinhalten.

149.9 Aufklärung und spezielle Risiken

- Eine Aufklärung im Hinblick auf die durchzuführende Diagnostik ist bei nicht notfälligen Untersuchungen durchzuführen.
- Sollte im Rahmen der Intervention z. B. eine invasive Maßnahme wie eine Herzkatheteruntersuchung erfolgen, ist dies aufklärungspflichtig und eine Patienteneinwilligung nötig.

149.10 Material

- Die Ausstattung eines Transportwagens richtet sich nach den Vorgaben der DIVI und sollte folgende Ausstattung umfassen (▶ Abb. 149.1, ▶ Abb. 149.2) [2]:
  ○ Transportbeatmungsgerät
  ○ Reservesauerstoffflasche und/oder Druckluft

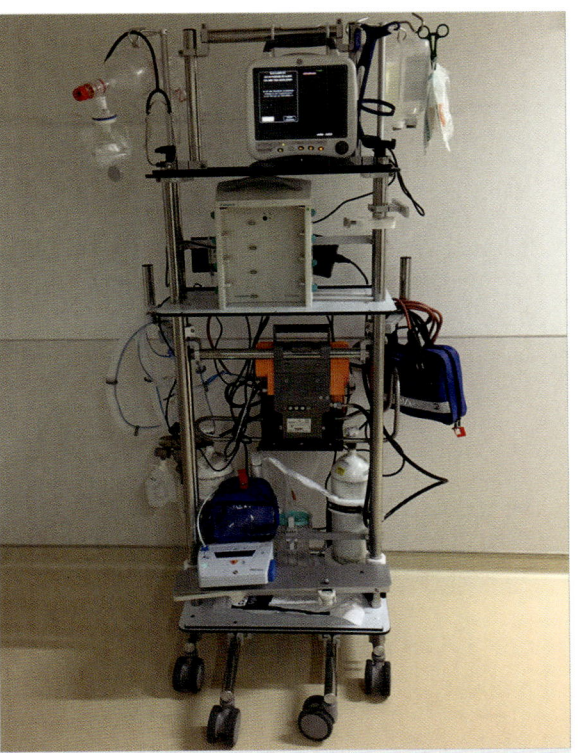

Abb. 149.1 Transportwagen Vorderansicht.

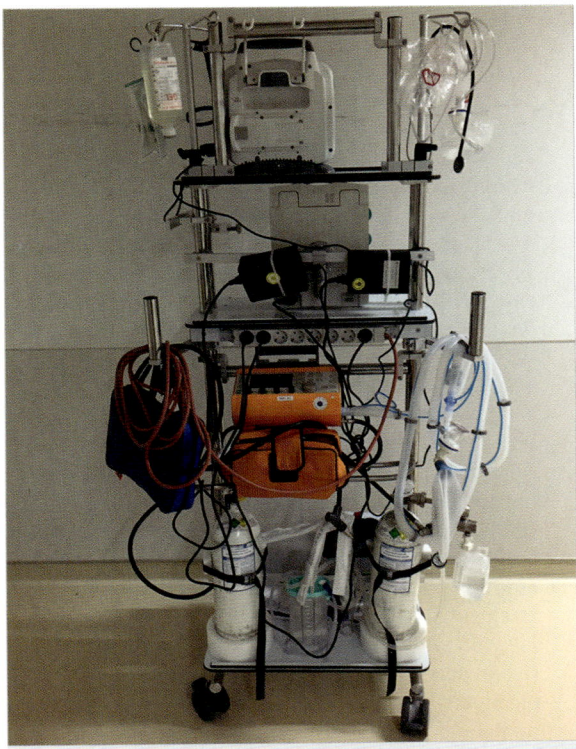

Abb. 149.2 Transportwagen Rückansicht.

- Absaugvorrichtung
- Perfusoren inklusive Halterung
- Monitoring (inklusive Kapnometrie/Kapnografie, Pulsoxymetrie, [nicht] invasive Blutdruckmessung, EKG)
- Defibrillator
- Beatmungsbeutel
- Reserve- und Notfallmedikamente
- Telekommunikationsmittel (Handy)

149.11 Durchführung

- *generelle Voraussetzungen:*
  - Grundsätzlich sind vor dem Transport in spezielle diagnostische Einrichtungen die örtlichen Gegebenheiten zu evaluieren. Hierzu gehören sowohl die apparative Ausstattung des Arbeitsplatzes (Beatmungsgerät, Absaugung etc.) als auch die örtlichen Gegebenheiten wie etwa das Vorhandensein einer zentralen Sauerstoff- und Druckluftversorgung, Stromversorgung, die unterbrechungsfrei an die Notstromversorgung angeschlossen sind, sowie die Platzverhältnisse.
  - Vor Beginn ist ein Check des Transportwagens sowie die im Abschnitt „Material (S. 1000)" genannte apparative Ausstattung durchzuführen. Hierzu zählen die Gerätechecks nach Vorgaben des Herstellers, die Überprüfung ausreichend großer Mengen an Sauerstoff, das Vorhandensein von Notfall und Reservemedikamenten. Eine regelmäßige Desinfektion nach Hygienerichtlinien und deren lückenlose Dokumentation sind obligat.
  - Aufgrund von beengten Platzverhältnissen und variierender Patientenlage ist auf eine ausreichende Länge von Perfusorleitungen und Beatmungsschläuchen zu achten.
  - Vorbestehende hämodynamische Instabilitäten können durch notwendige Lagerungsmaßnahmen für Untersuchungen oder Interventionen aggravieren und müssen daher berücksichtigt werden.
- Mitunter sind für den Transport weitere Fachdisziplinen notwendig:
  - Patienten, die unter ECMO-Therapie (extrakorporale Membranoxygenierung) stehen, werden ggf. durch einen Kardiotechniker begleitet.
  - Intensivpatienten von neonatologischen oder Kinderintensivstationen werden zudem von speziell geschulten Kinderintensivkrankenschwestern begleitet.
- Beim Transport von infektiösen Patienten ist auf eine adäquate Schutzausrüstung (Mundschutz, Kittel etc.) zu achten.

149.12 Mögliche Komplikationen

- Die Arbeit in den diagnostischen Bereichen variiert. Mögliche Bereiche sind im Folgenden aufgeführt.

- *(Punktions-)CT:*
  - Im Rahmen der Intervention im Punktions-CT ist die prophylaktische oder therapeutische *Antikoagulation* zu beachten, die unter Umständen Blutungskomplikationen begünstigen können. Nicht immer ist eine adäquate Pausierung entsprechend den aktuellen Empfehlungen möglich [1].
  - Im Rahmen von thorakalen Punktionen kann es zur Ausbildung eines *Pneumothorax* mit konsekutiver respiratorischer Verschlechterung kommen, wodurch eine Intubationspflichtigkeit entstehen kann. Eine *notfällige Intubation* in teilweise beengten räumlichen Verhältnissen und eingeschränkter apparativer Ausstattung muss daher vor Transport berücksichtigt werden.
  - Im Rahmen der Applikation von Kontrastmittel zur Untersuchung kann es zu *allergischen Reaktionen* bis hin zum allergischen Schock kommen. Eine entsprechende medikamentöse Notfalltherapie muss daher berücksichtigt werden.
  - Eine adäquate *Schutzausrüstung* zur Minimierung der Strahlenbelastung muss vorgehalten werden.
- *Angiografie/Angiointervention:*
  - Neben den zu berücksichtigenden Komplikationen, die bereits unter dem Punkt CT genannt wurden, ist im Rahmen von Untersuchungen und Interventionen in der Angiografie mit *Gefäßverletzungen* bzw. *Gefäßrupturen* zu rechnen. Aber auch das Auslösen von *Embolien* ist möglich. Je nach Embolielokalisation ist mit den daraus resultierenden Komplikationen zu rechnen.
  - Genau wie bei CT-Untersuchungen ist im Rahmen von Angiografien auf eine entsprechende *Schutzausrüstung* zu achten.
- *MRT:*
  - Während der Untersuchungen ist aufgrund des elektromagnetischen Feldes auf ein MRT-taugliches Equipment zu achten. Hierfür gibt es auf dem Markt spezielle Überwachungsmonitore. Gleiches gilt für Beatmungsgeräte und Perfusoren.
  - *Implantate* wie Osteosynthesematerial führen nicht nur zur Artefaktbildung, sondern sind in enger Absprache mit den Kollegen der Radiologie zu evaluieren.
  - Ein besonderer Risikofaktor sind hierbei *Schrittmacher*. Zum einen ist nicht jedes Modell MRT-tauglich, zum anderen muss auch modellspezifisch die Feldstärke berücksichtigt werden, der die Schrittmacher ausgesetzt werden dürfen. Unter Umständen ist eine postinterventionelle Monitorüberwachung nötig, bis eine Überprüfung des Schrittmachers erfolgt ist. Im Internet sind Datenbanken mit Kompatibilitäten verfügbar. Eine Liste mit MRT-tauglichen Devices ist unter anderem unter: http://www.mrisafety.com zu finden. In Zweifelsfällen sollte der Hersteller direkt kontaktiert werden.
- *Gastroskopie/Bronchoskopie:*
  - Ein generelles Risiko bei den oben genannten Untersuchungen stellen Verletzungen von Ösophagus und Bronchialsystem dar. Neben oberflächlichen Läsionen kann dies bis zur Ruptur führen.
  - Bei nicht nüchternen oder vigilanzgeminderten Patienten ist aufgrund des Aspirationsrisikos die Indikation zur endotrachealen Intubation großzügig zu stellen.
  - Gastro- und Bronchoskopien werden unter Umständen in Lokalanästhesie oder unter Analgosedierung durchgeführt. Hier ist auf *Hypoxie*, *Asphyxie* und *Aspiration* zu achten und entsprechendes Notfallequipment vorzuhalten.
- *Herzkatheterlabor:*
  - Untersuchungen und Interventionen im Herzkatheterlabor, z. B. im Rahmen von Revaskularisierungen, bergen das Risiko von hämodynamischer Instabilität und Auftreten von *Herzrhythmusstörungen*. Daher ist eine *Reanimationsbereitschaft* sicherzustellen.

149.13 Quellenangaben

[1] Buerke M, Hoffmeister HM. Steuerung der NOAK-Gabe bei invasiven oder operativen Interventionen. Med Klin Intensivmed Notfmed 2017; 112: 105

[2] Empfehlung der DIVI zum innerklinischen Transport kritisch kranker, erwachsener Patienten. https://www.divi.de/images/Dokumente/04-intensivtransport-empfehlung-innerklinischer-transport.pdf

149.14 Literatur zur weiteren Vertiefung

[1] Blakeman TC, Branson RD. Inter- and intra-hospital transport of the critically ill. Respir Care. 2013; 58(6): 1008–1023. Internet: https://www.ncbi.nlm.nih.gov/pubmed/23709197

[2] Kiss T, Bölke A, Spieth PM. Interhospital transfer of critically ill patients. Minerva Anestesiol. 2017; 83(10): 1101–1108. Internet: https://www.ncbi.nlm.nih.gov/pubmed/28607334

[3] Manataki A, Fleuriot J, Papapanagiotou P. A Workflow-Driven Formal Methods Approach to the Generation of Structured Checklists for Intrahospital Patient Transfers. IEEE J Biomed Health Inform 2017; 21 (4): 1156–1162. Internet: https://www.ncbi.nlm.nih.gov/pubmed/27305690

[4] Knight PH, Maheshwari N, Hussain J et al. Complications during intrahospital transport of critically ill patients: Focus on risk identification and prevention. Int J Crit Illn Inj Sci 2015; 4: 256–264. DOI: 10.4103/2229-5151.170840. https://www.ncbi.nlm.nih.gov/pubmed/26807395

149.15 Wichtige Internetadressen

- Deutsche Interdisziplinäre Vereinigung für Intensiv- und Notfallmedizin: http://divi.de
- Datenbank zur MRT Tauglichkeit von Schrittmachern: http://www.mrisafety.com

150 Intensivtransport

Tim-Philipp Simon, Achim Schindler

150.1 Steckbrief

Der Transport von kritisch kranken Patienten gehört auf der Intensivstation zum klinischen Alltag. Es ist häufig notwendig, die Patienten zum OP, zur Diagnostik (CT, MRT usw.) oder zu einer Intervention zu transportieren. Auch die Sekundärverlegung eines Patienten in ein Spezialzentrum (z.B. Verbrennungs- oder ECMO-Zentrum) birgt ein erhebliches Risiko, ist aber meist unumgänglich. Da jeder Transport eines Intensivpatienten neben dem hohen personellen und materiellen Aufwand ein erhebliches Risiko birgt, muss die Indikation vor Beginn gegen dieses Risiko genauestens abgewogen werden. Während des Transports lassen sich die Herz- und Kreislauffunktionen nicht so überwachen wie auf einer Intensivstation und die möglichen Therapien müssen während dieser Zeit pausieren.

150.2 Aktuelles

- Das Risiko für einen Zwischenfall während des Intensivtransports liegt je nach Literatur und Schweregrad bei bis zu 70 %.
- Die Entwicklung zusammenhängender Transporteinheiten machen den Intensivtransport komfortabler.

150.3 Synonyme

- Intensivtransport
- Innerhospitaltransport
- Intrahospitaltransport
- innerklinischer Transport

150.4 Keywords

- Transporttrauma
- Transportrisiko
- Intensivtransport
- Monitoring
- Intervention

150.5 Definition

- Jeder Transport eines kritisch kranken Patienten außerhalb der Intensivstation gilt als Intensivtransport.
- Der innerklinische Transport oder auch *Intrahospitaltransport* findet innerhalb eines zusammenhängenden Klinikgebäudes statt.
- Der *Intra*hospitaltransport muss vom *Inter*hospitaltransport, also dem Transport zwischen einzelnen Klinikgebäuden (Pavillonsystem) oder über eine öffentliche Straße, abgegrenzt werden. Der Interhospitaltransport wird vom Rettungsdienst oder speziellen Intensivtransportdiensten durchgeführt und in der entsprechenden Literatur behandelt.

150.6 Indikationen

- Die Indikation zu einem Intensivtransport muss immer gegen den Nutzen abgewogen werden.

150.7 Kontraindikationen

- Die Transportfähigkeit eines Patienten muss vor jedem Transport durch den begleitenden Arzt je nach Indikation des Transports eingeschätzt werden.

150.8 Anästhesie

- Für den Transport eines Patienten muss individuell, abhängig vom Transportziel und der geplanten Intervention/Diagnostik, eine Sedierung und deren Durchführung geplant werden. Im Bedarfsfall muss es möglich sein, bei einer Intervention oder einer Verschlechterung des Patientenzustands zügig eine Narkose einzuleiten.
- Eine bereits eingeleitete und bestehende Sedierung sollte fortgeführt und bei Bedarf angepasst werden. Eine intravenöse Narkose ist komfortabler und auch besser steuerbar, aber auch eine inhalative (z.B. AnaConDa) kann mit dem entsprechenden Equipment fortgesetzt werden.
- Die Sedierung sollte vor Transportbeginn optimiert und unter Umständen vertieft werden, um eine unnötige Stressreaktion des Patienten zu vermeiden.

150.9 Aufklärung und spezielle Risiken

- Eine Aufklärung ist bei elektiven Transporten und den entsprechenden Interventionen notwendig.
- Alle auf den Transport zurückzuführenden Schädigungen des Patienten werden als *Transporttrauma* bezeichnet. Diese beinhalten nicht nur die durch Komplikationen verursachten Schäden, sondern auch die durch Umlagerung und Transportstress verursachte Verschlechterung der zugrunde liegenden Erkrankung.

150.10 Material

- Benötigtes *Transportequipment* und *Personal* sind abhängig von Art und Länge des Transports sowie der Erkrankungsschwere des zu transportierenden Patienten.
- Jeder Transport sollte von mindestens einem *intensivmedizinisch erfahrenen Arzt* und einer *Pflegekraft* begleitet werden.
- Es sollten nur die für den Patienten *notwendigsten Medikamente* (z. B. Sedierung, Katecholamine) mitgeführt werden; nicht zwingend erforderliche Medikamente sollten pausiert werden. Diese sollten aber aufgrund möglicher Verzögerungen in ausreichender Menge mitgeführt werden.
- Auch die notwendigen *Perfusoren* sollten vor dem Transport auf eine ausreichende Akkuladung überprüft werden.
- Speziell ausgebildete *Transportteams* können das Transportrisiko für den Patienten innerhalb der Klinik verringern.
- Notfallmedikamente sind für jeden Transport mitzunehmen und sollten bei kritisch kranken Patienten bereits applikationsbreit vorliegen.
- Bei instabilen Patienten mit Herzrhythmusstörungen sollte auch ein *Defibrillator* mitgeführt werden.
- Es sollten nur *Transportmonitore* mit entsprechender Akkukapazität und der Möglichkeit einer Speicherung von Vitalparametern verwendet werden. Ansonsten sollte auch auf dem Transport eine *schriftliche Dokumentation der Vitalparameter* erfolgen.
- Einfache Transportbeatmungsgeräte reichen für Patienten mit eingeschränkter pulmonaler Funktion nicht aus. Diese Patienten benötigen eine *transportable Intensivbeatmungseinheit*.
- Der *Sauerstoffbedarf* sollte vor dem Transport abgeschätzt und eine ausreichende Menge Sauerstoff mitgeführt werden. Der Sauerstoffbedarf eines beatmeten Patienten ergibt sich aus dem Produkt von Atemminutenvolumen und inspiratorischer Sauerstofffraktion; der Inhalt einer Sauerstoffflasche ergibt sich aus dem Produkt von Volumen und aktuellem Füllungsdruck.
- Es müssen immer ein *Beatmungsbeutel* mit Reservoir, eine *Beatmungsmaske* sowie Material für eine *Intubation* mitgeführt werden.
- Ein *Telefon* sollte zur Koordination mit dem Transportziel und zur Mobilisation zusätzlicher Kräfte bei einem Transportzwischenfall stets mitgeführt werden.
- Das *Monitoring* sollte mindestens das Basismonitoring EKG, Pulsoxymetrie, nicht invasive Blutdruckmessung und unter Umständen die Atemfrequenz umfassen, muss aber an die jeweilige Transportsituation und die Schwere der Erkrankung des Patienten angepasst werden.
- Bei beatmeten Patienten müssen die *Beatmungsparameter* erfasst und auch *dokumentiert* werde. Eine Kapnometrie steht bei vielen Transportmonitoren zur Verfügung und sollte auch genutzt werden.
- Bei instabilen Patienten sollte eine *invasive Blutdruckmessung* weitergeführt oder im Bedarfsfall vor dem Transport noch angelegt werden.
- Bei Patienten mit intrakranieller Druckerhöhung muss die *Messung des intrakraniellen Druckes* auch während des Transports weitergeführt und der Patient in Oberkörperhochlagerung transportiert werden.

150.11 Durchführung

- Vor jedem Transport sollte der Patient in einen optimalen Zustand gebracht werden. Beatmung und Herz-Kreislauf-Situation sollten eingestellt und ein Volumendefizit sollte *vor* dem Transport ausgeglichen werden.
- Alle logistischen Voraussetzungen müssen vor jedem Transport neu überprüft werden.

150.11.1 Vor Beginn des Transportes

- ausführliche Übergabe des Patienten an den abholenden Arzt/die abholende Pflegekraft
- klinische Untersuchung des Patienten (Pupillenkontrolle, Sedierung, Tubus- und Drainagenlage)
- Anschluss des Transportmonitorings und anschließende erneute Kontrolle (ggf. Blutgasanalyse) von Beatmung und Vitalparametern
- Die Transportroute sollte gut bekannt sein, um Verzögerungen zu vermeiden.
- Bei einliegendem Pulmonalarterienkatheter sollte während des Transports entweder der pulmonalarterielle Druck überwacht oder der Katheter in eine zentralvenöse Position zurückgezogen werden, um eine Verletzung der Pulmonalarterie oder Spontanwedgeposition zu vermeiden.
- Vor dem Transport von Patienten mit multiresistenten Erregern sollte das Transportziel darüber informiert und die lokalen Hygienerichtlinien beachtet werden.
- Beim Transport mit speziellen kreislaufunterstützenden Verfahren (z. B. ECMO, IABP) muss das Transportpersonal über die entsprechende Erfahrung verfügen oder zusätzliches im Umgang geschultes Personal (z. B. Kardiotechniker) muss den Transport begleiten.

150.12 Mögliche Komplikationen

- Viele Komplikationen lassen sich durch eine gute Vorbereitung des Patiententransports vermeiden.
- Es werden verschiedene Komplikationen unterschieden [1]:
  - patientenbezogen (Verschlechterung der Grunderkrankung, hämodynamische Instabilität, respiratorische Verschlechterung usw.)
  - Fehlfunktion des Equipments, Fehleinschätzung des begleitenden Personals (schlechte Übergabe, wenig Erfahrung usw.)
  - mit den Transportgegebenheiten zusammenhängende Komplikationen (z. B. schlechte Infrastruktur am Zielort, defekter Fahrstuhl)
- Allein der fehlerhafte Umgang mit dem Transportequipment führt häufig zu Zwischenfällen.
- Im Prinzip können sich alle Vitalfunktionen auf dem Transport verschlechtern. Vor allem das frühzeitige Erkennen eines Problems ist die Herausforderung während des Transports.
- Die ungewollte Unterbrechung des Monitorings (z. B. fehlende Akkukapazität), unerkannte Diskonnektion oder unerkanntes Abknicken von Perfusorleitungen oder Drainagen führen häufig zu schweren Komplikationen.
- Motorische Unruhe und nicht ausreichende Sedierung können ebenso zu Dislokationen und unnötigem Transportstress führen.
- Komplikationen treten je nach Literatur bei bis zu 70 % der Transporte auf [2].

150.13 Quellenangaben

[1] Lovell MA, Mudaliar MY, Klineberg PL. Intrahospital transport of critically ill patients: complications and difficulties. Anaesth Intensive Care 2001; 4: 400–405
[2] Waydhas C, Schneck G, Duswald KH. Deterioration of respiratory function after intra-hospital transport of critically ill surgical patients. Intensive Care Med 1995; 10: 784–789

Sachverzeichnis

A

Abbreviated Injury Scale 703
ABCDE-Schema 225, 704–705
Abdomen, akutes 528, 552, 603, 628–629, 642
– akute Mesenterialischämie 636
– Kompartmentsyndrom 640–641
Abdomenleeraufnahme 533, 547, 568, 630
Abdominaltrauma 707
Abiomed Impella 863
Ablationstherapie 848
Abszess 742
– mikrobiologische Analytik 940
– parapharyngealer 779
– peritonsillärer 779
Abwehrspannung, abdominelle 630
ACCF/AHA-Klassifikation, Herzinsuffizienz 314
Acetaminophen 717
Acetazolamid 138–139, 457
Achillessehnenreflex-Relaxationszeit 661
Aciclovir 475, 514
ACTH-Konzentration im Plasma 674
ACTH-Quelle, okkulte 676
ACTH-Sekretion, ektope 675
Acute-on-chronic liver failure s. Leberversagen, akut-auf-chronisches 613
Acute-on-chronic respiratory failure 958
ADAMTS 13-Autoantikörper 184–185
ADAMTS 13-Mangel 184
Addison, Morbus 104
Additionsalkalose 136
Additionsazidose 122–123
Adenovirus 559, 564
ADH (antidiuretisches Hormon) 688–689
ADH-Mangel, absoluter 690
ADH-Resistenz 694
ADH-Sekretion 86, 93
– inadäquate 86–87, 90, 448, 689
Adiadochokinese 660
Adipositas 873
– Hyperkortisolismus 676
– morbide 390
Adrenalektomie 686
– bilaterale 678
Adrenalin 221, 282, 319, 950
Adrenostatische Therapie 677–678
Advanced Life Support 948, 950
Affektive Störung s. Psychose, affektive 505
Agglutinationstest 151
AHA/ACC-Leitlinie 359
Ajmalin 326
AKIN-Kriterien 33
Akinese 517
Aktivierungssystem, retikuläres, aszendierendes 395

Aktivkohle 718–719, 725
Akutdialyse, Zugangsweg 879
Albumin 113, 377
Albuterol 108
Aldosteron
– autonome Sekretion 680–681
– Bestimmung seitengetrennte in der Nebennierenvene 685
– Medikamenteneinfluss 104
Aldosteron-Renin × Kalium-Quotient 683
Aldosteron-Renin-Quotient 683
Aldosteron/Kortisol-Verhältnis 685
Aldosteronantagonist 138
Aldosterondiurese im 24-Stunden-Urin 684
Alkalose
– hyperchlorämische 123
– Kalziumspiegel 112
– metabolische 135, 681
–– Auslöser 136
–– bei Diuretikatherapie 137
–– bei Zitratdialyse 880
–– chloridresistente 135–136
–– chloridsensitive 135–136
–– Diagnostik 137
–– Grunderkrankung 138
–– Hypokaliämie 97, 101
–– Medikation 139
–– posthyperkapnische 138
– respiratorische 120, 141
–– bei maschineller Beatmung 144
–– Diagnostik 142
–– Differenzialdiagnose 143
–– metabolisch kompensierte 141
Alkoholabusus 600, 618, 654, 996
Alkoholdehydrogenase, Hemmstoff 128
Alkoholentzugssyndrom 996
Alkoholintoxikation 657
Alkoholismus 624
Allen-Test 793
Allopurinol 701
Allosensibilisierung eines Transplantatempfängers 372–373
Alprostadil 637
Alteplase 271, 311, 449
Alveolarproteinose, pulmonale 288
Alveolarschaden, diffuser 264, 288
Alveolitis
– exogen allergische 288
– fibrosierende 236
– hämorrhagische 70, 72, 76
Amantadin 518–519, 524–525, 766
Ambrisentan 280
Amilorid mono 686
Amiodaron 326, 376, 856, 950
Amoxicillin 780
Amoxicillin-Clavulansäure 334
Amphotericin B, liposomales 751
Ampicillin-Sulbactam 334
Amylasekonzentration im Serum 602
Amyloidangiopathie, zerebrale 436
Analgesie 446

– inadäquate 503
– S 3-Leitlinie 817, 994
Analgetika 489
Analgosedierung 914
– Bronchoskopie 927
Anämie 162, 319, 984
– hämolytische 183
–– mikroangiopathische 177
– Malaria 753, 758
– Management 987
– präoperative 984
Anaphylaxie 218
– IgE-vermittelter Weg 218
– klinische Kriterien 220
– Schweregrade 220
Anästhesie
– Intensivtransport 1003
– intraossärer Zugang 798
Anästhetika, inhalative 502
Anastomose
– jejunoileale 638
– jejunokolische 638
Aneurysma
– intrakranielles 441
–– Reruptur 447
–– rupturiertes 441
–– Verschluss 445
– spurium 434
Anfall
– epileptischer (s. auch Krampfanfall) 403, 415, 429, 434, 437, 447, 460–461
–– fokaler 461
–– generalisierter 461
–– komplex-fokaler 461
–– tonisch-klonischer, generalisierter 461
– psychogener, nicht epileptischer 463
Angina pectoris 306, 338, 361
– instabile 309
– Klassifikation 307
– stabile 307
Angiodysplasie 922
Angiografie 199
– interventionelle 458
– Patiententransport 1002
– viszerale Gefäße 534
– zerebrale 452
Angioödem 219
Angioplastie, perkutaner transluminale 637
Angst 502, 514
Anidulafungin 751
Anionenlücke 122–123, 125
Anisokorie 397, 399
Anopheles 754
Anpassungsstörung 508
Anthrax 774
– antimikrobielle Therapie 780
– gastrointestinaler 775, 778
– Impfung 781
– inhalativer 775–776, 778
– Konsiliarlabor 777
– kutaner 775, 777
– oropharyngealer 775

– Postexpositionsprophylaxe 781
– Superinfektion 775
Anthrax-Immunglobulin 781
Anthraxmeningitis 775–776
Anthraxtoxin, Elimination 781
Anti-Azetylcholinrezeptor-Antikörper 488, 490
Anti-D-Präparat 163
Anti-GBM-Antikörper 70, 72
Anti-GBM-Nephritis 73
Anti-MuSK-Antikörper 487
Anti-Xa-Aktivität 271
Antiarrhythmikum 326, 489
– Kardioversion 853, 856
Antibiotika 489, 561
– inhalative 298
– Resistenzlage 82
Antibiotikagabe, prophylaktische 357
Antibiotikatherapie 291, 295, 333
– bei Pankreatitis 605
– intravenöse, kalkulierte 475, 492
– Peritonitisbehandlung 554
– prokalzitoningesteuerte 191, 731
Anticholinerges Syndrom 524
Antidementivum 521
Antidepressiva 489, 508–509
– trizyklische 521
–– Intoxikation 716
Antidiuretisches Hormon s. ADH 688
Antidot 719
Antiemetika 138
Antifibrinolytika 170
Antigen-Antikörper-Reaktion 328
Antihistaminika 222
Antihypertensiva 366, 388, 390
Antikoagulanzien 456, 705
– orale 356, 418, 433, 436
–– direkte 449
–– neue 359, 433
Antikoagulation 271, 359, 438, 486
– akute Mesenterialischämie 636
– Dünndarmtransplantation 583
– Kardioversion 856
– Kohlendioxidelimination, extrakorporale 972
– Komplikationsvermeidung 369
– kontinuierliches Nierenersatzverfahren 877–879
– lebenslange 369
– Membranoxygenierung, extrakorporale 969
– Notfallendoskopie 921
– Pankreastransplantation 575
– prophylaktische 583
– regionale 877–878
Antikonvulsivum 464, 474, 489
– intravenös applizierbares 466
– Schnellaufsättigung 466
Antikörper
– antinukleäre 72
– antithrombozytäre 377
– depletierende 576

1006

Sachverzeichnis

- gegen Candida 748
- gegen Glutamatdecarboxylase 573
- gegen Inselzellen 573
- polyklonale 380
- spenderspezifische 582

Antikörper-Paneldiagnostik 472
Antikörperindex 472
Antikörpertest, panel-reaktiver, virtueller 373
Antimykotika 751
Antiparasitäre Therapie 757
Antiphlogistika 489
- nicht steroidale 102, 104, 156, 158, 349, 539, 545, 604
-- Kontraindikation 758
-- Loperamid 696
Antiretrovirale Therapie 761
Antithymoglobulin 582, 584
Antithymozytenantikörper 378, 382
Antitoxin 724–725
Anuloplastieverfahren 367–368
Anurie 34, 48, 56
Anus praeter 549
AO-Spine-Klassifikation 420, 425
Aortenaneurysma 365
Aortenastverschluss 386
Aortendissektion 270, 310, 365, 391, 849
- Blutdrucksenkung 392
Aortendissektion, akute 385
Aortenisthmusstenose 352
Aortenklappenendokarditis 329
Aortenklappenersatz 320
- biologischer 359
Aortenklappenimplantation
- chirurgische 359
- transkathetergestützte 359, 366
Aortenklappeninsuffizienz 360
- Auskultationsbefund 362
Aortenklappenstenose 352, 359–360, 369
- Auskultationsbefund 362
- Ballonvalvuloplastie 367
- echokardiografische Quantifizierung 363
- Trias 361
Aortenruptur, akute 386
Aortensyndrom, akutes 385
Aortenulkus, penetrierendes 385
APACHE-II-Score 189, 552, 729, 990
Apallisches Syndrom 400
Apomorphin 518–519
Apoplex 132, 141, 143
Appendektomie 550
Appendixperforation 550
Appendizitis 636
- Schwangerschaft 530
Aquaporin-2-Wasserkanäle 689
ARAS (aszendierendes retikuläres Aktivierungssystem) 395
Arbeitsunfall 712
ARDS s. Lungenversagen, akutes 232
Areflexie 480
Arrhythmia absoluta 501
Arrhythmie, kardiale 853

Arteria
- axillaris, Punktion 794
- brachialis 793
- carotis externa, Punktion 788, 792
- femoralis, Punktion 793
- mesenterica superior
-- Embolie 634
-- retrograde Rekanalisation 638
-- Stenting 638
-- Thrombose 634
-- Vasodilatatorapplikation 637
-- zentrale Okklusion 638
- radialis, Punktion 793–794
Arteria-cerebri-media-Aneurysma 915
Artesunat 757
Arthritis
- rheumatoide 175
- septische 940
Aspergillose
- bronchopulmonale, allergische 295, 297, 299
- invasive 744
- pulmonale, invasive 747–748
-- Pseudoprogress 749
Aspergillus spp., humanpathogene 745
Aspergillus-Antikörper 297
Aspiration 814, 929
Aspirationsembolektomie, endovaskuläre 637
Aspirationsprophylaxe 887
Aspirationsthrombektomie, endovaskuläre 638
Asthma
- bronchiale 132, 143, 218, 221, 365, 929, 957
-- Exazerbation 244
- cardiale 361
Aszites 180, 553, 610–611, 619, 625, 775, 873
- hämorrhagischer 631
- Punktion 622
Aszitespunktat 631
Atelektase 132, 259, 845, 928, 954, 970
Atemnot s. Dyspnoe 502
Atemnotsyndrom, akutes 132, 956
- Influenza 764
- schweres 9
Atempumpenstörung 970
Atempumpenversagen 295
Atemstillstand 948
Atemunterstützung, nicht invasive 492
Atemversagen 954
Atemweg, schwieriger 814
Atemwegsblutung 929
- Ballonblockade 929
Atemwegsdruck, positiver 953
- kontinuierlicher 957
Atemwegsfistel, bronchopleurale 930
Atemwegsfremdkörper 930
Atemwegshilfsmittel 950
Atemwegsinfektion 241
- virale 763
Atlanta-revised-Klassisikation 601

Atorvastatin 311, 433
Atovaquon 762
Atovaquon/Proguanil 757
Atropin 492
Aufmerksamkeitsstörung 498
Aura 463
Austauschtransfusion 758
Autoantikörper
- gegen beta-1-adrenerge Rezeptoren 338
- Myasthenia gravis 488
Autoimmunenzephalitis 470, 473, 475
Autoimmunerkrankung 69–70, 487
- Perikardbeteiligung 345
Autoimmunhepatitis 614, 624
Autoimmunlabor 235
Autoimmunthrombozytopenie 162–163
Autoimmunthyreoiditis 659
Autoregulation, Versagen 390
Autoregulationsindizes, zerebrale 914
Autotransfusion 981
- reversible 211
AV-Block 323–324, 341, 364
- Grad III, Herzschrittmacheranlage 862
AV-Knoten-Reentrytachykardie 324
Azathioprin 381
Azetylsalizylsäure 156, 158, 310–311, 349, 369, 414, 433, 575, 835
- Kontraindikation 758
- Nonresponder 382
Azidose 167, 170
- hyperchlorämische 982
- Kalziumspiegel 112
- metabolische 122, 613, 646, 648
-- Diagnostik 124
-- Grunderkrankung 126
-- Hyperkaliämie 97, 103, 105
-- Hypokaliämie 101
-- Pharmakotherapie 126
-- respiratorische Kompensation 143
- therapierefraktäre 877
- respiratorische 129, 970
-- bei maschineller Beatmung 133
-- Bridging-Verfahren 133
-- Diagnostik 130
-- Grunderkrankung 132
-- metabolisch kompensierte 129
Azoospermie, obstruktive 296
Aztreonamlysin 298

B

B-Linien 842
Babinski-Zeichen 396
BabyBIG 725
Bacillus anthracis 774
- Konsiliarlabor 777
- kultureller Nachweis 777
- penizillinresistenter 779
Baclofen 772

Bagatellverletzung 739
Baker-Zyste 175
Bakteriämie 192
Ballondilatation 864
Ballonpumpe, intraaortale 320, 863
- Implantation 866
- Steuerung 864
Ballonvalvuloplastie 367
Banff-Klassifikation 589
Barbituratintoxikation 661
Barbiturattherapie 409, 416
Barotrauma 977
Bartter-Syndrom 135, 138
Basalganglienkalzifikation 118
Base Excess 135
Basic Life Support 948–949
Basilaristhrombose 225, 429–430, 435
Basisimmunsuppressivum 588
Basismonitoring, laborchemisches 932
Bauchlagerung 239
Bauchlagerungstherapie 236
Bauchschmerz s. Schmerz, abdomineller 633
Bauchwandtransplantation 580
Beatmung 201, 245, 292, 948
- assistierte 805, 953
- Bronchoskopie 927
- intermittierende 132
- invasive 237, 298, 709, 953, 971
-- Komplikation 961
-- Outcome 971
-- Pneumonie 255
- Komplikation 818
- kontrollierte 953
- leitliniengerechte 236
- maschinelle 133, 661, 953
-- Einstellungen 955
-- kontinuierlicher, invasiver Überdruck 816
-- Rapid Sequence Induction 954
- mechanische 956
- mit erhöhtem Atemminutenvolumen 141
- nicht invasive 133, 245, 252, 298, 710, 813, 816, 956, 970
-- ERS/ATS-Leitlinie 958
-- im Weaning 959
-- Komplikation 961
-- Kontraindikation 960
-- lungenprotektive Einstellung 958
-- Modus 961
-- Monitoring 961
-- nach Extubation 818
-- Palliativmedizin 960
-- periinterventionelle 959
-- perioperative 959
-- postoperative 959
-- S3-Leitlinie 958, 960
- nicht invasvie 954
- Polytrauma 709
Beatmungsdruck, inspiratorischer 238
Beatmungsentwöhnung s. Weaning 816
Beckentrauma 873

1007

Behandlung 564
Beilufttest 814
Beinvenen-Duplexsonografie, farbkodierte 269
Beinvenenthrombose, tiefe 173, 267–268, 742
- Polytrauma 710
- Prophylaxe 416
Belastungs-EKG, Kontraindikation 906
Belastungsharninkontinenz 868, 873
Belastungsstörung, posttraumatische 240
Benzodiazepin 465, 996
- Delirprävalenz 996
Berichtswesen 713
Berlin-Definition, Polytrauma 703
Bernard-Soulier-Syndrom 155–156
Beruhigungsmittel 994
Beta-2-Sympathomimetika 244
Beta-2-Transferrin, liquorspezifisches 414
Betalaktamallergie 334, 475
Betalaktamantibiotika 252
Betarezeptorenblocker 310, 326, 342–343, 391, 489, 705
- bei thyreotoxischer Krise 669
- Hypoglykämierisiko 653
- Intoxikation 657, 660–661, 716
Betreuung, gesetzliche 444
Beutelbeatmung 805
Bewegungsarmut 517
Bewusstlosigkeit s. Koma 394
Bewusstseinsstörung 394, 470
- Hypernatriämie 93
- Malaria 753
- psychogene 401
- qualitative 394, 400
- quantitative 400
- unklarer Genese 996
Bewusstseinstrübung 198, 394, 442, 521–522
Bikarbonatkonzentration 122–123, 135, 141
- Anstieg 136
Bikarbonatkonzentration im Serum 647
Bikarbonatverlust, gastrointestinaler 126
Bilirubin, erhöhtes 277
Bioadrenomedullin 731
Biofilm 735
Biomarker, Sepsis 730
Biopsie, thorakoskopische 260
Bioterrorismus 776, 779
Birmingham Vasculitis Activity Score 71
BISAP-Score 606
Bisphosphonat 115, 118
Blasendivertikel, großkapazitäres 868
Blasendruck 641
Blasenentleerungsstörung 868
Blasenfüllung, Sonografie 874
Blasenkatheter 82
- Keimnachweis 81
- suprapubischer 873

- - Ballonruptur 875
- - Okklusion 875
- - Punktionsstelle 874
- transurethraler s. Verweilkatheter, transurethraler 868
Blasenkrämpfe 871, 875
Blasenstein 868, 871, 875
Blasentamponade 868
Blasentraining 874
Blasentumor 868, 873
Blatchford-Score 921
Blickparese 399
Blindheit 718
Blockierung, sinuatriale 323
Blutausstrich 184
Blutdruck
- Einstellung 387
- systolischer 415
- - Anstieg 123, 390
- - kardiogener Schock 207
Blutdruckabfall, plötzlicher 225
Blutdrucksenkung 391
Blutentnahme 932
Blutgasanalyse 35, 41, 114, 124, 131, 133, 137, 199, 647–648
- Reanimation 951
- venöse 199
- vor maschineller Beatmung 955
Blutgerinnung s. Gerinnung 148
Blutkultur 192, 339, 362, 568, 730
- akutes Lungenversagen 235
- Endokarditis 330
- Malaria 755
- Verdacht
- - auf bakterielle Meningitis 472
- - auf septischen Schock 190
Blutprodukt
- Blutgruppenberücksichtigung 377
- Herztransplantation 375, 377
Blutstillung
- bronchoskopische 929
- chirurgische 169, 986
Bluttransfusion 375
Blutung
- akute 197
- bei extrakorporaler Membranoxygenierung 865
- bei Pleurapunktion 839
- bei suprapubischer Blasenkatheteranlage 874
- bei transösophagealer Echokardiografie 913
- epidurale 409
- gastrointestinale 199, 534, 539, 625
- - Endoskopie 918
- - endoskopische Therapie 543
- - Hochrisikopatient 541
- - obere 918, 922
- - obere, Blatchford-Score 921
- - intestinale 202
- - untere 919
- - untere, Schweregrad 922
- intrakranielle 417, 427
- intraventrikuläre 442
- intrazerebrale s. Hirnblutung 436
- peripartale 201–202

- postinterventionell fortbestehende 201
- postoperative 599
- tracheotomiebedingte 827
- zerebrale 391
Blutungsanamnese, standardisierte 150
Blutungsneigung 148, 835
- Ursache 160
Blutungsquelle
- Lokalisation 199
- Sanierung 202
Blutungstyp 159
Blutungszeichen 160, 168
Blutungszeit, verlängerte 161
Blutverlust 985–986
Blutvolumen, intrathorakales 210
Blutwäsche 377
Blutzucker s. Glukosespiegel 655
Boerhave-Syndrom 310
Bosentan 280
Botulinum-Neurotoxin 721
Botulismus 491, 720
- Antitoxin 724–725
- Erregernachweis 723
- iatrogener 721
- inhalativer 721
- lebensmittelbedingter 721
- Risikolebensmittel 720
Bradykardie 119, 225, 324
- Aggravierung durch Schrittmacherstimulation 862
- Akuttherapie 324
- bei angeborenem Herzfehler beim Erwachsenen 355
Breitkomplextachykardie 853
Breitspektrumantibiose 570
Briden 631
Bridge-to-Transplant-Therapie 371
Brivaracetam 466
Bromocriptin 524–525
Bronchodilatator 242, 244, 299
Bronchokonstriktion 219
Bronchoskop, flexibles 926
Bronchoskopie 73, 131, 236, 501, 926
- bei Beatmung 927
- Dokumentation 931
- nach Intubation 928
- Patiententransport 1002
Bronchusblocker 929
Brown-Séquard-Syndrom 423
Budd-Chiari-Syndrom 614
Bülau-Drainage 840, 843
Bulbärhirnsyndrom 397
Bulky disease 699
Bündel, blutsparendes 986
Burch-Wartofsky Point Scale 666
Buried-Bumper-Syndrom 895
Burkitt-Lymphom 699
Buruli-Ulkus 778
BVAS (Birmingham Vasculitis Activity Score) 71
BWPS (Burch-Wartofsky Point Scale) 666
Bypassoperation 320, 638
- notfallmäßige 311

C

C 1-Esterase-Inhibitormangel 221
C-Peptid 576, 648
Cairo-Bishop-Kriterien 699
Campylobacter jejuni 480, 564
Canadian-C-Spine-Rules 420
Canadian-Cardiovascular-Society-Klassifikation 307
Candida spp. 736, 745
- Kolonisation 750
- Nachweis im Urin 748
Candidaendokarditis 749
Candidämie 744, 746
- retinale Beteiligung 749
Candidaperitonitis 750
Candidascore 750
Candidiasis
- akute disseminierte 746
- chronisch disseminierte 744, 746, 749
- invasive 744, 749
- - Risikofaktoren 746
Capillary-Leak-Syndrom 197
Caplacizumab 185
Captopril-Test 685
Carbamazepin-DDAVP-Wechselwirkung 696
Carbapenem 82
Cardiac Index 605
Cardiac Power Index 210
Cardioband System 367
CardShock-Risiko-Score 206
Carillon Mitral Contour System 367
Caspofungin 751
CCO-Pulmonaliskatheter 901
Cefotaxim 457
Ceftriaxon 334, 457, 475–476
Cephalosporine 772
- der dritten Generation 82, 736
Certoparin 456
CFTR (Cystic Fibrosis Transmembrane Conductance Regulator) 294
CFTR-Modulator 294, 299
Charcot-Trias 920
Chemotherapie 561
Child-Pugh-Score 167, 618
Chinin-Dihydrochlorid 757
Chlamydophila-psittaci-Pneumonie 779
Chloriddiarrhö, angeborene 135, 138
Chloridkonzentration im Urin 135, 137
Chloridstatus 135
Chlorionenverlust 135
Cholangiografie, endoskopische retrograde 603
Cholangiopankreatikografie, endoskopische retrograde 593, 600, 918, 924
- Indikation 919
Cholangitis 920, 924
- primär biliäre 624
- sekundär sklerosierende 623, 920, 924

Sachverzeichnis

Choledocholithiasis 600
- endoskopische Kriterien 920
Cholelithiasis 636
Cholesterinembolie-Syndrom 59
Cholinerges Syndrom 716
Cholinesteraseinhibitor 490–492
Chvostek-Test 119
Ciclosporin A 291, 381, 589
Ciprofloxacin 334, 476, 780
Cisplatin 40
Citalopram 509
Clamshellinzision 303
Clichy-Kriterien 609
CLIF-C-ACLF-Score 619
Clindamycin 757, 780
Clindamycin/Primaquin 762
Clinical Pulmonary Infection Score 192
Clipping 445
Clonazepam 466
Clonidin 391–392, 503
Clopidogrel 311, 414
Clostridientoxin 720
Clostridium
- botulinum 721
- difficile 556, 559, 562–563, 570
- tetani 769
CO2 s. Kohlendioxid 971
Cobalamin-C-Mangel 177
Cogan-Lid-Twitch-Test 490
Coils 445
Colistin 298
Colitis ulcerosa 566–567
- steroidrefraktäre 570
Commotio spinalis 423
Computertomografie
- abdominelle 534, 541, 547, 553
- bei Cushing-Syndrom 675
- Ileusnachweis 630
- kardiale 309, 347, 363
- kranielle 413–414, 428, 430, 440, 442, 452, 462–463, 501
- Lebermorphologie 612
- Lebertransplantation 593
- Pankreatitisnachweis 602
- Pleuraergussnachweis 842
- thorakale 842
- Traumaspirale 407
- Verdacht auf okklusive Mesenterialischämie 636
- zerebrale 399
Confusion Assessment Method for Intensive Care Unit 499, 994
Conn-Syndrom s. Hyperaldosteronismus, primärer 138
Contusio spinalis 423
COPD s. Lungenerkrankung, chronisch obstruktive 241
Copeptin 693
Copeptinspiegel 693
- morgendlicher, hoher 691
- niedriger 94
Copingstrategie 508
Cor pulmonale 134, 278
Cotrimoxazol 475
CPAP (Continuous positive airway pressure) 805
CPIS (Clinical Pulmonary Infection Score) 192

CRH-Stimulation, simultaner Sinuspetrosus-inferior-Katheter 676
CRH-Stimulationstest 674
Critical-Illness-Polyneuropathie 132
Crohn, Morbus 566
CRP s. Protein, C-reaktives 190–191
CRRT (Continuous renal replacement therapy) 878
Crush-Syndrom s. Rhabdomyolyse 62
Crushverletzung 976
Cryptococcus neoformans 748
Cryptosporidium 560, 564
CT s. auch Computertomografie 387
CT-Angiografie 387, 414, 428
- Hirnblutungsnachweis 437
- Nierentransplantat 587
CT-Pulmonalisangiografie 269
Cullen-Zeichen 603
Cumarinderivat 835
Cushing, Morbus 98, 671
Cushing-Syndrom 683
- ACTH-abhängiges 672–674
- alkoholinduziertes 676
- biochemische Diagnosesicherung 674
- ektope Kortisolsekretion 671, 675–676
CVVHD (kontinuierliche venovenöse Hämodialyse) 879, 881
CVVHDF (kontinuierliche venovenöse Hämodiafiltration) 879, 881
Cyclophosphamid 76, 291
Cystic Fibrosis Transmembrane Conductance Regulator 294

D

D-Dimer 174, 268, 636
Dalteparin 456
Damage Control Orthopedics 708
Damage Control Resuscitation 169
Damage Control Surgery 169, 631, 638, 708
Damit 681
Dantrolen 520–521, 524–525
Dapson 762
Darmatonie 533, 997
Darmdiskontinuitätsresektion 631
Darmerkrankung, chronisch-entzündliche 566–567
Darmgangrän 634
Darmischämie 641
Darmmilzbrand 775
Darmnekrose 633
Darmparalyse 532, 552, 567, 628
Darmperforation 567, 631
- Anthrax 781
Darmreinigung 922
Darmresektion 638
Darmspülung, anterograde 718
Darstellung 329
Dauerkatheterisierung 79

DeBakey-Klassifikation, Aortendissektion 386
Debridement 743
- Injektionsanthrax 781
- retroperitoneales, perkutanes, videoassistiertes 605
Decrescendo-Diastolikum 362
Default-Mode-Netzwerk 395
Defibrillation 326, 355, 853, 855, 948, 950
Defibrillator, automatischer externer 950
Defizit, neurologisches 417, 420, 424
- fokales 399, 437, 450
Dehydratation, hypertone 691, 694
Dehydration 689
Dekanülierung nach Tracheotomie s. Tracheostoma, Dekanülierung 830
Dekarboxylierung, extrakorporale 964, 968
Dekompensation, kardiale 270
- bei angeborenem Herzfehler beim Erwachsenen 354
Dekompression
- endoskopische 571
- gastrale 890
Dekompressionserkrankung 975
Dekompressionskraniektomie 405, 410–411, 417, 458
Dekompressionssonde, peranale 571
Dekontamination 718
Delayed graft function 575, 585
Delir 434, 446, 498, 502, 513, 519, 522
- bei Langzeitbeatmung 817
- hyperaktives 499
- hypoaktives 499
- Monitoring 994
- S3-Leitlinie 817, 994
Delir-Assessmentwerkzeug 499
Delirantes Syndrom 400
Delirprävalenz, benzodiazepinbedingte 996
Delta Sign 452
Delta über Delta (Δ über Δ) 125
Demeklozyklin 690
Demyelinisierungssyndrom, osmotisches 90
Denguefieber 756
Denosumab 115, 118
Dense Clot Sign 452
Depression 319, 672
- pharmakogene 507–508
- reaktive 506
- symptomatische 507–508
- unipolare 505
Dermatomyositis 491
Desmopressin 90, 94–95, 163, 171–172, 439, 693
- bei Kindern/Säuglingen 695
- Indikation 694
- Nebenwirkung 696
- Überdosierung 691
- Wirkungsweise 695
Desmopressintest 692

Determinant-based-Klassifikation 601
Dexamethason 116, 469
Dexamethasontest, hochdosierter 675
1-mg-Dexamethason-Hemmtest 674, 685
Dexmedetomidin 502, 996
Diabetes insipidus 93, 688
- centralis 688
- postoperativer 689
- hypersalaemicus 688–689, 696
- renalis 688–689
- Urinosmolalität 94
- zentraler 95
Diabetes mellitus 573, 646
- Behandlungsfehler 653
- C-Peptid-negativer 573
- Herztransplantation 383
- insulinpflichtiger 646, 651–652
- Komorbidität 653
Diagnostik, mikrobiologische 936
- falsch negativer Befund 942
- falsch positiver Befund 942
Dialyse 877, 884
- Blutrückgabe 879, 885
- effektive 885
- Spezialfilter 881
- Zugangsweg 879
Dialysedosis, effektive 879
Dialysegerät 879, 881
Dialysemembran 877, 884
Dialyseperikarditis 345
Diaphanoskopie 824, 894
Diarrhö 556
- antibiotikaassoziierte 561
- blutige 567
- fulminante 564
- hämorrhagische 180
- infektiös bedingte 557
- nach Dünndarmtransplantation 581
- nicht infektiös bedingte 557
- nosokomiale
-- bei Immundefizienz 562
-- mikrobiologische Analytik 941
- osmotische 557
- sekretorische 557
Diastolikum 361
Diathese, hämorrhagische 149
- perioperative Therapie 153
Diazepam 466
Dicker Tropfen 756
Digitalis 121, 326
Digitoxin 326
Digoxin 319, 326
Dilatationstracheostoma, Dekanülierung 832
Dilatationstracheotomie 820, 822
- absolute Kontraindikation 828
- Einschrittdilatator 826
- Landmarken 823
- Punktionsrisiken 824
- Vordilatation 825
Dilutionsazidose 201
Dissoziation
- elektromechanische 706
- zytoalbuminäre, im Liquor 480–481

Sachverzeichnis

Distributionsschock 200
Diurese
- osmotische 93–94
- postobstruktive 49
Diuresemenge 35
Diuresenephrogramm 47
Diuretika 118, 317, 366
Diuretikatherapie, Alkalose 137
Divertikelblutung 539, 922
Divertikelperforation 550
Dobutamin 194, 214, 228, 272, 282, 317, 319
- Herztransplantation 376
Donepezil 521
Dopamin 282, 319
Dopaminagonist 524
Dopaminantagonist 521
Dopaminhypothese 511
Dopplersonografie, intrarenale Gefäße 180
Dornase alfa 299
Douglas-Raum, Druckschmerzhaftigkeit 532
Doxycyclin 757, 780
Drainage
- enterale 575
- intrakranielle 914
Dressler-Syndrom 345, 365
Drogenscreening 226
Druck
- endexspiratorischer, positiver 236, 238, 954, 958
- intraabdomineller 642
-- erhöhter 640–641
-- Messung 641
- intrakranieller 405, 415, 915
-- akut erhöhter 229
-- erhöhter 437, 450
-- erhöhter, Vermeidung 416
-- infratentoriell erhöhter 225
-- Intensivtransport 1004
-- Messsonde, intraparenchymale 407, 417
-- Messsondenanlage 915
-- Messung 407–408, 914
-- posttraumatisch erhöhter 405
-- Verringerung 416, 474
- pulmonalarterieller 276, 898
-- erhöhter 236, 275
- transpulmonaler 953
- zentralvenöser 210, 279, 345, 372, 594
Druckbeatmung, positive 953
Druckkammer 975, 977
Druckkurvenverlauf
- pulmonalarterieller 900
- rechtsventrikulärer 900
Duke-Kriterien, infektiöse Endokarditis 332
Dünndarm-Leber-Transplantation, kombinierte 577
Dünndarmobstruktion 636
Dünndarmperforation 549
Dünndarmresektion, Palliativentscheidung 638
Dünndarmstoma 578
Dünndarmtransplantatabstoßung 578
Dünndarmtransplantation 577

- Abstoßungsreaktion 580
- isolierte 579
- Transplantatfunktion 582
Duodenumperforation 548–549
Duplexsonografie 302, 429
- farbkodierte 269
- Lebertransplantation 593
- Nierentransplantat 587
- transkranielle 446
- Viszeralarterien 636
Durchflusszytometrie 161
Durchgangsbericht 713
Durchwanderungsperitonitis 634
Durstempfinden 93
Durstversuch 691–692
- 16-Stunden- 692
-- Copeptinbestimmung 693
Durstzentrumschädigung 93
Dysarthrie 517
Dysautonomie 479, 482, 485–486
Dysenterie 779
Dysfunktion
- kognitive, akute 503
- rechtsventrikuläre 273, 275
-- akute 269
Dysphagie 434, 517
- Screening 482
Dyspnoe 130, 133, 220, 242, 250, 258, 267, 287, 361, 502
Dysregulation, autonome 770–772
Dysrhythmie, temporale, periodische paroxysmale 473

E

E-FAST (extended FAST) 706
Early Total Care 708
Early-Onset-Pneumonie 255–256
Echinocandin 751
Echokardiografie 143, 192, 199, 236, 243, 276, 309, 316, 594, 909
- 4-Kammer-Blick 911
- bei Lungenembolieverdacht 269
- bei Schock 209, 227
- Dokumentation 913
- Endokarditisnachweis 331, 357
- Herzklappenerkrankung 361, 363
- Herzklappenprothese 369
- Kurzachsenblick, parasternaler 911
- Längsachsenblick, parasternaler 911
- Myokarditisnachweis 340
- Perikarditisnachweis 347
- Polytrauma 706
- transösophageale 331, 594, 855, 909
-- Embolusnachweis 269
-- Kontraindikation 910
-- Risiken 854
-- Schnitte 911
- transthorakale 227, 278, 331, 347, 594, 909
-- Schnittführung 911
ECMO s. Membranoxygenierung, extrakorporale 215, 236, 239
Ecstasy 90

Ecthyma gangraenosum 778
Eculizumab 181
Edrophonium 490
Edwards Sapien XT 368
Einblutung, zerebrale, intraparenchymatöse 442
Einflussstauung, obere 330
Einklemmung, transtentorielle 229, 412, 439
Einschwemmkatheter s. Pulmonaliskatheter 900
Einzelniere 46
Eisenmangelanämie 72, 319, 985
Eisenmenger-Syndrom 356
Eisensupplementation 985
Ejektionsfraktion
- rechtsventrikuläre 901
- reduzierte 314, 319
Elektroenzephalografie 400
- bei Verdacht auf epileptische Anfälle 463
- epilepsietypische Aktivität 463
Elektrokardiografie/-gramm 906
- 12-Kanal-EKG 907
- Auswertung 908
- bei Hyperkaliämie 106
- bei Hyperkalzämie 113
- bei Hypokaliämie 101
- bei Lungenembolieverdacht 269
- bei respiratorischer Alkalose 143
- bei Schock 208
- Brustwandableitungen 908
- Extremitätenableitungen 907
- Herzrhythmusstörung 323–324
- koronare Herzkrankheit 309
- Lagetyp 908
- Myokarditis 341
- rechtspräkordiale Ableitungen 908
Elektrokrampftherapie 524
Elektrolytstörung 132, 648
Elektrolytverschiebung 568
- Tumorlysesyndrom 700
Elektromyografie 131, 480, 490
Elektrophysiologie 482
Ella-Stent 918
Embolie, arterioarterielle 428
Emboliequelle 634
Embolisation 458
- angiografische, selektive 543
- arterieller Blutgefäße 202
Empty Triangle Sign 452
Enalapril 388
Encephalitis lethargica 518
Endo-VAC-Therapie 549
Endocarditis rheumatica 328
Endokarditis 192, 204, 274, 327, 472, 859, 910
- bei angeborenem Herzfehler beim Erwachsenen 357
- Erregerspektrum 330, 357
- infektiöse 327, 330, 357, 362
-- Duke-Kriterien 332
-- Operationsindikation 335
- mikrobiologische Analytik 938
- Prophylaxe 335, 357, 359, 370
- rheumatische 360
Endomyocarditis eosinophilica 328

Endorgan-Hypoperfusion 207
Endorgandysfunktion 898
Endoskopie
- gastrointestinale 918
- transurethrale 81–82
Endosonografie 603, 920, 924
- therapeutische 920
Endothelinrezeptorantagonist 281
Endotrachealtubus 807, 811, 927
- Wechsel auf die Larynxmaske 824
EndoVAC-Therapie 549
Endstromarterie 792
Energiebedarf 990, 992
Energiesupplementierung 991
Enoxaparin 319, 456
Enoximon 214
Entamoeba histolytica 560, 564
Entlassung mit Tracheostoma 830
Entzug 502
Entzündung, systemische 206, 241
Entzündungsreaktion 728
- Malaria 754
- pulmonale, generalisierte 233
- systemische 708
Enzephalitis 132, 469, 483, 494, 518, 524
- virale, mikrobiologische Analytik 938
Enzephalopathie 463
- hepatische 608, 610, 613, 621, 625
-- Schweregradeinteilung 610
- hypertensive 391
- septische 498
Eosinophilie 72
Epilepsie 460
Epiphysenfugenverletzung 801
Eplerenon 686
Epoprostenol 280
Epstein-Barr-Virus 480
Erbrechen 530, 547, 602, 629
- Botulismus 722
- provoziertes 715
- rezidivierendes 887
ERC-Leitlinie 706
Ernährung
- enterale 887, 893, 919, 991
-- Kontraindikation 990
- klinische 989
- parenterale 577, 990–991
- postpylorische 890
- transpylorische 890
Ernährungssonde (s. auch Magensonde; s. auch Sonde, gastrointestinale) 919, 922, 992
- Anlage, endoskopische 919
Ernährungstherapie 989
- bei dekompensierter Leberzirrhose 625
- enterale, Dosierung 992
- individualisierte 989
- Monitoring 992
- nach Dünndarmtransplantation 584
- nach multiviszeraler Transplantation 584
- parenterale 992
- Risikostratifizierung 990

Sachverzeichnis

Erregbarkeit, neuromuskuläre 142
Erreger, multiresistente 81
- Intensivtransport 1004
- Screening 937, 941
- Sepsis 750
Erregerdifferenzierung 936
Erregeridentifikation, massenspektrometrische 936
ERS/ATS-Leitlinie, nicht invasive Beatmung bei Immunsuppression 958
Erschütterungsschmerz 552
Erysipel 739
- nekrotisierendes 740
Erythema chronicum migrans 742
Erythromycin 543
Erythrophagen 442
Erythropoesestimulation 985
Erythrozytenkonzentratgabe 170, 172, 193, 200, 732, 986
- Herztransplantation 375
Erythrozytenzylinder 41, 69, 74
Erythrozytose, reaktive 356
ESC-Scoringsystem, Perikardpunktion 847
Escherichia coli, enterohämorrhagische, shigatoxinbildende 177–178, 559, 564
Esmolol 326, 388
Etappenlavage, programmierte 554
Ethylenglykolintoxikation 128
Etomidat 854
Euvolämie 89
Everolimus 378, 381, 588–589
Exsikkose 198
Exspiration bei Beatmung 953
Extended-Spectrum-Betalaktamase 261
Extracorporal Life Support 963
Extrapyramidalmotorische Symptome 523
Extrasystolen 101
Extremitätenschwäche, progressive 480
Extremitätensonografie 65
Extremitätentrauma 707
Extubation 813
- Risikogruppen 959

F

Faktor VIIa, rekombinanter 171
Faktor-H-Antikörper 177
Faktor-II-Mangel 153
Faktor-IX-Mangel 153
Faktor-V-Leiden-Mutation 450–451
Faktor-V-Mangel, angeborener 149, 153
Faktor-VII-Mangel 153
Faktor-VIII-Konzentrat 163
Faktor-VIII-Mangel 153
Faktor-X-Mangel 153
Faktor-XI-Mangel 153
Faktor-XIII-Konzentrat 171–172
Faktor-XIII-Mangel, angeborener 149, 153
Fallot-Tetralogie 352
Farbdoppler-Echokardiografie 849
Farbdopplersonografie 786, 793, 909
- viszerale Gefäße 533
Farbduplexsonografie 35
FAST (Focused Assessment Sonography for Trauma) 199, 706
Fasziitis, nekrotisierende 739–740, 779
Fasziotomie 68
FEEL (Focused Echocardiographic Evaluation in Life Support) 706
Fehlpunktion, arterielle 861
Ferritin im Liquor 442
Fettgewebeverteilung, stammbetonte 672
Fibrinogen nach Clauss 151
Fibrinogenmangel 151, 153
Fibrinogenspaltprodukte 169
Fibrinolyse 864
Fibrinolysetherapie 212
Fieber 530, 665, 756
- Malaria 754
Fieberkontinuum 754
Filtrationsrate, glomeruläre 32, 35, 39, 55, 92, 119, 178
- Nierentransplantat 587
Fischöl 992
Fisher-Skala 443
Fistel
- alveolopleurale 845
- arteriovenöse, intrakranielle 458
- bronchopleurale 845, 930
- durale 452
- tracheoarterielle 827
Flecainid 326
Flucloxacillin 335, 457
Fluconazol 583, 751
Fludrocortison 228
Fludrocortison-Suppressionstest 684
Fluorchinolon 253
18F-Fluordesoxyglukose-PET 331
Fluoroskopie 364
Flüssigkeit, freie, intraabdominelle 533, 706
- Polytrauma 706
Flüssigkeitsansammlung, peripankreatische 920
Flüssigkeitsdefizit 646
Flüssigkeitsmanagement 278
- bei hyperosmolarer Entgleisung 650
- bei Pankreatitis 604
- Herztransplantation 375
Flüssigkeitsrestriktion 90, 239
Flüssigkeitssubstitution
- akute Mesenterialischämie 636
- Ileus 631
- Tumorlysesyndrom 701
Flüssigkeitsverlust 197
Focused Assessment with Sonography for Trauma 199, 706
Focused Echocardiographic Evaluation in Life Support 706
Fomepizol 128
Fondaparinux 175

Fontan-Operation 352
Forrest-Klassifikation, Ulkusblutung 539, 922
Foscarnet 475
Fosfomycin 82, 457
Fournier-Gangrän 739, 743
Fragmentozyten 178–179
Fremdblutkonserven, Umgang 986
Fremdbluttransfusion 984
Fremdkörperextraktion 919
Frischplasma, gefrorenes 171–172, 185, 193, 438, 732
Frühtracheotomie 820–821
Fundusvarizenblutung 625
Furosemid 317
Furosemid-Stresstest 42
Furunkel 742
Fußsyndrom, diabetisches 976

G

Galaktomannan 748
Galleleckage 598
Gallengangsstenose 598
Gallensäureverlustsyndrom 561
Gangliosidantikörper 481
Ganzkörper-CT-Untersuchung 707
Ganzkörper-Spiral-CT 414
Gasbrand 739, 779, 976
Gaseinschlüsse 741
Gasembolie, arterielle 975
Gastroparese 654
Gastroskopie 622
- Patiententransport 1002
Gastrostomie, perkutane endoskopische 887, 893
- Anlage 894
GCS s. Glasgow Coma Scale 412
GDS Accucinto System 367
Gedeihstörung 296
Gefäßmalformation, intrakranielle 437
Gegenpulsation, intraaortale 215
Gehirnfunktion, Hypoglykämiewirkung 654
Gelatine 982
Gentamicin 334–335
Gerinnungsdiagnostik 541
- bettseitige, Point-of-Care-Verfahren 934
Gerinnungsfaktoren
- Mangel 148, 151
- plasmatische, Halbwertszeiten 152
- Substitution 151, 200–201
Gerinnungsmanagement 987
Gerinnungsstörung (s. auch Koagulopathie) 172, 450, 543, 785, 873, 914, 986
- komplexe 165, 167
-- Therapie 170
- plasmatische 148
-- angeborene 148
-- erworbene 148
-- präoperatives Screening 150
-- Stufendiagnostik 150
- thrombophile 173
- thrombozytäre 151, 155, 158

-- angeborene 156
-- medikamentös induzierte 156
-- Stufendiagnostik 160
Gerinnungssubstitution 709
Gerinnungssystem, plasmatisches 149
Gesamt-IgE 297
Gewebe-Sauerstoffversorgung 975
Gewebedoppler 910
Gewebehypoxie 126, 196
Gewebeimpedanz, pulmonale 943
Giardia lamblia 560, 564
Gicht 383
Giemen, exspiratorisches 220
Giftentfernung
- primäre 718
- sekundäre 718
Gitelmann-Syndrom 135, 138
Glanzmann-Thrombasthenie 155, 157–158
Glasgow Coma Scale 188, 225, 396, 410, 412
Glomerulonephritis
- akute 41, 59
- nekrotisierende 73
- primäre idiopathische 70
- rapid progressive 42, 69
-- Diagnoseschema 71
-- Stadien 74
- vaskulitisassoziierte 74
Glukagon 223, 657
Glukagonsekretion 653
Glukokortikoid-Entzugssyndrom 679
Glukokortikoid-Mehrsekretion 685
Glukokortikoide
- bei COPD-Exazerbation 244
- bei Myxödemkoma 662
- Hemmung der Schilddrüsenhormonwirkung 669
- Pulstherapie 492
Glukokortikoidsubstitution 679
Glukose/Insulin-Gabe, intravenöse 107
Glukoseinfusion 95
Glukoselösung 662
Glukosespiegel 647–648
- Bestimmung 655
- Einstellung 195
-- normwertige 657
-- schlechte 653
- Hypoglykämie 652
- Zielwert 657
Glyceroltrinitrat 307, 317, 388, 392
Glykoprotein IIb-IIIa 155, 157
Glykoprotein-IIb-IIIa-Rezeptor, Antagonist 159
GOLD-MARK 41
Goodpasture-Syndrom 69–70, 72
- Plasmaaustauschtherapie 76
Graft-versus-Host-Reaktion 578, 581
Grey-Turner-Zeichen 603
Grippe s. Influenza 763
Guedel-Tubus 804
Guillain-Barré Syndrome Disability Scale 479
Guillain-Barré-Syndrom 478, 491, 724

1011

Sachverzeichnis

- Elektrophysiologie 482
- foudroyanter Verlauf 479
- Schweregrad 485
Gummibauch 603

H

4 H's 951
Halluzination 512
Haloperidol 502, 514, 521, 996
Halophänomen 850
Halsmarksyndrom, zentrales 423
Halsvenenstauung 275, 372
Halswirbelsäulenverletzung
- instabile 424
- subaxiale 420, 424
Hämatemesis 539–540
Hämatochezie 540
Hämatom 149
- epidurales 409
- intramurales, aortales 385
- retroperitoneales 434
Hämatomneigung 672
Hämatothorax 840–841
Hämaturie, glomeruläre 69
Hämodiafiltration 882
- venovenöse kontinuierliche 879, 881
Hämodialyse 68, 95, 115, 317, 342, 625, 701, 882
- bei Intoxikation 719
- intermittierende 878, 884
- venovenöse, kontinuierliche 879, 881
Hämodynamische Instabilität 853, 855, 879, 885, 910
- Patiententransport 1001
Hämofiltration 625
- bei Intoxikation 719
- venovenöse, kontinuierliche 615
Hämolytisch-urämisches Syndrom 59, 177, 185
- diarrhöassoziiertes 177
Hämoperikard 851
- tamponierendes 849
Hämophilie A 148–149
Hämophilie B 148–149
Hämophilie, Behandlungsmöglichkeiten 152
Hämoptyse 74, 295, 297, 299
Hämorrhagie, alveoläre 74
Harnabflussbehinderung 79
Harnableitung 868
- suprapubische perkutane 873
-- Punktionsstelle 874
Harnalkalisierung 702
Harnaufstau 46
Harnblase s. Blase 868
Harnleiterschiene 82
Harnretention
- chronische 873
- pathologische 868
Harnstoffexkretion, fraktionelle 35, 41
Harnstoffkonzentration im Serum 43, 94, 178
Harntraktdeobstruktion 82
Harntraktentzündung 873

Harntraktobstruktion 45
- subvesikale 873
Harnwegsinfektion 78
- Antibiotikatherapie 81
- beim Mann 78
- bildgebende Diagnostik 81
- Erregeraszension 79
- katheterassoziierte 871, 875
- nosokomiale 79
- rezidivierende 82, 873
- Risikofaktoren 79
Hashimoto-Thyreoiditis 659
Haubenmeningitis 473
Hautbiopsie 74
Hautdesinfektion 736
Hautdesinfektionsmittel 808
Hautemphysem 740
Hautinfektion 738
- nekrotisierende 738
Hautmilzbrand 775
Hautturgor 35
HbA$_{1c}$-Wert 648, 651, 653
- hoher 653
Heart failure presentation 338
Heilverfahren, berufsgenossenschaftliches 713
Helicobacter-pylori-Infektion 539
HELLP-Syndrom 614
Hemikraniektomie, dekompressive 411, 417, 427, 433, 449
Hemisyndrom 399
Heparin 175, 271, 310–311, 319, 455–456, 636
- Absetzen 835
- Kontraindikation 758
Heparinperfusor 486
Hepatitis
- alkoholische 613, 623
- hypoxische, schwere 613, 623
Hepatitis B 614, 624
- Virusrekurrenz, Prävention 597
Hepatitis C 624
Hepatopathie 168
Hepatorenales Syndrom 59
Herniation, zerebrale 397, 416, 437
Herpes
- simplex 614
- zoster 742
Herpes-simplex-Enzephalitis 469, 473
Herpesenzephalitis 429, 454, 514
Herz
- Auskultation 208
- univentrikuläres 356
Herz-Kreislauf-Monitoring 898
Herz-Kreislauf-Stillstand 948
- plötzlicher 103, 105
Herz-Lungen-Maschine, perkutane 215
Herz-Lungen-Transplantation 301
Herzbeuteltamponade 349, 951
Herzdruckmassage 948
Herzenzyme 316
Herzfehler
- angeborener 351
-- beim Erwachsenen 351
-- beim Erwachsenen, Komorbiditäten 351, 358

-- Folgezustände 352
-- Restzustände 352
- endokarditisassoziierter 362
- mittelschwerer 352
- nativer 352
- reparierter 352
- zyanotische 352
Herzfrequenz 908
- pharmakologische Kontrolle 326
Herzgeräusch 339, 362
Herzindex 372
Herzinsuffizienz 132, 143, 204, 251, 313, 341, 353
- ACCF/AHA-Klassifikation 314
- akut dekompensierte 273, 317
- akute 316, 342
-- Ursachensuche 318
- bei angeborenem Herzfehler beim Erwachsenen 353
- diastolische 314
- endokarditisbedingte 328
- INTERMACS-Klassifikation 315
- Komorbiditäten 313
- myokarditisbedingte 339
- NYHA-Klassifikation 314
- Risikostratifizierung 315
- systolische 314
- therapierefraktäre 353
- Transplantatversagen 371
Herzkatheterbereitschaft 212
Herzkatheteruntersuchung 53, 332, 341, 348, 364
- Patiententransport 1002
- risikobehaftete 864
Herzklappenersatz 365
- chirurgischer 366, 369
Herzklappenfehler
- Auskultation 361
- erworbener 359, 366, 369
- Leistungseinschränkung 361
- primärer 360
- Quantifizierung 363
- sekundärer 360
Herzklappeninsuffizienz 359
Herzklappenprothese
- Auskultationsbefund 369
- biologische 369
- mechanische 369
Herzklappenstenose 359
Herzklappenteam, interdisziplinäres 368
Herzkrankheit, koronare s. Koronare Herzkrankheit 204
Herzretransplantation 376, 382
Herzrhythmusstörung 103, 105, 136, 142, 274, 319, 321, 718, 853, 906
- bei angeborenem Herzfehler beim Erwachsenen 354
-- Akuttherapie 355
- bei Pulmonaliskatheteranlage 904
- bradykarde 859
- Herzklappenfehler 364
- nach Herztransplantation 376
- Oberflächen-EKG 324
- supraventrikuläre
-- bradykarde 322

-- tachykarde 322–323, 326
- ventrikuläre 321
-- tachykarde 322
Herzschrittmacher 319, 856, 858
- MRT-Tauglichkeit 1002
- permanenter 342, 859
-- Entfernung 859
- temporärer 342, 482
-- transvenöser 858
-- transvenöser, Sondendislokation 861
-- transvenöse Anlage 860
Herzschrittmachersonde, epikardiale, temporäre 862
Herzsilhouette 363
Herzstillstand 204
Herzsyndrom, posttraumatisches 345
Herztod, plötzlicher 321, 338
3. Herzton 362
Herztransplantat
- AB0-inkompatibler Spender im Kindesalter 377
- Abstoßung 372, 380
-- akute 382
-- antikörpervermittelte 382
-- chronische 380
-- hyperakute 382
-- Prävention 383
- Versagen 371–372
-- frühes 381
Herztransplantation 320, 343, 371
- Allosensibilisierung des Empfängers 372
- Antikoagulation beim Transplantatempfänger 377
- blutgruppenfremde, beim Kind 377
- Flüssigkeitsmanagement 375
- Immunsuppression 378
- Infektionsprophylaxe 378
- Matching 373
- Risikoerfassung 373
Herzunterstützungssystem
- katheterbasiertes, temporäres 863
- perkutan implantierbares 863
- permanentes 320, 863
Herzversagen, hyperdynames 665–666
Herzzeitvolumen 210, 899–900, 902
- kontinuierliches 901
- Volumenreagibilität 981
HES (Hydroxyethylstärke) 979
HES-Lösung, balancierte 196, 200–201
Hibernation 214
High Flow Nasal Cannula 710
High retention onset membrane 881
High-Cut-off-Dialyse 881
High-Flow-Sauerstofftherapie 237, 252, 292, 710, 958
High-Flux-Dialysator 881
Hirnabszess 472, 939
Hirnblutung 226, 429, 436, 454
- EKG-Veränderung 452

- neurochirurgische Ausräumung 439
- spontane 415
- typisch lokalisierte 437
Hirndrucksonde, subdurale 458
Hirndrucktherapie 456
Hirndurchblutung 412
Hirngewebe, Druckschädigung 412
Hirninfarkt 391, 415, 454, 707
- Einblutung 434
- raumfordernder 229, 430
Hirnnervenlähmung, symmetrische 721
Hirnnervenstatus 444
Hirnödem 90, 406, 412, 434, 449, 455, 695
Hirnschädigung, hypertensive 408
Hirnstammenzephalitis 724
Hirnstammläsion 661
Hirnstammreflexe 396, 444
Hirnstammsyndrom 396–397
- analgosedierter Patient 397
Hirntod 394
Hirnvenenthrombose 449
- kortikale 452
Histamin 219
HITS 951
HIV-Infektion 759
- CDC-Klassifikation 760
HNO-Biopsie 74
Hochfrequenz-Oszillationsventilation 954
Hochrasanztrauma 419
Hochrisiko-Lungenembolie 267, 270
1-Hour-Bundle 554
Höhermolekulare Substanzen, Elimination 881
Hohlorganperforation 545
Homans-Zeichen 174
Hormon, antidiuretisches s. ADH 688
Hörsturz 976
HRO (High retention onset membrane) 881
Hub-Spoke-Arrangement 215
Hüftfraktur 503
Humanalbumin 982
Humerus, intraossäre Punktion 800–801
Hybridsteroid 685
Hydrocephalus occlusus (s. auch Hydrozephalus) 229
Hydrokortison 669
Hydrozephalus (s. auch Hydrocephalus) 408, 417, 444, 447, 472
Hyperalbuminämie 111
Hyperaldosteronismus 98
- primärer 138, 680
-- Bestätigungstests 684
-- Screeningtests 683
- sekundärer 138
Hypercortisolismus 680
Hyperdipsie, organische 691
Hypereosinophiliesyndrom 328
Hyperfibrinolyse 168, 170
Hyperglykäme Entgleisung 646
Hyperglykämie 462, 646
- infusionsbedingte 96

Hyperkaliämie 62, 64, 103, 877, 951
- azidosebedingte 123
- diagnostischer Algorithmus 106
- Differenzialdiagnose 107
- EKG-Veränderung 58, 698
- Elektrokardiogramm 106
- Malaria 753
- Organempfänger 580
- Prophylaxe 108
- respiratorische Azidose 130
- Therapie 66
- Tumorlysesyndrom 698, 701
Hyperkalzämie 109
- beningnomassoziierte 110
- diagnostischer Algorithmus 112
- Elektrokardiogramm 113
- malignomassoziierte 109–110
Hyperkapnie 126, 135, 267, 816, 954, 970
- akute 245
- chronische 244
- Myxödemkoma 660
- permissive 971
- schwere 970
Hyperkoagulabilität 168
Hyperkortisolismus 671
- funktioneller 672, 676
Hyperlaktatämie 613, 898
Hyperlipoproteinämie 382
Hypernatriämie 92, 126, 689–690, 694, 877
- akute 93, 95
- chronische 93, 95
- Hypokaliämie 96
- Hypovolämie 96
Hyperosmolalität 92
Hyperosmolare Entgleisung 646
Hyperparasitämie 753
Hyperparathyreoidismus 111
Hyperphosphatämie 64, 877
- Refeeding-Syndrom 993
- Tumorlysesyndrom 698
Hyperplasie, endokrine, multiple 111
Hyperreflexie 119
Hypersensitivitätsreaktion, akute 218
Hypertension, portale 622
Hypertensionstherapie, induzierte 447
Hyperthermie 194, 521–522, 732
- maligne 129, 132, 524
Hyperthyreose 664, 666
- immunogene 664, 666
- unbehandelte 664
Hypertonie
- arterielle 204, 365, 390, 683
-- Cushing-Syndrom 672
-- Herztransplantation 382
-- Hirnblutung 436–437
-- primärer Aldosteronismus 680–681
-- unbehandelte 33, 390–391
-- intraabdominelle 640, 643
-- pulmonalarterielle 239, 273, 276, 278, 280, 297
-- bei angeborenem Herzfehler beim Erwachsenen 355

-- Klassifizierung 356
-- nach Herztransplantation 376
-- thrombembolische chronische 272, 277
Hypertonizität 92
- extrazelluläre, Korrektur 695
Hyperurikämie 65, 877
- Tumorlysesyndrom 698
Hyperventilation 118, 122–123, 141, 144, 408, 416, 456, 474
- forcierte 409
- kurzzeitige 613
- primäre 141, 143–144
-- Pharmakotherapie 144
Hyperventilationstetanie 142
Hypervolämie 88, 90, 680–681, 979
Hypoaldosteronismus, hyporeninämischer 104
Hypodipsie 95
Hypofibrinogenämie 149
Hypoglycaemia factitia 655
Hypoglykämie 462, 652
- bei älteren Menschen 656
- iatrogene 656
- kritisch kranker Patient 654
- Malaria 753
- nächtliche 654
- sympathoadrenale Symptome 656
- Ursache 655
Hypoglykämie-Wahrnehmungsstörung 652–653
Hypogonadismus 672
- hypogonadotroper 659
Hypokaliämie 97, 135–136, 138, 951
- diagnostischer Algorithmus 100
- Elektrokardiogramm 101
- Hypernatriämie 96
- Mortalität 98
- primärer Aldosteronismus 681
- Säure-Basen-Haushalts-Störung 97, 99
Hypokalzämie 117, 143, 462
- diagnostisches Vorgehen 118
- Differenzialdiagnose 119
Hypokapnie 122, 142
Hypomagnesiämie 462
Hyponatriämie 86, 462, 614, 661, 877
- chronische 90
- Diagnosestellung 87
- hypervoläme 317
- hypotone 86, 88
- Mortalität 91
- Myxödemkoma 660
- schwere symptomatische 87, 90
Hypoparathyreoidismus
- idiopathischer 119
- postoperativer 119
Hypoperfusion 208
Hypophysenadenom 689
- ACTH-produzierendes 671, 675
- medikamentöse Therapie 678
Hypophysenadenomektomie, transsphenoidale 677, 689
Hypophysenfunktionsstörung 414, 417

Hypophysenhinterlappen, magnetresonanztomografische Darstellung 693
Hypophyseninsuffizienz 659
Hypophysenstiel, verdickter 689, 694
Hypophysitis 689
Hyporeflexie 480
Hypotension 32, 39, 198, 225, 319
- arterielle 408
- permissive 169, 201
- sepsisinduzierte 188
Hypothermie 167, 170, 194, 197, 225, 416, 469, 660–661, 732, 951
- kurzandauernde 409
- therapeutische 613
Hypothyreose 88, 157, 659
- autoimmun bedingte 659
Hypoventilation 129, 135–136
- zentral bedingte 709
Hypovolämie 33, 88–89, 200, 951, 980, 983
- Hypernatriämie 96
- intravasale 32
Hypoxämie 267
- arterielle 232
- lebensbedrohliche 963
- sauerstoffrefraktäre 233
Hypoxie 816, 951, 954, 970
Hypoxie-induzierter Faktor 51

I

Ibuprofen 349, 446
Ice-on-Eyes-Test 488
Ich-Störung 512
ICP s. Druck, intrakranieller 405
ICU-acquired weakness 817
IDSA-Leitlinie 739, 742
IFALD (Intestinal failure-associated liver disease) 577
IgA-Nephropathie 70
IgA-Vaskulitis 72
IgG-Deposition, lineare, glomeruläre 73
IHD (intermittierende Hämodialyse) 878, 884
Ileus 532–533, 628
- absolute Operationsindikation 631
- diagnostischer Algorithmus 629
- mechanischer 569, 628, 631
- nicht mechanischer 631
- paralytischer 602–603, 628, 660, 775
- postoperativer 629
- Risikofaktoren nach Schwenter 631
Ileus-Einleitung 887
Iloprost 280
Immunadsorption 493, 881
Immunantwort 380
- traumainduzierte 709
Immundefekt 562
Immundefizienz, nosokomiale Diarrhö 562

1013

Sachverzeichnis

Immunglobulin
- humanes
-- bei Säuglingsbotulismus 725
-- polyklonales 781
- IgM-angereichertes 253
Immunglobulin E 218
Immunglobulingabe 163
- intravenöse 476, 478, 485, 493
Immunität, T-Zell-vermittelte, Dysregulation 70
Immunkomplexablagerung, glomeruläre 70
Immunkompromittierende Faktoren 329
Immunmodulation 483
Immunoassay 72
Immunreaktion
- überschießende 709
- unkontrollierte 708
- zelluläre 328
Immunrekonstitutionssyndrom 761
Immunschwäche 763
Immunsuppression 74, 291, 380, 470, 492, 531
- bronchoalaveoläre Lavage 930
- Dünndarmtransplantation 578, 582
- Herztransplantation 378
- HIV-bedingte 759
- invasive Pilzinfektion 744
- katheterassoziierte Infektion 734
- Lebertransplantation 596
- Lungentransplantation 303
- nicht invasive Beatmung 958
- Nierentransplantation 588
- Pankreastransplantation 576
- Remissionsinduktion 76
Immunsuppressiva 380
- Arzneimittelinteraktion 376
- Spiegelbestimmung 381
Immunthrombozytopenie 155–159, 161
Impedanztomografie, elektrische 943
- Befundfehlinterpretation 946
- ROI-Analysen 945
Impella 866
Impella-Pumpe 863–864
In-vitro-Blutungszeit 161
In-vitro-Verschlusszeit 161
Indikatordilutionskurve 901
Indometacin 349
Induktionstherapie, immunsuppressive 69
Infarct like presentation 338
Infarktpneumonie 251
Infektfokus 331
Infektion 502
- bakterielle 189
- bei Probenentnahme 942
- frische 501
- fungale s. Pilzinfektion 744
- harnwegskatheterassoziierte 940
- intraabdominelle 551
- katheterassoziierte 734, 790, 795

-- Antiinfektiva 736
-- Candidaspezies 736
-- nach Dünndarmtransplantation 580
-- nach Lebertransplantation 596
-- nach Nierentransplantation 588
-- nosokomiale 734, 788
-- opportunistische 589, 759–760
- Sepsis 729
- systemische 190, 729
- virale 192
- ZVK-assoziierte 734
Infektionsdiagnostik 937
Infektionsprophylaxe
- antimykotische 583
- Dünndarmtransplantation 583
- Herztransplantation 378
- multiviszerale Transplantatio 583
Infiltrate, pulmonale 232, 249, 258
- Anthrax 778
- schmetterlingsförmige 761
Infliximab 570
Influenza 763
- Pandemie 764
- schwerer Verlauf 764
- Superinfektion 763, 765
Influenza-A-Virus 480
Influenzaimpfung 292, 766
Influenzapneumonie 764
Influenzaviren 250, 764
- Antigenschnelltest 764
- PCR-basierter Nachweis 764
- Resistenz gegen Neuraminidasehemmer 765
Infusion, intraossäre 798, 802
Infusionslösung
- balancierte 981
- hypertone 196, 201
- kalte 900, 902
- kolloidale 979
- kristalloide 228, 979
-- isotone, balancierte 196, 200
Infusionstherapie 270
Inhalationstrauma 929
Injektionsanthrax 775, 777
Injury Severity Score 703
Inotropikum 214, 282, 319
- Herztransplantation 376
INR (International Normalized Ratio) 151, 377, 414, 438, 835
Instillation, intravesikale 869
Insuffizienz, respiratorische s. Respiratorische Insuffizienz 130
Insulin 195, 652, 655
Insulin-Glukose-Therapie bei Intoxikation 719
Insulinperfusor 648
Insulinpumpe 647
Insulinsekretanalogon 653
Insulinsekretion 653
Insulinüberangebot 655
Insulinzufuhr 648
Intensive Care Delirium Screening Checklist 499, 994
Intensivrespirator 961
Intensivtransport (s. auch Transport) 1003
- Monitoring 1004

Interdependenz, ventrikuläre 274
Interhospitaltransport 1003
Interleukin-6 191, 709
- Sepsis 731
INTERMACS-Klassifikation, Herzinsuffizienz 315
Intervention, kathetergestützte, perkutane, pulmonalarterielle 272
Intestinal failure-associated liver disease 577
Intoxikation 41, 126, 402, 408, 463, 524, 656, 707, 715, 951
- endoskopische Therapie 919
- suizidale 715
Intrahospitaltransport 1003
Intraossärnadel, manuelle 799
Intraperikardiale Therapie 847
Intubation 252
- Bronchoskopie 928
- endotracheale 807, 950
-- Anästhesie 807, 954
-- Aufklärung 807
-- Komplikation 809
- fiberoptische 810
-- Aufklärung 810
- Indikation 482
- nasotracheale 807
- orotracheale 807
Intubationsnarkose, therapeutische 467
Invagination 630
Ionenkanalsyndrom 97, 103
Iproprostenol 637
IRIS-Technologie, Magensonde 887, 890
Ischämie
- mesenteriale 533, 561, 564, 633, 779
- mesenteriale, akute
-- arterielle nicht okklusive 633–634
-- arterielle okklusive 633
-- Restenose 638
- renale 51
- zerebrale 445–446, 463, 724
Isofluran 996
Isosorbiddinitrat 317
ISTH-Kriterien 169
Ivacaftor 294, 299

J

Jejunokolostomie 580
Jejunostomie, endständige 638

K

Kaliumexzess, diätetischer 105
Kaliuminfusion 101
- EKG-Monitoring 101
Kaliumkonzentration im Serum 97, 103, 105
Kaliumresorption 98
Kaliumsekretion, renale 98, 103–105
- aldosteronvermittelte 97
Kaliumverlust 97–98

- renaler 98
Kaliumverschiebung 98, 101, 103–104
Kaliumzufuhr 97–98, 103
Kalorimetrie, indirekte 990
Kalter, feuchter Patient 206
Kalter, trockener Patient 206
Kalzineurininhibitor 380, 383
Kalzitonin 115
Kalzitriol 113
Kalzium, Gerinnung 170
Kalziumglukonat 107, 120
Kalziumhomöostase 118
Kalziumkanalblocker 281, 489
- Intoxikation 716
Kalziumkonzentration im Serum 109, 117–118
- Hormonregulation 118
Kalziumregulator 110
Kalziumsubstitution 117, 121, 201
Kalziurie 114
Kammerflattern 322, 324, 326
Kammerflimmern 322, 324, 326, 354, 853, 950
Kanülierung
- arterielle 792
- zentralvenöse (s. auch Venenkatheter, zentraler) 785
Kapnografie 950
Karbunkel 742
Kardiomyopathie 365
- dilatative 338, 341
- inflammatorische 337
Kardioversion 853
- antiarrhythmische Begleittherapie 856
- elektrische 326, 355, 853, 855
- medikamentöse 853
- Risiken 854
- Schlaganfallrisiko 857
- Vorbehandlung, medikamentöse 856
Kardioverterdefibrillator, implantierbarer 856
Karpopedalspasmus 142
Karwinskia-humboldtiana-Vergiftung 724
Katatonie, perniziöse 524
Katecholaminausschüttung 665
Katecholaminbedarf 993
Katecholamine 201, 212, 228, 272, 798
Katecholaminpflichtigkeit, fortlaufende 898
Katecholaminrezeptoren 660
Katheter
- arterieller 792
-- aseptisches Vorgehen 794
-- Blutentnahme 932
-- Dokumentation 796
-- Lagekontrolle 794
-- Liegedauer 796
-- Perforation 795
-- Seldinger-Technik 794
-- Temperatursensor 898
-- thrombotischer Verschluss 796
- intraossärer 799
- Kolonisation 735
- venöser 194

1014

Sachverzeichnis

– zentralvenöser s. Venenkatheter, zentraler 450
Katheterablation 856
Kathetereinstichstelle 737
Katheterinfektion 788, 794
– mikrobiologische Analytik 938
– Risikoverringerung 862
Kathetersepsis 862
– Risikoverringerung 862
Katheterwechsel 737
KDIGO-Leitlinien 33, 51
Ketamin 503, 997
Ketoazidose 123
– diabetische 123–124, 126, 646
–– Klassifikation 647
Ketokonazol 677–678
Ketone 647–648
Kiefersperre 770–771
Kindstod, plötzlicher 722
King's-College-Kriterien, akutes Leberversagen 609
Klebsiella oxytoca 559, 564
Kleinhirninfarkt 430, 432–433
Knochenmarkpunktion 161
Knochennekrose, aseptische 976
Knollenblätterpilzvergiftung 614
Koagulopathie (s. auch Gerinnungsstörung)
– AB0-inkompatibler Transplantatempfänger 377
– intravasale, disseminierte 165–167, 185
–– ISTH-Kriterien 169
– organassoziierte 165–168
– Point-of-Care-Verfahren 934
– traumainduzierte 165, 709
Kocher-Punkt 915
Kochsalz-Belastungstest 684
Kochsalzinfusionstest, hypertoner 693
Kochsalzlösung
– hypertone 86, 90, 229, 409, 416, 457, 613
– isotone 982
– physiologische 114
Kohlendioxidelimination, extrakorporale 133, 970
– arteriovenöse 971–972
– Kanülierung 972
– Low-Flow-System 972
– venovenöse 971–972
Kohlendioxidnarkose 130
Kohlendioxidpartialdruck 129, 141
– Reduktion 132
Kohlenmonoxidintoxikation 975
Kohlenmonoxidverdrängung vom Hämoglobin 975
Kolchizin 349
Kolektomie, subtotale 571
Kolitis 567
– CMV-assoziierte 919
– hämorrhagisch-segmentale 559
– ischämische 562
– pseudomembranöse 562, 566–567, 571, 919
– therapierefraktäre 567
Kolloide, künstliche, Nephrotoxizität 982
Kolokolostomie 580

Kolondepression 571
Kolondilatation 566, 568
Kolonperforation 548, 550
Koloskopie 501, 542, 548, 562, 630, 918
– Darmreinigung 922
– Indikation 919
– Luftabsaugung 571
Koma 394, 718
– prognostische Einschätzung 403
– prolongiertes 403
– Schädel-Hirn-Trauma 414
– Ursachensuche 401
Komastadien 396
Komatiefe 394, 396–397
Kompartmentsyndrom 68, 775, 781
– abdominelles 580, 640
–– Risikofaktoren 640
Komplementaktivierung, alternative, Regulationsstörung 177
Komplikation
– beatmungsassoziierte 818
– dialysespezifische 883
– intraabdominelle, peripartale 530
– tracheotomieassoziierte 820
– ventilatorassoziierte 256, 818
Kompression, pneumatische, intermittierende 175
Kompressionssonografie 174
Kompressionstherapie 175
Koniotomie 808
Kontaktdermatitis 742
Kontraktilität, rechtsventrikuläre 281
Kontraktionsalkalose 136
Kontrastmittel 50
– Anaphylaxie 219
– Osmolarität 50, 53
Kontrastmittel-CT, biphasische, MPR-Rekonstruktion 636
Kontrastmittelbreischluck 630
Kontrastmittelgabe, intravaskuläre 50
Kontrazeptiva, orale 449
Kontusionsblutung, zerebrale 410
Kopftrauma 401
Kornealreflex 396
Koronarangiografie 309–310, 316, 320
– Herzklappenersatz 361
Koronare Herzkrankheit 204, 306, 365, 390
– Risikofaktoren 306
Koronarintervention, perkutane 212, 310–311, 366, 864
Koronarstenose 366
Koronarsyndrom 251
– akutes 203, 306, 341, 348, 853, 906
–– elektrokardiografische Kriterien 306
–– Sekundärprophylaxe 312
Körpersekret 980
Körpertemperatur 170, 194, 708
Kortikosteroide (s. auch Steroide) 349
– Kontraindikation 758

Kortisol, freies, im 24-Stunden-Sammelurin 674, 685
Kortisolexzess 671
Kortisolsekretion
– Blockade 678
– erhöhte s. Hyperkortisolismus 671
– fluktuierende 674
Kortisoltagesrhythmik 674
Kortisolüberproduktion 98
Kortison 380, 382, 424
– Extubation 814
Krallenclip 918
Krampfanfall (s. auch Anfall, epileptischer) 401, 707, 949, 996
Kraniektomie 229, 458
Kraniotomie 409
Krankenhaus-Infektions-Surveillance-System 790, 796
Kreatinin 33, 35, 38, 51, 55, 77, 97, 178, 462
Kreatininclearence 50
Kreatinkinase 64, 67, 462, 523
Kreislaufinsuffizienz, therapieresistente 910
Kreislaufmonitoring 199
– invasives 199, 316
Kreislaufschwankung, Online-Visualisierung 792
Kreislaufsituation, hyperdyname 609
Kreislaufstabilisierung 201, 228
Kreislaufstillstand 948
– Leitlinie 949, 952
– reversible Ursache 951
Kreislaufunterstützung
– mechanische 215, 320
–– nach Herztransplantation 376
– medikamentöse 214
Kreislaufzentralisation 207
Krise
– akinetische 516
– cholinerge 491
– hyperglykäme 646
– hyperkalzämische 111
– hypertensive 390–391
– hypothyreote 659
– myasthene 487, 489, 491, 493
– thyreotoxische 129, 132, 664
–– auslösende Faktoren 664
–– Kriterien 665, 667
–– Punktesystem 666
Kryptokokkenantigen 748
Kryptokokkenantigentest 748
Kryptokokkenmeningitis 748–749, 759
Kryptokokkose 745–746, 751
– pulmonale 749
Kurzdarmsyndrom 638, 893
KUSSMAUL 122
Kussmaul-Atmung 123–124, 647
Kussmaul-Zeichen 275

L

L-Dopa 520
L-Dopa-Entzugssyndrom, malignes 516, 518, 520
L-Ornithin-L-Aspartat 625
L-Thyroxin 661–662, 664
L-Triiodthyronin 662, 664
Labordiagnostik
– Basismonitoring 932
– blutsparende Methoden 986
Lacosamid 466–467
Lagerung, atmungserleichternde 244
Lähmung 479
– Botulismus 720, 726
– hypokaliämische 491
Laktatazidose 122, 199
– hypoxische 126
Laktatbestimmung 208
Laktatclearance 191
Laktatkonzentration im Serum, erhöhte 636
Laktulose 625
Lambert-Eaton-Syndrom 490–491, 724
Langzeitbeatmung 816
– Weaning 816
Laparoskopie 554
Laparotomie 530
Laryngoskopie 803
– direkte 803–804, 808
– indirekte 804, 808
Laryngospasmus 120
Larynxmaske 824, 927, 950
Late-Onset-Pneumonie 255–256
Lateralisationsindex 685
Latexagglutination 472
Latexkatheter 869
Laugeningestion 717
Lavage
– abdominelle 575
– bronchoalveoläre 72–73, 236, 259, 264
–– Pneumocystis-jirovecii-Nachweis 761
–– unter Immunsuppression 930
–– Verdacht auf invasive pulmonale Aspergillose 749
Laxanzien 561
Laxanzienabusus 136
Leberarterienthrombose 598
Leberbiopsie 612, 622
Leberblutung 202
Lebererkrankung
– cholestatische 618
– chronische 608, 618, 620
–– ursachenspezifische Therapie 624
Leberhautzeichen 610, 621
Leberinfiltration, maligne 613, 623
Leberinsuffizienz, Child-Pugh-Klassifikation 167
Leberschaden 718
– medikamentös-toxischer 613, 623
Lebertransplantat, Perfusionsdruck 595

Sachverzeichnis

Lebertransplantation 592, 615, 617, 622, 626
- Abstoßungsreaktion 598
- bridging to transplant 626
- Kreislaufsituation 594
- Monitoring 595
Leberunterstützungsverfahren 615, 626
Leberversagen
- akut-auf-chronisches 613, 617, 619
-- Labordiagnostik 621
- akutes 608, 623
-- Labordiagnostik 612
-- paracetamolinduziertes 609
-- sulfonylharnstoffbedingtes 657
-- ursachenspezifische Therapie 614
- chronisches 592
- Klassifikation 609
Leberzirrhose 592, 617
- alkoholische 593
- dekompensierte 613, 617–618
- kompensierte 619
- Labordiagnostik 621
- Scores 618
- ursachenspezifische Therapie 624
Leckage, kapilläre 640
Leckagegerät ohne aktive Ausatemventilsteuerung 961
Legionellen-Pneumonie 779
Legionellenantigen im Urin 250
Leishmaniose, kutane 778
Lendenwirbelsäulenverletzung 420
Lethal triad of trauma 167
Leukämie
- akute
-- lymphatische 699
-- myeloische 699
- chronische
-- lymphatische 699
-- myeloische 699
Leukostase 700
Leukozyten-SPECT 331
Leukozytenapherese 701
Leukozytoklasie 73
Leukozytose 568
Levetiracetam 466–467, 474
Levofloxacin 780
Levosimendan 194, 214, 282–283
Libmann-Sacks-Endokarditis 328
Liddle-Syndrom 135, 138
Lidocain 950
Linezolid 780
Links-rechts-Shunt-Vitium, angeborenes, beim Erwachsenen 356
Linksherz-Katheteruntersuchung 361
Linksherzinsuffizienz 244, 275, 278, 323, 957
- Herzklappenvitium 361
- infarktbedingte 308
Linksherzversagen 236, 267
Linton-Nachlass-Sonde 625
Lipasekonzentration im Serum 602
Lipidantidottherapie 719
Lipohypertrophie 647

Liquor, zytoalbuminäre Dissoziation 480–481
Liquoranalyse 400, 470
Liquoraufstau 439
Liquordrainage 914–915
Liquorkultur 451–452, 472
Liquorpunktion 451
Lithiumnephropathie 690
Lithiumtherapie 696
Locked-in-Syndrom 401, 435, 479
Löffler-Endokarditis 328
Lokalanästhetikagabe, intraarterielle 795
Lorazepam 144, 466
Loslassschmerz 552
Loss of domain 577–578
Low-output-Syndrom 345
Loxoszelismus 778
Lücke, osmotische 125
Lues 779
Luftbrücke, endotracheale 928
- Umintubation 930
Luftembolie 861
Luftvolumen, ventiliertes 946
Lumacaftor 299
Lumbalpunktion 226, 442, 452
3-Lumen-ZVK 199
Lung Allocation Scores 301
Lungen-Leber-Transplantation 301
Lungenarterienembolie s. Lungenembolie 266
Lungenarterienverschlussdruck 372
Lungenbiopsie 73
Lungenblutung 259
Lungenembolie 132, 141, 143, 174, 204, 236, 244, 251, 259, 266, 291, 310, 365, 862
- akute 274
- fulminante 706
- Kreislaufstillstand 951
- massive 278
- Todesursache 270
Lungenerkrankung
- chronisch obstruktive 132, 143, 259, 365, 956
-- Exazerbation 133, 241, 764, 939, 956, 973
- chronische 785, 814
- endständige 302
- interstitielle 251, 287
-- Exazerbation 287, 290
-- fibrosierende 289
-- nicht invasive Beatmung 958
- maligne 251
Lungenersatz, extrakorporaler 215, 236, 239, 292, 299, 301
Lungenfibrose 233, 289
- idiopathische 287
-- antifibrotische Therapie 291
-- Exazerbation 289
Lungenfunktionstest 277
Lungengefäßerkrankung 278
Lungenhochdruck 278
- präkapillarer 273
Lungenimpedanzveränderung, perfusionsassoziierte 943
Lungenmechanik, regionale 944

Lungenödem 132, 242, 308, 361, 391, 956–957
- kardiogenes 954
- Malaria 756
Lungenpest 779
Lungenschädigung 232
- parenchymatöse 958
Lungenspende 302
Lungentransplantation 298–299, 301
- Immunsuppression 303
- Indikation 301–302
- Kontrolluntersuchungen 303
Lungentumor 259
Lungenvolumen 279
Lungenversagen, akutes 232, 954, 970
- Berlin-Definition 232
- Diagnostik 234
- röntgenologische Befunde 235
- Thoraxtrauma 710
LVAD (Left ventricular assist device) 863
Lymphadenitis 775
Lymphangioleiomyomatose 288
Lymphangitis 739
Lymphknotenschwellung 739
Lymphödem 175
Lymphom, lymphoblastisches 699

M

Macitentan 280
Magenabsaugung, endoskopische 725
Magenatonie 660
Magendekompression 887
Magenhinterwand, Exploration 548
Magenhochzug 549
Magenperforation 548–549
Magensonde 887
- Anlage 888, 922
- Fehllage 887
- Lagekontrolle 888
- Real-Time-Führung 887, 890
Magenspülung 715, 718
Magnesiummangel 112
Magnetresonanztomografie
- Anfallsabklärung 463
- Hypophysenadenomnachweis 675
- kardiale 277, 340, 347, 364
- kranielle 462–463, 472, 693
- Patiententransport 1002
- Rhabdomyolysezeichen 65
- Thrombusnachweis 452
- Wirbelsäule 227
Mahlzeiteninsulin 653
Majoramputation 743
Makroadenom, hypophysäres, ACTH-produzierendes 675
Makrohämaturie
- bei suprapubischem Blasenkatheter 875
- bei Verweilkathetereinlage beim Mann 871
Makrolid 253, 291

Malabsorption 560, 564
Malabsorptionssyndrom 893
Malaria 753
- Antigenschnelltest 755
- Exposition 755
- komplizierte 753–754
- Prophylaxe 755
- Unterschiede zur Sepsis 757
- zerebrale 755–756
Malassimilation 560, 564
Malignom, unbekanntes 113
Mangelernährung 990, 993
Manie
- symptomatische 507–508
- unipolare 505
Mannitol 66, 229, 409, 416, 457, 613
Marcumar 456
Maskenbeatmung 805
Massenbewegungen 399
Massenspektrometrie 936
Massivblutung 709
Massivtransfusion 171–172, 201, 708
Mastozytose 218
MCO (Medium-Cut-off-Membran) 881
Mediainfarkt 427
- maligner 430, 432–435
Mediastinalemphysem 291
Mediastinalverbreiterung 776, 778
Mediastinitis, hämorrhagisch-nekrotisierende 775–776
Medikamente
- Applikation
-- arterielle akzidenzielle 795
-- intraossäre 798
- blutzuckersenkende 655
- delirogene 503
- gerinnungshemmende 418
- Ininteraktion 63
- Interaktion 702
- kreislaufbeeinflussende 696
- nephrotoxische 35–36, 50, 53, 55
- Reanimation 950
- Renin-Aldosteron-System 104
- röntgendichte 717
- schädlicher Gebrauch 996
- Urinverfärbung 65
- vasoaktive 282
Medikamentenintoxikation 204, 614
- nicht paracetamolinduzierte 609
Medium-Cut-off-Membran 881
Megakolon 919
- idiopathisches 569
- toxisches 566
Mekoniumileus 296
Melaena 539–540
MELD-Score (Model of end-stage liver disease) 618
Membran, semipermeable 877, 884
Membranen, hyaline 233
Membranoxygenator 965, 970

Sachverzeichnis

Membranoxygenierung, extrakorporale 215, 236, 239, 272, 298, 320, 863, 963
- Anlage 866
- Blutfluss 968
- Bridge-to-Transplant-Therapie 371
- Differenzialindikation 964
- Indikation 963
- intraoperative 303
- Kanülierung 966
- Komplikation 968
- Kontraindikation 965
- Low-Flow-Verfahren 968
- Sauerstoffangebot 968
- Spülgasfluss 968
- venoarterielle 284, 342, 963, 965
- venovenöse 284, 292, 963
- zentrale 866
- Zugang 865
Meningeosis neoplastica 473
Meningismus 226, 444, 470
Meningitis 132, 141, 143, 408, 454, 469, 524
- aseptische 473, 475
- bakterielle 469
-- spontane, mikrobiologische Analytik 938
- fremdkörperassoziierte 916
- septische 473, 475
- Trias 470
- tuberkulöse 473
Meningoenzephalitis 469, 473
Meningokokkeninfektion, Chemoprophylaxe 476
Meningokokkenmeningitis 469
Meningomyeloenzephalitis 494
Mercier-Katheter 869–870
Meropenem 475, 780
Mesenterialischämie s. Ischämie, mesenteriale 636
Mesenterialvenenthrombose 634, 638
Metabolisches Syndrom 672, 676
- Cushing-Syndrom 672
Metamizol 446
Metformin 53
Methanolintoxikation 128
Methylprednisolon 291, 475, 584
Metoprolol 311, 326, 391
Metronidazol 457, 475, 564, 772
Metyrapon 677–678
Micafungin 751
Midazolam 144, 466–467, 854
Migräne 429, 463
Mikroadenom, hypophysäres, ACTH-produzierendes 675
Mikroangiopathie, thrombotische 41, 183
- zentralnervöse 181
Mikroatelektasen 233
Mikrobiologie 936
Mikrodialyse 409
Mikroembolisation 330, 332
Milch-Alkali-Syndrom 112
Milieu intérieur, gestörtes 87
Miller-Fisher-Syndrom 479, 491, 724

Milrinon 214, 282
Milzblutung 202
Milzbrand s. Anthrax 774
Mimikry, molekulares 479
Minderperfusion, renale 33
Mineralokortikoide 104, 228
Mineralokortikoidrezeptor 98
Minimalbewusstsein 400
Minithorakotomie 844
Minitracheotomie 820
Mirtazapin 509
Mischinfektion 976
Mitochondriale Funktionsstörung 126
MitraClip-Prozedur 367
MitraClip-System 368
Mitralign System 367
Mitralklappeninsuffizienz 273, 359–360, 367, 370
- Auskultationsbefund 362
- echokardiografische Quantifizierung 363
Mitralklappenöffnungston 362
Mitralklappenstenose 273, 360
- Auskultationsbefund 362
Mitteldruck, arterieller 193–194, 209, 211
Mittelhirnsyndrom 397
Mittellinendruckschmerz, dorsaler 420
Mittellinienverlagerung 410, 429
MODS 189, 729
Molekulargenetik 490
Monaldi-Drainage 840, 843
Monitoring
- biopsiebasiertes 582
- hämodynamisches 785
-- erweitertes 207, 210, 226, 604, 898
- Intensivtransport 1004
- Schmerzen 994, 997
- Sedierungstiefe 994
- zerebrales 914
-- invasives 914
Monroe-Kellie-Doktrin 406
Moschcowitz-Syndrom 183
Motilitätsstörung, gastrale 890
Motoneuronerkrankung 491
Mottled skin 898
Motwani-Risikoscore 40
Moxifloxacin 475
MR-Angiografie 430, 452
4-MRGN-Pseudomonas 298
MR-Venografie 452
mTOR-Inhibitoren 588
Mukormykose 745–746
Mukoviszidose 294
- extrapulmonale Manifestation 295
Multidetektor-Computertomografie 553
Multiorgan-Dysfunktionssyndrom 239
Multiorganversagen 215, 342
- Kompartmentsyndrom 641
- myokardinfarktbedingtes 206
- Polytrauma 707
- Tollwut 496
Multiple Sklerose 491, 676

Multiples Myelom 110, 699
Multiplex-PCR 250
Multislice-Computertomografie 363
Mundtrockenheit 716
Muschelvergiftung 724
Muskelatrophie, proximale 672, 683
Muskeldystrophie, okulopharyngeale 491
Muskelenzyme 64
Muskelkrämpfe 770–771
Muskelnekrose 63
Muskelrelaxanzien 772
Muskelrigor 517, 521–522
Muskelschwäche 105, 136
- auf der Intensivstation erworbene 817
Muskelsonografie 65
Muskelsummenaktionspotenzial, motorisches 723
Mutismus, akinetischer 401
Myasthenes Syndrom
- kongenitales 491
- medikamenteninduziertes 491
Myasthenia gravis 487, 724
- Exazerbation 490, 493
- Schweregradeinteilung 488
- verschlechternde Medikamente 489
Mycobacterium-marinum-Infektion 778
Mycophenolat-Mofetil 380–381
Mycoplasma pneumoniae 480
Myelinolyse, pontine 662
Myelitis 473
Myelomeningoradikulitis, akute 491
Myoglobinelimination 881
Myoglobinurie 65
Myokardbiopsie 337, 341, 348
- Transplantatabstoßung 375
Myokarddepression 205
Myokardinfarkt 203, 270, 274, 308, 365, 707
- akuter 965
- rechtsseitiger 278
- stummer 308
Myokarditis 204, 274, 310, 337, 365, 765
- autoimmune 342
- bakterielle 337, 342
- fulminante 342
- infektiöse 337
- nicht infektiöse 338
- rheumatische 342
- virale 337, 342
Myokardmapping 340, 364
Myokardperforation 861
Myoklonien 401
Myonekrose, clostridiale 740
Myxödemkoma 659
- auslösende Faktoren 659
- Diagnosescore 661
Myxom, atriales 332

N

N-Acetylcystein 53, 613–614
Na+-K+-ATPase, Expression 665
Nachlast, rechtsventrikuläre 278–279, 281, 898
- Verringerung 280
Nadroparin 456
Nasenabstrich 938
Natrium-Zirkonium-Zyklosilikat 108
Natriumchloridlösung s. Kochsalzlösung 457
Natriumexkretion, fraktionelle 35, 41, 57
Natriumhydrogenkarbonat 53, 66, 108, 126, 201, 702, 951
- intraossäre Applikation 798
Natriumkonzentration im Plasma 87, 92, 688, 691
- bei Kaliumsubstitution 102
Natriumperchlorat 668
Natriumretention 680
Natriumüberladung 92
Nebennierenadenom 675
- aldosteronproduzierendes 680
-- Enukleation 686
Nebennierenhyperplasie
- bilaterale makronoduläre ACTH-unabhängige 671, 675
- primär pigmentierte mikronoduläre 672, 675
Nebennierenkarzinom 675
Nebennierenrindeninsuffizienz 88, 105, 659
- primäre 104
Nebennierenvenenkatheter 685
Nebivolol 53
Negri-Körperchen 496
Nekrosektomie 924
- transgastrale 605
Nelaton-Katheter 869
Neoplasie
- endokrine, multiple 111
- hämatologische 110, 114
Neostigmin 490, 492
Nephritis, interstitielle, medikamenteninduzierte 58
Nephritisches Syndrom, akutes 69–70
Nephro-Alert 40
Nephropathie
- diabetische 573
- kontrastmittelinduzierte 50
-- Prävention 52
Nephroprotektionsprotokoll 66
Nephrostomie, perkutane 48
Nervenleitgeschwindigkeit 131
Netilmicin 334
Neugeborenenscreening 296
Neuraminidaseinhibitor 765
Neuraminsäure 763
Neuroglykopenie 654
Neurografie 480
Neuroleptikum 509, 521
- atypisches 515
- hochpotentes 521, 996
- niederpotentes 514, 997

1017

Sachverzeichnis

Neuroleptisches Syndrom, malignes 516, 518, 521
Neuromonitoring 914
- invasives 914
Neuropathie
- axonale
-- motorische, akute 478
-- sensomotorische, akute 478
- diphtherische 724
Neurostatus 470
Neurotransmittersystem 498, 506, 511, 522
Neutropenie 749–750
Next Generation Sequencing 748
Nicht-Hochrisiko-Lungenembolie 267–268, 270
Nicht-ST-Strecken-Elevations-Myokardinfarkt 203, 311
Nieder-T3-Syndrom 661, 664–666
Nierenbiopsie 42, 71
Nierenersatztherapie 36, 42–43, 68, 76, 181, 585
- Grundeinstellungen 879
- Indikation 43
- Kriterien 877
Nierenersatzverfahren 128
- intermittierendes 884
- kontinuierliches 877, 885
Niereninsuffizienz 50, 177, 718
- chronische 43, 118–119, 383
- Malaria 753
- nach Dünndarmtransplantation 582
- terminale 49, 585
- Tumorlysesyndrom 701
Nierenschädigung 59
- akute 32, 37–38, 48, 55
-- Diagnostik 40
-- Klassifikation 33
-- Kodierung im DRG-System 38
-- kontrastmittelinduzierte 50, 61
-- Risikoscore 39
-- toxikologische Untersuchung 41
- intrarenale 32–33, 35
- medikamenteninduzierte 55–56
-- Labordiagnostik 58
-- Prävention 60
- postrenale, akute 40, 45, 59, 80
-- Diagnostik 47
-- Ursache 46
- prärenale. akute 32, 35
-- Diagnoseschema 34
-- Laborparameter 34–35
-- rhabdomyolysebedingte 63
Nierensonografie 42, 47–48, 57–58, 72, 106, 178, 693
- kortikomedulläre Differenzierung 180
- Normwerte 48
Nierenszintigrafie 587
Nierentransplantat
- Funktion 587
- Überleben 585
Nierentransplantation 585
- Abstoßungsreaktion 589
- Aufklärung 585
- Gefäßanomalie 586
Nierenversagen 641, 878

- Azidose 123
- infektiöses 59
- Kalzineurininhibitor-assoziiertes 578
- schwangerschaftsassoziiertes 59
- septisches 59
- terminales 345
- Tumorlysesyndrom 698
Nimodipin 444–446
Nitrat 310
Nitrendipin 391
Nitroglyzerin s. Glyceroltrinitrat 307
Nitroprussid 317, 388
NMDA-Rezeptor-Enzephalitis 469
- mit HSV-1-Enzephalitis 475
Non-Hodgkin-Lymphom 699
Noradrenalin 190, 194, 201, 214, 228, 272, 282, 319
- Herztransplantation 376
Norovirus 559, 564
Notfall 948
- hypertensiver 310, 390–391
- internistisch-neurologisch-psychiatrischer 717
- medizinischer 442
Notfall-CT, zerebrales 227
Notfallechokardiografie 209
Notfalleingriff 711
Notfallendoskopie 625, 921
Notfallkoffer 949
Notfallkoloskopie 918, 922
Notfallkoniotomie 820
Notfalllabor 717
Notfallnarkose 798
Notfallsonografie 951
- bei Schock 209
Notfallwagen 949
NovoSeven 439
NSTEMI (Nicht-ST-Strecken-Elevations-Myokardinfarkt) 203, 311
NT-proBNP (N-terminales pro brain natriuretic peptide) 362
NUTRIC-Score 990
NYHA-Klassifikation
- Herzinsuffizienz 314
- Herzklappenerkrankung 361
Nykturie 691

O

Oberbauchsonografie 541, 603, 756
Oberflächenanästhesie bei Bronchoskopie 926
Oberkörperhochlagerung 416, 433, 456, 613
Obesitas-Hypoventilations-Syndrom 132, 956–957
Obiltoxaximab 781
Obstruktionssyndrom, intestinales, distales 296, 299
Octreotidszintigrafie, Somatostatinrezeptor-basierte 675
Ödem 315, 372, 691, 778
- angioneurotisches 434
- Resorption 975
Ogilvie-Syndrom 569, 629

Okklusionsdruck
- pulmonalarterieller 210
- pulmonalkapillärer 899–900
Olanzapin 509, 514
Oligurie 34, 178
On-Demand-Verfahren 554
Operation, dringliche 711
Opiat 604
Opiatsyndrom 716
Opioid 310, 997
Opisthotonus 770
Organdysfunktion 207
- septische 249
Organminderperfusion 641
Organophosphatintoxikation 491
Organtransplantation, Tollwutinfektion 494
Organtransplantationen, kombinierte 354
Organversagen 189
- bei Polytrauma 707
- Sepsis 729
Orthomyxoviren 763
Orthopnoe 243, 315
Oseltamivir 252, 765–766
Osmolalität 688
Osmotherapeutika 229
Osmotherapie 456
Ösophagektomie 549
Ösophagogastroduodenoskopie 501, 541, 547, 622, 625, 630, 717, 918, 921
- Anlage
-- einer gastrointestinalen Sonde 891
-- einer PEG-Sonde 894
- bei gastrointestinaler Blutung 918
- Indikation 919
Ösophagus-Blutungsstent 625
Ösophagusperforation 547–549, 910
Ösophagusruptur 310
Ösophagusvarizen 541, 888, 913
Ösophagusvarizenblutung 543, 625
Osteitis, chronische 976
Osteolyse 110
Osteomyelitis 940
- chronische 976
Osteoporose 383, 672
Overfeeding-Syndrom 993
Ovulationshemmer 676
Oxacillin 335
Oxygenierung
- hyperbare 975
- Membranoxygenierung, extrakorporale 968
Oxygenierungsindex 958
Oxygenierungsstörung 958
Oxymetrie, nächtliche 277

P

P-Welle 908
- Katheterpositionierung 789
Pacing, transkutanes 859

PAF (plättchenaktivierender Faktor) 218
Palliativmedizin 292
- nicht invasive Beatmung 960
Pamidronat 115
Pandysautonomie 478
Pankreas-Nieren-Transplantation, kombinierte 574
Pankreasinsuffizienz 560, 564
- exokrine 296
Pankreasnekrose 920
Pankreaspseudozyste 920
Pankreastransplantation 573, 651
- Abstoßungsreaktion 576
- Aufklärung 574
- präoperative Diagnostik 574
- Rejektionsrisiko 576
Pankreastransplantatthrombose 575
Pankreatitis 119, 646
- akute 600
-- Klassifikation 600–601
- alkoholische 600
- biliäre 924
- iatrogene 600
- nekrotisierende 602, 920
Pantozol 139
Paracetamol 446, 609, 717
Paracetamolintoxikation 609, 614, 716
Paralyse, paroxysmale periodische 97
Parasitämie 758
Parästhesien 103, 105, 118
Parathormon 118
- ektope Produktion 110
Parathormon-related-Protein 110, 113
Parathormonspiegel 117
Parkinson-Erkrankung 502
Parkinson-Krise s. Krise, akinetische 516
Parkinson-Syndrom 516
- symptomatisches 518
Paromomycin 564
Pasireotid 677–678
Passive leg raising 211
Pathogennachweis, amplifikationsbasierter Test 936
Patient Blood Management 984
- Projektmanagement 988
Patientenmanagement 936
PEEP (positiver endexspiratorischer Druck) 236, 238, 954, 958
PEG s. Gastrostomie, perkutane endoskopische 887
Penicillin 253
Penicillin G 772, 780
Penizillinallergie 335
Penizillinresistenz 334
Pentamidin 761
Peptid, natriuretisches 314
- Typ A 314
- Typ B 314
Perforation
- gastrointestinale 545
- ösophageale 547–548
Perfusion
- renale 33, 41

– zerebrale 408
Perfusionsdruck
- abdomineller, verminderter 641
- zerebraler 408, 412, 415
-- Abnahme 450
Pericarditis (s. auch Perikarditis)
- constrictiva 274, 277, 344, 350
- epistenocardica 345
Perikardbiopsie 852
Perikardektomie 350
Perikarderguss 274, 346, 350
- chronischer 345
- Drainagemenge 851
- hämorrhagischer 778
- Labordiagnostik 852
- nach Herztransplantation 376
Perikardfensterung 350
Perikardioskopie 847
Perikarditis (s. auch Pericarditis) 341, 344, 365
- bakterielle 344
- chronische 344, 349
- eitrige 344, 348, 350
- EKG-Veränderungen 347
- feuchte 345
- Konstriktionsentwicklung 350
- kortikosteroidabhängige 349
- persistierende 344
- purulente 848
- Rezidiv 344
- strahleninduzierte 345
- trockene 345
- tuberkulöse 344, 348, 852
- urämische 345
- virale 344, 348, 852
Perikardpunktion 349
- Monitoring 852
- perkutane 847
-- echokardiografische Kontrolle 851
-- ESC-Scoringsystem 847
-- Kanülenlagekontrolle 851
-- Röntgenkontrolle 850
-- subxiphoidale 850
- transkostale 851
Perikardreiben 345–346
Perikardschädigung 345
Perikardtamponade 270, 847, 861, 910
Perimyokarditis 344
Peritonealdialyse 181
Peritonealhöhlenschrumpfung 577–578
Peritonismus 528–529, 547, 629–631
Peritonitis 532, 534, 551
- AWMF-Therapieempfehlung 555
- bei akuter mesenterialer Ischämie 635
- Erreger 553
-- resistente 554
- Fokussuche 533
- Klassifikation 552
- mikrobiologische Analytik 940
- Scoresystem 552
- Sepsis 554
- spontan-bakterielle 625
Persönlichkeitsveränderung 511

Petechien 185
Pfortaderhochdruck, Senkung 625
Pfortaderrekanalisierung 638
Pfortaderthrombose 598
Pfötchenstellung 142
pH-Wert 122, 129, 135, 141, 647
- Anhebung 126
- Damage Control Surgery 708
Pharmakonutrition 992
Pharyngitis 775
Pharyngostoma 549
Phenobarbital 466–467
Phenylephrin 282
Phenytoin 467
Phenytoin-Infusionskonzentrat 466
Phlebografie 174
Phosphodiesterase-5-Inhibitor 281
Phrenikusparese 132
Physiotherapie 712
Pilzinfektion 192
- invasive 744
-- Fokussuche 748, 750
Pilzintoxikation 614
Pilzpneumonie 939
Pirfenidon 292
Piritramid 446
Plaquebildung 307
Plaqueruptur 307
Plasmaaustausch 292
Plasmagabe 377
Plasmapherese 76, 185, 382, 475–476, 478, 485, 493, 615
Plasmodium falciparum 753
Plättchenaktivierender Faktor 218
Pleura parietalis, Anästhesie 841
Pleuradrainage 835
Pleuraempyem 835, 839, 845
- mikrobiologische Analytik 939
Pleuraerguss 132, 835, 840–841
- Anthrax 778
- Menge 836
- parapneumonischer 258
- Polytrauma 706
Pleuraflüssigkeit, Labordiagnostik 839
Pleuragleiten 842
Pleurapunktat 750
Pleurapunktion 250, 835
- Bülau-Position 836
- Punktionsort 836
Pleuritis 310
Pneumocystis-jirovecii-Infektion 760
- Prophylaxe 378, 762
Pneumocystis-jirovecii-Pneumonie 759
Pneumokokkenantigen im Urin 250
Pneumokokkenimpfung 254, 292, 319
Pneumokokkeninfektion 177
Pneumokokkenmeningitis 469
Pneumokokkenpneumonie 248, 761
Pneumomediastinum 828
Pneumonie 71, 73, 77, 141, 143, 192, 234, 242, 244, 270, 779
- ambulant erworbene 247

-- Antibiotikatherapie 252
-- klinisch progrediente 254
-- Komorbidität 254
-- Kulturen 250
-- mikrobiologische Analytik 938
-- PCT-gesteuerte Therapiedauer 253
-- Risikostratifizierung 249
-- Verlaufskontrolle 253
- bakterielle, bei Influenza 764
- Erreger 248
- interstitielle 289–290, 761
-- idiopathische 288
-- Majorkriterien 248
- nosokomiale 247, 251, 255, 930
-- antimikrobielle Therapie 261
-- beatmungsassoziierte 255
-- Deeskalation 262
-- Exzessletalität 261
-- Infektionsweg 256
-- initiale kalkulierte antimikrobielle Therapie 262
-- Mikrobiologie 256, 258, 938
-- Progredienz 263
-- Prokalzitoningrenzwert 258
-- Risikostratifizierung 257
-- Therapieversagen 263
-- Therapiezeitbegrenzung 262
-- Verdacht 260
-- Verdachtskriterien 257
- septischer Schock 261
- ventilatorassoziierte 260
Pneumonitis, chemische 717
Pneumoperikard 851
Pneumothorax 132, 244, 291, 295, 299, 310, 841, 861, 976
- bei Subklaviazugang 790
- Polytrauma 706
Point-of-Care-System 990
Point-of-Care-Verfahren
- aggregometrisches 934
- bettseitige Gerinnungsdiagnostik 934
- viskoelastisches 934
Poliomyelitis 483, 724
Polydipsie 87–88, 90, 681, 690, 694
- psychogene 691
Polyethylenglykol 625
Polymerasekettenreaktion 748, 761, 764
Polymyositis 491
Polyneuropathie
- Abklärung 481
- inflammatorische, demyelinisierende, akute 478–479
Polyradikuloneuritis 478
Polysomnografie 131
Polytrauma 63, 65, 419–420, 703, 707
- Berlin-Definition 703
- Laborparameter 705
- Notfallversorgung 705
- Outcome 712
- S3-Leitlinie 705–706
- Tertiärphase 711
- Thrombembolie, venöse 710
- Übersterblichkeit 713
- Ursache 704

Polyurethan-Magensonde 888
Polyurie 681, 690–691, 694
- hypotone 691
Polyvinylchlorid-Magensonde 888
Polyzystische-Ovarien-Syndrom 676
Portinfektion 938
Positivdruckbeatmung mit inspiratorischer Druckunterstützung 961
Positronenemissionstomografie, Cushing-Syndrom-Diagnostik 676
Post-transplant lymphoproliferative disease 581
Postaggressionsstoffwechsel 628
Postextubationsphase, akute respiratorische Insuffizienz 959
Postextubationsversagen 959
Postmyokardinfarkt-Perikarditis 345
Postperikardiotomie-Syndrom 345
Postreanimationsmanagement 951
Postthrombotischen Syndrom 175
Potenziale, somatosensibel evozierte 227, 429
PQ-Zeit 908
Präparierschere 844
Prasugrel 311
Prednisolon 582, 596
Prednison 116
Presepsin 191, 731
Pricktest 297
Probenentnahme, Infektionsrisiko 942
Probepunktion 192
Prokalzitonin 190–191, 245, 330, 553
- Sepsis 731
Prokalzitoningrenzwert, Pneumoniebehandlung 258, 262
Prokinetika 561
Proktoskopie 547, 631
Proliferationssignalinhibitor-Therapie 378
Propafenon 326
Propofol 467, 543, 854, 920, 996
Propranolol 669
Propylthiouracil 668
Prostazyklinderivat 280
Protamin 271
Protein, C-reaktives 190–191, 234, 553, 631
- Sepsis 731
Proteinurie nach Nierentransplantation 588
Proteinzufuhr 991
Prothesenendokarditis 332
Protheseninfektion 940
Prothrombinkomplex-Konzentrat 171, 201, 438
Prothrombinzeit 151
- verlängerte 277
Protonenpumpenhemmer 542
Pseudo-EMD 706
Pseudohyperkaliämie 105, 700
Pseudohyperkalzämie 111, 114
Pseudohypokalzämie 117
Pseudohyponatriämie 87

Sachverzeichnis

Pseudokoma 395, 400
Pseudoobstruktion, intestinale, akute 569, 629, 631
Pseudoperitonismus 553
Pseudoperitonitis diabetica 123–124, 553
Pseudotumor cerebri 454
Psychose
– affektive 505
– – bipolare 505
– schizophrene 511, 515
Psychosyndrom
– hirnorganisches 498
– organisches 400
PTLD (Post-transplant lymphoproliferative disease) 581
Pufferung 126, 201
– Nebenwirkung 126
Pulmonalisangiografie 269
Pulmonaliskatheter 210, 236, 279, 898–899
– Anlage 899
– Einführen 899
– Einschwemmen 900
– Intensivtransport 1004
– Komplikation 904
– Perforation 905
– Spontan-Wedge Position 900
– Wedge-Position 905
Pulmonalklappe, Strömungsprofil 277
Pulmonalklappenersatz, kathetergestützter 368
Pulmonalklappeninsuffizienz 360
Pulmonalklappenstenose 352, 360
Pulmonalvaskuläre Erkrankung bei angeborenem Herzfehler beim Erwachsenen 355
Pulmorenales Syndrom 42, 69
Puls
– jugulärer venöser, erhöhter 275
– langsamer, springender 225
Pulse Pressure Variation 605
Pulskontur-Thermodilutions-Katheter, kombinierter 904
Pulskonturanalyse 210, 604
– arterielle 899, 903
– zentrale, kalibrierte 904
Pulsoxymeter 865
Pulsoxymetrie 955
Pulsstatus 387
Pumpversagen, kardiales, akutes 965
Punktion
– arterielle 792
– – akzidentielle 785, 789
– – Notfallindikation 792
– Aufklärung 786
– endosonografische Steuerung 924
– intraossäre 797, 800
– Landmarkentechnik 786, 788
– Sonografie 786
– suprapubische 81
– thorakale 1002
– transtracheale, Risiken 824
– zentrale Vene 787
Punktions-CT 1002
Punktionssystem 933

Punktionstracheotomie 808, 822
– fiberbronchoskopische Assistenz 930
Pupillenlichtreaktion 396–397
Purpura
– immunothrombozytopenische 185
– palpable 74
– posttransfusionelle 158
– thrombotisch-thrombozytopenische 59, 158, 183
– thrombozytopenische 180
Pyelografie 47
– intravenöse 48
– retrograde 48
Pyelonephritis 78
Pyridostigmin 490, 492

Q

QRS-Komplex 908
qSOFA-Score 730
QT-Zeit 908
– Verkürzung 667
– Verlängerung 101, 119, 660
Quantiferon-Test 114
Querschnittslähmung, zervikale 225
Querschnittssyndrom 420, 422
Quetiapin 502, 509, 514, 997
Quick-SOFA-Score 188, 730

R

R-auf-T-Phänomen 862
Rachendiphtherie 779
Radermecker-Komplexe 473
Radionekrose 976
Ramipril 311, 391
Ranson-Score 606
Rapid shallow breathing 970
Rasburicase 702
Rasselgeräusche 315, 330
– feuchte 308
– ohrnahe 258
Raumforderung
– intrahepatische 622
– intrakranielle 406, 491, 689, 916
– zerebrale 90, 132, 143, 397, 454
Rauschtrinken 395
Raxibacumab 781
Ready-to-wean-Kriterien 817–818
Reanimation, kardiopulmonale 806, 948
– Dokumentation 951
– Verletzung 951
Reanimationsbrett 951
Rechts-links-Shunt, intrapulmonaler 233
Rechtsherz-Katheteruntersuchung 277, 316, 361
Rechtsherzdekompensation 291
Rechtsherzinfarkt 275
Rechtsherzinsuffizienz 234, 273, 275, 296, 323
– chronische 278
Rechtsherzversagen 236, 267, 898
– akutes 239

– nach Herztransplantation 376
Reexpansionsödem, pulmonales, unilaterales 845
Refeeding-Syndrom 993
Reflex, vestibulookulärer 396
Rehabilitation 712
Rehydrierung 114, 604
Reintubation 814
Rektosigmoidoskopie 542
Rektoskopie 547, 631
Relaparotomie, geplante 554
Remifentanil 927
Renal Replacement Trauma 43
Renin 683
Renin-Angiotensin-Aldosteron-System 102
– Medikamenteneinfluss 104
Renin-Angiotensin-Blocker 353
Renin-Angiotensin-System, Überaktivierung 391
Reperfusionsschaden 975
Rescue-NIV 959
Resilienz 732–733
Resistenzmarker 936
Resonium 108
Respiratorische Insuffizienz 130, 134, 232, 234, 241, 486, 805
– akute 252, 816, 953
– Guillain-Barré-Syndrom-assoziierte 484
– hyperkapnische 954, 956
– hypoxämische 954, 956–957
– Malaria 753
– Management 252
– nach Extubation 814
– Postextubationsphase 959
Restharnbildung 873
Resynchronisationstherapie, kardiale 319, 368
Retentionsalkalose 136
Retentionsazidose 123
Reverse-Transkriptase-Polymerasekettenreaktion 496
Revised Geneva-Score 268
Rezeptor, betaadrenerger, Expression 665
Rezeptordefekt, thrombozytärer 155
Rhabdomyolyse 40, 62, 103, 105, 521, 523
– Azidose 123
– nicht traumatische, akute 63
– Risikoscore 63
– Ursache 62
Richmond Agitation-Sedation Scale 499
Rickettsiose 778
Rifampicin 334–335, 457, 476
Rifaximin 625
RIFLE-Kriterien 33
Riker Sedation-Agitation Scale 499
Riociguat 280–281
Risikoscore 990
Risperidon 509, 514, 521
Risus sardonicus 770–771
Rituximab 76, 185, 292, 582
Rivastigmin 997
Robert Koch-Institut 777
Rocuronium 954

Rotationsthrombelastometrie 151, 168, 599
Rotavirus 559, 564
ROTEM 934–935
Rotigotin 519–520
rt-PA 271
Rubeosis 672
Rückenmarkverletzung 132, 225
Rückenschmerz 48, 387
Rückwärtsversagen 208
Ruhetachykardie 666
Rundherde, pulmonale 72

S

S 3-DAS-Leitlinie 499, 502, 817
S 3-Leitlinie
– Analgesie 817, 994
– Delir 817, 994
– intravasale Volumentherapie 980
– nicht invasive Beatmung 958, 960
– Polytrauma 705–706
– Sedierung 817, 994
Salizylatintoxikation 123, 141, 143
Salmonella typhi 559, 564
Salzsäuregabe, parenterale 135, 138–139
Salzüberladung 92–93, 95
Salzverlustsyndrom, zerebrales 88, 448
SAPS II 189, 729
Sarkopenie 593
Sauerstoff
– reiner 975
– Toxizität 977
Sauerstoffangebot 197
Sauerstoffapplikation 242, 244, 252, 270, 813
Sauerstoffatmung 978
Sauerstoffbedarf 197
– Intensivtransport 1004
Sauerstofffraktion, inspiratorische 236, 238
Sauerstoffpartialdruck, parenchymatöser 415
Sauerstoffsättigung
– arterielle 236, 238
– jugularvenöse 415
– zentralvenöse 193, 210, 279
Sauerstofftherapie, hyperbare s. Oxygenierung, hyperbare 975
Säuglingsbotulismus 720–722
– humanes Immunglobulin 725
Säure-Basen-Haushalts-Störung
– Hyperkaliämie 103, 105
– Hypokaliämie 97, 99
Säure-Ingestion 717
Säureverlust, gastrointestinaler 138
Schädel-Hirn-Trauma 411, 707, 709
– GCS-Wert 412
– Hirnschädigung 412
– intensivmedizinische Zielwerte 415
– intrakranieller Druck 405

– – Messung 915
– kardiozirkulatorische Zielparameter 415
– offenes 414
Schädelfraktur 407, 414
Schilddrüsenhormone 665
Schilddrüsenhormonsynthese, Blockade 668
Schilddrüsenhormonwerte 661, 666
Schilddrüsensonografie 667
Schizophrenia simplex 511
Schizophrenie 511, 515
– hebephrene 511
– katatone 511
– paranoide 511
Schlaf-Wach-Rhythmus, Störung 498
Schlafapnoesyndrom, obstruktives 132, 273, 277
Schlaganfall 391
– hämorrhagischer 427, 436–437
– ischämischer 408, 427
– – raumfordernder 432
– – Schweregraduierung 428
– Monitoring 428
Schlagvolumen 901
– Volumenreagibilität 981
Schlagvolumenvariation 193
Schleimhautanästhesie 927
Schleimhautbiopsie, endoskopische 581
Schleimhautblutung 159–160
Schleimhautschwellung, lebensbedrohliche 219
Schleusenset 860
Schluckdiagnostik 832
Schluckstörung 770–771
– nach Tracheotomie 831
– neurogene 893
Schmerz
– abdomineller, akuter 528, 546, 647
– – akute Mesenterialischämie 633–634, 636
– – Verdachtsdiagnose 530
– epigastrischer, gürtelförmiger 602
– Haut-Weichteil-Infektion 739
– Monitoring 994, 997
– parietaler 530
– übertragener 530
– viszeraler 529
Schmerzassessment 499
Schmerzreiz 396
Schmerztherapie 604
Schnappatmung 949
Schock 221, 529, 920
– allergischer 1002
– anaphylaktischer 193, 218, 228
– distributiver 224
– endokriner 228
– hämorrhagischer 197, 201
– hypovolämischer s. Volumenmangelschock 196
– kardiogener 193, 200, 203, 228, 267, 345, 863
– – Beurteilung des Patienten 206
– – Blutdruck 207

– – Diagnostik 207
– – Hauptursache 204
– – infarktbedingter 203, 205, 213
– – katecholaminrefraktärer 214
– – mechanisch bedingter 205
– – Monitoring 209
– – myogener 205
– – regionales Netzwerk 215
– – rhythmogener 205
– – Risikomodell 206
– – Zielparameter 211
– Malaria 753
– neurogener 193, 224
– – Differenzialdiagnose 228
– – Trias 225
– obstruktiver 200
– septischer 188, 228, 234
– – Differenzialdiagnose 193
– – Pneumonie 261
– – Risikopatienten 190
– spinaler 224, 228, 420, 423
– traumatisch-hämorrhagischer 197, 201
– traumatisch-hypovolämischer 197, 201
– vasodilatatorischer 206
Schocklagerung 201
Schockraummanagement 705
Schonhaltung 530, 532
Schrumpfblase 874
Schüttelfrost 754
Schwangerschaft 143
– Appendizitis 530
– Diabetes insipidus centralis 689
– Kardioversion 853, 856
– Laparotomie 530
– Tetanusimmunisierung 773
Schwerverletztenartenverfahren 713
Schwirren, präkordiales 362
Scoresystem 189
Screening, biochemisches 672, 674
Seashore-Zeichen 842
Second-Look-Operation 711
Sedativum 144, 994, 996, 998
– inhalatives 996
Sedierung 416, 994
– Bronchoskopie 927
– Kardioversion 854
– nach Reanimation 948
– Risiken 854
– S3-Leitlinie 817, 994
Sedierungstiefe 998
– Monitoring 994
Sehnenfadenausriss 332
Sekretmanagement 814
Sekretolytika 299
Seldinger-Technik 787, 794
– Drainageschlaucheinlage 838
– Pulskontur-/Thermodilutionskatheter 904
Selektivitätsindex 685
Sellaregion, Operation 689
Sengstaken-Sonde 625
Sepsis 188, 503, 524, 631, 667, 728
– bei Peritonitis 554
– Bündelmaßnahmen 732
– Definition 188, 728
– Diagnose 190

– Fokusfeststellung 190
– Fokussanierung 194, 732
– invasive Pilzinfektion 746
– katheterassoziierte 734–735
– Labordiagnostik 731
– Letalität 733
– mikrobiologische Analytik 938
– multiresistente Erreger 750
– nekrotisierende Haut-Weichteil-Infektion 742
– polymikrobielle 750
– prädisponierende Erkrankung 729
– Scoresystem 729
– SOFA-Score 728
– Unterschiede zur Malaria 757
Sepsismanagement 251
Serotonin-Noradrenalin-Wiederaufnahmehemmer 509
Serotonin-Wiederaufnahmehemmer 159, 383, 509
– Intoxikation 716
Serotoninsyndrom 524, 716
Sertralin 509
Serumhyperosmolarität 105
Serumosmolarität 105
Sevofluran 996
Shaldon-Katheter 879, 885
– nicht getunnelter 879
Shigatoxin im Stuhl 41
Shigella spp. 559, 564
Shunt
– portosystemischer, transjugulärer 543, 625, 638
– ventrikuloperitonealer 458
SIADH (inadäquate ADH-Sekretion) 86–87, 90, 448, 689
Sigmadivertikulitis 546
Signaltransduktionsstörung 157
Sildenafil 280
Silikon-Magensonde 888
Silikonkatheter 870
Simmonds-Sheehan-Syndrom 689
Simvastatin 311
Single-Use-Testsystem, kassettenbasiertes 934
Sinnestäuschung 511–512
Sinus-petrosus-inferior-Katheter, simultaner, mit CRH-Stimulation 676
Sinusbradykardie 660
Sinusitis 70, 72
Sinusvenenthrombose 449, 454, 665
– septische 450, 455
Sirolimus 378, 381, 588–589
SIRS (systemisch-entzündliches Response-Syndrom) 188, 728–729, 742
Skelettszintigrafie 113
SLEDD (slow extended daily dialysis) 878, 884
Slow-Virus-Infektion 473
Small-for-size Syndrom 597
Small-Lumen-Ventilation 807
SOFA-Score 188–189, 552, 729, 990
– Sepsis 728
Somatisierungsstörung 429

Somatostatinrezeptor-Expression 676
Somnolenz 394, 400, 499
Sonde
– epidurale 915
– gastrointestinale 890
– – Einführungsdraht 891
– – selbstplatzierende 891
– – transnasale 891
– nasogastrale s. Magensonde 887
– nasojejunale 922
– orogastrale s. Magensonde 887
– zerebrale, intraparenchymale 914, 916
Sonografie s. auch Ultraschalluntersuchung
– abdominelle 547, 553, 559, 630
– – bei Schock 209
– arterielle Punktion 793
– Niere s. Nierensonografie 42
– Polytrauma 706
– systematische 199
– thorakale s. Thorax-Sonografie 841
– Vena cava inferior 211
– Venenkatheter, zentraler 786
Sopor 394, 400
Spannungspneumothorax 840, 951
Spättracheotomie 820–821
Speichelkortisol, Tagesrhythmik 674
Spender-Empfänger-Histokompatibilität 373
Spenderorganreperfusion 580
Spezialfilter, dialysierbare Moleküle 881
Spiegelbildung 630
Spinalis-anterior-Syndrom 423
Spiral-Computertomografie 553
Spirometrie 131, 143, 482, 490
Spironolakton 139, 317, 686
Spitzenflussgeschwindigkeit, trikuspidale 276
Splenektomie 163, 185
Splenomegalie 754, 756
Spondylodiszitis 940
Spontan-Wedge Position 900
Spontanatmungskapazität, unzureichende 830
Spontanatmungsversuch 818
Spot Sign 437, 439
Spurenelemente 991
SSC (Surviving Sepsis Campaign) 193
ST-Strecke 908
ST-Strecken-Elevation 306, 346–347
ST-Strecken-Elevations-Myokardinfarkt 203, 311, 864, 906
– Rekanalisation 212
ST-Strecken-Senkung 101, 341
Stanford-A-Aortendissektion 386
Staphylococcus aureus 192
– Bakteriämie 736
– methicillinresistenter 938
Staphylokokken, methicillinresistente 335
Statin 53

Sachverzeichnis

Status
– asthmaticus 132, 957
– epilepticus 460–461
– – Behandlungsstufen 464–465
– – refraktärer 465
– – superrefraktärer 465
Stauungsinfarkt, zerebraler 449, 452
Steatosis hepatis 623
STEMI s. ST-Strecken-Elevations-Myokardinfarkt 203
Stentimplantation 864
– koronare 212, 864
Stentprothese 388
Step-up-Therapie 605
Sternotomie 303
Steroide (s. auch Kortikosteroide) 408
– bei Hyperkalzämie 115
– bei Pneumocystis-jirovecii-Pneumonie 761
– bei toxischem Megakolon 570
– hoch dosierte 291
– inhalative 299
– systemische 253
Steroidprofil im Plasma 685
Stickstoffmonoxid 239, 280
– inhalatives 298
Stimmfremitus, verstärkter 250
Stimulanzieneinnahme 442
Stoma, protektives 554
Storage-Pool-Erkrankung 158
Strahlentherapie
– bei Hypophysenadenom 678
– stereotaktische fraktionierte 678
Strahlenthyreoiditis 659
Streptokinase 271
Streptokokkenendokarditis 335
Streptokokkenmyositis 740
Stress 539
Stresskardiomyopathie 434
Stressulkusprophylaxe 570
Striae rubrae 672
Stroke Unit 433
Stroke Volume Variation 605
Stuhldiagnostik 558
Stuhlverhalt 629
Stunning 214
Subarachnoidalblutung 225, 440, 454, 915
– aneurysmatische 408, 415
– basale 442, 448
– Blutungsquellensicherung 444
– EKG-Veränderungen 442, 448
– Klassifikation 441
– perimesenzephale 444, 448
– präpontine 444, 448
– traumatische 407, 444
Subduralhämatom 407, 410
Subileus 631
Subtraktionsalkalose 136
Subtraktionsangiografie, digitale 437
– Verdacht auf nichtokklusive Mesenterialischämie 636
– zerebrale 442
Subtraktionsazidose 123
Sugillationen 672

Suizidversuch 715
Sulfonylharnstoff 655
– Leberversagen 657
Sulphamethazol 596
Superinfektion 763
– bakterielle 763
– virale 765
Surviving Sepsis Campaign 193, 732
SUSPPUP-Quotient 683
Swan-Ganz-Katheter 236, 277
Sympathikusbahnen, zentrale 225
Sympathomimetisches Syndrom 716
Synkope 221, 267, 361, 369, 463, 906
Systemventrikel, morphologisch rechter 353–354
Systolikum 361–362

T

T-Welle 908
T-Wellen-Abflachung 101
T-Zell-Aktivierung 380
T-Zell-Lymphom 699
Tachyarrhythmie, ventrikuläre 354
Tachykardie 197–198, 310, 321, 328, 523
– bei angeborenem Herzfehler beim Erwachsenen 354
– supraventrikuläre 354–355, 854
– ventrikuläre
– – Akuttherapie 326
– – EKG-Charakteristika 324
– – maligne 322
– – polymorphe 856
– – pulslose 950
Tachypnoe 130, 242, 267
Tacrolimus 378, 381, 570, 576, 582, 589, 596
Tacrolimus-Talspiegel 582
Tadalafil 280
Tag-Nacht-Rhythmus 503, 997
Tako-Tsubo-Kardiomyopathie 310, 447
Talking down 508
Tandem Heart 863, 865
– Implantation 866
Tauchunfall 975
TEG 934
Teillebertransplantation 593
Terlipressin 543, 625
Tertiary Survey 705
Test
– amplifikationsbasierter 936
– viskoelastischer 709
Tetanie 118, 120
Tetanolysin 770
Tetanospasmin 769
– freies, Neutralisation 772
Tetanus 768
– Auffrischungsimpfung 773
– generalisierter 770
– Immunisierung 773
– Impfkalender 768
– lokaler 770

– neonataler 770
– Postexpositions-Immunprophylaxe 768
– Prädisposition 769
– schwerer Verlauf 563
– Toxinneutralisation 772
– zephalischer 770
Tetanusimmunglobulin, humanes 772
Tetraparese 496
Thakar-Risikoscore 39
Thalliumvergiftung 724
Theophyllin 376
Thermodilution
– pulmonalarterielle 898, 900
– transpulmonale 210, 604, 898, 901
– – Komplikation 905
Thermodilutionskatheter 902
Thermodilutionskurve 902
Thiamazol 668
Thiaminmangel 128
Thiazid 317
Thienopyridine 159
Thiopental 457, 467
Thorakoskopie 260
– videoassistierte 298
Thorax-Computertomografie 235
– hochauflösende 73, 277, 289–290
– Lungentransplantation 302
– Mukoviszidose 295, 297
– Pneumonienachweis 251
Thorax-Röntgenaufnahme 533, 842
– bei COPD-Exazerbation 243
– bei Schock 209
– Herzinsuffizienz 316, 340
– Pneumonienachweis 250, 259
– technischer Standard 259
– zentraler Venenkatheter 789
Thorax-Sonografie 243
– Drainage 841
– Pneumonienachweis 251, 259
Thoraxdrainage 709, 840
– bei inhalativem Anthrax 781
– Bülau-Position 840, 843
– Dokumentation 845
– Drainagengröße 843
– Einlegen 844
– Fehllage 845
– fistelnde 846
– Fixierung 844
– Monaldi-Position 840, 843
– Spannungspneumothorax 840
– Ventilmechanismus 845
Thoraxkompressionen, rhythmische 949, 951
Thoraxschmerz 307–308, 310, 338, 341, 344, 386
– präkordialer 345
Thoraxtrauma 707, 709
– ARDS 710
– penetrierendes 849
Thrombektomie 229, 272, 427, 433, 449, 458
– Komplikation 434
– mechanische 430
– notfallmäßige 575

– Prädiktoren 435
Thrombembolie 267, 951
– bei arteriellem Katheter 796
Thrombembolieprophylaxe 175, 710
– medikamentöse 710
– Polytrauma 710
Thrombinzeit 151
Thrombolyse 271
– intraarterielle 229
– intravenöse 427, 430
– – Hauptkomplikation 434
– lokale 449, 458, 637
– Prädiktoren 435
Thrombolytika 271
Thrombomodulin 292
Thrombophiliediagnostik 451
Thrombophlebitis 175
Thromboplastinzeit, partielle, aktivierte 150, 271, 414
Thrombopoietinrezeptor-Agonist 162, 164
Thrombose, venöse 173
– appositionelle Ausdehnung 174
– Differenzialdiagnose 175
– mesenterikoportale 633–634
– nach Katheterinsertion 790
Thromboseprophylaxe 319, 444, 446
Thrombozytenadhäsion, Störung 156
Thrombozytenaggregation, Störung 156
Thrombozytenaggregationshemmung 369, 414, 835
– Notfallendoskopie 921
Thrombozytenfunktionshemmung, medikamentöse 156
Thrombozytenfunktionstestung 414
Thrombozytengranula, Sekretionsstörung 157
Thrombozytenkonzentrat 162–163, 171, 181, 194, 201, 377
– Indikation 732
Thrombozythämie, essenzielle 157
Thrombozytopathie 155, 158
– medikamentenassoziierte 158
Thrombozytopenie 155, 163, 177, 183, 756
– hepatopathiebedingte 169
– medikamentinduzierte 159
Thrombozytose, reaktive 157
Thrombus, intrakardialer 332, 855–856
Thrombusfestigkeit, Störung 157
Thrombusfragmentierung 272
Thymektomie 493
Thymoglobulin 576
Thymom 487
Thyreoidektomie 669
Thyreostatika 665
– Unverträglichkeit 669
Thyreotoxikose 665
Thyreotropin, basales 661
Tibia, intraossäre Punktion 801
Ticagrelor 311
Tidalvolumen 238, 971
Tiemann-Katheter 869–870

1022

Tierbiss 495–496
Tigecyclin 564
Tinzaparin 456
TOAST-Klassifikation, ischämischer Schlaganfall 428
Tobramycin 298
Tollwut 494
- Immunisierung 497
- Manifestationsform 495
- paralytische 496–497
Tollwutimmunglobulin 497
Tolvaptan 86, 91, 317, 448
Tonizität 92
Torsade-de-pointes-Tachykardie 323–324, 326
Totenstille, intraabdominelle 603, 642
Toxikokinetik 715
Trachealkanüle 826
- Entfernung s. Tracheostoma, Dekanülierung 830
- Platzhalter 833
- ventilatorkonnektierte, Fixierung 827
Tracheobronchialsekret, Gewinnung 258–259
Tracheobronchitis 259
- ventilatorassoziierte 260
Tracheostoma 820
- Dekanülierung 814, 833
-- akzidentelle 828
- Entlassung 830
Tracheotomie 808, 818, 820
- Analgosedierung 821
- Endoskopie 831
- Indikation 820
- Komplikation 809
- perkutane dilatative 820
Tranexamsäure 162–163, 171–172, 201
Transaminasen, erhöhte 277, 608
- Malaria 753
Transfusionsstrategie, leitlinienorientierte 986
Transillumination 824
Transkatheter-Aortenklappenimplantation 320
Transkatheter-Mitralklappenrekonstruktion 320
Transplantat, gefährdetes 976
Transplantatabstoßung 372
- Klassifikation 589
- Therapie 584
Transplantatenteritis 580
Transplantatfunktionsaufnahme, verzögerte 575, 585
Transplantation, multiviszerale 577, 580
- Abstoßungsreaktion 578, 580
Transplantatmonitoring 581
Transplantatpankreatitis 575
Transplantatthrombose 575
Transplantatvaskulopathie, kardiale 378, 382
Transplantatvaskulopathie, koronare 376
Transport s. auch Intensivtransport, innerklinischer 1000
Transportequipment 1004

Transportfähigkeit 1003
Transportmonitor 1004
Transportteam 1004
Transportwagen 1000
Transposition der großen Gefäße, komplette 352
Traumaspirale 422
Trepanation, subokzipitale 430, 433
Treprostinil 280
Trias, letale 708
Tricuspid Anular Systolic Exkursion 276
Trikuspidalklappenendokarditis 274
Trikuspidalklappenersatz, heterotoper 368
Trikuspidalklappeninsuffizienz 275, 330, 360, 367
Trikuspidalklappenstenose 360
Trimethoprim 596, 762
Trimethoprim-Sulfamethoxazol 378, 761
TRIS-Puffer 126
Trismus 770–771
Tritube 807
Trommelschlegelfinger 296
Tropenrückkehrer 756
Tröpfcheninfektion 763
Tropheryma whipplei 559, 564
Troponin 208, 306, 309, 362, 391
Trousseau-Test 119
TSH-Rezeptor-Antikörper 666
Tsutsugamushi-Fieber 778
Tuberkelbakteriennachweis 348
Tuberkulose 114, 251
- mikrobiologische Analytik 939
Tubuscuff 807, 811
Tularämie
- pulmonale 779
- ulzeroglanduläre 778
Tumor
- CRH-produzierender 672
- intrakranieller 408, 415
- solider 699
Tumorlastsenkung 701
Tumorlysesyndrom 59, 105, 698, 700
- Prophylaxe 701
- Risikostratifizierung 699
Tumormarker 675
Tumorperikarditis 345

U

Übelkeit 716
Übersterblichkeit 713
Ulcus ventriculi 543
Ulkusblutung 539, 544
- Forrest-Klassifikation 922
Ulkusperforation 549
- duodenale 549
Ultrafiltration 877
Ultraschallkardiografie s. Echokardiografie 909
Ultraschalluntersuchung s. auch Sonografie
- endosonografische 918

- transabdominelle 533, 611, 622
- transkranielle 429
Ulzeration
- gastroduodenale 918
- ischämische 976
Unfallversicherung 713
Unterstützungssystem, mechanisches
- linksventrikuläres 342
- rechtsventrikuläres 284
Upshaw-Shulman-Syndrom 183–184
Urämie 34–35, 56, 462, 877
Urapidil 392
Uratoxidase 702
Ureterokutaneostomie 48
Ureterozystoskopie 81
Ureterschiene 48
Urin
- hypotoner 689
- maximal verdünnter 88
Urin-Teststreifen 80
Urinalkalisierung 66, 718
Urinanalyse 41
Urinkonzentrationsstörung 694
Urinkultur 80
Urinleckage 871
Urinmikroskopie 57, 74, 106
Urinnatriumbestimmung 88
Urinosmolalität 88, 94
Urinproduktion 33
Urinuntersuchung 79
Urokinase 271
Urolithiasis 45
Urosepsis 78, 82, 868
- mikrobiologische Analytik 939
Urticaria factitia 655
Urtikaria 219

V

Valproat 466–467
Valsalva-Manöver 482
Vancomycin 334, 457, 475, 736
Varizen 540
Varizenblutung 541, 625
Varizenligatur 543
Vaskulitis
- ANCA-assoziierte 69–70, 72, 74, 76
-- Rezidivrate 77
- pauciimmune 70
Vasodilatation
- Anaphylaxie 219
- azidosevermittelte 123
- generalisierte 224
- zerebrale 130
Vasodilatator 356, 388, 637
- pulmonaler 280
Vasokonstriktion
- renale 33
- zerebrale 142
Vasomotorenzentrum, Schädigung 224–225
Vasopressin 282, 690
- Herztransplantation 376
Vasopressoren 281
Vasospasmus, zerebraler 442, 447

- Therapie 914
Vegetativer Status 400
Vena
- basilica, Punktion 787
- cava inferior, Sonografie 211, 756
- femoralis, Punktion 787
- jugularis externa, Punktion 787
- jugularis interna
-- dextra, Zugang zum rechten Vorhof 860
-- Punktion 787
- subclavia
-- Punktion 787
-- sinistra, Zugang zum rechten Vorhof 860
Vene, zentrale, Punktion 787
Venendruck, zentraler s. Druck, zentralvenöser 594
Venenkatheter, zentraler 199, 450, 785, 902
- Dislokation 791
- Dokumentation 791
- Indikation 785
- Kontraindikation 785
- Lagekontrolle 789
- Liegedauer 791
- Seldinger-Technik 787
- thrombotischer Verschluss 790
Venenverweilkanüle 838
Venetoclax 699
Venlafaxin 509
Ventilation
- mechanische 133
- regionale 944
Ventilations-Perfusions-Szintigrafie 269
Ventilations-Perfusions-Verhältnis 943
Ventilatorassoziierte Komplikation 256
Ventrikeldrainage, externe 407, 409, 416, 439, 447, 458, 476, 914
- Landmarke 915
Ventrikelseptumdefekt 352
Ventrikelsupport, mechanischer 342
Ventrikuläre Assist Device 320
Ventrikulitis, bakterielle 938
Verbrauchskoagulopathie 166, 168–169
Verbrennung 197, 201, 976
Vergiftung s. Intoxikation 402
Verlangsamung 660
Verletztenartenverfahren 713
Verletzung 198
- bei Reanimation 951
- relevante 704
- tracheobronchiale 929
- übersehene 705
Vernakalant 326
Vernichtungskopfschmerz 440, 442
Versagen
- intestinales 577
- linksventrikuläres, akutes 273
- rechtsventrikuläres 275, 278
-- akutes 274

Sachverzeichnis

Verweilkanüle
- arterielle 199
- venöse 200

Verweilkatheter
- dreilumiger 869
- transurethraler 868
-- Durchmesser 869
-- Einlage 870
-- Fehllage 871
-- Okklusion 871
-- Spitze 869
-- Wechsel 872

Videoeinheit, endoskopische, mobile 894
Videoendoskop, flexibles 810
Videolaryngoskop 804
Vigilanzminderung 433, 648
Viren, enteropathogene 580
Virusenzephalitis 470, 494
Virushepatitis 609, 618
Virusnachweis 764
Viruspneumonie 779
- nosokomiale 256
Virusserologie 472
Vitamin C 53
Vitamin D 118, 121
Vitamin K 377
Vitamin-K-Antagonist 271, 438, 456
Vollelektrolytlösung, balancierte 193, 732
Volllebertransplantation 593
Vollmondgesicht 672
Volumen
- globales enddiastolisches 210
- intraabdominelles, Anstieg 640
- rechtsventrikuläres enddiastolisches 901
Volumenbelastung 88
Volumendepletion 63–64, 647
Volumenersatz 542
- kolloidaler 732
Volumenersatzlösung 979–980
Volumenexpansion 88
Volumenindex, enddiastolischer, globaler 605
Volumenmanagement 239
Volumenmangel 94
- metabolische Alkalose 136
Volumenmangelschock 193, 196, 198, 228, 775

- Differenzialdiagnose 200
Volumenreagibilität 211, 981
Volumenrepletion 66
Volumenstatus 41, 58, 87–88, 225, 315
- nach Lebertransplantation 594
Volumensubstitution 169, 193, 196, 200–201, 222, 604, 785
- Steuerung 605
Volumentherapie 979
- präventive 66
- Steuerung 982
Volumenunterstützung, linksventrikuläre 215
Volumetrie 981
Volvulus 630
Von-Willebrand-Faktor 155–157
- Aktivität 152
- Inhibitoren 157
Von-Willebrand-Syndrom 155–157, 159
- erworbenes 156–157
- Haupttypen 159
- Stufendiagnostik 160
- Therapie 162
Vorderwandinfarkt 309
Vorhofflattern 323, 854
Vorhofflimmern 319, 321, 323, 326, 428, 433
- persistierendes 854
Vorhofseptumdefekt 352
Vorlast
- kardiale 899
- rechtsventrikuläre 278, 281
Vorlastparameter 210
- dynamische 211, 981
Vorlastsenkung 200
Vorsorgevollmacht 444

W

WACS (World Society of Abdominal Compartment Syndrome) 640
Wadenschmerz 174
Wahngedanken 512
Wahnhafte Störung, organische 512–513, 515
Walled-off-Nekrose 924
Warmer, feuchter Patient 206
Warmer, trockener Patient 206

Wasser, freies, Infusion 96
Wasserintoxikation 87–88
Wasserrestriktion 662
Wasserretention 681
Wasserstoffionenverlagerung nach intrazellulär 135
Wasserstoffionenverlust 135
Wasserverlust 92–93, 95, 97
- extrarenaler 94
- renaler 95
Wasserverschiebung 93, 95
Weaning 816
- Aufklärung 817
- einfaches 818
- nicht invasive Beatmung 959
- prolongiertes 816, 818
- schwieriges 818
Weaningprotokoll 814, 818
Wedge-Druck 899–900
Weichteilemphysem 845
Weichteilinfektion 738, 742
- nekrotisierende 738
-- erregerspezifische Antibiotikatherapie 743
-- mikrobiologische Analytik 940
- pyogene 778
- Sepsis 738
- tiefe 739
Wells-Score 268
- modifizierter 174
WFNS-Komastadien 396
Whipple, Morbus 559, 564
Whipple-Trias 652
Wirbelfraktur 419
- instabile 422
Wirbelsäule
- Magnetresonanztomografie 227
- Stabilität 419
- ventrale Stabilisation 425
Wirbelsäulentrauma, akutes 419
- Immobilisation 421
- Klassifikation 420
- Lähmungshöhe 422
- Operationsindikation 422
World Society of Abdominal Compartment Syndrome 640
Wundbotulismus 720–721
- antibakterielle Therapie 725
Wundinfektion, mikrobiologische Analytik 940
Wundstarrkrampf s. Tetanus 769

Z

Zanamivir 765–766
Zavala-Manöver 929
Zeckenparalyse 724
Zellen, CD4-Oberflächenantigentragende 760
Zellulitis 175
Zentralarterienverschluss, retinaler 976
Zika-Virus-Epidemie 478
Zirkulationsstörung 33
Zitratakkumulation 879
Zitratantikoagulation, regionale 877–878
Zitratdialyse 115, 879
- Alkalose 880
Zoledronat 115
Zugang
- arterieller 792
-- aseptisches Vorgehen 794
-- Notfallindikation 792
- intraossärer 797
-- Analgosedierung 798
-- bei Neugeborenen 800
-- Komplikation 801
-- Kontraindikation 798
-- Punktionsorte 800
-- Punktionssystem 799
-- sternaler 799
- subxiphoidaler 848, 850
- umbilikalvenöser 800
- venöser 785, 950
ZVK s. Venenkatheter, zentraler 734
Zwerchfellhochstand 845
Zwerchfellruptur 841, 845
Zyanose 356
Zygomykose 745
Zystitis 78
Zystostomie, suprapubische 873
Zystozele 868
Zytokinelimination 882
Zytokinfreisetzungssyndrom 700
Zytomegalievirus 480, 559, 564
Zytomegalievirus-Infektionsprophylaxe 583, 596
Zytomegalieviruspneumonie 761